# 骨与关节疾病诊断学

（第一卷）

策划编辑：蔡　颢　刘　庆
责任编辑：袁　永　刘子媛　杨　玲
美术编辑：靳建平　赵　冬　胡宁宁

本书译自原版 Diagnosis of Bone and Joint Disorders，并由Elsevier授权出版

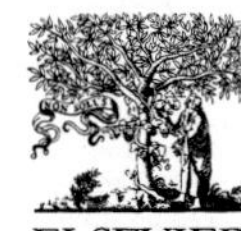
ELSEVIER

第一卷

# 骨与关节疾病诊断学

# Diagnosis of Bone and Joint Disorders

(Fourth Edition)

主　编　[美] Donald Resnick

主　译　王学谦　陈仲强　马信龙

娄思权　李世民　侯筱魁　胡永成

副主译　王满宜　马宝通　汤亭亭　陆　芸

刘忠军　朱振安　叶伟胜　阚世廉

孙永生　万　瑜　马庆军　孙景城

刘　林　张　克

天津科技翻译出版公司

**著作权合同登记号：图字：02-2006-28**

**图书在版编目(CIP)数据**

骨与关节疾病诊断学．第一卷／（美）雷斯尼克（Resnick，D.）主编；王学谦等译．—天津：天津科技翻译出版公司，2009.1

书名原文：Diagnosis of Bone and Joint Disorders (Vol.1)

ISBN 978-7-5433-2391-9

Ⅰ.骨…　Ⅱ.①雷…②王…　Ⅲ.①骨疾病－诊断学②关节疾病－诊断学　Ⅳ.R681.04　R684.04

中国版本图书馆 CIP 数据核字(2008)第 143678 号

DIAGNOSIS OF BONE AND JOINT DISORDERS，4th ed.
Resnick Donald
ISBN 978-9-9976-2032-3


**授权单位**：Elsevier (Singapore) Pte Ltd.
**出　　版**：天津科技翻译出版公司
**出 版 人**：蔡 颢
**地　　址**：天津市南开区白堤路 244 号
**邮政编码**：300192
**电　　话**：022-87894896
**传　　真**：022-87895650
**网　　址**：www.tsttpc.com
**印　　刷**：山东新华印刷厂临沂厂
**发　　行**：全国新华书店
**版本记录**：889 × 1194　16 开本　55 印张　彩插 4 页　1326 千字
2009 年 1 月第 1 版　2009 年 1 月第 1 次印刷
定价：298.00 元

（如发现印装问题，可与出版社调换）

# 翻译出版委员会

# 中译版序

骨与关节疾病严重危害着广大人民群众的身心健康。努力提高骨与关节疾病的诊断水平，是摆在广大骨科医生面前的刻不容缓的课题。

一名称职的骨科医生，不仅要有精湛的手术技巧，更应具备缜密的临床思维。发现线索，总结归纳，获得诊断，不断修正，是临床工作的重要环节，是进行正确治疗的前提和保证。忽视诊断，误诊，漏诊，往往会给患者，也会给临床医生带来惨痛的教训。

近年来，骨科疾病的诊断水平有了飞速提高。随着CT、MRI、同位素扫描、超声等高科技技术在临床中的应用，以及分子生物学、遗传学等尖端学科的快速发展，极大地丰富了人们对临床疾病内在规律的认识和把握。

毋庸置疑，科技进步为医学的发展提供了强大的动力，大大提高了广大骨科医生对疾病的诊断能力。然而，作为一名临床医生，盲目依赖新技术，忽视基本功的训练，也会带来一系列的新问题。许多失败病例的回顾分析提醒我们，骨与关节疾病的诊断仍然离不开“望闻问切”等基本功。MRI、CT、PET等先进手段，无法替代详细的病史询问、细致的体格检查、普通X线片和常规化验所提供的第一手资料的价值。骨科医生不仅能看片子，还必须接触病人，亲历亲为，才能获得准确的诊断。对于广大年轻骨科医生来说，应当强调严格的、规范化的临床诊疗，不断培养自己敏锐的观察能力、熟练的检查技能和缜密的临床思辨水平。通俗点讲，是要成为一名训练有素的骨科医生，而不是成为一名依赖MRI的庸医。

Donald Resnick博士主编的《骨与关节疾病诊断学（第4版）》一书，介绍了骨科疾病的常见诊断方法，以及各类疾病的临床特点及诊断方法。本书自1981年问世以来，历经4版，内容全面充实，涵盖广泛，同时不断去抚存菁，与时俱进，成为骨科诊断领域难得的权威著作。本书中文版的出版发行，必将进一步拓展我们的视野，为我国骨科学界大力推动的规范化建设提供有力的帮助。

王学谦和陈仲强教授及全体译者，为了将原文如实地介绍给读者，付出了他们的辛勤劳动和汗水，感谢他们为广大骨科医生又提供了一部难得的参考书，愿它能成为广大骨科医生的良师益友。

**中国工程院院士**

**中华医学会骨科学会主任委员**

2008年5月

# 作者名单

**RONALD S. ADLER, PH.D., M.D.**
*Professor of Radiology, Cornell University Joan and Sanford I. Weill Medical College and Graduate School of Medical Sciences; Attending Radiologist, Hospital for Special Surgery, New York, New York*
***Diagnostic Ultrasonography***

**WAYNE H. AKESON, M.D.**
*Emeritus Professor of Orthopaedics, University of California, San Diego, School of Medicine, La Jolla; Chief of Orthopaedics, Veterans Affairs San Diego Healthcare System, San Diego, California*
***Articular Cartilage: Morphology, Physiology, and Function***

**MICHAEL ANDRÉ, Ph.D.**
*Associate Professor of Radiology and Chief, Physics and Engineering Division, University of California, San Diego, School of Medicine, La Jolla; Medical Physicist, Veterans Affairs San Diego Healthcare System, San Diego, California*
***Computed Tomography***

**ROBERT DOWNEY BOUTIN, M.D.**
*Executive Musculoskeletal Radiologist, Med-Tel International, McClean, Virginia*
***Muscle Disorders***

**WILLIAM BUGBEE, M.D.**
*Assistant Professor In Residence, Department of Orthopaedics, University of California, San Diego, School of Medicine, La Jolla, California*
***Articular Cartilage: Morphology, Physiology, and Function***

**CONSTANCE R. CHU, M.D.**
*Assistant Professor, University of Pittsburgh School of Medicine; Director, Cartilage Restoration, University of Pittsburgh Medical Center, Pittsburgh, Pennsylvania*
***Articular Cartilage: Morphology, Physiology, and Function***

**CHRISTINE B. CHUNG, M.D.**
*Assistant Professor of Radiology, University of California, San Diego, School of Medicine, La Jolla; Department of Radiology, Veterans Affairs San Diego Healthcare System, San Diego, California*
***Developmental Dysplasia of the Hip***

**JAMES M. COUMAS, M.D.**
*Musculoskeletal Radiologist, Carolina Hospital Authority, Charlotte, North Carolina*
***Interventional Spinal Procedures***

**MURRAY K. DALINKA, M.D.**
*Professor of Radiology, Hospital of the University of Pennsylvania, Philadelphia, Pennsylvania*
***Radiation Changes***

**DAVID G. DISLER, M.D.**
*Staff Radiologist, Commonwealth Radiology, Richmond, Virginia*
***Articular Cartilage: Magnetic Resonance Imaging***

**JERRY R. DWEK, M.D.**
*Adjunct Assistant Professor of Radiology, Medical College of Ohio, Toledo; Clinical Assistant Professor of Radiology, Ohio State University College of Medicine and Public Health, Columbus; Staff Attending Physician, Children's Hospital, Columbus, Ohio*
***Developmental Dysplasia of the Hip***

**MICHAEL D. FALLON, M.D.***
*Former Assistant Professor of Pathology, University of Pennsylvania School of Medicine, Philadelphia, Pennsylvania*
**deceased*
***Histogenesis, Anatomy, and Physiology of Bone***

**FRIEDA FELDMAN, M.D.**
*Professor of Radiology, Columbia College of Physicians and Surgeons; Attending Radiologist, New York Presbyterian Hospital, New York, New York*
***Tuberous Sclerosis, Neurofibromatosis, and Fibrous Dysplasia***

**LAWRENCE R. FRANK, Ph.D.**
*Associate Professor of Radiology and Associate Director for Biomedical Applications for the fMRI Center, University of California, San Diego, La Jolla; Staff Physicist, Department of Radiology, Veterans Affairs San Diego Healthcare System, San Diego, California*
***Magnetic Resonance Imaging: Basic Principles***

**STEVEN R. GARFIN, M.D.**
*Chairman, Department of Orthopaedic Surgery, University of California, San Diego, University of California, San Diego, Medical Center, San Diego, California*
***Imaging after Spine Surgery***

**HARRY K. GENANT, M.D.**
*Professor of Radiology, Medicine, and Orthopaedic Surgery; Director, Osteoporosis Research Group, Department of Radiology, University of California, San Francisco, School of Medicine, San Francisco, California*
***Quantitative Bone Mineral Analysis***

**THOMAS G. GOERGEN, M.D.**
*Associate Clinical Professor, University of California, San Diego, School of Medicine, La Jolla; Palomar Medical Center, Escondido, California*
***Physical Injury: Concepts and Terminology***

**AMY BETH GOLDMAN, M.D.**
*Radiologist, Doshi Diagnostic Imaging Services, New York, New York*
***Heritable Diseases of Connective Tissue, Epiphyseal Dysplasias, and Related Conditions***

**GUERDON D. GREENWAY, M.D.**
*Associate Clinical Professor, Department of Radiology, University of California, San Diego, School of Medicine, La Jolla, California; Clinical Associate Professor, Department of Orthopaedic Surgery, University of Texas Southwestern Medical Center, Dallas; Attending Physician, Department of Radiology, Baylor University Medical Center, Dallas, Texas*
***Tumors and Tumor-like Lesions of Bone: Imaging and Pathology of Specific Lesions***

**PAUL N. GROOFF, M.D.**
*Staff Physician, Cleveland Clinic Foundation, Cleveland, Ohio*
***Digital Imaging***

**W. BONNER GUILFORD, M.D.**
*Musculoskeletal Radiologist, Charlotte Radiology, Carolina Healthcare System, Charlotte, North Carolina*
***Interventional Spinal Procedures***

**PARVIZ HAGHIGHI, M.D., F.R.C.P.A.**
*Professor of Clinical Pathology, University of California, San Diego; Staff Pathologist, Veterans Affairs Medical Center, San Diego, California*
***Lymphoproliferative and Myeloproliferative Disorders***

**TAMARA MINER HAYGOOD, Ph.D., M.D.**
*Radiology Associates, Corpus Christi, Texas*
***Radiation Changes***

**THOMAS E. HERMAN, M.D.**
*Assistant Professor, Mallinckrodt Institute of Radiology, Washington University School of Medicine; Radiologist, St. Louis Children's Hospital, St. Louis, Missouri*
***Osteochondrodysplasias, Dysostoses, Chromosomal Aberrations, Mucopolysaccharidoses, and Mucolipidoses***

**BRIAN A. HOWARD, M.D., M.B.C.H.B.**
*Musculoskeletal Radiologist, Charlotte Radiology, Carolina Healthcare System, Charlotte, North Carolina*
***Interventional Spinal Procedures***

**MICHAEL JERGAS, M.D.**
*Visiting Researcher, Department of Radiology, Musculoskeletal Section, and Osteoporosis Research Group, University of California, San Francisco, School of Medicine, San Francisco, California*
***Quantitative Bone Mineral Analysis***

**PHOEBE A. KAPLAN, M.D.**
*Professor of Radiology, Massachusetts General Hospital, Boston, Massachusetts*
***Temporomandibular Joint***

**MICHAEL KYRIAKOS, M.D.**
*Professor of Surgical Pathology, Washington University School of Medicine; Senior Pathologist, Barnes Hospital, St. Louis, Missouri*
***Tumors and Tumor-like Lesions of Bone: Imaging and Pathology of Specific Lesions***

**LAURENCE A. MACK, M.D.***
*Former Professor of Radiology, Adjunct Professor of Orthopedics, and Director of Ultrasound, University of Washington, Seattle, Washington*
**deceased*
***Diagnostic Ultrasonography***

**JOHN E. MADEWELL, M.D.**
*Professor of Radiology and Director of Clinical Radiology Operations, University of Texas M. D. Anderson Cancer Center, Houston, Texas*
***Osteonecrosis: Pathogenesis, Diagnostic Techniques, Specific Situations, and Complications***

**STAVROS C. MANOLAGAS, M.D., Ph.D.**
*Professor of Medicine and Director, Division of Endocrinology and Metabolism, University of Arkansas for Medical Sciences, Little Rock, Arkansas*
***Histogenesis, Anatomy, and Physiology of Bone***

**WILLIAM H. MCALISTER, M.D.**
*Professor of Radiology and Pediatrics, Washington University School of Medicine and Mallinckrodt Institute of Radiology; Radiologist-in-Chief, St. Louis Children's Hospital, St. Louis, Missouri*
***Osteochondrodysplasias, Dysostoses, Chromosomal Aberrations, Mucopolysaccharidoses, and Mucolipidoses***

**William A. Murphy, Jr., M.D.**
*John S. Dunn, Sr., Distinguished Chair and Professor of Radiology, University of Texas M. D. Anderson Cancer Center, Houston, Texas*
***Temporomandibular Joint***

**M. B. Ozonoff, M.D.**
*Salt Lake City, Utah*
***Spinal Anomalies and Curvatures***

**Mini N. Pathria, M.D.**
*Professor of Clinical Radiology, University of California, San Diego, School of Medicine, La Jolla, California*
***Imaging after Spine Surgery; Physical Injury: Spine***

**David W. Piraino, M.D.**
*Staff Physician, Cleveland Clinic Foundation, Cleveland, Ohio*
***Digital Imaging***

**Michael J. Pitt, M.D.**
*Professor of Radiology, University of Alabama School of Medicine; Staff, University Hospital, UAB Children's Hospital of Alabama, Birmingham, Alabama*
***Rickets and Osteomalacia***

**Michael P. Recht, M.D.**
*Assistant Professor of Clinical Radiology, Ohio State University College of Medicine and Public Health, Columbus; Section Head, e-Radiology, and Staff Radiologist, Cleveland Clinic Foundation, Cleveland, Ohio*
***Articular Cartilage: Magnetic Resonance Imaging***

**Jeffrey S. Ross, M.D.**
*Head, Radiology Research, and Staff Neuroradiologist, Cleveland Clinic Foundation, Cleveland, Ohio*
***Spinal Imaging***

**David A. Rubin, M.D.**
*Assistant Professor of Radiology, Washington University School of Medicine; Director, Musculoskeletal Section, Mallinckrodt Institute of Radiology, St. Louis, Missouri*
***Magnetic Resonance Imaging: Practical Considerations***

**David J. Sartoris, M.D.***
*Formerly Professor of Radiology, University of California, San Diego; Chief, Quantitative Bone Densitometry, UCSD Medical Center; Professor of Radiology, Veterans Affairs Medical Center and Scripps Clinic, Green Hospital, La Jolla, California*
**deceased*
***Developmental Dysplasia of the Hip; Plain Film Radiography: Routine and Specialized Techniques and Projections***

**William Scheible, M.D.**
*Radiology Consultants of Iowa, Cedar Rapids, Iowa*
***Diagnostic Ultrasonography***

**Robert Schneider, M.D.**
*Associate Professor of Radiology, Cornell University Joan and Sanford I. Weill Medical College and Graduate School of Medical Sciences; Attending Radiologist, Hospital for Special Surgery, New York, New York*
***Radionuclide Techniques***

**Carolyn M. Sofka, M.D.**
*Assistant Professor of Radiology, Cornell University Joan and Sanford I. Weill Medical College and Graduate School of Medical Sciences; Assistant Attending Radiologist, Hospital for Special Surgery, New York, New York*
***Diagnostic Ultrasonography***

**Donald E. Sweet, M.D.**
*Clinical Professor of Pathology, Georgetown University School of Medicine, Washington, D.C.; Clinical Professor of Pathology, Uniformed Services University of Health Sciences, Bethesda, Maryland; Chairman, Department of Orthopedic Pathology, Armed Forces Institute of Pathology, Washington, D.C.*
***Osteonecrosis: Pathogenesis, Diagnostic Techniques, Specific Situations, and Complications***

**Barbara N. Weissman, M.D.**
*Professor of Radiology, Harvard Medical School; Vice Chair for Ambulatory Services, Brigham and Women's Hospital, Boston, Massachusetts*
***Imaging after Surgery in Extraspinal Sites; Imaging of Joint Replacement***

# 主要译者介绍

王学谦　天津医院　主任医师　教授
陈仲强　北京大学第三医院　主任医师　教授
马信龙　天津医科大学总医院　主任医师　教授
娄思权　北京大学第三医院　主任医师　教授
李世民　天津医院　主任医师　教授
侯筱魁　上海交通大学第九医院　主任医师　教授
胡永成　天津医院　主任医师　教授

# 译校者名单

（按文内出现先后排序）

| | | | | | | | |
|---|---|---|---|---|---|---|---|
| 叶伟胜 | 王学谦 | 李世民 | 马信龙 | 王晨光 | 王宝奎 | 郑卓肇 | 陈仲强 |
| 娄思权 | 张华斌 | 李　旭 | 缪旭东 | 林庆荣 | 任　鹏 | 侯筱魁 | 张海宁 |
| 王林森 | 陈　思 | 蔡　琳 | 刘志强 | 刘　林 | 杨成城 | 袁建军 | 田峥巍 |
| 王　捷 | 赵　力 | 陆　芸 | 张　凯 | 于顺禄 | 孙志明 | 王　毅 | 王媛媛 |
| 万　瑜 | 张　峻 | 孙　骏 | 陈俭波 | 谈译文 | 文　涛 | 韩大鹏 | 周　琳 |
| 李宏斌 | 谢幼专 | 杨建伟 | 芮云峰 | 王　友 | 丁　海 | 朱振安 | 王晓庆 |
| 刘凤祥 | 李慧武 | 汤亭亭 | 谢鑫荟 | 边振宇 | 王晓巍 | 马永成 | 郝永强 |
| 于耀恺 | 陈一鸣 | 赵　庆 | 王　杰 | 沈　强 | 孙月华 | 严孟宁 | 岳　冰 |
| 张雄良 | 樊天佑 | 张晓虎 | 杨　驰 | 宣　梁 | 李　庭 | 孙永生 | 王满宜 |
| 李宇能 | 刘忠军 | 李卫华 | 毛玉江 | 王　陶 | 苏永刚 | 龚晓峰 | 高志强 |
| 刘　俊 | 李　莹 | 孙　宁 | 周　力 | 白卫东 | 赵春鹏 | 宋立明 | 于建华 |
| 胡永成 | 李海啸 | 赵凤毅 | 吴　蓓 | 董立平 | 熊湘波 | 张凤菊 | 田　旭 |
| 阚世廉 | 李瑞华 | 刘忠玉 | 高燕新 | 刘林涛 | 孙　杰 | 马宝通 | 袁天祥 |
| 赵宝成 | 崔玉杰 | 马晓东 | 张　玺 | 谷　雅 | 辛景义 | 曹红彬 | 夏　群 |
| 刘艳成 | 种　涛 | 马宏庆 | 蔡　昊 | 宋爱国 | 吕卫新 | 李子剑 | 田　华 |
| 蔡　宏 | 刘延青 | 孙垂国 | 鞠晓东 | 宋纯理 | 殷晓雪 | 番胜发 | 李危石 |
| 阎　明 | 张　克 | 张志山 | 田　耘 | 李　锋 | 刘宝仁 | 马庆军 | 姜　亮 |
| 曾　岩 | 王圣林 | 姬洪全 | 于　淼 | 张凤山 | 张　立 | 王卫国 | 王跃庆 |
| 郭昭庆 | 贾宏伟 | 孙景城 | 刘　涛 | 雪　原 | 崔成亮 | 侯　波 | 冯世庆 |

# 本 版 序

《骨与关节疾病诊断学》第4版的修订工作正值新千禧年来临之际。自从本书（第1版）1981年问世以来的20多年间，这是我第3次主持本书的修订。在每次开始新版修订时，我都以为这项工作并不困难，因为我认为前一版刚过了五六年不可能增加很多新资料。而每次我都毫无例外地感到震惊，在深入理解和改进累及肌肉骨骼系统许多疾病的诊断评估方面竟然取得了如此大的进步。所以在第3版出版了7年之后的今天，出版第4版时心里已明确认识到：又有了许多经验与教训，又提出了许多新的概念，而且原先的一些观点有的已进行了修改，有的已经完全废除了。

每当出版该书的新版时人们都会问我新版中有多少资料是第一次面世，对于这个问题很难做出准确的回答。凭经验估计，大约30%的信息是新的或者是对第3版内容的重大修改，参考文献的数量增加了25%～35%（主要是一些新近的相关出版物），本版中新的插图占总数的25%～30%。在说明性资料方面，新增加的图主要强调了MR成像在诊断这类疾病方面越来越起着极为主要的作用。

第4版的篇幅与以往各版都有明显的不同，不过全书的卷数却减少了一卷。（你会发现每一卷都比原来重了！）为了使这套多卷本专著不致太大，我曾广泛征求过W.B. Saunders公司专家们的意见。在本版中你会注意到以下改动：

- 删去了原来的几章内容。这几章有的主要讲述一些近年来已不太重要的旧式成像方法，有的其所述内容在本书其他章节也有详述。
- 将原来的几章进行了合并，以充实内容，避免重复。
- 这么大部头的专著，其索引必须是综合性的（因此必然会相当长）。因此全书的索引仅在第5卷的后面列出。为了弥补这项改动，在其他4卷后面均提供有一份简明（但很有用的）索引。

第4版中有些内容是首次详细论述的，其中包括数字式成像方法（第2章）、脊柱介入手术（第11章）、软骨成像法(第19章)和肌肉病变（第85章）。此外，还有许多章节是由新作者撰写的，提出了一些与前一版不同的观点。

在我作序时，第4版的编辑工作已经完成，正待付印，我对出版社的最终成果再一次感到十分满意。我相信广大读者心里都明白，有许多人为本书的出版付出了艰辛的劳动。就我而言，在繁杂的修订过程中工作热情的确曾有波动，正是与同事的谈话以及与出版者的电话沟通才重燃了我的工作热情。事实上，我在撰写有关章节和阅读其他作者撰写的章节中都受益匪浅。我深信，凡是查阅过本书，特别是全文读过本书的人都会有同感。

Donald Resnick，医学博士

（李世民 译　王学谦 校）

# 第一版序

我从事于解剖学的教学与研究，然而多年来，从不照本宣科，而注重对标本的剖析：也从不作哲学的推论，而是尊重事物本身的结构。

William Harvey(1578–1657)

多数肌肉骨骼系统疾病，特别是那些累及关节的病变，其影像学表现均与X线改变、大体病理变化和组织学特征密切相关。虽然这些方法早已为我们所熟悉，但却很少用于骨骼系统疾病的评估。过去只将放射学与病理学的相关性用于原发性骨肿瘤这类疾病的分析与讨论上，这固然重要，但真正使用的机会并不多。而在教学方面，日常常见的骨骼系统疾病往往被忽视，仅片面地强调学生记忆对疾病的影像学征象和鉴别诊断文字条目，而无视发病机制和致病原因的探讨。 X线片就如同一面镜子，其影像是对潜在解剖关系和病理改变的一种真实客观的反映。只有在真正意义上理解了疾病的基本病理变化，才能对其所呈现出的“影像”赋予新的涵义。

在描述常见的肌肉骨骼系统疾病时很少将放射学和病理学相关联，其原因有如下几点。首先，这需要放射学家和病理学家的通力合作。对于放射学家来说，新型的高精尖诊断设备的发展与改进（如超声诊断仪、 CT）会带来某种程度的满足感，同时也会导致传统诊断技术（如X线片、标准X线体层摄影术）的失宠。一旦如此，骨骼系统常规放射学检查所提供的信息将不再令其兴奋，特别是更无法与超声或CT检查对特殊层面的显像相比。而于病理学家来说，熟练而细致的尸检以及外科病理活检已不再受到重视，在许多机构中，病理学只作为组织学研究或化学分析研究的辅助学科。有些人甚至认为病理解剖学是“描述性”的，静止的，无足轻重的。因而，不再被视为真理。

对于肌肉骨骼系统疾病，放射学与病理学不能紧密相关的另一个原因是，很难获得充足的病理标本。然而，积极的学者仍能找到几种获取标本的途径。首先，标本可从尸检中获得。尽管人们不愿意在尸检中被切取骨与关节这类大样本，但仍可对脊柱、骶髂关节、耻骨联合、胸骨、胸锁与肩锁关节、 肋骨等部位进行详尽检查而不破坏尸体的完整性。当然，这还需要有来自病重患者所在医院的一手信息，并争得患者本人或其直系亲属的同意后方可进行，在某些情况下，需经特殊审批才可获准进行大范围的骨骼检查。其次，标本可从外科手术中获得。许多机构只对术中取得的骨与关节标本进行粗略的检查，事实上，从全关节置换术、活组织检查或截肢术中所获得的标本，在许多常见重要疾病的研究中发挥着巨大价值。病理材料的第三个来源是附近医疗中心的解剖部门。此类部门均制定了尸体捐献制度，通过对捐献尸体进行仔细的研究，可从中认识各种肌肉骨骼系统疾患。捐献制度也同样来源于其他机构（如关节炎基金会）地区组织的捐献。

一旦标本采集完成，精细的放射学和病理学研究即开始启动。常规收集标本的X线片及原始标本的大体照片。随后，对其进行必要的组织冰冻切片或浸泡，接着进行放射学和病理学评估。这样就可从适当的病理切片中获得组织学资料。

本书尽可能将放射学与病理学相关性运用于各种肌肉骨骼系统疾病。虽然作者的初衷只想针对“关节”的问题进行探讨，但很快意识到任何不囊括周围骨与软组织改变的关节疾病的讨论都是不全面的。因而，本书的涵盖范围扩大到所有累及肌肉骨骼系统的局部和全身性疾病，当然在各种疾病中，关节病变始终是强调的重点。虽然有些章节也涉及了有关临床表现和实验室检查，但大部分篇幅仍主要针对具有诊断价值的放射学和病理学特征。有关治疗方法和目标的内容不包括在内，可从其他资料中查找。

本书在编排上极具章法。开始部分为关节的发育及其解剖学、生理学、生物化学和生物力学的比较研究。在此基础理论讨论之后，是放射学及相关成像模式对诊断肌肉骨骼系统疾病的价值，正常解剖变异与人为致病因素，以及关节疾病的分类方法的评估。随后的4章总结了关节疾病患者的医学与外科检查原则及术后X线评估原则。剩余部分为各种肌肉骨骼系统疾病分论。虽然在疾病的分类上还存在某些争议，但仍将其单项列出。最后的几章讨论了其他特殊部位的病变，包括颞下颌关节、软组织和其他器官组织，其中还总结了关节病变的分布情况。书后的四个附录是考虑到其他论断和研究方法所设。在设计上，为突出重点，某些段落中有重复出现的内容。

本书的所有作者均经过认真仔细的筛选。每位作者都是肌肉骨骼系统疾病研究领域公认的权威，并且多数是放射学与病理学相关性研究方面的知名专家。虽然每位作者的写作风格不尽相同，但差异甚微，特别是对书中所涉及的专业术语的使用上更是确保统一。对插图的准备和挑选上更是精益求精。凡必要时均刊以彩图；同一标本的X线片及病理照片，排列在一起，更便于相关性研究。同时书中大部分X线片及病理照片在排布上也尽可能的遵循这一原则，而且以同一侧肢体检查的方式编排。这一方法可使读者在不同章节中对疾病进程加以比较。书后附有大量新近的参考文献，为那些有意进一步查阅相关资料的读者提供更多信息。出版前的最后阶段，对所有引文均逐一核实，以确保其准确性。

最后要说的是，全书的创作得益于所有参与者的无私奉献。在此，由衷地希望该书能够得到广大读者的喜爱，以此证明我们的努力是值得的。

D．Resnick，医学博士
G．Niwayama，医学博士
（叶伟胜 译　王学谦 校）

# 致 谢


毫无疑问，我要感谢所有在本书筹备期间提供各种有意义帮助的人们。首先感谢所有参与编写此书的作者，他们以高度的责任感完成各自的使命，在其所撰写的章节的质量上可见一斑。

很久以来，我明智地选择了与Elsevier Science公司W.B.Saunders出版社建立专业关系。同前几次出版合作一样，此次出版在很大程度上也凝聚了W.B.Saunders出版社许多专业人员的无私奉献。医学图书的执行编辑Liseffe Bralow与我一起工作，既是顾问又是朋友，在此我要感谢她和她所付出的努力；并感谢她的同事们：项目经理和版面编辑高级顾问Lee Ann Draud，生产经理Natalie Ware，设计人员Karen O'keefe Owens，图表编辑Walt Velligan，以及市场经理Sally Grande。

一本好的放射学专著插图至关重要。如同贯穿于全书的图解一样，大部分插图均来自朋友和相关人员的好心捐赠，在这里对他们一并表示感谢。同时还要提及一个人，Dong Goodwin，他在1993～1994年作为会员期间，几乎每个月都送来他所感兴趣的病例和插图。他所赠送的插图遍布全书，对此向他表达我最诚挚的谢意。

还要对一些人员表示特别感谢。Susan Brown对图片资料进行了编排。Catherine Fix完成了前期的版面编辑。我还要诚挚地感谢Joyce Velligan，感谢她在打印数不胜数的段落中仔细认真的工作。最后是我的两位忠实的助手，Micheal Holbrook和Debra Trudell，由衷地感谢他们在该书出版的全过程中所付出的不懈努力。

（叶伟胜 译　李世民 校）

## 计量单位说明

原版书的一些文字或图表中采用的是英制单位。由于这些单位在世界各地的该领域中使用极为普遍，并已被业内人士共同认可，故在中文版中仍延用原书的计量单位。这样做一来行文方便，二来也便于业内的技术交流。换算成我国法定计量单位时，请参照下列换算式。

长度：1 英寸 =2.54 cm，1 英尺 =12 英寸 =0.3048 m，1 英里 =1.6 km

质量：1 盎司 =28.35 g，1 磅 =0.454 kg

能量：1 磅（力）· 英尺 =1.356 J

力矩：1 英寸 · 磅（力）=0.113 N·m，1 英尺 · 磅（力）=1.356 N·m

压强：1 磅（力）/ 英寸$^2$=6.895 kPa

血压：1mmHg=0.1333 kPa

血糖：1mg/dl=0.0555 mmol/L

# 总 目 录

## 第一卷

### 第一篇



### 第二篇



### 第三篇



### 第四篇



## 第二卷

### 第五篇



### 第六篇

## 第七篇



## 第八篇



## 第九篇



## 第十篇



# 第三卷

## 第十一篇



## 第十二篇



## 第十三篇



## 第十四篇

## 第十五篇



# 第四卷

## 第十六篇



## 第十七篇



## 第十八篇



## 第十九篇



# 第五卷

## 第二十篇



## 第二十一篇



## 第二十二篇

第一卷

# 目录

## 第四篇

## 肌肉骨骼疾病的理论基础 /655

### 第 15 章　骨的组织生成，解剖学及生理学 /657



### 第 16 章　关节的解剖学和组织学 /698



### 第 17 章　各关节的解剖 /718

第一篇

# 评价骨、关节和软组织疾病的X线摄片及相关诊断方法

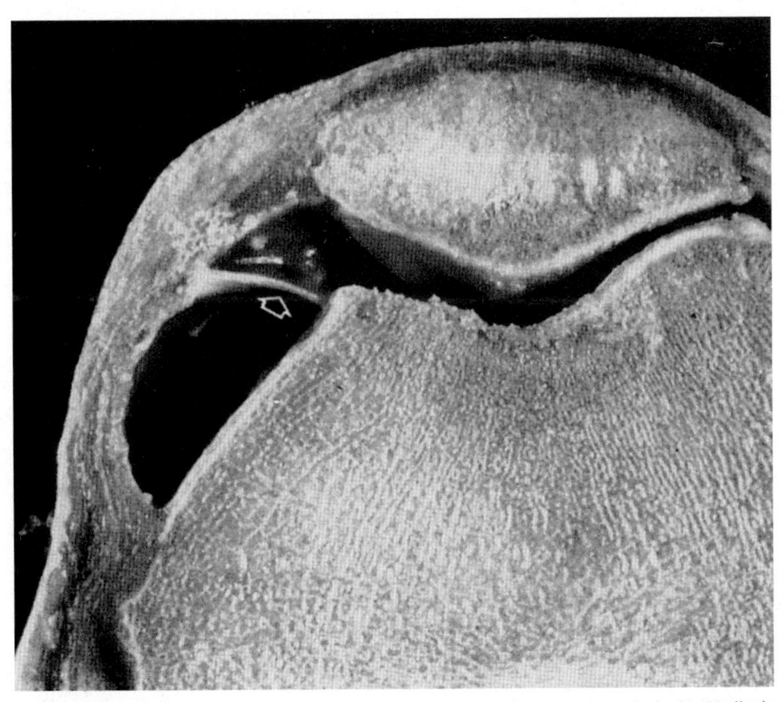

**内侧滑膜襞：**髌股间隙水平膝关节的横断面照片显示这一突起的滑膜襞（箭头）。

第 1 章

# X线平片：常规和特殊的技术及投照位

David J.Sartoris
Donald Resnick

骨和关节疾病的放射学评价开始于X线放射室。患者体位适当但没有高质量的X线片常使医师不能发现重大异常从而不能做出准确的诊断。虽然任何人都不能替代掌握骨骼X线摄片方法和技术的训练有素的摄片技师，但接诊医师及放射科医师也必须熟悉这些可用的技术以便安排并取得合适的X线片。理想的拍片数量要适中，既不能太多也不能太少[117]。因此在摄片之前对患者进行仔细的临床评价是非常重要的。

本章综述了用于评价骨、关节及软组织疾病的各种X线摄片投照位[1-3, 118-121]。其中一些是通用的投照位，可用于检查多种疾病的患者。另外一些投照位的适应指征较有限。在对身体每一部位讨论结束时，笔者为评价此部位有症状或体征的患者提供了一项推荐的筛选检查方案。在整章的最后，将对适当的关节和骨的全项X线检查进行讨论。检查骨与关节疾病患者的一些特殊的X线摄片方法及相关检查将在下面一些章节中讨论。

## 第一节 手指和手

手指恰当的放射学检查是后前位及侧位投照（图1-1）。用于拍摄尺侧（内侧）4指中某一手指的侧位X线片的特定体位取决于要检查的是哪一手指。将手放在楔形台阶上使各个手指在侧位投照时相互分离，以便在一张X线片上可以检查所有手指。拇指的定位比较特殊，因为它的轴线不同于其他手指（图1-2）。第一掌指关节的应力位X线片可用于评价该关节的韧带损伤[4]。手的X线检查常使用后前位、斜位和侧位投照（图1-3）。后前位投照是用于显示类风湿性关节炎早期关节排列异常、关节间隙变窄和软组织异常的最常规的投照方式。对于评价侵蚀性疾病，X线放大片比常规X线片敏感性高，但在其他方面它和常规后前位投照差不多[122, 123]。

有时前后位和侧位屈曲位X线片可有利于对手的背面及各掌指关节做进一步评价。曾有文献报道，在进行掌指关节（以及腕部）的X线摄片时施以牵引会有一定作用[105]。在这一过程中若没有关节间气体的释放则表明有渗出。类似的技术曾用于评价髋关节。

基本检查：手

后前位

斜位

侧位

## 第二节 腕关节

腕部关节的正位和侧位X线片是常规检查（图1-4）。后前位X线摄片最好在上臂从躯干外展90°和前臂至上臂屈曲90° 时进行[162]。评价关节炎时，斜位投照也非常必要。后者应包括腕关节半旋前斜位和半旋后斜位的X线片[124]。在半旋后斜位投照时，可以清楚显示豌豆骨三角骨关节[6]。

腕关节桡偏和尺偏时拍摄的X线片有利于显示各腕骨，特别是舟骨（尺偏时），也有利于评价腕部活动度（图1-5）。同样，也可在掌屈及背屈时拍摄侧位X线片。此外还曾有文献描述，在手的尺缘抬离桌面20° 时所获得的腕关节切线后前位X线片可用于对舟月脱位进行评价。类似的检查也可在手保持平放位而X线射束相应成角的情况下来完成。这

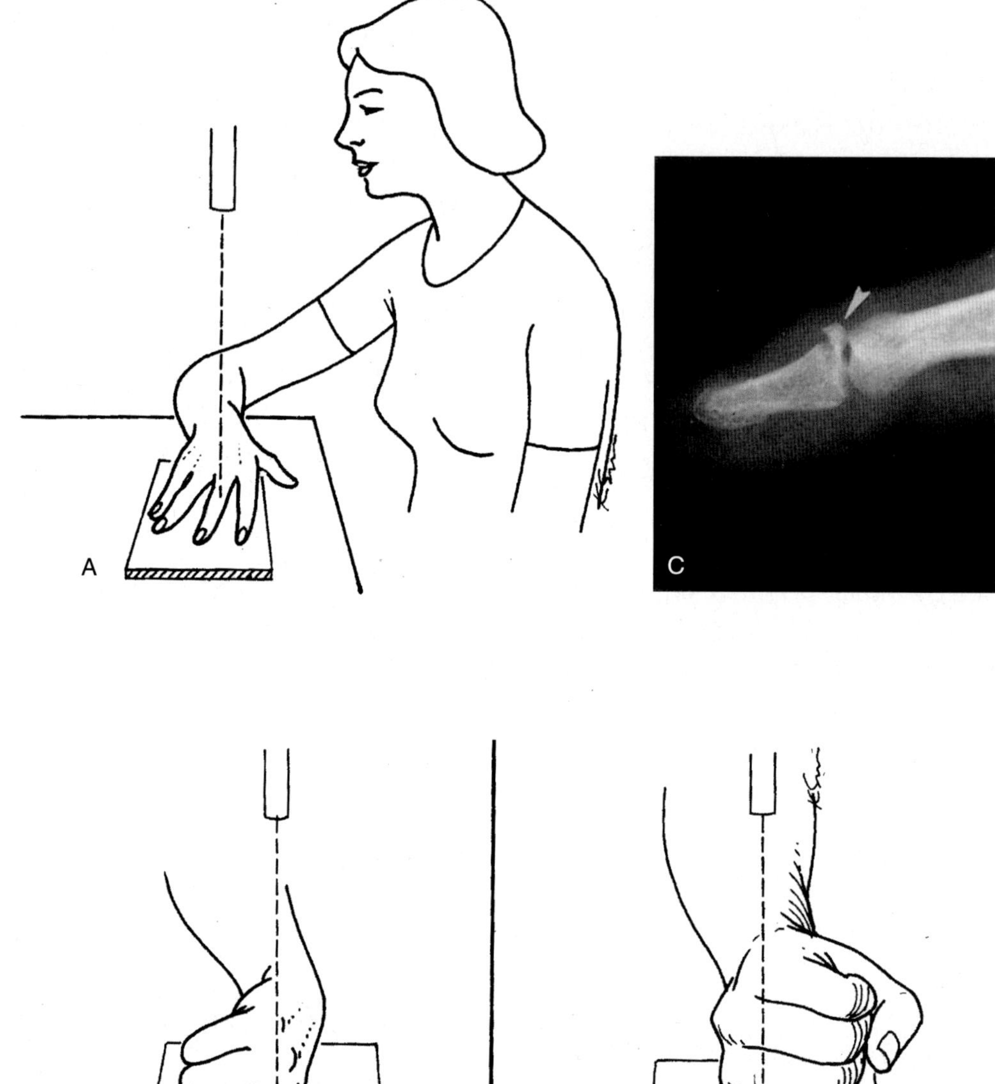


**图 1–1** 手指：常规X线摄片。

A 后前位X线摄片。各手指应稍有分离，以便更好地显示骨和关节的结构。

B 侧位X线摄片。注意：手的位置与要检查的手指有关。受累及的手指要伸直，而其余手指则屈曲成拳。

C 侧位X线片：背侧骨折。关节内骨折显示清楚（三角箭头）。

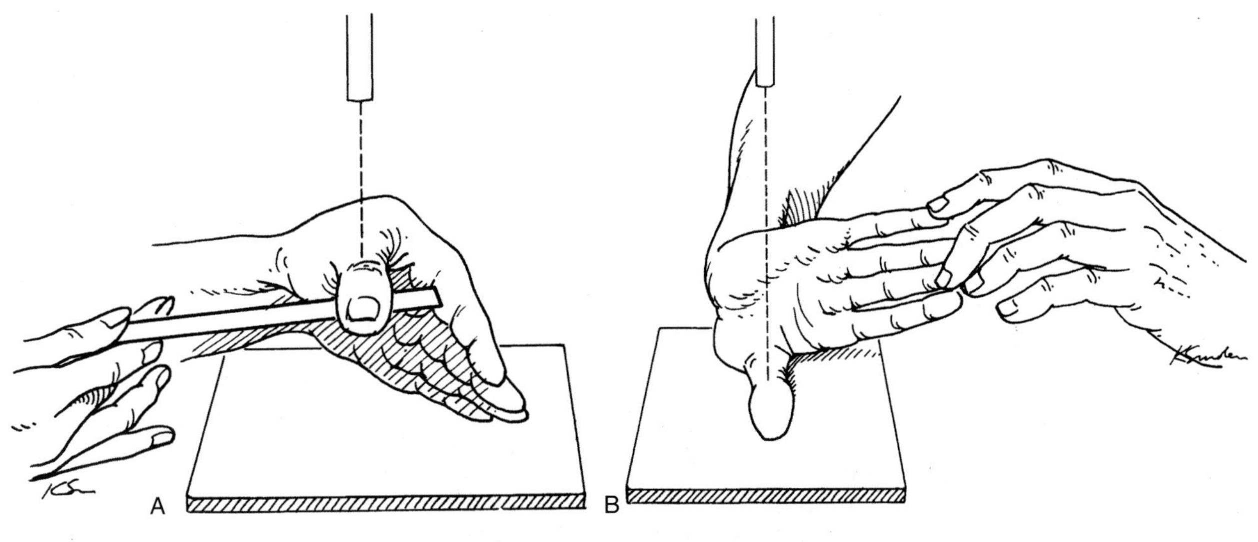


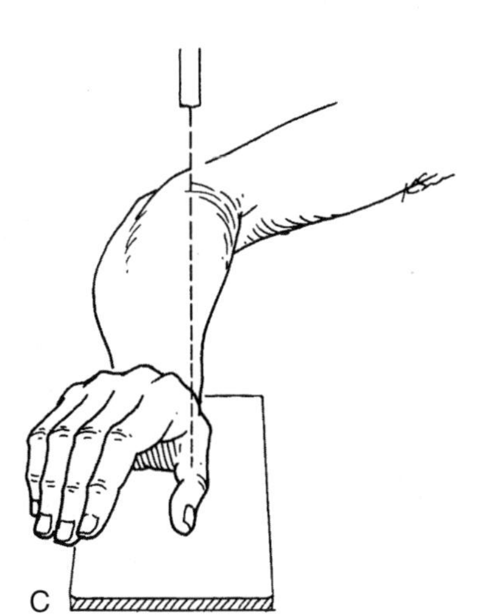


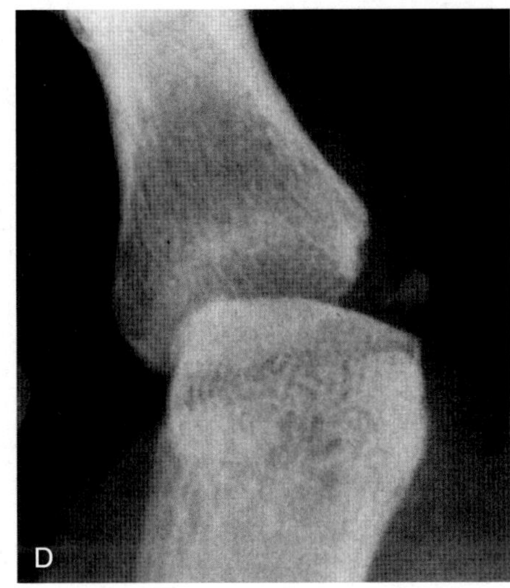


**图 1–2**　拇指：常规 X 线摄片。

A,B　后前位（A）和前后位（B）X 线摄片。两个投照位均显示满意。

C　侧位 X 线摄片。

D　第一掌指关节的应力位 X 线片：猎场看守人拇指。桡侧施以应力时，可见第一掌指关节的尺侧松弛及撕脱骨折。

两种方法被认为优于目前已提出的其他方法，包括旋后前后位摄片法及握拳摄片法，因为这两种方法都不要求患者进行可引起疼痛的移动[125]。

诊断舟骨骨折可能需要专门的投照位[7-9]。腕管投照位（见图 1–5）可显示腕管的骨性结构和软组织，包括钩骨的钩部、豌豆状骨、大多角骨、小多角骨及舟骨的粗隆[10-13]。必须注意的是，使用 Gaynor-Hart 方法（一种由下向上投照位）获得的腕管 X 线片可能会产生一个会引起混淆的伪影环，提供一个第五掌骨重叠于腕骨的头尾叠加像，髓腔对应于中心的 X 线透亮区[126]。腕桥投照位（见图 1–5）可显示腕关节背侧面的骨与软组织结构[14]。腕关节尺偏及旋后 30° 的侧位投照也曾被推荐为观察柱状骨的最佳显像方法[127, 128]。

X 线射束与桡腕关节轴线成角所获得的 X 线片能更好地显示此关节；此关节桡侧的侧位像应该在 X 线射束与近端成角 15° 时拍摄，后前位像应在射束与近端成角 10° 时拍摄。

一种 X 线射束成某一角度的特殊的前后位投照方法曾用于确定第一腕掌关节的改变[15]（见图 1–5）。第一腕掌关节的正位及侧位聚光投照片可供对关节炎及创伤病变（如 Bennett 骨折）进行更精确的分析。利用在最大屈伸位及前后位拍摄的 X 线片可测量关节的活动范围[129]。定量测量此关节活动范围，曾研制和试验过一种 X 线摄片方法，采用了 T 形金属标记物、一种特殊的暗盒和双面 X 线片[130]。

基本检查：腕关节

后前位

侧位

半旋后斜位

半旋前斜位

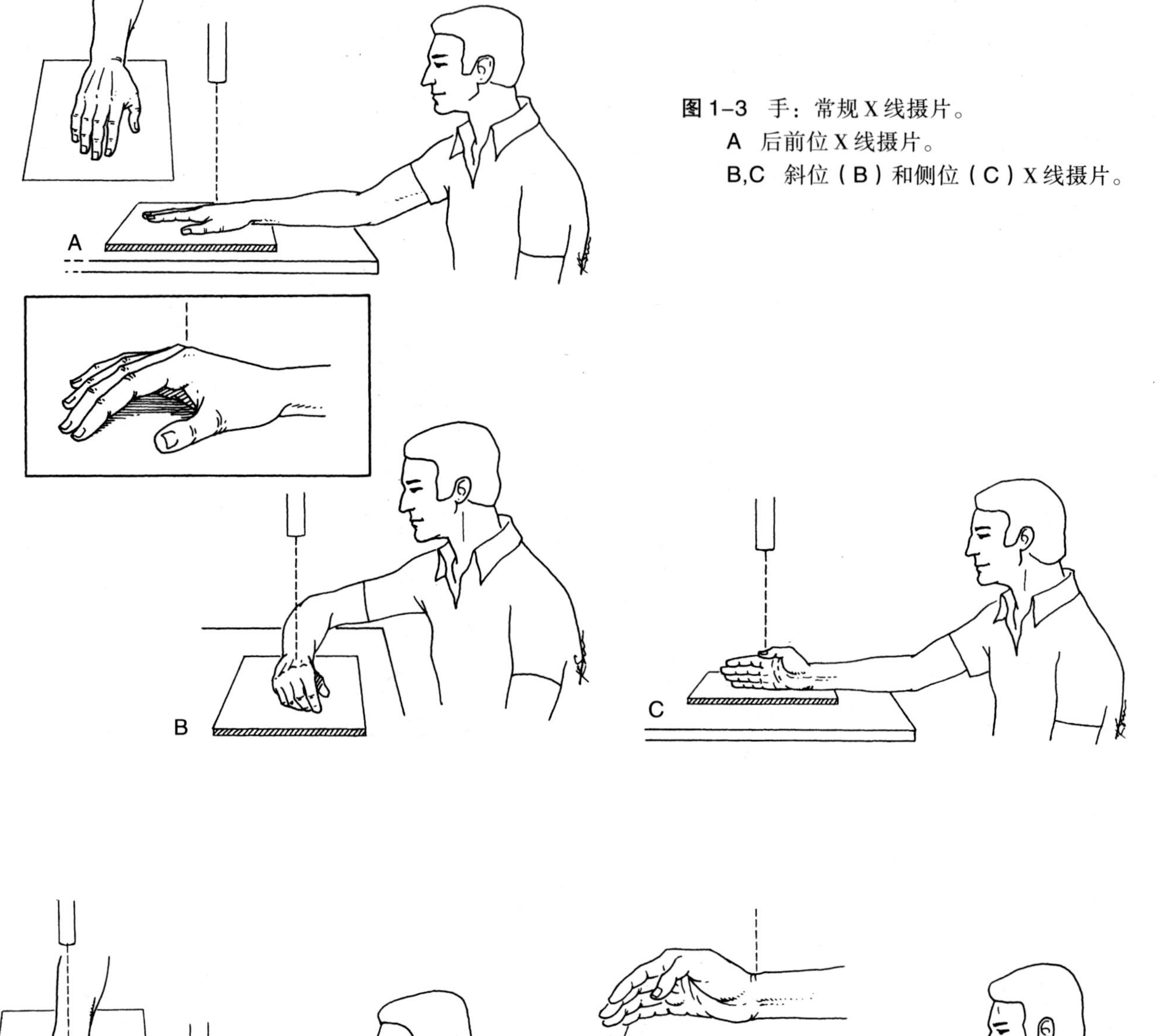


**图1–3** 手：常规X线摄片。

A 后前位X线摄片。

B,C 斜位（B）和侧位（C）X线摄片。

**图1–4** 腕关节：常规X线摄片。

A 后前位X线摄片。

B 侧位X线摄片。

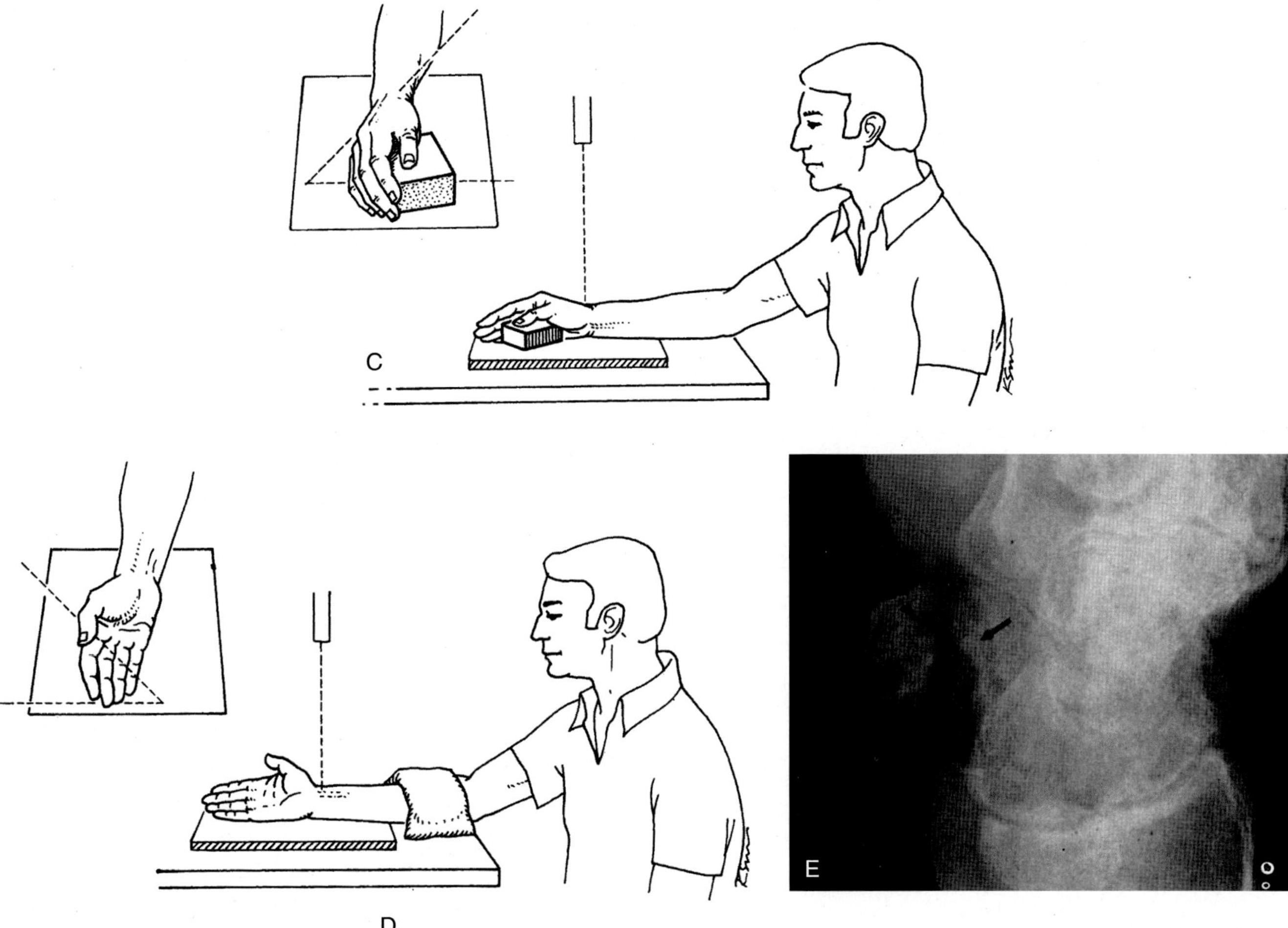


**图 1–4**（续）

C　半旋前斜位 X 线摄片：此投照位可对腕关节的桡侧进行评价，特别是舟骨和桡骨茎突。

D　半旋后斜位 X 线摄片。

E　半旋后斜位 X 线摄片：类风湿性关节炎。特征性侵蚀发生于豌豆骨背侧面（三角箭头）和三角骨掌侧面（箭头），其与豌豆骨和三角骨间隔内的滑膜炎有关。

## 第三节　尺骨和桡骨

前臂各骨的常规X线片检查包括前后位和侧位X线片，摄片范围应包括肘关节和腕关节。侧位摄片应在肘关节屈曲60°～90°而且肘关节内侧和小指放于暗盒上时进行。斜位摄片在一些特殊的情况下（如存在内固定板时对骨折进行评价）才需要。

基本检查：尺骨和桡骨

前后位

侧位

## 第四节　肘关节

肘关节的标准检查包括前后位及侧位 X 线片，在多数病例中还包括斜位片(图 1–6)。正位 X 线片应在手旋后时拍摄，这样尺骨和桡骨不会发生旋转。在斜位 X 线片上尺骨喙突可很好显示，而在肘关节屈曲时拍摄的侧位X线片，可识别此关节周围重要的脂肪垫。偶尔使用的一些附加X线片有正位片和轴位片。正位片摄于肘关节锐性屈曲时，用于显示鹰嘴突[2]和成角畸形[16]；轴位片可以更好地显示桡骨头[1, 2]和尺骨鹰嘴[17, 18]（图 1–7）。一种特殊的桡骨头–肱骨小头投照位已被证实对评价肘关节损伤很有用。桡骨头、肱骨小头及尺骨鹰嘴的微小移位骨折在这一投照位要比在传统肘关节X线片上显示得更清楚。桡骨头 – 小头投照位在显示累及桡骨头后半部的骨折中很有利，其在传统侧位投照时很难诊断[131–133]（参见第 63 章）。

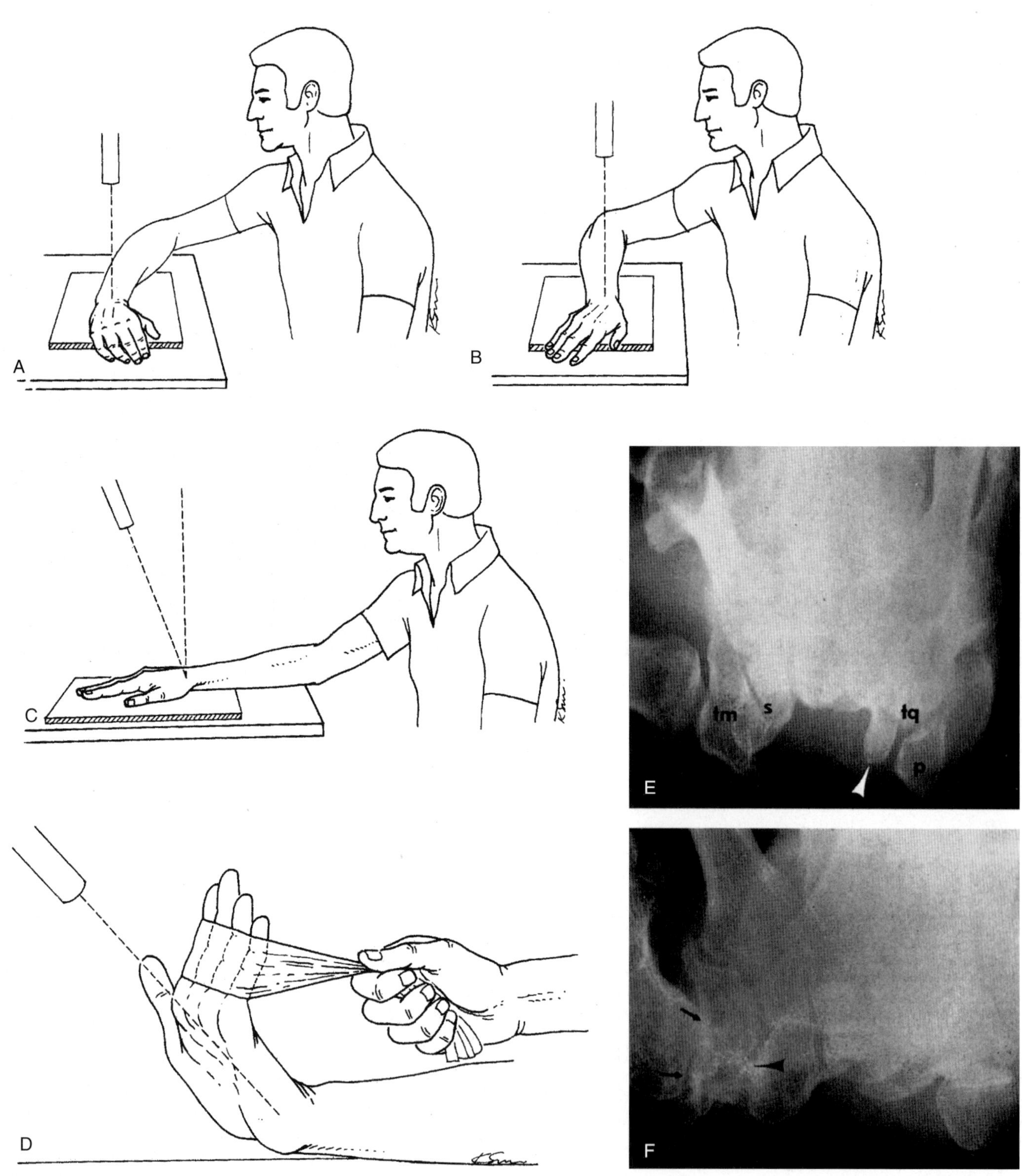


图 1–5 腕关节：辅助X线摄片。

A,B 桡偏（A）和尺偏（B）。

C 舟骨：特殊投照位。手与腕水平放于暗盒上，中心射线指向肘侧偏20°。拍摄时舟骨与邻近骨性结构分离。

D–F 腕管投照位。图（D）显示手的长轴位于纵向，中心射线成25°～30°角指向长轴角。在正常情况下（E），大多角骨（tm）、舟骨（s）、三角骨（tq）、豌豆骨（p）和钩骨钩部（三角箭头）可以显示。在异常情况下（F），可见第一腕掌关节（箭头）和腕骨间关节（三角箭头）的大多角骨舟骨区有明显的退行性疾病。

G

I

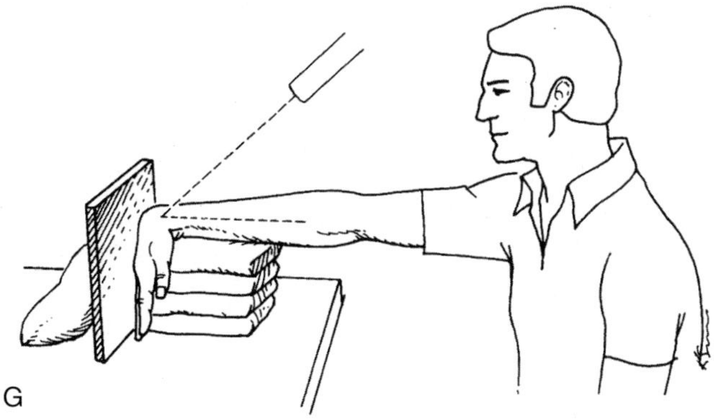

图 1–5 （续）

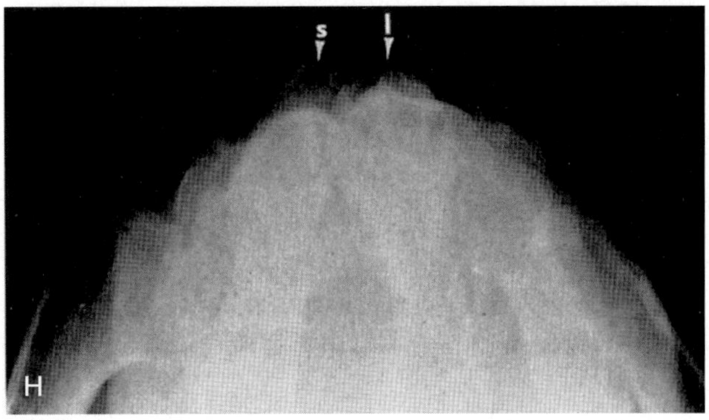

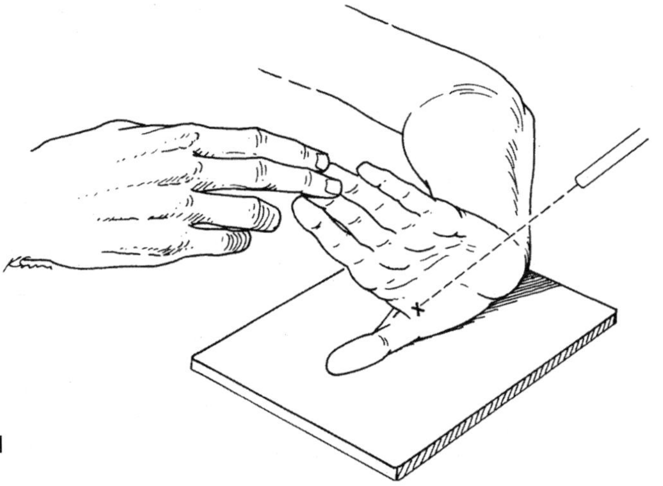

G,H　腕桥投照位。线条图示出腕关节屈曲约 90°，中心射线斜向下成角 45°。此投照位 X 线片显示舟骨（s）及月骨(1)，可用于诊断腕部背侧的骨折、异物及软组织肿胀。

I　第一腕掌关节：特殊投照位。手掌过度背伸，拇指置于水平位。中心射线与肘部成大约 45° 角。

A

B

C

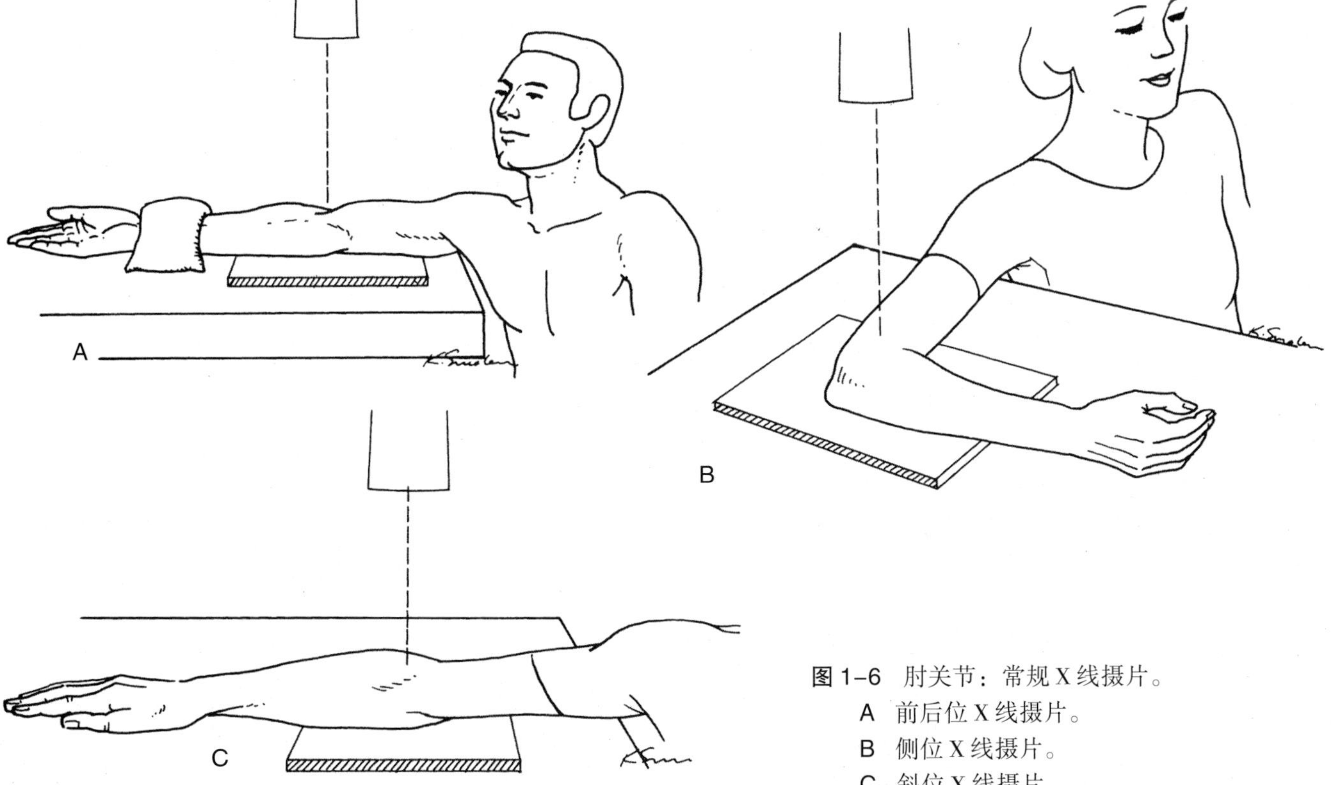

图 1–6　肘关节：常规 X 线摄片。

A　前后位 X 线摄片。

B　侧位 X 线摄片。

C　斜位 X 线摄片。

基本检查：肘关节
前后位
侧位

## 第五节 肱 骨

肱骨基本检查包括正位和侧位X线片。正位和侧位摄片时均应包括肘部和肩关节，在侧位片上可显示肘关节的真实侧位结构。在某些情况下，斜位片可提供一些附加的信息。

基本检查：肱骨
前后位
侧位

## 第六节 盂肱关节

前后位X线片是在前臂向外和向内旋时拍摄的（图1–8）。前者显示大粗隆全貌，有利于发现冈上肌腱的钙化。大粗隆处的X线透亮区是一个正常变异，称之为“肱骨假囊肿”；其在肱骨外旋位的X线片上最明显。当前臂内旋时，大粗隆投照于肱骨前面，小粗隆与盂肱关节重叠。在此体位上，肱骨外侧可以看到冈下肌和小圆肌的钙化，而在邻近小粗隆节区可以看到肩胛下肌腱的钙化。这些X线片，可在X线射束末端成角15°的情况下拍摄，以便更好地显示肱骨头与肩峰之间的三角肌下囊区[19]。检测小圆肌和肩胛下肌腱钙化的附加投照位文献中也曾有描述[2]。

必须认识到，肩关节的前后位X线片并不是肩胛骨真正的前后位片，也不能充分显示盂肱关节的间隙。肩胛骨真正的前后位X线片是在患者位于40°后斜位时拍摄的，它是显示该关节最佳的投照位，此时该关节是沿切线方向投照的[20, 21]。

评价创伤后肩关节时，必须增摄大约与正位成直角的X线片，以便确定肱骨头与关节盂的相对位置。有多种方法可达到此目的。腋窝位投照非常有用[113]（见图1–8），虽然其可以用几种不同的方法进行拍摄[2]，但对于肩关节周围发生骨折和脱位的患者很难做到。在一些患者中曾使用过经胸投照[1]，但往往难以读片。最佳的投照位是肩胛骨真正侧位投照（见图1–8），它是在患者位于前斜位60°时拍摄的[22–24, 112]。也可以在直立位或平卧位拍摄，要看患者感觉哪一种更舒服。这一投照位在评价盂肱关节方面优于一些研究者所推荐的半轴位前后位投照[2]。而且，这一投照位的改进式，即冈上肌出口位投照，常用于评价提示有肩峰下外侧撞击表现的患者的肩峰下间隙[169]。顶端斜位投照（后斜45°投照并与中心射线末端成角45°）可作为分析肩关节创伤的补充投照[164]。

目前已提出过几种不同X线摄片投照位，用于评价既往有盂肱关节前脱位的患者（图1–9）。这些X线片用于显示肱骨头后外侧面典型的压缩骨折以及此类脱位伴发的Hill-Sachs病变[25]，其包括内旋成角投照[26–27]、Hermodsson切线位投照[24]、Stryker的切迹投照[28]和Didiee位投照[29]。West Point投照也有描述。在各种程度内旋下拍摄的多种X线片有利于显示这一骨折。

在诊断盂肱关节后脱位中，曾用过一些附加的X线摄片投照位，包括改进的腋窝投照位和向上成角投照位[30]（图1–10）。在评价肱二头肌沟时建议用上下投照位摄片[31]（图1–11）。曾主张采用头–肩胛X线摄片投照位来诊断盂肱关节的半脱位[134]。当患者按此投照位正确定位后，肩峰、关节盂区、肱骨头和肩胛骨喙突均可独立显示。

文献曾描述过一种盂肱关节的轴位投照法，采用X线透视检查和定点X线摄片来检测关节囊的功能完整性[135]。这种完整性也可用自动牵引应力位X线片来评价[163]。

因肩关节周围各结构的密度各有不同，采用均衡滤光片可能会有帮助[110]。目前已研制成一种硅酮光片，它克服了周围区域过度透过的缺点，被认为能更好地显示肩峰肱骨窗以及邻近结构[136]。

基本检查：盂肱关节
前后位（内旋）
前后位（外旋）
后斜位40°位

## 第七节 肩锁关节

虽然在肩关节常规投照摄片上可显示肩锁关节，但它可能与其他骨性结构相重叠。入射线束向头侧倾斜约15°时正位投照拍摄的X线片，在显示此关节异常方面效果较佳[32, 33]（图1–12）。肩锁关节的侧位投照摄片也有描述[2, 33]，附加的方法还有在脊柱前凸位时拍摄的正位X线片[2]。

在诊断肩锁关节半脱位及脱位时，拍摄应力位

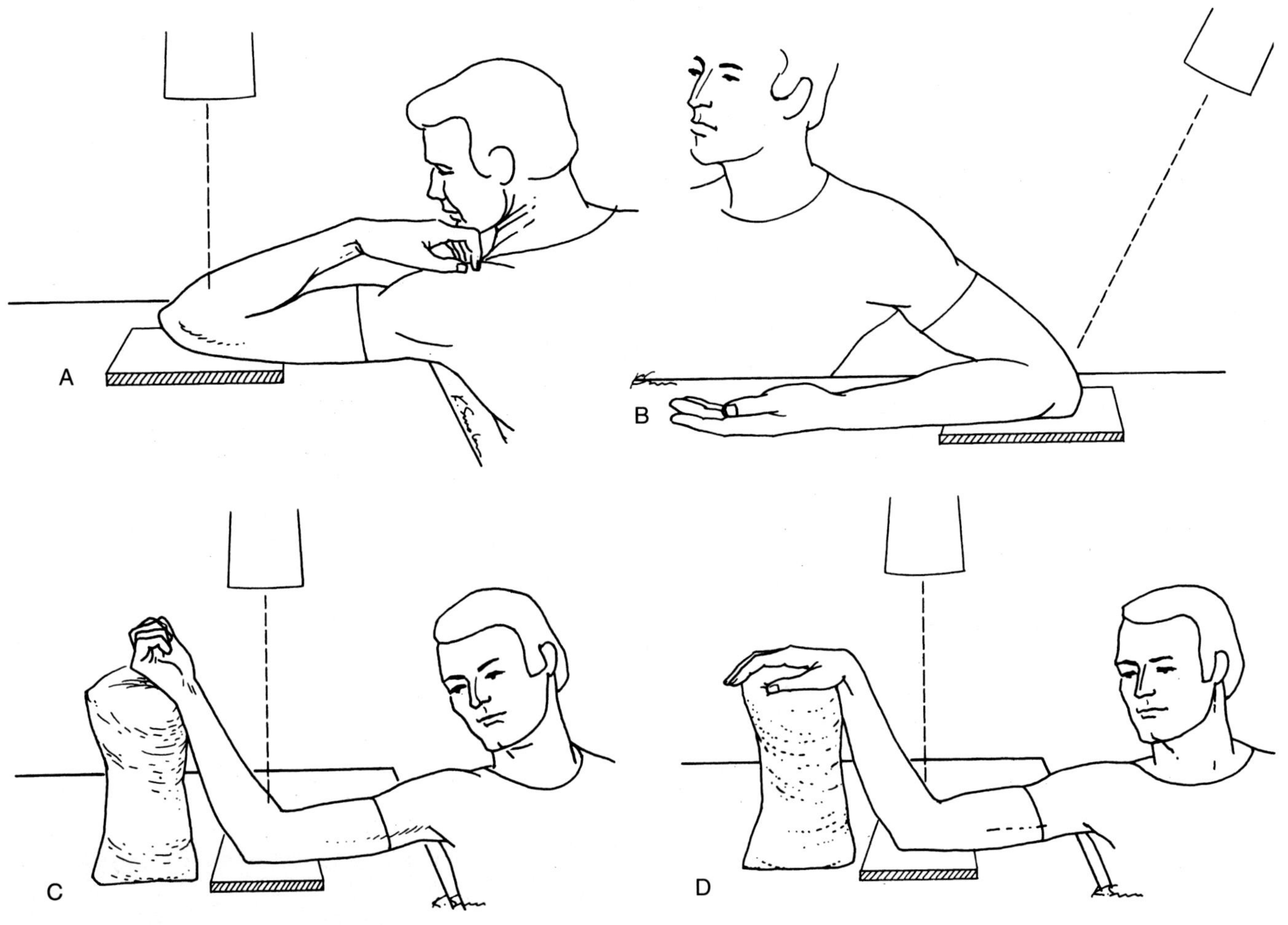


**图 1–7**　肘关节：附加的 X 线摄片。
A,B　屈曲位 X 线摄片。
C,D　桡骨头：肘关节屈曲旋后位和旋前位 X 线摄片。

X线片通常很有必要。拍摄时让患者用手握住或在腕部系上2.3 ~ 7 kg重物。若有可能，最好在一张X线片上同时显示双侧肩锁关节。这样可比较双侧肩锁关节，使放射科医师能仔细测量双侧肩关节喙突与锁骨之间的距离[24,34]。肩关节前位投照和轴位投照曾被建议作为诊断锁骨异常和肩锁关节半脱位的辅助方法[35–37]。此外，在诊断肩锁关节骨关节炎时，患者上肢用力内收于躯干部所投摄的应力位X线片可能比常规投照片的敏感度更高[165]。

基本检查：肩锁关节
向头侧成角15°的前后位

## 第八节　胸骨与胸锁关节

胸骨的X线评价要采用斜位和侧位投照。长时间曝光很有用，因为在呼吸的几个阶段中，患者的呼吸动作会使肺和肋骨影像重叠，从而使影像变得模糊。侧位摄片可在患者采取站位或卧位时进行。

能满足需要的胸锁关节X线片很难获得。胸骨的斜位和正位X线片通常并不能很好地显示这一关节（图1–13）。文献曾推荐过许多种特殊投照位[38–40]。Hobbs投照位，即胸锁关节的上下位投照[41]，以及脊柱前凸位投照[24]都很有用，特别是在评价胸锁关节可疑脱位的患者时（图1–14）。一种附加的投照位，即Heinig投照位，与Kurzbauer侧位投照相似[40]，也可显示此关节的脱位[42, 43]。用超细焦点射线管和短的焦点患者距离，在前后位投照时可使胸锁关节投照在胸椎两侧的放大倍数出现差异[106]。

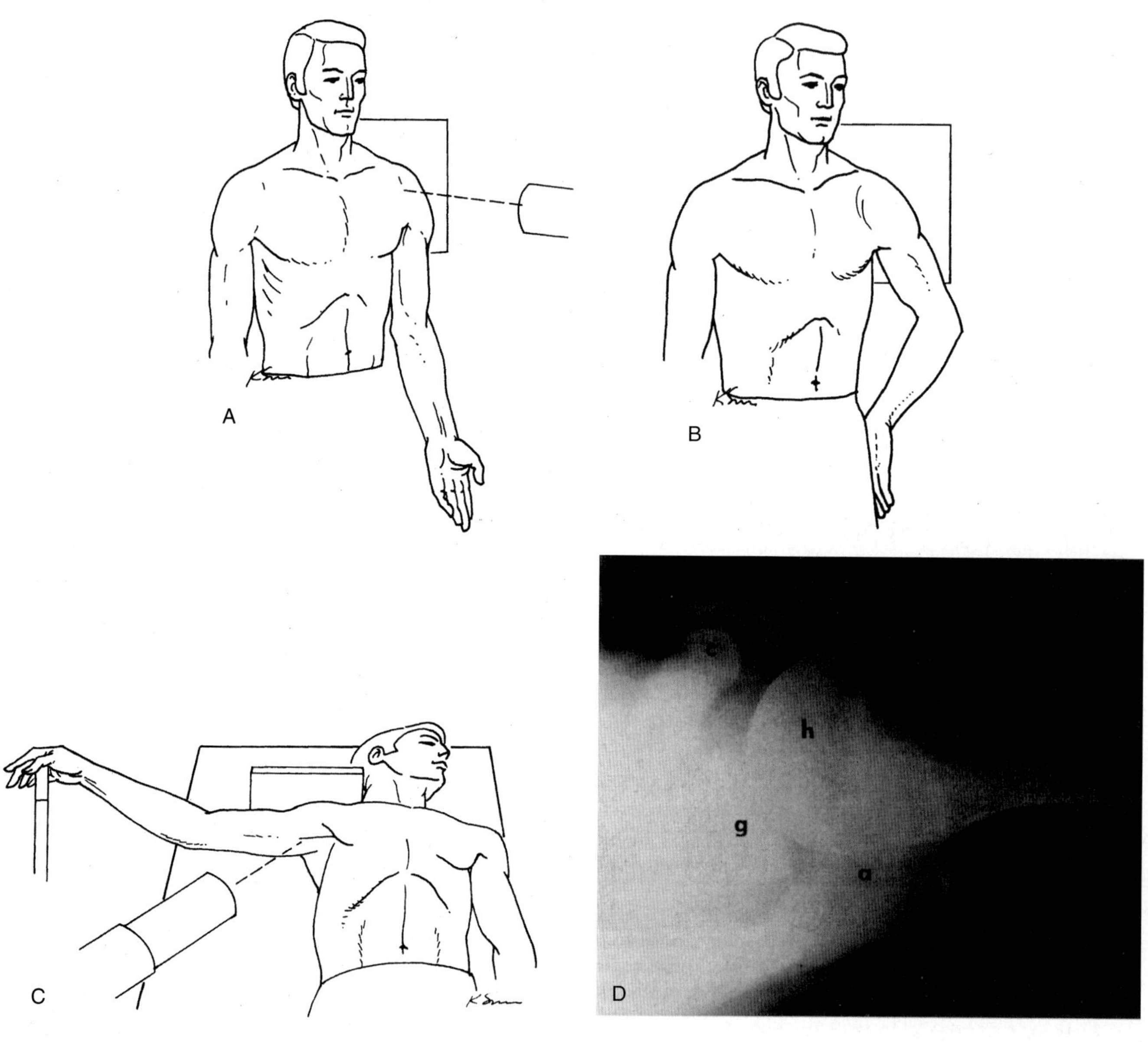


图1-8 盂肱关节：常规X线摄片。

A 外旋位。

B 内旋位。

C,D 腋窝位：正常。显示出的结构有关节盂（g）、肩胛骨喙突（c）、肩峰（a）和肱骨头（h）。

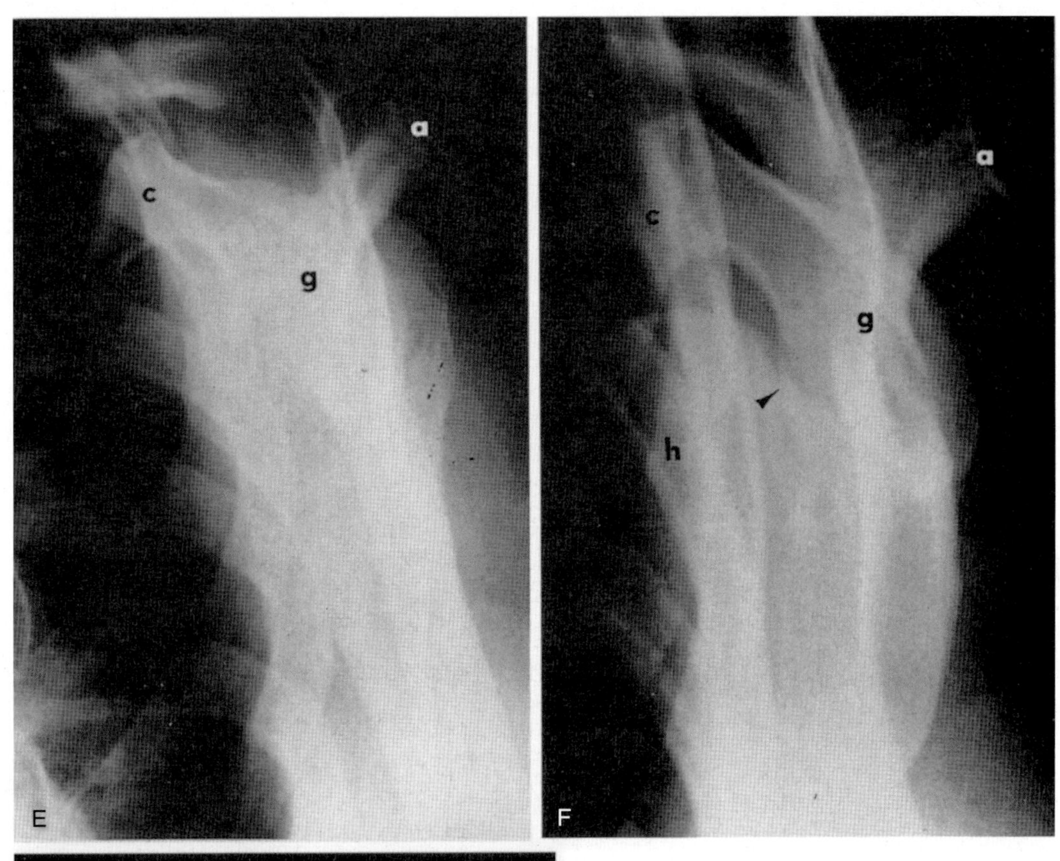


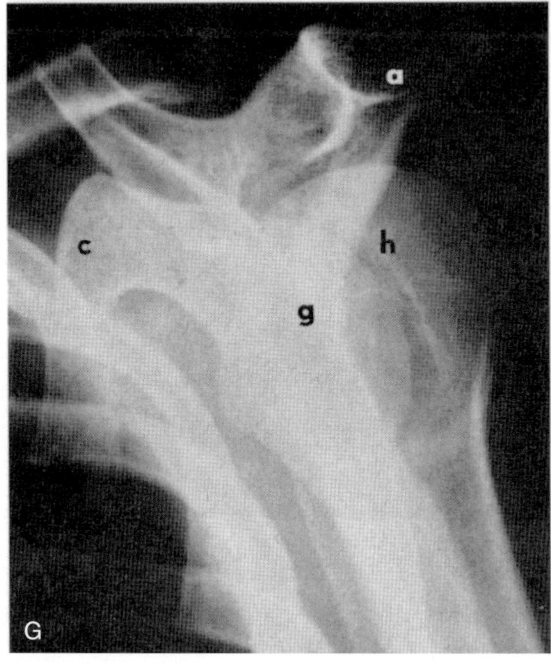


图 1–8 （续）

E–G　附加的斜位（侧位肩胛）X线片：正常和异常。正常情况下（E），肱骨头影像叠加在前面的肩胛骨喙突（c）和后面的肩峰（a）之间的关节盂（g）上。在盂肱关节前脱位时（F），肱骨头（h）投照于肩胛骨喙突（c）下。可见 Hill-Sachs 压缩骨折（三角箭头）。盂肱关节后脱位时（G），肱骨头（h）在关节盂（g）与肩峰（a）之间向后移位。

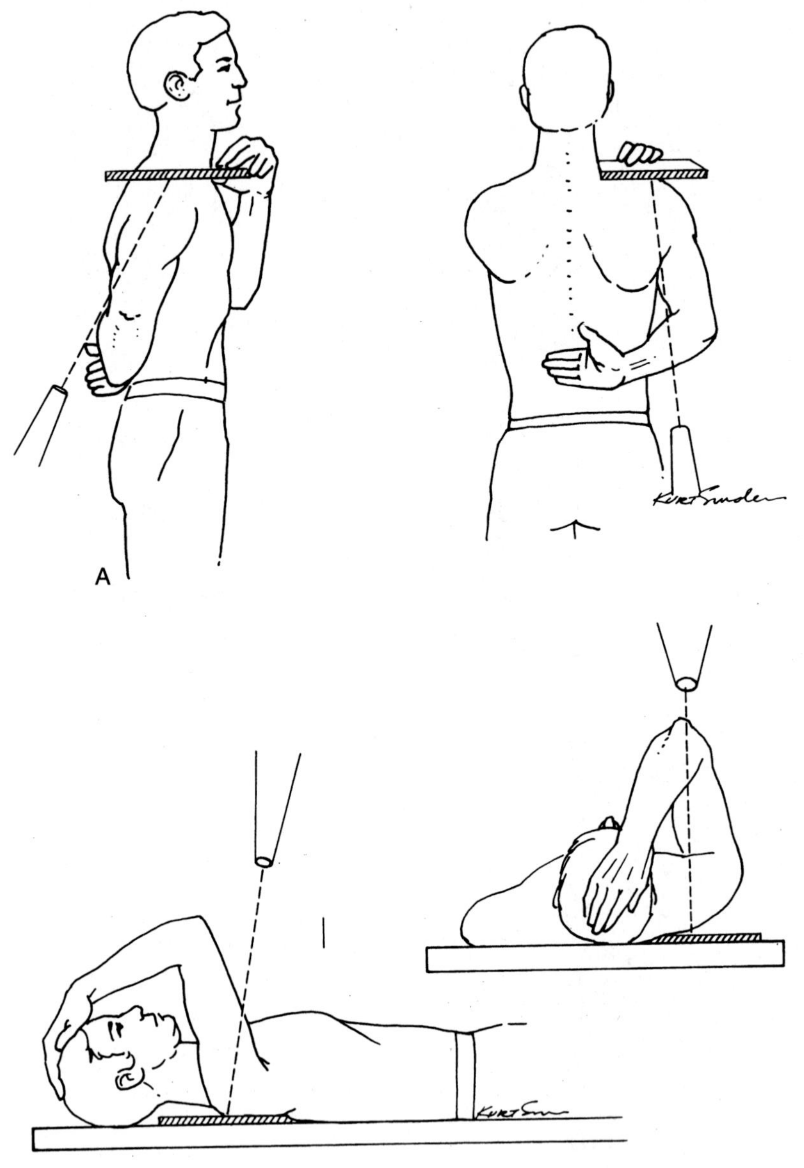


**图1–9** 盂肱关节：盂肱关节前脱位患者的评价。

A Hermodsson位投照。手背放于上位腰椎处，拇指向上。中心射线与垂线成30°角，暗盒放于肩部，与地板平行。

B “切迹”位投照。手掌置于头顶。中心射线向头侧倾斜10°。

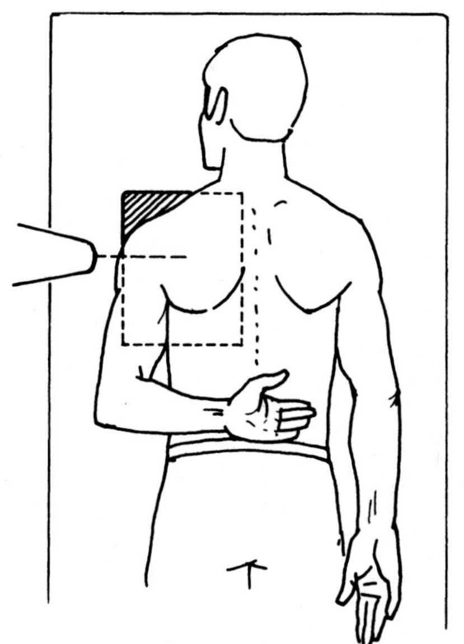

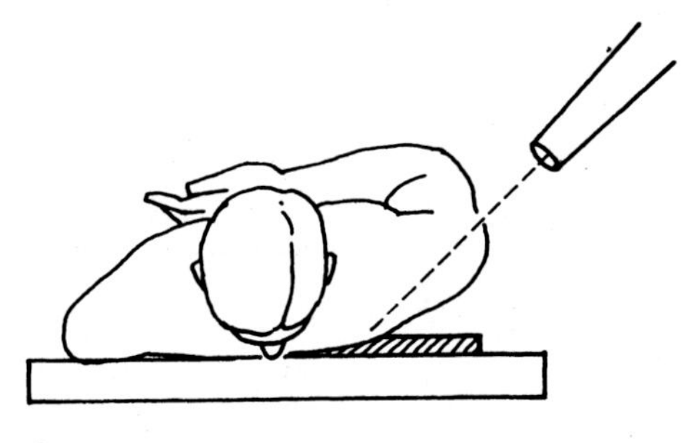

C

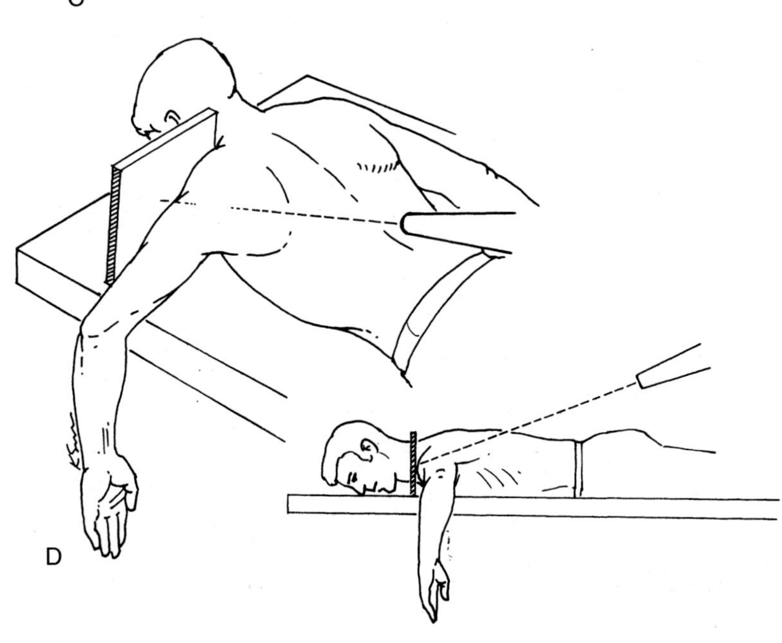

D

**图 1–9**（续）

C　改进的 Didiee 位投照。手位于髂嵴处，拇指向上。中心射线沿由外向内方向成 45°角。

D　West Point 位投照。俯卧位，患者外展上臂 90°，手垂于桌外。中心射线向头侧方向成25°角，沿由外向内方向成 25°角。

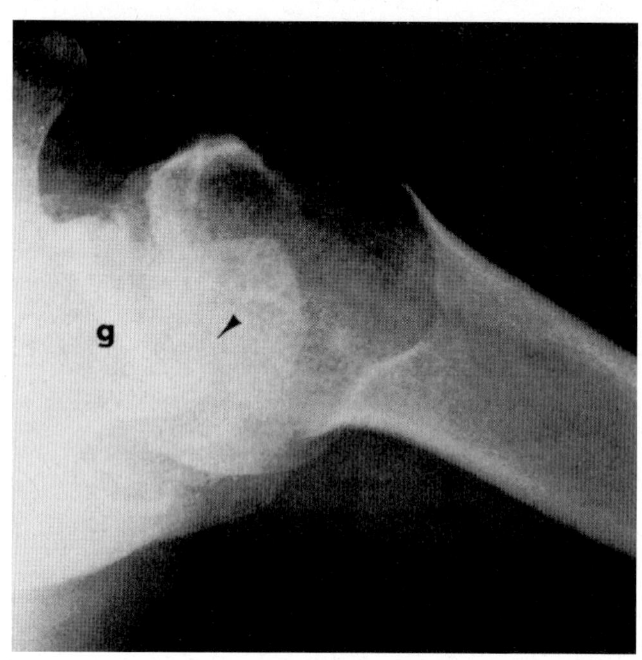


图1–10 盂肱关节：盂肱关节后脱位患者的评价。采用改进的腋窝投照可观察半脱位的肱骨头，此时肱骨头相对于关节盂（g）向后侧移位。后者的结构使肱骨产生嵌入骨折（三角箭头）。

基本检查：胸骨和胸锁关节
后前位
斜位
侧位

# 第九节 脊 柱

脊柱的X线检查方法各不相同，取决于要检查的椎体节段以及该检查方法的特定适应指征。

## 一、颈椎

尽管对于患有广泛关节疾病的患者进行筛检可能只需要摄前后位和侧位屈曲位X线片，但对于有颈部疼痛的患者可能要进行更全面的检查，而对于遭受颈部创伤的患者则必须行全面的检查[44–48]。

颈椎标准X线检查包括多种投照位（图1–15）。摄正位X线片时，患者取斜卧位或直立位，前后位投照，X线管向头侧成大约15°～20°角。在此投照位，照射中下颌骨的移动更有利于显示上段颈椎[49]。拍侧位X线片时，通常让头部处于中立位，但可以增摄头部屈曲和伸展位的侧位X线片。45°斜位投照摄片时患者取坐位或直立位。尽管上述投照位在分析椎间孔方面很有用，但是在分析下段颈椎时最好采用55°斜位投照[166]。前后开口位投照可显示寰椎和枢椎[50]。观察椎弓的柱位X线片要在颈椎伸展时进行前后位或后前位拍摄。在前后位摄片时，中心射线向足侧成25°～30°角[51]；而后前位摄片时，中心射线向头部成40°角。曾提出一些改进的柱位投照摄片法[48]。其中一种方法建议下颌骨向两侧转动，以消除可使颈椎显示模糊的软组织与骨性结构的重

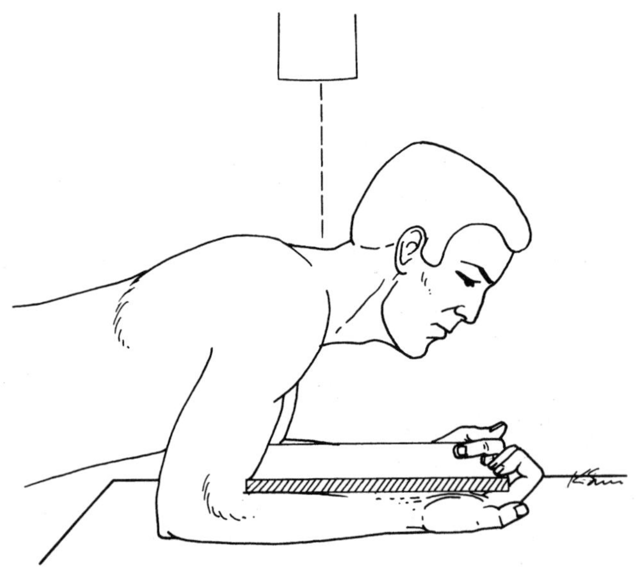

图1–11 盂肱关节：肱二头肌沟投照。患者背部屈曲趴在桌子上，暗盒放在前臂上。中心射线垂直向下。

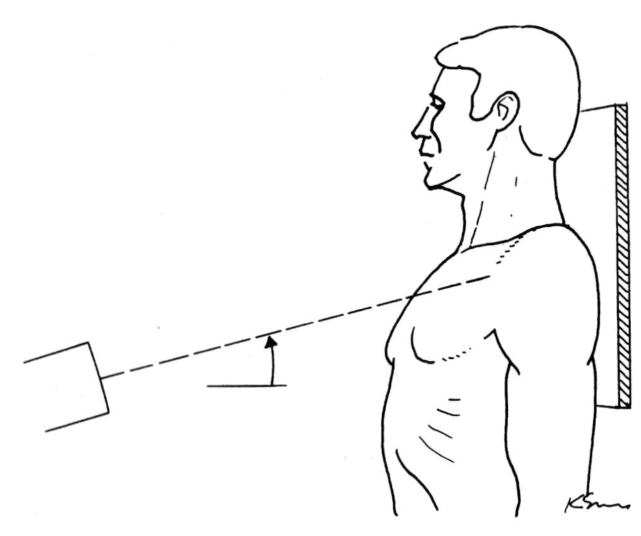

图1–12 肩锁关节：常规X线摄片，前后位。中心射线向头侧成15°角。

叠影。笔者倾向于让患者的下颌骨保持在中立位，因为这样便于进行两侧的比较。

在颈椎重大创伤之后，最初的X线片应包括横台侧位片与前后位片，这两种投照位均可在不干扰患者的情况下拍摄。经过这些筛检之后，如有必要可进行进一步X线检查。这些患者的颈椎全面X线检查应包括前面所述的那些投照位摄片：X线管向头侧成20°角的前后位片，开口位片，左右45°的斜位片，中立位、伸展位和屈曲位的侧位片以及柱位片[138]。此外，可能也需要轻度倾斜位（大约20°倾斜）的X线片。俯卧位颈椎60°斜位片在分析关节突或椎弓根骨折和椎间孔缩窄方面也很有帮助。事实上，把暗盒放在患者肩下，可以不干扰患者潜在的颈椎骨折，这是这种投照最引人注目的特征。这种摄片采用侧对侧投照可将前面和后面的结构分开，使这些结构拉长但能更好地显示关节突、椎弓根和椎间孔的细节[137]。只有在直立位拍摄X线片时，颈椎的一些屈曲型损伤才能清楚地显示出来。

对于颈椎的某些部位，建议加摄其他一些X线片（图 1–16）。一些特殊的投照位可以用于颈颅底部位[2, 25]。颅底和上位颈椎之间的异常关系在这些投照位显示得十分清楚，常将其称为扁颅底或扁后脑，X线片上是参照一些参数定义的[140]（详见第17章）。对于颈颅底部位，推荐的投照位包括：游泳位投照[2]；双臂下拉时的侧位片[47]；单臂牵引下的飞行天使投照位[47]和仰卧斜位投照[53]。为便于拍摄下位颈椎的X线片已研制出一种简单的牵引装置，该装置在急性创伤的情况下具有特别重要的作用[141]。

为了更好地显示寰枢关节的病变，往往需要拍摄多张开口位X线片[54]。拍这些片子时让患者取正面位，头向某侧旋转10° ~ 15° 并向一侧倾斜。文献曾描述过一种改进的基底投照位用以显示累及寰椎前弓的骨折。中心射线相对于眶线的垂线成10° 角，头处于中立位并向一侧旋转 30°[142]。

基本检查：颈椎

前后位

柱位

屈曲和中立位的侧位

开口位

斜位

## 二、胸椎

胸椎的X线片系列应包括胸椎前后位片、侧位片以及下颈椎和上胸椎的“游泳”位投照片（图1–17）。前后位投照时要使脊柱靠近X线胶片。因为胸椎有正常后凸，在这种体位下，偏斜的入射线正好与椎

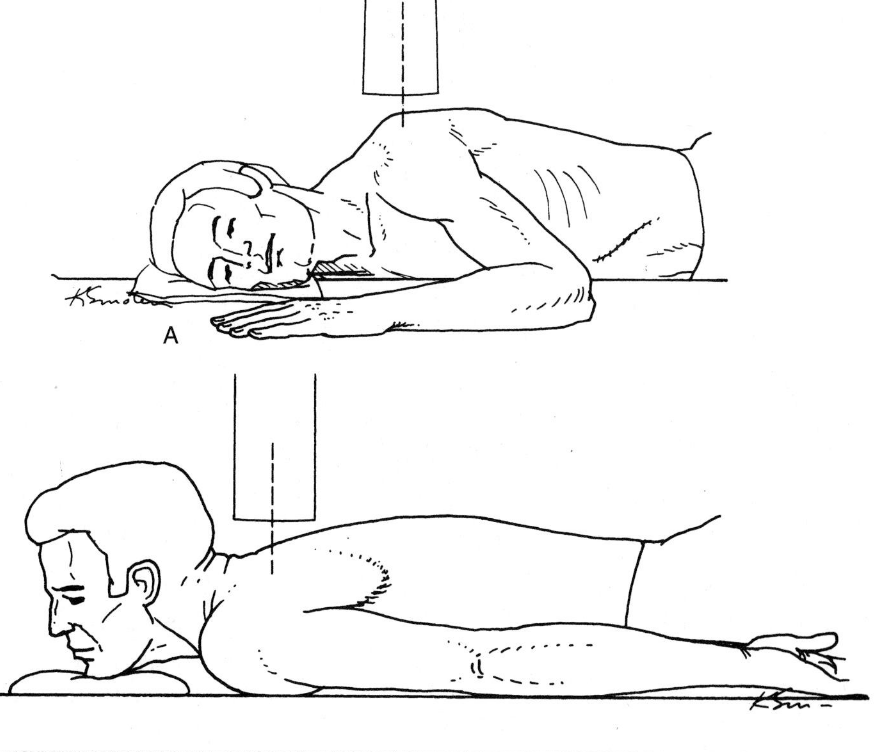


**图1–13**　胸锁关节：常规X线摄片。

A　斜位片。

B　后前位片。

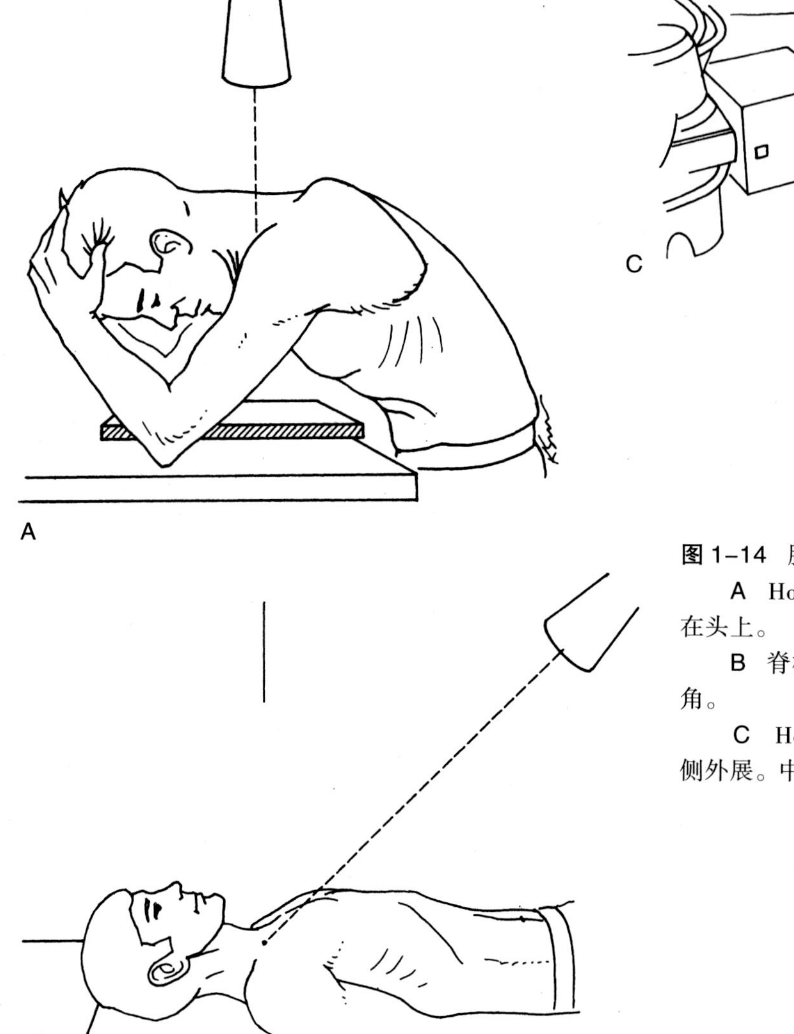


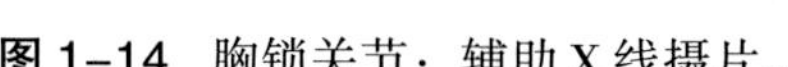

**图1–14** 胸锁关节：辅助X线摄片。

A Hobbs投照位。摄片时患者屈身于桌子上，手放在头上。

B 脊柱前凸投照位。中心射线向头侧成40°～50°倾角。

C Heinig投照位。患者平卧。肩部靠近X线管的一侧外展。中心射线对中胸锁关节，指向锁骨的轴线方向。

体的上下缘相对平行。对这项技术所做的某些改进可使整个摄片过程中的射线密度更加均匀[55]。在侧位片上，无暂停的呼吸运动会使胸廓的重叠影变得模糊。患者的位置稍有倾斜时拍摄的X线片可显示胸椎的关节突关节[2, 56, 57]。

临床研究表明，对于胸椎侧凸的患者，在站立位拍摄的脊柱前后位和后前位成对X线片上，所测出的弯曲值会有微小差异，但有统计学意义[143]。文献曾报道过其他一些方法可用来评估脊柱侧凸患者的椎体旋转程度[160]。

基础检查：胸椎

前后位

侧位

## 三、腰椎

腰椎的正位X线片可在患者取直立位或斜卧位时通过后前位或前后位投照来拍摄（图1–18）。腰椎卧位前后位X线片应在髋关节与膝关节屈曲时拍摄，这种体位可减小腰椎的前凸，从而能更好地显示椎体和椎间盘。由于第五腰椎与第三和第四腰椎相比形态上有所不同，故在常规正位X线片上通常看不到其椎弓根的外侧轮廓以及肢体的侧边。这些解剖学特征有助于识别过渡性脊椎节段中的特殊椎体[144]。

腰椎侧位片应在髋关节和膝关节轻度屈曲时拍摄。同时还应包括对腰骶结合部的向下聚光侧位投照。斜位X线片可对腰椎后部结构进行评价，不过

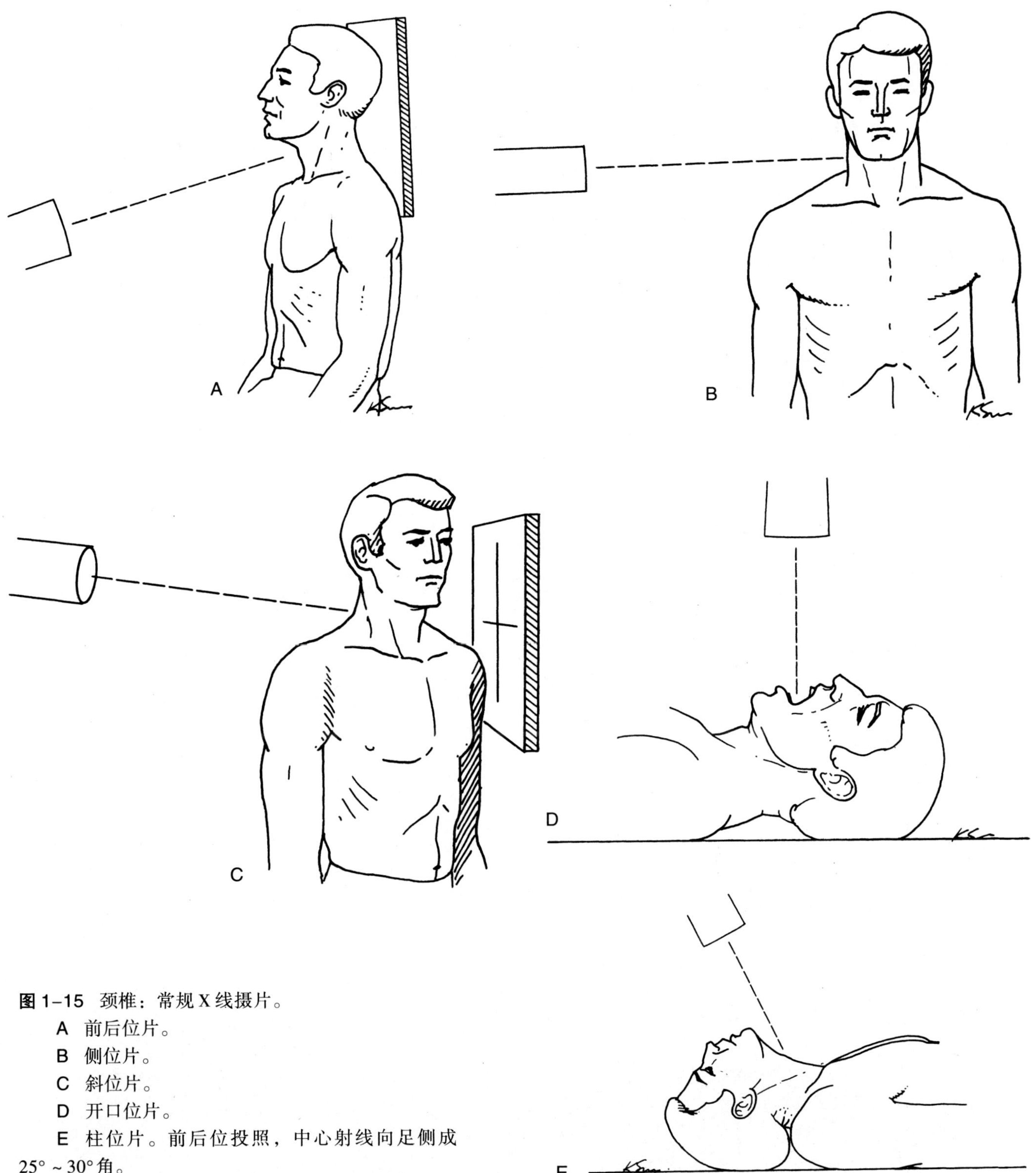


**图 1–15**　颈椎：常规 X 线摄片。

A　前后位片。

B　侧位片。

C　斜位片。

D　开口位片。

E　柱位片。前后位投照，中心射线向足侧成 25° ~ 30° 角。

有人认为斜位片并不是必需的[111]。可将患者转动45°，在前后位或后前位进行斜位片的拍摄。单侧椎骨滑脱即使在这种斜位片上也极其难以证实；将X射线管向头倾斜20°角有助于做出更精确的诊断[146]。

在评价腰骶脊柱节段时通常还包括拍摄骨盆的前后位平片。为了评价此区域内的椎板及关节突，可拍摄在射线束尾侧角45°时的轴向X线片（用于婴儿）[107]或前后位X线片[58]。后一种X线片更有利于显示一些先天性的、创伤后和手术后的病变，也可显示累及关节面和神经弓的膜性钙化[145]。

入射线束头侧成角15°～30°的前后位X线片可显示第五腰椎下缘和第一骶椎上缘的切线面[2]。斜位半轴向投照可显示下椎间孔[59]。

检查腰椎的活动度可提供有用的信息[60]。为此，可在腰椎屈伸过程中拍摄侧位X线片，并在脊柱弯曲时拍摄正位X线片。

基本检查：腰椎

前后位

侧位

聚光于L5–S1的侧位

斜位

骨盆的前后位

## 第十节 骨 盆

骨盆标准的X线片是在患者取仰卧位沿前后位投照拍摄的（图1–19）。足部内旋大约15°。这样做是为了抵消股骨颈的正常前倾并使其纵轴与胶片平行。评价耻骨时，后前位X线片可能优于前后位X线片，可加拍射束或躯干成角下的轴位投照X线片。

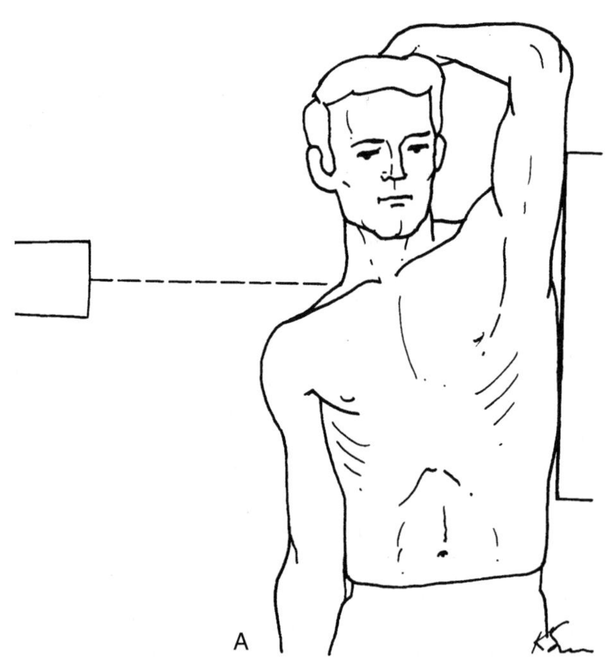


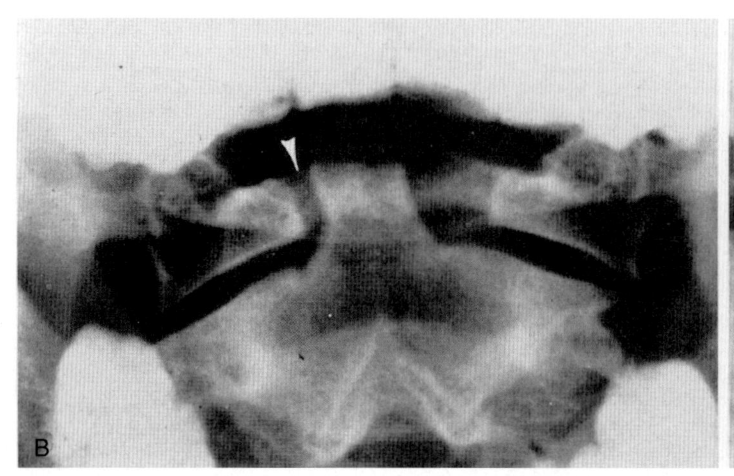


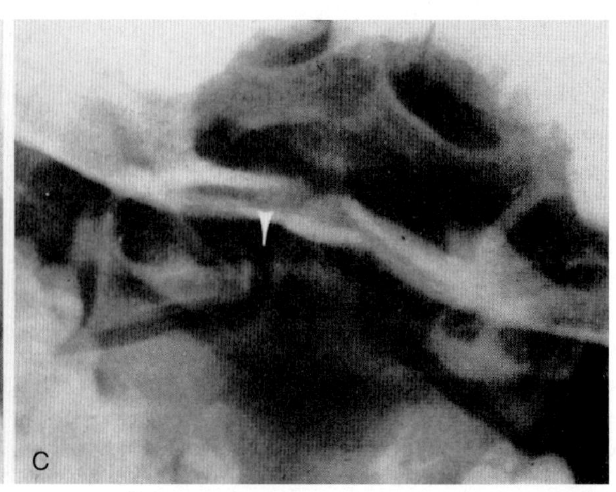


**图1–16** 颈椎：辅助X线摄片。

A 游泳位X线片。在一臂上举时拍摄侧位片。这样可评价颈胸交界处。

B,C 开口位X线片：寰椎和枢椎的旋转固定。这两张X线片是在患者头部向各侧倾斜时拍摄的。它们证实寰枢椎交界处存在持续不对称，且齿状突更加靠近伴右侧肿块（三角箭头）。这表明寰枢椎交界处出现旋转固定。

曾采用很多方法来检查骶髂关节（图 1–20）；但没有一种是理想的，因为正常的关节面波动使这些关节的评价极为困难。骶髂关节的斜位 X 线片可在仰卧位或俯卧位拍摄[61,62]。在任何一种体位下，一侧躯体都要抬高大约25°，这样射束便可与胶片垂直或者与头或脚成一定角度。应拍摄左右两侧骶髂关节的 X 线片。

拍摄骶髂关节 X 线片最好采用正面投照（见图 1–20）。前后位 X 线片检查可在 X 线管向头侧成 25° ~ 30° 角时拍摄得到，而后前位 X 线片可在 X 线管尾侧成角25° ~ 30° 时拍摄。在任一种情况下，两侧的骶髂关节均应显示在一张胶片上，以便对两侧关节进行比较。虽然笔者喜欢用前后位投照，但后前位投照的支持者们认为后前位投照有其优点，因为骶髂关节有正常倾斜。

骶髂关节头尾轴向投照摄片能更好地显示沿骶髂关节前面的各种异常[63]（图 1–21）。在这种投照位，患者坐于 X 线检查台上，躯干轻度前屈。X 线管沿关节的头尾轴线大约成10° ~ 20° 角。这种投照方法可以通过增加或减少躯干的屈曲角度而 X 线管不成角倾斜来加以改进[2]。文献中还提出了其他一些改进[108]。

在患者直立位拍摄前后位 X 线片时，先让一条腿承重，然后让另一条腿承重，可能提供骶髂关节及耻骨联合活动度的信息[2, 64]。这项检查也可通过 X 线透视检查[65]或立体照相测量术来完成[109]。耻骨联合 1mm 的移位可能在正常范围以内[64]，耻骨联合的永久性移位可见于某些患者，特别是经产妇。耻骨联合与骶髂关节的真正不稳定在这些特殊的 X 线片上表现为某一侧关节的异常增宽或一侧耻骨相对于另一侧的旋转。

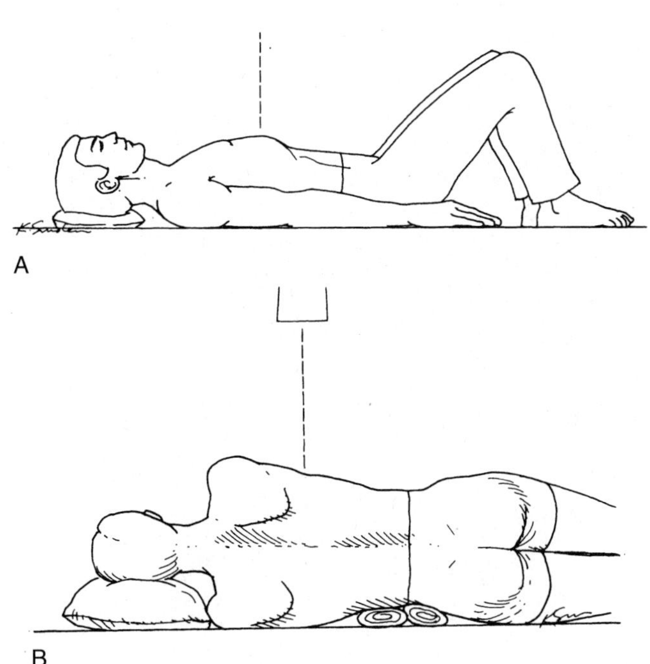

图 1–17　胸椎：常规 X 线摄片。

A　前后位摄片。膝关节的屈曲位可在一定程度上矫直胸椎的正常后凸。

B　侧位摄片。

基本检查：骶髂关节

向头侧成角30° 的前后位

## 第十一节　骶骨与尾骨

骶骨与尾骨的 X 线检查包括正位与侧位投照摄片（图 1–22）。评价上骶骨时，前后位 X 线片是在 X 线管向头侧成角 15° 时拍摄的。评价下骶骨时，可用射线束不成角下拍摄的前后位 X 线片。评价尾骨时，需拍摄 X 线管向尾侧成角 10° 的前后位 X 线片。所有这些 X 线片都可以在俯卧位而不是仰卧位拍摄；在俯卧位时，X 线束成角的方向是相反的。骶骨或尾骨的侧位投照是次要选择。

基本检查：骶骨与尾骨

向头侧成角30° 的前后位（骶骨）或向尾侧成角 10°（尾骨）的前后位

侧位

## 第十二节　髋关节

检查髋关节最常用的方法包括骨盆的前后位 X 线片和髋关节的向下聚光前后位 X 线片（两者都是在足内旋时拍摄的，以伸长股骨颈），以及在髋关节外展时拍摄的蛙式位 X 线片（图 1–23）。在某些临床情况下建议加摄其他 X 线片。这些 X 线片包括：半轴位投照，Chassard-Lapiné 体位（拍片时患者坐在桌子上，中心射线垂直通过腰骶区域[66, 67]）；轴向侧位投照（拍片时沿下上方向投照）；以及成角侧位投照[68]。一种假的髋关节侧面投照采用的是陡斜位，在检测发育不良病例中前侧髋臼关闭不全中很有价值[170]。

在评价创伤后髋关节和髋臼时，为观测髋臼前唇和后唇以及骨盆的重要骨柱，有文献建议采用 45° 角的前斜位和后斜位投照[69]。但是，轻度斜位投照可能更有用[70]（图 1–24）。有文献还推荐采用髋

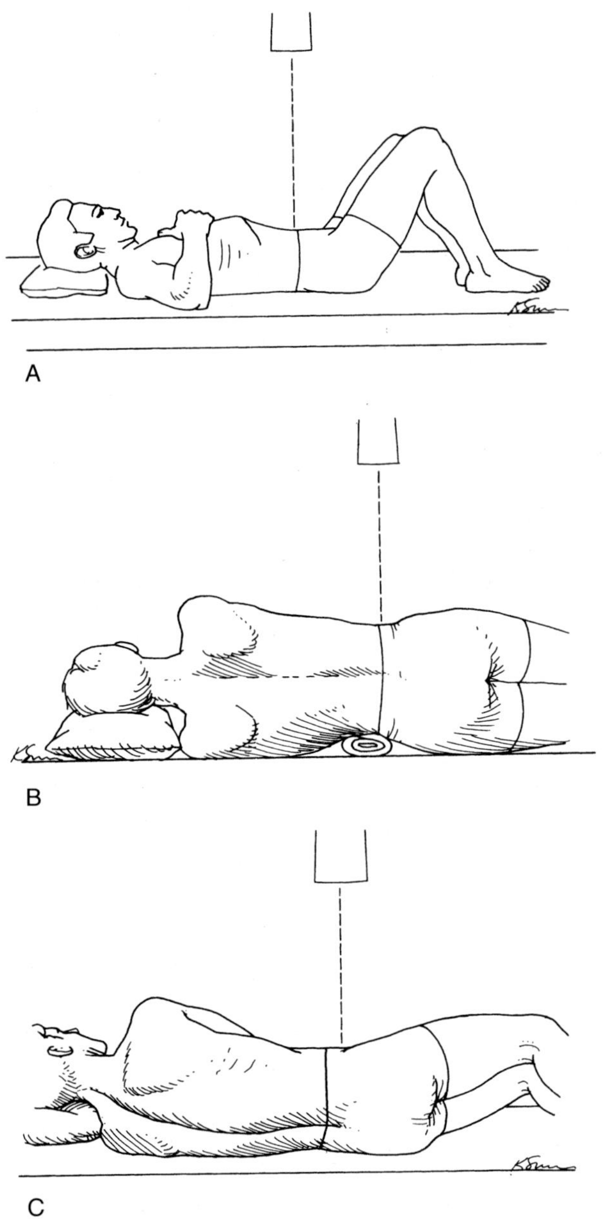

图1-18 骶椎：常规X线摄片。

A 前后位摄片。膝关节和髋关节屈曲，以减小腰椎前凸的程度。

B 侧位摄片。膝关节和髋关节同样屈曲。

C 斜位摄片。

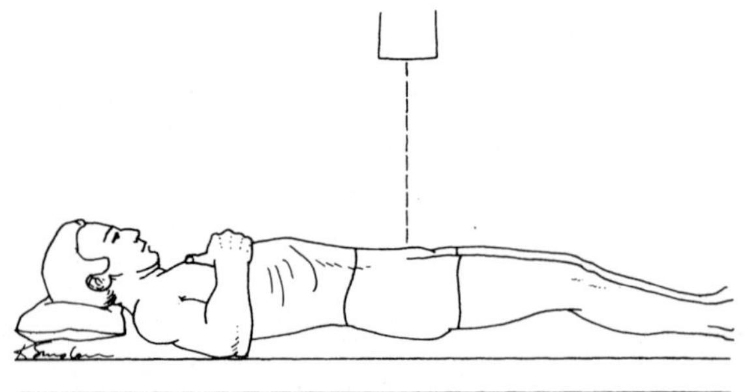

图1-19 骨盆：常规X线摄片。前后位片。小腿下部内旋可伸长股骨颈。

臼侧位X线片[71]。患者取仰卧位且中心射线向头侧成角40°的投照可伸长股骨颈，因此具有最佳的优势。这种成角投照，或称为“仰射”投照，可检测股骨颈的无移位骨折，而这在标准X线片上显示不清[148]。此外，文献还曾描述过一种方法，可在常规正位X线片上早期发现经股骨颈骨折后股骨头的塌

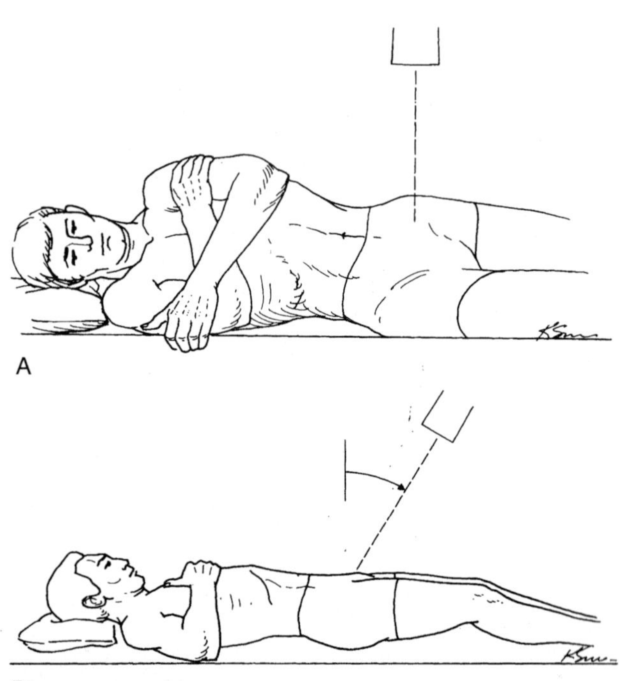

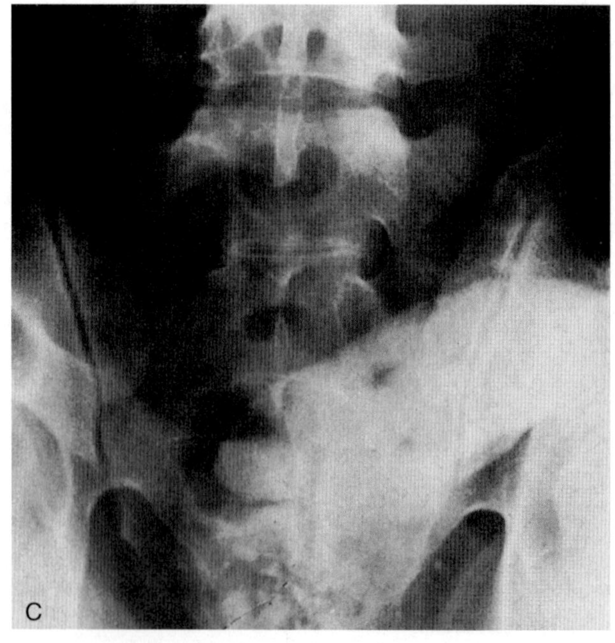

图1-20 骶髂关节：常规X线摄片。

A 斜位摄片。要检查的一侧躯体大约需抬高25°。

B，C 向头侧成角的前后位X线片：正常状态。X线管向头侧成25°～30°角。双侧骶髂关节投影在同一张胶片上。

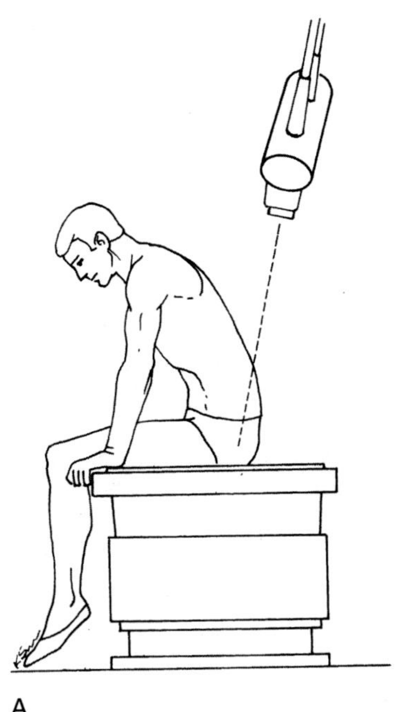


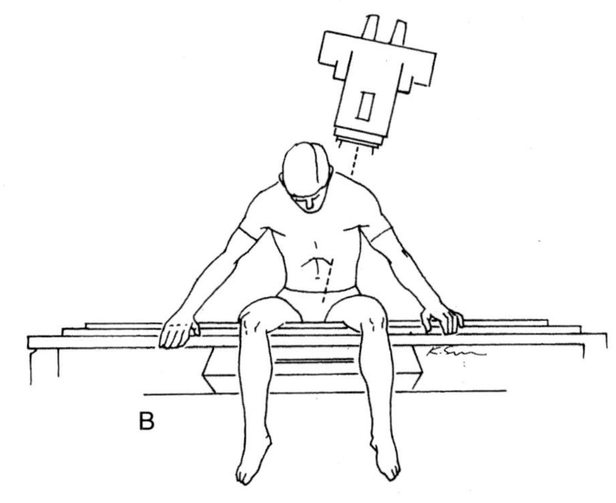


**图 1–21**　骶髂关节：辅助的 X 线摄片。头尾轴向 X 线片是在患者坐于 X 线检查台上拍摄的。X 线管沿外侧至内侧方向成角10°～20°。也可采用向前成角。

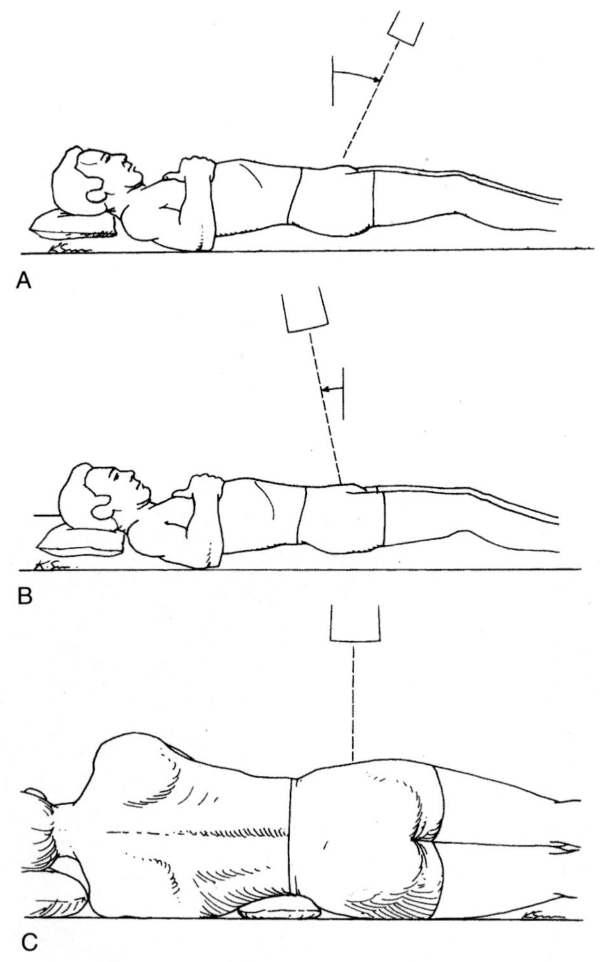


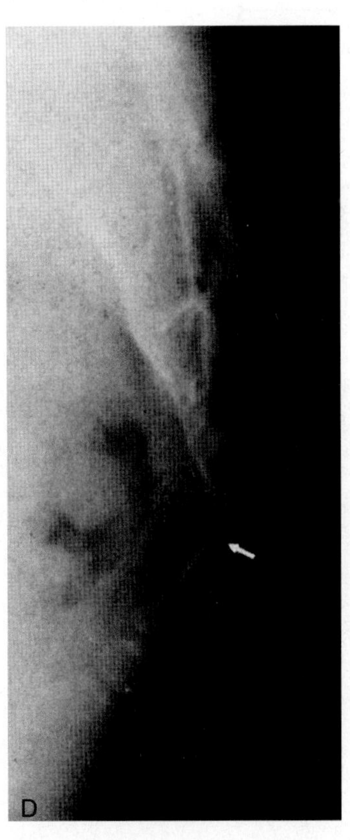


**图 1–22**　骶骨和尾骨：常规的 X 线片。

A–C　骶骨的正位 X 线片（A）采用向头侧成角 15° 投照；尾骨的正位 X 线片（B）需要采用向尾侧成角 10°投照。侧位 X 线片（C）也要拍摄。

D　骶骨的侧位片：骨折。可见移位性的骨折（箭头）。

图 1–23 髋关节：常规 X 线摄片。

A 前后位摄片。

B 蛙式位摄片。髋关节外展。

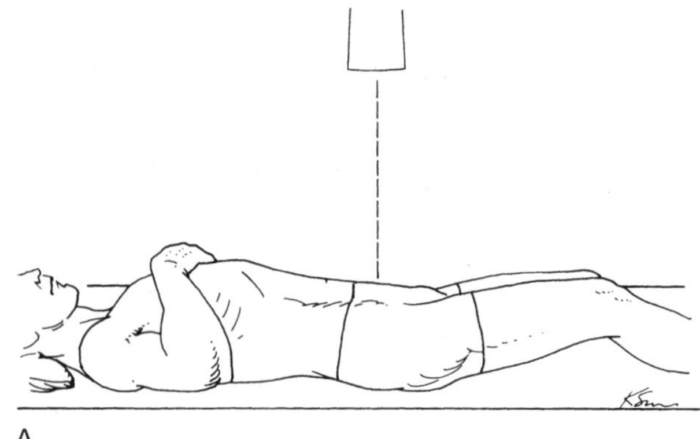

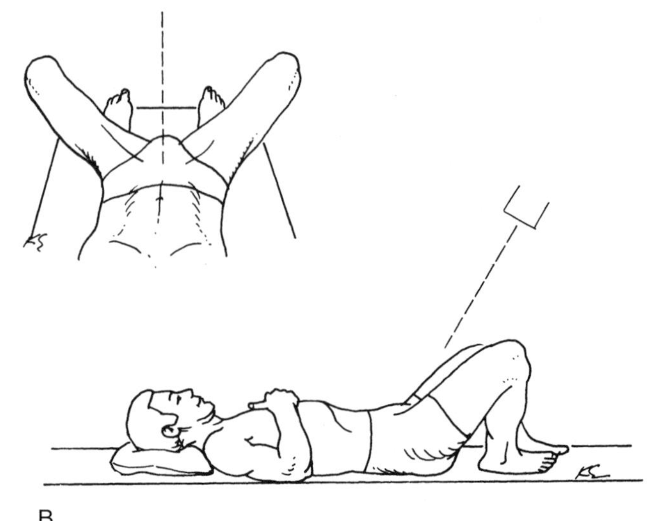

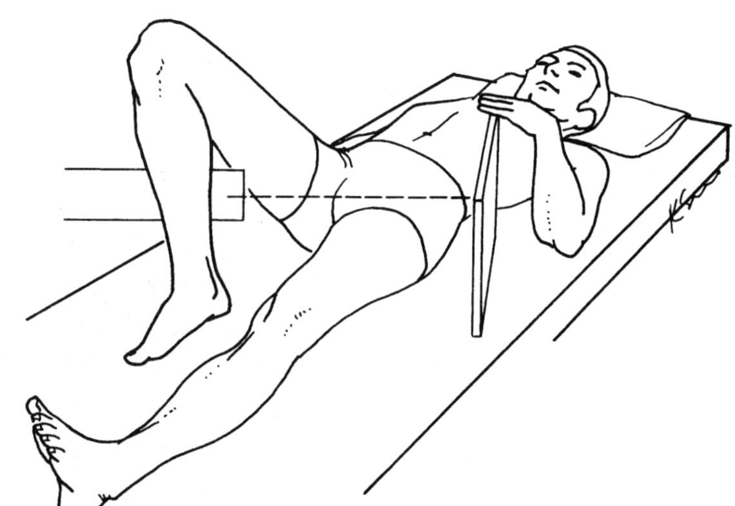

图1–24 髋关节：辅助X线摄片。

A 下上位摄片。这种方法可提供髋关节的侧位片。X线管放置在屈曲的膝关节下，中心射线向上侧成角。

B，C 前后位和斜位X线片：髋关节的后脱位。虽然正位片（B）显示股骨头向上方移位，但斜位片（C）显示股骨头是后移位，并提供了有关髋臼的后唇（箭头）的信息。

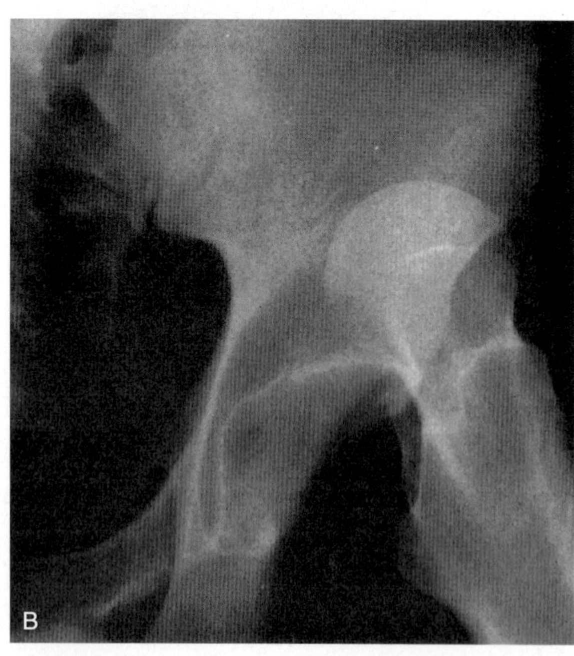

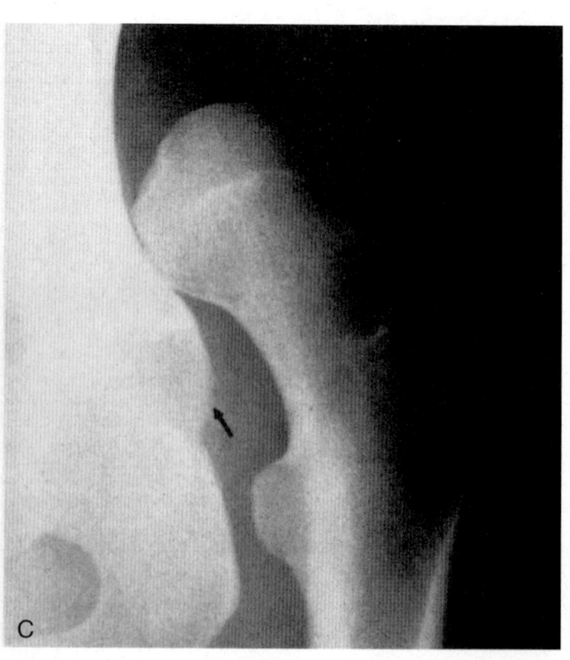

陷并对其分期[149]。

在 14 ~ 23 kg（30 ~ 50 磅）牵引下拍摄的髋关节X线片曾被推荐为多种关节疾病的有效检查方法[72]。这种手法可使关节内自发排出气体，即所谓“真空”现象。这种关节充气造影片当患者有髋关节渗液时无法拍摄。因此，牵引 X 线摄片为检测髋关节渗液提供了一种简单而无侵害性的手段。在没有渗液的情况下，这种真空关节造影片可显示软骨的形状、厚度及范围。可达到的分离程度取决于肌肉的发展程度、肌肉的紧张度、关节囊和韧带的松弛度以及患者的年龄和性别。在儿童及青少年，特别是女孩，容易诱发真空现象，而在晚期骨关节炎患者，因关节囊增厚和肌肉痉挛而使分离受限。用这种技术来证实髋关节边缘发育不良通常不理想[151]。在存在有骨坏死的情况下，气体可能被释放到软骨下骨分离的碎片内，从而可对其进行早期诊断[73]。

在患者负重时拍摄的髋关节 X 线片价值不大，不过这种方法可用于评价术后的髋关节[161]。

基本检查：髋关节

骨盆前后位

髋关节前后位

髋关节蛙式位

## 第十三节　股　骨

常规评价股骨的 X 线片是侧位片和前后位片。两者都是在大腿内旋20°左右时拍摄的。即使每次投照的中心不同，要求两次曝光，这两张 X 线片上也都必须同时显示膝关节和髋关节。在检测隐匿性骨折或存在矫形外科器械时，则必须拍摄辅助斜位片。

基本检查：股骨

前后位

侧位

## 第十四节　膝关节

膝关节的前后位 X 线片是在 X 线束向头侧成角 5° ~ 7°时拍摄的；侧位 X 线片是在过膝关节屈曲 20° ~ 35°时拍摄的（图 1-25）。尽管有报道指出，这两个拍摄位（前后位和侧位）用于评价大多数的膝关节疾患已足够了[123]，但在评价急性外伤后的膝关节渗液的患者时，即使恰好在侧位片上进行[172]，也必须加摄辅助X线片，以确保隐匿性骨折不被漏诊[155]。45° 斜位片对一些有膝关节创伤的患者和有近侧胫腓关节相关病症的患者通常是必需的。膝关节屈曲40° ~ 50°的成角正位 X 线片，即隧道位X线片，可用于评价髁间切迹[74]。这可以在前后位或后前位投照时拍摄。一些研究者认为，应在膝关节较大屈曲下拍摄 X 线片，以便更好地显示关节间隙和髁间区[75]。对于膝关节创伤患者，检查时应加摄横向侧位投照片，以便显示脂液水平，其可通过使骨髓释放到关节腔内预示有骨折（图 1-26）。但是由于在患者取仰卧位时渗液会流入髌上囊的外侧隐窝内，因此在检测膝关节渗液方面横向侧位片的敏感性较常规头顶侧位片要差[152]。

为了充分评价髌股关节曾描述过多种投照方法（图1-27）。最早的描述建议用俯卧位且膝关节锐屈时投照（日出位投照）[76]。膝关节屈曲到这种程度导致髌骨位于髁间窝的深处。因为大多数情况髌骨半脱位病例是在膝关节轻度屈曲时发生的，因此这个投照位并不理想。此外，日出位投照也不能显示髌股关节的关节面并且常会给急性创伤患者造成痛苦[153]。Hughston[77]认为，在患者取俯卧位且膝关节屈曲 50° ~ 60°时投照是评价髌股关节更适宜的技术，不过在这种投照位入射束严重成角会造成影像失真。随后，一些研究者还描述过患者在仰卧位进行检查的多种技术[78-80]。Merchant 和他的同事们[81]提出一种患者仰卧于台面上且膝关节在台面边缘屈曲45°进行投照的方法。X线管向地面成30°。可惜，这种方法需要一种特殊的暗盒支撑装置，并且髌骨有明显放大。可将射束的方向反转（即从踝关节向膝关节投照），并且可以在膝关节不同屈曲程度下拍片，也许能对髌股关节区进行更准确的评价[82, 83, 114]。射束逆向成角下拍摄这些X线片，患者能更好地忍受，不需要任何特殊装置而且其显示的髌股间室的关节表面比日出位更好；因此半脱位、骨折和关节的退行性疾病也更容易被发现。

膝关节负重位X线片在评价退行性关节疾病方面特别有用，因为其能对关节间隙进行更准确的评价[84-86]（图 1-28）。这些 X 线片应在 7 英寸 × 17 英寸暗盒垂直定位且患者靠受检小腿站立时拍摄[87]。这样能更好地显示膝关节的成角程度及半脱位，并能更可靠地显示关节间隙丧失的程度。此外，有文献曾认为在直立位对整个小腿进行术前X线检查可作为膝关节骨关节炎进行高位胫骨截骨术前的辅助性诊断手段。这项检查可提供的信息包括：膝关节

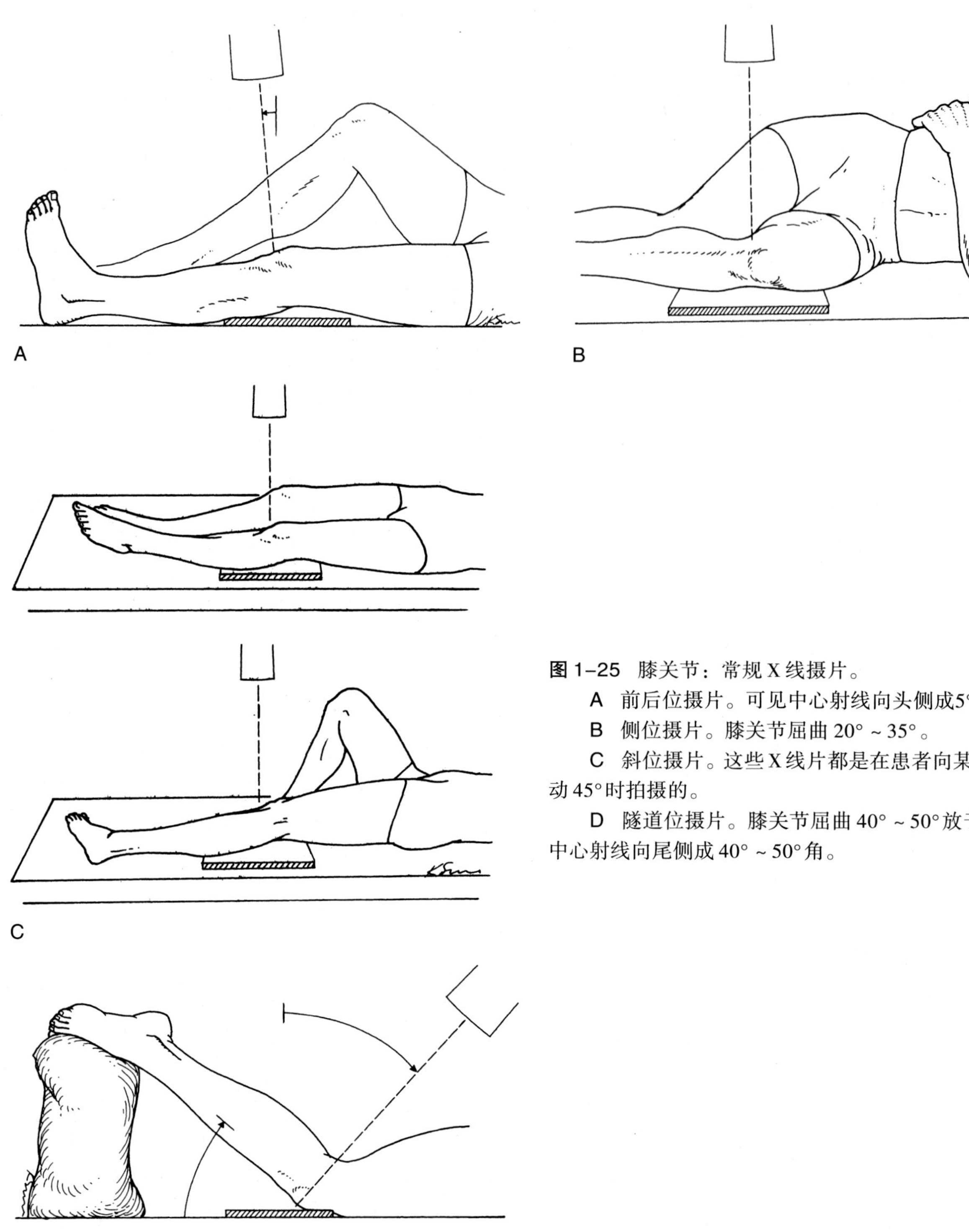


**图 1-25** 膝关节：常规X线摄片。

A 前后位摄片。可见中心射线向头侧成5°～7°角。

B 侧位摄片。膝关节屈曲20°～35°。

C 斜位摄片。这些X线片都是在患者向某一方向转动45°时拍摄的。

D 隧道位摄片。膝关节屈曲40°～50°放于沙袋上。中心射线向尾侧成40°～50°角。

的力学状态、骨性畸形的程度，以及需要手术去除的楔形骨块的确切大小[154]。在对将要进行全膝关节置换术患者进行术前评价时，类似的负重位X线片也很有价值，它可以评价小腿的力线与肢体长度间的偏差[171]。已行全膝关节置换术患者的术后X线检查也要在负重正位和侧位片上进行。

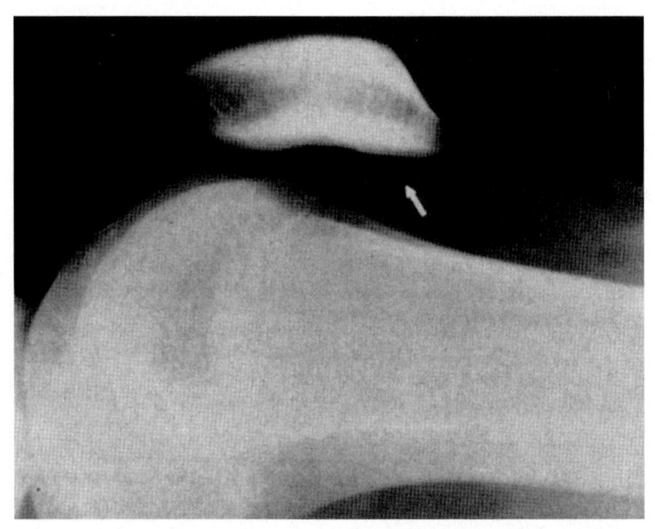

**图1-26**　膝关节：辅助X线摄片。横向侧位投照：胫骨平台骨折患者中的脂液平面。可见明显的水平向不透X线的条带影，其代表脂液界面（箭头）。脂肪源于髓腔，骨折后被释放到关节内。

膝关节内翻和外翻应力下进行的X线检查可对膝关节韧带的不稳定进行评价[88]。应力下X线片在评价交叉韧带时特别有用[167]。

基本检查：膝关节
前后位
侧位
隧道位
Merchant 位

## 第十五节　胫骨和腓骨

小腿骨的标准X线检查包括前后位与侧位投照。在正位摄片，外踝中心要比内踝中心离胶片近大约1cm，而在侧位投照时，外踝距垂直于胶片且穿过内踝的假想线的距离要相等。在评价膝关节和踝关节时，需要拍摄每次投照有不同中心的两张X线片。辅助性的斜位投照在一些少见的病例中可能会有帮助。

基本检查：胫骨和腓骨
前后位
侧位

## 第十六节　踝关节

踝关节的前后位和侧位X线片被视为是常规检查（图1-29）。为了更好地评价内侧关节间隙，最好拍摄足内旋15°～20°的前后位（踝穴位）X线片[89]，以便弥补以膝关节的冠状面为参照，踝关节位于大约15°～20°的外旋位的生理偏差[90]。内斜和外斜45°的斜位片也可用于有外伤史的患者，以便更好地评价其骨性结构（包括内外踝）。在这种临床情况下，在内翻和外翻应力下拍摄的前后位片以及施加在前向和后向应力下拍摄的侧位片可用来证实是否存在韧带损伤[156, 157]。在单足轻度外旋下拍摄的“不良”侧位（定位不良，深度斜位）X线片可以更好地显示胫骨后唇[91, 115, 116]。

踝关节的负重位X线片在评价此部位关节炎上并不能提供更多的信息[158]。

基本检查：踝关节
前后位
侧位
踝穴位

## 第十七节　足

足的前后位、内斜位和侧位是评价足部的标准投照位（图1-30）。其中，评价中足部及前足部关节的最佳投照位置是内斜位。同样，评价足趾部时，需要行正位、斜位及侧位拍片。

若要对第一跖骨头下的籽骨进行充分的X线检查则需要进行轴位投照[92, 93]，有时也要行成角侧位投照，但不常用[94]（图1-31）。对于跖骨痛患者，前足部的轴位X线片非常有用[159, 168]。

评价跟骨时可采用侧位投照（这与评价踝关节的投照位相似）和成角正位投照（可在前后位或后前位下进行投照）（图1-32）。

跗骨关节需要在特殊的X线投照位摄片（图1-33）。显示距下关节以及跟骨中关节面周围的距跟舟关节部分则需采用穿透轴位投照（Harris-Beath位投照）[95]。这个投照位与跟骨的成角正位投照相似，必须用高电压技术进行拍照，以便识别距下关节。此外其优势还在于，可在不同射线成角下拍摄多幅轴位X线片，因为这些关节的形态常发生某种变异[96]。内斜位和外斜位摄片对评价距下关节和距跟舟关节也有帮助[97, 98]。

对于足部畸形的儿童或成人，建议加摄辅助位X线片。通常，需要拍摄足背屈位的侧位投照负重下X线片以及小腿矢状面与胶片垂直的前后位投照X

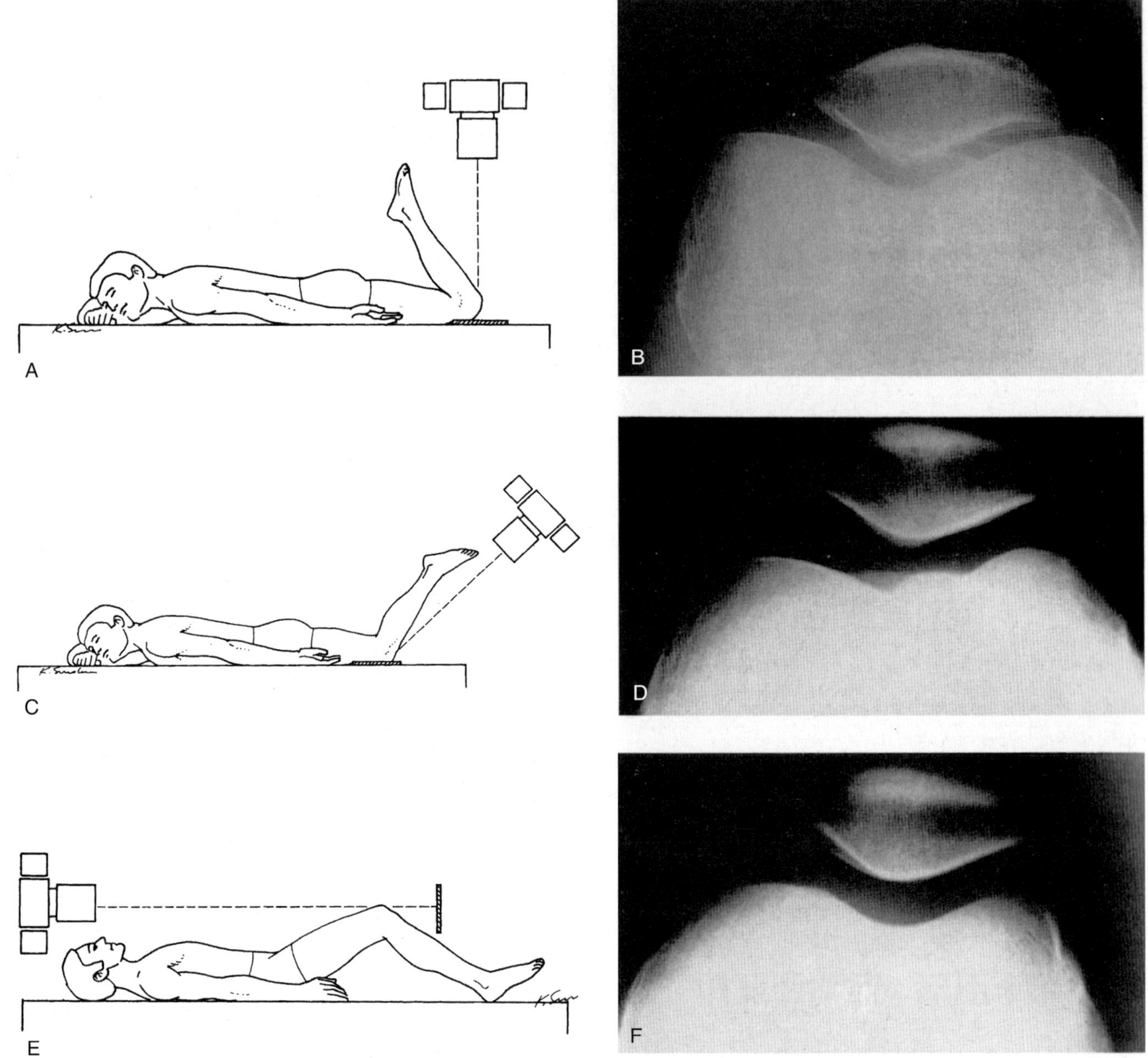


图1–27 髌股关节：常规和特殊位X线摄片。
A,B 日出位投照：正常状态。可在膝关节屈曲大于90°时拍摄。髌骨位于髁间窝的深处。
C,D Hughston位投照：正常状态。在这种投照位，膝关节屈曲50°～60°。髌骨不紧贴于股骨。
E,F Knutsson位投照：正常状态。患者取仰卧位，膝关节轻度屈曲放在桌子上。需要用特殊的暗盒架。

线片[99, 100]。文献还曾提出加摄辅助位X线片[101–103]。

基本检查：足
前后位
斜位
侧位

## 第十八节 临床检查用的X线片

临床检查用的X线片要在多关节性疾病患者的最初评价时拍摄，而且在随后的检查中也要不定期拍摄。要求的X线片类型主要取决于临床可疑的具体疾病及其分布（如患者的症状和体征所示）。因

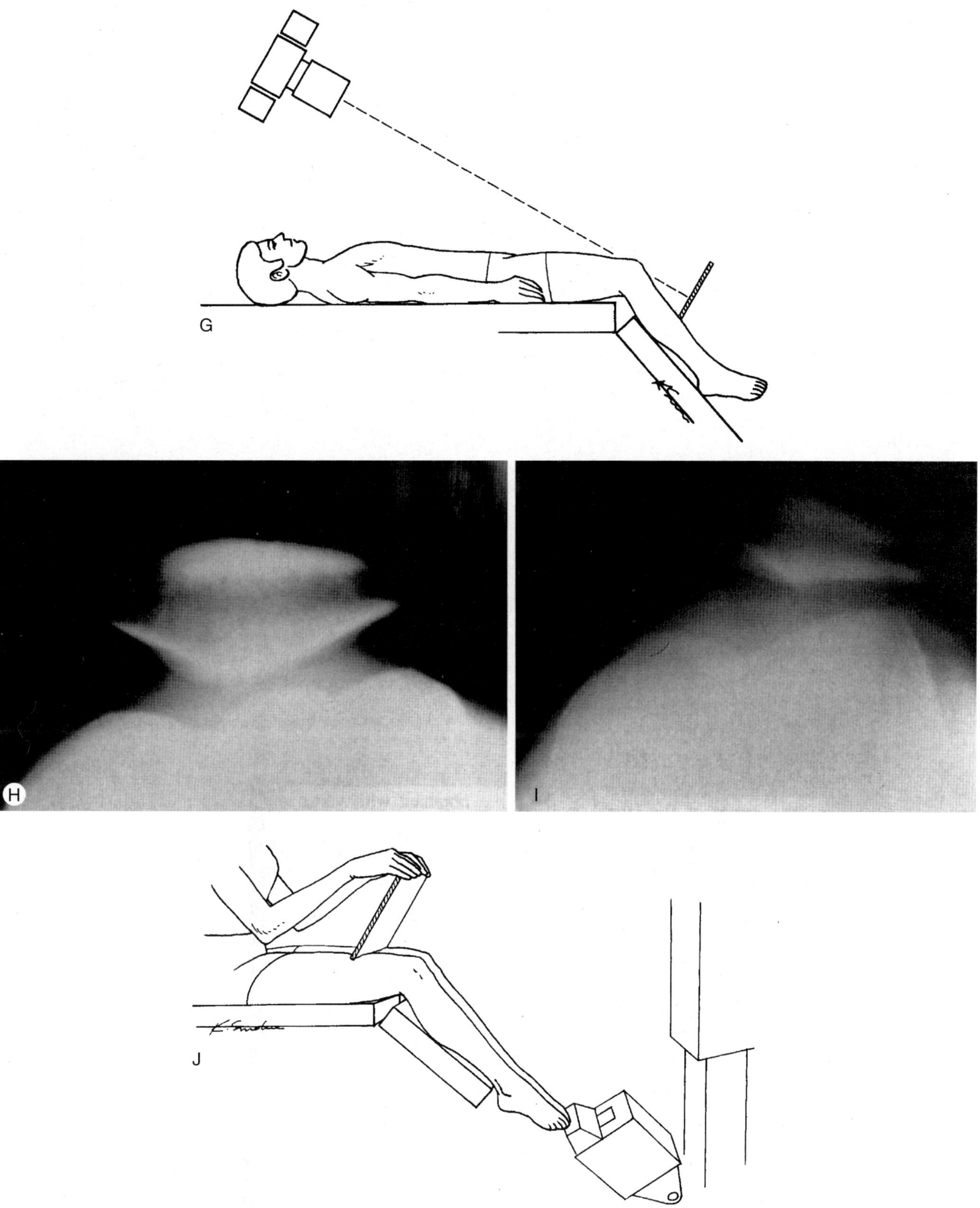


**图 1–27**　（续）

G–I　Merchant 位投照：正常和异常状态。患者仰卧于台面上，膝关节屈曲 45°　放在台面边缘（G）。中心射线沿尾侧方向与水平面成 30° 角。图中示出正常（H）和异常（I）表现。在异常状态，髌骨侧向半脱位和倾斜。

J　下上位投照。射束方向已被反转。此时髌骨失真很小，并且可由患者握持暗盒。

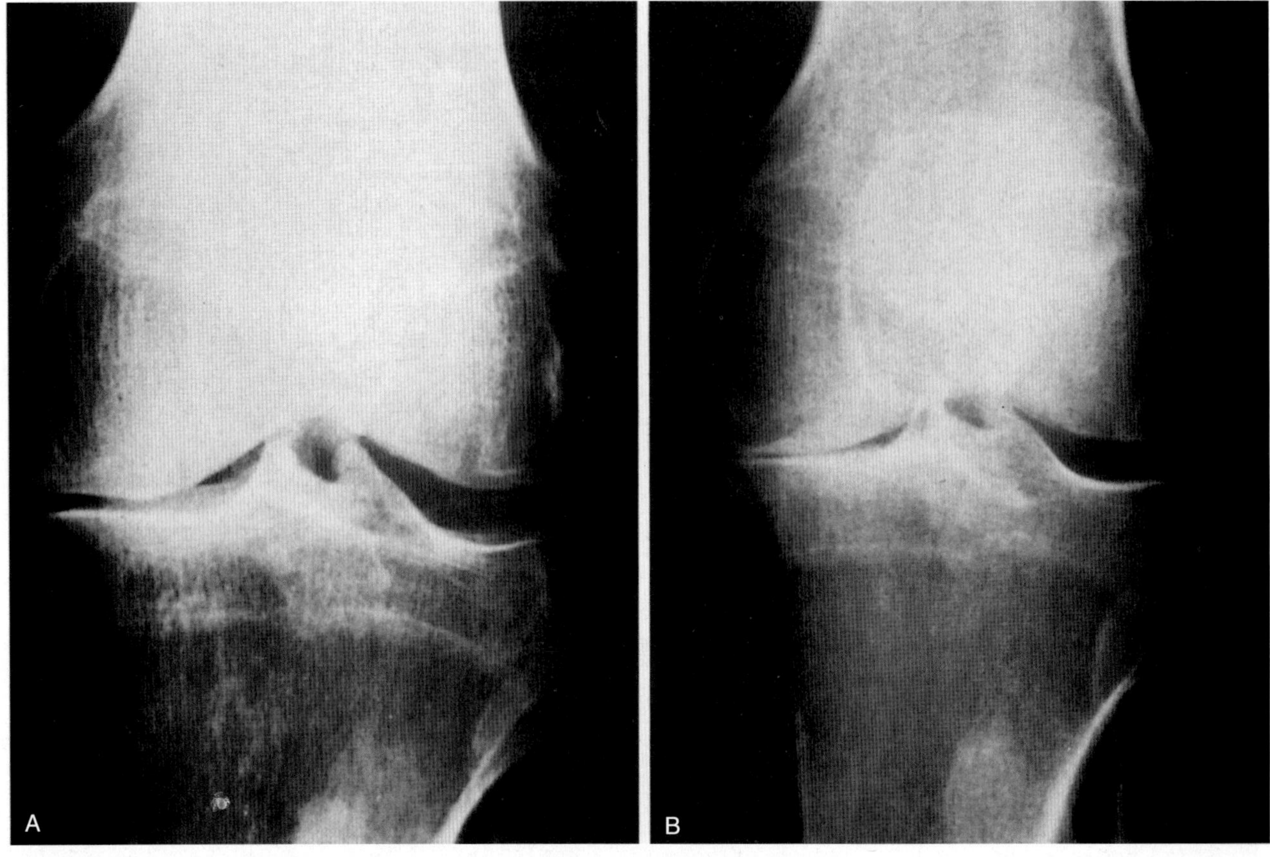


**图1–28** 膝关节的负重位X线片。退行性关节疾病患者的前后位（A）和负重位（B）X线片。在负重时，股骨内侧髁与胫骨之间的关节间隙会进一步丧失，因而能更准确地评价关节软骨。

此，临床检查关节用的X线片必须适应患者的个体情况，而且要对其进行仔细的检测。采用这种方式，便可在初始X线片上发现异常，而且为更好地显示这些病变还可以加摄辅助的X线片。不管关节疾病的临床检查是否有必要个体化，听取下面这些普遍性建议是必要的。

多关节性疾病患者的最初临床检查用的X线片，尤其是当临床上尚未确立明确诊断时，必须提供足够多的信息，以便展现疾病的类型和严重程度，但并不表明要浪费患者、放射科医师和临床医师的时间，也不表明要浪费辐射和医疗费用。为此应遵照下面的摄片方案，其所要求的高检出率X线片数量最少[104]。笔者的经验表明，依据下列投照位的摄片方案对这些患者特别有价值。

手部：后前位
　　　半旋前斜位
腕部：后前位
　　　侧位
　　　半旋前斜位
　　　半旋后斜位
肩部：40°的后斜位
足部：内斜位
踝部：侧位，包括足跟
膝部：前后位
　　　侧位
骨盆：前后位
颈椎：颈部屈曲时的侧位

需要强调指出的是，这些指导原则要根据待确立的具体诊断以及需要回答的临床问题做一些调整。例如，对一名强直性脊椎炎患者，重点必须放在拍摄中轴骨骼（包括骶髂关节）的X线片上，而对于双水焦磷酸钙晶体沉积病患者，证实是否存在软骨钙化的X线片必须包括耻骨联合的聚光投照X线片、腕关节的后前位X线片和膝关节的前后位X线片。此外，当多关节病患者有一个或两个特殊关节出现更严重的症状时，必须对这些关节进行更详细的 X 线片检查。

广泛关节病变患者的随访 X 线片检查不必像初始检查那么广泛。注意力应集中于特定病变的已知目标区和有症状的其他区域。通过这种方法，便可用 X 线片来评价病变的分布和范围及其对治疗的反应。

肿瘤疾病患者在闪烁造影术评价之前不得进行骨骼 X 线检查，因为闪烁造影术对转移病灶的检查具有更强的敏感性。只有对那些依据骨扫描表现确定为异常的区域才需要进行 X 线检查。这些原则在多发性骨髓瘤、组织细胞增多症和成神经中可有例外，因为在放射性核素检查时这些病变的假阴性结果发生率高。骨骼 X 线片检查已证实可用于重大创伤后意识不清的患者，用于评价其可能存在的临床

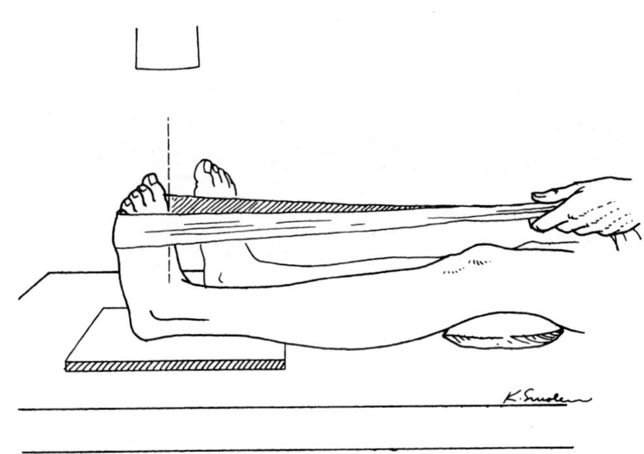


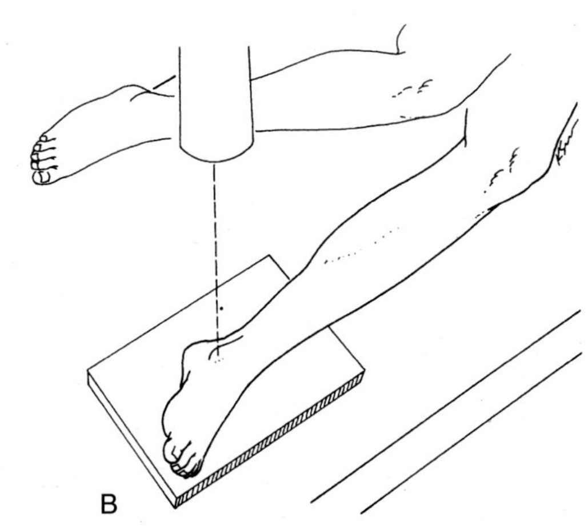


图 1–29　踝关节常规 X 线摄片。

A　前后位摄片。可用悬吊使踝关节轻度背屈。

B　侧位摄片。

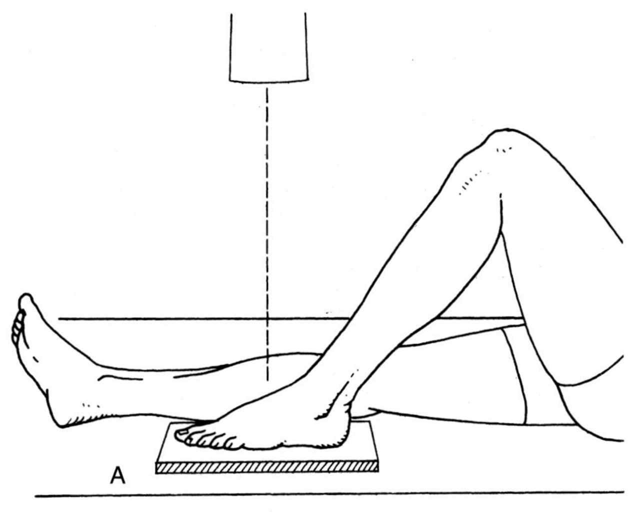


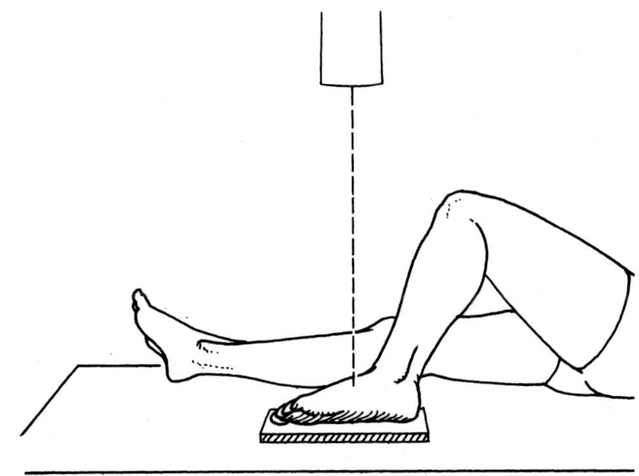


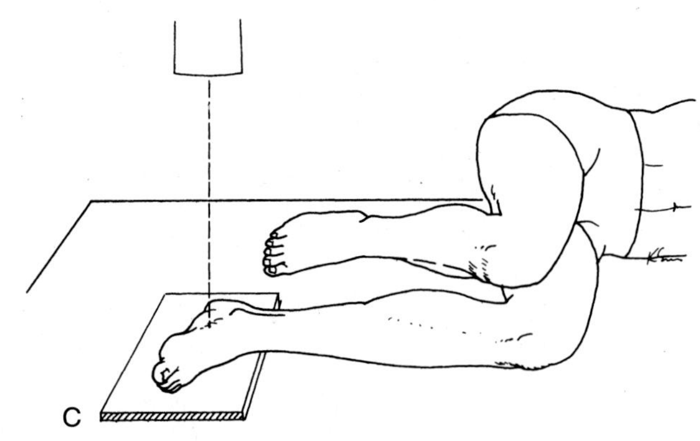


图 1–30　足部：常规 X 线摄片。

A　前后（跖屈）位摄片。

B　内斜位摄片。

C　侧位摄片。

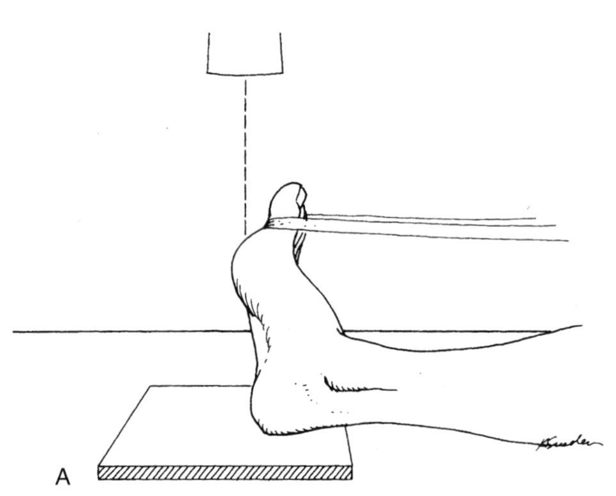


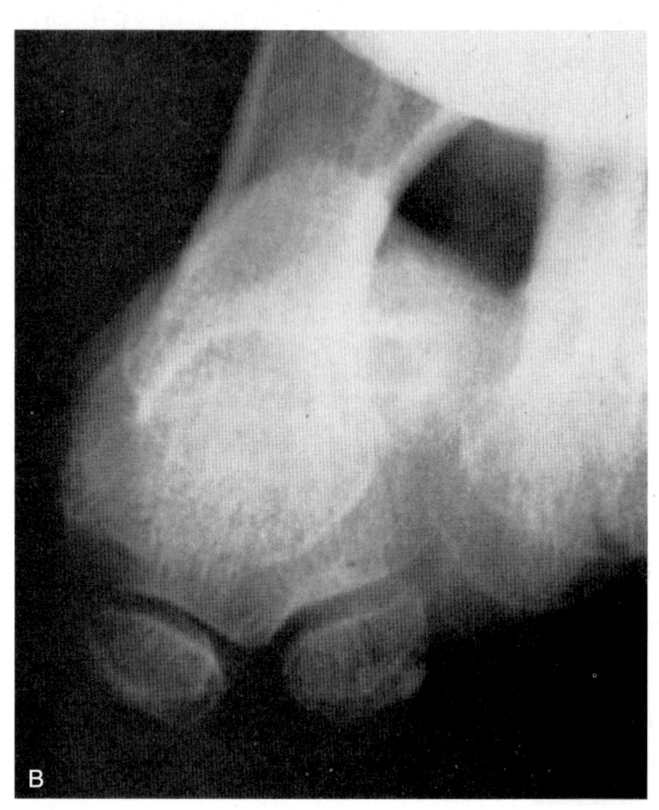


图1-31 籽骨：X线片——正常状态。患者取仰卧位。足趾伸展，切线位X线片显示位于第一跖骨头下的正常籽骨。

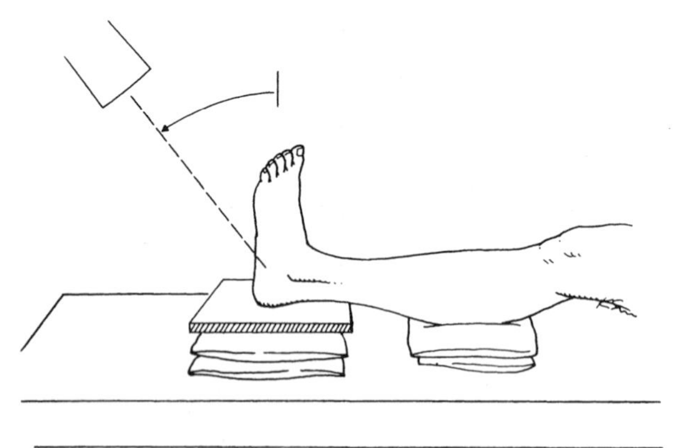

图1-32 跟骨：成角正位X线摄片。患者取仰卧位，中心射线与足的长轴成40°角。

隐匿性损伤，并可用于某些代谢性骨病（特别是肾性骨营养不良）的诊断和随访。

（马信龙 译 李世民 校）

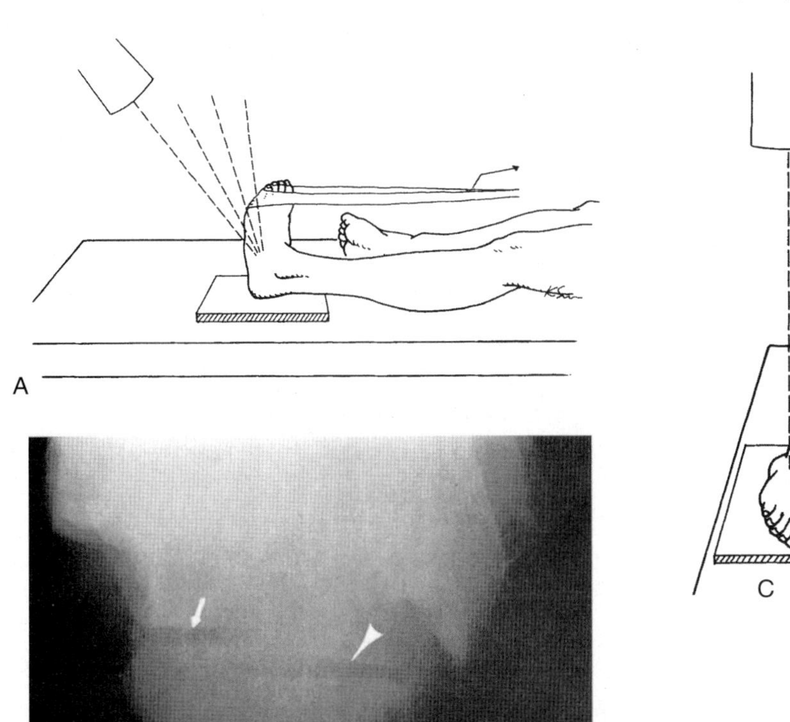


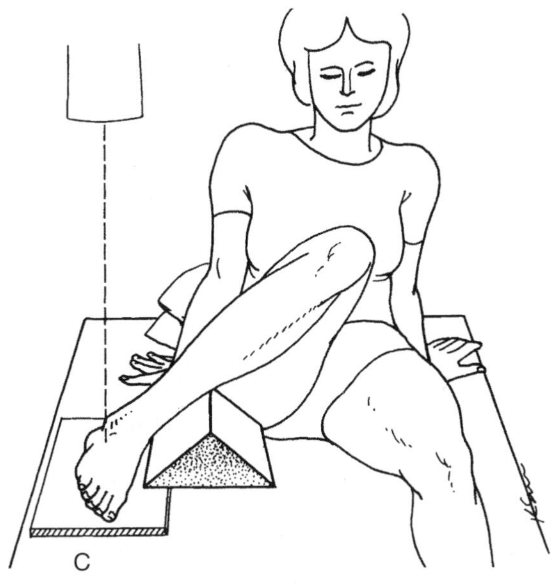


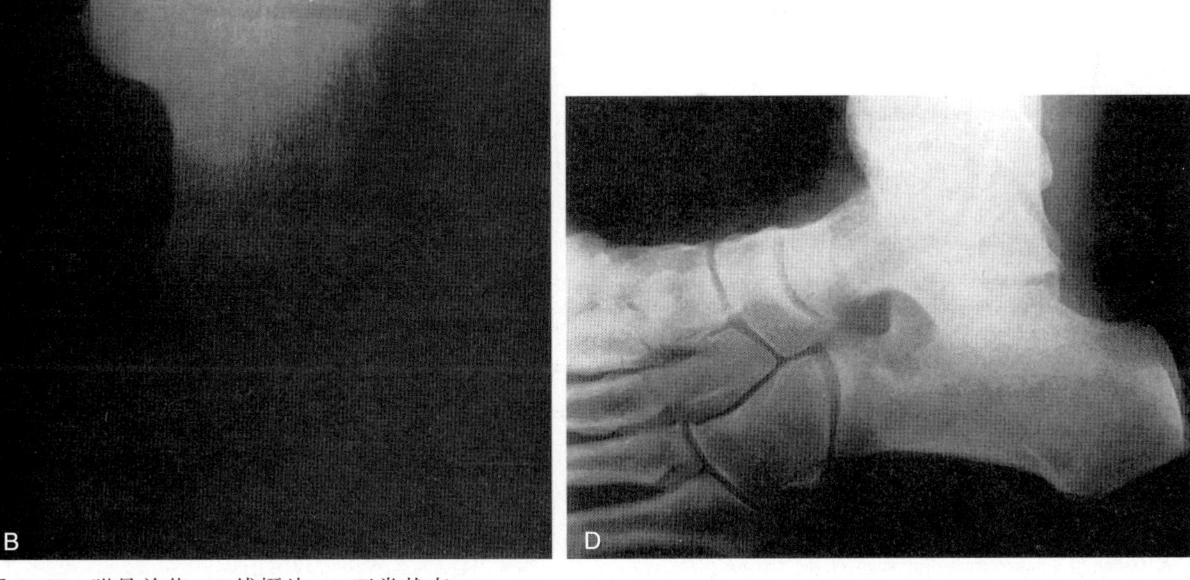


**图 1–33**　跗骨关节：X 线摄片——正常状态。

**A,B**　轴位（Harris-Beath）投照。中心射线的方向可成不同的角度。图中示出后侧距下关节（三角箭头）和距跟舟关节的距跟部分（箭头）。

**C,D**　斜位投照。足的外侧面要抬高大约 45°。采用垂直射束。各跗骨和各关节均显而易见。

# 参考文献


1. Clark KC: Positioning in Radiography. 8th Ed. New York, Grune & Stratton, 1964, p 1.
2. Merrill V: Atlas of Roentgenographic Positions. Vol 1. 3rd Ed. St Louis, CV Mosby, 1967, p 3.
3. Meschan I, Farrer-Meschan RMF: Radiographic Positioning and Related Anatomy. Philadelphia, WB Saunders, 1968, pp 29, 169.
4. Resnick D, Danzig LA: Arthrographic evaluation of injuries of the first metacarpophalangeal joint: Gamekeeper's thumb. AJR *126*:1046, 1976.
5. Norgaard F: Earliest roentgen changes in polyarthritis of the rheumatoid type: Continued investigations. Radiology *92*:299, 1969.
6. Resnick D: Early abnormalities of pisiform and triquetrum in rheumatoid arthritis. Ann Rheum Dis *35*:46, 1976.
7. Stecher WR: Roentgenography of the carpal navicular bone. AJR *37*:704, 1937.
8. Bridgman CF: Radiography of the carpal navicular bone. Med Radiogr Photogr *25*:104, 1949.
9. Ziter FMH Jr: A modified view of the carpal navicular. Radiology *108*:706, 1973.
10. Templeton AW, Zim ID: The carpal tunnel view. Missouri Med *61*:443, 1964.
11. Nisenfeld FG, Neviaser RJ: Fracture of the hook of the hamate: A diagnosis easily missed. J Trauma *14*:612, 1974.
12. Carter PR, Eaton RG, Littler JR: Ununited fracture of the hook of the hamate. J Bone Joint Surg Am *59*:583, 1977.
13. Stark HH, Jobe FW, Boyes JH, et al: Fracture of the hook of the hamate in athletes. J Bone Joint Surg Am *59*:575, 1977.
14. Lentino W, Lubetsky HW, Jacobson HG, et al: The carpal bridge view. J Bone Joint Surg Am *39*:88, 1957.
15. Burman M: Anteroposterior projection of the carpometacarpal joint of the thumb by radial shift of the carpal tunnel view. J Bone Joint Surg Am *40*:1156, 1958.
16. Schmitt H: Die röntgenologische Darstellung des Radiusköpfchens. Roentgenpraxis *11*:33, 1939.
17. Laquerrière A, Pierquin: De la nécessité d'employer une technique spéciale

pour obtenir certains détails squelettiques. J Radiol Electrol Med Nucl *3*:145, 1918.
18. Viehweger G: Zum Problem der Deutung der Knoöchernen Gebilde distal des Epikondylus medialis humeri. ROFO *86*:643, 1957.
19. Berens DL, Lockie LM: Ossification of the coraco-acromial ligament. Radiology *74*:802, 1960.
20. Slivka J, Resnick D: An improved radiographic view of the glenohumeral joint. J Can Assoc Radiol *30*:83, 1979.
21. Cleaves EN: A new film holder for roentgen examination of the shoulder. AJR *45*:288, 1941.
22. Rubin SA, Gray, RL, Green WR: The scapular "Y": A diagnostic aid in shoulder trauma. Radiology *110*:725, 1974.
23. Neer CS II: Displaced proximal humeral fractures. J Bone Joint Surg Am *52*:1077, 1970.
24. Neer CS II, Rockwood CA Jr: Fractures and dislocations of the shoulder. *In* CA Rockwood Jr, DP Green (Eds): Fractures. Philadelphia, JB Lippincott, 1975, p 585.
25. Hill HA, Sachs MD: The grooved defect of the humeral head: A frequently unrecognized complication of dislocations of the shoulder joint. Radiology *35*:690, 1940.
26. Hermodsson I: Röntgenologische Studien über die traumatischen und habituellen Schultergelenkverrenkungen nach vorn und nach unten. Acta Radiol Suppl *20*:1, 1934.
27. Adams JC: The humeral head defect in recurrent anterior dislocations of the shoulder. Br J Radiol *23*:151, 1950.
28. Hall RH, Isaac F, Booth CR: Dislocation of the shoulder with special reference to accompanying small fractures. J Bone Joint Surg Am *41*:489, 1959.
29. Didiee J: Le radiodiagnostic dans la luxation récidivante de l'épaule. J Radiol Electrol Med Nucl *14*:209, 1930.
30. Bloom MH, Obata WG: Diagnosis of posterior dislocation of the shoulder with use of Velpeau axillary and angle-up roentgenographic views. J Bone Joint Surg Am *49*:943, 1967.
31. Fisk C: Adaptation of the technique for radiography of the bicipital groove. Radiol Technol *37*:47, 1965.
32. Zanca P: Shoulder pain: Involvement of the acromioclavicular joint. Analysis of 1000 cases. AJR *112*:493, 1971.
33. Alexander OM: Radiography of the acromioclavicular articulation. Med Radiogr Photogr *30*:34, 1954.
34. Bearden JM, Hughston JC, Whatley GS: Acromioclavicular dislocation: Method of treatment. J Sports Med *1*:5, 1973.
35. Alexander OM: Dislocation of the acromio-clavicular joint. Radiography *15*:260, 1949.
36. Tarrant RM: The axial view of the clavicle. X-ray Techn *21*:358, 1950.
37. Quesada F: Technique for the roentgen diagnosis of fractures of the clavicle. Surg Gynecol Obstet *42*:424, 1926.
38. Kattan KR: Modified view for use in roentgen examination of the sternoclavicular joints. Radiology *108*:8, 1973.
39. Ritvo M, Ritvo M: Roentgen study of the sternoclavicular region. AJR *58*:644, 1947.
40. Kurzbauer R: The lateral projection in roentgenography of the sternoclavicular articulation. AJR *56*:104, 1946.
41. Hobbs DW: Sternoclavicular joint: A new axial radiographic view. Radiology *90*:801, 1968.
42. Heinig CF: Retrosternal dislocation of the clavicle: Early recognition, x-ray diagnosis and management. J Bone Joint Surg Am *50*:830, 1968.
43. Lee FA, Gwinn JL: Retrosternal dislocation of the clavicle. Radiology *110*:631, 1974.
44. Christenson PC: The radiologic study of the normal spine: Cervical, thoracic, lumbar and sacral. Radiol Clin North Am *15*:133, 1977.
45. Weir DC: Roentgenographic signs of cervical injury. Clin Orthop *109*:9, 1975.
46. Miller MD, Gehweiler JA, Martinez S, et al: Significant new observations on cervical spine trauma. AJR *130*:659, 1978.
47. Scher A, Vambeck V: An approach to the radiological examination of the cervicodorsal junction following injury. Clin Radiol *28*:243, 1977.
48. Smith GR, Abel MS, Cone L: Visualization of the posterolateral elements of the upper cervical vertebrae in the anteroposterior projection. Radiology *115*:219, 1975.
49. Jacobs LG: Roentgenography of the second cervical vertebra by Ottonello's method. Radiology *31*:412, 1938.
50. George AW: Method for more accurate study of injuries to the atlas and axis. Boston Med Surg J *181*:395, 1919.
51. Dorland P, Frémont J, Parer, et al: Techniques d'examen radiologique de l'arc postérieur des vertèbres cervicodorsales. J Radiol Electrol Med Nucl *39*:509, 1958.
52. Buetti C: Zur Darstellung der Atlanto-epistropheal-gelenke. bzw. der Procc. transversi atlantis und epistrophei. Radiol Clin *20*:168, 1951.
53. McCall I, Park W, McSweeney T: The radiological demonstration of acute lower cervical injury. Clin Radiol *24*:235, 1973.
54. Wortzman G, Dewar FP: Rotary fixation of the atlantoaxial joint: Rotational atlantoaxial subluxation. Radiology *90*:479, 1968.
55. Fuchs AW: Thoracic vertebrae. Radiogr Clin Photogr *17*:2, 1941.
56. Oppenheimer A: The apophyseal intervertebral articulations roentgenologically considered. Radiology *30*:724, 1938.
57. Fuchs AW: Thoracic vertebrae. II. Radiogr Clin Photogr *17*:42, 1941.
58. Abel MS, Smith GR: Visualization of the posterolateral elements of the lumbar vertebrae in the anteroposterior projection. Radiology *122*:824, 1977.
59. Kovacs A: X-ray examination of the exit of the lowermost lumbar root. Radiol Clin North Am *19*:6, 1950.
60. Gianturco C: A roentgen analysis of the motion of the lower lumbar vertebrae in normal individuals and in patients with low back pain. AJR *52*:261, 1944.
61. Resink JEJ: Zur Röntgenologie der sacroiliakalen Gelenke. Acta Radiol *38*:313, 1952.
62. Jaeger E: Zur Aufnahmetechnik der Sacroiliocalgelenke. ROFO *71*:630, 1949.
63. Dory MA, Francois RJ: Craniocaudal axial view of the sacroiliac joint. AJR *130*:1125, 1978.
64. Chamberlain WE: The symphysis pubis in the roentgen examination of the sacroiliac joint. AJR *24*:621, 1930.
65. Kamieth H, Reinhardt K: Der ungleiche Symphysenstand, ein wichtiges Symptom der Beckenringlockerung. ROFO *83*:530, 1955.
66. Chassard, Lapine: Étude radiographique de l'arcade pubienne chez la femme enceinte: Une nouvelle méthode d'appréciation du diamètre biischiatique. J Radiol Electrol Med Nucl 7:113, 1923.
67. Broderick TF: Complementary roentgenographic view of the hip. J Bone Joint Surg Am *37*:295, 1955.
68. Johnson CR: A new method for roentgenographic examination of the upper end of the femur. J Bone Joint Surg *14*:859, 1932.
69. Judet R, Judet J, Letournal E: Fractures of the acetabulum: Classification and surgical approaches for open reduction—preliminary report. J Bone Joint Surg Am *46*:1615, 1964.
70. Armbuster TG, Guerra J Jr, Resnick D, et al: The adult hip: An anatomic study. I. The bony landmarks. Radiology *128*:1, 1978.
71. Dunlap K, Swanson AB, Penner RS: Studies of the hip joint by means of lateral acetabular roentgenograms. J Bone Joint Surg Am *38*:1218, 1956.
72. Martel W, Poznanski AK: The value of traction during roentgenography of the hip. Radiology *94*:497, 1970.
73. Martel W, Poznanski AK: The effect of traction on the hip in osteonecrosis: A comment on the "radiolucent crescent line." Radiology *94*:505, 1970.
74. Camp JD, Coventry MB: Use of special views in roentgenography of the knee joint. US Naval Med Bull *42*:56, 1944.
75. Holmblad EC: Postero-anterior x-ray view of the knee in flexion. JAMA *109*:1196, 1937.
76. Settegast: Typische Roentgenbilder von normalen Menschen. Lehmanns Med Atlanten *5*:211, 1921.
77. Hughston JC: Subluxation of the patella. J Bone Joint Surg Am *50*:1003, 1968.
78. Wiberg G: Roentgenographic and anatomic studies on the femoropatellar joint. Acta Orthop Scand *12*:319, 1941.
79. Knutsson F: Über die Röntgenologie des Femoropatellargelenks sowie eine gute Projektion für das Kniegelenk. Acta Radiol *22*:371, 1941.
80. Furmaier A, Breit A: Über die Roentgenologie des Femoropatellargelenks. Arch Orthop Unfallchir *45*:126, 1952.
81. Merchant AC, Mercer RL, Jacobsen RH, et al: Roentgenographic analysis of patellofemoral congruence. J Bone Joint Surg Am *56*:1391, 1974.
82. Ficat P, Phillipe J, Bizour H: Le défilé fémoro-patellaire. Rev Méd Toulouse *6*:241, 1970.
83. Ficat RP, Hungerford DS: Disorders of the Patello-Femoral Joint. Baltimore, Williams & Wilkins, 1977, p 40.
84. Leach RE, Gregg T, Ferris JS: Weight-bearing radiography in osteoarthritis of the knee. Radiology *97*:265, 1970.
85. Arlbück S: Osteoarthrosis of the knee: A radiographic investigation. Acta Radiol Suppl *277*:7, 1968.
86. Leonard LM: The importance of weight-bearing x-rays in knee problems. J Maine Med Assoc *62*:101, 1971.
87. Thomas R, Resnick D, Alazraki N, et al: Compartmental evaluation of osteoarthritis of the knee: A comparative study of available diagnostic modalities. Radiology *116*:585, 1975.
88. Jacobsen K: Radiologic technique for measuring instability in the knee joint. Acta Radiol (Diagn) *18*:113, 1977.
89. Goergen TG, Danzig LA, Resnick D, et al: Roentgenographic evaluation of the tibiotalar joint. J Bone Joint Surg Am *59*:874, 1977.
90. Hutter CG Jr, Scott W: Tibial torsion. J Bone Joint Surg Am *31*:511, 1949.
91. Mandell J: Isolated fracture of the posterior tibial lip at the ankle as demonstrated by an additional projection, the "poor" lateral view. Radiology *101*:319, 1971.
92. Holly EW: Radiography of the tarsal sesamoid bones. Med Radiogr Photogr *31*:73, 1955.
93. Lewis RW: Non-routine views in roentgen examination of the extremities. Surg Gynecol Obstet *67*:38, 1938.
94. Causton J: Projection of sesamoid bones in the region of the first metatarsophalangeal joint. Radiography *9*:39, 1943.
95. Harris RI, Beath T: Etiology of peroneal spastic flat foot. J Bone Joint Surg Br *30*:624, 1948.
96. Brodén B: Roentgen examination of the subtaloid joint in fractures of the calcaneus. Acta Radiol *31*:85, 1949.
97. Isherwood I: A radiological approach to the subtalar joint. J Bone Joint Surg Br *43*:566, 1961.

98. Feist JH, Mankin HJ: The tarsus: Basic relationships and motions in the adult and definition of optimal recumbent oblique projection. Radiology *79*:250, 1962.
99. Freiberger RH, Hersh A, Harrison MO: Roentgen examination of the deformed foot. Semin Roentgenol *5*:341, 1970.
100. Ritchie GW, Keim HA: A radiographic analysis of major foot deformities. Can Med Assoc J *91*:840, 1964.
101. Cobey JC: Posterior roentgenogram of the foot. Clin Orthop *118*:202, 1976.
102. Kandel B: Suroplantar projection in congenital club foot of the infant. Acta Orthop Scand *22*:161, 1952.
103. Gamble FO: A special approach to foot radiography. Radiogr Clin Photogr *19*:78, 1943.
104. Mink J, Gold R, Bluestone R: Radiographic arthritis survey. Arthritis Rheum *20*:1564, 1977.
105. Yousefzadeh DK: The value of traction during roentgenography of the wrist and metacarpophalangeal joints. Skeletal Radiol *4*:29, 1979.
106. Abel MS: Symmetrical anteroposterior projections of the sternoclavicular joints with motion studies. Radiology *132*:757, 1979.
107. Shackelford GD, McAlister WH: Axial radiography of the spine: A projection for evaluation of the neural arches in children. Radiology *130*:798, 1979.
108. Chevrot A: Incidence cranio-caudale oblique unilatérale de l'articulation sacro-iliaque. J Radiol *60*:143, 1979.
109. Egund N, Olsson TH, Schmid H, et al: Movements in the sacroiliac joints demonstrated with roentgen stereophotogrammetry. Acta Radiol (Diagn) *19*:833, 1978.
110. Sauser DD, Billimoria PE: Equalization filter for the shoulder. AJR *133*:952, 1979.
111. Rhea JT, DeLuca SA, Llewellyn HJ, et al: The oblique view: An unnecessary component of the initial adult lumbar spine examination. Radiology *134*:45, 1980.
112. DeSmet AA: Anterior oblique projection in radiography of the traumatized shoulder. AJR *134*:515, 1980.
113. DeSmet AA: Axillary projection in radiography of the nontraumatized shoulder. AJR *134*:511, 1980.
114. Laurin CA, Dussault R, Levesque HP: The tangential x-ray investigation of the patellofemoral joint: X-ray technique, diagnostic criteria and their interpretation. Clin Orthop *144*:16, 1979.
115. Van Moppes FI, Van Engelshoven JMA, Van de Hoogenband CR: Comparison between talar tilt, anterior drawer sign and ankle arthrography in ankle ligament lesions. J Belge Radiol *62*:441, 1979.
116. Seligson D, Gassman J, Pope M: Ankle instability: Evaluation of the lateral ligaments. Am J Sports Med *8*:39, 1980.
117. Brand DA, Frazier WH, Kohlhepp WC, et al: A protocol for selecting patients with injured extremities who need X-rays. N Engl J Med *306*:333, 1982.
118. Kreel L (Ed): Clark's Positioning in Radiography. Vol 2. 10th Ed. Chicago, Year Book Medical Publishers, 1981.
119. Balinger PW (Ed): Merrill's Atlas of Radiographic Positions and Radiologic Procedures. 5th Ed. St Louis, CV Mosby, 1982.
120. Cullinan JE, Cullinan AM: Illustrated Guide to X-ray Technics. 2nd Ed. Philadelphia, JB Lippincott, 1980.
121. Bontrager KL, Anthony BT: Textbook of Radiographic Positioning and Related Anatomy. Denver, Multi-Media Publishing, 1982.
122. Hartley RM, Liang MH, Weissman BN, et al: The value of conventional views and radiographic magnification in evaluating early rheumatoid arthritis. Arthritis Rheum 27:744, 1984.
123. Eisenberg RL, Hedgcock MW, Williams EA, et al: Optimum radiographic examination for consideration of compensation awards. III. Knee, hand, and foot. AJR *135*:1075, 1980.
124. DeSmet AA, Martin NL, Fritz SL, et al: Radiographic projections for the diagnosis of arthritis of the hands and wrists. Radiology *139*:577, 1981.
125. Moneim MS: The tangential posteroanterior radiograph to demonstrate scapholunate dissociation. J Bone Joint Surg Am *63*:1324, 1981.
126. Fodor J III, Malott JC, Moulton J: Carpal tunnel ring artifact. AJR *144*:765, 1985.
127. Conway WF, Destouet JM, Gilula LA, et al: The carpal boss: An overview of radiographic evaluation. Radiology *156*:29, 1985.
128. Cuono CB, Watson HK: The carpal boss: Surgical treatment and etiological considerations. Plast Reconstr Surg *63*:88, 1979.
129. Kapandji A, Moatti E, Raab C: Specific radiography of trapezio-metacarpal joint and its technique. Ann Chir *34*:719, 1980.
130. Cooney WP III, Lucca MJ, Chao EYS, et al: The kinesiology of the thumb trapeziometacarpal joint. J Bone Joint Surg Am *63*:1371, 1981.
131. Greenspan A, Norman A: The radial head-capitellum view: Useful technique in elbow trauma. AJR *138*:1186, 1982.
132. Greenspan A, Norman A, Rosen H: Radial head-capitellum view in elbow trauma: Clinical application and radiographic-anatomic correlation. AJR *143*:355, 1984.
133. Hall-Craggs MA, Shorvon RJ, Chapman M: Assessment of the radial head-capitellum view and the dorsal fat-pad sign in acute elbow trauma. AJR *145*:607, 1985.
134. Oppenheim WL, Dawson EG, Quinlan C, et al: The cephaloscapular projection: A special diagnostic aid. Clin Orthop *195*:191, 1985.
135. Fagerlund M, Ahlgren O: Axial projection of the humeroscapular joint. Acta Radiol (Diagn) *22*:203, 1981.
136. Vezina JA: Compensation filter for shoulder radiography. Radiology *155*:823, 1985.
137. Abel MS: The exaggerated supine oblique view of the cervical spine. Skeletal Radiol *8*:213, 1982.
138. Pope TL Jr, Riddervold HO, Frankel CJ: Right or left intervertebral foramina? A simple method. J Can Assoc Radiol *32*:236, 1981.
139. Scher AT: The value of erect radiographs in cervical spine injury. S Afr Med J *58*:574, 1980.
140. Pozo JL, Crockard HA, Ransford AO: Basilar impression in osteogenesis imperfecta: A report of three cases in one family. J Bone Joint Surg Br *66*:233, 1984.
141. Boger D, Ralls PW: New traction device for radiography of the lower cervical spine. AJR *137*:1202, 1981.
142. England AC III, Shippel AH, Ray MJ: A simple view for demonstration of fractures of the anterior arch of C1. AJR *144*:763, 1985.
143. DeSmet AA, Goin JE, Asher MA, et al: A clinical study of the differences between the scoliotic angles measured on posteroanterior and anteroposterior radiographs. J Bone Joint Surg Am *64*:489, 1982.
144. vanSchaik JJP, Verbiest H, vanSchaik FDJ: Morphometry of lower lumbar vertebrae as seen on CT scans: Newly recognized characteristics. AJR *145*:327, 1985.
145. Abel MS, Smith GR, Allen TNK: Refinements of the anteroposterior angled caudad view of the lumbar spine. Skeletal Radiol 7:113, 1981.
146. Porter RW, Park W: Unilateral spondylolysis. J Bone Joint Surg Br *64*:344, 1982.
147. Vanhoute JJ, Raeside DE: A generalization of Chevrot's method for determining the anteversion and cervico-diaphyseal angles. Radiology *128*:251, 1978.
148. Eisenberg RL, Hedgcock MW, Akin JR: The 40 degree cephalad view of the hip. AJR *136*:835, 1981.
149. Ru-Bin C, Qiang-de N: Early detection and classification of collapse of femoral head after transcervical fracture. Chin Med J *95*:25, 1982.
150. van den Broek HA, Vegter J: Traction radiography of the hip and fluid in the hip joint. Diagn Imaging *52*:76, 1983.
151. Vegter J, van den Broek JA: The diagnostic value of traction during radiography in diseases of the hip: A preliminary report. J Bone Joint Surg Br *65*:428, 1983.
152. Singer AM, Naimark A, Felson D, et al: Comparison of overhead and cross-table lateral views for detection of knee-joint effusion. AJR *144*:973, 1985.
153. Bradley WG, Ominsky SH: Mountain view of the patella. AJR *136*:53, 1981.
154. Hagstedt B, Norman O, Olsson TH, et al: Technical accuracy in high tibial osteotomy for gonarthrosis. Acta Orthop Scand *51*:963, 1980.
155. Cockshott WP, Racoveanu NT, Burrows DA, et al: Use of radiographic projections of knee. Skeletal Radiol *13*:131, 1985.
156. Cox JS, Hewes TF: "Normal" talar tilt angle. Clin Orthop *140*:37, 1979.
157. Cass JR, Morrey BF: Ankle instability: Current concepts, diagnosis and treatment. Mayo Clin Proc *59*:165, 1984.
158. Bauer M, Bergstrom B, Hemborg A: Arthrosis of the ankle evaluated on films in weight-bearing position. Acta Radiol (Diagn) *20*:88, 1979.
159. Pritsch M, Heim M, Horoszowski H, et al: The significance of the axial foot projection in the diagnosis of metatarsal pathology. Arch Orthop Trauma Surg *98*:139, 1981.
160. Drerup B: Improvements in measuring vertebral rotation from the projections of the pedicles. J. Biomechanics *18*:369, 1985.
161. Turula KB, Friberg O, Haajanen J, et al: Weight-bearing radiography in total hip replacement. Skeletal Radiol *14*:200, 1985.
162. Hardy DC, Totty WC, Reinus WR, et al: Posteroanterior wrist radiography: Importance of arm positioning. J Hand Surg [Am] *12*:504, 1987.
163. Jalovaara P, Myllylä V, Päivänsalo M: Autotraction stress roentgenography for demonstration of anterior and inferior instability of the shoulder joint. Clin Orthop *284*:136, 1992.
164. Kornguth PJ, Salazar AM: The apical oblique view of the shoulder: Its usefulness in acute trauma. AJR *149*:113, 1987.
165. Stenlund B, Goldie I, Marions O: Diminished space in the acromioclavicular joint in forced arm adduction as a radiographic sign of degeneration and osteoarthrosis. Skeletal Radiol *21*:529, 1992.
166. Marcelis S, Seragani FC, Taylor JAM, et al: Reevaluation of oblique radiography of the cervical spine: Comparison of 45 degree and 55 degree anteroposterior oblique projections. Radiology *188*:253, 1993.
167. Rijke AM, Tegtmeyer CJ, Weiland DJ, et al: Stress examination of the cruciate ligaments: A radiologic Lachman test. Radiology *165*:867, 1987.
168. Dreeben S, Thomas PBM, Noble PC: A new method for radiography of weight-bearing metatarsal heads. Clin Orthop *224*:260, 1987.
169. Duralde XA, Gauntt SJ: Troubleshooting the supraspinatus outlet view. J Shoulder Elbow Surg *8*:314, 1999.
170. Delaunay S, Dussault RG, Kaplan PA, et al: Radiographic measurements of dysplastic adult hips. Skeletal Radiol *26*:75, 1997.
171. Shearman CS, Brandser EA, Kathol MH, et al: An easy linear estimation of the mechanical axis on long-leg radiographs. AJR *170*:1220, 1998.
172. Verma A, Su A, Golin AM, et al: The lateral view: A screening method for knee trauma. Acad Radiol *8*:392, 2001.

# 第2章

# 数字成像技术

David W. Piraino
Paul N. Grooff

这一章讨论对X线胶片屏幕图像进行数字采集和数字转换在骨骼成像中的应用。过去几年里，在图像采集、图像显示和图像保存方面从X线胶片屏幕图像向数字成像的转变取得了快速的发展。数字采集和电子图像分配较X线胶片屏幕图像有多项优势，包括：能给多个用户发送图像，能在相距远的异地同时阅片，容易进行定位，而且能快速发送图像。由于这些原因，对X线胶片屏幕图像进行直接数字采集和数字转换在放射学界已越来越普遍。数字式X线照相术在肌肉骨骼成像中的特殊应用需要有高的空间分辨率，来辨别细微的骨骼细节，并需要大的动态范围来清楚地显示衰减值差异较大的不同组织（即骨和软组织）。

目前，拍摄肌肉骨骼图像主要采用三种技术。最老的技术要通过把现有的X线片数字化来把X线片转化成数字格式。计算机X线摄影术（CR）和后来的数字式X线摄影术（DR）是最近的技术进步，采用的是平面式数字X线探测器。

## 第一节 胶片图像的数字化

把X线胶片屏幕图像转化成数字图像的常用方法之一是胶片图像的数字化。胶片数字化可以把图像通过电子方式传送到其他地方来进行会诊或咨询。应用这种技术首先要通过标准的胶片X线屏幕技术拍摄一张X线片，然后通过激光数字转换器、电荷耦合器件（CCD）数字转换器、模拟式摄影机或数字式CCD照相机，把X线片转换成数字影像。数字化设备可以是一台简单的摄像机，它带有模拟－数字转换器，可以使视频信号数字化。也可以用新的数字照相机把X线胶片屏幕图像转化成数字格式。

以电荷耦合器件为基础的激光胶片数字转换器在市场上即可买到，它为X线胶片屏幕图像的数字化提供了一种自动方式；同时它能把患者的人口统计学和检查信息输入到影像数字化表示的医学数字通信（DICOM）中。这些设备通常使用滚筒来传输胶片，将其传输到某个位置用CCD器件或者激光器进行扫描，然后再将其数字化。这种设备可对X线胶片屏幕图像进行低分辨率（512 × 512像素）、中分辨率（1024 × 1024像素）或高分辨率（2000 × 2000像素）的数字化处理（图2–1）。

空间分辨率、对比分辨率、对比直线性和光密度范围，这些数字转化器的特征参数是非常重要的[1]。骨骼初步诊断用的X线片需要有每毫米2.5线对或更高的空间分辨率[2]。在17英寸 × 14英寸的胶片上它所对应的分辨率大约为2000 × 2000像素。重要的是，数字化转化设备产生的输出是线性的，而光密度的输出是对数的。其他的重要参数是能被数字转化器精确表示的最高和最低光密度。不能对宽谱光线（即较大的光密度范围）进行数字转化的设备会使X线片上较亮或较暗的区域不能准确地显示在数字图像上（图2–2）。

把胶片数字化以后，必须把数字数据转化成医学数字通信（DICOM）格式，以便把数字影像标准化传输到其他装置。医学数字通信的标准化包括把有关患者和检查的特殊信息以及关于传输协议的说明信息加在数字化图像的上部。

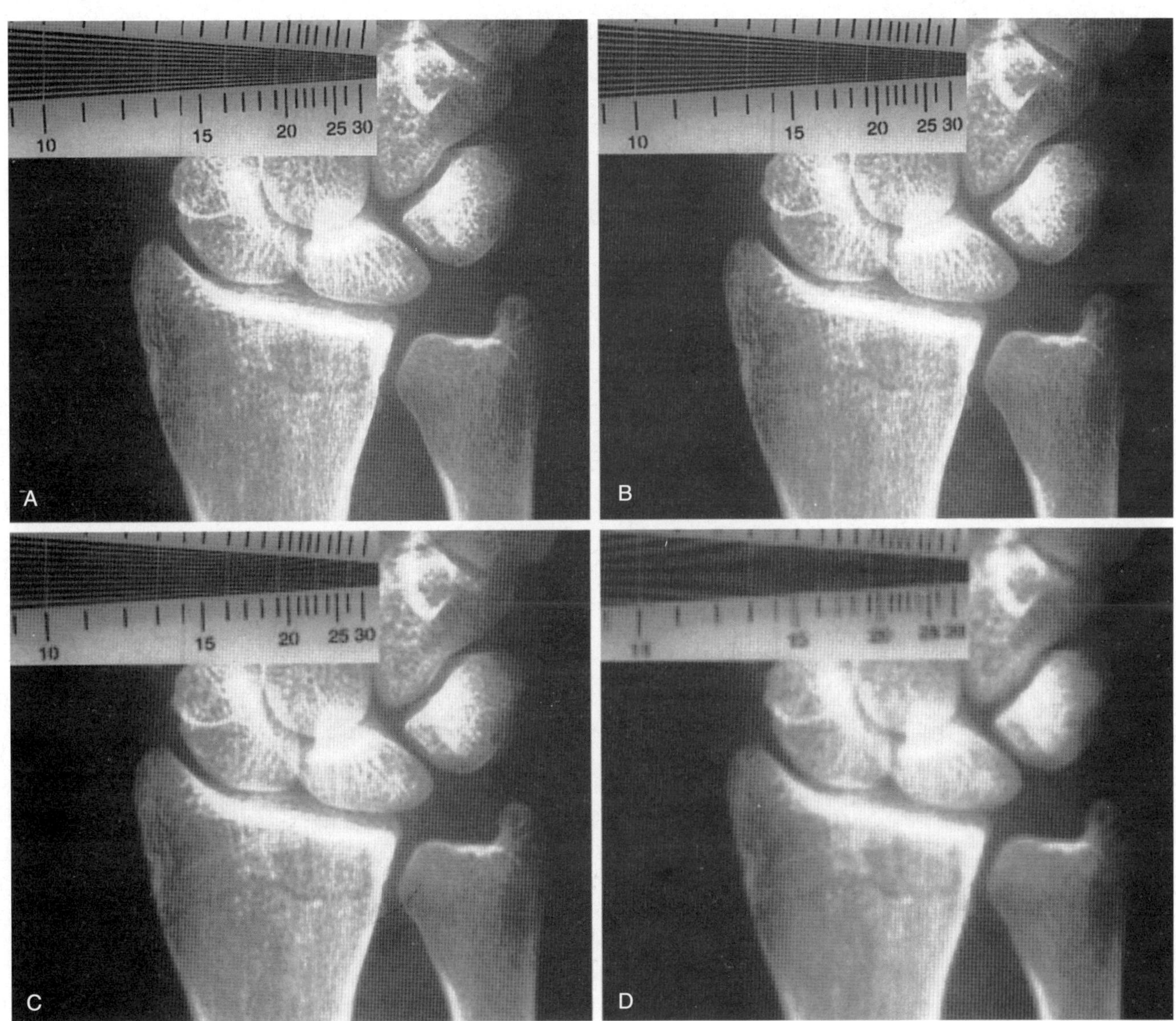


**图2–1** 图像分辨率对无移位骨折图像质量和可视度的影响。上述4图显示的都是同一腕关节桡骨远端的无移位骨折。不同分辨率对应的每毫米线对（lp/mm）分别为（A）2.5 lp/mm，（B）2.0 lp/mm，（C）1.5 lp/mm，（D）小于1 lp/mm。如图中所示，随着分辨率的下降骨折的可视度逐渐降低。

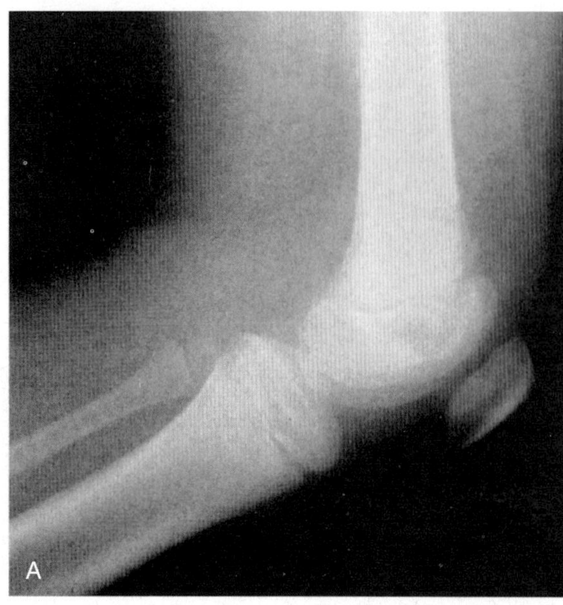


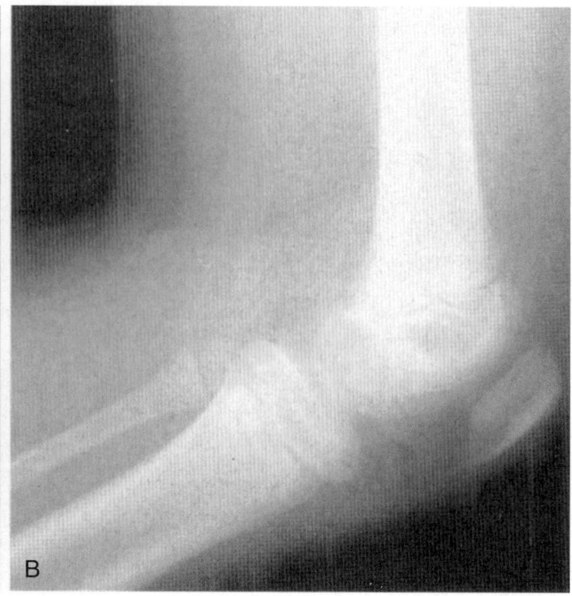


**图 2-2** 光密度范围的变化对图像质量的影响。

A 在所示的数字化X线片上，未显示出图像的暗区，因为数字转化器不能准确地表示出这类光密度。

B 在所示的数字化X线片上，未显示出图像的白色区域，因为数字转化器不能准确地表示出这类光密度。

## 第二节 计算机X线成像术

采用CR技术时，将一块光激励磷光板放在一个特殊设计的X线片暗盒里。CR中所用的成像板在功能上类似于传统的X线片暗盒。当X线曝光时，磷光存储板把X线能量吸收在板内。这个能量不会像常规X线摄片时那样被立即释放来曝光胶片，而是把能量储存在磷光板内，直到被合适波长的可见光第二次曝光（图2-3）。磷光板内某一点所存储的能量与所吸收的X线能量成正比，并在存储磷光板中形成潜在图像。

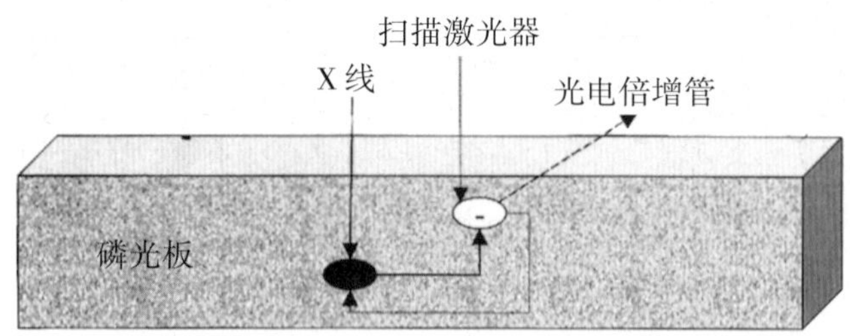


**图2-3** CR系统。CR系统采用一种磷光板，在X线曝光后可在板上形成潜在图像。入射的X线把电子推向更高的能级。这些电子一直会保持在高能级上，直到被曝露于扫描激光下。暴露后电子便从高能级跳到低能级，同时发出光线，由光电倍增管进行检测。光电倍增管产生一个电信号，其大小与该像素发出的光量成比例。这一电信号被模拟数字转化器转换成数字信号。然后再把数字信号转换成数字图像。

暗盒用来保护磷光板并储存检查信息和患者统计学信息。因此，CR暗盒的用途就像标准X线片暗盒。和传统X线摄片程序相似，磷光板首先直接被X线曝光。然后把CR暗盒取出送到读片设备读片。把带有磷光板的暗盒放进读片设备，在此把磷光板从暗盒中取出。一束激光沿直线在磷光板上快速往复移动进行扫描。当扫描激光通过磷光板时，曝光形成的潜在图像便以光的形式被释放出来（见图2-3）。其光量大小由光电倍增管进行测量，并用模拟数字转换器把信息以数字形式储存起来。潜在的图像通过强光曝光被清除，再把磷光板重新旋回到CR暗盒，此时CR暗盒就可以重新用于新一次X线曝光。

对比敏感度是指系统分辨两个X射线密度相近物体的能力。在CR系统中，对比敏感度是模拟数字转换器精确度的函数。

CR系统所产生的初始数字图像，要经过一些后处理步骤进行处理，以提高图像的质量。生产商不同，后处理方法也各不相同。后处理方法可以突出显示图像的某些区域，如高对比度区或低对比度区，或者使某些区域变得柔和或变得鲜明。此外还研发了多种计算机处理技术，可以辨认图像中的曝光区，

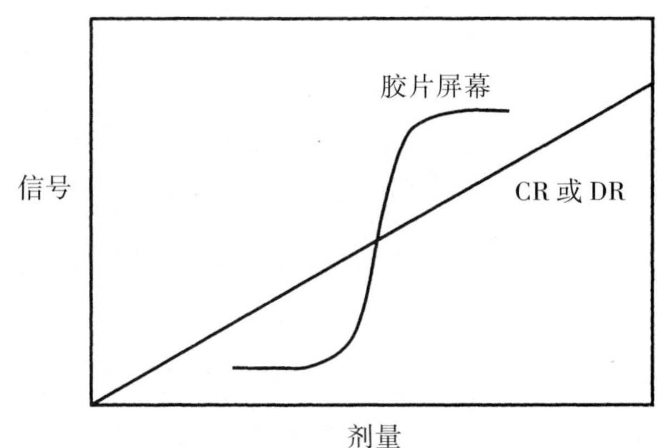


**图2-4**　计算机X线摄影术（CR）、数字式X射线照相术（DR）和胶片屏幕摄影术的理想化剂量反应曲线 。CR 和 DR 具有直线性信号反应曲线，而胶片屏幕显示为S形曲线信号反应特征。在胶片屏幕反应曲线的直线部分以上或以下曝光时，剂量变化引起的胶片屏幕图像信号或密度的改变很小。然而 DR 和 CR 系统在这些区域将呈现直线性变化。

并可以优化磷光板中曝光区的密度和对比度[4]。处理后的图像可以以数字形式传输到诊断终端进行读片或者打印在激光胶片上。

患者的统计信息可用几种方法加到CR系统上。此信息可从影像信息系统自动下载，并与相应的暗盒相关联。技术人员也可以手动打印患者和检查信息。在许多系统还配有独立的终端，在曝光前已把患者和检查信息与成像板相关联。

胶片屏幕系统在较小的曝光范围内呈现线性反应。CR系统与传统的胶片屏幕系统相比可在更大的曝光范围内呈现线性反应（图 2-4）[5,6]。这种大的动态范围使其对技术上的不一致性具有更高的宽容性，使CR系统能对曝光上的变异性进行补偿。因此，CR 系统可以减少肌肉骨骼系统 X 线摄片中的一些困难。除了因为对各种曝光因素有更大的宽容性而减少了重复检查次数以外，CR系统还可以采用更好的防散射技术。这对于脊柱摄片特别有帮助，因为在脊柱这个地方组织的层厚和对比度有很大的变化。CR提高了对软组织钙化、软组织赘生物和软组织气体的检测[7] 。

CR 系统的空间分辨率是不对称的，因为有两个不同的机制在两个相互垂直的方向上影响着分辨率。在激光扫描方向上，分辨率由数字模拟转换器记录的抽样数量决定。在垂直的方向上，空间分辨率由磷光板从一条扫描线移到下一条扫描线的远近决定[3] 。

传统CR系统的最大空间分辨率是2.5 ~ 5.0线对每毫米。典型的胶片屏幕组合的空间分辨率大约为 6 ~ 7 线对每毫米。一些研究认为，发现骨膜下吸收之类的微小异常需要有比目前 CR 系统可达到的更高的空间分辨率[8] 。

CR 系统可接受的曝光因素范围较宽。但是，患者的体位对获取高质量的 CR 图是至关重要的。CR 系统对关注的区域采用直方图分析来决定后处理方法并提供足够的对比度。如果关注区域太小或者太大，直方图评估会产生较差的对比度和较差的图像质量。在肌肉骨骼系统摄片时，重叠的金属器械也会影响直方图分析[4] 。新的 CR 系统改进了计算方法，因此更能宽容患者的偏心体位。

许多CR系统产生的图像比传统X线片小，因此放射科医师和临床医师必须适应这些改变。这些稍微缩小的图像会影响到整形外科模板的使用，例如全关节置换术中模板的使用。大多数CR系统可以打印出或显示出正常大小的图像。

总的来说，CR 系统的主要优点是：（1）具有可重复使用的检测器，（2）对大的动态范围具有线性反应，（3）具有后处理图像的能力，（4）具有终端阅片能力，（5）具有网络传输图像的能力，（6）具有电子存储图像的能力，（7）改进了图像的存取。CR 系统的缺点包括：（1）所提供的空间分辨率比胶片屏幕图像低，（2）放射科医师需要适应不同尺寸的图像，（3）技术人员需要进行额外培训来学会如何使用该系统。

# 第三节　平面式数字化 X 线摄影

由于计算机技术的最新进展，能把大量的小型 X 线敏感元件装在一个单片集成式探测器内，从而产生了能获得大幅 X 线图像的固态平面技术。这项技术和制造便携式电脑显示器或液晶计算机显示器所用的技术类似。平面式 X 线探测器的基本原理如图 2-5 至 2-8 中所示。探测板由 X 线敏感材料（例如硒、碘化铯和其他材料）构成，这些材料当暴露于 X 线时能闪烁发光或者当吸收 X 线时会带电。紧贴在 X 线探测层后面的是一个固态电器元件，它能把释放出的光转换成电变化。每一个这样的像素元件都代表图像中的一个独立像素。然后对这些像素元件按其所带电荷的幅度进行取样，并将其转换成入射到探测器上的 X 线能量的数字表示形式。平面探测器中的每一个像素被连接到一个由开关和读出

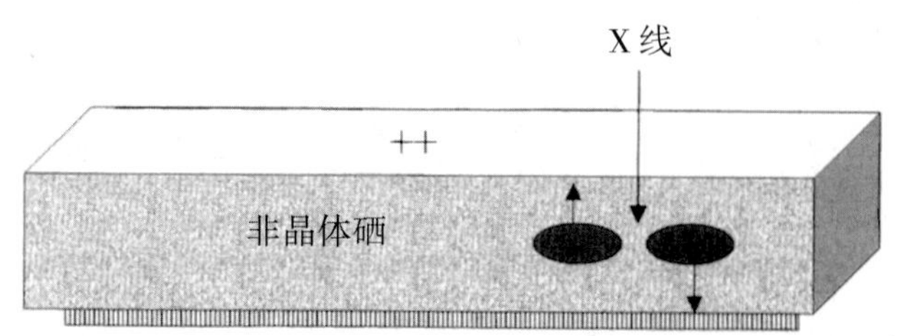


图2-5 直接把X线转化为电子空穴对的平面探测器。电荷对着最近的收集器，以保持其空间分辨率。

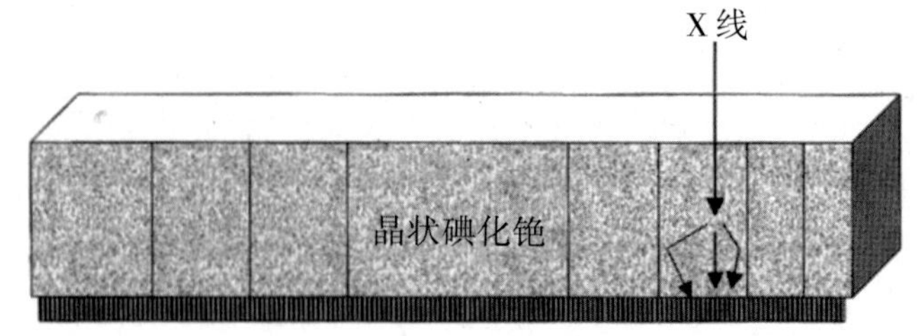


图2-7 采用一个晶状X线光吸收器的平面探测器。晶状结构有助于光的引导传输并保持空间分辨率。

线构成的矩阵上。电荷被一行一行地读出。信号被多路传输并在平面探测器内被转化成数字信号。数据被传输到一个采集系统，在采集系统里进行数字信号的处理，然后对数字图像进行查验[9]。

平面数字探测器的优点是能快速产生数字图像，而且不需要单独的装置来读出X线影像。它的缺点是成本昂贵且生产困难。和17英寸×17英寸屏幕同等大小的数字探测器目前生产的矩阵尺寸为由2000×2000像素至3500×3500像素。

平面X线探测器可分为两种主要类型：（1）直接法，把X线直接转变为电荷（见图2-5），（2）间接法，先把X线转化成光（见图2-6至2-8）再转变成电荷供读出。一旦把入射X线能量转化成电荷后，它就能被薄膜晶体管阵列读出。

间接型的平面探测器采用光电二极管或电荷耦合器把光转化成电能。这种类型的探测器需要在闪烁体和电子读出设备之间进行光耦合。光在到达光电二极管之前的漫射会使图像变模糊（见图2-6）。晶状碘化铯具有结晶体可引导光的传输，起光导的作用，减少图像模糊（见图2-7）[10]。电荷耦合器的体积很小，因此这种光耦合必然会减小投射在电荷耦合器上的可见图像尺寸（见图2-8）。用于光耦合的透镜或光纤系统会大大减少到达电荷耦合器的光子数，因此，在这种间接型平面探测器中图像噪声会增大[9]。

平面探测器与胶片屏幕和CR系统相比，预期可改进工作流程。应用集成式平面探测器系统产生一幅图像所需要的工作步骤可从8或9步减少到3或4步[11]。最近的研究表明，用平面探测器来拍胸部数字图像，患者的检查时间可缩短大约65%[12]。检查时间的减少需要有最优化的用户界面并能把患者统计信息自动下载到数字X线摄像系统。

数字平面系统的最大空间分辨率受像素大小和间距的限制。然而像素越多并不意味着分辨率越高，

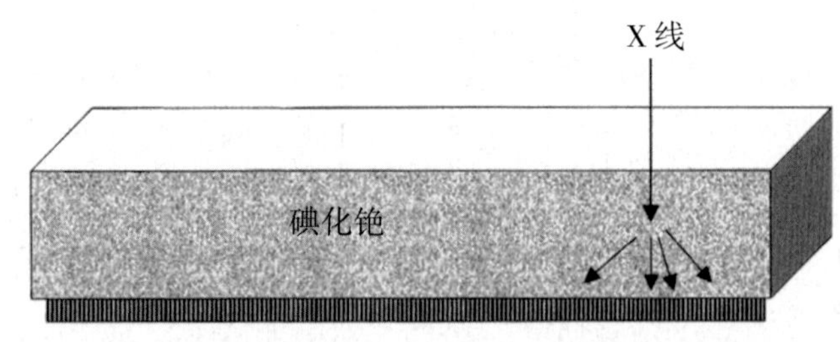


图2-6 采用间接X线转化的平面探测器。把入射X线转化成光。光再被光电二极管转化成电荷。然后薄膜晶体管读出每个光电二极管内的电荷，这些数据可被转化成数字图像。探测器的分辨率可能会受到探测器内光漫射的影响。

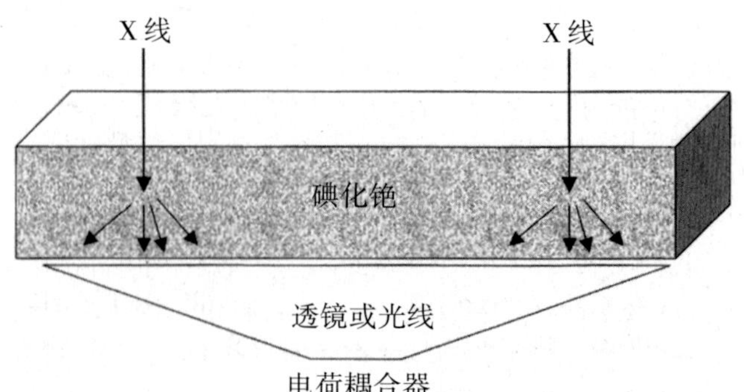


图2-8 电荷耦合器（CCD）平面探测器的示意图。在这种类型的探测器里，X线被吸收，从而使探测器内产生光信号。利用透镜或光纤把光引导到电荷耦合器阵列。通过透镜或光纤系统的光耦合可造成光子丢失，从而降低图像质量。

因为光或X线在像素之间的散射会使影像变模糊(见图2-6)。一些研究者认为，对于骨骼X线摄片每毫米2.5~3.5线对对大多数诊断任务已足够[2]。

数字式探测器对保证图像质量的非常重要的特性是：像素的大小和间距，用于吸收X线的各像素的总面积(占空因数)，以及X线探测器的量子检测效率(DQE)。X线探测器的类型、单个像素的大小和像素的间距决定了空间分辨率。量子检测效率是衡量整个系统检测入射X线能量的效率指标，它受X线探测器的厚度以及空间分辨率的影响[13]。

平面探测器制造上的难点在于尽量减少有缺陷的像素元。有缺陷的像素元尽量少才能保证图像质量不受影响。有缺陷的像素元代表没有入射X线信息的图像区。这些空白像素可通过能从附近其他像素的图像值估计出它的图像值的程序来加以填充。

平面探测器生产困难，成本高，且相对较重。探测器各平面都需要加以保护，以防搬运时意外损坏。当前的平面系统都装有外壳以保护探测器。目前，正是这些因素阻碍了平面探测器在便携式X线摄片中的应用。

## 第四节 图像的存储和检索

电子形式生成的图像可以被储存在图像存档和通信系统(PACS)中。这些系统可使医院内的任何部门对图像进行快速检索，而且可以多人同时阅片。图像的电子储存减少了图像丢失，提高了图像的利用率[14]。电子传送、储存和审查数字图像的能力扩展了数字采集图像的优点。

PACS由五大部分组成：(1)阅片终端，(2)图像存档，(3)网络，(4)工作流程组件，(5)与医院其他信息系统的接口。阅片计算机终端必须能以用户友好方式显示图像和相关信息。图像必须能以适合于临床类型或临床地点(包括手术室和病房)的方式快捷地提供给放射科医师和接诊医师。

图像存档是任何PACS的重要组成部分。图像存档必须把图像储存在一个安全环境，而且必须昼夜随时能调出图像。标准化的安全操作程序和图像可用性是非常重要的。当法规要求，存档系统要能把电子图像永久保存。

网络是电子图像从一个地方传输到另一个地方的公路系统。如果公路系统速度慢或疏于维修，图像就不能传输到需要的地方。当前的联网标准化快速改变。高速网络是医学图像可靠传送的必要条件。医院内网络的运转速度应为100兆字节/秒或更高。用于即时调用或其他用途的远程连接可使用稍低的带宽。使用远程连接时，为了能在允许的时间框内传输可能需要把图像压缩[15]。

工作流程组件是一些规则，或操作步骤，在一个系统内它使系统能按适合于临床实际的方式进行运转。工作流程可包括：(1)如何制作工作流程表，(2)如何发送图像到终端，(3)如何产生放射科报告。工作流程是系统的无形部件，使系统按合理的方式工作。

PACS和医院内其他信息系统之间的连接界面要求保持患者信息的一致性，并能在整个医院内存取。这些界面还要能从某一系统获取另一系统的信息，例如从电子病案系统获取PACS内的信息。为了实现PACS的完整功能，设置和医院内其他系统的接口是至关重要的[16]。

## 第五节 图像质量和诊断准确度

CR和平面数字探测器对入射X线辐射都是线性反应而传统的X线胶片屏幕照相术则是S形反应曲线。图2-4示出了典型的平面探测器、CR系统和传统胶片屏幕X线照相术以剂量为变量的信号反应曲线。对X线剂量呈线性反应使CR和DR比传统的胶片屏幕X线照相术有更宽的动态范围。这个范围对骨骼X线检验产生足够的图像细节至关重要，并能使曝光过度和曝光不足的图像产生出临床上可接受的X线片。这使CR系统和潜在的平面探测器减少了所需要的重复检查次数[17]。在CR和DR中，最佳曝光与图像的信噪比有关。为了减少患者的暴露，提供适当细节显示所需的最小倍曝光就是最佳曝光。不要忘了，CR还可以减少便携式肌肉骨骼摄片中的某些困难。因为可以用范围广的曝光技术和更好的防散射方法，从而使重复检查次数有所减少。

量子检测效率(DQE)已被公认为表示X线系统图像质量特征的一个最重要物理参数[13]。这些数字设备在检测入射X线方面的效率可以用DQE测量值和图表进行测量。这些图表示出了检测器在不同空间频率下的效率，因而可以评价这些检测器在检测由X线图像空间频率所引起的入射X线信号变化方面的效率高低。图2-9示出了用于平面探测器、胶片屏幕和CR系统的通用DQE图表。由这一图表可

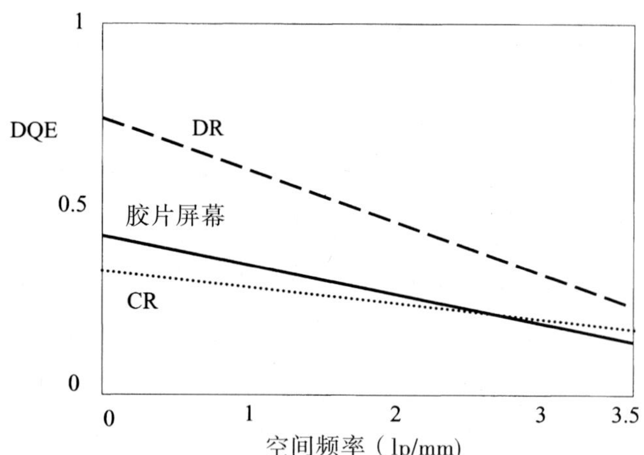


**图2–9** 计算机成像X线摄影术（CR）、数字式X线摄影术（DR）和胶片屏幕的理想光量子检测效率（DQE）。如图中所示，DR的DQE在0～3.5 lp/mm的空间频率范围内优于CR和胶片屏幕。因此在这些空间频率上，DR的图像质量优于CR和胶片屏幕图像。

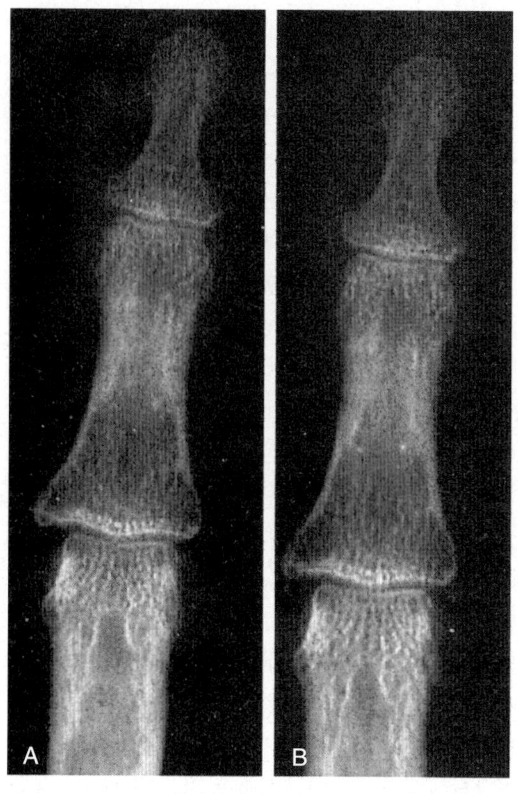


**图2–10** DR图像（A）和胶片屏幕图像（B）。两图的主观图像质量相似。

以看出，许多平面探测器的量子检测效率高于胶片屏幕和CR[11]。这说明，在每毫米0～3.5线对的空间频率范围内，一些平面检测器比同剂量下传统的胶片屏幕和CR提高了图像质量。

肌肉骨骼CR的研究表明，该技术优于传统的X线照相术[18]。一些研究指出，CR和传统胶片屏幕在评价无移位骨折方面存在统计学明显差别，CR的准确性不如传统胶片屏幕。但是这些数据来源于一个没有明显统计学差异的大数据组中的一个子集[19]。其他一些研究并未发现在检测细微无移位骨折方面CR和传统胶片屏幕的准确性有明显统计学差异[20]。大多数定量研究都没有发现任何确凿的证据，证明CR和胶片屏幕在诊断准确性方面有统计学差异[21]。

对平面DR同CR和胶片屏幕X线摄影术的诊断准确性的比较研究才刚开始。主观图像质量评价研究表明，在手和足部的检查中平面数字X线摄片系统的图像质量主观上可与X线平片相比（图2–10和2–11）[22]。不同类型平面探测器的其他研究也表明，在肌肉骨骼X线检查方面平面探测器和胶片屏幕相比图像质量差别不大[11]。比较胶片屏幕、CR和硒基DR在检测类似的小型骨损伤方面优劣的接收器操作特性研究表明，胶片屏幕、CR和DR之间没有显著差异[23]。一项单独比较胶片屏幕和碘化铯DR系统在检测类似骨损伤方面优劣的研究显示，在相同剂量下DR系统在诊断性能上优于胶片屏幕[24]。

电子图像的获取可以对图像应用不同类型的许多种后处理技术。后处理技术可用于增强不同结构的可视性。图2–12和2–13示出了两种不同的后处理实例。这些实例示出如何对单次X线曝光进行处理来突出显示图像的不同部分。

今后，DR还可以利用计算机算法来帮助放射科医师进行诊断。这些算法可包括各种程序，可以突出图像上的可疑区域，也可以提供电子教科书或异常病例文件，供放射科医师进行鉴别诊断。

有多项研究曾检查了软复制图像判读的诊断准确性。在评价软复制图像判读时，必须考虑几个变量。这些变量包括所获取图像的原始对比度和空间分辨率（不管图像是数字方式采集的还是用CCD或激光扫描转化而来的），监视器的分辨率以及监视器的对比度。过去的研究显示，在用2000 × 2000像素数字化的图像判读骨骼X线片方面没有明显差异。不同读片者之间的差异比图像是在微机上还是在胶片（硬复制）上阅读的差异还大[25]。

最近的一些针对甲状旁腺功能亢进患者手部骨骼微小病变的研究显示，软复制无论是使用1000 ×

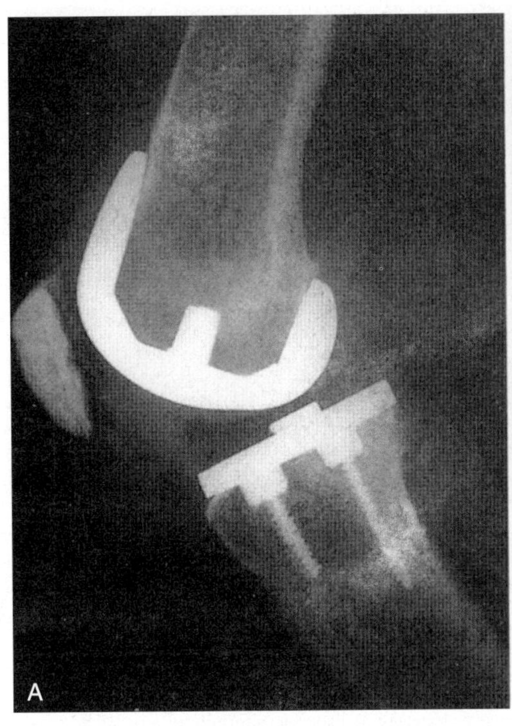


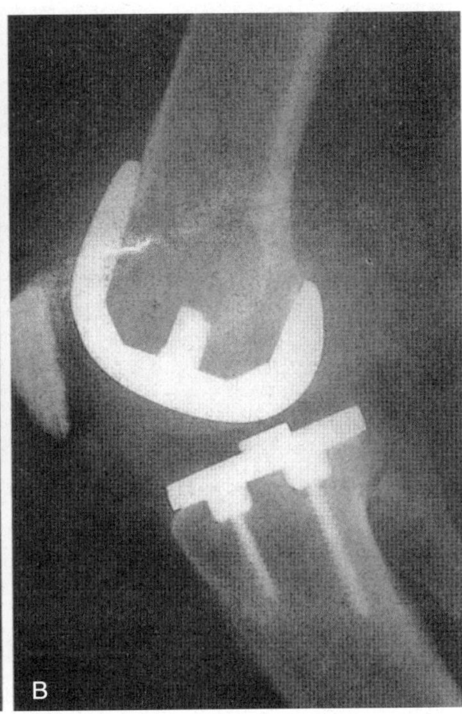


**图2-11** DR图像（A）和胶片屏幕图像（B）。两图的主观图像质量相似。

1000像素监视器还是使用2000 × 2000像素监视器，和CR图像硬复制格式相比，在诊断性能方面都有明显的提高。使用1000 × 1000像素或使用2000 × 2000像素显示器在解读图像方面没有明显差异[26]。这些结果表明，软复制比硬复制在判读数字X线片方面有优越性。软复制判读可设置交互式窗口和水平调整，并具有放大能力。

## 小结

骨骼数字成像在今天的放射科正变得越来越普遍。这种方法与胶片屏幕成像相比有多种优点，包括工作流程的加快、可快速发送图像到多个地方、电子存储与检索以及能应用图像处理技术的能力。

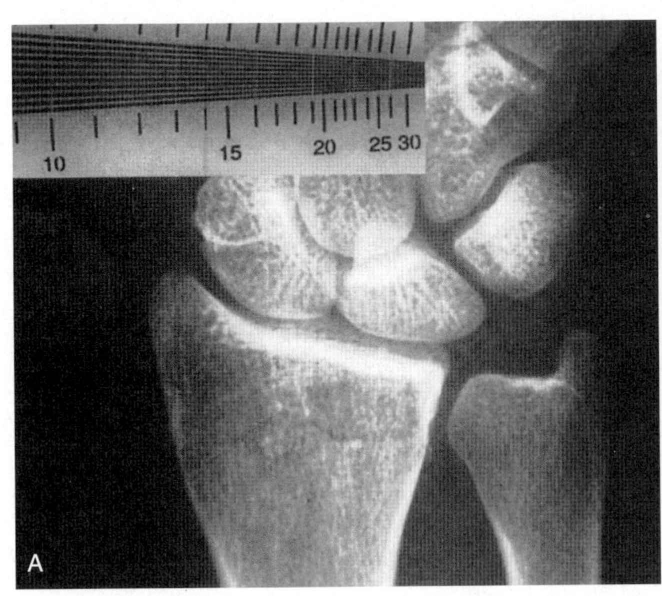


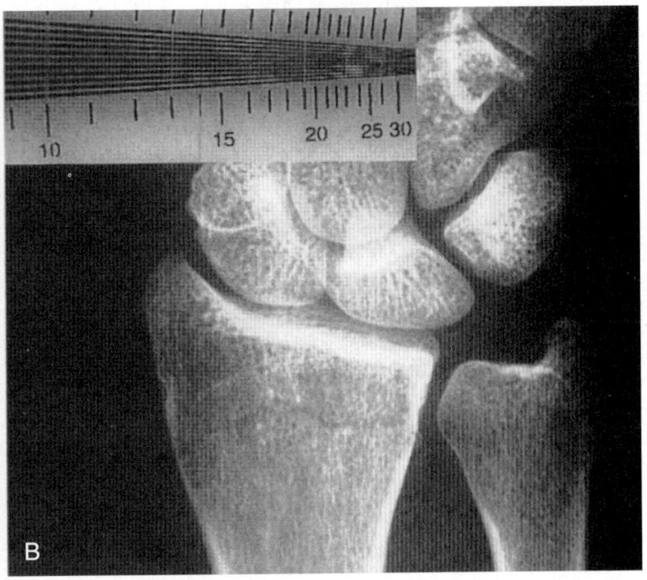


**图2-12** 在X线片上微小细节增强的效果。未增强的图像（A）和增强后的图像（B）。

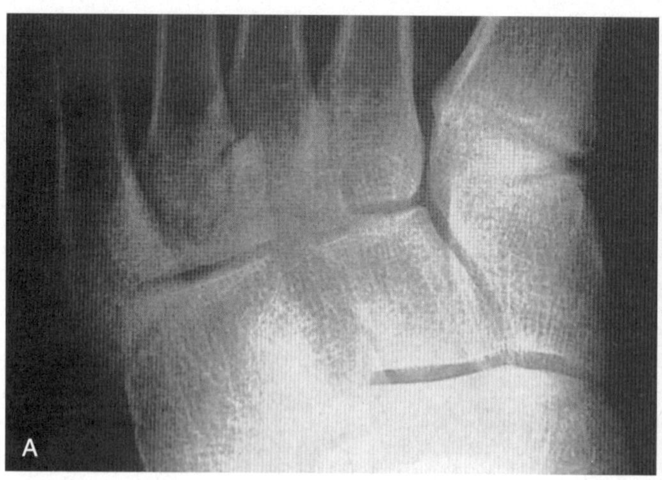


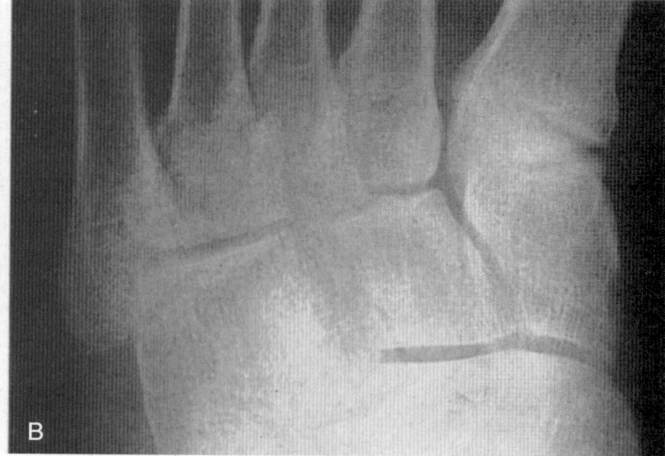


图2–13 第4跖骨基底部骨折的中足图像。为提高对比度处理后的图像（A）以及为加大软组织密度范围和改善可视度进行过处理的图像（B）。

X线图像的数字化采集在过去几年里已得到了改进。数字图像可通过（CR）系统或通过平面技术（DR）获得。这些系统都可提供高质量的数字图像。

随着骨骼数字X线成像变得越来越普遍，利用新的图像处理技术将提高检测微小异常的能力。在不太久远的未来，具有能识别可能异常区域的能力并能为放射科医师提供令人满意且敏感的图像的计算机辅助诊断程序将变为现实。

（马信龙 译 李世民 校）

## 参考文献


1. Hangiandreou NJ, O'Connor TJ, Felmlee JP: An evaluation of the signal and noise characteristics of four CCD-based film digitizers. Med Phys *25*:2020, 1998.
2. Murphey MD, Bramble JM, Cook LT, et al: Nondisplaced fractures: Spatial resolution requirements for detection with digital skeletal imaging. Radiology *174*:865, 1990.
3. Weiser JC: Digital radiography using storage phosphor technology: How computed radiography acquires data. Semin Roentgenol *32*:7, 1997.
4. Artz DS: Computed radiography of the radiological technologist. Semin Radiol *32*:12, 1997.
5. Hillen W, Schiebel U, Zaengel T: Imaging performance of a digital storage phosphor system. Med Phys *14*:744, 1987.
6. Fujita H, Katsuhiko U, Morishita J, et al: Basic imaging properties of a computed radiographic system with photostimulable phosphors. Med Phys *16*:52, 1989.
7. Milos NJ, Aberle DR, Baraff LI, et al: Initial clinical experience with computed radiography imaging in an emergency department. Appl Radiol *18*:32, 1989.
8. Murphey MD: Digital skeletal radiography: Spatial resolution requirements for detection of subperiosteal resorption. AJR *152*:541, 1989.
9. Chotas HG, Dobbins JT III, Ravin CE: Principles of digital radiography with large-area, electronically readable detectors: A review of the basics. Radiology *210*:595, 1999.
10. Chabbal J, Chaussat C, Ducourant T, et al: Amorphous silicon x-ray image sensor. Proc SPIE 2708:499, 1996.
11. Spahn M, Strotzer M, Volk M, et al: Digital radiography with a large-area, amorphous-silicon, flat-panel x-ray detector system. Invest Radiol *35*:260, 2000.
12. May GA, Deer DD, Dackiewicz D: Impact of digital radiography in clinical workflow. J Digit Imaging *13*:76, 2000.
13. Stierstorfer K, Spahn M: Self-normalizing method to measure the detective quantum efficiency of a wide range of x-ray detectors. Med Phys *26*:1312, 1999.
14. Tamm EP, Raval B, West OC, et al: Evaluating the impact of workstation usage on radiology report times in the initial 6 months following installation. J Digit Imaging *12*(2 Suppl 1):152, 1999.
15. Buxton PJ: Teleradiology—practical aspects and lessons learnt. Eur J Radiol *32*:116, 1999.
16. Honeyman JC: Information systems integration in radiology. J Digit Imaging *12*(2 Suppl 1):218, 1999.
17. Huda W, Smith DA, Staab EV: Current status of computed radiography in emergency departments. J Digit Imaging *10*:139, 1997.
18. Murphey MD: Computed radiography in musculoskeletal imaging. Semin Roentgenol *32*:64, 1997.
19. Wilson AJ, Mann FA, Murphy WA, et al: Photostimulable phosphor digital radiography of the extremeties: Diagnostic accuracy compared with conventional radiography. AJR *157*:533, 1991.
20. Murphey MD, Quale JL, Martin NL, et al: Computed radiography in musculoskeletal imaging: State of the art. AJR *158*:19, 1992.
21. Dobbins JT, Ergum DL, Hinshaw DA, et al: DQE(f) of four generations of computed radiography acquisition devices. Med Phys *22*:1581, 1995.
22. Piraino DW, Davros WJ, Lieber M, et al: Selenium-based digital radiography versus film-screen radiography of the hands and feet: A subjective comparison. AJR *172*:177, 1999.
23. Ludwig K, Link TM, Fiebich M, et al: Selenium-based digital radiography in the detection of bone lesions: Preliminary experience with experimentally created defects. Radiology *216*:220, 2000.
24. Strotzer M, Völk M, Wild T, et al: Simulated bone erosions in a hand phantom: Detection with conventional screen-film technology versus cesium iodide-amorphous silicon flat-panel detector. Radiology *215*:512, 2000.
25. Richmond BJ, Powers C, Piraino DW, et al: Diagnostic efficacy of digitized images vs plain films: A study of the joints of the fingers. AJR *158*:437, 1992.
26. O'Connor PJ, Davies AG, Fowler RC, et al: Reporting requirements for skeletal digital radiography: Comparison of soft-copy and hard-copy presentation. Radiology *207*:249, 1998.

# 第3章

# 计算机断层摄影

Michael André
Donald Resnick

计算机断层摄影（CT）是诊断的基本工具。自从1973年引入临床以来[1]，它在许多方面都是独一无二的，并为图像分析提出了挑战。但是，这些独一无二的特点正是CT优于传统成像技术的关键。由于这些优点与其在骨科和风湿病学方面的各种重要应用有关，故在此对其做详细的描述。

和常规断层摄影（X线断层摄影）相似，CT是平面的，但CT图像是轴向的，而且不受上面组织的影响。CT有很高的对比敏感度，并能进行定量测量。CT图像本来就是数字式的，因此能有效地和现代图像存档和通信系统（PACS）网络结合在一起，实现图像的传送、显示、储存和检索。强大的数字图像处理软件的出现进一步增强了其优势，而且有利于手术计划的制订和治疗。然而这些强大的特性可能会被不正确使用，这将导致结构的失真或被掩盖；因此了解CT扫描的限制是十分必要的[2,3]。注意技术细节还能提高CT扫描图像的判读能力，并能提高其在诊断和治疗上的效用。最后将介绍CT扫描器的操作特征。

早在1917年Radon就描述了从投影进行图像重建的原理[4]，在制造CT扫描器的工艺设备面世20年后，即1970年，Godfrey Hounsfield发明了CT扫描器的工作样机。这种方法应用于医学领域经历了漫长的过程，但是它的传播却很快。CT带来了快速诊断的革命，并得到了广泛应用，成为卫生保健非常重要的手段，以至于整整一代医师都很难想象没有CT该如何工作[5]。

## 第一节 CT扫描器

CT系统的基本组件包括：（1）扫描架和检查台，（2）X射线发生器，（3）计算机处理和存储设备，（4）把计算机数字转化成可识别图像形式的显示设备。全套设备的总价格为几十万至两百多万美元。

CT扫描过程包括让薄层X线束穿过患者身体，再用探测器测量穿过身体的X线量（图3-1）。X线传输量取决于X线穿过身体各组织时的综合衰减特性[6]。患者在扫描器开口前移动时便可形成一系列图像，就像把面包切成片一样，层厚取决于X线准直仪的宽度。

在图3-2的简化示意图中可见，一束窄的X线束穿过包含有病变的目标物。平移X线球管可测量

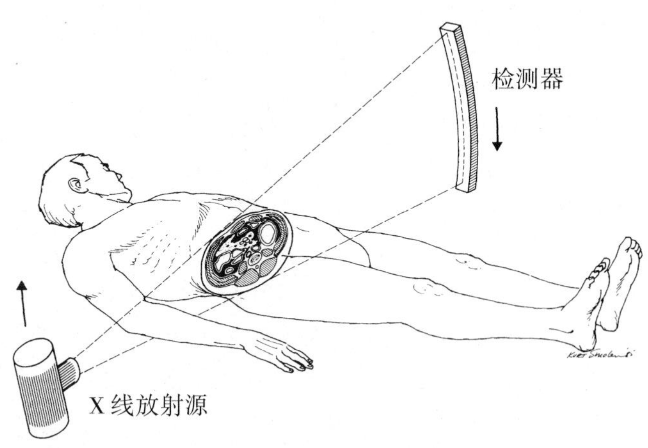


**图3-1** CT扫描器通过把X线束控制在一个经轴薄层内产生患者的横断面图像。

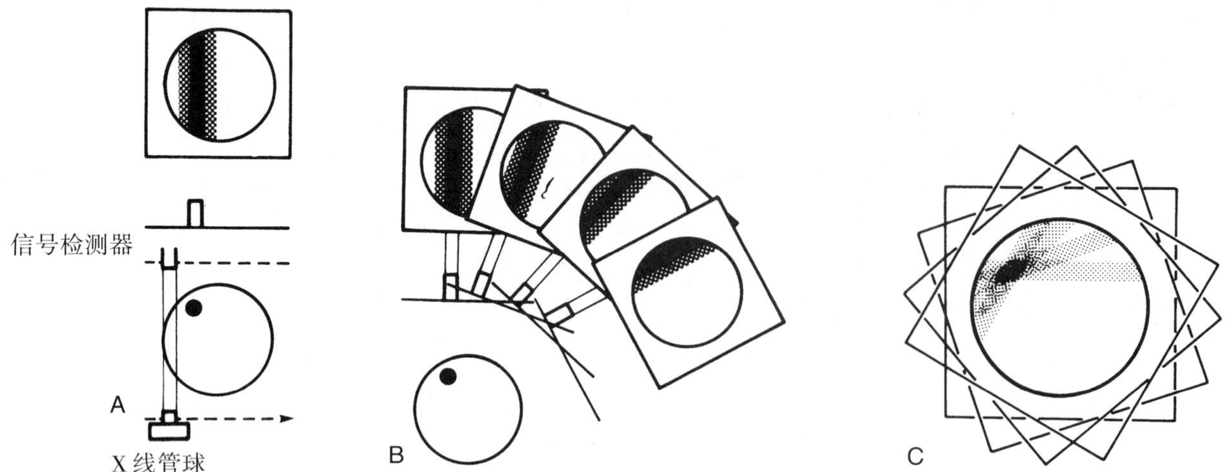


**图3-2** 由扫描投照重建图像的示意图。平移球管和探测器（A），单一射线可产生一个投影。拍摄多个图像（B），然后通过反投影法组合在一起形成图像（C）。

穿过邻近组织的X线量（见图3-2A），并产生一个完整的投影或图像。通过测量不同角度下许多附加投射值，便可获得足够多的信息，使计算机能通过反换影法的变化产生图像，如图3-2所示[7,8]。

现代的CT扫描器采用扇形X线束和环绕整个身体横断面的一大排电子探测器（见图3-1）。X线管球、探测器和高压发生器都安装在扫描架内的滑动环上（图3-3），这使其能每秒一点一点地围绕患者连续旋转。探测器的数目和大小是决定图像空间分辨率的重要指标。一个X线脉冲产生一个穿过患者身体的完整投影，一次旋转能收集数百个这样的投影。滑动环上装有滑动触点，由它来实现从旋转环到计算机的电连接。现代的滑动环扫描器中旋转速度通常是不可变的。

这种设计需要非常大的数据采集存储器去接受大量的高速数据流。在0.5s这样短的时间里，滑动环扫描器就能收集到重建一个断层所需的信息。这项技术运转非常快，足可以研究多个动态过程，而且高性能的计算机和其他电子设备极大地减少了重建时间。

现代扫描器的体积和耗电率均比早期扫描器大为减小，因而可将其安装在以前不能安装的地方。例如，至少有一家制造商可提供小型扫描器，小到能在医院里到处移动。CT在血管造影室、创伤室和手术室中的应用都有其独到之处。例如在矫形外科影像学中，CT在骨折的微创闭合复位和固定方面十分有用，因为直接观察关节面优于X线透视引导[9]。

现代扫描器会在X线球管上产生相当大的热应力，这要求其具有数以百万热单位的大热容量。CT中球管的工作负荷很大，因此常会发生故障。然而，热容量大的球管使其能在一个采集序列中扫描更大的体积，并能在短暂的延迟后完成多次扫描，这就意味着可以检查更多的患者。CT的空间分辨率十分

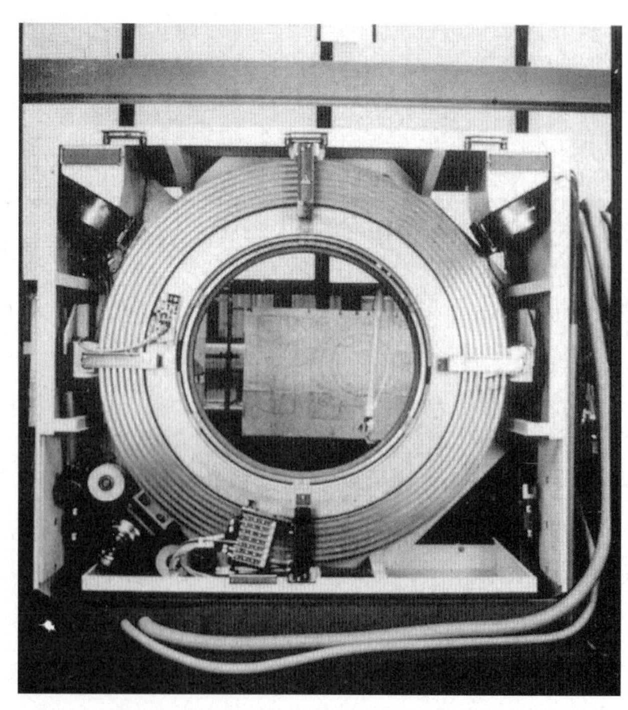

**图3-3** 移开扫描架的盖子后可见滑动环组件。X线球管、探测器和高压变压器安装在内环上，可连续旋转。（Courtesy of Siemens Medical Systems, Iselin, N.J）

高，以至于在某些应用中心须考虑焦点的大小。双焦管球在高分辨率方式下可选择小的光点，但会降低其热容量。

一种不利用任何机械运动的独特扫描器设计，可使扫描时间非常短。“超高速”CT扫描器甚至完全不使用传统的X线管球，而是用电子扫描束沿着围绕在患者周围的弧形钨靶环进行扫描（图3-4）。探测环在对侧局部环绕着患者。这种设计特别适用于心脏扫描，此时单层扫描时间可短到50ms，扫描间隔仅为8ms，以使心脑的运动定格[10]。这种优良的动态扫描能力还使其能用于关节运动的研究，不过这项应用目前还不广泛。

## 第二节　容积扫描

滑动环和电子束扫描器的出现提供了一种新型的扫描方式，其有多种叫法，如容积扫描或螺旋扫描[11]。X射线源连续放射并旋转，而检查床则持续匀速地通过射线束（图3-5）。对容积扫描和轴向扫描这两种方法进行比较是十分必要的，在轴向扫描中X线管每旋转一次都会在特定的检查床位上产生一个层面。连续的或重叠的轴向扫描确实可产生一系列的数据，但在轴向扫描中一个层面的数据只产生一幅图像。与此相比，容积扫描采集的数据是连续的，因此当数据重建时可以有很多新的选择。

可以用大量容积扫描数据通过按多种可能的组合方式重组各次投射来重建横断面图像。例如，可以在患者轴向任意一点上由每一次螺旋旋转产生多幅图像。在一定的限制范围内，重建层的厚度可在

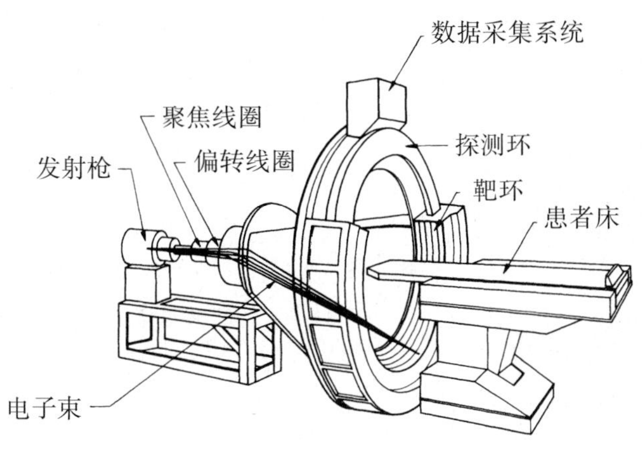


**图3-4**　没有任何移动部件，电子扫描束系统可进行短时间（50ms）扫描和快速动态扫描。

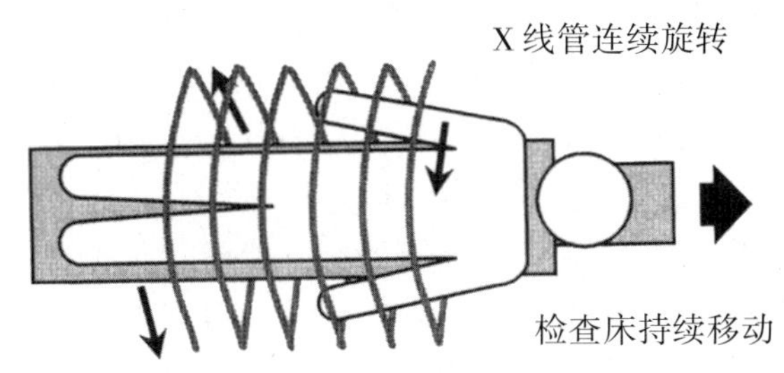


**图3-5**　容积扫描由滑动环或电子束扫描器来完成，扫描时患者在连续旋转的X线束中移过。

扫描前或扫描后进行选择。容积扫描可以在患者一次屏气中扫描整个器官或身体的某个区域，这在很大程度上减少了运动伪影。全身扫描时间减少到从前所用时间的1/10。

图3-5所示X线管的移动轨迹为螺旋形，很像螺钉的螺纹。行距这一术语用来描述螺钉每一圈螺纹间的距离，它在容积扫描中也十分有用。在这里行距定义为X线束每旋转360°患者移过扫描架的距离，并除以层厚加以标准化。

$$行距=\frac{检查床的移动距离(mm)/扫描架的旋转圈数}{层厚(mm)} \quad (1)$$

例如，如果把X线平行光管设定到产生2mm线束而患者在X线管旋转一圈中平移2mm，则行距为1。如果检查床的速度增加到每转一圈可移动4mm，则行距为2。通常，X线管的旋转速度为每秒一周，因此等式（1）分子中的检查床速度可用1来替代。

从图3-5中可见，当行距等于或小于1时，要根据射束的厚度在患者的四周设置足够多的投射。然而，当行距超过1时，各次旋转不在互相毗邻，有些投射将散布在其他投射之间。为了弥补这些丢失的数据，可采用内插算法在Z方向上改善图像质量。为了达到这个目的，计算机必须包含有来自比平行光管所述更宽组织范围的数据，使有效层厚大于其标称值。在某些情况下为了在容许的扫描时间内完成体积的扫描，行距可设定为2，但要注意这会降低图像质量。

## 第三节　多层扫描

多层扫描器出现以来CT扫描取得了巨大的进

展。最初的设计只是简单地增加了第二个探测环，使X线管每转一周可以获得两层的信息[12,13]。很快便证明了这种方法在临床中的用处很大，此后在很短时间内便出现了新一代的多层容积扫描器。多层扫描的巨大能力带来了新CT应用的兴旺。

制造商们选择了不同的方式来设计他们的多层扫描器，但是其原理都是相同的。有一种这样的扫描器采用了不同结合方式的8排探测器，可以在螺旋方式中同时获得4层数据（图3-6）。阵列中的各个探测器在距离上可以是固定的，也可以是不同的，但是无论哪种方式，其优于单探测器的优点就在于，大大提高了Z轴（纵向）的分辨率，并使扫描更有效。例如，一个5mm厚的准直器装在单层扫描器上只能产生5mm厚的扫描。而在多层扫描器上，这个5mm宽的X线束会覆盖两个2.5mm的探测器，可产生两次扫描且纵向分辨率更高。由此可以重建1个5mm厚的体层图像或者在以后需要时重建2个2.5mm厚的体层图像。这些扫描器在轴向方式或螺旋方式都可以工作。

多层容积扫描可在非常短的扫描时间内产生数百幅图像，而且许多原始记录可产生极高的耐受量。对大体积关注区的快速扫描使其可以对小儿科患者或不配合的患者快速完成多项检查而不用加以镇静。实践证明其在评价广泛创伤患者时特别有用，因为它在一次CT检查中就可以对患者进行综合评价。

在利用X线管产生的X线时，多层扫描器不仅速度快而且效率也高。就临床应用而言，这意味着在等待X线管散热时，基本上不需要中断或延迟扫描。

## 第四节 显示特征

CT扫描器的图像计算和表现方式原理在图3-7中示出。患者的横断面被分割成每侧通常为256或512个元素组成的矩阵，称为“像素”。每个像素都代表患者的一个区域，并根据它的相对衰减度指定一个数字值。在二维图像中像素实际上代表一定体积的组织，即“体素”，其中元素的深度等于层的厚度。

对衰减度用一个标准化的单位（HU）来表示，它是用下列公式以水为基准标准化的：

$$HU = \frac{\mu_t - \mu_w}{\mu_w} \times 1000 \qquad (2)$$

$\mu_t$是被测组织的衰减度，$\mu_w$是水的已知衰减度。根据定义，水的CT值是0 HU。空气是所有材料中衰减度最小的，其值为-1000 HU，而致密骨为+1000～+4000 HU。这表明，数据的动态范围很大，明显大于X线胶片的动态范围，这也是CT获得成功的根本原因。尽管空间分辨较差，但可以对各组织进行精细的区分。代表性的CT数值见表3-1。

计算机显示器的任务是将这些数字矩阵转化成可识别的解剖图形。这些CT值是按灰度范围值指定的，从空气的黑色到骨的白色，并将其在监视器上显示出来。不幸的是，监视器的灰度范围很有限，不能将CT值全部描述出来供人眼识别。因此监视器具有“窗口”能力，可以将有用的灰度指定到CT值可选择的范围内，如图3-8所示。在这个示例中，

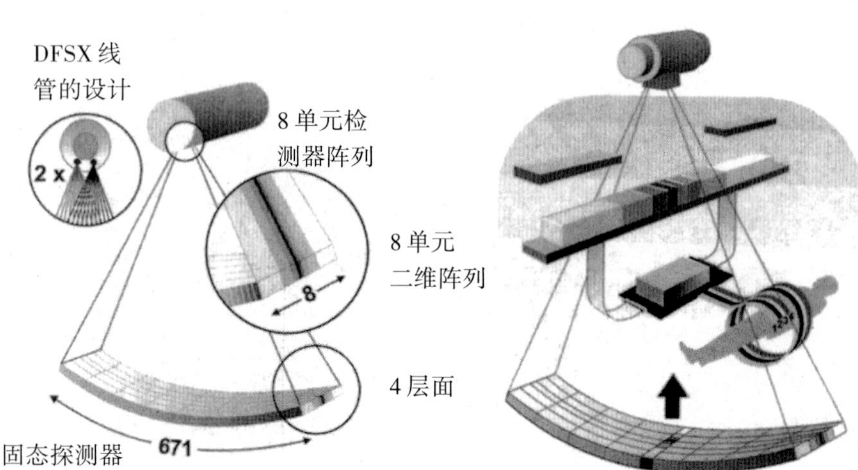


图3-6 多层扫描技术可同时采集多个层面的信息。(Courtesy of Marconi Medical Systems, Cleveland, Ohio.)

**表 3–1　不同组织的 CT 值**

| 组织 | CT 值（HU） |
|---|---|
| 骨 | 1000 ~ 4000 |
| 肝 | 40 ~ 60 |
| 白质 | 46 |
| 灰质 | 43 |
| 血液 | 40 |
| 肌肉 | 10 ~ 40 |
| 肾脏 | 30 |
| 脑脊液 | 15 |
| 水 | 0 |
| 脂肪 | –50~–100 |
| 空气 | –1000 |

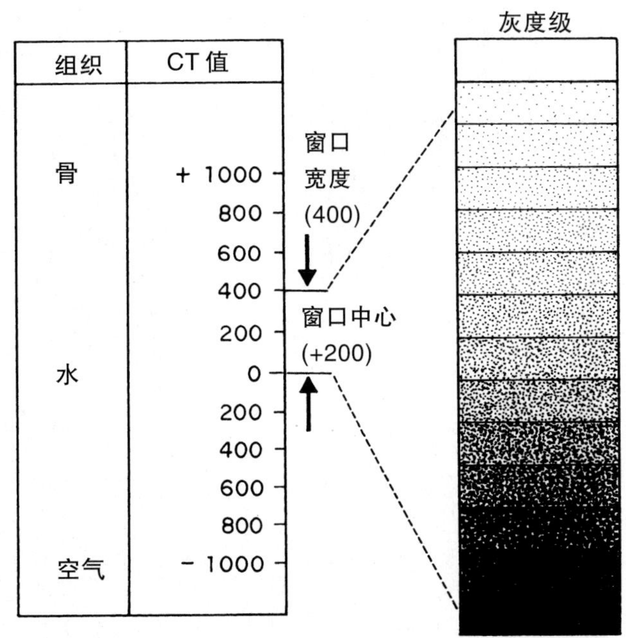


**图 3–8**　为了进行显示给各个 CT 值指定一个灰度级，利用开窗口来选择要显示的组织范围。

窗口中心设定为200 HU，窗口宽度设定为400 HU。对于一个具有32阶灰度的显示器来说，则可以显示0 HU ~ 400 HU的CT值，每个灰度级代表12.5 HU。CT 值为 400 HU 或高于 400 HU（大多数是骨），则显示为白色，0 HU或更低的则显示为黑色。为了检测小于 12 HU 的更细微组织差异时，只要图像噪声允许则要用更窄的窗口。宽窗口用来显示CT值范围较大的组织，但会导致精细对比鉴别力的丢失。

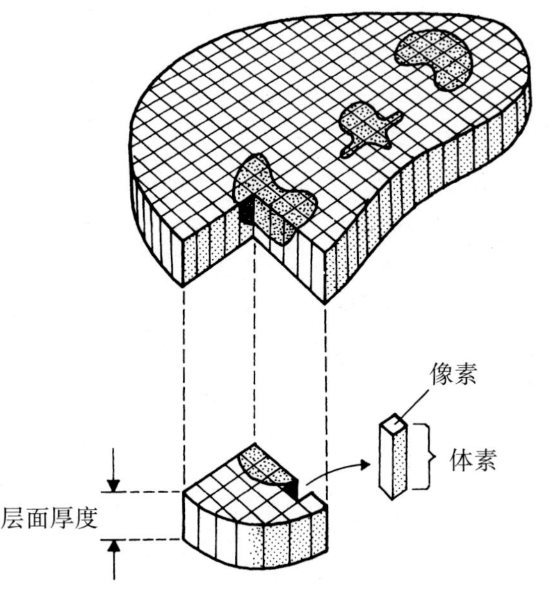


**图 3–7**　CT 图像是一个元素（像素）矩阵，由此组成一定的组织容积（容量成分）。

图3–9中示出，对胸部进行CT扫描时调节窗口位置所产生的效果。所有三幅图都来自同一次扫描，而且都是用200 HU窗口宽度显示的。图3–9A示出的是低窗口水平，窗口中心设定为 – 400 HU，此时所有的软组织和骨都显示为白色（CT 值都大于 – 200 HU）。把窗口水平升高到0 HU时，灰度级分布于软组织，骨将显示为白色而肺将显示为黑色（见图 3–9B）。注意，在图 3–9A 中左肺显示为致密影（横膈圆顶），但在图 3–9B 中则看不见。窗口中心在200 HU时几乎把所有的软组织和空气均显示为黑色（见图 3–9C），但可对骨进行对比鉴别。

CT扫描器的数据处理系统可在数秒钟内进行数千次运算，并可处理大量的数据。一个512 × 512的图像矩阵需要对来自120万次探测器测量的262 144个像素计算出衰减值。1917年的Radon公式直到数字计算机出现后才开始实际应用。所有的CT扫描器通过使用特殊的计算设备（即阵列处理器）都可以在0.5秒到数秒内完成快速的图像重建。这些专用处理器的特点是速度非常高，但灵活性较差。CT需要大量的存储空间，因为单个图像就可占用50多万个字节，而一次完整的多层检查可涉及100多个层面。

多格式化胶片照相机用于记录监视器显示的图像。胶片在特性和工艺上的差异会使胶片复制的图

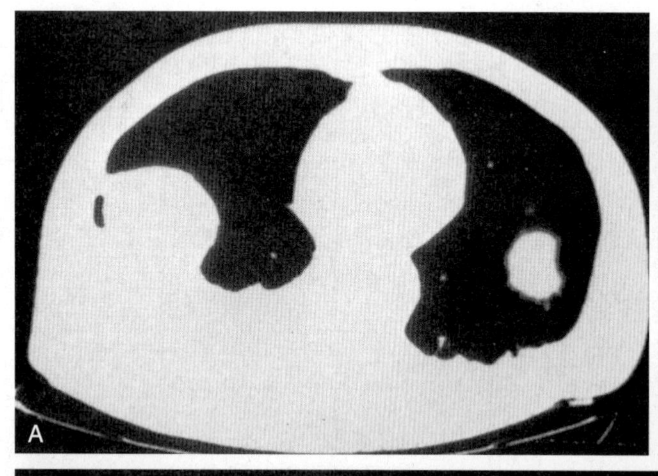


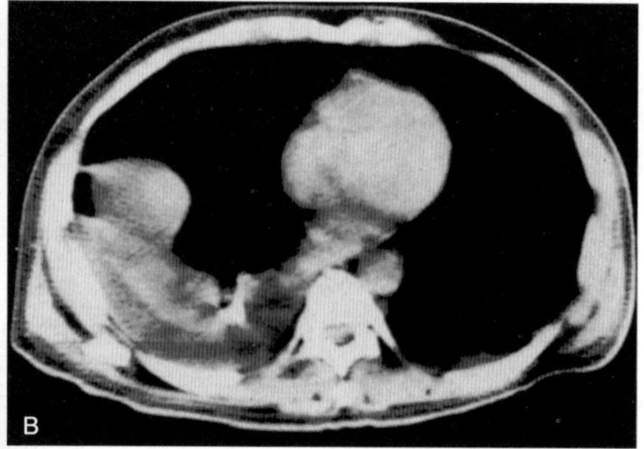


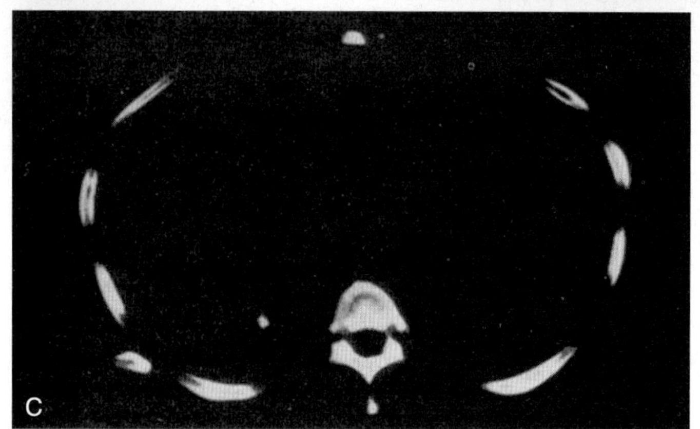


**图3-9** 调节窗口中心的位置可确定需显示的组织。在 - 400 HU水平（A）有利于显示肺而不能显示骨和软组织。0 HU窗口（B）可显示软组织。把窗口中心提高到200 HU（C）时只显示骨。

像与监视器显示的图像不一致。直接在监视器上观察并利用窗口控制可提供的信息量最大。这是诊断性图像首选的观察方式，而且常用于配有PACS的场所。

## 第五节 CT图像质量

操作者控制的多项参数都会影响CT扫描的质量以及患者的照射量。这些参数的影响主要为两个方面：（1）空间分辨率因素；（2）对比灵敏度或噪声系数。

### 一、空间分辨率

当两个靠在一起的物体能被识别为单个物体时，称其为能被分辨。扫描器的空间分辨率（或清晰度）主要取决于其结构设计。探测器的数量、大小和分布间隔，每个探测器完成的测量次数，以及患者的特点，都会影响图像的分辨率，但却一般不能由操作者进行调节。然而，操作者可以选择显示矩阵的大小、重建算法、扫描域的大小、扫描行距和层面的有效厚度。

增加图像矩阵中的元素量，比如从20 × 20增加到40 × 40（图3-10），会减小像素的大小。在图3-10B中需要4个像素来表示图3-10A中的一个像素区。但是减小像素的大小不能自动提高分辨率。为此还需要增加透射测量的次数，以便获得足够的信息来计算大量像素的衰减值。患者的辐射量也会增加。图3-10C所示是一个用256 × 256矩阵扫描获得的分辨图表，图3-10D是用512 × 512矩阵扫描获得的分辨率图表。最大的孔（2.5mm）在前一幅图中都无法分辨，而后一幅图却可以清楚地分辨出1.25mm的孔。像素大小这一术语可用于估算CT图像中最小可分辨的物体。按照经验法则，理想情况下可见的最小物体约为像素大小的两倍（Nyquist极限）。

$$\text{像素大小（mm）}=\frac{\text{扫描视野（mm）}}{\text{矩阵}} \quad (3)$$

用40cm扫描视野和512 × 512图像矩阵采集的人体扫描像，其像素大小为0.78mm。

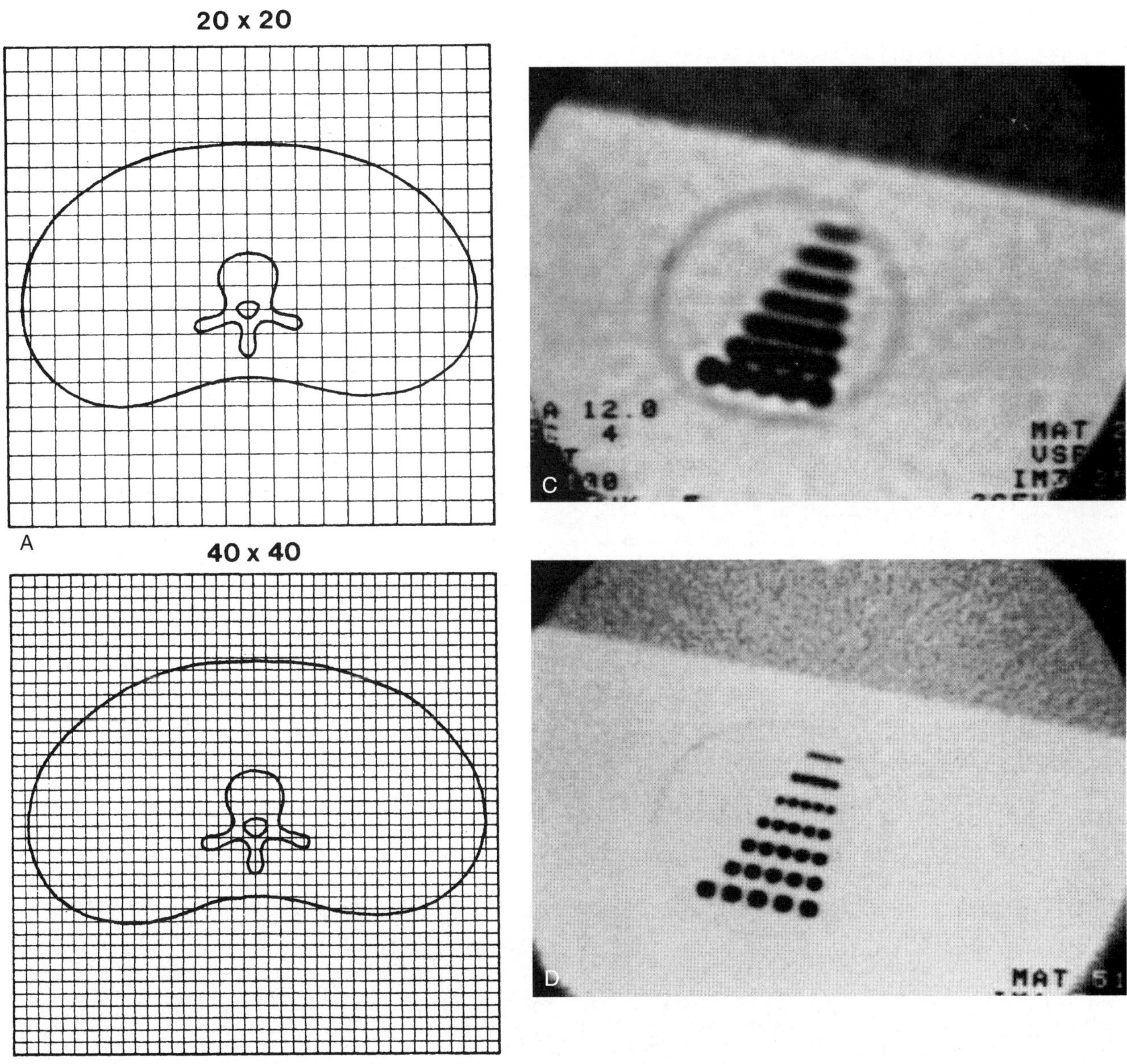


图3-10　减小像素大小，从A到B，要求更大的矩阵来覆盖相同的断面区。与C中（256 × 256矩阵）相比，D中（512 × 512矩阵）的分辨率较好。

扫描器可用算法的选择会对图像分辨率产生相当大的影响（对图像重建原理的深入阐述超出了本章的范围）[14]。用两种不同算法重建的脊柱CT扫描像在图3-11中示出。图3-11B中的图像更清晰，对关节突关节有良好的分辨率。然而，图3-11B也有粒状和花斑状太强的不足之处，有时会使对比度小的细节显示不清。

小的扫描域，如直径12.5cm的扫描域（见图3-11）所达到的分辨率要好于40cm或更大扫描域。小扫描域图像中的每个像素对应的患者体区较小。放射科医师并不一定事先了解所关注的异常在何处，所以太小的扫描视野可能不适用。另一种可行办法是利用来自大视野的投射数据，从中只选出穿过所要求的较小区域的X射线，再用小像素以尽可能高的分辨率重建图像。这种方法称之为扩大重建或目标扫描，可避免对某个解剖区进行重复扫描。扩大重建的分辨率不如用12.5cm视野对该断层进行直接扫描的分辨率。

扩大重建的概念常常和简单的放大显示相混淆，后者完全不涉及原始的投射数据或重建。放大所显示的图像时，操纵者只要简单地操纵计算机重写图像，把一个像素上的信息分配到4个像素上，如图3-12所示。这个图像只是放大了用40cm视野获得的扫描图像，并不表明分辨率的提高。

现代CT扫描器的层厚介于0.5mm和10mm之间，这在很大程度上决定了分辨率的纵向成分。不同组织间（如骨表面或骨折面）的边界很少会完全垂直于扫描层。结果会有很多体素包含两种类型的组织。这些目标可能会一部分在一个平面，另一部分在临近平面，或者将其斜面分割。在这种情况下，该目标测定的衰减值将是周围组织的容积平均值，从而导致图像的分辨率降低。局部容积平均[15]既减少了组织的对比度又减小了边界的清晰度，并会使骨折线被“填满”。当目标小于层厚或者仅部分处于层面内时，局部容积效应可产生条纹化或桥接，如在颞骨岩锥。薄层扫描可降低这种效应。

现代的CT扫描器可分辨小于0.25mm的高对比度物体，其对应的最大分辨力为每毫米0.5线对。荧光屏图像增强器可提供一个每毫米2~3线对的较好分辨率，而屏幕胶片系统在正常条件下可分辨每毫米2.5~4线对。

## 二、对比敏感度

如果在患者的均质区内进行扫描，比如肌肉或肝脏，预期该组织内的所有像素都有相同的CT值。这是不可能的，实际上，即使是校准模型上的纯净物质（比如水），各个像素间的CT值也有差异。这种统计学波动限制了其低对比度目标的成像能力，故称之为噪声。识别像素值（震减）微小差异的能力被称为对比敏感度或对比分辨率。

CT扫描器的最大对比分辨率（0.2%）大大优于传统的X线照相设备，大约高一个数量级。这是CT的最突出的优势，尽管其空间分辨率低于常规X线片。对比分辨率主要由所检测组织的大小和成分决定，但它也受辐射量、扫描时间、像素大小、有效层厚和重建算法的影响。

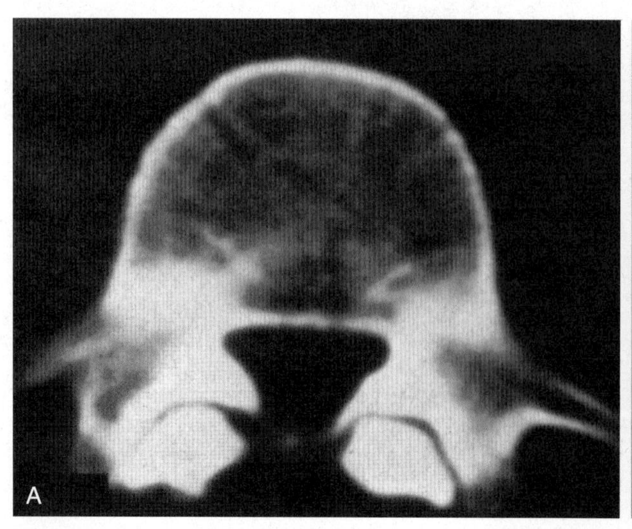


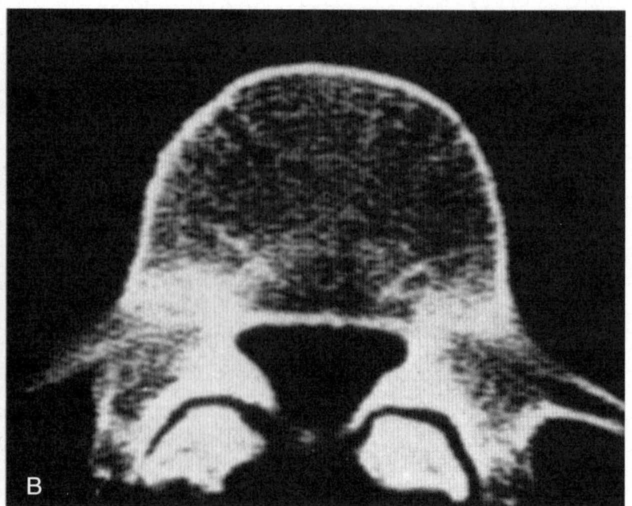


**图3-11** 用平滑算法（A）和清晰算法（B）重建的脊柱CT扫描图像。

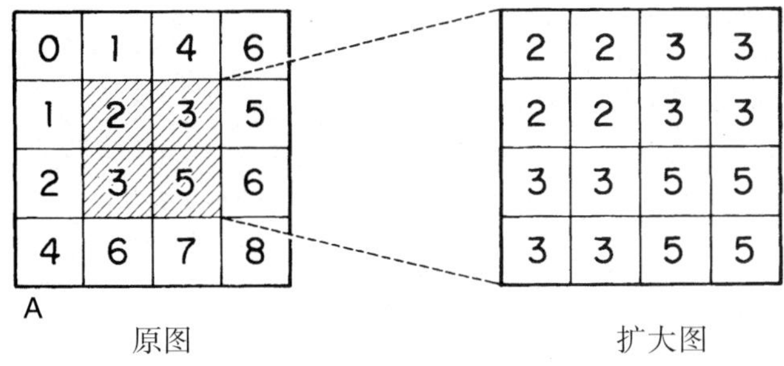


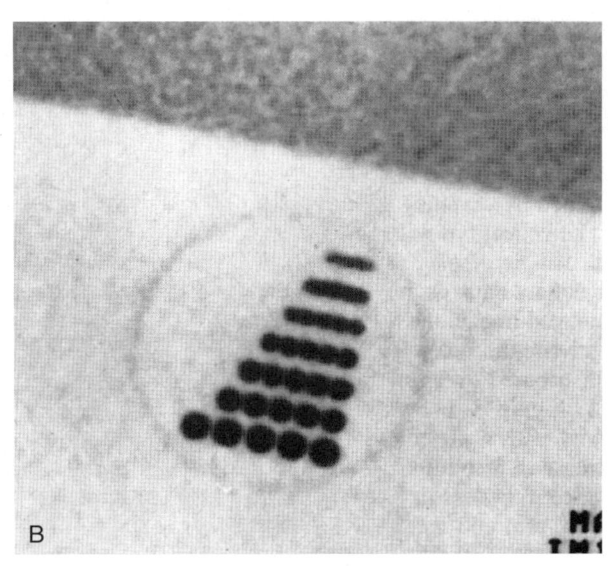


**图 3-12**　放大显示。给每个像素重新分配一个大的显示区（A）。放大后所得的图像（B）。

图 3-11 中的图像表明，重建算法可改善分辨率。清晰算法所付出的代价是噪声增大以及对比分辨率的相应丧失。充水模型的扫描图分别用平滑算法和清晰算法进行重建后图像示于图3-13A和B。虽然两个图像中都存在噪声，但图 3-13B 的清晰筛选程序大大增强了均质区域内的随机波动。对算法的选择要权衡考虑清晰度和噪声。

通过设定 X 线管电流的毫安值（mA）、扫描时间（s）和扫描行距便可以控制辐射量。增加电流量或扫描时间便可按比例增加辐射量，但是会减少图像噪声并改善对比分辨率。图 3-13C 的扫描图是在 50mAs 下获得的，其噪声要比 400mAs 下扫描获得的图 3-13A 大。通过减少量子化噪声来加倍提高对比分辨率，需要把患者的辐射量增加 4 倍[16]。

增加像素尺寸或层厚（加大体素）可增加对单位像素的检测次数并减少统计学噪声。大物体的对比分辨率将会增加。

对于任何成像系统来说，最终的挑战是要在相同的扫描下提供高的空间和对比分辨率。对腰椎的评价就是一个很好的示例，此时既需要检测小的软组织结构（比如神经根和硬膜外静脉），同时还要显示骨的形态和间盘突出。这项检查要求患者接受较高的辐射量。

CT 的扫描器的典型工作特性见表 3-2。

## 第六节　特殊特性

CT 技术的众多特殊进展大大增加了它在诊断和治疗计划制订上的应用。

### 一、扫描投射像

CT扫描器可用来产生患者的数字X线片，这对于准确识别所需的扫描区域十分有用。产生扫描投影像时要将 X 线管固定在扫描架的某个位置上，接通 X 线束的电源，然后随着检查床前移让患者通过扫描架。便可以得到所要求的任何投照位的图像。然后用和CT扫描相似的开窗口功能将其显示出来。

### 二、图像平面的重组

CT 扫描通常是沿横断面或经轴面采集数据的（图3-14）。把患者体位限制在扫描架内可防止在其他平面（如矢状面或冠状面）上对患者的某些解剖部位直接扫描（虽然偶尔也需要）。当采集了一组连续的横断面扫描图像时，通过像素的重新排列仍可以产生几乎任何所需平面的图像[17]。薄层或重叠层面的扫描可产生更好的重组图像（因为其体素近似

**表 3-2　CT 扫描器的工作特性**

| | |
|---|---|
| 空间分辨率 | 0.25mm |
| 对比分辨率 | 0.2% |
| 扫描时间 | 1 ~ 10s |
| 总成像时间 | 5 ~ 20min |
| 层厚 | 0.5 ~ 12mm |
| 像素大小 | 0.1 ~ 1.9mm |
| 患者辐射量 | 1 ~ 4 拉德（cGy）或更高 |

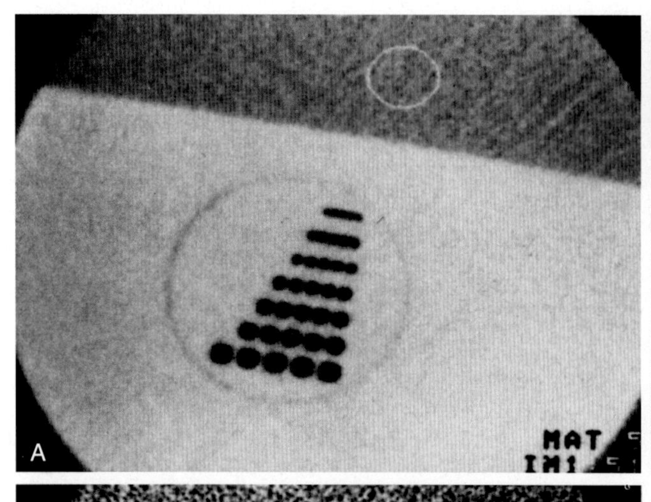


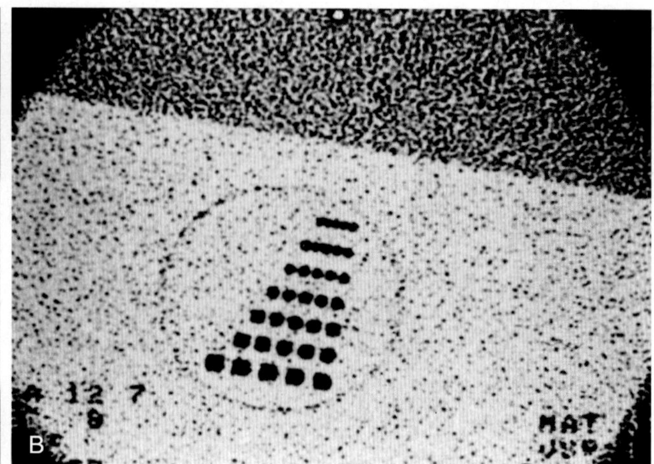


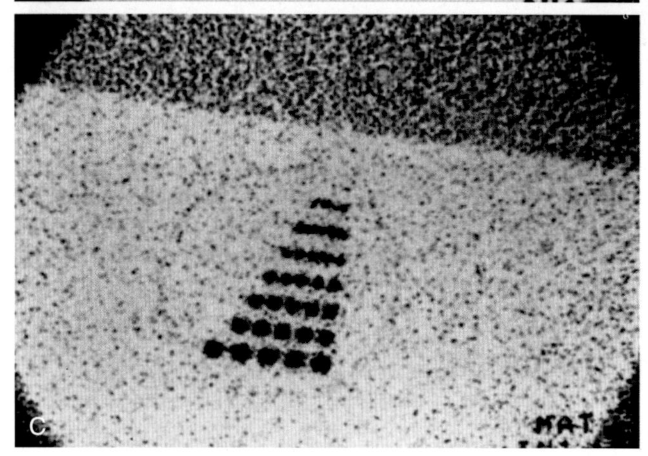


**图3-13** 重建算法和不同mAs对图像噪声的影响。用平滑算法在400mAs下的扫描图像（A），用清晰算法在400mAs下的扫描图像（B），以及用平滑算法在50mAs下的扫描图像（C）。

于立方体），但是用这种技术患者接受的辐射量会明显增加。

有时在重新排列像素前通过内插法在层间产生大量的极薄层面，可以改善重组图像的外观，特别是对倾斜面或曲面[18,19]。

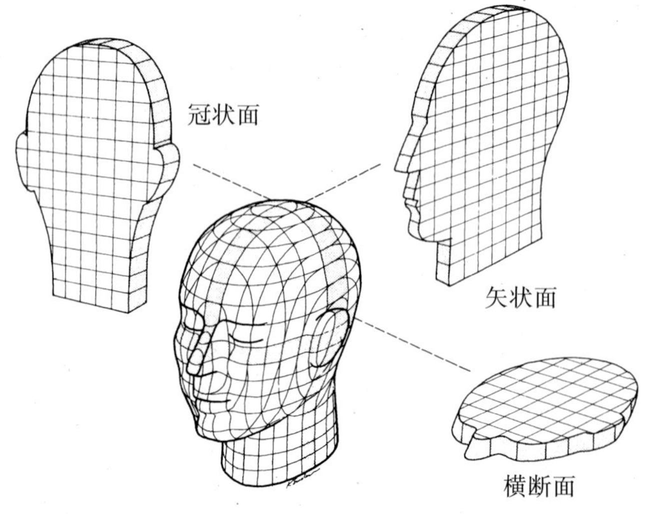


**图3-14** 经轴面（横断面）采集的扫描图像，可通过重新排列产生其他的平面图像。

## 三、三维图像显示

一组临近的横断面扫描图像（图3-15）包含了患者所有的三维信息。随着能绘制三维透视图的复杂的计算机辅助设计系统在制造业中的高度发展，出现了CT在肌肉骨骼系统中的应用[20-22,77,78,91-97]。

三维图像的质量和精确度可通过薄层或重叠层面来改善。在扫描图之间进行内插和平滑辅助处理，可将每个体素简化为对称的立方体。用这种方式对体素重新取样可在三维上形成均匀的空间间距，从而减少了“阶梯”效应。

Fishman等[98]在本课题的回顾中总结了与三维成像相关的技术特点。虽然来自CT（或MR）成像数据的三维显示可由为此目的专门设计的硬件或软件来完成，但是目前所用的显示系统主要以软件为基础。把传统序列的轴向CT（或MR）数据转化为模拟式三维图像描述技术可分为两种：以确定边界或表面（二元）为基础的技术以及以比例或半透明（连续体）容积为基础的技术。每种技术都包括三个步骤：容积的形成，分类以及图像投影。容积的形成包括实际采集成像数据、组合或叠加排列所得到的数据形成容积以及某种形式的预处理（如平滑处理）。分类步骤则要把存在于每个体素中的组织类型（也就是，脂肪、软组织或骨）确定出来。图像投射步骤与投影分类容积数据所形成三维透视图的方式有关。

以确定边界为基础技术是首先被开发的。依据要成像的组织的衰减值（HU）为其指定两个数据，或两个边界值。下边界值（例如骨，其值约为100 HU）表示，低于这个衰减值这类组织将不存在，而上边界值（例如骨，其值为3000 HU或更高）则表示，这类组织所表现的最高衰减值。采用定边界分类时，假定每个体素只包含一种组织，如果该体素的衰减值正好在两个边界值之间，则认为该体素是百分之百的相关组织。对每个体素进行分析，就可以对容量进行分类。因为定边界技术分类假设每个体素内只存在一种组织，所以按容积进行平均会造成明显误差，此时对包含不止一种组织（比如骨和肌肉）的体素的分析显然是不正确的。容积平均伪影对组织表面分界线的影响最为明显，导致这些界面的图像不规则，其特征表现为出现间隙或孔洞或者出现错误附加的组织碎片（或附属物）。

以比例为基础成像技术是从以定边界为基础成像技术最新发展而来的，正如Fishman等[98]所总结，其明显优于定边界技术。其假设任何一个体素内都可能包含有一种以上组织，因此比例分类可以对每种组织的数量（或百分比含量）进行更精确的分析。虽然比定边界分类要求更多的计算机功能，但比例

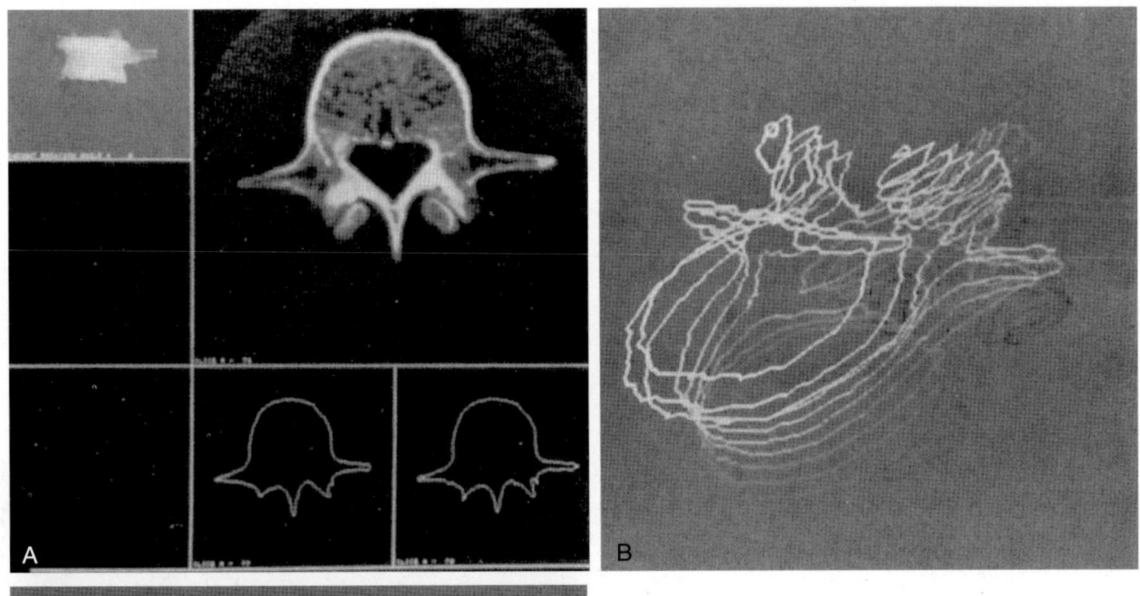


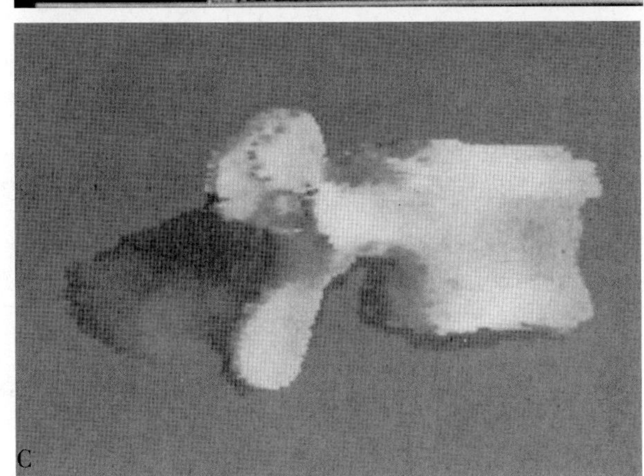


**图3-15** CT三维重建图像的产生。每一个CT扫描层面产生一个表面轮廓（A），按照层面间隔将这些轮廓叠加在一起（B），通过明暗处理形成立体透视图（C）。

分类可以使计算机产生的伪影大大减少。

笔者的试验主要是定边界成像技术方面的。采用这种方法，所需结构的边界或表面都可以显示，就如同所有的周围组织都被去除掉一样。正如上文所述，为此要通过选择适当的CT数值为每个插入层面规定好表面，通常为骨骼的外缘。虽然这种定边界方法有多种精细改进型，但其最终的结果都是一个描述每一层骨外形的轮廓（见图3-15A）。将这些轮廓按照层面间隔叠加在一起，并按这种形式显示出来以便进行外形的初步评价（见图3-15B）。

多种图形显示方案都可以用来“填充”轮廓，从而产生一个立体显示表面。图3-15C示出一种光反射比技术，可以计算出模拟光源到表面某一点的角度和距离，并相应地给其指定一个灰度级。这不是真正的三维显示，只是通过明暗处理提供一种立体透视和纵深的效果。

为了分离关节表面或者移开叠加的结构，可以在三维上编辑或移动各个表面轮廓（见图3-15）。所得到的三维数据是定量数据，可用来引导数控铣床或立体平版印刷系统，以便生产实体大小的骨模型或定制的假体[23,24]。也可以用来制定详细的手术和放射摄片计划。

CT、MR和超声数据的真正三维成像已通过全息摄像术在胶片上制作出来了[25]。这种方法可以在特殊的灯箱上观察立体数据，而且因为显示是计算机控制不需要操作者做精细的操纵。这种方法主要用于观察复杂的面部、骨盆和髋关节骨折，以及MR血管成像和胎儿超声。

## 第七节 伪 影

伪影的出现会使CT图像的质量降低，伪影可能是由扫描器或患者引起的误差[26]。不同型号的扫描器所产生的伪影的性质以及机器对伪影的敏感性均各不相同，而且同一型号不同产品之间也有很大的区别。

来自患者的伪影主要是由自主或不自主活动以及高密度异物所致。钡对比剂和手术夹或假体是产生条纹状伪影的主要原因。

衰减上的快速变化，比如在气体和钡对比剂的边界处，会因重建算法的问题而产生条带状伪影。图像重建程序假定，用于透射测量的X线束基本上是单能量的，因而会产生因放射束硬化效应所致的像素值误差[15]。这种效应在膀胱检查中多见（图3-16），此时部分放射束穿过致密骨，因而去除了低能量的X线，引起放射束硬化。

探测器伪影是机器产生伪影的主要原因。个别探测器的损坏会产生与旋转中心同心的生暗环或圆。X线管输出的变化会在患者的外周产生发散的宽大条纹。一些校准误差会产生细微的影响，例如可被误认为是病变的不均一性。很多伪影都会使病变表现变得模糊不清，所以认识它们的潜在影响是很重要的。

## 第八节 安全上的考虑

CT扫描会对患者产生一定的辐射，其剂量介于传统X线摄片（下限）和广泛采用X线透视的介入检查（上限）之间。由操作者控制的一些因素可使辐射量改变10倍或10倍以上。总体来说，患者受到的辐射量会随着改善图像质量的扫描参数的改变而增加，例如采用更薄或重叠的扫描层面、更高的电流以及更小的扫描视野。审慎地优化扫描参数以利诊断并限制扫描的层数。例如，在CT引导下活检时需要在患者的同一个区域进行反复的扫描，就可以在不明显影响穿刺针可视度的前提下大大降低电流值。同样，对于体形较小的患者，也可以在不降低图像质量的前提下使用较低的有效mAs。现代多层扫描仪的速度，使我们可以应用一些涉及数百个层面和辐射量异常高的摄片方案。当设计临床摄片

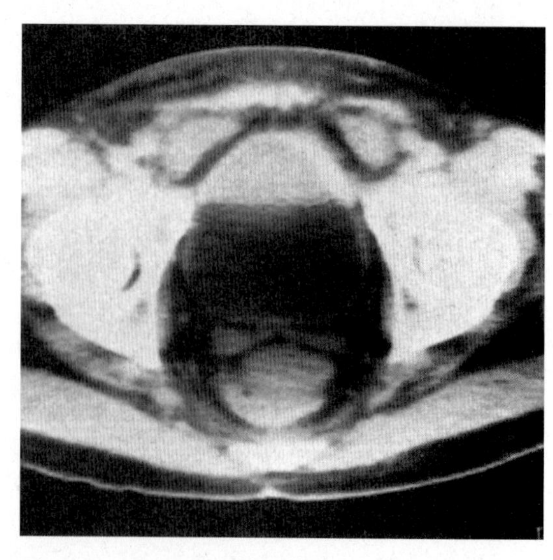

图3-16 膀胱可见放射束硬化效应。

方案时，必须仔细控制患者的辐射量。

处理创伤患者或者进行复杂活检时，有时需要在扫描室里留下一些工作人员。虽然这不是一项常规检查,但也应避免这些人员受到来自患者区的散射性辐射。图3-17示出在单次人体扫描时典型的散射性辐射暴露，显然最好的躲避位置是扫描架的两侧。

## 第八节 技术上的考虑

虽然可以规定一些适用于肌肉骨骼系统CT评价的总的指导原则，但理想的检查方案应根据个体患者的具体诊断要求来制定。如此看来，在制订CT扫描计划之前最好先审检一下临床检查记录和其他影像学检查结果，这样可使检查者了解这项检查的特异性指征和需要回答的临床问题。通用CT检查方案的产生是30年临床研究和实验的必然结果，因此这些指导原则对繁忙的放射科（这里从早做到晚都在进行CT检查）无疑是十分有用的。当放射科医师不能严密监视检查过程时，这些检查方案有时也十分有用。然而，在无人监视下用标准方案进行检查目前在技术上还不成熟。

### 一、传统X线片和扫描投影片的用途

一般来说，在没有被检查区初始X线片的情况下进行CT检查是不适宜的。这种X线片常能提供一些会影响下一步检查的重要信息，即使在X线片上看不到异常的病例中也如此。若存在金属假体或会产生扫描伪影的异物，并明确了其位置则需要对检查方案进行修改甚至放弃CT检查。脊柱曲率存在异常或加大往往提示患者的特定体位或扫描架成角要适当。

扫描投影片是大多数CT检查取得成功的基础，这样可以定位受关注的区域并显示事先计划的成像步骤，但它并不能替代传统的X线片。外部放置不透X线的标记物便于在投影片上定位感兴趣区域，而且对于有可触及但很小软组织肿物的患者十分有帮助，否则很难对其定位。扫描投影片还可以确认患者选定的体位是否能维持骨骼的解剖对称，这种方法有助于鉴别身体两侧骨或软组织的细微差异。

### 二、扫描策略

从理论上讲，最好在一开始就获得所需平面（经轴面、冠状面或矢状面）的CT扫描像，而不是依赖于最初在其他平面获得的图像数据进行重组，因为后者会导致图像分辨率的降低。在实践中，对扫描平面的选择往往严重受限于人体解剖部位。虽然曾对仰卧或俯卧成人直接进行过矢状位CT扫描来评价其头部[27-30]，但是由于关注区大小和位置的限制，此体位成人的中轴骨（脊柱和骨盆）只能进行横断面（即轴向）扫描。此外，小孩的中轴结构（如胸廓、骨盆和脊柱）直接进行冠状面或矢状面CT扫描更为容易[31]。在某些病例中，后两者平面的图像数据采集需要修改检查床和采用大的扫描架孔径。直接获得冠状位图像可用来评价颞下颌关节（图3-18）,但是也需要用辅助或改进的设备和特殊的患者体位[32-35]。在更靠外周的定位区域，对成像方向的选择较为灵活。前臂、肘关节、手(图3-19)、腕和足部的直接冠状位或矢状位成像是可行的[36-39]，而

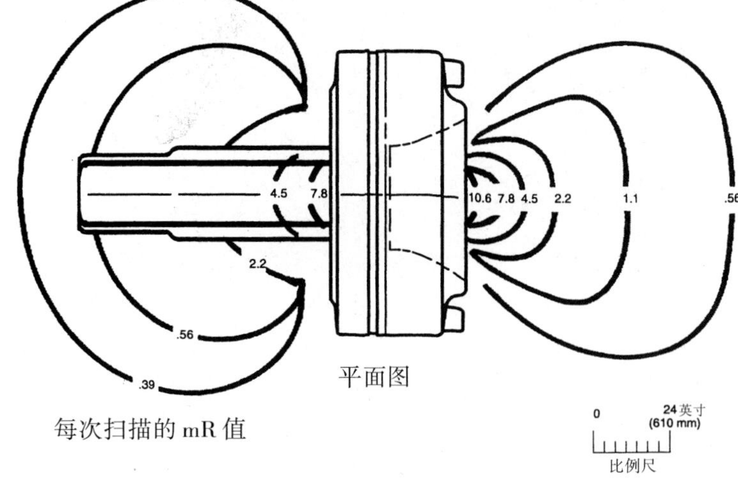


图3-17 人体扫描时典型的散射性辐射平面图。(Courtesy of General Electric Medical Systems, Milwaukee, Wisconsin.)

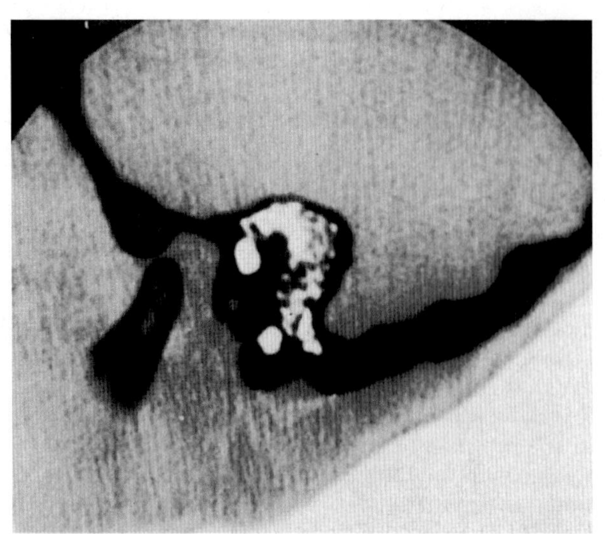

图3-18 扫描策略：直接矢状位图像采集——颞下颌关节。虽然需要调整检查床或(和)应用特殊的设备来固定患者的头部，但是这项技术用来评价颞下颌关节十分有用。(Courtesy of T. Armbuster, M.D., Fort Wayne, Indiana.)

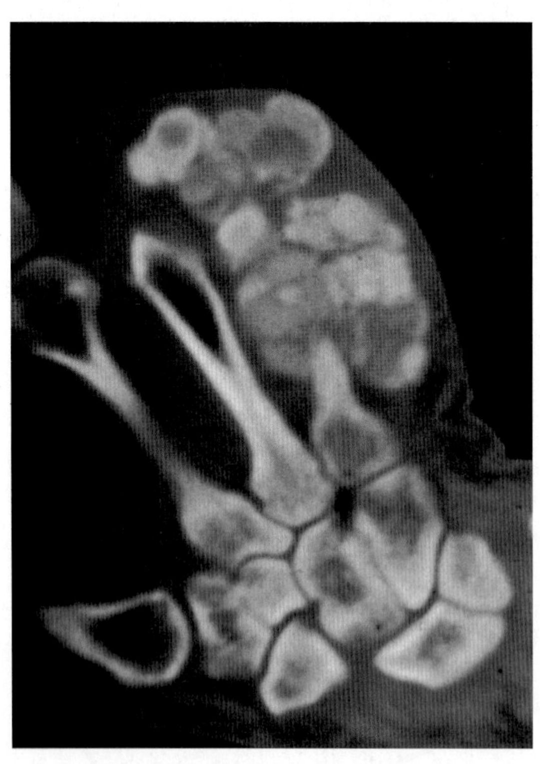

图3-19 扫描策略：直接冠状位图像采集——手和腕关节。这个患者患有慢性肾病而且手部的软组织内有钙羟基磷灰石晶体沉积，直接冠状位CT成像对于显示第4掌骨的钙化和骨侵蚀之间的关系很有用处。(Courtesy of G. Bock, M.D., Winnipeg, Manitoba, Canada.)

且在有些需要精确诊断的病例中这是不可缺少的检查，然而对于膝关节、髋关节和肩关节这样的检查比较困难。

CT检查中对仰卧位或俯卧位的选择主要依据患者的舒适和方便程度，不过在某些情况下，体位的选择会变得十分重要，这包括：下段脊柱的检查(仰卧位伴膝关节屈曲会使正常的腰部脊柱前凸)，利用计算机关节体层成像进行的关节检查(空气或不透X线对比剂的分布会受患者精确体位的影响)，急性损伤患者的检查(患者的某些体位因呼吸问题或骨折部位被禁忌)。活检或针吸过程的CT监视要求对患者进行精确定位，以便有适当的进针点和进针路线。理想状态下，为进行任何CT研究检查所选定的体位以及所使用的稳定或限制皮带或重物都要保证患者不能有任何活动，患者的活动对常规CT扫描是有害的，而且在打算进行重组和三维显示时会是灾难性的。

在大多数CT检查中都要求患者在扫描架内保持对称，但是也有例外，比如对肩关节这类外侧部位进行检查时，偶尔可使用小的扫描直径，以及有时为了避免对侧金属植入物产生的伪影，如髋关节。这种情况下，患者需要取倾斜体位。

现在大多数CT扫描器允许扫描架在任一方向上有最多20°的成角，因此进一步的技术考虑是在检查某一具体患者时是否需要扫描架有成角。某些结构(比如骶骨)在身体内的走向比较特殊，使得在没有扫描架成角的情况下不能进行真正的轴向扫描。在其他部位，比如足后部，由扫描架本身所造成的对身体此部位的定位限制可以通过扫描架成角来克服，允许进行在其他部位难以获得或不能获得的直接冠状位扫描。下腰椎间盘的CT检查受到此区域正常或加大脊柱前凸的限制，在没有扫描架成角时会妨碍理想的图像显示。膝关节或颞下颌关节的直接矢状位图像采集也可通过此方式得以强化。

层厚和各层间检查床增量(相邻扫描还是重叠扫描)的选择要考虑：辐射量和检查时间，异常病变的类型、大小及位置，影像数据重组的需要，而且在很多情况下还取决于检查者的个人偏好。软组织肿物常用的成像策略在于获得连续的1.0cm的层面，而对于骨病变则往往需要层厚0.3～0.5cm的连续或重叠层面。在颈椎、手、腕和足，则需更薄的扫描层面[40]。

## 三、衰减系数的测量

CT 值（单位 HU）作为绝对值的应用可描述出病变部位组织的特征，其前提是给定像素的值只取决于该体素的平均衰减系数，并且忽略其他变量，比如线束的强化、重建伪影、扫描器的可变性以及与标准扫描形状的偏离[41]。实验表明，大多数扫描器的CT绝对值之间存在有明显差异，甚至同一家制造厂生产的机器也如此，而且这些数值还会受身体在扫描器里的位置以及获得这些扫描所用的技术参数（如千伏值）[41]的显著影响，因此临床上死板严格的应用CT值将会导致误诊。在患者所处位置使用校准模型会大大减少误诊，可有效地教会各扫描器使用同一种语言，并通过经常练习记住这些语言[42]。简而言之，检查者不能完全依赖衰减系数的能力来预料病变中小的组织学变异。

病变部位仅由脂肪或主要由脂肪构成时 CT 值将为负数，通常会是这样但并非一成不变[43,44]，以此可做出脂肪瘤的诊断（图 3–20）。脂肪瘤内肉瘤性病灶会改变这些CT值也是预料之中的，而且对于某些病例有诊断价值，不过，广泛的纤维化成分和钙化会改变其衰减系数，以致不再能识别出病变的特异性脂肪成分[45]。此外，某些类型的脂肉瘤含有大量的脂肪，而某些形式的脂肪瘤含有大量的非脂肪组织，导致在CT评价这些肿瘤时产生诊断困难。衰减值与水接近的病变与囊肿一致，但不具有特异性；而血肿在亚急性期特征性地显示为不均一的区域，其同时存在高衰减值（约为 50 HU）与低衰减值（约10 HU）区域，在慢性期显示为低衰减值（1 ~ 20 HU）区域[43]。

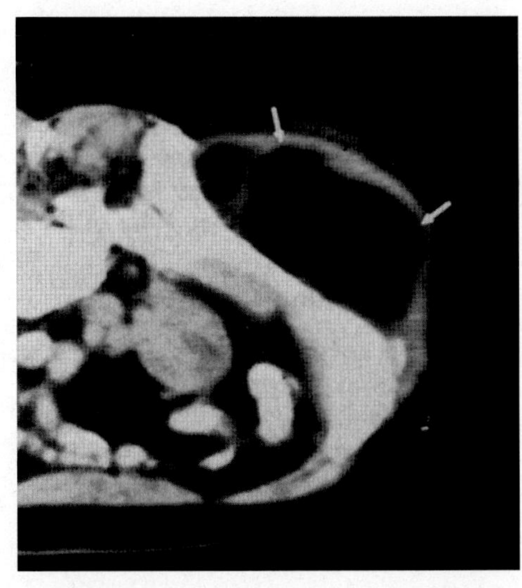

图 3–20　衰减值的测量：负 CT 值——脂肪瘤内的脂肪。具有负 CT 值的光滑的同质性软组织病灶一般表明是脂肪瘤。在这个病例中，患者取俯卧位，腹股沟区可见巨大脂肪瘤（箭头）。注意其内部分隔及构成，后者与皮下脂肪相同。（Courtesy of T. Broderick，M.D., Orange，California.）

对骨内病变衰减值的测量更加困难，特别是窄小骨，其皮质的作用会妨碍评价的准确性。黄骨髓（负的 CT 值）被具有高衰减值的炎症或肿瘤组织的预期替代，曾被用来判断感染或肿瘤病程的程度。当仔细选择关注区时，当骨皮质内膜的不规则被认为是测量误差的潜在原因时，以及当对侧（健侧）用来进行参照时，这项技术更为可靠。

CT绝对值作为分辨相似组织构成病变的技术有其局限性，在评价下背部手术后有严重症状的患者时，这种局限性表现得尤为突出。这些症状的两个重要起因是肥大性硬膜外瘢痕和复发性椎间盘突出。尽管瘢痕的典型衰减值（50 ~ 75HU）略低于椎间盘突出（90 ~ 120HU）[46]，但这种规律相对常见的例外情况限制了它的应用，并导致人们开始关注其他鉴别特征，包括静脉使用对比剂后伴发的衰减值变化（见后面的讨论）[47]，以及应用其他影像学方法如磁共振成像（见第 10 章）。

用CT识别软组织或骨中的气体是可行的，因为它的衰减值非常低。在椎管内出现含气间盘碎片的病例中，此方法有重要临床意义[48–50]。不过这种真空现象也会出现在没有间盘突出的椎管，甚至腹膜后组织内[51]。同样，CT（甚至常规 X 线片）显示椎体内有气体是骨缺血坏死的重要证据[52]。一些骨髓炎（图 3–21）和软骨下囊肿（“气瘤”）（图 3–22）病例中也可见骨内气体，特别是在髂骨和椎体。

最后，在这样一个将影像学与病理的紧密相关性越来越多地应用于对疾病过程深入理解的时代，人们必须意识到标本冰冻处理所伴发的衰减值（以及组织容积）的改变[53]。

## 四、对比剂的应用

静脉内、椎管内或间盘内使用不透 X 线的对比剂，或者关节内使用不透 X 线的对比剂或空气，对肌肉骨骼系统的 CT 检查有很大的辅助作用。

静脉注射对比剂的潜在应用包括：识别初次CT扫描不显著但被怀疑的软组织肿块，评价具有诊断或治疗意义的软组织或骨病变的血运，描述肿瘤和

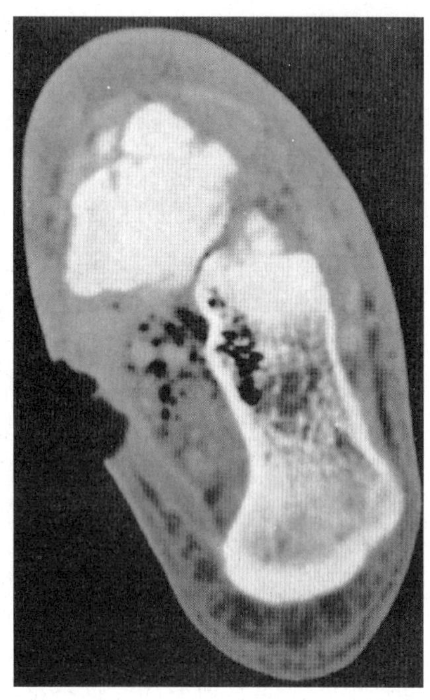

图3-21 衰减值的测量：负CT值——骨髓炎中的气体。足部的横断面CT扫描可见软组织溃疡以及跟骨及软组织中有气体。( Courtesy of A. Deutsch, M.D., Los Angeles, California. )。

邻近血管结构的关系。这些应用存在有一定的局限性。血管增生并非意味着恶性病变，所以这一特点用于鉴别良恶性病变并不可靠。此外，用CT难以区别血管移位还是血管实际上的侵犯，而这个问题对于软组织肿瘤患者是十分重要的。

静脉使用对比剂后椎管内软组织肿物增强是一种用CT区分术后肥大性瘢痕（对比度明显增强）和椎间盘复发性突出（只伴有细的组织边缘强化）的可靠方法[47,54-56]（图3-23）。对这种指征的价值仍存在争议[57]，事实上，硬膜外肿物的延迟对比强化被一些研究者认为是识别椎间盘突出位点的重要方式[58]。此外，在静脉内注射对比剂后脊柱内肿瘤亦可表现为增强[59]。

与单独使用脊髓造影或CT扫描不同，CT扫描联合甲泛葡胺脊髓造影的精确适应证仍存在激烈争论。这种联合造影检查常被推荐用于脊柱的术后评价[60]，并在技术上进行了改进，包括让患者采取俯卧位[61,62]。椎间盘造影后CT成像提供了另一种定位椎间盘突出的方法。尽管CT技术的这些潜在改进在评价椎间盘突出病理时改善了诊断准确性，但MR成像在这方面的普遍应用表明，这些改进都不太理想（见第10章）。

当关节周围肿物的一种诊断考虑为滑膜囊肿时，注射空气或不透X线对比剂后的CT扫描对于定义肿物性质很有帮助。这项技术曾被推荐应用于鉴别关节内骨软骨游离体，尤其是膝关节[44]，但亦

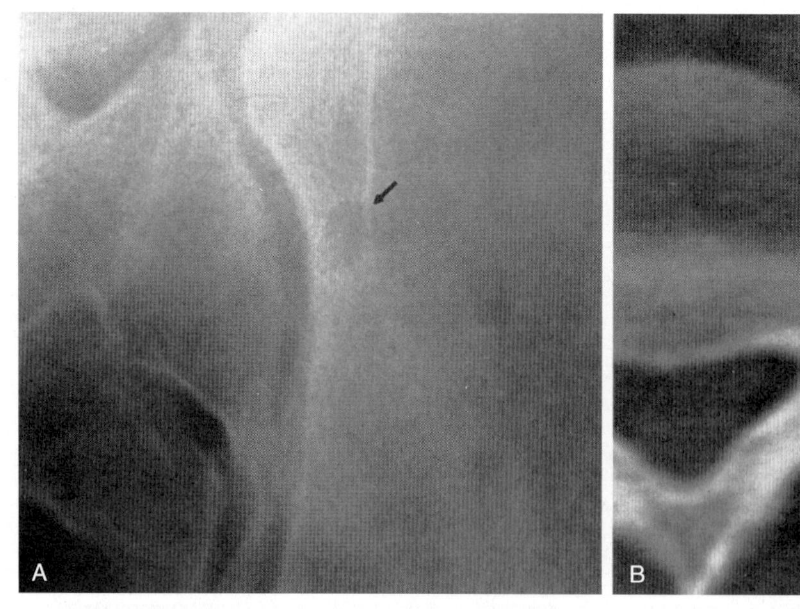



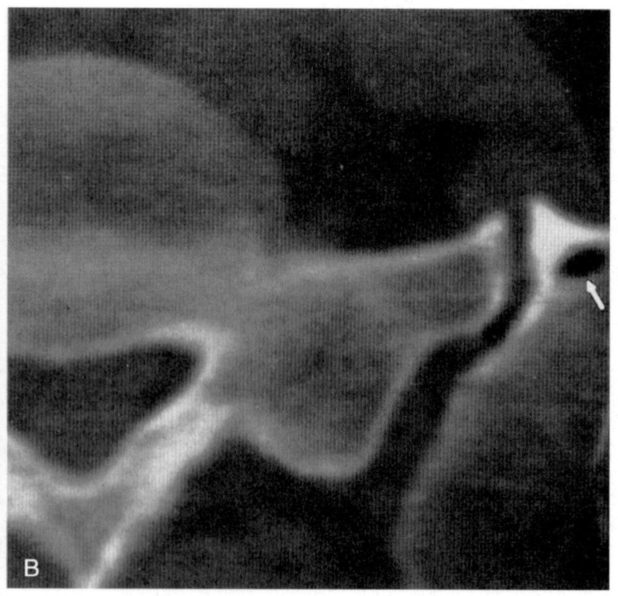



图3-22 衰减值的测量：负CT值——“气瘤”中的气体。

A 初始X线片可见髂骨内有一轮廓清楚的软骨下可透过X线病变区（箭头）。

B 轴位CT扫描证实，病灶内有气体（箭头），其CT值为较大些的负值。气体可能是氮，来自邻近的关节。事实上，CT已证实骶髂关节内出现真空现象，不过在这张复制片上显示不太清楚。

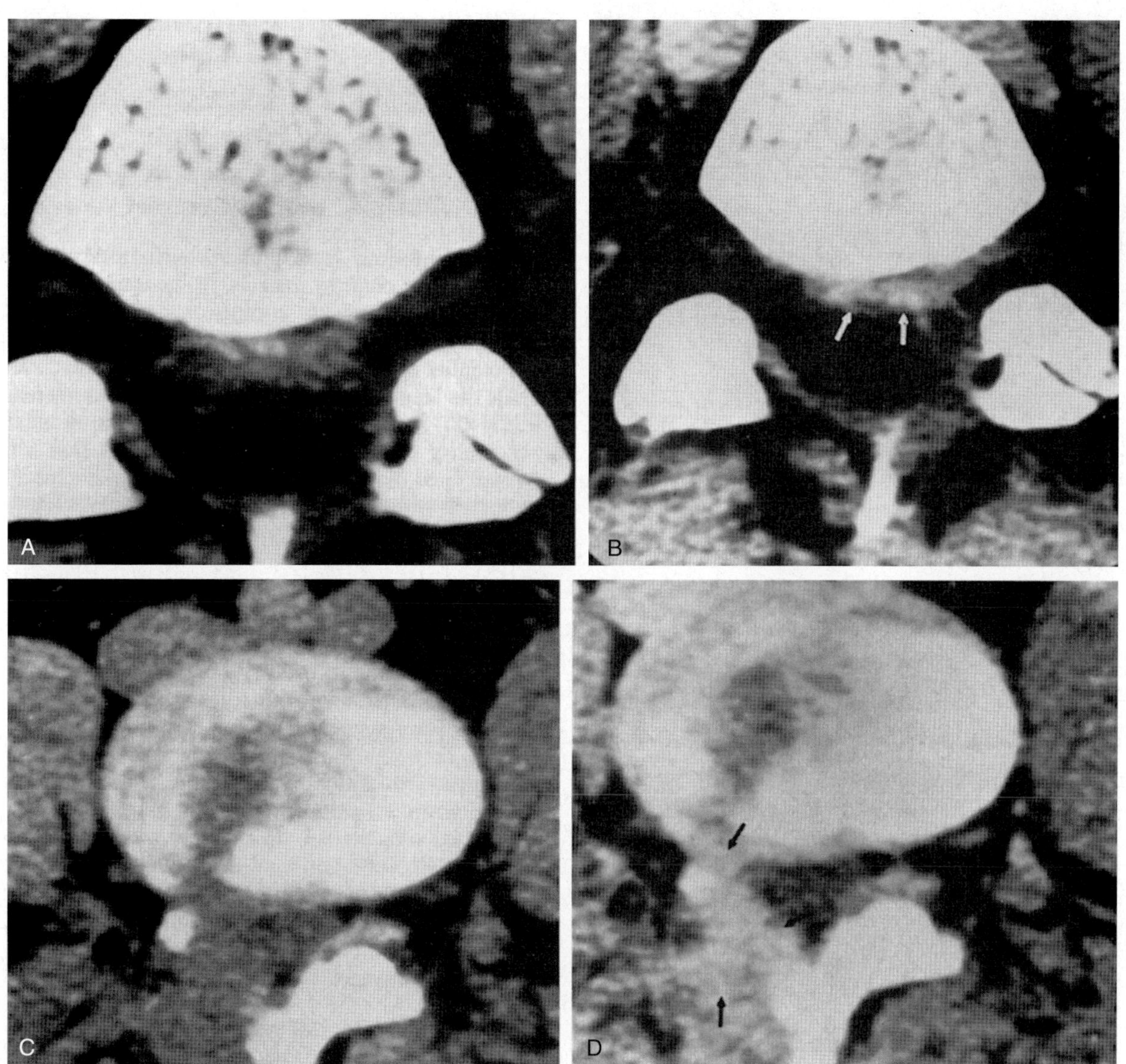


**图 3-23**　对比剂的应用：静脉注射对比剂用于鉴别术后的肥大性瘢痕。

A,B　注射前（A）与注射后（B）的 CT 横断扫描可见椎体后软组织肿物（箭头）的对比度增高，其与术后肥大性瘢痕形成相一致。可见从肿物内延伸出来的线状不透射线区。（Courtesy of J. Mink, M.D., Los Angeles, California.）

C,D　另一名患者注射前（C）和注射后（D）的 CT 横断扫描也可见对比度增高（箭头），与术后纤维化的诊断相一致。（Courtesy of A. Polansky, M.D., San Diego, California.）

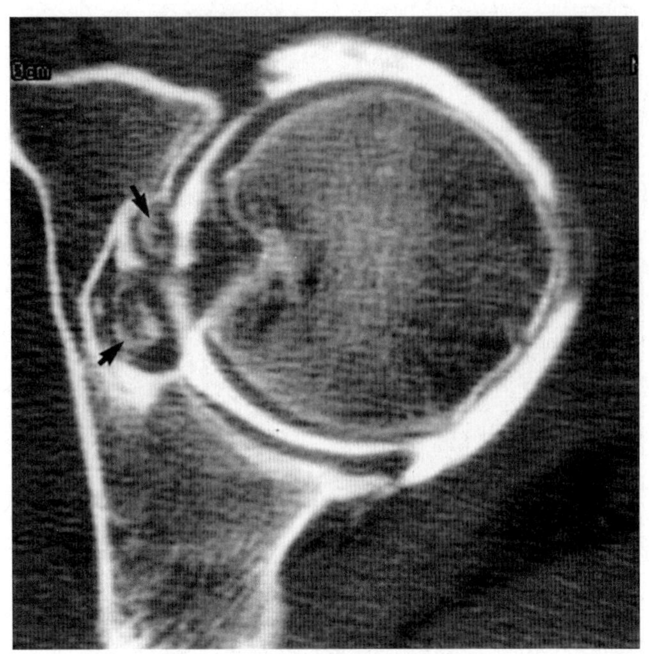

**图3-24** 对比剂的应用：关节内注射。原发性滑膜（骨性）软骨瘤的患者，使用不透X线对比剂的计算机关节造影显示，髋臼窝内出现关节内骨性游离体（箭头）。（Courtesy of P. Kindynis, M.D., Geneva，Switzerland.）

可应用于髋关节、踝关节和肘关节（图3-24）。在评价关节盂唇[64,65]、髌软骨[66,67]、膝关节交叉韧带[69]和滑膜皱襞[68]以及距骨的分离性骨软骨炎中，计算机关节造影有其优势，不过在有些情况下这种技术是否优于单独应用CT或关节造影或者传统X线片仍存在疑问。此外，MR成像在大多数情况下可提供更可靠的信息（见第65章）。

## 五、图像显示与重组

尽管控制台会根据任何个体病所需的诊断信息对窗宽和窗位做出最佳选择，但接近最大的窗宽（1000～2000 HU）和比较高的窗位（200～250 HU）可以较好地显示肌肉骨骼结构，而且在要求显示骨细节时常用于硬复制图像。显示软组织细节时，一般可用400～600 HU的窗宽和0～100 HU的窗位。

很难笼统地规定是否必须在一个面上重组图像数据还是在与采集这些数据的平面不同的几个面上重组图像数据（图3-25）。在这方面做出任何决定除了考虑其他因素外，还要考虑被检测病变的解剖部位和类型、原始CT扫描平面以及检查者个人的偏好。很多权威人士认为，绝大多数CT检查都可以直接阅片而不用重组。因为重组图像并不能提供新的数据（仅是以另一种形式来提供信息），而且比原来的CT图像分辨率低，并且需要技术人员和医师花费很多时间和精力，由此可见权威人士的意见是合理的。当需要显示一个特殊图像平面，但因CT扫描架限制了患者体位而无法直接获得时，重组图像就变得更加重要。为适应这种临床需要，CT设备制造商对硬件（容积扫描）与软件的功能进行了不断的改进，可以按照与标准的重组视图不同的方位以及按照特定解剖结构的形状走向生成二次图像（"曲线"重组）[70]。随着大型成像显示的格式化、整个数据系统的重建和互动技术的发展[71]，已开发了多种软件程序，可以在所有三个标准平面以及斜面上实时显示高分辨率的CT重建成像。通过使用边缘增强后处理过滤程序实现了对图像细节的改进[72]。

对于脊椎疾病评价中是否需要重建CT图像尚存在争议。成像方案也各有不同，有的包括一组标准的单独轴位成像，有的采用矢状位、冠状位或斜位重建图像[73,74]。一个折中方案认为，只有在轴位CT扫描阅片中不能确定诊断时才需要应用重组图像显示[75]。

## 六、三维图像显示

如前所述，由于在新型计算机系统中设有多种图像选择功能，因此三维显示可对图像数据做进一步修改。近年来这一技术的应用得到了迅速推广。此外，快速螺旋CT与带有体积绘制功能的三维重建的联合应用也是一项令人激动的进展[76]。在肌肉骨骼系统方面，三维显示的应用包括对复杂解剖区域的分析，如面部、骨盆、脊柱、肩、腕、足中段和足后段[77-102]（图3-26至3-28）。对髋关节疾病以及肩和脊柱的创伤性病变进行术前评价是三维图像显示的主要适应证，并可据此制造固体塑料模型。尽管三维成像技术很难描述软组织结构，如椎间盘和黄韧带，但这项技术可以更精细地分辨中央管、侧隐窝和脊柱神经孔的骨性狭窄程度。在任何情况下，来源于CT的高质量三维图像都需要进行密间距初始扫描（会导致检查时间延长和辐射暴露的增加）和避免患者移动。和二维重组图像的情况相同，三维图像显示并不能提供任何新的信息，而是把标准的CT数据按多数医师更熟悉的格式显示出来。采用这种方式可使检查者能了解的信息量增多。

三维成像的一项重要功能延伸是提供病变区的

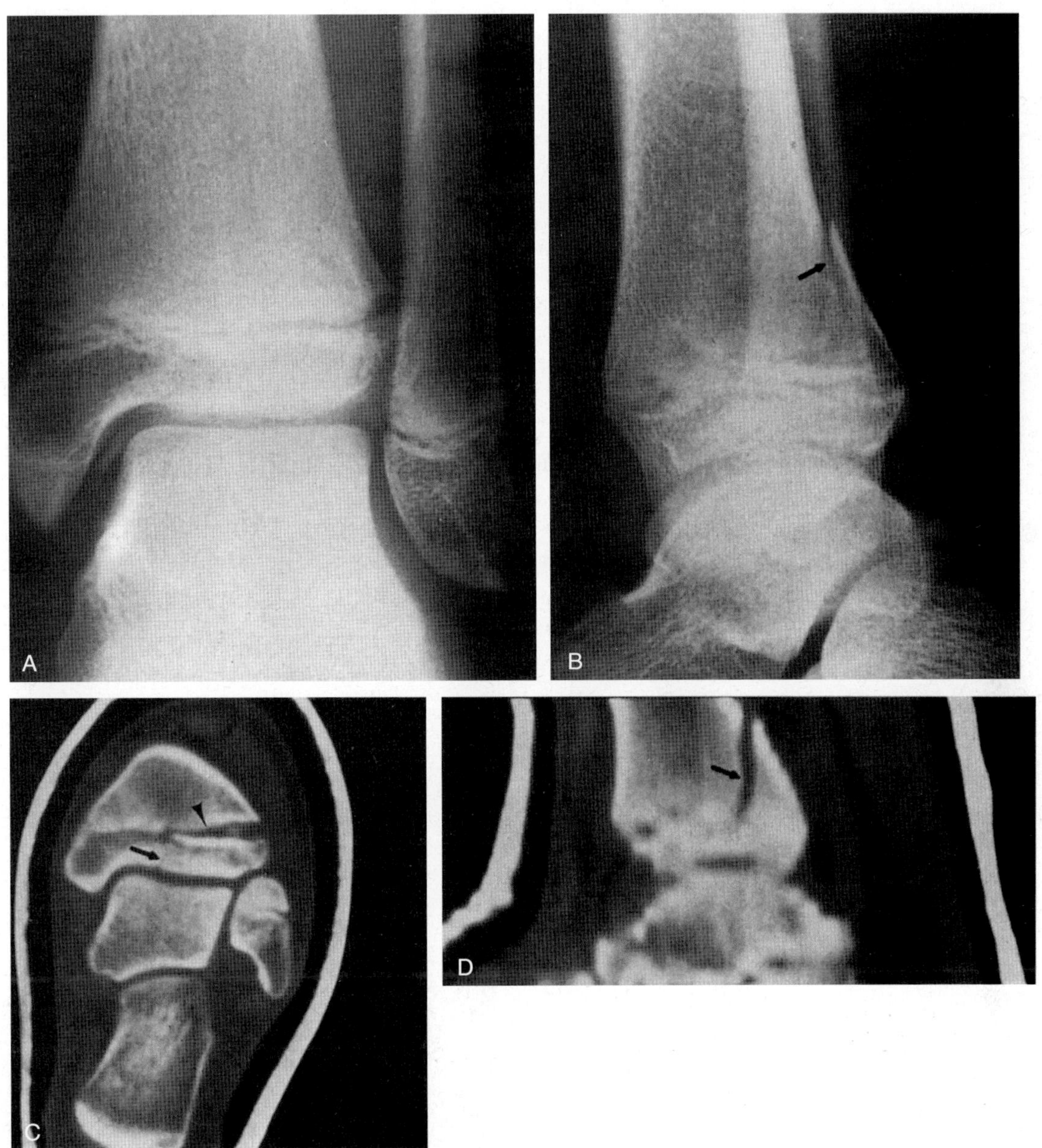

图3–25　重组图像数据的应用：胫骨的三平面骨折。

A，B　在踝关节的正位和侧位X线片上，骨折线延伸达骨骺的表现并不明显。干骺端（箭头）可见受累，提示为Ⅱ型长骨体生长部损伤。

C　直接冠状位CT扫描显示长骨体生长部增宽的程度（三角箭头）和骨骺的骨折线（箭头）。

D　矢状面重组图像显示干骺端骨折（箭头）以及骨骺的后移位。可见石膏管型并未对CT图像产生显著影响。

塑料模型，其有利于手术计划的制订，甚至可对复杂的截骨整形术或其他重建手术进行术前演练（图3–29）。通过计算机数字控制的铣床与三维图像数据连接而产生的这些模型，在尺寸及形状上具有高度的精确性。这一过程的进一步延伸就可以设计和制造出定制替代假体，如关节手术时，从而可以缩短手术时间[97]。

## 七、螺旋扫描

螺旋CT扫描的开发使得从一定容积组织获取图像数据的时间大大缩短[103]。应用于肌肉骨骼（或任何）系统时此方法具有许多优势，包括减少了患者的移动以及薄层平行校准，从而可得到更多的区域数据，保证了高质量的二维或三维图像[76,104–107]

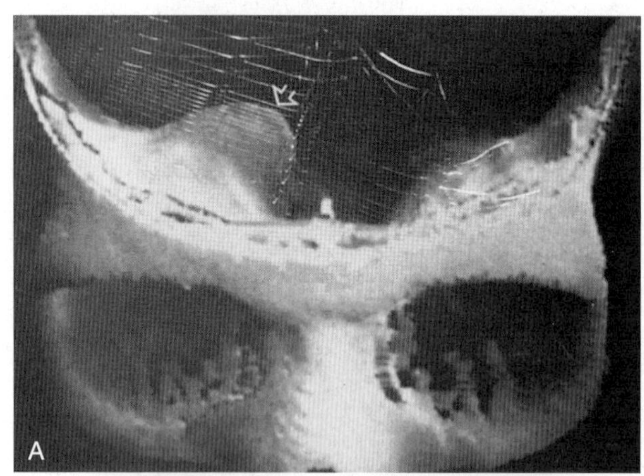

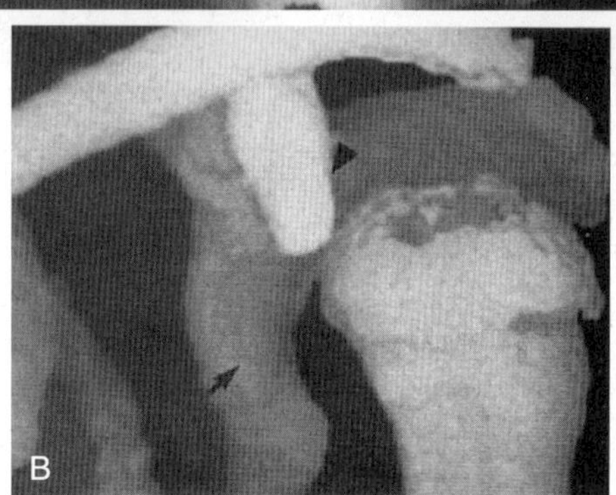

图3–26 三维图像显示的应用：复杂解剖区域。

A 颅骨和面骨：骨化性纤维瘤（箭头）。

B 肩关节：肩胛骨颈发育不良。可见肩胛骨颈（箭头）与冠状突（三角箭头）畸形。

（B, Courtesy of A. Deutsch, M.D., Los Angeles, California.）

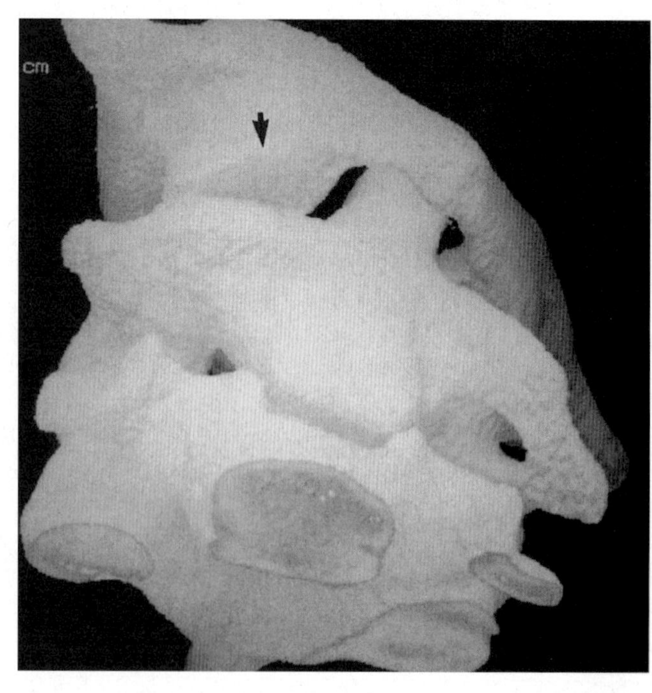


图3–27 三维图像显示的应用：复杂解剖区域。三维图像显示寰枢椎水平出现旋转固定。寰椎（箭头）右侧块位于枢椎的前方，左侧可见反向运动。（Courtesy of D. Goodman，M.D.，Hanover，New Hampshire.）

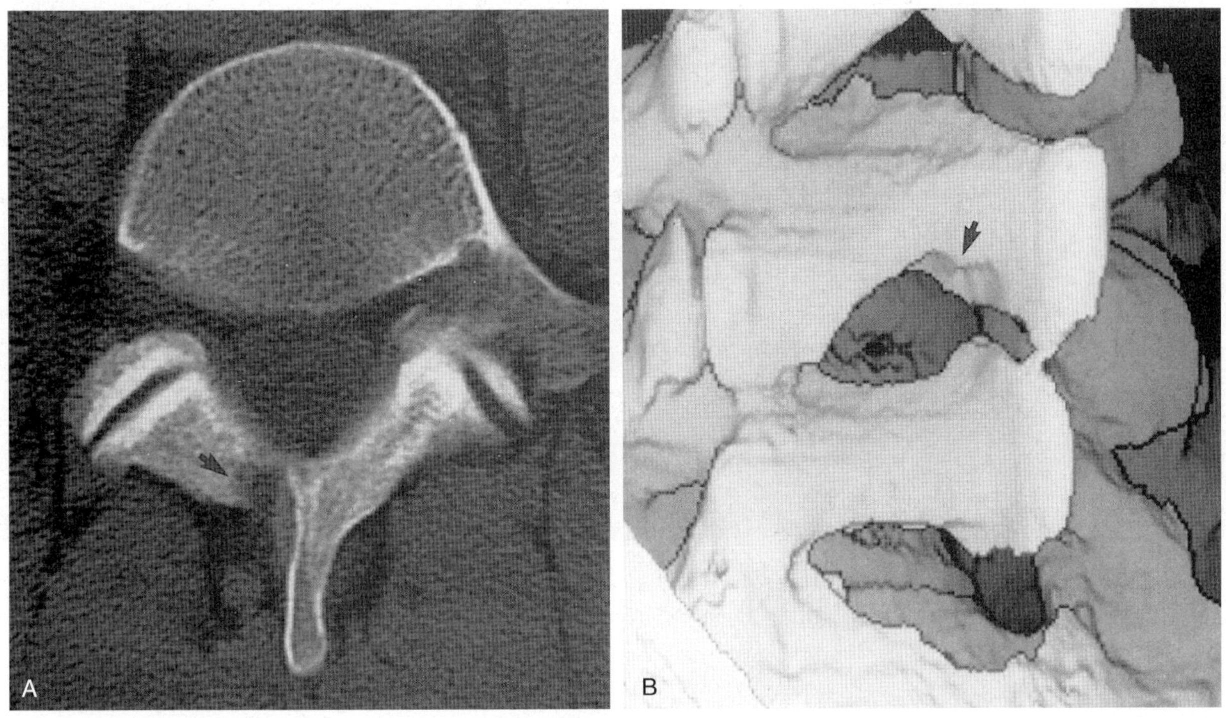

图3-28 三维图像显示的应用：复杂解剖区域。在断面CT扫描像（A）上可见腰椎椎体上片状缺损（箭头），不过在腰椎的斜位三维扫描像（B）上显示得更好（箭头）。

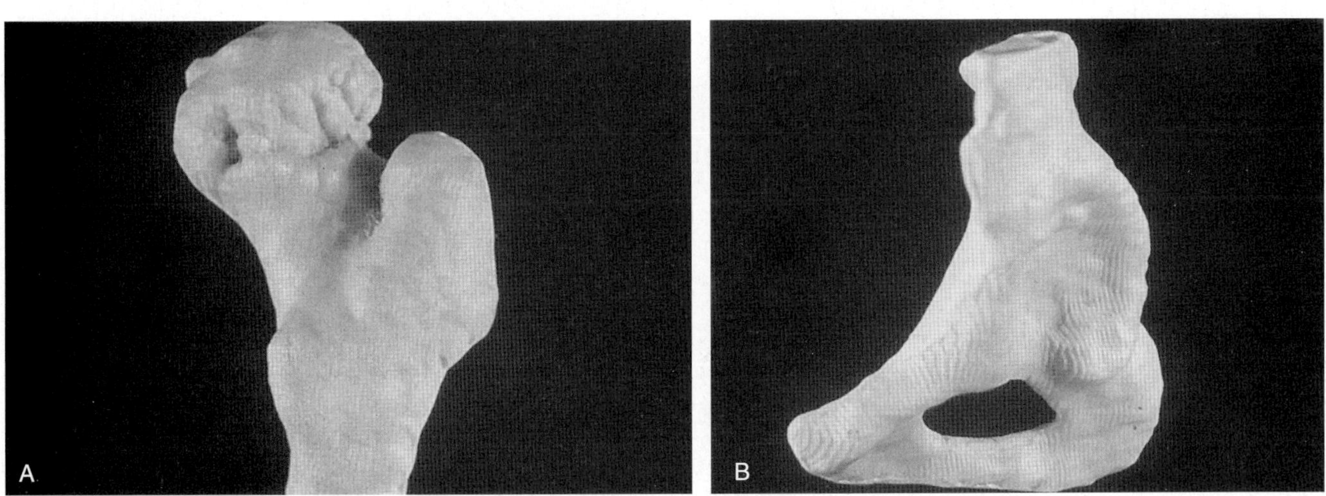

图3-29 用三维CT数据制成的塑料模型的应用：髋关节。股骨头和髋臼的相应模型可供整体或单独观察。（参见卷后彩图）

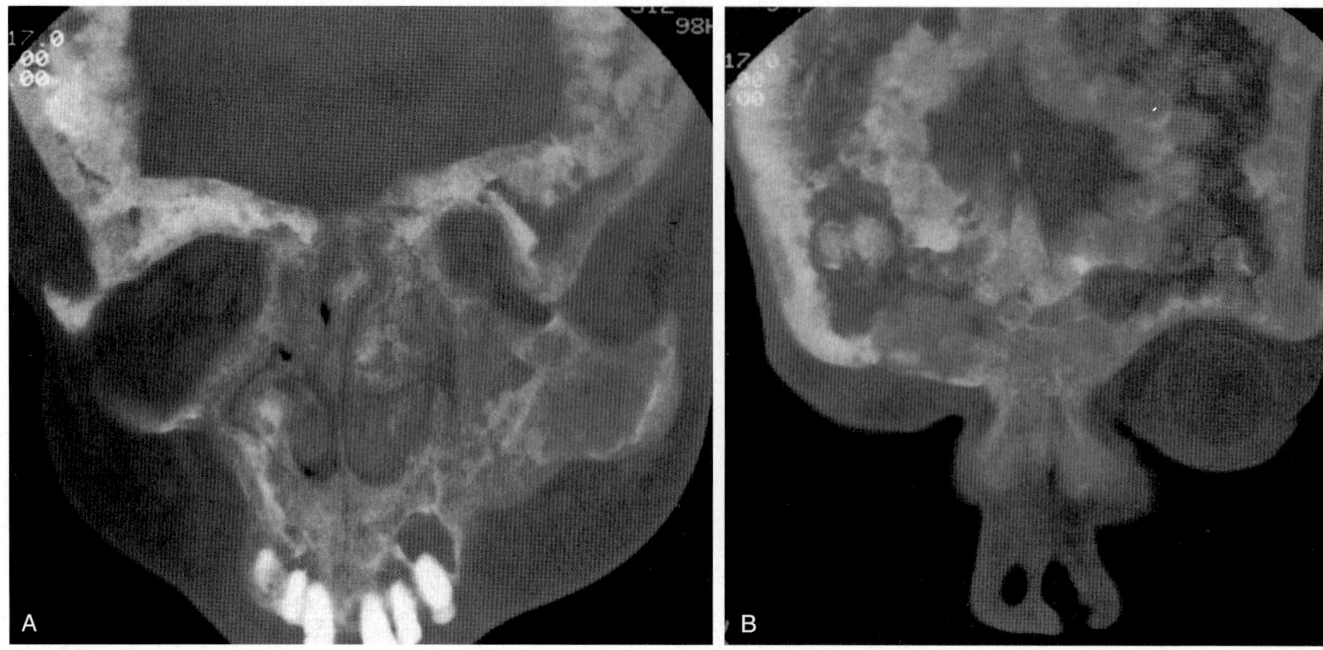


**图 3-30** 螺旋扫描的应用：纤维性发育不良中的颅骨和面骨受累。直接前（A）和后（B）冠状位 CT 扫描像显示其特征性的严重骨组织受累。(Courtesy of C. Boles, M.D., Winston-Salem, North Carolina.)（译者注：原文为 MR 像，应为 CT 扫描像）

（图3-30和3-31）。螺旋CT还可以在静脉注射对比剂后组织增强达到最高峰时进行扫描[105]。

在扫描策略方面，当关注区域较小时，最好用窄准直（1～2mm）、1.0~1.5行距及小的重建增量（如1mm）来进行体数据组的螺旋采集；当关注区较大时，最好用宽准直（3mm）、1~2行距及2~3mm重建增量[76]。如果考虑行三维成像，应使用高速CT扫描，以减小运动伪影。螺旋CT扫描的速度可对临床状态不稳定的多发性肌肉骨骼损伤患者进行检查[107]。可在短时间内对多个骨骼部位进行CT扫描。

## 第十节 临床应用

本章的重点不是讨论CT在肌肉骨骼方面的广泛应用。本文全面讨论并说明了CT的诊断价值，并尽可能将CT扫描和其他技术产生的图像加以比较（如闪烁造影术和磁共振成像），提出相应的看法。一般来讲，在骨与关节方面，身体特定区域的结构越复杂或者获得满足需要的常规X线片越困难，通过CT检查提供额外诊断信息的可能性就越大。在评价骨盆[108-110]、髋关节[111-117]、骶骨和骶髂关节[118-122]、盂肱关节和胸锁关节[65,123]、胸骨[123-126]、脊柱（包括寰枕枢区）[127-130]、足中段和足后段[131-136]、颞下颌关节[137]以及腕关节等骨结构方面CT是一种成熟的技术（图3-32至3-35）[40,138-140]。在软组织方面，由于CT的对比分辨率优于传统的X线片，因此其潜在的应用范围更大。CT能鉴别在对比特性上仅有轻微差异的不同组织，这种能力表明，在明确常规X线片出现非特异性表现或完全被漏诊的软组织肿物的有无、位置及性质（在某些病例中）方面CT具有明显的优势。这类软组织肿物包括血肿、脓肿、肿瘤和囊肿。通过CT对软组织的评价来解决肌肉骨骼问题，在人体许多部位都很有优势，其中应重点强调的是椎管、骨盆、腕、膝以及肢体的其他部位。尽管在这些部位和其他部位的软组织成像方面对CT优于传统的X线片毫无争议，但CT和MR成像相比却不相上下。特别是在描述软组织方面，MR成像无疑优于CT，因为MRI完全没有辐射暴露，并且这项技术对CT的应用方式也有着极大的影响。

## 小 结

本章对CT在分析肌肉骨骼系统疾病方面所起的主要作用进行了综述。横断面显像、出色的对比分辨率以及测量特定衰减值的能力是CT的重要特点，这使CT在明确检测传统X线片不能检测到的软组织与骨病变方面具有潜在的能力。在冠状面或矢

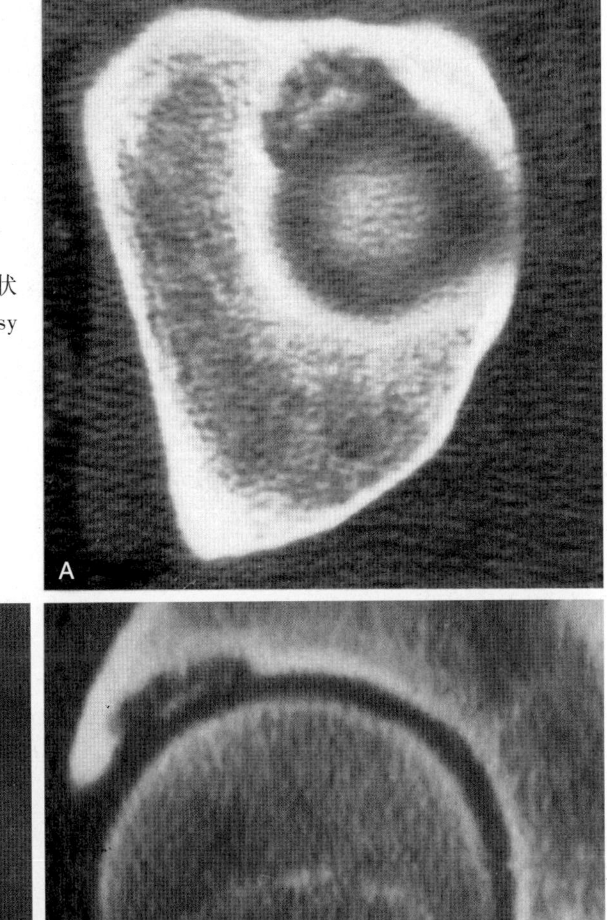


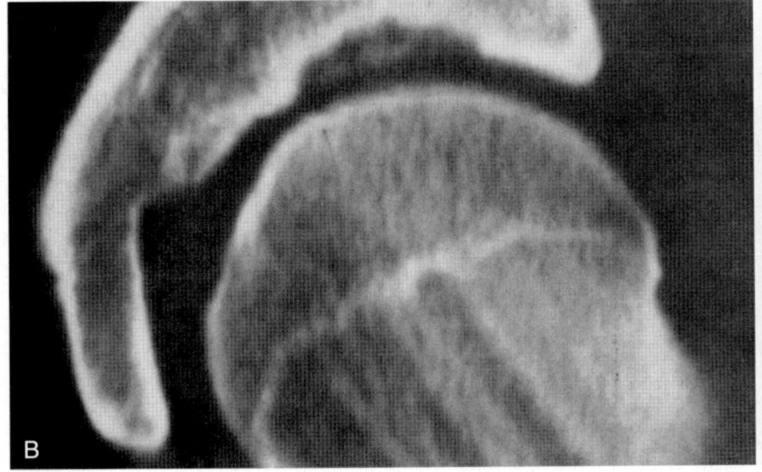


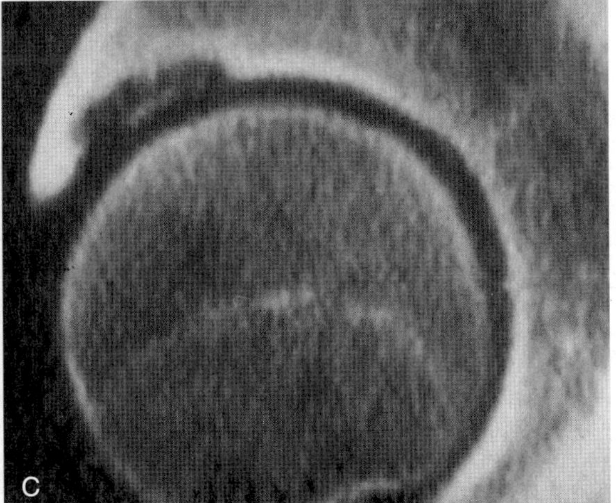


**图3-31**　螺旋扫描的应用：髋臼的骨软骨骨折。经轴位（A）、冠状位（B）和矢状位（C）CT扫描像可见骨折及游离的骨块。（Courtesy of J. Jacobson, M.D., Ann Arbor, Michigan.）

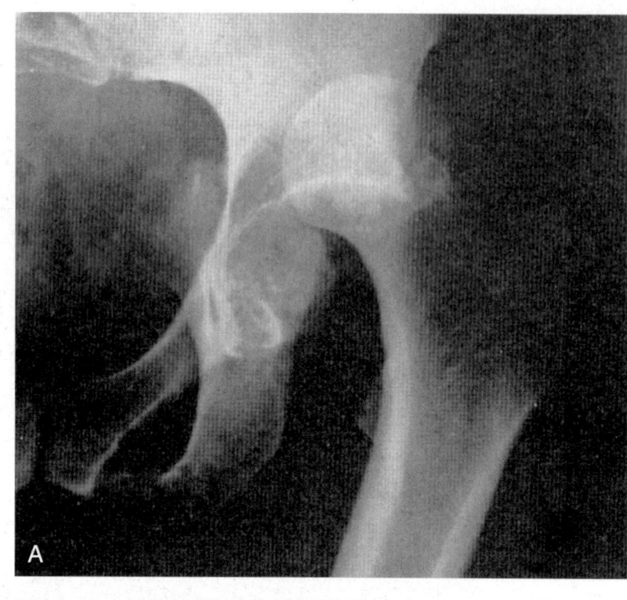


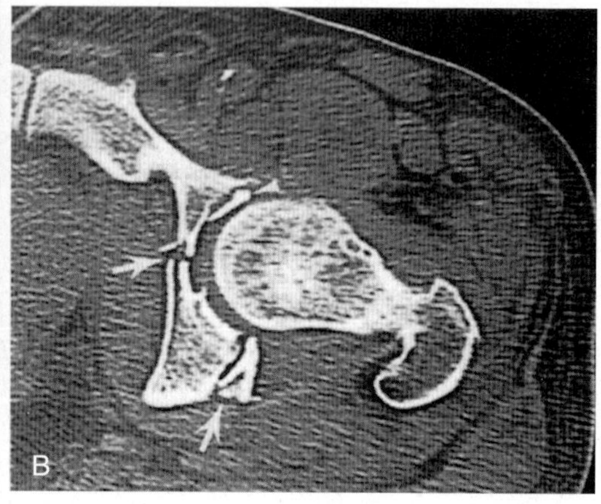


图3-32 创伤：髋关节的骨折脱位。

A 初始X线片可见髋关节后脱位伴髋臼内侧壁和后缘的骨折。

B 脱位复位后，经轴位CT扫描可见髋臼骨折（箭头）及关节内碎片（三角箭头）伴关节间隙的持续增宽。

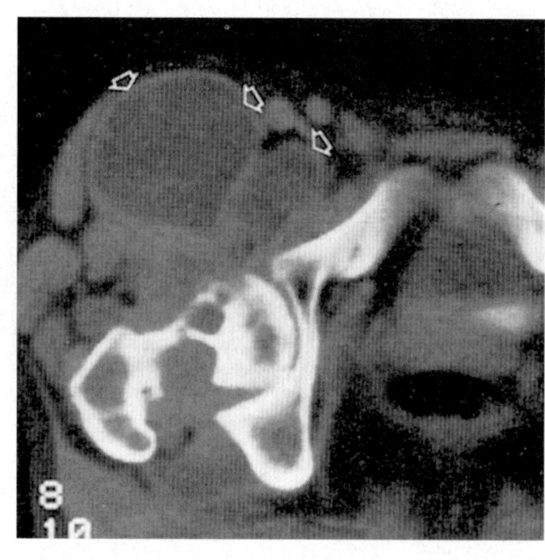

图3-33 关节疾病：髋关节类风湿性关节炎的滑膜囊肿。在这个区域，滑膜囊肿（空心箭头）形成的肿物可被误诊为腹股沟疝。可见同侧股骨颈破坏和关节间隙变窄。

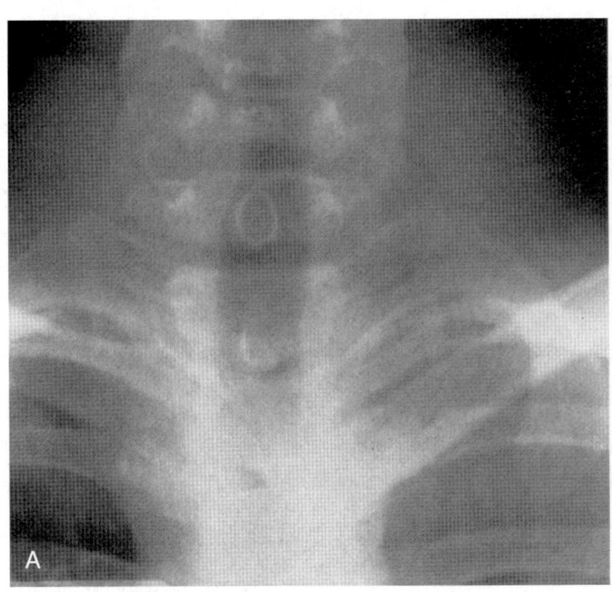


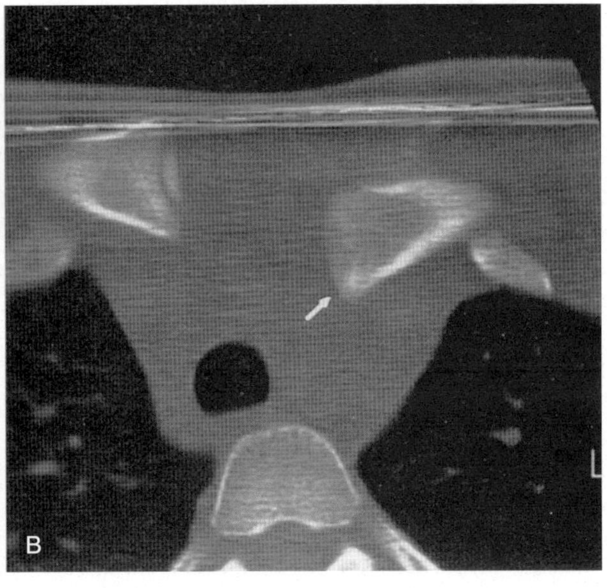


**图 3–34**　创伤：胸锁关节后脱位。

A　正位 X 线片显示两侧锁骨的内侧端位置明显不对称，左侧低于右侧。

B　经轴位 CT 可见左锁骨头后脱位（箭头）。可见邻近的锁骨骨骺无法识别，其在正常时可见（与对侧一样明显）。

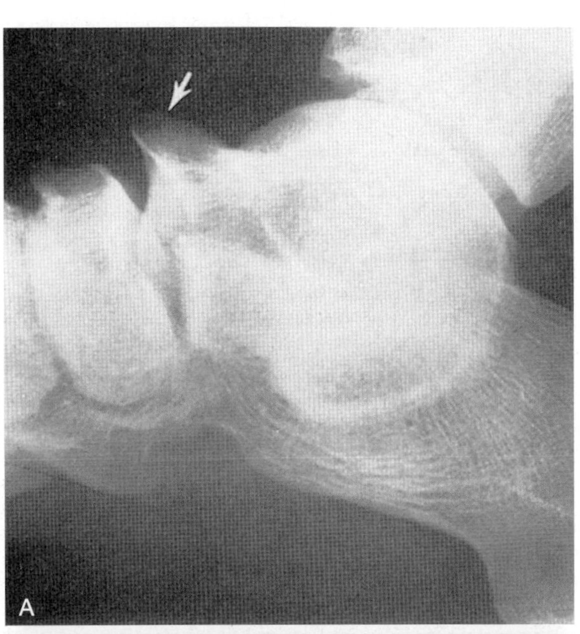


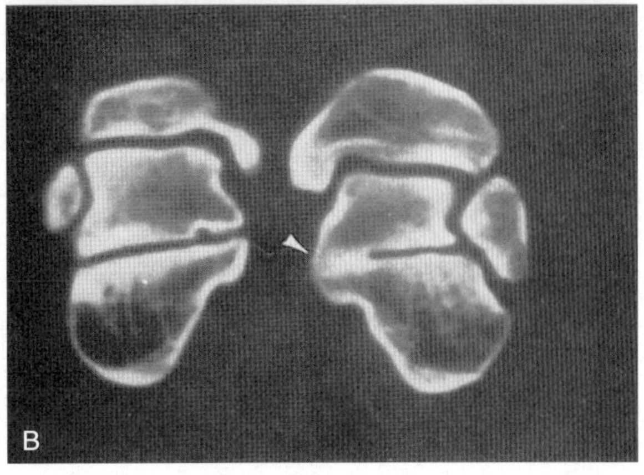


**图 3–35**　先天性疾病：跗骨联合。

A　提示正确诊断的侧位 X 线片上的表现，包括距跟关节消失及大的距骨骨赘，即距骨喙状突（箭头）。

B　和对侧（健侧）比较，直接冠状位 CT 扫描可见在距骨支持带区域距骨与跟骨之间有一处硬性骨融合（三角箭头）。

状面上重建横断面图像以及对图像数据的三维分析是CT的一些附加的重要优势。虽然MR成像技术的引入与改进已经要求并将继续要求对用于肌肉骨骼疾病评价的成像方案进行调整，但CT作为不同专业临床医师可用的诊断工具，其重要地位不容置疑。

（马信龙 译 王学谦 校）

# 参考文献


1. Hounsfield GN: Computerized transverse axial scanning (tomography). I. Description of a system. Br J Radiol *46*:1016, 1973.
2. McCullough EC: Factors affecting the use of quantitative information from a CT scanner. Radiology *124*:99, 1977.
3. Baxter BS, Sorenson JA: Factors affecting the measurement of size and CT number in computed tomography. Invest Radiol *16*:337, 1981.
4. Radon J: On the determination of functions from their integrals along certain manifolds. Ber Saech Akad Wiss Leipzig Math Phys Kl *69*:262, 1917.
5. Baker HL: The impact of computed tomography on neuroradiologic practice. Radiology *116*:637, 1975.
6. McCullough EC: Photon attenuation in computed tomography. Med Phys *2*:307, 1975.
7. Brooks RA, DiChiro G: Theory of image reconstruction in computed tomography. Radiology *117*:561, 1975.
8. Gordon R, Herman GT, Johnson SA: Image reconstruction from projections. Sci Am *233*:56, 1975.
9. Mayr E, Häuser H, Rüter A, et al: [Minimally invasive, intraoperative CT-guided correction of calcaneal osteosynthesis] [in German]. Unfallchirurg *102*:239, 1999.
10. Peschmann KR, Napel S, Couch J, et al: High-speed computed tomography: Systems and performance. Appl Optics *24*:4052, 1985.
11. Kalendar WA, Seissler W, Klotz E, et al: Spiral volumetric CT with single-breath-hold technique, continuous transport, and continuous scanner rotation. Radiol *176*:181, 1990.
12. Liang Y, Kruger RA: Dual-slice spiral versus single-slice spiral scanning: Comparison of the physical performance of two computed tomography scanners. Med Phys *23*:205, 1996.
13. Hu H, Shen Y: Helical CT reconstruction with longitudinal filtration. Med Phys *25*:2130, 1998.
14. Blumenfeld SM, Glover G: Spatial resolution in computed tomography. *In* TH Newton, DG Potts (Eds): Radiology of the Skull and Brain. Technical Aspects of Computed Tomography. St. Louis, CV Mosby, 1981, p 3918.
15. Glover GH, Pelc NJ: Nonlinear partial volume artifacts in x-ray computed tomography. Med Phys 7:238, 1980.
16. Brooks RA, DiChiro G: Statistical limitations in x-ray reconstructive tomography. Med Phys *3*:237, 1976.
17. Rhodes ML, Glenn WV, Azzawi YM: Extracting oblique planes from serial CT sections. J Comput Assist Tomogr *4*:649, 1980.
18. Kursunoglu S, Resnick D, André M, et al: Computed arthrotomography with multiplanar reformations and three-dimensional image analysis in the evaluation of the cruciate ligament. J Can Assoc Radiol *37*:153, 1986.
19. Rothman SLG, Gobben GD, Rhodes ML, et al: Computed tomography of the spine: Curved coronal reformations from serial images. Radiology *150*:185, 1984.
20. Pate D, Resnick D, André M, et al: Perspective: Three-dimensional imaging of the muskuloskeletel system. AJR *147*:545, 1986.
21. Herman GT: Three-dimensional imaging on a CT or MR scanner. J Comput Assist Tomogr *12*:450, 1988.
22. Vannier MW, Marsh JL: Three-dimensional imaging, surgical planning, and image-guided therapy. Radiol Clin North Am *34*:545, 1996.
23. Resnick D, Pate D, Sartoris DJ, et al: Modeling of stenotic spinal canals derived from computed tomographic data: A preliminary investigation. J Comput Tomogr *11*:51, 1987.
24. Poulsen M, Lindsay C, Sullivan T, et al: Stereolithographic modelling as an aid to orbital brachytherapy. Int J Radiat Oncol Biol Phys *44*:731, 1999.
25. Bosch E, Andre MP, Hart SJ, et al: Multiplexed transmission holograms: A novel technique for three-dimensional display of CT and MR images. Radiology *185*:339, 1992.
26. Joseph PM: Artifacts in computed tomography. *In* TH Newton, DG Potts (Eds): Radiology of the Skull and Brain. Technical Aspects of Computed Tomography. St. Louis, CV Mosby, 1981, p 3956.
27. Bluemm R: Direct sagittal (positional) computed tomography of the head. Neuroradiology *22*:199, 1982.
28. Haverling M, Johanson H, Ahren L: Approximate sagittal computer tomography of the sellar and suprasellar region. Acta Radiol Diagn *19*:918, 1978.
29. Osborn AG, Anderson RE: Direct sagittal computed tomographic scans of the face and paranasal sinuses. Radiology *129*:81, 1978.
30. Mondello E, Savin A: Direct sagittal computed tomography of the brain. J Comput Assist Tomogr *3*:706, 1979.
31. Altman N, Harwood-Nash DC, Fitz CR, et al: Evaluation of the infant spine by direct sagittal computed tomography. Am J Neuroradiol *6*:65, 1985.
32. Sartoris DJ, Neumann CH, Riley RW: The temporomandibular joint: True sagittal computed tomography with meniscus visualization. Radiology *150*:250, 1984.
33. Manzione JV, Katzberg RW, Brodsky GL, et al: Internal derangements of the temporomandibular joint: Diagnosis by direct sagittal computed tomography. Radiology *150*:111, 1984.
34. Simon DC, Hess ML, Smilak MS, et al: Direct sagittal CT of the temporomandibular joint. Radiology *157*:545, 1985.
35. Manco LG, Messing SG, Busino LJ, et al: Internal derangements of the temporomandibular joint evaluated with direct sagittal CT: A prospective study. Radiology *157*:407, 1985.
36. Nesbit D, Levine E, Neff JR: Direct longitudinal computed tomography of the forearm. J Comput Assist Tomogr *5*:144, 1981.
37. Azouz EM: Longitudinal CT of the forearm in children. J Can Assoc Radiol *35*:388, 1984.
38. Kuszyk BS, Fishman KE: Direct coronal CT of the wrist: Helical acquisition with simplified patient positioning. AJR *166*: 419, 1996.
39. Garniek A, Morag B, Yaffe, B, et al: True sagittal CT scanning of the elvow. J Comput Assist Tomogr *19*:1012, 1995.
40. Bush CH, Gillespy T III, Dell PC: High-resolution CT of the wrist: Initial experience with scaphoid disorders and surgical fusions. AJR *149*:757, 1987.
41. Levi C, Gray JE, McCullough EC, et al: The unreliability of CT numbers as absolute values. AJR *139*:443, 1982.
42. Mull RT: Mass estimates by computed tomography: Physical density from CT numbers. AJR *143*:1101, 1984.
43. Heiken JP, Lee JKT, Smathers RL, et al: CT of benign soft-tissue masses of the extremities. AJR *142*:575, 1984.
44. Hermann G, Yeh H-C, Schwartz I: Computed tomography of soft-tissue lesions of the extremities, pelvic and shoulder girdles: Sonographic and pathological correlations. Clin Radiol *35*:193, 1984.
45. DeSantos LA, Ginaldi S, Wallace S: Computed tomography in liposarcoma. Cancer *47*:46, 1981.
46. Teplick JG, Haskin ME: Computed tomography of the postoperative lumbar spine. AJR *141*:865, 1983.
47. Teplick JG, Haskin ME: Intravenous contrast enhanced CT of the postoperative lumbar spine: Improved identification of recurrent disk herniation, scar, arachnoiditis, and diskitis. AJR *143*:845, 1984.
48. Orrison WW, Lilleas FG: CT demonstration of gas in a herniated nucleus pulposus. J Comput Assist Tomogr *6*:807, 1982.
49. Gulati AN, Weinstein ZR: Gas in the spinal canal in association with lumbosacral vacuum phenomenon: CT findings. Neuroradiology *20*:191, 1980.
50. Teplick GH, Teplick SK, Goodman L, et al: Pitfalls and unusual findings in computed tomography of the lumbar spine. J Comput Assist Tomogr *6*:888, 1982.
51. Beers AJ, Carter AP, Leiter B, et al: CT detection of retroperitoneal gas associated with gas in intervertebral disks. J Comput Assist Tomogr *8*:232, 1984.
52. Resnick D, Niwayama G, Guerra J, et al: Spinal vacuum phenomena: Anatomical study and review. Radiology *139*:341, 1981.
53. Pech P, Bergström K, Rauschning W, et al: Attenuation values, volume changes and artifacts in tissue due to freezing. Acta Radiol Diagn *28*:779, 1987.
54. Schubiger O, Valavanis A: CT differentiation between recurrent disc herniation and postoperative scar formation: The value of contrast enhancement. Neuroradiology *22*:251, 1982.
55. Raininko R, Torma T: Contrast enhancement around a prolapsed disk. Neuroradiology *24*:49, 1982.
56. Firooznia H, Kricheff II, Rafii M, et al: Lumbar spine after surgery: Examination with intravenous contrast-enhanced CT. Radiology *163*:221, 1987.
57. Braun IF, Lin JP, Benjamin MV, et al: Computed tomography of the asymptomatic postsurgical lumbar spine: Analysis of the physiologic scar. AJR *142*:149, 1984.
58. De Santis M, Crisi G, Vici FF: Late contrast enhancement in the CT diagnosis of herniated lumbar disk. Neuroradiology *26*:303, 1984.
59. Lapointe JS, Graeb DA, Nugent RA, et al: Value of intravenous contrast enhancement in the CT evaluation of intraspinal tumors. AJR *146*:103, 1986.
60. Meyer JD, Latchaw RE, Roppolo HM, et al: Computed tomography and myelography of the postoperative lumbar spine. Am J Neuroradiol *3*:223, 1982.
61. Tehranzadeh J, Gabriele OF: The prone position for CT of the lumbar spine. Radiology *152*:817, 1984.
62. Barmeir E, Blinder GE, Sasson AA, et al: Prone computed tomography metrizamide myelography: A technique for improved diagnosis of lumbar disc herniation. Clin Radiol *35*:479, 1984.
63. Sartoris DJ, Kursunoglu S, Pineda C, et al: Detection of intra-articular

osteochondral bodies in the knee using computed arthrotomography. Radiology *155*:447, 1985.
64. Deutsch AL, Resnick D, Berman JL, et al: Computerized and conventional arthrotomography of the glenohumeral joint: Normal anatomy and clinical experience. Radiology *153*:603, 1984.
65. Deutsch AL, Resnick D, Mink HH: Computed tomography of the glenohumeral and sternoclavicular joints. Orthop Clin North Am *16*:497, 1985.
66. Reiser M, Karpf P-M, Bernett P: Diagnosis of chondromalacia patellae using CT arthrography. Eur J Radiol *2*:181, 1982.
67. Boven F, Bellemans M-A, Geurts J, et al: The value of computed tomography scanning in chondromalacia patellae. Skeletal Radiol *8*:183, 1982.
68. Boven F, De Boeck M, Potvliege R: Synovial plicae of the knee on computed tomography. Radiology *147*:805, 1983.
69. Reiser M, Rupp N, Karpf PM, et al: Erfahrunger mit der CT-Arthrographie der Kreuzbänder des Kniegelenkes. ROFO *137*:372, 1982.
70. Rothman SLG, Dobben GD, Rhodes ML, et al: Computed tomography of the spine: Curved coronal reformations from serial images. Radiology *150*:185, 1984.
71. Ney DR, Fishman EK, Magid D, et al: Interactive real-time multiplanar CT imaging. Radiology *170*:275, 1989.
72. Fishman EK, Ney DR, Kawashima A, et al: Effect of image display on the quality of multiplanar reconstruction of computed tomography data. Invest Radiol *28*:146, 1993.
73. Rhodes ML, Glenn WV, Azzawi YM: Extracting oblique planes from serial CT sections. J Comput Assist Tomgr *4*:649, 1980.
74. Glenn WV, Rhodes ML, Altschuler EM, et al: Multiplanar display computerized body tomography application in the lumbar spine. Spine *4*:282, 1979.
75. Rosenthal DI, Stauffer AE, Davis KR, et al: Evaluation of multiplanar reconstruction in CT recognition of lumbar disk disease. Am J Neuroradiol *5*:307, 1984.
76. Pretorius Es, Fishman KE: Volume-rendered three-dimensional spiral CT: Musculoskeletal applications. Radiographics *19*:1143, 1999.
77. Totty WG, Vannier MW: Complex musculoskeletal anatomy: Analysis using three dimensional surface reconstruction. Radiology *150*:173, 1984.
78. Vannier MW, Marsh JL, Warren JO: Three dimensional CT reconstruction images for craniofacial surgical planning and evaluation. Radiology *150*:179, 1983.
79. Burk DL Jr, Mears DC, Kennedy WH, et al: Three-dimensional computed tomography of acetabular fractures. Radiology *155*:183, 1985.
80. Weeks PM, Vannier MW, Stevens WG, et al: Three-dimensional imaging of the wrist. J Hand Surg [Am] *10*:32, 1985.
81. Armstrong EA, Smith TH, Salyer KE: Three dimensional image reconstruction of computed tomograms of the head and neck in the pediatric age group. Ann Radiol *28*:241, 1985.
82. Hemmy DC, Tessier PL: CT of dry skulls with craniofacial deformities: Accuracy of three-dimensional reconstruction. Radiology *157*:113, 1985.
83. Woolson ST, Dev P, Fellingham LL, et al: Three-dimensional imaging of the ankle joint from computerized tomography. Foot Ankle *6*:2, 1985.
84. Woolson ST, Fellingham LL, Dev P, et al: Three dimensional imaging of bone from analysis of computed tomography data. Orthopedics *8*:1269, 1985.
85. Woolson ST, Dev P, Fellingham LL, et al: Three-dimensional imaging of bone from computerized tomography. Clin Orthop *202*:239, 1986.
86. Gillespie JE, Isherwood I: Three-dimensional anatomical images from computed tomographic scans. Br J Radiol *59*:289, 1986.
87. Altman NR, Altman DH, Wolfe SA, et al: Three-dimensional CT reformation in children. AJR *146*:1261, 1986.
88. Kursunoglu S, Kaplan P, Resnick D, et al: Three-dimensional computed tomographic analysis of the normal temporomandibular joint. J Oral Maxillofac Surg *44*:257, 1986.
89. Armstrong EA, Smith TH, Oshman DG, et al: Clinical applications of three-dimensional reconstruction of computed tomograms. IM 7:209, 1986.
90. Woolson ST: Three-dimensional bone imaging and preoperative planning of reconstructive hip surgery. Contemp Orthop *12*:1, 1986.
91. Fishman EK, Drebin B, Magid D, et al: Volumetric rendering techniques: Applications for three-dimensional imaging of the hip. Radiology *163*:737, 1987.
92. Lobregt S, Schaars HWGK: Three-dimensional imaging and manipulation of CT data. Part I. General principles. Medicamundi *32*:92, 1987.
93. Zonneveld FW, van der Meulen JC, van Akkerveeken PF, et al: Three-dimensional imaging and manipulation of CT data. Part II. Clinical applications in orthopaedic and craniofacial surgery. Medicamundi *32*:99, 1987.
94. Hoehne KH, Delapaz RL, Bernstein R, et al: Combined surface display and reformatting for the three-dimensional analysis of tomographic data. Invest Radiol *22*:658, 1987.
95. Herman GT: Three-dimensional imaging on a CT or MR scanner. J Comput Assist Tomogr *12*:450, 1988.
96. Lang P, Hedtmann A, Steiger P, et al: Dreidimensionale Computertomographie bei Erkrankungen der Knochen und Gelenke. Z Orthop *125*:418, 1987.
97. Robertson DD, Walker PS, Granholm JW, et al: Design of custom hip stem prosthesis using three-dimensional CT modeling. J Comput Assist Tomogr *11*:804, 1987.
98. Fishman EK, Magid D, Ney DR, et al: Three-dimensional imaging. Radiology *181*:321, 1991.
99. Gillespie JE, Isherwood I, Barker GR, et al: Three-dimensional reformations of computed tomography in the assessment of facial trauma. Clin Radiol *38*:523, 1987.
100. Rothman SLG, Chaftez N, Rhodes ML, et al: CT in the preoperative assessment of the mandible and maxilla for endosseous implant surgery. Work in progress. Radiology *168*:171, 1988.
101. Hemmy DC, Zonneveld FW, Lobregt S, et al: A decade of clinical three-dimensional imaging: A review. Part I. Historical development. Invest Radiol *29*:489, 1994.
102. Kuszyk BS, Heath DG, Bliss DF, et al: Skeletal 3-D CT: Advantages of volume rendering over surface rendering. Skeletal Radiol *25*:207, 1996.
103. Kalender WA, Seissler W, Klotz E, et al: Spiral volumetric CT with single-breath-hold technique, continuous transport, and continuous scanner rotation. Radiology *176*:181, 1990.
104. Ney DR, Fishman EK, Kawashima A, et al: Comparison of helical and serial CT with regard to three-dimensional imaging of musculoskeletal anatomy. Radiology *185*:865, 1992.
105. Fishman EK, Wyatt SH, Bluemke DA, et al: Spiral CT of musculoskeletal pathology: Preliminary observations. Skeletal Radiol *22*:253, 1993.
106. Pretorius ES, Scott WW Jr, Fishman EK: Acute trauma of the shoulder: Role of spiral CT imaging. Emerg Radiol *2*:13, 1995.
107. Novelline RA, Rhea JT, Rao PM, et al: Helical CT in emergency radiology. Radiology *213*:321, 1999.
108. Gilula LA, Murphy WA, Tailor CC, et al: Computed tomography of the osseous pelvis. Radiology *132*:107, 1979.
109. Naidich DP, Freedman MT, Bowerman JW, et al: Computed tomography in the evaluation of the soft tissue component of bony lesions of the pelvis. Skeletal Radiol *3*:144, 1978.
110. Naidich DP, Freedman MT, Bowerman JW, et al: Ten section approach to computed tomography of the pelvis. Skeletal Radiol *5*:213, 1980.
111. Rubenstein J, Kellam J, McGonigal D: Cross-sectional anatomy of the adult bony acetabulum. J Can Assoc Radiol *33*:137, 1982.
112. Dihlmann W, Nebel G: Computed tomography of the hip joint capsule. J Comput Assist Tomgr 7:278, 1983.
113. Riddlesberger MM Jr: Computed tomography of the musculoskeletal system. Radiol Clin North Am *19*:463, 1981.
114. Dalinka MK, Arger P, Coleman V: CT in pelvic trauma. Orthop Clin North Am *16*:471, 1985.
115. Hernandez RJ, Poznanski AK: CT evaluation of pediatric hip disorders. Orthop Clin North Am *16*:513, 1985.
116. Resnik CS, Kerr R, Sartoris DJ, et al: The architecture of the proximal femur: An imaging analysis. CRC Crit Rev Diagn Imaging *27*:49, 1987.
117. O'Sullivan GS, Goodman SB, Jones HH: Computerized tomographic evaluation of acetabular anatomy. Clin Orthop *277*:175, 1992.
118. Shirkhoda A, Brashear HR, Zelenek ME, et al: Sacral abnormalities—computed tomography versus conventional radiography. J Comput Tomogr *8*:41, 1984.
119. Bankoff MS, Sarno RC, Carter BL: CT scanning in septic sacroiliac arthritis or periarticular osteomyelitis. Comput Radiol *8*:165, 1984.
120. Kozin F, Carrera GF, Ryan LM, et al: Computed tomography in the diagnosis of sacroiliitis. Arthritis Rheum *24*:1479, 1981.
121. Carrera GF, Foley WD, Kozin F, et al: CT of sacroiliitis. AJR *136*:41, 1981.
122. Vogler JB III, Brown WH, Helms CA, et al: The normal sacroiliac joint: A CT study of asymptomatic patients. Radiology *151*:433, 1984.
123. Destouet JM, Gilula LA, Murphy WA, et al: Computed tomography of the sternoclavicular joint and sternum. Radiology *138*:123, 1981.
124. Hatfield MK, Gross BH, Glazer GM, et al: Computed tomography of the sternum and its articulations. Skeletal Radiol *11*:197, 1984.
125. Goodman LR, Teplick SK, Kay H: Computed tomography of the normal sternum. AJR *141*:219, 1983.
126. Stark P: Computed tomography of the sternum. CRC Crit Rev Diagn Imaging *27*:321, 1987.
127. Roach JW, Duncan D, Wenger DR, et al: Atlanto-axial instability and spinal cord compression in children—diagnosis by computerized tomography. J Bone Joint Surg [Am] *66*:708, 1984.
128. Daniels DL, Williams AL, Haughton VM: Computed tomography of the articulations and ligaments at the occipito-atlantoaxial region. Radiology *146*:709, 1983.
129. Wojcik WG, Edeiken-Monroe BS, Harris JH Jr: Three-dimensional computed tomography in acute cervical spine trauma: A preliminary report. Skeletal Radiol *16*:261, 1987.
130. Raila FA, Aitken AT, Vickers GN: Computed tomography and three-dimensional reconstruction in the evaluation of occipital condyle fracture. Skeletal Radiol *22*:269, 1993.
131. Martinez S, Herzenberg JE, Apple JS: Computed tomography of the hindfoot. Orthop Clin North Am *16*:481, 1985.
132. Sartoris DJ, Feingold ML, Resnick D: Axial computed tomographic anatomy of the foot. Part I: Hindfoot. J Foot Surg *24*:392, 1985.
133. Sartoris DJ, Feingold ML, Resnick D: Axial computed tomographic anatomy of the foot. Part II: Midfoot. J Foot Surg *24*:413, 1985.
134. Solomon MA, Gilula LA, Oloff LM, et al: CT scanning of the foot and ankle. 1. Normal anatomy. AJR *146*:1192, 1986.
135. Solomon MA, Gilula LA, Oloff LM, et al: CT scanning of the foot and

ankle. 2. Clinical applications and review of the literature. AJR *146*:1204, 1986.
136. Adler SJ, Vannier MW, Gilula LA, et al: Three-dimensional computed tomography of the foot: Optimizing the image. Comput Med Imaging Graph *12*:59, 1988.
137. Christiansen EL, Thompson JR, Hasso AN, et al: CT number characteristics of malpositioned TMJ menisci. Diagnosis with CT number highlighting (blinkmode). Invest Radiol *22*:315, 1987.
138. Patel RB: Evaluation of complex carpal trauma: Thin-section direct longitudinal computed tomography scanning through a plaster cast. J Comput Tomogr *9*:107, 1985.
139. Belsole RJ, Hilbelink D, Llewellyn JA, et al: Scaphoid orientation and location from computed, three-dimensional carpal models. Orthop Clin North Am *17*:505, 1986.
140. Biondetti PR, Vannier MW, Gilula LA, et al: Wrist: Coronal and transaxial CT scanning. Radiology *163*:149, 1987.

# 第 4 章

# 磁共振成像的基本原理

Lawrence R. Frank

## 第一节 核磁共振

### 一、磁共振现象

#### 1. 自旋、角动量和进动

人体主要是由水构成的，所以含有大量的氢原子。氢原子核内有一个质子，具有固有的自旋特性。质子、旋转陀螺和地球等自旋物体，都具有一种称之为角动量的特性，在外力的作用下其运动方式会发生改变。但是与旋转陀螺或行星不同，质子或任何原子核内粒子的自旋是其固有的特性。这是一种纯量子力学现象。质子的自旋使其具有磁偶极矩 μ 。这一特性使质子像具有南北极的磁铁一样始终沿其自旋轴线转动。

当把一个质子置于磁场中时，质子的磁偶极矩使其趋向于与磁场的方向相平行，就像指南针的方向与地球磁场方向相平行一样。磁场会给偶极子旋加一扭矩，驱使偶极子平行于磁场的方向。然而除了角动量的这一改变以外还有偶极子的固有角动量。因此，最后所导致的运动是偶极子轴线围绕磁场的进动，也就是说，偶极子将按照某一固定的角度围绕磁场转动，如图 4–1 中所示。因此，处于恒定磁场中的质子将产生进动，而且其进动速率与磁场强度 $B_0$ 成正比。进动速率，即频率 $\nu_0$ 和磁场强度 $B_0$ 之间的关系非常简单：

$$\nu_0 = \gamma B_0 \tag{1}$$

频率 $\nu_0$ 称为拉莫尔进动频率，通常以赫兹（Hz）为单位来表示，即每秒旋转的周数。通常还将频率转换为角频率 $\omega_0=2\pi\nu_0$，即每秒旋转的弧度。公式(1)中的比例系数γ称之为回磁比；它是由化学物种的固有特性决定的一个常数，等于原子核的角动量与其磁矩之比。不同原子核的γ值不同，其中氢原子的γ值最大。质子的γ=42.58 MHz/T，其中 T 代表磁场强度，单位是特斯拉。表示磁场强度的另一个单位是高斯，简写为 G。1 T = 10 000 G。大多数临床应用的扫描仪的主场强为1.5 T，故在这一磁场内的自旋质子，其进动频率为 1.5 T × 42.58 MHz /T ≈ 64 MHz。也就是说，在磁场中质子每秒钟进动6400万次。当人体置于磁场中时，体内水分所含的氢原子将按上述频率进动。即使在您阅读这段文字时，由于地球具有约 0.5 高斯的磁场，体内的氢原子也在以大约 2129 Hz 的频率进动。

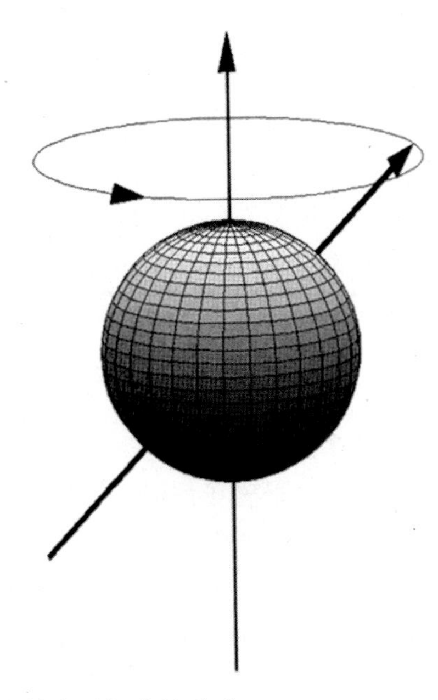

图 4–1 自旋在磁场中的进动。

在实践中，原子核的共振频率和所加场强 $B_0$之间的关系与公式(1)略有不同。问题并不在于常数$\gamma$，它是质子的固有特性，问题在于原子核所受到的有效场强 $B_{eff}$。这个场强并不一定等于所加的场强，因为其周围分子结构中的电子会被主磁场极化，产生一个与主磁场相反的局部磁场，从而改变了原子核所受到的净磁场强度。根据拉莫尔进动方程，外磁场变化会引起频移，所以将这种效应称之为化学频移。这一概念通常用下面的公式表示：

$$B_{eff} = (1 - \sigma) B_0 \qquad (2)$$

其中 σ 称之为屏蔽常数或化学频移。核磁共振（NMR）的频率在兆赫（$10^6$ Hz）范围，因此这种频移通常是以百万分之几（*ppm*）为单位报道的。例如人体中以脂肪形式存在的水，其质子的共振频率比纯水的共振频率偏移 3.5 ppm。

**2. 空间磁化**

当把一个自旋物体置于恒定磁场内时，自旋物体将与磁场达到均衡状态，并被磁化。自旋物体放入磁场后被磁化的程度称做磁化率，所以空间磁化或均衡磁化强度 $M_0$是单位体积的净偶极矩，它与外加磁场强度 $B_0$ 成线性关系：

$$M_0 = \chi B_0 \qquad (3)$$

其中χ称之为空间磁化率常数。$M_0$ 与单位体积内的自旋质子数量，即自旋密度（或质子密度）成正比。均衡磁化强度与顺磁场方向和反磁场方向的自旋质子数之差成正比。这种总数上的差异会伴发有能量上的差异，能量差异与偶极子的净能量成比例，因此也与外主磁场场强成比例，因为能量大小与拉莫尔进动频率线性相关，而拉莫尔进动频率本身又与外加磁场场强线性相关（公式 1）。所以，外加磁场越强，净磁化强度越强，因而样本产生的固有信号也就越强。此外，由于氢原子在元素周期表中具有最大的回磁比，所以在磁场中氢原子产生的能量最大，信号也最强。

**3. 纵向弛豫时间 T1**

当把一块组织置于磁场内时，组织中的磁偶极子立刻会围绕磁场轴向产生进动。但过一段时间后偶极子将与磁场达到热平衡。这个平衡过程用时间T1来描述，T1比原子进动速率长许多个数量级。T1 的数量级是 1 秒，所以当偶极子慢慢地与主磁场方向一致时它会迅速围绕主磁场轴线进动。这就是能量平衡过程，在此过程中偶极子将与主磁场取得一致。与主磁场一致的偶极子处于其最低能态，而与磁场反方向一致的偶极子则处于最高能态。任何偶极子除了与主磁场取得一致以外为什么还会发生其他变化呢？因为偶极子从其热运动过程中也会获得能量，所以能量平衡过程变得相当复杂。偶极子的取向取决于其趋向于与磁场保持一致的竞争过程及其热运动状态。这一过程最终是一种统计学过程，因为热运动本身就是一种统计学过程。自旋弛豫的这种与其周围（即晶格）相互作用的依赖关系，使 T1 增加了第一个名称，即自旋 – 晶格弛豫时间。

图 4–2 示出了被置于磁场中的一块均一组织的磁化与时间关系曲线。这条以达到热平衡的时间为函数的磁化曲线可用一个简单函数式来表示：

$$M(t) = M_0 (1 - e^{-t/T1}) \qquad (4)$$

T1 的值取决于局部的组织成分和结构。因此在 MR 图像上可用 T1 值在不同组织之间形成对比。

通常将主磁场的方向命名为 *z* 向，沿这个方向的磁化分量称之为纵向磁化分量。与 *z* 向垂直的平面称之为横断面，这一平面是由两条正交轴线（分别称做 *x* 和 *y*）来确定的。磁化是由坐标系（*x*，*y*，*z*）定义的一个实验室固定参照系来描述的。由于 T1 产生的是磁化纵向分量上的变化，故 T1 也称之为纵向弛豫时间。关于 T1 弛豫的物理机制将在本章后面做详细讨论。

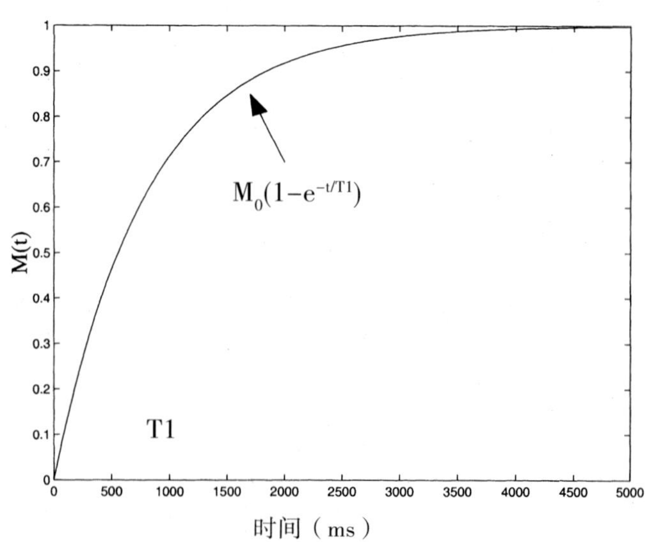


**图 4–2** 置于恒定磁场中的磁偶极子将按照这条 T1 饱和恢复曲线与该磁场达到平衡。

## 二、核磁共振（NMR）信号

### 1. NMR信号的产生

对全松弛自旋集合体而言，其磁矩与主磁场部分走向一致时，产生的净磁化$M$与磁场强度成比例，并指向该磁场的方向。但是因为恒定磁场不会产生任何电流，所以这种净磁化不可能观测到。变化的电场能产生磁场（这是人工产生磁场的原理），而变化的磁场也能产生电流。要产生一个电信号，必须要有变化的磁化才能在样本周围的环形导线（即线圈）内感应出电流。当偶极矩偏离$B_0$的方向时，偶极子在磁场周围进动。在没有任何其他磁场的情况下，所有的自旋粒子将一起进动，这一过程会产生一个净磁化强度$M$，其围绕$B_0$进动，从而产生一个可测量到的信号。图4－3描述的即是这一个过程。当磁化方向与主磁场方向一致（即纵向）时，其不能被线圈检测到；当磁化方向与主磁场垂直（即横向）时，其能被线圈检测到。所以，如果这种磁化由于$M$偏离了$B_0$的方向而被扰乱，所得到的就是一个变化的横向磁场，其在样本周围的环形导线内会感应出电流。这种感应出的电流就是被检测的核磁共振（NMR）信号。因此当偶极矩集合偏离$B_0$的方向，一起在磁场周围进动时，就会产生NMR信号，这一过程将产生一个净磁化强度$M$，其将围绕$B_0$产生进动。

### 2. 射频励磁脉冲：共振

在静态磁场$B_0$中，自旋与$B_0$的方向是一致的。要使自旋偏离$B_0$方向，必须加一个外磁场，该磁场将围绕垂直于$B_0$也垂直于磁矩的方向的一条轴线产生一扭矩。由于磁矩是以拉莫尔频率在进动，所以要完成上述偏离，所加的磁场也必须是以拉莫尔频率旋转的磁场。要想知道这个磁场像什么样子，最有效的办法就是坐在正以拉莫尔频率进动的偶极子的顶端去想象，就像坐在旋转木马的马上一样。在这种旋转的参照系里，其他的马此时好像都不动，偶极子似乎也不再进动，而是停留在相对于主磁场成某一固定角度的位置上。此时垂直于主磁场的拉莫尔频率旋转的外加磁场似乎成了恒定磁场，其方向与这个旋转参照系的固定轴线相一致。因此，所

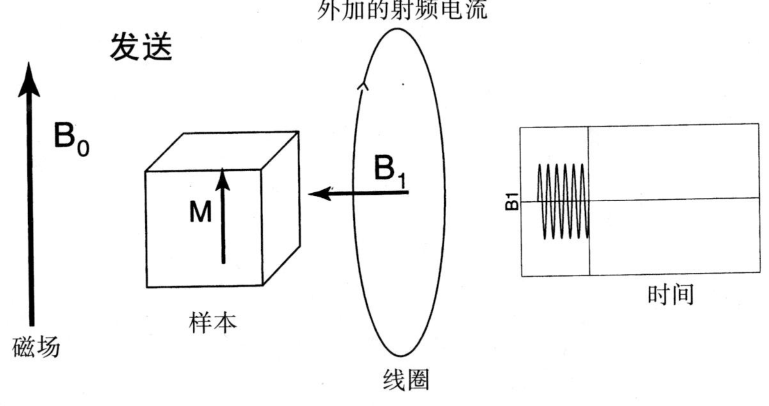


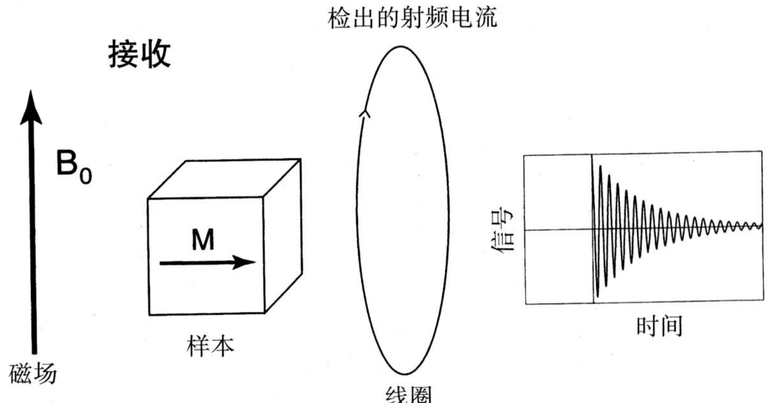


**图4–3**　NMR基本试验。把标本置于大的磁场$B_0$中，旁边有线圈。在本试验的发送期间，线圈里的振荡电流在样本内产生一个振荡磁场$B_1$。在本试验接收期间，线圈起着检测器的作用，用以测量样本中的进动磁化$M$。

产生的扭矩正好围绕这条轴线，而且磁化矢量也围绕这条轴线倾斜，如图4-4所示。这个过程称做共振，因为只有当外加磁场与正确的，即共振频率相匹配时才会出现这一过程[1,2]。这个共振频率精确等于拉莫尔频率。实际加在样本上的这个磁场(在此实验室参照系里)等于 $B_1\cos(\omega_0 t)$，$\omega_0$ 就是拉莫尔频率。对于1.5 T的扫描仪，拉莫尔频率约等于64 MHz，在电磁频谱的射频(RF)频段。因此将这个外加磁场称之为RF脉冲。这个励磁脉冲就是实验室参照系中的振荡磁场，用于产生旋转参照系中的恒定磁场。要注意的是，因为拉莫尔频率通过公式(1)取决于主磁场 $B_0$，共振频率和磁体场强是平行改变的，所以外加励磁脉冲频率取决于磁体的场强。(在NMR光谱检查中，涉及系统时常指的是系统的共振频率，而不是其磁场强度。例如，7 T的机器常称为300 MHz光谱仪。)

外加脉冲将不可测量的纵向磁化转化为可测量的横向磁化，从而产生一个可测量的信号。由于这个脉冲的工作频率是共振频率所以将其称为RF励磁脉冲，这个脉冲能把能量从外加磁场传送到自旋系统内，转而产生一个可测量的信号。信号的强度与倾倒在横向平面内的初始磁化的大小成比例。被RF脉冲倾倒的磁化量，取决于该磁场的强度($B_1$)以及外加磁场施加的时间长短($\delta t$)，其可用摆动角α来描述，$\alpha=\gamma B_1\delta t$。对初始与磁化 $M_0$ 达到热平衡的某一系统而言，最大信号是在把磁化全部翻转到横向平面时获得的，此α=90°。要注意的是，在旋转参照系里，RF脉冲可以沿任何方向来施加。

### 3. 横向弛豫时间：T2，T2*

在加上励磁脉冲后，在横向平面内进动的横向磁化矢量立即就会在周围线圈内产生一个信号。这个信号是一个振荡信号，频率为拉莫尔频率，是由按该频率进动的磁化矢量产生的，如图4-3中所示。这个磁化矢量不仅有进动频率而且有相位，其方向就是在横向平面内所指的方向。对于一个自旋集合体而言，自旋粒子之间的相互作用会在磁场上引起局部变化，使自旋粒子的进动频率稍有不同，并使相互之间产生不同相位(即指向不同的方向)。这样就会使自旋集合体所产生的总信号减小，如图4-5中所示。图4-5中所示的过程称之为失同步，因为不同相位的自旋粒子破坏性增高了，而且净信号减小了。RF脉冲后的衰减信号(如图4-6中所示)称之为自由感应衰减(FID)，因为它是在没有其他脉冲的条件下在线圈内感应出的衰减信号。因为自旋粒子有更多的时间进一步失同步，所以这种信号丢失会增大，最终会导致完全没有信号。可用下述公

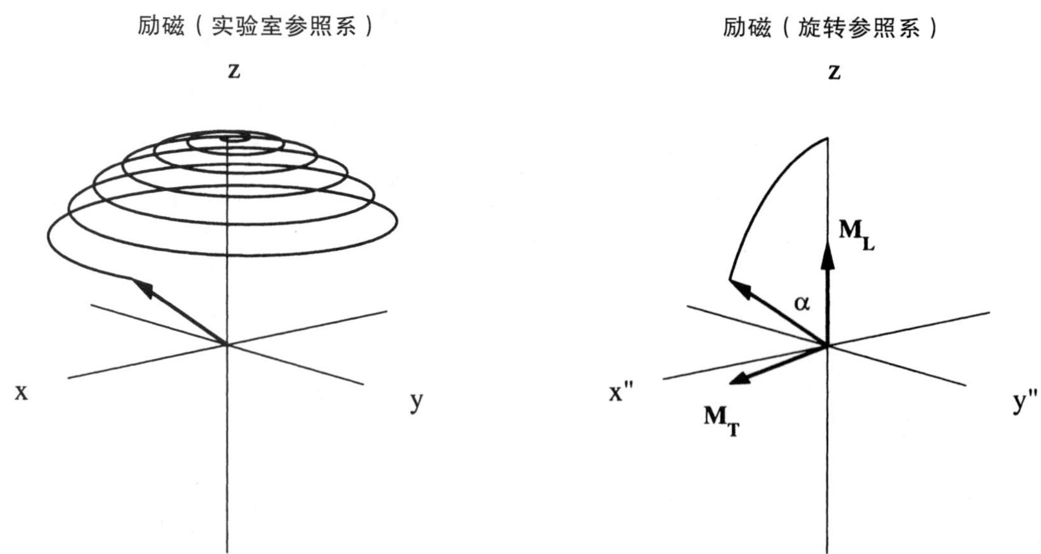


图4-4 外加的磁场 $B_1$ 要与主磁场 $B_0$ 的z轴方向垂直而且要以拉莫尔频率旋转，使磁化矢量翻转在横向($xy$)平面内。对于持续时间为δt的脉冲，磁化矢量相对于z轴的倾斜角就是翻转角α，$\alpha=\gamma B_1\delta t$。当在磁场参照系(实验室参照系)观察时(左图)，磁化矢量以拉莫尔频率旋转。在旋转参照系中(右图)，磁化矢量是静止不变的。纵向磁化 $M_L$ 是沿z轴方向的分量。而横向分量 $M_T$ 则是其 $xy$ 平面的分量。

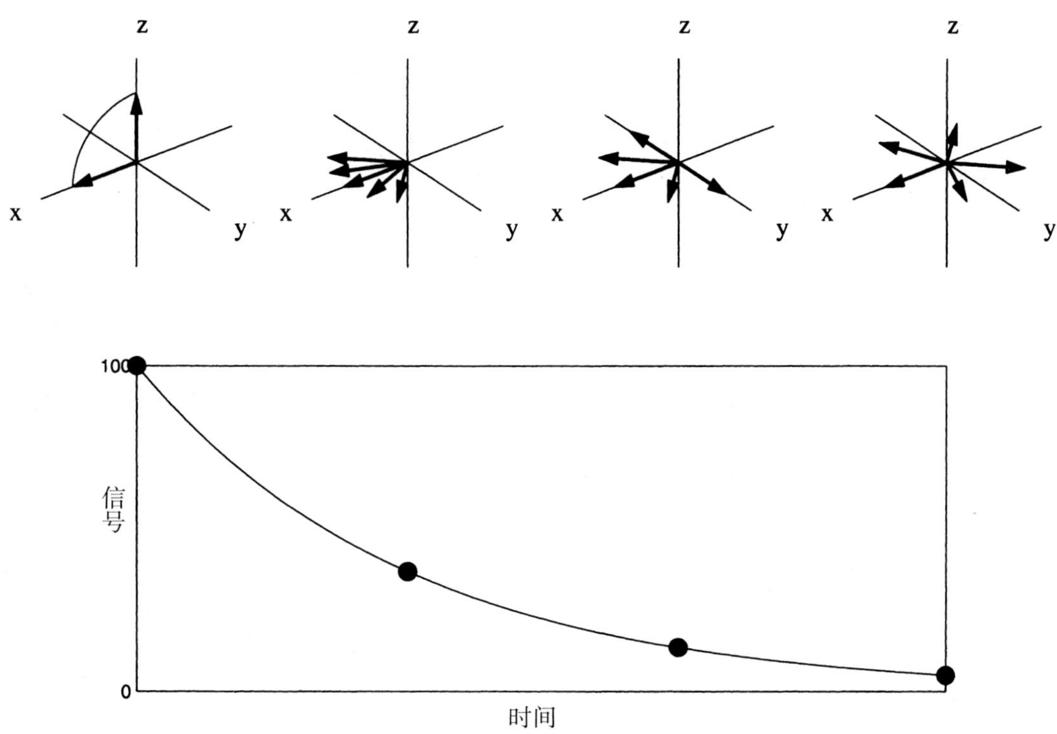


**图 4-5**　一组自旋粒子所产生的净磁化矢量等于各个粒子的磁化矢量的矢量和（即，包括方向和大小）。相位差异随时间而增大，导致净信号减小。

式来描述该信号与时间的函数关系：

$$M(t) = M_0 e^{-t/T2} \tag{5}$$

这个公式引出了NMR的另一个重要参数T2，T2描述的是横向磁化的衰减特性，而T1描述的是纵向磁化的恢复特性。产生T2弛豫时间的过程是指相邻自旋粒子彼此间必然发生的相互作用。因此T2也称做自旋–自旋弛豫时间。

实际上，磁场的任何变化也都会扰动自旋。比如，主磁场空间上的变化会引起相位的空间分布变化。不同组织间的磁化率差异（公式3）可引起类似的变化。这就使得在实际应用中，自由感应衰减（FID）的速率要比T2所描述的速率快。这种衰减要用一个新的衰减参数T2*来描述，其综合考虑了自旋–自旋相互作用（T2）的影响和磁场不 均一性的影响。因此T2*一定比T2短。但是这个衰减过程可能要比T2复杂得多，因此必然不能用公式（5）的简单形式来加以描述。尽管T2和T2*都与磁场的局部变化有关，而且均会导致相位相消，但二者磁场变化在起因和特性上有很大不同。T2是分子的自由翻转以及随后从其他自旋粒子的角度所见的磁场随

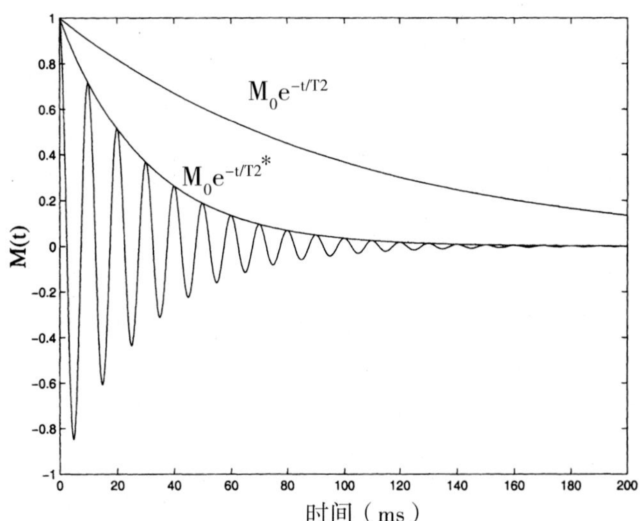


**图4-6**　某一块同质组织的横向磁化的固有衰减速率随T2所确定的速率呈指数式改变。磁场梯度会使速率T2*所决定的衰减更快，其关系通常比此图所示的简单指数关系更加复杂。注意：此处的振荡曲线不是按比例画出的，因为在T2时间内发生的振荡（进动周数）有数百万次。

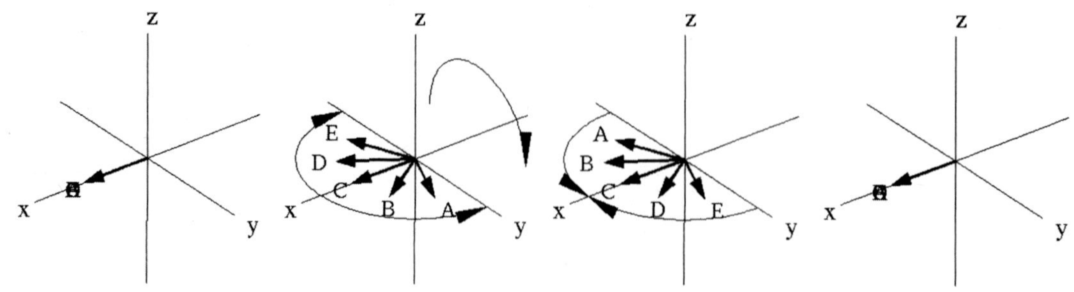


图4-7 自旋回波。在不均一磁场中的时间τ内失同步的自旋粒子，所获得的相位与局部场强成比例。局部场强比另一个自旋粒子B大的自旋粒子A所获得的相位也较大。其相位与处在相同强度但方向相反的磁场中的自旋粒子E的相位方向正好相反。沿$x$轴的所有磁化矢量的同步旋转将使所获得的相位方向反向，于是在时间2τ时自旋粒子将再一次获得相同的相位，当与相反的相位相加时结果将等于0，与相位改变的幅度大小无关。这种改变将会消除产生T2*衰减的不均一性的影响。

时间变化所致，而T2*是磁场的不均一性所致。这种差异所导致的明显后果是，尽管T2的信号丢失是不可恢复的，但不均一性（产生T2*弛豫时间）所引起的对衰减的影响却是可逆的。

**4. 一致性的产生：自旋回波**

应在图4-7中所示的旋转参照系中考虑事件的先后顺序，图中所示出的是，先给一组自旋粒子加上一个沿$x$轴向的90° RF脉冲（表示为90° $x$）（此脉冲使磁化矢量沿$x$轴旋转），然后才使自旋粒子在时间τ内产生自由进动。进动最快的自旋粒子获得的相位最大，进动最慢的自旋粒子获得的相位最小。

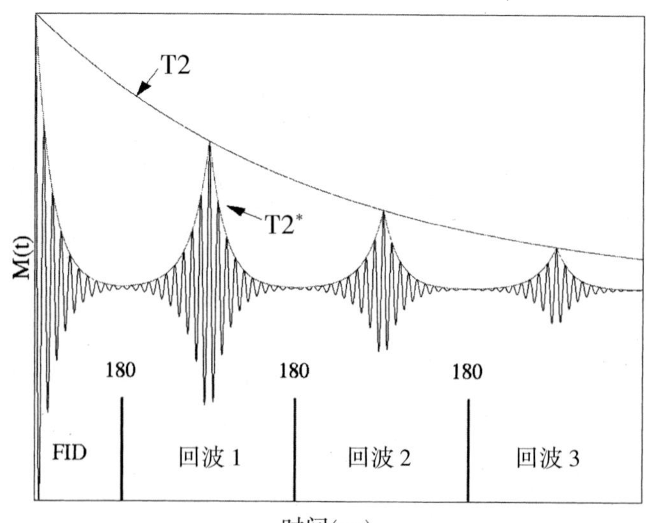


图4-8 多个自旋回波。图4-7中所示的自旋回波技术可重复应用多次，以形成一系列自旋回波。回波的包路线按T2进行衰减，因为各个自旋回波均已消除了引起T2*衰减的不均一性的影响。

我们把这个相位叫做φ*,以区别于自由运动（即T2过程）所产生的相位。现在不难想象，在时间τ沿$x$轴加上一个180° 脉冲就会使自旋粒子沿$x$轴旋转。这样做将会使所有自旋粒子的相位从φ*反向成为-φ*。进动最快的自旋粒子仍然进动最快（因为引起这一进动的磁场是恒定的），但这些自旋粒子此时却在慢速自旋粒子的后面。当与获得φ*所用的时间τ的长短完全相同的时间过去之后它们便会赶上后者。实际上对每一个自旋粒子这都是一种巧合。因此在该时刻（2τ），自旋粒子的相位是φ* - φ*=0,这样就弥补了引起T2*衰减的不均一性所造成的信号丢失！用180° 脉冲来改变T2*衰减的影响的这一过程称之为自旋回波，它是由Erwin Hahn于1950年首先发现的[3]。当然，信号仍会被不可逆的T2过程所衰减，所以在$T_e$=2τ时（即回波时间），信号将再一次由公式（5）来描述。自旋回波技术可以通过连续施加多次180° 脉冲来加以扩展，此时回波时间可产生成倍改变，而且可产生多个自旋回波，如图4-8所示。每个回波都随T2*衰减，而信号的包络线却随T2衰减。

**5. 基本脉冲：励磁和反转**

可以通过任一要求的摆动角来施加RF脉冲，以使磁化矢量旋转。但是，有一些摆动角是首选角度。对于平衡状态的磁化矢量组，90° 脉冲产生的信号最大。这种脉冲作为开始某项实验的励磁脉冲十分有效。180° 脉冲可以形成自旋回波。也可以沿垂直于z轴的方向施加180° 脉冲，按照产生90° 脉冲的相同方式来施加，也就是说使初始与z轴方向一致的均衡磁化矢量倾斜到沿-z轴的某一位置。这种类型的脉冲称之为反转脉冲，因为其磁化矢量的方向反向了。要注意的是，此时所有的磁化矢量仍然是纵向的，所以在脉冲后不会产生横向磁化，而且磁化是按照公式（4）来平衡的。由于没有产生横向磁化，所以这个脉冲不能用作励磁脉冲。然而由于它产生的磁化开始沿T1恢复曲线进行恢复，所以它可以减小不同T1时间各组织之间的对比度。在励磁脉冲(90°)之前施加这一脉冲可以使系统具有可变的T1对比度，因此将其称为反转准备脉冲（或反转恢复准备脉冲）。注意：沿z轴的反转脉冲和横向平面内的自旋回波改变脉冲都是180° 脉冲。但是二者的作用是完全不同的。反转脉冲作用于纵向磁化矢量，使磁化矢量从 $M_0$ 反向变为 $-M_0$。自旋回波改变脉冲通过在横向平面内沿轴线使自旋粒子摆动来恢复横向一致性。

**6. 自旋回波脉冲序列**

**(1)自旋回波的信号强度**。总的来说，任何一次MR试验都包含有一系列特定顺序的RF脉冲，我们称其为脉冲序列。产生一个自旋回波的脉冲组合顺序可表示为：

$$90°—\tau—180°—\tau—\text{回波信号} \qquad (6)$$

90°脉冲与回波之间的时间称做回波时间，用 *TE* 来表示（注意：此时 $\tau$=TE/2）。在成像试验中，需要许多这种类型的信号来形成一幅图像，所以这个基本的脉冲序列结构要以固定的时间间隔（称做重复时间，用 *TR* 表示）重复多次。重复施加这一脉冲序列将产生一个信号，此信号的强度（$M_0$）取决于组织的特性：弛豫时间 T1 和 T2 以及组织单位体积内的水质子数量，因为总的信号等于各个信号之和。该信号还取决于脉冲序列本身的时间参数 TE 和 TR。回波时的近似信号强度，*M*(TE)，可用非常简单直观的形式来表示[4,5]：*M*(TE)≈（含水量）×（TE 期间因T2衰减造成的信号丢失）×（T1恢复所重获的信号）。用数学公式表示为：

$$M(TE) \approx M_0 e^{-TE/T2}(1-e^{-TR/T1}) \qquad (7)$$

通过在相同的TR内施加另外的一些180° 脉冲并将相继发生的每个回波的数据集中起来，可以扩展自旋回波成像序列，以便收集多个自旋回波（见图4-8）。由于多个回波的强度基本上是T2衰减曲线的样本值，所以这种方法可以提供该组织有关其T2特性的更多信息，而且其所花的时间不会长于单次自旋回波的时间（除非为了有足够长的时间来收集所要求的回波数而必须延长 TR）。

**(2)自旋回波信号的对比度**。像素的亮度就是信号强度（公式7），所以图像的质量可以通过采集比背景强的信号来增强。但是 MR 图像是否有价值通常取决于其能否很好地区分不同类型的组织。因此，最重要的是不同组织间的信号对比度。尽管可以观测 NMR 可见水分的含量（或质子密度）的不同，但人体许多组织的水分含量是类似的。因此，通常用其他一些物理参数（如弛豫时间）来产生组织对比度。

按照公式（7），自旋回波信号通常要被质子密度 $M_0$ 以及弛豫参数 T1 和 T2 加权。得到高的对比度取决于是否能通过控制由操作人员控制的时间参数 TE 和 TR 来增强不同组织之间这些参数的差异。要了解这个目标是如何实现的，必须考虑具有不同T1和 T2 值的两种组织所产生的自旋回波信号。

从公式（7）的形式可以看出，虽然 T2 值不同所产生的影响可以通过缩短 TE 来将其减小到最低程度。对某一较短的 TE 标绘出作为 TR 函数的自旋回波信号，便可以了解组织的不同T1值如何产生不同的信号。这种方法如图 4-9A（左图）所示。虽然这两个信号最终会恢复到完全磁化，但在曲线上可以找出某一个信号差最大的点。在这个TR上对比度最大。要注意的是，由于 T1 恢复曲线形状的缘故，这一最大点将出现在TR相对较短的时候，因为如果 TR 较长，不管其 T1 长短每一处都将被恢复。总的来说，较短的 TR 序列易于增强 T1 的差异。

从公式（7）的形式还可以看出，通过延长 TR 便可以使不同T1值的影响减小到最低程度。可以作为 TE 的函数对某一较长的 TR 标绘出自旋回波信号，以便了解组织的不同T2值是如何产生不同信号的，如图 4-9A（右图）所示。虽然这两个信号最终都会衰减，但在曲线的某一点上信号差最大。在这个 TE 上，对比度最大。要注意的是，由于 T2 衰减曲线形状的缘故，这个最大点将出现在 TE 较长时，因为 TE 较长，差值就较大。另一方面，如果 TE 非常长，不管T2大小每一点都会衰减。因此应有一个使对比度最大的最佳 TE 值。通常，较长的 TE 序列易于增强 T2 的差异。

上述讨论表明，通过使用短 TR 序列使 T1 差异最大以及通过使用长 TE 序列使 T2 差异最大便可在 MR 图像上同时达到 T1 和 T2 的对比度增强。但是，依据各组织的弛豫速率来区别不同组织的基本冲突

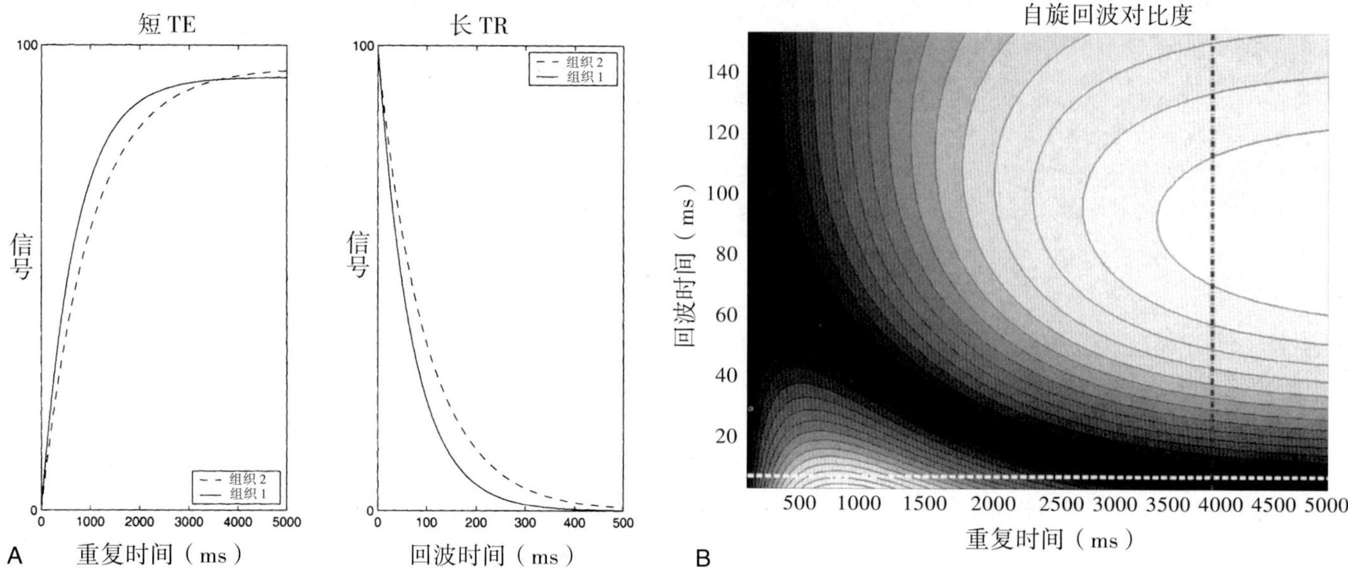


**图4-9** 自旋回波信号的对比度。

A 左图为短TE时的TR依赖关系曲线。右图为长TR时的TE依赖关系曲线。

B 作为TR和TE函数的自旋回波对比度。T1加权成像和T2加权成像的基本区别在于其弛豫时间为正相关，所以，组织1的T1较短因此其在T1加权序列上显示较亮，但其T2也较短因此在T2加权序列上显示较暗。因此为了建立T1对比度必须最大限度地减小T2的影响，反之亦然，组织1的弛豫时间：T1 = 700 ms，T2 = 70 ms，组织2的T1 = 1000 ms，T2 = 100 ms。

在于：这两个弛豫时间是正相关的；T1较长的组织一般具有较长的T2，反之亦然。

要提高T1的对比度，必须尽量减小T2的对比度，而要提高T2的对比度又必须尽量减小T1的对比度。因此，通过使用短TR来增大T1差异以及使用短TE来减小T2差异，可以产生具有较大T1对比度的信号。这样一种脉冲序列称之为T1加权。在这个序列里，具有短T1的组织显示为亮信号。或者是通过使用长TE来增大T2差异以及使用长TR来减小T1差异可以产生具有较大T2对比度的信号，这样一种脉冲序列称之为T2加权。在这个序列里，具有长T2的组织将显示为亮信号。如果通过延长TR把T1的影响减到最小，又通过缩短TE把T2的影响减到最小，那么由公式（7）可以看出，信号强弱将主要取决于$M_0$的变化。这样一种脉冲序列称之为质子密度加权（或中间加权）。这些加权序列的作用不仅可以增强一个弛豫速率所引起的变化，而且可以抑制另一个弛豫速率的影响。

图4-10上总结了4种图像对比度区域。但必须意识到，从公式（7）可以看出每一个自旋回波信号实际上始终要被T1、T2和$M_0$所有这3个参数“加权”。“加权”序列的命名实际上就意味着要增强这些参数的对比度。这一概念可从图4-9B中看出，该图示出了在TE和TR数值范围内两种组织间的信号对比度。两个高对比度区域分别对应于T1加权区（TR ≈ 600 ms，TE是其可能的最小值）和T2加权区（TR ≈ 4000 ms，TE ≈ 90 ms）。

**7. 反转恢复脉冲序列**

尽管可以通过调控自旋回波脉冲序列所产生的信号来进行T1加权，但这种加权也可以通过将自旋回波序列与反转准备脉冲相组合来实现：

$$\underbrace{180° - TI}_{\text{反转}} - \underbrace{90° - \tau - 180° - \tau - \text{回波信号}}_{\text{自旋回波脉冲序列}} \quad (8)$$

在此情况下，当TR ≳ 3T1时回波时间的信号为：

$$M(TI) \approx M_0(1-2e^{-TR/T1})e^{-TE/T2} \quad (9)$$

因为180° 脉冲只是把磁化矢量沿z轴反向，不产生横向磁化，所以它不产生信号。然后被反向的磁化矢量将沿着T1恢复曲线复原。如果自旋回波序列是在反转后的时间TI（反转时间）加上的，那么产生自旋回波信号的纵向磁化矢量就等于已恢复的磁化

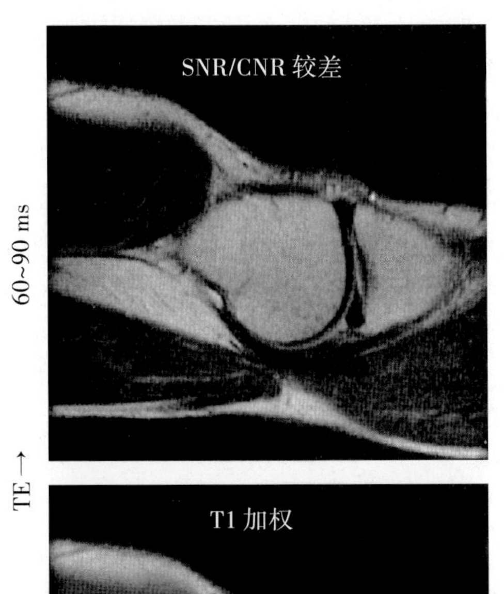
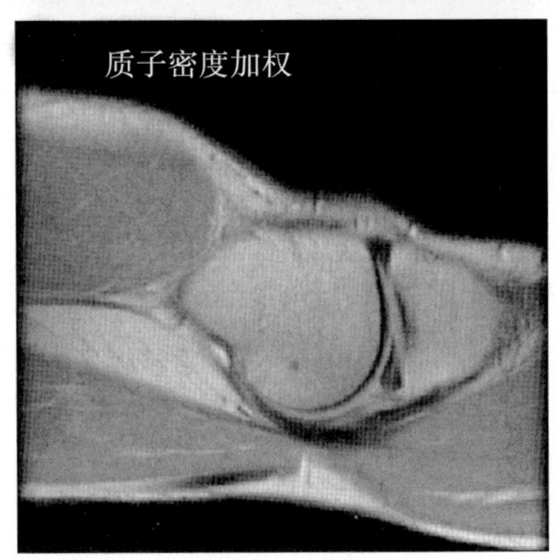
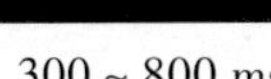


**图 4–10**　根据图 4–9 划分的 4 种主要对比度区域。T1加权：短 TR，短TE。T2加权：长TE，长TR。质子密度加权：长TR，短TE。对比度较差是短TR、长TE所致。

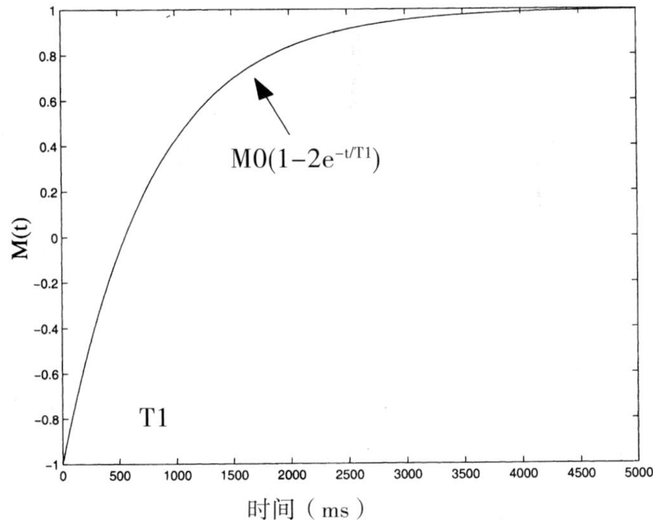


**图 4–11**　反转恢复。在反转（180°　）脉冲之后，纵向磁化将按照T1恢复，但起始点是 – $M_0$，因此可提供更大的T1对比度。这就是反转恢复曲线（箭头）。

矢量，其取决于组织的T1，因此随后的自旋回波信号产生了T1加权。在图4–11中，该信号是作为T1的函数示出的。因为磁化是从 –$M_0$ 值开始的，所以与90°　脉冲后T1恢复相比，其恢复范围要加倍。因此其可增强T1的对比度。图4–11中所示的反转后的磁化恢复，称之为反转恢复，而90°脉冲后的恢复（见图4–2）则称之为饱和恢复曲线，因为加上90°脉冲会使自旋饱和（将纵向磁化减小到零）。

反转准备脉冲的另一个有用特性是，当磁化弛豫时它将通过纵向磁化为零的零点。这个零点由T1决定，所以两种不同的组织具有两个不同的零点。如果把TI选在一种组织的零点上，那么所产生的自旋回波信号只是由其他组织所产生的。因此可以用反转恢复准备脉冲把某一组织消除。设定TI使脂肪产生的信号为零，是短TI（τ）反转恢复（STIR）脉冲序列的基本原理[6]。

## 第二节 磁共振成像的基本原理

### 一、空间频率

上一节讲述了基本核磁共振（NMR）现象的工作原理。核心概念是核的进动频率依赖于局部磁场强度（公式1）。当把自旋粒子置于一个静态强磁场$B_0$中之后，加上一种与自旋 粒子的进动（共振）频率相匹配的磁场脉冲，便可以使自旋粒子励磁并产生信号，其信号的特征取决于局部组织的特性。磁共振成像方法将这项操作扩展到一个新的领域，用以标绘出这些组织特征的空间分布。

在讲述进行这种标绘的具体方法之前，必须了解有关图像空间结构的一些基本的但却十分重要的概念。了解这些基本概念是认识和解释MR图像的关键，尤其是在肌肉骨骼系统的应用中（将在下文进行详细的讨论），一些复杂的小结构往往会被一些直接与成像过程有关的人工伪影所掩盖。

用核磁共振（NMR）形成图像的核心概念是空间频率的概念。形象地了解空间频率的最简单方法是格栅，就像街道上盖在排水管上的格栅一样。一根根横条构成一种重复式的形状。假设横条间的距离为$\triangle x$，则这种形状可以用空间频率$k=1/\triangle x$的正弦波（或正弦曲线）来描述，空间频率$k$用以表示横条在空间里的重复频度。横条间的距离越小，形状重复得越快，空间频率也就越高。

下面几小节将说明，MR成像过程可以用下述3个概念来加以理解：（1）任何形状都可以用几条正弦曲线之和来描述；（2）用试验正弦波对形状进行对射便可以明确不同空间频率对该形状的影响；（3）在MR成像时，磁场梯度脉冲产生试验正弦调制，这样便可测量不同的空间频率对横向磁化总体分布（MR图像）的影响。

#### 1. 傅立叶变换

如图4-12A中所示，一条正弦曲线可以用3项参数来描述。空间频率$k$用以描述波形振荡的快慢，振幅$A$表示波形的高度，相位$\varphi$表示在波形行进方向上的偏移。显然，所有这3个参数（$A, k, \varphi$）都可以通过一项数学运算——傅立叶变换来确定。图4-12A中所示的正弦波傅立叶变换产生的单一峰值位于正弦波的频率上。此峰的幅度可以给出正弦波的振幅，如图4-12A（下左图）所示。此峰的相位可以给出正弦波的偏移，如图4-12A（下右图）所示。因此傅立叶变换描述了正弦波的所有3个参数：频率、振幅和相位。

图4-12B中还示出了傅立叶变换的另一个重要特性：多个波形之和的傅立叶变换恒等于各波形的

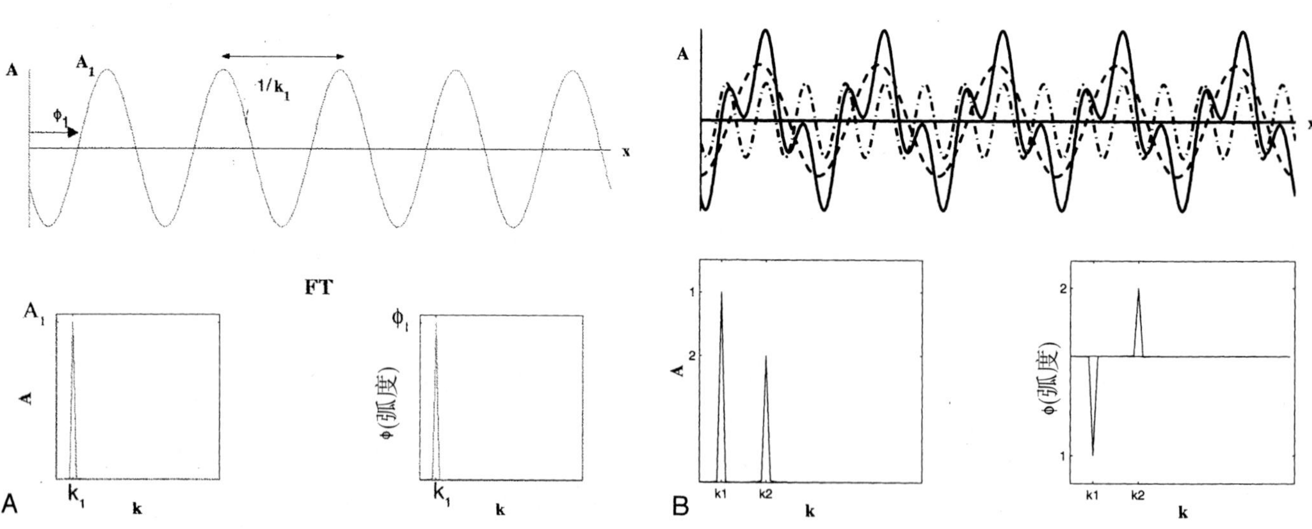


图4-12 傅立叶变换。

A 频率$k$、振幅$A$和偏移$\varphi$的正弦波（上图），其傅立叶变换在频率$k$和相位$\varphi$处有一幅度为$A$的单个峰值。

B 频率为$k_1$和$k_2$、振幅为$A_1$和$A_2$及偏移为$\varphi_1$和$\varphi_2$的两个正弦波之和（上图），其傅立叶变换有两个峰值，幅度为$A_1$和$A_2$，分别位于频率$k_1$和$k_2$以及相位$\varphi_1$和$\varphi_2$处。傅立叶变换的一个重要特性是，波形之和的傅立叶变换恒等于各波形傅立叶变换之和。

傅立叶变换之和。特别是两个正弦波之和的傅立叶变换，与先对各个正弦波进行傅立叶变换再将结果相加是完全相同的。这个突出的特性意味着，如果数据中包含有许多正弦波，那么这些数据的傅立叶变换可描述出所含的各个正弦波的参数，如同对它们单独进行傅立叶变换一样。

傅立叶变换的运算原理是什么呢？了解清楚这个概念是弄懂 MR 成像原理的重要一步。先看图 4-12 中所示的实例，其中空间波是用 $s_1 = A_1\cos(k_1x + \theta)$来表示的。虽然傅立叶变换往往相当复杂，但我们只需要看一个简单的单次运算就可以了解其运算原理：取另一个单位振幅 $s_0 = \cos(k_0x+ \theta)$ 的试验波形，在每一个 $x$ 位置将其乘以我们给定的波形 $s_1$，然后求出所得结果的平均值（即，将所得的结果相加再除以点数 $N$）。这个过程称之为对射。从傅立叶原理可得出一个显而易见的事实：如果试验波形的空间频率 $k_0$ 与数据的空间频率 $k_1$ 相同，对射可给出数据的幅度 $c=A_1$，而如果二者不同的话，对射将等于零。之所以有这种关系是因为不同频率的波形是相互垂直的或正交的（准确地说，例如$x$和 $y$空间轴线是正交的）。这意味着，如果某一波形其振幅和频率都未知，我们可以对射不同频率的试验波形，找出那个对射不为零的波形。那么，这个独特波形便可以指示出数据的频率，而对射的值则表示其振幅。这项运算就是不折不扣的傅立叶变换！用类似的方式还可以确定出相位，这样傅立叶变换就可以给出该波形的全面描述。傅立叶理论的详细讲解可参见 Bracewell 的专著[7]。

图4-12B示出，可以应用傅立叶变换将一个波形分解为频率分量，即频谱。傅立叶变换的另一个重要特性与此正好相反，即可以通过反向傅立叶变换由频谱形成波形，其运算形式与傅立叶变换完全相同。

### 2. 傅立叶定理

当然，自然界中的绝大多数物体在结构上要比格栅复杂得多。但是，任何空间形状都可以用不同空间频率的正弦波之和来描述。这种客观存在的事实就叫做傅立叶定理[7]，从直觉上难以理解，故将其用图解的形式示出（图 4-13），图中的阶跃波形是由若干个正弦波叠加重建的。阶跃波形暴露出傅立叶定理在实际应用中的局限性。虽然阶跃波形完全可以通过若干个正弦波的叠加来重建，但这样做所要求的正弦波数量极大，因此是不现实的。在实践中，只能选择有限数量的正弦波。随着正弦波数量的增多，阶跃信号的重现会越来越好，但始终会有一定大小的“纹波”。无尖锐边缘的形状可以用有限数量的正弦波进行精确的描述。

傅立叶变换的概念可以按如下所述扩展到更复杂的结构。在包含有单个波形的数据样本中，只要用试验正弦波进行对射直至确定出不为零的对射波，就可以确定出空间频率和相位。这样，对射波的振幅就表示数据波的振幅。所得到的波是独一无二的，因此也就可以完成任何形状的类似测定，因为任何形状都是由许多波组成的。所以，用不同空间频率和相位的波对某一形状进行对射，就可以确定出不同空间频率对该形状的影响。

## 二、磁场梯度的影响

就核磁共振（NMR）试验而言，在这方面唯一要考虑的是自旋粒子对静态大磁场 $B_0$ 的响应。自旋粒子是按照拉莫尔关系式（公式 1）进动的，并被在这个共谐频率上所加的励磁脉冲所激励。这个过程把接收线圈无输出的纵向磁化，转换成接收线圈可

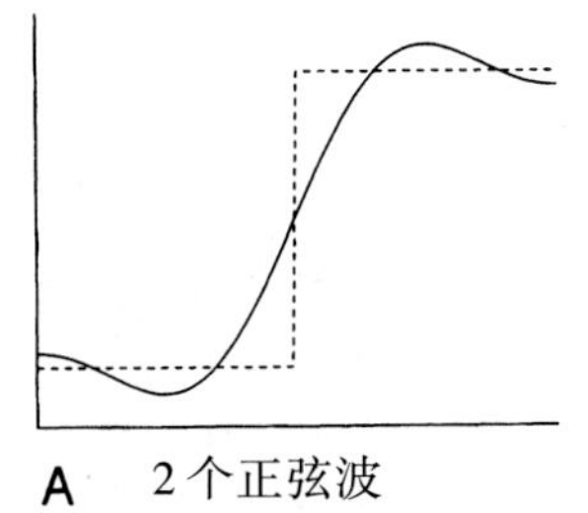
A　2 个正弦波

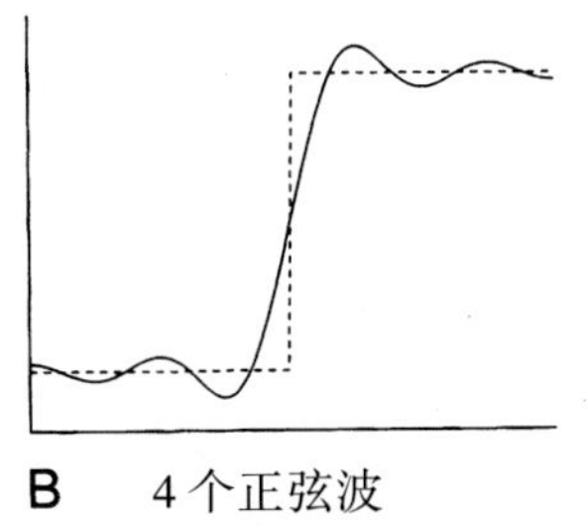
B　4 个正弦波

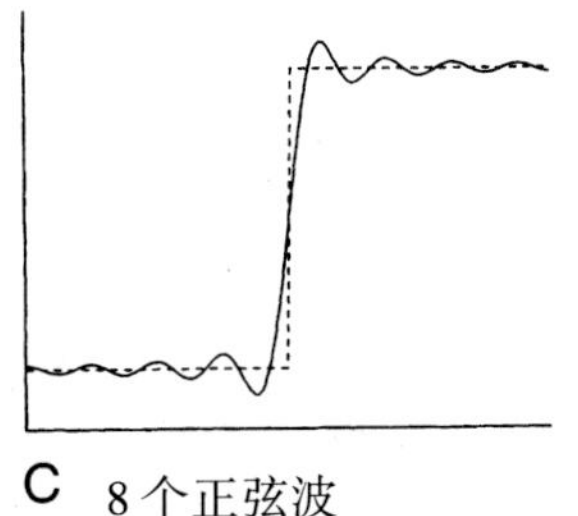
C　8 个正弦波

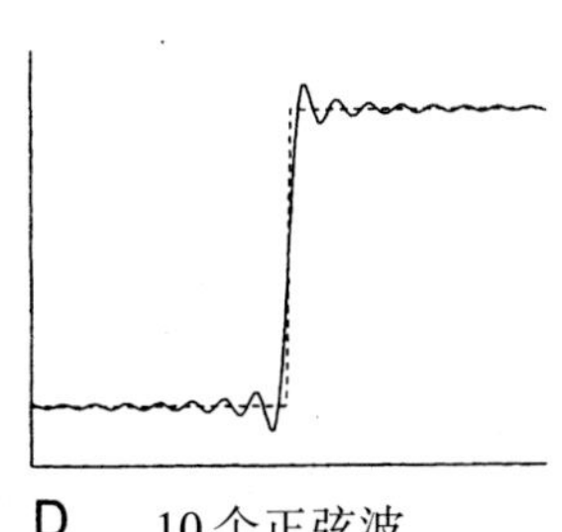
D　10 个正弦波

**图4-13**　傅立叶定理。任意形状都可以用若干个正弦波之和来描述。阶跃波形的傅立叶表示说明这个道理是完全正确的，但也表明其在实际应用中有一定局限性，因为阶跃波形需要用无限多的正弦波来表示。用的正弦波越多（右侧图）重现的波形越准确，不过只要正弦波的数量不是无限大就会有残留的纹波，即吉布斯减幅振荡。

感知的横向磁化，从而产生一个信号。加上励磁脉冲之后，所有受激励的自转粒子仍以同样的进动频率（$\nu_0=\gamma B_0$）进动。现在考虑一下，如果外加的磁场随位置的不同而改变会发生什么情况。按照拉莫尔公式，如果该磁场强度与空间位置有关$B=B(x)$，那么频率也与空间位置有关：$\nu(x)=\gamma B(x)$。产生MR图像正是依据这一特性。

### 1. 磁化的空间调制

现在来考虑一种最简单的空间依赖形式，其磁场强度随空间坐标$x$呈线性变化：$B(x)=G_x$。$G$称之为在$x$方向上的磁场梯度，其单位是单位距离内的磁场强度。把这个表达式代入公式（1）后，在存在有梯度磁场的情况下进动频率的空间变化可表示为：

$$\nu(x)=\gamma G_x \qquad (10)$$

这些梯度磁场一般都远远小于主磁场，数量级为2 G/cm。为了产生梯度磁场，需要采用一种专用的线圈，即梯度线圈。所加的梯度磁场围绕磁体中心是对称的，因此在中心区不会产生频率变化。在存在梯度磁场的情况下，从$-x_{max}$到$x_{max}$这一位置范围内的频率范围是$\nu_0-\gamma G_{xmax}$至$\nu_0+\gamma G_{xmax}$。

现在来考虑一下在时间$\Delta t$内沿任意方向$\hat{e}$加上磁场梯度$G$（可以表示为$G=G\hat{e}$）的影响。我们将其称之为脉冲调制磁场梯度。要注意的是，各梯度所产生的影响是按矢量相加的，所以可以通过对x、y和z方向3个正交（垂直）梯度的适当组合来产生沿三维坐标系任意方向的梯度。在位置$r$上的一个自旋粒子将通过相位角$\varphi$产生进动，$\varphi=\omega\Delta t=\gamma Gr\hat{e}\Delta t=\Delta kr\hat{e}$。变量$\Delta k=\gamma G\Delta t$将所有操作人员控制的变量（$G$，$\Delta t$）归并在一起，它就是梯度面积（即，其振幅G乘以施加时间$\Delta t$的长短），单位是1/距离。因此在梯度脉冲结束时，就会沿梯度的方向（$\hat{e}$）发生对磁化矢量相位的空间调制，其空间频率（1/波长）为$\Delta k$。如图4-14中所示。

**梯度脉冲结束时的信号。**在梯度脉冲结束时即刻测得的信号，等于所有被激励自旋粒子所产生的信号之和。此时，这些自旋粒子都具有空间调制的横向磁化相位，这对MR成像的核心概念是至关重要的。现在重温一下有关傅立叶分析的两个主要论据：（1）任何形状都可以用若干个正弦波之和来描述；（2）用试验正弦波对射此形状便可测定不同空间频率对该形状的影响。

如上所述，梯度脉冲产生一个单一空间频率（$k$）的经空间调制的波形，而且其MR信号等于该调制波移与自旋粒子密度的乘积之和，确切地说就是傅立叶变换的运算结果。因此，给定梯度脉冲的数据（即空间频率$k$的给定波形），就是该空间频率对该物体的影响。通过施加不同$\Delta k$（即不同面积）的许多梯度脉冲，就可以标绘出许多空间频率的影响。当这一过程结束时，我们的数据中就有了不同$\Delta k$值的影响幅度值。因此将空间的频率空间称之为$k$空间，而MR成像数据是$k$空间的测量值。那么，图像就是由不同空间频率的这些波的多种影响所产生的物体。这个过程是数据的反向傅立叶变换。因此，可以把MR成像作如下总结：梯度脉冲映射出物体的傅立叶变换，而通过对数据进行反向傅立叶变换又复原了该物体。像素的亮度由傅立叶变换的数据幅度决定。然而图像还包含有相位，其代表自旋粒子在回波时间内进动通过的角度。因为相位受许多物理参数（包括磁场变化和流速）的影响，所以相位中包含有重要的信息。

如图4-15中所示，通过放大数据中单个$k$空间点可以直观地了解这些概念。$k$空间的单个点代表单个空间频率，如图像强度的空间调制中所见。这

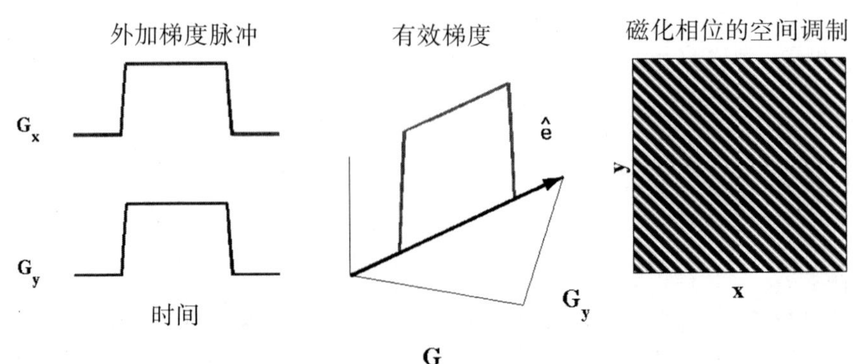


**图4-14** 沿$xy$平面中任意方向的梯度脉冲所产生的磁化相位的空间调制，是由（$x$和$y$）正交梯度组合产生的。相位图的空间频率等于梯度脉冲的面积，$\Delta k=\gamma G\Delta t$。

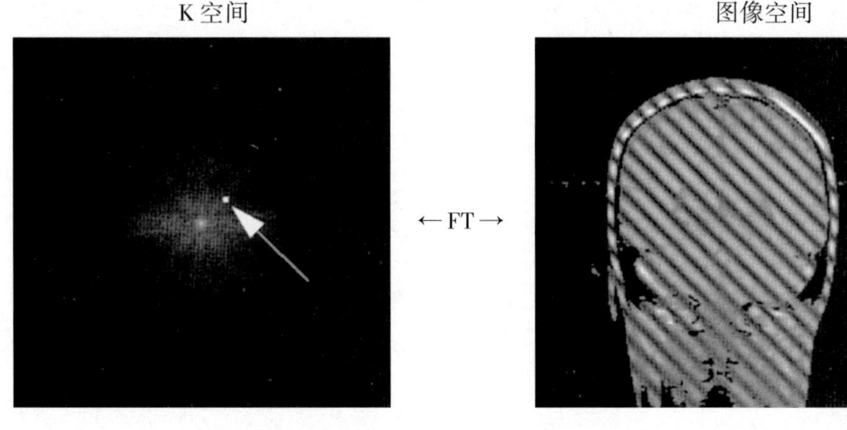


**图4-15** 构成某一形状的两个正弦波的相互垂直（正交），导致在图像$k$空间（左图）的数据中产生一个单点空间调制波。这个概念可以通过人为放大单数据点的幅度来加以说明，其作用是在图像上产生一个具有单一空间频率的波形（右图）。左图的$k$空间数据和右图的图像数据通过傅立叶变换（$FT$）相联系。

就是图4-14中所示的由梯度脉冲所产生的调制。值得注意的是，$k$空间中心与放大点之间的角度与该波在图像上的角度完全相同。这种角度的对等正是傅立叶投射定理的具体表现[7]。

**2. 磁场梯度的其他重要作用**

由梯度脉冲感生的磁化相位的空间调制是MR的关键要素。但是，磁场梯度与空间定位无关的其他两个作用却是MR脉冲序列的重要组成部分，故在此做一个简单介绍。第一个作用称之为梯度毁损，用第一个梯度脉冲来消除不需要的横向磁化；第二个作用称之为梯度重聚，用第二个梯度脉冲从先前毁损的横向磁化中恢复相干性。

**(1)梯度毁损。**在梯度脉冲结束时，被RF脉冲激励的自旋粒子，因为经历了磁场的空间变化，所以其频率是分散的。因此横向磁化所产生的净信号被相位抵消过程减小了。这就是T2*弛豫过程（它描述了在有外磁场时的信号丢失），如图4-6中所示。如果梯度脉冲面积足够大，横向磁化将会完全丢失。在存在梯度的情况下，自旋粒子失同步所引起的信号丢失称之为梯度毁损，如图4-16所示。可利用这个概念来消毁不需要的横向磁化（例如在加上不完整的反转脉冲之后可出现这种情况）。用于这个目的的梯度脉冲称之为毁损梯度，或消毁梯度。

**(2) 梯度重聚和梯度回波。**当加上梯度磁场时，位于不同位置的自旋粒子将以不同的速率进动。由于某一体积内的自旋粒子都会失同步，所以所有这些自旋粒子产生的总信号将迅速衰减。但是，如果在时间$\Delta t_1$内加上梯度脉冲而此后又在时间$\Delta t_2$内加上一个反方向的梯度脉冲，考虑其后果将如何呢？因第一个梯度脉冲而通过$\Delta \varphi= \gamma Gx \Delta t_1$的角度发生进动的位置$x$上的自旋粒子，将因为加上第二个梯度脉冲而通过$\Delta \varphi= -\gamma Gx \Delta t_2$的角度而发生进动。因此，当$\Delta t_1= \Delta t_2$时，即所加的两个梯度脉冲方向相反而持续时间相同时，总的相位等于零。这种作用与位置无关。因此在第二个梯度脉冲结束时，所有的自旋粒子都会恢复同步并恢复原有信号。这个过程如图4-17所示。要注意的是，实际上最重要的乘积$G\Delta t$，即梯度脉冲下的面积。因此，假如第二个反向的梯度脉冲其强度是第一个的一半而持续时间是第一个的两倍，则可达到同样的效果。通过加上面积相等、方向相反的梯度脉冲来恢复这种相干性，称之为梯度重聚。如果梯度重聚是在数据采集周期内完成的，则把这种相干所产生的信号称之为梯度回波。

重温一下加上脉冲磁场梯度后所产生的3个作用，即：（1）对磁化进行空间调制，（2）进行梯度重聚，（3）梯度毁损。可以看出，它们都是基本MR成像脉冲序列的有机组成部分。第一个作用对空间信息进行编码，第二个作用可使数据采集期间获得高信号，第三个作用有助于限制不需要的信号分量。

## 三 、空间定位

**1. 层面选择**

我们已经讲过，通过以拉莫尔进动频率施加RF脉冲可以使自旋粒子在拉莫尔进动频率上产生进动。现在来看一看，如果在外加梯度磁场的同时加上RF脉冲会发生什么后果。假设RF脉冲不是单一频率$\nu_0$，而且在$\nu_0$附近有一个小的频率范围，即带宽为$\Delta \nu$。然后加上RF脉冲以使在这一频率范围内的所有自旋粒子都被激励。由于频率范围与位置范围是对应的（由梯度磁场所致），所以其结果是一定宽度或一个层面的自旋粒子被激励。这个过

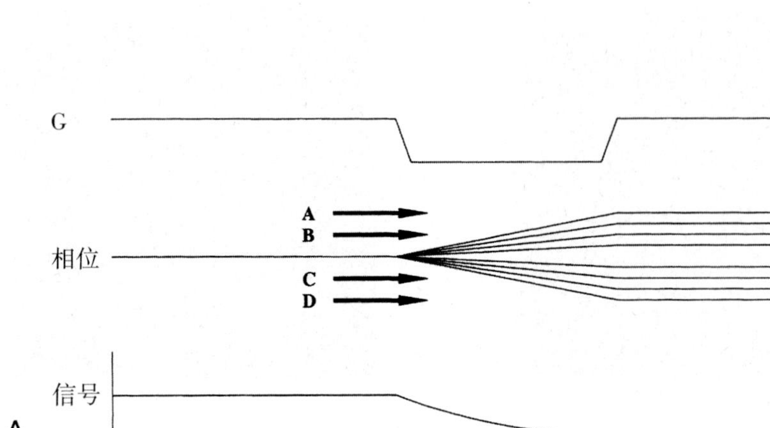


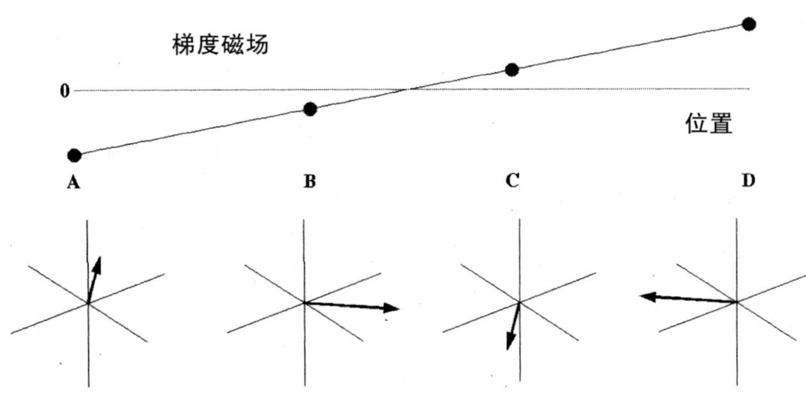


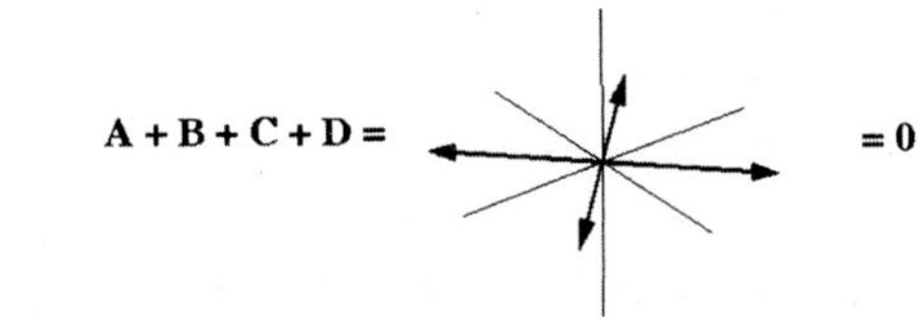


图 4-16 加上梯度脉冲引起的自旋粒子失同步称之为梯度毁损，可用于消毁不需要的横向磁化。

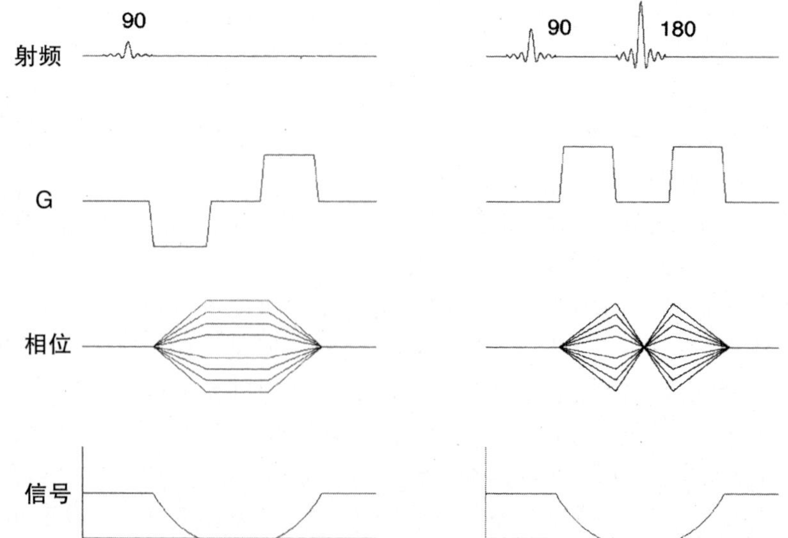


图4-17 如图4-16所示，加上梯度脉冲所引起的失同步，可以通过加上一个大小相等方向相反的梯度脉冲而恢复同步并重新产生横向相干性。这种方法称之为梯度重聚，并可产生梯度回波。

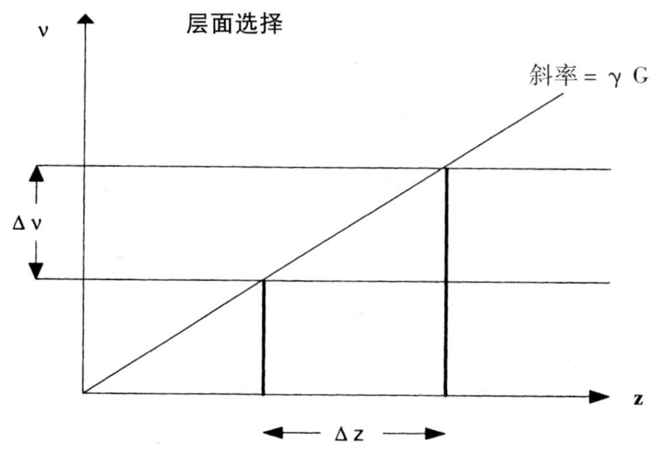


图 4–18　层面选择。在存在梯度磁场的情况下加上一个较小频带宽度的RF脉冲，将使该频率范围内的自旋粒子激励。因为组织内的这一频率范围是由梯度脉冲引起的，所以其相当于一个空间宽度的被激励自旋粒子，因此会使某一层面被激励。

程称之为层面选择。在层面选择之后，只有该层面内的自旋粒子才可被接收线圈检测到，如图4–18所示。在进行过层面选择之后，层面内的所有磁化因为有层面选择梯度均受到空间调制。这种调制将由于失同步所致而导致受激励层面内的信号丢失。这种状况可以通过在层面选择之后即刻施加重聚梯度脉冲来加以改善。

**2. 相位编码**

在检测加上梯度脉冲之后即时信号之前，曾提出过有关相位编码的基本概念（图 4–19）。图中示出，面积为 $\Delta k=G\Delta t$ 的梯度脉冲对横向磁化产生空间调制，而且净信号仅对该物体的该空间频率分量敏感。换句话说，相位分布要对该空间频率进行编码。实际的物体（例如膝关节）包含有许多空间频率。要形成一个物体的图像，必须测量出该物体的空间频率范围。要实现这个目标，只要加上许多个不同面积（因此 $k$ 值也不同）的梯度脉冲即可，这就是相位编码过程。应用这一方案的最直接方法是通过对脉冲序列的多次重复，每次只改变相位编码梯度脉冲的面积。实现这一目的的一种标准方法是，通过固定梯度脉冲的宽度和递增梯度脉冲的幅度来改变梯度脉冲的面积。这种方法就是许多脉冲序列标准实施中所用的经向自旋法，例如图4–20中所示的自旋回波脉冲序列。该序列重复的时间间隔就是重复时间TR。因此这种方法的总扫描时间等于相位编码步数乘以重复时间。

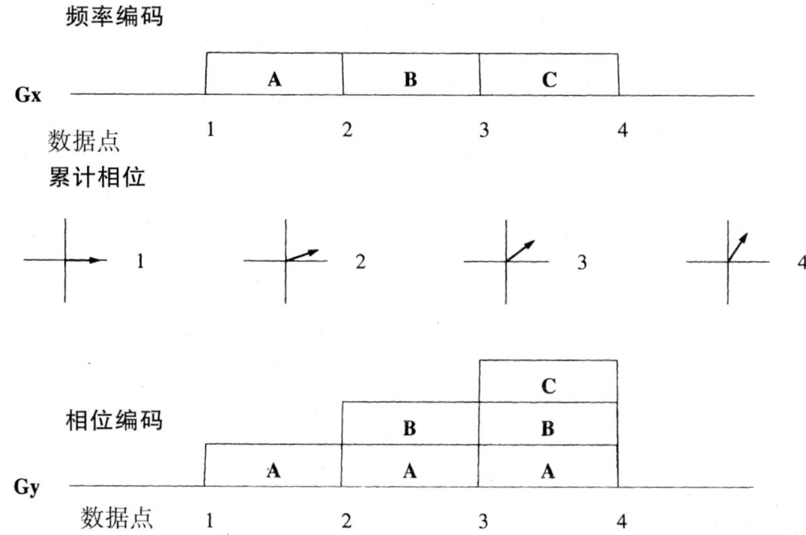


图 4–19　频率编码和相位编码的等效性。空间频率编码与梯度脉冲的面积成比例。可以通过可变面积的短脉冲（相位编码，下图），也可以通过施加恒定的梯度脉冲并按相等的梯度面积间隔进行数据采样（频率编码，上图）来完成编码。

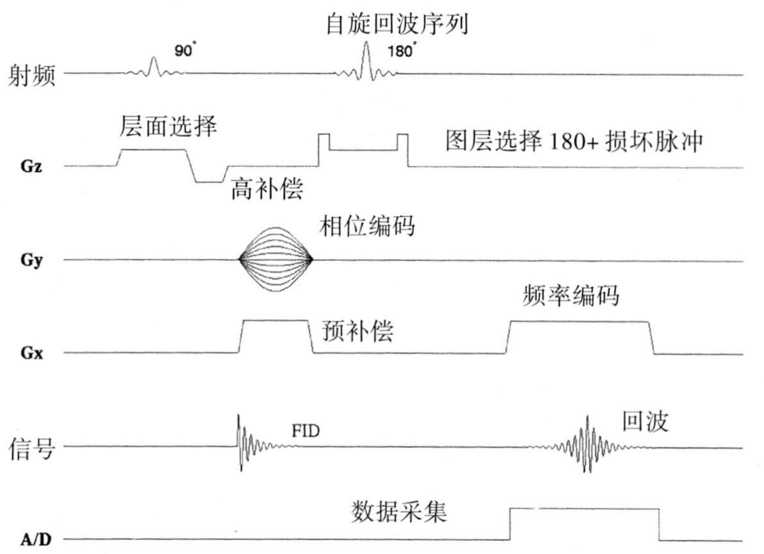


**图 4-20** 基本自旋回波脉冲序列。射频脉冲（RF）包括 90° 的层面选择，激磁脉冲和 180° 的层面选择自旋回波。梯度 $G_Z$ 包括90° 脉冲的层面选择脉冲和补充重聚或补偿脉冲，以及 180° 脉冲的由各个损坏脉冲组成的层面选择脉冲。梯度 $Gy$ 进行相位编码。信号由激磁后的自由感应衰减（FID）和回波（包括自旋和梯度回波）构成。在频率编码梯度过程中收集数据，因此仅检测回波信号。

### 3. 频率编码

现在来看一看，如果不相继施加面积递增的相位编码梯度脉冲，$\Delta k=\gamma Gn\Delta t$（$n$=0，1，…，$n_{max}$），而是加上一个最大面积 $\Delta k=\gamma Gn_{max}\Delta t$ 的梯度脉冲，那会出现什么结果。就信号大小而言，当梯度脉冲面积以 $\Delta k=\gamma G\Delta t$ 的增量增加时，即分步相继施加（$n$=0，1，…，$n_{max}$）梯度脉冲时，其信号大小应与相位脉冲编码步骤之后所测得的信号精确相等，因为观察发现增加梯度脉冲面积对自旋粒子可以施加相同的影响。事实上，频率编码的这个过程与图 4-19 所示的相位编码过程是完全相同的。测量出施加梯度脉冲后的总信号，便可测量出由梯度脉冲面积所定义的 $k$ 分量，因此也就测量出了物体的空间频率分量。

在实践中，在施加面积 $k_{max}=\gamma Gn_{max}\Delta t$ 的频率编码梯度脉冲之前，先要加一个面积等于其一半的负向“预补偿”梯度脉冲。预补偿脉冲在（$-n/2$）$\Delta k$ 的频率编码梯度脉冲的起点处产生一个总面积。因此在解读梯度脉冲的中心，当其面积等于预补偿脉冲的面积时，会产生一个梯度回波，因为此时所有的自旋粒子是同相的。在这一点，$k$=0。这一点周围的相位是对称的，与起点相差（$-n/2$）$\Delta k$（预补偿脉冲所致），与终点相差（$n/2$）$\Delta k$，这些相位介于二者之间，这是因为在 $k$=0 之后所加的梯度脉冲面积是相等的。尽管如下文所述所得的结果表明从 $-k_{max}/2$ 至 $k_{max}/2$ 的空间频率采集似乎有些多余，但情况并不一定如此。

频率编码还可以按如下所述来考虑：当在数据收集期间接通解读（$x$）梯度脉冲时，自旋粒子的进动频率与其位置 $x$ 成比例。检测到的信号等于沿 $x$ 方向各自旋粒子所产生的信号之和。不同位置的信号幅度就是不同频率的幅度，可通过该信号的傅立叶变换来求得。每个频率的信号幅度等于相应 $x$ 位置上所有自旋的总幅度，因此等于给定 $x$ 位置上每个 $y$ 位置的总和。这就称为沿 $y$ 轴投射。

## 四、基本脉冲序列的构成

现在来考虑构成一个成像脉冲序列所需的所有基本成分。图4-20中示出了基本自旋回波脉冲序列的标准脉冲序列图。水平轴线是时间，垂直轴线是振幅。每条垂直线都代表扫描仪与由操作人员控制的一项单独成分：每条空间坐标线（$x,y,z$）上的梯度，RF 脉冲，以及数据采集（记作 A/D，即模－数转换，因为要将接收到的模拟信号转换成数字形式才能存储在系统计算机内）。

从左至右按时间增加的方向进行读取，将依次发生层面选择、相位编码和频率编码这3项运算。这些梯度脉冲是沿相互垂直的不同方向加上的，这些方向传统上分别标记为 $x$、$y$ 和 $z$。层面选择方框在存在 $z$ 梯度脉冲时包含有 RF 脉冲，其余紧跟着补偿（重聚）$z$ 梯度脉冲（面积是其一半，方向相反），用以激励一个层面的自旋粒子。然后加上相位编码（$y$）梯度的一个阶跃脉冲，以及面积为 $-(n/2)\Delta k$ 的补偿脉冲（其出现于解读梯度脉冲之前，因此称之为预补偿脉冲），其后是频率编码梯度脉冲，面积是预补偿脉冲的两倍($n\Delta k$)。在频率编码梯度脉冲期间，接通RF接收器，并在$n$个点上采集数据。因此通常将频率编码梯度称之为解读梯度。在相位编码时每重复一次逐渐递增的这种梯度类型，称之为经向自旋技术。采用这种方法时，对于通过频率编码过程在$x$方向所收集的每一个$k$成分都要收集$y$方向的一个空间频率成分。

梯度回波被设计在数据采集的中点处，以便通过产生较大的自旋相干来提高信号的强度。这种现象甚至可发生在自旋回波试验中，通常要把自旋回波和梯度回波都设定在数据采集中点处发生（不过并非必须如此）。因此，尽管自旋回波脉冲序列和梯度回波脉冲序列的术语提示二者是相互完全不同的，但实际上自旋回波序列一定包含有梯度回波。

为此需要考虑一下由成像方案所设定的$k$空间内的路径（即$k$空间轨迹）。例如在使用经向自旋方案的常规自旋回波脉冲序列中（见图4-20），$k$空间轨迹是一种简单的光栅样式，如图 4-21 中所示。

相位编码次序可对图像对比度产生深刻的影响。例如从$k_y$中心向外取样（$k_y$=0，$\Delta k_y$，$-\Delta k_y$，$2\Delta k_y$，$-2\Delta k_y$，…，$\Delta k_{ymax}$，$-\Delta k_{ymax}$）（称之为中心相位编码），可有效缩短激励至回波中心之间的时间，因此可提供T1加权。从最高到最低$k_y$分量取样（$k_{y,max}$，…$-k_{y,max}$），称之为线性相位编码，可增加激励至回波中心之间的时间，因此产生 T2 加权。

## 五、MR 图像的空间和统计学特性

### 1. 分辨率和视野

$k$空间的中心出现在加上频率编码梯度脉冲 期间的数据采集中心点，因为此处解读期间前一半的总梯度脉冲面积与预补偿梯度脉冲面积之和为零。换句话说，频率编码收集的是从$-k_{x,max}$至$k_{x,max}$的$k$空间成分。同样，相位编码的行进范围是从$-k_{y,max}$至$k_{y,max}$。$k$空间中心包含一些较低的空间频率，而从$k$空间中心向外沿径向方向空间频率会逐渐增高。

利用上文所述的傅立叶变换特性（如图4-12所示）可对这一点作图解说明：$k$空间数据之和的傅立叶变换恒等于$k$空间数据的傅立叶变换之和。通过分别考虑数据的中间部分和外围部分并观察这些成分的傅立叶变换（即图像）即可将数据分解为低空间频率成分和高空间频率成分。这些图像之和恒等于实际的图像。这一关系如图4-22中所示。收集数据的位置越远离$k$空间的中心，图像清晰度就越高。收集的空间频率越高，边缘的分辨率就越好，因此可以更好地分辨邻近的结构。

图4-22左侧的图像分辨率较低，可见由亮边缘发出的强条带影。这种现象就是由高对比度的软骨细薄结构所产生的 Gibbs 振铃环形影。因为仅利用低空间频率的数据来形成这一图像，所以未能很好地显示具有锐利边缘的结构，其结果是在这些边缘

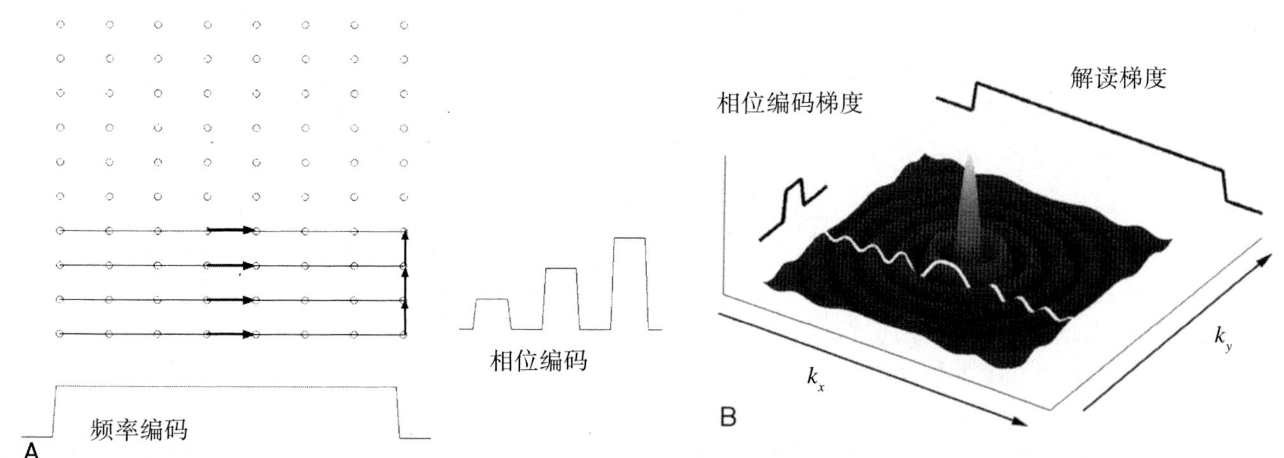


**图 4-21**　基本经向自旋成像技术的 k 空间轨迹。

A　在加上对单个 $ky$ 成分进行编码的单个相位编码脉冲之后，在加上解读梯度脉冲期间收集所有的 $kx$ 成分。每一个相位编码脉冲都将使轨迹移到一条新的 $ky$ 线上。

B　$k$ 空间的轨迹路径沿着固定值 $ky$ 的 $kx$ 方向。

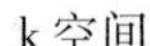


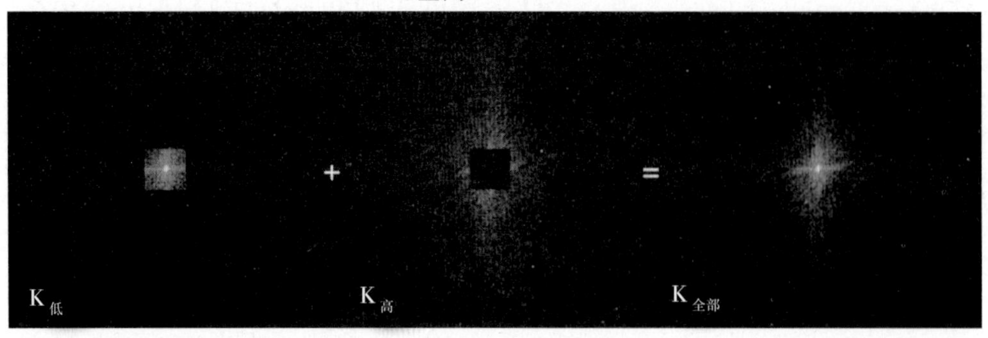


FT↓ FT↓ FT↓

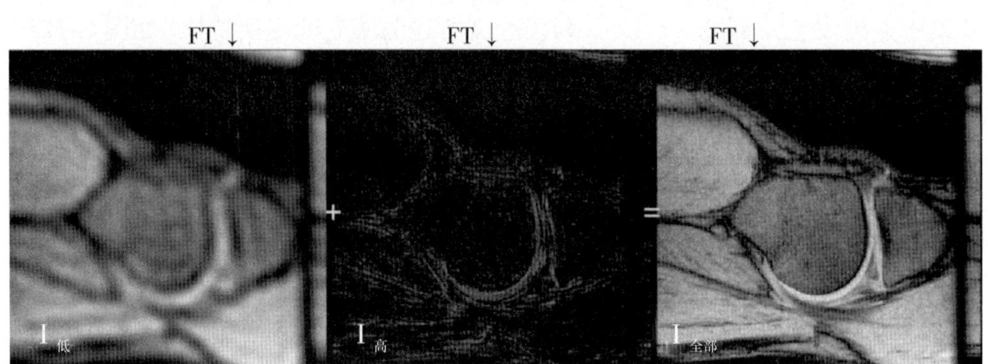


图像空间

**图4-22** 低空间频率位于$k$空间数据的中央（上排左图），沿径向向外围频率逐渐增高，较高的空间频率位于外周部分附近（上排中图）。图像是低频成分和高频成分之和（右图）。傅立叶变换的一个重要特性是，它代表的是k空间数据之和，而且恒等于各个k空间成分的傅立叶变换之和。也就是说，$FT(k_{低})+FT(k_{高})=FT(k_{全部})=I_{全部}$，这与$I_{低}+I_{高}=I_{全部}$是完全相同的。这一系列图像显示的傅立叶特性与图4-12所显示的完全相同。

出现高强度的波纹影。

图像的分辨率Δ$x$定义为可分辨的最小结构，因此与所收集的最高空间频率的倒数相关。对于多数据样本而言，

$$\Delta x \approx \frac{\pi}{k_{max}} \quad (11)$$

最高空间频率决定着可观察到的最小空间变化（即分辨率）。那么最低空间频率的作用是什么呢？数据中的最低空间频率表示可观察到的最大空间变化，因此表示整个可视区域，也称之为视野（*FOV*）。空

$$\mathrm{FOV} = \frac{2\pi}{\Delta k} \quad (12)$$

间和时间频率之间的这种关系意味着，图像的尺寸也可以用频率来描述。这种描述在考虑失谐效应时十分有用。在公式（12）中，最小空间频率Δ$k$，以及FOV，是由梯度脉冲强度和收集连续数据点之间的时间Δ$t$决定的。例如，在解读（$x$）方向的最小空间频率$\Delta k_x=\gamma G_x \Delta t$。Δ$t$称之为采样间隔，其倒数1/Δ$t$称之为采样速率。通常，通过改变梯度脉冲强度便可调节FOV，因为采样速率是由接收器的数据 硬件确定的。典型的采样间隔为每32 μs一个数据点，也就是说采样速率为1/(32 μs) =31.25 kHz。这个采样速率也等于采集较敏感的频率范围，即带宽。如果要收集256个数据点，则总的采样时间为256 × 32 μs=8 ms。接收器的带宽就是接收器敏感的频率适用范围，因此其必须大于图像的带宽。解读梯度$G_x$=0.3G/cm产生的调制宽度为24 cm FOV的$\gamma\ G_x$FOV = 4258 Hz/G × 0.3 G/cm × 24 cm ≈ 32 kHz。这就是图像带宽，它表示图像相对侧上的两个自旋粒子具有相差32 kHz的进动频率。256个体素中的每一个的进动频率与相邻体素的进动频率相差为单位像素带宽，即32 kHz/256=125 Hz。

用带宽和单位像素带宽来描述图像，在了解某些类型的伪影时十分有用，例如化学移位和敏感度变化，此时频率变化会干扰空间定位程序，从而产生图像失真（见后面的讨论）。

**2. 信噪比**

图像的质量不仅取决于信号强度，而且取决于污染图像的噪声。图像质量的一项重要量度尺度称之为信噪比（SNR）。MR成像时的“噪声”可视为由两种不同的成分所构成。第一种是热噪声，其由人体内的随机电流支配。这种噪声与信号无

关，因此在图像的所有频率之间基本上是均等分布的。

第二种噪声源是由生理运动或波动所产生的与时间有关的信号变化。这种形式的噪声取决于信号变化与成像序列的相互作用，因此对其进行定量分析相当困难。但是，这种噪声源主要出现在图像的一些特定部位。也许最明显的例子就是从一个 TR 变为另一个 TR 所发生的信号变化，它是由搏动样血流产生的，会在空间编码时引起误差。这种噪声以不同强度散布于整个图像，很难进行定量分析，而且对生理过程和成像序列之间的相互作用具有特异性。

热噪声成分很容易进行定量分析，而且是选择成像参数时的重要因素。一个体素所产生的总信号与该体素的体积 $v$ 乘以数据采样数 $n_s$ 成比例。体素的体积由每个方向上的分辨率决定：$V=\Delta x\Delta y\Delta z$。$\Delta x$ 和 $\Delta y$ 分别是频率编码和相位编码方向上的分辨率，而在层面选择成像，$\Delta z$ 就是层面厚度。在体积成像（如下文所述）中，$\Delta z$ 是体积编码方向上的分辨率。数据的采样数等于收集的体素的数量 $n_v$ 乘以平均数：$n_s=n_v n_{平均}$（平均数通常是指试验次数，NEX）。在层面选择成像中，$n_v=n_x n_y$ 等于该层面的体素数量，而在体积成像中，$n_v=n_x n_y n_z$ 等于该体积内的体素数量。根据统计学标准变量分析，MR 图像中的噪声与 $\sqrt{n_s/\Delta t}$ 成比例，其中 $\Delta t$ 是采集连续数据点之间的采样时间。因为噪声电压与带宽的平方根成比例，因此会出现因子 $\Delta t$。因此图像的 SNR 可近似表示为：

$$\mathrm{SNR}\approx\frac{\mathrm{V\,n_s}}{\sqrt{\mathrm{n_s}/\Delta \mathrm{t}}}=\mathrm{V}\sqrt{\mathrm{n_s}\Delta \mathrm{t}} \qquad (13)$$

注意：$n_s\Delta t$ 就是测量某一体素的信号所用的总时间 $T$。因此，SNR 等于 $V\sqrt{T}$，其与体积 $V$ 以及总时间 $T$ 的平方根成比例。

公式（13）提供了确定各种成像序列中基本折中方案的逻辑依据。提高分辨率可大大降低 SNR。例如，把体素的长宽深各减少一倍，SNR 将减小到原来的 1/8。此外，由于 SNR 仅随时间的平方根而改变，所以要达到原来的SNR需要把扫描时间延长 $8^2$=64 倍！

## 第三节　快速成像技术

在实践中，快速收集图像以减少患者的扫描时间，或者用多种对比特性采集几种类型的图像，具有非常重要的意义。在某些应用中（如心脏成像或扩散成像），快速成像可减少患者运动的影响。本节讲述快速采集图像可使用的一些基本方法。

### 一、快速自旋回波

要记住，在 MR 成像中产生组织对比的核心问题是，弛豫时间 T1 和 T2 是正相关的，因此会抵消各自的对比度。要产生较好的T2对比度，必须使其 TR 远远大于 T1，以减小 T1 加权。但是由于T1的数量级为1秒，所以采集T2加权图像需要的时间很长。大大减小T2加权图像扫描时间的一种方法是快速自旋回波技术。这种技术基本上是多项自旋回波技术的一种扩展（见图4–8），但在90° 脉冲之后的每一个附加回波之前增加了不同的相位编码梯度脉冲。因此，如果在单个 TR 内收集 $n_e$ 个相位编码调制回波，那么图像总的采集时间可减少 $n_e$ 倍。对 $n_e$ 为 8 的典型回波串长度（ETL），图像采集时间可减少 8 倍。所得图像的对比度类似于单自旋回波图像，而且近似地可由最小相位编码步的回波时间决定。因为回波串包络线是按 T2 衰减的，所以短 T2 时间的组织，在 ETL 特别长时会有明显的信号丢失，从而使其图像显示模糊。

### 二 、梯度回波成像

快速成像的一种方法是从自旋回波成像序列中去掉180° 脉冲，仅使用梯度回波来形成图像。基本梯度回波脉冲序列如图4–23所示。这个序列几乎与基本自旋回波序列（见图4–20）完全相同，不同的是去掉了 180° 脉冲，但反向补偿梯度脉冲未去掉（如图4–17中所示，它是梯度重聚过程）。这项技术不仅可缩短回波时间，而且可大大减小RF在患者体内发热，因为能量储积与RF脉冲的幅度平方成正比而且180° 脉冲的幅度是90° 脉冲的两倍。因此，单个90° 脉冲的能量储积只是180° 脉冲的1/4。低反转角RF脉冲可以非常快地进行重复，而不会在患者体内产生过多热量。

对此我们曾假设，重复时间 TR 长于 T2，因此所观测到信号就是由前面的 RF 脉冲所产生的横向磁化。为了考虑在更快速成像时将发生什么情况，让我们去掉这个脉冲序列只剩下RF脉冲，看一看在按更短的时间间隔加上 RF 脉冲时会出现什么情况（图 4–24A）。

如果使重复时间TR短于T1，信号在TR时间就

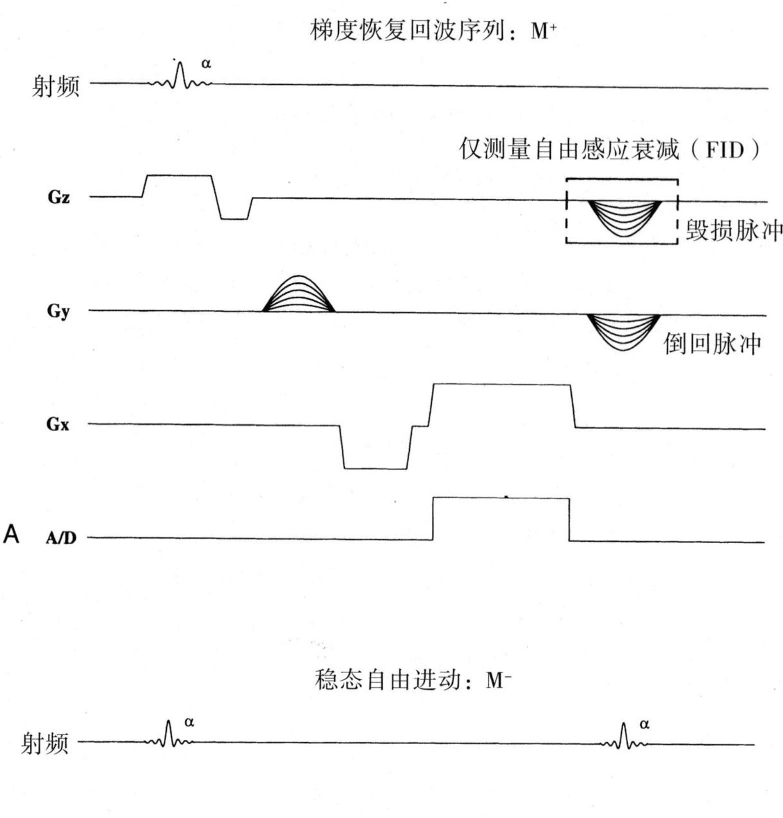




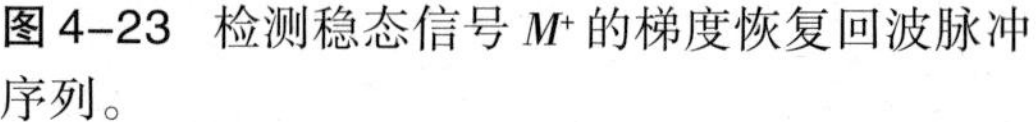

**图 4-23** 检测稳态信号 $M^+$ 的梯度恢复回波脉冲序列。

A 加上一个毁损脉冲可消除以前所有回波的影响，在以前的射频（RF）脉冲中只留下自由感应衰减（FID）。通过施加随机相位的 RF 脉冲也可以实现毁损。

B 检测 $M^-$ 的稳态自由进动脉冲序列。这种方法可看做是 A 中所示序列的时间反向运行方式，用以测量在射频（RF）脉冲之前发生的回波信号（见图 4-24）。

没有时间完全恢复，而且信号强度将小于长TR之后由 90° 脉冲所产生的信号。因此，如果 TR 大于 T2 而且相继加上了许多脉冲，则信号在开始时会降低，但此后会达到某一均衡值。如果脉冲加得更快，TR 将小于 T2，而且在下一个 RF 脉冲开始时横向磁化将不会衰减，在这种情况下，每一个 RF 脉冲不仅会使纵向磁化矢量倾斜，而且会使持续保留的横向磁化矢量倾斜。如果相继加上许多这种脉冲，则达到均衡时信号中不仅含有每一个脉冲时纵向磁化倾斜所产生的分量而且包含有此前横向磁化倾斜所产生的分量。这种状态称之为稳态自由进动（SSFP）。此前各回波所产生分量的均衡取决于始终所处的横向相位，否则这些信号将非相干地叠加在一起。如其不然，可以通过使其相位在各个TR间各不相同来消除这个信号分量，为此可通过加上幅度在每个TR期间随机变化的梯度脉冲，即通过毁损过程来实现。加上具有随机相位的RF脉冲也可以实现毁损。这项技术具有改变横向磁化相位的作用，因此相连的回波具有不同相位而且是不相干叠加的，从而消除了它们的影响。

剩余横向磁化的影响可以通过梯度毁损来消除。这个过程可以消除 $M^-$ 分量以及新的纵向磁化对 $M^+$ 的影响。相反，保持成像后分量的完整性则要求相位从一个 TR 到另一个 TR 保持一致，随 TR

改变的任何附加成像相位都会造成信号丢失。相位编码梯度就是这种情况。因此，在进行相位编码中若要保持这种平衡状态，必须在每一个TR后消除（或“倒回”）其影响，使得在下一个RF脉冲开始时净相位为零。快速梯度回波脉冲序列具有倒回梯度脉冲，其脉冲形状与相位编码梯度脉冲完全相同，但方向相反。

因此，在稳定状态下，TR较长时每一个RF脉冲后即刻形成一个相干信号。在TR较短时，原先的FID以及现在的FID都会出现回波，其结果是：除了在RF脉冲之后形成相干磁化（$M^+$）以外，在每个RF脉冲之前也会形成相干磁化（$M^-$）。我们可以对$M^-$或$M^+$形成图像。此外，我们还可以毁损回波的形成，以产生第3个信号（$M_{sp}$），其也是在RF脉冲之后形成的。信号$M_{sp}$是没有此前FID对回波影响的信号$M^+$。图4-24B中示出了快速梯度回波序列的这3个信号分量。

因此，可以用3个不同的信号来成像，它们都是由相同的密间距RF脉冲串产生的。可以成像的信号分别是：

• $M^+$=现有RF脉冲产生的FID加上作用于剩余横向磁化上的RF脉冲所产生的纵向磁化〔稳态梯度恢复采集（GRASS），稳态进动快速成像（FISP）〕；

• 毁损$M^+$=现有RF脉冲产生的FID〔毁损GRASS，快速小角度激发（FLASH）〕；

• $M^-$=作用于剩余横向磁化上的RF脉冲产生的横向磁化〔稳态自由进动（SSFP），对置的稳态进动快速成像（PSIF）〕。

这3个基本信号的脉冲序列在图4-23中示出。下文中将应用下列这些术语：$M^+$成像称之为GRASS；毁损$M^+$成像称之为FLASH；$M^-$成像称之为SSFP。

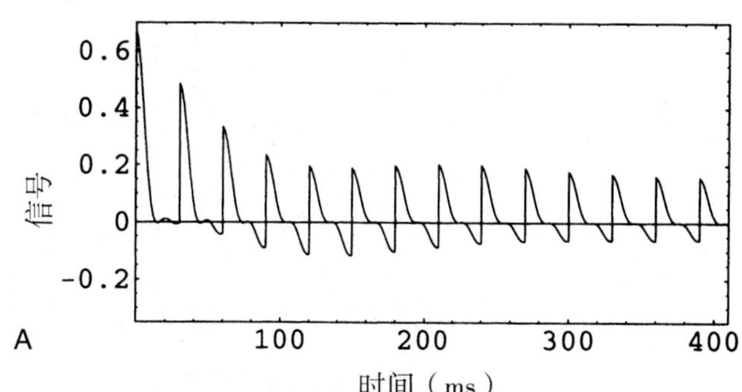


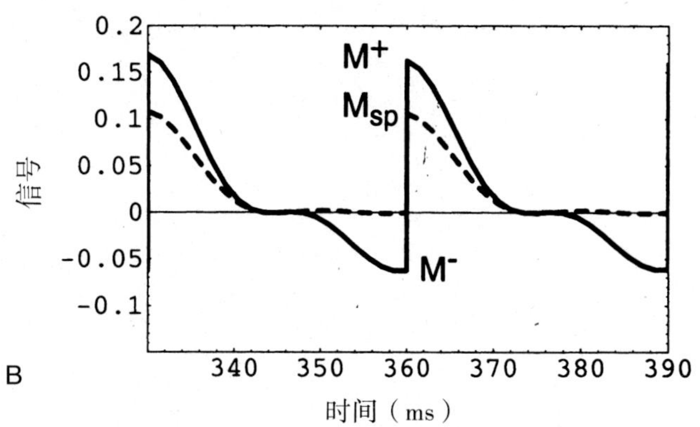


**图4-24**　快速梯度回波序列的信号成分。

A　针对重复时间TR=30 ms时的一系列45°　RF脉冲示出了稳态自由进动（SSFP）的均衡过程。假设样本的T2为60 ms。因为TR小于T2，所以每一个RF脉冲不仅会产生新的横向磁化，而且会由前生成的横向磁化产生回波。这些回波的振幅是负向的，这意味着回波是在坐标轴上与自由感应衰减（FID）相反的一侧形成的（例如，如果FID形成在+y轴，则回波形成在-y轴）。稳态是在若干个脉冲之后达到的。

B　用于成像的快速梯度回波信号分量。示出的是A图中所示均衡信号在RF脉冲之前（$M^-$）和之后（$M^+$）加毁损（虚线）和不加毁损（实线）的近观图。$M^-$完全由此前的回波构成，而$M^+$则由此前的回波加上最近的FID构成。毁损脉冲消除了此前回波的影响，因此也消除了所有的$M^-$，只留下$M^+$的FID分量。

### 1. 梯度回波对比度

要了解这些不同方法的功用，必须检查一下各自产生的信号及信号对比度。快速成像的目的通常是为了通过尽可能地减小TE和TR来缩短扫描时间，以及使用另一个用户可调变量（翻转角α）来改变信号强度和对比度。图4-25示出了作为翻转角函数的3个信号分量所产生的信号强度。再强调一次，峰值信号通常并不是所要求的；所要求的是最大组织对比度。对比度以一种较复杂的方式取决于组织参数。对于图4-25中所示两种不同组织的例子，组织1的弛豫时间T1 = 1200 ms，T2 = 150 ms；组织2的弛豫时间T1 = 800 ms，T2 = 100 ms。值得注意的是虽然图4-25A中的GRASS峰值信号较大，但用FLASH时提高了其对比度（如图4-25B中所示）。SSFP的信号随着T2的延长而增强（是因可以加到后续回波上的剩余横向磁化较大所致），因此具有强的T2加权。

图4-26中示出的是作为翻转角和TR/T1函数的梯度回波的信噪比及对比度－噪声比。在毁损序列中产生最大信号时的翻转角称之为Ernst角，记作$\alpha_e$，可由下式给出：

$$\cos\alpha_e = e^{-TR/T} \qquad (14)$$

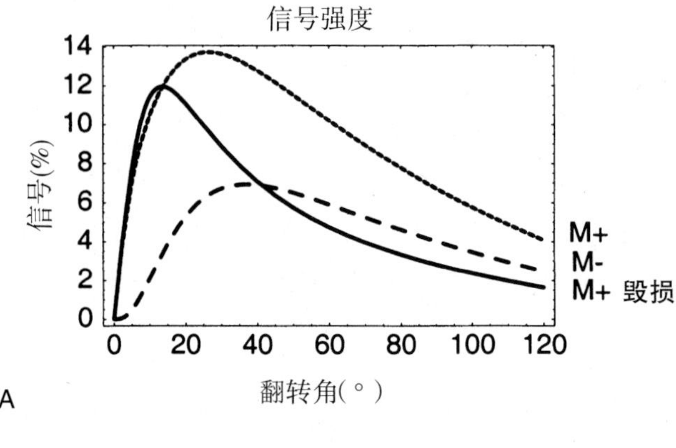


A

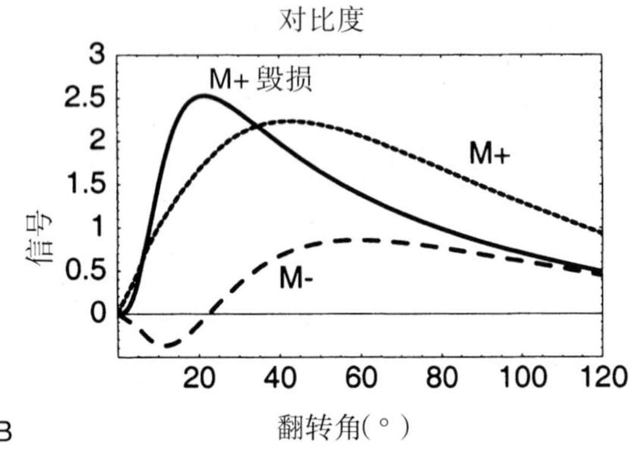


B

**图4-25** 作为翻转角函数的快速梯度回波的信号强度和对比度。

A 作为翻转角函数的快速梯度回波的信号强度。在此例中，TR=30 ms，T1=1200 ms，T2=150 ms。$M^+$ 和毁损 $M^+$ 在Ernst角 $\alpha_e$ 处交叉。$\alpha > \alpha_e$ 时的信号是T1加权，而 $\alpha < \alpha_e$ 时的信号对T1相对不敏感，因此图像是中间加权。

B 作为翻转角函数的快速梯度回波的信号对比度。TR=30 ms，两个组织的弛豫时间分别是：组织1的T1=1200 ms，T2=150 ms；组织2的T1=800 ms，T2=100 ms。虽然 $M^+$ 信号较大（A图），但毁损 $M^+$ 信号的对比度较大（B图）。

这个角也是图4-25中FLASH曲线和GRASS曲线的相交点。由图4-25B可见，Ernst角靠近毁损序列的最大对比度点。由此不难看出为什么FLASH的对比度更好。因为回波已被毁损，所以T2在稳态中不起任何作用。它只影响回波之间的衰减。因此，对比度几乎完全与T1的变化相关。在Ernst角的下方，GRASS和FLASH二者基本上是相同的，对T1都相对不敏感（因为小翻转角所引起的纵向磁化的小扰动只对T1恢复产生很小的影响），所以所产生的图像基本上是中间加权。小翻转角，甚至是短TR时的这种T1加权缺失，是梯度回波成像最突出的特征之一；而在自旋回波成像时，T1加权是在短TR时达到的。图4-27中示出了膝关节快速梯度回波序列中与翻转角相关的一个实例。

**体积成像**。前面所描述的用于层面选择的各项技术，是通过激励一个薄层面来进行第三（$z$）方向的空间定位，然后面对该层面进行$x$和$y$方向的相继空间定位。这种技术是二维的，因为用激励脉冲只能显示二维层面。在实践中，由于收集数据的时间（≈TE）可以比TR短得多，所以在一次研究可以收集许多个这样的层面。因此在数据收集和开始下一个序列之间的间隔时间内，可以对另一个层面成像。通过有效地错开两个层面之间的采集，可以用这种多层面技术对大面积的物体进行成像。但是这项技术有两个重要的限制。首先，层面选择方向的分辨率受梯度脉冲强度的限制，其决定了频率宽度，因此也决定了所选区域的空间宽度。可达到的分辨率一般为2～3 mm，明显大于$xy$（即平面内）方向的分辨率。层面选择技术的第二个限制是，由公式(13)可知，SNR正比于体素所经历的激励次数，因此受到以下事实的限制：任何特定的层面在序列过程中只经历一部分RF脉冲的激励。

这两个限制可以用体积采集来加以克服，此时层面选择被体积编码所取代，其在$y$方向上等同于相位编码程序，如图4-28中所示。在进行数据采集之前，先用基本的层面选择程序激励整个体积或一个大厚层（在加上梯度脉冲时进行激励），这称之为厚层选择。此时$z$轴的分辨率可以和相位编码方向一样精细。此外，由于每次重复都激励整个体积，所以每个体素都要经受每一个RF脉冲，此时根据公式(13)SNR要比多层面方面提高$\sqrt{n_z}$倍，此处的$\sqrt{n_z}$是$z$编码的步数。

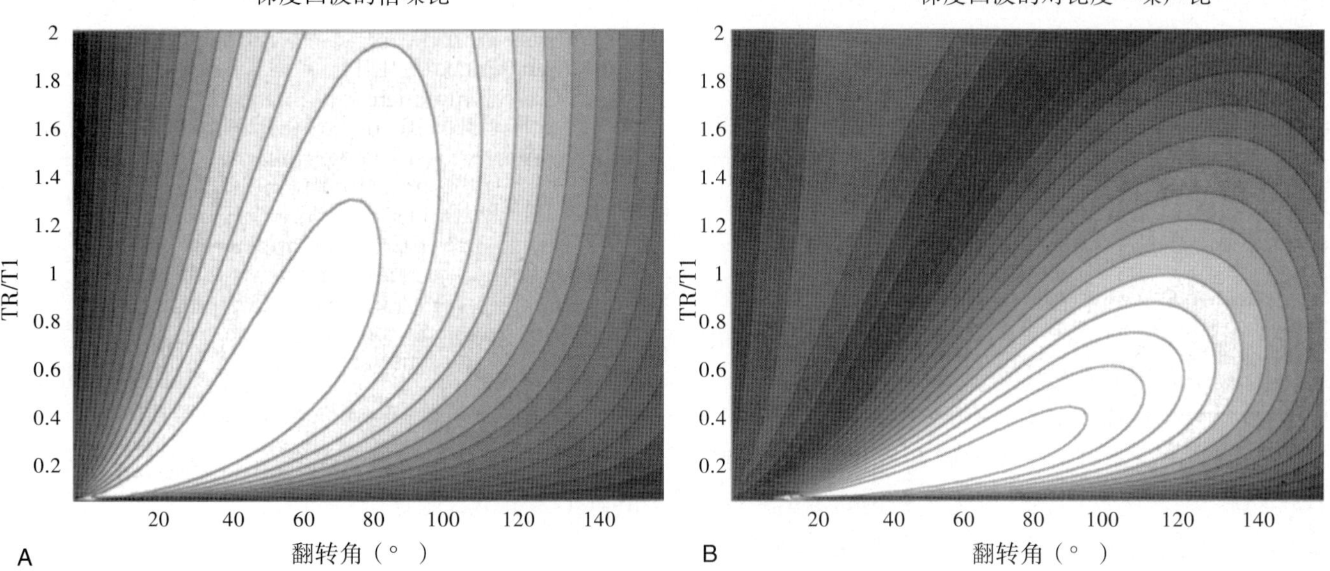


**图 4–26**　作为翻转角和 TR/T1 函数的梯度回波的信噪比（SNR）和对比度 - 噪声比（CNR）。

A　作为翻转角和 TR/T1 函数的梯度回波的信噪比。

B　作为翻转角和 TR/T1 函数的梯度回波的对比度 - 噪声比。

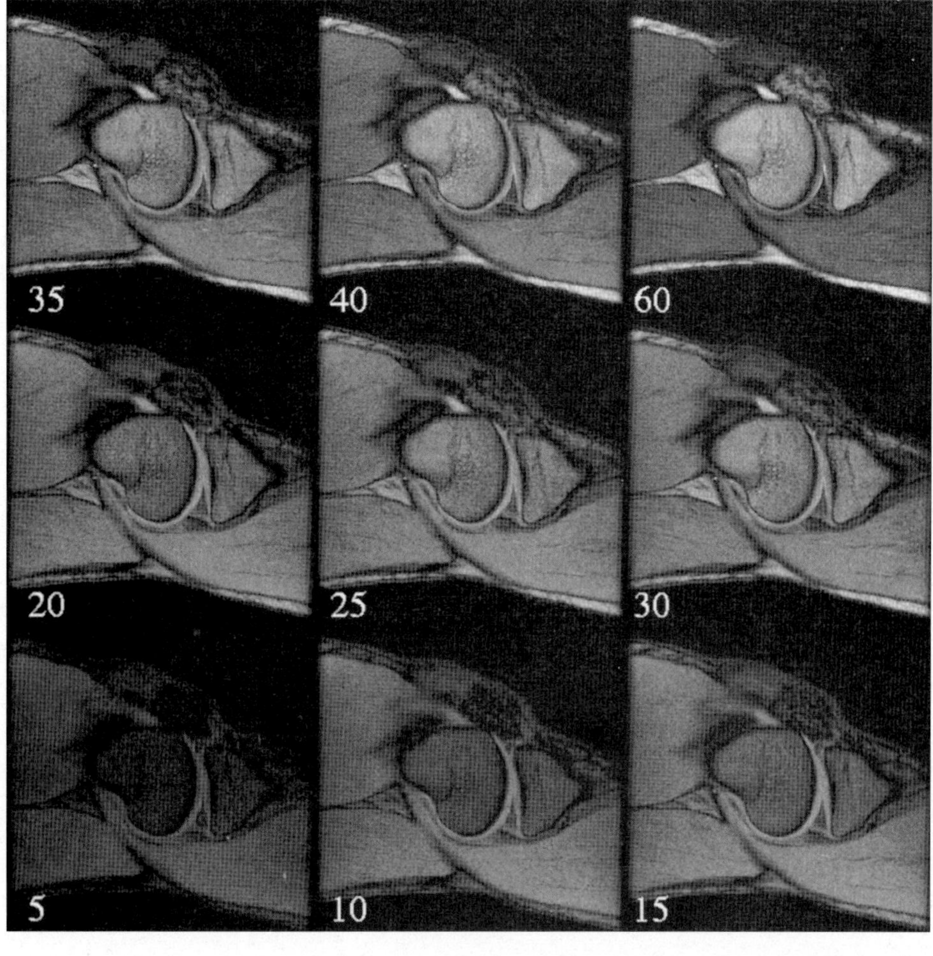


**图 4–27**　作为翻转角函数的膝关节快速梯度自旋图像。在每张图的左下角给出了其翻转角（°）。

这些优点所付出的代价是时间，因为对每一个相位编码步和每一个体积编码步都要将这个序列重复进行一次。对于256个相位编码步和128个体积编码步，需要进行32 768个TR周期。即使在自旋回波序列中采用最短的TR周期（≈200 ms），更不必说最长的TR周期（≈4000 ms），总的成像时间也将是极其长的。梯度回波成像最大的用处之一是，能用非常短的重复时间采集图像，从而有利于进行体积成像。能用20 ms数量级的重复时间进行成像的能力，以及能通过改变翻转角来控制对比度的能力，使体积成像成为现实可行的技术。

**2. 去除180° 脉冲的后果：化学移位和T2* 效应**

180° RF脉冲可产生重聚磁场不均一性改变的自旋回波。磁场的这些偏移可由主磁场的不均一性、局部敏感性的空间变化或存在有不同共振频率的化学物种所致。如果去除了180° 脉冲，这些影响就会重新出现。梯度回波序列中180° 脉冲的缺失会产生两个重要后果。这些后果既可以是有害的也可以是有益的。

（1）**化学移位效应**。具有不同化学移位σ的两种化学物种（公式2），按照公式1所示在相同磁场中将以不同的速率进动。在梯度回波的中点（即TE=0），这两个化学种类将各自获得与其共振频率成比例的相位：$\varphi_{脂肪}=\omega_{脂肪}TE$，$\varphi_{水}=\omega_{水}TE$。如果脂肪和水位于两个不同的体素内，那么每个体素内的信号强度是不变的，因为只存在一个总的相位改变而且这项改变不会使信号强度发生变化。但是，如果脂肪和水占据同一个体素，则该体素产生的信号等于这两个信号分量之和，各自按不同的频率振荡，二者的频率差异$\Delta\omega=\omega_{脂肪}-\omega_{水}$，所以两个信号间的相位差$\Delta\varphi=(\omega_{脂肪}-\omega_{水})TE$。因此，这两个信号将作为回波时间的函数同相位和失相位。当二者同相位时，两个信号相加，产生一个比单个信号大的信号。当二者失相位时，两个信号相减，产生的总信号较低，如图4-29所示。脂肪和水的频率差，以及其振荡周期之差，与磁场强度成比例（见公式1）。这种效应取决于信号达到同相位和失相位所需的时间。因为在时间间隔$\Delta T$内所增加的相位与主磁场相关，$\Delta\varphi$（以弧度为单位）$=2\pi\gamma B_0\sigma\Delta T$，所以水和脂肪之间因化学移位σ产生180°相位差所需的时间$\Delta T=1/(2\gamma B_0\sigma)$。若σ=3.5 ppm，$\Delta t$以ms为单位，$B_0$以T为单位，则这个时间为：

$$\Delta T=\frac{3.35}{B_0} \qquad (15)$$

当TE是ΔT的倍数时，则图像在偶数倍时间同相位，而在奇数倍时失相位。例如在1.5 T时，TE = 3.35/1.5 =2.2 ms时产生一个失相位图像；而在TE = 2 × 3.35/1.5 = 4.4 ms时产生一个同相位图像。在3 T时，第一个失相位图像出现在TE =1.1 ms时，第一个同相位图像出现在TE =2.2 ms时。要注意的是，当磁场强度变大时，振荡周期将减小。

因为脂肪相对于游离水的化学移位是已知的，所以人体内含有脂肪和水的体素可根据要求的对比度加以控制。如果要求高信号（例如肝脏成像），可选择TE使信号同相位相加。如果要求低信号（例如骨小梁成像），可选择TE使脂肪和水失相位，并使

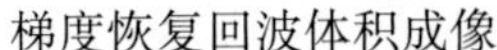


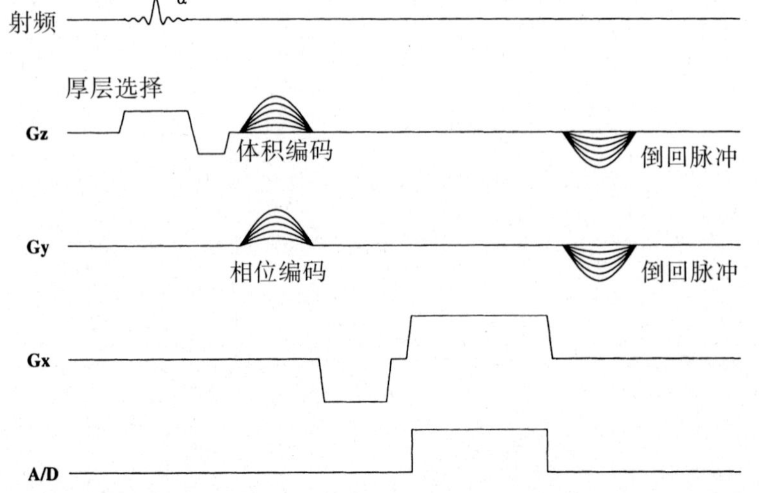


**图4-28** 体积梯度回波脉冲序列。射频脉冲激励一个厚层，z轴方向的相位编码进行空间定位。

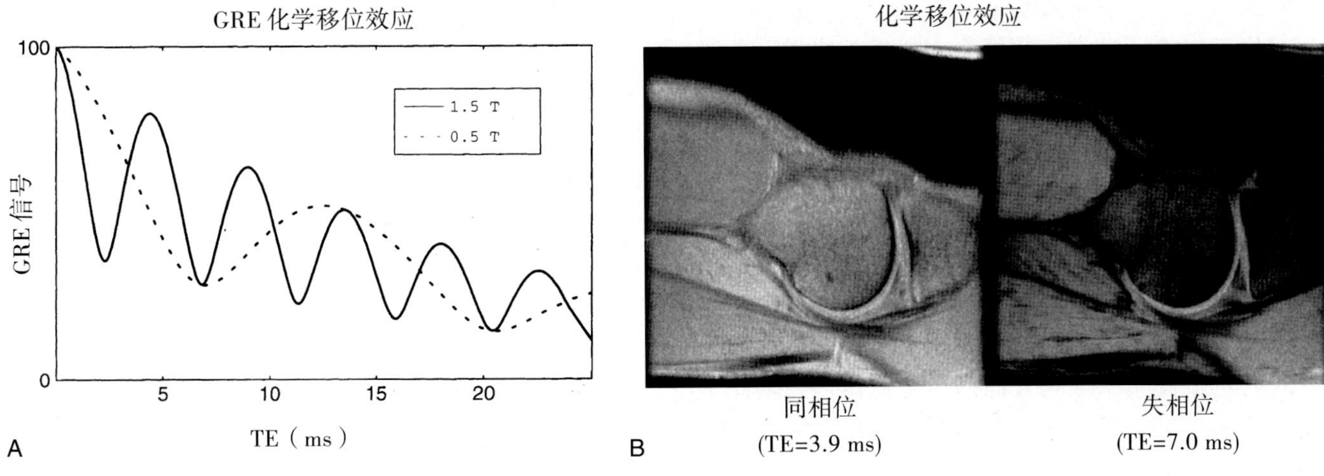


图 4-29　化学移位效应。

A　化学移位效应。在梯度回波序列中，脂肪和水的合成信号以振荡方式同相位和失相位。其振荡周期与磁场强度成比例。

B　正常人膝关节图像的化学移位效应。脂肪和水的信号在同相位图像（左图）上有益地相加，在包含有二者的区域内产生一个亮信号。在失相位图像（右图）上二者在该区域相抵式相加。

包含有二者的体素所产生的信号最小。

（2）**T2* 效应**。如上所述，自旋回波可使恒定局部磁场变化所引起的非随机相位变化重新同相位。在没有自旋回波的情况下，信号衰减要快得多（见图 4-7），且时间常数 T2* 小于 T2。如果体素内有强的磁场变化，所导致的失相位可引起这些体素内严重的信号丢失。敏感度变化较大的区域（如窦道中的空气与组织界面）就属于这种情况。如果去掉自旋回波使回波时间大大缩短，因此也减小了 T2* 效应，可使信号丢失的问题有所改善。因为局部磁场变化可使相位发生在相位图上可见的变化，所以利用这种磁场分布图可以有效地利用这种效应来测定磁场变化并纠正由其产生的空间失真。图 4-29 示出了一个实例。

局部敏感性变化可通过 T2* 机制导致衰减速率的加快，如果这些变化包含有局部生理的信息，则可以有益地利用上述事实。例如，血液中氧合作用变化就属于这种情况。脱氧的血红蛋白是顺磁的，而氧合的血红蛋白则不是。因此氧的利用可引起血液敏感性的局部变化，其反过来又引起 T2* 的局部改变。要想增强这一效应，要用相对长的回波时间来收集图像。这项操作可产生一个血液氧合水平依赖性（BOLD）信号，可利用它来检测代谢的变化。这一效应是大脑激活状态的功能磁共振成像（fMRI）检查的理论基础[8,9]。

## 三、超快速成像：单次激发技术

MR 图像的形成需要采集足够多的 *k* 空间样本，以便达到所要求的分辨率和 FOV。收集这些点的顺序称之为 *k* 空间轨迹，是由梯度脉冲的波形决定的。如果能在单个 RF 激励之后和信号被 T2 或 T2* 衰减之前采集完所有的数据，则总的采集时间将极其短。这项技术依赖于扫描仪硬件能否快速地开启和关断梯度脉冲。当要求尽可能快地采集图像时，单次激发成像这种方法极为有意义。例如在扩散成像时，患者的活动会使比这小得多的扩散运动所产生的信息大大降低。单次激发图像可在非常短的时间（≈ 70 ms）内采集到，因此可消除患者活动所产生的大量图像伪影。有时喜欢不在单次激发中采集这些数据，而是分几次以较小的隔行轨迹从 *k* 空间的不同区域采集数据。这种多次激发（或区段激发）*k* 空间方法可用于必须快速采集数据但不能在单次 T2 时间内采集完的应用场合。

### 1. 平面回波成像

单次激发成像的最基本初始方法是在基本光栅形式的标准经向自旋图像中采集数据，而且只是在初始 RF 激励后通过将相间形式的相位编码和频率编码脉冲串在一起来进行单次采集，如图 4-30 所示。这种方法称之为平面回波成像（*EPI*）。平面回波成像序列既可以构成自旋回波采集，也可以构成梯度回波采集。平面回波采集最适合用于要求成像时间快于生理活动的应用场合，如扩散成像，此时患者的活动往往使分子运动所产生的细微变化变得模糊不清。平面回波成像也可用于要求对生理变化进行时间相关观测的应用场合，如fMRI，此时在加上随时间变化的刺激时所采集的图像可显示与大脑功能有关的生理变化[10]。

平面回波成像的数据采集和标准的（如经向自旋）数据采集之间的一个重要区别在于，相位编码方向的带宽比频率编码方向的带宽低得多。因此平面回波采集对与化学移位差异有关的强伪影比较敏感，这一点将在下文讨论。

2. 螺旋成像

用处较大的另一种k空间轨迹是螺旋轨迹[11,12]，如图4-31所示。螺旋轨迹的用途相当多，它将单次激发方法学与短回波时间的概念结合了起来，因为其数据采集方式是从k空间的中心逐渐向外开展的。常用的螺旋采集其k空间轨迹遵循的是阿基米德螺线[11]。线速度恒定的螺旋产生的SNR最佳[13]。但是因为梯度脉冲达到其最大振幅所需的时间（梯度上升时间）取决于硬件所能达到的最大幅度，所以这种轨迹受硬件的限制。因此实际的最佳波形受梯度硬件的限制[12]。图4-31中示出的是螺旋波形的一个实例。螺旋轨迹具有一些重要的特性。因为失谐状态在螺旋采集时会使图像模糊不清，而不是像经向自旋成像时那样产生移位[14,15]，因此为了最大限度地减小失谐的影响，必须做到：（1）抑制脂肪；（2）要使梯度脉冲尽可能快地达到其最大值，因为图像变模糊与达到k空间半径值所需的时间有关；（3）以正确的频率重建图像[11]。

# 第四节 对比度形成的物理过程

大多数临床应用利用的是由质子密度和弛豫时间变化所提供的对比度机制。可以直接测量这些参数从而显示其空间变化。MR信号对其他许多物理现象都很敏感，因此也可通过适当控制脉冲序列来利用这些现象。本节介绍一些比较重要的对比度机制。

## 一、弛豫对比度

所有的MR图像本质上都要被质子密度以及弛豫时间T1和T2加权。标准的临床成像方案可以依据这些变化来增强对比度，但也可以直接测量实际的弛豫参数本身并形成其空间分布的图像。因为某些组织（如软骨）在其显露出形态改变之前即可在组织退变过程中显示出弛豫速率的改变，所以这种测量在临床上具有重要意义[16]。弛豫速率的成像方法相对比较简单，如图4-2和4-6中所示。TR恢复曲线作为T1的函数而相应改变，而信号随TE的衰减强烈依赖于T2。测量T1的最简单方法是，收集某一范围内TR值的图像，然后确定恢复曲线（公式4）来估算出T1。测量T2的最简单方法是，收集某一范围内TE值的图像，然后确定衰减曲线（公式5）来估算出T2。其结果是T1和T2的空间分布图，如图

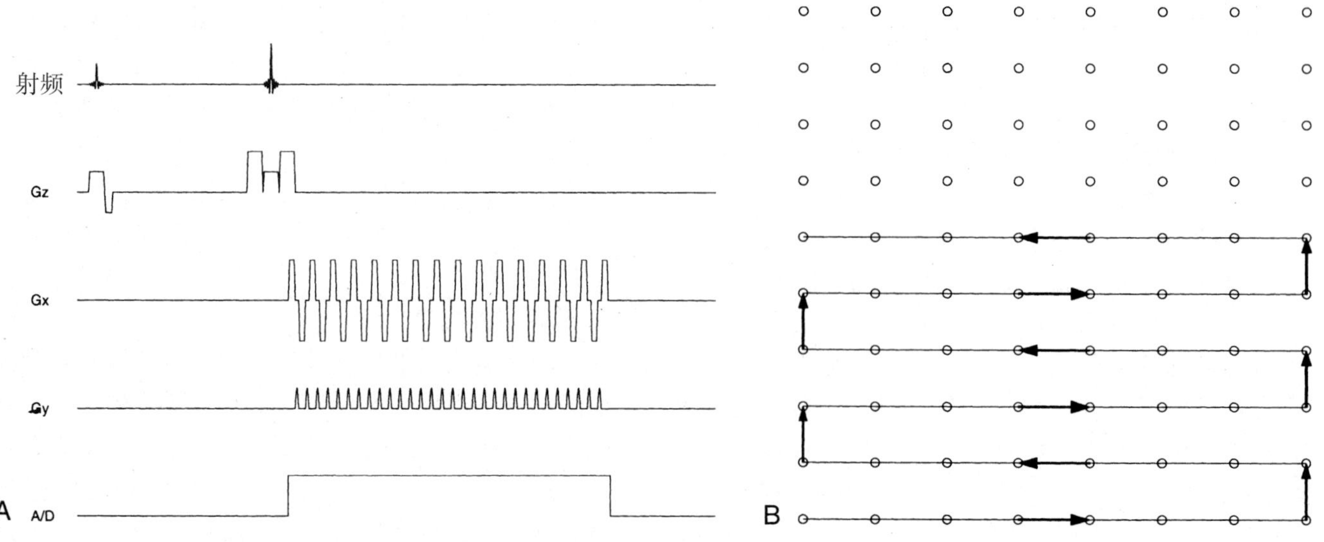


图4-30 平面回波脉冲序列（A）和k空间的轨迹（B）。

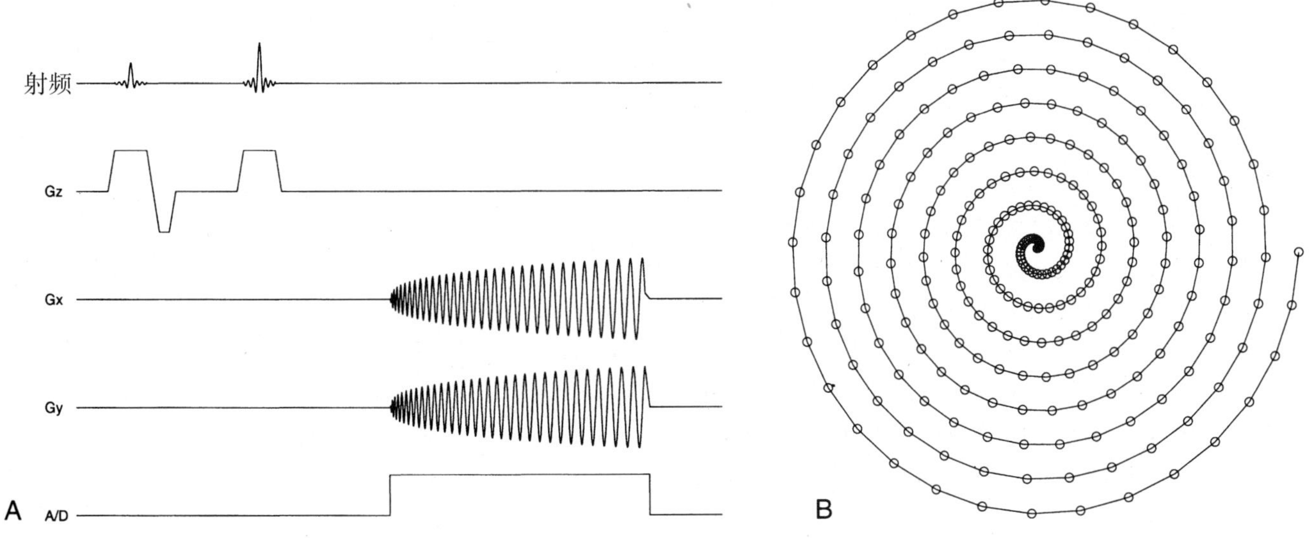


图 4-31　螺旋脉冲序列（A）和 k 空间的轨迹（B）。

4-32 中所示[17]。

**1. 弛豫是一幅物理图像**

以前对 T1 和 T2 的描述虽然有用，但基本上是现象描述。其描述的典型临床状态完全可以反映出许多组织的特征，并借此设计出能产生较强组织对比度的脉冲序列。但是在某些情况下，特别是在肌肉骨骼应用中，这种描述是不充分的，必须进行更实际的精确描述。

磁场与磁矩的相互作用导致自旋粒子沿磁场方向以正比于磁场强度的速率产生进动。在存在恒定磁场的情况下，样本中的自旋粒子以相同的速率进动并产生大的磁化矢量。但是自旋粒子并不能孤立地存在。局部环境会产生一些附加的磁场，从而会改变自旋粒子的进动频率。

返回到热平衡（用T1来描述）和横向磁化的失相性（用T2来描述），都取决于分子及其成分原子核之间的相互作用。生物样本中的分子处于相当复杂的不断运动中，包括旋转、振动和转向。弛豫主要受旋转运动的影响，可在分子内和相邻分子的自旋粒子沿原子粒产生波动磁场。

旋转所引起的波动磁场，其频率可用相关时间 $\tau_c$ 来描述，其描述了波动的时间刻度特征。但是认

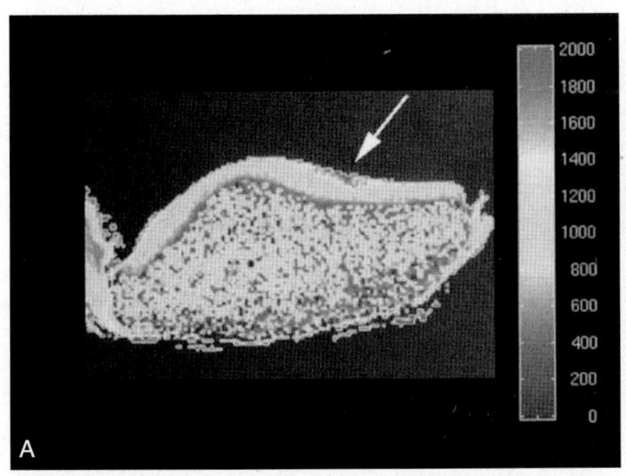


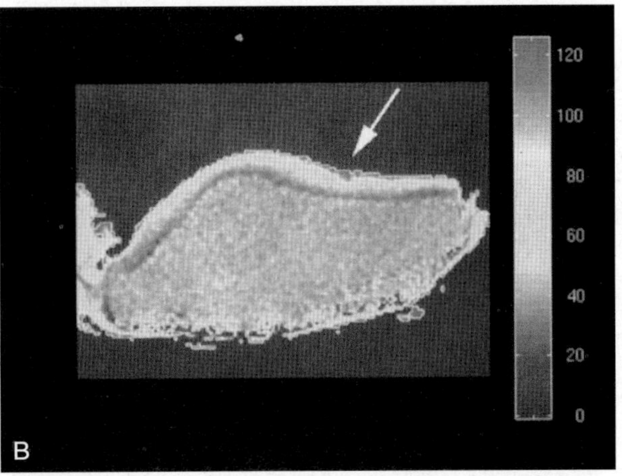


图4-32　测量出的弛豫速率T1(左图)和T2（右图），可由退变软骨样本的一组高分辨率（FOV=9.4 cm，厚度=5 mm，256 × 256，1 NEX）的长TR双回波图像（TR = 4000 ms，$TE_1$ = 20 ms，$TE_2$=80 ms）和短TR图像（TR = 600 ms，TE = 20 ms）计算出来。箭头指向退变区，标尺以 ms 为单位。（From Frank LR，et al: Radiology 210:241，1999.）

为用相关频率 $\omega_c(=1/\tau_c)$描述可能更有价值，此频率是分子改变其方向的频率。这些波动磁场可视为原子核所感受的微小“脉冲”。直观上我们可预计，如果这些脉冲的频率接近于拉莫尔进动频率，那么它们会对自旋产生强烈的影响，更确切的原因是具有拉莫尔进动频率的激励脉冲会产生强烈的影响（它们与自旋粒子会产生共振）。实际情况也确实如此。

但是实际情况比这要复杂一些，而且由于纵向和横向磁化分量之间的固有差异，T1 和 T2 受这些波动磁场的影响是不同的[18]。对某一磁化分量产生强烈影响的某一磁场，其波动频率必须接近于实验坐标系上该分量的频率。换句话说，在旋转坐标系中其必须近似为恒定，这正是按拉莫尔频率施加RF激励的原因——它可以给旋转坐标系的$z$分量提供一个恒定的扭矩。同样，沿 $x$ 轴或 $y$ 轴方向的波动也必须近似为拉莫尔频率，只有这样它们在旋转坐标系中才能近似保持恒定。在这种情况下，它们会强烈影响相互垂直的磁化分量。因此，$x$ 方向的波动对$y$分量和z分量都有影响，而$y$方向的波动对$x$分量和 z 分量都有影响。换句话说，$x$方向和$y$方向的分量将同时影响横向和纵向分量，因此也同时影响T1 和T2。同样，z 方向的波动只影响$x$分量和$y$分量；因为这两个分量都是横向分量，所以z方向的波动只影响横向分量，因此也只影响T2。重要的是，z 方向磁场在实验坐标系和旋转坐标系内是完全相同的，因为旋转坐标系就是沿此轴系定义的。因此，旋转坐标系中具有强烈影响所必需的静态 z 方向磁场，在实验坐标系中也是静态z方向磁场。因而，T2 弛豫具有低频分量。下面将这些影响作一简要总结：

- T1 受高频波动的影响；
- T2 同时受高频波动和低频波动的影响。

因为任何物体都具有一定范围的旋转运动，所以其具有一定范围的相关频率，即频谱。

图 4-33 中所示的这种情况可用下述方式进行总结：在比拉莫尔进动频率高得多的翻转频率下，对 T1 和 T2 弛豫的影响较小（图 4-33C）；而在接近于拉莫尔频率的频率下，这些弛豫将大大增强（图 4-33B）。在后面这一种频率下，T1 达到其最小值（即，其弛豫效应最大）。对频率影响不为零的T2情况也如此。这个分量将持续增强T2弛豫，并在分子运动更受限时导致 T2 弛豫时间大大缩短（图 4-33A）。弛豫受分子运动的强烈影响，而分子运动取决于组织结构。因此弛豫强烈取决于组织结构。

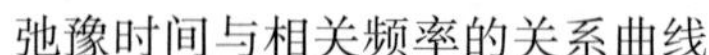


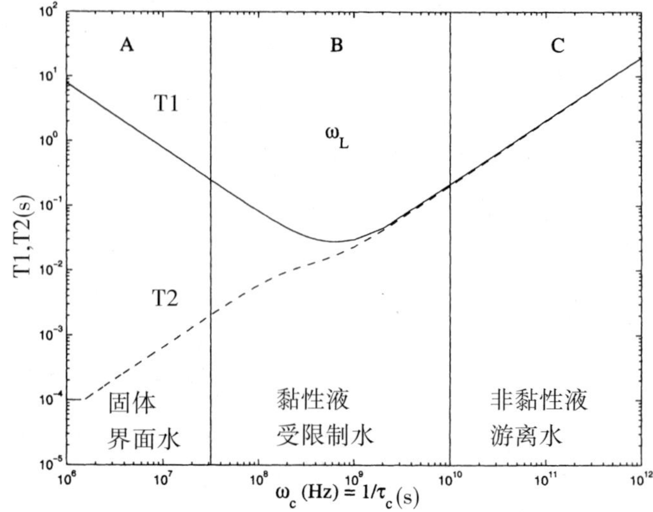


图 4-33　弛豫时间与分子运动频率的关系曲线。

## 2. 弛豫时间对组织结构和方向的依赖性

尽管可能有多种分子运动方式（旋转、平移、振动及其他），但影响MR信号的两种主要运动方式是旋转和平移。分子运动强烈影响MR信号的原因是，它可以改变自旋粒子在邻近自旋粒子偶极子磁场中的位置。对水中质子影响最大的附加磁场是同一水分子中其他质子所产生的磁场。两个自旋粒子的相对方向随分子的翻转而改变，因此也改变了进动速率和进动轴向。因此自旋粒子会感受到由分子的旋转运动所决定的波动磁场，如图4-34中所示[19]。两个偶极子之间的相互作用强度（即偶极子 - 偶极子相互作用）由下式决定：

$$g(\theta)=\frac{3\cos^2\theta-1}{r^3} \qquad (16)$$

式中，$r$是自旋粒子间的距离，θ 是主磁场 $B_0$ 和 $r$ 方向之间的角度。当分子翻转时，各个自旋粒子相对于主磁场保持相同的方向（即其方向是固定的），而且相互间的距离（即$r$的长度）是相等的，但其相对方向，以及 θ 是变化的。要注意的是，由于其对$r$有很强的依赖性，所以对自旋粒子的最大影响来自于与其最靠近的自旋粒子，在水中它就是水分子中的其他质子。当这种相互影响很强时，弛豫将提高；当其较弱时弛豫几乎不受影响。这种偶极子 - 偶极子相互作用存在于人体内所有的水分子中。现在来考虑一下游离水和受限制水的区别。在游离水中，分子翻转得很快，因此 θ 变化得就快，而且在方向随机变化时会旋转过所有可能的值。相互影响就等于所有这些角度的平均值，但这个平均值等于零。因此其平均效应就等于毫无影响！此时再来考虑一下其运动高度受限的自旋粒子是什么情况，例如与大型蛋白结构（如胶原蛋白）结合的水分子。在这种情况下，自旋粒子的相对方向基本上是固定的，因此 θ 不会改变。因此，弛豫直接受该组织相对于主磁场方向的影响。

这些效应对软骨和肌腱这类组织有特殊的影响，因为这些组织都包含有大量高度定向的大分子结构。紧密结合于这类结构中的水（例如软骨中富含蛋白多糖的基质水成分），其运动要比游离水更加受限，因此其旋转相关时间要比游离水长。相关频率近似与分子量成比例[20]，所以大分子的相关时间较长。长T1是由于几乎没有质子按接近于共振频率的频率旋转链（此时弛豫提高）的必然结果，而短T2是局部磁场不均匀所致（不均匀性对静态磁场这一术语的影响仍然很重要，因为在紧密结合状态下不可能求出运动平均值）。

如公式16所示，当组织与主磁场方向一致时，$3\cos^2\theta = 1$，因此 $g(\theta) = 0$，也就是说此时没有相互作用，因此不发生偶极子弛豫。发生这种现象时的角度 $\theta = \cos^{-1}\sqrt{(1/3)} \approx 55°$，称之为奇角。相反，当 $\theta = 0°$ 以及 $\theta = 90°$ 时都会产生明显的影响，且 $\theta = 0°$ 时影响最大。因此，像肌腱这样的富含纤维的组织，其T2非常短〔在肌腱中，T2（$\theta = 0$）≈ 100 μs〕[21]，不过此T2值将根据其在主磁场内的方向而改变[22]。在奇角下，由于弛豫时间变长该组织呈现高信号强度。这种效应在曲线状纤维组织（例如关节软骨）中特别有害，因为该组织相对于主磁场的方向在整个组织内是变化的[23]。在许多MR成像应用中，比如在大脑成像中，很少要考虑成像部位相对于主磁场的方向，而在肌肉骨骼应用中，当检查纤维组织时其方向可能具有重要意义（图4-35）。

## 二、外源性对比剂

尽管图像的对比度可以通过调节脉冲序列参数来加以控制，但在某些情况下并不能达到所要求的对比度。在这种情况下，可以应用外源性对比剂来增强固有的弛豫特性，以便更容易达到弛豫对比度。目前可提供各种各样的对比剂，但其基本的工作原理是，对比剂中的不成对电子会产生较大的磁场波动，从而可提高弛豫。对比剂通常是一些含有大量不成对电子的化学物品。因为自旋粒子的磁矩与旋磁比成正比，旋磁比与粒子的质量（$m$）成反比，所以电子的磁矩比质子的磁矩大 $m_{质子}/m_{电子} \approx 1000$ 倍。这些不成对电子所产生的磁场引起了局部磁场的随机波动，提高了弛豫，从而减小了T1和T2。这种磁场波动取决于对比剂的构成及其与自旋粒子的相互作用。所产生的这些效应比较复杂，通常用弛豫速率R1=1/T1或R2=1/T2与对比剂浓度之间的经验关系来量化表示。二者的关系是线性的，其斜率称之为弛豫系数。弛豫系数用于衡量在对比剂浓度变化时弛豫速率变化的程度，因此可衡量对比剂的有效

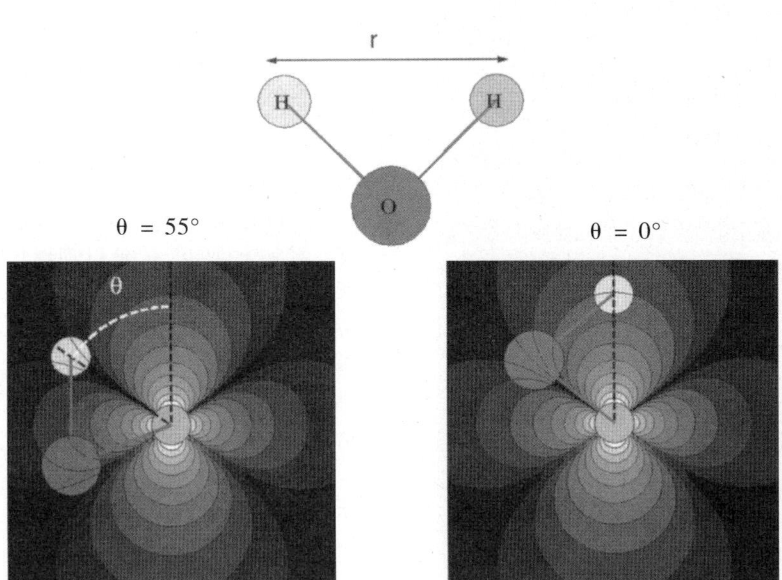


图4-34　偶极子-偶极子相互作用。相互作用强度取决于自旋粒子间的距离 $r$ 以及主磁场 $B_0$ 和自旋粒子间矢量所成的角度 θ 。（After Fullerton GD: Physiologic basis of magnetic relaxation. In DD Stark, WG Bradley [Eds]: Magnetic Resonance Imaging. 2nd ed. St. Louis, Mosby-Year Book, 1992.）

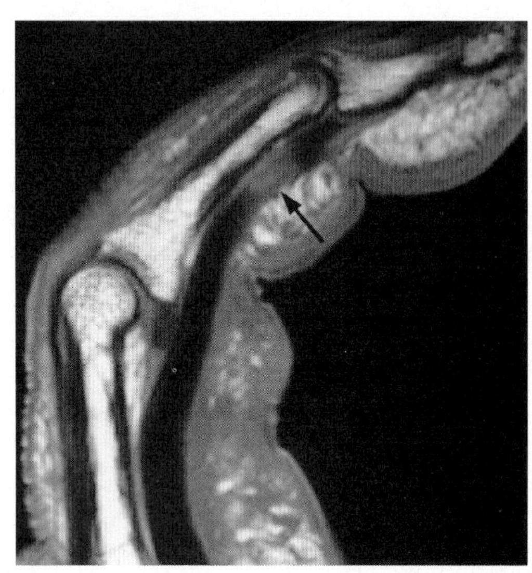

图 4-35 奇角现象。在指屈肌肌腱中部的信号强度异常灶（箭头）与奇角现象有关。该肌腱显示为正常形态。（Courtesy of N. Lektrakul, M.D., and O. Hauger, M.D., San Diego, California.）

性。

通常，这些对比剂缩短T1的程度要远大于缩短T2的程度，因此对T1加权序列最有效。最常用的对比剂中都含有钆（Gd）。因为钆是有毒的，所以要以与螯合剂相结合的形式来应用，以限制其毒性。常用的螯合剂是二亚乙基三胺五乙酸（DTPA）。在肌肉骨骼系统应用中，通常用Gd-DTPA来增强高度血管化或富含液体的区域，如肿瘤或感染区，或者用来增强关节内小结构（如半月板）与邻近的关节液之间的对比。图4-36中示出了对比剂增强MR关节造影的一个示例。

## 三、磁化传递

如上文所述，高级结构组织由于质子运动受限，其T2弛豫时间往往非常短。这些质子具有相同的中心频率，但其频谱范围相当宽。然而这些自旋粒子可与活动质子共存，因此其共振频率的总频谱具有两个分量，如图4-37所示。可以通过质子的物理交换或者通过自旋的相互翻转在这两种自旋“池”之间进行磁化互换，这样一来受限质子的磁化状态就可以变为活动质子的磁化状态，反之亦然。这个过程称之为磁化传递（MT）。现在来考虑一下对于某种同时含有这两种自旋池的组织这一概念暗示着什么。如果所加的激励脉冲，其频率与中心频率相差甚远而且在活动质子的频谱范围以外（如图4-37下图所示），那么受限质子将变为饱和状态。但是如果来自受限池内的质子可以与来自活动池内的质子互换，则这个活动池内将聚集许多饱和自旋粒子，因而其磁化会降低。受限质子的T2可能会非常短，以至其在该序列中不能显影。但是它们的作用非常强。这种作用通常可用存在磁化传递脉冲时的均衡磁化（$M_s$）与没有此脉冲时的磁化（$M_0$）之比来描述。例如，关节软骨的MT效应较大（$M_s/M_0$=0.25），这是由于其胶原基质的结构和浓度以及其可与大量水的相互作用所导致的[24,25]。骨骼肌也具有较大的MT效应：$M_s/M_0$=0.2[26]。也就是说，MT脉冲可使关

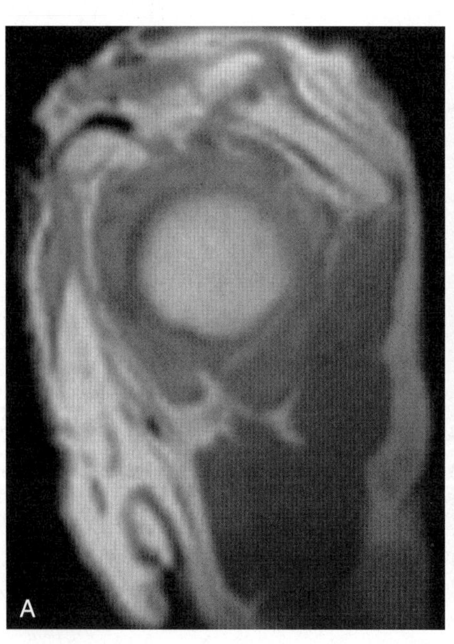


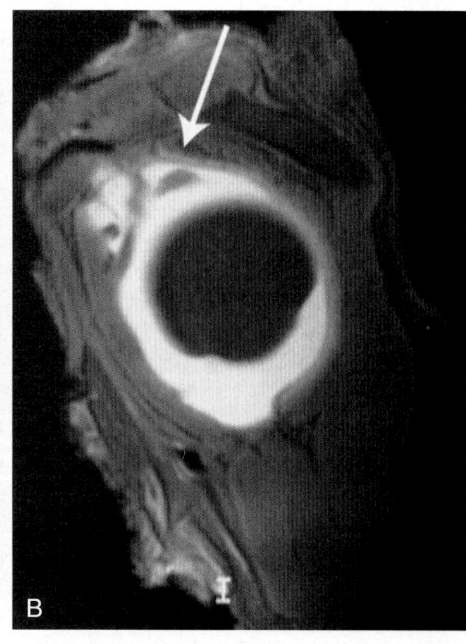


图4-36 使用对比剂前后的两张图像（肩关节尸体标本的直接MR关节造影）。A，盂肱关节的矢状面T1加权自旋回波图像（无对比剂）。B，采用脂肪抑制的关节造影后T1加权自旋回波图像显示出关节囊及关节内结构，如二头肌肌腱（箭头）。（Courtesy of C. Chung, M.D., San Diego, California.）

节软骨内可见质子的信号减小 75%，使肌肉内的可见质子信号减小 80%！

MT的大小取决于两个池之间的交换率。因此可以利用这种效应的大小及其频率相关性来定量测定各组织的结构，不过这种计算相当复杂[25,27,28]。MT 可用于提高临床 MR 成像的对比度[29]，尤其是可用于软骨成像[26,30]。

## 四、流动对比

空间编码过程的绝对假设条件是：自旋粒子是静止的，而且磁场变化与空间位置的不同有关。但是人体的血液循环系统在成像的整个过程中是持续工作的。这些血管运动可产生伪影，但它们与成像过程的特殊相互作用还可以提供一些显示甚至定量测定流动情况的方法。

### 1.流动引发的幅度变化：时间飞跃血管造影

快速施加大翻转角的 RF 脉冲会导致均衡磁化偏低。在层面选择实验中，由于自旋粒子变为饱和状态，这项技术产生的均衡磁化较小。如果在施加这些RF脉冲的过程中血液流入该层面，则会发生一种值得关注的影响。流出该层面的血液未经历任何 RF 脉冲，因此将完全弛豫（处于平衡状态）。当血液进入该层面时，在已经历许多脉冲的层面内所产生的信号要比饱和状态自旋粒子的信号大得多。其结果是，这些自旋粒子导致了较高的信号强度，如图4-38A中所示。这种现象称之为时间飞跃效应。在存在有这种效应的多个相邻层面采集数据将会复现血管结构，而且高信号强度的体素会变得明显与背景组织有关。显示这些血管结构的标准算法与计算机的数据存储容量有关。计算机将“浏览”整卷数据，并从任何观察位（或投照位）中挑选出最亮的值（或最大强度）。对这个最大强度投照位成像即可产生血管的图像，如图 4-38B 中所示。

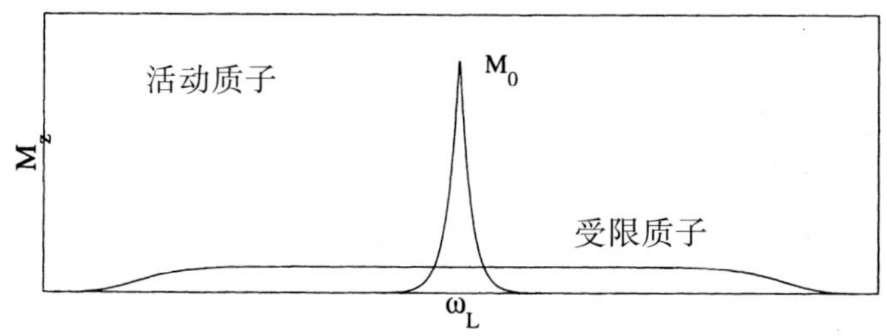


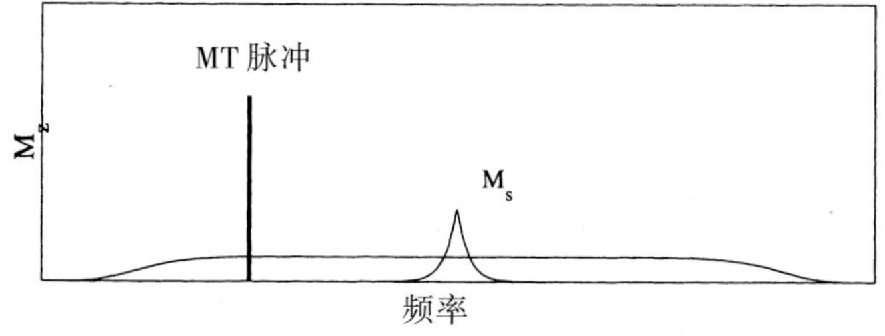


**图 4-37**　磁化传递。一个自旋粒子池的辐射可减小与第一个池相交换的第二个池内的磁化，甚至使第二个池不产生辐射。

### 2. 流动引发的相位：流动补偿和相位对比血管造影

要了解在成像实验中自旋粒子运动的影响，需要考虑到在存在有两叶面积相等但方向相反的梯度脉冲（即双极梯度脉冲）时自旋粒子的运动；而这正是成像实验的基础。更具体地说，需要考虑到自旋粒子沿频率编码梯度的方向以恒定速度的运动。在回波的中点，静态的自旋粒子在形成梯度回波时将重新同步。但是运动的自旋粒子将经历相位改变，因为它们此时遇到的是变化的磁场。在回波时刻，在解读梯度前一半期间获得的相位将不会消除在初始 $x$ 补偿梯度期间所获得的相位，因为自旋粒子已经改变了位置。而已经移动了距离 $\Delta x$ 的自旋粒子却获得了相位 $\Delta\phi=G\tau\Delta x$,其等于相距 $\Delta x$ 的两个自旋粒子的相位差。若速度恒定，则 $\Delta x=vT$，其中 $T$ 是从补偿脉冲起点至解读脉冲起点之间的时间。如果把双极脉冲反向，让正向叶在负向叶之前，则这些自旋粒子获得的相位为 $-\Delta\phi$,如图 4-39 中所示。如果体素的速度比较分散，因此相位也各不相同，则流动引发的相位具有有害的影响。在这种情况下，该体素所产生的净信号会大大减小，因为各个自旋粒子所产生的信号是非相干相加的。这种现象称之为流动相位相消，因而在速度范围比较宽的区域（如湍流或旋流区）可引起信号丢失。由于流动相位可引起信号丢失，所以减小这种丢失的方法就是消除流动引发的相位，为此可通过让双极梯度脉冲的极性反向来使流动相位的方向反向，如图4-39中所示。如果流动是恒速的，相继加上反向的双极脉冲可产生大小相等、方向相反的流动相位，使二者相抵消，即与速度的大小无关！这种效应称之为流动补偿，不过其只有在恒定速度的流动时才会发生。流动矩越高，要求消除（或归零）的波形越复杂，其优点也将很快被更长的回波时间所整合。

此外，流动引发的相位与速度成正比，因此可以有效地利用这种关系来测量流动速度。通过给标准的成像梯度加上双极流动编码，即可沿任意轴线

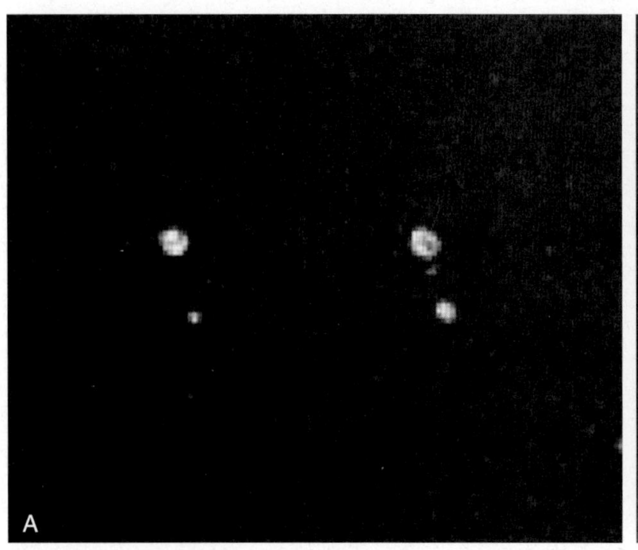


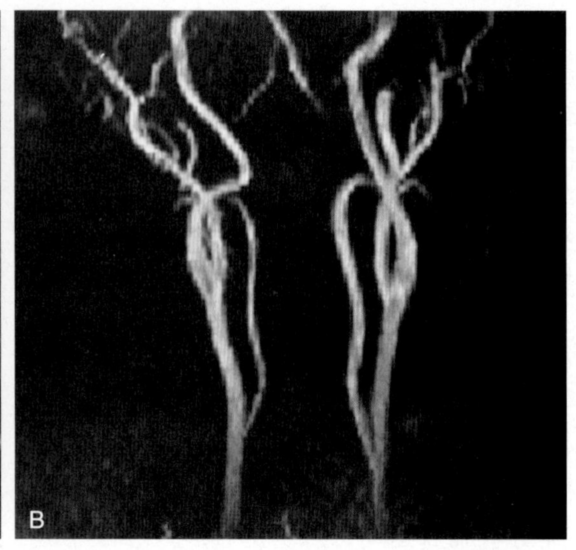


**图 4–38** 时间飞跃血管造影。

A 时间飞跃效应。进入饱和层面的自旋粒子没有经历此前的RF脉冲，因此将完全弛豫，而且其产生的信号要比饱和组织内的自旋粒子大得多。

B 最大强度投照。在具有时间飞跃效应的许多图像内沿某一方向的最大强度将产生出该图像体积内亮区的图像。

产生流动引发的相位。采用这种方式可以把流动物料同静止物料相区分，如图4–39中所示。这项技术称之为相位对比血管造影。这种方法所需付出的代价是，增加流动敏感性也会通过相位抵消而导致信号丢失。在实践中，用相反的极性很容易收集到成对的对流动敏感的图像，因此可产生大小相等但方向相反的流动相位。将这两个图像相减可使流动区域信号增强，并可自动消除静止的组织区域。

双极脉冲

Gx A -A

累积的流动相位

1 2 3

流动补偿脉冲

Gx A -A -A A

1 2

**图 4–39** 一对双极梯度脉冲对静态自旋粒子不产生任何净相位，而移动的自旋粒子所获得的相位则与其速度成正比。流动补偿梯度波形消除了以恒定速度运动的自旋粒子的相位变化。

因为双极梯度脉冲引发的相位与速度以及已知的梯度脉冲幅度和时间成正比，所以也能直接测量流动引发相位的速度。在多个方向上收集对流动敏感的不同图像，便可测量出流动速度的方向和大小。这项技术称之为流动速度映射。

## 五、扩散对比

在存在有磁场梯度的情况下，分子的平移运动所产生的相位与通过磁场梯度运行的路径成比例。对于恒速的自旋粒子，这种效应产生的相位与其速度成线性关系，因此与移动的距离也成线性关系。分子始终在经历着随机的平移式热运动（称之为扩散），此时并不能精确地知道自旋粒子运行的路径，而只能进行统计学描述。在随机运动各方向均等（即各向同性）的组织中，自旋失相位产生的信号丢失可用下式表示：

$$S = S_0 e^{-bD} \tag{17}$$

式中：$b$是所谓的b系数，取决于梯度脉冲强度和自旋粒子在脉冲序列期间完成扩散的时间[31]；D是常数，称之为扩散系数，用于描述组织的特征。因此所发生的信号减小为纯指数形式，用扩散系数和已知的脉冲序列参数来描述其特征。含有自由运动自旋粒子的区域具有较大 $D$ 值，因此其信号丢失要大于平移运动受限和 $D$ 值较小的组织。在临床上利用这种效应来检测大脑的局部缺血，此时组织损伤区的扩散系数会有明显减小[32,33]。扩散异常低的区域表现为高信号强度区，因为其扩散衰减降低了。

由于 MR 成像始终是通过加上磁场梯度脉冲进行的，而且分子始终处于随机热运动状态，因此扩散加权是每一个 MR 图像所固有的。实际上，正是扩散最终限制了 MR 成像的分辨率。在人体的许多组织中，如大脑灰质，扩散在各个方向上机会是均等的。人体中还有大量与此不同的组织，其结构有利于在某些特定方向更容易扩散。这种扩散发生在纤维性组织中，如大脑白质，此时自旋粒子沿纤维长度方向容易扩散，而沿与其垂直的方向不易扩散。这种扩散称之为各向异性扩散。由于各向异性扩散偏于某些方向，而且扩散效应是通过梯度的运动所产生的，所以其扩散衰减取决于梯度方向。为了监测相对于梯度方向的扩散方向，需要对公式（17）进行修改。为了知道必须怎样进行这种修改，先考虑一下在存在各向异性扩散的情况下沿 $x$ 方向施加梯度脉冲会产生什么结果。可以将净运动分解为沿 3 个空间坐标轴（$x,y,z$）的运动，这样扩散运动的影响也将有 3 个分量，即 $x$ 梯度分别与沿 3 个轴线的运动的相互作用。把所得出的扩散衰减分量分别设定为 $D_{xx}$、$D_{xy}$ 和 $D_{xz}$，并用 $D\hat{g},d$ 来表示，其中 $\hat{g}$ 是梯度方向，$d$ 是扩散方向。这种情况与沿 y 和 z 方向的其他两种梯度是相同的。因此要用 9 个分量来描述这些相互作用。可以把所有这些分量归并到单个客体 D 内，称之为扩散张量，它是一个 3 × 3 阶矩阵：

$$D=\begin{pmatrix} D_{xx} & D_{xy} & D_{xz} \\ D_{yx} & D_{yy} & D_{yz} \\ D_{zx} & D_{zy} & D_{zz} \end{pmatrix} \tag{18}$$

此时，衰减公式（17）将修改为下述形式：

$$S=S_0 e^{-\Sigma^3{}_i\Sigma^3{}_j b_{ij} D_{ij}} \tag{19}$$

此公式与公式(17)是相等的，只是做了些修改，包括了沿外加梯度方向各分量运动的每一个方向所起的作用。$b_{ij}$ 是由外加梯度决定的，因此是已知的；而

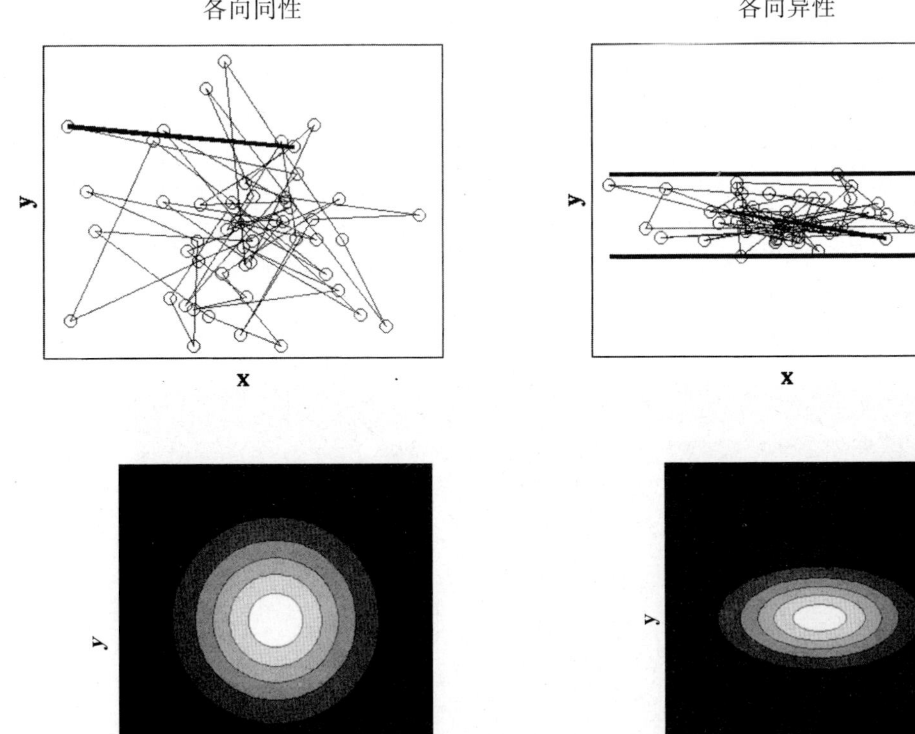


**图4-40**　扩散。左上图，单个自旋粒子进行各向同性扩散的移动路径。那条实线连接的是起点和终点位置。右上图，一个粒子由于沿纤维方向运动受限（实线所示）因此而进行各向异性扩散，图中所示为运行路径。下面的图显示许多个自旋粒子在进行各向同性（左图）和各向异性（右图）扩散时的位移分布。

$D_{ij}$ 反映的是组织的特性，因此是待测定量。如果扩散是单纯的随机（即高斯）运动，则 $D$ 是对称的（$D_{ij}=D_{ji}$），于是可以用6个分量来描述。因此，测量这个扩散张量只需要6个测量值（加上 $b$=0时的标准化测量值）。这种扩散在图4–40中示出。

## 六、其他原子核

水质子MR成像的原理也可用于其他原子核。正如拉莫尔定理（公式1）所示，回磁比不同，共振频率也就不同。在许多临床扫描仪中，都需要有专门的硬件来施加激励脉冲和检测信号。此外，同氢相比其他原子核的数量也非常低，因此其固有SNR较低。但是，其他原子核可以提供一些水不能提供的信息。例如钠，它可用来衡量软骨中的蛋白多糖含量[34]。另一个值得关注的原子核是磷，其在肌肉运动中处于代谢循环的核心位置，在肌肉光谱学中已做过广泛研究[35]。

# 第五节 伪 影

## 一、磁化率伪影

磁场梯度的存在会造成磁化相位的空间变化。这一效应可用于横向磁化的空间编码以及通过毁损来消除不需要的横向磁化。但是在实践中还会存在有除梯度线圈所致以外的其他磁场变化。因为局部磁场与组织的磁化率成比例，所以具有不同磁化率的相邻组织可造成磁场的局部差异，并在两个区域之间产生不一定是线性的磁场变化（表现为成像梯度磁场）。这些磁场变化在空间上引起了进动频率的改变，其会干扰空间编码过程，造成这些区域显像失真。如果这些变化很强，以致在一个体素内出现了很宽范围的进动频率，信号将由于相位抵消而被大大减小（见图4–5）。这些误差称之为磁化率伪影，其在两种非常不同的组织相邻处，或组织与空气相毗邻的区域最为明显。图4–41中示出了一个实例。

## 二、化学移位伪影

自旋粒子的空间定位是由于施加了梯度磁场从而在空间上产生了变化的频率所导致的。因为频率变化用以加强空间选择性，所以把共振频率的变化表示为空间变化。简单来讲，如果某一特定区域的化学种类的共振频率与水的共振频率相差单位像素带宽，其将在图像上移位一个像素。这种现象称之为化学移位伪影。这种效应的最突出的表现是由脂肪相对于水而产生的。因为脂肪相对于水的化学移位为3.5 ppm，所以其共振频率相差3.5 × $10^{-6}$ × 42.6 MHz/T ≈ 150 Hz/T。因此在1.5 T的磁场里，脂肪和水的频率相差约1.5 T × 150 Hz/T=225 Hz。如果单位像素带宽为125 Hz/像素，这相当于几乎移位了两个像素。因此脂肪将沿着频率编码轴线相对于水移位两个像素。在常规采集中沿相位编码轴线不会发生化学移位效应，因为新信号产生于每个激励脉冲之后，故在相位编码步之间不会发生相位演变。与此相比，在EPI采集时沿频率编码轴线会发生小的化学移位而沿相位编码轴线会发生大的化学移位，如图4–42中所示。在EPI采集中化学移位伪影特别强，因为其相位编码方向的单位像素带宽非常小。这个带宽由相邻两点数据采集之间的时间决定。在频率编码（$k_x$）方向，这个时间很快，而在相位编码

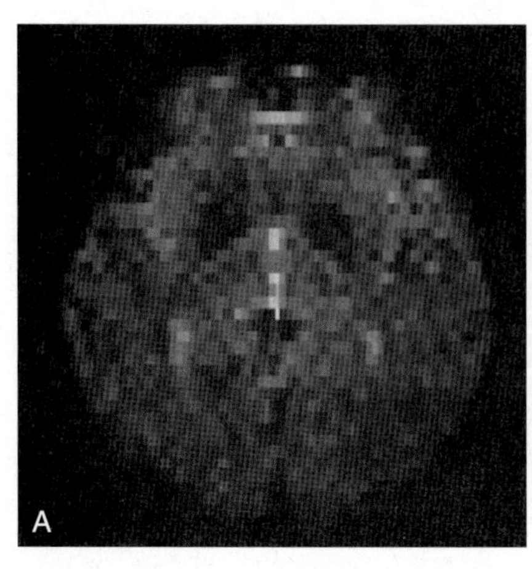


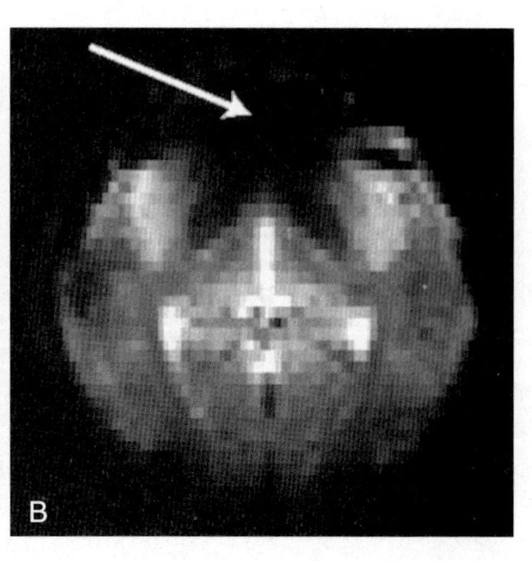


图4–41 磁化率伪影。

A 体积序列的磁化率伪影最小，因为它沿两个方向进行相位编码。

B 平面回波成像（EPI）在靠近额叶的区域内显示为信号漏失（箭头）。

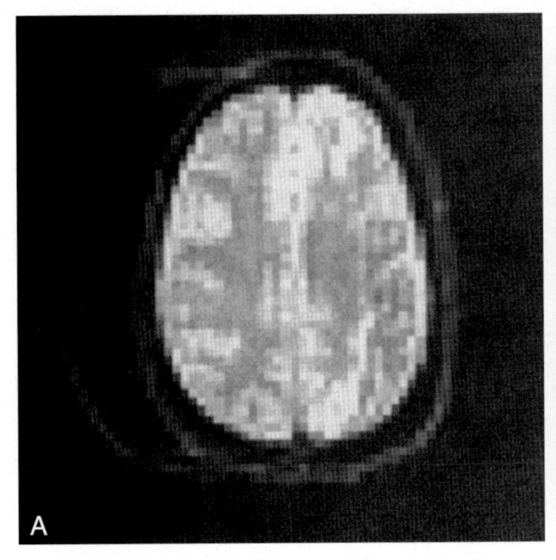


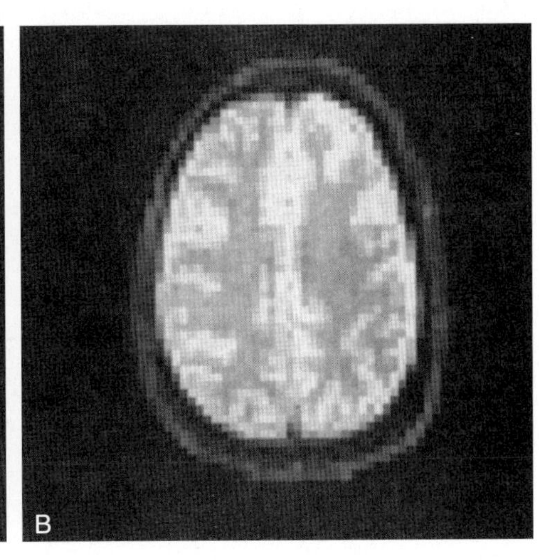


**图4–42**　平面回波成像中的化学移位伪影。相位编码方向的带宽低于频率编码方向的带宽，因此在该方向会产生较大的化学移位（A）。脂肪抑制技术消除了这种伪影（B）。

方向，EPI $k$空间轨迹导致在相邻$k_y$点数据采集的时间相对较长，数量级为0.5 ms。例如，128点相位编码方向的带宽为1/ (0.5 × 10⁻³)/128 ≈ 15 Hz/像素。因为化学移位伪影是由化学移位与单位像素带宽之比决定的，所以EPI在相位编码方向会有非常大的化学移位。由此产生的脂肪化学移位等于（225Hz）/(15 Hz/像素)=15像素。因此在EPI采集中一定要使用脂肪抑制。

## 三、傅立叶采样伪影

在MR成像实验中所收集的数据是图像的傅立叶变换，这种类型的采样可产生多种伪影。

### 1. 混叠

用于生成图像的MR数据的傅立叶变换是用数字方式进行的，也就是说是用离散数字（即样本）进行的。如上所述，外加梯度在图像会产生某一带宽的频率，其中最大频率在图像的边缘。（此处所讨论的频率是指图像边缘的信号振荡，不要与空间频率相混淆。）傅立叶数据收集中的一个重要概念是，为了能通过波形样本确定出该波形的频率，至少必须在每一个波峰和波谷都收集数据，如图4–43所示。换句话说，数据采集频率至少要比数据的最高频率高一倍。这个概念称之为Nyquist定理，因此，准确重建数据所需的最低采样速率称之为Nyquist速率。任何较慢的采样数据都将起源于某一不同频率的正弦波（“混叠波”）。这种现象称之为混叠。要注意的是，频率越高，所需要的采样就越快。同样，如果图像的带宽大于接收器的带宽，图像中的最高频率

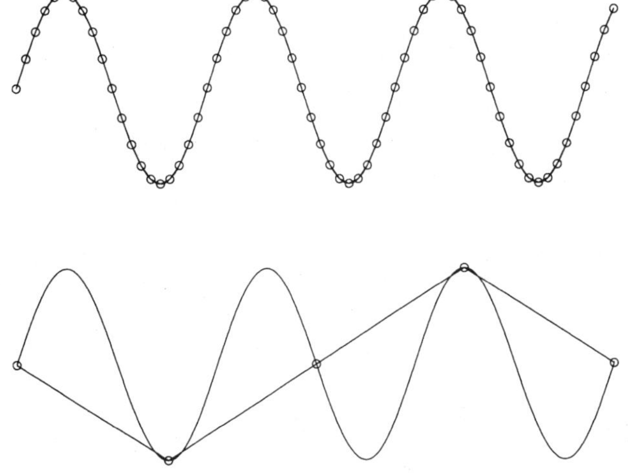

**图4–43**　混叠。为了正确地估计某一波形的频率，必须至少要在每一个波峰和波谷收集一次样本（取样），如上图所示。采样较慢会得出某一不同频率（混叠）的表观波形，如下图所示。

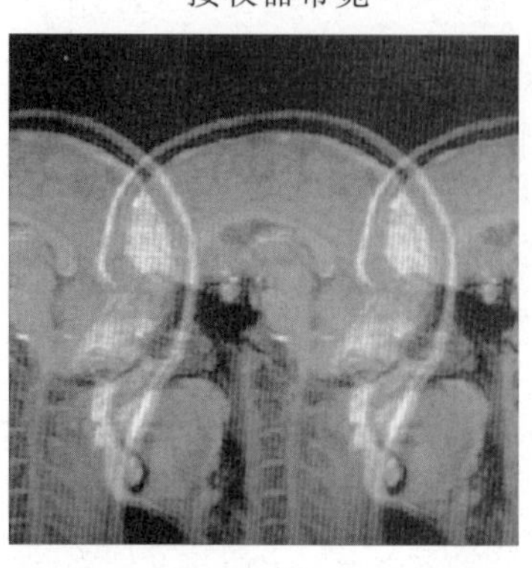


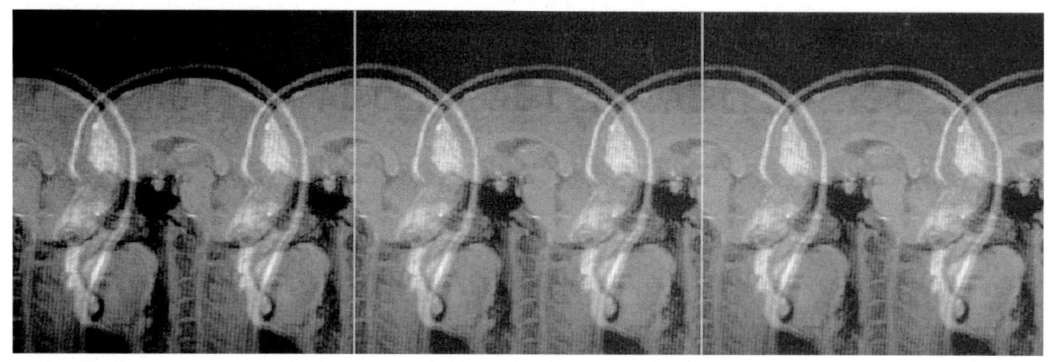


**图4-44** 混叠。上图，物体的带宽大于接收器的带宽，所以图像发生混叠失真。频率发生混叠的位置可以从图像的傅立叶表达中（下图）了解，其结果是一系列无限重复的图像。

就不能快速地采样，于是这些频率就会出现混叠。这个概念如图4-44中所示，图中的头部在FOV以外，因此其频率高于图像带宽。这些频率将混叠在较低频率上，并出现于图像的较低频率部分。

**(1)N/2 EPI重像。**EPI采集的另一种特有伪影是由于在*k*空间中按相反方向隔行采集数据所致。MR成像中误差的一个共同来源是由于在假定的梯度脉冲施加时间和其实际的施加时间之间存在有轻微的差异。这个误差是由电子线路中的延时所致，或者是由涡流磁场所致（涡流磁场是因梯度脉冲的震动在磁体结构中产生的，其会改变外加梯度脉冲的相位）。由于是按相反方向隔行采集数据，所以这些延迟会使*k*空间中隔行扫描线移位。隔行扫描线的改变会沿该方向产生大小为图像长度一半的移位。

因为在该方向有*N*行数据，所以物体移位*N*/2，产生所谓的*N*/2重像，如图4-45中所示。这个伪影用混叠这一术语很容易理解。数据中隔行扫描的调制相当于对数据按可检测的最高频率（Nyquist频率）进行了调制。因此，图像的中心不是在接收器带宽的中心而是在Nyquist频率，也就是说图像的边缘。因此这种伪影也称之为Nyquist重像。高于Nyquist的频率（即物体中心右边的频率）将混叠在较低频率上，显示在图像的左侧。

**(2)脉动伪影。**在MR成像中各种采样方案（或*k*空间轨迹）必须完全符合下述要求：空间频率的采样精细度要能足以准确再现物体的空间频率。如上文所述，不符合这一要求将会使增强的信号出现在图像的其他地方（混叠）。在上述示例中，准确的隔行数据的调制将会在准确的Nyquist频率上产生伪影。但是若数据以更复杂的形式被调制会怎样呢？在经向自旋成像中流动强度的调制就属于这种情况。如上文所述，成像强度和相位可随速度而改变。因为在整个心脏循环中血液速度始终在改变，所以在总扫描时间超过心脏循环时间的情况下，图

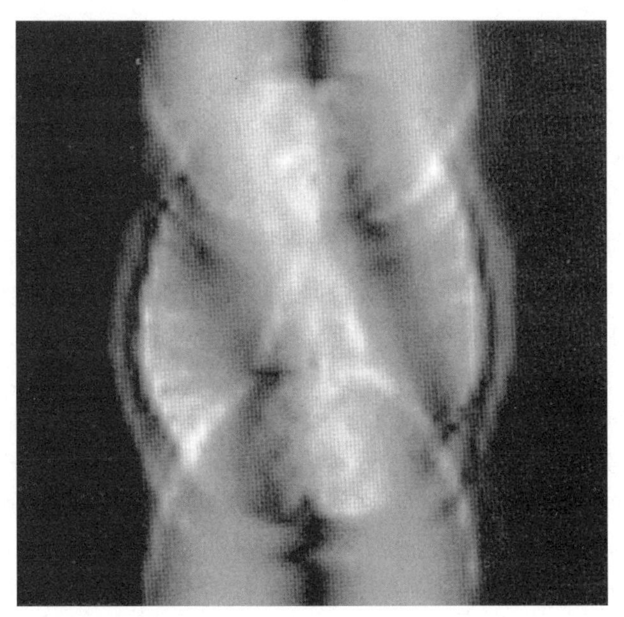

**图 4–45**　N/2 平面回波伪影。

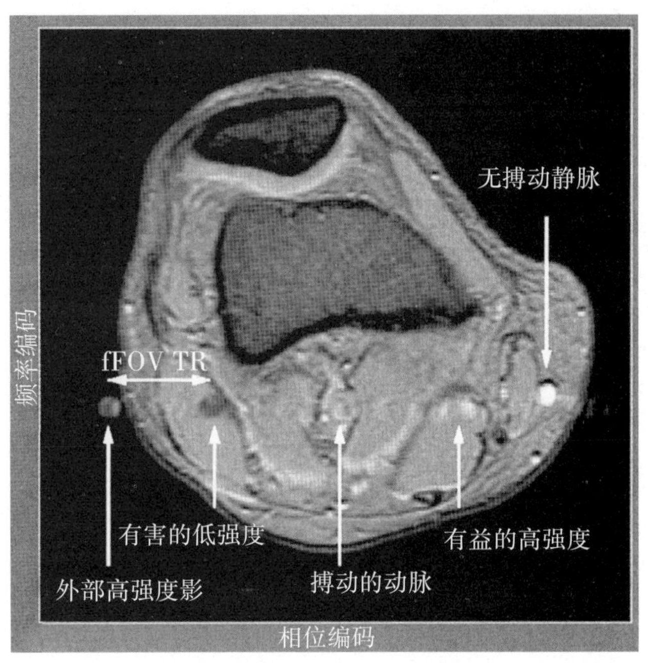


**图 4–46**　动脉中搏动的血流所引起的脉动伪影，其在相位编码的整个过程中引起了信号改变。这些伪影按照脉动周期频率广、重复时间TR和视野FOV的乘积的整数倍间隔分布于相位编码方向上。这种伪影既有幅度又有相位，因此当它们对组织产生有益干扰时产生高强度信号，而当它们对组织产生有害干扰时产生低强度信号。无搏动的静脉不产生任何伪影。

像的数据调制将随心脏循环和图像采集之间的关系而改变。因为只有相位编码行在改变（沿频率编码方向的数据采集要比脉动快得多），所以所产生的伪影是沿相位编码方向的混叠强度，而且可能会相当复杂[36-38]。图4–46示出了一个实例。混叠强度既具有幅度又具有相位，而且可对其上的组织产生有益或有害的干扰，从而导致假的高信号强度或低信号强度区。

如图4–46中所示，明智的选择相位编码和频率编码方向可减小或消除脉动伪影对所检测结构的干扰。在图4–46中，所选择的相位编码轴线可使脉冲伪影没有叠加在软骨（这项研究所检测的组织）上。

**2. 截断伪影**

傅立叶定理认为，任意形状都可以用正弦曲线之和来形成。但是如图4–13中所示，阶跃信号需要由无限多个正弦波来产生，因此有无限个解，这是不可能的。MR图像上的边缘只是用几个所采集的最高空间频率的正弦波来近似的。所得出的重要结论是：强度上尖锐变化的区域都包含有伪影波纹。由于这些波纹是将形成阶跃信号所需相加的无限正弦波系列缩减后所导致的，所以这种效应称之为截断伪影，或Gibbs波纹现象。这种伪影常发生于大脑MR图像上，是由头皮的薄层脂肪带所致，或者是由于颅盖与大脑之间的高对比所致。在肌肉骨骼成像中也可发生，此时软骨相对于背景组织呈亮信号。

虽然通过提高分辨率可改进边缘的图像表现，但要认识到，截断伪影的严重程度取决于波纹的空间频率与波纹所叠加的解剖结构的空间频率的相互作用。实际上，截断伪影的程度取决于物体大小与图像分辨率之比[39]，而且在波纹与解剖结构的波长近似相等时最为明显。这种效应在边缘呈高信号强度的组织中可能会相当严重。例如在关节软骨中，这种效应可导致出现人为的层状外观，如正常人体膝关节髌软骨的图像中所示（图4–47），图中可见这种伪影的表现随分辨率而改变。伪影的这种表现容易造成混淆，因为在高分辨率的图像上确实会看到软骨具有层状结构[40]。

## 第六节　成功的诀窍

MR对许多效应十分敏感，再加上脉冲序列设计所提供的巨大灵活性，使我们能采用各种技术方法来控制MR信号，使其适合于特定的应用。MR成像的技巧主要是为了消除不需要的信号和显示所要

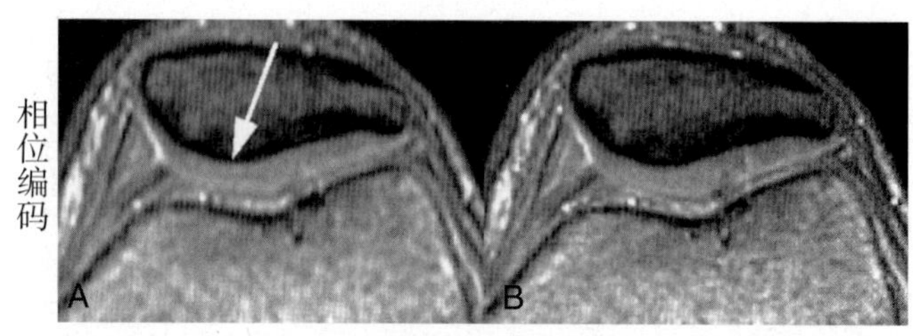


图4-47 正常人体膝关节髌软骨处的截断伪影，其随分辨率而改变。T1加权脂肪抑制自旋回波MR图像（TR/TE, 400/6；视野，16 cm；层厚，3 mm；两次激发）。频率编码的矩阵尺寸在两个图像上均为256。相位编码步数，A图为128，B图为256。截断伪影（箭头）在低分辨率时产生了假的层状外观表现。两张图中均有这种伪影是因为分辨率均有限，但是当波纹近似与解剖结构的波长相等时伪影最严重。

求的信号。其中的成功诀窍多得不胜枚举，但有几条诀窍已成为脉冲序列设计标准宝库的一部分。

## 一、化学选择性提供的脂肪抑制

化学移位在脂肪和水之间所产生的频率差为从MR图像中消除脂肪信号提供了一种有效的方法。这项技术在临床上十分重要，因为脂肪会使其他组织的信号变得模糊不清。在脂肪共振频率上施加RF脉冲只能激励脂肪。其后的梯度脉冲将毁损掉这一刚形成的横向磁化，因此便选择性地消除了脂肪信号。在正常成像序列之前联合施加脂肪选择性RF脉冲和梯度毁损脉冲，便可生成没有任何脂肪信号的图像。这项技术称之为脂肪抑制，它是许多脉冲序列的基本组成部分。

## 二、k空间部分采集

缩短标准数据采集总成像时间或（和）回波时间的标准方法是，充分利用傅立叶数据的特殊性：对于理想数据而言其中的一半数据是多余的。“理想”这一说法就意味着所有的自旋粒子在数据采集中心都是同相的，而“多余”则表明数据是共轭对称的，也就是说在x和y方面上+k和-k是完全相同的（相位改变除外）。在这样一幅理想的图像上，完全可以只采集一半的数据量，可以只收集一半相位编码行数使成像时间削减一半，也可以在解读周期内只收集一半回波使读取持续时间削减一半。事实上根本不存在这种理想的图像——所有的MR图像都有某些相位变化。在实践中，如果相位变化很小，数据可以是近似对称的。通常这些相位从图像的这一端到另一端是缓慢变化的，因此用低空间频率成分可进行很好地描述。在靠近k空间中心处收集额外几个相位编码行，或者在回波峰值的另一侧再多收集几个数据点，就可以获取到受影响的低频数据，从而是以能修正傅立叶对称的欠缺。这项技术是通过用反向相位复制+k数据（即复共轭）并利用附加的数据修正非对称来实现的。

这种沿$k_x$方向采集一半多一点儿数据再沿$k_y$方向采集一半多一点儿数据的方法，可以进行准确的图像重建。这样就可以收集较少的相位编码步（这种方法称之为部分激励次数采集），或者是只收集解读周期中一部分回波（这种方法称之为部分回波采集）。在实践中一般沿某一方向收集60%的数据。部分激励次数（NEX）成像可缩短总成像时间，而部分回波成像用于缩短回波时间。要注意的是，在k空间内这两种操作所起的作用是完全相同的，如图4-48中所示。采用这两种技术的限制条件是，相位误差是低频的，也就是说相位误差从图像这端到图像另一端的变化较缓慢。如果不满足这一条件，这两种k空间部分采集方法会在相位变化较大的区域产生假象的信号强度，例如在磁化率梯度陡峭的区域，如图4-49中所示。激励次数（NEX）用所收集的全部k空间的小数来表示。因此收集60%的数据可用NEX = 0.6来表示。

## 三、超短TE成像

以前曾用“快速”来说明为缩短总成像时间而进行的快速图像采集。这种能力在要求暂时分解数据的应用场合（如fMRI）或者目标运动会降低图像信息的应用场合（如扩散成像）具有重要意义。但是在希

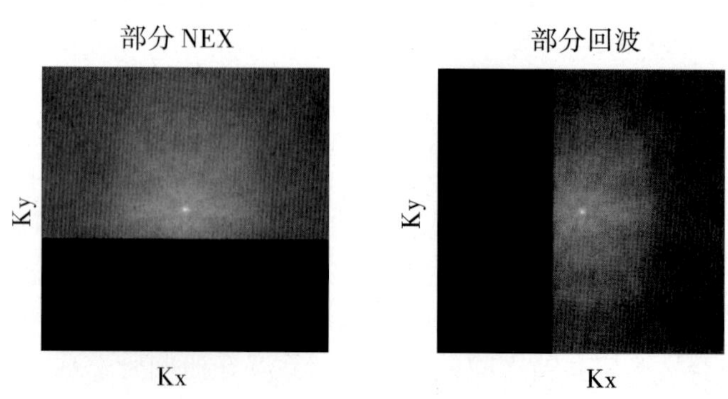


图4-48 左图，部分激励（采集）次数（NEX）。右图，部分回波采集。

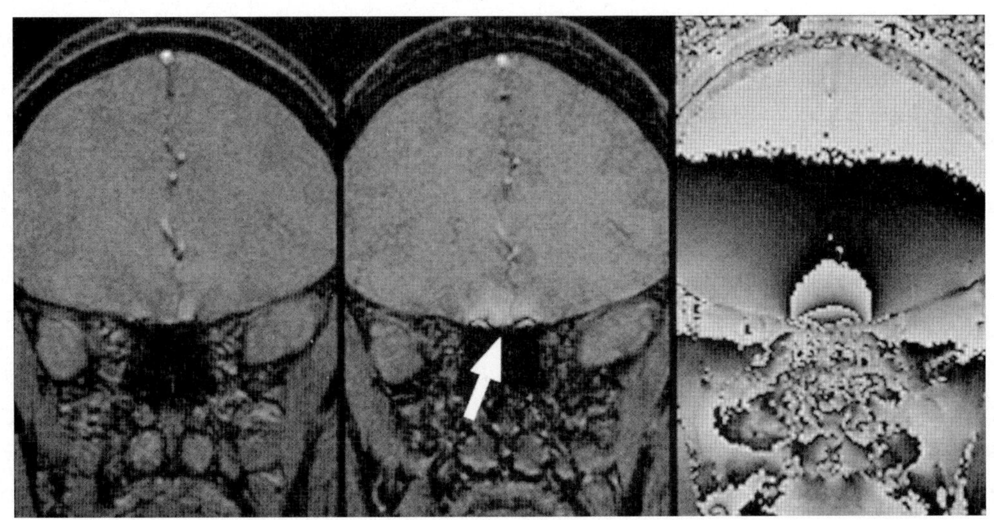

**图 4–49**　部分激励次数采集所产生的误差。用全部回波采集（左图）和部分回波（NEX=0.6）采集（中图）时梯度回波序列产生的幅度重建。全部回波采集所产生的相位图在右图中示出，图中可见在组织与空气的边界附近有较强的磁化率变化。部分回波采集在窦腔附近显示有假象的高信号区（箭头），其由磁化率引发的较大相位变化所致。这种相位变化导致非共轭对称的傅立叶数据。

望更快速成像的另外一些应用中，不仅要求TR时标的加快而且要求TE时间的加快。到目前为止，T2变化都是作为对比源来讨论的。其未明说的含意是，两种组织都具有足以能被显示的较长T2时间。但是人体组织的T2时间都很短，以致使信号衰减得太快无法在标准序列的TE时间内显示。如上所述，高级结构组织（如肌腱和软骨）都具有极短T2时间的成分。例如，软骨的T2是多级指数函数，与紧密结合的水间隔相对应的成分非常短（平均 T2 = 250 μs）[41]。

在标准序列中，有几个因素可延长回波时间。第一个因素是必须有完成各项准备的时间：激发，层面选择，以及相位编码。在标准采集中，这些步骤是在数据采集之前完成的，占用了大量的时间。而且还必须有数据采集的时间。除此之外，在标准

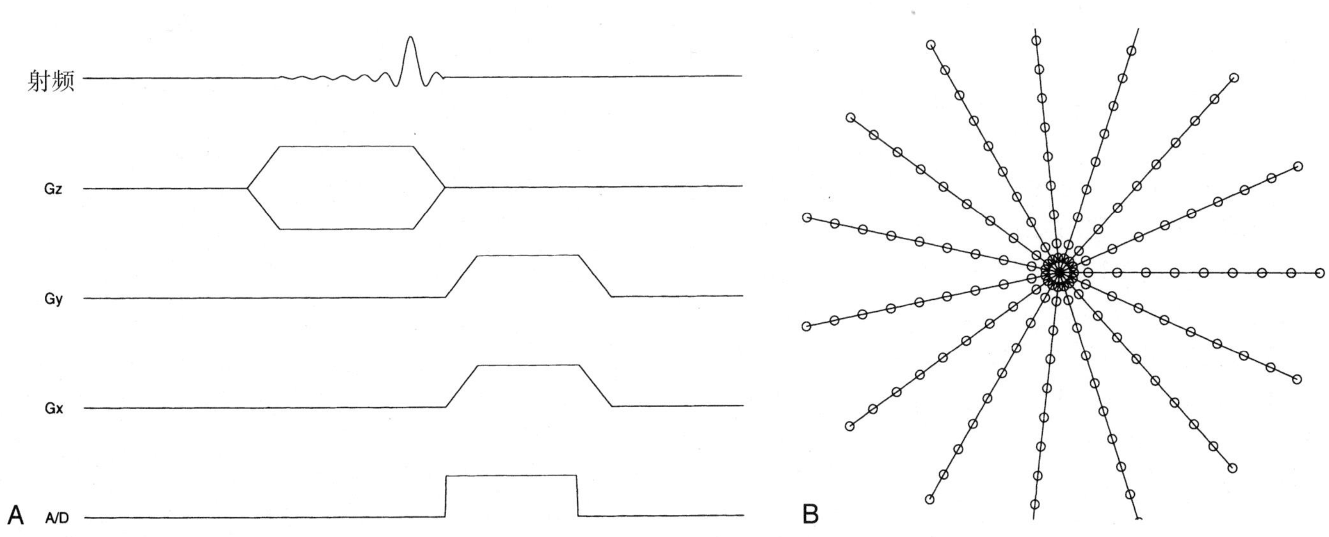


**图 4–50**　使用专门设计的 RF 脉冲的超短回波时间投照重建技术。

A　使用专门设计的 RF 脉冲的投照重建技术，可在非常短的回波时间内进行数据采集。

B　短回波时间投照重建脉冲序列的 *k* 空间轨迹。

采集中还必须把回波时间定位在数据采集窗的中心。

一种由Pauly及其同事[42]研发的用以实现非常短回波时间的方法在图4–50中示出。其包括有在各种应用中十分有用的许多脉冲序列使用技巧，并将这些技术组合在一起以实现缩短回波时间的目的[42]。在此成像序列中采取了下列步骤。第一，在同一时间进行读取和相位编码，因此减少了相位编码的等候时间。这种方法产生的*k*空间轨迹如图4–50所示，其从*k*空间中心开始向外呈辐射状。由于历史的原因，将这种轨迹称之为投照重建。回波时间在数据采集间隔的起始点（与螺旋成像时完全一样），这将进一步缩短回波时间。为此所付出的代价是要采集整行*k*空间（即同时也采集了共轭数据），这个序列必须在梯度反向后重复进行一次，因此总的成像时间会加倍。第二，数据是在激励后立即收集的，因此不需要沿*x*或*y*方向重聚梯度。第三，数据收集是在梯度脉冲达到其满幅度之前开始的，在开始的瞬间梯度已升高到其最大强度。这一步称之为斜面采样。由于*k*空间轨迹取决于梯度面积，所以这种方法不再要求数据采样点间隔均匀。第四，通过采用特殊设计的（定制的）RF脉冲缩短了激励所占用的时间。这种RF脉冲相对于其中点是不对称的，其中点比较靠近层面选择梯度波形的终端，因此使激励更靠近回波。最后，其在层面选择方向上没有重聚梯度。这一步是必不可少的，但是会占用大量时间。为了避免在应用重聚脉冲的同时仍在有效地应用RF脉冲，应在层面选择梯度反向之后重复一次脉冲序列。然后测定出这两次采集所产生的信号之和，以产生单个有效回波信号。再强调一次，后面这种方法所付出的代价是使总成像时间延长了一倍。因此，整项技术的成像时间将为原来的4倍：对共轭数据采样需要进行两次采集，而每次采集必须做两次才能确定该层面。然而所得到的却是，回波时间现在仅受机器硬件的限制（在RF和开始加梯度脉冲之间有一段固定不变的等待时间），而且可以缩短到100 μs！

这项技术最初用于肺部成像，因为其信号衰减被较大的磁化率变化所加剧，而这种效应会随着回波时间的延长而增大[43]。这项技术也曾用于软骨成像，用以恢复占相当大比例的固有信号，并发现其可增强对软骨损伤的显示[44]。

## 小 结

本章重温了MR成像的一些基本原理。虽然对一些基本物理参数（如T1和T2）以及基本脉冲序列参数（如TE和TR）有一个大致了解，有利于简要了解许多常用的脉冲序列及其对比度，但深入了解MR信号以及由其形成图像过程所涉及的物理原理，在肌肉骨骼系统的MR成像中却有很大的好处。MR成像的缺点（也是其优点）是，其对组织的许多生理和结构参数（如弛豫、扩散和组织走向）都很敏感。这种敏感性可用来通过多种机制产生图像对比度，甚至可用来测量组织的某些物理参数。但是这也意味着图像对比度十分复杂，所以在理解图像形成的过程时必须格外细心。组织的参数、成像过程以及二者之间的相互作用都可能产生假象结果。然而MR成像终究可为我们提供极大的应用灵活性，利用这一点可采集范围广泛的组织信息。

（马信龙 王晨光 李世民 译
李世民 王宝奎 校）

## 参考文献


1. Purcell EM, Torrey HC, Pound RV: Resonance absorption by nuclear magnetic moments in a solid. Phys Rev *69*:37, 1946.
2. Bloch F, Hansen WW, Packard M: Nuclear induction. Phys Rev *69*:127, 1946.
3. Hahn EL: Spin echoes. Phys Rev *80*:580, 1950.
4. Wehrli F, MacFall JR, Glover GH: The dependence of nuclear magnetic resonance (NMR) image contrast on intrinsic and pulse sequence timing parameters. Magn Reson Imaging *2*:3, 1984.
5. Hendrick RE, Nelson TR, Hendee WR: Optimizing tissue contrast in magnetic resonance imaging. Magn Reson Imaging *2*:193, 1984.
6. Bydder GM, Steiner RE, Blumgart LH, et al: MR imaging of the liver using short TI inversion recovery sequences. J Comput Assist Tomogr *9*:1084, 1985.
7. Bracewell RN: The Fourier Transform and Its Applications. 2nd Ed. New York, McGraw-Hill, 1986.
8. Kwong KK, Belliveau JW, Chesler DA, et al: Dynamic magnetic resonance imaging of human brain activity during primary sensory stimulation. Proc Natl Acad Sci U S A *89*:5675, 1992.
9. Bandettini PA, Wong EC, Hinks RS, et al: Time-course gradient-echo EPI of localized signal enhancement in the human brain during task activation. Magn Reson Med *25*:390, 1992.
10. Bandettini P, Moonen C: Functional MRI. Medical Radiology. New York, Springer-Verlag, 1999.
11. Meyer CH, Hu BS, Nishimura DG, Macovski A: Fast spiral coronary artery imaging. Magn Reson Med *28*:202, 1992.
12. Glover GH: Simple analytic spiral k-space algorithm. Magn Reson Med *42*:412, 1999.
13. Macovski A, Meyer CH: *In* Works in Progress, Fifth Annual Meeting. Society of Magnetic Resonance in Medicine, 1986, p 186.
14. Meyer CH, Macovski A: *In* Proceedings, Sixth Annual Meeting. Society of Magnetic Resonance in Medicine, 1987, p 230.
15. Noll DC, Pauly JM, Meyer CH, et al: De-blurring for non–2D Fourier transform magnetic resonance imaging. Magn Reson Med *25*:319, 1992.
16. Frank LR, Wong EC, Buxton RB, Resnick D: Mapping the physiological parameters of articular cartilage with magnetic resonance imaging. Top Magn Reson Imaging *10*:153, 1999.
17. Frank LR, Wong EC, Luh WM, et al: Mapping of physiological parameters of articular cartilage in the knee with MRI using a local gradient coil. Radiology *210*:241, 1999.
18. Farrar TC, Becker ED: Pulse and Fourier Transform NMR. New York, Academic, 1971.
19. Fullerton GD: Physiologic basis of magnetic relaxation. *In* DD Stark, WG Bradley (Eds): Magnetic Resonance Imaging. 2nd ed. St. Louis, Mosby–Year Book, 1992, pp 88–108.

20. Sepponen RE, Pohjonen JA, Sipponen JT: A method for $t_{1\rho}$ imaging. J Comput Assist Tomogr *9*:1007, 1985.
21. Koblick PD, Freeman DM: Short echo time magnetic resonance imaging of tendon. Invest Radiol *28*:1095, 1993.
22. Fullerton GD, Cameron IL, Ord VA: Orientation of tendons in the magnetic field and its effect on T2 relaxation times. Radiology *155*:433, 1985.
23. Xia Y: Relaxation anisotropy in cartilage by NMR microscopy (μMRI) at 14 μm resolution. Magn Reson Med *39*:941, 1998.
24. Edzes HT, Samulski ET: The measurement of cross-relaxation effects in the proton NMR spin-lattice relaxation of water in biological systems: Hydrated collagen and muscle. J Magn Reson *31*:207, 1978.
25. Kim JK, Ceckler TL, Hascall VC, et al: Analysis of water-macromolecule proton magnetization transfer in articular cartilage. Magn Reson Med *29*:211, 1993.
26. Balaban RS, Ceckler TL: Magnetization transfer contrast in magnetic resonance imaging. Magn Reson Q *8*:116, 1992.
27. Henkelman RM, Huang X, Xiang Q-S, et al: Quantitative interpretation of magnetization transfer. Magn Reson Med *29*:759, 1993.
28. Gray ML, Burstein D, Lesperance JL, Gehrke L: Magnetization transfer in cartilage and its constituent macromolecules. Magn Reson Med *34*:319, 1995.
29. Wolff SD, Balaban RS: Magnetization transfer contrast (MTC) and tissue water proton relaxation in vivo. Magn Reson Med *10*:135, 1989.
30. Wolff S, Chesnick SD, Frank JA, et al: Magnetization transfer contrast: MR imaging of the knee. Radiology *179*:623, 1991.
31. LeBihan D, Basser PJ: Molecular diffusion and nuclear magnetic resonance. *In* D LeBihan (Ed): Diffusion and Perfusion Magnetic Resonance Imaging. New York, Raven, 1995.
32. Busza AL, Allen KL, Williams SR, Gadian DG: Hypothermia and hyperglycaemia modify the time course of diffusion-weighted signal changes in global cerebral ischemia and reperfusion in the gerbil. *In* Proceedings of the 12th Annual Meeting. New York, Society of Magnetic Resonance in Medicine, August 1993, p 1497.
33. van Gelderen P, de Vleeschouwer MHM, Pekar J: Diffusion MRI and acute stroke detection: The use of the trace of the diffusion tensor. *In* Proceedings of the 12th Annual Meeting. New York, Society of Magnetic Resonance in Medicine, August 1993, p 592.
34. Reddy R, Li S, Noyszewski EA, et al: In vivo sodium multiple quantum spectroscopy of human articular cartilage. Magn Reson Med *38*:207, 1997.
35. Haseler LJ, Hogan MC, Richardson RS: Skeletal muscle phosphocreatine recovery in exercise trained humans is dependent on $O_2$ availability. J Appl Physiol *86*:2013, 1999.
36. Buxton RB, Kerber CW, Frank LR, Nelson TR: Evaluation of pulsatility artifacts in MRA using elastic models of human carotid arteries. *In* Proceedings of the 11th Annual Meeting (Works in Progress) Berlin, Society of Magnetic Resonance in Medicine, August 1992, p 37.
37. Buxton RB, Kerber CW, Frank LR: Pulsatile flow artifacts in two-dimensional time-of-flight MR angiography: Initial studies in elastic models of human carotid arteries. J Magn Reson Imaging *3*:625, 1993.
38. Frank LR, Buxton RB, Kerber CW: Pulsatility artifacts in 3D magnetic resonance imaging. Magn Reson Med *30*:296, 1993.
39. Frank LR, Brossmann J, Buxton RB, Resnick D: MR imaging truncation artifacts can create a false laminar appearance in cartilage. AJR *168*:547, 1997.
40. Rubenstein JD, Recht M, Disler DG, et al: Laminar structures on MR images of articular cartilage. Radiology *204*:15, 1997.
41. Mosher TJ, Dardzinski BJ, Smith MB: Characterization of multiple T2 components in cartilage. *In* Proceedings of the 5th Scientific International Meeting. Vancouver, Canada, International Society of Magnetic Resonance in Medicine, April 1997, p 1331.
42. Pauly JM, Conolly S, Nishimura D: Slice selective excitation for very short T2 species. Presented at the Ninth Annual Scientific Meeting of the Society of Magnetic Resonance in Medicine, New York, 1989, p 28.
43. Bergin CJ, Pauly JM, Macovski A: Lung parenchyma: Projection reconstruction imaging. Radiology *179*:777, 1991.
44. Brossmann J, Frank LR, Pauly JM, et al: Ultrashort echo time projection reconstruction MR imaging of cartilage with histopathologic correlation: Comparison with fat-suppressed spoiled GRASS and magnetization transfer contrast MR imaging. Radiology *203*:501, 1997.

# 第5章

# 磁共振成像：临床应用

David A. Rubin

过去10年间，磁共振（MR）成像在临床中获得了广泛的应用。在短短的10年内，MR成像已成为许多骨、关节和软组织疾病的首选诊断手段。不需要利用电离辐射，MR成像即可给放射科医师提供一种无可比拟的无创性检查方法，使他们能在活体中观察解剖细节和轻微的病变。不管是用于诊断无明显放射学表现的髋关节骨折[1]，还是用于减少不必要的诊断性膝关节镜检查[2]、对肌肉骨骼感染进行分期[3]以及对炎性肌病患者进行引导活检[4], MR成像都能成为一种高效价比的检查手段。与临床评价相比较，MR成像具有更高的准确性，这使其成为许多种疾病的首选诊断方法，如膝关节半月板撕裂[5]和脊柱间盘病变[6]。

## 第一节　成像技术

肌肉骨骼系统MR成像的病理诊断依赖于被检组织的信号强度和形态学改变。检测这些特征的细微变化，要求同时具有高的对比分辨率（正常和异常结构之间的信号强度差）和高的空间分辨率。为了达到此目的，图像的信噪比（SNR）必须尽可能高（但应在合理的范围内）。信噪比可调解MR成像中固有的不平衡[7]。例如，提高空间分辨率（使用薄层、大的成像矩阵或者小的扫描野）将会导致信噪比的下降[8]。这种下降可以通过信号采集次数的增加来补偿，但采集次数的增加又将导致成像时间的延长。检查时间的延长增加了采集数据过程中患者移动的可能性，从而产生运动伪影，运动伪影降低图像质量，使提高空间分辨率的努力化为泡影[9]。如前一章所述其他扫描参数（如接收器带宽）的改变，也可能同时影响信噪比和成像伪影的产生[7]。

在肌肉骨骼MR成像中，提高信噪比的最好方法是使用局部表面线圈。这些线圈的作用就像天线一样，用于探测被成像组织发出的信号[10,11]。小线圈固有信噪比高于大线圈，但前者所能覆盖的解剖范围相对较小[12]。阵列线圈可部分补偿这种局限性，它由几个小线圈通过电子耦联组成，这样既可以进行大范围的成像，又可保持高的信噪比[13]。线圈选择的经验原则是，线圈的直径应该与被检部位的大小尽可能相近，同时应在各个面上尽可能与肢体接触。理想情况下，整个肢体都应被线圈包绕，这可实现于膝关节、踝关节、腕关节和肘关节，但不能实现于髋关节和肩关节[7]。

伪影会降低MR图像的质量。如果伪影严重到一定程度，会使图像失去诊断价值。图像伪影的来源有多种，包括设备和磁场的不理想性、用于图像重建的数学运算的内在特性以及组织间界面和异物[14-18]。在所有的伪影来源中，最易于避免的就是患者的不自主运动（图5-1）。为了更好地防止运动伪影，应该仔细确定患者体位并使其处于舒适状态，而不能采用强制性措施固定受检部位[7]。

本章的其余部分将综述四肢肌肉骨骼系统中正常和异常组织的MR成像表现。至于如何将这些诊断原则应用于特定的解剖区域，将在第65章进行讨论。本章的重点是可区分正常和病理状态的形态学特征和信号强度特征。对于每一种组织类型，将重点讨论脉冲序列和成像选择，以便使放射科医师能鉴定出对判断预后和确定治疗方案都极为重要的病变组织特征。当然，只有依据本章和前一章所讲述的指导原则，获得高质量的MR图像，才可能实现上述目标。

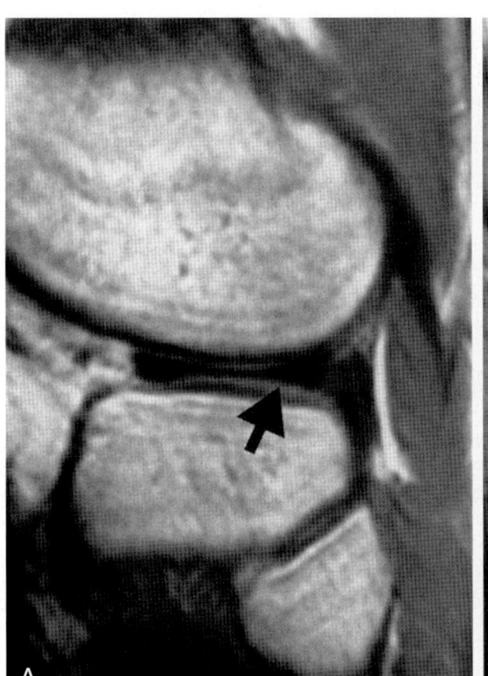


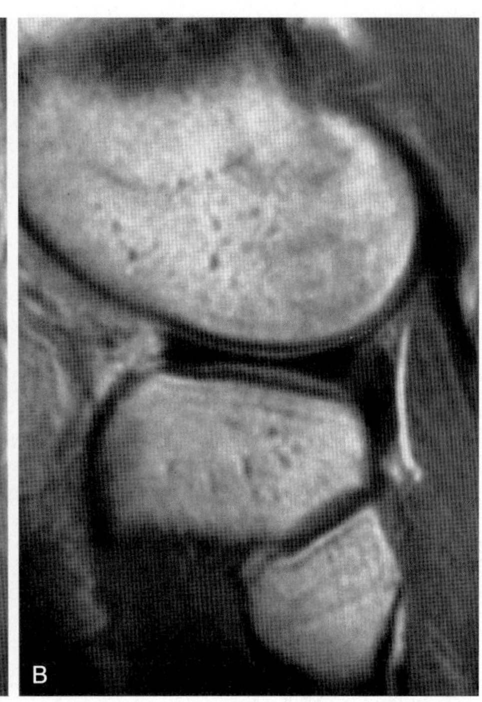


**图 5-1**　患者运动的影响。

A　矢状位中间加权（TR/TE, 2500/16）膝关节自旋回波 MR 图像。患者轻微运动在外侧半月板内产生一伪影（箭头），类似于半月板撕裂。

B　使用相同参数但没有运动伪影的重复矢状位MR图像显示半月板正常。

# 第二节　骨　髓

MR 成像在肌肉骨骼系统最早的应用之一是对骨髓的评价[19]。对于识别髓内病变，不管其病因是感染性、缺血性、创伤性还是肿瘤性的，MR 成像目前仍然是最敏感的非侵入性检查方法[20]。

## 一、正常表现和成像技术

骨髓的 MR 成像表现可反映出正常骨髓和病变骨髓的化学组成[21,22]。骨髓由松质骨组成，其内的骨小梁形成框架结构以容纳细胞成分。造血骨髓（即红骨髓）含有约40％ 的脂肪、40％的水分和20％的蛋白质，而脂肪化骨髓（即黄骨髓）则含有约 80％的脂肪、15％的水分和5％的蛋白质[23]。MR 脉冲序列可以显示红、黄骨髓之间的差异。与红骨髓相比，黄骨髓含有更多的脂肪成分，因此具有更短的 T1 值，从而在T1加权像上信号更亮[21,24]。正常情况下，在 T1 加权像上，黄骨髓与皮下脂肪的信号强度相等；而正常红骨髓的信号强度则介于皮下脂肪和骨骼肌之间（图 5-2A）。在 T2 加权像上，黄骨髓和红骨髓的信号强度类似，都高于肌肉但略低于水。在高分辨率 MR 图像上可显示骨骺瘢痕和骨髓内较粗大的骨小梁，表现为多个低信号带[23]。

当采用脂肪抑制技术时，黄骨髓和红骨髓（脂肪仍是其主要成分之一）都会明显变暗[24]（见图 5-2B）。使用光谱脂肪抑制获得的 T2 加权序列对水含量的轻微增加十分敏感，因而容易检查出正常骨髓的替代性病变[25,26]。STIR 序列依据脂肪的 T1 值而彻底抑制脂肪信号，其对骨髓成分的轻微改变更加敏感。大多数骨髓浸润性或替代性病变都会同时延长 T1 值和 T2 值，这些影响会在 STIR 图像上产生一种叠加性效果[23,27]。与此相反，梯度恢复序列对检测骨髓病变价值较小，因为它主要依赖于组织的T2*，而T2*值受局部磁场不均匀性的影响非常大。特别是在高场强情况下，松质骨内的骨小梁可使局部磁场产生波动，从而使黄骨髓和红骨髓在梯度恢复图像上的信号强度均下降[28,29]。骨小梁的大量破坏（如转移灶性沉积）可减小这种局部磁场的不均一性，因此病变区域的梯度回波信号强度可能会更高，从而使病变相对突出。但是，与T1加权和脂肪抑制T2加权（或者 STIR）图像相比，梯度回波序列显示病变的可变性更大，而特异性更低。

新生儿中，全身大部分骨髓均为造血骨髓（图5-3）。随着儿童的生长和发育，四肢骨骼中的红骨髓按照一定顺序进行性地转化为黄骨髓，一般是先远端后近端[23,30]。这种转化始于婴儿早期阶段[31-33]。在儿童期，骨髓中脂肪细胞和造血细胞混合存在，因此在T1

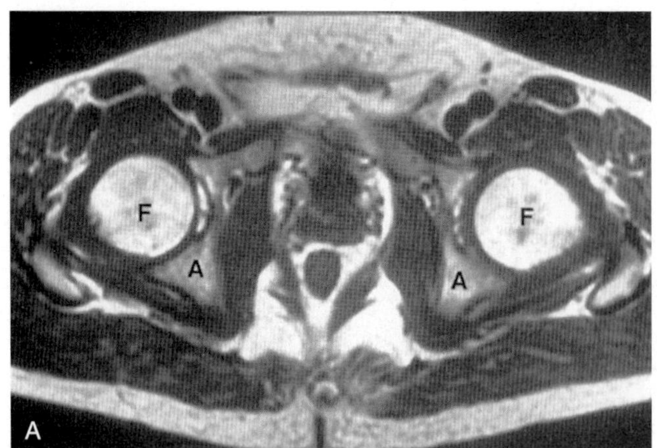


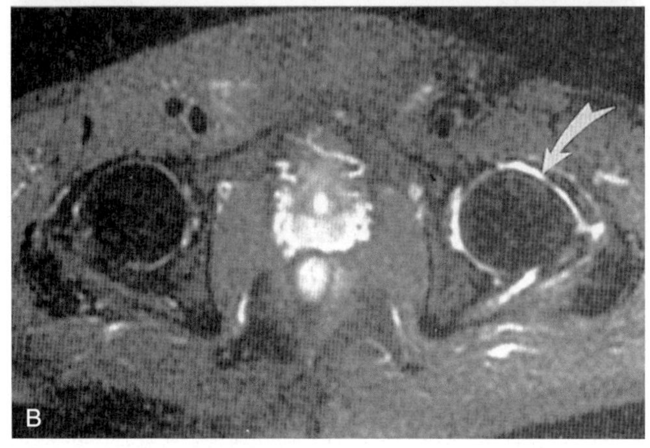


图5-2 正常成人的骨髓。

A 横轴位T1加权（TR/TE，600/8）盆腔自旋回波MR图像。股骨头（F）内的黄骨髓与皮下脂肪呈等信号强度。髋臼（A）内的红骨髓的信号强度介于肌肉和脂肪之间。

B 横轴位脂肪抑制T2加权（TR/TE$_{eff}$, 4000/60）快速自旋回波MR图像。黄骨髓和红骨髓的信号强度均下降。左侧髋关节内可见少量积液（箭头）。

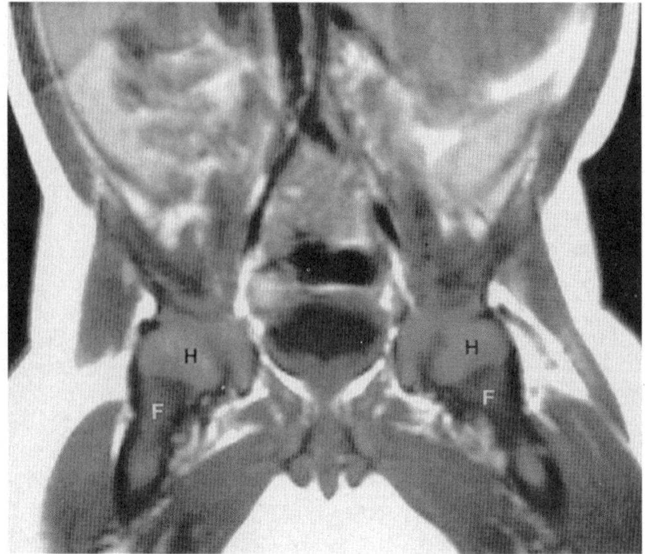


图5-3 8周男婴的正常骨髓。冠状位T1加权（TR/TE，400/12）自旋回波MR图像。股骨（F）近端干骺端内无黄骨髓，股骨头（H）完全为软骨组成。（Courtesy of W. Totty, M.D., St.Louis, Missouri.）

加权像上表现为不均一的斑片状信号强度[34,35]。青春期以后，只有中轴骨以及股骨和肱骨的近端含有较多的红骨髓[30,34]。但是，即使在这些区域中，脂肪替代造血组织的过程也一直在平稳地进行，并贯穿整个成人期[36-38]。脊柱红骨髓中的黄骨髓岛在T1加权图像上常形成局灶性类圆形高信号区[39]，其表现类似于良性椎体血管瘤[40]。在骨骺骨化中心出现数月后，骨骺骨髓开始被脂肪替代（图5-4），这一过程始于婴儿期并持续一生，正常的长骨骨骺和骨突内含有黄骨髓[41]。

## 二、骨髓成分的变化

骨髓内脂肪组织的数量和红细胞的数量成反比关系：当血细胞形成减少时，脂肪细胞增大且数量增多；当血细胞形成更加活跃时，脂肪细胞萎缩[42]。在应激状态下，脂肪化骨髓可以重新转化为造血骨髓[43]。这种逆转化过程按照从近端向远端的顺序发生，与正常的黄红骨髓转化过程刚好相反；骨髓逆转化的程度取决于刺激的强度和持续时间[23]。生理性骨髓逆转化可以见于大量吸烟者、肥胖患者、慢性贫血患者或生活在高海拔的人群[44,45]。红骨髓增生也可见于耐力运动员[46,47]，这可能是因为其体内铁贮备偏低所致，甚至

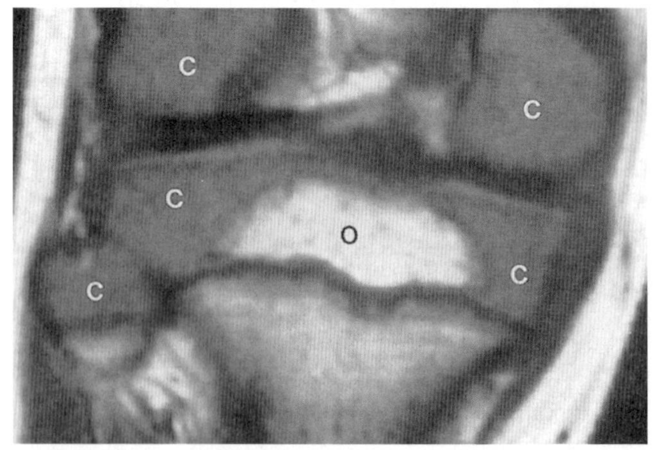


图5-4 婴儿的正常骨骺骨髓。冠状位T1加权（TR/TE, 650/19）自旋回波MR图像。胫骨近端骨骺的骨化中心（O）内可见黄骨髓。其余骨骺为纯软骨性（C）。胫骨近端干骺端内可见红骨髓。

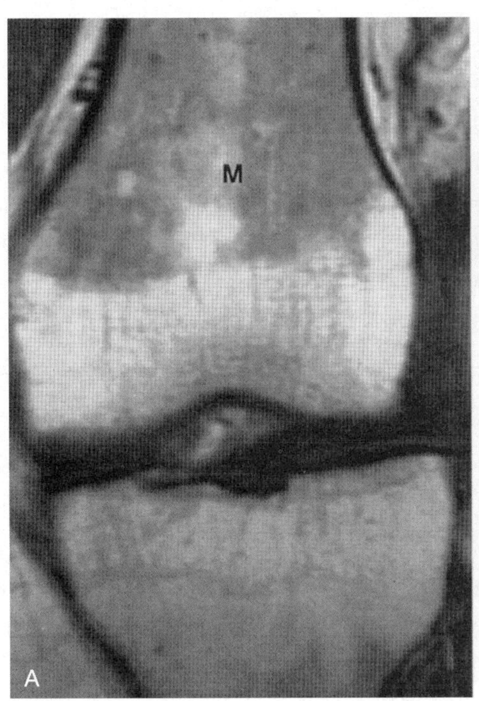


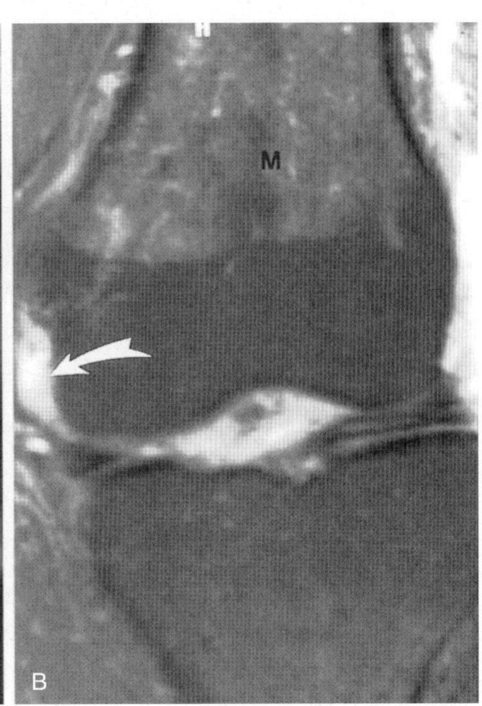


**图5–5**　47岁健康女性的生理性红骨髓增生。

A　冠状位 T1 加权（TR/TE，450/12）自旋回波 MR 图像。股骨远端的造血骨髓（M）高于肌肉的信号强度。可见红骨髓出现于多个融合岛内，其间散布有黄骨髓，但并未进入骨骺内。

B　冠状位脂肪抑制 T2 加权（TR/$TE_{eff}$, 3200/54）快速自旋回波 MR 图像。红骨髓（M）的信号强度低于关节液（箭头）。

可发生在没有贫血的运动员[48]。生理性骨髓逆转化也常见于中年女性。在上述这些人群中，膝关节MR成像常可在股骨远端和胫骨近端显示有多处红骨髓岛[44]。最后，若肿瘤广泛浸润整个中轴骨骼和四肢骨骼近端，也可使红细胞的生成减少，并诱导在四肢骨骼远端发生脂肪化骨髓向红骨髓的逆转化[30]。

鉴别生理性红骨髓增生和病理性骨髓替换非常重要，这样可以防止为正常患者进行不必要的诊断性全身检查。在T1加权像上，增生的红骨髓信号强度应高于肌肉；在脂肪抑制T2加权像上，增生红骨髓的信号则从不会像液体那样亮（图5–5）。岛状增生的红骨髓表现为分叶状轮廓。在生理状态下，红骨髓增生不会向远端蔓延至腕关节或踝关节，也不会跨过骺板进入长骨的骨骺或骨突内。(但肱骨头软骨下区例外，此处可能是生理性红骨髓增生的一个部位，尤其是在青年或中年妇女中[37,49]。)

在严重慢性贫血（如并发有镰状细胞病）患者中，红骨髓增生可十分广泛[50]。增生的红骨髓可蔓延进入长骨骨骺以及手部和足部（图5–6），并可进入肋骨和脊柱周围的软组织内（即髓外造血）。在MR图像上，增生的红骨髓仍然具有正常造血骨髓的信号特点。骨髓梗死和纤维化、含铁血黄素沉着症和骨髓炎的重叠表现，尤其是在镰状细胞病中，可产生不均匀的MR成像表现。这类患者的骨髓梗死发生在红骨髓内（而非贫血患者则相反，骨髓梗死累及黄骨髓）。由于在T1加权图像上周围的骨髓低于正常的信号强度，所以在T1加权像上难以辨认出同样表

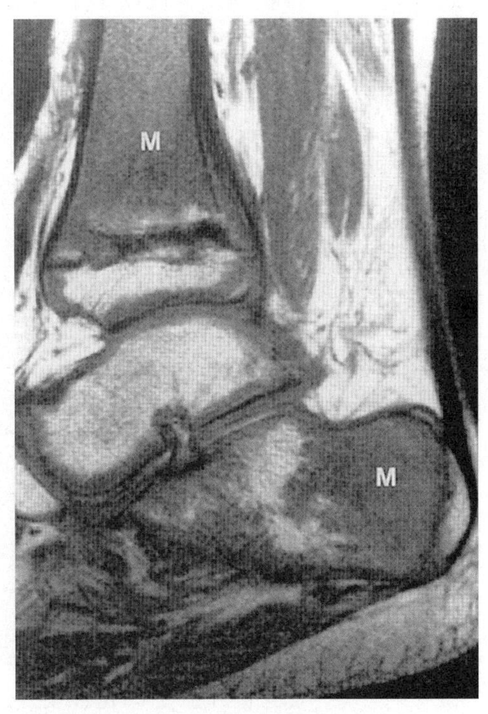


**图5–6**　镰状细胞病中的造血骨髓增生。踝关节矢状位T1加权（TR/TE，660/20）自旋回波 MR 图像。可见增生的红骨髓（M）已蔓延到胫骨远端骨骺和跗骨。

现为低信号的骨髓梗死灶。在T2加权像上梗死灶呈高信号强度，由此可发现重叠的急性骨髓梗死灶[43]。

正如红骨髓增生反映了造血的增加一样，耗尽骨髓成分的疾病导致了脂肪性骨髓的增加。在未行治疗的再生障碍性贫血患者和接受某种化疗方案治疗的患者中，可见红骨髓向黄骨髓的转化[23,51]。在这些病例中，T1加权图像显示骨髓内的信号强度增加且相对均匀[19,22]。当消除了损伤诱导因素或成功治疗之后，骨髓内又可重现片状分布的造血细胞，表现为黄骨髓背景中出现了新的红骨髓岛[52]。骨髓脂肪化也可作为放疗后的后期表现[53,54]，或者是骨折愈合（尤其是脊柱）的一种后遗症。在正常骨髓和放疗骨髓之间，放疗照射野的边缘可形成特征的清晰分界[53,55]（图5–7）。（注意：在放疗后的最初几周内，T1加权图像通常表现正常，而在STIR或T2加权图像上则表现为信号强度的轻度增加[56]。）在T1加权像上，放疗后的骨髓呈亮信号，这可以使肿瘤复发灶显得更加突出，因为肿瘤复发灶表现为圆形低信号区。接受骨髓移植后或者使用造血生长因子治疗后，可出现类似的表现，因为黄骨髓内又重新有了造血成分[57–59]。

在MR成像上可辨认出骨髓成分的其他变化。纤维性骨髓（见于特发性骨髓纤维化或骨髓增殖性疾病，如真性红细胞增多症，晚期衰竭期）在所有脉冲序列上均显示为低信号[25,60,61]。中轴骨骼严重的骨髓纤维化可伴有更外周骨骼的红骨髓逆转化。在因多次输血引起含铁血黄素沉着的患者中，其骨髓在所有脉冲序列上均表现为低信号强度，这是铁沉积的顺磁性效应所致[62]（图5–8）。

在一些严重神经性厌食症患者中，可以出现浆液样骨髓改变，表明骨髓的自由水含量增加和凝胶状萎缩。在T2加权像上，受累骨髓的信号强度与水相等[63]。骨髓的情况反映了疾病的严重程度：大多数厌食患者中可见脂肪性骨髓或造血性骨髓，但浆液样骨

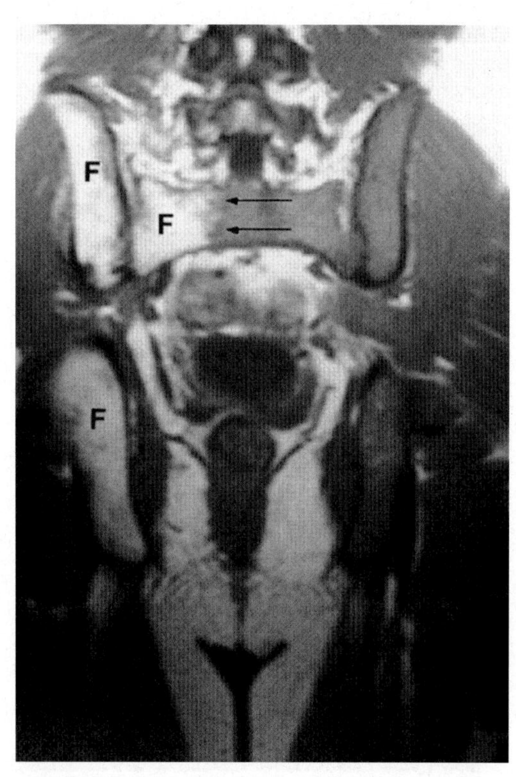


图5–7 放疗的影响。冠状位T1加权（TR/TE，572/12）自旋回波MR图像。尤文肉瘤治疗后，右侧骶骨和骨盆内出现了骨髓的脂肪替代（F）。在正常骨髓和脂肪化骨髓之间可见特征性的清晰分界（箭头），其与照射野的边界相对应。

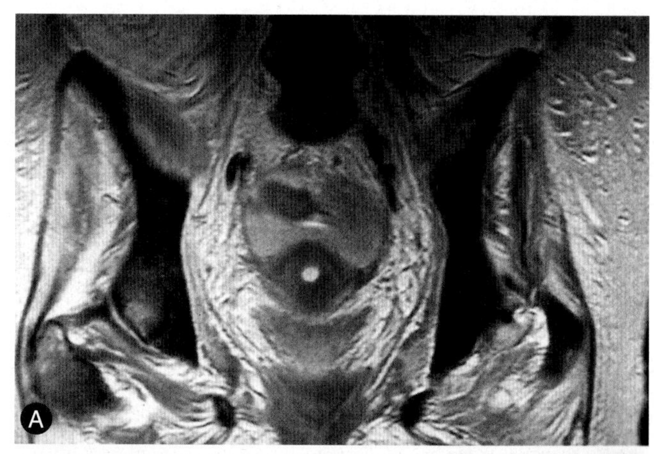


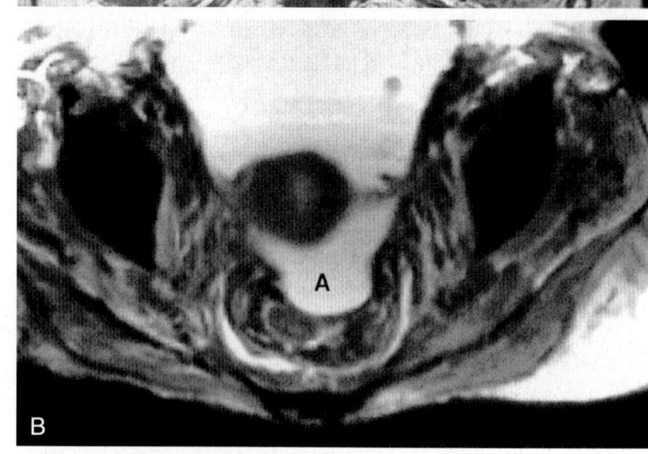


图5–8 多次输血引起的含铁血黄素沉积。

A 冠状位T1加权（TR/TE，660/12）自旋回波MR图像。脊柱和骨盆处可见骨髓呈均一低信号。

B 横轴位脂肪抑制T2加权（TR/TE$_{eff}$，3120/54）快速自旋回波MR图像。髋臼的骨髓也呈现非常低的信号强度。盆腔内见腹水（A）。

髓仅发生于重度进展期患者。骨髓浆液样变更好发于足部和趾部[64]。在这些患者中，MR 成像的典型表现为皮下脂肪几乎完全缺失。此外文献还报道，在进展期癌症、慢性肾功能不全和人类免疫缺陷病毒感染的恶病质患者中也曾出现骨髓浆液样萎缩[65,66]。

## 三、充血、缺血和梗死

对于血液改变引起的骨髓变化，MR 成像非常敏感。骨髓的充血会引起髓内水含量的增加[67]。此时出现骨髓“水肿”，在 T1 加权图像上表现为信号强度降低而在脂肪抑制 T2 加权图像或 STIR 图像上则表现为信号强度增高。髓内压改变或（和）血流改变是引起交感反射性营养不良[23]、髋关节一过性骨质疏松症[68,69]（图 5–9）、区域移行性骨质疏松这三种疼痛性、自限性疾病以及疼痛性胫骨水肿综合征[70]（图 5–10）的可能原因。

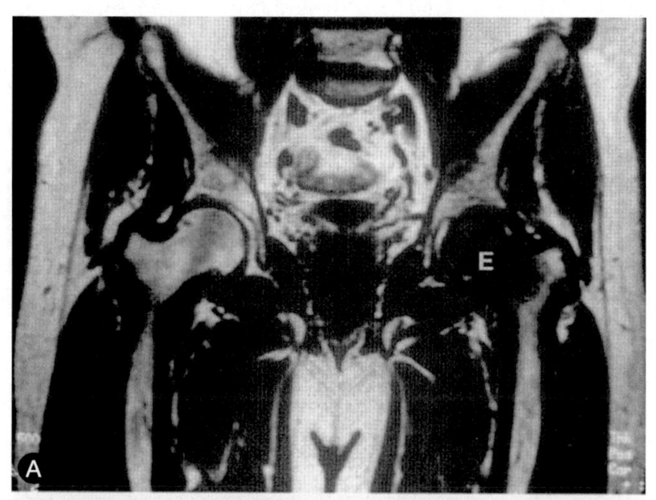


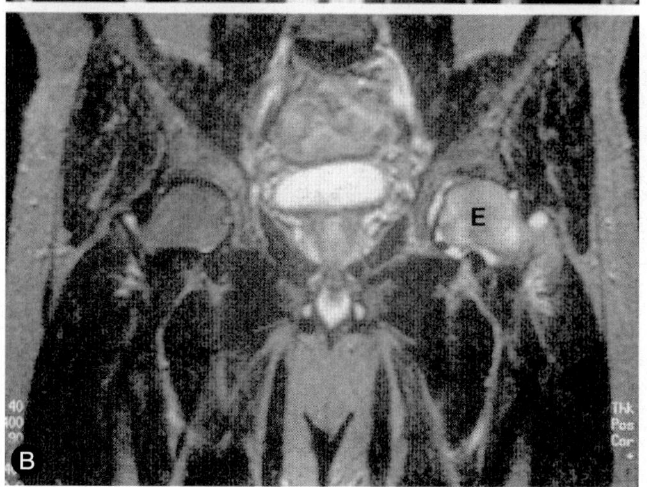


图 5–9　髋关节一过性骨髓水肿综合征。

A　冠状位 T1 加权（TR/TE，500/10）自旋回波 MR 图像。整个左侧股骨头和股骨颈出现了低信号强度水肿（E）。

B　冠状位 T2 加权（TR/TE，2400/90）自旋回波 MR 图像。左侧股骨头呈高信号强度（E）。（Courtesy of W. Totty, M.D., St. Louis, Missouri.）

骨髓缺血可引起信号强度的改变。若缺血损伤不可逆（类固醇激素的应用、镰状细胞病和酗酒等引起的血管损伤常属于这种情况），梗死会随之发生。但是，也可能发生一过性缺血，例如，可发生在舟骨腰部骨折后的舟骨近极，骨髓可在数周或数月后恢复正常[71]。

明确的骨髓梗死在 X 线片上很容易辨认，表现为特征性的匐行硬化边。但是，早期和进展期的梗死在X线片上可表现为隐性，或者仅表现为非特异性的骨质溶解和硬化区，因而类似于骨髓炎或肿瘤[72]。在 T2 加权 MR 图像上，发生在长骨干骺端或骨干内的早期梗死表现为局灶性骨髓高信号，其轮廓呈地图状[73]。病灶中央部分的信号强度等于或略低于正常脂肪化骨髓。随着病变的进展，在 T1 加权像上会出现薄的匐行性低信号环，可能代表一处反应性水肿区或纤维化区。这种表现是梗死的特征性表现，可见于X线片但不一定有相应的钙化[72]。在T2加权像上，梗死区周围的环通常呈高信号。有时，在高信号环之外尚可见另一个与之平行的低信号薄壳围绕，即所谓的双线征，它代表充血的肉芽组织被周边的骨质硬化所包绕。这种表现

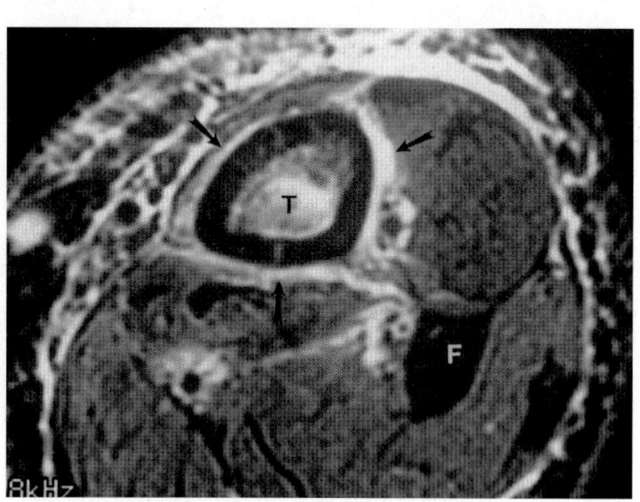


图 5–10　疼痛性胫骨水肿综合征。横轴位脂肪抑制 T2 加权（TR/$TE_{eff}$，4000/69）快速自旋回波 MR 图像。胫骨（T）内的高信号强度骨髓与腓骨（F）的正常骨髓形成对照。同时可见胫骨骨膜（箭头）和胫骨前方皮下组织内呈高信号。

对骨梗死具有特异性诊断意义[74]。

发生在软骨下骨的骨髓梗死被称为无血管性坏死（AVN）。由于软骨下骨为骨骺，所以它通常含有脂肪化骨髓（除非素因性疾病，如严重的溶血性贫血，引起了骨髓逆转化，导致黄骨髓转化为红骨髓[50]）。众多研究者对股骨头的无血管性坏死进行了最广泛的研究，证实MR成像比X线片、CT扫描和骨扫描都更加敏感[75,76]。在狗模型中，早在无血管性坏死模型建立后的1周时就出现了MR图像的异常表现[77]。在T1加权图像上，一个低信号环将软骨下的坏死骨髓和周边的存活骨髓分隔开，坏死骨髓通常位于股骨头的前上象限[78]（图5-11 A）。在T2加权图像上，常可看到如前所述的双线征（图5-12）。梗死区域的信号强度可表现为多种多样[79]，这可能与病变的新旧程度有关。在T1加权和T2加权图像上，相对新鲜的病灶，其信号都与正常骨髓的信号相似。随着病变的进展，梗死部分可变为水肿样，因而在T2加权像上表现为高信号。最终，死骨可被纤维化所取代，此时在所有序列上都表现为低信号[74]。

曾经一度认为，梗死区域内的骨髓信号模式可用于判断预后[74]。但是目前的证据表明，为了预测关节面最终塌陷的可能性以及是否需要关节置换手术，其他的MR图像特征更为有用。对于股骨近端而言，最重要的特征表现是病变区的大小[80]。如果病变累及承重面的50%以上，关节面塌陷几乎不可避免（见图5-11B）。相反，如果病变只累及1/3以下的关节面，则很少发生塌陷，而且即使发生塌陷也可部分或完全消退[81-83]。病变大小可预测股骨头塌陷，与放射学分期和治疗方法无关[84-86]。在脂肪抑制T2加权像或STIR图像上，若坏死区周边的股骨颈和股骨干表现为高信号，也预示着最终的关节塌陷[87]（图5-13）。此外，邻近骨髓的高信号与临床症状也有相关性，当疼痛减退时，这种高信号一般也将会消退[85,87,88]。对于其他解剖部位，也有人建议采用类似的MR特征来判断预后，但尚未得到证实[89,90]。

弥漫性骨髓改变与无血管性坏死之间的相关性尚有争议。一项早期研究列举了一组股骨头及股骨近端弥漫性骨髓水肿的患者（在T1加权像上呈低信号，在T2加权像上呈高信号），他们都没有最初的局灶性软骨下骨髓异常，但后来都发展为无血管性坏死[91]。最近的研究发现，如果T2加权像上没有局灶性软骨下信号改变，则提示为一过性骨髓水肿的自限性病程，而不会发展为无血管性坏死[92]。对远端股骨髁处病变也取得了相同的观察结果[93]。以上不同的结论可能是MR的技术进步所致。早期的髋关节检查使用的是信噪比较低的体线圈，因此可获得的空间分辨率较低；而现代的肌肉骨骼MR成像使用的是局部线圈或阵列线圈，能够得到小的扫描野和更高的空间分别

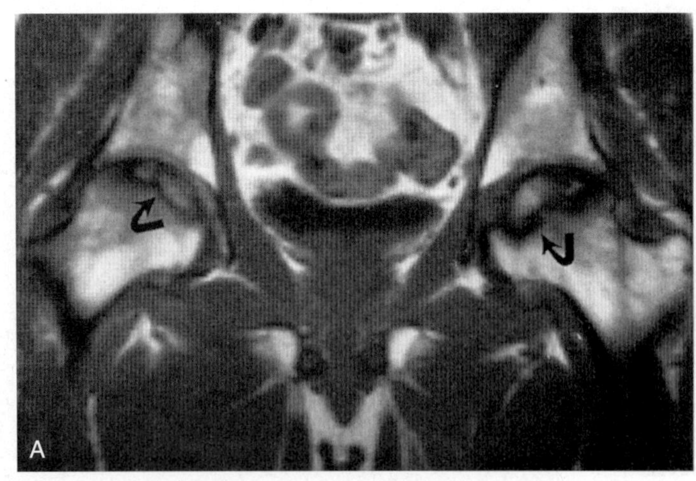


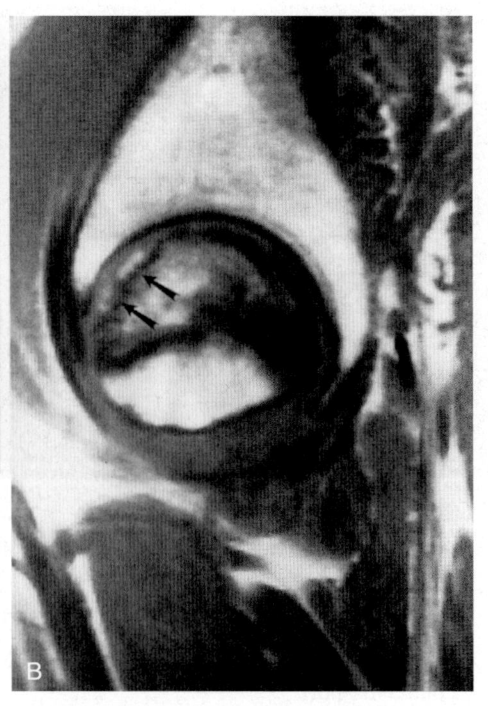


图5-11 双侧股骨头的无血管性坏死。

A 冠状位T1加权（TR/TE，500/12）自旋回波MR图像。匐行性低信号线（箭头）围绕在双侧股骨头的无血管性坏死区。

B 左侧股骨头高分辨率矢状位T1加权（TR/TE，600/12）自旋回波MR图像。病变累及整个承重面，这预示着股骨头将发生塌陷，其前缘已经开始出现塌陷（箭头）。

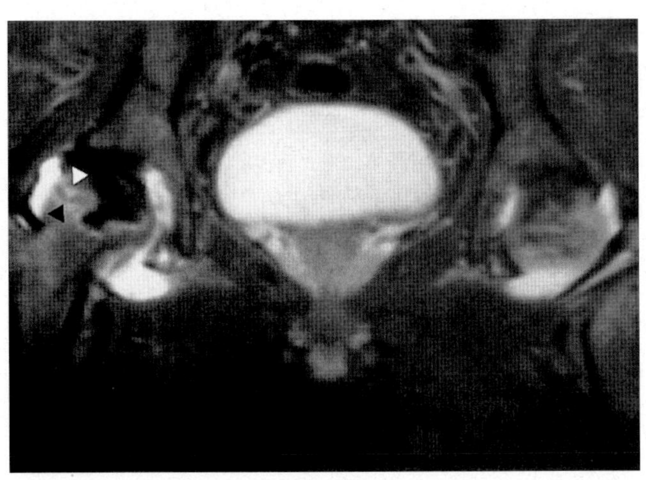

**图5-12** 双侧股骨头的无血管性坏死。冠状位快速STIR（TR/TEeff / TI，5100/30/150）MR图像。可见特征性的双线征（三角箭头之间）。双侧髋关节可见积液。

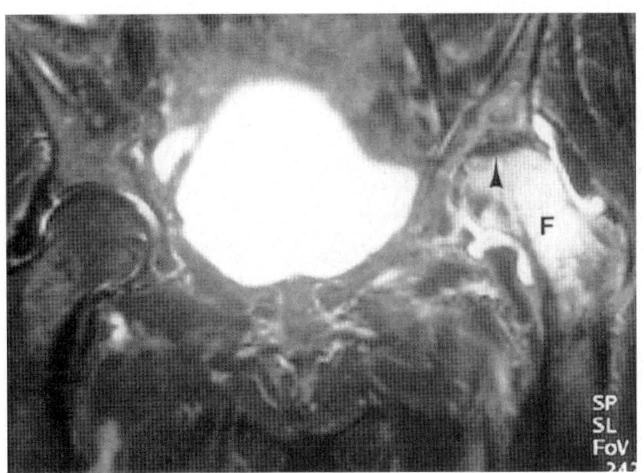


**图5-13** 股骨头无血管性坏死。冠状位快速STIR（TR/TEeff/TI，6520/60/150）MR图像。左侧股骨头和股骨颈（F）呈高信号，髋关节积液也为高信号。软骨下骨内的局灶性低信号区（箭头）可用于区分无血管性坏死和一过性骨髓水肿（与图5-9B相对比）。无血管性坏死区周围的骨髓水肿伴有疼痛，并预示着关节面将最终塌陷。

率。只有高分辨率的图像才能显示细微的局灶性软骨下改变或股骨头变平[94]（见图5-11B和5-13）。

## 四、创伤

单次钝性外力或反复的累积性损伤均可能造成骨髓损伤。对骨骼的直接打击会造成骨髓挫伤，或骨“挫伤”[95]。这些损伤在X线片上无显示，只有在MR成像技术广泛应用之后才得以认识，它可能反映了骨小梁的微骨折以及随后发生的骨髓水肿和出血[96-98]。损伤因素可能来自于体外，例如移动的肢体撞击到一个静止的表面或者移动的重物撞击到骨骼。但更为常见的是，由于韧带、关节囊或支持带的损伤，导致关节组成骨的一过性相互碰撞进而引起骨“挫伤”[99,100]。常见的实例包括：前交叉韧带（ACL）撕裂后引起的膝关节外侧间室结构的挫伤[101]，以及髌骨脱位－复位损伤后引起的股骨前外侧髁和内侧髌骨的挫伤[102,103]（图5-14）。在MR成像中，骨挫伤在T1加权像上表现为脂肪性骨髓内的低信号区呈地图状或网状[104,105]。在脂肪抑制、T2加权像或STIR图像上，这些病灶表现为高信号[106-108]。这些异常表现通常在6周～4个月内消退[109]。但某些骨挫伤可发展为残留硬化区，因而在所有序列上都呈持续的低信号[110,111]。

骨挫伤的识别非常重要，原因有以下几点：（1）骨挫伤可能是引起患者疼痛的唯一病理异常[104]。（2）骨挫伤的模式可提示外力的方向，有助于推测损伤机制（图5-15），从而可指导对其他相关损伤的检查[112]。（3）骨挫伤的存在可能改变临床治疗措施。例如在ACL重建术后，当存在较大的骨挫伤时，外科医生可能会选择更长时间的保护性承重[97,113]。（4）延伸到邻近关节面的骨挫伤可作为关节软骨亚临床损伤的标志[104,114]，表面软骨在关节镜下甚至可表现为正常[113,115]。存在这种骨挫伤可能预示其表面的关节软骨将最终发生退变[105,111,114,116]。

除骨挫伤（其本质是微骨折）之外，无移位的

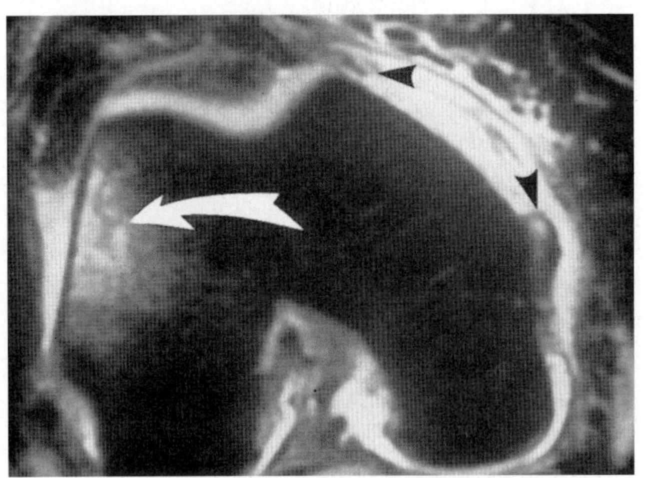

**图5-14** 髌骨脱位－复位损伤引起的骨挫伤。横轴位脂肪抑制中间加权（TR/TEeff,3500/12）快速自旋回波MR图像。股骨外侧髁可见明显高信号的骨挫伤（箭头）。同时可见内侧髌股韧带的撕裂（三角箭头）。

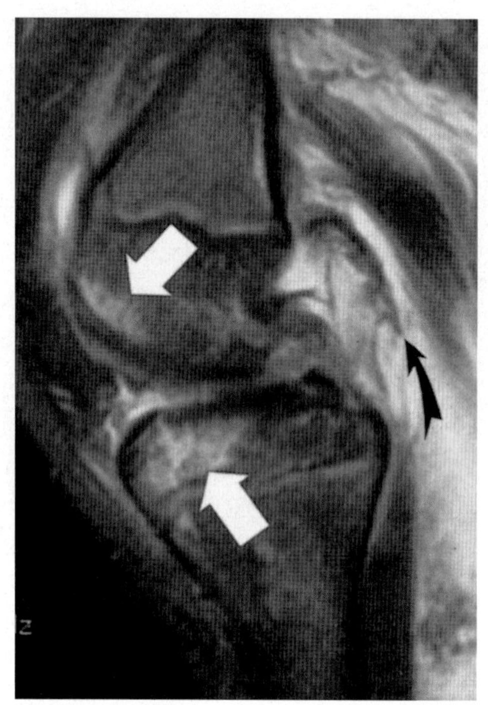

图5-15 儿童蹦床损伤引起的骨挫伤。矢状位脂肪抑制T2加权（TR / TEeff, 4000/84）快速自旋回波MR图像。股骨和胫骨前缘的挫伤（直箭头）提示损伤机制为膝关节过伸。相关的病理改变包括后方关节囊的撕裂（弯箭头）和后部肌肉组织的扭伤。

宏观骨折也可在X线片上表现不出来。MR成像对这些损伤极其敏感且优于骨扫描，此外还可直接显示骨折面的数目、完整性和位置[1,117,118]。骨折线在骨髓内表现为线状极低信号区[119]（图5-16），其周围通常有相对广泛的水肿。T1加权像以及STIR图像或脂肪抑制T2加权像都可以显示骨折[120]。当某些重要的承重部位（如股骨颈或股骨近端转子间区域）存在可疑骨折时，MR成像提供的确切诊断可指导对患者的治疗。早期诊断可避免骨折发生移位，以免进一步影响股骨头的血供[118]。MR成像也可用于评价诸如舟骨腰部这样一些部位，而X线片并不能排除这些部位的隐性骨折的可能性，因此常需让患者接受一段时间的固定，直到做出明确诊断[121]。对于特定的隐匿性骨折，如果合理应用MR成像，则具有较好的诊断效价比[1]。即使临床可疑骨折的诊断被MR成像推翻，MR成像也常可显示其他部位的骨折或软组织损伤，从而明确患者症状的起因[120,122]。

骨髓改变也可见于慢性反复受伤的患者。应力骨折，不管是疲劳型还是功能不全型，都表现为骨折线周围环绕有骨髓水肿（图5-17）。应力骨折线通常为线状，并且在所有序列上均为低信号[123,124]。应力损伤有多种多样。一种极端情况是已成为有移位完全性骨折的应力骨折。另一种极端情况是只有边界不清的骨髓水肿而看不见骨折线（图5-18），其在X线片表现为隐伏性“应力反应”[125,126]。尽管大多数疑有应力骨折的患者不需要进行MR成像检查，但至少在两种情况下MR成像是有价值的。对于因骨质疏松、放疗或其他潜在病变使骨质变脆弱的患

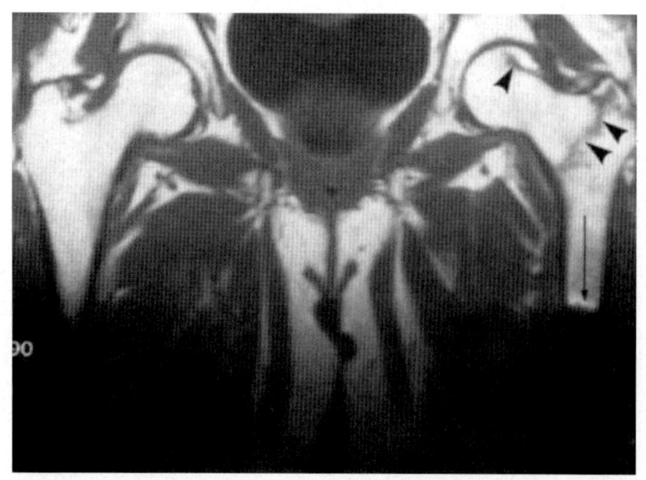

图5-16 隐匿性股骨近端骨折。冠状位T1加权（TR/TE，500/12）自旋回波MR图像。左侧股骨转子间和大转子内可见无移位的、呈低信号的骨折线（三角箭头）。X线片未能显示此骨折。为治疗早先股骨远端骨折而逆行放置的髓内针使股骨干中段的信号出现缺失（箭头）。

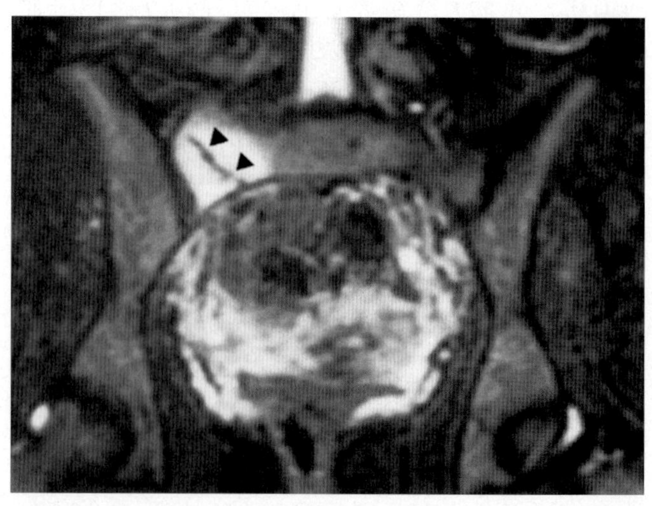

图5-17 马拉松运动员的骶骨应力骨折。冠状位快速STIR（TR/TEeff/TI，4933/76/155）MR图像。低信号骨折线（三角箭头）周围可见高信号水肿。

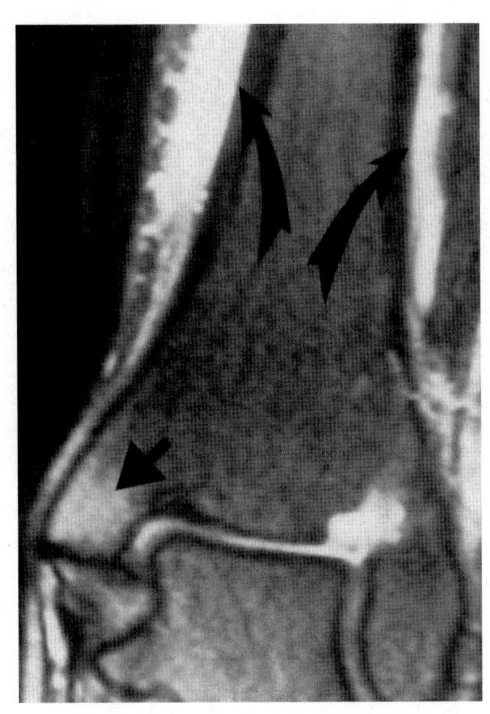

图 5–18　竞技运动员的应力反应。踝关节冠状位脂肪抑制 T2 加权（TR/TE$_{eff}$, 4000/100）快速自旋回波 MR 图像。可见内踝呈高信号（直箭头），其内无骨折线。沿胫骨远端骨膜分布的水肿（弯箭头）代表胫骨疲劳性骨膜炎。

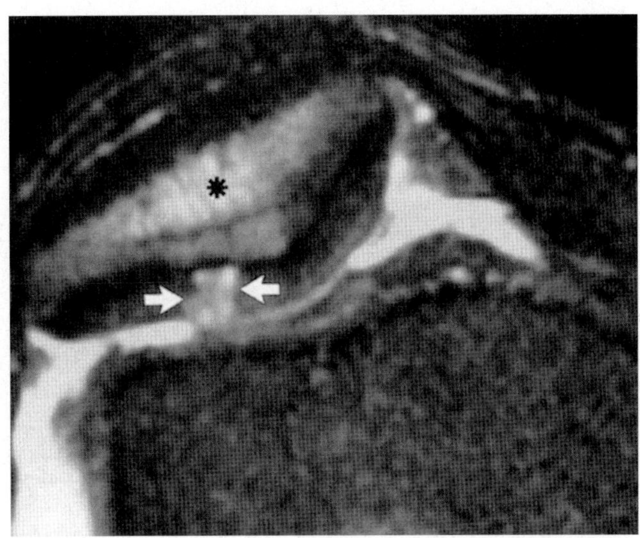

图 5–19　髌骨软骨骨折伴骨髓水肿。横轴位脂 肪抑制 T2 加权（TR/TE$_{eff}$, 4500/76）快速自旋回波 MR 图像。全层的软骨骨折（两箭头之间）上方可见呈高信号的髌骨骨髓（星号）。

者，MR 成像能够确切判断功能不全性骨折是引起此类患者疼痛的病因，可避免进行更广泛的其他诊断检查。对于这类患者，核素骨扫描没有特异性[125]。此外，对于优秀运动员，MR成像可明确排除疲劳性骨折，使他们不需要等待几周来观察 X 线表现的进展，早日回到赛场[123]。MRI 扫描还可以显示应力骨折完全愈合的确切时间，这样就可以帮助决定何时让运动员恢复正常的训练水平[127]。

软骨下骨髓的高信号也可是其表面关节软骨异常的一种反映，它发生于关节软骨退变区[128]或创伤性软骨骨折区的下方[129,130]（图 5–19）。至少在膝关节骨关节病中，MR图像上的信号异常并不一定对应着组织学上的骨髓水肿，而是代表一些非特异性表现的组合，其中包括骨髓纤维化和骨髓坏死[128]。尽管如此，软骨下骨内存在水肿样骨髓改变依然提示阅片者注意其表面的透明软骨，从而有可能发现透明软骨的细微异常。

## 五、骨髓替代

骨髓炎对正常骨质的破坏是通过对感染因子的炎性反应而形成的。骨的感染可通过血源性接种而发生，也可以通过邻近软组织感染或皮肤感染的直接蔓延而发生。在很多时候，骨髓炎的X线特征，即髓质骨和皮质骨的破坏、反应性骨髓硬化、骨膜新骨形成以及窦道及瘘管的形成，要么不出现，要么模糊不清。例如，在急性血源性骨髓炎的头 10 ~ 12 天内，非特异性软组织肿胀以外的其他 X 线表现均不明显[131]。除此之外，在慢性骨髓炎或基础神经性疾病的患者中，不论是 X 线片还是骨扫描都难以诊断活动性感染[132]。在上述这些情况中，骨髓的 MR 成像是有价值的[133]。有证据表明，利用 MR 成像对骨感染进行分期可以节省时间和费用[134,135]。

骨髓 MR 信号强度的变化是骨髓炎的敏感性指标，但无特异性。活动性骨髓炎在 T1 加权像上信号强度会降低，在 T2 加权或 STIR 图像上信号强度则增高[133,136]（图 5–20）。但是，这种类似的信号特征也见于创伤性、缺血性和肿瘤性病变。在某些病例中，信号强度的改变仅仅代表因邻近软组织感染或化脓性关节炎而引起的反应性骨髓充血和水肿[137]。从相反的方面考虑，骨髓信号无改变则高度提示阴性结果：如果骨髓在 MR 图像上表现正常，几乎可以完全排除存在骨髓炎的可能[135,138]。仔细观察髓外继发改变的 MR 特征可以提高对骨髓炎诊断的特异性。如果伴有皮质破坏、窦道或者邻近区脓肿或溃疡，则骨髓内信号改变提示活动期感染的可能性会加大[135]（见图 5–20）。并不是每一个骨髓炎病例都会出

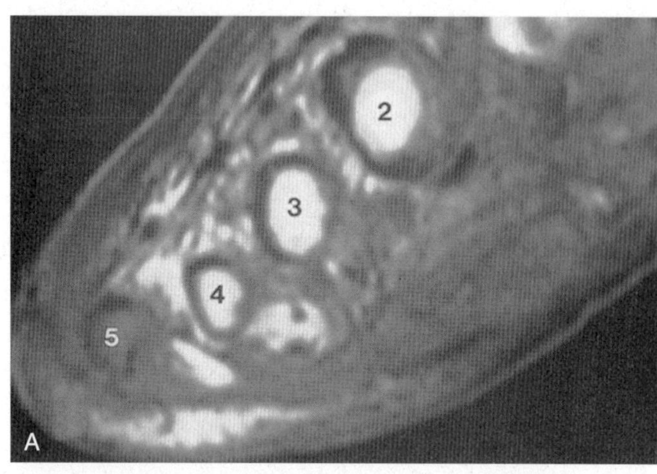


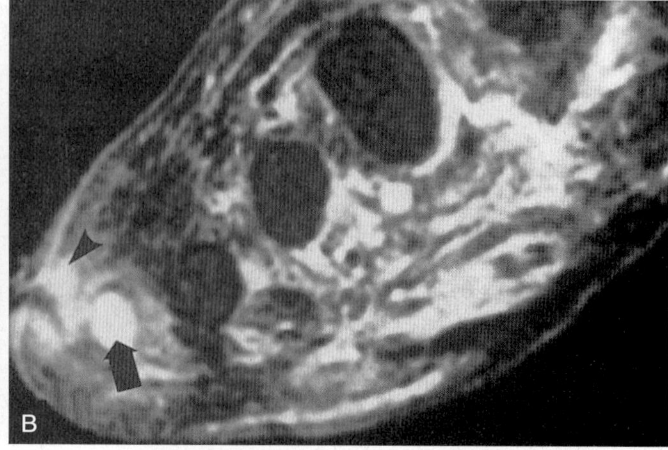


图 5-20 糖尿病患者的足部骨髓炎。

A T1加权（TR/TE, 600/13）自旋回波MR图像。第5跖骨（5）呈低信号并伴有皮质破坏。其余跖骨（第2～4）显示正常的脂肪性骨髓。

B 脂肪抑制T2加权（TR/TE, 2500/70）自旋回波MR图像。感染的骨髓呈高信号强度（箭头）。同时可见邻近软组织内呈高信号（三角箭头），它代表一处导致皮肤溃疡的窦道。

现上述髓外改变[137]，但在成人糖尿病足部感染患者中大多数都可能出现，因而对这一人群临床常难以诊断[139]。静脉注射造影剂后的骨髓强化同样可增加对骨髓炎诊断的特异性[139,140]。但是如果存在骨内脓肿，骨髓则不会强化。在其他一些病例中，轻度的反应性骨髓水肿也可能强化[138]。

在骨和软组织感染的病例中静脉内应用造影剂有助于对病变的分期和指导治疗。在感染的骨内，如果证实有无强化、无活力的区域（不论是急性病例中的骨内脓肿还是慢性病例中的死骨），则提示除使用抗生素以外还应考虑早期外科清创术。同样，安排好深部软组织脓肿的引流，可以更快、更经济地治疗感染[3,134]。

在骨髓受肿瘤侵犯的发现、定性、分期以及预后预测方面，MR成像已被证实具有很大的价值。这种肿瘤最常见于红骨髓[30]。与其他骨髓替代性病变类似，骨髓的肿瘤侵犯表现为局灶性、多灶性或弥漫性病变，在T1加权像上表现的信号强度低于正常骨髓，而在T2加权或STIR图像上则表现为高信号。在T1加权、脂肪抑制T2加权和STIR序列上病变的显示能力基本相同[141]。在STIR图像上，肿瘤周围组织显示的信号异常范围常更大，但这些图像并不能鉴别是良性的瘤周水肿还是微观的肿瘤浸润[142]。静脉内注射钆造影剂后通过分析动态强化模式的变化则有可能对此做出鉴别。但这种方法要求的图像后处理过程较为复杂。另外，在保肢手术中瘤周水肿常要与原发肿瘤一起切除以减少局部复发的危险[143]，因此这种鉴别的临床意义并不确定。

对于原发性骨肿瘤，X线片在病变定性方面的价值要大于MR成像。少数肿瘤可有特征性的MR成像表现，例如，动脉瘤样骨囊肿内的多发性液-液平面[144,145]（图5-21）或者骨巨细胞瘤内含铁血黄素沉积的低信号[146]。但是，这些特征也无诊断特异性[147]。对于骨髓的替代，MR图像常常不能鉴别其是良性病因抑或恶性病因。曾有报道称，虽然 复杂的动态钆造影剂增强MR技术可对极早期的增强（恶性病变比良性病变更多见）进行评估，但不同良恶性病变的增强特征存在重叠，因此强化模式并不能取代组织活检[148,149]。

对于原发骨肿瘤而言，MR成像的其他两项应用是病变的局部分期和对化疗反应的评价。在分期方面，MR成像可准确显示肿瘤的骨内侵犯范围、软组织受累程度以及肿瘤与邻近神经血管束的关系，所有这些都会影响到手术治疗计划[150]。早期研究认为，与CT检查相比较，MR成像对原发性骨肿瘤的分期更准确[151]；但最近的一项多中心研究发现，这两种方法对肿瘤的局部分期准确性不相上下[150]。当用于评价骨肉瘤和尤文肉瘤对新佐剂化疗的反应时，常规的MR检查并没有价值[152]，而且事实上它可能会高估一些重要结构（如长骨骨骺）的受累程度[153]。

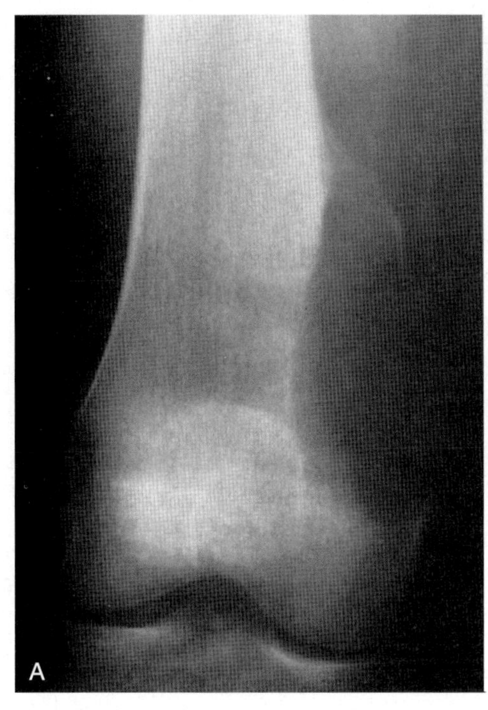

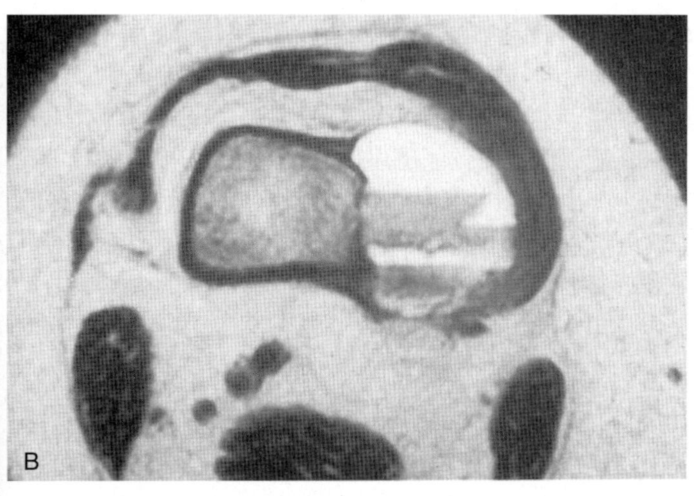

**图 5–21** 动脉瘤样骨囊肿。

A 股骨远端的前后位 X 线片显示一处膨胀的溶骨性病变，其周边可见包绕的薄层皮质骨壳。

B 横轴位 T2 加权（TR/TE$_{eff}$, 3000/112）快速自旋回波 MR 图像。可见典型的液 – 液平面。液平面表现有动脉瘤样骨囊肿的特征，但无特异性。

然而，动态强化模式的分析也许可精确预测肿瘤对新佐剂化疗的反应[152,154]。

在发现骨内转移性病灶方面，MR 成像远比 X 线片敏感，也远比核素骨扫描更具特异性[155]（图 5–22）。此外，对某一确定的解剖区域[156]或广泛转移性骨髓替代的儿童患者[157]而言，MR 成像也许比核素骨扫描更加敏感。虽然最近一些研究的初步结论提示进展中的快速 MR 技术可在全身筛查中发挥作用[158,159]，但核素骨扫描依然是转移瘤更好的筛查手段[156]。

与正常的骨髓相比，多发性骨髓瘤的骨病变在 T1 加权像上表现为低信号，而在 T2 加权像和 STIR 图像上则为高信号[160,161]。在未接受治疗的患者中，

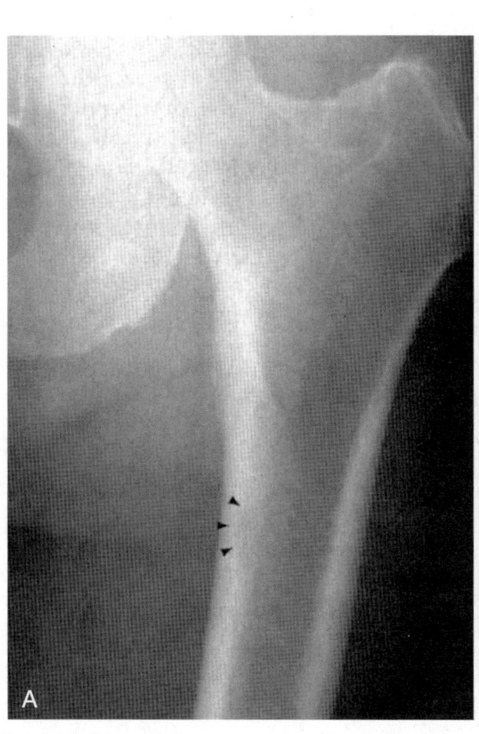

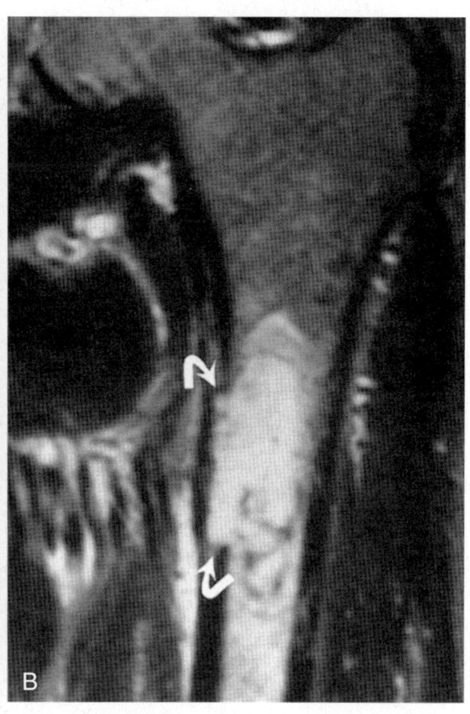

**图 5–22** 肾细胞癌的转移病变。

A 股骨前后位 X 线片。骨内膜轻微的扇贝形变（三角箭头）是提示潜在溶骨性病变的唯一线索。

B 冠状位脂肪抑制 T2 加权（TR/TE$_{eff}$, 5000/90）快速自旋回波 MR 图像。高信号的转移灶非常醒目。病变的大小和对股骨内侧骨皮质（箭头）的侵犯使股骨有发生病理性骨折的危险。

注射钆造影剂后骨髓瘤病灶会强化，但与未增强的MR图像相比，静脉内造影剂的应用并不能发现更多的病灶[161]。与全身骨扫描或骨骼的X线片筛查相比较，MR脊柱成像检出骨髓瘤病灶的敏感性更高[155]。据报道，在T1加权像上骨髓瘤累及可分为三种模式：（1）虽然血液学证据提示为骨髓瘤，但在某些病例中骨髓表现正常；（2）在其他一些病例中，正常骨髓背景内新出现多灶性病变（图5-23）；（3）在第3组病例中，可见骨髓的弥漫性受累[162]。上述三种模式对预测预后都有重要的价值。若患者表现为骨髓的弥漫性受累或多灶性病变，其生存率低于骨髓表现正常的患者。但是在临床上，多灶性病变模式的患者其各项血液学指标常类似于正常模式的患者[162,163]。当骨髓瘤处于Ⅰ期时，骨髓受累的模式也可预测哪些患者可能会进一步发展到更高的临床分期[164]。此外，弥漫性骨髓替代模式患者发生压缩性骨折的危险性更大[165]。

当骨髓瘤开始接受治疗后，骨髓在MR图像上的表现是多变的，但其强化特征可区别出化疗对哪些患者有效。对于持续存在形态学改变的患者而言，

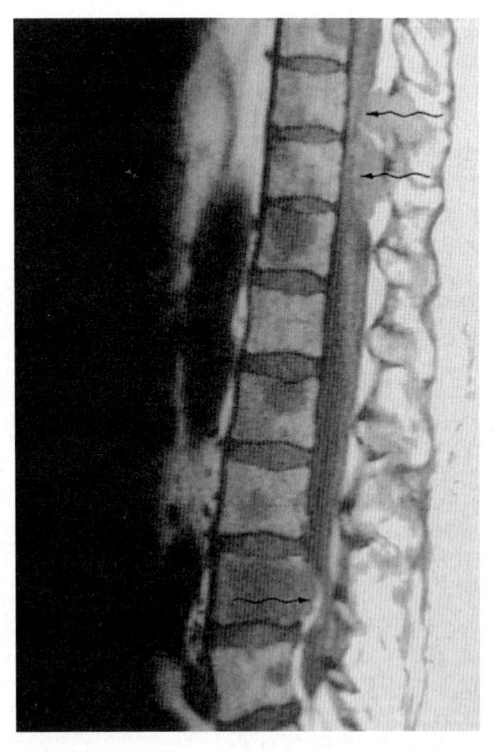

图5-23 多发性骨髓瘤。脊柱矢状位T1加权（TR/TE，600/12）自旋回波MR图像。从上到下的脊椎内均可见多处圆形的低信号病灶。可见因膨胀性病变引起的多节段性椎管狭窄（箭头）。（Courtesy of W. Totty, M.D., St.Louis, Missouri.）

病灶无强化或仅周边强化则提示患者对临床治疗完全有反应。在静脉注射钆造影剂后病灶内出现持续强化则提示有部分反应[166]。

MR成像也曾用于评价淋巴瘤和白血病患者的骨髓改变。原发性淋巴瘤骨病变在T1加权图像上的信号低于正常骨髓，而在T2加权像上的信号强度则变化多样[167]。霍奇金或非霍奇金淋巴瘤的继发性骨侵犯，用MR成像可以进行更准确的评价，优于盲目的骨髓活检。此外在骨髓抽吸假阴性诊断的病例中，MR成像可用于指导再次活检[168]。在T1加权图像上，急性白血病患者的典型表现为弥漫性骨髓替代，这种骨髓替代可蔓延至骨骺中[157]。尽管某些慢性淋巴细胞性白血病患者的骨髓MR表现可为正常[168]，但在那些出现了骨髓替代的患者中，脊柱T1值的定量测量与疾病的预后有一定相关性[169]。其骨髓在T2加权像上的高信号可能反映了细胞成分的增加而不是水分的增加[51,170]。

急性白血病开始接受治疗后，最初骨髓会变为水肿样并充血，在T2加权像上表现为高信号[171]。最终，如果治疗成功，正常的细胞会重新分布于骨髓内，从而导致在T1加权像上信号强度的增高。这些改变与临床反应有相关性[172,173]。

MR成像也可用于检查以骨髓内异常细胞浸润为特征的其他病变。在Waldenström巨球蛋白血症[174]和Gaucher病中[175,176]，T1加权像上的典型表现为斑片状或弥漫性的正常脂肪化骨髓替代。T2加权像上表现则变化多样，取决于不同的骨髓病理改变[177]。例如，在Gaucher病中，T2加权像的局灶性低信号可能反映了Gaucher细胞内所含铁蛋白的T2缩短效应[178]，而信号增高区则对应着骨髓梗死[176]（图5-24）。

## 第三节 皮质骨，骨膜和关节软骨

根据衰减度差异来区分组织的方法，如X线片和CT，是皮质骨理想的成像方式。尽管在X线片也可显示骨膜新骨形成，但用MR成像可发现骨膜反应的更早期阶段（出现明显矿化之前）。对于评价关节软骨的异常，不管其病因是创伤性、炎症性还是退变性，MR成像正在成为最主要的无创性手段。软骨的MR成像是非常具有挑战性的任务，其正在不断地拓展现有技术的应用范围。

### 一、正常表现和成像技术

皮质骨（密质骨）几乎没有可运动的质子，因而

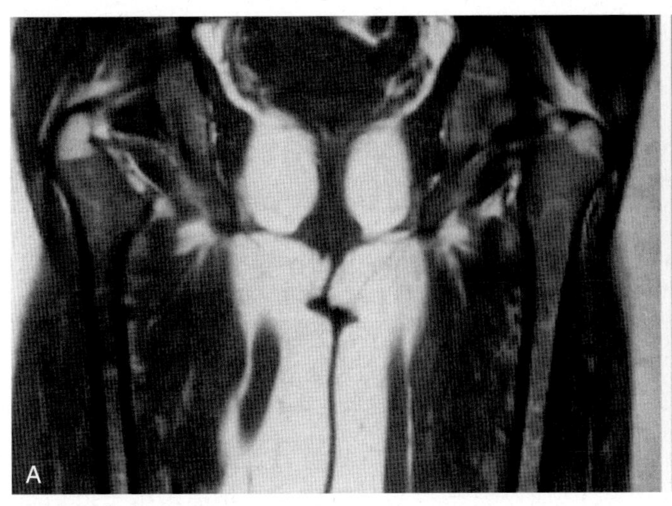

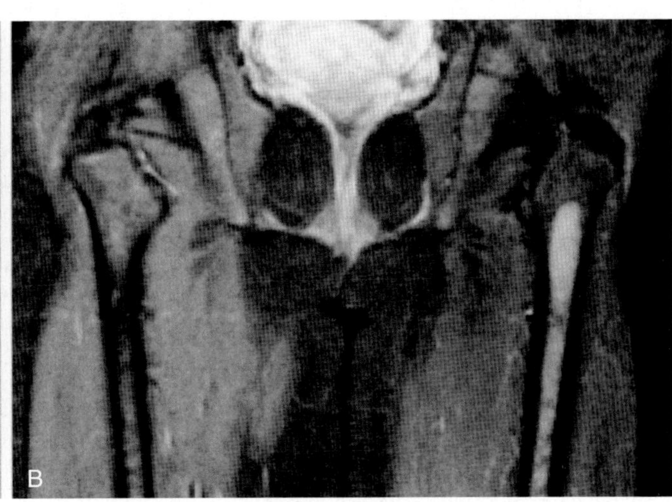

**图 5–24**　Gaucher 病。

**A**　股骨近段冠状位 T1 加权（TR/TE，500/15）自旋回波 MR 图像。正常股骨骨髓被不均一的混杂信号所取代，但大转子未受累及。

**B**　冠状位快速 STIR（TR/$TE_{eff}$/TI，5500/14/150）MR 图像。异常的骨髓内同时可见局灶性高信号和低信号。

在所有序列上均表现为低信号[28]。MR 成像对骨皮质厚度的评价受到成像技术的很大影响。当使用对磁场磁化率很敏感的序列（如梯度恢复序列）时，在骨－软组织交界面处，皮质骨表现为假性增厚。在颈椎，椎体的“开花样增大”可能会导致高估椎间孔狭窄的程度[179]。采用尽可能短的TE时间和更大的扫描矩阵将会大大减小这种效应[180]。化学位移伪影将在频率编码方向上影响皮质的表观厚度。因为含有骨髓脂肪的像素被不正确的编码，皮质骨的一侧会假性增厚而另一侧则假性变薄。通过变换相位编码和频率编码的方向（伪影不会消失，而将出现在垂直的方向上），或者通过减小扫描野或增大采样带宽，可以减轻这种伪影[181]。利用脂肪抑制技术将会消除化学位移伪影，而无需要增加采样带宽（将导致信噪比降低）[182]。

骨膜是薄的纤维膜，紧密附着于骨的非关节面。正常情况下，MR 图像不能显示骨膜。当创伤、感染或肿瘤使骨膜从皮质掀起时，骨膜会反应性形成新骨，而这种新骨形成最终可被 X 线片检测到。

关节（透明）软骨由软骨细胞、胶原纤维、水分和被称为黏蛋白的带电大分子组成，具有复杂的分层结构[183,184]。表层非常薄，由平行的胶原纤维构成，水分含量较高，但蛋白多糖分子浓度较低。第二层（移行层）包括斜行的长胶原纤维，其蛋白多糖浓度逐渐增高。最深的第三层（即放射层）内蛋白多糖浓度很高而且几乎没有水分。此层的胶原纤维几乎垂直于关节面[185]。放射层的最底部为钙化带。骨骼成熟后，解剖学标志点将钙化层与未钙化层分隔开，并在剪切力作用下形成一个天然的分裂平面[186]。在标志点下方，软骨的钙化层连同相对薄的皮质骨共同构成软骨下板[187]。

正常软骨的成像特点反映了它的化学组成和三维组织学结构[188]。不同成像技术对关节软骨的 MR 表现具有明显影响，这种影响远比对身体其他部位明显。为观察软骨而设计的脉冲序列，其目的就是要在软骨和软骨下板以及在软骨和关节液（或注射的造影剂）之间产生对比。尽管有文献曾提出很多序列可用于评价特定的软骨异常，但目前还没有对某种单一的最佳关节软骨序列达成一致意见[183]。

在超高分辨率（高于目前临床MR成像所能获得的分辨率）下，关节软骨可出现明显的分层表现，从而反映组织学的分区[188]。在高分辨率临床图像上，也可看到关节软骨的三层结构，其中央层的信号低于浅层和深层[189,190]。但是在这些情况下，分层往往是由截断伪影、魔角现象和化学位移伪影引起的，它并不能真正反映软骨的超微结构[185,191,192]。此外，磁化转移效应（它也依赖于胶原含量和排列，而与蛋白多糖无关）对软骨的信号强度也有影响[193,194]。

在T1加权和质子密度加权自旋回波图像上，关节软骨呈中等信号强度，介于肌肉和脂肪之间。在 T2 加权像上，软骨呈低信号，与高信号的关节液形成对比[195]。在软骨内，由深层到浅层软骨的T2值进行性增加。软骨内T2值的变化反映了在周围胶原纤维网影响下水含量的变化，也反映了蛋白多糖浓度的变化，但其影响程度较轻[188,196]。在T2加权图像上，通常不能区分开软骨的深层和软骨下板[197]。

在梯度恢复MR图像上，关节软骨呈中等信号强度，越接近软骨下板信号强度越低[186]。当应用脂肪抑制T1加权序列时(不管是自旋回波还是射频毁损梯度恢复序列)，软骨表现为亮的信号，高于中等信号强度的关节液、低信号的软骨下板和被抑制的骨髓脂肪[190,198,199]。使用脂肪抑制梯度回波序列的一个优势在于可获得三维厚层扫描图像，再将这些厚层分割成薄的层面(一般为0.8～2.0mm)，这种薄层的厚度小于自旋回波和快速自旋回波序列所能得到的层厚。但与其他序列相比，梯度回波图像受磁化率伪影的影响更严重[200]（图5-25）。此外，自旋回波或快速自旋回波图像除了可评价关节软骨以外，还可用于评价肌肉、骨髓、纤维软骨和纤维组织，而梯度回波图像在这些方面的价值有限。

## 二、创伤性病变

此前已经讨论过MR成像可显示X线片上隐性骨折的能力。但是，对于在X线片上已有显示的骨折，MR成像也可有一定作用。例如在胫骨平台骨折时，治疗医师常需要明确骨折线的数量和方向、关节碎片的大小和位置以及关节表面在多个平面上的情况[201]。CT重建或MR成像都可以胜任上述任务[202,203]。但后者还可同时显示相关的软组织损伤，如半月板撕裂和韧带损伤(图5-26)。在膝关节急性损伤时，临床上常难以评价这些软组织损伤，而这些损伤对于患者的处理有着直接的影响[204]。

可见的骨折线或（和）骨膜新骨形成，是区分应力骨折和其他应力性损伤的关键。在MR图像上，骨折线可见于松质骨内或皮质骨内。如果在骨皮质内，T2加权像显示的骨折线为高信号，高于低信号的密质骨[205]。MR成像可比X线片更早发现骨膜反应。在应力骨折时，在X线片上显示出骨膜矿化之前，局灶性骨膜下出血[123]或边界不清的高信号区可包绕于骨结构周围，代表被掀起的骨膜。更轻程度的应力损伤，如胫骨的疲劳性骨膜炎，在T2加权像上也可显示出骨膜的高信号[206,207](见图5-18)。

作用于关节骨端的直接冲击力、剪切力或扭曲力均可引起骨软骨骨折[208]。而分离性骨软骨炎(OCD)则由慢性重复性损伤造成[209]。这两种损伤都倾向于发生在骨骼未发育成熟的患者中，因为此时骨的标志点还没有完全形成。对于老年患者，同样的外力会在骨标志点内形成骨折面，从而导致单纯软骨骨折和分离[185]。进行诊断时，X线片足以显示骨软骨骨折和分离性骨软骨炎。但是，分离骨块的力学稳定性在很大程度上决定着这些病变的治疗方

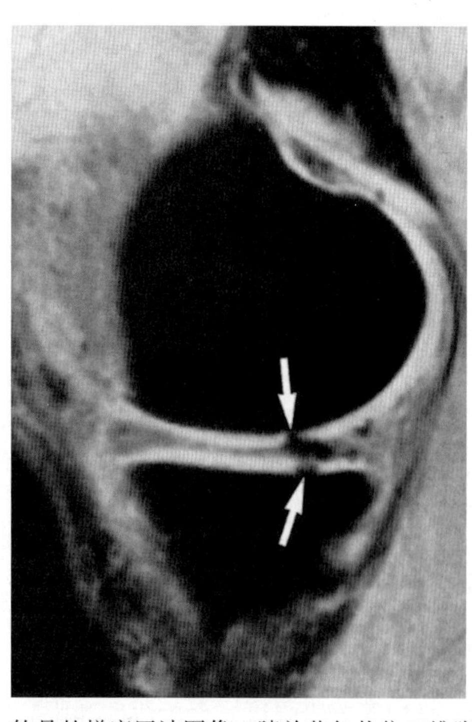

**图5-25** 软骨的梯度回波图像。膝关节矢状位三维脂肪抑制毁损梯度恢复(TR/TE，49/6；翻转角，35°)MR图像。正常的关节软骨表现为高信号。此患者半月板修补术后的磁化率伪影类似于软骨病变(箭头)。

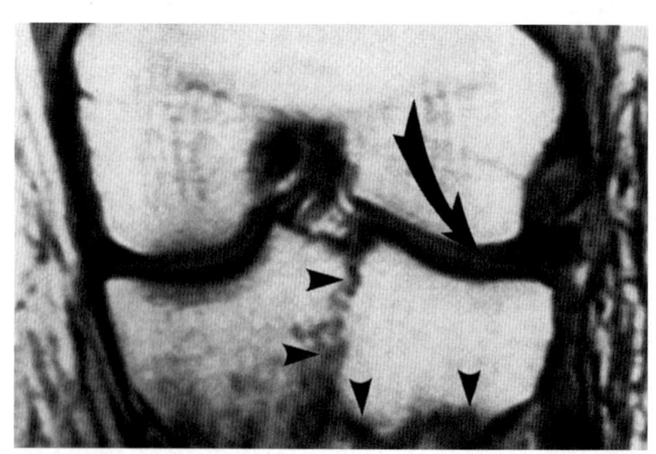

**图5-26** 胫骨平台骨折。冠状位T1加权(TR/TE，500/17)自旋回波MR图像。除了显示骨折线(三角箭头)的数量和方向以及骨折块的位置以外，图像上还显示一处外侧半月板的水平撕裂(箭头)。

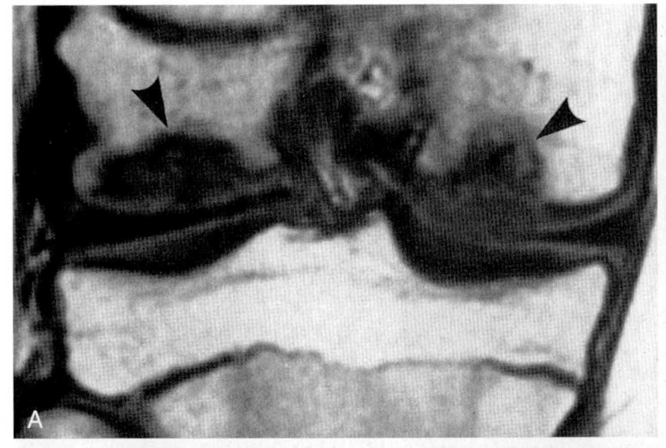


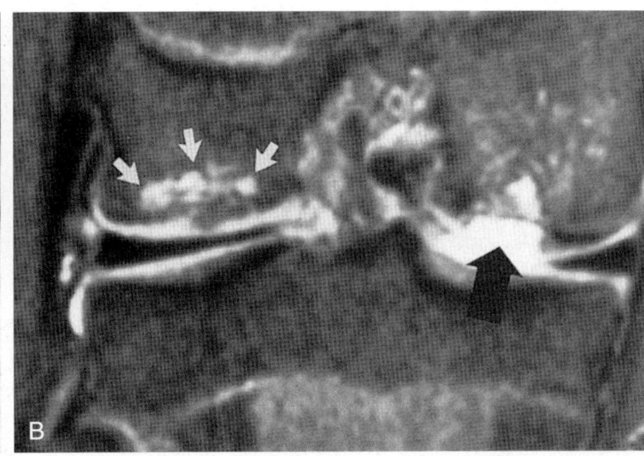


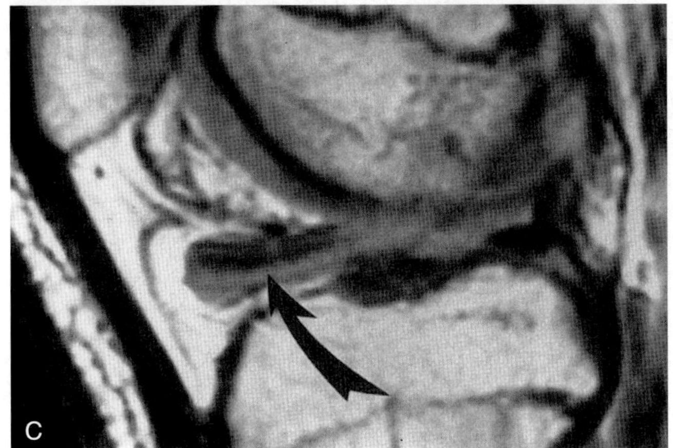


**图 5–27**　不稳定性双侧股骨髁分离性骨软骨炎。

A　冠状位 T1 加权（TR/TE, 600/12）自旋回波 MR 图像。内外侧股骨髁上均可见软骨下病变（三角箭头）。

B　冠状位脂肪抑制 T2 加权（TR/$TE_{eff}$, 3500/60）快速自旋回波 MR 图像。内侧股骨髁关节面出现缺损，其内充盈液体（黑箭头）。外侧股骨髁病变的基底部可见高信号强度的界面（白箭头）。

C　矢状位中间加权（TR/TE, 2000/20）自旋回波 MR 图像。在髌下脂肪内可见大的关节内骨软骨游离体（箭头）。

案[210,211]。这些信息很难从X线片上获得[212]，但用MR成像可以进行评价（图 5–27）。

在 MR 图像上对不稳定的分离性骨软骨炎最具预测价值的征象是在骨软骨面上发现有缺损，其内充盈液体[213]（见图5–27B）。移位的骨软骨碎片在MR图像上显示为关节内的游离体（见图 5–27C）。当分离性骨软骨炎的骨软骨块没有发生移位时，骨软骨块和骨床之间的交界面在T2加权图像上的表现将有助于预测病变的稳定性[214]。如果在T2加权像上此交界面呈低信号，则表示病变稳定或者已经愈合[211]。相反，当骨软骨块被液体信号的细线包绕时，或者当骨软骨块周围的骨床内出现囊样空腔时，则为不稳定性病变[215]。但是，当骨软骨块周围为边界不清的高信号时，既可能代表不稳定游离骨软骨块周围有疏松的结缔组织（见图5–27B），也可能代表愈合中的病变周围有肉芽组织[216]（图5–28）。对于这种不确定的病灶，可以使用MR关节造影做进一步评价；关节内注射造影剂后，若造影剂分布于分离性骨软骨炎病变的基底部，则提示为疏松组织[217]（图 5–29）。

X线片不能显示软骨骨折[208]。软骨骨折的表现多样，可表现为骨挫伤区表面软骨的星状裂隙[99,104]，也可为软骨的瓣状撕裂（关节软骨碎块部分移位，但与

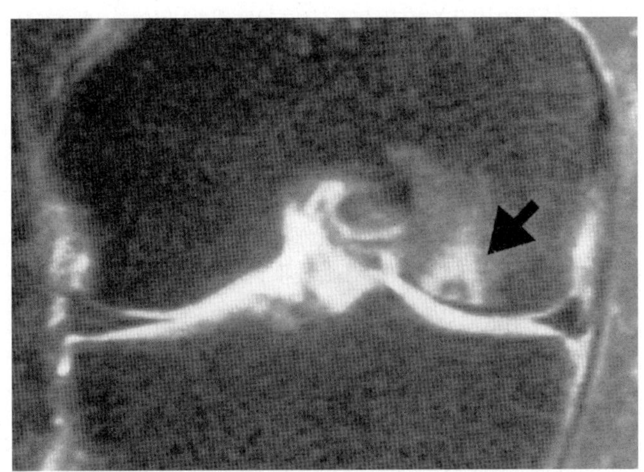

**图 5–28**　愈合中的分离性骨软骨炎。冠状位脂肪抑制中间加权（TR/$TE_{eff}$, 3500/16）快速自旋回波 MR 图像。在内侧股骨髁病变周围可见边界不清的高信号（箭头）。

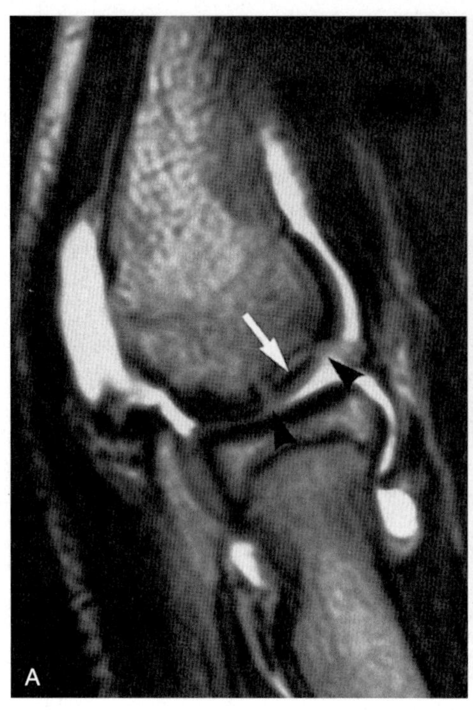


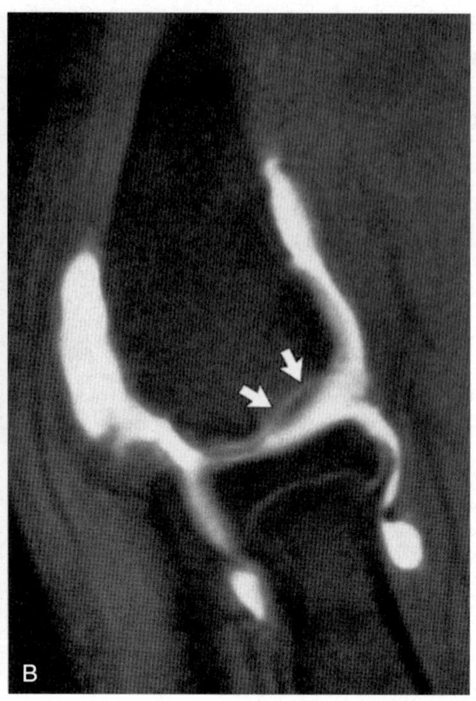


**图5-29** 不稳定性肱骨小头分离性骨软骨炎的MR关节造影。

A 矢状位T2加权（TR/TE$_{eff}$, 3500/90）快速自旋回波MR图像。可见一块位于原位的骨软骨块（箭头）以及关节面破裂（三角箭头）。

B 矢状位脂肪抑制T1加权（TR/TE, 700/10）自旋回波MR图像。关节内注入的高信号强度钆造影剂进入到骨软骨块和骨床之间（箭头）。

关节面软骨尚有部分相连），甚至可为部分关节面的完全分离[218-220]。在膝关节中，临床上很难诊断这些软骨病变，因为其症状与临床上更为常见的半月板撕裂相似[221,222]。但是，软骨骨折的外科治疗、术后护理、无能力期长短以及长期预后均不同于半月板撕裂[223,244]。M R成像则为此提供了一种无创的鉴别方法[225]。

T2加权图像既可以显示关节表面在移位损伤中的缺损（见图5-19），也可以显示围绕在无移位软骨碎块和软骨瓣周围的关节液（图5-30）。如果没有关节积液，则有必要在使用稀释的钆造影剂溶液进行关节造影后加摄T1加权像，以显示不稳定性软骨病变与骨床的分离（图5-31）。典型的关节面缺损会向下延伸到软骨下板（全层骨折比部分骨折更常见[222]），而且其纵向边缘清晰分明（见图5-19）。但是，缺损可能仅是细微的，从而容易被忽略[186]。脂肪抑制T2加权或者STIR图像可用于克服这个缺点。急性软骨骨折常伴有特征性的半圆形软骨下骨的挫伤（见图5-30）。一般情况下，先注意到这种损伤才会去分析关节面的完整性，进而明确细微的软骨损伤[130]。

## 三、退行性病变

特发性软骨软化起始于软骨最深层的软化；最终形成裂隙并逐渐向上延伸到关节表面。表浅性退变最初表现为软骨表层的原纤维形成和浅表碎裂，然后进行性向深层延伸[226,227]。软骨软化和表浅性退变的病因还不明确，但可能是营养、生物力学和创伤性因素的综合作用所致[227,228]。“软骨病”这个术语包括了上述两种病变。尽管软骨软化和表浅性退变在病变初期阶段各不相同，但一旦病变累及关节面，两种病变在肉眼可见表现和MR图像上的表现是类似的。

软骨病最早期的组织学改变实际上可能累及软骨下板和软骨下骨小梁，使它们因急性[116]或反复性承重[229,230]而发生骨折，随后骨折愈合但强直性增大。MR图像上的软骨下骨挫伤与这种早期改变有关[116]。透明软骨本身最早的退行性变则是正常胶原纤维组织的断裂，同时伴有蛋白多糖浓度的降低和水分的增加[184]。值得注意的是有作者认为，软骨内MR信号强度的改变反映了软骨化学成分的变化[231,232]（图5-32）。但软骨信号强度改变与病理学改变之间的相关性较差[197,233-235]。

随着正常老化，可发现软骨移行层内的T2值弥漫性增加[236]。但是，只有当肉眼可见的裂隙、原纤维形成和溃疡达到关节表面时，MR图像才能可靠地诊断退行性软骨形成[184]。此时在本应光滑的关节面上会出现局灶性缺损[237,238]（图5-33）。与创伤性病变不同，退行性缺损与邻近的正常软骨之间没有明确的分界（图5-34）。只要关节液（或注入的造影剂）和软骨表面之间具有足够的对比，MR检出退变性软骨病变的能力则主要取决于该序列的空间分辨率[239]。

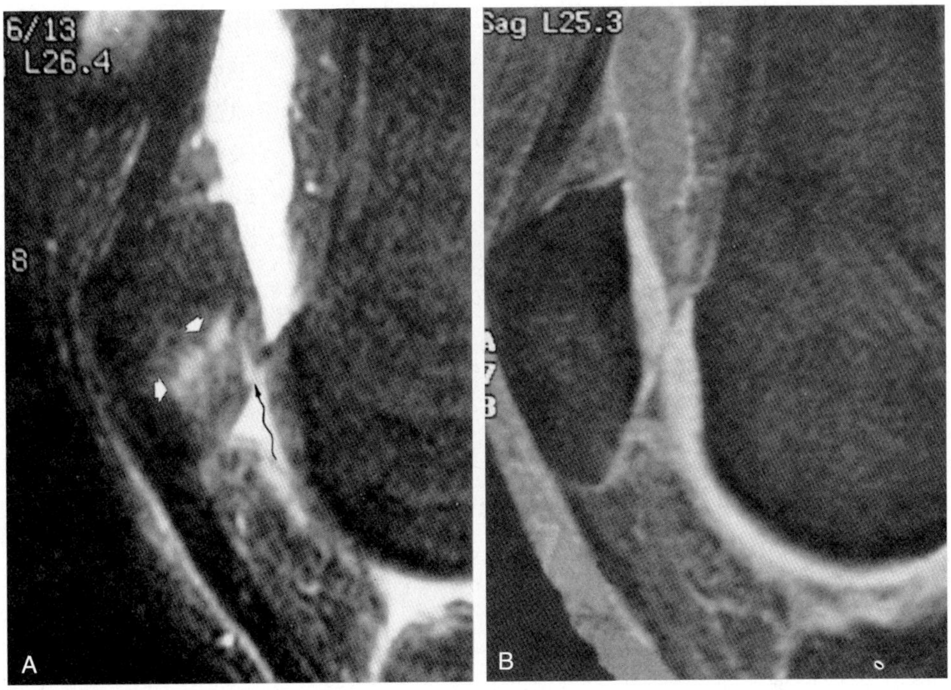

**图 5–30**　急性软骨瓣状损伤。

A　矢状位快速STIR（TR/TE$_{eff}$/TI，2500/68/155）MR图像。关节积液位于分离的髌骨软骨块下方（长箭头）。髌骨内可见其上方半圆形的骨髓水肿（短箭头）。

B　矢状位三维脂肪抑制毁损梯度恢复（TR/TE，52/6；翻转角，35°）MR图像。此图像上几乎看不见软骨损伤。此外，由于图像为T1加权，所以不能显示骨髓水肿。

采用3mm层厚的标准自旋回波和快速自旋回波技术，可以显示实验造成的小到直径为2～3mm、深度为2mm的溃疡[233,240]（见图5–33）。但是在临床实践中，只有当退变至少累及软骨厚度的一半时，MR成像显示软骨退变才具有最好的敏感性[234,241–243]。三维梯度回波软骨成像技术的提倡者认为，该技术能获得到连续的1～2mm层厚的图像，因而可检测更小的软骨病变[238,244]。然而，为了显示退行性软骨形成最早期的浅表改变，所需的空间分辨率远远高于目前临床上所能实现的，即使应用梯度回波成像也如此[245]。初步数据表明，利用稀释的钆造影剂溶液的MR关节造影在显示某些阶段的软骨退变上优于传统的MR成像[237,246]。

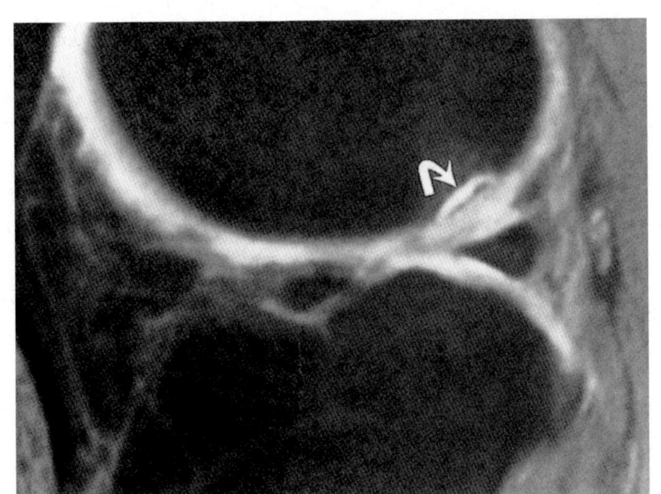

**图 5–31**　急性软骨骨折。关节内注射稀释的钆造影剂溶液后，矢状位脂肪抑制T1加权（TR/TE，716/13）自旋回波MR图像。在股骨外侧髁分离但无移位的软骨不全骨折周围可见造影剂围绕（箭头）。在MR成像之前，该专业足球运动员的症状被归因于半月板的再次撕裂。

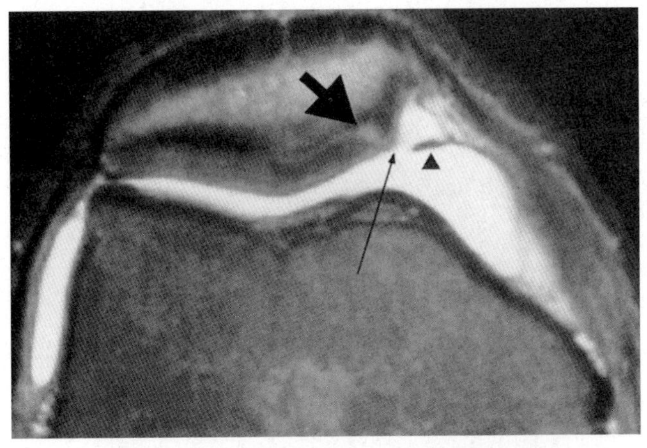

**图 5–32**　髌骨的早期软骨软化。膝关节横轴位脂肪抑制T2加权（TR/TE$_{eff}$，3120/50）快速自旋回波MR图像。在内侧关节面和不规则面的结合处可见髌骨软骨水疱样突起（细长箭头），在软骨基底层内可见局灶性高信号（短粗箭头）。在缺损没有到达关节面之前，MR图像很少能确定出软骨病。可见薄的正常内侧皱襞（三角箭头）。

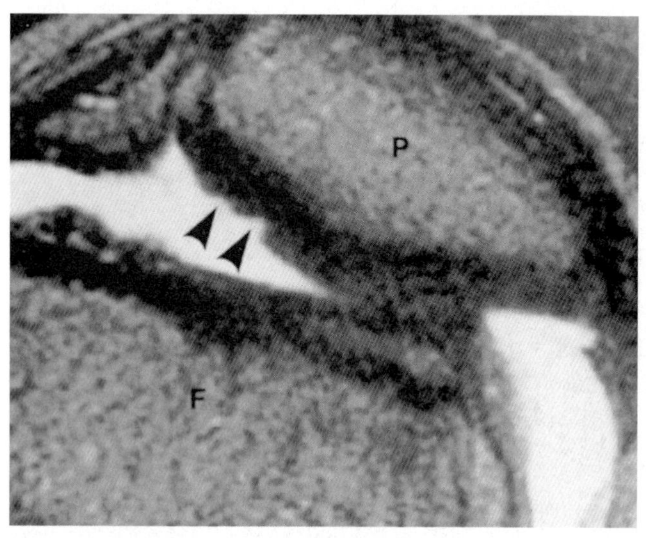


图5-33 退行性软骨形成。横轴位T2加权（TR/TE$_{eff}$, 4066/138）快速自旋回波MR图像。沿髌骨内侧关节面可见两处明显的表浅溃疡（三角箭头）。这幅高分辨率MR图像是采用10cm扫描视野，和256 × 256成像矩阵获得的。F，股骨；P，髌骨。

最近有学者使用MR成像对关节软骨进行了定量研究。正常关节中透明软骨的总量存在有很大的个体差异（研究表明，不同个体间的差异可高达100%），因此可能会限制这项MR技术成为关节炎早期筛查手段[247-249]。但是如果测量的可重复性（精确性）高，这种方法完全可以用于监测接受治疗的关节炎患者。在大多数关节中，正常软骨表面呈弧线形，软骨的厚度与扫描像素和层厚相比又相对较薄，因此导致MR成像时的部分容积效应伪影。可能由于这些原因影响了MR成像测量关节软骨厚度的准确性[250-252]。但是，如果针对某一特定关节，利用三维容积序列进行关节软骨总量的定量测定，则可以既准确又精确[247-249,253,254]。

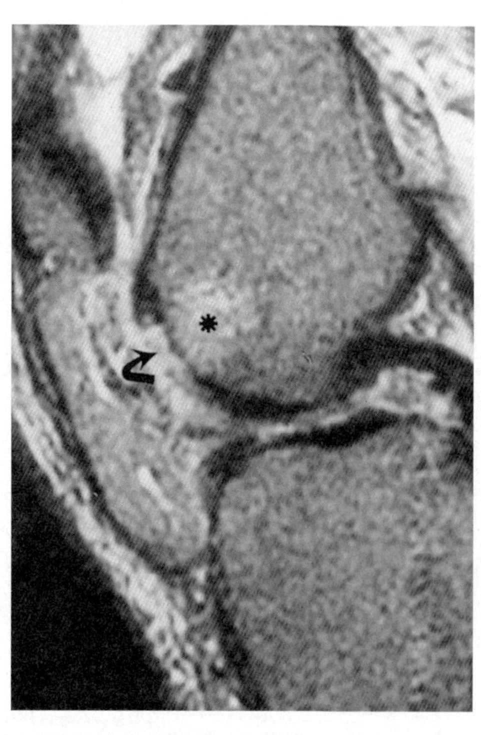

图5-34 退行性软骨形成。矢状位T2加权（TR/TE，2433/75）自旋回波MR图像。在股骨滑车内可见深的关节面缺损（箭头）和软骨下骨髓水肿（星号）。正常和异常软骨之间的界限不如创伤性软骨骨折那样清晰（对比图5-19）。

## 四、炎性病变

在炎症性关节炎（如类风湿性关节炎）中，X线片上显示的骨侵蚀是诊断标准之一[255]，并可能会影响治疗方案的选择，包括疾病缓解药物的应用[256]。由于具有多平面成像能力和断层成像的特性，MR成像能比标准X线片显示更多的侵蚀性病变[257-259]。在T2加权像上侵蚀性病变表现为软骨下板和其表面关节软骨的缺损（图5-35），其内包含有高信号的血管翳或关节液。静脉内造影剂注射后的MR成像（图5-36）除了可显示侵蚀性病变外，还可以对滑膜炎性病变进行定量检测（后面将论述），因此其正在成为炎症性关节炎早期诊断和长期预后监测的手段[260,261]。

## 五、肿瘤

MR成像可以显示侵犯骨表面的肿瘤，不管这种肿瘤是起源于皮质、骨膜还是关节软骨[262]。对于仅破坏小部分骨皮质的病变，X线片和CT检查可能更加敏感。（一项研究报道，对于实验造成的皮质破坏性病变，中间加权MR成像比CT更加敏感[263]。）同样，对于产生骨基质的表面肿瘤（如骨瘤或骨旁骨肉瘤）或诱发极度骨膜反应的肿瘤（如骨样骨瘤），CT也优于MR成像[264,265]。但是，若欲确定表面骨肿瘤有无髓内侵犯和髓内侵犯的程度，以及确定有无相关软组织肿块及其大小，MR成像则具有巨大的价值。这两项特征都会影响预后和治疗[266]。对于有症状的骨软骨瘤，MR成像也可能是最好的评价方法。MR成像不仅可以直接显示骨软骨瘤的并发症，如瘤颈部骨折和表面滑囊形成，还能直接显示软骨帽的厚度[267,268]。

# 第四节 滑膜内衬结构

身体的可动关节、滑囊和腱鞘内均有滑膜内

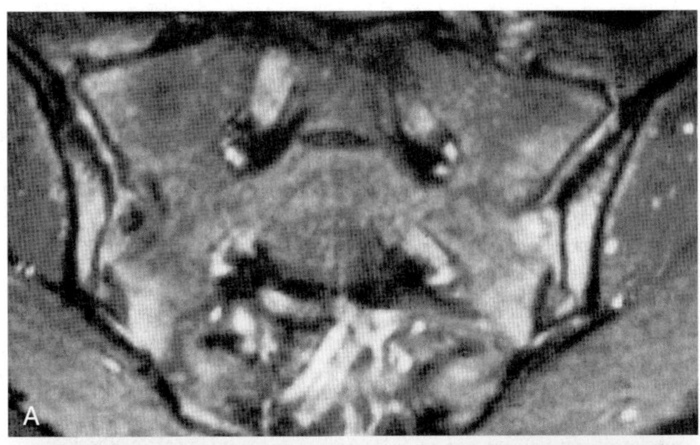


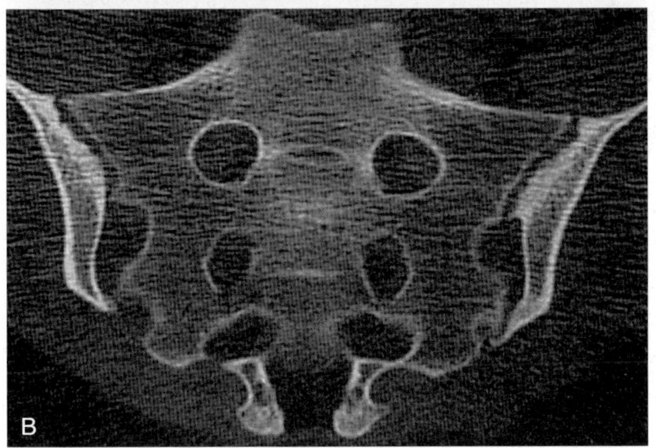


图 5–35 炎症性骶髂关节炎。

A 骶骨斜位脂肪抑制 T2 加权（TR/TE$_{eff}$, 2000/54）快速自旋回波 MR 图像。双侧骶髂关节髂骨侧可见微小的侵蚀。其下方软骨下骨髓呈高信号。

B CT 扫描证实有骨侵蚀及反应性软骨下骨。

衬。滑膜作为一种专门化的血管组织，其职能是产生滑液，而滑液具有润滑、营养和缓冲的作用。多种炎症性、感染性、退变性、创伤性和增殖性病变都容易累及滑膜[269]。X 线片只能间接地提示滑膜疾病，表现为局部软组织肿胀或滑膜下方骨侵蚀。而 MR 成像则可以直接显示异常的滑膜。

## 一、正常表现和成像技术

关节囊的内层是薄而光滑的精巧滑膜。关节周围的正常隐窝内也有类似的滑膜内衬。由于关节周围隐窝与主关节间室相通，因此隐窝可以和主关节同时被同种疾病累及。一个典型的例子是膝关节的腘窝囊肿，它代表扩张的半膜肌和腓肠肌隐窝[270]（图5–37）。与此截然相反的是，不与关节腔相通的异常滑膜外突则形成腱鞘囊肿[271]（图5–38）。滑囊是具有滑膜内衬的间隙，胚胎时期与关节囊分离，主要位于骨性隆突及其表面的软组织之间，以提供缓冲作用（图5–39）。

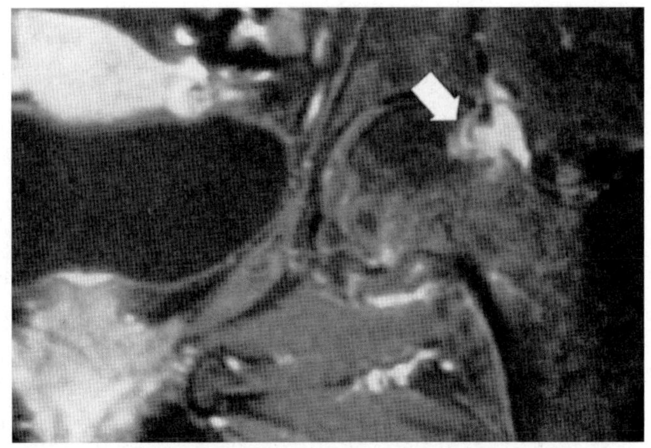

图 5–36 类风湿性关节炎。静脉内注射造影剂后的骨盆冠状位脂肪抑制 T1 加权（TR/TE,800/14）自旋回波 MR 图像。强化的血管翳正在侵蚀股骨头的外侧面（箭头）。

某些滑囊（如膝关节的髌上囊）在发育过程中与邻近的关节形成交通，但常遗留滑膜皱折（皱襞），它是以前的独特滑膜间隙的残留物[272]（见图5–32）。围绕某一骨性结构（如内外踝）而改变走行方向的肌腱或位于支持带或滑车结构下（如指屈肌腱）的肌腱都被滑膜鞘包裹，以保证低的滑动摩擦阻力。至于起自关节内并向外走行的肌腱（如肩关节的肱二头肌长头腱），其腱鞘实际上是关节的外突部。

通常，正常的滑膜太薄因而难以在常规 MR 图像上显示。但在某些时候，滑膜可和更粗大的纤维性关节囊一起表现为薄的低信号结构。静脉内注射造影剂后，正常滑膜要么不强化，要么仅轻度强化。

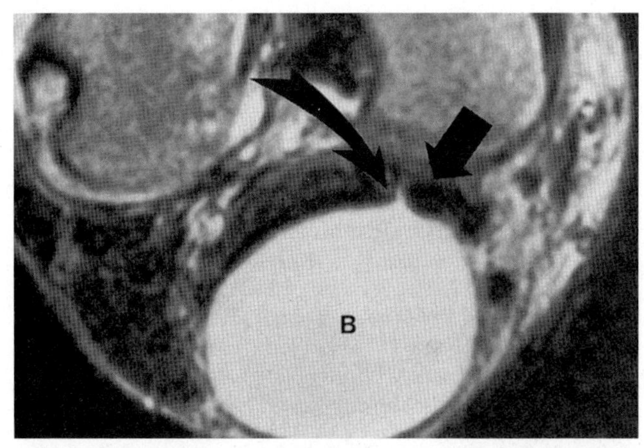


图 5–37 Baker囊肿。膝关节横轴位 T2 加权（TR/TE, 2500/80）自旋回波 MR 图像。液体扩张至半膜肌和腓肠肌隐窝（B）。腘窝囊肿的颈部位于内侧腓肠肌肌腱（弯曲箭头）和半膜肌肌腱（直箭头）之间。

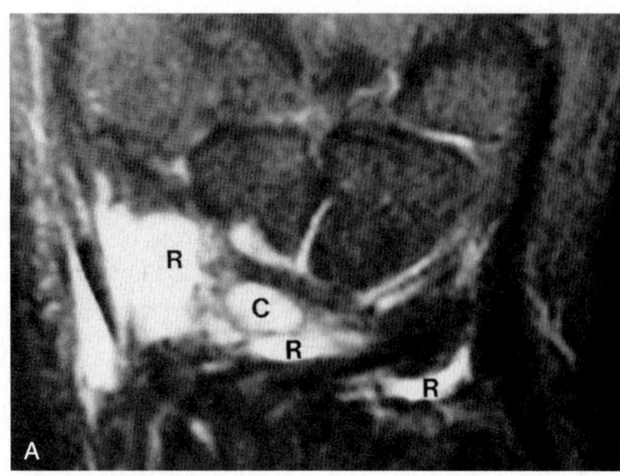


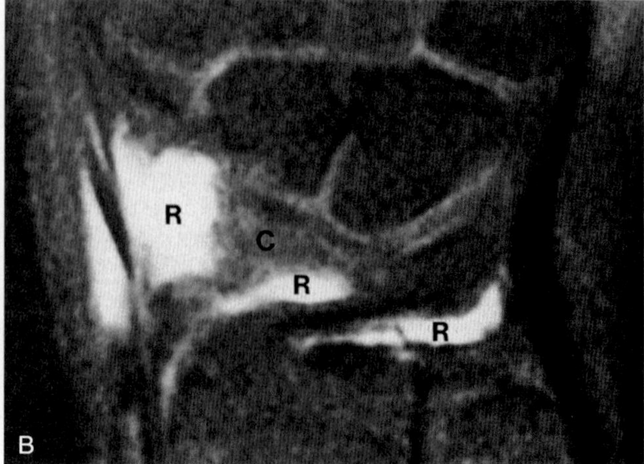


图 5-38 腱鞘囊肿。

A 桡腕关节注射稀释钆造影剂后的冠状位脂肪抑制 T2 加权（TR/TE$_{eff}$, 3000/42）快速自旋回波 MR 图像。背侧隐窝内（R）以及腱鞘囊肿（C）内呈高信号。

B 冠状位脂肪抑制 T1 加权（TR/TE, 500/12）自旋回波 MR 关节造影图像。腱鞘囊肿（C）不与关节相通，所以未充盈高信号的造影剂，这样可以与正常的背侧隐窝（R）相区分。

正常的关节、隐窝、滑囊和腱鞘内通常也包含少量的滑液，在 T1 加权图像上信号低于肌肉，在 T2 加权或 STIR 图像上信号高于其他结构[273]。

## 二、关节积液

当滑膜内衬结构所含液体量超过生理状况下的液体量时就会存在积液（见图 5-13）。但是，“关节内多少液体才算正常”却是一个很难回答的问题[274]。尽管对部分关节已确定了定量标准[275-277]，但只有少数放射科医师使用这些测量值来确定是否存在关节积液。当然，如果正常塌陷的关节隐窝异常膨胀（如膝关节的半膜肌－腓肠肌隐窝），或者关节内液体使表面结构移位（如肘关节内的脂肪垫），则肯定存在关节积液。在其他关节，只有通过观察许多正常关节而获得的经验才能使放射科医师判断出何时存在过多的关节积液。必须注意，关节积液成为 MR 成像中唯一异常表现的情况很少见。大多数积液都是创伤性、退变性或炎症性疾病所致，因此只要发现有关节积液，就应仔细在 MR 图像中寻找其他特异性异常。

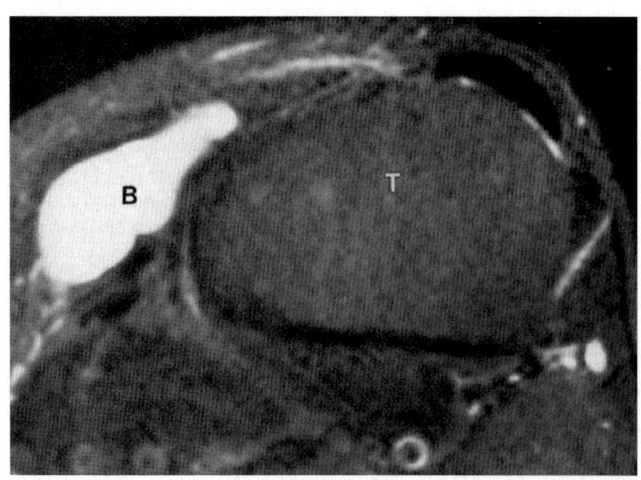


图 5-39 鹅足滑囊炎。通过胫骨（T）近端的横轴位脂肪抑制 T2 加权（TR/TE$_{eff}$, 4416/76）快速自旋回波 MR 图像。高信号液体（B）使通常塌陷的鹅足囊膨胀。

肌腱腱鞘通常只含有少量液体[278]，但腱鞘扩张的重要性尚不明确，尤其是下肢的腱鞘扩张[274]。此外，如果某关节存在关节积液，与该关节相交通的腱鞘则可能会被动扩张。正常滑囊也仅含微量的液体，因此不能显示。外周滑囊的出现常为异常表现。外周滑囊是在骨突和其表面的肌肉、韧带、肌腱或皮肤之间发生异常摩擦时形成的，是一些未命名的滑囊结构，不属于正常解剖。例如在罹患髂胫束摩擦综合征的患者中，股骨外侧髁和髂胫束之间便可能形成外周滑囊[279]。此外，对于含有单纯漏出液以外其他液体的任何滑膜内衬结构，都应将其视为异常。

当积液仅表明滑液生成量增加时，其信号特征应与正常关节液相同。但是，若滑液内含有蛋白性碎屑或血液成分，其信号强度就会不同。新鲜的出血可能引起分层效应，上清液飘浮于细胞碎屑层之上。若关节积血源于关节内骨折，则可能出现代表脂肪的第三层（关节积脂血症[280]），具有脂肪组织的信号特点[281]。

如果积液的原因为关节积血的亚急性期（细胞溶解后），或为感染或炎症的渗出，其在T1加权像上的信号强度则高于水，但在T2加权像上其信号通常仍等于液体信号。关节内反复出血，如血友病或青少年关节炎中所发生的，可导致关节内含铁血黄素沉积。沉积含铁血黄素的组织在所有脉冲序列上都表现为低信号，而在梯度恢复图像上可显示为"开花现象"[282]，即其外形大小的增大，这是因顺磁性物质的局部磁化率效应所致。不管关节积液的成分如何，静脉内注射造影剂后它都不会强化[238,284]。但是，随着时间的延长，造影剂会通过正常和异常滑膜而漏出，因此造影后的延迟扫描图像（通常延迟10分钟或更长）可显示积液内因造影剂弥散而导致的信号变化[285]。

除微观的蛋白性碎屑以外，肉眼可见的关节内游离体也可见于T2加权图像上，表现为高信号关节积液内的充盈缺损。游离体的信号特点反映了其成分的不同（见图5-27C）。纤维软骨和透明软骨的碎片呈低信号。如果不应用脂肪抑制技术，含有骨髓脂肪的骨性碎片的中心部位表现为更高的信号强度。黏蛋白样和类纤维蛋白物质典型表现为中等但不均一的信号强度，且界限不清。如果没有关节积液，MR图像很难发现游离体的存在。此时应认真阅读患者的X线片，以保证至少不遗漏骨化和钙化的游离体。MR成像前先行关节造影可提高对游离体的显示敏感性[286]。

## 三、滑膜炎症

滑膜炎的病因包括感染、外伤、血清阳性或血清阴性关节炎以及如血友病等其他一些混合性病症。在MR成像中，除积液外，炎性的关节、滑囊和腱鞘通常也能证实其滑膜内衬存在异常。炎症性滑膜（在炎症性关节炎中被称为血管翳）比正常滑膜厚[273]。其可呈结节状或肿块状，甚至可部分脱落形成米粒状游离体（图5-40），后者尤其多见于慢性病例。血管翳的信号特点主要取决于疾病的时期，表现可多种多样。在慢性期或终末期病例中，滑膜在T1和T2加权像上都表现为低信号[287,288]。但在活动性炎症中，滑膜的MR信号强度在所有序列上都与关节液相接近[289]，因此很难鉴别是积液还是滑膜炎或血管翳[258,273]。少数几个征象有助于进行这类鉴别。首先，当与单纯液体相比时，血管翳在T1加权像上稍高于液体信号[283]而在T2加权像上则与液体信号更不相同[273]。其次，血管翳常位于软骨面或皮质骨的侵蚀区内[257]（见图5-40）。

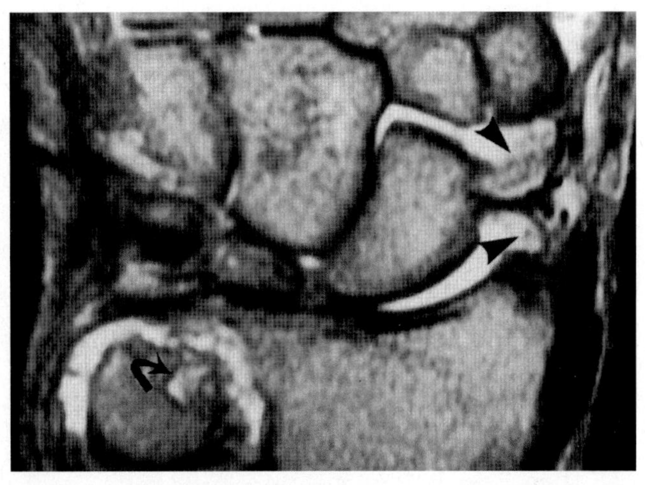

**图5-40**　侵蚀性类风湿性关节炎。腕关节冠状位T2加权（TR/TE, 2500/80）自旋回波MR图像。尺骨头（箭头）的骨侵蚀区内可见信号不均一的血管翳。同时，在中腕关节间室和桡腕关节间室内可见滑膜炎和米粒状游离体（三角箭头）。

但是，和关节积液最为重要的不同在于，静脉内注射造影剂后滑膜炎会迅速强化[259,288,290]（图5-41）。由于注入的造影剂通过炎性滑膜弥散的速度快于正常滑膜，因此注射后必须立即进行MR成像，以免造影剂弥散进入关节腔，从而把混有造影剂的积液误认为是滑膜内衬的强化[291]。此外，放射科医师还应认识到，增强并不是炎症性滑膜炎所特有，即使患退变性关节炎的关节也可出现滑膜的强化[292]。

最近的研究曾尝试利用静脉内注射钆造影剂后增强的MR图像来进行疑为类风湿性关节炎患者的早期诊断和预后评价[293]。在那些不能完全符合类风湿性关节炎诊断标准的患者中，如果脂肪抑制T1加权图像上出现强化性滑膜炎，则提示为活动性炎症[261]。滑膜的强化率与活动性滑膜炎的程度存在临床和组织学上的相关性[289,290]，而且活动性滑膜炎的出现可准确预测侵蚀的最终进展[260]。

MR成像也可用来评价炎症性关节炎（图5-42）或感染（图5-43）中的腱鞘炎。在腕关节患类风湿性关节炎时，MR成像能比临床体检发现更多受累的腱鞘，并可用于确定或证实伸肌腱断裂的诊断[278]。但某些MR成像表现是否可预测这些肌腱处于断裂危险期，目前尚不明确。

血友病患者容易复发关节积血。沉积在滑膜内的含铁血黄素在T1加权像上呈低信号，在T2加权像上呈低信号或中等信号。在此类患者中，MR成像也可用于辨认急性血肿，发现早期的皮质侵蚀，以及显示本病中出现的诸如血友病性假肿瘤等并发症[282,287]。

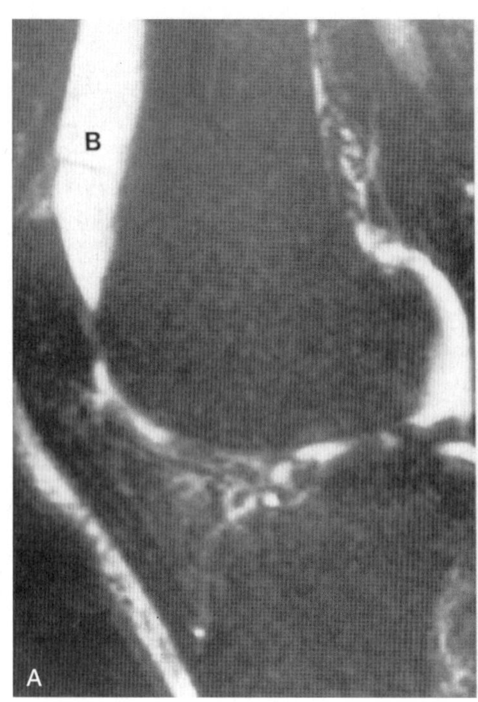


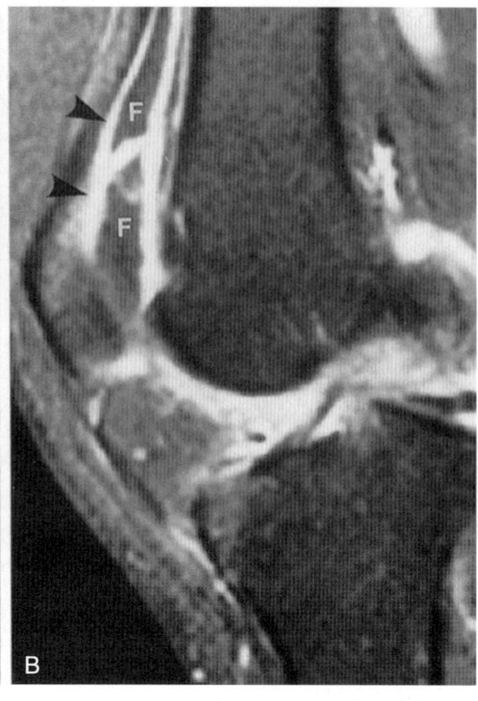


**图 5–41** 滑膜炎。

A 矢状位快速STIR(TR/TEeff/TI, 3200/69/155)MR图像。髌上囊（B）内的关节积液和炎症性滑膜均呈高信号，不能进行鉴别。

B 静脉内注射钆造影剂后的矢状位脂肪抑制T1加权（TR/TE, 550/15）自旋回波MR图像。增厚的滑膜（三角箭头）强化，而关节液（F）未强化。

## 四、滑膜肿瘤

滑膜也可发生增殖性、非炎症性疾病。原发性滑膜（骨）软骨瘤病是一种组织化生性病变，其增生的滑膜发生软骨化，有时发生骨化，从而形成许多关节内结节。当这些结节矿化时，可在X线上发现这些结节。但是如果只存在未钙化的游离体，X线片则仅能显示关节积液。此时，MR成像表现有一定特征性。T2加权像表现为在高信号的滑膜液内出现多个圆形、大小类似的低信号软组织结节[294]（图5–44）。静脉内注射造影剂后，可见整个滑膜的结节状强化。MR成像可描绘出受累滑膜的全范围，对其必须全部经手术切除以免复发。滑膜软骨瘤病可发生于关节内的某一部位，或者累及腱鞘或滑囊。

同样，色素沉着绒毛结节性滑膜炎（PVNS）可累及关节内或关节外具有滑膜内衬的结构。累及关节外结构时称之为腱鞘巨细胞瘤[295]。色素沉着绒毛结节性滑膜炎也可表现为局灶性。增生性滑膜在STIR图像上表现为高信号，而且在静脉注射造影剂后可见强化。增厚的滑膜内常有含铁血黄素沉积，

**图 5–42** 类风湿性关节炎中的腱鞘炎。静脉注射造影剂后的踝关节矢状位脂肪抑制T1加权（TR/TE, 500/16）自旋回波MR图像。踇长屈肌（弯箭头）和胫骨前肌（直箭头）的腱鞘内可见增强的滑膜。同时可见在距骨头缺血坏死区周围以及前踝隐窝内游离体（b）周围出现反应性边缘强化。

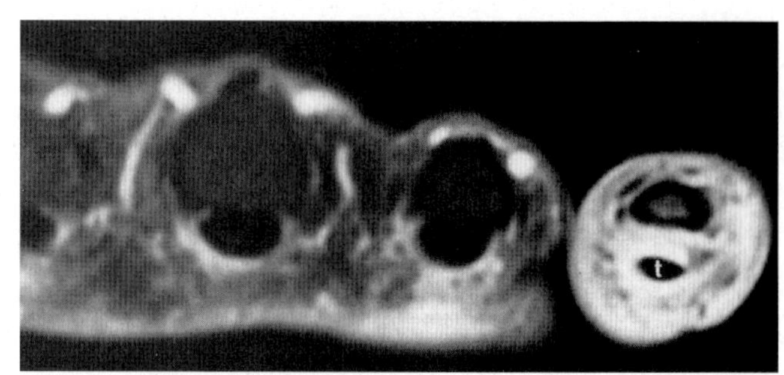


**图 5–43** 感染性腱鞘炎。静脉内注射造影剂后的冠状位脂肪抑制T1加权（TR/TE, 733/10）自旋回波MR图像。在小趾趾深屈肌肌腱（t）周围可见腱鞘强化。

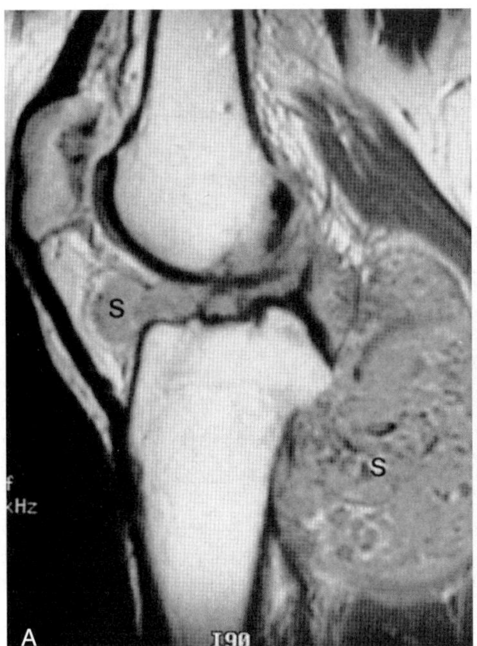

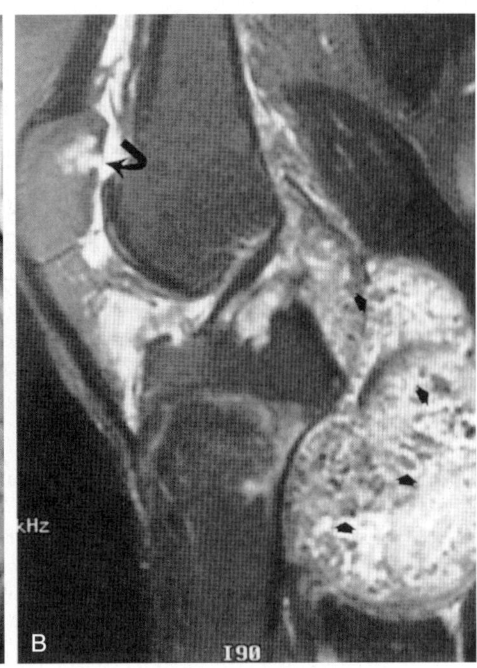


**图 5-44**　滑膜骨软骨瘤病。

A　矢状位中间加权（TR/TE, 2850/17）自旋回波 MR 图像。全膝关节的滑膜增生（S）已蔓延到后方关节囊。

B　矢状位脂肪抑制 T2 加权（TR/TEeff, 4650/102）快速自旋回波 MR 图像。在扩张的滑膜内可见骨和软骨块（三角箭头），并可见髌软骨的侵蚀（箭头）。

这也是引起着色的原因。顺磁性含铁血黄素在 T1 和 T2 加权图像上均为低信号（图 5-45），在梯度恢复图像上则模糊不清[296]。但是，并不是每个病例都会出现含铁血黄素沉积。因此，如果发现结节状增厚的滑膜，即使无上述特征性 MR 表现，鉴别诊断中也应该包括色素沉着绒毛结节性滑膜炎[295]。与滑膜软骨瘤病的情况一样，对于判断色素沉着绒毛结节性滑膜炎的侵犯程度，MR 成像非常有效。

其他肿瘤样增生性滑膜病变少见。对其中的一些病例，MR 的信号特点可提示正确的诊断。例如在树枝状脂瘤中，滑膜下脂肪沉积可导致叶状脂肪组织突出到膝关节的髌上囊内[297]。这种组织在所有脉冲序列上都具有脂肪的信号特点，因此在应用脂肪抑制技术时其信号变暗[298]。

## 第五节　纤维软骨

关节内的几种特殊的支持结构都是由纤维软骨

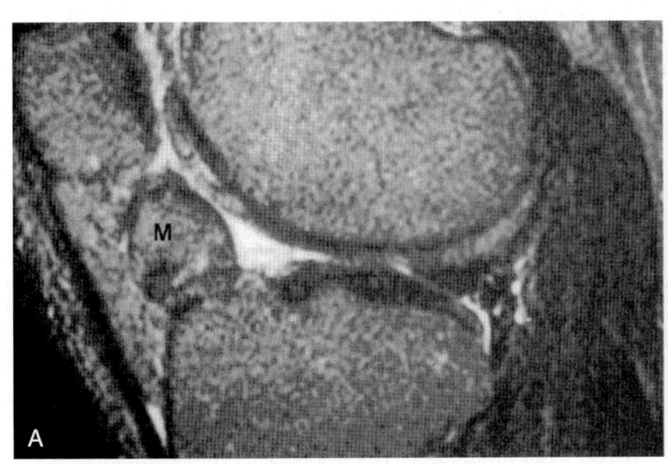

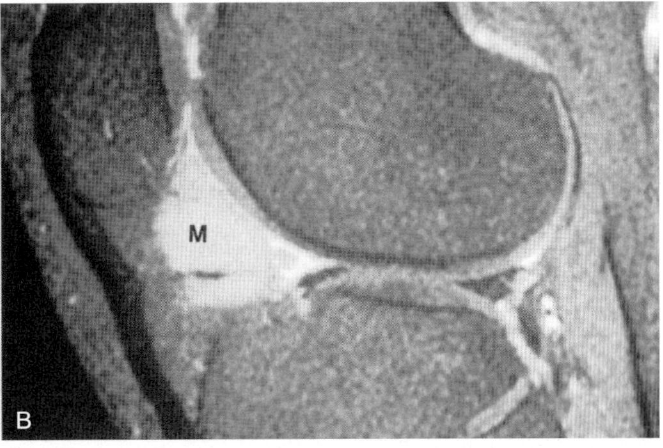


**图 5-45**　局灶性结节性滑膜炎。

A　矢状位 T2 加权（TR/TE, 2500/80）自旋回波 MR 图像。圆形的软组织肿块（M）已蔓延到膝关节前方脂肪垫内。其信号强度低于大多数软组织肿瘤。

B　静脉内注射造影剂后的矢状位脂肪抑制 T1 加权（TR/TE, 600/14）自旋回波 MR 图像。肿块（M）弥漫性强化。

组成的。在构成关节的两块骨之间，如果这种纤维软骨完全分隔开两个关节腔则称之为关节盘，如果仅部分分隔开关节腔则称之为半月板。关节盘的实例包括腕关节的三角纤维软骨（TFC）以及颞下颌关节（TMJ）、肩锁关节和胸锁关节内的关节盘[299-301]。半月板见于膝关节和肘关节。这些结构有助于分散关节面的受力，从而保护其下方的透明软骨[5]。它们也有助于关节的润滑、稳定和活动。此外，肩关节和髋关节的纤维软骨盂唇使关节窝加深，并对关节内支持韧带、关节囊和肌腱起附着点的作用[302,303]。纤维软骨的损伤干扰了正常的关节功能，而且是引起疼痛的重要原因，常需要手术治疗。MR成像加关节造影或单纯MR成像是检查这些结构的首选无创性手段。

## 一、正常表现和成像技术

纤维软骨主要由I型胶原组成，其内夹杂有少量的弹性蛋白、蛋白多糖和血管组织[304,305]。胶原纤维按高度规律性排列，以支撑它们的功能。例如，膝关节半月板的关节表面就覆盖有一薄层平行的纤维，以保证其平滑滑动。相反，半月板的主体则由环形纤维束构成，束间由少量垂直的放射状联系纤维相连接，以提供必要的环箍张力来承受股骨髁施加在胫骨平台上的作用力[305]。血管仅分布在半月板外周10%～30%的范围内[306]。身体内的各关节盘和盂唇也具有类似的结构，由高度有序、排列紧密的胶原纤维组成，仅在周缘区域分布有血管[304,307,308]。

由于紧密排列的胶原纤维内几乎不含有可移动的质子，因此正常的纤维软骨在大多数MR成像脉冲序列上都呈低信号。但存在有一些重要的例外情况。首先，若某些区域含有大量几乎平行排列的纤维，其方向与主磁场方向成一定的斜向夹角，则可能受魔角现象的影响，导致纤维内信号的假性增高[18]。这种伪影出现在TE值较短的情况下（在1.5T系统上约小于30ms），可影响T1加权图像和质子密度加权图像以及大多数的梯度恢复采集。当TE值更短时，这种效应会更加明显[309]。但是即使在这些情况下，只要按照严格的标准来解释图像（见后面的论述），也不会将此伪影误认为是病理性改变[310]。在膝关节外侧半月板后角[311]以及肩关节盂唇的后上部分，魔角现象通常最为明显。

其次，纤维软骨的血管分布区在MR图像上可表现为相对的高信号。这些区域包括膝关节半月板的外周部和腕关节三角纤维软骨的尺侧附着处[308,312]。虽然血管化区域在年轻人中最为明显，但它可见于所有的年龄段。其表现为边界不清或线状高信号区，完全位于纤维软骨结构之内，这与病理性改变不同[313]。最后，在膝关节的半月板内可能出现细线样高信号影，与股骨皮质或胫骨皮质相平行。此种表现是一种截断伪影，是在相位编码方向与上下轴线方向一致时出现的[16,314]。在相位编码方向上，至少使用192次编码才可以最大限度地减小这种伪影，即使出现了这种伪影，也不应该解释为半月板撕裂，因为它不可能确切地与半月板表面相接触。

除信号强度以外，每个正常的纤维软骨结构都有其特征性的形态。在断面图像上，依据图像层面经过半月板的前后角部还是体部，半月板可呈三角形或领结形。半月板通过强韧的纤维性根部固定在胫骨的中央区域。半月板在其外周部与关节囊相连，但外侧半月板的后外侧部分与关节囊相互分离，以便为腘肌腱提供活动空间[315]。肩关节盂唇通常为三角形，但是依据关节扩张和肱骨旋转程度的不同也可以表现为圆形或者扁平状[316]。前上肩关节盂唇与骨性关节盂间可有隐窝分隔[318]，这一点与三角形髋臼盂唇不同，后者整体紧密附着于骨性髋臼上[317]。三角纤维软骨的桡侧固定于桡骨远端乙状切迹的关节软骨上，其尺侧则通过一条或数条纤维束附着于尺骨茎突[319]。三角纤维软骨的厚度与尺骨的长度呈负相关：在尺骨负变异的腕关节中关节盘相对较厚；而在尺骨正变异时关节盘则相对较薄[320]。在冠状平面上，三角纤维软骨呈不对称的双凹形，其最薄处覆盖于尺骨头上[300]。同样，颞下颌关节盘也呈双凹形，其中央区域位于下颌骨髁突的上方[321]。

数种MR脉冲序列可用于检查纤维软骨，但每一种都有其独特的优点和缺点。颞下颌关节盘通常用矢状位和冠状位图像评价，可使用自旋回波或快速自旋回波长TR序列或者使用梯度恢复T2*加权序列[299,322]。可在闭口位和不同程度的开口位分别成像，并可用电影循环放映方式来显示关节盘的动态运动[323,324]。

对于膝关节的半月板，由于大多数撕裂内不会含有游离水，而是以异常增多的质子沿缺损黏附在暴露的大分子末端为特征，因此质子密度加权成像最具诊断价值[325]。自旋回波技术优于快速自旋回波技术，因为当后者使用短的有效TE采集时会产生固有的图像模糊[326,327]。通过减小回波间隙、增大扫描矩阵以及减少回波链长度（快速因子），可以使快速自旋回波序列在保持采集时间微小优势的前提下，对半月板异常的诊断敏感度接近于自旋回波序列的敏感度[328,329]。有些放射科医师认为，联用脂肪抑制技术可使半月板的病理改变更加醒目，但这种技术还没有与非脂肪抑制成像进行过正式的比较[330,331]。也有一些医师使用梯度恢复T2*加权序列来评价半月板，但这种技术已被证实不会比自旋回波序列更敏感，而且更不利于显示除半月板外的其他病理改变[332]。不管选择哪种序列，矢状位和冠状位图像的扫描层厚均应该为3～4mm，且扫描视野不应大于16cm。

在用钆造影剂进行关节造影后进行的T1加权MR成像，最常用于半月板手术后的膝关节[333]。对于肩关节和髋关节盂唇的病变，MR关节造影是最敏感的诊断方法，它可能也是腕关节三角纤维软骨病变的最敏感诊断方法[334-336]。对于髋臼盂唇，垂直于髋臼面的斜位图像可能最为有用；而对于肩关节盂唇，肱骨外展和外旋位时垂直于肩胛盂面的斜位图像可能最为有用[337,338]。如果不进行关节造影，高分辨率的质子密度加权或T2加权图像对检测盂唇最有价值[339]。在腕关节中，经三维梯度恢复采集获得的连续冠状位薄层（1mm）图像有很大的优势[340]。如果是钆造影剂MR关节造影，这一序列可以是偏T1加权射频毁损序列；如果不注射造影剂，则可以是T2*加权序列[314,342]。对于任何纤维软骨而言，想要获得高空间分辨率的图像，专用的局部线圈必不可少，尤其是检查腕关节时。

## 二、创伤性病变

在膝关节可用两个MR成像标准来诊断半月板撕裂。第一个诊断标准是，在短TE图像上，半月板内的异常信号明显延伸到半月板的一侧或两侧关节面[343]（图5-46）。完全位于半月板内的高信号区或可能延伸到表面的高信号区都不能判读为撕裂[344,345]。T2加权像上半月板周边的高信号曾被认为可提示半月板关节囊分离，但这种表现与关节镜下所见的真正病理改变没有相关性[346]。第二个诊断标准是异常的半月板形态：若断层图像上常见的三角形或领结状外形发生了改变，则应考虑半月板撕裂[315,347]（图5-47）。对于手术后的半月板，上述两项诊断标准不适用[348,349]。

在手术后的膝关节中，只有当异常发生在初次撕裂以外的位置，或者出现分离或移位的碎片，或者半月板基质内出现含液体的裂隙时，才能明确诊断为再发性半月板撕裂[350,351]。在T2加权图像上，含

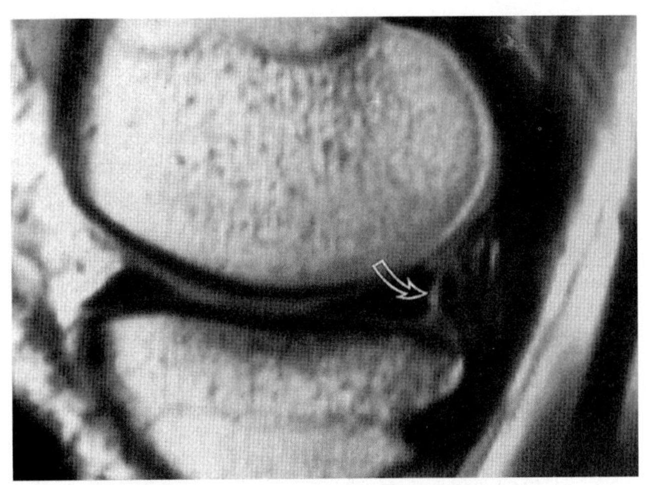

**图5-46**　内侧半月板的全层纵向撕裂。矢状位中间加权（TR/TE, 2300/20）自旋回波MR图像。垂直走行的半月板内信号（箭头）明确地与上下关节面相接触。

液体的裂隙表现为液体的信号强度[352]。（前面已提及，大多数半月板撕裂都不含有游离液体，因此T2加权图像观察不到。）在MR关节造影时，关节内的造影剂进入到术后的半月板基质内是一种最具特异性的表现，它提示出现新的半月板撕裂或者修复后的撕裂尚未愈合[333,353]（图5-48）。

髋臼唇或肩胛盂唇缺如、与其下方骨分离（肩关节的前上1/4除外[354]）或者唇碎裂，都代表撕裂[355-357]（图5-49）。在肩关节，为了显示盂唇与骨的分离，可能需要给盂唇施加一定的应力。上臂外展并肱骨外旋或单纯肱骨外旋，都会给前下盂唇施以牵拉[338,358]。相反，轴向牵拉上臂，经肱二头肌长头的张力将给上方盂唇施以应力[359]。当盂唇形态失常或当T2加权像显示其内部信号延伸到关节面时，也可以诊断为髋臼唇或肩盂唇撕裂[360]。如果注入的造影剂被吸吮到盂唇内，也提示盂唇撕裂[361,362]，并且MR关节造影的敏感性高于常规MR成像[361,363]。MR关节造影联合肩关节的应力手法或髋关节牵引手法可进一步增加诊断的效果[338,359,364]。

通过关节盘相对于下颌骨髁突的位置可以判断颞下颌关节盘的脱位。大多数脱位为前方脱位。脱位的关节盘在张口时可能会复位（常伴有可闻的“砰”声），或者在所有的开闭口位一直保持脱位状态[365]。腕三角纤维软骨的撕裂表现为关节盘内出现高信号缺损（图5-50），或表现为关节盘从桡骨或尺骨附着处分离[341,342]。与半月板和盂唇病变一样，MR关节造影较常规MR成像提示了三角纤维软骨撕裂的诊断准确性，主要是提高了诊断特异性[366]。MR

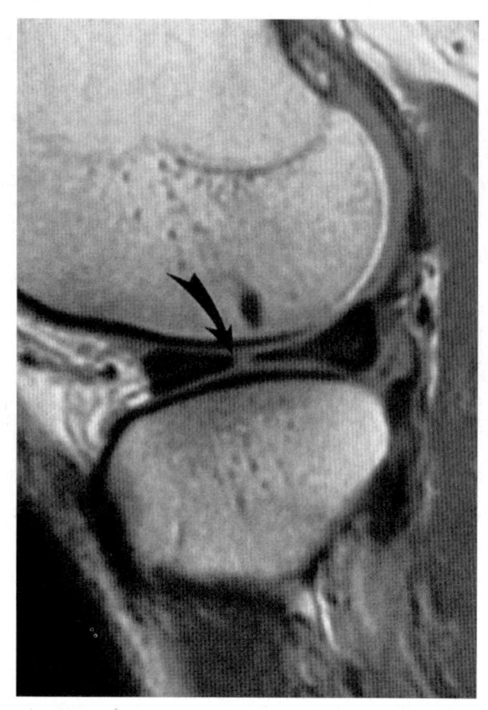

图5-47 外侧半月板放射状撕裂。矢状位中间加权(TR/TE, 2300/15)自旋回波MR图像。半月板前角三角形的尖端变钝(箭头)代表半月板游离缘的撕裂。

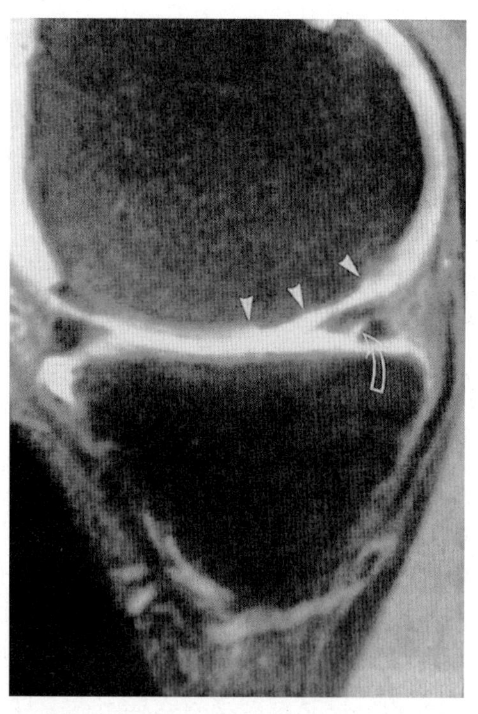

图5-48 内侧半月板部分切除术后的半月板复发撕裂。使用稀释钆造影剂行膝关节造影后的脂肪抑制矢状位T1加权(TR/TE, 800/15)自旋回波MR图像。在残存的半月板后角，可见注射的造影剂进入到新的撕裂处(箭头)。同时，可见内侧股骨髁表面出现软骨退行性丧失(三角箭头)。

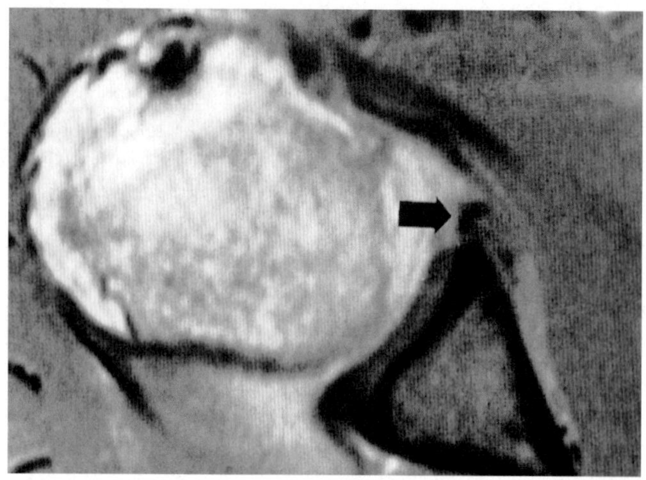

图5-49 肩关节前方不稳定患者的前下盂唇撕裂(Bankart病变)。横轴位中间加权(TR/TE, 2500/11)自旋回波MR图像。前方盂唇(箭头)与肩胛盂分离。

关节造影也可用于评价其他关节盘的创伤性损伤，如肩锁关节关节盘或胸锁关节关节盘[301]。

尽管MR成像和MR关节造影仍然是显示纤维软骨撕裂最准确的非外科检查方法，但MR成像的真正价值在于它所提供的解剖细节。对于半月板、盂唇和三角纤维软骨的撕裂，MR成像可显示撕裂的确切位置、形态、范围以及完整性，从而为外科医师提供了一些会影响治疗计划的病变特征[5,367]。通过MR成像的表现常可预测如半月板碎块的稳定性及撕裂部位相对血管化程度等要素。而这些特征

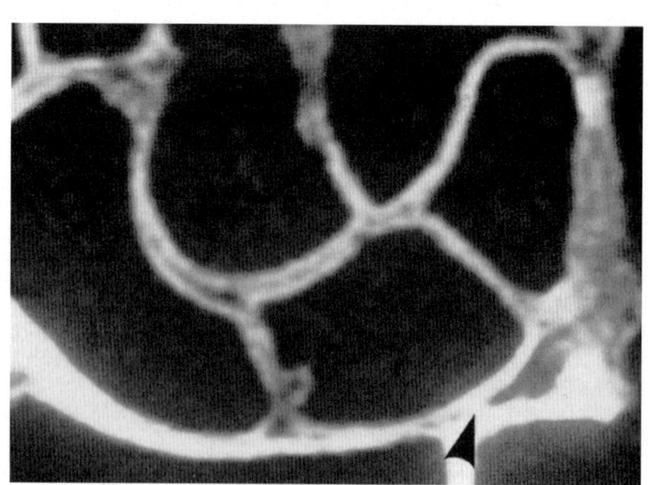

图5-50 腕关节的三角纤维软骨撕裂。冠状位薄层三维毁损梯度恢复(TR/TE, 39/10；翻转角，35°)MR图像。三角纤维软骨的缺损处(三角箭头)可见注入桡腕关节内的含钆稀释造影剂。

性要素反过来又会影响治疗决策，有助于决定可否行手术以及能否进行修补、清创或移植[368]。

## 三、非创伤性疾病

盘状半月板是指异常增大的半月板。完全型盘状半月板会将关节分隔为两个腔室（像关节盘一样），而中央仍有部分开口者则称为部分型盘状半月板。膝关节盘状半月板外侧较内侧更为常见。与正常半月板相比，盘状半月板更易于撕裂[369]。盘状半月板也可间断性地嵌顿在旋转的股骨和胫骨之间，常产生疼痛性“关节弹响”。在肘关节中，盘状半月板可卡于肱骨小头后部和桡骨头之间，从而不能进行伸展。在MR成像检查中，盘状半月板比正常半月板更大，而且通常没有三角形的断面形态[370]。

随着年龄的增加，体内的纤维软骨会发生退变。这个过程的特征是胶原纤维出现原纤维形成、弹性蛋白成分增多以及血管端和细胞构成减少[304]。在MR图像上，退变的半月板、盂唇和关节盘内常有增高的信号，可呈球形或线状[300,362,371-374]。若退变高信号延伸到这些结构的表面，则代表关节镜下可见的退变性撕裂[375]。退变的纤维软骨常见于患软骨病或骨关节炎的关节[315]。正是由于这种相关性，治疗退变性半月板或盂唇撕裂（多采用清创术）常不能改变患者的症状，因为其症状常源于关节软骨的关节病。

随着年龄的增加，软骨钙质沉积也可能发生在纤维软骨内，因此这种钙化区在短TE图像上有时可表现为高信号。在钙化区延伸到半月板关节面（而且推测可能也延伸到盂唇或关节盘内）的病例中，其MR表现可类似于撕裂[376]。此时应该同时观察MR图像和X线片，以便最大限度地减少将软骨钙质沉积误诊为纤维软骨撕裂的可能性。在半月板内或其他纤维软骨内偶尔可形成小骨。在MR图像上，这些小骨表现为位于纤维软骨基质内的圆形结构，并具有正常骨髓的信号特点[377]。X线片可证实这种骨化。

当纤维软骨撕裂（创伤性或退变性）形成管道，使关节液可以顺此管道流到关节周围时，便会形成关节旁囊肿[378]。单向阀机制使液体在减压时不能返回到关节内，因而使囊肿逐渐增大。在膝关节，由于囊肿本身的大小或来自周围结构的包埋或挤压，半月板囊肿可出现症状[379]。在肩关节，盂唇囊肿容易扩散到肩胛上切迹，从而压迫肩胛上神经[380]。治疗潜在的半月板或盂唇撕裂应该同时对这些囊肿进行引流，以防止液体再次聚集[381-383]。

在MR成像检查中，关节旁囊肿可表现为单房或多房性，而且在T2加权像上呈高信号[383]。在T1加权图像上，由于囊肿内常含有凝胶状或纤维性物质，因此其内部信号可高于关节液。只有当囊肿毗连某一半月板撕裂或愈合的撕裂部位时，才能诊断为半月板囊肿[378,384,385]（图5-51）。在肩关节和髋关节若发现关节旁囊肿则提示其下方的盂唇发生撕裂[383,386]（图5-52）。这种盂唇损伤在常规MR图像上往往不能显示，而只有在MR关节造影中才可发现[387]。

# 第六节　肌　肉

骨骼肌的质量超过了身体其他任何组织[388]。肌肉可能发生创伤性、神经源性、炎症性和先天性多种疾病。MR成像已被证实对于这些病变的评价很有价值，它能提供有关诊断、分级和预后的信息，而且往往超过临床体格检查和实验室 检查所能获得的信息。

## 一、正常表现和成像技术

正常的肌腹都被含脂肪的间隔彼此分隔开。每块肌肉都由多条肌束组成，肌束也被含有脂肪的结缔组织分隔开[388,389]。在T1加权图像上，高信号的脂肪提供了一种天然的对比，将主要肌群相互分隔开，并使每块肌肉具有“花纹状”外观[390]。与脂肪相比，肌束在T1和T2加权图像上均呈中等到低信号[389,391]。肌腱形成于肌肉内，在所有脉冲序列上均为低信号。肌纤维的宏观走向由其生理排列所确定，例如可能形成平行肌或羽状肌。肌纤维和肌腱之间的交界被称为肌肉肌腱结合部。

大多数肌肉疾病可导致肌肉中水含量增加或（和）正常肌肉组织被脂肪替代。T1加权像显示正常肌肉结构最佳，并能确定脂肪性肌萎缩。在T1加权像上还可发现肌肉内的亚急性出血。评价肌肉水肿最好用脂肪抑制T2加权像或STIR图像[392]。肌肉的MR成像应同时包括肌肉长轴以及横断面图像[393]。在很多病例中，可通过身体两侧对比扫描以评价肌肉的对称性，但在一个局部线圈上实现双上肢的对比成像可能有一定难度。

## 二、大小和轮廓的异常

在多种病理情况中，肌肉的信号特点可能无异常变化。这些病理情况通常仅为肌肉在大小、形状

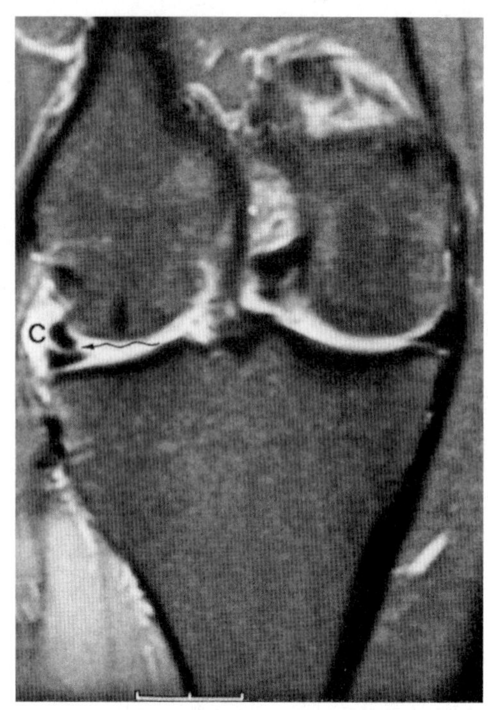


图5-51 半月板部分切除术后的外侧半月板囊肿和半月板复发撕裂。关节内注射稀释含钆造影剂后的冠状位脂肪抑制中间加权（TR/TE$_{eff}$, 3500/16）快速自旋回波MR图像。半月板囊肿（C）与复发的半月板水平状撕裂相交通，其内可见造影剂通过（箭头）。因部分切除术导致半月板内缘尖端缺如。

或位置上的异常。在MR图像上，肌萎缩或增生表现为肌肉体积的异常。患者左右两侧的不对称可能是最易于发现的征象。患者或医生常会将不对称的肌肉误认为肿物。肌肉萎缩可以仅为肌肉体积的变小，也可同时发生脂肪替代，从而在T1加权图像上表现为高信号强度的“花纹状”外观（图5-53）。在先天性肌病和少数去神经支配的病例中，显著的肌肉脂肪浸润可使肌肉的肌围增加。MR成像可区分真正的增生（肌肉增大但表现正常）和脂肪浸润引起的假性增生[394]。

肌肉可通过周围筋膜的创伤或手术缺损疝出。患者表现为局部肿块，可随运动增大，有时有压痛。在T1加权图像上，可见疝出的肌肉通过筋膜缺损到达皮下脂肪内（图5-54）。在T2加权图像上，如果疝出的肌肉发生嵌顿，可出现轻度的肌肉水肿。与对侧肢体相比较或在诱发性运动后立即成像，都有助于显示小的肌肉疝出[395]。

副肌是常见的变异。大多数副肌在MR成像中被偶然发现，双侧不对称。一些副肌则表现为无痛性肿块。偶尔，副肌可压迫邻近的神经，从而引起感觉或运动症状。MR成像时，如果发现肿块的信号特征在所有脉冲序列上都与正常肌肉相同，并且具有肌肉正常的花纹状肌理，就可以确定为副肌，从而排除肿瘤（图5-55）。

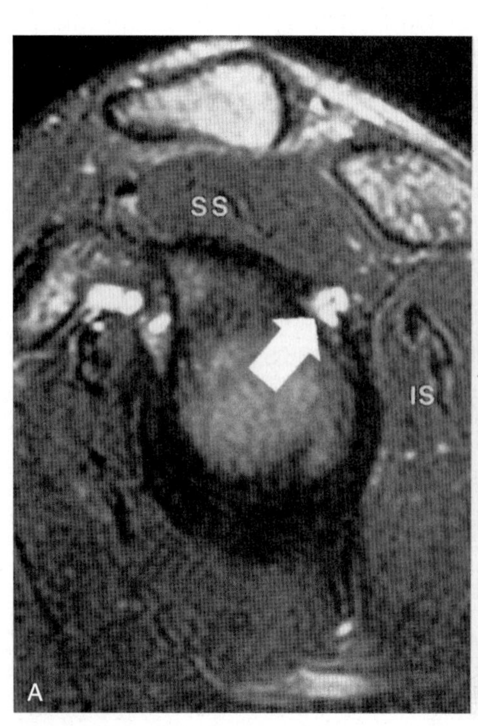


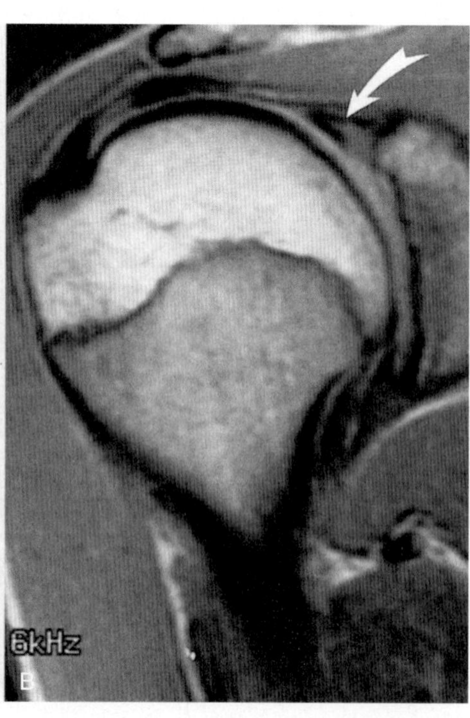


图5-52 后上盂唇囊肿和上盂唇前后向撕裂（SLAP病变）。

A 肩关节斜矢状位T2加权（TR/TE$_{eff}$, 3500/46）快速自旋回波MR图像。盂唇旁囊肿（箭头）位于冈上肌肌腹（SS）和冈下肌肌腹（IS）的深部。

B 斜冠状位中间加权（TR/TE$_{eff}$, 2000/15）快速自旋回波MR图像。盂唇上部发生撕裂（箭头）。

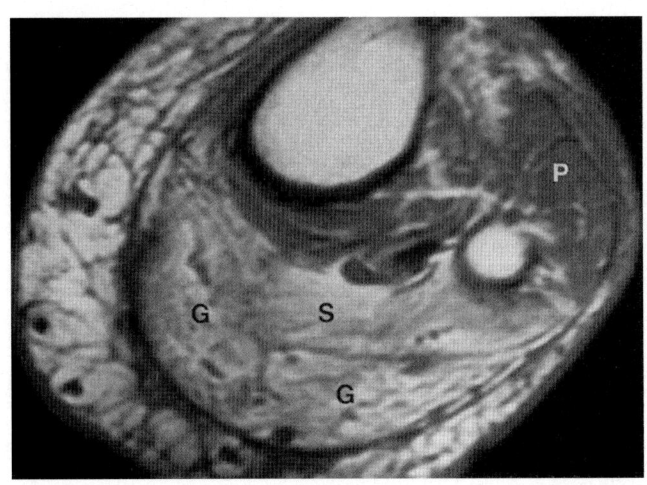


图 5–53　严重的肌肉萎缩。横断位中间加权（TR/TE, 2500/16）自旋回波 MR 图像。可见腓肠肌（G）和比目鱼肌（S）几乎完全被脂肪组织替代。与此相比，腓肌群（P）的表现正常。

## 三、正常和异常的运动反应

若肌肉在收缩时进行性缩短，则为向心性收缩。如果肌肉产生的力与抵抗负荷相等，则在收缩过程中肌肉的长度不会改变，此过程称为等长收缩。收缩时肌肉增长，则称为离心性收缩[396]。下蹲过程中股四头肌的活动是离心性收缩的一个实例。反复的向心性收缩会消耗大量能量，并迅速导致氧耗竭、乳酸生成、肌肉痉挛和疲劳[397,398]。向心性收缩的锻炼方式可以锻炼心血管功能。另一方面，离心性收缩锻炼的特点是氧耗低，但肌肉紧张度高。尽管重复性离心性收缩会使人体增加肌肉的体积和肌围，但这些相同的活动会造成间接性肌肉损伤[399,400]。

在肌肉向心性收缩期间和结束后不久，受激肌肉的细胞内和细胞外水分都会增加，因此会增大整个肌群内的压力[401]。此时，在 T2 加权或 STIR 图像上，MR 成像可显示肌腹内的信号强度增高（图 5–56），其增高的程度与糖原分解、乳酸盐生成和肌肉内压力的增高呈平行关系[393,402,403]。当活动停止后，肌肉水肿会迅速消失，约在 10 分钟后 MR 成像的表现可恢复到基线水平[402,403]。

当肌筋膜间室内的压力增加到某一阈值以上并产生疼痛和肿胀时，就会出现筋膜间室综合征。增高的压力损伤间室内正常的血管和神经功能，导致持续的肿胀，进而又进一步增加了间室内压力，从而形成恶性循环。在 MR 成像时，受累间室较对侧增大，其内的肌肉和邻近的筋膜在 T2 加权像上显示为信号增加[404]（图 5–57）。筋膜间室综合征通常由急性创伤（如挤压伤）所致。但在易患人群中，剧烈运动也可诱发劳累性筋膜间室综合征[405]。偶尔，一次过度运动即可急性诱发筋膜间室综合征，除非行急诊筋膜切开减压术，否则将导致横纹肌溶解[406]。在横纹肌溶解的病例中，MR 成像可用于准确界定受累的间室，从而可指导筋膜切开术[407,408]。

更为常见的情况是，患者患有慢性劳累性筋膜间室综合征，因此在可重复多次的剧烈运动后便会出现疼痛。这种症状有自限性，并类似于其他与运动相关的综合征，例如应力骨折和胫骨疲劳性骨膜炎。然而，选择性筋膜切开术可用于治疗慢性劳累性筋膜间室综合征，这一点与其他运动相关综合征不同[405]。这些患者的静息肌肉内压力通常会增高。在运动过程中肌肉内的压力将进一步增加，这种高间室内压力将一直持续到肌肉缓和期。尽管压力测量可用于明确诊断，但此过程是有创的，而且将测压管放置到某些间室（如腿的后深部间室）可能会

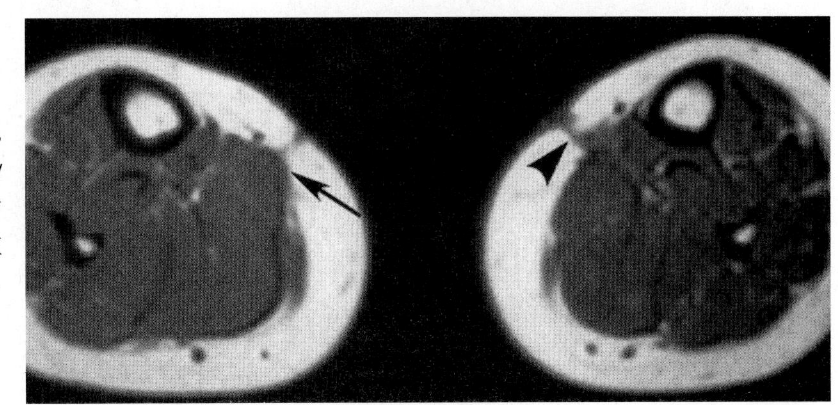

图 5–54　肌肉疝出。此患者曾接受过双侧小腿筋膜切开术。横断位 T1 加权（TR/TE, 450/11）自旋回波 MR 图像。在原筋膜切开部位，右腿内侧腓肠肌疝入到皮下组织（箭头）。可见左腿筋膜切开术后瘢痕的正常表现（三角箭头）。

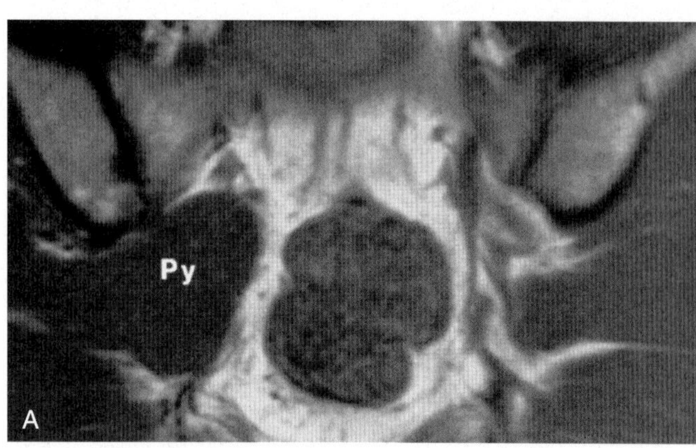


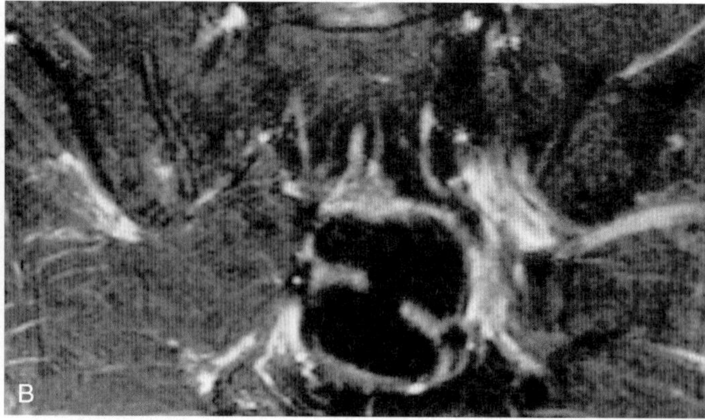


图 5-55 腰椎 MR 成像时偶然发现的副梨状肌。

A 经骨盆后部的冠状位 T1 加权（TR/TE, 286/12）自旋回波 MR 图像。副肌（*Py*）与正常肌肉的信号特点相同。

B 冠状位脂肪抑制 T2 加权（TR/TE$_{eff}$, 3300/99）快速自旋回波 MR 图像。副肌仍与其他肌肉等信号。其肌理（由于它有脂肪成分）也与正常肌肉相同。

很困难[409]。此外，对压力测量值的正常范围尚有争议[410]。现已证实，MR 成像对慢性劳累性筋膜间室综合征非常有价值。在激发性运动诱发出症状之后，患者应该立即接受 MR 成像[411]。在 T2 加权图像上，如果肌肉水肿的表现在15～25分钟后仍不能恢复到基线水平，则具有诊断价值（图5-58），而且比临床评价能更准确地预测压力测量的异常[391]。此外，MR 图像还能够直接显示受累间室和正常间室，因而可更有选择性地进行筋膜切开术[409]。

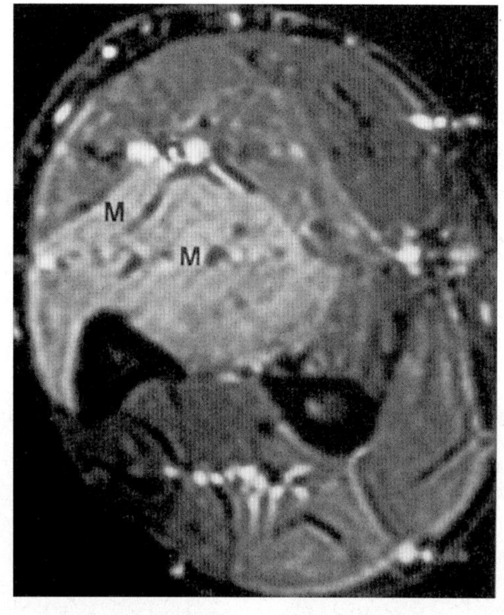


图 5-56 正常的运动反应。在 MR 扫描仪内受试者反复捏挤橡皮球直到肌肉疲劳。2分钟后经前臂的横轴位脂肪抑制 T2 加权（TR/TE$_{eff}$, 2500/68）快速自旋回波 MR 图像。拇屈肌（M）和指屈肌可见轻度信号增高。10分钟后信号强度恢复正常。

## 四、肌肉创伤

肌肉可发生直接或间接损伤。肌腹的钝挫伤或穿通伤是直接性损伤的特征。相反的，间接损伤发生在肌肉肌腱结合部[392,412]。间接创伤的原因是肌肉的拉伸，可急性发生也可延迟发生[395]。间接损伤最易发生于含有大量快速颤动纤维的肌肉、跨越两个关节的肌肉以及受激期离心性收缩的肌肉[400,413]。这

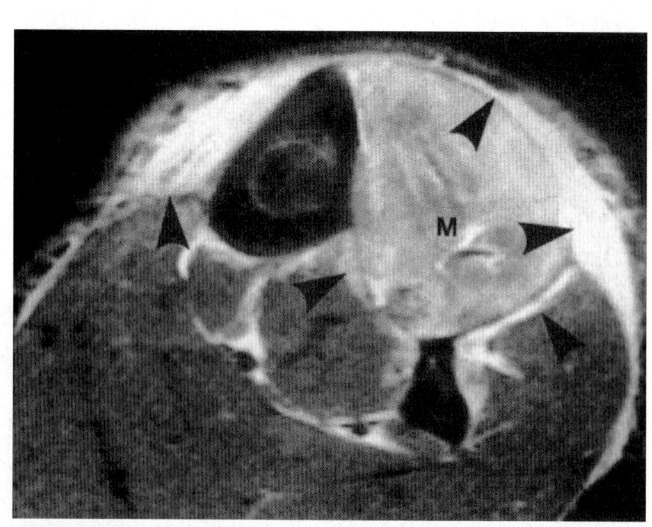


图 5-57 急性筋膜间室综合征。腿部横轴位脂肪抑制 T2 加权（TR/TE, 2500/80）自旋回波 MR 图像。信号强度增高的肌肉（M）使前部间室增大。同时可见深筋膜和浅筋膜的水肿（三角箭头）。

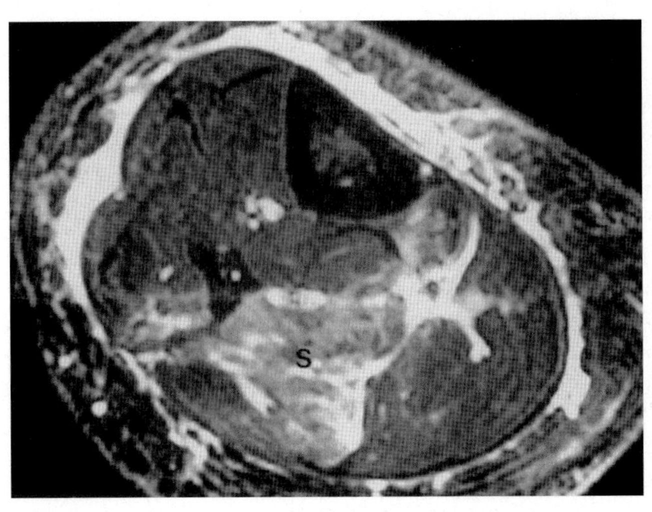


图5-58　一位马拉松运动员的慢性劳累性筋膜间室综合征。在剧烈训练后 25 分钟时腿部的横轴位快速 STIR（TR/$TE_{eff}$/TI, 3983/76/155）MR 图像。比目鱼肌（S）持续呈高信号强度。后部间室筋膜切开术后患者的症状有所缓解。

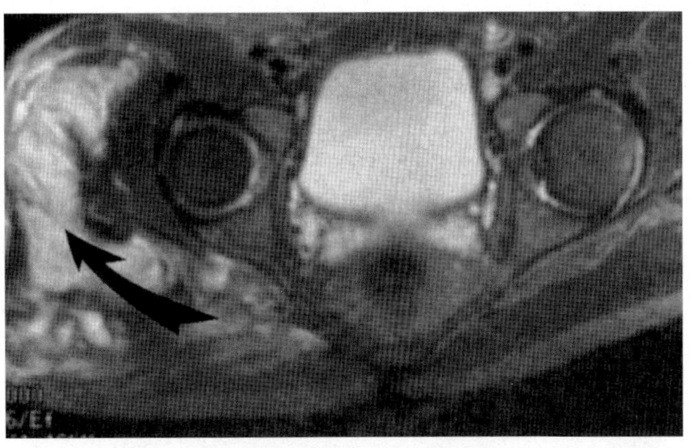

图5-59　摔伤后的肌肉挫伤。骨盆的脂肪抑制横轴位T2加权（TR/$TE_{eff}$, 3000/76）快速自旋回波MR图像。整个右侧臀中肌的肌腹（箭头）均为高信号。MR成像的目的是为了排除髋部骨折。

类肌肉常见的例子包括肱二头肌、股直肌、腓肠肌和腘绳肌。

直接钝性创伤导致肌肉挫伤，即常见的肢体僵硬、肌肉痉挛。淤斑状出血和水肿发生在受冲击部位，继而弥漫分布于整个肌腹[400,414]。在 T2 加权或 STIRMR 图像上，上述改变沿肌纤维方向形成“羽毛状”高信号[393]（图 5-59）。这种损伤常伴有皮下和筋膜高信号。穿通伤会导致肌肉裂伤。与挫伤类似，在 T2 加权或 STIR 图像上，裂伤也表现为在肌腹内蔓延的高信号。如果裂伤同时切断了运动神经支，还可能出现肌肉去神经支配的 MR 成像表现[415]。

肌肉损伤的愈合过程常伴有脂性萎缩、纤维瘢痕形成和肌肉组织的再生[415]。肌肉力量能获得多大程度的恢复，取决于重建肌肉与纤维化和脂性萎缩的比例。MR成像偶尔可用于观察高水平运动员的肌肉愈合情况。瘢痕组织的信号在所有脉冲序列上都低于愈合后的肌肉组织（图5-60），而脂肪浸润则在 T1 加权像上表现为高信号[390,393]。MR成像更常用于评价直接肌肉创伤的并发症。淤点状出血可发生融合，机化，并形成肉眼可见的血肿。血肿的MR表现取决于出血期[416]。临床上最常见的为亚急性血肿，发生于损伤后的数天到数周内，此期血肿内含有正铁血红蛋白，在 T1 加权和 T2 加权像上均为高信号[390,392,416]（图 5-61）。若不能确定某一高信号区代表出血还是脂肪，可采用脂肪抑制图像来进行鉴别。在脂肪抑制（或STIR）图像上，脂肪将表现为低信号，而出血仍保持高信号（见图 5-61C）。可手术引流消除血肿以加速愈合[414]。

当血肿的成分消融后，包含蛋白性液体的有包囊的血清肿可能会残留在肌肉内。在MR图像上，这些血清肿在T2加权像上呈很高的信号强度，但在T1加权上信号可多种多样，取决于其蛋白的浓度。静脉注射造影剂后，血清肿的内部应该无强化。直接损伤的最后一个并发症是骨化性肌炎，其可以发生在大肌群挫伤后。此时，损伤的肌肉和继发的血肿共同形成一个肿块，肿块会发生钙化并最终骨化[414]。一旦骨化，就可以用X线片进行诊断[417]。但在特征性矿化之前，软组织肿块的体检结果（甚至活检结果）可能提示为肉瘤。如果在此早期阶段进行MR成像，其表现为伴有周围水肿的非均质肿块，也可被误诊为肿瘤[418]。如果发现肿块周围的肌肉水肿模式等同于肌肉挫伤时所见，则是获得正确诊断的一条重要线索（图5-62）。如果怀疑是早期骨化性肌炎，则应利用X线片或CT进行随访，以便发现早期的外周骨化，而不是进行早期活检。

肌肉牵张过度伤是典型的肌肉间接损伤。它也被称为“肌肉拉伤”，是最常见的运动损伤，发生在肌肉突然离心性收缩时[419]。涉及快速加速、减速或突然停止性动作的活动具有最高的损伤危险性[412]。疼痛发生非常迅速而且可以很强烈[400]。在病理上，这种损伤代表肌肉-肌腱交界区的近端纤维撕裂[412]，

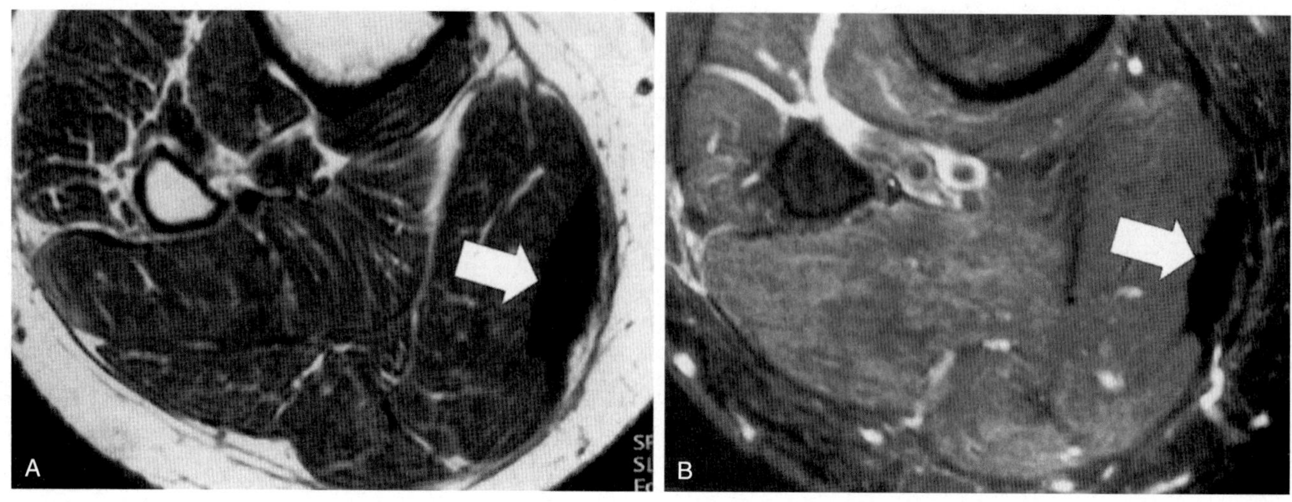

图 5-60 纤维瘢痕。

A 小腿部横断位 T1 加权（TR/TE, 440/12）自旋回波 MR 图像。在内侧腓肠肌内可见极低信号强度的瘢痕组织（箭头）。

B 横断位脂肪抑制 T2 加权（TR/TE$_{eff}$, 3120/54）快速自旋回波 MR 图像。瘢痕组织仍然为低信号（箭头）。

此处也是收缩装置中生物力学薄弱之处[420]。在临床上，这种损伤分为三级：Ⅰ级损伤中，显微镜下可见的微小撕裂引起疼痛，但是肌肉力量没有损失；肉眼可见的部分撕裂，即Ⅱ级损伤，导致肌肉力量的部分丧失；肌肉肌腱结合部的完全断裂为最严重的损伤（Ⅲ级损伤），肌肉功能丧失是它的特征[417]。Ⅰ级损伤和Ⅱ级损伤可保守治疗，而Ⅲ级损伤往往需要外科手术以重建肌肉肌腱的连续性并保持其长期

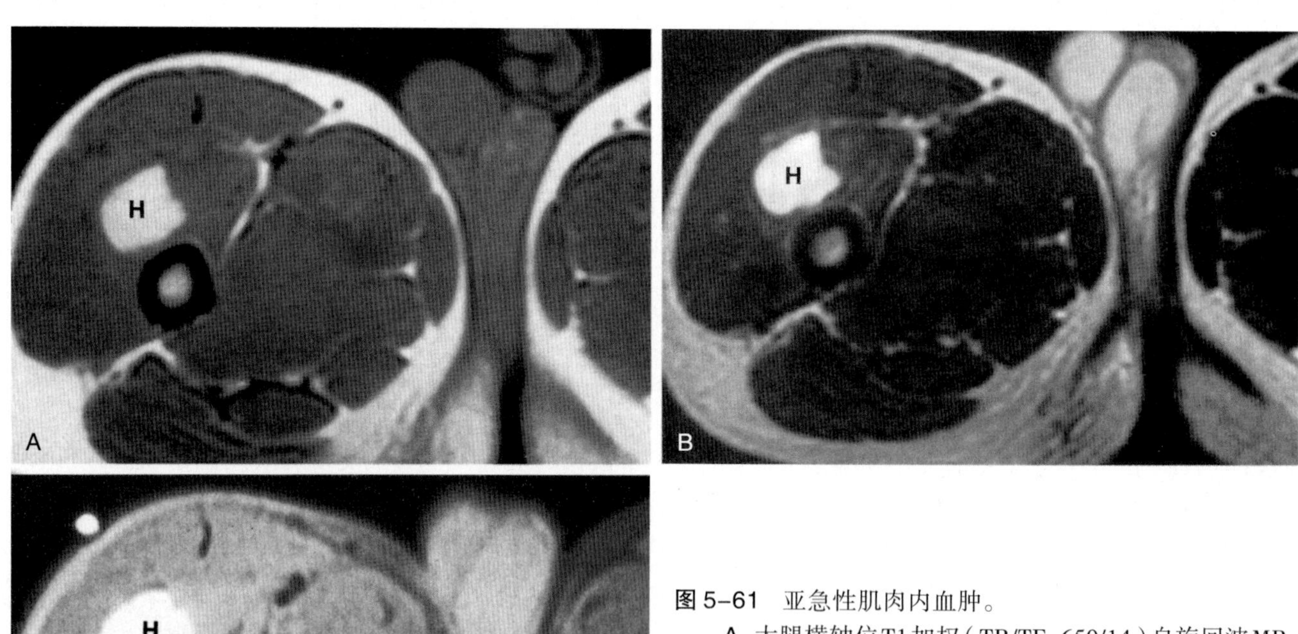


图 5-61 亚急性肌肉内血肿。

A 大腿横轴位 T1 加权（TR/TE, 650/14）自旋回波 MR 图像。高信号的血肿（H）出现在股中间肌内。

B 横轴位 T2 加权（TR/TE$_{eff}$, 2366/68）快速自旋回波 MR 图像。亚急性出血呈高信号（H）。

C 脂肪抑制横断位 T1 加权（TR/TE, 550/12）自旋回波 MR 图像证实，肿块内（H）的高信号不是脂肪成分。

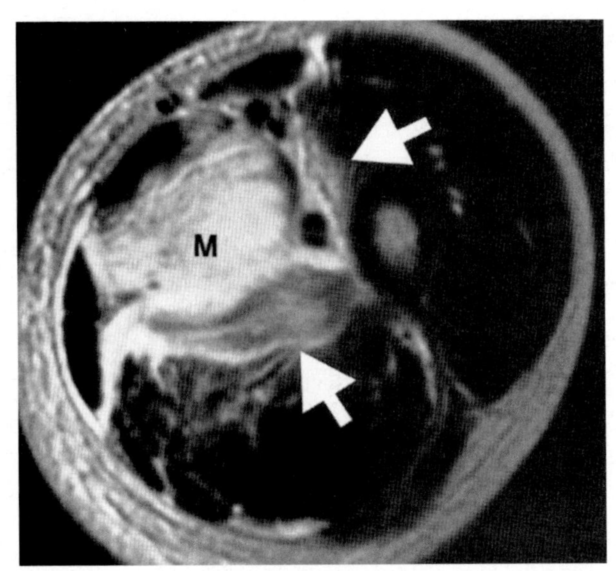


**图 5-62**　骨化性肌炎。横断位 T2 加权（TR/$TE_{eff}$, 3016/95）快速自旋回波 MR 图像。不均一的高信号肿块（M）类似于肿瘤。请注意邻近内收肌和腘绳肌内的肌肉挫伤表现（箭头）。

功能[392,421]。尽管肌肉在遭受低级牵张过度伤后一周内可重新恢复其大部分正常力量和收缩性，但其仍较正常时僵硬，而且如若在完全复原之前就恢复活动则易于再次损伤[400]。

MR 成像有助于鉴别低级和高级肌肉拉伤[390]。轻微的损伤在T2加权图像上表现为高信号，位于肌肉肌腱结合部（图 5-63）。这种表现不同于肌肉直接损伤，后者的高信号位于肌肉肌腹的中央。需要注意的是，羽状肌的肌肉肌腱结合部可能相当长，呈圆柱状并延伸到肌腹的深处。在更严重的损伤中，MR 图像可见更大范围的水肿，可从肌肉肌腱结合部延伸到肌肉内（图5-64）。此外在Ⅱ级损伤中，在低度拉伤所致的弥漫性轻度信号增高的背景上，可能会出现局灶性的极高信号或局限性血肿[422]。高级肌肉损伤中也常出现相关的筋膜周围水肿[421]。在T2加权图像上还可见肌肉和肌腱纤维的部分或完全断裂[390,395]（图5-65）。在一些复发性损伤病例中，MR 成像可能有助于追溯损伤的时间。肌腹内的脂性萎缩提示至少部分损伤是慢性的，而合并有出血则提示为急性加剧性损伤。

MR 成像也可以精确地显示受累及的肌肉，这样就可以进行恰当的个体化康复治疗[423]。此外，有些研究曾试图根据 MR 成像表现来预测肌肉拉伤的预后。对于腘绳肌损伤，肌肉轴断面受累的百分比与运动员重回赛场所需的时间存在相关性。血清肿

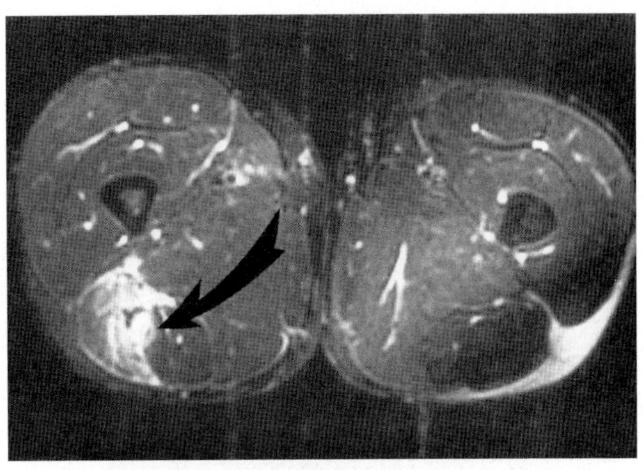

**图 5-63**　职业足球运动员的低度肌肉拉伤。大腿横断位快速 STIR（TR/$TE_{eff}$/TI，4116/72/155）MR 图像。右侧股二头肌的肌肉肌腱结合部呈现高信号（箭头）。

或血肿的形成也预示着恢复时间的延长[424]。但是目前尚不清楚，其 MR 成像表现是否可用于预测患者何时可放心地恢复运动，而不会增加再次肌肉拉伤的危险性[421]。

间接损伤的另一个主要类型是迟发性肌肉酸痛（DOMS）。这种损伤是指，参与某种不熟悉运动后数小时或更长时间才出现的疼痛和肌力减弱[397,406]。经受重复离心性收缩的肌肉将会出现超微结构的损伤，累及肌肉肌腱结合部内有收缩能力的肌纤维分子[398,399]。

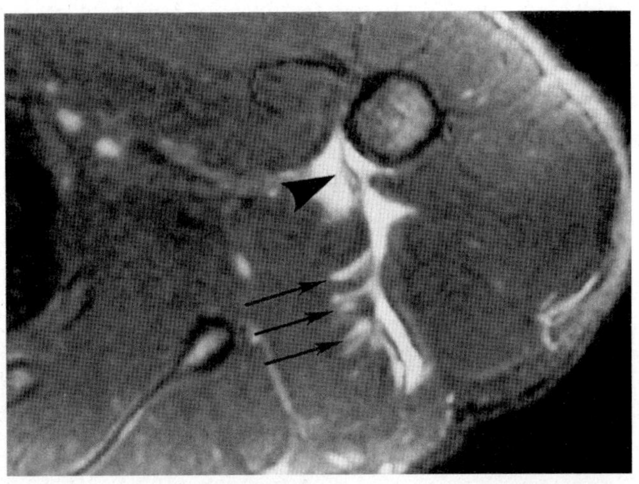

**图 5-64**　大学生篮球运动员的中度肌肉拉伤。上臂上部和胸部的横断位脂肪抑制 T2 加权（TR/$TE_{eff}$, 3883/64）快速自旋回波 MR 图像。损伤范围超出了背阔肌的肌肉肌腱结合部。可见一些肌纤维部分撕裂（箭头），但肌腱完好（三角箭头）。

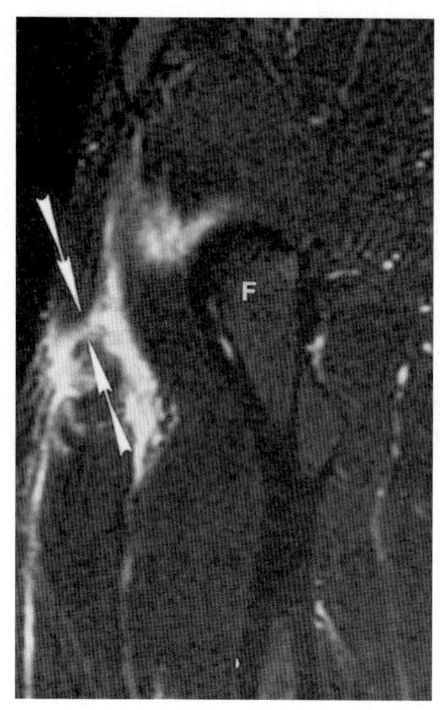


图 5-65 职业足球运动员的完全性肌肉撕裂。大腿矢状位快速STIR（TR/$TE_{eff}$/TI，5000/67/155）MR图像。近端股直肌肌肉肌腱结合部的完全断裂（箭头）非常明显，且下端肌肉向远端回缩。F，股骨。

尽管其症状在数天内常可消退，但这种微观损伤可能需要数周才能完全复原[406]。在疼痛期间，重复这种不适应的运动会暂时性缓解症状，但是酸痛稍后又会再次出现。经过数个这样的循环（重复同一活动后出现酸痛）后，肌肉得到了锻炼，酸痛将不再发生[397]。同时更多的收缩单位会加入到肌肉内，从而增加了肌肉的周长和力量[425,426]。在肌肉肌腱结合部会增加新的肌纤维，此处可视为肌肉的生长板[427]。与肌肉牵张过度伤的情况不同，迟发性肌肉酸痛的发生概率不能通过肌肉热身和放松来减少，只能通过训练来减少。此外，训练还是一种特异性活动：即使肌肉已适应了某一特定运动，但当进行一种新的离心性收缩活动时仍会发生迟发性酸痛[406]。

迟发性肌肉酸痛发生在肌肉肌腱结合部，而不是发生在肌腹内，这一点与肌肉牵张过度伤类似[428]。在MR图像上，迟发性肌肉酸痛的表现类似于低级的肌肉拉伤，在T2加权图像上高信号位于肌肉肌腱结合部，有时伴有周围筋膜水肿[421,429]（图5-66）。肌肉牵张过度伤和迟发性肌肉酸痛只能通过临床病史鉴别，前者损伤后立即出现疼痛，而后者的疼痛出现于运动后的数小时。MR成像一般不用于诊断迟发性肌肉酸痛，但放射科医师在检查运动员时应知晓这种综合征。如果运动员因为其他损伤接受MR成像检查，而检查前一两天他曾经进行了剧烈的不熟悉训练活动（这种情况可发生在赛季前训练中），那么肌肉肌腱结合部的水肿则可能代表迟发性肌肉酸痛。有趣的是，MR成像表现与组织学损伤具有平行关系，在临床症状消退后，MR表现可持续很长时间[413,429,430]。因此，MR成像也许可成为研究迟发性肌肉酸痛和肌肉训练的工具。

## 五、去神经支配

若因外伤性、缺血性、感染性、压迫性或代谢性神经疾病导致肌肉的支配神经受损，此肌肉将出现特殊的一系列组织学改变和MR成像表现。急性神经性损伤后的早期，去神经支配的肌肉在MR图像上表现为正常[431]。大约2周后，受累肌肉的肌腹区可出现细胞外水分增加，在T2加权图像上表现为高信号[432-434]。水肿表现可能比较轻微，而且在常规扫描图像上与肌肉内正常脂肪难以鉴别，因此脂肪抑制序列或STIR序列诊断亚急性去神经损伤最为敏感[431]（图5-67）。鉴别去神经支配诱发的肌肉水肿和其他原因导致的水肿，关键在于水肿的分布特点。

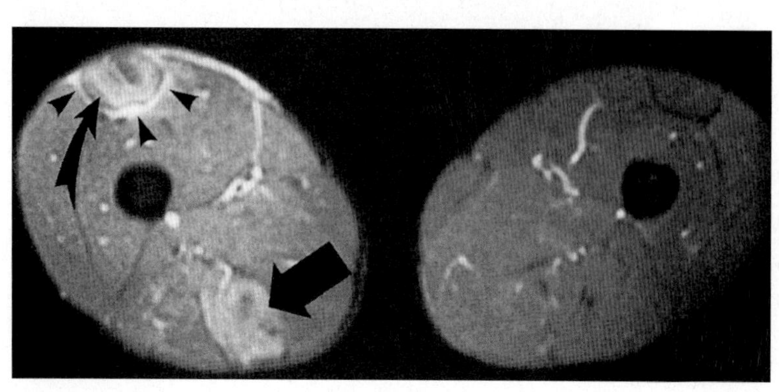

图 5-66 在赛季前训练期间，一名职业足球运动员发生Ⅰ级肌肉拉伤和迟发性肌肉酸痛。横断位脂肪抑制中间加权（TR/$TE_{eff}$, 3866/26）快速自旋回波MR图像。受急性拉伸的股四头肌（弯箭头）和酸痛的腘绳肌（直箭头）都在肌肉肌腱结合部周围显示为高信号。股直肌周围还环绕有轻度筋膜水肿（三角箭头）。

在去神经支配中，水肿的肌肉应位于外周神经的支配区域内[434]。

如果肌肉没有重新获得神经支配（例如通过手术解压或成功的神经移植），则会发生脂性萎缩，通常在损伤后的数月开始。在T1加权以及图像上，脂性萎缩表现为高信号强度的脂肪的增加和中等信号强度的肌肉纤维的减少[431]（图5-68）。肌肉体积一般会缩小，但在罕见的情况下明显的脂肪浸润将使肌肉的周长增加，从而形成称之为去神经假性肥大的病症[394]。一旦肌肉发生脂性萎缩，即使成功地恢复了神经支配，此肌肉重获肌力的潜能也会显著下降。

MR成像对肌肉去神经支配患者有几点作用。首先，这种肌肉累及模式常是周围神经病的首要线索。一些疾病，如腕管综合征或肘管综合征，患者常首先出现感觉症状，但腋神经、肩胛上神经或腓神经的压迫与之不同，患者最初可能仅表现无力和肌肉改变。其次，MR成像可用于预测肌肉获救的可能性（确定是否存在脂性萎缩），即使在肌肉完全萎缩的病例中，MR成像也可以确定未受累及的肌肉，以便进行转移手术[431]。因此，MR成像可作为肌电图的补充手段，而肌电图是一种疼痛性和局部创伤性检查手段。此外，由于断层成像可同时显示多块肌肉，因此很容易发现诸如双神经支配或迷走神经支配等的问题[393]。有时，MR图像还可直接显示神经疾病的病因。

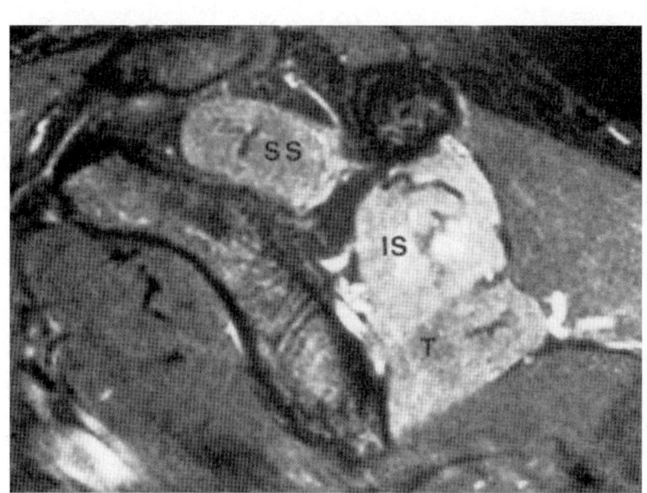


图5-67　Parsonage-Turner综合征（臂丛神经炎）患者的亚急性去神经支配。通过肩胛骨的斜矢状位脂肪抑制T2加权（TR/$TE_{eff}$,3163/54）快速自旋回波MR图像。可见冈上肌（SS）、冈下肌（IS）和小圆肌（T）呈高信号。

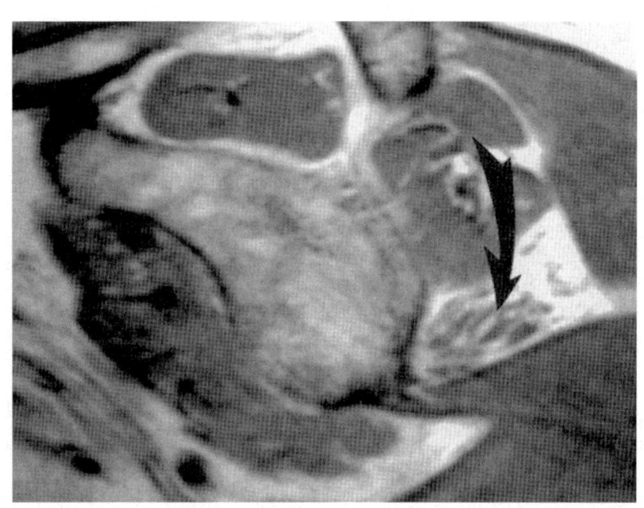

图5-68　四边孔间隙综合征和腋神经受压患者的慢性去神经支配。通过肩胛骨的斜矢状位T1加权（TR/TE, 620/12）自旋回波MR图像。与肩袖其他肌肉不同，小圆肌（箭头）发生脂性萎缩。

## 六、肌肉梗死和感染

肌肉梗死的特征为急性、严重的疼痛和肿胀。临床上，这种情况可类似于脓肿或肿瘤，并提示需立即进行MR成像[435]。在控制不良的糖尿病患者中，研究者对肌肉梗死进行了最为彻底的研究，一般认为小动脉和中等动脉的栓塞是引起此类患者梗死的原因[436]。最常累及大腿和小腿，而且1/3以上患者的病变呈双侧分布或多灶分布[437]。在T1加权图像上，受累及的肌肉会出现肿胀，但信号强度等同于正常肌肉。在T2加权图像上，肌腹内可见局灶性高信号[436,438]。典型病例可见强化（图5-69），但可为不均匀强化，有时出现有局部边缘强化的小片不增强区，代表小的缺血肌肉组织[436]。肌肉梗死可同时累及不相连的多块肌肉[435]。在适当的临床条件下，MR成像表现具有诊断特征性，因而可避免不必要的活检[438]。肌肉梗死的治疗主要为支持疗法，病变常于1～2个月内自行消退，但复发也相对常见[435]。

其他疾病（如镰状细胞贫血或脉管炎）引起的肌肉梗死常为单发病灶。此时，肌肉梗死与化脓性肌炎常难以区分。在T2加权图像上，肌肉内脓肿表现为圆形高信号区，其周边环绕程度不等、界限不清的水肿[439]。静脉内注射造影剂后，脓肿中央部分不强化是其特征性表现（图5-70）。病变周边可见强化的厚壁，或在T1加权图像上出现轻微增高的信

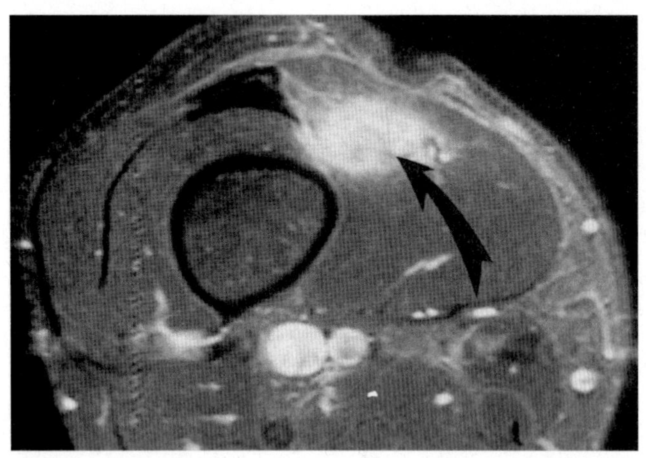

**图 5–69** 糖尿病性肌肉缺血。静脉注射造影剂后的横轴位脂肪抑制 T1 加权（TR/TE, 574/12）自旋回波 MR 图像。股内侧肌内的病变（箭头）可见强化。4 周内此病自行消退。

号环，其原因是有微量顺磁性金属的沉积[439,440]。除获得性免疫缺陷综合征患者以外，其外周常同时可见蜂窝织炎[440]。伴中央坏死的原发性或转移性肌肉内肿瘤可有相似的影像表现。因此要鉴别梗死还是脓肿或肿瘤，可能需要行细针抽吸或活检。

## 七、炎症性肌病和代谢性肌病

多肌炎和皮肌炎是侵犯骨骼肌的特发性炎症性病症。活动期炎症的特征是在T2加权像上表现为高信号，常伴有肌肉周围的水肿[441]。脂肪抑制图像可增大活动性肌炎的显像性[442]。由于这些病变常呈散在斑片状分布，非影像引导的直接穿刺活检具有很高的诊断假阴性率[441,443]。如果活检能针对MR图像上显示为活动性炎症的某一特定肌肉，假阴性率将显著降低[4,444]。

在晚期，耗尽性疾病在T1加权图像上常表现为脂性萎缩，在T2加权图像上无广泛肌肉内水肿[443]。对于那些诊断明确、出现肌无力逐渐加重的患者而言，MR成像非常有价值。如果图像上显示有水肿，则提示存在活动性炎症，增加类固醇剂量可能有效。相反的，如果T1加权图像显示肌肉内脂肪成分增多且T2加权图像上缺乏高信号区域，则提示疾病处于终末期[441]（图 5–71），此时，增加类固醇的用量将不可能有益[444]。

先天性肌营养不良以及炎症性肌炎可多灶性累及骨骼肌，因此一些肌肉不会受累，而其他肌肉则被累及[445]。其主要的组织学和MR成像表现是肌纤维萎缩和脂肪替代，在T1加权图像上显示最佳[445,446]（图 5–72）。脂肪浸润可非常显著，以至于出现肌肉的假性肥大[447]。由于被累及的肌肉可以是正常大小甚或大于正常，因此MR成像可能是显示疾病侵犯范围的唯一无创性手段，而且MR成像还可用于指导活检。此外，MR成像比依靠临床指标（如血清酶水平）能更准确地显示疾

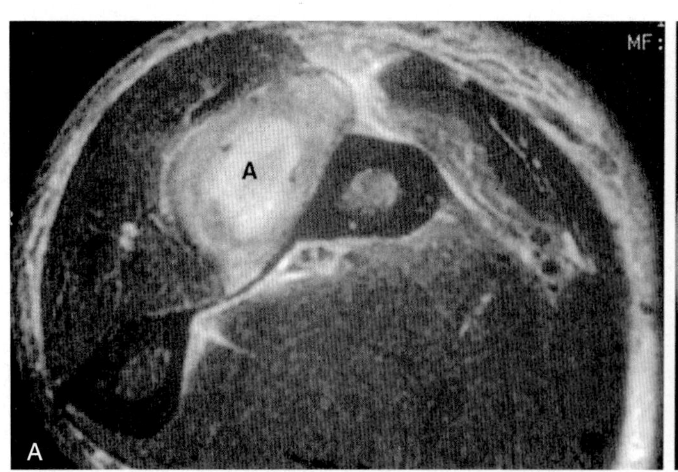


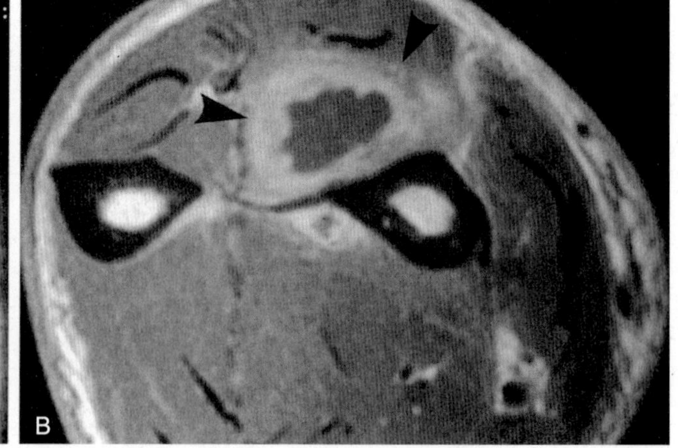


**图 5–70** 肌肉内脓肿。

**A** 前臂横轴位T2加权（TR/TE$_{eff}$, 3283/96）快速自旋回波 MR 图像。拇展长肌的肌腹和拇短伸肌的肌腹间可见高信号的脓肿（A）。外周组织出现呈高信号的蜂窝织炎。

**B** 静脉内注射造影剂后获得的横轴位 T1 加权（TR/TE, 620/14）自旋回波 MR 图像。脓肿中央部分未强化，其周围可见厚壁强化环（三角箭头）。

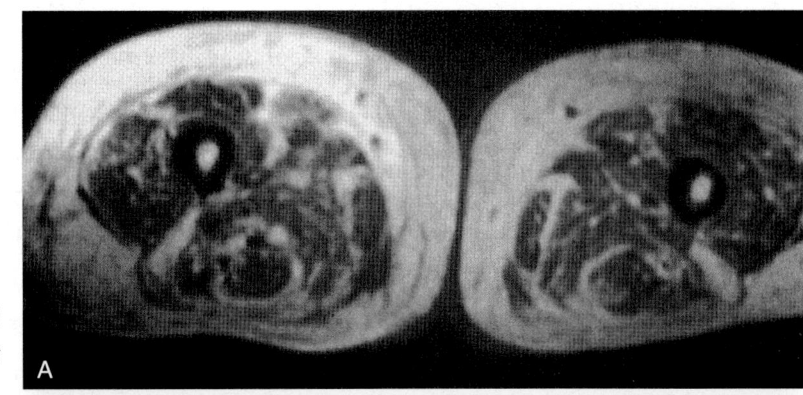

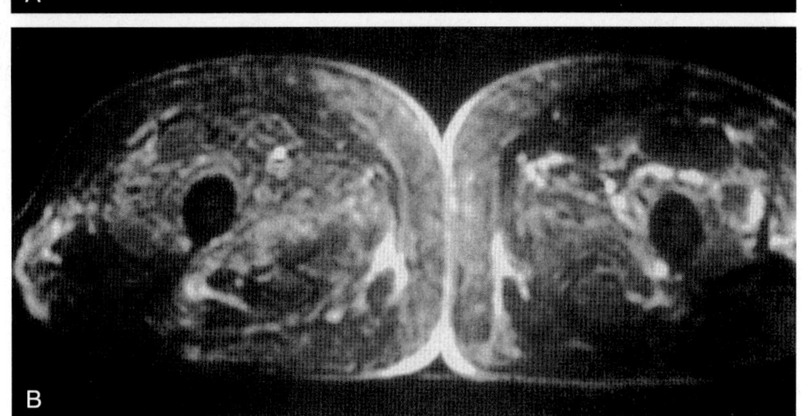

**图5-71**　晚期皮肌炎。

A　横断位T1加权（TR/TE, 650/14）自旋回波MR图像。双侧大腿的大部分肌肉受退变性脂肪萎缩累及。

B　横轴位快速STIR（TR/$TE_{eff}$/TI, 3583/68/155）MR图像。散在的轻度水肿区提示为持续存在的活动性炎症。

病的进程[446,448]。

## 第七节　肌　腱

肌腱是一种高特化性组织，可在骨和肌肉之间提供机械连接。因此当肌肉强烈收缩时，肌腱将承受巨大的应力。更为重要的是，反复的次最大肌肉收缩将产生累积性的轻微肌腱损伤，最终导致一系列的肌腱病变，从慢性退变（肌腱病）到肌腱完全断裂。MR成像最初仅用于证实急性肌腱断裂[449]。目前，更早期肌腱病变的MR表现已被阐明，因此MR成像已成为各种肌腱功能不良的诊断和预后判断的重要工具[450]。

### 一、正常表现和成像技术

与身体其他组织一样，肌腱的超微解剖结构确定了其独特的功能。为了将肌肉收缩力量有效地传递到骨骼，肌腱必须具有非常高的抗张强度。一般的肌腱都能承受一定的张力，这一张力远大于所属肌肉所能产生的张力，也远大于所属骨骼所能承受的张力。同时，肌腱必须具有柔韧性[427,451]。Ⅰ型胶原纤维构成肌腱的主体，其纤维紧密缠绕平行排

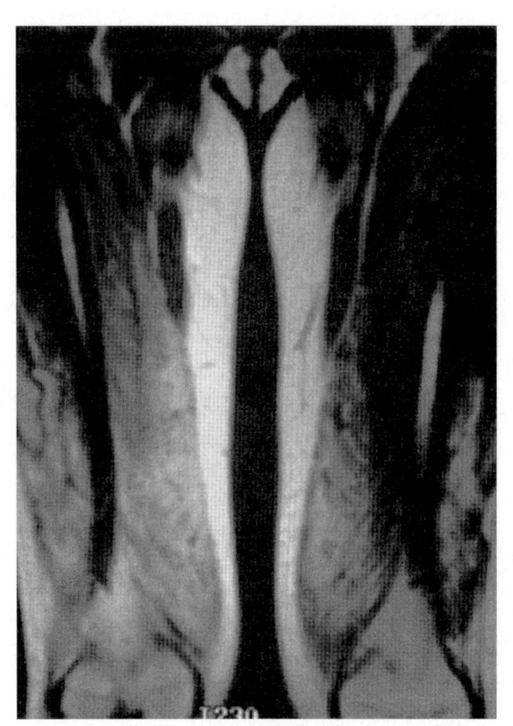

**图5-72**　肌营养不良。双侧大腿冠状位T1加权（TR/TE,660/14）自旋回波MR图像。双侧大腿肌肉不对称性的斑片状脂肪替代具有特征性。

列，以提供抗张强度[452]。弹性蛋白用以增强肌腱的柔韧性，并与蛋白多糖和散在分布的成纤维细胞一起构成肌腱的剩余部分[453]。正常肌腱是相对无血管的，血管不会穿入各个肌腱束内[451]。那些围绕骨突改变走行方向的肌腱，或者位于支持带及滑车装置下的肌腱，都有腱鞘包绕[454]。无腱鞘包绕的肌腱则被一层薄的含血管的腱膜（腱旁组织）所包绕，可为肌腱提供营养和保证肌腱的滑动[455]。至于那些暴露于压缩力下的肌腱或横跨可动关节的肌腱，其内的部分区域可化生为纤维软骨[456]或骨化形成籽骨。

由于胶原纤维排列紧密，所以肌腱内的质子受到相对紧的束缚。这种特性影响到它的MR表现。可动质子的缺乏意味着正常肌腱的T2值非常短，因而在所有临床成像序列上都表现为均一的低信号[457]。[只有采用超短TE时间（< 2ms）才可能获得足够的信噪比以显示正常肌腱的内部结构，但这对磁场强度和梯度强度都有更高的要求，目前临床成像中还不能实现[458]。]双极耦连是一种例外，当质子被限制时会被加强，从而造成魔角现象，并使正常肌腱的内部信号假性增加[18]。

魔角现象指的是，当肌腱走行方向与静磁场的方向约成55°夹角时，肌腱的T2衰减明显延缓，因此在短TE时间（T1加权、质子密度加权和梯度恢复）图像上肌腱内信号会显著增高[459]。在1.0T和1.5T扫描仪上，魔角现象不对肌腱信号构成影响的TE时间最小阈值为37ms[460]。但为了实用起见，只要TE值大于20ms，这种效应就非常轻微，以至于观察不到[459]。体内弯曲走行的肌腱最可能出现这种魔角现象。常见的实例包括肩关节的冈上肌腱、手的屈肌腱和伸肌腱、膝关节的髌腱以及踝关节的内侧、外侧和前方肌腱[461]。踝关节的腓骨短肌腱似乎是最常发生这种现象的区域[459]。为了避免把这种伪影误认为病变，异常的信号强度应通过T2加权图像进行证实，因为魔角现象不会影响T2加权像[46]。如果所查肌腱在T2加权像上表现为低信号，那么只有当肌腱大小和轮廓的形态学异常在短TE图像上伴有信号增高时，才可以诊断为肌腱病变[459]。对于某些身体部位，最好还要重新调整肢体的位置，使肌腱的方向与主磁场相互垂直。类似的调整在后足部最容易实现，只要使踝关节跖屈[462]即可消除魔角伪影。

因此，要全面评价肌腱，必须联合使用T1加权（或中间加权）和T2加权图像。肌腱的短轴位断层（常为横断面）可用于评价肌腱的大小、轮廓和内部信号，以及周围的腱鞘或腱膜。肌腱的长轴位断层像可观察从肌肉肌腱结合部到骨附着点的肌腱全长。这种长轴向换照可显示肌腱大小的局限性改变以及肌腱拉伸而导致的肌腱肌肉结合部的回缩。在肌腱完全断裂的病例中，长轴位图像能显示肌腱裂口的大小、断端的位置和肌腱断端的质地。在评价斜行或弯曲走行的肌腱（如指屈肌腱）时，三维采集的梯度回波图像偶尔非常有价值，其成像后的体层可在任意解剖平面上分割成连续的薄层[463]。

在MR图像上，正常肌腱的边界清晰分明，其横截面通常为圆形、卵圆形或扁平形[464]。放射科医师应熟悉每一肌腱的正常尺寸范围，常可通过与同一人体部位其他肌腱的对照而实现。例如，正常的胫骨后肌腱约为趾长屈肌腱的两倍，而趾长屈肌腱的大小约等于踇长屈肌腱[465]。在正常肌腱的走行过程中，其直径不应改变，但其附着处除外，此处肌腱可能增宽一直到宽的骨性附着处[466]。在附着处，肌腱的信号也可表现为不均匀，代表肌腱、纤维软骨和骨质的混杂[455]。某些肌腱，如胫骨后肌腱或半膜肌腱，在其主要附着点附近，可分出一些细小条束与骨性结构二次附着。

## 二、肌腱退变

肌腱退变是肌腱断裂的主要危险因素。随着年龄的增加，蛋白多糖、弹性蛋白和水含量均会降低，但胶原及交联却会增多，从而导致肌腱变硬和抗张强度下降[427,467]。在35岁以上的无症状人群中，至少有1/3会出现一些退变的组织学证据[467]。但是，慢性重复性损伤和不全修复导致的累积效应可能比正常老化改变更为重要。尽管临床上可使用“肌腱炎”这个术语，但肌腱退变并不是炎症性的，因此术语“肌腱病”更为恰当[468]。在组织学上，血管和成纤维细胞的增加（血管成纤维细胞增生）是肌腱病的特征[453]。受到破坏的胶原纤维主要在其基质内[451]。在临床工作中，最常发生退变的肌腱是肩袖、肱二头肌长头腱、桡侧腕短伸肌腱、臀中肌腱、髌腱、胫骨后肌腱和跟腱。

肌腱退变在MR图像上表现为肌腱大小、轮廓、内部信号强度的改变，或这些因素任何组合[469]。其中，最常见的表现是局限性或弥漫性肌腱肥大，这可能反映了胶原纤维的排列紊乱[470,471]。跟腱和髌腱的肌腱病典型表现为肌腱肥大（图5–73）。肌腱退变相对少见的征象是黏弹性丧失以及在肌肉收缩作用下被拉长[455]。其结果是萎缩的肌腱被拉长得像太妃糖一样。胫后肌腱可出现这种形式的退变[465]（图 5–74）。肌腱病的第二个 MR 表现是肌腱轮廓模糊。例如，髌腱后部纤维与Hoffa脂肪垫内髌下脂肪之间的正常清晰分界的消失，则提示为早期退变[464,470]（见图5–73）。

退变的肌腱可出现信号异常，也可不出现信号异常。通常，增加的信号常见于 T1 加权和中间加权图像[472]（图5–75）。对于那些容易受魔角现象影响的肌腱，放射科医师不要轻易将这类信号改变解释为肌腱病变，除非肌腱同时伴有形态异常或在 T2 加权图像上显示有信号异常。在 T2 加权图像上，肌腱病的信号增高应低于液体的信号强度。与液体相等的信号或稍低于液体但达到肌腱外表面的信号，可能代表肌腱的宏观撕裂。但是应该记住，即使退变的肌腱无肉样可见的撕裂，其内部仍可能存在微观的纤维分离，从而可出现类似肌腱断裂的功能不良，尤其是当肌腱失去弹性时[450]。此外，已有退变但保持完整的肌腱也可出现疼痛。为了强调上述这些特点，笔者使用术语“无肉眼可见撕裂的肌腱病”来描述退变的肌腱。

肌腱病的治疗多为保守性的，包括休息和支持疗法。对于顽固性病例，手术清除病变组织可加

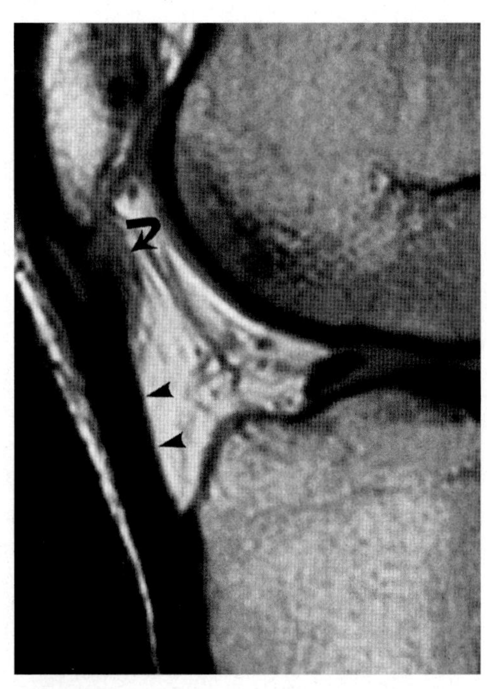

图 5–73　职业棒球运动员的髌腱近端肌腱病。膝关节矢状位中间加权（TR/TE, 2300/14）自旋回波 MR 图像。髌腱近端局限性增厚，其内信号强度增高。可见其后缘轮廓模糊（箭头），与此相比，髌腱下部则可见正常的清晰分明的界面（三角箭头）。

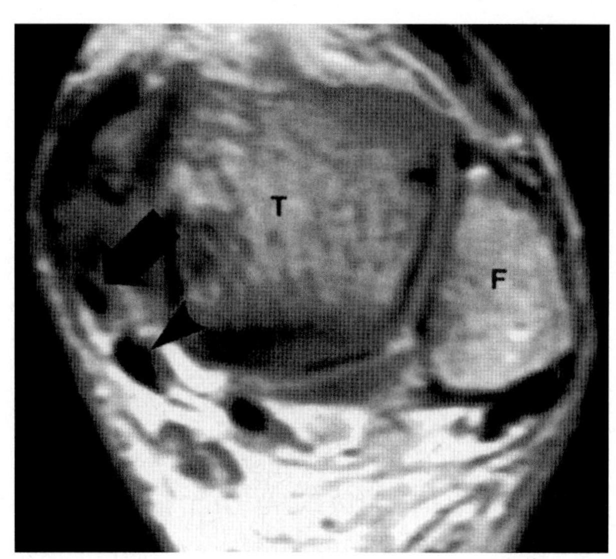


图 5–74　萎缩性胫骨后肌腱病。踝关节横轴位中间加权（TR/TE，2500/20）自旋回波 MR 图像。胫骨后肌腱（箭头）的直径小于趾长屈肌腱（三角箭头）。正常情况下，胫骨后肌腱的横径约为其他肌腱的 2 倍。F，腓骨；T，距骨。

速愈合，最常应用手术作为辅助疗法的肌腱包括髌腱和跟腱[470,473]，以及肱骨外上髁炎患者的腕伸肌腱[451]。

## 三、肌腱撕裂

肌腱撕裂的发生可为穿通伤或拉伸损伤所致，或者自发性发生。一般由玻璃或刀具等引起的穿通伤会导致肌腱撕裂伤，临床表现通常较为明显。腕关节、手和手指最易受损[474]。MR成像偶尔用于这类损伤的检查，以确定损伤是部分性还是完全性[463]，并找出大伤口中被切断的特定肌腱。当肌腱完全横断时，MR成像可用于明确回缩的肌腱近端和远端的位置，以便制定手术计划。此外，在修复术后可能需要MR成像来评价并发症，包括肌腱的再次断裂，导致活动范围减小的肌腱周围瘢痕形成，可通过诱发证实的结节形成以及支持结构损伤（如支持带或滑车装置撕裂）[457,475]。正常愈合的肌腱，全长应粗细一致。修复部位的结节表现为局部的球形肿胀。再发撕裂则表现为肌腱纤维之间出现间隙。成熟的腱周瘢痕在所有序列上都表现为低信号，并常使肌腱周围正常的脂肪层消失[475]。

MR成像常用于诊断非穿通伤引起的肌腱断裂。在下肢，这类损伤最常累及的肌腱为股四头肌远端肌腱、腘绳肌近端肌腱、髌腱和跟腱；在上肢，肩袖和肱二头肌长头肌腱最常受累及。不管这些肌腱撕

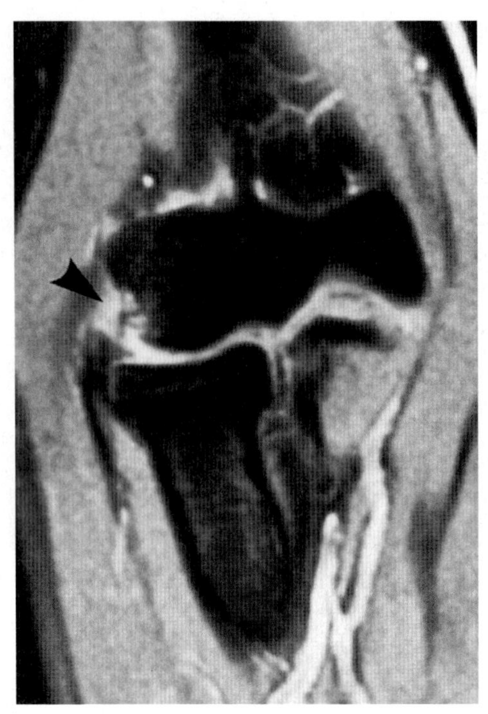

**图5-75** 桡侧腕短伸肌腱的严重肌腱病（外上髁炎）。肘关节冠状位脂肪抑制中间加权（TR/TE$_{eff}$, 2300/16）快速自旋回波 MR 图像。肌腱起点（三角箭头）内可见高信号影。

裂是由明确的急性外伤所致还是自发发生的，有一个事实是明确的：正常的肌腱不会发生撕裂[451,474,476]。对近 900 例“自发性”肌腱断裂的分析表明，尽管2/3的患者从未有过症状，但所有断裂的肌腱事先都存在组织学异常。97％的病例显示有因过度使用和累积性轻微创伤而引起的组织学退变，其余 3％的病例存在炎症性或浸润性基础病变，如类风湿性关节炎、异物或黄色瘤[467]。肌肉－肌腱－骨标本的拉伸实验表明，实验性断裂发生在肌腹内、肌肉肌腱结合部、肌腱在骨上的附着处或骨体本身，但从不会发生在正常肌腱内。即使切断一半肌腱纤维，肌腱仍不会断裂。但是，如果在宰杀实验动物之前设法使肌腱缺血，那么此肌腱将成为实验中最薄弱区而且在应力下易于断裂[476]。

由于撕裂发生于已有病变的肌腱，所以肌腱撕裂的 MR 成像表现常叠加于肥大性或萎缩性肌腱病的表现上[465]（图 5-76）。肌腱纤维的纵向撕裂和横向分离可单独发生，也可联合发生[453,477]。低级的肌腱部分撕裂与严重的肌腱病可能难以区分，它们之间的信号强度和形态学改变差别可能非常细微，因为它们是同一病程的两个阶段。胶原纤维束微观的劈裂常合并为肉眼可见的纤维撕裂。此时，T2 加权图像上肌腱内部的 MR 信号将类似于液体的信号[478,479]（见图 5-76）。也可能出现另一种情况，若T2加权图像上肌腱内的MR信号不如液体高，则在T1加权图像上，此异常信号将延伸到肌腱的外表面[480]。沿长轴裂开的肌腱在横断面上将表现为肌腱分裂[481,482]（图 5-77）。肌腱直径的突然减小是提示肌腱部分撕裂的另一个表现。无论是肥大性撕裂还是萎缩性撕裂，肌腱的短轴断面图像均最适于显示肌腱纤维局部缺失，也最适于评估保持完整的肌腱纤维所占的比例[483]。对于部分肌腱撕裂这些信息常用于决定是进行手术治疗还是进行非手术治疗[484]，并可预测手术重建术的成功或失败[485]。

在完全性撕裂或全层撕裂时，MR 图像显示肌腱纤维的连续性完全丧失[486]。在T2加权图像上，若撕裂口内充填液体则表现为高信号缺损区[479]（图 5-78）。但是若撕裂口内充填有瘢痕或肉芽组织（肌腱修补后尤为常见），缺损处则不一定包含高信号的成分[487]。这种表现常见于慢性而巨大的肩袖撕裂，此时最主要的MR表现为缺损处看不见任何肌腱纤维。若断裂发生在肌腱与骨的附着区而且裂口被逐渐拉开，则裂口处可能形成瘢痕，由此瘢痕来连接回缩的肌腱和骨。在 T2 加权图像上，瘢痕组织呈低信号，从而使断裂的肌腱类似于正常肌腱。此时为了避免漏诊，观察者应仔细分析 T1 加权图像，可能存在的“肌腱”组织的直径，肌肉肌腱结合部的位置以及肌腹的大小（有无回缩和萎缩）。断裂处瘢痕连接最常发生于肩胛下肌腱和肱二头肌腱远端的撕裂[488,489]。

MR 成像也可提供影响治疗决策的重要辅助信息[490]。为了有利于手术重建，应明确定位任何回缩肌腱的近端（图 5-79 和 5-80），并测量断裂间隙的宽度。评价肌腱断端的质地非常重要，因为如果断端发生严重退变，则无法用缝线缝合修补（图 5-81）。这种撕裂可能无法修补或者在进行修补或移植之前需要对其进行进一步清创[491]。肌腱断端与周围结构之间的瘢痕形成可能会使手术无法进行。此外还应评价肌肉的情况。若肌腱完全撕裂并有严重的肌肉脂性萎缩，则提示为慢性病程，此时修复或重建肌腱尽管可能会缓解疼痛或改善功能，但是可能不会提高肌力。肌肉萎缩也是肩袖修复术失败的重要预测因素[492,493]。当断端出现回缩时，肌肉肌腱结合部的位置可能会影响手术的进行：如果修复术需要将肌肉肌腱结合部拉伸到超过其生理限度，那么修复的肌腱将承受回缩的张力，从而使再次断裂的危险性加大。

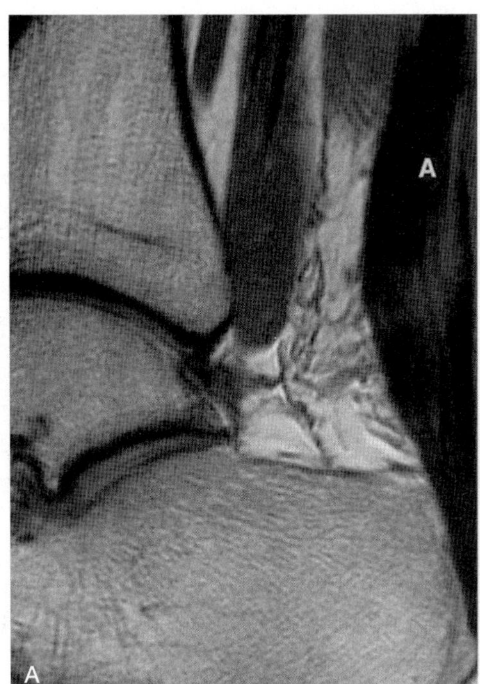


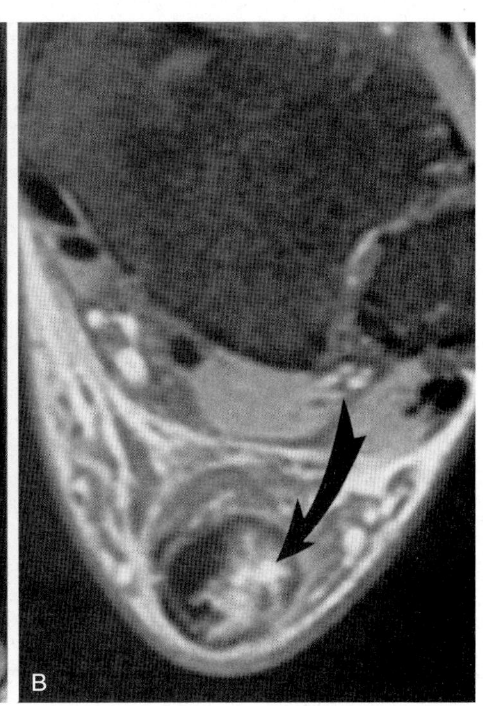


**图 5–76**　在严重肌腱病基础上发生的跟腱部分撕裂。

A　踝关节矢状位中间加权（TR/TE, 1000/23）自旋回波 MR 图像。跟腱（A）明显增粗。

B　横轴位脂肪抑制 T2 加权（TR/TE$_{eff}$, 3000/63）快速自旋回波 MR 图像。在肥大性肌腱内可见与液体几乎相等的高信号区（箭头）。

对于参与关节囊构成的肌腱（如肩袖），MR关节造影在诊断其撕裂方面有重要的价值。向关节内注入造影剂后，MR关节造影可提高肌腱关节囊侧部分撕裂的诊断敏感性[494,495]。同时也能提高全层撕裂的诊断特异性，因为造影剂可通过肌腱缺损处溢出至关节外[496]。对于修复后的肌腱，MR关节造影可鉴别正在愈合或已愈合的肌腱与复发性撕裂（部分或全层）。非关节造影的 MR 成像则可能不具备这种鉴别能力[497–499]。对于评价走行在关节内的肌腱，如肱二头肌长头肌腱和腘肌腱，MR关节造影也很有价值；如果看不到肌腱则提示断裂[500]。

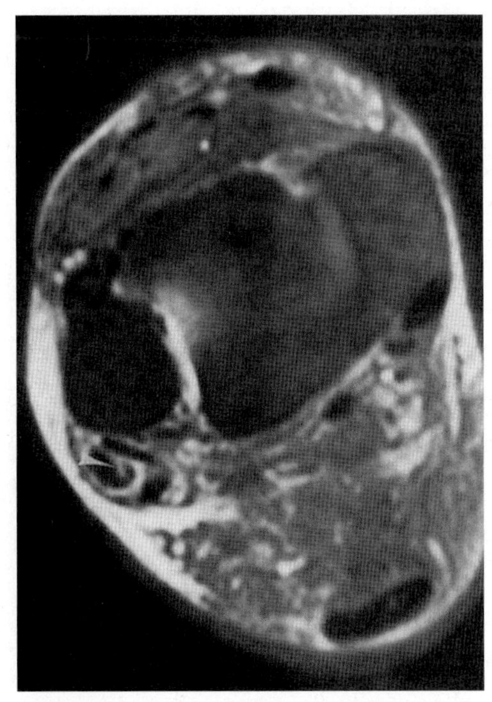

**图 5–77**　腓骨长肌腱的纵行劈裂。横轴位脂肪抑制T2加权（TR/TE$_{eff}$, 3000/42）快速自旋回波 MR 图像。纵行撕裂的高信号（三角箭头）使正常为卵圆形的肌腱失去了光滑的轮廓。

绕骨性突起走行或走行在纤维 – 骨凹槽内的肌腱，除断裂以外，还可能发生脱位和半脱位（图 5–82）。脱位和半脱位常累及肱二头肌长头腱[501,502]，但腓骨肌腱[503]、胫后肌腱[504]和尺侧腕伸肌腱[505]也可发生脱位。肌腱的脱位或半脱位常提示支持结构的损伤，例如，发生于腓骨肌腱则提示腓骨支持带损伤[503]，发生于肱二头肌腱则提示肩胛下肌损伤[489,501]。有时，脱位肌腱的 MR 表现比支持结构损伤的表现更明显，从而可作为支持结构损伤的一个重要辅助征象[489,506]（图 5–83）。在其他病例中，由于肌腱的半脱位或脱位仅为间歇性发作，所以在静态 MR 图像上可能观察不到。在这种情况下，为了观察肌腱在肢体活动期间的位置变化，采用动态成像技术（如超声）可能更为有效[507]。

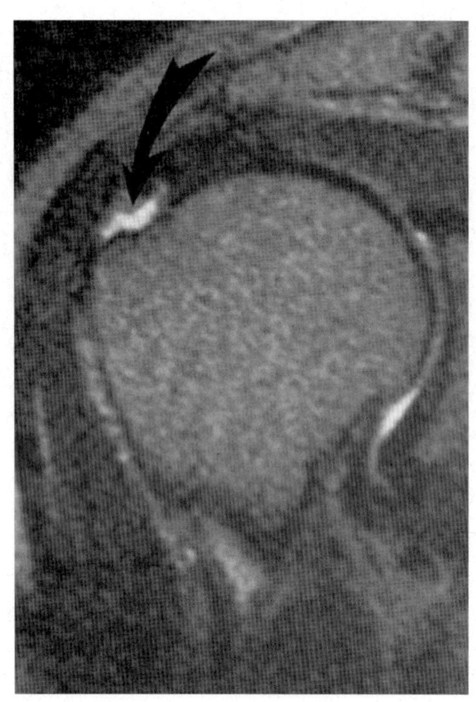

图5-78 肩袖全层撕裂。肩关节斜冠状位T2加权（TR/TE, 2000/80）自旋回波MR图像。可见冈上肌腱的裂口内充满液体（箭头）。

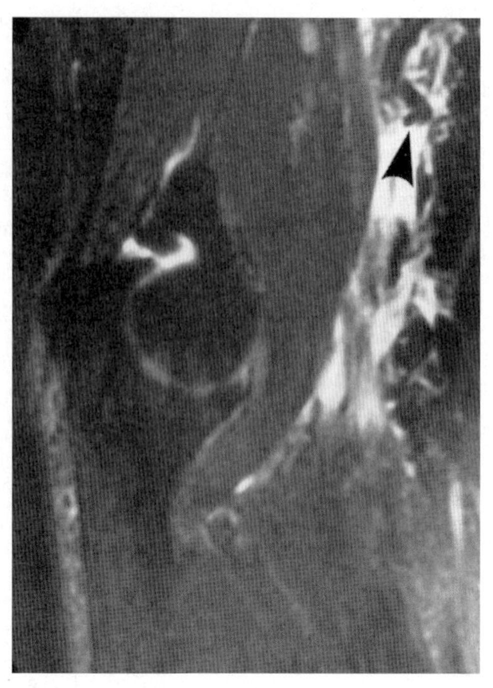

图5-80 肱二头肌腱远端撕裂后断端回缩。肘关节矢状位脂肪抑制T2加权（TR/TEeff, 3300/64）快速自旋回波MR图像。撕裂肌腱的近端（三角箭头）位于肘关节线上方数厘米处。依据MR图像的显示，手术切口向近端延长，以便找到断端并修复肌腱。

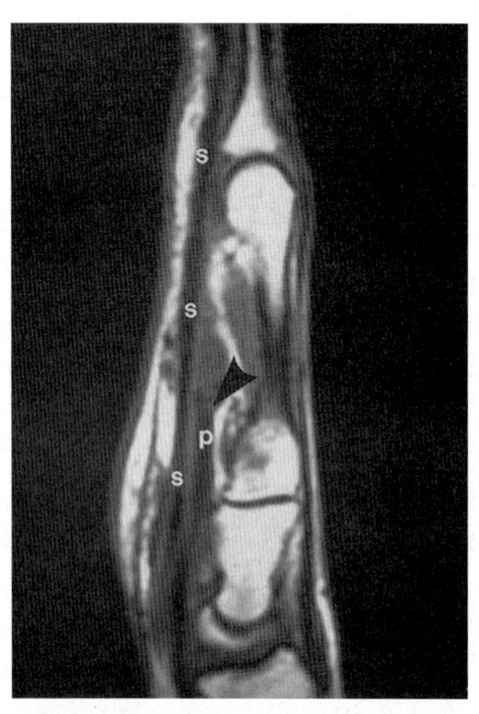


图5-79 撕裂后回缩的中指指深屈肌腱（P）。矢状位T1加权（TR/TE, 400/9）自旋回波MR图像。撕裂肌腱的近端（三角箭头）已经回缩到掌骨基底水平。这种程度的回缩使手术修复无法进行。指浅屈肌腱（S）保持完整。

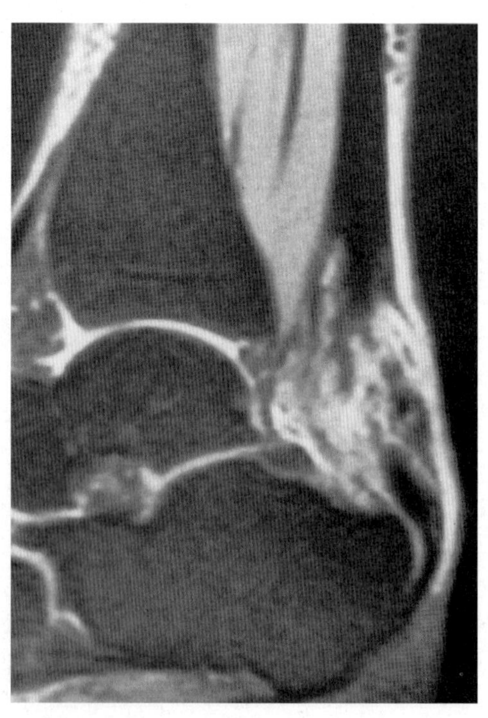

图5-81 跟腱完全撕裂伴断端退变。矢状位脂肪抑制中间加权（TR/TEeff, 3000/14）快速自旋回波MR图像。可见肌腱残端呈“拖把末端”样外形。退变肌腱的初期修复可能相当困难，故常用肌腱移植来加强肌腱。

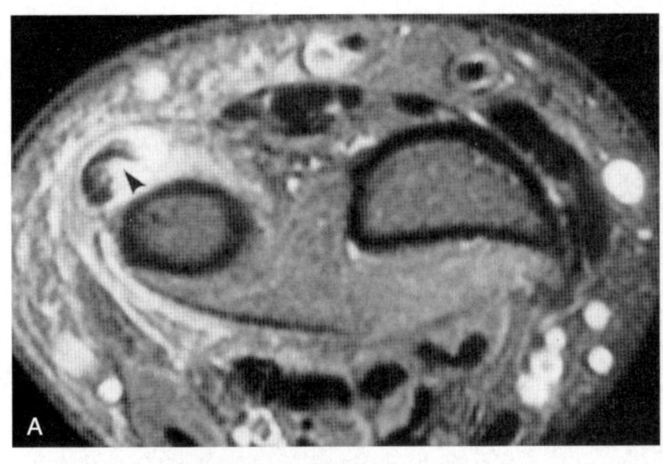


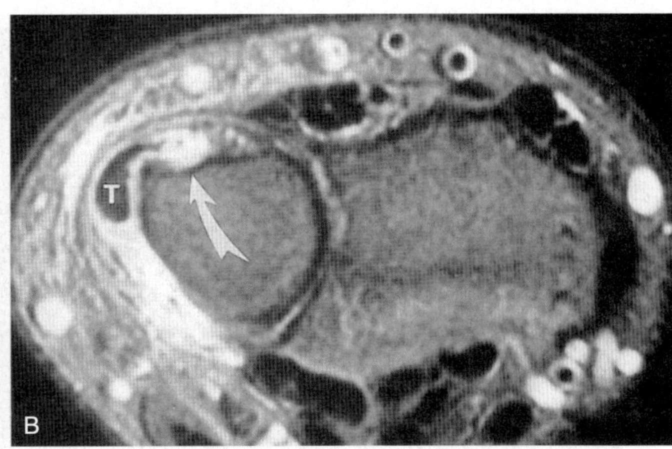


图 5-82　尺侧腕伸肌腱的高级撕裂和半脱位。
A　前臂远端横轴位脂肪抑制 T2 加权（TR/TEeff, 2500/43）快速自旋回波 MR 图像。可见肌腱的纵向撕裂（三角箭头）。
B　更远端的图像显示肌腱（T）从尺骨远端的凹槽（箭头）内向尺侧半脱位。

## 四、炎症性和浸润性病变

炎症性肌腱周围炎较退变性肌腱病少见。肌腱起止点炎可见于风湿性疾病和胶原血管性病变[508]，它使肌腱起止点受损，从而使其更容易发生自发性断裂。炎症也可发生于无潜在疾病运动员的肌腱起止处，常与邻近的滑囊炎有关[455]。偶尔在T2加权像上可见肌腱中心实质周围有一薄层高信号。据推测，这种表现可能代表腱周炎，即退变性肌腱病的早期炎症阶段[468,509]（图 5-84）。结合临床表现和 X 线片易于诊断羟基磷灰石沉积引起的钙化性肌腱炎，它的典型表现为疼痛肌腱内有绒毛状钙化[510]。在 MR 图像上，钙沉积在所有脉冲序列上均为明显的低信号，而在梯度恢复图像上则显示得模糊不清，其周围组织在 T2 加权图像上呈高信号[511]。

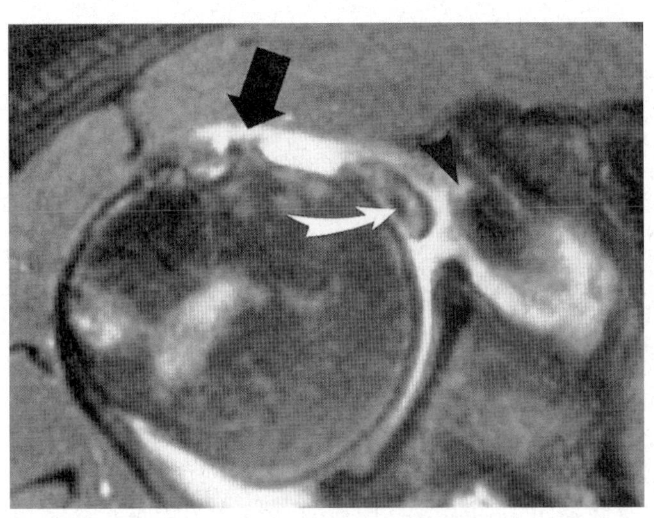

图 5-83　与肩胛下肌腱撕裂相关的肱二头肌长头肌腱的撕裂和脱位。横轴位脂肪抑制 T2 加权（TR/TEeff, 3120/54）快速自旋回波 MR 图像。二头肌腱（弯箭头）增大且信号增高，并向内侧脱位进入盂肱关节。肩胛下肌腱的断端（三角箭头）从其肱骨小结节附着处（直箭头）回缩。只要发现二头肌的关节内脱位，就应仔细观察有无肩胛下肌腱的断裂。

在家族性高脂血症或高胆固醇血症患者中，对肌腱浸润进行过最为详细的研究。对于有家族危险因素的患者，早期诊断非常重要，因为可以采用预防性措施来降低动脉硬化症的发生率[512]。这类患者中，跟腱的黄瘤样浸润可作为一种早期诊断征象。超声或 MR 成像都较临床体检更为敏感。在 MR 图像上，横断面可见跟腱呈斑点状表现，而在所有脉冲序列上则表现为高低信号交错的区域。晚期则表现为重度肌腱肥大[513,514]。

# 第八节　韧　带

体内致密的纤维结缔组织生来就是坚韧而又易弯曲的。韧带和关节囊用于连接骨结构。支持带附着于骨的一端或两端，用以加固通过的肌腱。筋膜常为其他软组织（如皮肤、腱鞘或韧带）提供固定。在评价这些纤维组织的急性扭伤、慢性撕裂的并发症以及损伤的治疗情况中，MR 成像起着辅助体格检查的作用。

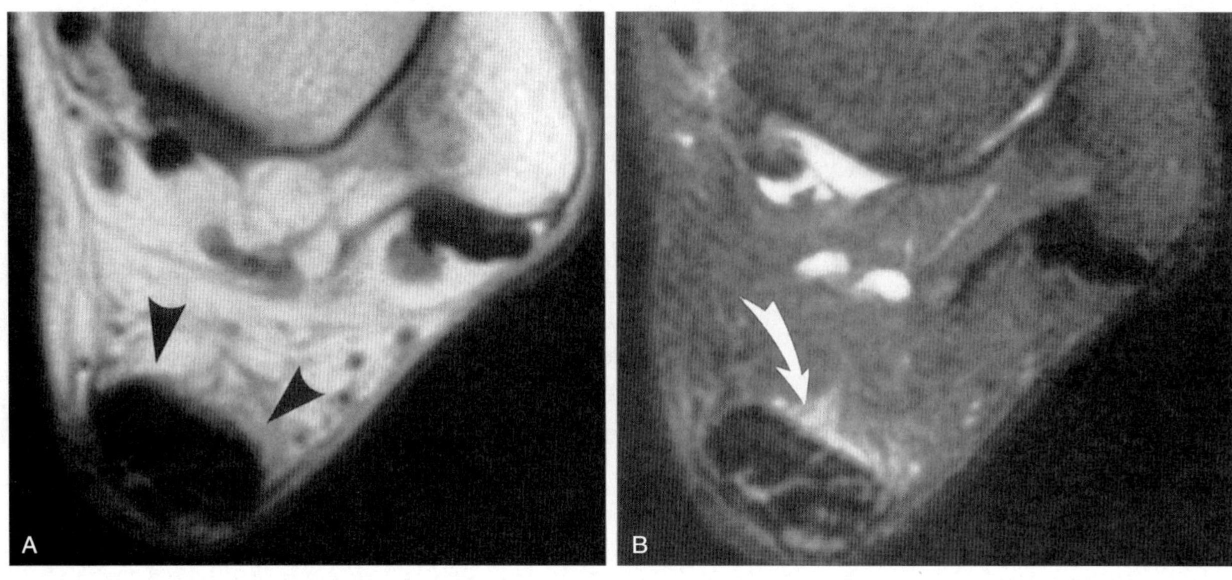


图 5-84 伴有腱囊组织炎的轻度跟腱病。

A 踝关节上部横轴位 T1 加权（TR/TE, 550/16）自旋回波 MR 图像。跟腱轻度肥大，其前缘模糊不清（三角箭头）。

B 脂肪抑制 T2 加权（TR/TE$_{eff}$, 2966/84）快速自旋回波 MR 图像。跟腱周围的轻度高信号（箭头）可能代表腱旁组织的炎症。

## 一、正常表现和成像技术

韧带、关节囊、支持带和筋膜在构成上类似于肌腱，都包含有成排的成纤维细胞和Ⅰ型胶原纤维，并含有少量的弹性蛋白。韧带为乏血管结构，但并不是无血管结构。与肌腱相比，韧带含有更多的基质和更少的胶原，其内的胶原纤维呈编织排列而不是平行排列。众多胶原纤维汇集成大的纤维束，各纤维束平行走行或螺旋形交叉走行。与肌腱的情况不同，韧带的纤维束之间没有交叉连接，因此各条纤维束可独立滑移。韧带的表浅纤维连于骨膜上，并通过Sharpey纤维紧紧地与下方骨皮质相连接。韧带的深层纤维则直接插入骨内，在组织学上有序地从韧带组织转化为纤维软骨，再转化为矿化纤维软骨，最后转化为皮质骨[451]。

像肌腱一样，韧带内几乎没有可动质子，因而在所有脉冲序列上均表现为低信号强度，但在短TE图像上，走行方向接近魔角的韧带例外。对于那些由界限清楚的纤维束构成的韧带，如膝关节的前交叉韧带或踝关节的三角韧带，纤维束之间存在有脂肪或滑膜组织，因而可观察相互分隔的纤维束[515]。在韧带与骨的纤维软骨附着处或韧带与未成熟附着点的附着处，低信号的韧带纤维会逐渐与下方组织的中等信号强度相混合。在骨骼未发育成熟的肘关节中，尺侧副韧带的肱骨附着点即为这种模式的典型实例[516]。MR成像评价韧带必须包括T2加权图像；对于被脂肪包绕的韧带或纤维束之间含有脂肪的韧带，加用脂肪抑制技术可使细微的信号异常更加醒目。

从韧带的一端骨附着点到另一端，正常的韧带应是连续的，但是由于韧带走行方向、成像平面和层厚的影响，有时不可能在单一图像上完整显示这种连续性。掌握损伤的常见部位并进行多个断层方位的全面评价将有助于避免诊断错误[517]。例如，成人的前交叉韧带损伤最常发生在股骨附着部或其附近。而邻近髁间窝外侧壁造成的部分平均容积伪影使这一区域难以在矢状位图像上评价，因此横轴位和冠状位图像对诊断前交叉韧带撕裂更加准确[518]。通常，标准的正交成像平面足以诊断韧带病变。沿韧带走行方向的断层成像可用于显示小的斜行韧带，如拇指的尺侧副韧带或膝关节的后外侧角结构[519]。

当肢体定位接受MR成像时，多数韧带被拉伸到其最大长度，因而表现为绷紧状态。常见的例子包括膝关节、肘关节和指（趾）的侧副韧带。对于这些结构，任何弯曲或松弛都提示存在病变。其他一些韧带，如膝关节伸直时的后交叉韧带，尽管通常处于松弛状态下接受MR成像，但它们仍然表现为从一骨到另一骨是连续的[520]。对于每一条容易损伤的韧带，放射科医师都应熟悉它的正常走向和厚度，因为位置和大小的改变可能是某些慢性撕裂或陈旧性结构损伤的唯一诊断线索[521]。

最后，MR 关节造影可在评价韧带方面起各种作用。侧副韧带常属于关节囊的一部分，因此可以通过造影剂使关节囊膨胀来评价其完整性[522,523]。分隔两个相邻关节腔的韧带，如腕关节的近排腕骨间韧带，可以对这两个相邻关节之一进行关节造影来进行评价[366,524]。肩关节的盂肱韧带是关节囊内表面的特定增厚区，因此最好在关节内注入的造影剂浸没其表面之后对这些关节囊内韧带进行评价[525]。对于韧带损伤或重建术后关节内形成的瘢痕组织，在 MR 成像之前行关节造影往往也更容易进行评价。这种应用的实例包括踝关节前外方软组织撞击或膝关节“独眼”病变（为一种局部性关节纤维化）的诊断[526]。MR 关节造影最常用稀释的钆造影剂，因此主要采集多平面的 T1 加权图像。

## 二、急性损伤

急性韧带损伤称为扭伤，可引起关节疼痛和不稳。扭伤发生在韧带基质内或者在其骨性附着处。Ⅰ度扭伤代表纤维的过度拉伸，显微镜下可见出血和撕裂，但没有肉眼可见的纤维断裂。Ⅱ度损伤时韧带出现部分撕裂，而Ⅲ度损伤时韧带会完全断裂[453]。临床上，韧带损伤的级别越高，应力测试中关节的松弛度也越高。扭伤的程度会影响其治疗以及愈合的预后。

撕裂韧带愈合时可伴有瘢痕组织形成和纤维化，愈合后的韧带几乎和无损伤韧带一样强韧。例如，膝关节内侧副韧带或踝关节外侧韧带的单一性撕裂，保守治疗的效果要优于手术治疗[527,528]。对于其他一些韧带，只有当韧带断端紧贴撕裂部位时，韧带才有可能自发性愈合。例如，在拇指掌指关节尺侧副韧带撕裂时，如果内收肌腱膜插入在撕裂的韧带和其附着处之间，则需要行手术重新对接韧带。没有这种所谓Stener病变的撕裂仍可能自发性愈合[529,530]。与上述情况相反，未经治疗的膝关节前交叉韧带或外侧副韧带的Ⅲ度撕裂绝不会自发性愈合，因此许多外科医师认为，对于年轻运动员的这些损伤，外科重建术就是“保守”治疗[531,532]。

尽管临床上可以诊断大多数韧带扭伤，但 MR 成像可用于证实损伤、评估损伤的严重性和发现相关的其他损伤（图 5–85）。韧带完全性撕裂的特征是韧带纤维的连续性完全中断，且断裂口在T2加权图像上呈高信号[533,534]。

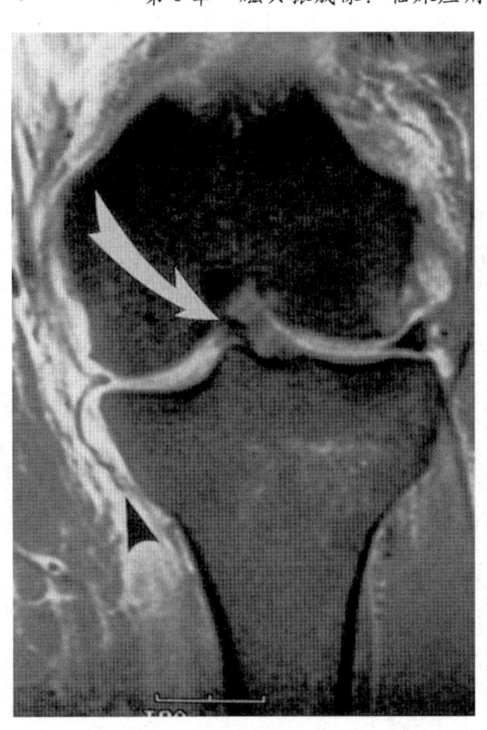

**图 5–85**　内侧副韧带的急性完全撕裂。膝关节冠状位脂肪抑制中间加权（TR/TE$_{eff}$, 3500/20）快速自旋回波 MR 图像。内侧副韧带的纤维完全断裂（三角箭头）。同时可见内侧半月板撕裂并移位到髁间切迹内处（箭头）。累及内侧副韧带深层的撕裂也可使半月板与周围附着处相分离。

急性扭伤时，韧带的撕裂端有可能呈“拖把末端”样表现，表明断端的纤维束未完全散开，但其间有出血和水肿（图 5–86A）。数周内，这些散开的纤维束会融合在一起，断端也更加清晰可见（见图 5–86B）。Ⅱ度部分撕裂（或部分愈合后的完全撕裂）可显示有一些完整的纤维束和一些断裂的纤维束。Ⅰ度损伤的韧带（韧带内扭伤）可见增厚，在T2 加权图像上可见内部高信号，这些特征反映了微观水平的韧带损伤[535]。虽然用MR成像对韧带损伤进行分级似乎简单，但实际工作中常比较困难[536,537]。此外，大多数实验证据也均未表明MR分级和临床分级之间有稳定的一致性[538–540]。笔者依据撕裂的纤维是否超过韧带的 50%，通常将损伤分为“高度”或“低度”；或者使用诸如“Ⅰ – Ⅱ度损伤”之类的诊断术语。然而对于构成关节囊的韧带，如肘关节的尺侧副韧带，MR关节造影应比常规MR成像能更好地鉴别完全撕裂和部分撕裂。只有全层撕裂才能使注入的造影剂通过撕裂口外溢[541]。同样，MR关节造影还可直接显示关节囊损伤，其也可导致关节不稳[542,543]（图 5–87）。

文献曾描述过很多韧带损伤的间接 MR 成像征象，尤其是针对膝关节前交叉韧带的撕裂[534,544,545]。这些损伤中最重要的是骨挫伤，其表现在本章前面

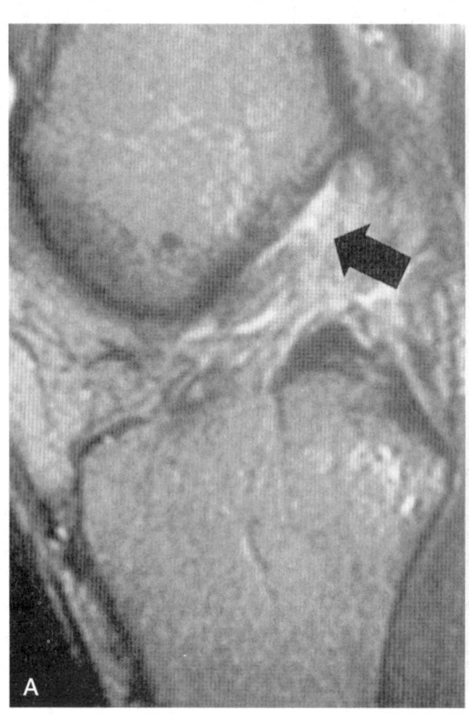


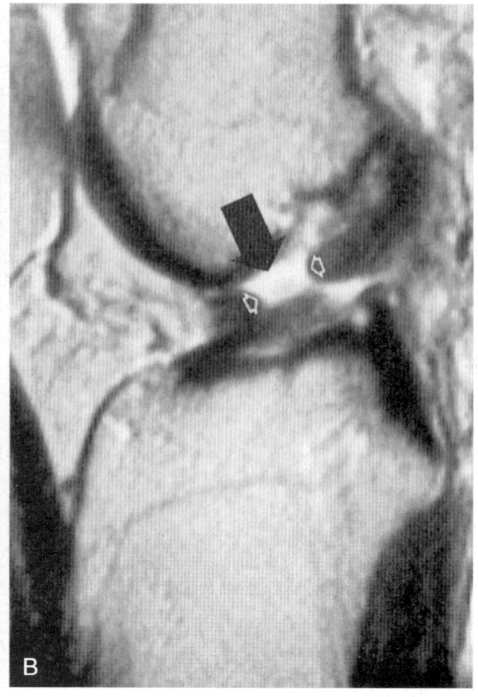


图 5-86 前交叉韧带的完全撕裂。

A 急性撕裂。膝关节矢状位T2加权（TR/TE，2300/80）自旋回波MR图像。图中看不到任何连续的韧带纤维。水肿和出血将撕裂的韧带纤维束分隔开（箭头）。

B 亚急性撕裂。另一患者矢状位T2加权（TR/TE, 2300/70）自旋回波MR图像。数周后，韧带的撕裂断端变得更加清晰（三角箭头）。韧带断头之间可见存留的充液间隙（箭头）。

已讨论过。其他征象还包括残留纤维的异常走行方向和由韧带功能丧失而引起的关节半脱位。尽管这些间接征象的出现可能将放射科医师的注意力引导到某一特定韧带，但对于诊断急性或亚急性韧带扭伤而言，主要征象，即纤维的不连续仍是最可靠的征象[546]。此外，间接征象的出现与否也不能用于鉴别韧带是完全撕裂还是部分撕裂[547]。

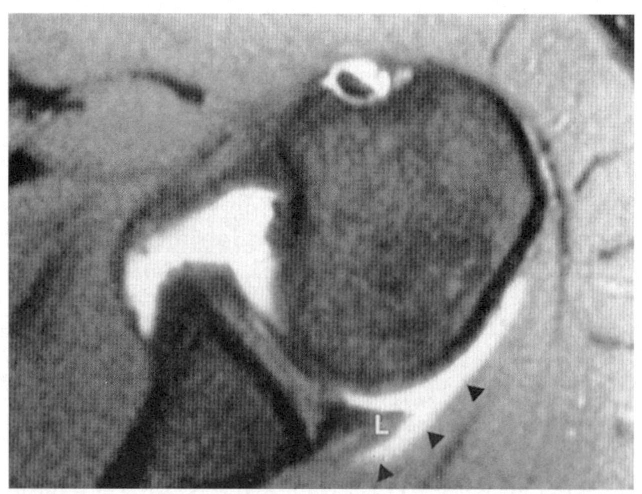


图 5-87 复发性肩关节后方不稳患者的后关节囊撕裂。关节囊内注射造影剂后获得的横轴位脂肪抑制T1加权（TR/TE，833/15）自旋回波MR图像。后关节囊（三角箭头）已经从其后盂唇（L）尖端的正常附着处撕裂开。后关节囊已通过手术重新复原。

在几种特殊情况下，MR成像对韧带损伤的临床治疗有直接的影响。例如，当体格检查提示拇指的尺侧副韧带断裂时，MR成像可直接显示是否存在Stener病变以及是否需要外科手术[523,530,548]（图5-88）。在严重的膝关节损伤中，如果同时发生多条韧带损伤，那么临床评价将会不可靠[549,550]。尽管MR成像对于这种膝关节多条韧带撕裂的诊断准确性也低于单发性韧带撕裂，但它仍然优于体格检查，而且可以显示临床上没有怀疑到的韧带损伤[537]。同样，在严重踝关节扭伤时，MR成像除了可显示距腓前韧带和跟腓韧带的损伤外，还可以同时显示累及胫腓韧带（下胫腓韧带联合）的损伤（图5-89）。累及下胫腓韧带联合体的扭伤（高位踝关节扭伤）与典型的踝关节扭伤在临床上难以鉴别，但这种扭伤需要更长的愈合时间，而且长期预后也较差[551]。最后，对一些临床可疑韧带损伤的病例，若MR成像显示韧带完好，常可提示诱发患者症状的其他异常（图5-90）。

与肌腱的情况不同，韧带的过度使用通常不会造成韧带的病理改变。但是，慢性重复性损伤可能是引起足底跖腱膜炎症和退变的原因[552]。在急性跖腱膜炎中，MR成像显示跖腱膜内及其周围呈高信号（图5-91）。若患病时间较长，跖腱膜通常还会增厚[553,554]。跖腱膜完全断裂者罕见，但如果发现跖腱

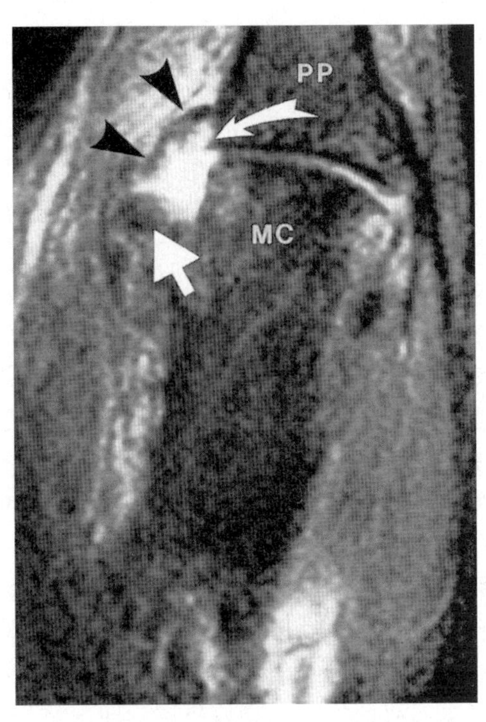


图 5-88　拇指尺侧副韧带撕裂和 Stener 病变。冠状位脂肪抑制 T2 加权（TR/TE$_{eff}$, 3000/44）快速自旋回波 MR 图像。撕脱的尺侧副韧带（直箭头）向近端回缩呈球形卷曲，而且因内收肌腱膜（三角箭头）的疝入与其远端附着处（弯箭头）分离。MC，掌骨；PP，近端指骨。

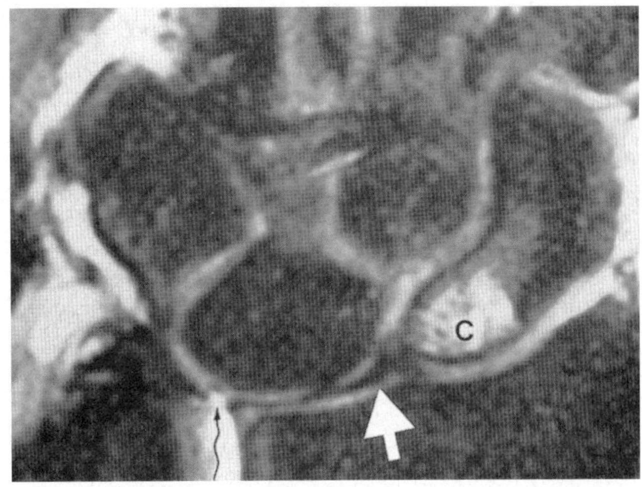


图5-90　该患者因局部压痛临床上怀疑为舟月韧带损伤。腕关节冠状位脂肪抑制 T2 加权（TR/TE$_{eff}$, 3000/42）快速自旋回波 MR 图像。舟月韧带显示完好（白箭头），但舟骨（C）近端可见骨挫伤，从而解释了患者的症状。如果进行了标准的关节造影，可诊断为三角软骨的伴随撕裂（黑箭头），但却不能诊断出舟骨的骨挫伤。

膜纤维的不连续，便可确诊。保守治疗对大多数跖腱膜炎有效，不过可能要花数月时间才能达到完全愈合[555]。这种情况下，MR 成像表现和临床结果之间似乎没有任何相关性[556]。

## 三、经治疗的慢性损伤

当撕裂的韧带试图愈合时，纤维瘢痕组织便会形成，并在 MR 图像上表现为低信号强度。保守治

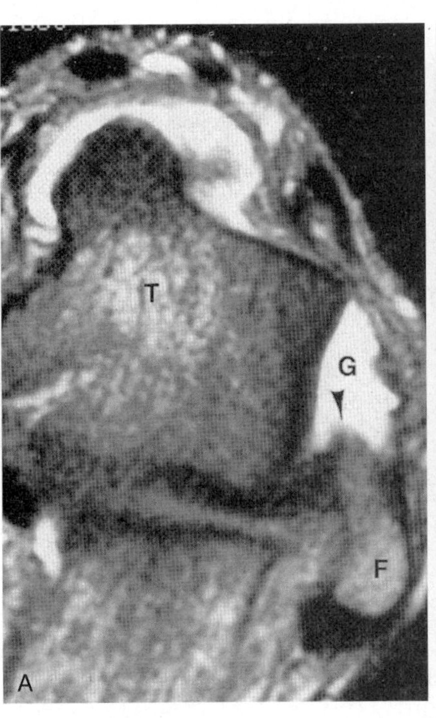


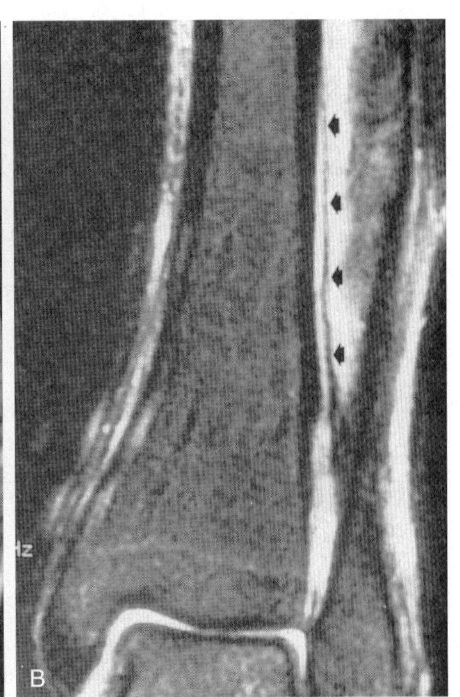


图 5-89　高位踝关节扭伤。

A　踝关节横断位脂肪抑制 T2 加权（TR/TE$_{eff}$, 5683/84）快速自旋回波 MR 图像。由于距腓前韧带的断裂（三角箭头）关节液使前外侧沟（G）扩张。F, 腓骨；T，距骨。

B　冠状位脂肪抑制 T2 加权（TR/TE$_{eff}$, 2533/96）快速自旋回波 MR 图像。可见下胫腓韧带联合体的附加损伤，且撕裂的韧带联合体使骨膜从胫骨远端（箭头）掀起。与典型的“低位”踝关节扭伤相比，累及此韧带联合体的损伤需要的愈合时间更长。

疗或修复术后成功愈合的韧带，其厚度将会增加，但在T2加权图像上却表现为低信号。韧带内发生骨化的任何区域，在所有脉冲序列上都将表现为骨髓的信号特点。如果韧带不能正常愈合，那么撕裂将转变为慢性，患者可能会有持续的关节不稳或非特异性疼痛。此时常需要进行MR成像检查。

慢性韧带撕裂的MR成像表现比急性撕裂更加多变。有时表现为完全看不到韧带组织。有时则表现为低信号瘢痕，但没有正常韧带的形态。这种表现常见于慢性前交叉韧带撕裂，撕裂的前交叉韧带可通过瘢痕连接于后交叉韧带上（图5-92）。瘢痕化的前交叉韧带可表现为局部的成角或弯曲变形，或者相对水平地位于髁间切迹内[521]。虽然前后交叉韧带之间可形成瘢痕，但这种瘢痕并不会给膝关节带来稳定[555]。其他一些韧带，如踝关节的外侧韧带，撕裂后一般在原韧带位置处形成瘢痕。此时若不采用MR关节造影，鉴别已愈合的韧带和功能不全的瘢痕化韧带会很困难[556]。

MR成像在慢性韧带撕裂中的作用有几方面。除了可发现异常韧带本身以外，MR成像还可用于明确与慢性韧带撕裂共发或类似的其他病变。这种情况在踝关节尤为常见，此处的腓侧肌腱撕裂、支持带损伤、距骨穹隆骨软骨病变、应力骨折、跗窦综合征和软组织撞击症，都可能与慢性关节外侧不稳的症状类似。其他这些病变都有其特征性的MR成像表现[477,557-559]。MR成像还可以明确韧带撕裂的其他后遗症。例如，前外侧软组织撞击综合征指的是踝关节前外侧沟内的瘢痕形成，其可能是反复的外侧扭伤所致。这种瘢痕组织若嵌顿在胫腓骨之间便会出现症状，但在关节镜下易于切除[560]。T2加权图像可显示这种瘢痕组织，因为其周围有液体环绕[526,561]。

通过同种异体移植或自体移植的韧带重建术已成为许多韧带撕裂的首选治疗方法，尤其是膝关节的前交叉韧带。在MR图像上可分析骨隧道的位置[562]，但这在X线片上显然更容易完成[563,564]。为了减少前交叉韧带移植物发生撞击的可能性，手术过程中常进行髁间窝成形术，但这种成形术的效果不太明显。X线片可能会低估髁间切迹清创的适宜性[565]，而MR成像则可显示纤维软骨的过度生长，这至少在理论上可形成对移植物的撞击[566]。移植物内信号强度诊断上作用似乎比人们预想的要小[567]。早期研究表明，T2加权像上移植物内呈高信号提示撞击[562,568]或血管组织的长入[569]。但很多近期的研究表明，移植物内的高信号并不一定是这类病变所致[567]，而且移植物撞击也不一定是移植失败的主要原因[564]。

前交叉韧带重建术后MR成像的明确作用是诊断移植物的断裂以及移植物撞击以外的其他并发症。移植物在图像上看不到或移植物纤维不连续都提示移植物已完全断裂[567,569]（图5-93）。虽然移植物的部分撕裂难以与移植物完好相鉴别，但应在矢状位和

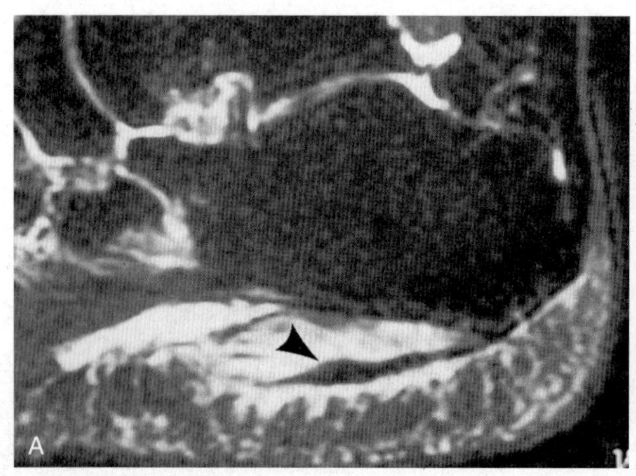


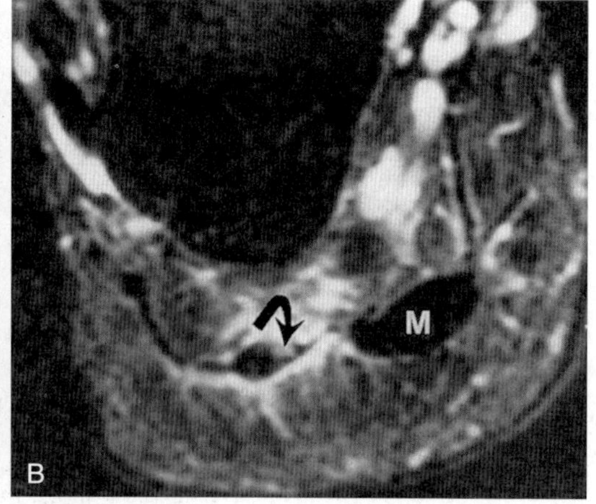


图5-91　慢性内侧跖腱膜炎和急性外侧跖腱膜炎。

A 后足矢状位脂肪抑制T2加权（TR/TE$_{eff}$, 3000/71）快速自旋 回波MR图像。可见足底跖腱膜外侧束结节状增厚（三角箭头），伴有周围组织的高信号水肿。

B 冠状位脂肪抑制T2加权（TR/TE$_{eff}$, 6100/73）快速自旋回波MR图像。跖腱膜外侧束内可见局灶性高信号（箭头）。内侧束（M）增厚，但为均一的低信号。

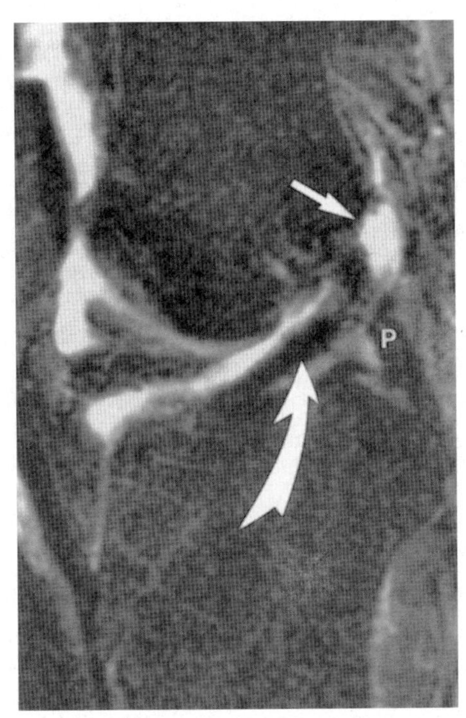


图 5–92　慢性前交叉韧带撕裂。矢状位快速 STIR（TR/TE/TI，3200/69/155）MR 图像。撕裂韧带（弯箭头）的位置较正常更加水平，而且与后交叉韧带（P）之间形成瘢痕，但没有止于其通常的附着点（直箭头）。

冠状位评价移植物的厚度，以确认所有的纤维都完好[567]。前交叉韧带重建术后，除移植物断裂或过度牵拉造成的复发性关节不稳外，另一个主要并发症是活动范围的减少。虽然关节僵硬可因广泛的关节纤维化（常要接受康复治疗）所致，但局限性关节纤维化也可发生在前交叉韧带移植物的前方。这些“独眼”病变（因其关节镜下的表现而命名）会妨碍膝关节的充分伸展，因此需要通过关节镜进行切除[570]。在 T2 加权图像上，“独眼”病变表现为结节状软组织团块，呈中等信号到低信号，位于前髁间切迹内[571,572]。在 MR 关节造影图像上，“独眼”病变表现为关节内的软组织团块，位于移植物前方（图 5–94）。

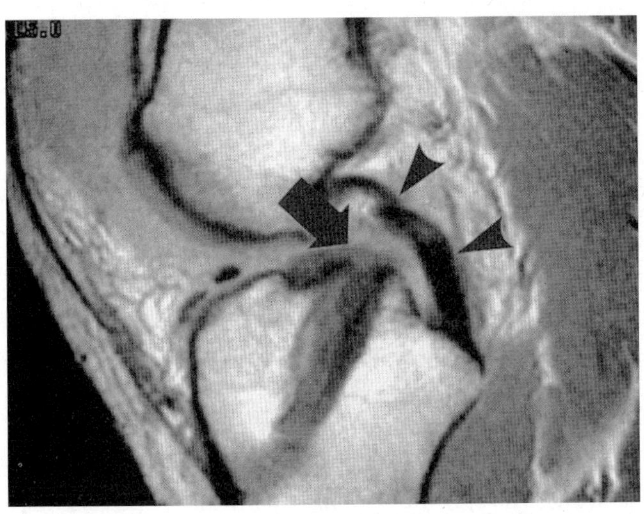

图 5–93　前交叉韧带重建移植物的断裂。矢状位中间加权（TR/TE, 2600/19）自旋回波 MR 图像。髁间切迹内未见应与胫骨隧道（箭头）相连的移植物纤维。后交叉韧带（三角箭头）完好。

# 小　结

尽管 MR 成像存在的时间相对较短，但它已经成为一种最有效的无创性成像技术，可用于检查肌肉骨骼系统众多的创伤性、退变性、风湿病性、感染性和肿瘤性病变。不管是在健康状态还是疾病状态下，各种组织不同的大体解剖和组织学特点决定了它们的 MR 表现。对各种脉冲序列和成像参数的理解将会增强放射科医师鉴别正常和异常组织的能力。然而，MR 成像的真正价值源于它对解剖细节的显示。充分理解这些表现反过来又有利于指导各种肌肉骨骼病变的临床治疗。

（郑卓肇　陈仲强　译　　娄思权　校）

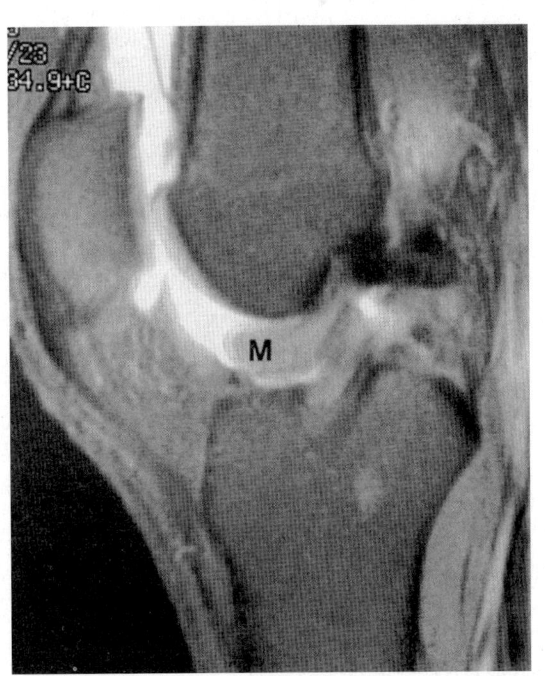


图 5–94　前交叉韧带重建后的“独眼”病变。关节内注入稀释钆造影剂后的矢状位脂肪抑制T1加权（TR/TE, 700/15）自旋回波MR图像。位于髁间切迹前部的软组织肿块（M）被注入的造影剂勾画出轮廓。

# 参考文献


1. Quinn SF, McCarthy JL: Prospective evaluation of patients with suspected hip fracture and indeterminate radiographs: Use of T1-weighted MR images. Radiology *187*:469, 1993.
2. Carmichael IW, MacLeod AM, Travlos J: MRI can prevent unnecessary arthroscopy. J Bone Joint Surg Br *79*:624, 1997.
3. Durham JR, Lukens ML, Campanini DS, et al: Impact of magnetic resonance imaging on the management of diabetic foot infections. Am J Surg *162*:150, 1991.
4. Schweitzer ME, Fort J: Cost-effectiveness of MR imaging in evaluating polymyositis. AJR *165*:1469, 1995.
5. Rubin DA, Paletta GA Jr: Current concepts and controversies in meniscal imaging. Magn Reson Imaging Clin N Am *8*:243, 2000.
6. Thornbury JR, Fryback DG, Turski PA, et al: Disk-caused nerve compression in patients with acute low-back pain: Diagnosis with MR, CT myelography, and plain CT. Radiology *186*:731, 1993.
7. Rubin DA, Kneeland JB: MR imaging of the musculoskeletal system: Technical considerations for enhancing image quality and diagnostic yield. AJR *163*:1155, 1994.
8. Bradley WG Jr, Tsuruda JS: MR sequence parameter optimization: An algorithmic approach. AJR *149*:815, 1987.
9. Mezrich R: A perspective on K-space. Radiology *195*:297, 1995.
10. Wall BE, Wolfman NT, Williams R, et al: Dedicated MR receiver coils: A simple design and construction method. Radiology *160*:273, 1986.
11. Kulkarni MV, Patton JA, Price RR: Technical considerations for the use of surface coils in MRI. AJR *147*:373, 1986.
12. Kneeland JB, Hyde JS: High-resolution MR imaging with local coils. Radiology *171*:1, 1989.
13. Hyde JS, Jesmanowicz A, Froncisz W, et al: Parallel image acquisition from noninteracting local coils. J Magn Reson *70*:512, 1986.
14. Soila K, Viamonte M Jr, Starewicz P: Chemical shift misregistration effect in magnetic resonance imaging. Radiology *153*:819, 1984.
15. Wood ML, Henkelman RM: MR image artifacts from periodic motion. Med Phys *12*:143, 1985.
16. Czervionke LF, Czervionke JM, Daniels DL, et al: Characteristic features of MR truncation artifacts. AJR *151*:1219, 1988.
17. Schwaighofer BW, Yu KK, Mattrey RF: Diagnostic significance of interslice gap and imaging volume in body MR imaging. AJR *153*:629, 1989.
18. Erickson SJ, Prost RW, Timins ME: The "magic angle" effect: Background physics and clinical relevance. Radiology *188*:23, 1993.
19. Cohen MD, Klatte EC, Baehner R, et al: Magnetic resonance imaging of bone marrow disease in children. Radiology *151*:715, 1984.
20. Jones RJ: The role of bone marrow imaging. Radiology *183*:321, 1992.
21. Dooms GC, Fisher MR, Hricak H, et al: Bone marrow imaging: Magnetic resonance studies related to age and sex. Radiology *155*:429, 1985.
22. Nyman R, Rehn S, Glimelius B, et al: Magnetic resonance imaging in diffuse malignant bone marrow diseases. Acta Radiol *28*:199, 1987.
23. Volger JB III, Murphy WA: Bone marrow imaging. Radiology *168*:679, 1988.
24. Rosen BR, Fleming DM, Kushner DC, et al: Hematologic bone marrow disorders: Quantitative chemical shift MR imaging. Radiology *169*:799, 1988.
25. Guckel F, Brix G, Smmler W, et al: Systemic bone marrow disorders: Characterization with proton chemical shift imaging. J Comput Assist Tomogr *14*:633, 1990.
26. Steiner RM, Mitchell DG, Rao VM, et al: Magnetic resonance imaging of bone marrow: Diagnostic value in diffuse hematologic disorders. Magn Reson Q *6*:17, 1990.
27. Bydder GM, Young IR: MR imaging: Clinical use of the inversion recovery sequence. J Comput Assist Tomogr *9*:659, 1985.
28. Sebag GH, Moore SG: Effect of trabecular bone on the appearance of marrow in gradient-echo imaging of the appendicular skeleton. Radiology *174*:855, 1990.
29. Rosenthal H, Thulborn KR, Rosenthal DI, et al: Magnetic susceptibility effects of trabecular bone on magnetic resonance imaging of bone marrow. Invest Radiol *25*:173, 1990.
30. Krikun ME: Red-yellow marrow conversion: Its effect on the location of some solitary bone lesions. Skeletal Radiol *14*:10, 1985.
31. Moore SG, Dawson KL: Red and yellow marrow in the femur: Age-related changes in appearance at MR imaging. Radiology *175*:219, 1990.
32. Zawin JK, Jaramillo D: Conversion of bone marrow in the humerus, sternum, and clavicle: Changes with age on MR images. Radiology *188*:159, 1993.
33. Waitches G, Zawin JK, Poznanski AK: Sequence and rate of bone marrow conversion in the femora of children as seen on MR imaging: Are accepted standards accurate? AJR *162*:1399, 1994.
34. Okada Y, Aoki S, Barkovich AJ, et al: Cranial bone marrow in children: Assessment of normal development with MR imaging. Radiology *171*:161, 1989.
35. Dawson KL, Moore SG, Rowland JM: Age-related marrow changes in the pelvis: MR and anatomic findings. Radiology *183*:47, 1992.
36. Ricci C, Cova M, Kang YS, et al: Normal age-related patterns of cellular and fatty bone marrow distribution in the axial skeleton: MR imaging study. Radiology *177*:83, 1990.
37. Richardson ML, Patten RM: Age-related changes in marrow distribution in the shoulder: MR imaging findings. Radiology *192*:209, 1994.
38. Koo KH, Dussault R, Kaplan P, et al: Age-related marrow conversion in the proximal metaphysis of the femur: Evaluation with T1-weighted MR imaging. Radiology *206*:745, 1998.
39. Hajek PC, Baker LL, Goodbar JE, et al: Focal fat deposition in axial bone marrow: MR characteristics. Radiology *162*:245, 1987.
40. Ross JS, Masaryk TJ, Modic MT, et al: Vertebral hemangiomas: MR imaging. Radiology *165*:165, 1987.
41. Jaramillo D, Laor T, Hoffer FA, et al: Epiphyseal marrow in infancy: MR imaging. Radiology *180*:809, 1991.
42. Erslev AJ: Medullary and extramedullary blood formation. Clin Orthop *52*:25, 1967.
43. Rao VM, Fishman M, Mitchell DG, et al: Painful sickle cell crisis: Bone marrow patterns observed with MR imaging. Radiology *161*:211, 1986.
44. Deutsch AL, Mink JH, Rosenfelt FP, et al: Incidental detection of hematopoietic hyperplasia on routine knee MR imaging. AJR *152*:333, 1989.
45. Poulton TB, Murphy WD, Duerk JL, et al: Bone marrow reconversion in adults who are smokers: MR imaging findings. AJR *161*:1217, 1993.
46. Shellock FG, Morris E, Deutsch AL, et al: Hematopoietic bone marrow hyperplasia: High prevalence on MR images of the knee in asymptomatic marathon runners. AJR *158*:335, 1992.
47. Caldemeyer KS, Smith RR, Harris A, et al: Hematopoietic bone marrow hyperplasia: Correlation of spinal MR findings, hematologic parameters, and bone mineral density in endurance athletes. Radiology *198*:503, 1996.
48. Szygula Z: Erythrocytic system under the influence of physiologic exercise and training. Sports Med *10*:181, 1990.
49. Mirowitz SA: Hematopoietic bone marrow within the proximal humeral epiphysis in normal adults: Investigation with MR imaging. Radiology *188*:689, 1993.
50. Rao VM, Mitchell DG, Rifkin MD, et al: Marrow infarction in sickle cell anemia: Correlation with marrow type and distribution by MRI. Magn Reson Imaging 7:39, 1989.
51. Olson DO, Shields AF, Scheurich CJ, et al: Magnetic resonance imaging of the bone marrow in patients with leukemia, aplastic anemia, and lymphoma. Invest Radiol *21*:540, 1986.
52. Kaplan PA, Asleson RJ, Klassen LW, et al: Bone marrow patterns in aplastic anemia: Observations with 1.5-T MR imaging. Radiology *164*:441, 1987.
53. Remedios PA, Colletti PM, Raval JK, et al: Magnetic resonance imaging of bone after radiation. Magn Reson Imaging *6*:301, 1988.
54. Casamassima F, Ruggiero C, Caramella D, et al: Hematopoietic bone marrow recovery after radiation therapy: MRI evaluation. Blood *73*:1677, 1989.
55. Blomlie V, Rofstad EK, Skjønsberg A, et al: Female pelvic bone marrow: Serial MR imaging before, during, and after radiation therapy. Radiology *194*:537, 1995.
56. Stevens SK, Moore SG, Kaplan ID: Early and late bone-marrow changes after irradiation: MR evaluation. AJR *154*:745, 1990.
57. Stevens SK, Moore SG, Amylon MD: Repopulation of marrow after transplantation: MR imaging with pathologic correlation. Radiology *175*:213, 1990.
58. Fletcher BD, Wall JE, Hanna SL: Effect of hematopoietic growth factors on MR images of bone marrow in children undergoing chemotherapy. Radiology *189*:745, 1993.
59. Lien HH, Taksdal I, Scheistroen M, et al: Focal regeneration of irradiated bone marrow: A pitfall in MR imaging [letter]. AJR *165*:742, 1995.
60. Lanir A, Aghai E, Simon JS, et al: MR imaging in myelofibrosis. J Comput Assist Tomogr *10*:634, 1986.
61. Jensen KE, Grube T, Thomsen C, et al: Prolonged bone marrow T1-relaxation in patients with polycythemia vera. Magn Reson Imaging *6*:291, 1988.
62. Kaplan KR, Mitchell DG, Steiner RM, et al: Polycythemia vera and myelofibrosis: Correlation of MR imaging, clinical, and laboratory findings. Radiology *183*:329, 1992.
63. Vande Berg BC, Malghem J, Devuyst O, et al: Anorexia nervosa: Correlation between MR appearance of bone marrow and severity of disease. Radiology *193*:859, 1994.
64. Vande Berg BC, Malghem J, Lecouvet FE, et al: Distribution of serouslike bone marrow changes in the lower limbs of patients with anorexia nervosa: Predominant involvement of the distal extremities. AJR *166*:621, 1996.
65. Seaman JP, Kjeldsberg CR, Linker A: Gelatinous transformation of the bone marrow. Hum Pathol *9*:685, 1978.
66. Mehta K, Gascon P, Robboy S: The gelatinous bone marrow (serous atrophy) in patients with acquired immunodeficiency syndrome. Evidence of excess sulfated glycosaminoglycan. Arch Pathol Lab Med *116*:504, 1992.
67. Ehman RL: MR imaging of medullary bone. Radiology *167*:867, 1988.
68. Wilson AJ, Murphy WA, Hardy DC, et al: Transient osteoporosis: Transient bone marrow edema? Radiology *167*:757, 1988.
69. Bloem JL: Transient osteoporosis of the hip: MR imaging. Radiology *167*:753, 1988.
70. Reinus WR, Fischer KC, Ritter JH: Painful transient tibial edema. Radiology *192*:195, 1994.
71. Kulkarni RW, Wollstein R, Tayar R, et al: Patterns of healing of scaphoid fractures. The importance of vascularity. J Bone Joint Surg Br *81*:85, 1999.

72. Munk PL, Helms CA, Holt RG: Immature bone infarcts: Findings on plain radiographs and MR scans. AJR *52*:547, 1989.
73. Mankad VN, Williams JP, Harpen MD, et al: Magnetic resonance imaging of bone marrow in sickle cell disease: Clinical, hematologic, and pathologic correlations. Blood *75*:274, 1990.
74. Mitchell DG, Rao VM, Dalinka MK, et al: Femoral head avascular necrosis: Correlation of MR imaging, radiographic staging, radionuclide imaging, and clinical findings. Radiology *162*:709, 1987.
75. Mitchell MD, Kundel HL, Steinberg ME, et al: Avascular necrosis of the hip: Comparison of MR, CT, and scintigraphy. AJR *147*:67, 1986.
76. Coleman BG, Kressel HY, Dalinka MK, et al: Radiographically negative avascular necrosis: Detection with MR imaging. Radiology *168*:525, 1988.
77. Brody AS, Strong M, Babikian G, et al: John Caffey Award paper. Avascular necrosis: Early MR imaging and histologic findings in a canine model. AJR *157*:341, 1991.
78. Mitchell DG, Kressel HY, Arger PH, et al: Avascular necrosis of the femoral head: Morphologic assessment by MR imaging, with CT correlation. Radiology *161*:739, 1986.
79. Sakai T, Sugano N, Nishii T, et al: MR findings of necrotic lesions and the extralesional area of osteonecrosis of the femoral head. Skeletal Radiol *29*:133, 2000.
80. Steinberg ME, Bands RE, Parry S, et al: Does lesion size affect the outcome in avascular necrosis? Clin Orthop *367*:262, 1999.
81. Kopecky KK, Braunstein EM, Brandt KD, et al: Apparent avascular necrosis of the hip: Appearance and spontaneous resolution of MR findings in renal allograft recipients. Radiology *179*:523, 1991.
82. Sakamoto M, Shimizu K, Iida S, et al: Osteonecrosis of the femoral head: A prospective study with MRI. J Bone Joint Surg Br *79*:213, 1997.
83. Ito H, Matsuno T, Kaneda K: Prognosis of early stage avascular necrosis of the femoral head. Clin Orthop *358*:149, 1999.
84. Beltran J, Knight CT, Zuelzer WA, et al: Core decompression for avascular necrosis of the femoral head: Correlation between long-term results and preoperative MR staging. Radiology *175*:533, 1990.
85. Lafforgue P, Dahan E, Chagnaud C, et al: Early-stage avascular necrosis of the femoral head: MR imaging for prognosis in 31 cases with at least 2 years of follow-up. Radiology *187*:199, 1993.
86. Koo KH, Kim R: Quantifying the extent of osteonecrosis of the femoral head. A new method using MRI. J Bone Joint Surg Br *77*:875, 1995.
87. Iida S, Harada Y, Shimizu K, et al: Correlation between bone marrow edema and collapse of the femoral head in steroid-induced osteonecrosis. AJR *174*:735, 2000.
88. Koo KH, Ahn IO, Kim R, et al: Bone marrow edema and associated pain in early stage osteonecrosis of the femoral head: Prospective study with serial MR images. Radiology *213*:715, 1999.
89. Björkengren AG, AlRowaih A, Lindstrand A, et al: Spontaneous osteonecrosis of the knee: Value of MR imaging in determining prognosis. AJR *154*:331, 1990.
90. Trumble TE, Irving J: Histologic and magnetic resonance imaging correlations in Kienböck's disease. J Hand Surg [Am] *15*:879, 1990.
91. Turner DA, Templeton AC, Selzer PM, et al: Femoral capital osteonecrosis: MR finding of diffuse marrow abnormalities without focal lesions. Radiology *171*:135, 1989.
92. Vande Berg BC, Malghem JJ, Lecouvet FE, et al: Idiopathic bone marrow edema lesions of the femoral head: Predictive value of MR imaging findings. Radiology *212*:527, 1999.
93. Lecouvet FE, Vande Berg BC, Maldague BE, et al: Early irreversible osteonecrosis versus transient lesions of the femoral condyles: Prognostic value of subchondral bone and marrow changes on MR imaging. AJR *170*:71, 1998.
94. Shuman WP, Castagno AA, Baron RL, et al: MR imaging of avascular necrosis of the femoral head: Value of small-field-of-view sagittal surface-coil images. AJR *150*:1073, 1988.
95. Pennes DR, Louis DS, Fechner K: Bone marrow imaging [letter]. Radiology *170*:894, 1989.
96. Ward R, Caruthers S, Yablon C, et al: Analysis of diffusion changes in posttraumatic bone marrow using navigator-corrected diffusion gradients. AJR *174*:731, 2000.
97. Rosen MA, Jackson DW, Berger PE: Occult osseous lesions documented by magnetic resonance imaging associated with anterior cruciate ligament ruptures. Arthroscopy 7:45, 1991.
98. Escalas F, Curell R: Occult posttraumatic bone injury. Knee Surg Sports Traumatol Arthrosc 2:147, 1994.
99. Mink JH, Deutsch AL: Occult cartilage and bone injuries of the knee: Detection, classification, and assessment with MR imaging. Radiology *170*:823, 1989.
100. Alanen V, Taimela S, Kinnunen J, et al: Incidence and clinical significance of bone bruises after supination injury of the ankle. A double-blind, prospective study. J Bone Joint Surg Br *80*:513, 1998.
101. Kaplan PA, Walker CW, Kilcoyne RF, et al: Occult fracture patterns of the knee associated with anterior cruciate ligament tears: Assessment with MR imaging. Radiology *183*:835, 1992.
102. Kirsch MD, Fitzgerald SW, Friedman H, et al: Transient lateral patellar dislocation: Diagnosis with MR imaging. AJR *161*:109, 1993.
103. Virolainen H, Visuri T, Kuusela T: Acute dislocation of the patella: MR findings. Radiology *189*:243, 1993.
104. Lynch TC, Crues JV 3d, Morgan FW, et al: Bone abnormalities of the knee: Prevalence and significance at MR imaging. Radiology *171*:761, 1989.
105. Vellet AD, Marks PH, Fowler PJ, et al: Occult posttraumatic osteochondral lesions of the knee: Prevalence, classification, and short-term sequelae evaluated with MR imaging. Radiology *178*:271, 1991.
106. Yao L, Lee JK: Occult intraosseous fracture: Detection with MR imaging. Radiology *167*:749, 1988.
107. Kapelov SR, Teresi LM, Bradley WG, et al: Bone contusions of the knee: Increased lesion detection with fast spin-echo MR imaging with spectroscopic fat saturation. Radiology *189*:901, 1993.
108. Arndt WF 3rd, Truax AL, Barnett FM, et al: MR diagnosis of bone contusions of the knee: Comparison of coronal T2-weighted fast spin-echo with fat saturation and fast spin-echo STIR images with conventional STIR images. AJR *166*:119, 1996.
109. Miller MD, Osborne JR, Gordon WT, et al: The natural history of bone bruises. A prospective study of magnetic resonance imaging–detected trabecular microfractures in patients with isolated medial collateral ligament injuries. Am J Sports Med *26*:15, 1998.
110. Stein LN, Fischer DA, Fritts HM, et al: Occult osseous lesions associated with anterior cruciate ligament tears. Clin Orthop *313*:187, 1995.
111. Faber KJ, Dill JR, Amendola A, et al: Occult osteochondral lesions after anterior cruciate ligament rupture. Six-year magnetic resonance imaging follow-up study. Am J Sports Med *27*:489, 1999.
112. Speer KP, Spritzer CE, Bassett FH 3d, et al: Osseous injury associated with acute tears of the anterior cruciate ligament. Am J Sports Med *20*:382, 1992.
113. Coen MJ, Caborn DN, Johnson DL: The dimpling phenomenon: Articular cartilage injury overlying an occult osteochondral lesion at the time of anterior cruciate ligament reconstruction. Arthroscopy *12*:502, 1996.
114. Spindler KP, Schils JP, Bergfeld JA, et al: Prospective study of osseous, articular, and meniscal lesions in recent anterior cruciate ligament tears by magnetic resonance imaging and arthroscopy. Am J Sports Med *21*:551, 1993.
115. Johnson DL, Urban WP Jr, Caborn DN, et al: Articular cartilage changes seen with magnetic resonance imaging–detected bone bruises associated with acute anterior cruciate ligament rupture. Am J Sports Med *26*:409, 1998.
116. Thompson RC Jr, Vener MJ, Griffiths HJ, et al: Scanning electron-microscopic and magnetic resonance-imaging studies of injuries to the patellofemoral joint after acute transarticular loading. J Bone Joint Surg Am *75*:704, 1993.
117. Deutsch AL, Mink JH, Waxman AD: Occult fractures of the proximal femur: MR imaging. Radiology *170*:113, 1989.
118. Rizzo PF, Gould ES, Lyden JP, et al: Diagnosis of occult fractures about the hip. Magnetic resonance imaging compared with bone-scanning. J Bone Joint Surg Am *75*:395, 1993.
119. Ingari JV, Smith DK, Aufdemorte TB, et al: Anatomic significance of magnetic resonance imaging findings in hip fracture. Clin Orthop *332*:209, 1996.
120. Breitenseher MJ, Metz VM, Gilula LA, et al: Radiographically occult scaphoid fractures: Value of MR imaging in detection. Radiology *203*:245, 1997.
121. Hunter JC, Escobedo EM, Wilson AJ, et al: MR imaging of clinically suspected scaphoid fractures. AJR *168*:1287, 1997.
122. Bogost GA, Lizerbram EK, Crues JV 3rd: MR imaging in evaluation of suspected hip fracture: Frequency of unsuspected bone and soft-tissue injury. Radiology *197*:263, 1995.
123. Lee JK, Yao L: Stress fractures: MR imaging. Radiology *169*:217, 1988.
124. Blomlie V, Lien HH, Iversen T, et al: Radiation-induced insufficiency fractures of the sacrum: Evaluation with MR imaging. Radiology *188*:241, 1993.
125. Anderson MW, Greenspan A: Stress fractures. Radiology *199*:1, 1996.
126. Lazzarini KM, Troiano RN, Smith RC: Can running cause the appearance of marrow edema on MR images of the foot and ankle? Radiology *202*:540, 1997.
127. Slocum KA, Gorman JD, Puckett ML, et al: Resolution of abnormal MR signal intensity in patients with stress fractures of the femoral neck. AJR *168*:1295, 1997.
128. Zanetti M, Bruder E, Romero J, et al: Bone marrow edema pattern in osteoarthritic knees: Correlation between MR imaging and histologic findings. Radiology *215*:835, 2000.
129. Nawata K, Teshima R, Suzuki T: Osseous lesions associated with anterior cruciate ligament injuries. Assessment by magnetic resonance imaging at various periods after injuries. Arch Orthop Trauma Surg *113*:1, 1993.
130. Rubin DA, Harner CD, Costello JM: Treatable chondral injuries in the knee: Frequency of associated focal subchondral edema. AJR *174*:1099, 2000.
131. Capitano MA, Kirkpatrick JA: Early roentgen observations in acute osteomyelitis. AJR *108*:488, 1970.
132. Schauwecker DS: The scintigraphic diagnosis of osteomyelitis. AJR *158*:9, 1992.
133. Mason MD, Zlatkin MB, Esterhai JL, et al: Chronic complicated osteomyelitis of the lower extremity: Evaluation with MR imaging. Radiology *173*:355, 1989.
134. Horowitz JD, Durham JR, Nease DB, et al: Prospective evaluation of

magnetic resonance imaging in the management of acute diabetic foot infections. Ann Vasc Surg 7:44, 1993.
135. Morrison WB, Schweitzer ME, Wapner KL, et al: Osteomyelitis in feet of diabetics: Clinical accuracy, surgical utility, and cost-effectiveness of MR imaging. Radiology *196*:557, 1995.
136. Chandnani VP, Beltran J, Morris CS, et al: Acute experimental osteomyelitis and abscesses: Detection with MR imaging versus CT. Radiology *174*:233, 1990.
137. Erdman WA, Tamburro F, Jayson HT, et al: Osteomyelitis: Characteristics and pitfalls of diagnosis with MR imaging. Radiology *180*:533, 1991.
138. Craig JG, Amin MB, Wu K, et al: Osteomyelitis of the diabetic foot: MR imaging–pathologic correlation. Radiology *203*:849, 1997.
139. Morrison WB, Schweitzer ME, Batte WG, et al: Osteomyelitis of the foot: Relative importance of primary and secondary MR imaging signs. Radiology *207*:625, 1998.
140. Morrison WB, Schweitzer ME, Bock GW, et al: Diagnosis of osteomyelitis: Utility of fat-suppressed contrast-enhanced MR imaging. Radiology *189*:251, 1993.
141. Mirowitz SA, Apicella P, Reinus WR, et al: MR imaging of bone marrow lesions: Relative conspicuousness on T1-weighted, fat-suppressed T2-weighted, and STIR images. AJR *162*:215, 1994.
142. Shuman WP, Patten RM, Baron RL, et al: Comparison of STIR and spin-echo MR imaging at 1.5 T in 45 suspected extremity tumors: Lesion conspicuity and extent. Radiology *179*:247, 1991.
143. Lang P, Honda G, Roberts T, et al: Musculoskeletal neoplasm: Perineoplastic edema versus tumor on dynamic postcontrast MR images with spatial mapping of instantaneous enhancement rates. Radiology *197*:831, 1995.
144. Beltran J, Simon DC, Levy M, et al: Aneurysmal bone cysts: MR imaging at 1.5 T. Radiology *158*:689, 1986.
145. Sullivan RJ, Meyer JS, Dormans JP, et al: Diagnosing aneurysmal and unicameral bone cysts with magnetic resonance imaging. Clin Orthop *366*:186, 1999.
146. Aoki J, Tanikawa H, Ishii K, et al: MR findings indicative of hemosiderin in giant-cell tumor of bone: Frequency, cause, and diagnostic significance. AJR *166*:145, 1996.
147. Tsai JC, Dalinka MK, Fallon MD, et al: Fluid-fluid level: A nonspecific finding in tumors of bone and soft tissue. Radiology *175*:779, 1990.
148. Verstraete KL, De Deene Y, Roels H, et al: Benign and malignant musculoskeletal lesions: Dynamic contrast-enhanced MR imaging—parametric "first-pass" images depict tissue vascularization and perfusion. Radiology *192*:835, 1994.
149. Geirnaerdt MJ, Hogendoorn PC, Bloem JL, et al: Cartilaginous tumors: Fast contrast-enhanced MR imaging. Radiology *214*:539, 2000.
150. Panicek DM, Gatsonis C, Rosenthal DI, et al: CT and MR imaging in the local staging of primary malignant musculoskeletal neoplasms: Report of the Radiology Diagnostic Oncology Group. Radiology *202*:237, 1997.
151. Bloem JL, Taminiau AH, Eulderink F, et al: Radiologic staging of primary bone sarcoma: MR imaging, scintigraphy, angiography, and CT correlated with pathologic examination. Radiology *169*:805, 1988.
152. Erlemann R, Sciuk J, Bosse A, et al: Response of osteosarcoma and Ewing sarcoma to preoperative chemotherapy: Assessment with dynamic and static MR imaging and skeletal scintigraphy. Radiology *175*:791, 1990.
153. Onikul E, Fletcher BD, Parham DM, et al: Accuracy of MR imaging for estimating intraosseous extent of osteosarcoma. AJR *167*:1211, 1996.
154. van der Woude HJ, Bloem JL, Verstraete KL, et al: Osteosarcoma and Ewing's sarcoma after neoadjuvant chemotherapy: Value of dynamic MR imaging in detecting viable tumor before surgery. AJR *165*:593, 1995.
155. Daffner RH, Lupetin AR, Dash N, et al: MRI in the detection of malignant infiltration of bone marrow. AJR *146*:353, 1986.
156. Frank JA, Ling A, Patronas NJ, et al: Detection of malignant bone tumors: MR imaging vs scintigraphy. AJR *155*:1043, 1990.
157. Ruzal-Shapiro C, Berdon WE, Cohen MD, et al: MR imaging of diffuse bone marrow replacement in pediatric patients with cancer. Radiology *181*:587, 1991.
158. Eustace S, Tello R, DeCarvalho V, et al: A comparison of whole-body turboSTIR MR imaging and planar$^{99m}$Tc-methylene diphosphonate scintigraphy in the examination of patients with suspected skeletal metastases. AJR *169*:1655, 1997.
159. Horvath LJ, Burtness BA, McCarthy S, et al: Total-body echo-planar MR imaging in the staging of breast cancer: Comparison with conventional methods—early experience. Radiology *211*:119, 1999.
160. Freuhwald FX, Tscholakoff D, Schwaighofer B, et al: Magnetic resonance imaging of the lower vertebral column in patients with multiple myeloma. Invest Radiol *23*:193, 1988.
161. Rahmouni A, Divine M, Mathieu D, et al: Detection of multiple myeloma involving the spine: Efficacy of fat-suppression and contrast-enhanced MR imaging. AJR *160*:1049, 1993.
162. Stabler A, Baur A, Bartl R, et al: Contrast enhancement and quantitative signal analysis in MR imaging of multiple myeloma: Assessment of focal and diffuse growth patterns in marrow correlated with biopsies and survival rates. AJR *167*:1029, 1996.
163. Lecouvet FE, Vande Berg BC, Michaux L, et al: Stage III multiple myeloma: Clinical and prognostic value of spinal bone marrow MR imaging. Radiology *209*:653, 1998.
164. Vande Berg BC, Lecouvet FE, Michaux L, et al: Stage I multiple myeloma: Value of MR imaging of the bone marrow in the determination of prognosis. Radiology *201*:243, 1996.
165. Lecouvet FE, Malghem J, Michaux L, et al: Vertebral compression fractures in multiple myeloma. Part II. Assessment of fracture risk with MR imaging of spinal bone marrow. Radiology *204*:201, 1997.
166. Moulopoulos LA, Dimopoulos MA, Alexanian R, et al: Multiple myeloma: MR patterns of response to treatment. Radiology *193*:441, 1994.
167. White LM, Schweitzer ME, Khalili K, et al: MR imaging of primary lymphoma of bone: Variability of T2-weighted signal intensity. AJR *170*:1243, 1998.
168. Linden A, Zankovich R, Theissen P, et al: Malignant lymphoma: Bone marrow imaging versus biopsy. Radiology *173*:335, 1989.
169. Lecouvet FE, Vande Berg BC, Michaux L, et al: Early chronic lymphocytic leukemia: Prognostic value of quantitative bone marrow MR imaging findings and correlation with hematologic variables. Radiology *204*:813, 1997.
170. Moore SG, Gooding CA, Brasch RC, et al: Bone marrow in children with acute lymphocytic leukemia: MR relaxation times. Radiology *160*:237, 1986.
171. McKinstry CS, Steiner RE, Young AT, et al: Bone marrow in leukemia and aplastic anemia: MR imaging before, during, and after treatment. Radiology *162*:701, 1987.
172. Vande Berg BC, Michaux L, Scheiff JM, et al: Sequential quantitative MR analysis of bone marrow: Differences during treatment of lymphoid versus myeloid leukemia. Radiology *201*:519, 1996.
173. Gerard EL, Ferry JA, Amrein PC, et al: Compositional changes in vertebral bone marrow during treatment for acute leukemia: Assessment with quantitative chemical shift imaging. Radiology *183*:39, 1992.
174. Moulopoulos LA, Dimopoulos MA, Varma DG, et al: Waldenström macroglobulinemia: MR imaging of the spine and CT of the abdomen and pelvis. Radiology *188*:669, 1993.
175. Lanir A, Hadar H, Cohen I, et al: Gaucher disease: Assessment with MR imaging. Radiology *161*:239, 1986.
176. Terk MR, Esplin J, Lee K, et al: MR imaging of patients with type 1 Gaucher's disease: Relationship between bone and visceral changes. AJR *165*:599, 1995.
177. Rosenthal DI, Scott JA, Barranger J, et al: Evaluation of Gaucher disease using magnetic resonance imaging. J Bone Joint Surg Am *68*:802, 1986.
178. Johnson LA, Hoppel BE, Gerard EL, et al: Quantitative chemical shift imaging of vertebral bone marrow in patients with Gaucher disease. Radiology *182*:451, 1992.
179. Tien RD, Buxton RB, Schwaighofer BW, et al: Quantitation of structural distortion of the cervical neural foramina in gradient-echo MR imaging. J Magn Reson Imaging *1*:683, 1991.
180. Tsuruda JS, Remley K: Effects of magnetic susceptibility artifacts and motion in evaluating the cervical neural foramina on 3DFT gradient-echo MR imaging. AJNR *12*:237, 1991.
181. Dick BW, Mitchell DG, Burk DL, et al: The effect of chemical shift misrepresentation on cortical bone thickness on MR imaging. AJR *151*:537, 1988.
182. Mitchell DG, Vinitski S, Rifkin MD, et al: Sampling bandwidth and fat suppression: Effects of long TR/TE MR imaging of the abdomen and pelvis at 1.5 T. AJR *153*:419, 1989.
183. Recht MP, Resnick D: MR imaging of articular cartilage: Current status and future directions. AJR *163*:283, 1994.
184. McCauley TR, Disler DG: MR imaging of articular cartilage. Radiology *209*:629, 1998.
185. Rubenstein JD, Kim JK, Morova-Protzner I, et al: Effects of collagen orientation on MR imaging characteristics of bovine articular cartilage. Radiology *188*:219, 1993.
186. Speer KP, Spritzer CE, Goldner JL, et al: Magnetic resonance imaging of traumatic knee articular cartilage injuries. Am J Sports Med *19*:396, 1991.
187. Clark JM, Huber JD: The structure of the human subchondral plate. J Bone Joint Surg Br 72:866, 1990.
188. Goodwin DW, Zhu H, Dunn JF: In vitro MR imaging of hyaline cartilage: Correlation with scanning electron microscopy. AJR *174*:405, 2000.
189. Modl JM, Sether LA, Haughton VM, et al: Articular cartilage: Correlation of histologic zones with signal intensity at MR imaging. Radiology *181*:853, 1991.
190. Recht MP, Kramer J, Marcelis S, et al: Abnormalities of articular cartilage in the knee: Analysis of available MR techniques. Radiology *187*:473, 1993.
191. Erickson SJ, Waldschmidt JG, Czervionke LF, et al: Hyaline cartilage: Truncation artifact as a cause of trilaminar appearance with fat-suppressed three-dimensional spoiled gradient-recalled sequences. Radiology *201*:260, 1996.
192. Frank LR, Brossmann J, Buxton RB, et al: MR imaging truncation artifacts can create a false laminar appearance in cartilage. AJR *168*:547, 1997.
193. Wolff SD, Chesnick S, Frank JA, et al: Magnetization transfer contrast: MR imaging of the knee. Radiology *179*:623, 1991.
194. Seo GS, Aoki J, Moriya H, et al: Hyaline cartilage: In vivo and in vitro assessment with magnetization transfer imaging. Radiology *201*:525, 1996.
195. McCauley TR, Kier R, Lynch KJ, et al: Condromalacia patellae: Diagnosis with MR imaging. AJR *158*:101, 1992.
196. Dardzinski BJ, Mosher TJ, Li S, et al: Spatial variation of T2 in human articular cartilage. Radiology *205*:546, 1997.
197. Adam G, Nolte-Ernsting C, Prescher A, et al: Experimental hyaline carti-

lage lesions: Two-dimensional spin-echo versus three-dimensional gradient-echo MR imaging. J Magn Reson Imaging *1*:665, 1991.

198. Chandnani VP, Ho C, Chu P, et al: Knee hyaline cartilage evaluated with MR imaging: A cadaveric study involving multiple imaging sequences and intraarticular injection of gadolinium and saline solution. Radiology *178*:557, 1991.
199. Disler DG, Peters TL, Muscoreil SJ, et al: Fat-suppressed spoiled GRASS imaging of knee hyaline cartilage: Technique optimization and comparison with conventional MR imaging. AJR *163*:887, 1994.
200. Shogry MEC, Pope TL Jr: Vacuum phenomenon simulating meniscal or cartilaginous injury of the knee at MR imaging. Radiology *180*:513, 1991.
201. Tscherne H, Lobenhoffer P: Tibial plateau fractures: Management and expected results. Clin Orthop *292*:87, 1993.
202. Jensen DB, Johansen TP, Bjerg-Nielsen A, et al: Magnetic resonance imaging in the evaluation of sequelae after tibial plateau fractures. Skeletal Radiol *19*:127, 1990.
203. Kode L, Lieberman JM, Motta AO, et al: Evaluation of tibial plateau fractures: Efficacy of MR imaging compared with CT. AJR *163*:141, 1994.
204. Vangsness CT Jr, Ghaderi B, Hohl M, et al: Arthroscopy of meniscal injuries with tibial plateau fractures. J Bone Joint Surg Br *76*:488, 1994.
205. Stafford SA, Rosenthal DI, Gebhardt MC, et al: MRI in stress fracture. AJR *147*:553, 1986.
206. Anderson MW, Ugalde V, Batt M, et al: Shin splints: MR appearance in a preliminary study. Radiology *204*:177, 1997.
207. Gibbon WW: Shin splints [letter]. Radiology *207*:826, 1998.
208. Milgram JW, Rogers LF, Miller JW: Osteochondral fractures: Mechanisms of injury and fate of fragments. AJR *130*:561, 1978.
209. Takahara M, Ogino T, Takagi M, et al: Natural progression of osteochondritis dissecans of the humeral capitellum: Initial observations. Radiology *216*:207, 2000.
210. Anderson AF, Liscomb AB, Coulam C: Antegrade curettement, bone grafting, and pinning of osteochondritis dissecans in the skeletally mature knee. Am J Sports Med *18*:254, 1990.
211. De Smet AA, Fisher DR, Burnstein MI, et al: Value of MR imaging in staging osteochondral lesions of the talus (osteochondritis dissecans): Results in 14 patients. AJR *154*:555, 1990.
212. Mesgarzadeh M, Sapega AA, Bonakdarpour A, et al: Osteochondritis dissecans: Analysis of mechanical stability with radiography, scintigraphy, and MR imaging. Radiology *165*:775, 1987.
213. De Smet AA, Ilahi OA, Graf BK: Reassessment of the MR criteria for stability of osteochondritis dissecans in the knee and ankle. Skeletal Radiol *25*:159, 1996.
214. Nelson DW, DiPaola J, Colville M, et al: Osteochondritis dissecans of the talus and knee: Prospective comparison of MR and arthroscopic classifications. J Comput Assist Tomogr *14*:804, 1990.
215. De Smet AA, Fisher DR, Graf BK, et al: Osteochondritis dissecans of the knee: Value of MR imaging in determining lesion stability and the presence of articular cartilage defects. AJR *155*:549, 1990.
216. Adam G, Buhne M, Prescher A, et al: Stability of osteochondral fragments of the femoral condyle: Magnetic resonance imaging with histopathologic correlation in an animal model. Skeletal Radiol *20*:601, 1991.
217. Kramer J, Stiglbauer R, Engel A, et al: MR contrast arthrography (MRA) in osteochondrosis dissecans. J Comput Assist Tomogr *16*:254, 1992.
218. Johnson-Nurse C, Dandy DJ: Fracture-separation of articular cartilage in the adult knee. J Bone Joint Surg Br *67*:42, 1985.
219. Bauer M, Jackson RW: Chondral lesions of the femoral condyles: A system of arthroscopic classification. Arthroscopy *4*:97, 1988.
220. Bradley J, Dandy DJ: Osteochondritis dissecans and other lesions of the femoral condyles. J Bone Joint Surg Br *71*:518, 1989.
221. Hopkinson WJ, Mitchell WA, Curl WW: Chondral fractures of the knee: Cause for confusion. Am J Sports Med *13*:309, 1985.
222. Terry GC, Flandry F, Van Manen JW, et al: Isolated chondral fractures of the knee. Clin Orthop *234*:170, 1988.
223. Minas T, Nehrer S: Current concepts in the treatment of articular cartilage defects. Orthopedics *20*:525, 1997.
224. Hangody L, Kish G, Karpati Z, et al: Mosaicplasty for the treatment of articular cartilage defects: Application in clinical practice. Orthopedics *21*:751, 1998.
225. Rubin DA: Magnetic resonance imaging of chondral and osteochondral injuries. Top Magn Reson Imaging *9*:348, 1998.
226. Shahriaree H: Chondromalacia. Contemp Orthop *11*:27, 1985.
227. Outerbridge RE: The etiology of chondromalacia patellae. J Bone Joint Surg Br *43*:752, 1961.
228. Ficat RP, Philippe J, Hungerford DS: Chondromalacia patellae: A system of classification. Clin Orthop *144*:55, 1979.
229. Radin EL, Parker HG, Pugh JW, et al: Response of joints to impact loading. 3. Relationship between trabecular microfractures and cartilage degeneration. J Biomech *6*:51, 1973.
230. Radin EL, Martin RB, Burr DB, et al: Effects of mechanical loading on the tissues of the rabbit knee. J Orthop Res *2*:221, 1984.
231. Broderick LS, Turner DA, Renfrew DL, et al: Severity of articular cartilage abnormality in patients with osteoarthritis: Evaluation with fast spin-echo MR vs arthroscopy. AJR *162*:99, 1994.
232. Rose PM, Demlow TA, Szumowski J, et al: Chondromalacia patellae: Fat-suppressed MR imaging. Radiology *193*:437, 1994.
233. Handelberg F, Shahabpour M, Casteleyn PP: Chondral lesions of the patella evaluated with computed tomography, magnetic resonance imaging, and arthroscopy. Arthroscopy *6*:24, 1990.
234. Brown TR, Quinn SF: Evaluation of chondromalacia of the patellofemoral compartment with axial magnetic resonance imaging. Skeletal Radiol *22*:325, 1993.
235. Disler DG, McCauley TR, Wirth CR, et al: Detection of knee hyaline cartilage defects using fat-suppressed three-dimensional spoiled gradient-echo MR imaging: Comparison with standard MR imaging and correlation with arthroscopy. AJR *165*:377, 1995.
236. Mosher TJ, Dardzinski BJ, Smith MB: Human articular cartilage: Influence of aging and early symptomatic degeneration on the spatial variation of T2—preliminary findings at 3 T. Radiology *214*:259, 2000.
237. Gagliardi JA, Chung EM, Chandnani VP, et al: Detection and staging of chondromalacia patellae: Relative efficacies of conventional MR imaging, MR arthrography, and CT arthrography. AJR *163*:629, 1994.
238. Recht MP, Piraino DW, Paletta GA, et al: Accuracy of fat-suppressed three-dimensional spoiled gradient-echo FLASH MR imaging in the detection of patellofemoral articular cartilage abnormalities. Radiology *198*:209, 1996.
239. Potter HG, Linklater JM, Allen AA, et al: Magnetic resonance imaging of articular cartilage in the knee. An evaluation with use of fast-spin-echo imaging. J Bone Joint Surg Am *80*:1276, 1998.
240. Gylys-Morin VM, Hajek PC, Sartoris DJ, et al: Articular cartilage defects: Detectability in cadaver knees with MR. AJR *148*:1153, 1987.
241. Reiser MF, Bongartz G, Erlemann R, et al: Magnetic resonance in cartilaginous lesions of the knee joint with three-dimensional gradient-echo imaging. Skeletal Radiol *17*:465, 1988.
242. Tyrrell RL, Gluckert K, Pathria M, et al: Fast three-dimensional MR imaging of the knee: Comparison with arthroscopy. Radiology *166*:865, 1988.
243. Bredella MA, Tirman PF, Peterfy CG: Accuracy of T2-weighted fast spin-echo MR imaging with fat saturation in detecting cartilage defects in the knee: Comparison with arthroscopy in 130 patients. AJR *172*:1073, 1999.
244. Disler DG, McCauley TR, Kelman CG, et al: Fat-suppressed three-dimensional spoiled gradient-echo MR imaging of hyaline cartilage defects in the knee: Comparison with standard MR imaging and arthroscopy. AJR *167*:127, 1996.
245. Rubenstein JD, Li JG, Majumdar S, et al: Image resolution and signal-to-noise ratio requirements for MR imaging of degenerative cartilage. AJR *169*:1089, 1997.
246. Kramer J, Recht MP, Imhof H, et al: Postcontrast MR arthrography in assessment of cartilage lesions. J Comput Assist Tomogr *18*:218, 1994.
247. Peterfy CG, van Dijke CF, Lu Y, et al: Quantification of the volume of articular cartilage in the metacarpophalangeal joints of the hand: Accuracy and precision of three-dimensional MR imaging. AJR *165*:371, 1995.
248. Piplani MA, Disler DG, McCauley TR, et al: Articular cartilage volume in the knee: Semiautomated determination from three-dimensional reformations of MR images. Radiology *198*:855, 1996.
249. Eckstein F, Westhoff J, Sittek H, et al: In vivo reproducibility of three-dimensional cartilage volume and thickness measurements with MR imaging. AJR *170*:593, 1998.
250. Hodler J, Trudell D, Pathria MN, et al: Width of the articular cartilage of the hip: Quantification by using fat-suppression spin-echo MR imaging in cadavers. AJR *159*:351, 1992.
251. Ho C, Cervilla V, Kjellin I, et al: Magnetic resonance imaging in assessing cartilage changes in experimental osteoarthrosis of the knee. Invest Radiol *27*:84, 1992.
252. Hodler J, Loredo RA, Longo C, et al: Assessment of articular cartilage thickness of the humeral head: MR-anatomic correlation in cadavers. AJR *165*:615, 1995.
253. Peterfy CG, van Dijke CF, Janzen DL, et al: Quantification of articular cartilage in the knee with pulsed saturation transfer subtraction and fat-suppressed MR imaging: Optimization and validation. Radiology *192*:485, 1994.
254. Eckstein F, Schnier M, Haubner M, et al: Accuracy of cartilage volume and thickness measurements with magnetic resonance imaging. Clin Orthop *352*:137, 1998.
255. Arnett FC, Edworthy SM, Bloch DA, et al: The American Rheumatism Association 1987 revised criteria for the classification of rheumatoid arthritis. Arthritis Rheum *31*:315, 1988.
256. Wilske KR, Healey LA: Remodeling the pyramid—a concept whose time has come [editorial]. J Rheumatol *16*:565, 1989.
257. Beltran J, Caudill JL, Herman LA, et al: Rheumatoid arthritis: MR imaging manifestations. Radiology *165*:153, 1987.
258. Gilkeson G, Polisson R, Sinclair H, et al: Early detection of carpal erosions in patients with rheumatoid arthritis: A pilot study of magnetic resonance imaging. J Rheumatol *15*:1361, 1988.
259. Palmer WE, Rosenthal DI, Schoenberg OI, et al: Quantification of inflammation in the wrist with gadolinium-enhanced MR imaging and PET with 2-[F-18]-fluoro-2-deoxy-D-glucose. Radiology *196*:647, 1995.
260. Yanagawa A, Takano K, Nishioka K, et al: Clinical staging and gadolinium-DTPA enhanced images of the wrist in rheumatoid arthritis. J Rheumatol *20*:781, 1993.
261. Sugimoto H, Takeda A, Masuyama J, et al: Early-stage rheumatoid arthri-

tis: Diagnostic accuracy of MR imaging. Radiology *198*:185, 1996.
262. Seeger LL, Yao L, Eckardt JJ: Surface lesions of bone. Radiology *206*:17, 1998.
263. Preidler KW, Brossmann J, Daenen B, et al: Measurements of cortical thickness in experimentally created endosteal bone lesions: A comparison of radiography, CT, MR imaging, and anatomic sections. AJR *168*:1501, 1997.
264. Goldman AB, Schneider R, Pavlov H: Osteoid osteomas of the femoral neck: Report of four cases evaluated with isotopic bone scanning, CT, and MR imaging. Radiology *186*:227, 1993.
265. Sundaram M, Falbo S, McDonald D, et al: Surface osteomas of the appendicular skeleton. AJR *167*:1529, 1996.
266. Jelinek JS, Murphey MD, Kransdorf MJ, et al: Parosteal osteosarcoma: Value of MR imaging and CT in the prediction of histologic grade. Radiology *201*:837, 1996.
267. Lee JK, Yao L, Wirth CR: MR imaging of solitary osteochondromas: Report of eight cases. AJR *149*:557, 1987.
268. Peduto AJ, Frawley KJ, Bellemore MC, et al: MR imaging of dysplasia epiphysealis hemimelica: Bony and soft-tissue abnormalities. AJR *172*:819, 1999.
269. Resnick D: Common disorders of synovium-lined joints: Pathogenesis, imaging abnormalities, and complications. AJR *151*:1079, 1988.
270. Fielding JR, Franklin PD, Kustan J: Popliteal cysts: A reassessment using magnetic resonance imaging. Skeletal Radiol *20*:433, 1991.
271. Janzen DL, Peterfy CG, Forbred JR, et al: Cystic lesions around the knee joint: MR imaging findings. AJR *163*:155, 1994.
272. Apple JS, Martinez S, Hardaker WT, et al: Synovial plicae of the knee. Skeletal Radiol 7:251, 1982.
273. Singson RD, Zalduondo FM: Value of unenhanced spin-echo MR imaging in distinguishing between synovitis and effusion of the knee. AJR *159*:569, 1992.
274. Schweitzer ME, van Leersum M, Ehrlich SS, et al: Fluid in normal and abnormal ankle joints: Amount and distribution as seen on MR images. AJR *162*:111, 1994.
275. Moss SG, Schweitzer ME, Jacobson JA, et al: Hip joint fluid: Detection and distribution at MR imaging and US with cadaveric correlation. Radiology *208*:43, 1998.
276. Schweitzer ME, Falk A, Berthoty D, et al: Knee effusion: Normal distribution of fluid. AJR *59*:361, 1992.
277. Schweitzer ME, Magbalon MJ, Fenlin JM, et al: Effusion criteria and clinical importance of glenohumeral joint fluid: MR imaging evaluation. Radiology *194*:821, 1995.
278. Rubens DJ, Blebea JS, Totterman SM, et al: Rheumatoid arthritis: Evaluation of wrist extensor tendons with clinical examination versus MR imaging—a preliminary report. Radiology *187*:831, 1993.
279. Muhle C, Mo Ahn J, Yeh L, et al: Iliotibial band friction syndrome: MR imaging findings in 16 patients and MR arthrography study of six cadaveric knees. Radiology *212*:103, 1999.
280. Lee JH, Weissman BN, Nikpoor N, et al: Lipohemarthrosis of the knee: A review of recent experiences. Radiology *173*:189, 1989.
281. Lugo-Olivieri CH, Scott WW Jr, Zerhouni EA: Fluid-fluid levels in injured knees: Do they always represent lipohemarthrosis? Radiology *198*:499, 1996.
282. Hermann G, Gilbert MS, Abdelwahab IF: Hemophilia: Evaluation of musculoskeletal involvement with CT, sonography, and MR imaging. AJR *158*:119, 1992.
283. Kursunoglu-Brahme S, Riccio T, Weisman MH, et al: Rheumatoid knee: Role of gadopentetate-enhanced MR imaging. Radiology *176*:831, 1990.
284. Adam G, Dammer M, Bohndorf K, et al: Rheumatoid arthritis of the knee: Value of gadopentetate dimeglumine-enhanced MR imaging. AJR *156*:125, 1991.
285. Hervé-Somma CM, Sebag GH, Prieur AM, et al: Juvenile rheumatoid arthritis of the knee: MR evaluation with Gd-DOTA. Radiology *182*:93, 1992.
286. Brossmann J, Preidler KW, Daenen B, et al: Imaging of osseous and cartilaginous intraarticular bodies in the knee: Comparison of MR imaging and MR arthrography with CT and CT arthrography in cadavers. Radiology *200*:509, 1996.
287. Yulish BS, Lieberman JM, Strandjord SE, et al: Hemophilic arthropathy: Assessment with MR imaging. Radiology *164*:759, 1987.
288. König H, Sieper J, Wolf KJ: Rheumatoid arthritis: Evaluation of hypervascular and fibrous pannus with dynamic MR imaging enhanced with Gd-DTPA. Radiology *176*:473, 1990.
289. Björkengren AG, Geborek P, Rydholm U, et al: MR imaging of the knee in acute rheumatoid arthritis: Synovial uptake of gadolinium-DOTA. AJR *155*:329, 1990.
290. Gaffney K, Cookson J, Blake D, et al: Quantification of rheumatoid synovitis by magnetic resonance imaging. Arthritis Rheum *38*:1610, 1995.
291. Boegard T, Johansson A, Rudling O, et al: Gadolinium-DTPA-enhanced MR imaging in asymptomatic knees. Acta Radiol *37*:877, 1996.
292. Pages M, Poey C, Lassoued S, et al: MR imaging of the knee in rheumatoid arthritis and other rheumatoid diseases [letter]. AJR *157*:1128, 1991.
293. Sugimoto H, Takeda A, Hyodoh K: Early-stage rheumatoid arthritis: Prospective study of the effectiveness of MR imaging for diagnosis. Radiology *216*:569, 2000.
294. Boles CA, Ward WG Sr: Loose fragments and other debris: Miscellaneous synovial and marrow disorders. Magn Reson Imaging Clin N Am *8*:371, 2000.
295. Jelinek JS, Kransdorf MJ, Shmookler BM, et al: Giant cell tumor of the tendon sheath: MR findings in nine cases. AJR *162*:919, 1994.
296. Lin J, Jacobson JA, Jamadar DA, et al: Pigmented villonodular synovitis and related lesions: The spectrum of imaging findings. AJR *172*:191, 1999.
297. Feller JF, Rishi M, Hughes EC: Lipoma arborescens of the knee: MR demonstration. AJR *163*:162, 1994.
298. Ryu KN, Jaovisidha S, Schweitzer M, et al: MR imaging of lipoma arborescens of the knee joint. AJR *167*:1229, 1996.
299. Kaplan PA, Helms CA: Current status of temporomandibular joint imaging for the diagnosis of internal derangements. AJR *152*:697, 1989.
300. Kang HS, Kindynis P, Brahme SK, et al: Triangular fibrocartilage and intercarpal ligaments of the wrist: MR imaging. Cadaveric study with gross pathologic and histologic correlation. Radiology *181*:401, 1991.
301. Brossmann J, Stäbler A, Preidler KW, et al: Sternoclavicular joint: MR imaging-anatomic correlation. Radiology *198*:193, 1996.
302. Vangsness CT Jr, Jorgenson SS, Watson T, et al: The origin of the long head of the biceps from the scapula and glenoid labrum. An anatomical study of 100 shoulders. J Bone Joint Surg Br *76*:951, 1994.
303. Konrath GA, Hamel AJ, Olson SA, et al: The role of the acetabular labrum and the transverse acetabular ligament in load transmission in the hip. J Bone Joint Surg Am *80*:1781, 1998.
304. Prodromos CC, Ferry JA, Schiller AL, et al: Histological studies of the glenoid labrum from fetal life to old age. J Bone Joint Surg Am *72*:1344, 1990.
305. Adams ME, Hukins DWL: The extracellular matrix of the meniscus. *In* VC Mow, SR Arnoczky, DW Jackson (Eds): Knee Meniscus. Basic and Clinical Foundations. New York, Raven Press, 1992, p 15.
306. Arnoczky SP, Warren RF: Microvasculature of the human meniscus. Am J Sports Med *10*:90, 1982.
307. Chidgey LK, Dell PC, Bittar ES, et al: Histologic anatomy of the triangular fibrocartilage. J Hand Surg [Am] *16*:1084, 1991.
308. Bednar MS, Arnoczky SP, Weiland AJ: The microvasculature of the triangular fibrocartilage complex: Its clinical significance. J Hand Surg [Am] *16*:1101, 1991.
309. Peh WC, Chan JH, Shek TW, et al: The effect of using shorter echo times in MR imaging of knee menisci: A study using a porcine model. AJR *172*:485, 1999.
310. Rubin DA: Meniscal tears and short TEs. AJR *173*:1128, 1999.
311. Peterfy CG, Janzen DL, Tirman PF, et al: "Magic-angle" phenomenon: A cause of increased signal in the normal lateral meniscus on short-TE MR images of the knee. AJR *163*:149, 1994.
312. Arnoczky SP: Gross and vascular anatomy of the meniscus and its role in meniscal healing, regeneration, and remodeling. *In* VC Mow, SR Arnoczky, DW Jackson (Eds): Knee Meniscus. Basic and Clinical Foundations. New York, Raven Press, 1992, p 1.
313. Takeda Y, Ikata T, Yoshida S, et al: MRI high-signal intensity in the menisci of asymptomatic children. J Bone Joint Surg Br *80*:463, 1998.
314. Turner DA, Rapoport MI, Erwin WD, et al: Truncation artifact: A potential pitfall in MR imaging of the menisci of the knee. Radiology *179*:629, 1991.
315. Rubin DA: MR imaging of the knee menisci. Radiol Clin North Am *35*:21, 1997.
316. Neumann CH, Petersen SA, Jahnke AH: MR imaging of the labral-capsular complex: Normal variations. AJR *157*:1015, 1991.
317. Lecouvet FE, Vande Berg BC, Malghem J, et al: MR imaging of the acetabular labrum: Variations in 200 asymptomatic hips. AJR *167*:1025, 1996.
318. Smith DK, Chopp TM, Aufdemorte TB, et al: Sublabral recess of the superior glenoid labrum: Study of cadavers with conventional nonenhanced MR imaging, MR arthrography, anatomic dissection, and limited histologic examination. Radiology *201*:251, 1996.
319. Totterman SM, Miller RJ: Triangular fibrocartilage complex: Normal appearance on coronal three-dimensional gradient-recalled-echo MR images. Radiology *195*:521, 1995.
320. Palmer AK, Glisson RR, Werner FW: Relationship between ulnar variance and triangular fibrocartilage complex thickness. J Hand Surg [Am] *9*:681, 1984.
321. Katzberg RW: Temporomandibular joint imaging. Radiology *170*:297, 1989.
322. Tasaki MM, Westesson PL: Temporomandibular joint: Diagnostic accuracy with sagittal and coronal MR imaging. Radiology *186*:723, 1993.
323. Burnett KR, Davis CL, Read J: Dynamic display of the temporomandibular joint meniscus by using "fast-scan" MR imaging. AJR *149*:959, 1987.
324. Drace JE, Enzmann DR: Defining the normal temporomandibular joint: closed-, partially open-, and open-mouth MR imaging of asymptomatic subjects. Radiology *177*:67, 1990.
325. Crues JV 3d, Ryu R, Morgan FW: Meniscal pathology. The expanding role of magnetic resonance imaging. Clin Orthop *252*:80, 1990.
326. Rubin DA, Kneeland JB, Listerud J, et al: MR diagnosis of meniscal tears of the knee: Value of fast spin-echo vs conventional spin-echo pulse sequences. AJR *162*:1131, 1994.
327. Anderson MW, Raghavan N, Seidenwurm DJ, et al: Evaluation of meniscal tears: Fast spin-echo versus conventional spin-echo magnetic resonance imaging. Acad Radiol *2*:209, 1995.

328. Escobedo EM, Hunter JC, Zink-Brody GC, et al: Usefulness of turbo spin-echo MR imaging in the evaluation of meniscal tears: Comparison with a conventional spin-echo sequence. AJR *167*:1223, 1996.
329. Cheung LP, Li KC, Hollett MD, et al: Meniscal tears of the knee: Accuracy of detection with fast spin-echo MR imaging and arthroscopic correlation in 293 patients. Radiology *203*:508, 1997.
330. Totterman S, Weiss SL, Szumowski J, et al: MR fat suppression technique in the evaluation of normal structures of the knee. J Comput Assist Tomogr *13*:473, 1989.
331. Kojima KY, Demlow TA, Szumowski J, et al: Coronal fat suppression fast spin echo images of the knee: Evaluation of 202 patients with arthroscopic correlation. Magn Reson Imaging *14*:1017, 1996.
332. Reeder JD, Matz SO, Becker L, et al: MR imaging of the knee in the sagittal projection: Comparison of three-dimensional gradient-echo and spin-echo sequences. AJR *153*:537, 1989.
333. Applegate GR, Flannigan BD, Tolin BS, et al: MR diagnosis of recurrent tears in the knee: Value of intraarticular contrast material. AJR *161*:821, 1993.
334. Schweitzer ME, Brahme SK, Hodler J, et al: Chronic wrist pain: Spin-echo and short tau inversion recovery MR imaging and conventional and MR arthrography. Radiology *182*:205, 1992.
335. Palmer WE, Caslowitz PL: Anterior shoulder instability: Diagnostic criteria determined from prospective analysis of 121 MR arthrograms. Radiology *197*:819, 1995.
336. Hodler J, Yu JS, Goodwin D, et al: MR arthrography of the hip: Improved imaging of the acetabular labrum with histologic correlation in cadavers. AJR *165*:887, 1995.
337. Czerny C, Hofmann S, Neuhold A, et al: Lesions of the acetabular labrum: Accuracy of MR imaging and MR arthrography in detection and staging. Radiology *200*:225, 1996.
338. Cvitanic O, Tirman PF, Feller JF, et al: Using abduction and external rotation of the shoulder to increase the sensitivity of MR arthrography in revealing tears of the anterior glenoid labrum. AJR *169*:837, 1997.
339. Gusmer PB, Potter HG, Schatz JA, et al: Labral injuries: Accuracy of detection with unenhanced MR imaging of the shoulder. Radiology *200*:519, 1996.
340. Miller RJ, Totterman SM: Triangular fibrocartilage in asymptomatic subjects: Investigation of abnormal MR signal intensity. Radiology *196*:22, 1995.
341. Totterman SMS, Miller RJ, McCance SE, et al: Lesions of the triangular fibrocartilage complex: MR findings with a three-dimensional gradient-recalled-echo sequence. Radiology *199*:227, 1996.
342. Potter HG, Asnis-Ernberg L, Weiland AJ, et al: The utility of high-resolution magnetic resonance imaging in the evaluation of the triangular fibrocartilage complex of the wrist. J Bone Joint Surg Am 79:1675, 1997.
343. Crues JV 3d, Mink J, Levy TL, et al: Meniscal tears of the knee: Accuracy of MR imaging. Radiology *164*:445, 1987.
344. De Smet AA, Norris MA, Yandow DR, et al: MR diagnosis of meniscal tears of the knee: Importance of high signal in the meniscus that extends to the surface. AJR *161*:101, 1993.
345. Kaplan PA, Nelson NL, Garvin KL, et al: MR of the knee: The significance of high signal in the meniscus that does not clearly extend to the surface. AJR *156*:333, 1991.
346. Rubin DA, Britton CA, Towers JD, et al: Are MR imaging signs of meniscocapsular separation valid? Radiology *201*:829, 1996.
347. Tuckman GA, Miller WJ, Remo JW, et al: Radial tears of the menisci: MR findings. AJR *163*:395, 1994.
348. Deutsch AL, Mink JH, Fox JM, et al: Peripheral meniscal tears: MR findings after conservative treatment or arthroscopic repair. Radiology *176*:485, 1990.
349. Smith DK, Totty WG: The knee after partial meniscectomy: MR imaging features. Radiology *176*:141, 1990.
350. Lim PS, Schweitzer ME, Bhatia M, et al: Repeat tear of postoperative meniscus: Potential MR imaging signs. Radiology *210*:183, 1999.
351. Totty WG, Matava MJ: Imaging the postoperative meniscus. Magn Reson Imaging Clin N Am *8*:271, 2000.
352. Farley TE, Howell SM, Love KF, et al: Meniscal tears: MR and arthrographic findings after arthroscopic repair. Radiology *180*:517, 1991.
353. Sciulli RL, Boutin RD, Brown RR, et al: Evaluation of the postoperative meniscus of the knee: A study comparing conventional arthrography, conventional MR imaging, MR arthrography with iodinated contrast material, and MR arthrography with gadolinium-based contrast material. Skeletal Radiol *28*:508, 1999.
354. Tuite MJ, Orwin JF: Anterosuperior labral variants of the shoulder: Appearance on gradient-recalled-echo and fast spin-echo MR images. Radiology *199*:537, 1996.
355. Legan JM, Burkhard TK, Goff WB 2d, et al: Tears of the glenoid labrum: MR imaging of 88 arthroscopically confirmed cases. Radiology *179*:241, 1991.
356. Plötz GM, Brossmann J, Schunke M, et al: Magnetic resonance arthrography of the acetabular labrum. Macroscopic and histological correlation in 20 cadavers. J Bone Joint Surg Br *82*:426, 2000.
357. Bencardino JT, Beltran J, Rosenberg ZS, et al: Superior labrum anterior-posterior lesions: Diagnosis with MR arthrography of the shoulder. Radiology *214*:267, 2000.
358. Tuite MJ, De Smet AA, Norris MA, et al: MR diagnosis of labral tears of the shoulder: Value of T2*-weighted gradient-recalled-echo images made in external rotation. AJR *164*:941, 1995.
359. Chan KK, Muldoon KA, Yeh L, et al: Superior labral anteroposterior lesions: MR arthrography with arm traction. AJR *173*:1117, 1999.
360. Tuite MJ, Cirillo RL, De Smet AA, et al: Superior labrum anterior-posterior (SLAP) tears: Evaluation of three MR signs on T2-weighted images. Radiology *215*:84, 2000.
361. Chandnani VP, Yeager TD, DeBerardino T, et al: Glenoid labral tears: Prospective evaluation with MRI imaging, MR arthrography, and CT arthrography. AJR *161*:1229, 1993.
362. Petersilge CA, Haque MA, Petersilge WJ, et al: Acetabular labral tears: Evaluation with MR arthrography. Radiology *200*:231, 1996.
363. Czerny C, Hofmann S, Urban M, et al: MR arthrography of the adult acetabular capsular-labral complex: Correlation with surgery and anatomy. AJR *173*:345, 1999.
364. Nishii T, Nakanishi K, Sugano N, et al: Acetabular labral tears: Contrast-enhanced MR imaging under continuous leg traction. Skeletal Radiol *25*:349, 1996.
365. Rao VM, Farole A, Karasick D: Temporomandibular joint dysfunction: Correlation of MR imaging, arthrography, and arthroscopy. Radiology *174*:663, 1990.
366. Zanetti M, Bräm J, Hodler J: Triangular fibrocartilage and intercarpal ligaments of the wrist: Does MR arthrography improve standard MRI? J Magn Reson Imaging 7:590, 1997.
367. Oneson SR, Timins ME, Scales LM, et al: MR imaging diagnosis of triangular fibrocartilage pathology with arthroscopic correlation. AJR *168*:1513, 1997.
368. Matava MJ, Eck K, Totty W, et al: Magnetic resonance imaging as a tool to predict meniscal reparability. Am J Sports Med *27*:436, 1999.
369. Ryu KN, Kim IS, Kim EJ, et al: MR imaging of tears of discoid lateral menisci. AJR *171*:963, 1998.
370. Silverman JM, Mink JH, Deutsch AL: Discoid menisci of the knee: MR imaging appearance. Radiology *173*:351, 1989.
371. Hajek PC, Gylys-Morin VM, Baker LL, et al: The high signal intensity meniscus of the knee. Magnetic resonance evaluation and in vivo correlation. Invest Radiol *22*:883, 1987.
372. Metz VM, Schratter M, Dock WI, et al: Age-associated changes of the triangular fibrocartilage of the wrist: Evaluation of the diagnostic performance of MR imaging. Radiology *184*:217, 1992.
373. Loredo R, Longo C, Salonen D, et al: Glenoid labrum: MR imaging with histologic correlation. Radiology *196*:33, 1995.
374. Abe I, Harada Y, Oinuma K, et al: Acetabular labrum: Abnormal findings at MR imaging in asymptomatic hips. Radiology *216*:576, 2000.
375. Hodler J, Haghighi P, Pathria MN, et al: Meniscal changes in the elderly: Correlation of MR imaging and histologic findings. Radiology *184*:221, 1992.
376. Burke BJ, Escobedo EM, Wilson AJ, et al: Chondrocalcinosis mimicking a meniscal tear on MR imaging. AJR *170*:69, 1998.
377. Schnarkowski P, Tirman PF, Fuchigami KD, et al: Meniscal ossicle: Radiographic and MR imaging findings. Radiology *196*:47, 1995.
378. Burk DL Jr, Dalinka MK, Kanal E, et al: Meniscal and ganglion cysts of the knee: MR evaluation. AJR *150*:331, 1988.
379. Decker MJ, Thorpe MS, Pavlov H, et al: Atypical clinical and magnetic resonance imaging manifestations of meniscal cysts. A report of two cases and review of the literature. Am J Sports Med *27*:230, 1999.
380. Cummins CA, Messner TM, Nuber GW: Suprascapular nerve entrapment. J Bone Joint Surg Am *82*:415, 2000.
381. Tyson LL, Daughters TC Jr, Ryu RK, et al: MRI appearance of meniscal cysts. Skeletal Radiol *24*:421, 1995.
382. Chochole MH, Senker W, Meznik C, et al: Glenoid-labral cyst entrapping the suprascapular nerve: Dissolution after arthroscopic debridement of an extended SLAP lesion. Arthroscopy *13*:753, 1997.
383. Tung GA, Entzian D, Stern JB, et al: MR imaging and MR arthrography of paraglenoid labral cysts. AJR *174*:1707, 2000.
384. Lektrakul N, Skaf A, Yeh L, et al: Pericruciate meniscal cysts arising from tears of the posterior horn of the medial meniscus: MR imaging features that simulate posterior cruciate ganglion cysts. AJR *172*:1575, 1999.
385. Lombardo S, Eberly V: Meniscal cyst formation after all-inside meniscal repair. Am J Sports Med *27*:666, 1999.
386. Magee T, Hinson G: Association of paralabral cysts with acetabular disorders. AJR *174*:138, 2000.
387. Tirman PF, Feller JF, Janzen DL, et al: Association of glenoid labral cysts with labral tears and glenohumeral instability: Radiologic findings and clinical significance. Radiology *190*:653, 1994.
388. Garrett WE Jr, Best TM: Anatomy, physiology, and mechanics of skeletal muscle. *In* SR Simon (Ed): Orthopaedic Basic Science. Rosemont, Ill, American Academy of Orthopaedic Surgeons, 1994, p 89.
389. Dooms GC, Fisher MR, Hricak H, et al: MR imaging of intramuscular hemorrhage. J Comput Assist Tomogr *9*:908, 1985.
390. Greco L, McNamara MT, Escher MB, et al: Spin-echo and STIR MR imaging of sports related muscle injuries at 1.5 T. J Comput Assist Tomogr *15*:994, 1991.
391. Amendola A, Rorabeck CH, Vellet D, et al: The use of magnetic resonance imaging in exertional compartment syndromes. Am J Sports Med *18*:29, 1990.

392. Fleckenstein JL, Weatherall PT, Bertocci LA, et al: Locomotor system assessment by muscle magnetic resonance imaging. Magn Reson Q 7:79, 1991.
393. Nguyen B, Brandser E, Rubin DA: Pain, strains, and fasciculations: Lower extremity muscle disorders. Magn Reson Imaging Clin N Am *8*:391, 2000.
394. Petersilge CA, Pathria MN, Gentili A, et al: Denervation hypertrophy of muscle: MR features. J Comput Assist Tomogr *19*:596, 1995.
395. el-Khoury GY, Brandser EA, Kathol MH, et al: Imaging of muscle injuries. Skeletal Radiol *25*:3, 1996.
396. Asmussen E: Observations on experimental muscular soreness. Acta Rheumatol Scand 2:109, 1956.
397. Hough T: Ergographic studies in muscle soreness. Am J Physiol 7:76, 1902.
398. Evans WJ, Cannon JG: The metabolic effects of exercise-induced muscle damage. Exerc Sport Sci Rev *19*:99, 1991.
399. Fridén J, Sjöström M, Ekblom B: Myofibrillar damage following intense eccentric exercise in man. Int J Sports Med *4*:170, 1983.
400. Garrett WE Jr: Muscle strain injuries: Clinical and basic aspects. Med Sci Sports Exerc *23*:436, 1990.
401. Sjøgaard G, Saltin B: Extra- and intracellular water spaces in muscles of man at rest and with dynamic exercise. Am J Physiol *243*:R271, 1982.
402. Fleckenstein JL, Canby RC, Parkey RW, et al: Acute effects of exercise on MR imaging of skeletal muscle in normal volunteers. AJR *151*:231, 1988.
403. Shellock FG, Fukunaga T, Mink JH, et al: Acute effects of exercise on MR imaging of skeletal muscle: Concentric vs eccentric actions. AJR *156*:765, 1991.
404. Ehman RL, Berquist TH: Magnetic resonance imaging of musculoskeletal trauma. Radiol Clin North Am *24*:291, 1986.
405. Reneman RS: The anterior and the lateral compartment syndrome of the leg due to intensive use of muscles. Clin Orthop *113*:69, 1975.
406. Armstrong RB: Mechanisms of exercise-induced delayed onset muscle soreness: A brief review. Med Sci Sports Exerc *16*:529, 1984.
407. Zagoria RJ, Karstaedt N, Koulbek TD: MR imaging of rhabdomyolysis. J Comput Assist Tomogr *10*:268, 1986.
408. Lamminen AE, Hekali PE, Tiula E, et al: Acute rhabdomyolysis: Evaluation with magnetic resonance imaging compared with computed tomography and ultrasound. Br J Radiol *62*:326, 1989.
409. Schepsis AA, Martini D, Corbett M: Surgical management of exertional compartment syndrome of the lower leg: Long-term followup. Am J Sports Med *21*:811, 1993.
410. Mannarino F, Sexson S: The significance of intracompartmental pressures in the diagnosis of chronic exertional compartment syndrome. Orthopedics *12*:1415, 1989.
411. Eskelin MKK, Lötjönen J, Mäntysaari MJ: Chronic exertional compartment syndrome: MR imaging at 0.1 T compared with tissue pressure measurement. Radiology *206*:333, 1998.
412. Noonan TJ, Garrett WE: Injuries at the myotendinous junction. Clin Sports Med *11*:783, 1992.
413. Shellock FG, Fukunaga T, Mink JH, et al: Exertional muscle injury: Evaluation of concentric versus eccentric actions with serial MR imaging. Radiology *179*:659, 1991.
414. Ryan AJ: Quadriceps strain, rupture and charlie horse. Med Sci Sports *1*:106, 1969.
415. Garrett WE Jr, Seaber AV, Boswick J, et al: Recovery of skeletal muscle after laceration and repair. J Hand Surg [Am] *94*:683, 1984.
416. Bush CH: The magnetic resonance imaging of musculoskeletal hemorrhage. Skeletal Radiol *29*:1, 2000.
417. Zarins B, Ciullo JV: Acute muscle and tendon injuries in athletes. Clin Sports Med *2*:167, 1993.
418. Kransdorf MJ, Meis JM, Jeliniek JS: Myositis ossificans: MR imaging appearance with radiologic-pathologic correlation. AJR *157*:1243, 1991.
419. Kibler WB: Clinical aspects of muscle injury. Med Sci Sports Exerc *22*:450, 1990.
420. Garrett WE, Safran MR, Seaber AV, et al: Biomechanical comparison of stimulated and nonstimulated skeletal muscle pulled to failure. Am J Sports Med *15*:448, 1987.
421. Fleckenstein JL, Shellock FG: Exertional muscle injuries: Magnetic resonance imaging evaluation. Top Magn Reson Imaging *3*:50, 1991.
422. Palmer WE, Kuong SJ, Elmadbouh HM: MR imaging of myotendinous strain. AJR *173*:703, 1999.
423. Herring SA: Rehabilitation of muscle injuries. Med Sci Sports Exerc *22*:453, 1990.
424. Pomeranz SJ, Heidt RS: MR imaging in the prognostication of hamstring injury: Work in progress. Radiology *189*:897, 1993.
425. Komi PV, Buskirk ER: Effect of eccentric and concentric muscle conditioning on tension and electrical activity of human muscle. Ergonomics *15*:417, 1972.
426. Evans GFF, Haller, RG, Wyrick PS, et al: Submaximal delayed-onset muscle soreness: Correlations between MR imaging findings and clinical measures. Radiology *208*:815, 1998.
427. O'Brien M: Functional anatomy and physiology of tendons. Clin Sports Med *11*:505, 1992.
428. Newham DJ, Mills KR, Quigley BM, et al: Pain and fatigue after concentric and eccentric muscle contractions. Clin Sci *64*:55, 1983.
429. Fleckenstein JL, Weatherall PT, Parkey RW, et al: Sports related muscle injuries: Evaluation with MR imaging. Radiology *172*:793, 1989.
430. Nurenberg P, Giddings CJ, Stray-Gundersen J, et al: MR imaging–guided muscle biopsy for correlation of increased signal intensity with ultrastructural change and delayed-onset muscle soreness after exercise. Radiology *184*:865, 1992.
431. Fleckenstein JL, Watumull D, Conner KE, et al: Denervated human skeletal muscle: MR imaging evaluation. Radiology *187*:213, 1993.
432. Shabas D, Gerard G, Rossi D: Magnetic resonance imaging evaluation of denervated muscle. Comput Radiol *11*:9, 1987.
433. Polak JF, Jolesz FA, Adams DF: Magnetic resonance imaging of skeletal muscle prolongation of T1 and T2 subsequent to denervation. Invest Radiol *23*:365, 1988.
434. Uetani M, Hayashi K, Matsunaga N, et al: Denervated skeletal muscle: MR imaging: Work in progress. Radiology *189*:511, 1993.
435. Aboulafia AJ, Monson DK, Kennon RE: Clinical and radiologic aspects of idiopathic diabetic muscle infarction: Rational approach to diagnosis and treatment. J Bone Joint Surg Br *81*:323, 1999.
436. Jelinek JS, Murphey MD, Aboulafia AJ, et al: Muscle infarction in patients with diabetes mellitus: MR imaging findings. Radiology *211*:241, 1999.
437. Barohn RJ, Bazan C III, Timmons JH, et al: Bilateral diabetic thigh muscle infarction. J Neuroimaging *4*:43, 1994.
438. Chason DP, Fleckenstein JL, Burns DK, et al: Diabetic muscle infarction: Radiologic evaluation. Skeletal Radiol *25*:127, 1996.
439. Gordon BA, Martinez S, Collins AJ: Pyomyositis: Characteristics at CT and MR imaging. Radiology *197*:279, 1995.
440. Fleckenstein JL, Burns DK, Murphy FK, et al: Differential diagnosis of bacterial myositis in AIDS: Evaluation with MR imaging. Radiology *179*:653, 1991.
441. Hernandez RJ, Sullivan DB, Chenevert TL, et al: MR imaging in children with dermatomyositis: Musculoskeletal findings and correlation with clinical and laboratory findings. AJR *161*:359, 1993.
442. Hernandez RJ, Keim DR, Chenevert TL, et al: Fat-suppressed MR imaging of myositis. Radiology *182*:217, 1992.
443. Fujino H, Kobayashi T, Goto I, et al: Magnetic resonance imaging of the muscles in patients with polymyositis and dermatomyositis. Muscle Nerve *14*:716, 1991.
444. Park JH, Vansant JP, Kumar NG, et al: Dermatomyositis: Correlative MR imaging and P-31 MR spectroscopy for quantitative characterization of inflammatory disease. Radiology *177*:473, 1990.
445. Lamminen AE: Magnetic resonance imaging of primary skeletal muscle disease: Patterns of distribution and severity of involvement. Br J Radiol *63*:946, 1990.
446. Liu G, Jong Y, Chiang C, et al: Duchenne muscular dystrophy: MR grading system with functional correlation. Radiology *186*:475, 1993.
447. Schreiber A, Smith WL, Ionasecu V, et al: Magnetic resonance imaging of children with Duchenne muscular dystrophy. Pediatr Radiol *17*:495, 1987.
448. Fleckenstein JL, Peshock RM, Lewis SF, et al: Magnetic resonance imaging of muscle injury and atrophy in glycolytic myopathies. Muscle Nerve *12*:849, 1989.
449. Daffner RH, Riemer BL, Lupetin AR, et al: Magnetic resonance imaging in acute tendon ruptures. Skeletal Radiol *15*:619, 1986.
450. Feighan J, Towers J, Conti S: The use of magnetic resonance imaging in posterior tibial tendon dysfunction. Clin Orthop *365*:23, 1999.
451. Kraushaar BS, Nirschl RP: Tendinosis of the elbow (tennis elbow). Clinical features and findings of histological, immunohistochemical, and electron microscopy studies. J Bone Joint Surg Am *81*:259, 1999.
452. Maffulli N: Rupture of the Achilles tendon. J Bone Joint Surg Am *81*:1019, 1999.
453. Woo SL, An K, Arnoczky SP, et al: Anatomy, biology, and biomechanics of tendon, ligament, and meniscus. *In* SR Simon (Ed): Orthopaedic Basic Science. Rosemont, Ill, American Academy of Orthopaedic Surgeons, 1994, p 45.
454. Parellada JA, Balkissoon AR, Hayes CW, et al: Bowstring injury of the flexor tendon pulley system: MR imaging. AJR *167*:347, 1996.
455. Myerson MS, McGarvey W: Disorders of the Insertion of the Achilles tendon and Achilles tendinitis. J Bone Joint Surg Am *80*:1814, 1998.
456. Giori NJ, Beaupre GS, Carter DR: Cellular shape and pressure may mediate mechanical control of tissue composition in tendons. J Orthop Res *11*:581, 1993.
457. Beltran J, Noto AM, Herman LJ, et al: Tendons: High-field-strength, surface coil MR imaging. Radiology *162*:735, 1987.
458. Koblik PD, Freeman DM: Short echo time magnetic resonance imaging of tendon. Invest Radiol *28*:1095, 1993.
459. Erickson SJ, Cox IH, Hyde JS, et al: Effect of tendon orientation on MR imaging signal intensity: A manifestation of the "magic angle" phenomenon. Radiology *181*:389, 1991.
460. Peh WC, Chan JH: The magic angle phenomenon in tendons: Effect of varying the MR echo time. Br J Radiol *71*:31, 1998.
461. Hayes CW, Parellada JA: The magic angle effect in musculoskeletal MR imaging. Top Magn Reson Imaging *8*:51, 1996.
462. Rubin DA, Towers JD, Britton CA: MR imaging of the foot: Utility of complex oblique imaging planes. AJR *166*:1079, 1996.
463. Rubin DA, Kneeland JB, Kitay GS, et al: Flexor tendon tears in the hand: Use of MR imaging to diagnose degree of injury in a cadaver model. AJR *166*:615, 1996.
464. el-Khoury GY, Wira RL, Berbaum KS, et al: MR imaging of patellar tendinitis. Radiology *184*:849, 1992.

465. Rosenberg ZS, Cheung Y, Jahss MH, et al: Rupture of posterior tibial tendon: CT and MR imaging with surgical correlation. Radiology *169*:229, 1988.
466. Schweitzer ME, Caccese R, Karasick D, et al: Posterior tibial tendon tears: Utility of secondary signs for MR imaging diagnosis. Radiology *188*:655, 1993.
467. Kannus P, Józsa L: Histopathological changes preceding spontaneous rupture of a tendon. A controlled study of 891 patients. J Bone Joint Surg Am 73:1507, 1991.
468. Järvinen M, Józsa L, Kannus P, et al: Histopathological findings in chronic tendon disorders. Scand J Med Sci Sports 7:86, 1997.
469. Potter HG, Hannafin JA, Morwessel RM, et al: Lateral epicondylitis: Correlation of MR imaging, surgical, and histopathologic findings. Radiology *196*:43, 1995.
470. Yu JS, Popp JE, Kaeding CC, et al: Correlation of MR imaging and pathologic findings in athletes undergoing surgery for chronic patellar tendinitis. AJR *165*:115, 1995.
471. Johnson DP, Wakeley CJ, Watt I: Magnetic resonance imaging of patellar tendonitis. J Bone Joint Surg Br 78:452, 1996.
472. Kjellin I, Ho CP, Cervilla V, et al: Alterations in the supraspinatus tendon at MR imaging: Correlation with histopathologic findings in cadavers. Radiology *181*:837, 1991.
473. Maffulli N, Binfield PM, Moore D, et al: Surgical decompression of chronic central core lesions of the Achilles tendon. Am J Sports Med 27:747, 1999.
474. Anzel SH, Convey KW, Weiner AD, et al: Disruption of muscles and tendons: An analysis of 1,014 cases. Surgery *45*:406, 1959.
475. Drapé JL, Silbermann-Hoffman O, Houvet P, et al: Complications of flexor tendon repair in the hand: MR imaging assessment. Radiology *198*:219, 1996.
476. McMaster PE: Tendon and muscle ruptures: Clinical and experimental studies on the causes and location of subcutaneous ruptures. J Bone Joint Surg *15*:705, 1933.
477. Khoury NJ, el-Khoury GY, Saltzman CL, et al: Peroneus longus and brevis tendon tears: MR imaging evaluation. Radiology *200*:833, 1996.
478. Quinn SF, Murray WT, Clark RA, et al: Achilles tendon: MR imaging at 1.5 T. Radiology *164*:767, 1987.
479. Falchook FS, Zlatkin MB, Erbacher GE, et al: Rupture of the distal biceps tendon: Evaluation with MR imaging. Radiology *190*:659, 1994.
480. Quinn SF, Sheley RC, Demlow TA, et al: Rotator cuff tendon tears: Evaluation with fat-suppressed MR imaging with arthroscopic correlation in 100 patients. Radiology *195*:497, 1995.
481. Bonnin M, Tavernier T, Bouysset M: Split lesions of the peroneus brevis tendon in chronic ankle laxity. Am J Sports Med *25*:699, 1997.
482. Rosenberg ZS, Beltran J, Cheung YY, et al: MR features of longitudinal tears of the peroneus brevis tendon. AJR *168*:141, 1997.
483. Fitzgerald SW, Curry DR, Erickson SJ, et al: Distal biceps tendon injury: MR imaging diagnosis. Radiology *191*:203, 1994.
484. McGeorge DD, Stilwell JH: Partial flexor tendon injuries: To repair or not. J Hand Surg [Br] *17*:176, 1992.
485. Conti S, Michelson J, Jahss M: Clinical significance of magnetic resonance imaging in preoperative planning for reconstruction of posterior tibial tendon ruptures. Foot Ankle *13*:208, 1992.
486. Farley TE, Neumann CH, Steinbach LS, et al: Full-thickness tears of the rotator cuff of the shoulder: Diagnosis with MR imaging. AJR *158*:347, 1992.
487. Rafii M, Firooznia H, Sherman O, et al: Rotator cuff lesions: Signal patterns at MR imaging. Radiology *177*:817, 1990.
488. Deutsch A, Altchek DW, Veltri DM, et al: Traumatic tears of the subscapularis tendon. Clinical diagnosis, magnetic resonance imaging findings, and operative treatment. Am J Sports Med *25*:13, 1997.
489. Pfirrmann CW, Zanetti M, Weishaupt D, et al: Subscapularis tendon tears: Detection and grading at MR arthrography. Radiology *213*:709, 1999.
490. Zeiss J, Saddemi SR, Ebraheim NA: MR imaging of the quadriceps tendon: Normal layered configuration and its importance in cases of tendon rupture. AJR *159*:1031, 1992.
491. Zlatkin MB, Iannotti JP, Roberts MC, et al: Rotator cuff tears: Diagnostic performance of MR imaging. Radiology *172*:223, 1989.
492. Goutallier D, Postel JM, Bernageau J, et al: Fatty muscle degeneration in cuff ruptures. Pre- and postoperative evaluation by CT scan. Clin Orthop *304*:78, 1994.
493. Thomazeau H, Boukobza E, Morcet N, et al: Prediction of rotator cuff repair results by magnetic resonance imaging. Clin Orthop *344*:275, 1997.
494. Flannigan B, Kursunoglu-Brahme S, Snyder S, et al: MR arthrography of the shoulder: Comparison with conventional MR imaging. AJR *155*:829, 1990.
495. Hodler J, Kursunoglu-Brahme S, Snyder SJ, et al: Rotator cuff disease: Assessment with MR arthrography versus standard MR imaging in 36 patients with arthroscopic confirmation. Radiology *182*:431, 1992.
496. Palmer WE, Brown JH, Rosenthal DI: Rotator cuff: Evaluation with fat-suppressed MR arthrography. Radiology *188*:683, 1993.
497. Owen RS, Iannotti JP, Kneeland JB, et al: Shoulder after surgery: MR imaging with surgical validation. Radiology *186*:443, 1993.
498. Magee TH, Gaenslen ES, Seitz R, et al: MR imaging of the shoulder after surgery. AJR *168*:925, 1997.
499. Gaenslen ES, Satterlee CC, Hinson GW: Magnetic resonance imaging for evaluation of failed repairs of the rotator cuff. J Bone Joint Surg Am *78*:1391, 1996.
500. Zanetti M, Weishaupt D, Gerber C, et al: Tendinopathy and rupture of the tendon of the long head of the biceps brachii muscle: Evaluation with MR arthrography. AJR *170*:1557, 1998.
501. Chan TW, Dalinka MK, Kneeland JB, et al: Biceps tendon dislocation: Evaluation with MR imaging. Radiology *179*:649, 1991.
502. Cervilla V, Schweitzer ME, Ho C, et al: Medial dislocation of the biceps brachii tendon: Appearance at MR imaging. Radiology *180*:523, 1991.
503. Brage ME, Hansen ST Jr: Traumatic subluxation/dislocation of the peroneal tendons. Foot Ankle *13*:423, 1992.
504. Bencardino J, Rosenberg ZS, Beltran J, et al: MR imaging of dislocation of the posterior tibial tendon. AJR *169*:1109, 1997.
505. Dalinka MK: Merrill C. Sosman Lecture. MR imaging of the wrist. AJR *164*:1, 1995.
506. Patten RM: Tears of the anterior portion of the rotator cuff (the subscapularis tendon): MR imaging findings. AJR *162*:351, 1994.
507. Farin PU, Jaroma H, Harju A, et al: Medial displacement of the biceps brachii tendon: Evaluation with dynamic sonography during maximal external shoulder rotation. Radiology *195*:845, 1995.
508. Krikun R, Krikun ME, Arangio GA, et al: Patellar tendon rupture with underlying systemic disease. AJR *135*:803, 1980.
509. Karjalainen PT, Soila K, Aronen HJ, et al: MR imaging of overuse injuries of the Achilles tendon. AJR *175*:251, 2000.
510. Rubenstein J, Pritzker KP: Crystal-associated arthropathies. AJR *152*:685, 1989.
511. Hayes CW, Rosenthal DI, Plata MJ, et al: Calcific tendinitis in unusual sites associated with cortical bone erosion. AJR *149*:967, 1987.
512. Bureau NJ, Roederer G: Sonography of Achilles tendon xanthomas in patients with heterozygous familial hypercholesterolemia. AJR *171*:745, 1998.
513. Bude RO, Adler RS, Bassett DR: Diagnosis of Achilles tendon xanthoma in patients with heterozygous familial hypercholesterolemia: MR vs sonography. AJR *162*:913, 1994.
514. Dussault RG, Kaplan PA, Roederer G: MR imaging of Achilles tendon in patients with familial hyperlipidemia: Comparison with plain films, physical examination, and patients with traumatic tendon lesions. AJR *164*:403, 1995.
515. Hodler J, Haghighi P, Trudell D, et al: The cruciate ligaments of the knee: Correlation between MR appearance and gross and histologic findings in cadaveric specimens. AJR *159*:357, 1992.
516. Sugimoto H, Ohsawa T: Ulnar collateral ligament in the growing elbow: MR imaging of normal development and throwing injuries. Radiology *192*:417, 1994.
517. Beltran J, Munchow AM, Khabiri H, et al: Ligaments of the lateral aspect of the ankle and sinus tarsi: An MR imaging study. Radiology *177*:455, 1990.
518. Fitzgerald SW, Remer EM, Friedman H, et al: MR evaluation of the anterior cruciate ligament: Value of supplementing sagittal images with coronal and axial images. AJR *160*:1233, 1993.
519. Yu JS, Salonen DC, Hodler J, et al: Posterolateral aspect of the knee: Improved MR imaging with a coronal oblique technique. Radiology *198*:199, 1996.
520. Grover JS, Bassett LW, Gross ML, et al: Posterior cruciate ligament: MR imaging. Radiology *174*:527, 1990.
521. Vahey TN, Broome DR, Kayes KJ, et al: Acute and chronic tears of the anterior cruciate ligament: Differential features at MR imaging. Radiology *181*:251, 1991.
522. Cotten A, Jacobson J, Brossmann J, et al: Collateral ligaments of the elbow: Conventional MR imaging and MR arthrography with coronal oblique plane and elbow flexion. Radiology *204*:806, 1997.
523. Ahn JM, Sartoris DJ, Kang HS, et al: Gamekeeper thumb: Comparison of MR arthrography with conventional arthrography and MR imaging in cadavers. Radiology *206*:737, 1998.
524. Scheck RJ, Kubitzek C, Hierner R, et al: The scapholunate interosseous ligament in MR arthrography of the wrist: Correlation with non-enhanced MRI and wrist arthroscopy. Skeletal Radiol *26*:263, 1997.
525. Yeh L, Kwak S, Kim YS, et al: Anterior labroligamentous structures of the glenohumeral joint: Correlation of MR arthrography and anatomic dissection in cadavers. AJR *171*:1229, 1998.
526. Rubin DA, Tishkoff NW, Britton CA, et al: Anterolateral soft-tissue impingement in the ankle: Diagnosis using MR imaging. AJR *169*:829, 1997.
527. Indelicato PA: Non-operative treatment of complete tears of the medial collateral ligament of the knee. J Bone Joint Surg Am *65*:323, 1983.
528. Kaikkonen A, Kannus P, Järvinen M: Surgery versus functional treatment in ankle ligament tears. A prospective study. Clin Orthop *326*:194, 1996.
529. Stener B: Displacement of the ruptured ulnar collateral ligament of the metacarpophalangeal joint of the thumb. J Bone Joint Surg Br *44*:869, 1962.
530. Hinke DH, Erickson SJ, Chamoy L, et al: Ulnar collateral ligament of the thumb: MR findings in cadavers, volunteers, and patients with ligamentous injury (gamekeeper's thumb). AJR *163*:1431, 1994.
531. Kannus P, Järvinen M: Conservatively treated tears of the anterior cruciate ligament. Long-term results. J Bone Joint Surg Am *69*:1007, 1987.
532. Kannus P: Nonoperative treatment of grade II and III sprains of the lateral

ligament compartment of the knee. Am J Sports Med *17*:83, 1989.
533. Lee JK, Yao L, Phelps CT, et al: Anterior cruciate ligament tears: MR imaging compared with arthroscopy and clinical tests. Radiology *166*:861, 1988.
534. Tung GA, Davis LM, Wiggins ME, et al: Tears of the anterior cruciate ligament: Primary and secondary signs at MR imaging. Radiology *188*:661, 1993.
535. Umans H, Wimpfheimer O, Haramati N, et al: Diagnosis of partial tears of the anterior cruciate ligament of the knee: Value of MR imaging. AJR *165*:893, 1995.
536. Roychowdhury S, Fitzgerald SW, Sonin AH, et al: Using MR imaging to diagnose partial tears of the anterior cruciate ligament: Value of axial images. AJR *168*:1487, 1997.
537. Rubin DA, Kettering JM, Towers JD, et al: MR imaging of knees having isolated and combined ligament injuries. AJR *170*:1207, 1998.
538. Yao L, Dungan D, Seeger LL: MR imaging of tibial collateral ligament injury: Comparison with clinical examination. Skeletal Radiol *23*:521, 1994.
539. Sonin AH, Fitzgerald SW, Friedman H, et al: Posterior cruciate ligament injury: MR imaging diagnosis and patterns of injury. Radiology *190*:455, 1994.
540. Schweitzer ME, Tran D, Deely DM, et al: Medial collateral ligament injuries: Evaluation of multiple signs, prevalence and location of associated bone bruises, and assessment with MR imaging. Radiology *194*:825, 1995.
541. Schwartz ML, al-Zahrani S, Morwessel RM, et al: Ulnar collateral ligament injury in the throwing athlete: Evaluation with saline-enhanced MR arthrography. Radiology *197*:297, 1995.
542. Chandnani VP, Gagliardi JA, Murnane TG, et al: Glenohùmeral ligaments and shoulder capsular mechanism: Evaluation with MR arthrography. Radiology *196*:27, 1995.
543. Hottya GA, Tirman PF, Bost FW, et al: Tear of the posterior shoulder stabilizers after posterior dislocation: MR imaging and MR arthrographic findings with arthroscopic correlation. AJR *171*:763, 1998.
544. Robertson PL, Schweitzer ME, Bartolozzi AR, et al: Anterior cruciate ligament tears: Evaluation of multiple signs with MR imaging. Radiology *193*:829, 1994.
545. Gentili A, Seeger LL, Yao L, et al: Anterior cruciate ligament tear: Indirect signs at MR imaging. Radiology *193*:835, 1994.
546. Brandser EA, Riley MA, Berbaum KS, et al: MR imaging of anterior cruciate ligament injury: Independent value of primary and secondary signs. AJR *167*:121, 1996.
547. McCauley TR, Moses M, Kier R, et al: MR diagnosis of tears of anterior cruciate ligament of the knee: Importance of ancillary findings. AJR *162*:115, 1994.
548. Spaeth HJ, Abrams RA, Bock GW, et al: Gamekeeper thumb: Differentiation of nondisplaced and displaced tears of the ulnar collateral ligament with MR imaging. Work in progress. Radiology *188*:553, 1993.
549. Simonsen O, Jensen J, Mouritsen P, et al: The accuracy of clinical examination of injury of the knee joint. Injury *16*:96, 1984.
550. Oberlander MA, Shalvoy RM, Hughston JC: The accuracy of the clinical knee examination documented by arthroscopy. A prospective study. Am J Sports Med *21*:773, 1993.
551. Taylor DC, Englehardt DL, Bassett FH 3d: Syndesmosis sprains of the ankle. The influence of heterotopic ossification. Am J Sports Med *20*:146, 1992.
552. Schepsis AA, Leach RE, Gorzyca J: Plantar fasciitis. Etiology, treatment, surgical results, and review of the literature. Clin Orthop *266*:185, 1991.
553. Berkowitz JF, Kier R, Rudicel S: Plantar fasciitis: MR imaging. Radiology *179*:665, 1991.
554. Grasel RP, Schweitzer ME, Kovalovich AM, et al: MR imaging of plantar fasciitis: Edema, tears, and occult marrow abnormalities correlated with outcome. AJR *173*:699, 1999.
555. Wright RW, Parry SA: Scarring of the anterior cruciate ligament to the posterior cruciate ligament does not decrease anterior translation. Am J Knee Surg *10*:125, 1997.
556. Helgason JW, Chandnani VP: Magnetic resonance imaging arthrography of the ankle. Top Magn Reson Imaging *9*:286, 1998.
557. Klein MA, Spreitzer AM: MR imaging of the tarsal sinus and canal: Normal anatomy, pathologic findings, and features of the sinus tarsi syndrome. Radiology *186*:233, 1993.
558. Umans H, Pavlov H: Insufficiency fracture of the talus: Diagnosis with MR imaging. Radiology *197*:439, 1995.
559. Magee TH, Hinson GW: Usefulness of MR imaging in the detection of talar dome injuries. AJR *170*:1227, 1998.
560. Ferkel RD, Karzel RP, Del Pizzo W, et al: Arthroscopic treatment of anterolateral impingement of the ankle. Am J Sports Med *19*:440, 1991.
561. Farooki S, Yao L, Seeger LL: Anterolateral impingement of the ankle: Effectiveness of MR imaging. Radiology *207*:357, 1998.
562. Howell SM, Clark JA: Tibial tunnel placement in anterior cruciate ligament reconstructions and graft impingement. Clin Orthop *283*:187, 1992.
563. Manaster BJ, Remley K, Newman AP, et al: Knee ligament reconstruction: Plain film analysis. AJR *150*:337, 1988.
564. Almekinders LC, Chiavetta JB, Clarke JP: Radiographic evaluation of anterior cruciate ligament graft failure with special reference to tibial tunnel placement. Arthroscopy *14*:206, 1998.
565. Miller MD, Olszewski AD: The appearance of roofplasties on lateral hyperextension radiographs. Am J Sports Med *27*:513, 1999.
566. May DA, Snearly WN, Bents R, et al: MR imaging findings in anterior cruciate ligament reconstruction: Evaluation of notchplasty. AJR *169*:217, 1997.
567. Horton LK, Jacobson JA, Lin J, et al: MR imaging of anterior cruciate ligament reconstruction graft. AJR *175*:1091, 2000.
568. Howell SM, Berns GS, Farley TE: Unimpinged and impinged anterior cruciate ligament grafts: MR signal intensity measurements. Radiology *179*:639, 1991.
569. Rak KM, Gillogly SD, Schaefer RA, et al: Anterior cruciate ligament reconstruction: Evaluation with MR imaging. Radiology *178*:553, 1991.
570. Jackson DW, Schaefer RK: Cyclops syndrome: Loss of extension following intra-articular anterior cruciate ligament reconstruction. Arthroscopy *6*:171, 1990.
571. Recht MP, Piraino DW, Cohen MA, et al: Localized anterior arthrofibrosis (cyclops lesion) after reconstruction of the anterior cruciate ligament: MR imaging findings. AJR *165*:383, 1995.
572. Bradley DM, Bergman AG, Dillingham MF: MR imaging of cyclops lesions. AJR *174*:719, 2000.

# 第6章

# 超声诊断

Ronald S. Adler
Laurence A. Mack*
William Scheible
Carolyn M. Sofka
Donald Resnick

高频线性阵列实时探头的使用，以及用以提高图像分辨率的相关技术的发展，大大提高了超声成像评价肌肉骨骼系统的能力。这些设备的共同特点是超高近场分辨率、电子聚焦和极高频探头（5～15MHz）。这些品质在扫查肌腱和肌肉时尤为重要，因为肌肉和肌腱通常位置比较表浅且内部结构具有独特的声学特征。与过去的超声成像技术相比，实时超声成像增加了扫查的灵活性，便于在多切面成像。此外，彩色血流灵敏度的提高使得各种炎症、肿瘤及创伤所导致的血流变化得以显示。与CT或MRI相比，尽管超声在诊断骨、关节和软组织病变方面存在某种程度的不足，但由于超声成像与X线片或同位素检查相比具有安全、舒适、便宜及省时等优点，且能够提供相当丰富的诊断信息，其地位正不断得到提高。另外，超声成像的实时性还使检查过程中进行动态诱发动作检查及实时监视软组织的介入过程成为可能。

## 第一节　物理基础

超声成像技术的核心是换能器（探头）。换能器把电能转换为声能，再把声能转换为电能。晶体材料能在电流的作用下发生物理形变，从而产生声波。声波由体内返回使换能器晶体发生形变，从而产生相应的电流。晶体的这种特性称为压电效应。压电效应是超声成像临床应用的基础。换能器在99.9%的时间周期内是接收声波，剩余的短时间内用以发射超声波。

在临床应用中，发射声波的频率范围为5～15MHz；1MHz等于100万周期/秒。这些频率远高于人耳的可听范围，人耳可听的声波频率的上限是20 000周期/秒（Hz）。频率与波长和给定介质的穿透深度成反比：例如，10MHz的换能器只能在软组织中穿透几厘米。相反，频率越高则分辨力越高。由于大部分肌肉骨骼相关病变位置比较表浅，因此利用较高频超声设备（即7.5～10MHz）都能够很好成像。这样就能对许多肌腱和韧带的病变进行检测。较深部的结构（如髋部和膝部）可能需要较低频率的换能器（即5.0MHz）[221]。

探头通常直接置于患者的皮肤上。在皮肤表面涂上合适的超声耦合剂，一般为水溶性凝胶，用以产生有利于声波传播无气体通路。扫查平面是可变的。在绝大多数应用中，对所评价的结构成像时应平行和垂直于其纤维轴向。

传播中的声波与体内组织界面间的相互作用是超声成像的第二个关键。每当声束遇到声阻抗不同的组织间的界面时，就会发生反射或折射。声波反射回探头晶体并转换为电输入信号，便被记录并显示为超声图像。早期的超声成像技术因其显示方式本质上为“全有或绝无”现象，故称为“双稳态”超声。这种技术提供的诊断信息局限于确定器官或组织的边界以及含液性结构与实质性结构的特征描述。双稳态显示现已被灰阶超声技术所取代，灰阶超声将不同强度的回声信号显示为不同的灰度，因而可提供有关器官实质的信息。

---

* 已故。

最初有关肌肉骨骼超声成像的报道采用的是静态扫描仪。这些设备笨重且难以操作。复杂的机械扫描架限制了扫查切面并且不能对结构进行动态评价。实时超声扫描仪已经取代了静态扫描仪。从某种意义上看，实时超声扫描可等同于放射透视，它们均可产生多幅图像（大约每秒30幅），因此可对动态变化进行观察和记录。

商用超声仪采用多种技术获取信息。机械式扇形扫描仪产生的图像质量高，但由于近场伪影所致，其表面分辨率较差且表面图像范围较小。另外，机械式扇形扫描仪也易于产生伪影。因为只有图像中心小部分平行的肌腱纤维才发生几何镜面反射，因此会导致肌腱出现人为的异质性。

高分辨率的线阵探头最适于进行肌肉骨骼系统的检查。前面已经提到，7～10MHz探头比较低频率探头更适用于肌肉骨骼检查。较低频率探头（3.5～5MHz）的组织穿透力较好，因此适于检查深部结构。与机械式探头相比，线阵探头具有良好的近场分辨率。此外，线阵探头的表面视野宽，有助于评价表浅部位异常；同时，绝大部分平行的肌腱和肌肉纤维符合发生几何镜面反射的条件，因此能更好地描述病变结构并避免伪影。

高频线阵探头扫查肢体时的一个不足之处是其视野较窄，一般为4～6cm宽。采用大部分超声设备所具备的分屏拼图技术可获得12cm宽的视野。拓展视野超声成像技术已有应用，采用这种技术可获得包括远离病变的关节、肌肉和血管的全景图[237]。显示拓展视野超声成像技术优越性的一个实例是，其可以从起点到止点全面评价肌肉肌腱装置。现代超声仪所提供的附加功能还包括：可获取三维数据，从而在各种平面进行图像显示；可采用空间合成技术，保存超声图像中的反射信息，同时减少图像的固有颗粒（“斑点”）；并可进行非线性成像，即所谓的组织谐波成像，使图像的分辨率和穿透性都有显著提高。

评价和显示血流的技术也得到了发展。脉冲（即能量）多普勒超声成像技术可探测血管，确定血流方向和血流特征[222,223]。彩色血流图可与灰阶数据一起同步显示多普勒信息。不同的颜色代表不同的血流方向和平均血流速度。进行脉冲多普勒评价时，根据彩色血流图可快速精确地确定血管位置，判定血管分布的特性，以及半定量分析血流量。能量多普勒超声的拓展应用包括评估与关节炎、滑囊炎、肌炎及腱鞘炎这些炎症性病变有关的血流增多现象。基于这些原因，能量多普勒超声通常作为多种灰阶超声检查的补充。

## 第二节 临床超声成像的原理

在超声诊断中采用的描述性术语相对简洁清晰。病变按其特征分为囊性和实性两类。囊性结构的典型表现是充液性肿物，如肾囊肿、胰腺假性囊肿或正常器官（如膨胀的膀胱）。囊性器官或肿物如果内容物不含其他杂质则无回声表现。含杂质的液体通常出现于感染或出血后，一般表现为低回声。有时也可发现有分隔形成或软组织结节。由于液性结构不能阻挡声波传播，因此可在液性区域深部出现很强的回声聚集，常称之为后方回声增强。实性肿物和大部分器官的实质表现为不同类型的中等灰度色调，比如肝实质、未妊娠子宫和甲状腺。许多新生和感染性肿物都显示为复杂的回声表现，同时含有囊性和实性成分。这通常是组织坏死、出血或炎性碎片的表现，但病变本身是囊性还是实性可通过对这些物理原理的了解来确定。

空气和骨可反射大部分声能，因此妨碍了超声成像。正因为这个原因，胸腔大部分脏器都无法显像。同样，肠气有时会影响腹腔脏器和腹膜后脏器的显影。这些特性可用于检测骨折引起的轻微轮廓异常[1]。

诊断性超声成像的早期主要用来鉴别临床或放射影像发现的肿物是囊性还是实性。尽管这仍是超声成像的一项重要工作，但囊性和实性的鉴别只是明确组织特征的一个方面。对病变的灰阶类型分析有时可对给定病变的组织学构成做出预测。例如，脂肪一般趋向为偏强回声。另一方面，淋巴瘤和某些神经源性肿瘤，尽管病理上是实性肿瘤，但超声表现却是极低回声，酷似囊肿。不幸的是，尽管明确组织特征的实验工作已有多年，但仍没有切实可靠或适用的测量数据表明超声组织检查具有有意义的特异性。

尽管超声成像可用于评价许多结构，特别是表浅结构，但评价肌腱的病变是其最为常用的适应证，下面对这种评价的简短讨论主要是为了强调其各向异性的重要性。肌腱由致密的结缔组织构成，其内的胶原纤维呈束状排列，周围包绕有疏松的结缔组织。这些胶原纤维束又呈线状平行排列。灰阶超声图像反映了这种解剖结构的特点，表现为明显的各向异性：当线阵探头垂直肌腱的长轴扫描时，肌腱表现为强回声，而当扫描角度减少2°～7°时，肌腱表现为与肌肉相等的回声，而且随着扫描角度的进一步减小，肌腱的回声会越来越低（图6-1）。这一现象正是用超声检查弧形肌腱（如棘上肌腱、腓侧肌腱）比较困难的原因。

超声成像的几个独特特性使这项技术特别适用于临床应用。超声检查对患者无创、无痛苦。超声成像通常比其他方法费用低且快捷。不会有使用碘化造影剂带来的风险。就目前所知，在临床应用的能量水平和频率下超声脉冲对体细胞或生殖细胞不会产生有害效应[2,3]。超声成像特别适用于系列随诊检查，以判断特定治疗方案的疗效。由于超声成像可对病变做出三维定位，因此超声成像可用来引导经皮抽吸或活检（见后述）以及确定放射治疗通道。

## 第三节 在骨，关节及软组织疾病中的临床应用

### 一、腘窝

超声成像用于评价各种类型的腘窝肿胀在早期就得到广泛认同。即使使用早期的仪器也可轻易地将囊、实性病变鉴别开，而且腘窝囊肿和腘动脉瘤是腘窝区最常见的肿物，因此超声成像以往经常用来诊断这类病变。

腘窝囊肿（Baker囊肿）起源于膝关节，病变使膝关节与腓肠半膜肌囊之间形成连通，而关节内异常又引起渗出，致使关节膨胀[4-7]。腓肠半膜肌囊位于腓肠肌内侧头与半膜肌外侧方之间[8,9]。大约50%的正常人在膝关节与腓肠半膜肌囊之间存在解剖连通。该滑囊内面被滑膜覆盖并与关节腔内滑膜相延续。

关节渗出是对多种膝关节异常的病理反应。渗出液是腘窝囊肿生成中的一种成分，通常与类风湿性关节炎的滑膜增生或膝关节创伤性内部紊乱有关。腘窝囊肿也曾见于骨关节炎、痛风、Reiter综合征、色素绒毛结节性滑膜炎及分离性骨软骨炎患者[5]。事实上，腘窝囊肿可以是任何导致膝关节内压增高的关节疾病的并发症。

过去，关节造影曾是诊断腘窝囊肿的最初影像学技术。关节造影发现腘窝囊肿的成功率变化很大，文献报道的范围为7%～42%[4]。但是关节造影还存在几个问题。可以想象，在许多病例中某种单向瓣膜式的机制会限制滑液只能向一个方向流动[6]。因此造影剂关节造影就可能检测不到某些腘窝囊肿

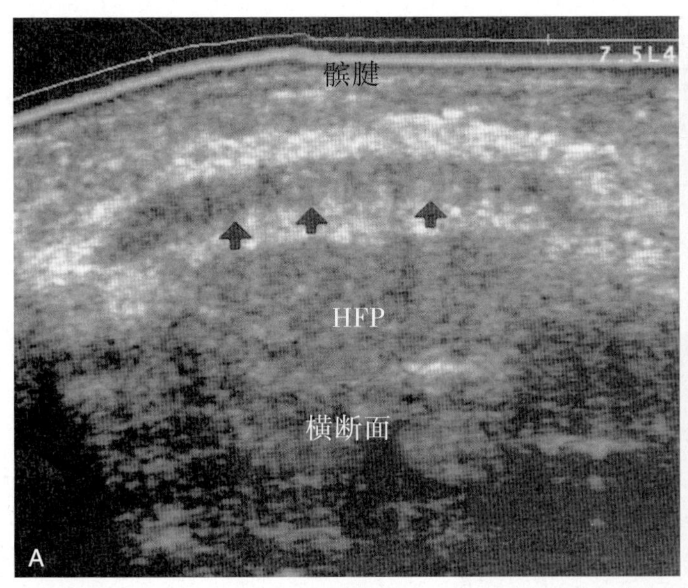


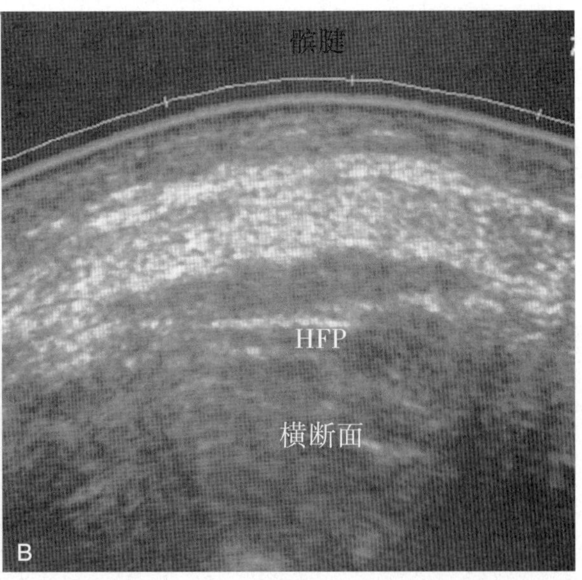


图6-1 各向异性。各向异性是评价肌腱和韧带病变时必须考虑的一项重要超声特性。一定要沿其路径来回摆动探头，使被检测的肌腱或韧带尽可能显示为强回声。A图为髌腱的横断面图像，扫描时探头没有与髌腱完全在一条直线上。可见髌腱基质显示为人为的低回声（黑箭头），会被误认为局灶性肌腱病变。可见Hoffa脂肪垫（HFP）。当探头如图B所示相对于髌腱正确放置时，低回声消失，肌腱显示为均质的强回声。

[4]。而且还注意到，膝关节的屈曲会使髌上滑囊塌陷，把囊液挤入腓肠半膜肌囊内[8]。在这种情况下，造影剂进入膨胀的滑囊会被误诊为腘窝囊肿。由于许多人的滑囊膨胀往往无症状[10],因此关节造影提示的任何腘窝囊肿均应经超声检查证实[10]。膝关节与腓肠半膜肌囊间缺乏解剖连续性,这妨碍了关节造影准确显示囊肿的数目。而且由于有纤维蛋白凝块、粘连及分腔，会使造影剂无法完全充填整个囊腔。

腘窝囊肿的超声表现变化多样，主要取决于囊肿的大小、位置及囊壁内膜的完整性等因素[221,224,225]。单一性腘窝囊肿的典型表现为位于腓肠肌内侧头肌腱与半膜肌之间局灶性、极低回声、外壁光滑的囊性包块。向上方扩展或颈状的滑液聚集，证实其与膝关节连通，则是一项重要的特异性诊断指标。囊肿内常有多少不等的分隔、碎片或血管翳。彩色多普勒超声有助于囊肿与腘动脉瘤的鉴别诊断,腘动脉瘤在腘窝内的位置相对更居中一些。超声成像分辨腘窝囊肿的尺寸阈应小于1cm，尤其是采用高频探头时。超声成像上囊肿的大小与关节造影上的显示可能不同，造影不完全、凝块和碎片造成的充盈缺损以及气体和造影剂造成的囊肿膨胀，是造成这种差异的原因。

腘窝囊肿破裂或囊内出血的临床表现与深静脉血栓性静脉炎十分相像[9,11,12]。囊肿压迫腘静脉也会产生与血栓性静脉炎相似的体征[13]。腘窝囊肿与血栓性静脉炎二者的鉴别诊断特别重要，因为后者需要抗凝治疗且有风险。超声成像对这种临床状态的识别很有帮助[5,7,14-16]。囊肿下表面边缘不再分明（图6-2）及表浅部位积液伴周围水肿是囊肿破裂最常见的表现[17]。腓肠肌近侧头可发生这种水肿，积液可沿软组织平面向头侧或尾侧扩展；可出现较小囊肿（或称为“子囊”）。然而，超声成像可能无法发现那些破裂后已完全塌陷的囊肿。

超声成像对识别滑膜经膝关节后囊薄弱处疝出也很有帮助。滑膜疝出可发生于膝关节腔与腓肠半膜肌囊间缺乏解剖连通的个体；当发生破裂时，会形成含有滑液的假包膜[9]。这些积液通常都位于腓肠肌和比目鱼肌之间。

并非所有的腘窝部位肿胀都是由腘窝囊肿所致，但超声成像可以很容易地除外腘动脉瘤、软组织肿瘤或脓肿等其他病因[6,7,14]。腘动脉瘤是外周动脉动脉瘤中最常见的一种[18]。动脉粥样硬化是绝大部分病例的主要发病原因,相当多的患者同时患有心血管疾病，包括腹主动脉瘤[18-20]。尽管只有一侧可有明显的临床表现，但多达59%的病例为双侧发病[18,20,21]。腘动脉瘤常会有血栓栓塞性并发症(包括血栓形成、静脉阻塞、溃疡和坏疽）以及外周栓塞[18,21-24]。据文献报道,3%的肢体功能丧失源于未经治疗的腘动脉瘤[18]。高达15%的患者合并有腘静脉血栓形成，因此有发生肺栓塞的危险[25]。

利用超声成像诊断腘动脉瘤相对容易进行，只要能够明确包块与近端和远端血管是连续的即可[22]。当腘动脉瘤过度扭曲时确定其与血管的连续性有时会有困难[19]。利用彩色和脉冲多普勒技术可识别血管结构从而大大提高了诊断本病的能力，而诊断和评价腘动脉瘤的传统手段—血管造影，在确诊腘动脉瘤中并非必需[18-20]。此外，超声成像还能克服血管造影中的几个不足之处[21,22,26,27]。许多腘动脉瘤患者都患有弥漫性血管疾病，使近端血流灌注减少，从而使腘动脉在造影后无法显影。动脉瘤内的血栓形成，利用超声成像极易诊断，而血管造影则显像不佳，因为它只能使有血流通过的空腔显影。一些

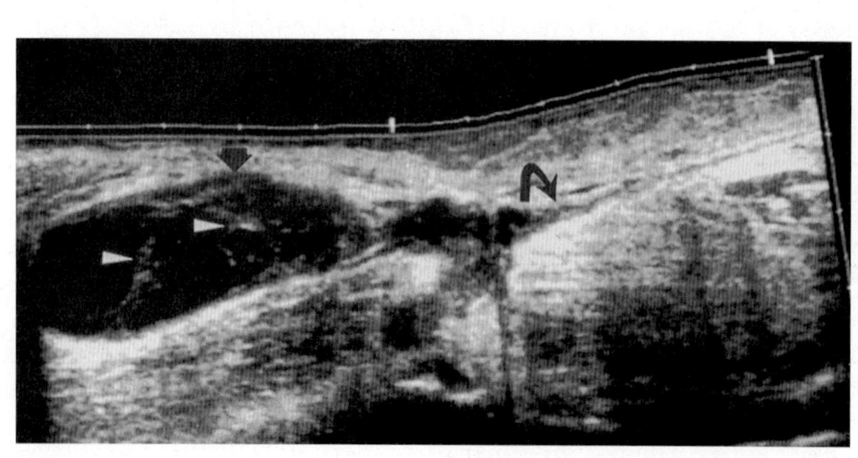

**图6-2** 滑膜（腘窝）囊肿破裂。膝关节后方纵向扫查显示一处腘窝囊肿（黑色直箭头）伴内部分隔（三角箭头）和不规则的下缘尾部（弯箭头），后者提示囊肿是新近破裂的。

临床医师认为血栓是手术指征之一[26,27]。临床诊断并不总是容易的，例如因动脉瘤内有血栓而使搏动消失的病例[14]。

由于未经治疗的腘动脉瘤并发症的发生率较高，因此建议绝大多数患者采用选择性手术治疗[18,22,23]。选择一种高敏感性的无创检查手段是必需的，一些研究者认为，超声成像比临床评价或血管造影具有更高的诊断准确率[22,23,26,27]。在对照中对正常腘动脉尺寸的测量表明，超声成像因为没有放大变形因而测量值精确[26,27]。除了能检测动脉瘤及瘤腔内血栓以外，超声成像还可以很便利地检查对侧临床静止的动脉瘤。

类风湿性关节炎患者若伴有疼痛或无症状腘窝肿胀，推荐用超声成像作为主要的检查手段[6,28]。因为对这些患者来说膝关节的结构完整性并不是问题所在，行超声成像可避免关节造影的风险与不适以及关节造影与磁共振成像的昂贵费用。而且，超声成像还是一种特别值得关注的可进行一系列非侵入性检查的手段，可用于监测各种治疗措施的疗效[6,29]。腘窝囊肿最好采用前滑膜切除术治疗，因为仅仅去除囊肿后常会复发并有窦道形成[6,30]。采用放射性同位素行滑膜消融治疗也曾是推荐的治疗方法，并尝试用超声成像在出现X线片骨性改变之前来诊断滑膜增厚[29]。

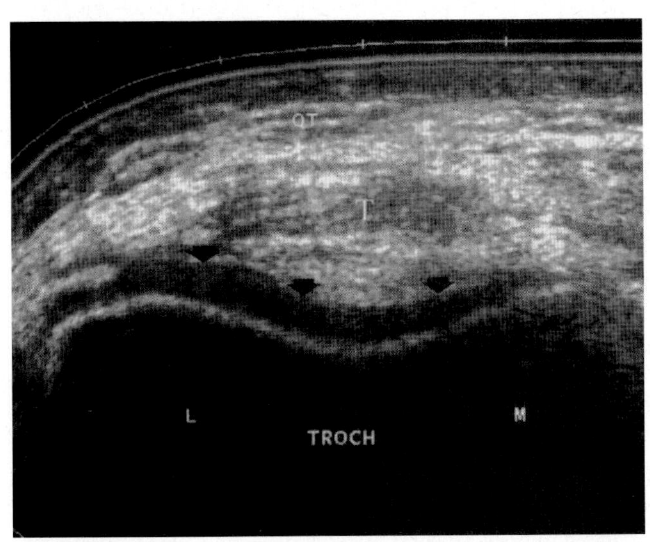


**图6-3** 关节软骨。图为滑车软骨横断面拓展视野声像图。可见股骨内侧髁（M）和外侧髁（L）以及均匀的低回声滑车（TROCH）软骨（箭头）。标出了股四头肌的前方结构（QT）和肌腱（T）。

## 二、膝关节

超声成像在评价膝关节方面的作用不及磁共振成像。尽管如此，超声成像在评价其他检查方法不能确定的特定病变方面仍有一定作用。

利用超声成像很容易检出膝关节积液或渗出。表现为在髌上隐窝、股四头肌深处以及膝关节内外侧隐窝内出现无回声或低回声积液[224]。关节内软骨或骨软骨小体表现为局灶性强回声[34]。

超声检查膝关节观察的重点是关节软骨（图6-3）。对一系列骨关节炎患者的研究发现，超声成像可以用来测量关节软骨的厚度以及评价其表面特征[31]。然而，随着病变程度的加重，关节软骨与软组织间的分明界面会变得模糊不清，这会增加软骨厚度测量的难度。有报道认为，鉴别正常与异常关节软骨的最佳声像图特征是软骨的低回声特征缺失及关节软骨前缘清晰度的降低[32]。Brussaard等也报道了类似的发现[33]。分离性骨软骨炎的小病变区也可表现为股骨髁骨性边缘的轮廓改变[34]。这些缺损的内部回声变化多样，取决于碎片的钙化程度。25个报道病例中有1例超声显示为疏松性骨软骨碎片，提示超声成像技术今后可在这方面应用[34]。

实时超声成像可显示半月板的内侧和外侧部分（图6-4）[35]。正常半月板表现为三角形高回声结构，股胫间室内软骨有一定程度缺失并伴有半月板向外移位时，半月板更容易显示（图6-5）。半月板撕裂表现为在此结构内出现低回声线样缺损[221]。体外实验常可见小至2mm的垂直向心性撕裂和小至4mm的水平撕裂[36]。不过，超声成像在这方面的临床应用还没有进行系统评价。

在单纯性腘窝囊肿非典型发生部位，半月板囊肿是引发肿块的常见病因[37]。半月板囊肿好发于20～30岁的男性，尤以右侧膝关节的外侧半月板最为多发[38]。绝大部分半月板囊肿都伴有半月板撕裂[39,40]。由于内侧半月板与内侧副韧带紧密相连，所以其囊肿的位置可能距半月板本身有一定距离[41]。外侧半月板囊肿一般位于半月板病变的附近。

有几份文献均报道了半月板囊肿的声像图表现[38,41,42,221,224]。超声成像易于诊断半月板囊肿，显示为含液性囊腔，位于半月板和侧副韧带浅表（图6-6A）。以囊肿本身作为声窗，可提高显示潜在半月板撕裂的能力。半月板囊肿要与腱鞘囊肿（见图6-5）及低回声神经源性肿瘤相鉴别，这些病变发生部位

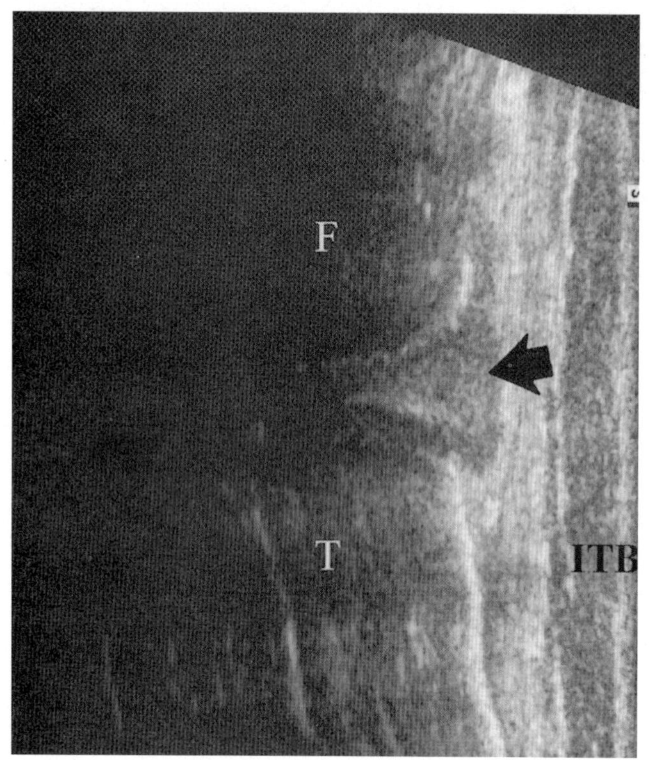


**图6-4** 膝关节半月板。外侧半月板纵向扫描显示股骨外侧髁（F）和外侧胫骨平台（T）以及其上方的髂胫束（ITB）。正常半月板表现为三角形的均匀强回声组织（黑箭头）。

与半月板囊肿类似。一旦诊断明确，就可以在超声引导下准确穿刺半月板囊肿进行抽液减压(见图6-6B)。

超声成像还可以显示膝关节的副韧带（图6-7）[226]。与其他韧带一样，这些副韧带均表现为均匀的线带状高回声组织。这种均匀致密的纤维结构的中断提示韧带损伤[224]。其他可利用超声成像评价的膝关节周围结构还包括髂胫束、跖肌腱、鹅足囊及腓肠肌[227,228]。与腓肠肌内侧头撕裂有关的网球腿表现为肌肉内回声增强，代表水肿或肌肉组织间隙。

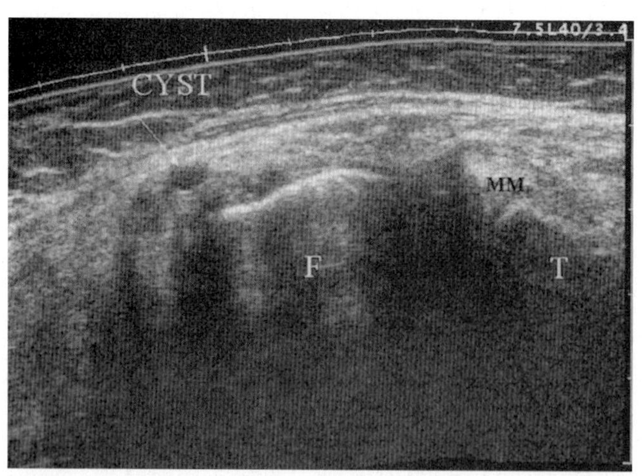


**图6-5** 膝内侧副韧带的腱鞘囊肿。膝关节纵向拓展视野声像图显示内侧半月板（MM）部分突出和近端内侧副韧带实质内有一个局灶性低回声区，提示为腱鞘囊肿（箭头）。可见股骨（F）和胫骨（T）。囊肿和关节或任何常见的滑囊部位都不相通。

## 三、髌腱

跳跃者膝是一种用于描述造成膝关节关节外疼痛的一组病症的名称[43]，常见于从事需频繁用力使用膝关节伸展机制的运动人群[43]。重复进行跳跃、跑或踢等体育运动是造成这种损伤的常见原因[44]。跳跃者膝主要是由于髌腱纤维多发性部分撕裂导致退变、坏死或纤维化所致，而非原有的感染性病变所致[45]。

沿髌腱纵向扫描时，正常髌腱表现为中等回声的线样结构，厚度约3～6mm，位于较强回声的皮下脂肪和低回声的浆液性胫前滑囊的深部[46]。在髌腱深部，可看到第二个无回声滑囊。髌腱的内部结构与其他肌腱类似，表现为平行排列的较强回声纤维束和均质的密度（图6-8）。一些报道认为，久坐的正常人群其髌腱的髌骨上附着点的回声略低，而且该处的髌腱直径略粗[46]。其他研究者未能证实这一点[47]。在体育运动者中，髌腱会因髌骨上附着点的增宽而可能更趋于圆锥形[46]。

77%～90%的髌腱病变发生在髌腱的近端附着点处[45,47]。病变早期，髌腱因水肿而体积增大，这种增大通常是弥漫性的[43]。如果退变过程持续进展，髌腱的内部结构将变得不再均一，中心出现低回声区是最常见的超声表现[230]。不过，偶尔也可见局灶性强回声区。这些局灶性强回声区与手术所见的髌腱异常区以及CT扫描和MR成像所见的髌腱异常相吻合[45]。这些局灶性异常区域的病理改变包括黏液样退变、肉芽肿样组织及膑腱内血肿[46]。到长期慢性病变的终末期，髌腱的边缘会变得不规则，髌腱的正常结构会被纤维化和瘢痕形成所破坏[43]。

彩色多普勒超声成像也可以用于诊断髌腱病变[229]。作为灰阶超声检查的辅助手段，彩色多普勒超声成像在诊断髌腱病变方面具有较高的敏感性和特异性。与灰阶超声相比，解释彩色多普勒超声成像结果对操作者的经验要求不高，而且这种方法还提高了增厚肌腱的特征性表现，而这种少见病变在髌腱病变的其他灰阶像上不显示。但是它对急慢性肌腱病变的鉴别没有帮助[229]。

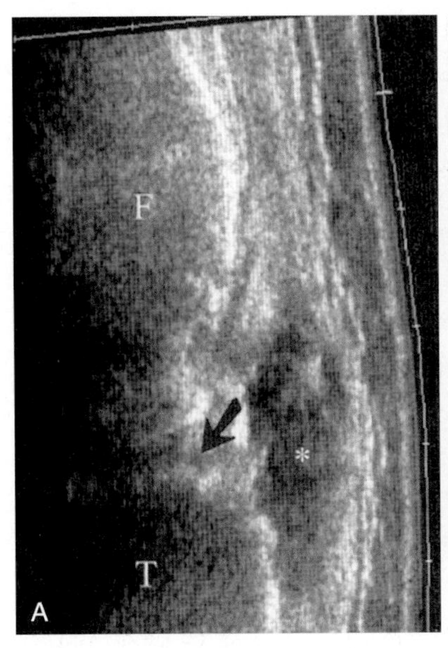


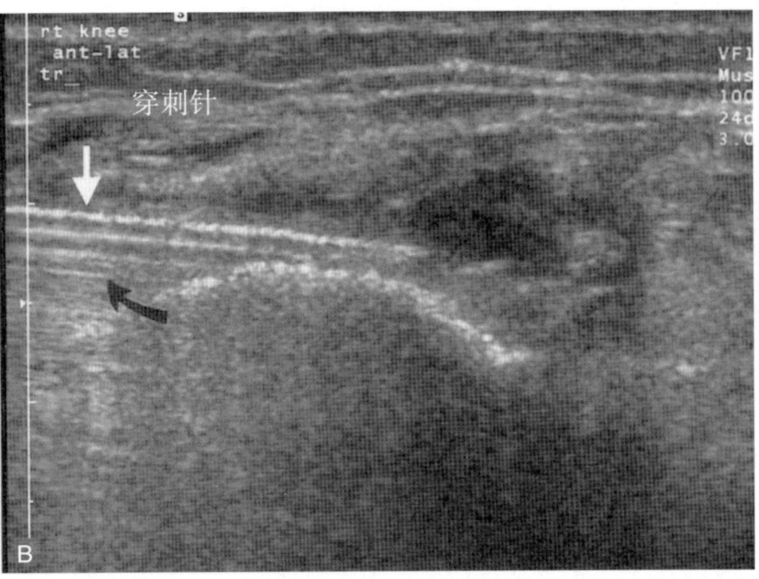


**图 6-6** 半月板囊肿。

A 膝关节外侧纵向扫查显示，一处水平状撕裂经外侧半月板（箭头）延伸至半月板囊肿（星号）内。可见股骨外侧髁（F）和胫骨外侧平台（T）。

B 可以看到穿刺针（箭头）穿入囊肿做治疗性抽液减压。可见穿刺针引起的强混响伪影（弯箭头）。

超声成像还可用来检验手术治疗髌腱病变的疗效。术后可发现类似于长期慢性肌腱病变的表现，而且髌腱边界不如术前那么分明。有报道称，超声声像图特征表现与手术时的病理表现有极好的相关性，而且其假阳性和假阴性率都很低[45-48]。

超声成像可用于评价膝关节前支撑结构的其他病变。髌前或髌下浅表性滑囊炎伴有积液及相应滑囊的肿胀[224]。可对髌骨前表面进行评价，这样可检出某些使皮质骨破裂的髌骨骨折[231]。超声也可检查婴幼儿的髌骨骨化不良[232,233]。可动态评价髌骨的运动轨迹[233,234]，这和分析股四头肌的活动一样。股四头肌肌腱急性断裂在超声成像中表现为局灶性破裂伴肌腱回缩[221]。

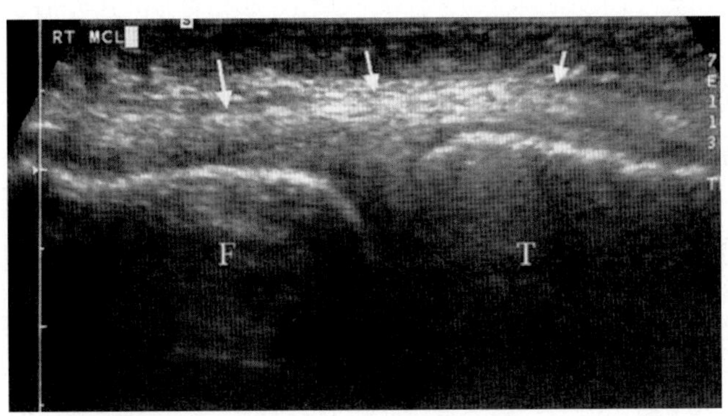


**图 6-7** 膝关节的侧副韧带。沿膝关节内侧线的纵向扫查显示，内侧副韧带（箭头）呈正常均匀的强回声。可见股骨内侧髁（F）和胫骨内侧平台（T）。

在膝关节关节外疼痛的儿科患者中，曾报道有出现Osgood-Schlatter病的特征性超声成像表现。尽管这种疾病通常可根据其临床表现或软组织X线检查来确诊，但超声检查可对诊断某些临床表现不典型者有帮助。De Flaviis 及其同事根据超声表现将Osgood-Schlatter 病分为四种类型[42]。最常见的一种类型表现为胫骨结节骨化中心碎裂伴回声降低。20%的病例还会出现软骨和皮下组织肿胀。髌腱肿胀和髌下囊积液较少见。Lanning 和 Heikkinen[49]以及 Laine 和同事[50]也报道过类似表现，他们还发现，25%的病例中胫骨结节的细小碎片出现特征性隆起。

## 四、髋

髋部疼痛的病因复杂多变，既可能是髋关节本身病变所致，也可能是其他部位病变累及，因此常使髋部疼痛的诊断很困难。超声成像可作为筛查关节内有无积液的手段[51,52]。无论成人还是儿童，沿股骨颈长轴扫查均可轻易检出关节囊肿胀。超声成像可用于判断关节渗出液的性质，是单纯性渗出还是

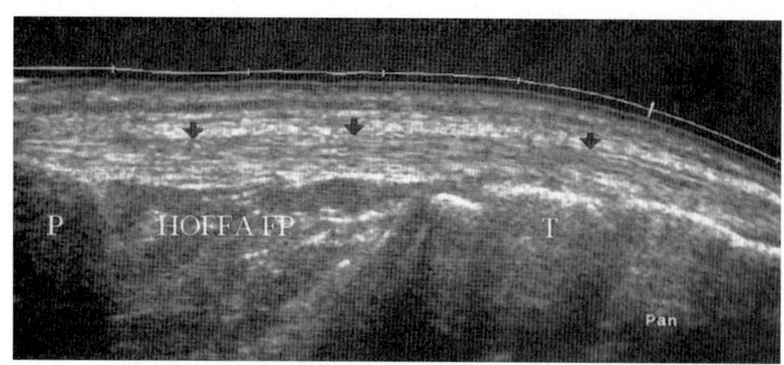


图6-8 髌腱。正常髌腱的纵向拓展视野声像图显示，肌腱呈界限分明的强回声，且基质内纤维呈条索状（箭头）。可见髌下脂肪垫（Hoffa' s FP）、髌骨下极（P）和胫骨结节（T）。

含有特殊成分的沉渣，后者常提示有感染、炎症或出血。利用能量多普勒超声成像有助于化脓性或炎症性关节炎的诊断，而且超声成像可用来引导经皮穿刺抽液。另外，超声成像可以用来评价各种类型髋关节成形术患者的假体感染，以便识别假体周围积液，甚至是金属部件附近的积液[235]。

股骨三角区的疾患必须与髋关节邻近区的骨性病变或关节病变相鉴别。脓肿、血肿、蜂窝织炎、血栓性静脉炎、动脉瘤以及淋巴结病的临床表现缺乏特异性且互相重叠。超声成像常能鉴别这些相关疾患，而且在必要时还可作为一种常规手段来引导对可能的异常病变区行经皮穿刺抽液或活检[53]。血管源性疾患必须与其他病因引发的、需考虑手术治疗的疾患相鉴别[54]。诊断性超声可直接显示静脉血栓[55,56]。积极地抗凝或（和）抗感染治疗对静脉血栓通常有效，从而避免了外科手术治疗。

髂腰肌囊积液常伴有与多种关节炎并发的滑膜炎。这一间隙的膨胀引起的疼痛容易与其他疾病相混淆，并在盆腔形成一个肿块。超声成像有助于确定诊断，这可以通过随后的髋关节造影来证实[57]。

同样，超声成像还可用来评价髋部的肌肉与肌腱。正常肌肉一般表现为均一的低回声且伴有基质内条索状强回声，与肌束膜的走向一致。肌肉内水肿特征表现为边界不清的回声增强区以及局灶性肌肉肥大，可合并有肌炎。分离性肌肉撕裂也易于分辨，肌间血肿表现为封闭或分离的低回声聚集区[236]。

大约1%的新生儿存在髋关节发育不良，大约0.1%的新生儿有明显的关节脱位[58]。髋关节发育不良多见于女婴、臀位出生的婴儿、第一胎婴儿以及孕期羊水过少的婴儿。及时治疗的效果极佳，因此需要及时、准确的诊断。尽管有经验的儿科医师所做的临床评价比较可靠，但许多病例的临床表现并不明显。过去常用X线检查来评价疑似髋关节发育不良的婴儿，但X线检查会受到多种伪像的影响[59]。在治疗过程中常需要行系列X线检查，这也增加了暴露于放射线下所产生的有害影响。

超声成像在诊断髋关节发育不良中起着非常重要的作用（见第79章）[60,61]。早期研究采用关节臂式B型扫描仪，尽管结果令人鼓舞，但这种方法获得的图像的重现性太差，大部分影像医师认为这是必须要考虑的。现已证实，高分辨率机械扇扫和线阵探头的实时扫查是一项简单而易学的技术[58,62–65]。Graf提出了一种静态无应力复合扫查技术[66]。采用冠状面图像来评价髋臼的形状和股骨头的位置。Harcke与Grissom[67]、Novick[68]以及其他研究者采用的是动态应力技术，用冠状面和横断面图像来显示髋关节，并对不同应力手法下股骨头的运动进行评价。可以测量髋臼软骨的厚度。髋臼软骨厚度的增加是发育不良的早期征象[69]。大量的研究结果表明，无论采取哪种技术，超声检查的假阳性和假阴性率都很低。

股骨头在出生后3～6个月内为软骨，没有骨化。这不利于X线成像，却有利于超声成像。超声成像可轻易而准确地显示股骨长骨头骨骺与髋臼的解剖关系。软骨性髋臼唇是确定这种关系的关键，而只有超声成像才能直接显示这一结构[65]。两项临床报道证实，超声成像在诊断婴儿髋关节位置异常方面是可靠的[58,63]。重要的是，超声检查可在治疗中实施，当婴儿进行夹板或石膏固定时。事实上，一项系列研究表明，超声检查得到的信息改变了近1/4病例的治疗计划[63]。

利用超声成像评价Legg-Calvé-Perthes病也有报道[70,71]。股骨头的超声表现与X线表现之间有密切的相关性。超声成像可能比常规检查技术更早发现愈合期的新骨形成。

## 五、肩

上举胳膊时肩部疼痛与无力在临床上非常常见。40岁以上的患者中，肩袖病变是其最常见的原因。每次上举时肩袖纤维都会有一部分失用，产生的临床症状类似滑囊炎或肌腱病变的表现。大部分肩袖纤维失用则会造成上臂突然的上举和外旋无力。除了疼痛和无力外，肩袖疾病还可导致对喙肩弓下缘的症状性磨损（即外肩峰下撞击综合征）并伴有痛性捻发音。

Seltzer和同事的一项早期报道表明，采用关节臂式扫描仪可显示肩袖结构[51]。1983年，Farrar和同事报道了采用实时机械扇形扫描仪来检查肩袖的肌腱结构[72]。大量的近期报道均采用高分辨率线阵实时超声扫描仪来检查肩袖，结果表明，超声成像可作为检查肩袖的另一种常规手段[73-77,238-242]。文献中描述了几种不同的检查技术[76,77]。所有这些技术都有一个基本原则，即在可能的情况下尽量在两个正交平面上检查肌腱。

应用超声成像评估肩部异常时关键是精细准确的检查技术。如果将上肢置于肩袖肌腱承受最大应力的位置，此时最利于检查。一些研究者首先沿长轴和短轴检查肱二头肌腱，于肩部轻度外旋及腕部旋后位从肱骨近段开始检查。正常情况下，肱二头肌腱位于二头肌腱沟内，通常表现为均质的强回声并包含有细纤维结构[243]。其次检查肩胛下肌及其肌腱。于肱骨外旋位使肩胛下肌腱处于紧张状态时获取其纵向和横断面扫查图像。正常情况下，肩胛下肌腱连续延伸至其肱骨小结节的附着部。检查冈下肌和小圆肌肌腱时，患者上臂要交叉置于胸前且肩部内收和轻度内旋。最后评估冈上肌腱，不过检查冈上肌腱时上臂和肩的位置可能会引起疼痛或不适。最好让患者的前臂置于背后且拇指向上。如果无法达到这一体位，将前臂置于患者体侧且腕部旋前也可进行检查。正常的冈上肌腱与所有其他肌腱一样，表现为纤维样形态的强回声。

正如第65章所述，肩袖撕裂可分为完全性或部分性，而部分性撕裂又可分为累及关节或累及滑囊表面。肌腱回缩及肌肉萎缩的程度通常会影响到手术（或关节镜）治疗的选择和方式；超声成像可提供这方面的信息。肌肉萎缩时，肌肉正常的低回声特征会发生改变；回声会增强，而且肌肉的体积会缩小。

根据Middleton的建议，以前发表的肩袖撕裂诊断标准可以分为四种：（1）肩袖无显示；（2）肩袖局部缺失或局灶性无显示；（3）肩袖显示不连续；（4）肩袖局灶性回声异常[78]。Weiner及Seitz的报道支持上述诊断标准的有效性[79]。

肩袖肌腱无显示见于较大或巨大肩袖撕裂患者。肩袖肌腱缺失使三角肌下脂肪带直接贴于肱骨头或肱骨关节软骨的表面，在此情况下其会有一定的增厚。关节及滑囊积液常伴发于较大撕裂，而且分别常见于二头肌腱附近及大结节外侧。冈上肌腱的巨大撕裂可向后延伸累及冈下肌腱或向前延伸累及肱二头肌腱和肩胛下肌腱。

较小的全层撕裂（图6-9）表现为肩袖的局部缺失，伴三角肌下滑囊直接接触肱骨表面。这导致三角肌下滑囊的正常前弓消失及局灶性凹面的形成。最常见的撕裂位置是临界区内冈上肌腱的前外侧部。甚至更小的撕裂也表现为肩袖不连续，缺损处被低回声关节液或强回声增生组织所填充而显得尤为突出（图6-10）。小的肩袖病变在上臂外旋和内旋时最易显示。少量的滑液常存在于小的肩袖撕裂处，而且可能是上臂处于中立位时唯一的超声成像表现。

肩袖的回声异常可为弥漫性或局灶性。弥漫性肩袖回声异常不是肩袖撕裂的可靠超声征象，但可提示弥漫性肩袖退变或纤维化（图6-11）。尽管弥漫性肩袖回声异常不是肩袖全层撕裂的可靠检查征象，但肩袖厚度显著不一致则提示肩袖磨损。显著程度的肩袖磨损与肩袖的部分层厚撕裂有关，而且也提示肩袖存在有进行性损伤。源于肉芽组织、滑囊增生及出血的局灶性回声异常可伴有小范围全层

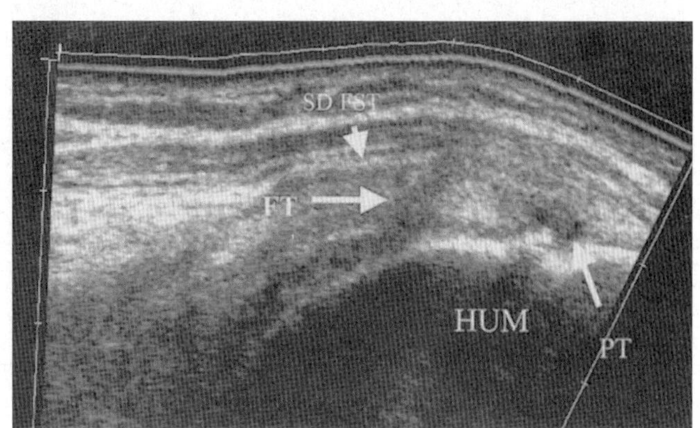


**图6-9** 肩袖撕裂。冈上肌腱纵向声像图显示有一处局部的全层撕裂（FT）伴肌腱不连续，同时在肌腱附着部附近有一处关节表面的部分撕裂（PT）。可见三角肌下脂肪垫（SD FST）向下方轻度疝入缺损处。肱骨，HUM。

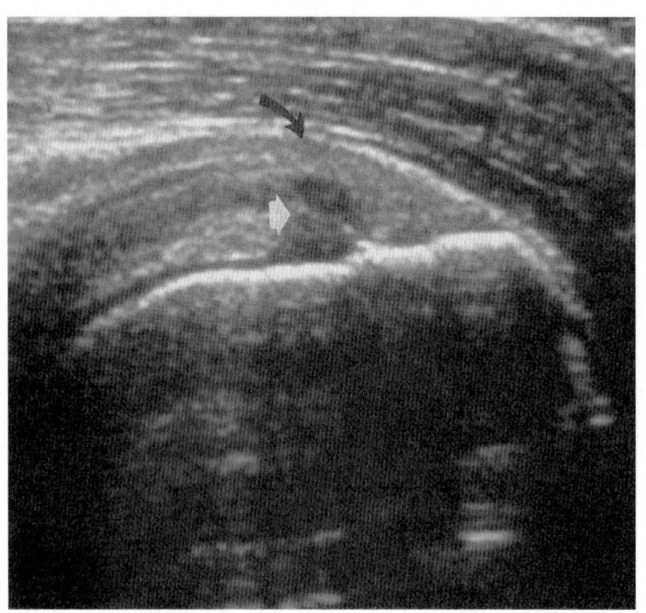

图6-10 肩袖撕裂。冈下肌腱纵向声像图显示关节边缘处有一局部不规则的低回声区（白箭头），这与关节表面部分撕裂的部位是一致的。可见浅层纤维保持完整（弯箭头）。

和部分层厚撕裂[76]。最近有报道提出，出现肌腱内局灶性低回声区或明显的强回声灶，可作为部分性肩袖撕裂的一个附加诊断标准[79]。此外还有报道发现，在肌腱的表面部分撕裂的病例中，若伴发出现回声复合影，提未有骨膜撕脱，而且常合并有肱骨

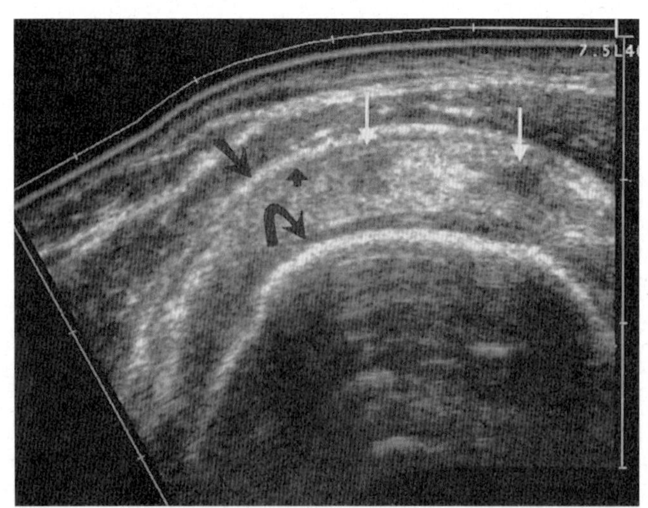

图6-11 肩袖肌腱病变。肩袖短轴扫查声像图显示冈上肌腱和冈下肌腱内均有局限性腱内低回声区，但并未延伸至滑囊或关节表面（白箭头），提示为囊性退变或肌腱病变。还可见强回声的三角肌下脂肪垫（黑箭头）、低回声未扩大的三角肌下滑囊（短黑箭头）以及关节软骨（弯箭头）。

大结节缺损[239]（图6-12）。

除了上述的主要诊断标准以外，根据笔者的经验，还有一些次要的超声表现会对诊断有所帮助。三角肌下滑囊积液、三角肌下滑囊轮廓形成凹面、肱骨头相对于肩峰上抬以及正常时冈上肌腱所占的间隙消失，都可伴有肩袖缺损[80]。还曾发现三角肌下脂肪可移位至撕裂处[240]。另外，在累及肩袖关节面的病例中还曾强调过“软骨界面征”的重要性；在这种情况下，由于缺损处液体积聚所致会出现一处离散的回声带[241]（图6-13）。在肌腱断裂的病例中，可用超声成像来评价肌腱残断边缘的形态特征；肌腱病变伴随有肌腱的增厚及其回声的普遍降低（伴有或不伴有囊肿形成），而肌腱磨损（在其滑囊或关节面）则伴有肌腱的不规则但没有低回声液的吸收。

超声成像在评估做过肩峰成形术，特别做过肩袖全层撕裂修补术的患者中起着重要作用（图6-14）。术后的肩袖肌腱，特别是冈上肌腱，常比对侧正常肩袖肌腱的回声强但厚度变薄[81,82]。Harryman及其合作者证实，肩袖撕裂具有较高的复发率，缺损局限于冈上肌腱的患者修补术后发现有20%出现复发，术前撕裂范围不止限于冈上肌腱的患者修补术后有50%以上出现复发[83]。由于这种撕裂通常较大而且常累及多条肌腱，所以它们在超声成像时往往显示肩袖完全缺失。小的复发性撕裂与少量残留肌腱重新连接后的超声表现相似，有时很难鉴别，除非术后即刻行基础扫查可作为对照。据Mack及其合作者报道，超声成像诊断出的肩袖复发撕裂的所有病例均被手术所证实，另外的11条完好肌腱被证实的有10条[84]。Crass及其合作者将超声表现与手术所见相比较后也报道了相似的结果[82]。

诊断成人肱骨骨折是超声成像的一个新的应用领域。在这方面，超声成像能够评价骨的轮廓有无外形异常或不连续。冈上肌腱可能会因为水肿或出血而增厚。关节内可见脂肪，表现为强回声的关节渗出，在关节运动时会出现特征性旋涡样表现。这些表现等同于其他影像技术所见的脂液平面。Patten及合作者证实，这种骨折可以轻易地利用超声成像发现[1]。超声发现的骨折患者中有42%的初始X线检查为阴性。在有限的病例中，退行性变和钙化性肌腱炎（见后述）可能会与骨折的特征性表现相混淆。因此该作者建议，所有的超声阳性结果都应进行影像学进一步评价。

常见的误诊由探头定位不当以及探头方向相对

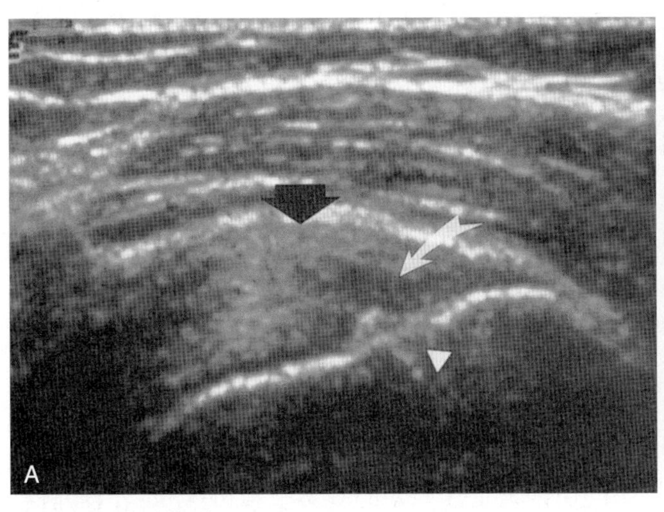

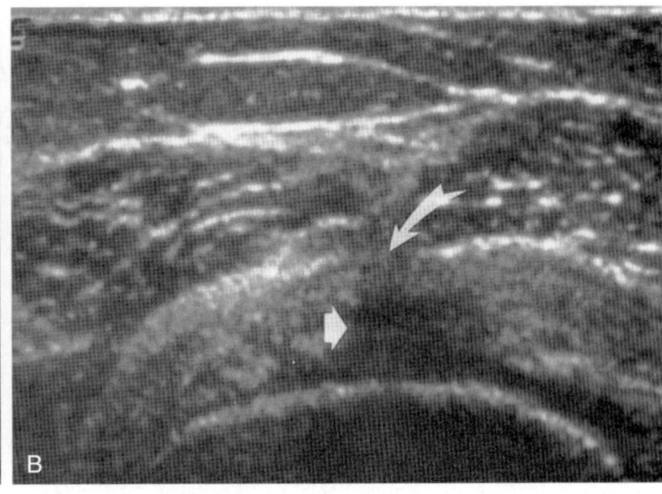

图 6–12　肩袖撕裂。

A 冈上肌腱长轴扫查声像图显示肌腱回声中度不均匀和增粗，提示有潜在的肌腱病变（大黑箭头）。可见沿着关节表面并发的局限性不规则低回声缺损（弯箭头）伴回声复合影，提示有骨膜撕脱，并伴有大结节缺损（三角箭头）。这种肩袖异常提示为部分关节面撕裂。

B 同一患者冈上肌腱短轴扫查声像图显示局部性表面撕裂（直箭头）。可见撕裂部位上方的肌腱纤维完好无损（弯箭头）。

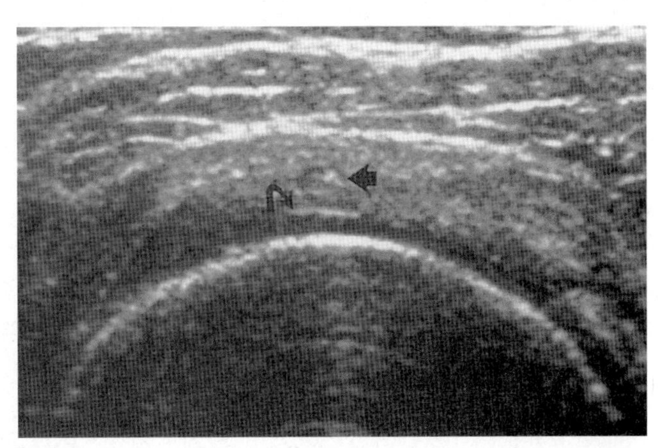

图6–13　肩袖撕裂。肩袖短轴声像图显示有“软骨界面征”，常见于全层撕裂患者，但也可发生于撕裂处有复合液体充盈的部分关节面撕裂患者，如本病例所示（直箭头）。液体和关节软骨不同的声阻抗特性导致在两个表面的分界处出现一条强回声带（弯箭头）。

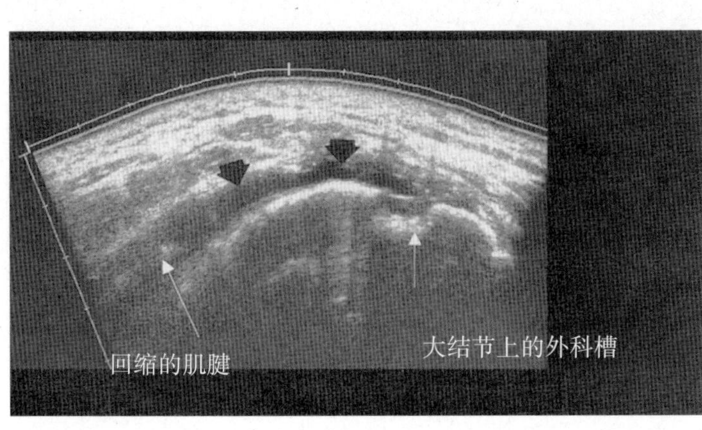


图 6–14　手术后的肩袖撕裂。超声可用于评价肩袖修复手术后的再撕裂。一名行肩袖修复手术后患者的冈上肌腱长轴扫查声像图，清楚显示出大结节上的外科槽以及回缩的肌腱断端。在修复处可见大范围的肌腱不连续（黑箭头）。

于肌腱纤维方向未保持一致引起，这会造成肌腱出现回声不均的假象。利用多点聚焦则可能掩盖钙化性肌腱炎所产生的特征性声影。与患者相关的因素，包括身体肥胖和大量的三角肌下滑囊积液，可能会限制诊断信息的获得。

据许多作者报道，超声成像在手术干预前进行肩袖评价，其敏感性和特异性都大于90%[79,240]。然而其他研究组的成功率则较低。使用的声像图诊断标准、研究的患者人群、期望的诊断信息以及操作者的经验和关注点是造成这些研究结果出现较大差异的主要因素[73-78,84-88]。

对肩部疼痛患者进行评价是超声成像的另一应用领域。钙化性肌腱炎（主要与羟磷灰石钙盐结晶沉积有关）及伴发的钙化性滑囊炎表现为局灶性强回声（典型表现为声影）（图6-15）[242,244]，不过小的肌腱或滑囊钙化有时无法显示。提示为腱鞘炎的二头肌腱周围积液，或邻近的钙化体（图6-16）可用超声成像确认，特别是当多普勒超声显示血流增多时。盂唇撕裂、盂唇旁囊肿（包括可导致卡压性神经病变的囊肿）、二头肌腱脱位或半脱位乃至骨折（例如前述的肱骨大结节骨折）都是可用超声成像进行诊断的例证。

## 六、踝部与足

跟腱损伤多见于运动员以及突然用力运动的未经训练的中年患者。由于其位置表浅，临床上经常较容易诊断出跟腱的急性断裂。然而在20%～30%的病例中，临床诊断可能不正确。超声成像对诊断跟腱炎和疑有继发于家族性高胆固醇血症的跟腱黄瘤的患者也有帮助。

检查跟腱时，患者最好取俯卧位，双足伸于检查床外。采用透声垫可以补偿该区域的几何形状不规则。正常跟腱在纵向断面显示为表浅的强回声结构，周围被更高回声的腱旁组织包绕[89]。在横断面，跟腱呈椭圆形，越往足侧越宽。跟腱深部可见跟腱前脂肪垫，表现为不均质的低回声区。跟腱在其跟骨附着处的浅部，表浅滑囊在积液肿胀时可以探及，但在正常情况下不能显示[90]。在跟骨附着处的深部可见第二个滑囊。在多种关节疾病和Haglund综合征时跟骨后滑囊可积液肿胀。

跟腱完全断裂表现为跟腱不连续并伴有上断端回缩，并可见少量积液以及断裂处的强回声凝块[270]。采用Thompson手法对检测跟腱断裂会有帮助。扫查时采用踝关节背屈和跖屈相结合的方法，

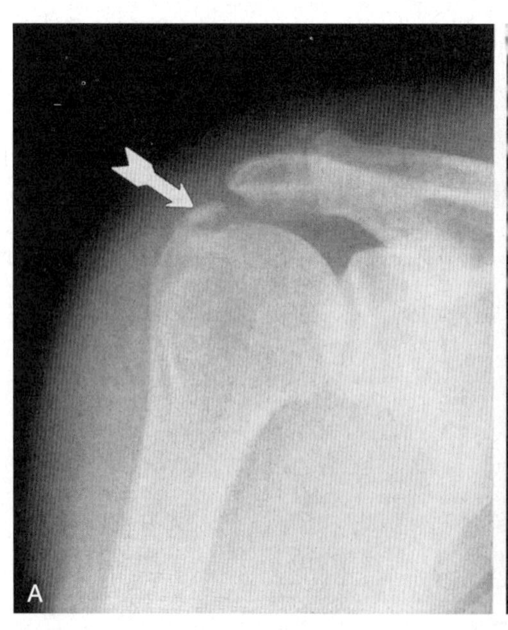


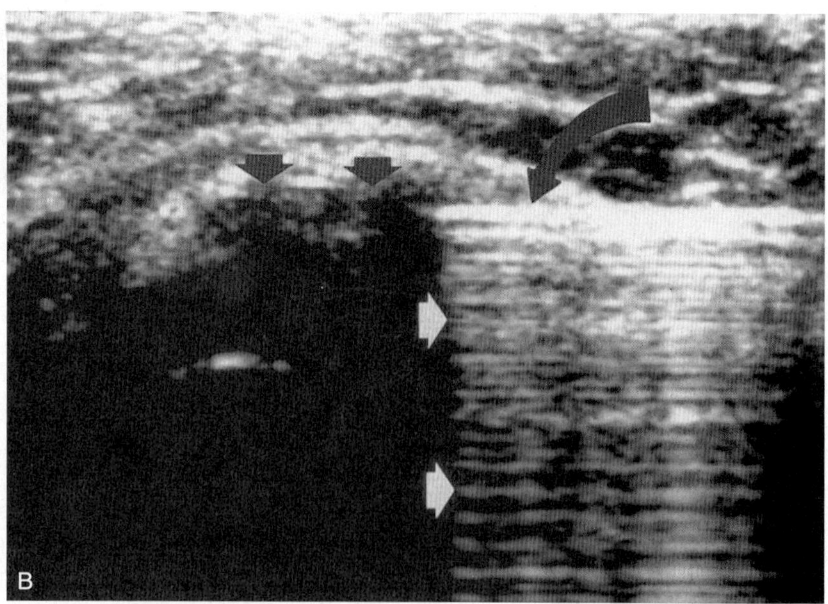


图6-15 肩袖钙化性肌腱炎。

A 近端肱骨外旋位片可见分布于冈上肌腱的局灶性钙化沉积（箭头）。

B 横断面声像图显示呈声影的钙化团块（直黑箭头）和经外侧穿入的穿刺针（弯箭头）（用于粉碎及吸出钙化物）。可见穿刺针引起的强混响伪像（白箭头）。

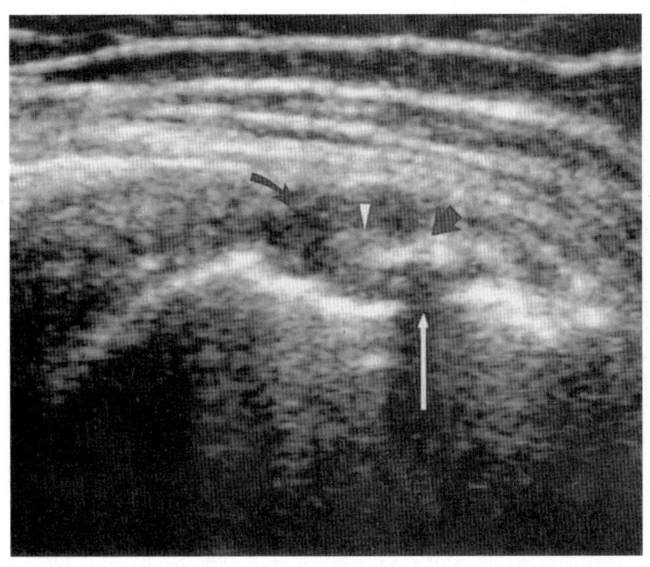

**图 6–16**　二头肌腱。肩袖全层撕裂患者的肱二头肌腱（三角箭头）横轴位声像图。可见腱鞘中度增厚（弯箭头）以及肌腱内侧强回声声影灶（直黑箭头），提示为关节内游离体。可见游离体的强声影挡住了肱骨的皮质边缘（长白箭头）。

超声成像可评估跟腱撕裂的回缩程度[245,246]。部分撕裂的超声表现为跟腱内出现低回声区或跟腱回声不均[91]（图 6–17）。对跟腱病变的超声表现颇有争论。Neuhold及同事认为跟腱病变时跟腱内部结构正常，只是直径增大[91]。Fornage也发现类似的增厚，且86%的病例回声较无症状的对侧跟腱减低[89]。Mathieson及同事却未能确认上述表现[90]。不过可以认为，跟腱越厚，诊断为跟腱病变的可能性越大。在做过跟腱修补术的患者中，初期扫查显示跟腱增大，并在跟腱内伴有因缝合材料所致的回声增强以及在跟腱邻近区因预期炎性反应造成的回声增强；大部分患者的这些表现可消失[92]。

在患有杂合性家族性高胆固醇血症的患者中，跟腱是黄瘤最常见的发生部位。跟腱黄瘤表现为跟腱增厚，且 80% 的患者伴有跟腱整体的回声减低[93]。也有病例表现为局灶性回声不均。在一项系列研究中，有 86% 的病例在临床检查时无异常发现，而超声检查则为阳性[93]。

跟腱仅仅是足踝部众多可用超声成像进行评价的肌腱之一。内侧肌腱（即胫后肌腱、趾长屈腱、踇长屈腱）可在踝上和踝下区域检查。前部肌腱，特别是胫前肌腱（图 6–18），以及腓肌腱也可检查[247,249]。评价这些肌腱，与评价踝部韧带一样，采用动态超声成像（即在踝屈曲、伸展、外翻和内翻过程中成像）和拓展视野（FOV）成像可获得更好的效果。例如，诊断腓肌腱不全脱位时需要诱发踝部运动。腱鞘炎及腱周炎都属于可用超声成像检测的肌腱异常。

腱鞘囊肿（以及其与邻近神经血管结构的关系）、足底筋膜炎以及 Morton 神经瘤也都可以用超声成像检查。正常的足底筋膜显示为细带状强回声，厚约4mm。足底筋膜增厚（特别是内侧部分）、局灶性低回声、跟骨下起止点病和足跟垫水肿都是与足底筋膜炎有关的表现[249]（图 6–19）。Morton 神经瘤表现为在趾间蹼间隙内的局限性实性低回声病变（图 6–20）[250]。能量多普勒可用于鉴别症状性和无症状性神经瘤，也可用于评价跖间滑囊炎所致的临床表现。能量多普勒还可用于评价踝部的韧带（图 6–21）。

## 七、手部、腕部和肘部

据Fornage及其同事报道，利用超声成像可显示手部的正常肌腱[94]。这些结构的回声依据所用探头

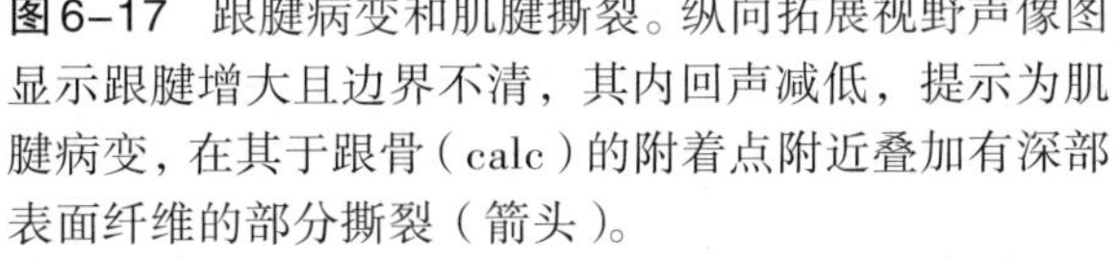

**图 6–17**　跟腱病变和肌腱撕裂。纵向拓展视野声像图显示跟腱增大且边界不清，其内回声减低，提示为肌腱病变，在其于跟骨（calc）的附着点附近叠加有深部表面纤维的部分撕裂（箭头）。

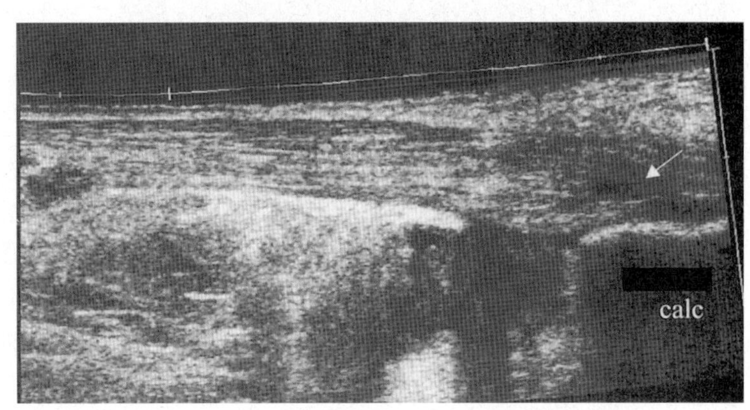

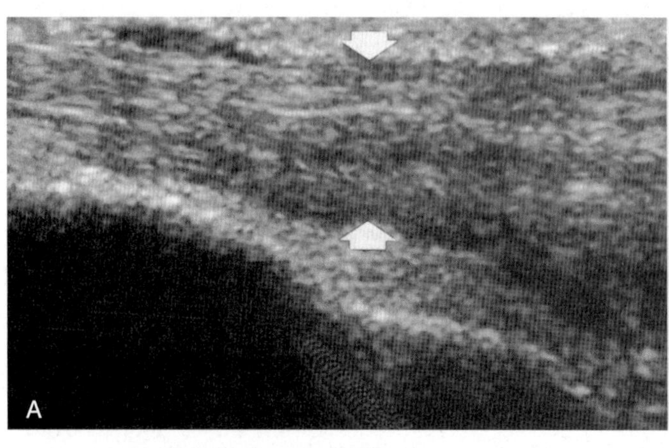


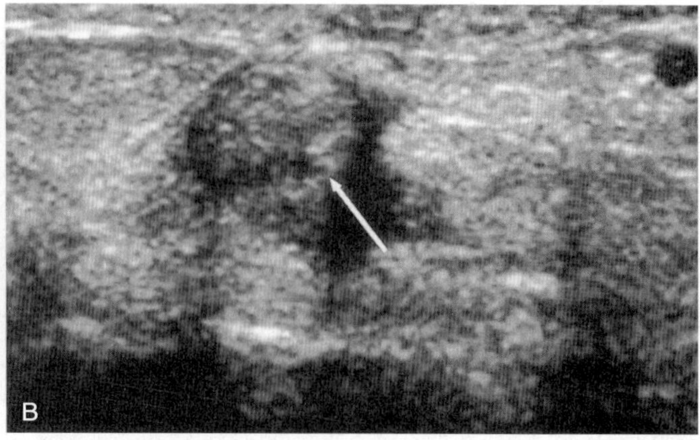


**图6-18** 胫前肌腱病变和肌腱撕裂。

A 胫前肌腱纵向声像图显示有严重的肌腱病变，伴肌腱增大、回声不均及回声减低（箭头）。

B 同一患者的胫前肌腱横断面声像图显示基质内有一局灶性线样低回声裂隙（白箭头）。

的频率以及成像时的几何位置会有所不同[95]。手部与手指包块（包括腱鞘囊肿、血管瘤以及血管球瘤）的声像图特征均有报道。腱鞘囊肿表现为无回声或低回声；血管瘤为稍强回声；其余的局部肿物常为低回声。感染性病变，包括异物和腱鞘炎，也可利用超声成像显示（图6-22）。Jeffrey及其同事报道了8例急性化脓性腱鞘炎[96]。25%的受累肌腱较对侧增大。在6个病例中有5例，有症状肌腱周围的低回声区包含有脓液。

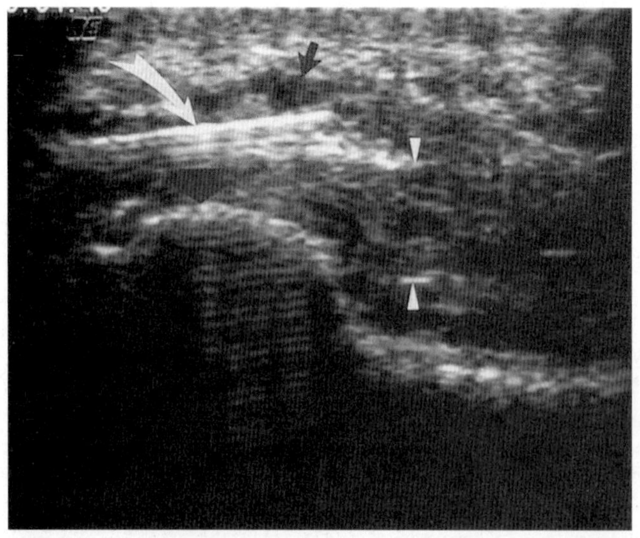

**图6-19** 足底筋膜炎。足跟的纵向声像图显示中度足底筋膜炎，表现为足底筋膜增大、边界不清和回声减低（三角箭头）。可见跟骨后方表现为强声影（长黑箭头）。用于治疗性注射的穿刺针（弯箭头）正好位于足跟垫内足底筋膜表面。可见药物正渗入脂肪垫（短黑箭头）。

尽管MR成像已成为评价腕部是否患腕管综合征的首选影像学技术，但超声成像则可显示本病的许多特征。据Buchberger与同事报道，可用超声来显示正常的深浅腕屈肌腱[97]。也可显示正中神经，表现为卵圆形低回声结构，周围有强回声的神经束膜。有症状的患者，正中神经在豆状骨水平横截面积会有增大，也可见手屈肌支持带向掌侧弓起。Gooding描述了腕部腱鞘炎的超声表现，他注意到肌腱周围有积液且肌腱本身回声轻度增强[98]。其他作者则发现感染可导致肌腱回声减低[97]。技术因素上的差异可解释这些结果的不一致。腕部腱鞘囊肿表现为边界清晰、多分叶状低回声包块，易于同诸如脂肪瘤或动脉瘤等其他病变相鉴别[99]。

在腕管内，正常正中神经显示为多个低回声的神经束，周围被强回声的神经束膜包绕（图6-23）。通常，如果该神经的长轴测量值达0.9～1.0cm，或其面积超过10mm$^2$（横断面），则为异常[251,252]。动态超声成像（患者屈指时检查）可提高诊断的准确性[253,254]。腱鞘炎和腱鞘囊肿是腕管综合征的常见病因，可用超声成像进行评价[221,255]。

关于腕部肌腱，任何腕屈肌腱或腕伸肌腱的断裂超声成像时均显示为正常强回声肌腱结构内的局灶性裂损，常在该处出现肉芽组织或出血[221]。关于腱鞘炎，少量腱鞘积液在用能量多普勒超声检查时不伴有血流增多表现，而肌腱周围血流明显增多则提示为腱鞘炎。

腱鞘囊肿是腕部包块的常见原因，可以利用超

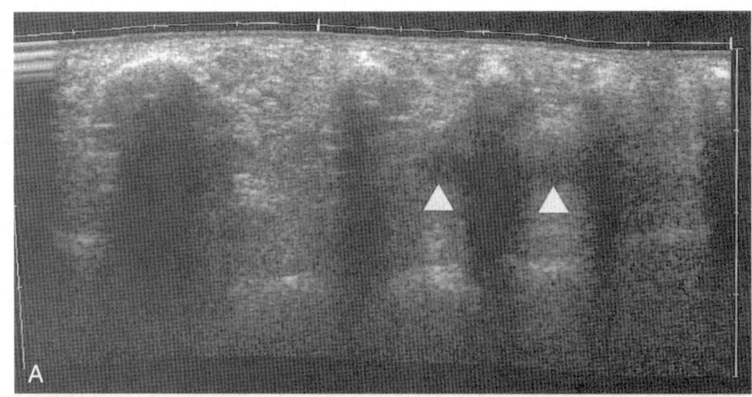


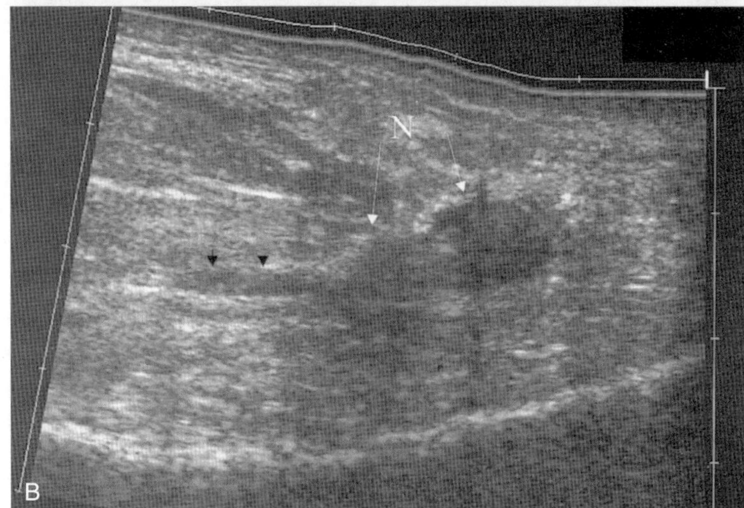


图 6–20　Morton 神经瘤。

A 跖骨头水平的拓展视野轴向声像图。在第二和第三趾间蹼间隙内提示有边界不清的低回声结节（三角箭头）。

B 同一患者第三趾间蹼间隙的纵向声像图。可见趾间双叶神经瘤（N）（箭头），而且有一根增粗的强回声趾间管状神经（三角箭头）进入神经瘤。

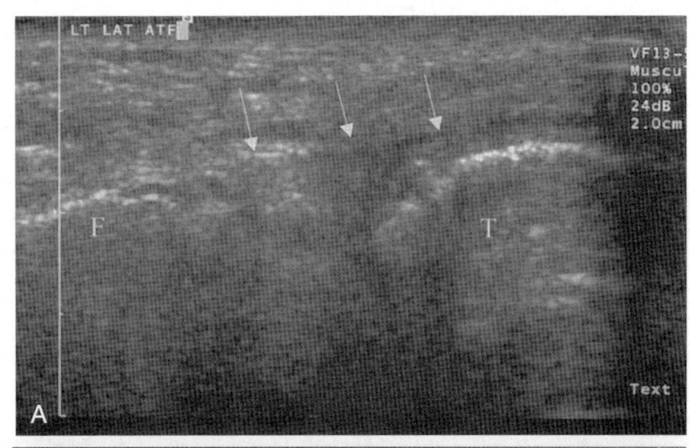


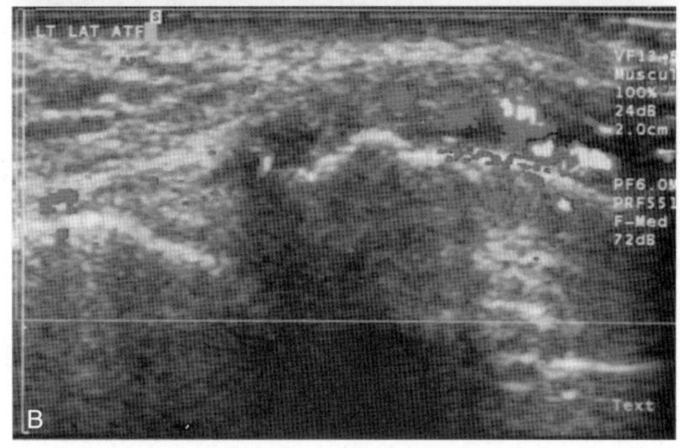


图 6–21　距腓前韧带撕裂。

A 距腓前韧带侧位声像图，此韧带近端可见正常强回声（箭头）。此韧带远端部分撕裂。可见腓骨（F）和距骨（T）。

B 使用能量多普勒时，在急性损伤部位周围可见明显充血。(见卷后彩图)

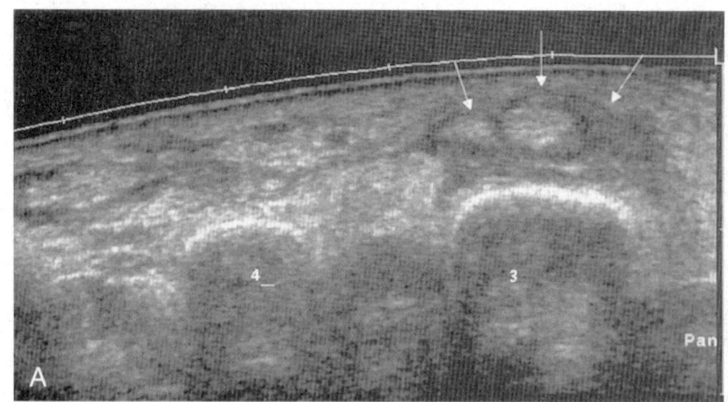


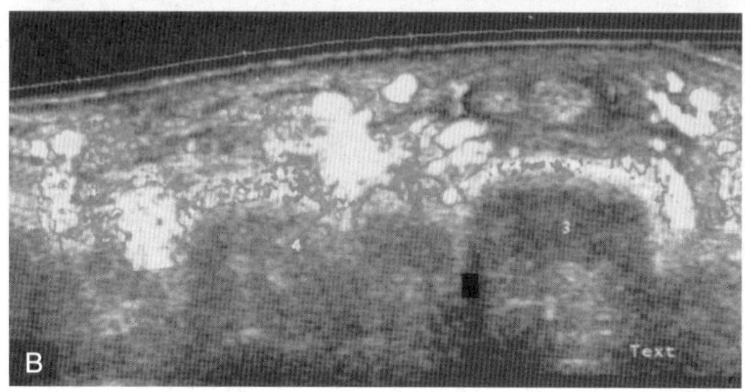


图6-22 指伸肌腱的腱鞘炎。

A 第三手指伸肌腱的横断面声像图显示腱鞘显著增厚（箭头）。可见第三（3）和第四（4）掌骨头。

B 采用能量多普勒时在各指伸肌腱周围可见明显的反应性充血，提示有炎症。手术证实为腱鞘炎。（见卷后彩图）

声成像检查，而且超声成像还能显示囊肿的起源位置以及与血管病变的区别。

Barr和Babcock描述了超声成像显示的肘部正常解剖[100]。他们曾在7个观察位对患者的肘关节结构进行了成像，患者的年龄跨度很大，从几个月到45岁。由于超声成像可显示X线检查无法显示的软骨结构，因此超声成像特别适用于检查婴儿和儿童。经长骨体生长部骨折、其他隐性骨折、关节积液和蜂窝织炎的超声表现都曾有报道[101]（图6-24）。网球肘的特征性表现（见下述）也有报道，包括肌肉撕裂处的低回声肌腱外积液、邻近桡侧腕短伸肌的滑囊积液以及起止点病和肌腱炎时的肌腱回声和大小的改变[102]。

肱骨外上髁炎（"网球肘"）伴发于伸肌肌腱的黏液样变性，特别是桡侧腕短伸肌。这种肌腱病变的表现以肌腱增厚和弥漫性回声减低为特征。明显的撕裂也可显示（图6-25）。肱骨外（或内）上髁炎的急性加剧或肌腱撕裂当采用能量多普勒超声检查时可见伴有血流信号增多[256]。肱二头肌腱撕裂也可识别[257]，而且在完全断裂时还可确定肌腱回缩的程度[269]。

神经血管结构，特别是尺神经，也可用超声成

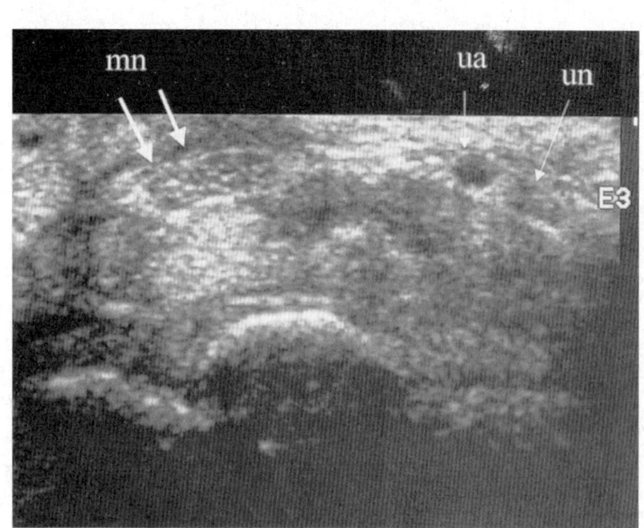


图6-23 正常腕管和Guyon管。经腕管的轴向声像图显示低回声正中神经的横断面（箭头，mn），基质内细小的强回声灶代表神经内脂肪。可见Guyon管内的尺动脉（ua）和尺神经（un）。

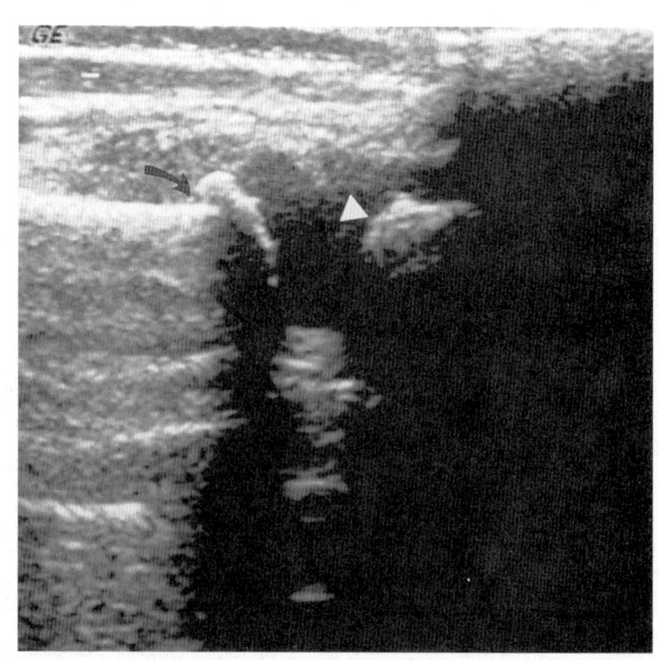


图6-24 桡骨头骨折。儿童桡肱关节侧位声像图显示局灶性皮质不规则和桡骨头嵌入伴骨片重叠，提示有骨折（弯箭头）。可见桡骨头与肱骨小头的关节正常（三角箭头）。

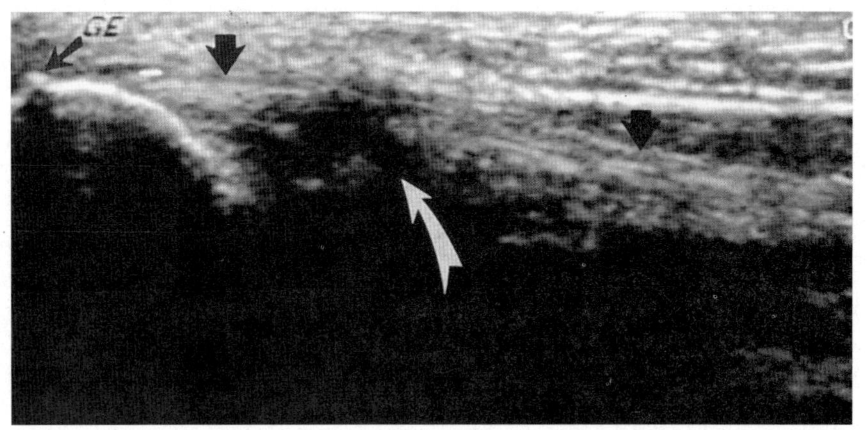


图 6-25 网球肘。肘部侧位声像图显示桡侧腕短肌腱（粗黑箭头）轻度增厚且回声不均，与肌腱病变的表现相符。在其附着处可见局部增生性起止点病变（细黑箭头）。在肌腱起始点附近还可见明显撕裂（弯箭头）。

像进行检查。正常情况下，尺神经位于尺神经沟内，在纵向切面，呈线样强回声带[243]。尺神经的局灶性增大及回声减低是神经炎的典型表现，而且当肘部处于特定的触发位置时可增强尺神经半脱位的显示。

## 八、骨与软组织肿瘤

现代灰阶成像技术为显示躯干和四肢正常软组织解剖提供了极大的便利[103,104]。肌内筋膜各平面均可清晰显示，而且肌肉本身显示为均一的低水平回声。利用这些解剖信息，超声成像可将真正的肌肉肿物与肌疝、肌发育不对称、血肿或其他可触及病变的病因相鉴别[105]。

超声成像可作为评价肌肉骨骼源性肿瘤的相关成像方法[106-110]。超声成像可以像评价中轴骨、盆腔、腹膜后、躯干和腹壁病变一样用以评价源于四肢的病变[94,111-117]。尽管超声成像可轻易地分辨包块病变的囊性或实性，但仅凭超声成像表现难以获得特异性组织学信息[118,119]。事实上，严格遵照通常可靠的声像图诊断标准常会造成阅片错误。神经或神经鞘源性软组织实性肿瘤常与囊性病变的典型表现相混淆[120,121]。脂肪组织常为超强回声，因此脂瘤性肿瘤在灰阶声像图上可表现为相对较强的回声[122]。淋巴源性肿瘤一般包含有广泛的囊性区[111,113]。血管源性肿瘤（如血管瘤）也可有大量的液性区域。彩色多普勒成像对于明确血管解剖以及确定病变的实性特征有帮助。

由于许多这种病变来源于骨或者继发性侵犯骨骼，而且超声成像显示骨内部结构难以取得成功，因此超声成像在这种情况下的作用十分有限。然而，超声成像在评价骨软骨瘤病例中骨与软骨的关系方面会有帮助。和其他方面的应用一样，软骨表现为位于骨的强回声浅方的低回声层，而且可以准确测量软骨帽[123]。Malghem 与同事报道了利用超声成像通过测量有症状骨软骨瘤患者的软骨帽厚度来鉴别骨软骨病的良恶性[124]。他们建议，软骨帽厚度小于 1cm 提示病变为良性，超过 2cm 提示有恶性变，而 1～2cm 则不能确定肿瘤的良恶性。另外还可检测骨软骨瘤上继发的滑囊形成。

一旦确定有病变存在，便可用超声成像来监测任何骨外肿物块对治疗方案的反应[106,107,125]。肿瘤体积增大可能是由于出血或坏死所致而非肿瘤生长所致，这可用超声成像来分辨[119]。肿物切除后，超声成像可用于监测肿瘤的复发。超声检测肿瘤复发的敏感度达87%，而且可发现小至5mm的病变[126]。超声成像特别适合于系列检查而且在仔细确定出参照标志后一般可重现。利用超声成像还可为放射治疗前做肿瘤定位[107]。最后，超声成像还为经皮活检提供一种准确快速定位软组织肿块的方法[108,127]。出血和坏死区的细胞检出率低，超声成像可引导穿刺针到更适当的区域取样。

## 九、骨与软组织感染

脓肿的识别对诊断成像来讲仍然是一项富有挑战性的任务。超声成像在这方面具有一定优势，而且当可疑病变区位置表浅时，比如位于四肢或腹壁，这种技术具有相当的优势，超声显示腹腔内和腹膜后脓肿也比较容易，不过为了确诊常需要做相关的 X 线检查或核素扫描[128]。

软组织脓肿的声像图表现特点变化多样[119,129-

131,258]。典型的脓肿主要含有液体，但其内也常有碎屑，表现为在囊性包块内出现细小的低回声。这些碎屑有时会积聚于脓肿的下垂部，这种现象可通过改变患者体位来证实。与单纯性囊肿不同，脓肿的边界一般不清楚。无回声或低回声区周围常包绕有回声增强区，其代表邻近的软组织水肿[132]。许多脓肿，特别是慢性脓肿或部分治疗后的脓肿，其声像图表现复杂且难以与周围软组织分辨。含气脓肿在声像图上的回声相当强，这种表现是由小气泡造成的大量强反射界面所致[131]。

尽管脓肿的声像图表现各异，且与其他病变的表现（包括血肿和肿瘤）多有相似之处，但超声成像对这种病变的确诊仍有明显的帮助[133]。蜂窝织炎可用抗生素进行有效治疗，但脓肿常需要经皮穿刺或开放手术引流。超声成像能分辨出肢体的单纯性蜂窝织炎和脓肿[14]。同样，腹壁、躯干和颈部的单纯性蜂窝织炎和脓肿也可用超声来分辨。相当多的脊柱感染患者都有椎旁脓肿[134]。常规X线检查常难以显示椎旁脓肿，但超声成像、CT扫描及MR成像常能成功显示。

现已证实，超声引导下对各种病变进行经皮穿刺取样的技术，可成功地用于对脓肿的抽液或连续引流[127,132,135-137]。这种方法使大量患者不必再承担外科手术较大的风险和较高的费用[138]。重要的是，超声成像是监测特定感染灶对相应治疗方案反应好坏的客观手段。

对化脓性关节炎的病例，超声成像可显示关节腔内的无回声关节积液，并可在超声引导下对这些积液进行抽吸[221,271]。积液内出现回声信号，在适当的临床状况下，提示有感染[221]。

骨髓炎的特征性超声表现已有报道。尽管这种感染一般源于骨髓，但会很快进展并累及邻近软组织[139]。几个研究者都曾提出，骨附近出现无回声积液高度提示骨髓炎[139-141]。骨髓炎时也可显示有骨膜隆起。有报道发现，18例儿科患者中16例骨膜隆起超过2mm者伴有骨膜下积脓[141]。出现骨髓炎时，超声成像可显示有骨皮质断裂而且可发现死骨存在[142]。临床上难以鉴别蜂窝织炎与骨髓炎。在怀疑蜂窝织炎是这种临床表现的病因时，若超声显示骨与积液之间存在软组织则对诊断有帮助[139]。

发生于金属物植入（如全关节置换）后的感染在诊断上有相当大的困难，部分原因是在用CT扫描或MR成像检查这种病变时会出现明显的金属伪影。超声成像在这种情况下有一定优势，因为金属伪影主要位于检查区域的深部。超声可用来评价其表浅部位的结构[221,259]。

## 十、异物

软组织内的异物，特别是手和足部的异物，是诊断上的一个挑战性难题。即使它们不透X线，常规X线片也无法提供准确的三维定位。超声成像利用异物与周围组织间的声阻抗差来发现异物（图6-26）。由于所有报道的异物均显示为强回声，因此在回声较低的组织（如皮下脂肪、肌肉或炎症组织）背景下异物尤为明显[143]。在较早的报道中，曾使用透声垫（如Kitecko）来提高近场的分辨率，但新型的超声仪器采用改进后的电子聚焦无需使用透声垫即可获得较好的近场分辨率。体外实验表明，利用超声成像可显示5mm或5mm以下的各种异物，包括木头、玻璃、钢和塑料等异物[144,145]。当成像时异物端部与入射声束夹角较大时，异物的大小可能会测量不准[146]。应尽可能垂直于根据受伤机制确定的异物位置对其进行扫查成像。

异物通常为强回声，如果嵌入肌腱内，超声成像往往难以显示异物。不过，异物常会引起邻近组织出现伴有血管肉芽组织的炎性反应，会在强回声异物周围形成低回声带，使异物显示得更加清晰。一些可降解异物（如木屑）经过一段时间后回声会减低甚至消失于炎性渗出液中[221]。

多项临床系列研究结果证实，超声成像检测异物有很高的准确性[143,147,148]。在近期手术病例中曾发

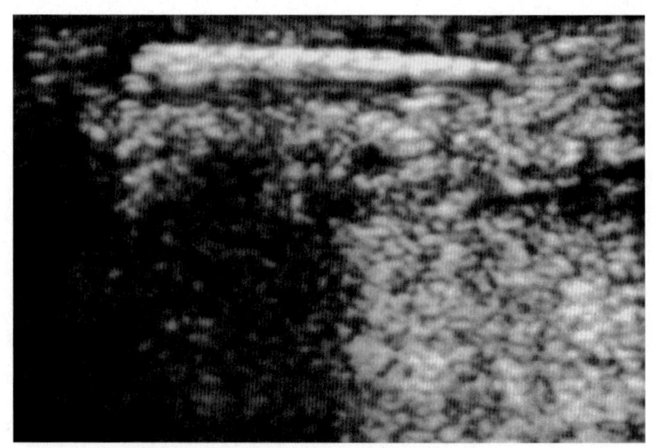

**图6-26** 异物。足部扫描显示异物相对于邻近软组织为强回声。平片为阴性。后来于超声定位下取出为小木片。

现有少数假阴性超声结果，是由于软组织内残留有空气而使小的异物难以被发现。一旦异物被定位，可在超声成像直视下剔除异物[148]。

## 十一、其他软组织异常

皮肤增厚是许多皮肤病变和非皮肤病变的特征表现。早期的A型超声和X线检查在测量皮肤厚度方面有密切的相关性[149]。硬化病是糖尿病患者特有的一种真皮异常肥大。高频（10MHz）实时超声仪能分辨表皮、真皮、皮下脂肪及肌肉[150]。因此，超声成像在定量评估影响皮肤厚度的疾病的自然病程或对治疗的反应方面会有一定价值。同样，足垫的厚度在肢端肥大和长期苯妥英（大仑丁）治疗后会有增加。超声成像可快捷准确地测量足垫厚度[151]。超声定量分析足部软组织是否有减少可预示糖尿病患者是否有发生溃疡的危险[152]。

利用腿部声像图进行检测发现，患有不同类型肌营养不良的患儿，其股四头肌回声表现都有变化[153]。根据声像图表现可鉴别患有真性神经肌肉疾病的患儿和患有非神经肌肉性张力过高的患儿。

## 十二、脊柱

早期对利用超声成像测量腰椎管的大小曾做过多次尝试，但有时结论不一致[154–157]。随着高分辨率CT扫描仪和MR成像的出现，这种笨拙的声像图测量方法已成为历史。利用经前路穿过椎间隙进行超声扫描来诊断椎间盘突出曾取得了一定的成功[158]。精确定位扫查部位所遇到的困难限制了这一技术的应用。

婴儿隐性的脊柱神经管闭合不全会导致隐袭性进展的下肢感觉运动改变、步态失调、足畸形以及肠道和膀胱功能障碍。早期诊断可手术纠正脊髓拴系综合征，从而阻止或避免上述这些并发症。在大约一半的受累儿童中，脊柱缺损处都有某种皮肤标志，如带毛发的痣、血管瘤或窦道。对高危患儿可利用声像图来筛查有无脊髓拴系，因为在一岁以内脊柱的后板还没有完全骨化。这为超声经后路扫查椎管提供了一个声窗[159–161]。脊髓及相关的异常可相当清晰地成像显示。阳性声像图结果有时可避免术前有创检查，比如脊髓造影，对这个年龄段患者来讲脊髓造影无疑是困难且有潜在危险的。尾椎有明显缺损的婴儿也可利用超声成像评价以进一步明确病变的性质。例如，有报道指出超声可判断脊髓脊膜膨出内是否存在神经组织[162,163]。

## 十三、脊柱的术中超声成像

脊髓神经外科已取得了相当大的进展，这部分与术中超声成像技术的发展有关[164–167]。在严格确保无菌的条件下，许多实时超声成像系统都适于在手术室使用，而且现在还有一些专为术中检查而设计的超声设备。

超声成像的一个主要优点是，在切开硬膜前即可描绘出特定病变的范围，因此可缩短手术时间和降低手术风险。另外，脊髓前方的骨突，正常情况下不移开脊髓是看不见的，而利用超声成像则可轻易显示[165,168,169]。在肿瘤切除手术中，实时监测手术过程可提供有用的信息[165,167,168,170]。髓内囊肿或空洞的定位和引流，无论是原发性还是与外伤或邻近赘生物相关的，在超声引导下实施都比较容易进行[164,171–174]。手术结束前即可用超声来评估手术解压的效果。

脊柱手术中超声成像的另外一些用处还包括对创伤患者的评价。骨折块、异物及脊髓压迫的识别以及脊柱对位的确定都可采用超声成像完成[169,175–177]。这类患者采用手术干预的最终目的是解除神经压迫和稳定脊柱。脊髓解压是否充分以及Harrington杆的植入均可用超声实时监测，因此可及时进行必要的调整[175,176]。从而使手术时间和对脊髓的干扰减少到最少。术中超声成像似乎已成为脊柱外科手术的一个有机组成部分。

## 十四、代谢性疾病

甲状旁腺与钙盐的体内平衡密切相关，因此也对骨的代谢有着相当大的影响。但是超声医师关注的是甲状旁腺本身，而非骨性改变。真正的原发性甲状旁腺功能亢进几乎都是由甲状旁腺的单纯功能亢进性良性腺瘤引起。个别病例是由多结节性增生或甲状旁腺癌引起。甲状旁腺增生常见于长期肾功能不全患者，原发性和继发性甲状旁腺功能亢进的鉴别常需要根据临床表现来判断。

正常甲状旁腺大小约为3mm × 4mm × 5mm，因此只有在高分辨率实时超声成像技术出现之后才能进行成像显示。Sample和同事的早期研究采用关节臂式B型超声仪，虽然设备陈旧但却证实完全可以用超声成像来检测颈部的甲状旁腺肿大[178]。阳性声像图检验结果是可靠的；这一结果得到了采用最新型高分辨率实时超声仪的其他研究者的证实[179–181]。

鉴于超声成像显示出甲状旁腺肿大对诊断和治疗都非常重要，因此超声成像目前已被认为是首选的检测手段。多个中心的研究结果表明，超声成像的准确率约为90%[179-181]。

在声像图上，甲状旁腺腺瘤和甲状旁腺增生表现类似，这一点毫不奇怪，因为二者具有相同的组织学形态。这类病变轮廓清晰，多为卵圆形，而且相对于邻近的甲状腺组织而言表现为低回声。

腺瘤的术前定位可缩短为治疗原发性甲状旁腺功能亢进患者的单个腺瘤行单侧颈部切开的暴露时间。超声成像定位对初次手术后复发或持续性甲状旁腺功能亢进患者也同样有用[182]。这些患者因为在颈部第一次手术中发生了解剖结构破坏从而给外科医师造成了许多困难。

若超声成像未能确定颈部甲状旁腺肿大的话，则CT扫描、MR成像及铊－锝核素扫描会提供帮助[183-185]。大约5%的人有异位甲状旁腺组织，通常位于上纵隔内沿胚胎期胸腺下降的途径上。

对于大多数病例，只有超声成像证实甲状旁腺肿大之后方可进行外科手术。偶尔需要组织学证实，这时可在超声引导下行经皮穿刺抽吸活检[186,187]。对于继发性甲状旁腺功能亢进患者，有作者认为通过注射无水乙醇进行腺体消融可作为增强药物治疗效果的一种手段[188]。

## 十五、血友病及凝血状态改变

相当一部分人有出血危险，可能是原发性血液不调，也可能是继发性凝血机制异常。后者常常是医源性的，因为许多患者曾用过抗凝药物。超声成像检测血肿之类的积液相对容易，因此使超声成像成为评价这类患者的一种可靠的检查手段。超声成像对这种临床状态非常有效，既可以诊断出血的范围，也可以监测出血的自然病程[189-192]。

腹直肌鞘血肿是一种特殊的临床疾病，误诊率高达60%[193,194]。其症状和体征常与急腹症或盆腔疾患相混淆，如肠梗阻、腹壁间层疝、卵巢扭转囊肿或血管周围感染性疾病。造成腹直肌鞘血肿的诱因包括肌肉猛烈收缩（咳嗽、打喷嚏、锻炼）、怀孕和生产、腹壁张力高（腹水、肥胖）、血液不调以及抗凝治疗[193]。一般建议保守治疗，需止痛、敷裹和休息，要避免外科手术[194]。腹直肌鞘血肿的超声表现具有特征性，包括腹壁前方浅层内出现类椭圆形或纺锤形积液[193-197]。致密的腹直肌鞘边缘限制了血肿的扩散，血肿一般不会越过中线，除非血肿位于下部，因为此处的腹直肌鞘后部有缺损。

髂腰肌血肿是血友病的常见并发症[198,199]。当出血局限于封闭的髂肌间室（其内有股神经）时，会出现较典型的疼痛和神经受压综合征。腰肌筋膜比较疏松，因此出血更为广泛。当出血发生在右侧时，临床上与急性阑尾炎的鉴别可能比较困难。超声成像可检测这两种肌肉间室内的出血[190,199,200]。

侵入肠壁或肠系膜根部的出血也是凝血状态改变的一种并发症。肠壁内血肿的超声表现具有一定特征性，但非特异性[201]。隐性肠系膜血肿的诊断常很困难。超声成像可识别这些病变，并能确定其来源，从而可与邻近的实质性脏器区别开[202]。

依据出血的时间和病程的急慢，血肿在灰阶声像图上表现出不同的特点[189,191,203]。新鲜的和含液态血的血肿，表现为均质声影而且几乎无回声[189]。当血凝块开始形成然后破裂时，血肿内开始出现回声，这使血肿的声像图表现更加复杂。凝血块的液化可再次在声像图上出现形态多变的液性区。这种声像图表现的不稳定性使得预测某一给定积血的形成时间有一定困难[203]。另外，血肿的声像图表现与其他疾病（例如脓肿或肿瘤）的表现十分类似，因此会有相当大的重叠。无论如何，合适的临床检查通常会做出准确的诊断，诊断性超声成像的目的在于检测出用常规X线片无法显示的异常状况。在确保获得准确诊断的前提下，超声成像还可减少更复杂和有创检查的使用。尽管超声检查积液不具特异性，然而一旦确定积液存在，就可以在实时超声引导下行抽液或者对某些病例进行彻底引流。然后便可以查明病变的确切性质。

## 十六、胸膜和心包疾病

全身性风湿疾病，如类风湿性关节炎和红斑狼疮，会侵犯胸膜和心包。用超声成像可毫无困难地检测胸膜和心包内的积液。

胸腔内主要是空气和骨，它们都会干扰声波的传播，因此限制了超声成像在胸部的应用。然而胸膜液通常在靠近胸壁处积聚，从而会将肺向远离探头处推移。这样，就可以用超声成像来探测胸膜有无积液和引导胸腔穿刺[204-211]。对于包裹性积液或少量积液以及在偏侧膈位置至关重要的情况下，超声成像的作用尤为明显。少至5mL的胸膜液也可以探测到[206,210]。由于可以显示脏器的胸膜表面，因此在超声引导下行胸腔穿刺很少会引起气胸[208,211,212]。

尽管理论上和临床实践中用超声来分辨积液和实性病变比较容易，但单凭超声表现来预测能否成功回收积液价值不大[205,208,210]。渗液机化可表现为无回声但无需穿刺。相反，许多回声表现复杂的胸膜积液却能检出。表明其为流动性液体的表现是：当改变患者体位时声像图上显示的积液的位置或形态会发生改变。实时超声成像的其他独特显像优势进一步提高了声像图的预测价值。任何胸膜积液，如果其形状随患者呼吸而改变或分隔可移动的话，则其内可能含有可回收液体[213]。由于实时超声仪比静态 B 型超声仪便捷、省时、小巧，所以在临床上可提供更多患者的相关信息[214]。

任何不透 X 线但毗邻胸壁的区域均可用超声成像来探查[210,215]。一些实性病变，如肺部霍奇金病，难以与积液相鉴别[216]。

临床症状明显的风湿性心脏病比较少见[217]。超声显示的心包积液发生率为 15% ~ 30%[218,219]。血流动力学检查积液不明显。同样，超声检查也会发现左室功能轻度异常，但左室功能异常的临床表现缺乏。硬皮病和其相关疾病也曾用超声心动图检查出心脏异常[220]。

## 十七、介入超声成像

如上所述，超声成像可作为治疗各种肌肉骨骼

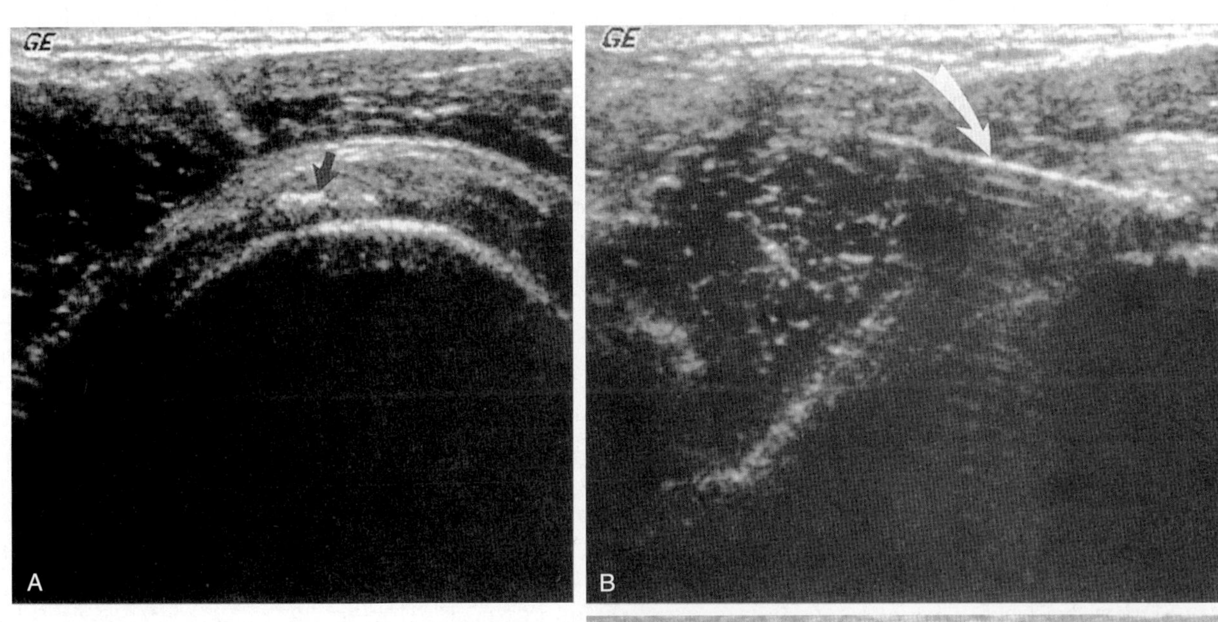


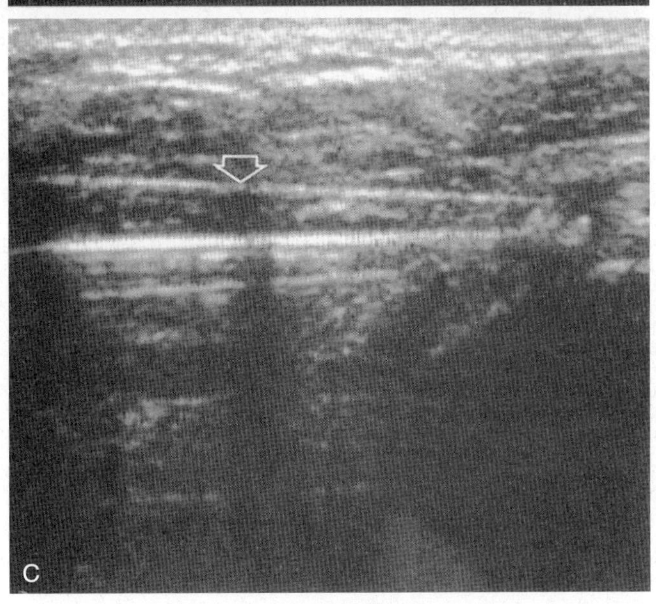


**图 6–27**　肩袖的钙化性肌腱炎。

A　冈上肌肌腱短轴声像图，肌腱基质内可见钙化灶（箭头）。

B　长轴声像图，插入的穿刺针（弯箭头）显示为强回声，并可见已刺入钙化区内。

C　第二根穿刺针（空心箭头）已刺入，并已到达钙化区，用于进行机械灌洗和抽液。

系统疾病的一种辅助方法。腱鞘内、滑囊内、腱鞘囊肿内以及关节内治疗性注射均可在超声引导下进行[260-262,272]。同样，针对足底筋膜炎、钙化性肌腱炎及趾间神经瘤的治疗性注射也可在超声监视下进行（图6-27），甚至滑膜活检和脓肿抽吸也需要用超声监视[263-268]。穿刺针可作为声学反射体，而且相对于CT扫描而言，超声成像无放射性，这些优点使超声成像可应用于所有的患者，包括孕妇和儿童。

## 小结

本章概述了诊断超声成像在肌肉骨骼方面的应用。尽管CT扫描和MR成像在很大程度上影响了超声的应用，但超声成像具有的价格低廉、耗时少、患者相对舒适等优点，确保了超声成像在肌肉骨骼影像学临床检查中占有一席之地。超声探头技术的发展和能量多普勒技术的应用也拓展了超声成像在评价许多结构，特别是表浅结构时的应用范围。可以利用超声评估的骨科和风湿病科疾病包括创伤性、代谢性、退变性、感染性和肿瘤性疾病。

（张华斌 娄思权 译 陈仲强 校）

## 参考文献


1. Patten RM, Mack LA, Wang KY, et al: Nondisplaced fractures of the greater tuberosity of the humerus: Sonographic detection. Radiology *182*:201, 1992.
2. Baker ML, Dalrymple GV: Biological effects of diagnostic ultrasound: A review. Radiology *126*:479, 1978.
3. Ziskin MC: Ultrasonic bioeffects and their clinical relevance: An overview. Clin Diagn Ultrasound *16*:1, 1985.
4. Wolfe RD, Colloff B: Popliteal cysts: An arthrographic study and review of the literature. J Bone Joint Surg Am *54*:1057, 1972.
5. McDonald DG, Leopold GR: Ultrasound B-scanning in the differentiation of Baker's cyst and thrombophlebitis. Br J Radiol *45*:729, 1972.
6. Moore CP, Sarti DA, Louie JS: Ultrasonographic demonstration of popliteal cysts in rheumatoid arthritis: A non-invasive technique. Arthritis Rheum *18*:577, 1975.
7. Carpenter JR, Hattery RR, Hunder GG, et al: Ultrasound evaluation of the popliteal space: Comparison with arthrography and physical examination. Mayo Clin Proc *51*:498, 1976.
8. Doppman JL: Baker's cyst and the normal gastrocnemio-semimembranosus bursa. AJR *94*:646, 1965.
9. Pastershank SP, Mitchell DM: Knee joint bursal abnormalities in rheumatoid arthritis. J Can Assoc Radiol *28*:199, 1977.
10. Hermann G, Yeh H-C, Lehr-Janus C, et al: Diagnosis of popliteal cyst: Double-contrast arthrography and sonography. AJR *137*:369, 1981.
11. Good AE: Rheumatoid arthritis, Baker's cyst, and thrombophlebitis. Arthritis Rheum 7:56, 1964.
12. Schmidt MC, Workman JB, Barth WF: Dissection or rupture of a popliteal cyst: A syndrome mimicking thrombophlebitis in rheumatic diseases. Arch Intern Med *134*:694, 1974.
13. Swett HA, Jaffe RB, McIff EB: Popliteal cysts: Presentation as thrombophlebitis. Radiology *115*:613, 1975.
14. Lawson TL, Mittler S: Ultrasonic evaluation of extremity soft-tissue lesions with arthrographic correlation. J Can Assoc Radiol *29*:58, 1978.
15. Rudikoff JC, Lynch JJ, Phillips E, et al: Ultrasound diagnosis of Baker cyst. JAMA *235*:1054, 1976.
16. Ambanelli U, Manganelli P, Nervetti A, et al: Demonstration of articular effusions and popliteal cysts with ultrasound. J Rheumatol *3*:134, 1976.
17. Gompels BM, Darlington LG: Evaluation of popliteal cysts and painful calves with ultrasonography: Comparison with arthrography. Ann Rheum Dis *41*:355, 1982.
18. Wychulis AR, Spittell JA, Wallace RB: Popliteal aneurysms. Surgery *68*:942, 1970.
19. Sarti DA, Louie JS, Lindstrom RR, et al: Ultrasonic diagnosis of a popliteal artery aneurysm. Radiology *121*:707, 1976.
20. Chitwood WR, Stocks LH, Wolfe WG: Popliteal artery aneurysms: Past and present. Arch Surg *113*:1078, 1978.
21. Silver TM, Washburn RL, Stanley JC, et al: Gray scale ultrasound evaluation of popliteal artery aneurysms. AJR *129*:1003, 1977.
22. Scott WW, Scott PP, Sanders RC: B-scan ultrasound in the diagnosis of popliteal aneurysms. Surgery *81*:436, 1977.
23. Collins GJ, Rich NM, Phillips J, et al: Ultrasound diagnosis of popliteal arterial aneurysms. Am Surg *42*:853, 1976.
24. Sprayregen S: Popliteal vein displacement by popliteal artery aneurysms: Report of two cases. AJR *132*:838, 1979.
25. Giustra PE, Root JA, Mason SE, et al: Popliteal vein thrombosis secondary to popliteal artery aneurysm. AJR *130*:25, 1978.
26. Davis RP, Neiman HL, Yao JST, et al: Ultrasound scan in diagnosis of peripheral aneurysms. Arch Surg *112*:55, 1977.
27. Neiman HL, Yao JST, Silver TM: Gray-scale ultrasound diagnosis of peripheral arterial aneurysms. Radiology *130*:413, 1979.
28. Baumann D, Kremer H: Arthrography and sonography in the diagnosis of Baker's cysts. ROFO *127*:463, 1977.
29. Cooperberg PL, Tsang I, Truelove L, et al: Gray scale ultrasound in the evaluation of rheumatoid arthritis of the knee. Radiology *126*:759, 1978.
30. Meire HB, Lindsay DJ, Swinson DR, et al: Comparison of ultrasound and positive contrast arthrography in the diagnosis of popliteal and calf swellings. Ann Rheum Dis *33*:221, 1974.
31. Aisen AM, McCune WJ, MacGuire A, et al: Sonographic evaluation of the cartilage of the knee. Radiology *153*:781, 1984.
32. McCune WJ, Dedrick DK, Aisen AM, et al: Sonographic evaluation of osteoarthritic femoral condylar cartilage: Correlation with operative findings. Clin Orthop *254*:230, 1990.
33. Brussaard C, Naudts P, De Schepper A: Ultrasonographic diagnosis of chondromalacia of the femoropatellar joint. J Belge Radiol 74:303, 1991.
34. Gregersen HE, Rasmussen OS: Ultrasonography of osteochondritis dissecans of the knee. Acta Radiol *30*:552, 1989.
35. Selby B, Richardson ML, Montana MA, et al: High resolution sonography of the menisci of the knee. Invest Radiol *21*:332, 1986.
36. Selby B, Richardson ML, Nelson BD, et al: Sonography in the detection of meniscal injuries of the knee: Evaluation in cadavers. AJR *149*:549, 1987.
37. Burk DL Jr, Dalinka MK, Kanal E, et al: Meniscal and ganglion cysts of the knee: MR evaluation. AJR *150*:331, 1988.
38. Peetrons P, Allaer D, Jeanmart L: Cysts of semilunar cartilages of the knee: A new approach by ultrasound imaging. J Ultrasound Med *9*:333, 1990.
39. Barrie HJ: The pathogenesis and significance of meniscal cysts. J Bone Joint Surg Br *61*:184, 1979.
40. Ferrer-Roca O, Vilalta C: Lesions of the meniscus: Part II. Horizontal cleavages and lateral cysts. Clin Orthop *146*:301, 1980.
41. Coral A, van Holsbeeck M, Adler RS: Imaging of meniscal cyst of the knee in three cases. Skeletal Radiol *18*:451, 1989.
42. De Flaviis L, Nessi R, Scaglione P, et al: Ultrasonic diagnosis of Osgood-Schlatter and Sinding-Johansson diseases of the knee. Skeletal Radiol *18*:193, 1989.
43. Fritschy D, de Gautard R: Jumper's knee and ultrasonography. Am J Sports Med *16*:637, 1988.
44. Davies SG, Baudouin CJ, King JB, et al: Ultrasound, computed tomography and magnetic resonance imaging in patellar tendinitis. Clin Radiol *43*:52, 1991.
45. Kälebo P, Swärd L, Karlsson J, et al: Ultrasonography in the detection of partial patellar ligament ruptures (jumper's knee). Skeletal Radiol *20*:285, 1991.
46. Fornage BD, Rifkin MD, Touche DH, et al: Sonography of the patellar tendon: Preliminary observations. AJR *143*:179, 1984.
47. Myllymäki T, Bondestam S, Suramo I, et al: Ultrasonography of jumper's knee. Acta Radiol *31*:147, 1990.
48. King JB, Perry DJ, Mourad K, et al: Lesions of the patellar ligament. J Bone Joint Surg Br 72:46, 1990.
49. Lanning P, Heikkinen E: Ultrasonic features of the Osgood-Schlatter lesion. J Pediatr Orthop *11*:538, 1991.
50. Laine KR, Harjula A, Peltokallio P: Ultrasound in the evaluation of the knee and patellar regions. J Ultrasound Med *6*:33, 1987.
51. Seltzer SE, Finberg HJ, Weissman BN: Arthrosonography: Technique, sonographic anatomy, and pathology. Invest Radiol *15*:19, 1980.
52. Wilson DJ, Green DJ, MacLarnon JC: Arthrosonography of the painful hip. Clin Radiol *35*:17, 1984.
53. Gitschlag KF, Sandler MA, Madrazo BL, et al: Disease in the femoral triangle: Sonographic appearance. AJR *139*:515, 1982.
54. Wales LR, Azose AA: Saphenous varix: Ultrasonic diagnosis. J Ultrasound Med *4*:143, 1985.

55. Wing V, Scheible W: Sonography of jugular vein thrombosis. AJR *140*:333, 1983.
56. Raghavendra BN, Rosen RJ, Lam S, et al: Deep venous thrombosis: Detection by high-resolution real-time ultrasonography. Radiology *152*:789, 1984.
57. Janus C, Hermann G: Enlargement of the iliopsoas bursa: Unusual cause of cystic mass on pelvic sonogram. J Clin Ultrasound *10*:133, 1982.
58. Harcke HT, Clarke NMP, Lee MS, et al: Examination of the infant hip with real-time ultrasonography. J Ultrasound Med *3*:131, 1984.
59. Blank E: Some effects of position on the roentgenographic diagnosis of dislocation of the infant hip. Skeletal Radiol 7:59, 1981.
60. Graf R: The ultrasonic image of the acetabular rim in infants: An experimental and clinical investigation. Arch Orthop Trauma Surg *99*:35, 1981.
61. Graf R: New possibilities for the diagnosis of congenital hip joint dislocation by ultrasonography. J Pediatr Orthop *3*:354, 1983.
62. Novick G, Ghelman B, Schneider M: Sonography of the neonatal and infant hip. AJR *141*:639, 1983.
63. Boal DKB, Schwenkter EP: The infant hip: Assessment with real-time US. Radiology *157*:667, 1985.
64. Morin C, Harcke HT, MacEwen GD: The infant hip: Real-time US assessment of acetabular development. Radiology *157*:673, 1985.
65. Keller MS, Chawla HS: Sonographic delineation of the neonatal acetabular labrum. J Ultrasound Med *4*:501, 1985.
66. Graf R: Fundamentals of sonographic diagnosis of infant hip dysplasia. J Pediatr Orthop *4*:735, 1984.
67. Harcke HT, Grissom LE: Performing dynamic sonography of the infant hip. AJR *155*:837, 1990.
68. Novick GS: Sonography in pediatric hip disorders. Radiol Clin North Am *26*:29, 1988.
69. Soboleski DA, Babyn P: Sonographic diagnosis of developmental dysplasia of the hip: Importance of increased thickness of acetabular cartilage. AJR *161*:839, 1993.
70. Naumann T, Kollmannsberger A, Fischer M, et al: Ultrasonographic evaluation of Legg-Calvé-Perthes disease based on sonoanatomic criteria and the application of new measuring techniques. Eur J Radiol *15*:101, 1992.
71. Wirth T, LaQuesne GW, Paterson DC: Ultrasonography in Legg-Calvé-Perthes disease. Pediatr Radiol *22*:498, 1992.
72. Farrar IL, Matsen FA 3rd, Rogers JV, et al: Dynamic sonographic study of lesion of the rotator cuff. American Academy of Orthopedic Surgeons 50th Annual Meeting, Anaheim, CA, March 1983.
73. Mack LA, Matsen FA, Kilcoyne RF, et al: Ultrasound evaluation of the rotator cuff. Radiology *157*:205, 1985.
74. Middleton WD, Reenus WR, Totty WF, et al: Ultrasonographic evaluation of the rotator cuff and biceps tendon. J Bone Joint Surg Am *68*:440, 1986.
75. Mack LA, Gannon MK, Kilcoyne JF, et al: Sonographic evaluation of the rotator cuff. Accuracy in patients without prior surgery. Clin Orthop *234*:21, 1988.
76. Crass JR, Craig EV, Feinberg SB: Ultrasonography of rotator cuff tears: A review of 500 diagnostic studies. J Clin Ultrasound *16*:313, 1988.
77. Miller CL, Karasick D, Kurtz AB, et al: Limited sensitivity of ultrasound for the detection of rotator cuff tear. Skeletal Radiol *18*:179, 1989.
78. Middleton WD: Status of rotator cuff sonography. Radiology *173*:307, 1989.
79. Weiner SN, Seitz WH: Sonography of the shoulder in patients with tears of the rotator cuff: Accuracy and value for selecting surgical options. AJR *160*:103, 1993.
80. Middleton WD: Ultrasonography of the shoulder. Radiol Clin North Am *30*:927, 1992.
81. Mack LA, Nyberg DA, Matsen FR, et al: Sonography of the postoperative shoulder. AJR *150*:1089, 1988.
82. Crass JR, Craig EV, Feinberg SB: Sonography of the postoperative rotator cuff. AJR *146*:561, 1986.
83. Harryman DDT 2d, Mack LA, Wang KY, et al: Rotator cuff repair: Correlation of functional results with cuff integrity. J Bone Joint Surg Am *73*:982, 1991.
84. Mack LA, Nyberg DA, Matsen FA 3d: Sonographic evaluation of the rotator cuff. Radiol Clin North Am *26*:161, 1988.
85. Hodler J, Fretz CJ, Terrier F, et al: Rotator cuff tears: Correlation of sonographic and surgical findings. Radiology *169*:791, 1988.
86. Brandt TD, Cardone BW, Grant TH, et al: Rotator cuff sonography: A reassessment. Radiology *169*:791, 1989.
87. Furtschegge A, Resch H: Value of ultrasonography in preoperative diagnosis of rotator cuff tears and postoperative follow-up. Eur J Radiol *8*:69, 1988.
88. Soble MG, Kaye AD, Guay RC: Rotator cuff tear: Clinical experience with sonographic detection. Radiology *173*:319, 1989.
89. Fornage BD: Achilles tendon: US examination. Radiology *159*:759, 1986.
90. Mathieson JR, Connell DG, Cooperberg PL, et al: Sonography of the Achilles tendon and adjacent bursae. AJR *151*:127, 1988.
91. Neuhold A, Stiskal M, Kainberger F, et al: Degenerative Achilles tendon disease: Assessment by magnetic resonance and ultrasonography. Eur J Radiol *14*:213, 1992.
92. Maffulli N, Dymond NP, Regine R: Surgical repair of ruptured Achilles tendon in sportsmen and sedentary patients: A longitudinal ultrasound assessment. Int J Sports Med *11*:78, 1990.
93. Ebeling T, Farin P, Pyörälä K: Ultrasonography in the detection of Achilles tendon xanthomata in heterozygous familial hypercholesterolemia. Atherosclerosis *97*:217, 1992.
94. Fornage BD, Schernberg FL, Rifkin MD: Ultrasound examination of the hand. Radiology *155*:785, 1985.
95. Fornage BD, Rifkin MD: Ultrasound examination of the hand [letter]. Radiology *160*:853, 1986.
96. Jeffrey RB Jr, Laing FC, Schechter WP, et al: Acute suppurative tenosynovitis of the hand: Diagnosis with US. Radiology *162*:741, 1987.
97. Buchberger W, Schon G, Strasser K, et al: High-resolution ultrasonography of the carpal tunnel. J Ultrasound Med *10*:531, 1991.
98. Gooding GAW: Tenosynovitis of the wrist. J Ultrasound Med 7:225, 1988.
99. Paivansalo M, Jalovaara P: Ultrasound findings of ganglions of the wrist. Eur J Radiol *13*:178, 1991.
100. Barr LL, Babcock DS: Sonography of the normal elbow. AJR *157*:793, 1991.
101. Markowitz RL, Davidson RS, Harty MP, et al: Sonography of the elbow in infants and children. AJR *159*:829, 1992.
102. Maffulli N, Regine R, Carrillo F, et al: Tennis elbow: An ultrasonographic study in tennis players. Br J Sports Med *24*:151, 1990.
103. Lenkey JL, Skolnick ML, Slasky BS, et al: Evaluation of the lower extremities. J Clin Ultrasound *9*:413, 1981.
104. Slasky BS, Lenkey JL, Skolnick ML, et al: Sonography of soft tissues of extremities and trunk. Semin Ultrasound *4*:288, 1982.
105. Sintzoff SA Jr, Gillard I, Van Gansbeke D, et al: Ultrasound evaluation of soft tissue tumors. J Belge Radiol *75*:276, 1992.
106. Bernardino ME, Jing BS, Thomas JL, et al: The extremity soft-tissue lesion: A comparative study of ultrasound, computed tomography, and xeroradiography. Radiology *139*:53, 1981.
107. deSantos LA, Goldstein HM: Ultrasonography in tumors arising from the spine and bony pelvis. AJR *129*:1061, 1977.
108. Zornoza J, Bernardino ME, Ordonez NG: Percutaneous needle biopsy of soft tissue tumors guided by ultrasound and computed tomography. Skeletal Radiol *9*:33, 1982.
109. Yiu-Chiu VS, Chiu LC: Complementary value of ultrasound and computed tomography in the evaluation of musculoskeletal masses. Radiographics *3*:46, 1983.
110. Totty WG: Radiographic evaluation of soft tissue sarcomas. Orthop Rev *14*:257, 1985.
111. Gilsanz V, Yeh HC, Baron MG: Multiple lymphangiomas of the neck, axilla, mediastinum, and bones in an adult. Radiology *120*:161, 1976.
112. Miller WB, Melson GL: Abdominal wall endometrioma. AJR *132*:467, 1979.
113. Leonidas JC, Brill PW, Bhan I, et al: Cystic retroperitoneal lymphangioma in infants and children. Radiology *127*:203, 1978.
114. El-Khoury GY, Bassett GS: Symptomatic bursa formation with osteochondromas. AJR *133*:895, 1979.
115. Reuter KL, Raptopoulos V, DeGirolami U, et al: Ultrasonography of a plexiform neurofibroma of the popliteal fossa. J Ultrasound Med *1*:209, 1982.
116. Hanson RD, Hunter TB, Haber K: Ultrasonographic appearance of anterior abdominal wall desmoid tumors. J Ultrasound Med *2*:141, 1983.
117. Fornage BD, Schernberg FL, Rifkin MD, et al: Sonographic diagnosis of glomus tumor of the finger. J Ultrasound Med *3*:523, 1984.
118. Goldberg BB: Ultrasonic evaluation of superficial masses. J Clin Ultrasound *3*:91, 1975.
119. Gooding GAW, Herzog KA, Laing FC, et al: Ultrasonographic assessment of neck masses. J Clin Ultrasound *5*:248, 1977.
120. Chinn DH, Filly RA, Callen PW: Unusual ultrasonographic appearance of a solid schwannoma. J Clin Ultrasound *10*:243, 1982.
121. Hoddick WK, Callen PW, Filly RA, et al: Ultrasound evaluation of benign sciatic nerve sheath tumors. J Ultrasound Med *3*:505, 1984.
122. Behan M, Kazam E: The echographic characteristics of fatty tissues and tumors. Radiology *129*:143, 1978.
123. Prayer LM, Kropej DH, Wimberger DM, et al: High-resolution real-time sonography and MR imaging in assessment of osteocartilaginous exostoses. Acta Radiol *32*:393, 1991.
124. Malghem J, Vande Berg B, Noël H, et al: Benign osteochondromas and exostotic chondrosarcomas: Evaluation of cartilage cap thickness by ultrasound. Skeletal Radiol *21*:33, 1992.
125. Levine E, Lee KR, Neff JR, et al: Comparison of computed tomography and other imaging modalities in the evaluation of musculoskeletal tumors. Radiology *131*:431, 1979.
126. Pino G, Conzi GF, Murolo C, et al: Sonographic evaluation of local recurrences of soft tissue sarcomas. J Ultrasound Med *12*:23, 1993.
127. Holm HH, Pedersen JF, Kristensen JK, et al: Ultrasonically guided percutaneous puncture. Radiol Clin North Am *13*:493, 1975.
128. Korobkin M, Callen PW, Filly RA, et al: Comparison of computed tomography, ultrasonography, and gallium-67 scanning in the evaluation of suspected abdominal abscess. Radiology *129*:89, 1978.
129. Weiner CI, Diaconis JN: Primary abdominal wall abscess diagnosed by ultrasound. Arch Surg *110*:341, 1975.
130. Doust BD, Quiroz F, Stewart JM: Ultrasonic distinction of abscesses from other intra-abdominal fluid collections. Radiology *125*:213, 1977.
131. Kressel HY, Filly RA: Ultrasonographic appearance of gas-containing abscesses in the abdomen. AJR *130*:71, 1978.
132. vanSonnenberg E, Wittich GR, Casola G, et al: Sonography of thigh abscess: Detection, diagnosis, and drainage. AJR *149*:769, 1987.

133. Yeh H-C, Rabinowitz JG: Ultrasonography of the extremities and pelvic girdle and correlation with computed tomography. Radiology *143*:519, 1982.
134. Allen EH, Cosgrove D, Millard FJC: The radiological changes in infections of the spine and their diagnostic value. Clin Radiol *29*:31, 1978.
135. Smith EH, Bartrum RJ: Ultrasonically guided percutaneous aspiration of abscesses. AJR *122*:308, 1974.
136. vanSonnenberg E, Ferrucci JT Jr, Mueller PR, et al: Percutaneous drainage of abscesses and fluid collections: Technique, results, and applications. Radiology *142*:1, 1982.
137. Clark RA, Towbin R: Abscess drainage with CT and ultrasound guidance. Radiol Clin North Am *21*:445, 1983.
138. Yousefzadeh DK, Schumann EM, Mulligan GM, et al: The role of imaging modalities in diagnosis and management of pyomyositis. Skeletal Radiol *8*:285, 1982.
139. Abiri MM, Kirpekar M, Ablow RC: Osteomyelitis: Detection with US. Radiology *172*:509, 1989.
140. Bar-Ziv J, Barki Y, Maroko A, et al: Rib osteomyelitis in children. Early radiologic and ultrasonic findings. Pediatr Radiol *15*:315, 1985.
141. Howard CB, Einhorn M, Dagan R, et al: Ultrasound in diagnosis and management of acute haematogenous osteomyelitis in children. J Bone Joint Surg Br *75*:79, 1993.
142. Williamson SL, Seibert JJ, Glasier CM, et al: Ultrasound in advanced pediatric osteomyelitis. Pediatr Radiol *21*:288, 1991.
143. Fornage BD, Schernberg FL: Sonographic diagnosis of foreign bodies of the distal extremities. AJR *147*:567, 1986.
144. Little CM, Parker MG, Callowich MC, et al: The ultrasonic detection of soft tissue foreign bodies. Invest Radiol *21*:275, 1986.
145. Gooding GAW, Hardiman T, Sumers M, et al: Sonography of the hand and foot in foreign body detection. J Ultrasound Med *6*:441, 1987.
146. Coombs CJ, Mutimer KL, Slattery PG, et al: Hide and seek: Pre-operative ultrasonic localization of non radio-opaque foreign bodies. Aust N Z J Surg *60*:989, 1990.
147. Banerjee B, Das RK: Sonographic detection of foreign bodies of the extremities. Br J Radiol *64*:107, 1991.
148. Shiels WE II, Babcock DS, Wilson JL, et al: Localization and guided removal of soft-tissue foreign bodies with sonography. AJR *155*:1277, 1990.
149. Alexander H, Miller DL: Determining skin thickness with pulsed ultrasound. J Invest Dermatol 72:17, 1979.
150. Cole GW, Handler SJ, Burnett K: The ultrasonic evaluation of skin thickness in scleredema. J Clin Ultrasound *9*:501, 1981.
151. Gooding GAW, Stress RM, Graf PM, et al: Heel pad thickness: Determination by high-resolution ultrasonography. J Ultrasound Med *4*:173, 1985.
152. Gooding GAW, Stress RM, Graf PM, et al: Sonography of the sole of the foot. Invest Radiol *21*:45, 1986.
153. Heckmatt JZ, Leeman S, Dubowitz V: Ultrasound imaging in the diagnosis of muscle disease. J Pediatr *101*:656, 1982.
154. Porter RW, Wicks M, Ottewell D: Measurement of the spinal canal by diagnostic ultrasound. J Bone Joint Surg Br *60*:481, 1978.
155. Finlay D, Stockdale HR, Lewin E: An appraisal of the use of diagnostic ultrasound to quantify the lumbar spinal canal. Br J Radiol *54*:870, 1981.
156. Hibbert CS, Delaygue C, McGlen B, et al: Measurement of the lumbar spinal canal by diagnostic ultrasound. Br J Radiol *54*:905, 1981.
157. Kadziolka R, Asztely M, Hansson T, et al: Ultrasonic measurement of the lumbar spinal canal. J Bone Joint Surg Br *63*:504, 1981.
158. Portela LA: Sonography of the normal and abnormal intact lumbar spinal canal. AJR *144*:386, 1985.
159. Scheible W, James HE, Leopold GR, et al: Occult spinal dysraphism in infants: Screening with high-resolution real-time ultrasound. Radiology *146*:743, 1983.
160. James HE, Scheible W, Kerber C, et al: Comparison of high-resolution real-time ultrasonography and high-resolution computed tomography in an infant with spinal dysraphism. Neurosurgery *13*:301, 1983.
161. Raghavendra BN, Epstein FJ, Pinto RS, et al: The tethered spinal cord: Diagnosis by high-resolution real-time ultrasound. Radiology *149*:123, 1983.
162. Naidich TP, McLone DG, Shkolnik A, et al: Sonographic evaluation of caudal spine anomalies in children. AJNR *4*:661, 1983.
163. Naidich TP, Fernbach SK, McLone DG, et al: Sonography of the caudal spine and back: Congenital anomalies in children. AJNR *5*:221, 1984.
164. Dohrmann GJ, Rubin JM: Intraoperative ultrasound imaging of the spinal cord: Syringomyelia, cysts, and tumors. A preliminary report. Surg Neurol *18*:395, 1982.
165. Rubin JM, Dohrmann GJ: Work in progress. Intraoperative ultrasonography of the spine. Radiology *146*:173, 1983.
166. Quencer RM, Montalvo BM: Normal intraoperative spinal sonography. AJR *143*:1301, 1984.
167. Quencer RM, Montalvo BM, Green BA, et al: Intraoperative spinal sonography of soft-tissue masses of the spinal cord and spinal canal. AJR *143*:1307, 1984.
168. Knake JE, Chandler WF, McGillicuddy JE, et al: Intraoperative sonography of intraspinal tumors: Initial experience. AJNR *4*:1199, 1983.
169. Montalvo BM, Quencer RM, Green BA, et al: Intraoperative sonography in spinal trauma. Radiology *153*:125, 1984.
170. Avila NA, Shawker TH, Choyke PL, et al: Cerebellar and spinal hemangioblastomas: Evaluation with intraoperative gray-scale and color Doppler flow US. Radiology *188*:143, 1993.
171. Rubin JM, Dohrmann GJ: The spine and spinal cord during neurosurgical operations: Real-time ultrasonography. Radiology *155*:197, 1985.
172. Quencer RM, Morse BMM, Green BA, et al: Intraoperative spinal sonography: Adjunct to metrizamide CT in the assessment and surgical decompression of post-traumatic spinal cord cysts. AJR *142*:593, 1984.
173. Hutchins WW, Vogelzang RL, Neiman HL, et al: Differentiation of tumor from syringohydromyelia: Intraoperative neurosonography of the spinal cord. Radiology *151*:171, 1984.
174. Kochan JP, Quencer RM: Imaging of cystic and cavitary lesions of the spinal cord and canal: The value of MR and intraoperative sonography. Radiol Clin North Am *29*:867, 1991.
175. Quencer RM, Montalvo BM, Eismont FJ, et al: Intraoperative spinal sonography in thoracic and lumbar fractures: Evaluation of Harrington rod instrumentation. AJR *145*:343, 1985.
176. McGahan JP, Benson D, Chehrazi B, et al: Intraoperative sonographic monitoring of reduction of thoracolumbar burst fractures. AJR *145*:1229, 1985.
177. Mirvis SE, Geisler FH: Intraoperative sonography of cervical spinal cord injury: Results in 30 patients. AJR *155*:603, 1990.
178. Sample WF, Mitchell SP, Bledsoe RC: Parathyroid ultrasonography. Radiology *127*:485, 1978.
179. Scheible W, Deutsch AL, Leopold GR: Parathyroid adenoma: Accuracy of preoperative localization by high-resolution real-time sonography. J Clin Ultrasound *9*:325, 1981.
180. Simeone JF, Mueller PR, Ferrucci JT Jr, et al: High-resolution real-time sonography of the parathyroid. Radiology *141*:745, 1981.
181. Reading CC, Charboneau JW, James EM, et al: High-resolution parathyroid sonography. AJR *139*:539, 1982.
182. Reading CC, Charboneau JW, James EM, et al: Postoperative parathyroid high-frequency sonography: Evaluation of persistent or recurrent hyperparathyroidism. AJR *144*:399, 1985.
183. Doppman JL, Krudy AG, Brennan MF, et al: CT appearance of enlarged parathyroid glands in the posterior superior mediastinum. J Comput Assist Tomogr *6*:1099, 1982.
184. Park CH, Intenzo C, Cohn HE: Dual-tracer imaging for localization of parathyroid lesions. Clin Nucl Med *11*:237, 1986.
185. Kang YS, Rosen K, Clark OH, et al: Localization of abnormal parathyroid glands of the mediastinum with MR imaging. Radiology *189*:137, 1993.
186. Solbiati L, Montali G, Croce F, et al: Parathyroid tumors detected by fine-needle aspiration biopsy under ultrasonic guidance. Radiology *148*:793, 1983.
187. Gooding GAW, Clark OH, Stark DD, et al: Parathyroid aspiration biopsy under ultrasound guidance in the postoperative hyperparathyroid patient. Radiology *155*:193, 1985.
188. Solbiati L, Giangrande A, DePra L, et al: Percutaneous ethanol injection of parathyroid tumors under US guidance: Treatment for secondary hyperparathyroidism. Radiology *155*:607, 1985.
189. Kaplan GN, Sanders RC: B-scan ultrasound in the management of patients with occult abdominal hematomas. J Clin Ultrasound *1*:5, 1973.
190. Nowotny C, Niessner H, Thaler E, et al: Sonography: A method for localization of hematomas in hemophiliacs. Haemostasis *5*:129, 1976.
191. Thomas JL, Cunningham JJ: Echographic detection and characterization of abdominal hemorrhages in patients with altered coagulation states. Arch Intern Med *138*:1392, 1978.
192. Shirkhoda A, Mauro MA, Staab EV, et al: Soft tissue hemorrhage in hemophiliac patients: Computed tomography and ultrasound study. Radiology *147*:811, 1983.
193. Spitz HB, Wyatt GM: Rectus sheath hematoma. J Clin Ultrasound *5*:413, 1977.
194. Titone C, Lipsius M, Krakauer JS: "Spontaneous" hematoma of the rectus abdominis muscle: Critical review of 50 cases with emphasis on early diagnosis and treatment. Surgery 72:568, 1972.
195. Hamilton JV, Flinn G, Haynie CC, et al: Diagnosis of rectus sheath hematoma by B-mode ultrasound: A case report. Am J Obstet Gynecol *125*:562, 1976.
196. Kaftori JK, Rosenberger A, Pollack S, et al: Rectus sheath hematoma: Ultrasonographic diagnosis. AJR *128*:283, 1977.
197. Wyatt GM, Spitz HB: Ultrasound in the diagnosis of rectus sheath hematoma. JAMA *241*:1499, 1979.
198. Goodfellow J, Fearn CBD, Matthews JM: Iliacus haematoma: A common complication of haemophilia. J Bone Joint Surg Br *49*:748, 1967.
199. Forbes CD, Moule B, Grant M, et al: Bilateral pseudotumors of the pelvis in a patient with Christmas disease. AJR *121*:173, 1974.
200. Kumari S, Fulco JD, Karayalcin G, et al: Gray scale ultrasound: Evaluation of iliopsoas hematomas in hemophiliacs. AJR *133*:103, 1979.
201. Lee TG, Brickman FE, Avecilla LS: Ultrasound diagnosis of intramural intestinal hematoma. J Clin Ultrasound *5*:423, 1977.
202. Fon GT, Hunter TB, Haber K: Utility of ultrasound for diagnosis of mesenteric hematoma. AJR *134*:381, 1980.
203. Wicks JD, Silver TM, Bree RL: Gray scale features of hematomas: An ultrasonic spectrum. AJR *131*:977, 1978.
204. Sandweiss DA, Hanson JC, Gosink BB, et al: Ultrasound in diagnosis, localization, and treatment of loculated pleural empyema. Ann Intern Med *82*:50, 1975.
205. Doust BD, Baum JK, Maklad NF, et al: Ultrasonic evaluation of pleural opacities. Radiology *114*:135, 1975.

206. Gryminski J, Krakowka P, Lypacewicz G: The diagnosis of pleural effusion by ultrasonic and radiologic techniques. Chest *70*:33, 1976.
207. Ravin CE: Thoracocentesis of loculated pleural effusions using grey scale ultrasonic guidance. Chest *71*:666, 1977.
208. Laing FC, Filly RA: Problems in the application of ultrasonography for the evaluation of pleural opacities. Radiology *126*:211, 1978.
209. Adams FV, Galati V: M-mode ultrasonic localization of pleural effusion. JAMA *239*:1761, 1978.
210. Hirsch JH, Carter SJ, Chikos PM, et al: Ultrasonic evaluation of radiographic opacities of the chest. AJR *130*:1153, 1978.
211. Edell SL: Pleural effusion aspiration with ultrasound. Clin Radiol *29*:377, 1978.
212. Harnsberger HR, Lee TG, Mukuno DH: Rapid, inexpensive real-time directed thoracentesis. Radiology *146*:545, 1983.
213. Marks WM, Filly RA, Callen PW: Real-time evaluation of pleural lesions: New observations regarding the probability of obtaining free fluid. Radiology *142*:163, 1982.
214. Hirsch JH, Rogers JV, Mack LA: Real-time sonography of pleural opacities. AJR *136*:297, 1981.
215. Wolson AH: Ultrasonic evaluation of intrathoracic masses. J Clin Ultrasound *4*:269, 1976.
216. Shin MS, Gray PW: Pitfalls in ultrasonic detection of pleural fluid. J Clin Ultrasound *6*:421, 1978.
217. Burney DP, Martin CE, Thomas CS, et al: Rheumatoid pericarditis: Clinical significance and operative management. J Thorac Cardiovasc Surg 77:511, 1979.
218. Hernandez-Lopez E, Chahine RA, Anastassiades P, et al: Echocardiographic study of the cardiac involvement in rheumatoid arthritis. Chest 72:52, 1977.
219. MacDonald WJ, Crawford MH, Klippel JH, et al: Echocardiographic assessment of cardiac structure and function in patients with rheumatoid arthritis. Am J Med *63*:890, 1977.
220. Gottdiener JS, Moutsopoulos HM, Decker JL: Echocardiographic identification of cardiac abnormality in scleroderma and related disorders. Am J Med *66*:391, 1979.
221. Jacobson JA, van Holsbeeck MT: Musculoskeletal ultrasonography. Orthop Clin North Am *29*:135, 1998.
222. Newman JS, Adler RS, Bude RO, et al: Detection of soft-tissue hyperemia: Value of power Doppler sonography. AJR *163*:385, 1994.
223. Newman JS, Laing TJ, McCarthy CJ, et al: Power Doppler sonography of synovitis: Assessment of therapeutic response. Preliminary observations. Radiology *198*:582, 1996.
224. Lin J, Fessell DP, Jacobson JA, et al: An illustrated tutorial of musculoskeletal sonography. Part 3: Lower extremity. AJR *175*:1313, 2000.
225. Strome GM, Bouffard JA, van Holsbeeck MT: Knee. *In* Fornage BD (Ed): Musculoskeletal Ultrasound. New York, Churchill Livingstone, 1995, p 208.
226. Lee JI, Song IS, Jung YB, et al: Medial collateral ligament injuries of the knee: Ultrasonographic findings. J Ultrasound Med *15*:621, 1996.
227. Leekam RN, Agur AM, McKee NH: Using sonography to diagnose injury of plantaris muscles and tendons. AJR *172*:185, 1999.
228. Bianchi S, Martinoli C, Abdelwahab F, et al: Sonographic evaluation of tears of the gastrocnemius medial head ("tennis leg"). J Ultrasound Med *17*:157, 1998.
229. Weinberg EP, Adams MJ, Hollenberg GM: Color Doppler sonography of patellar tendinosis. AJR *171*:743, 1998.
230. Khan KM, Cook JL, Kiss ZS, et al: Patellar tendon ultrasonography and jumper's knee in female basketball players: A longitudinal study. Clin J Sports Med 7:199, 1997.
231. Lin J, Fessell DP, Jacobson JA, et al: An illustrated tutorial musculoskeletal sonography. Part 1: Introduction and general principles. AJR *175*:637, 2000.
232. Miller T, Shapiro MA, Schultz E, et al: Sonography of patellar abnormalities in children. AJR *171*:739, 1998.
233. Bar-On E, Howard CB, Porat S: The use of ultrasound in the diagnosis of atypical pathology in the unossified skeleton. J Pediatr Orthop *15*:817, 1995.
234. Walker J, Rang M, Daneman A: Ultrasonography of the unossified patella in young children. J Pediatr Orthop *11*:100, 1991.
235. van Holsbeeck MT, Eyler WR, Sherman LS, et al: Detection of infection in loosened hip prostheses: Efficacy of sonography. AJR *163*:381, 1994.
236. Chhem R, Kaplan P, Dussault R: Ultrasonography of the musculoskeletal system. Radiol Clin North Am *30*:275, 1994.
237. Barberie JE, Wong AD, Cooperberg PL, et al: Extended field-of-view sonography in musculoskeletal disorders. AJR *171*:751, 1998.
238. Teefey SA, Hasan SA, Middleton WD, et al: Ultrasonography of the rotator cuff: A comparison of ultrasonographic and arthroscopic findings in one hundred consecutive cases. J Bone Joint Surg Am *82*:498, 2000.
239. van Holsbeeck MT, Kolowich PA, Eyler WR, et al: Ultrasound depiction of partial thickness tears of the rotator cuff. Radiology *197*:443, 1995.
240. Teefey S. Middleton W, Yamaguchi K: Shoulder sonography: State of the art. Radiol Clin North Am *37*:767, 1999.
241. Middleton W, Teefey S, Yamaguchi K: Sonography of the shoulder. Semin Musculoskel Radiol *2*:211, 1998.
242. Lin J, Jacobson JA, Fessell DP, et al: An illustrated tutorial of musculoskeletal sonography. Part 2: Upper extremity. AJR *175*:1071, 2000.
243. Martinoli G, Bianchi S, Derchi L: Tendon and nerve sonography. Radiol Clin North Am *37*:691, 1999.
244. Farin PU, Jaroma K: Sonographic findings of rotator cuff calcifications. J Ultrasound Med *14*:7, 1995.
245. Fessell D, van Holsbeeck M: Foot and ankle sonography. Radiol Clin North Am *37*:831, 1999.
246. Fessell D, van Holsbeeck M: Ultrasound of the foot and ankle. Semin Musculoskel Radiol *2*:271, 1998.
247. Schweitzer ME, Eid ME, Deely D, et al: Using MR imaging to differentiate peroneal splits from other peroneal disorders. AJR *168*:129, 1997.
248. Marcelis S, Daenen B, Ferrara MA: Normal and abnormality regional ultrasound: Lower extremities. *In* Dondelinger RF (Ed): Peripheral Musculoskeletal Ultrasound Atlas. Stuttgart, Georg Thiem Verlag, 1996.
249. Gibbon W, Long G: Ultrasound of the plantar aponeurosis (fascia). Skeletal Radiol *28*:21, 1999.
250. Sobiesk G, Wertheimer S, Schultz R, et al: Sonographic evaluation of interdigital neuromas. J Foot Ankle Surg *36*:364, 1997.
251. Lee D, van Holsbeeck M, Janevski P, et al: Diagnosis of carpal tunnel syndrome. Radiol Clin North Am *37*:859, 1999.
252. Chen P, Maklad N, Redwin M, et al: Dynamic high-resolution sonography of the carpal tunnel. AJR *168*:533, 1997.
253. Nagamichi K, Tachibana S: Restricted motion of the median nerve in carpal tunnel syndrome. J Hand Surg [Br] *20*:460, 1995.
254. Duncan I, Sullivan P, Lomas F: Sonography in the diagnosis of carpal tunnel syndrome. AJR *173*:681, 1999.
255. Bianchi S, Abdelwahab IF, Zwass A, et al: Ultrasonographic evaluation of wrist ganglia. Skeletal Radiol *23*:201, 1994.
256. Newman J, Adler R, Bude R, et al: Detection of soft-tissue hyperemia: Value of power Doppler sonography. AJR *163*:385, 1994.
257. Lozano V, Alonso P: Sonographic detection of the distal biceps tendon rupture. J Ultrasound Med *14*:389, 1995.
258. Loyer EM, DuBrow RA, David CL, et al: Imaging of soft-tissue infections: Sonographic findings in cases of cellulitis and abscess. AJR *166*:149, 1996.
259. van Holsbeeck MT, Eyler WR, Sherman LS, et al: Detection of infection in loosened hip prosthesis: Efficacy of sonography. AJR *163*:381, 1994.
260. Sofka CM, Collins AJ, Adler RS: Utilization of ultrasound guidance in interventional musculoskeletal procedures. J Ultrasound Med *19*:62, 2000.
261. Craig J: Infection: Ultrasound-guided procedures. Radiol Clin North Am *37*:669, 1999.
262. Christensen R, van Sonnenberg E, Cassola G, et al: Interventional ultrasound in the musculoskeletal system. Radiol Clin North Am *26*:149, 1988.
263. Acevedo J, Beskin J: Complications of plantar fascia rupture associated with corticosteroid injection. Foot Ankle *19*:1998.
264. Ford LT, DeBender J: Tendon rupture after local steroid injection. South Med J 72:827, 1979.
265. Sellman JR: Plantar fascia rupture associated with corticosteroid injection. Foot Ankle *15*:376, 1994.
266. Farin PU, Jaroma H, Soimakallio S: Rotator cuff calcifications: Treatment with ultrasound-guided technique. Radiology *195*:841, 1995.
267. Farin PU, Rasonen H, Jaroma H, et al: Rotator cuff calcifications: Treatment with ultrasound-guided percutaneous aspiration and lavage. Skeletal Radiol *25*:551, 1996.
268. Koski JM: Ultrasound-guided injections in rheumatology. J Rheumatol 27:2131, 2000.
269. Miller T, Adler RS: Sonography of tears of the distal biceps tendon. AJR *175*:1081, 2000.
270. Hartqerink P, Fessell DP, Jacobson JA, et al: Full- versus partial-thickness Achilles tendon tears: Sonographic accuracy and characterization in 26 cases with surgical correlation. Radiology *220*:406, 2001.
271. Widman DS, Craig JG, van Holsbeeck M: Sonographic detection, evaluation, and aspiration of infected acromioclavicular joints. Skeletal Radiol *30*:388, 2001.
272. DeFriend DE, Schranz PJ, Silver DA: Ultrasound-guided aspiration of posterior cruciate ligament ganglion cysts. Skeleltal Radiol *30*:411, 2001.

# 第 7 章

# 关节造影，肌腱造影和滑囊造影

Donald Resnick

过去，为了评价关节及其周围的软组织，常将对比剂注入关节腔内（关节造影）、腱鞘内（肌腱造影）和滑囊内（滑囊造影），而且通常都十分有效。但近年来，随着其他诊断方法的不断改进，尤其是随着MR成像的改进，上述造影方法的适应证已明显减少。本章主要概述在全身各个特定部位这种造影检查的适应证、方法以及正常表现和异常表现。关于关节假体患者的关节造影异常，将在第14章中介绍。

由于对关节内紊乱的诊断评价越来越受到重视，同时也由于MR成像在这方面应用的逐渐增多，所以本书将用整个第65章来全面讨论此内容。因此，一些与关节内紊乱有关的解剖和关节造影特征将在第65章中做重复讨论。此外，MR关节造影也将在第65章中做详细介绍。虽然传统关节造影、肌腱造影和滑囊造影的重要性正在逐渐下降，但依笔者之见，作为一本影像诊断专著，单独用1章的篇幅来介绍这些内容还是必要的。

## 第一节　概　述

关节造影是一项成熟的诊断技术，在过去40年间经历了重大的变化。最初，关节造影仅限于膝关节的检查，而且是作为X线平片的补充手段，但随后则逐渐被应用于全身许多不同的关节，并且与每一次成功的技术进步都紧密结合在一起，包括透视、传统断层摄影、CT断层、数字放射照相以及MR成像。有关关节造影技术改进和新的应用领域的文献报道越来越多，同时也出现了专门讲解通用关节造影和特定关节造影的书籍[371–375]。近年来，随着MR成像加关节镜和关节镜手术[698]模式的出现，关节造影也发生了重大的改变，特别是关节造影的检查类型发生了重大的变化。在美国和世界各地的很多地方，关节造影仍被广泛应用[699]。

关节造影的检查类型及其适应证随医院的不同而有所不同，并且在过去20年间也发生了巨大的变化。20年前，关节造影最常见的专一适应证为评价半月板的病变。目前，虽然部分医院仍保留着膝关节造影，但随着MR成像和关节镜的逐步普及，接受关节造影的人数在许多医院已显著下降。当前，膝关节造影多用于没有MR成像设备的单位、肥胖患者或者禁忌MR成像的患者，以及在某些情况下，作为一种主要的诊断手段（如评价接受半月板手术患者术后半月板异常）。盂肱关节造影以及最近的肩峰下滑囊造影现在已更加普及，原因是人们越来越关注并发肩关节不稳的盂唇改变，以及肩峰下肩关节撞击综合征的病理改变。当然，MR成像也可用于检查这些病变。腕关节造影的最初目的是评价类风湿性关节炎的改变，但如今最常用于观察腕骨间韧带和三角纤维软骨的损伤。

在过去的30年中，矫形外科也经历了巨大的变化，新的着重点已转移到髋和膝的关节成形术以及其他关节的关节成形术，随着关节手术重点的变化，关节造影也自然地被用于评价关节假体。对于很多放射科而言，抽吸放置了假体的关节并随后注入对比剂已经成了工作的一个重要组成部分（参见第14章）。

虽然踝关节造影和肘关节造影没有发生太多的改变，但颞下颌关节造影以及手和足的肌腱造影却越来越常规化[700]。尽管颞下颌关节造影也受到新技术（如多平面和三维CT扫描以及MR成像）的影响，但它越来越普及的原因在于它能直接显示关节盘的完整性，以及人们已普遍认识到关节盘完整性的改变和位置异常可产生明显的临床症状（参见第44章）。

## 一、对比剂和技术

特异性对比剂的选择直接受到关节造影类型和关节造影适应证的影响。依据临床需求的不同，可以独立使用各种不同的X线阳性对比剂和X线阴性对比剂（空气或$CO_2$），即单对比造影技术（仅用阳性对比剂或仅用空气）；也可以联合使用上述对比剂，即双对比造影技术（阳性对比剂+空气）。使用阳性对比剂的单对比造影检查适用于滑膜炎或滑膜增生、滑膜囊肿形成、韧带和关节囊损伤、粘连性关节囊炎以及疼痛性关节假体（尤其是髋和膝关节）[376]。使用阳性对比剂或空气的单对比造影检查（有时可结合传统断层或CT）可用于明确关节内的骨软骨小体，不过偶尔也采用使用空气和少量阳性对比剂的双对比造影技术，尤其是针对一些较小或紧密的关节，如肘关节或踝关节。至于膝关节的半月板，究竟是单对比技术还是双对比技术更加有效，文献报道中依然存在争论，但大多数有经验的关节造影技师更倾向选择后者。对于肩袖和肩关节盂表面的评价，双对比造影也优于单对比造影。

关节造影常规使用的阳性对比剂是一种水溶性对比剂，如泛影葡胺（Renografin-M60）或泛影酸钠（Hypaque Sodium 50%），然而一些研究者认为，其他水溶性对比剂[377]、非离子性二聚体[378, 662, 701, 702]以及全氟碳化合物[379]可能会更好，因为它们的显影质量更好或（和）副作用更小。在实验条件下，将上述的多数对比剂注入关节后，关节滑膜都会出现组织学异常改变，包括表面滑膜细胞、间质单核细胞和嗜酸性细胞的轻度局灶性增生，以及血管的扩张与充血[380]（图7-1）。在人类，关节内注射阳性对比剂后同样可出现滑膜的组织学异常（相当于低级滑膜炎性病变），并可伴有滑液内嗜酸性细胞增多[381, 382]。虽然这些异常也许可以解释造影后的疼痛、不适和肿胀，但其他因素也可能具有重要作用，包括高渗阳性对比剂诱使额外的液体渗入本已肿胀的关节内[383, 384, 645]以及原有的滑膜炎症（如类风湿性关节炎的关节）。

早期研究者曾选择$CO_2$作为阴性对比剂，但现在大多数研究者都使用室内空气。事实上，空气往往也优于$CO_2$[385, 386]，因为空气引起患者不适的程度更轻，这可能与其降低关节液PH值的程度不如$CO_2$有关[369]。

## 二、关节穿刺、抽吸和再抽吸

对于不同的受检关节，关节穿刺技术有所不同，本章将在恰当的部分分别予以阐述。透视引导不但可以确保穿刺针进入关节，同时还能辅助观察关节的力学机制以及相关的骨或软组织异常。某些关节的穿刺，如骶髂关节和关节突关节，常需要在CT引导下进行。

大多数情况下，在关节造影之前应该先抽吸出关节的内容物，尤其是在膝关节，因为膝关节内的大量积液会导致造影图像细节的分辨率下降。关节抽吸还能直接获得关节液的样本，从而可以立即观察有无磨损性颗粒[370]，必要时还可送实验室做进一步分析。当怀疑存在关节感染（如置入假体的关节发生疼痛）时，关节抽吸更是必不可少的。虽然碘对比剂的杀菌或抑菌效果受到多种因素的影响，包括对比剂的化学成分、细菌的类型和积液的pH值[387-389]，但通常应在滴注对比剂之前采集关节液。如果关节液不易获得，可向关节内注入无菌生理盐水，然后再抽吸。由于利多卡因也曾被认为具有明显的抗菌效果[389]，因此当对可疑的脓毒性关节炎进行诊断性穿刺时，应该慎用利多卡因，同时还应避免它与细菌标本的接触。

造影检查结束后，少数操作者会从关节内重新抽吸出阳性对比剂或（和）空气，但通常这种再抽吸没有必要。再抽吸不但延长了检查时间，增加了患者的不适，而且在理论上还会增加感染的可能性[385]。因此，笔者不推荐检查后行再抽吸。

## 三、肾上腺素的应用

应用肾上腺素可以有效地提高关节造影图像的质量，尤其是膝关节。肾上腺素同时还可以减少对比剂向关节外的渗出，并减少体液经滑膜向关节内的流入，因此，将其加入到对比剂溶液内，可增强和延长造影图像的清晰度[376]。肾上腺素的应用使造影对比的持续时间明显延长，从而有足够时间进行补充X线摄片、透视、传统断层成像或CT扫描。虽然关节内的肾上腺素可能对滑膜有直接的刺激作用，或者可能通过延长阳性对比剂与滑膜的接触时间而间接增加对滑膜的刺激[383, 682]，但这些副作用目前均没有获得证实，即使真的存在上述副作用，其效应也可以被抵消，因为肾上腺素可减轻或延缓关节的肿胀。通常，评价大关节（如膝关节和盂肱关节）

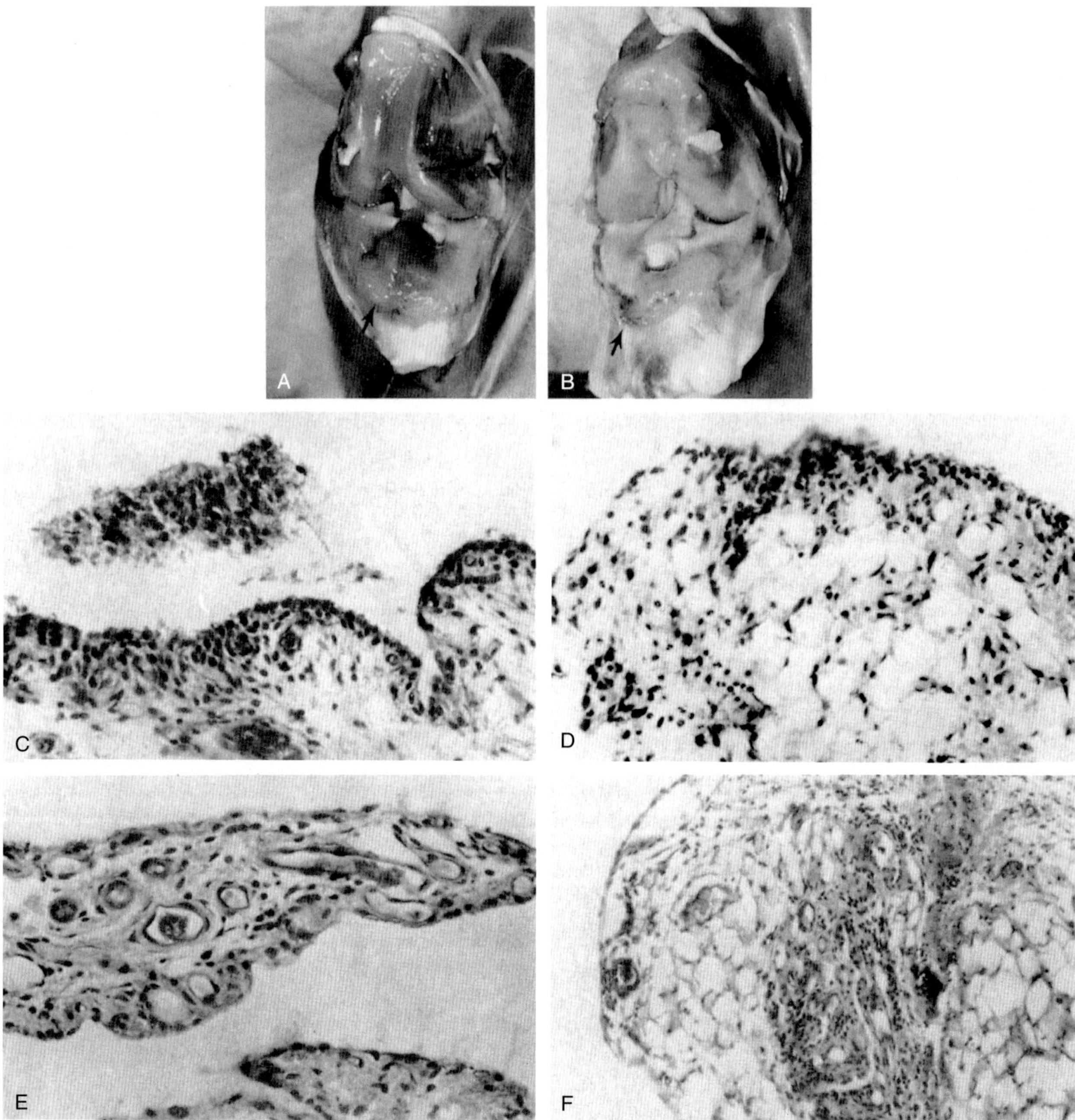

图 7–1 阳性对比剂：滑膜的病理改变——兔膝关节。

A 泛影葡胺（Renografin-M60, Squibb）。关节内注射 1.5 mL Renografin 2 小时后，滑膜组织可见水肿和出血（箭头）。

B 泛影酸钠（Hypaque Sodium 50%, Winthrop）。关节内注射 1.5 mL Hypaque 24 小时后，滑膜可见挛缩和粘连（箭头）。

C,D 泛影葡胺。注射 Renografin 后的 2 小时（C）和 24 小时（D），膝关节可见明显的组织学改变。图 C 可见滑膜细胞的增生和肥大以及血管的充血扩张。图 D 可见表面滑膜细胞的局灶性增生以及单核细胞、嗜酸性细胞和少数肥大细胞的间质浸润。

E,F 泛影酸钠。注射 Hypaque 后 2 小时（E），可见血管明显扩张和充血。滑膜表面下方可见间质内嗜酸性细胞。注射 24 小时后（F），可见血管的充血和扩张以及单核细胞和嗜酸性细胞的明显浸润。

（From Pastershank SP, et al:Radiology 143:331, 1982.）

时，用量为0.2 ~ 0.3mL 1∶1000的肾上腺素；而评价肘和踝部相对较小关节时的用量为0.15mL。

## 四、胶片减影技术

胶片减影技术在评价关节假体疼痛患者中非常有用，尤其是在髋和膝关节（参见第14章）。在全髋关节成形术中，钡渗透的异丁烯酸甲酯水泥曾用于固定人工髋臼和人工股骨头，在全膝关节成形术中，它曾被用于固定股骨、胫骨或可能的髌骨替代物。这种钡渗透骨水泥在传统X线片上表现为高密度区，从而有利于显示骨水泥与骨质、骨水泥与金属或聚乙烯之间的异常透亮间隙。高密度阳性对比剂的关节造影能进一步证实这种异常间隙的存在。如果这种缝隙较宽，则提示假体松动伴或不伴有感染。但不幸的是，在关节造影时，由于骨水泥本身的高密度，可使渗透到骨水泥与骨或金属之间的对比剂显影不清晰。因此，高千伏摄片或减影技术就成为非常必要的手段。

胶片减影（图7–2）的标准方法是先利用最初的X线片制作一张用于减影的蒙片，然后把它重叠于应用造影剂中所获得的每一张胶片上。但是，现在的数字摄像设备可提供一种崭新的关节造影减影技术[390, 683]。这种技术将在本章的后面做详细介绍，它能够矫正患者的运动伪影，可以快速连续成像，并能够进行图像正片或负片处理（图7–3）。在进行腕关节造影时，数字减影技术最为有用，因为它可以让操作者监测注药间室与其他间室的异常交通[391, 684]。

## 五、运动后摄影和应力位造影

对于某些关节造影检查，如膝关节的某些造影检查（参见后面的讨论），给予应力是获得成功的基本要素。此外，对于踝、腕和第一掌指关节的韧带损伤，应力位造影评价也是一种非常有用的技术。

在某些情况下，恰当的关节造影成像应该同时包括关节运动前、后的图像，或者应在透视下监测关节主动或被动运动过程。例如，肩关节造影时，肩袖断裂可能只能显示在盂肱关节运动或锻炼后的关节造影图像上。常规获取一张运动前的X线片或透

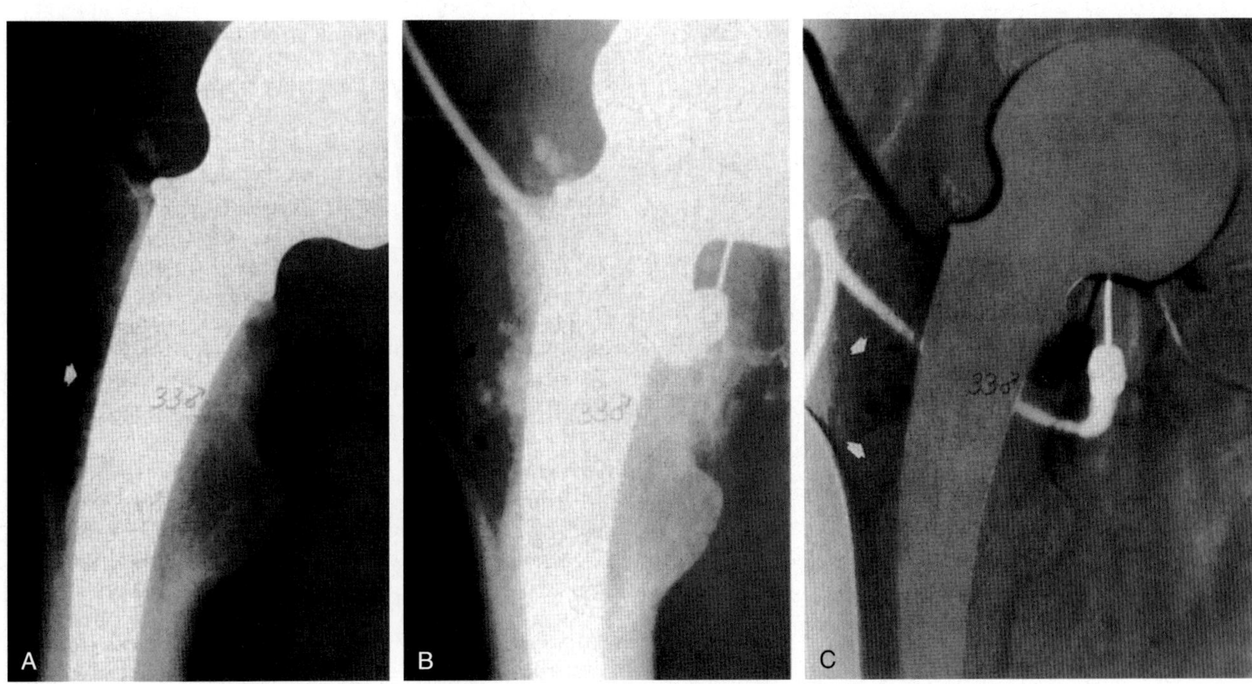


图7–2 胶片减影：标准方法—— Thompson假体。

A 常规平片显示的骨与骨水泥界面模糊不清（箭头）。

B 注入5mL高密度阳性对比剂后拍摄的X线片显示，对比剂潴留在骨与骨水泥界面处（箭头），同时可见淋巴管充盈。

C 胶片减影证实对比剂进入骨与骨水泥界面（箭头）。该患者为假体感染。

（From Guerra J Jr, Resnick D:Appl Radiol，Mar–April:83, 1984.）

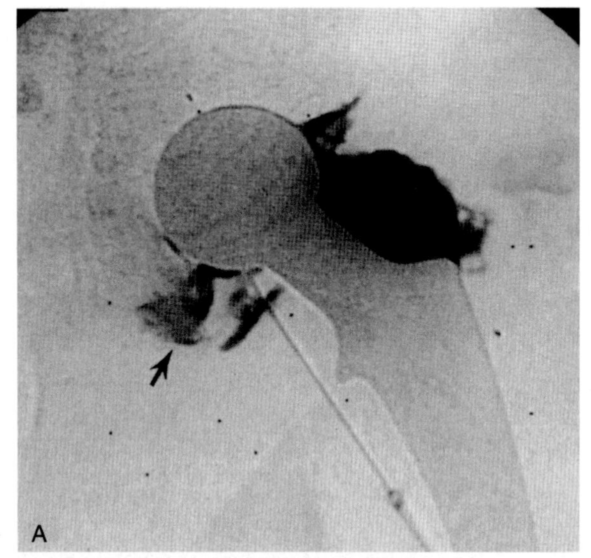

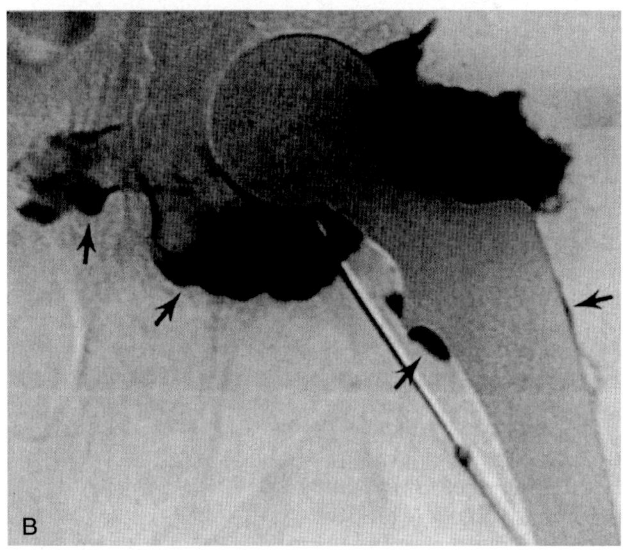

图7–3 胶片减影：数字技术——全髋关节成形术。注入5mL对比剂（A）和15mL对比剂（B）后的减影图像，清晰显示出对比剂的异常聚积（箭头）。（From Resnick D, etal: Invest Radiol 19:434, 1984.）

视点片依然是一种明智的做法，因为在关节运动后的照片上，对比剂的清晰度可能会下降，而且对比剂可能会外渗至关节周围软组织内。

## 六、传统断层摄影和CT

传统断层摄影结合关节造影主要用于评价某些关节，如肘关节和踝关节。在这些关节中，结构相互重叠较多，而且骨软骨骨折和关节内的游离体不易观察。此外，在常规投照位上许多骨软骨骨折区域并不能位于X射线束的切线位上。在某些情况下，为了显示出部分愈合的骨软骨骨折与母骨之间的对比剂，传统断层关节造影可能是唯一的办法。

CT结合关节造影已被用于评价某些关节的软骨性缺损。对于继发于肩关节前脱位后的前下关节盂的软骨异常（Bankart 畸形），或髋关节的软骨性骨折（尤其是伴发有髋脱位时），此种技术都非常有用。同时，该技术还可用来评价任何关节内的骨软骨游离体。

## 七、关节内压力的记录

在向关节内逐渐注入对比剂的过程中，连续监测关节内压力的变化可以对关节总容积和关节囊的顺应性进行总体评价。将注射针与Hewlett-Packard压力传感器和Hewlett-Packard条式记录仪相连，再连接一条真空压力计管线，就可以监测关节内压力的变化。当该设备与一注射泵相连并以固定的速率向关节内注射对比剂时，就能够准确测量关节内的压力。

虽然该压力测量技术主要用于实验研究中，但它也具有某些很好的临床应用价值。在盂肱关节造影时，测量关节内压力变化可描绘出压力–容积曲线。正常的曲线为双相性曲线，但肩袖完全断裂以及粘连性关节囊炎的患者将会出现不同的曲线，前者压力曲线持续低平（由于对比剂可以自由地从关节腔进入肩峰下滑囊），后者关节内压力持续性异常增高[392, 726]。因为应用关节造影诊断肩部以及其他部位（如髋、腕和踝关节）粘连性关节囊炎主要的依据是注射过程中抵抗力增高所导致的“紧绷”感，所以进一步分析压力–容积的关系则可以更精确地确定本病及其严重程度。

当应用关节造影评价疼痛的关节假体时，关节囊内压力的监测也可能有重要的临床价值[393]（图7–4）。对于那些存在对比剂缓慢渗入到骨–骨水泥或（和）假体–骨水泥界面的关节，它可以测量出该关节内具体的压力。有理由认为，关节内压力较低时出现明显的对比剂异常渗出比关节内压力较高时的异常渗出更具有诊断意义；而且在关节内压力极低时若立即出现对比剂外溢则提示关节假体存在明显松动。该技术还可以确诊术后粘连性关节囊炎，其特征性表现为关节容积较小而且注射对比剂时关节内压力快速升高。

## 八、并发症

关节造影是一种安全的检查技术。早期有关关节充气造影并发症的报道很少，包括疼痛、肿胀和

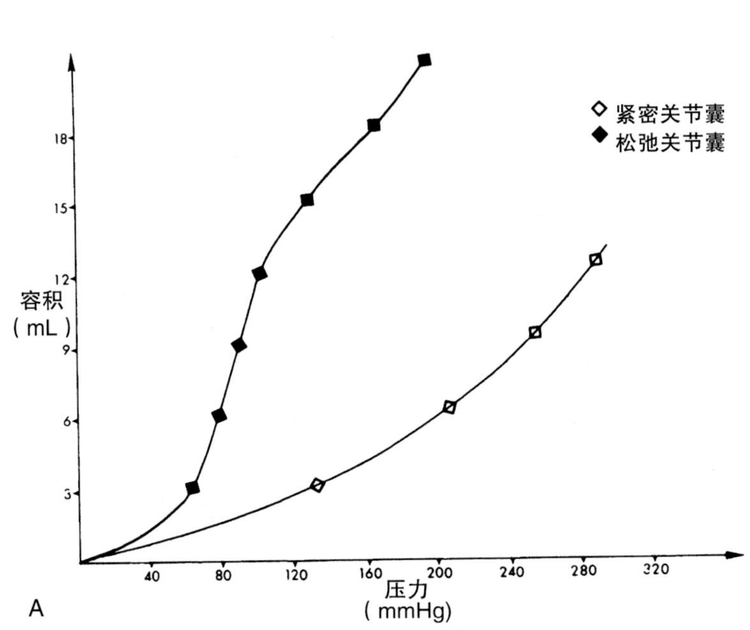


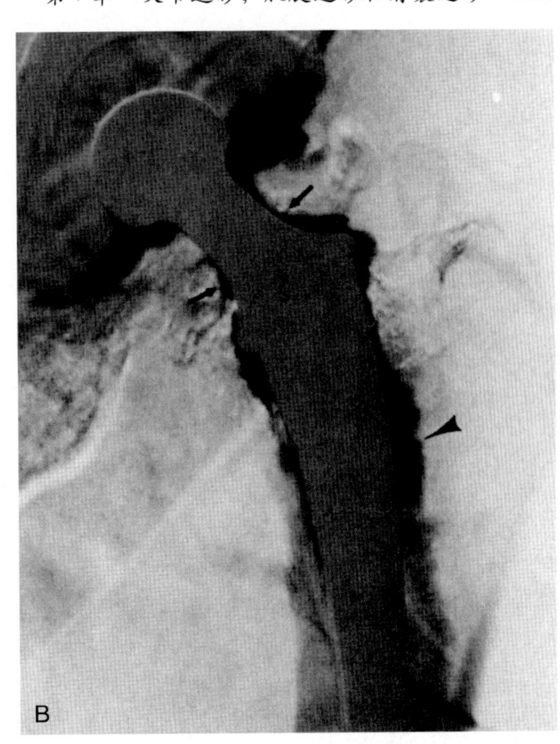


**图7-4** 关节内压力的记录：术后的髋关节。

A 正常关节囊顺应性和粘连性关节囊炎患者的压力记录。全髋关节置换术后出现髋关节疼痛的2例不同患者，粘连性关节囊炎患者（紧密关节囊）的压力-容积曲线显示其关节内压力升高更为迅速。

B 粘连性关节囊炎。注射12mL对比剂（关节内压力超过360mmHg）后的减影X线片显示挛缩的关节囊（箭头），而且在人工关节的股骨端对比剂异常集聚于骨-骨水泥和金属-骨水泥界面上。对比剂同时渗入到股骨骨水泥壳套的外侧（三角箭头）。

皮下气肿[307，308]。最严重的并发症来自1927年Kleinberg的报道[309]。在这项报道中，因膝关节内疑有游离碎片，一名19岁青年接受了膝关节的关节充气造影。穿刺针被相对随意地扎入关节内，之后穿刺针与氧气罐相连，并释放氧气。患者立即感觉胸痛和“濒死”感。随即出现无脉和瞳孔散大，呼吸消失且心跳停止。此时，患者处于“明显的死亡状态”。经过心肺复苏和心内注射肾上腺素后，患者得以苏醒并于术后10天出院。由于在关节充气造影后即刻拍的膝关节X线片上未发现关节内或关节周围有气体，于是提出将氧气流强行注入血液中，从而导致了肺血管闭塞和心力衰竭。

依据当前的造影操作模式，关节造影已很少伴有严重的并发症。Newberg等[394]对57名放射科医师所做的126 000例关节造影进行了统计：无死亡病例，3例发生感染，61例出现荨麻疹。其他的急性反应都极其罕见，包括低血压、癫痫、气栓和喉头水肿。相对比较常见的是，造影过程中出现轻微疼痛和不适。造影结束后，滑膜炎伴疼痛和肿胀偶尔可非常明显，尤其是原有滑膜炎症的患者。这种并发症多为一过性，在1～2天内即可消失。如果采用了恰当的消毒技术，关节感染极其罕见。血管迷走神经反应可导致短暂的眩晕和低血压，但这些症状常很快消失。

碘对比剂的高敏感性反应极其少见。若患者曾对碘对比剂发生过过敏反应，则行关节造影检查时会有潜在风险，但这些患者通常还是可以完成造影检查，其复发性反应的概率不会猛然增高[394]。对于此类患者虽然常推荐进行预处理[395]，但预处理并不能绝对阻止过敏反应。另一种可行的方法是进行单纯的空气关节造影[396]，此方法尤其适用于那些曾有过过敏史因而对造影检查产生极大的恐惧心理或不情愿的患者。

## 第二节 腕关节和手

### 一、腕关节造影

腕关节造影（表7-1和7-2）是一项安全的检查

**表 7-1 腕关节造影：一些关键性结构**

| |
|---|
| 1. 桡腕间室 |
| 2. 下尺桡关节间室 |
| 3. 茎突前隐窝 |
| 4. 伸肌肌腱和腱鞘 |
| 5. 淋巴管 |
| 6. 中腕间室 |
| 7. 腕掌总间室 |
| 8. 掌侧桡骨隐窝 |
| 9. 豆状骨-三角骨间室 |

**表 7-2 腕关节造影的适应证**

| |
|---|
| 评价骨膜炎症的有无和侵犯范围 |
| 评价三角纤维软骨、骨间韧带和关节囊的损伤 |
| 评价软组织肿块 |

技术，有时可对创伤性和其他原因的关节疾病提供诊断帮助[1-5, 397, 398, 406, 703]。

### 1. 技术

标准的腕关节造影技术已做过充分的描述。在透视引导下，用22号或25号3.75cm长的穿刺针从背侧扎入腕关节内（图7-5）。最常穿刺的部位是桡腕间室，不过也可以穿刺腕关节的其他间室（见后面的讨论）。当施行桡腕关节造影时，穿刺针应贴着桡骨唇缘、在舟骨和桡骨之间扎入桡腕间室内。偶尔，必须在舟骨、月骨和桡骨的交汇处进针才能进入桡腕间室内，此时应特别注意不要让穿刺针太靠腕关节的远端，以免损伤舟月骨间韧带。对比剂的总用量为1.5～2.5mL。可用利多卡因进行稀释，其优点是可以根据随后的疼痛缓解来确定病变的位置[789]。此后在腕关节轻微运动前和运动后分别拍摄后前位、侧位和斜位片。

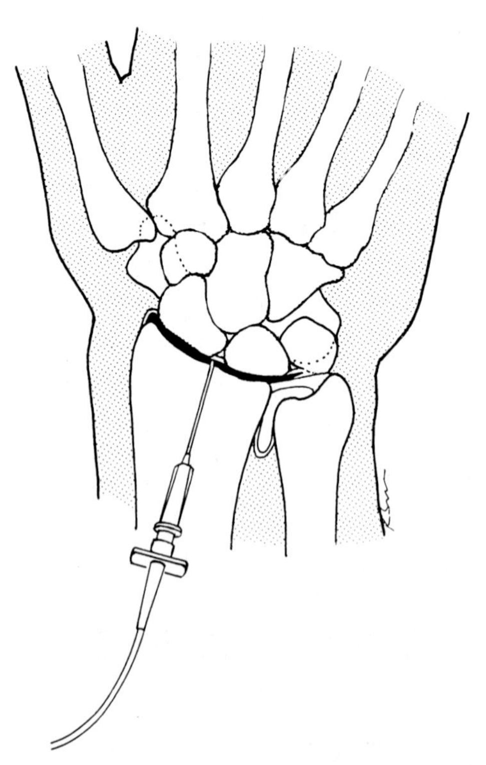

图7-5 腕关节造影：桡腕关节内注射。从背侧将穿刺针扎入桡腕间室内，并注入1.5～2.5mL对比剂。

近年来，该技术曾做过多次改进。当注射对比剂时，应用透视监测结合连续点片或录像可以更准确地观察到各间室之间异常交通的部位[399, 400, 705]。放大摄影、关节运动分析和应力摄影也备受推崇，因为它们可以提供更确切的诊断[400, 401]。注入对比剂后，进行传统断层摄影或CT扫描尽管明显延长了检查时间，但可以确定三角纤维软骨穿孔[402, 704]、韧带断裂和软骨缺失[403]的确切部位。据文献报道，若重点分析舟月韧带和月三角韧带，选择性中腕间室穿刺优于桡腕间室穿刺[404]。中腕间室穿刺时对比剂的模糊效应较轻，但是，如果单纯行中腕穿刺，当腕骨间韧带无异常改变时将不能发现三角纤维软骨的撕脱（见随后的讨论）[663]。

数字关节造影技术可成功地应用于腕关节检查。该技术结合了透视监测和录像的优点，使检查者能够以正片和负片模式动态观察对比剂的注射过程[391, 684, 706-708]。应用此技术时，先测试曝光，然后在注射对比剂的同时，以约每秒1次的频率连续曝光20～30秒（图7-6）。把尚未显示对比剂的图像作为蒙片，其后显示的对比剂图像与其相减，从而获得数字减影图像。在造影过程中，以实时动态的方式显示减影图像；在检查结束时，以闭路电影的格式重放所有减影图像。放置在患者前臂处的沙袋可防止明显的运动，而腕关节轻度运动产生的伪影则可以通过数字图像的再配准来消除。数字技术还有其他很多优势，包括通过减影技术减去腕骨的影像，从而清晰显示注射过程中对比剂的分布。此外，如果腕关节的一个以上间室同时接受了对比剂注射（见随后的讨论），数字技术减影图像则可以消除先前其他间室注射的残存对比剂对其的影响[707, 708]。给每一间室注入对比剂后，移去针头，便可获得腕

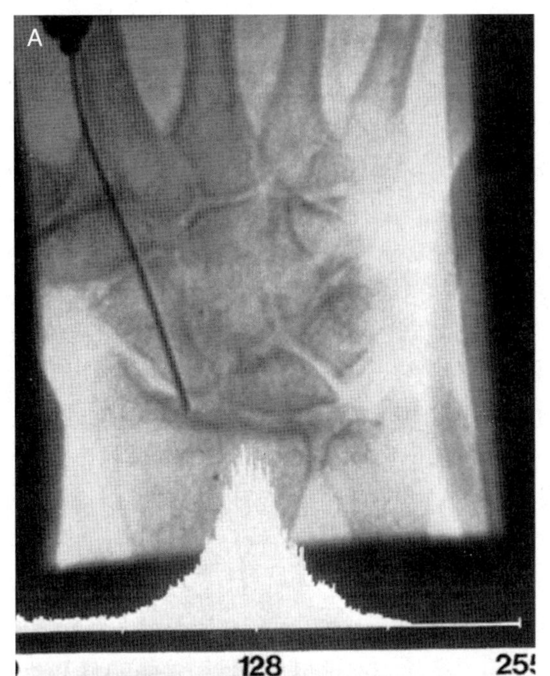


**图 7–6**　腕关节造影：数字技术——尸体标本。桡腕关节注射。

**A**　注射对比剂前先进行测试曝光，并由计算机算法对其进行评价以确保成像方法能满足要求。

**B,C**　桡腕关节内注入 0.5mL（**B**）和 1.0mL（**C**）对比剂后的数字减影图像。图 **B** 显示桡腕关节（1）桡侧内的对比剂轻度不规则。图 **C** 显示桡腕间室内（1）几乎充满对比剂，并可见对比剂经过三角纤维软骨的小缺损（三角箭头）进入下尺桡关节内（2）。

**D,E**　腕关节冠状断面照片证实桡骨和舟骨的关节软骨有轻微不规则（箭头），并证实三角纤维软骨的穿孔（三角箭头）。

（B,E, From Resnick D, et al:AJR 142:1187, 1984.Copyright 1984, American Roentgen Ray Society.）

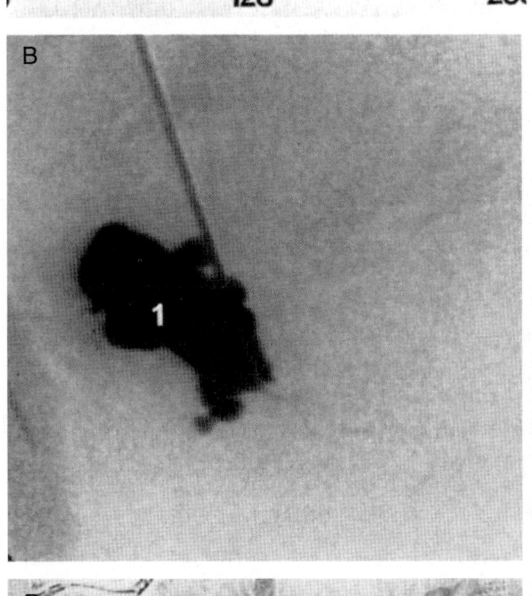


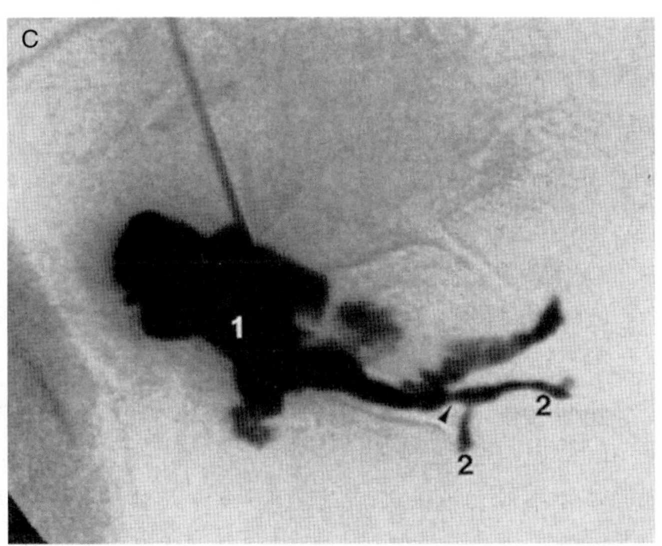


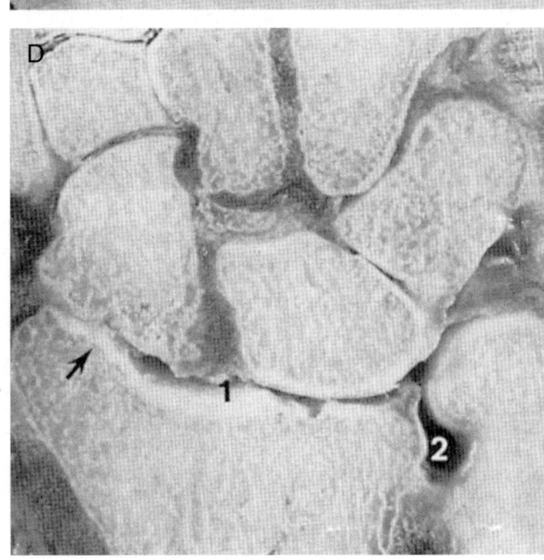


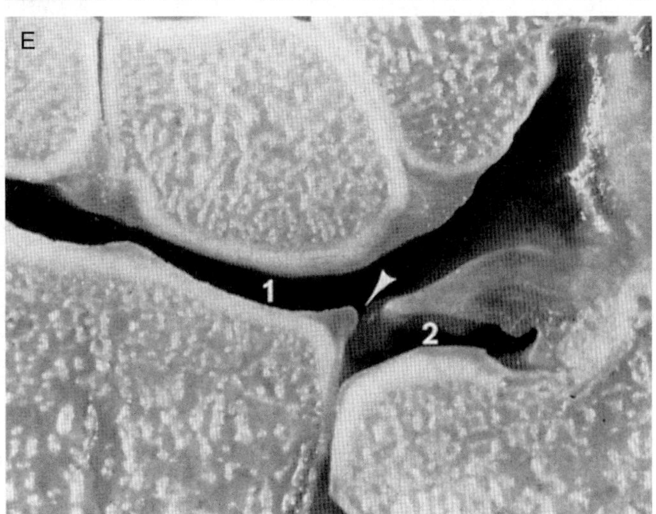

关节运动前和运动中的一系列透视图像。在进行另一间室注射之前，先曝光获得定位片，将其作为蒙片用于随后造影图像的减影。

近年来，腕关节三间室造影技术（即分别在桡腕、中腕和下尺桡间室内注入对比剂）获得了很大的关注。Levinsohn及其同事使该技术得以普及[709-711]。通常采用背侧入路。中腕间室的常用穿刺点包括舟骨-头状骨最远端间隙和三角骨-月骨-钩骨间隙；对于下尺桡关节而言，针尖应对准尺骨头的桡侧缘[789]。腕关节三间室造影的原理主要基于：（1）若存在异常，则只累及三角纤维软骨的近侧面；（2）三角纤维软骨或腕关节骨间韧带断裂时，对比剂只能沿一个方向流动，而不能沿其他方向流动。因此，单纯的桡腕关节造影不能观察到上述异常。但是，也有一些研究者置疑腕关节多间室造影的必要性，他们强调必须保证桡腕间室（或其他间室）的充分扩张，这样才能确保观察到所有的间室间交通部位[712, 713]。

根据已报道的数据分析，腕关节三间室造影是观察腕部各间室之间交通的最可靠的造影方法。但是，此技术的检查时间要明显长于单间室造影。此外，即使发现了只允许对比剂单方向通过的三角纤维软骨或近排腕骨骨间韧带的缺损，它的临床价值也并不清楚[790]。事实上，在无症状患者中也曾发现腕关节各间室之间存在有交通[794, 795]；而且对同一患者的双侧腕关节进行造影检查并对其有症状侧和无症状侧进行了对比，两侧发现的关节造影异常可能会完全相同[714, 791]。一些研究表明，尺侧疼痛与关节造影结果的相关性要高于桡侧疼痛[715]。

### 2. 正常腕关节造影

若桡腕间室内充盈对比剂，则表现为凹面的对比剂囊，其滑膜表面光滑，位于桡骨远端和近排腕骨之间（图7-7和7-8）。茎突前隐窝呈指状突起，从桡腕关节的尺骨边缘突出到尺骨茎突的前缘。桡骨远端的掌侧面还可出现一个或数个掌侧桡骨隐窝。

若对比剂注射在中腕关节内，正常情况下对比剂可向近侧延伸至舟月骨间韧带和月三角骨间韧带水平的舟骨月骨之间和月骨三角骨之间。其向远侧延伸至总腕掌间室和掌骨间室内。如对比剂注射在下尺桡关节内，对比剂则像帽子一样位于尺骨的关节面上[716]。有时可出现小憩室突向三角纤维软骨的近侧面，据报道此为正常变异[717]。

正如第17章将介绍的那样，“正常”人或尸体的腕关节造影均可发现桡腕间室与腕关节其他间室之间的交通。桡腕间室与中腕间室的交通率占人群的13%～47%，与下尺桡间室的交通率为7%～35%[2, 3, 6]在老年人中，这些交通率可能还会更高一些[405]。关节造影时，桡腕间室与豆状骨-三角骨间室的交通比较多见，尤其是向其中任一间室内用力注入对比剂后[5, 7]。这种交通可见于50%以上的病例[405]。但是，若关节造影显示豆状骨-三角骨间室与中腕间室相交通，则为异常表现[684]。

一般来说，在“正常”腕关节造影中腱鞘和淋巴管并不显影[2]，但是，Trentham等[6]指出腱鞘显影可见于6%的正常造影中。

### 3. 类风湿性关节炎

在类风湿性关节炎患者的桡腕间室内注入造影剂可发现某些异常[2, 5, 6, 8]（图7-9和7-10）。其中，最具特征性的改变是对比剂呈不规则的“波浪”状轮廓（25%～90%）和淋巴管的显影（30%～38%）。这两种表现并不是类风湿性关节炎的特异性表现。但却是提示滑膜炎症的可靠征象。“波浪”状轮廓提示滑膜的绒毛状增生，并可最先出现在桡腕间室的某些特定区域，如茎突前隐窝或掌侧桡骨隐窝[8, 9]。淋巴管显影的原因尚不完全清楚。滑膜内包含有淋巴管，尤其是在腕关节的掌侧面。类风湿性关节炎及其相关疾病中的滑膜炎症和增生会增加滑膜的渗透性，从而导致对比剂经血管或淋巴管的吸收更多且更快。放射性同位素研究也支持这种机制，因为它也显示类风湿性关节对比剂的清除速度快于创伤性关节[10]。类风湿性关节炎可见明显的淋巴管增生[11]，其他类风湿性关节的造影同样可见淋巴管充盈[12, 13]。在正常人腕关节或其他关节造影时，若关节腔过度膨胀，偶尔也可见淋巴管充盈。

腕关节类风湿性关节炎时，常见桡腕间室与其他间室相交通。这些交通可见于桡腕间室与中腕间室之间（35%～70%）、桡腕间室与下尺桡间室之间（55%～70%）、桡腕间室与总腕掌间室之间（53%）以及桡腕间室与豆状骨-三角骨间室之间（50%）。所有这些交通都不能作为类风湿性关节炎的特异性表现，因为它们也可见于正常人[2, 3, 6]和其他关节疾病患者[5]。

20%～28%的类风湿性腕关节，在桡腕间室造影后可见腱鞘显影，这可能与关节腔和腱鞘内的炎性滑膜组织或血管翳有关。腱鞘显影更常见于腕关节的背侧，其与伸肌附近腱鞘的充盈有关。但是腱

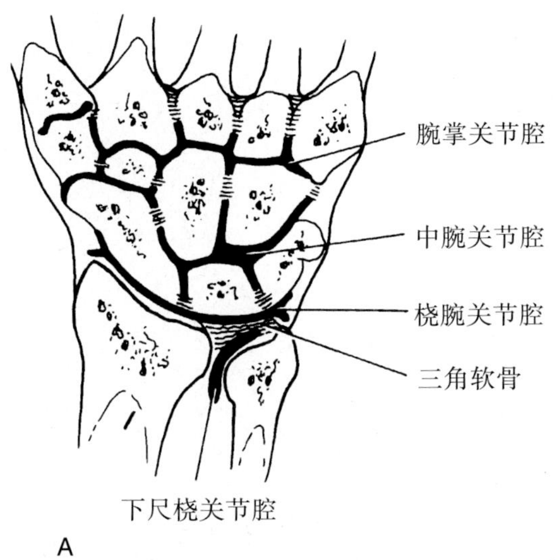


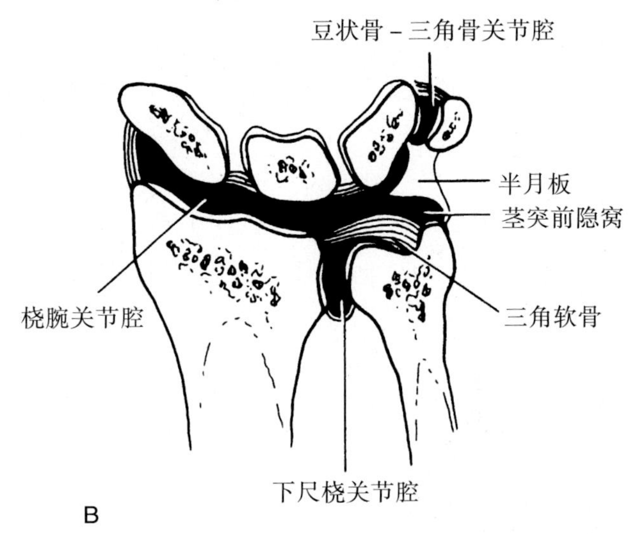


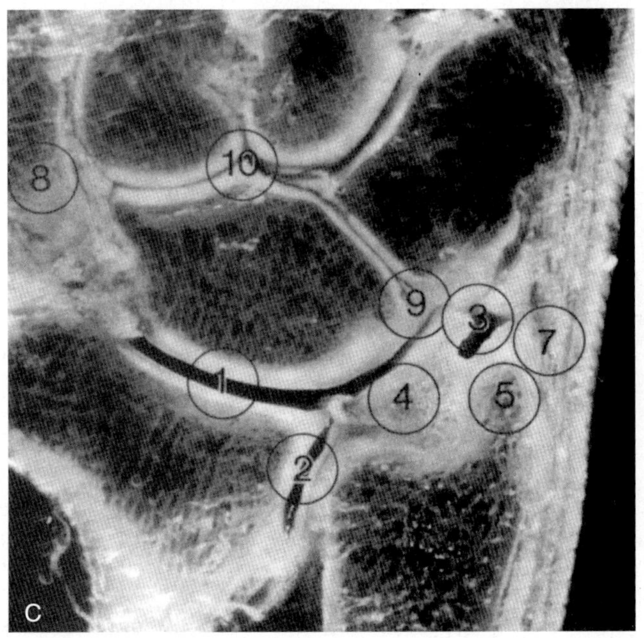


图 7–7　腕关节造影：正常解剖。

A　腕关节冠状面示意图。三角纤维软骨将桡腕关节腔与下尺桡关节腔分隔开，而近排腕骨间伸出的骨间韧带又将桡腕关节腔与中腕关节腔分隔开。在远排腕骨与尺侧四个掌骨基底部之间形成一个（总）腕掌关节腔。此关节间室向远侧延伸至各掌骨的基底部之间，形成掌骨间关节间室。第一腕掌间室也位于大多角骨和第一掌骨基底之间。

B　桡腕间室的详细示意图。桡腕间室呈 C 形，其尺侧边界因半月板的存在而呈 Y 形。桡腕间室尺骨边界的近端分支（或憩室）为茎突前隐窝，其紧邻尺骨茎突。其远侧分支覆盖三角骨的后缘，有时可与豆状骨－三角骨关节腔相交通。

C　尸体腕关节的冠状面图。C 标出的结构分别为：桡腕关节腔（1），下尺桡关节腔（2），茎突前隐窝（3），三角纤维软骨（4），尺骨茎突（5），尺侧副韧带（7），舟骨（8），月骨和三角骨之间的骨间韧带（9），中腕关节腔（10）。

（B,C, From Resinck D:Radiology 113:331, 1974.）

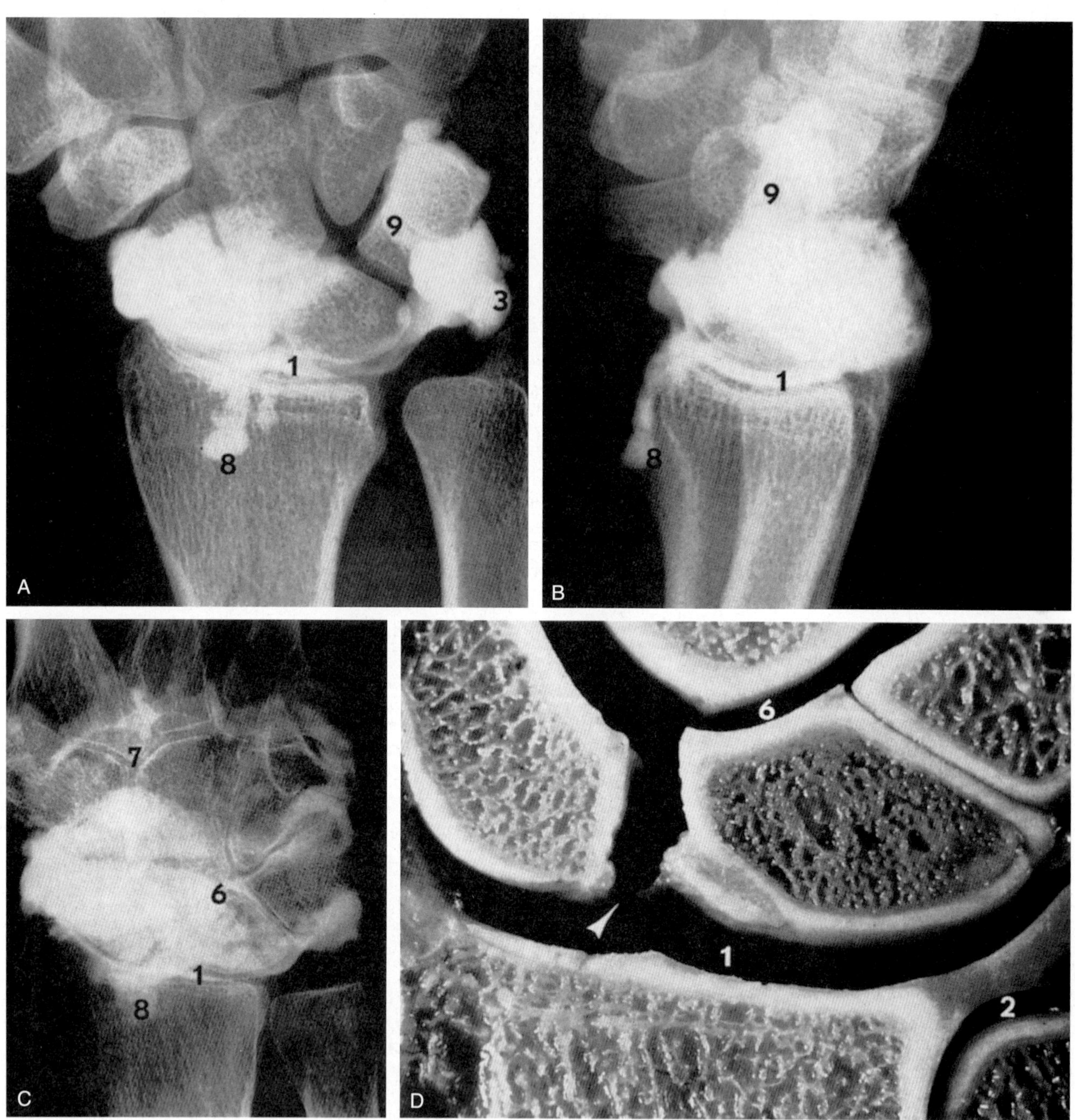


图 7–8 腕关节造影：正常和异常的造影表现。桡腕关节注射。

A,B 正位和侧位像。图中可见对比剂充填桡腕间室（1），该间室与豆状骨－三角骨间室相交通（9）。并可见茎突前隐窝（3）和掌侧桡骨隐窝（8）。

C,D 桡腕－中腕间室的交通。桡腕间室（1）内注射对比剂后，正位像显示它与中腕间室（6）和总腕掌间室（7）相交通。当近排腕骨的骨间韧带有缺损时，可以出现上述交通。尸体腕关节冠状面照片显示舟月韧带的断裂（三角箭头）。图中同时显示下尺桡间室（2）和掌侧桡骨隐窝（8）。

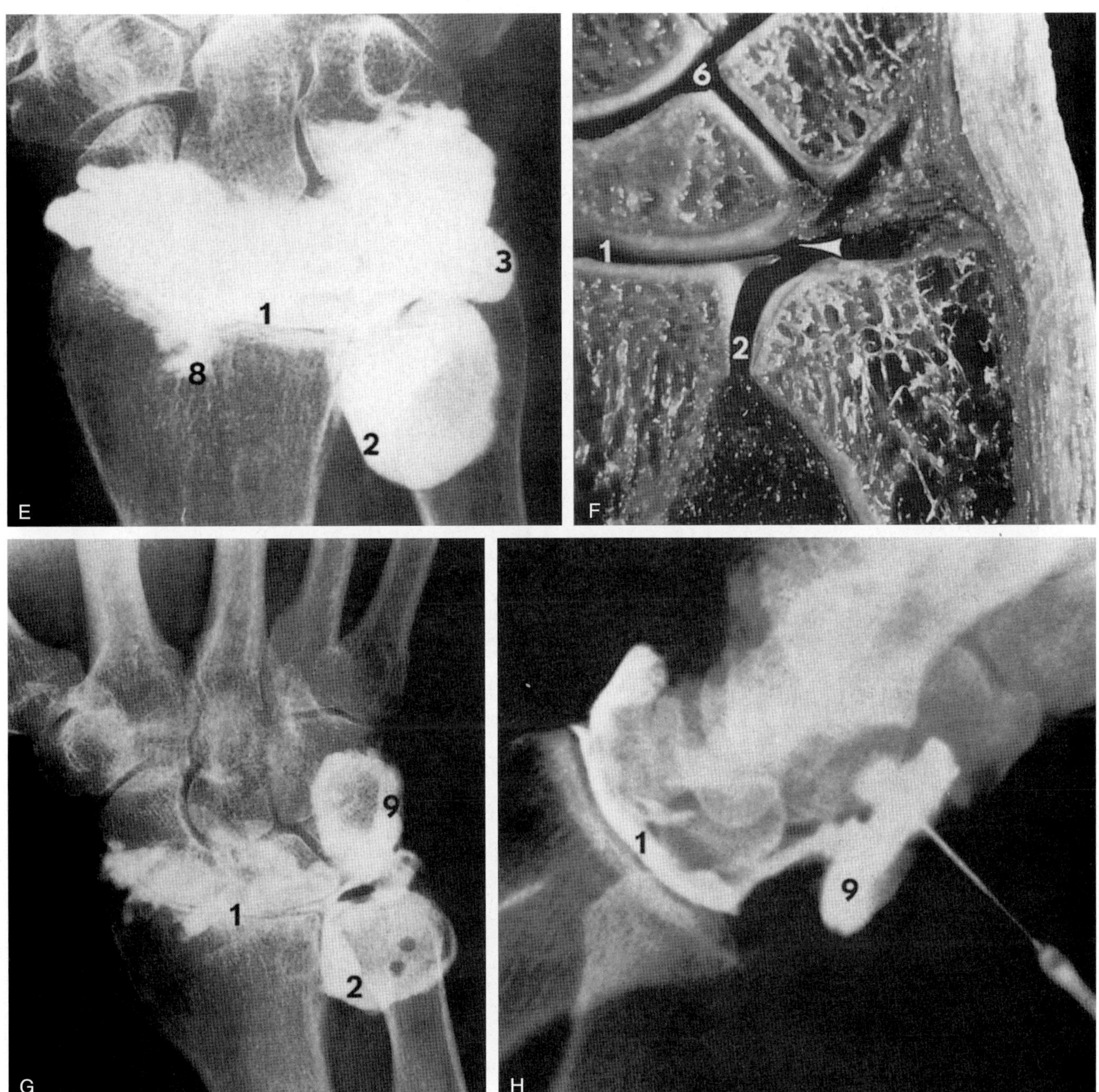


**图 7–8**（续）

E,F　桡腕 – 下尺桡间室的交通。桡腕间室（1）注射对比剂后，正位片显示其与下尺桡间室（2）相交通。这种交通可见于三角纤维软骨有缺损的病例。在腕关节的冠状断面标本照片（F）上显示出三角纤维软骨的缺损（三角箭头）。图中可见的其他结构包括中腕间室（6）、掌侧桡骨隐窝（8）以及茎突前隐窝（3）。

G,H　桡腕间室与豆状骨 – 三角骨间室的交通。桡腕间室（1）注射对比剂后，正位片显示其与豆状骨 – 三角骨间室（9）和下尺桡间室（2）相交通。在另一患者的斜位片上，可见穿刺针位于豆状骨 – 三角骨间室内（9）。此关节腔的过度扩张导致对比剂流入桡腕间室内（1）。

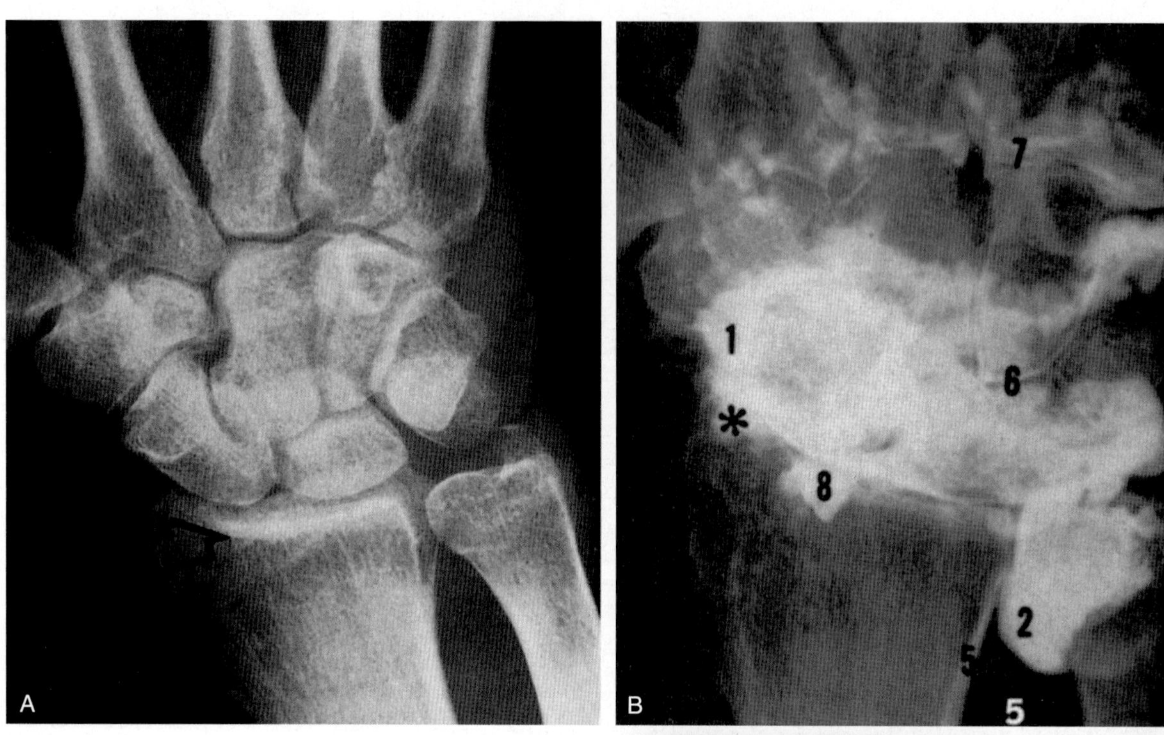


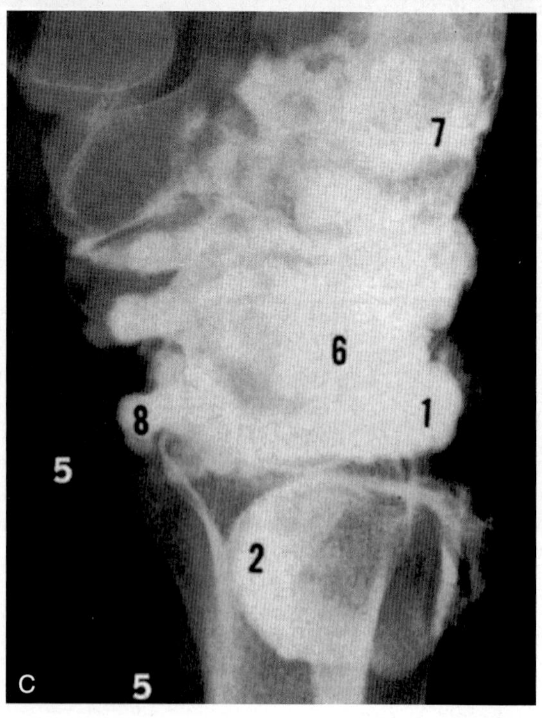


图7-9 腕关节造影：类风湿性关节炎。

A 初始X线片显示桡骨茎突出现小的骨侵蚀（箭头）。

B,C 桡腕关节造影后的后前位片（B）和斜位片（C）显示有：严重的滑膜不规则或波浪状（星号），桡腕间室（1）与下尺桡间室（2）、中腕间室（6）和总腕掌间室（7）存在交通，淋巴管充盈（5），以及突起的掌侧桡骨隐窝（8）。

（From Resnick D:Radiology 113:331, 1974.）

鞘显影并不是类风湿性关节炎的可靠征象，因为它偶尔也可以见于其他关节疾病[5]和正常人[6]。

总之，在类风湿性关节炎患者中，腕关节造影可显示一些提示滑膜炎症的异常。这些异常征象并不具有诊断类风湿性关节炎的特异性，尤其是滑膜呈波浪状和淋巴管充盈，因为它们也可出现于以滑膜增生为主的其他疾病中。尽管MR成像是这方面更具优势的诊断手段（见第20、21和65章），但腕关节造影有助于确定有无滑膜炎症及其范围并可监测对治疗的反应（表7–3）。

**4. 创伤**

目前，腕关节造影的主要适应证是评价三角纤维软骨复合体和腕部骨间韧带的损伤，不过MR成像对此也很有帮助。如第65章所述，Palmer将三角纤维软骨复合体的病变分成如下几种类型[792]。I型病变为创伤性病变，包括三角纤维软骨复合体本身的缺损（IA）、三角纤维软骨复合体尺侧撕脱（IB）、三角纤维软骨复合体远端撕脱（IC）和三角纤维软骨复合体桡侧撕脱（ID）。IB损伤的变异型包括某些尺骨茎突的骨折或尺侧副韧带缺损[793]。II型病变为不同程度的退变，可最终累及三角纤维软骨、月三角骨间韧带以及尺骨和月骨的软骨面。

腕关节创伤后出现的关节造影异常包括：各关节间室的异常交通、腱鞘显影以及轻度的滑膜不规则[4, 5, 14, 335, 407, 408]。这些异常可出现于单次创伤后[796]，或者与反复创伤有关。若为后者，职业性创伤（如风钻操作者或拳击手中发生的创伤）可产生类似的腕关节造影改变[5]（图7–11）。

间室异常交通的模式取决于创伤的部位。若损伤累及三角纤维软骨或尺骨茎突，异常交通将发生在桡腕间室和下尺桡间室之间（图7–12）。此时，下尺桡关节周围的关节囊也可能发生断裂，从而导致对比剂外溢至周围软组织内。若发生舟状骨骨折或损伤累及近排腕骨间的骨间韧带，则异常交通将出现在桡腕间室与中腕间室之间（图7–13至7–15）。腕部其他关节间室的直接关节造影显像或对比剂的组织外溢[408]可提示关节囊损伤（图7–16）。

创伤后的腕关节造影图像上可不出现滑膜不规则或仅为局限性[5]。有时可见腱鞘间交通，但通常没有淋巴管充盈。若对比剂进入到韧带基底部，则提示韧带断裂[409]。此外，骨软骨碎片还可产生关节内充盈缺损[410, 411]。

对于外伤后出现的症状和体征，腕关节造影在明确其原因方面具有一定作用。这种作用在尺侧疼痛和年轻患者中得到了充分的体现，因为如果此类患者的初始X线片表现正常，那么腕关节造影发现的间室间交通可提供软组织损伤部位的推定证据。在年长的患者中，无临床症状患者也常有这种交通，从而限制了腕关节造影的价值。对于老年的患者，舟–月或月–三角骨间韧带或者三角纤维软骨的退变将导致腕部各间室的交通[718]。在这方面众所周知，可联合发生月–三角骨间韧带和三角纤维软骨的退行性穿孔，尤其是在尺骨较长或尺骨正性变异的患者中。这种联合病变被称为尺侧（或尺腕）桥基或撞击综合征，将在第65章中阐述。对于三角纤维软骨复合体和腕关节内各韧带，尽管区分临床上重要的（或创伤性）异常与次要的（或退变性）异常仍非常困难，但前者存在一些相对特异性的表现，包括：该复合体的撕脱伤，舟–月骨间韧带较大的缺损伴舟–月间隙的增宽，舟–月或月–三角骨间韧带的扭曲和增厚（与肉芽组织有关），以及舟–月或月–三角骨间韧带在其骨附着处的撕脱[789]。次要异常的关节造影表现包括：三角纤维软骨中间部位的针孔样穿孔，舟–月骨间韧带缺损伴桡–舟关节病或大多角–舟骨关节病，以及月–三角骨间韧带缺损伴三角纤维软骨中心缺损、月骨的软骨异常或长的尺骨[789]。

腕关节造影技术也可应用于桡骨远端骨折的急性损伤患者（以观察三角纤维软骨的完整性）[412, 796]或者腕骨复杂脱位患者（以确定韧带断裂的具体部位）[413]。此外，腕关节造影还可用于陈旧损伤的评价，例如，如果发现对比剂充盈于陈旧性舟骨骨折的骨折线内，则提示没有骨性愈合[646]。

MR成像在检测三角纤维软骨复合体以及腕部内外韧带的创伤性病变中的应用将在第65章详述。非常令人感兴趣的是，MR关节造影由于结合了MR成像和关节造影的优势，越来越受到重视[797–800]。

**5. 粘连性关节囊炎**

虽然肩部、髋部和踝部发生粘连性关节囊炎较广为人知，但累及腕关节的粘连性关节囊炎却很少有人关注。在2篇文献内，Maloney和Hanson等人[719, 720]报道了10例创伤后腕关节运动受限及持续性疼痛的患者。桡腕关节造影显示关节腔容量减少、掌侧隐窝和茎突前隐窝变小以及由于粘连而使关节腔不能完全显影（图7–17）。同时可见对比剂沿针道外溢。全身麻醉后的腕关节闭合推拿可以缓

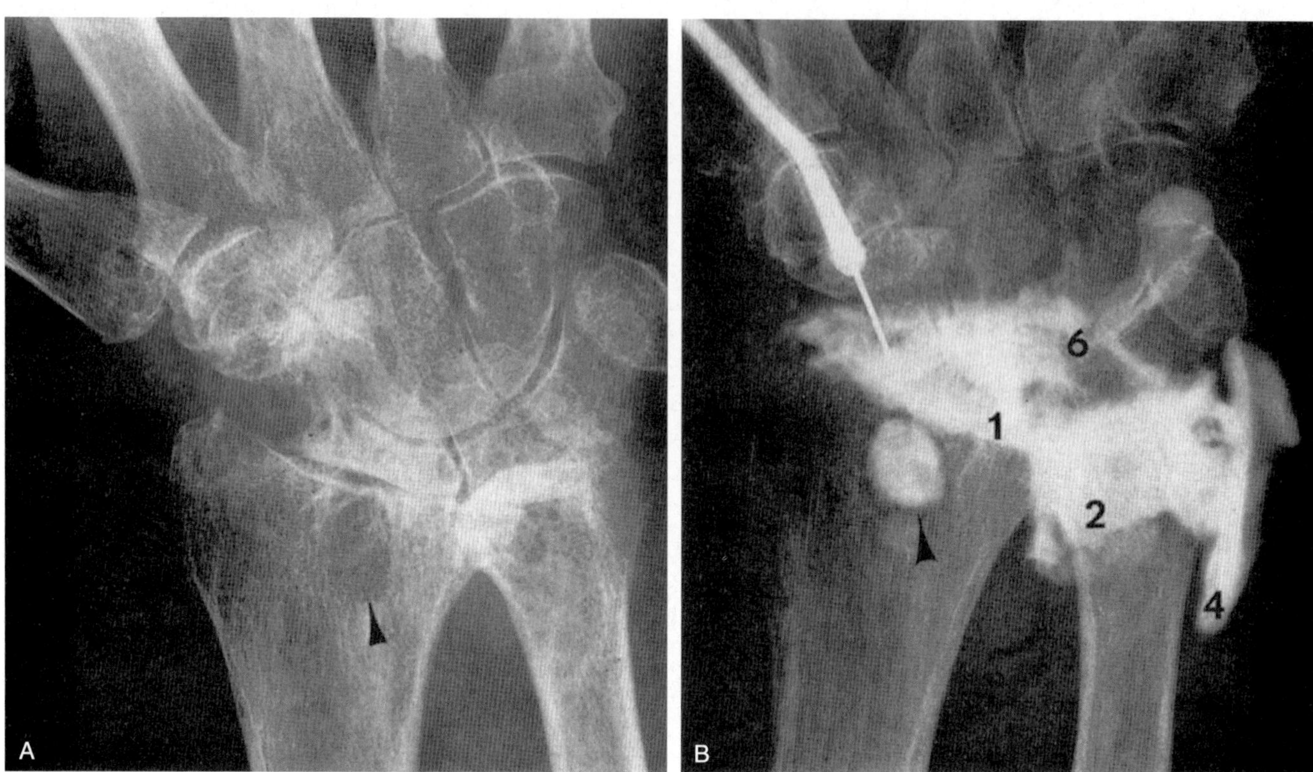


图7–10 腕关节造影：类风湿性关节炎。

A 初始X线片显示腕关节严重的类风湿性改变，伴侵蚀、软骨下囊肿（三角箭头）和关节半脱位。

B 桡腕间室（1）造影后，可见下尺桡间室（2）和中腕间室（6）出现对比剂充盈，同时可见尺侧腕伸肌腱鞘（4）和桡骨内囊肿（三角箭头）显影。滑膜表现为轻度不规则。

**表7–3 腕部关节炎性疾病关节造影异常的出现频率**

| 疾病 | 异常表现 | | | | |
|---|---|---|---|---|---|
| | 滑膜不规则 | | | | |
| | 波浪状 | 非波浪状 | 淋巴管充盈 | 间室交通 | 肌腱交通 |
| 类风湿性关节炎 | +++ | | ++ | +++ | + |
| 外伤后关节炎 | | + | – | ++ | + |
| 类风湿性变异型疾病 | +++ | | ++ | +++ | – |
| 神经病性疾病 | | ++ | – | ++ | + |
| 职业性关节炎 | ++ | | + | ++ | – |
| 痛风 | ++ | | + | ++ | + |
| 脓毒性关节炎 | ++ | | ++ | ++ | + |

注：+，轻度异常；++，中度异常；+++，重度异常；–，无异常。

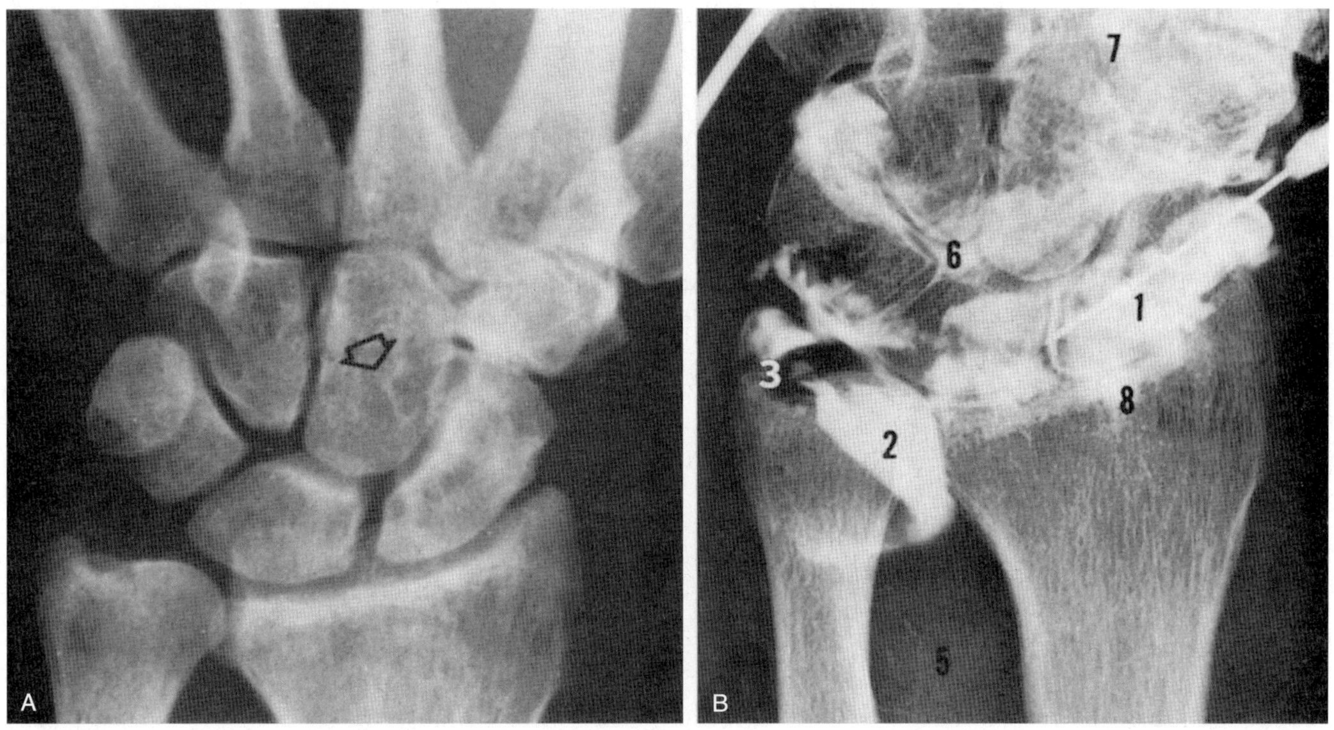


**图 7–11**　腕关节造影：职业性创伤——风钻工病。该男性患者 61 岁，从事风钻工作 35 年，间歇性出现腕关节肿胀和疼痛。

A　初始 X 线片显示整个腕骨出现广泛的囊性变（箭头）。

B　桡腕间室（1）造影后显示对比剂充盈下尺桡间室（2）、中腕间室（6）和总腕掌间室（7），并可见掌侧桡骨隐窝（8）、尺骨茎突前隐窝（3）和淋巴管（5）。

（From Resnick D:Radiology 113:331, 1974.）

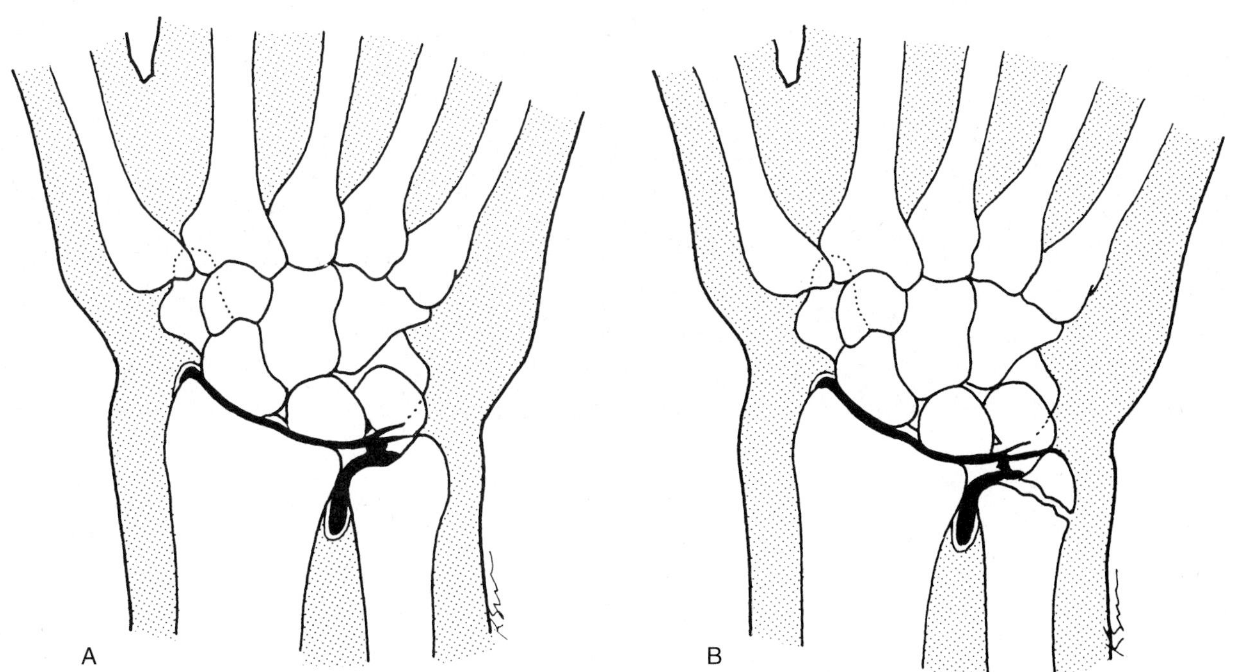


**图 7–12**　腕关节造影：三角纤维软骨、尺骨茎突和下尺桡关节的损伤。

A,B　示意图显示在单纯三角纤维软骨（A）损伤或尺骨茎突（B）损伤后可能导致的间室交通。在这两种情况下，经桡腕间室注射的对比剂均可通过三角纤维软骨的缺损处进入到下尺桡间室。

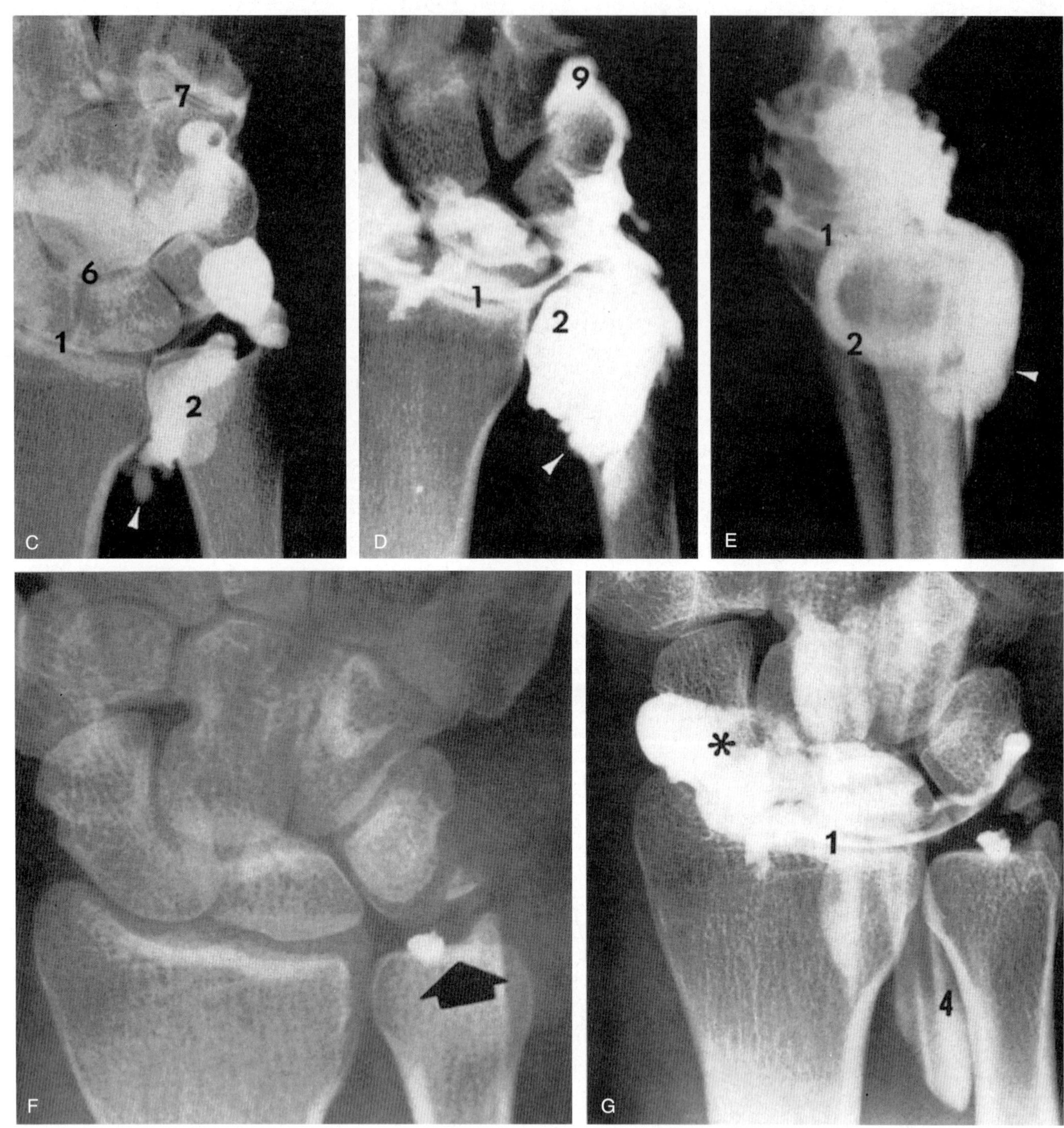


图7-12（续）

C 三角纤维软骨损伤。该年轻患者在外伤后尺骨远端出现疼痛。桡腕关节造影显示桡腕间室（1）与下尺间室（2）之间存在交通。中腕间室（6）和总腕掌间室（7）也同时显影。下尺桡关节近端的一些对比剂充盈小憩室（三角箭头）提示关节囊撕裂。

D,E 三角纤维软骨和下尺桡关节囊的损伤。另一名年轻患者在车祸后出现明显的功能丧失。桡腕关节造影后的正位（D）和侧位（E）X线片显示桡腕间室（1）与下尺桡间室（2）以及豆状骨-三角骨间室（9）相互交通。同时可见对比剂从下尺桡间室外溢至软组织内（三角箭头），提示关节囊撕裂。

F,G 尺骨茎突损伤。初始X线片显示尺骨茎突有一处陈旧骨折和一块金属碎片（箭头）。桡腕关节造影显示充满对比剂且轮廓光滑的桡腕间室（1）、显影的伸肌腱鞘（4）以及产生持续性充盈缺损的软骨游离体（星号）。

（F,G，From Resnick D: Radiology 13:331, 1974.）

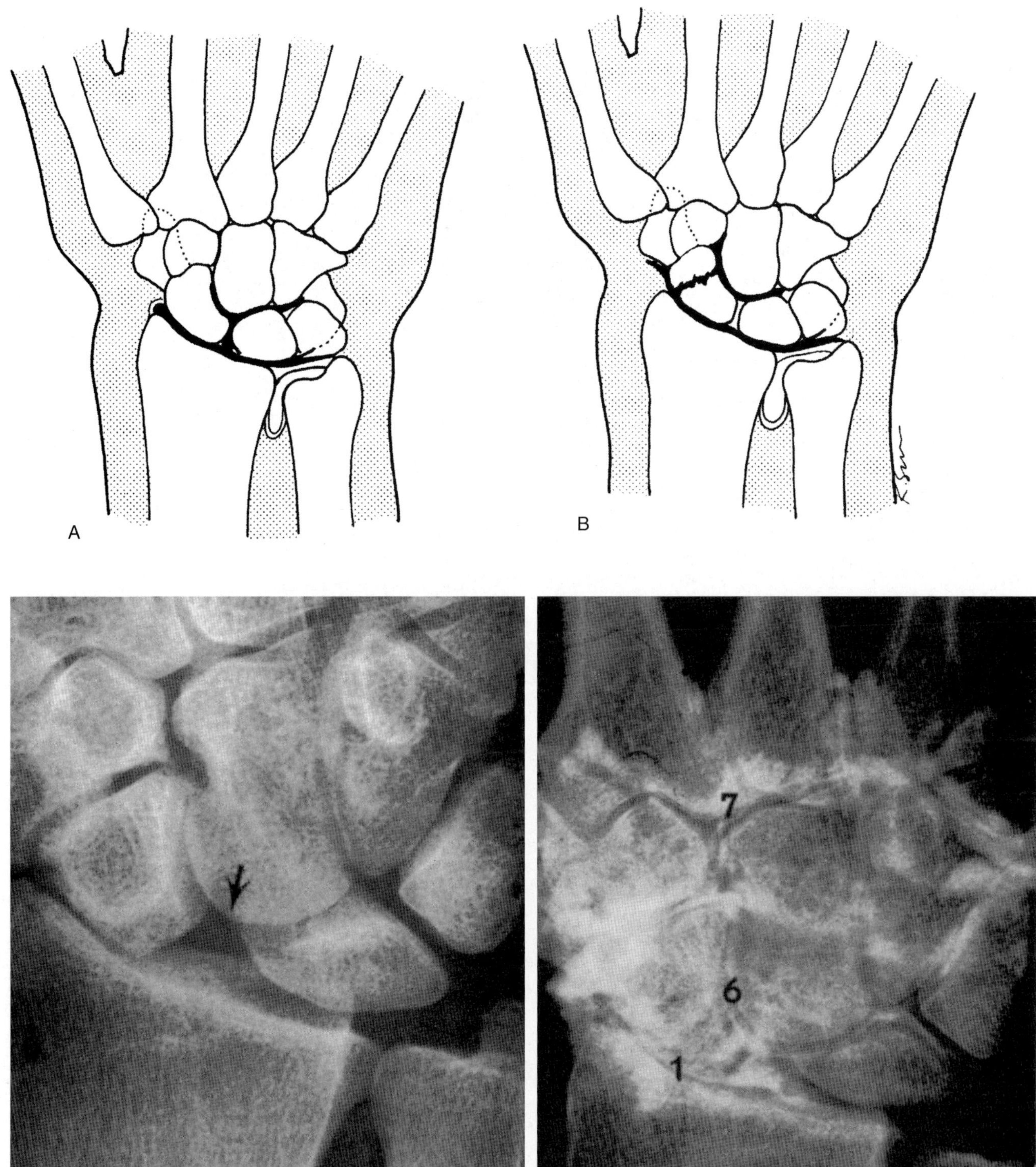


**图7-13** 腕关节造影：舟骨损伤和近排腕骨的骨间韧带损伤。

A,B 舟骨和月骨之间的骨间韧带损伤（A）导致桡腕间室与中腕间室相互交通。经舟骨骨折处（B）也可导致类似的交通。

C,D 舟月分离合并舟月韧带断裂。初始X线片（C）显示舟月间隙（箭头）增宽以及舟骨缩短。可见桡腕间室的继发性退行性关节病。在桡腕关节造影后（D），对比剂从桡腕间室（1）流入中腕间室（6）和总腕掌间室（7）内。舟月间隙内也可见对比剂。

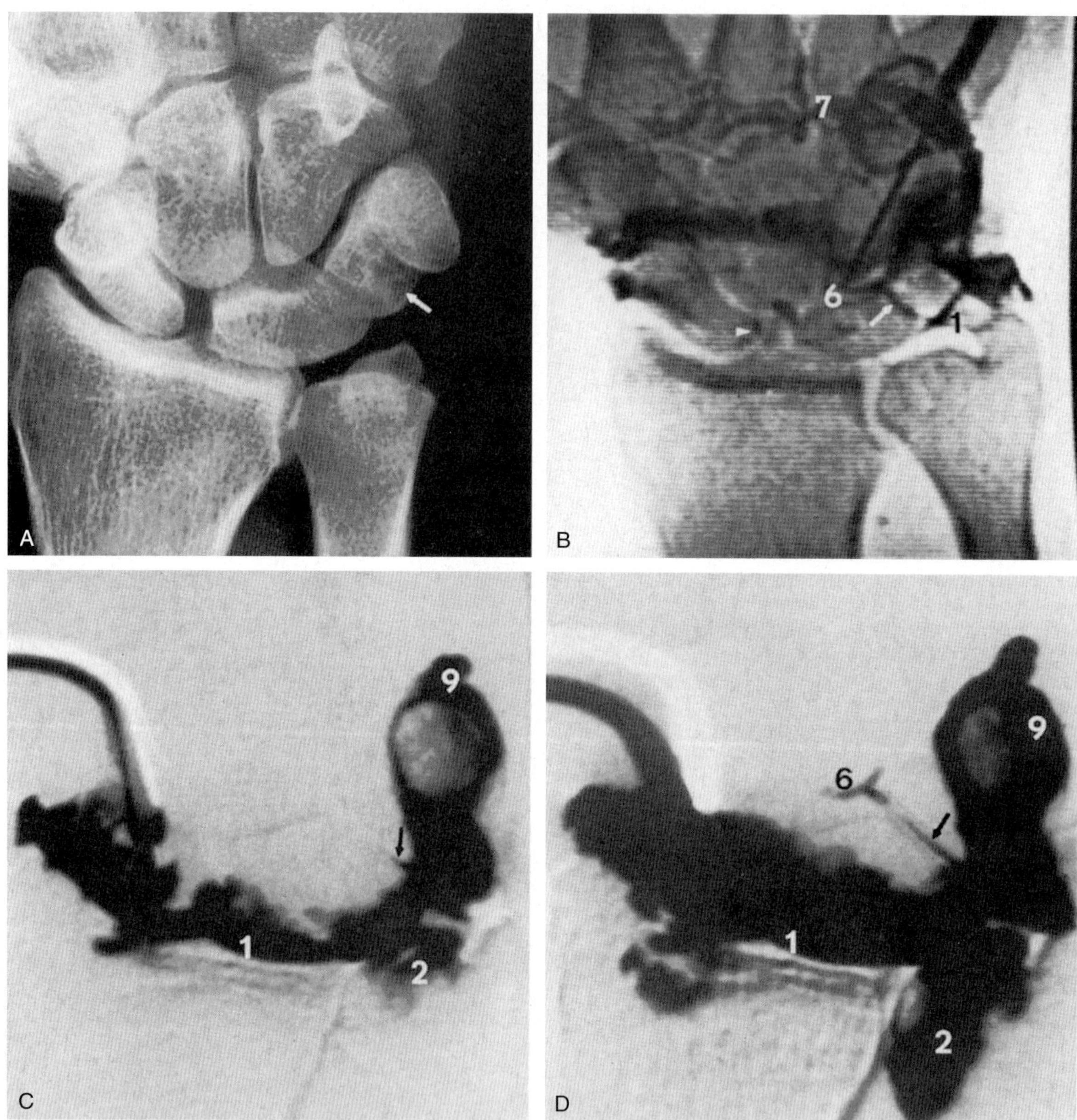


图 7–14 腕关节造影：月三角骨间韧带损伤。

A,B 这名患者的初始X线片（A）显示月骨和三角骨相邻关节面之间的平行关系部分丧失，并显示三角骨内的囊性改变（箭头）。舟月间隙异常增宽。在图B中，中腕间室（6）内注射对比剂后，可见其经月骨和三角骨之间 的间隙（箭头）与桡腕间室（1）相交通。尽管在正常情况下，对比剂可流入到舟骨和月骨的远端之间（三角箭头），但并没有流入到此区域的桡腕间室内。总腕掌间室（7）也同时显影。

C,D 尸体标本中，向桡腕间室（1）内注射1.0mL（C）和2.0mL（D）对比剂后的数字减影图像。图C可见桡腕间室（1）、下尺桡间室（2）（提示三角纤维软骨撕裂）和豆状骨－三角骨间室（9）显影。同时可见少量对比剂出现于月骨和三角骨之间的间隙内（箭头）。图D显示对比剂经撕裂的月三角骨间韧带流入到中腕间室内（箭头）。

（C,D, From Resnick D, et al: AJR 142:1187, 1984. Copyright 1984, American Roentgen Ray Society.）

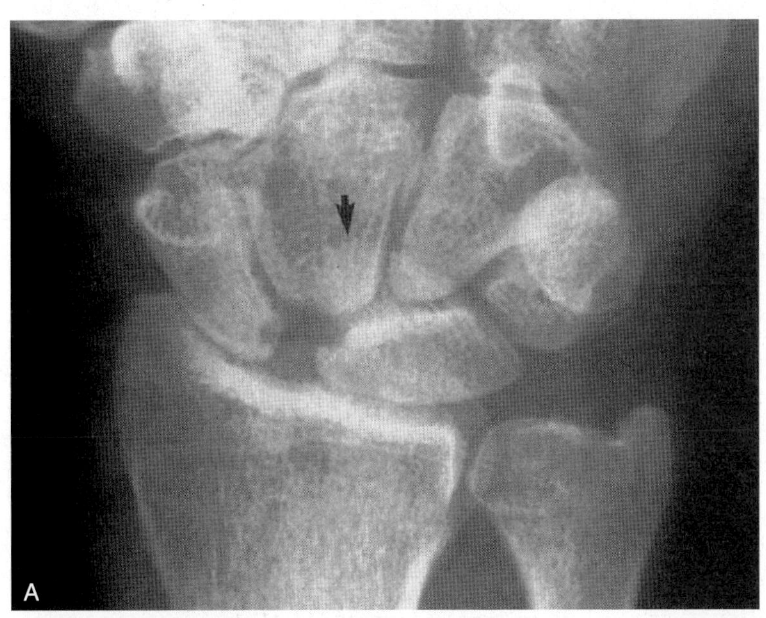


图7–15　腕关节造影：舟月骨间韧带和月三角骨间韧带的损伤。

A　初始X线片显示舟骨和月骨间的间隙增宽以及月骨向背侧倾斜，从而使月骨的掌侧缘（箭头）向远端移位。

B　经中腕关节（6）注射对比剂后的早期减影图像显示中腕间室与桡腕间室（1）异常交通，通道位于月三角间隙（三角箭头），从而提示月三角骨间韧带撕裂。此时，月骨和舟骨间的对比剂流动（箭头）为正常表现。

C　晚期减影图像证实舟月骨间韧带也存在撕裂，因为此时对比剂经舟骨和月骨间的间隙（箭头）已流入到桡腕关节（1）内。

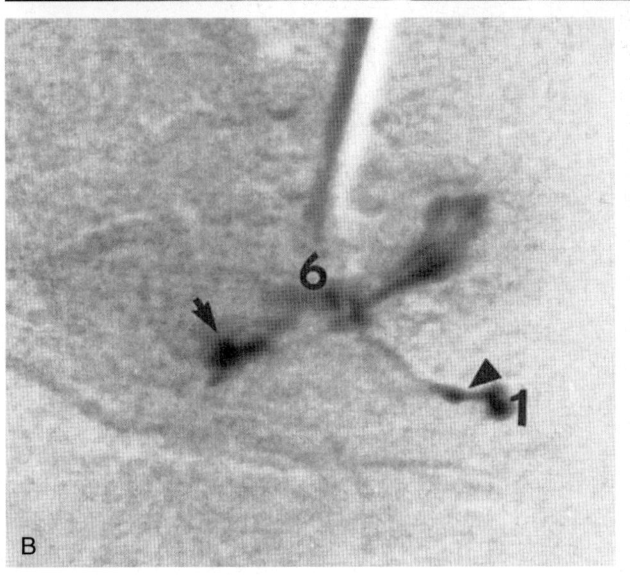


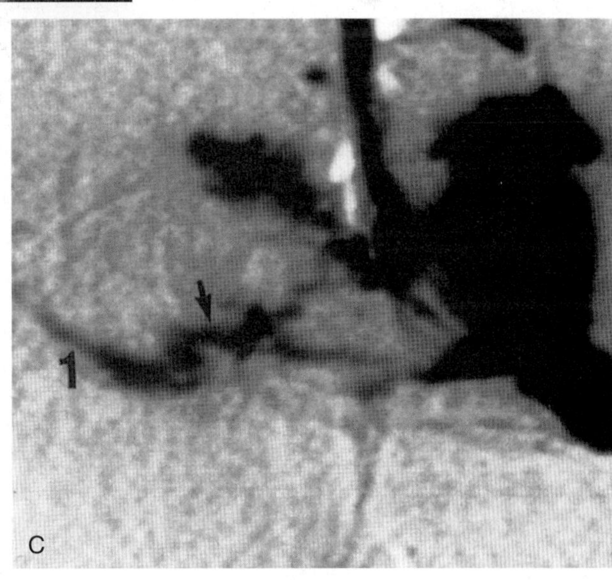

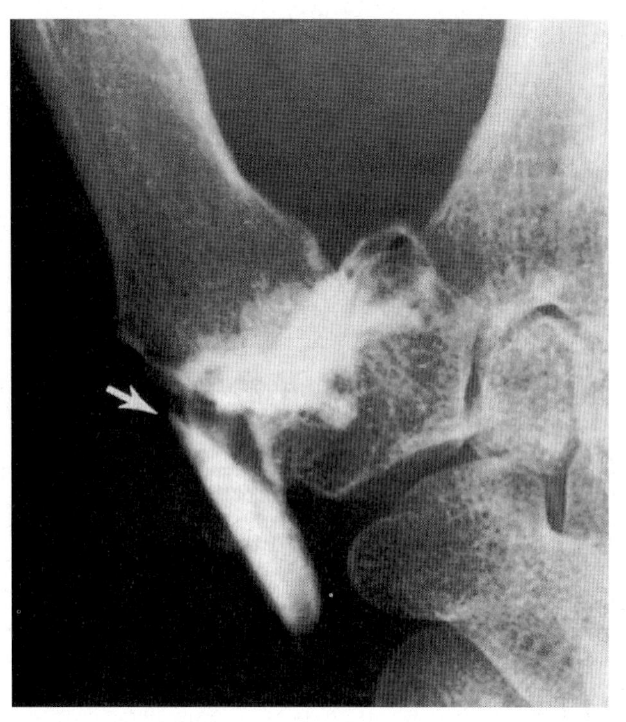

**图7–16** 腕关节造影：第一腕掌关节的关节囊损伤。直接将对比剂注入该关节腔内，可见对比剂从腕关节的桡侧面溢出（箭头），从而提示关节囊损伤。

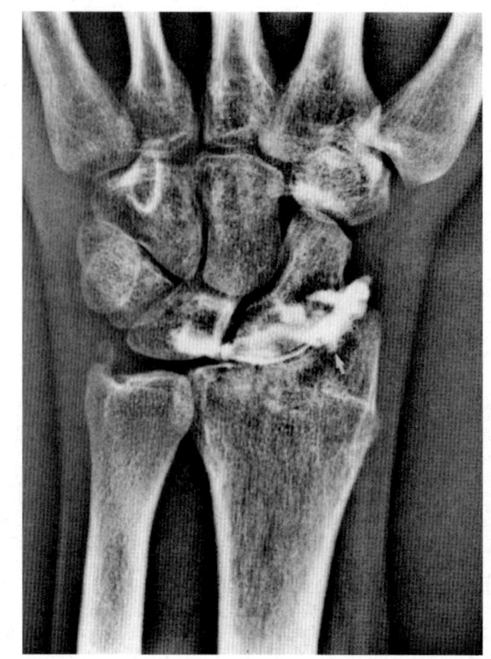

**图7–17** 腕关节造影：粘连性关节囊炎。该患者20岁，桡腕关节造影时只能注入0.5mL对比剂。图中显示桡腕关节部分充盈和小的掌侧隐窝（箭头）。可见桡骨和尺骨茎突的陈旧骨折。（From Maloney MD, et al:Radiology 167:187, 1988.）

解临床症状。

### 6. 其他关节病变

其他关节病变患者的关节造影改变与这些疾病的病理改变相一致。文献报道的痛风造影表现为间室和腱鞘间交通、淋巴管显影以及滑膜不规整[6]。桡腕间室与下尺桡间室的相互交通在该病中并不常见，更多见的是桡腕间室和中腕间室的相互交通。淋巴管显影以及滑膜波浪状不规整与类风湿性关节炎的表现类似。

类风湿性变异型疾病，比如银屑病关节炎、Reiter综合征和强直性脊柱炎[5]，其关节造影表现与类风湿性关节炎相似（图7–18）。文献报道的神经病性骨关节病的造影表现为滑膜呈非波浪状不规整以及间室和腱鞘间交通[5]（图7–19）。在该病中，滑膜受异常骨质或关节内骨和软骨碎块的挤压（有些碎块甚至嵌入滑膜内），从而在这些区域形成局限性滑膜炎，导致对比剂显影不规则。该病间室和腱鞘间的交通被认为是关节囊和软组织撕裂所致。

脓毒性关节炎患者的腕关节造影可显示穿刺针尖已位于关节内，从而可预先抽吸关节内容物。之后可向关节内注入对比剂，其造影表现类似于类风湿性关节炎[5]。

### 7. 软组织肿块的评价

对于关节附近的软组织肿块（包括滑膜囊肿、腱鞘囊肿或增大的腱鞘），虽然腕关节造影能给外科医生提供许多有用的信息[5, 15, 16, 414]，但超声和MR成像在这方面更有优势（参见第6、65和77章）。

评价腕关节腱鞘囊肿时，若将对比剂直接注入肿胀的病变组织内，腕关节很可能不会显影；但若将对比剂注入腕关节内，则可发现腕关节与软组织肿块之间的交通[15, 703]（图7–20）。腕关节腱鞘囊肿和关节腔之间的这种“单向阀”现象类似于任一关节周围的滑膜囊肿。因此对于腱鞘囊肿，首先应进行腕关节内注射。这样做常能显示出与充盈的软组织肿块相交通的部位，但有时需要延时长达1小时成像或事先给囊肿减压。如果关节造影不能使囊肿显影，则可以将对比剂直接注入该肿块内。

腕关节的滑膜囊肿或滑膜疝虽然也可见于其他关节疾病，但最常见于类风湿性关节炎[16]（图7–21）。如同其他区域一样，这些囊肿内含有滑液，可因关节内压力的升高而形成。

腕关节周围的囊性肿胀可提示为增大的腱鞘

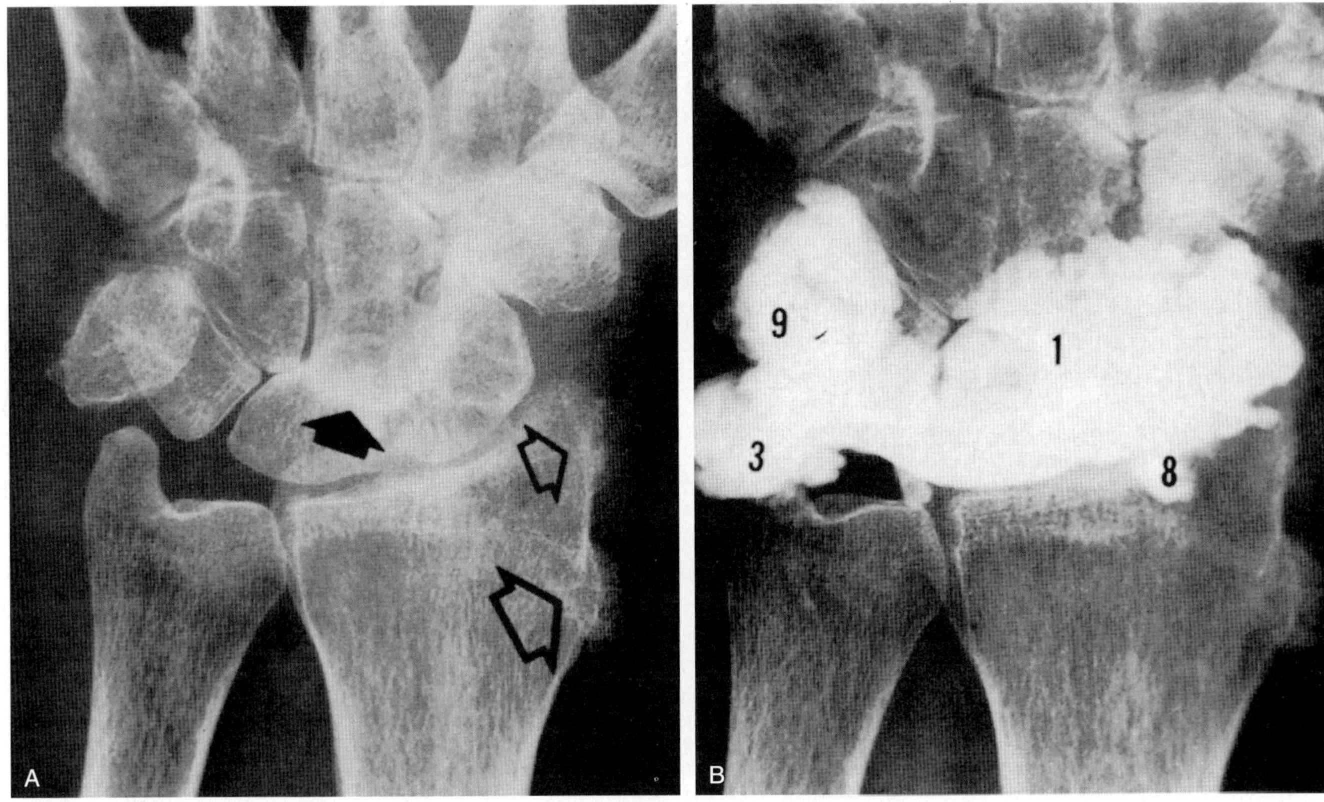


**图 7–18** 腕关节造影：中年男性患者的强直性脊柱炎伴外周关节病变。临床查体显示腕关节有明显的滑膜炎症状。

A　初始 X 线片显示有轻度骨质疏松、桡骨远端的不规则新骨形成（空心箭头）以及中腕关节间隙变窄（实心箭头）。

B　桡腕关节造影后的前后位片显示在桡腕间室（1）、豆 – 三角间室（9）、茎突前隐窝（3）和掌侧桡骨隐窝（8）内的滑膜呈轻至重度的波浪不规整。

（From Resinck D:Radiology 113:331, 1974.）

（图 7–22）。此时，腕关节造影可以显示关节腔与腱鞘相交通，从而获得正确诊断[5]。

## 二、掌指关节和指间关节造影

掌指关节和指间关节造影并不常见。偶尔它们可有助于明确关节疾病（如类风湿性关节炎）的病变累及范围或有助于判断有无关节损伤及其类型。

### 1. 技术

最好在透视引导下且手指屈曲达90° 时进行第二、三、四或五指的掌指关节注射[17]（图 7–23）。此时，通过触摸感觉出掌骨头和近节指骨间的间隙，然后用 22 号或 26 号穿刺针从背外侧邻近伸肌肌腱处穿刺，之后注射 1 ~ 1.5mL 对比剂。另一种可选用的方法是让手指伸展，从关节桡侧（外侧）于伸肌装置和关节面之间穿刺给掌指关节注射对比剂。给第 1 掌指关节注射时应在透视引导下进行，用 22 号或26号穿刺针从手背桡侧穿刺，然后注射1 ~ 1.5mL 对比剂[18–20]。

进行第2 ~ 5指近端指间关节或远端指间关节以及拇指指间关节的注射时，也应采用邻近伸肌肌腱的背外侧入路，在透视引导下用 26 号穿刺针穿刺，然后注射 0.5 ~ 1mL 对比剂。

掌指关节和指间关节的关节造影技术的改进包括采用双对比造影（阳性对比剂和空气）以及放大摄影技术[415]。

### 2. 正常关节造影表现

掌指关节充盈对比剂后，可发现对比剂呈线状积聚于掌骨头和近节指骨之间，并在关节近端的桡侧、尺侧、背侧及掌侧出现隐窝或扩散（图 7–24）。此关节囊的掌侧有一三角形结构，形状像半月板，位于关节表面的间隙内[415]。在第 1 掌指关节，关节近端的背侧和掌侧隐窝同样较大（长度为 10 ~ 20mm），而远端隐窝则较小（长度为 1 ~ 5mm）。关节两侧的侧副韧带使关节腔两侧形成小的凹痕。指

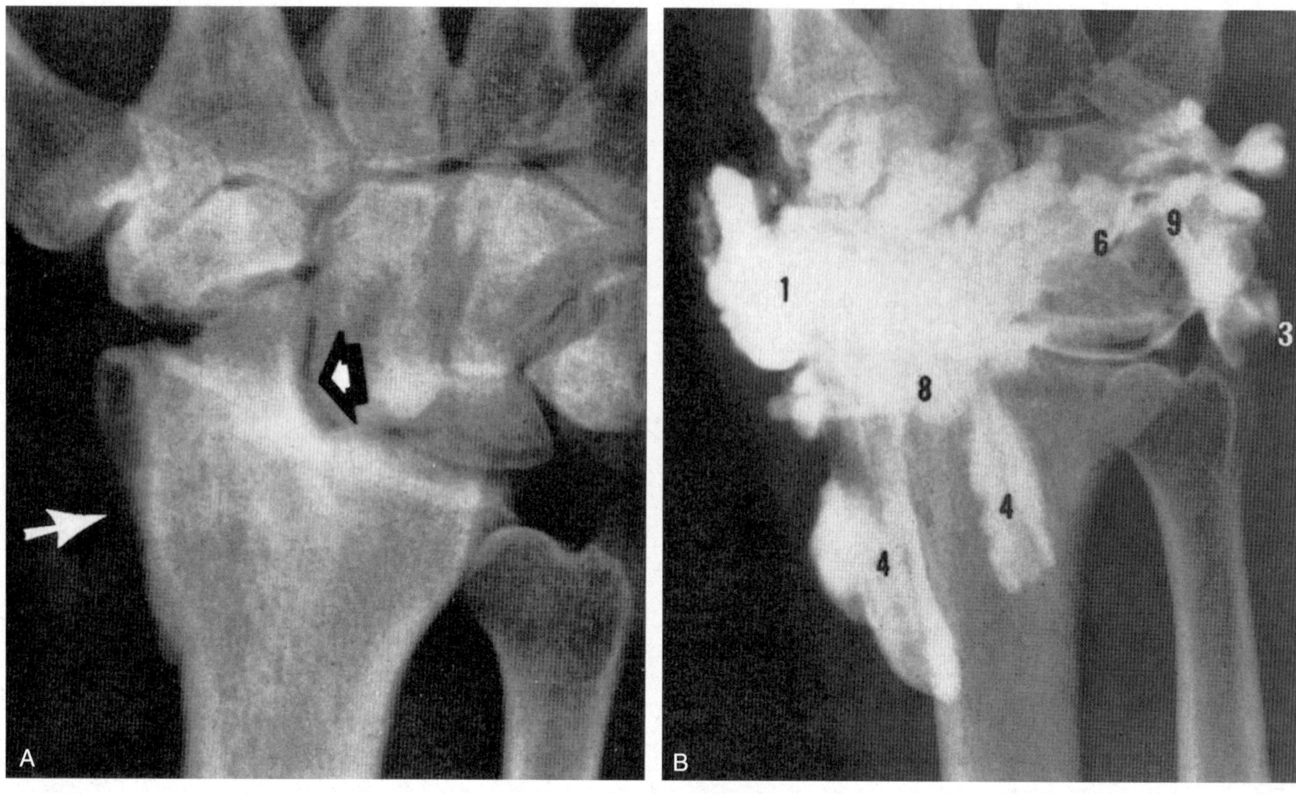


图7-19 腕关节造影：神经病性骨关节病。49岁男性患者，患有严重的糖尿病、外周神经病和可疑的同侧腕、肘和肩关节的神经病性骨关节病。

A 平片显示桡骨远端和舟骨有广泛硬化（箭头）且关节间隙极度变窄。尽管桡骨远端的变形提示陈旧骨折，但患者否认创伤史。

B 桡腕关节造影显示桡腕间室（1）有局限性滑膜不规整和关节囊破裂，且与中腕间室（6）和豆-三角间室（9）相互交通，并可见突起的掌侧桡骨隐窝（8）、充盈对比剂的伸肌腱鞘（4）以及茎突前隐窝（3）内的持续性充盈缺损。

（From Resnick D:Radiology 113:331, 1974.）

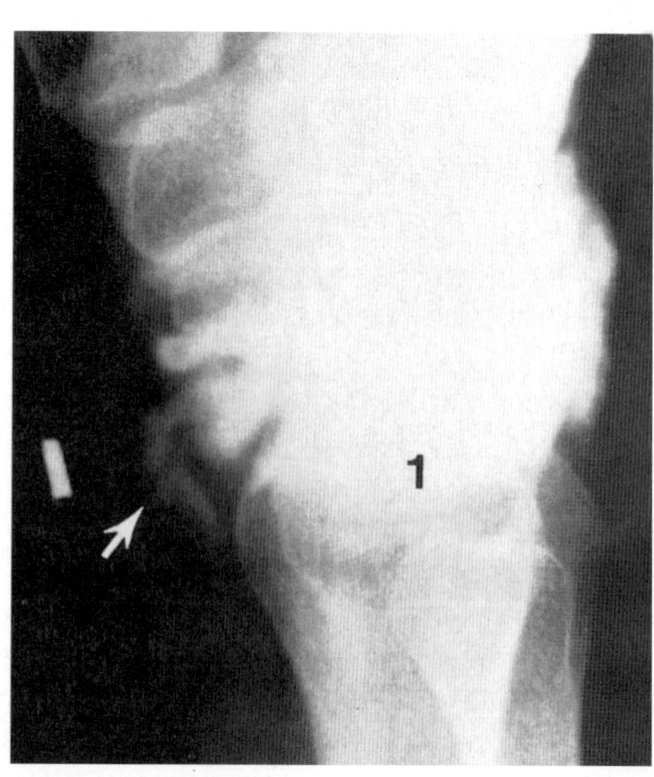


图7-20 腕关节造影：腱鞘囊肿。在桡腕间室（1）注射对比剂后，一个掌侧腱鞘囊肿便被对比剂充盈（金属标记下方的箭头），手术中发现其源自舟月间隙。腕部其他间室也可见对比剂充盈。

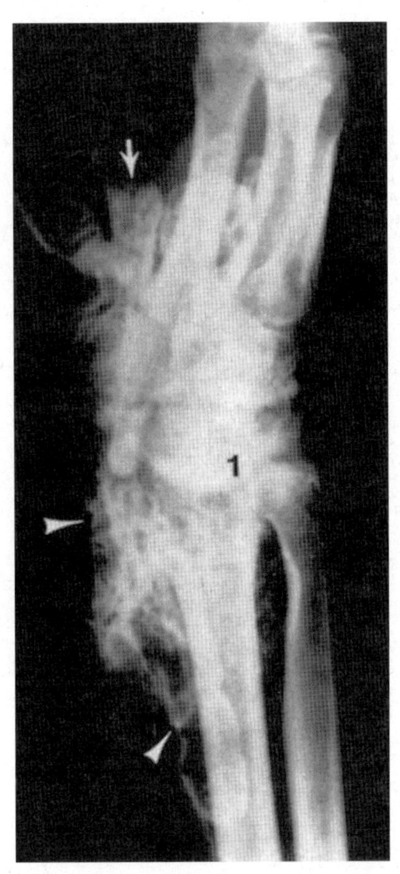


图7–21 腕关节造影：滑膜囊肿。该患者患有类风湿性关节炎。桡腕间室（1）注射对比剂后，可见一个大的掌侧滑膜囊肿（三角箭头）对比剂充盈，并与腱鞘相交通（箭头）。（Courtesy of J.Bowerman, M.D., Baltimore, Maryland.）

间关节的造影表现类似于掌指关节，同样可见对比剂位于两指骨之间，近端隐窝较大而远端隐窝较小，而且因侧副韧带的存在关节腔两侧可见腰形缺损。

### 3. 异常关节造影表现

对于类风湿性关节炎和其他滑膜疾病，其关节造影表现包括关节腔呈不规则波浪状轮廓、关节腔增大、关节囊穿孔或回缩、软骨病变以及淋巴管充盈[21, 22]（图7–25）。

损伤后，关节造影可表现为关节囊和邻近韧带的断裂，从而导致对比剂外溢至周围软组织。当评价第1掌指关节的尺侧部损伤（猎场看守人拇指）时，关节造影尤为有用[18–20,23–26]（图7–26）。此时，尺侧副韧带、副尺侧韧带、掌板和关节囊都可能受损。关节造影表现包括不同程度的对比剂外溢（沿关节尺侧）[18–20]以及因背侧腱膜陷于断裂韧带及其指骨附着处之间而产生的充盈缺损[19,20,25]。这些造影表现可与平片的某些异常同时存在，如近节指骨骨折以及应力位片显示的关节松弛，但造影异常也可发生于平片表现正常的病倒中。

## 三、手与腕的肌腱造影和滑囊造影

腱鞘的造影（肌腱造影）和滑囊的造影（滑囊造影）都是相对简单的放射学技术，但其临床应用有限。在类风湿性关节炎中，肌腱造影可准确评估手和腕部掌侧或背侧腱鞘受累的分布和程度[27–29]。在腕管综合征时，腕管肌腱造影可明确诱发病变的局部力学因素[30]，通过观察腕和手部掌侧的腱鞘或滑囊还可洞察感染性病变的发病机制和表现[31]。但是，对于上述大多数肌腱造影和滑囊造影的潜在适应证而言，MR成像为更好的检查手段。

### 1.技术

评价手指的屈肌腱鞘时，对比剂的注射量为0.5～3mL[30]。当穿刺第2～5指的屈肌腱鞘时，应用22号3.75cm长的穿刺针在透视监测下经近节指骨远1/3处的掌侧皮肤进针（图7–27）。针尖方向朝向近侧前行，当针尖进入肌腱时会感觉到阻力增加。此时，稍微回抽针尖，会有突然的落空感，然后使针以更小的倾倒角度赴行在腱鞘内。进行拇长屈肌腱鞘注射时，要使患者拇指的末节指骨屈曲，触摸到肌腱后直接把针扎入腱鞘内。

进行腕关节背侧的伸肌腱鞘造影时，可先触摸到肌腱，然后将穿刺针经背侧腕韧带直接扎入腱鞘内[30]。

腕关节掌侧面滑囊的直接穿刺也有报道。腕关节尺侧囊可直接注入5mL对比剂，以显示它与指屈肌腱鞘间的正常交通[32, 33]。

### 2. 正常肌腱造影表现

**（1）指屈肌腱鞘。**指屈肌肌腱包括指浅屈肌腱和指深屈肌腱，都被包裹在指腱鞘内（图7–28）。指腱鞘的远端位于指深屈肌附着处，近端位于深横韧带的近侧约1cm处[34]。这种模式的指腱鞘最常见于食指、中指和环指[35]。但并不是恒定不变的。此三指的腱鞘均可延伸至腕关节[36]。拇指的屈肌腱鞘则从远节指骨向近侧延伸，止于腕部近端掌侧褶皱近端的2～3cm处，不过偶尔可见隔膜将此腱鞘分为远侧部和近侧部[35]。小指的滑液鞘也起始于远节指骨，可止于深横韧带附近，或继续延伸至手掌并扩张包裹邻近的第2～4指的肌腱[34, 35, 37, 38]。

**（2）手掌的滑膜囊。**各个指腱鞘与手掌滑膜囊

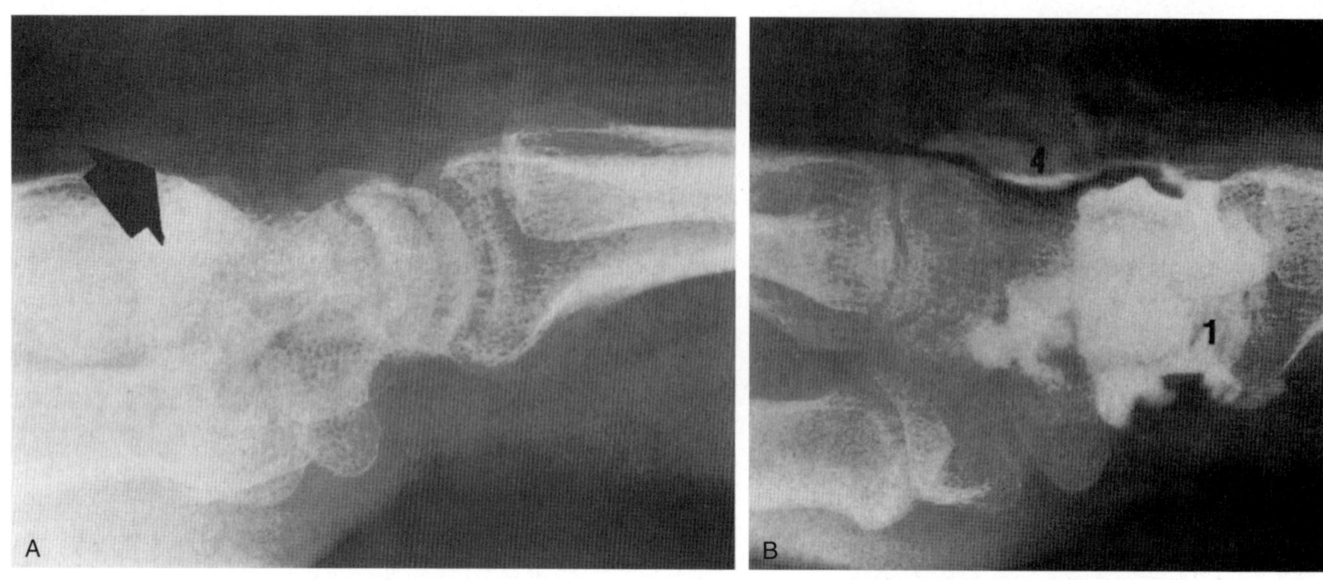


图7–22 腕关节造影：增大的腱鞘。28岁男性患者，腕关节背侧有一疼痛性肿块。X线片和关节造影检查后，手术发现伸肌腱鞘内有3～5cm大小的增生肥大的灰色滑膜。显微镜下表现为慢性滑膜炎症伴淋巴细胞和浆细胞浸润以及非干酪化肉芽肿。

A 初始X线片显示在腕关节背侧有相当大的软组织肿胀（箭头）。

B 桡腕关节造影像显示桡腕间室（1）与不规则的伸肌腱鞘（4）相互交通。

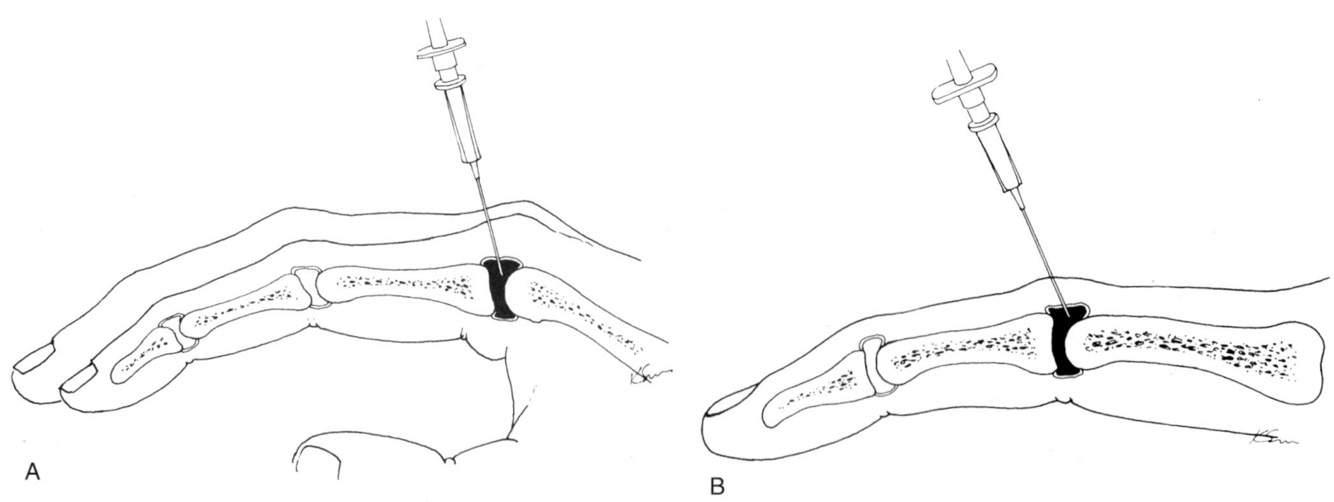


图7–23 掌指关节和指间关节造影：技术。不管是掌指关节（A）还是指间关节（B）的关节造影，最好都在透视引导下从背侧入路完成。

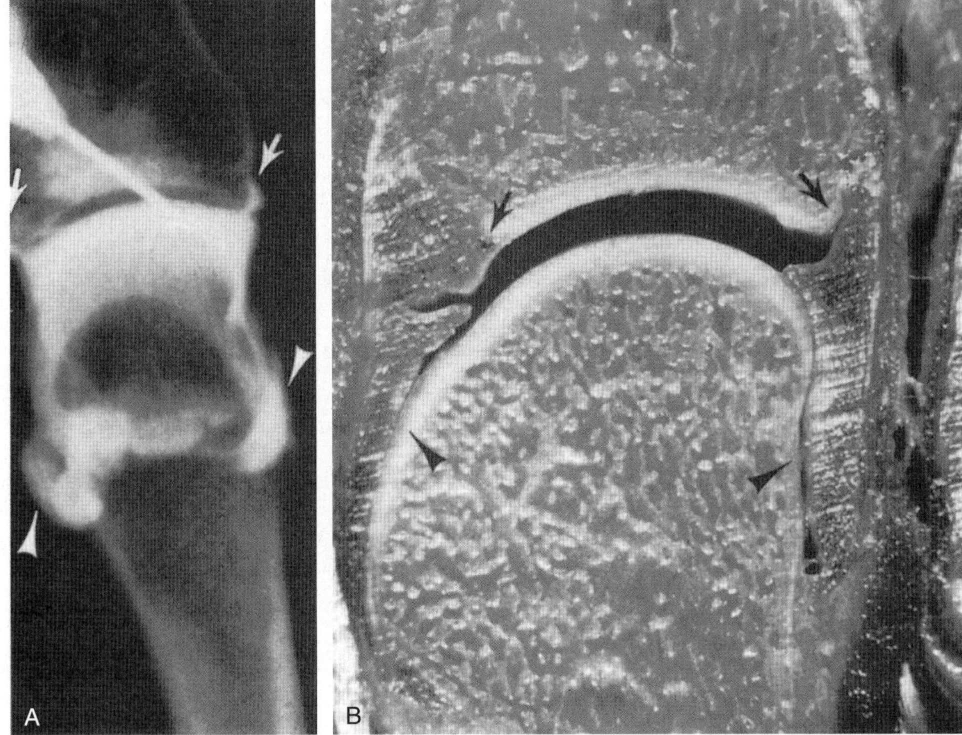


**图 7–24**　掌指关节和指间关节造影：第 2 掌指关节的正常造影表现。第 2 掌指关节造影像（A）显示，光滑的带状对比剂位于掌骨头和近节指骨之间，以及明显大于远侧隐窝（箭头）的关节近侧隐窝（三角箭头）。同一关节的冠状位断层（B）显示关节腔向近端延伸（三角箭头）比向远侧的延伸（箭头）范围更大。

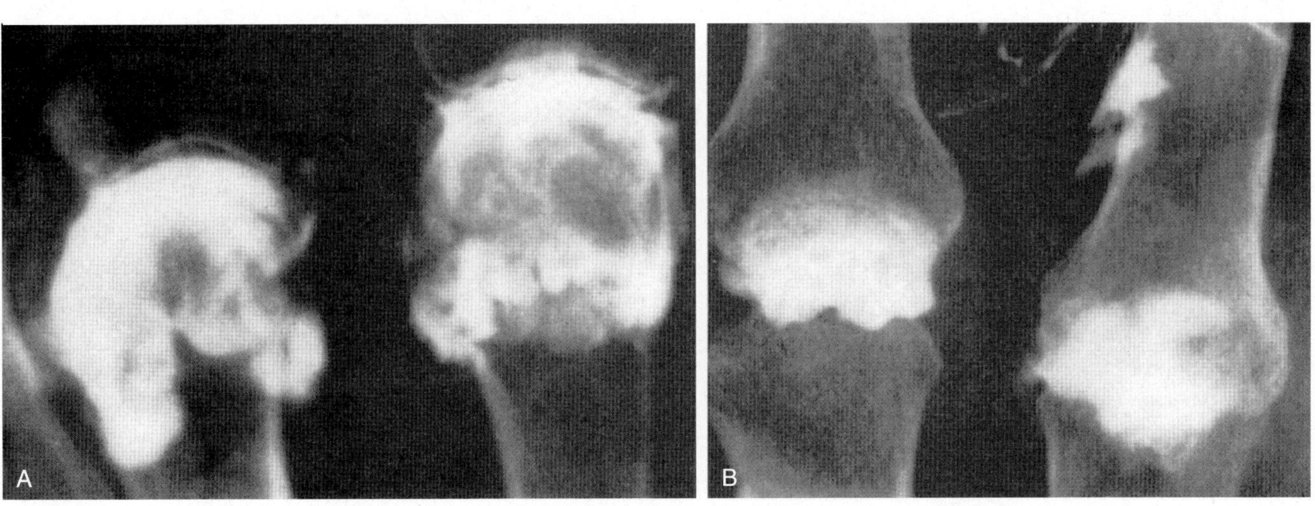


**图 7–25**　掌指关节造影：类风湿性关节炎。在两位类风湿性关节炎患者的掌指关节造影图像上，可见因滑膜炎症而导致的关节腔不规则和充盈缺损（A），以及因滑膜纤维化而导致的关节腔缩小（B）。（Courtesy of M. Laval-Jeantet, M.D., Paris, France.）

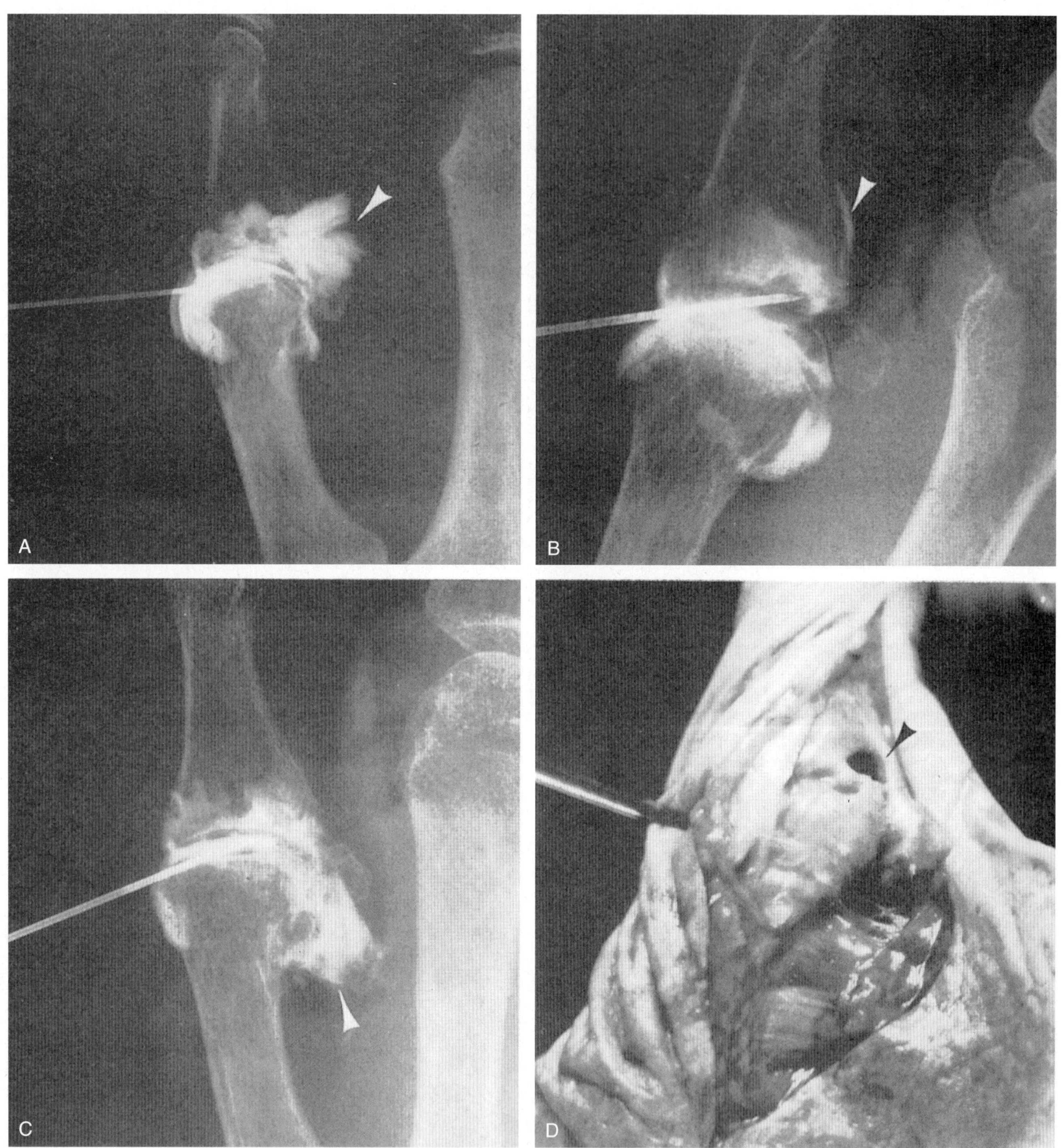


图7-26 掌指关节造影：猎场看守人拇指。第一掌指关节尺侧部损伤后，关节造影可显示对比剂的外溢。

A-C 三个不同的尸体标本，可见沿掌骨头与近节指骨尺侧的不同类型对比剂外溢。

D 图C尸体标本的解剖照片显示在撕脱的韧带与其近节指骨附着处之间存在有间隙（三角箭头）。

（From Resnick D, Danzig L:AJR 126:1046, 1976. Copyright 1976. American Roentgen Ray Society.）

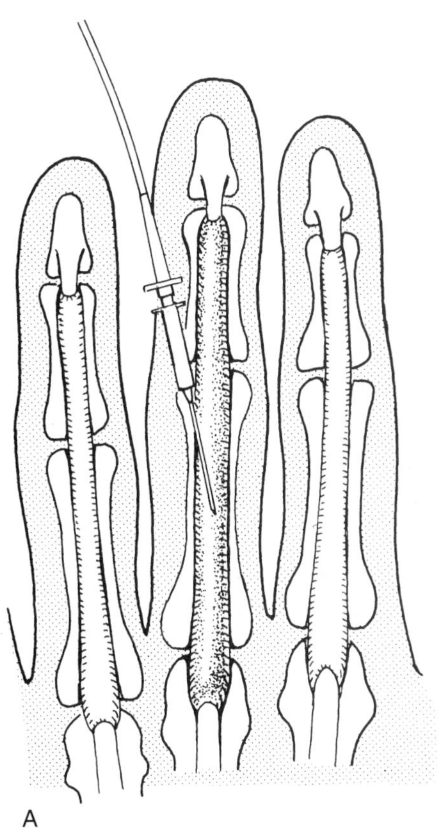

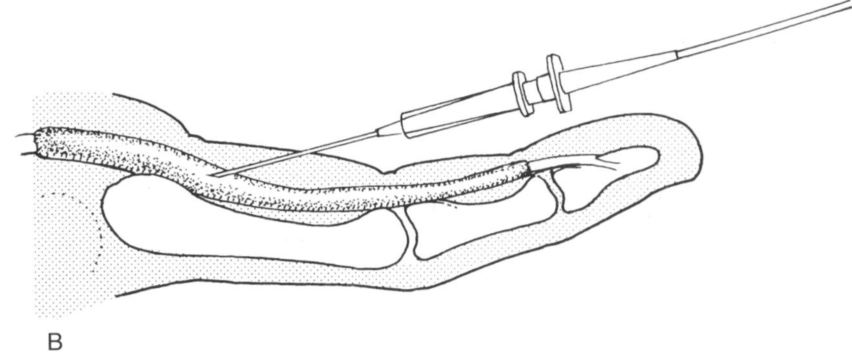

**图7-27**　手和腕部的肌腱造影：远端屈肌腱鞘的注射技术。采用掌侧入路，从近节指骨近中部水平用22号穿刺针刺入腱鞘内。

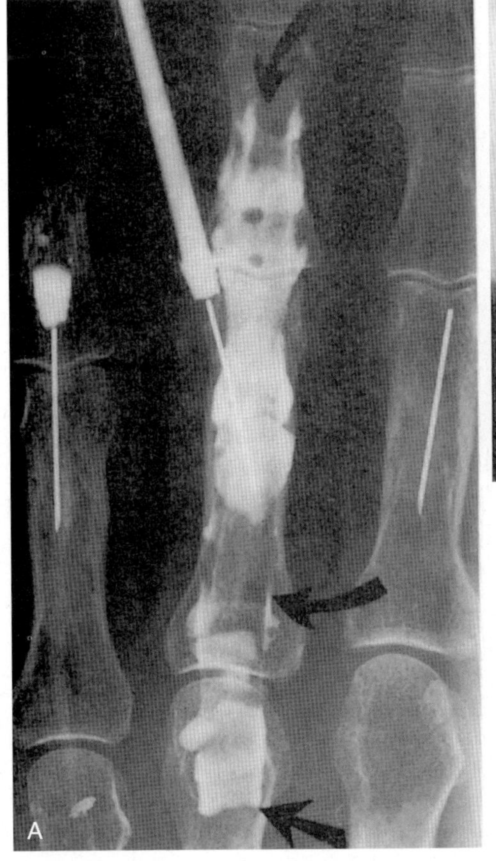

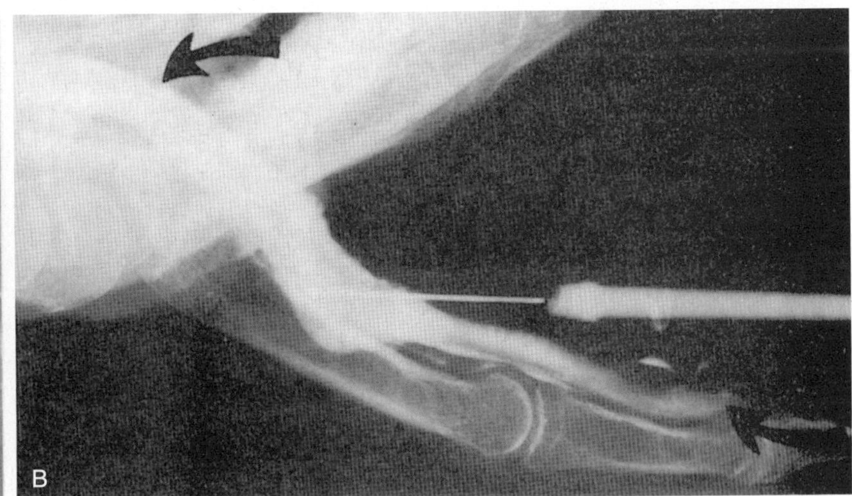

**图7-28**　手和腕部的肌腱造影：指屈肌腱鞘造影的正常表现。滑液鞘内的对比剂（箭头）远端位于远节指间关节附近，近端延伸至掌指关节的近侧，未见其与掌部的滑液囊相交通。（From Resnick D:AJR 124:44, 1975. Copyright 1975. American Roentgen Ray Society.）

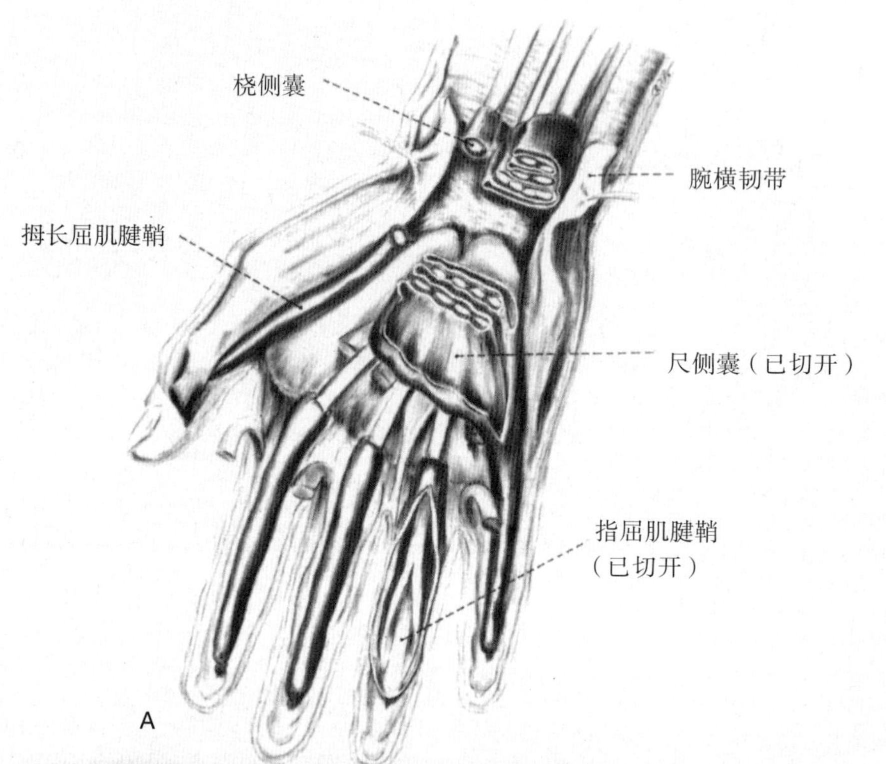


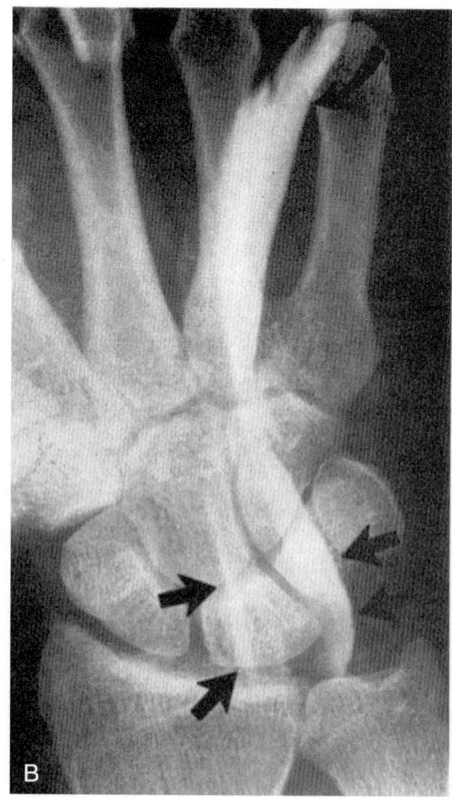


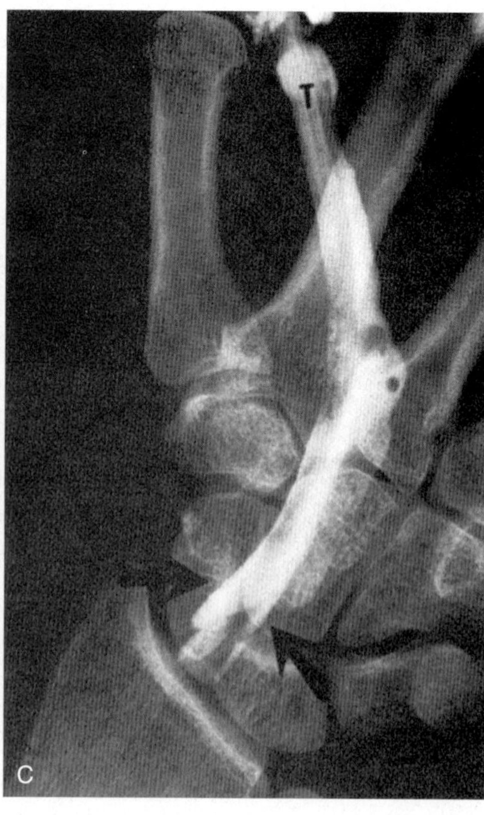


图7–29 手和腕部的肌腱造影：手掌滑膜囊的正常表现。

A 第2～4指屈肌腱鞘都止于掌指关节的近端。第5指屈肌腱鞘与尺侧囊相交通。拇长屈肌腱鞘与桡侧囊相连续。可见尺侧囊的三层滑膜反褶，但在此图上桡侧囊和尺侧囊互不相通。

B 第5指屈肌腱鞘内注射对比剂（弯箭头）可见其与尺侧囊（直箭头）相交通。

C 拇长屈肌腱（T）滑膜鞘与桡侧囊（箭头）相连续。

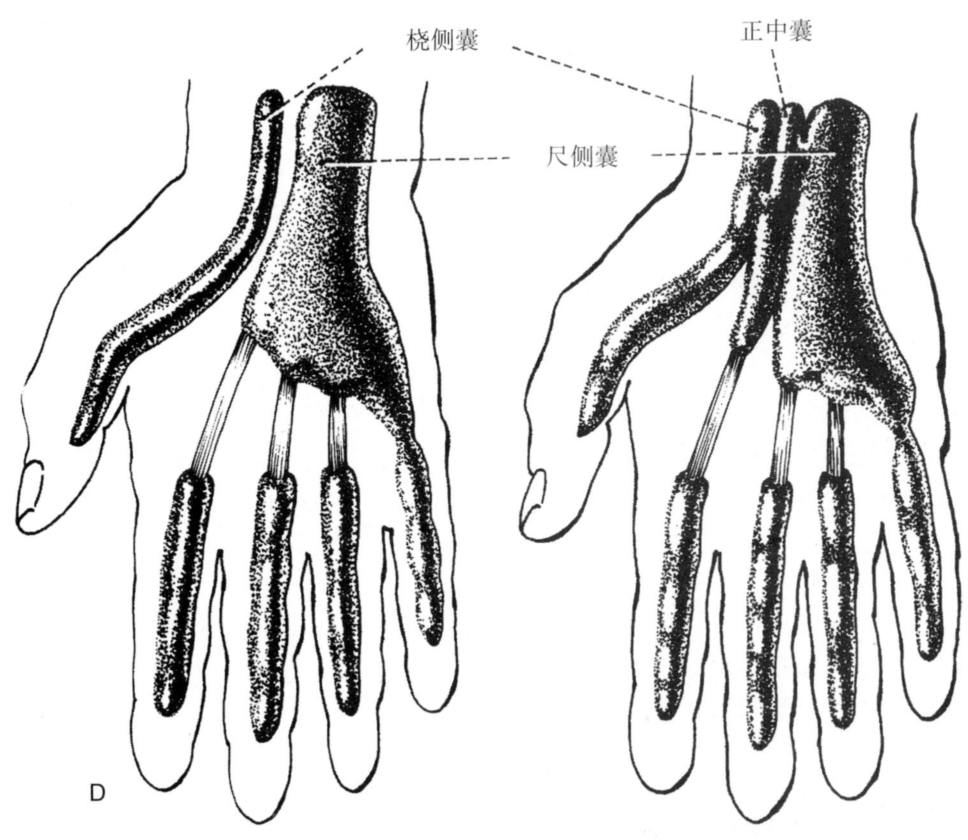


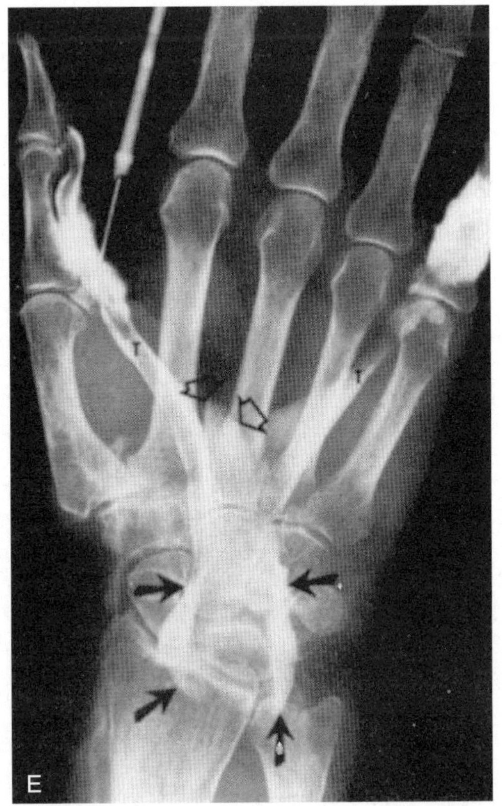


图 7–29（续）

D 尺侧囊与桡侧囊可为互相分隔的关节腔，或经中间囊相互交通。

E 第 1 和第 5 指屈肌腱鞘（T）延伸到腕部。相互交通的桡侧囊和尺侧囊构成一个大的掌侧囊（实箭头）。其间可见中间囊（空心箭头）。

（From Resnick D:AJR 124:44, 1974. Copyright 1975, American Roentgen Ray Society.）

之间的交通（图 7–29）并不是固定不变的[36]：此种交通最多见于拇指，但第 5 指腱鞘与手掌滑膜囊的交通也并不少见[35]。其余三指则较少发生这种交通。

位于手掌内侧的尺侧囊由三个相互交通的反褶组成[34, 35]：浅表反褶位于浅屈肌的前方，中间反褶位于浅屈肌腱和深屈肌腱之间，深部反褶位于深屈肌的后方。此囊起始于指腱鞘的近侧，向近端延伸，覆盖于第 3 ~ 5 掌骨之上。对 367 例空气造影患者显示的手部腱鞘类型进行统计分析后发现，尺侧囊与小指腱鞘相交通者为 81%，与食指腱鞘相交通者为 5.1%，与中指腱鞘交通者为 4.0%，与环指腱鞘交通者为 3.5%[36]。

桡侧囊是拇长屈肌腱鞘扩张的近端延续部分。它位于手掌的桡侧，覆盖第 2 掌骨。此囊沿腕关节的掌部桡侧继续向近端延伸，止于腕横韧带上方约 2cm 处[34]。

50% 的病例可出现桡侧囊与尺侧囊之间的相互交通。这种交通是经中间囊连接的。这些附属的滑囊可位于后方，处于腕管和食指指深屈肌之间；也可位于前方，处于食指浅肌腱和深肌腱之间，但相对少见。有时可见单独的腕鞘包绕食指指屈肌腱，它不与桡侧或尺侧囊相交通[34]。此外，当桡侧腕屈肌腱在大多角骨嵴下方穿过时，可有一个小的滑囊包绕此肌腱[34]。

**（3）腕管**。肌腱、血管和神经从前臂走向手的过程中，必须经过腕关节掌侧面的腕管。腕管是位于腕骨下表面与掌侧腕横韧带之间的一个深陷凹区（图 7–30）。腕横韧带起自腕部桡侧（附着于大多角骨、舟骨且偶尔附着于桡骨茎突），横跨腕部止于尺侧（附着于豌豆骨和钩骨钩）。在腕横韧带的桡侧面，其与大多角骨的连接处有一个小开口，从而形成一个管道以容纳桡侧腕屈肌腱。腕管内通过指屈肌腱及其腱鞘和正中神经，其横断面为三角形。正中神经受压可导致腕管综合征，可伴发于局部或全身性疾病[39, 40]（参见第 71 章）。

**（4）伸肌腱鞘**。在腕关节的背侧，腕背侧韧带的下方存在有几个滑膜鞘，它们在该韧带的近端与远端延伸一段较短的距离。腕背侧韧带通过分隔附着于桡骨和尺骨的后侧和外侧，形成 6 个独立的通道，以利于韧带结构的通过（图 7–31）。最内侧的间室（第6间室）内有尺侧腕伸肌腱及其腱鞘（4 ~ 5cm 长），位于尺骨远端的背内侧面。在第 5 间室内，一个长的腱鞘（6 ~ 7cm 长）包裹着小指伸肌腱，它紧邻下尺桡关节并可与之相交通。第 4 间室位于桡骨的后内侧面，其内有一大的腱鞘（5 ~ 6cm 长），包绕着指总伸肌腱和示指伸肌腱。第 3 间室内包含有拇长伸肌腱及其腱鞘（6 ~ 7cm 长）。此腱鞘可向远侧延伸至大多角骨或第一掌骨。此位置的外侧是第 2 间室，其内的腱鞘（5 ~ 6cm 长）包绕桡侧腕长伸肌腱和桡侧腕短伸肌腱，并可与拇长伸肌腱鞘相互交通。最后一个间室沿桡骨的外侧面（第 1 间室），其内有一总滑膜鞘（5 ~ 6cm 长），包绕拇长外展肌腱和拇短伸肌腱。

**3. 异常肌腱造影表现**

类风湿性关节炎及相关疾病可伴有带滑膜内衬腱鞘的炎症。与腱鞘内液体生成有关的渗出可导致腱鞘扩张，滑膜内衬的绒毛状增生可导致腱鞘壁的增厚和不规则，此时对比剂充盈呈结节波浪状，有时可干扰正常的交通通道[27–29]。可发生腱鞘移位和淋巴管充盈[22, 28]。有时可显示腱鞘呈小囊状和假憩室样[22, 29]。由于临床检查通常容易诊断类风湿性关节炎。因此肌腱造影对此并无太大的诊断帮助，但造影可显示出滑膜病变的侵犯范围，这对于正在考虑手术治疗的外科医生和正在评价治疗方案的内科医生而言，都能提供一定的帮助。MR成像可提供类似的信息。

手部的腱鞘和滑囊是感染扩散的重要通道[31, 37]。对它们选择性置管造影有助于评估软组织感染的范围并有助于了解感染性病变。此外，对某些特定的

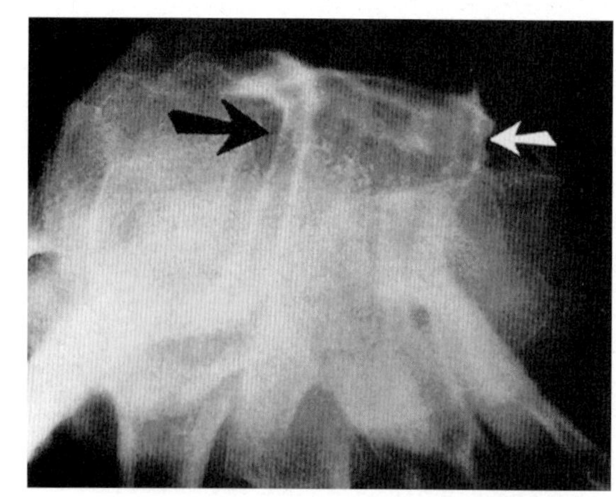

**图 7–30** 手和腕部的肌腱造影：腕管的正常表现。互通的桡侧囊和尺侧囊内的对比剂显示出腕管内的许多屈肌腱（箭头）。（From Resnick D:AJR 124:44, 1975.Copyright 1975, American Roentgen Ray Society.）

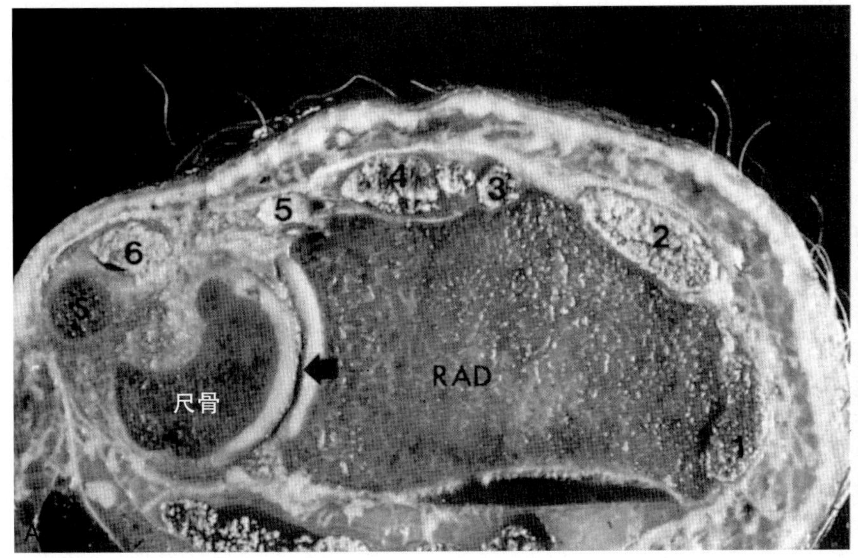


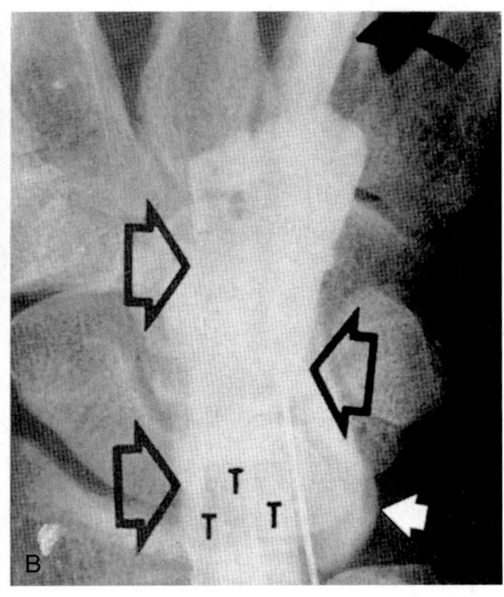


图 7-31　手和腕部的肌腱造影：伸肌腱鞘的正常表现。

A　经过桡骨远端（RAD）、尺骨、尺骨茎突（S）和下尺桡关节（箭头）的横断面照片显示伸肌腱及其腱鞘的 6 个间室。

B　对比剂被注射到包绕指伸肌腱和示指伸肌腱（T）的腱鞘内（空心箭头）。先前注入小指短屈肌腱鞘（弯箭头）的对比剂进入了尺侧囊（直箭头）。

（From Resnick D:AJR 124:44, 1975, Copyright 1975, American Roentgen Ray Society.）

腕管综合征患者，肌腱造影可显示肿块或水肿所导致的滑膜鞘移位。最后，向异常腱鞘内注入含有少量利多卡因的对比剂，既可缓解临床症状，又可确定临床异常的根源[416]（图 7-32）。

# 第三节　肘关节

## 一、肘关节造影

肘关节造影（表7-4）在临床上并不常见[336, 801]。虽然它是一项安全且相对简单的检查，可用于评价关节内病变的性质及范围，并确定关节旁软组织肿块的病因[41-46]，但 MR 成像在这些方面可以做得更好。肘关节 CT 造影有助于定位关节内小体（见后面的讨论），而 MR 关节造影则主要用于评价侧副韧带的损伤[802-805]（参见第 65 章）。

**表 7-4　肘关节造影的适应证**

| 适应证 |
|---|
| 确定有无滑膜炎症及其范围 |
| 评价关节内软骨和骨性小体 |
| 评价软组织肿块 |
| 评价儿童创伤 |

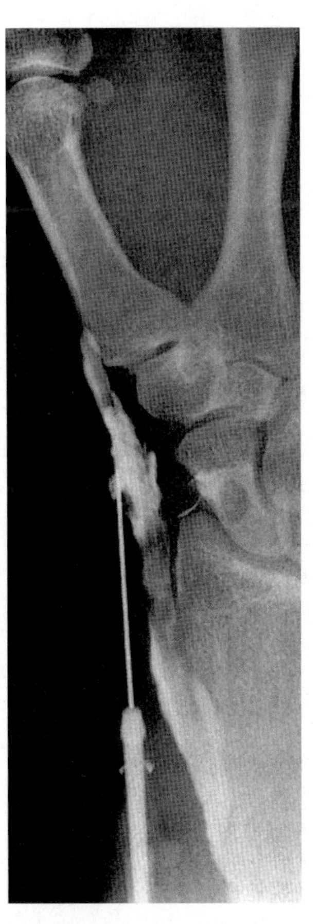

图7-32　手和腕部的肌腱造影：腱鞘炎。在一名 de Quervain 综合征患者中，将混有利多卡因的对比剂注入到最外侧伸肌间室内后，患者的疼痛立即缓解。

**1. 技术**

患者坐于检查台旁，肘关节屈曲约90°，呈半旋前位置于透视机下。在桡骨头与肱骨小头之间的关节腔上方放置一个不透X线的金属标记物，作为穿刺点的定位标记（图7-33）。根据检查目的的不同，可单独注射6～10mL对比剂，或注射0.5～1mL对比剂加6～10mL空气，或单独注射8～12mL空气。单独注射对比剂最利于显示滑膜疾病的有无和范围、关节囊的完整性以及滑膜囊肿，而使用对比剂和空气的双对比检查或单独使用空气的单对比检查，则更有利于显示软骨和骨性缺损以及关节内的游离小体[41,310]。注射对比剂后，拍摄透视点片以及前后位、斜位和侧位X线片，必要时可补充以传统断层检查或CT扫描[311,417,685,806]。

**2. 正常肘关节造影表现**

正位X线片可见薄层对比剂或空气位于肱骨、桡骨和尺骨之间（图7-34）。桡骨近端周围可见明显的桡周隐窝，其在环状韧带环绕桡骨处呈局限性凹陷。沿肱骨前表面可见对比剂向近端延伸，可类似于兔子的2只耳朵，即"Bugs Bunny"征[22]。侧位X线片也可清楚地显示桡周隐窝（即环状隐窝）（见图7-34）。此外还可显示冠突（前）隐窝和鹰嘴（后）隐窝。所有隐窝的边界及关节腔的残余部分均呈现光滑形状，但有两处例外：（1）屈曲位时冠突隐窝的前边界可有小的皱褶，（2）侧副韧带邻近的内侧边界可不规则[41]。肱骨、桡骨头和尺骨均可见光滑的关节软骨，其厚度一致，但尺骨滑车切迹处有一部分没有关节软骨。

**3. 异常肘关节造影表现**

**（1）类风湿性关节炎和其他滑膜疾病**。在类风湿性关节炎[47]（图7-35）以及青少年慢性多发性关节炎[22]、强直性脊柱炎、神经病性骨关节病和脓毒性关节炎之类的疾病中，对比剂的轮廓可有明显的不规则，它是由伴有增生及绒毛样转化的滑膜炎症所致。淋巴管充盈比较常见，表现为囊状扩张、小囊形成和囊样肿胀[22,30]。有时可发现关节囊破裂和滑膜囊肿形成[48-50,421,422,807]。滑膜囊肿可发生在关节的前方、内侧、外侧甚至鹰嘴的后方，更常见于肘关节屈曲挛缩的患者中，有时可以很大。当关节本身被类风湿性病变广泛累及时，滑膜囊肿最易发生，但它们偶尔可为类风湿性病变的相对早期表现。上尺桡关节和肘关节的动力学异常可能是形成这些囊肿的致病因素，此时常同时伴有同侧腕关节的尺骨头综合征[48,51]。肘前窝内的滑膜囊肿可导致前臂肿胀，并压迫骨间神经[16]。

充满对比剂的肘关节腔内的结节样充盈缺损可能代表过度增生的滑膜，如类风湿性关节炎中所见；也可能代表滑膜肿块，伴发于色素沉着绒毛结节性滑膜炎和特发性滑膜（骨）软骨瘤病中（图7-36）。

**（2）创伤**。外伤后肘关节的关节造影，尤其是注入单纯空气造影或空气和对比剂双对比造影，可显示与分离性骨软骨炎相关的软骨性和骨性缺损。对于这些病例，虽然有人认为单纯常规断层摄影在诊断大多数关节内游离体方面的价值等同于关节造影或关节造影断层成像[417]，但后者还可显示渗透至邻近骨碎片下方的对比剂，同时也可显示关节腔其他区域内的游离性或包埋性小体[41]。有时也可采用CT关节造影来显示这些病变[808]（图7-37）。除上述病变外，肘关节外伤后的关节造影异常表现还包括局部滑膜不规则、关节囊破裂和软组织内的对比剂的外溢[45,418,419]。有时会出现明显的关节内血肿[46]。肘部枪击伤后的关节造影中，金属碎片有时可产生铅影像[52]。

肘关节造影在评价儿童肘关节创伤的价值似乎高于成人[420,721,801]。尚未发育成熟的肘关节解剖十分复杂，常规X线检查容易遗漏未骨化的软骨区域的损伤。肘关节充盈对比剂后，对比剂可沿着软骨的骨折线渗入，从而可诊断软骨的不全骨折，并可对生长板损伤进行更精确的分类。关节造影技术也可显示任何骨折碎块的旋转、软骨骨刺以及关节内的软骨性游离体[420,686]。与MR成像比较，肘关节造影对儿童肘关节创伤的优点尚未有定论。

## 二、鹰嘴滑囊造影

鹰嘴滑囊的对比剂注射非常容易，可显示该区域软组织肿块的性质[53]。

**1. 技术**

鹰嘴滑囊位于尺骨鹰嘴周围的浅表部，形似帽子。在透视监测下，让肘关节屈曲，穿刺针从鹰嘴尖的远端约2cm处扎入滑囊（图7-38）。之后可注射数毫升对比剂。

**2. 正常和异常鹰嘴滑囊造影表现**

正常鹰嘴滑囊造影时，充盈的对比剂呈半月形[22,53]。在类风湿性关节炎及相关疾病时，可见囊的扩张、小囊形成或沿着前臂背侧的突出，并可见

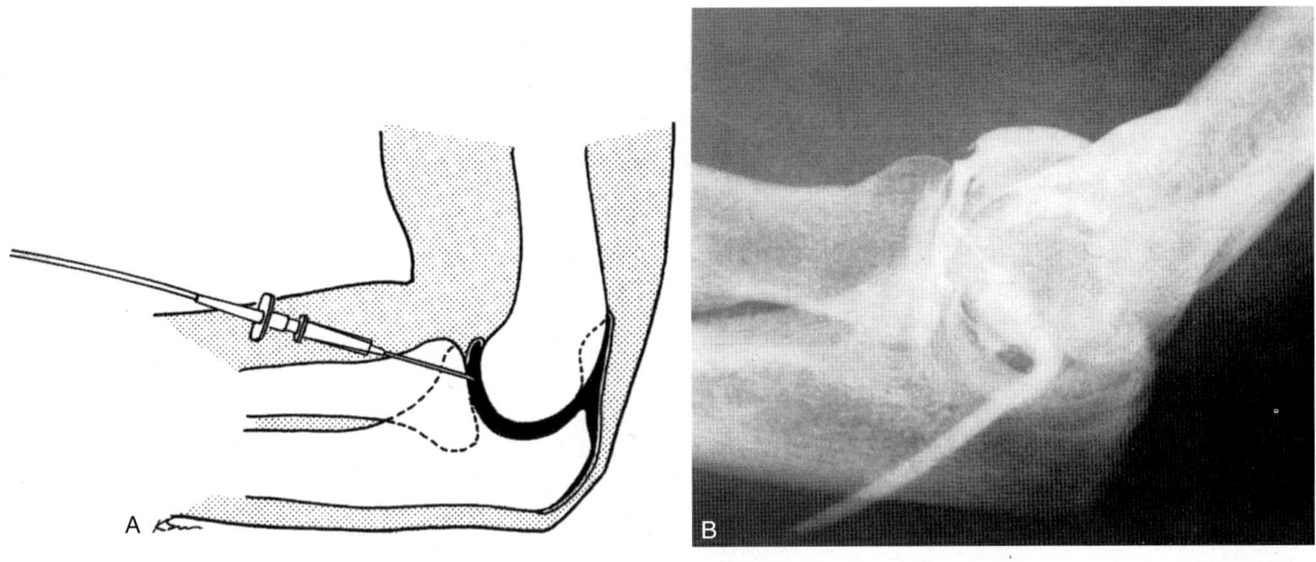

图 7–33　肘关节造影：技术。在透视监测下，将穿刺针从侧面（桡侧入路）对准桡骨头和肱骨小头之间扎入肘关节内。

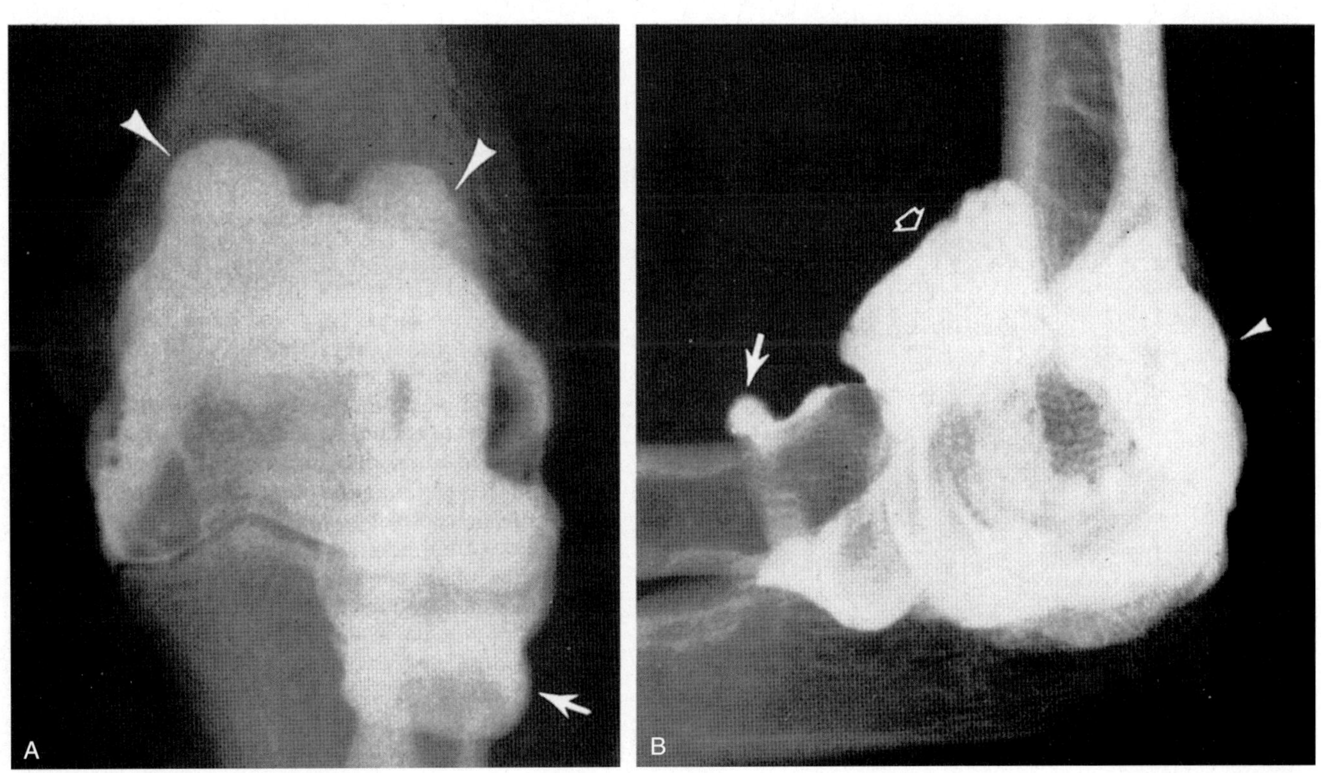

图 7–34　肘关节造影：正常造影表现。

A　前后位 X 线片。图中可见薄层对比剂位于肱骨和尺骨之间；肱骨前面可见对比剂向近端延伸，类似于兔子的两只耳朵（三角箭头）；同时可见桡周隐窝（即环状隐窝）（箭头）。

B　侧位 X 线片。图中显示桡周隐窝（即环状隐窝）（箭头）、冠突隐窝（即前隐窝）（空心箭头）以及鹰嘴隐窝（即后隐窝）（三角箭头）。

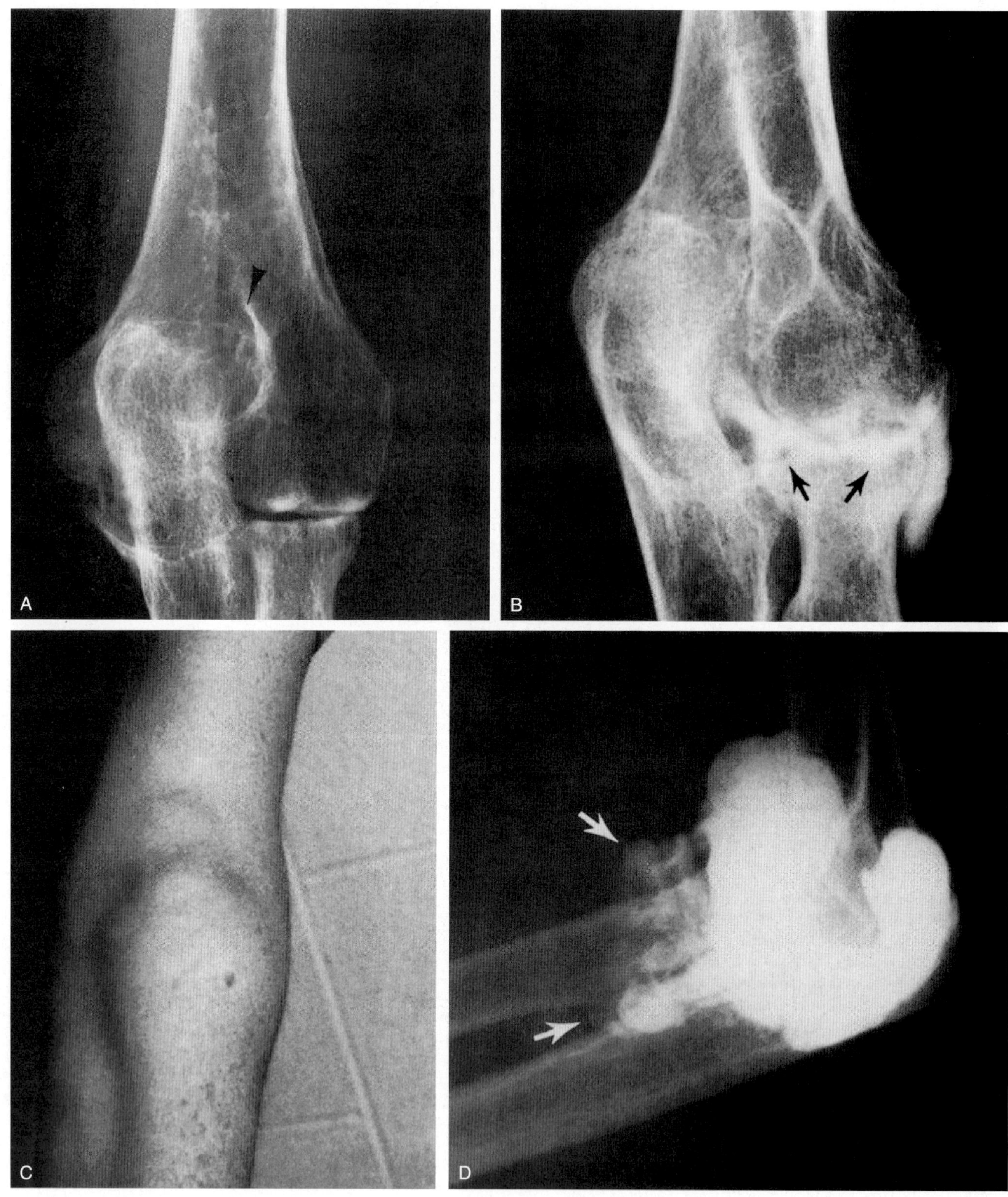


图 7-35 肘关节造影：类风湿性关节炎。

A,B 长期类风湿性关节炎患者的平片（A）和关节造影片（B）。初始X线片显示关节间隙变窄、侵蚀、硬化以及肱骨远端一个大的囊性病灶（三角箭头）。关节造影片显示因滑膜纤维化导致的关节腔容积变小。只能注入少量的对比剂，其分布于肱骨远端和桡骨头之间（箭头）。

C,D 50岁男性类风湿性关节炎患者，因滑膜囊肿而在关节周围形成一肿块。临床照片（C）显示肘关节前表面的肿块。关节造影片（D）显示关节腔远端的囊性扩张伴不规则的滑膜（箭头）。

（C,D, From Ehrlich GE:J Bone Joint Surg Am 54:165, 1972.）

囊内结节。在这些异常病变时，鹰嘴滑囊可与肘关节相互交通（图7–39）。

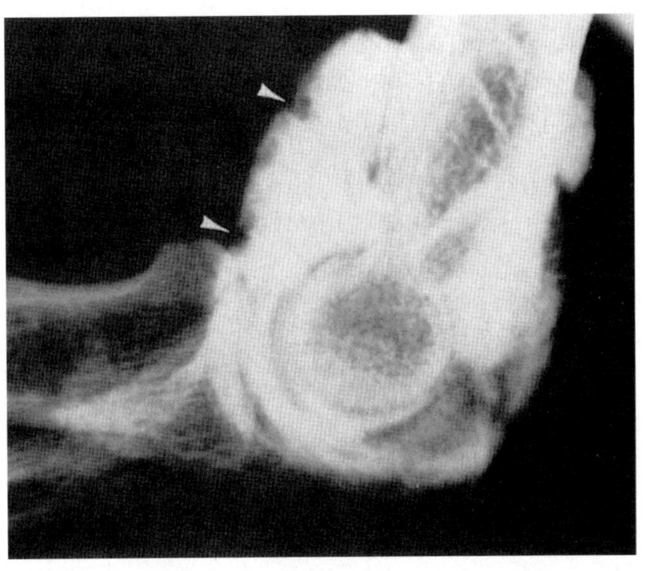

图7–36 肘关节造影：特发性滑膜（骨）软骨瘤病。关节造影侧位片显示有多个不规则结节样充盈缺损（三角箭头），代表滑膜化生导致的软骨性病灶。

# 第四节 肩关节

## 一、盂肱关节造影

已经有大量文献报道了利用盂肱关节造影（表7–5）诊断肩袖撕裂、粘连性关节囊炎、陈旧性脱位、关节疾病和肱二头肌腱异常[54–64, 722]。盂肱关节造影是一项简单而可靠的技术[358, 423]，但其主要问题在于，与MR成像[728, 731]（见第65章）、超声[729]（见第6章）以及关节镜[730]相比，此技术是否更具有优势。对于肩袖的评价，大多数影像中心已经用MR成像取代了传统的关节造影。在某些影像中心则首选超声检查。对于盂肱关节的不稳定，则更常选用MR成像、MR关节造影和CT关节造影，而不是传统的关节造影。

### 1. 技术

盂肱关节造影有2种基本的技术（图7–40）：单对比造影和双对比造影。在某些情况下可能需要采用一些改进的方法，包括数字关节造影[727]、传统断层关节造影和CT关节造影（参见后面的讨论）。虽然穿刺通常在透视监测下进行，以便将穿刺针成功置入关节内，但也有不需要透视监测直接经皮穿刺

**表7–5 盂肱关节造影的适应证**

| |
|---|
| 评价肩袖撕裂 |
| 评价粘连性关节囊炎 |
| 评价肱二头肌腱异常 |
| 评价陈旧性脱位 |
| 确定滑膜炎症的有无及其范围 |

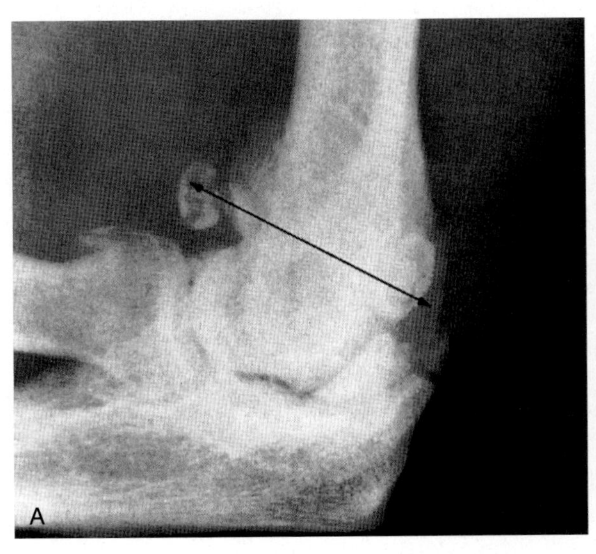



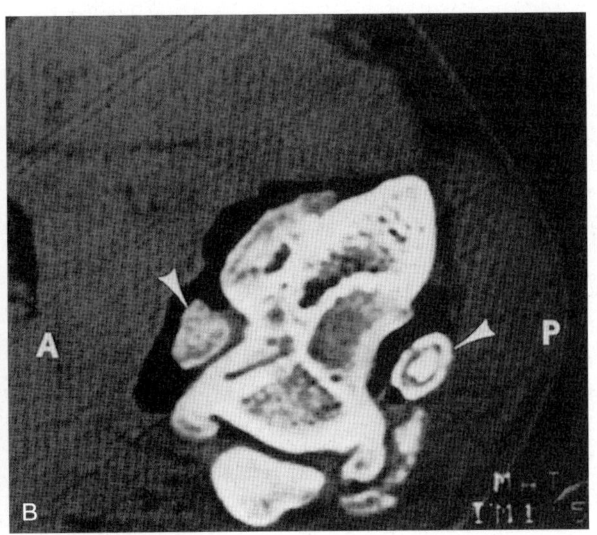



图7–37 CT肘关节内造影：关节内骨性游离体。

A 初始X线片显示有多个骨性游离体，位于肱骨远端的前后方。

B 注入10mL空气后，横断层CT扫描（层面如A图所示）证实数个游离体（三角箭头）位于关节内。A，前方；P，后方。

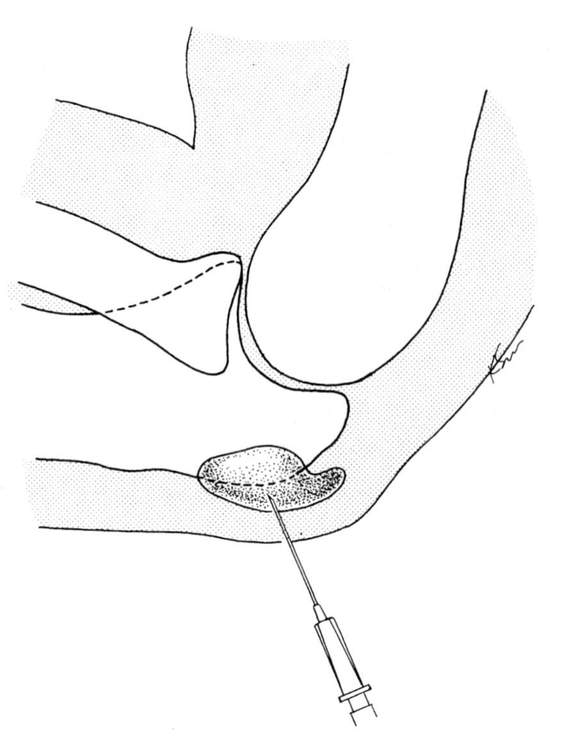

图7–38 鹰嘴滑囊造影：技术。穿刺针从鹰嘴尖的远端约2cm处扎入滑囊。

关节腔的方法，而且可利用超声来引导关节内置针。

**（1）单对比造影**。肩关节常规摄片后，让患者仰卧于透视屏下，手外旋并用沙袋压住。虽然有些放射科医师提倡使用斜位或俯卧位，但仰卧位多为首选体位[65]。在关节盂腔中下1/3交界处将一个铅标志物放置在肱骨头的软骨下边界（内侧边缘）上方，不过有时也可用网格铅板而不用铅标志物[66]。在透视引导下，用18号或20号长7.5cm的骨髓穿刺针垂直扎向盂肱关节腔。穿刺针可能会接触到肱骨头的最内侧边缘，此时将针稍微提起，然后向更内侧方向前行；穿刺针也可能会直接进入关节腔。准确放置穿刺针后，注射10～15mL对比剂，此时对比剂应该不会聚集在针尖周围。退出穿刺针，让肩关节轻微运动后再拍摄前后位内旋和外旋X线片，并拍摄腋轴位、侧位以及二头肌腱沟切线位片。之后，中度运动肩关节，并重复上述的摄片。腕部用重物固定并让X线束向足侧成角可提高肩袖的显示[809]。

对于盂肱关节前方不稳的患者，采用斜后方入路穿刺关节腔有一定好处，因为此时穿刺针不会侵

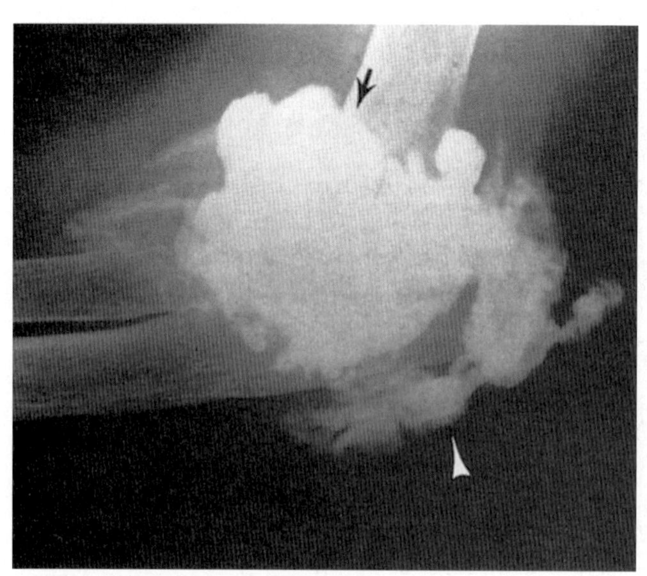

图7–39 鹰嘴滑囊造影：类风湿性关节炎。该患者的鹰嘴滑囊肿胀。滑囊内注射对比剂后（三角箭头），对比剂流进肘关节（箭头）。可见肘关节腔和鹰嘴滑囊均增大，其滑膜呈结节波浪状。

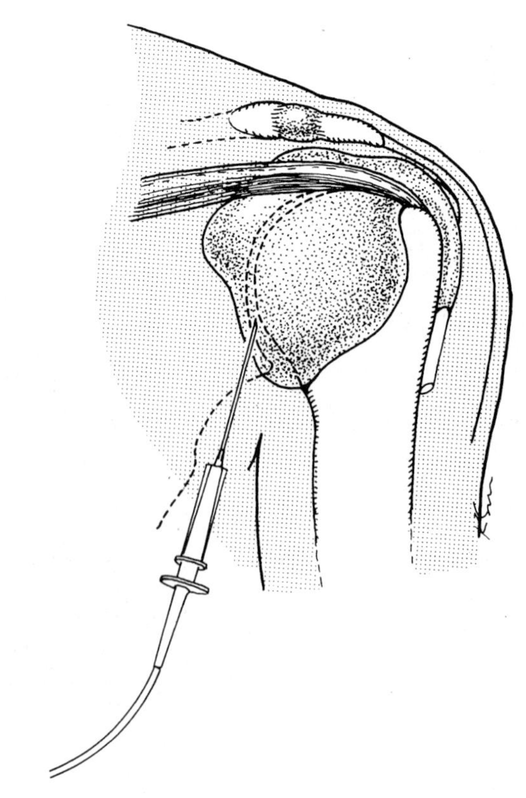

图7–40 盂肱关节造影：技术（示意图）。采用前方入路，将穿刺针经关节腔中下1/3交界处扎入关节内。

犯需仔细分析的前方结构。当进行MR关节造影时，此项改进技术尤为有用。

**（2）双对比造影。**最近比较提倡进行双对比肩关节造影，它使用1～4mL碘对比剂和10～15mL空气[67, 68, 374]。采用前文提及的穿刺方法扎入穿刺针。注射对比剂后退出穿刺针，让患者直立位并手提2.3kg的沙袋。使用或不使用点片设备均可，进行内旋位和外旋位摄片。接着让患者重新仰卧，拍摄内旋位、外旋位、腋轴位、侧位和二头肌腱沟位片。可让患者轻微活动肩关节，然后再次重复上述这些体位的摄片。双对比造影的提倡者认为，双对比造影可评估肩袖撕裂的宽度以及肩袖肌腱的完整性，从而使外科医生能更精确地计划手术方式。此外，此种技术还能更好地显示关节的内部结构，包括盂唇[337]。

单对比和双对比肩关节造影笔者都曾经做过。笔者认为，虽然双对比造影的结果更难解释，并且需要丰富的经验，但它仍为更优秀的检查方法。此外笔者认为，肩关节造影时应该同时注射2mL左右的利多卡因，因为双对比造影会引起轻微的即刻或迟发性不适[383, 384]。

**2. 正常的盂肱关节造影表现**

对比剂位于肱骨头与关节盂之间（图7–41和7–42）。肩外旋位时，对比剂的外侧边缘会截然中止于肱骨的解剖颈处。此时，肱骨头的下表面可出现腋隐窝。肩内旋位时，可出现显著的肩胛下隐窝，它与关节盂和外侧肩胛区相重叠。腋隐窝和肩胛下隐窝都不是连续的囊，两者之间有一个明确的凹陷。肱二头肌长头肌腱表现为关节腔内的低密度充盈缺损，并在充盈对比剂的腱鞘内走向二头肌腱沟和肱骨的干骺端，其在腱鞘内的可见长度不一。

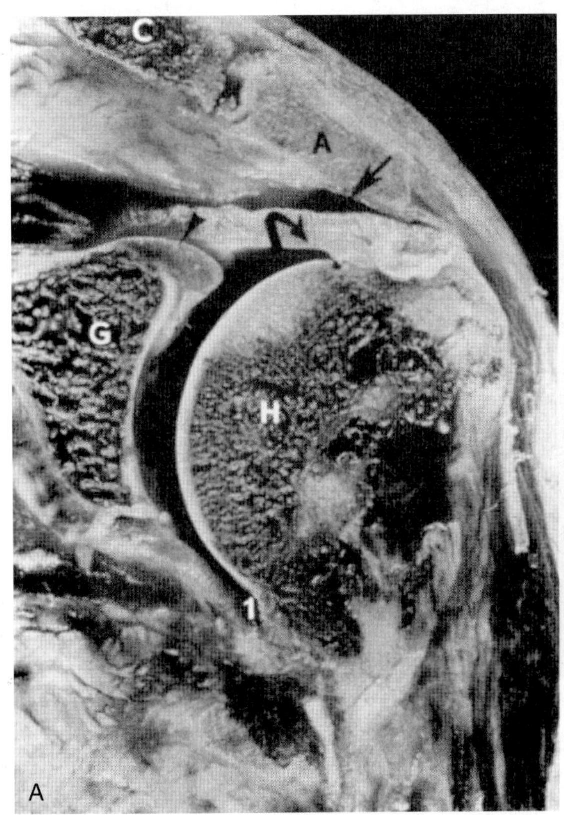


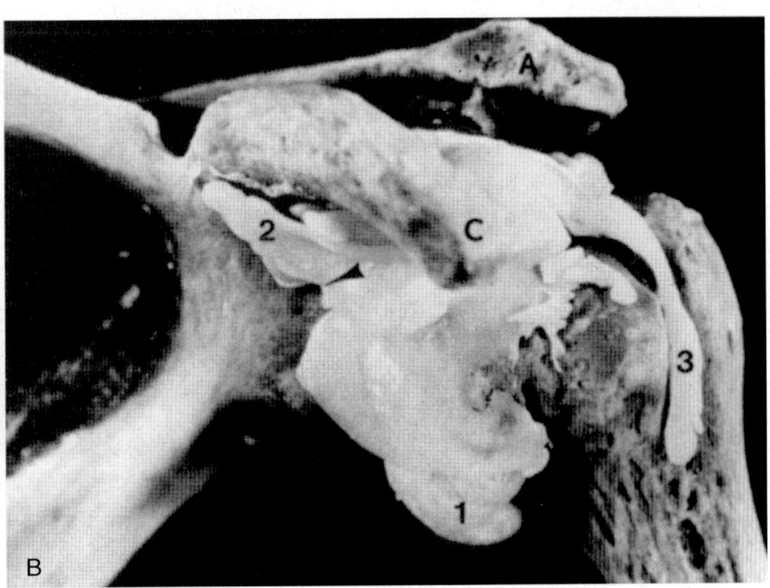


**图7–41**　盂肱关节造影：解剖和正常的单对比造影表现。

A　盂肱关节的冠状断层。图中显示关节盂（G）、肱骨头（H）、锁骨末端（C）、肩峰（A）、肩峰下（三角肌下）滑囊（直箭头）、肩袖（弯箭头）和盂唇（三角箭头）。关节腔向下延伸为腋隐窝（1）。（From Armbuster T, et al:AJR 129:667, 1977. Copyright 1977, American Roentgen Ray Society.）

B　用异丁烯酸甲酯行盂肱关节造影后的浸渍标本前面观。形成一个扩张的关节腔模型。图中可见腋隐窝（1）、肩胛下腋窝（2）、腋隐窝和肩胛下隐窝之间的凹陷（三角箭头）、肱二头肌腱鞘（肱二头肌长头）（3）、肩峰（A）和喙突（C）。

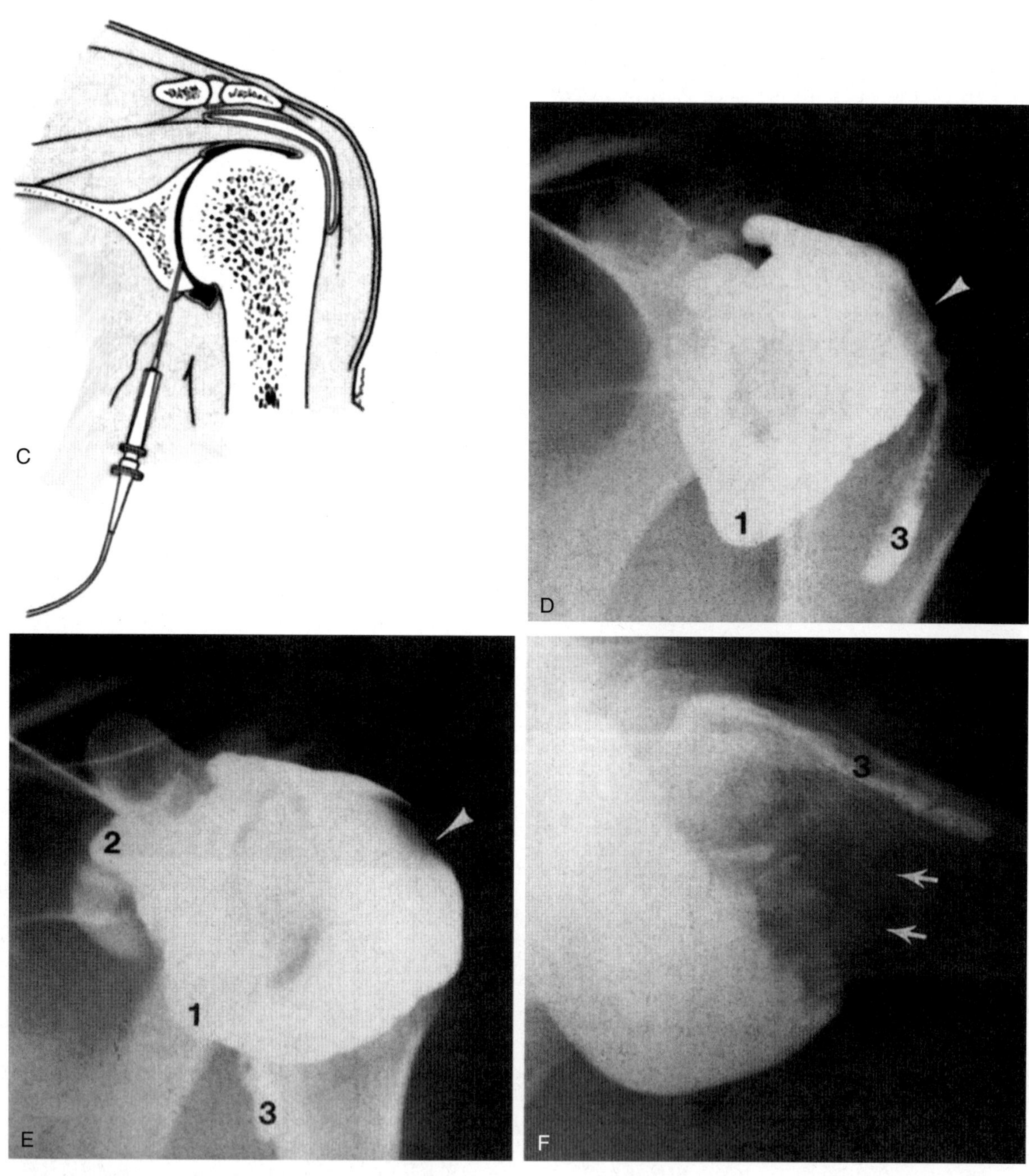


图7-41（续）

C 正常肩关节造影示意图。可见对比剂向上流到大结节，并见于肩袖下方。

D 正常肩关节造影像：外旋位。可见的结构包括腋隐窝（1）和肱二头肌腱鞘（3）。肩胛下隐窝显示不清，而且对比剂外侧缘截然终止于肱骨的解剖颈（三角箭头）。

E 正常肩关节造影像：内旋位。可见的结构包括明显的肩胛下隐窝（2）、腋隐窝（1）和肱二头肌腱鞘（3）。肱骨头的关节软骨清晰可见（三角箭头）。注射点附近有极少量的对比剂外渗。

F 正常肩关节造影：腋轴位。可见肱二头肌腱（3），而肱骨外科颈处无对比剂（箭头）。

在腋轴位，对比剂出现于肱骨头和关节盂之间、肩胛骨的前方（肩胛下隐窝）以及二头肌腱鞘内。此位置可观察关节盂和肱骨头的软骨表面，并可观察关节盂唇。在此投照位，对比剂不应重叠于肱骨外科颈上。在肩胛骨侧位像上，对比剂出现于

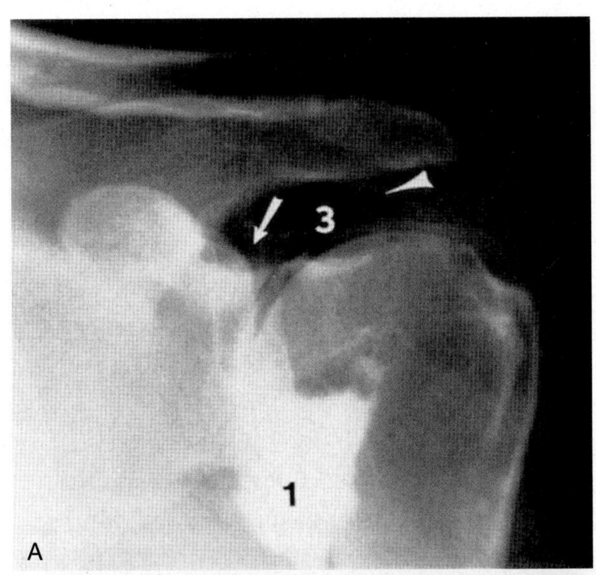


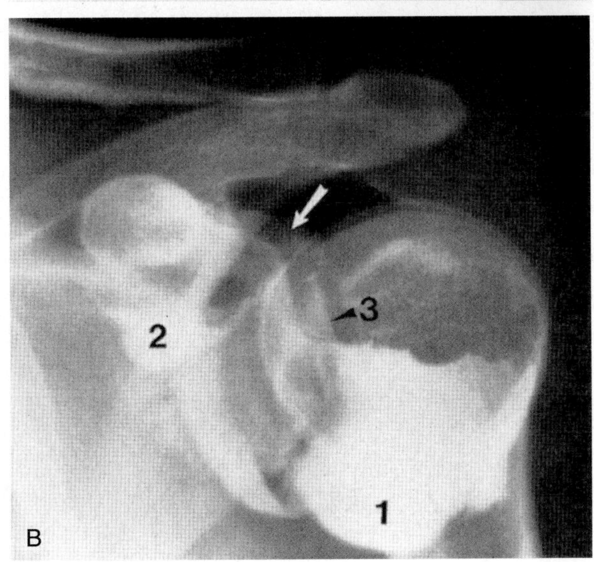


**图 7–42**　盂肱关节造影：正常的双对比关节造影（直立投照位）。

A　正常关节造影像：外旋位。图中显示的结构有腋隐窝（1）、二头肌腱（3）、关节盂的纤维软骨（箭头）以及肱骨头的关节软骨。不要将二头肌腱上方扩张的关节腔（三角箭头）误认为是肩峰下（三角肌下）滑囊的充盈。

B　正常关节造影像：内旋位。图中显示的结构有肩胛下隐窝（2）、腋隐窝（1）、二头肌腱（3）、关节盂的纤维软骨（箭头）以及肱骨头的关节软骨。

肩袖组分的下方，呈光滑的层状。二头肌腱沟的切线位可显示椭圆形充盈缺损（代表二头肌长头腱），位于充盈对比剂的腱鞘内。

**3. 完全性和不完全性肩袖撕裂**

肩袖肌肉撕裂可累及肩袖的全层（完全性撕裂），也可以只累及肩袖的一部分（不全性撕裂或部分撕裂）。它们的病因和发病机制将在第 65 章讨论。依据传统的X线改变虽然可诊断慢性、完全性肩袖肌腱撕裂，但传统X线常不能发现肩袖的急性断裂，因此需要采用其他的诊断技术[428]。尽管近来MR成像和超声已越来越多地应用于诊断肩袖异常，但关节造影术仍是最常用的辅助检查技术之一[425,426,647,664–666]（参见第 6 章和第 65 章）。在肩袖撕裂时，双对比盂肱关节造影是更加常用的造影方法，并可使用前文提及的改进手段，包括施加应力[429]、结合传统断层成像或 CT 扫描[430, 687]以及关节内压力监测[392]。

**（1）完全性撕裂**。肩袖完全性撕裂时（图 7–43），盂肱关节腔与肩峰下滑囊（三角肌下滑囊）会出现异常相通。对比剂可出现于肩峰下滑囊内，表现为大量的对比剂聚集于大结节的外上方以及邻近肩峰的下表面。一个大小可变的透亮区（即肩袖本身）将肩峰下滑囊内的对比剂与关节腔分隔开。如果肩袖肌腱较厚，此透亮区会相当大；如果肩袖肌腱萎缩，此透亮区很小甚至消失。在腋轴位片上，当肩袖完全性撕裂时，对比剂可跨越肱骨的外科颈，呈“鞍囊状”高密度影。在某些完全性撕裂的患者中，对比剂可经肩峰下滑囊进入肩锁关节[427, 667, 724]。

双对比肩关节造影可用于评估撕裂肩袖的退变程度[68, 648, 725]。此外，它还可确定撕裂的宽度。由于肌腱的断端被覆阳性对比剂，因此断裂肌腱的位置非常明显。在某些患者中，撕裂的肩袖肌腱完全缺如或仅残留少数几片小碎片，此类患者外科修复术常不能完成，或至少需要改变手术方式[69–71]。

几乎没有人关注肩胛下肌腱撕裂的关节造影表现。肩胛下肌腱撕裂可单独发生，也可为巨大肩袖撕裂的一部分。在正位投照时，它表现为不规则的对比剂积聚于肱骨小结节附近（图 7–44）。但CT关节造影、MR成像或MR关节造影更容易诊断此病变（参见第 65 章）。

在诊断肩袖完全性撕裂时，Killoran等[54]强调了3个潜在的错误根源：（1）若阳性对比剂在关节内分布不充分，则使肩峰下滑囊的显影也可不充分；（2）在外旋位上，对比剂充盈的二头肌腱鞘可以投射至

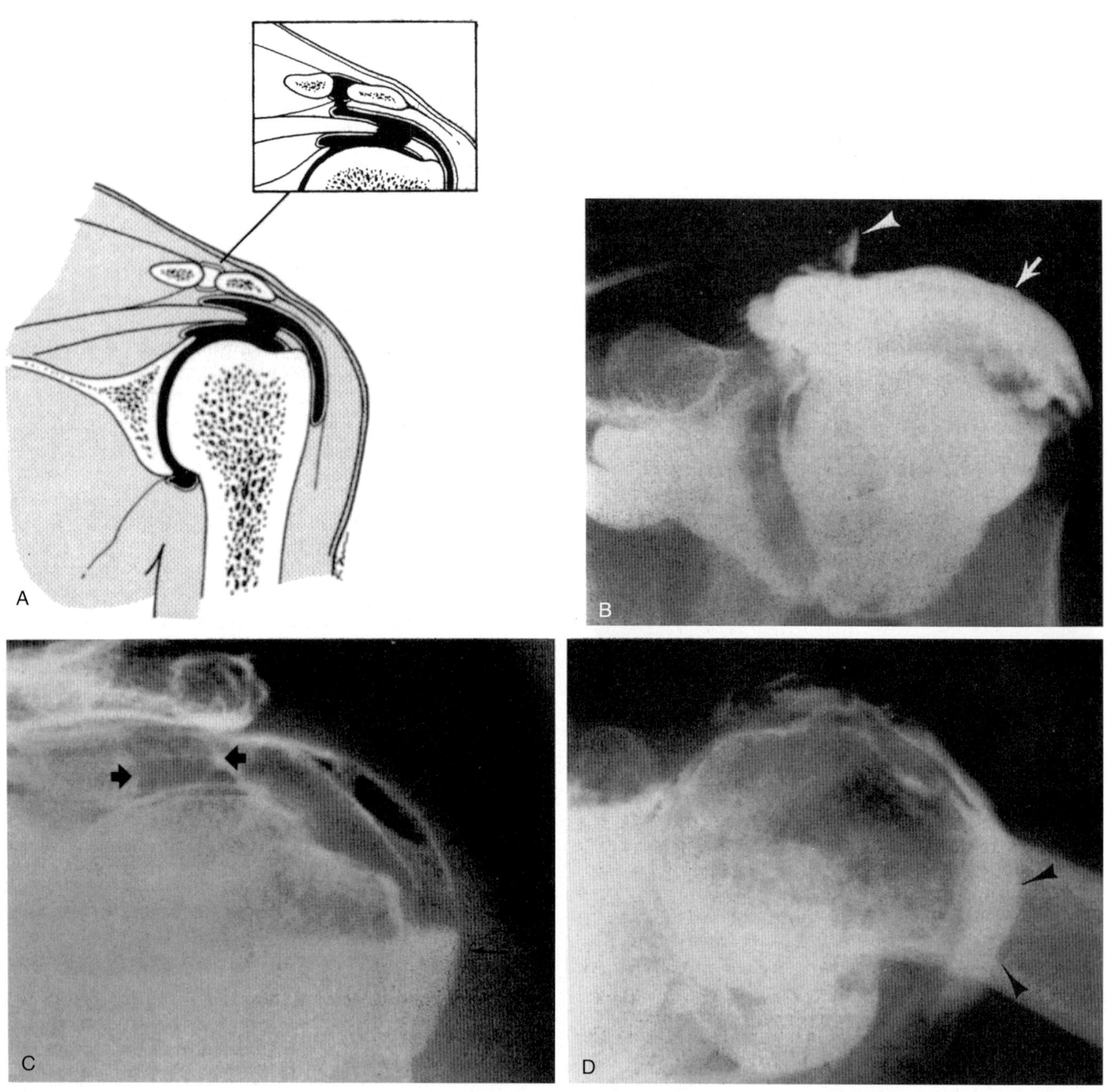


图7-43 盂肱关节造影：肩袖完全性撕裂。

A 肩袖完全性撕裂的关节造影表现。对比剂从盂肱关节经肩袖进入到肩峰下（三角肌下）滑囊内。小插图显示对比剂从盂肱关节经肩袖进入肩峰下（三角肌下）滑囊，并由此再进入肩锁关节。

B 单对比关节造影。在此例完全性肩袖撕裂患者中，三角肌下滑囊内的对比剂（箭头）导致肩锁关节的充盈（三角箭头）。

C,D 双对比关节造影。外旋位像（C）显示对比剂从盂肱关节进入到肩峰下（三角肌下）滑囊内（细箭头）。图中可见肩袖撕裂的宽度（粗箭头之间）。在另外一例肩袖撕裂的患者中，腋轴位像（D）显示“鞍囊状”形态，即对比剂覆盖于肱骨外科颈之上（三角箭头）。（C, Courtesy of J, Mink, M.D., Los Angeles, California.）

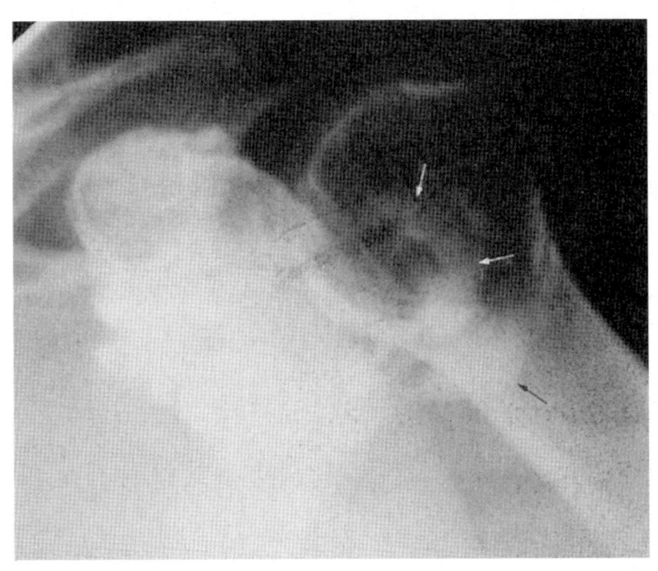

**图 7-44**　盂肱关节造影：肩袖完全性撕裂。肱骨小结节附近的对比剂不规则积聚可提示肩胛下肌腱的撕裂。肩胛骨前方也可见对比剂积聚。

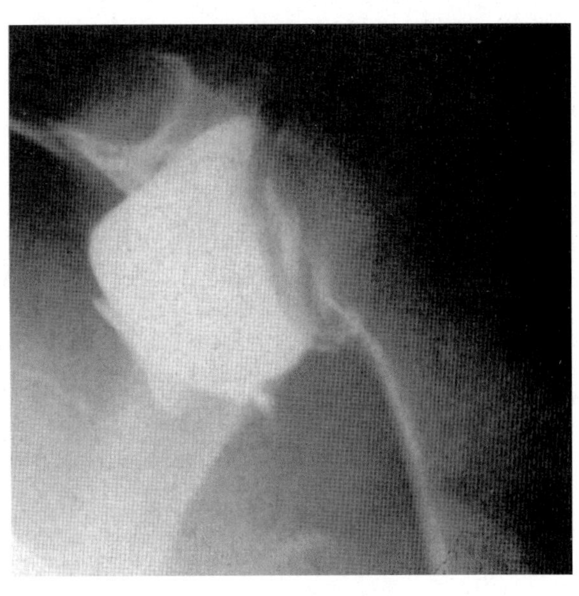

**图 7-45**　盂肱关节造影：喙突下滑囊的对比剂误注。对比剂边界清晰地积聚于喙突下方，与喙突下滑囊的大小及形态一致。喙突下滑囊的下方为肩胛下肌腱，上方为喙突和二头肌短头及喙肱肌的联合腱。喙突下滑囊与肩峰下滑囊通常相互分隔，但约 10% 的人可出现相通。（Courtesy of G. Greenway, M.D., Dallas, Texas.）

大结节的稍外侧，从而类似于充盈对比剂的肩峰下滑囊；（3）误将对比剂注入滑囊内，此时，只有意识到关节腔内没有充盈对比剂才可能避免将此错误操作诊断为完全性撕裂。肩峰下滑囊为最常出现对比剂误注的区域，但喙突下滑囊的误注也有可能[424, 723]（图 7-45）。

关节造影也曾用于肩袖撕裂修补术后。结果显示，术后盂肱关节完全密封者并不多见，但即使关节囊没有完全密封此患者也可以获得好的功能恢复[668]。

**（2）不全性撕裂。**部分撕裂可累及肩袖的下表面、上表面或肌腱内部（图 7-46 和 7-47）。关节造影一般不能发现肌腱内部的部分撕裂，但这种撕裂往往不需要手术修复[72]。盂肱关节造影也不能发现累及肩袖上表面的部分撕裂，不过这种撕裂偶尔可通过直接的肩峰下滑囊造影显示[64, 732]。盂肱关节造影可诊断肩袖下表面的撕裂，但有时需要进行运动后成像。当肩袖下表面部分撕裂时，不规则的对比剂呈圆形或线样聚集于关节腔的上方，位于肱骨解剖颈的附近[54, 68]。肩袖上表面的完整纤维使对比剂不能进入到肩峰下滑囊[64]。若肩袖部分撕裂时关节造影出现假阴性诊断，则提示撕裂口太小而不能辨认或撕裂口被纤维性结节所闭塞。

**4. 粘连性关节囊炎**

盂肱关节造影曾用于诊断和治疗粘连性关节囊炎[73, 74, 431, 733-738, 809, 810]。

**（1）诊断。**粘连性关节囊炎阻止盂肱关节的正常扩张（图 7-48）。其病理基础不明，可能与以下因素有关：关节囊增厚[75]，喙肱韧带和肩袖间隙的挛缩[739]，关节囊和二头肌腱之间粘连[76]，以及肩峰下滑囊内和喙突下的粘连[77]。粘连性关节囊炎通常继发于肩部外伤，可继发于软组织外伤或骨外伤[78]。它通常累及整个关节囊，异常病变最先出现于关节囊的纤维层，导致各隐窝结构的消失。粘连性关节囊炎也可发生于其他关节[79]，包括踝、髋和腕关节。

大多数（但非全部）研究者认为，关节造影是诊断粘连性关节囊炎的可靠方法[432]。单对比造影（应用阳性对比剂）技术为首选[649]，并可同时测定关节囊内的压力[392]。盂肱关节粘连性关节囊炎的主要造影异常表现是小容积关节腔注射过程中阻力增大和“紧绷”感。只能成功地注入少量（5～8mL）

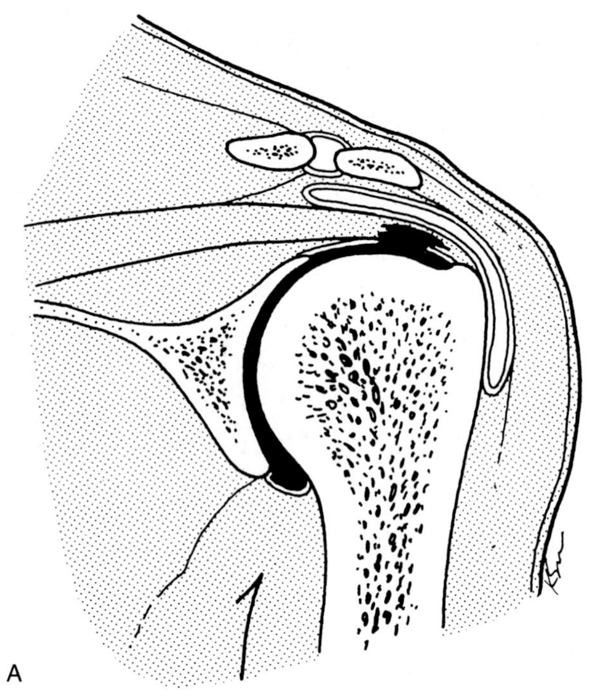


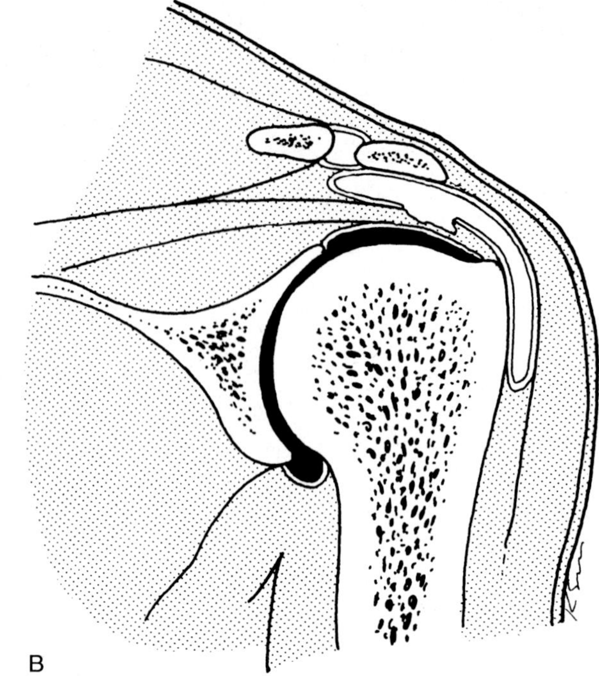


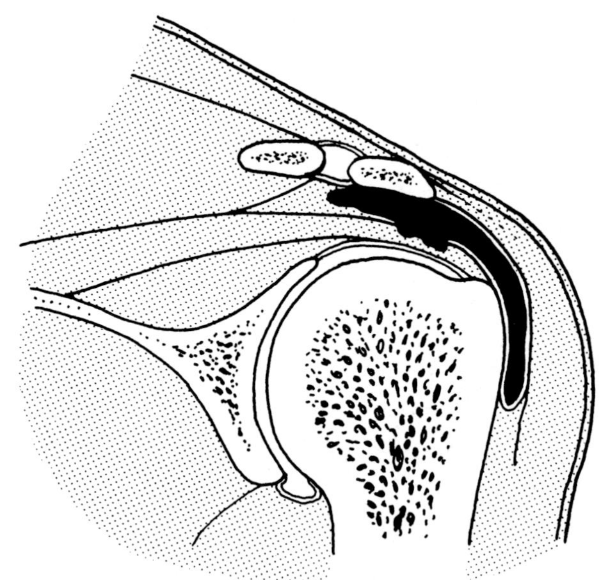

图 7–46 盂肱关节造影：肩袖不全性撕裂。

A 肩袖下表面撕裂示意图。在盂肱关节注入对比剂后，肩袖下表面撕裂可导致对比剂的不规则聚集。

B 肩袖上表面部分撕裂示意图。盂肱关节造影（上图）没有价值。肩峰下滑囊造影（下图）可显示不规则的对比剂聚集。

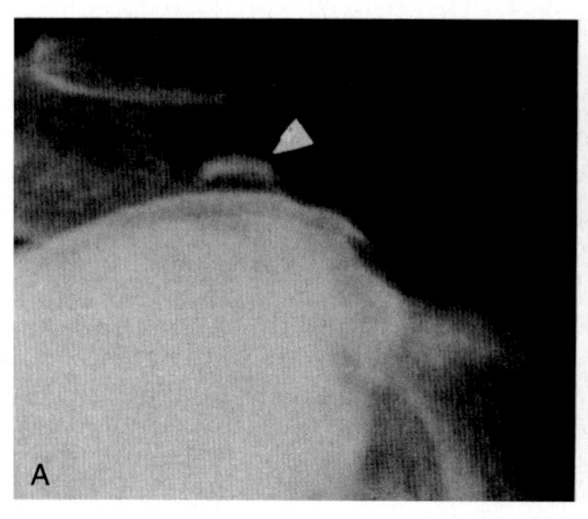


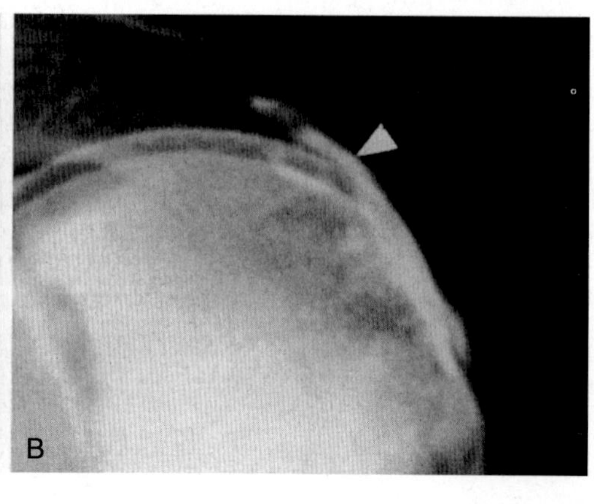


图 7–47 盂肱关节造影：肩袖不全性撕裂。外旋位（A）和内旋位（B）单对比造影图像显示对比剂（三角箭头）进入肩袖的下表面。

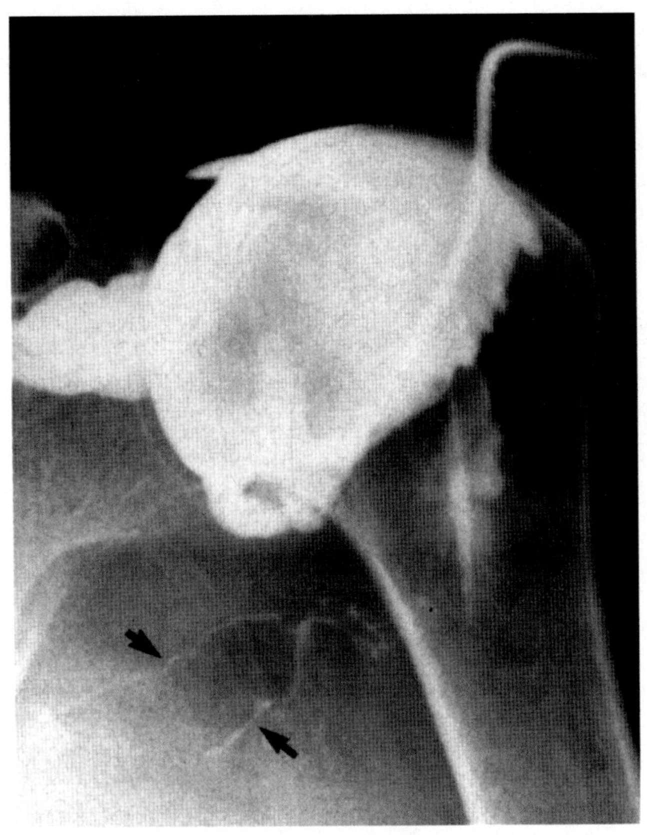

**图 7-48**　盂肱关节造影：粘连性关节囊炎的诊断。注入 10mL 对比剂后，患者主诉疼痛，因此很难继续注入更多的溶液。可见关节腔呈“绷紧样”外观且腋隐窝很小，并可见显影的淋巴管（箭头）。

液体；而且当把手从注射器柱塞上松开时液体会迅速反流入注射器内。肩胛下隐窝和腋隐窝变小或消失。二头肌腱鞘的充盈则变化多样，有些充盈正常，有些充盈差或根本不充盈，有些可见对比剂从腱鞘中漏出。对比剂也可从关节的其他区域外溢，尤其是从肩胛下隐窝外溢。粘连性关节囊炎也可出现关节囊附着部造影不规则的表现。

**（2）治疗**。关节造影时使关节被动扩张，即“裂断”法[74]（图 7-49），对粘连性关节囊炎的治疗或许有用[312]，但对此法的价值仍有争议[737, 738]。据一些研究者报道，80%～90%的病例可获得良好的效果[810]。“裂断”法要求缓慢间歇性地注入越来越多的对比剂（混合有生理盐水、皮质类固醇和利多卡因），每次注射后允许一些液体反流回注射器内。治疗过程中指导患者小心地移动手臂。某些患者最终可注入 100mL 液体，但多数患者因关节的过度扩张而发生对比剂的外溢，尤其是经肩胛下隐窝和二头肌腱鞘的对比剂外溢，此时即终止注射。注射结束后必须辅以物理治疗。对于重度关节囊受限患者，裂断法的价值相对更小，而且所有患者的症状都可能重新出现，从而需要重复检查。裂断法技术也可用于治疗其他部位的粘连性关节囊炎，如腕关节[719]和髋关节[650]，但治疗效果并不恒定。

**5. 肱二头肌腱的异常**

临床体检很容易诊断肱二头肌腱的某些异常，如肱二头肌腱的完全断裂，因此并不需要进行关节造影；但另外一些异常没有特异性的肩部症状和体征，包括部分撕裂、脱位和腱鞘炎，此时关节造影将有助于诊断[313]（图 7-50 至 7-52）。然而对这些病例而言，MR成像是更优的检查方法（参见第65章）。

在正常盂肱关节造影像上，二头肌长头肌腱及其腱鞘的显影表现并不恒定。因此，尽管二头肌腱鞘未见显影可能真的代表撕裂，但这并不是撕裂的可靠征象。偶尔，腱鞘在运动前不能显影，但在运动后则可见显影。此外，虽然某些学者认为对比剂从二头肌腱袖的外溢代表结节间横韧带的断裂[55, 59]、二头肌腱本身的断裂[56]或关节腔的过度扩张[80]，但此种外溢也可见于正常人[54]。

鉴于正常人二头肌腱及其腱鞘的关节造影表现具有很大的可变性，因此放射科医师不能过于依赖关节造影来确定二头肌腱及其腱鞘的异常；而且事实上，与其他方法（如 MR 成像和超声[651, 664, 669]）相比，关节造影诊断二头肌腱病变的确切价值已受到置疑。尽管如此，当临床体检提示明显的二头肌腱完全断裂时，关节造影则可通过显示滑膜鞘的扭曲和腱鞘内没有肌腱，来证实诊断。对于二头肌腱的完全断裂，关节造影诊断急性断裂的准确性更高；对于非急性断裂，邻近软组织的皱缩可能会使造影表现变得模糊不清[61]。二头肌腱不全撕裂时，造影表现为肌腱增宽和滑膜腱鞘的扭曲[68]。若内旋位和外旋位造影像显示二头肌腱及其腱鞘的位置无变化，则提示肌腱及其腱鞘发生了内侧脱位（极少数为向后脱位[740]），即从其结节间沟内的正常位置向内侧移位[68]。二头肌腱沟位摄片可以明确该异常[433]。CT 关节造影也可发现该异常。

**6. 陈旧性脱位后发生的异常**

盂肱关节前脱位可伴有软组织损伤（图7-53）。随着脱位的肱骨头向前方移位，可使关节囊从肩胛盂和肩胛颈处分离或掀起，从而在肩胛下隐窝和腋

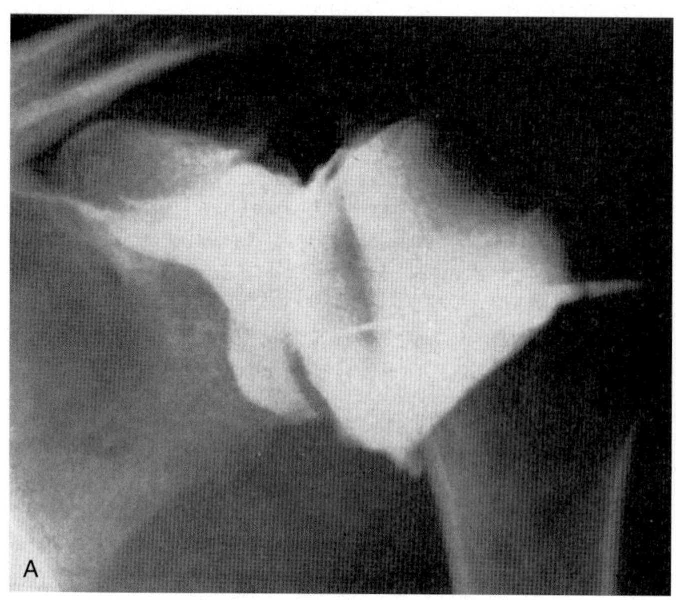


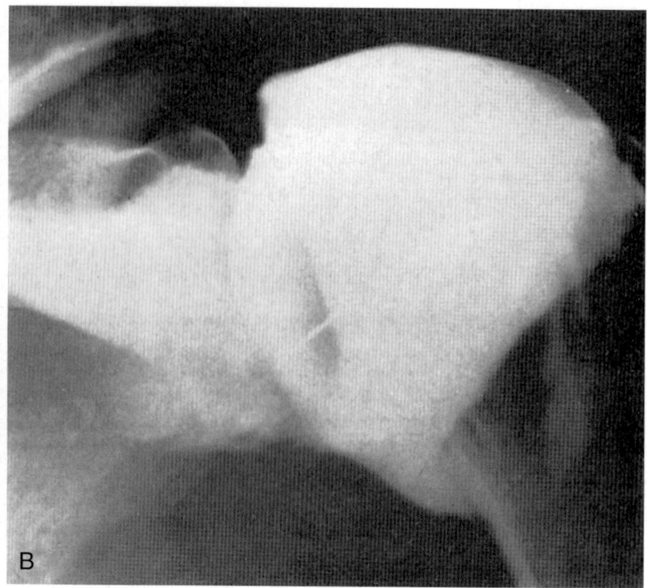


**图7-49** 盂肱关节造影：粘连性关节囊炎的治疗。一例粘连性关节囊炎患者在接受裂断法治疗中所拍的X线片显示，注入15mL（A）和50mL（B）对比剂后出现关节扩张。

隐窝之间形成一个大小不定的新隐窝。在关节造影时，对比剂充盈这个异常隐窝，从而使肩胛下隐窝和腋隐窝之间的正常凹陷消失不清。这种表现在内旋位影像上更为明显。

除软组织的损伤外，前脱位还可出现软骨和骨的损伤。Bankart畸形可出现前下关节盂缘的撕脱或压迫性缺损，有时可为纯软骨性病变[81]。关节造影（尤其是双对比造影）可显示出关节盂唇的软骨性异常[314]（参见后面的讨论）。与陈旧前脱位有关的第二个缺损是肱骨头外后表面的Hill-Sachs压缩畸形。平片常可发现此缺损畸形，但若此缺损过小或仅累及软骨，则可能需要行关节造影。

近些年，对于肩关节不稳异常的诊断，一直强调采用传统断层关节造影[314，434-437，688]和CT关节造影[438-441，670,741-746]（参见第65章）。对于大多数复发性脱位的患者，仅靠病史就可做出准确的诊断；但有些患者，特别是以复发性半脱位为常见问题的患者，可能表现为非特异性的肩痛和功能障碍。虽然常规X线检查和传统关节造影对某些患者有用，但为了显示关节内结构，则需要向关节内注入空气或空气和对比剂之后进行传统断层成像或CT扫描。

对于肩关节不稳的患者，纤维软骨性盂唇的完整性评价曾受到重视。尽管关节镜被越来越普遍地应用于此目的，而且某些研究者也认为此技术极其准确[442-444]，但它是一项需要全身麻醉的、有创的昂贵检查方法。传统断层关节造影或CT关节造影是一种更加理想的筛查技术。

薄层传统断层关节造影当前已不广泛应用。它可以通过两种方式（俯卧斜位和仰卧斜位）来实现，每种方式从不同的角度来观察盂唇的情况，但都需要检查技师具有丰富的经验和专业技术，而且需要对患者进行仔细的摆位。采用俯卧斜位时，患者的患肩朝下，颈部屈曲，对侧肩稍微前移以避免与患肩重叠，并使患肩的肩胛骨垂直于检查台面[314]。可选的另一方式即为仰卧斜位，患肩贴近检查台[434]。传统断层关节造影的对比剂用量也与本章推荐的有所不同。通常要将1～2mL阳性对比剂和10～15mL空气滴注到关节内。

CT关节造影前，先向肩关节内注入10～15mL空气，也可以同时注入1～3mL阳性对比剂。检查时患者取仰卧位，手臂放于两侧，患肩处于中立位或轻度内旋位；肩外旋位则最有助于利用空气扩张后方的关节囊[440,742]。

不管是解释传统断层关节造影图像，还是解释CT关节造影图像，都需要掌握正常肱骨头和肩胛骨关节盂区域的断层解剖知识（图7-54）。在喙突水

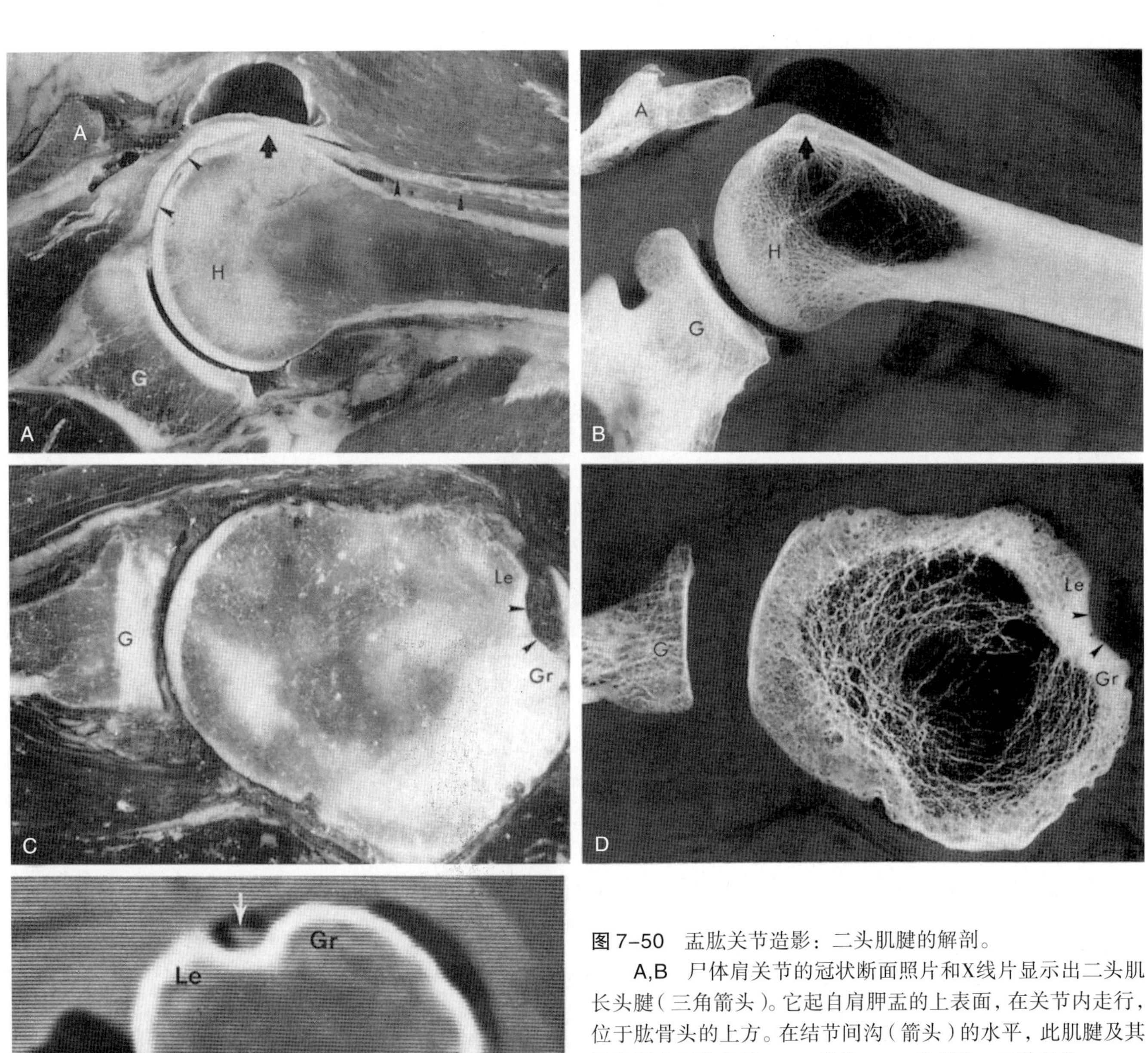


**图 7–50**　盂肱关节造影：二头肌腱的解剖。

**A,B**　尸体肩关节的冠状断面照片和X线片显示出二头肌长头腱（三角箭头）。它起自肩胛盂的上表面，在关节内走行，位于肱骨头的上方。在结节间沟（箭头）的水平，此肌腱及其滑膜鞘离开关节腔。A，肩峰；G，关节盂；H 肱骨头。

**C,D**　尸体肩关节结节间沟（三角箭头）水平的横断面照片和 X 线片。图中显示结节间沟的后界为大结节（Gr），前界为小结节（Le），外侧界为肱二头肌横韧带。G，关节盂。

**E**　关节内注入空气后，结节间沟水平的轴位 CT 扫描图。图片显示二头肌腱（箭头）正常位于结节间沟内。

（A–D, From Cone RO, et al:AJR 141:781, 1983. Copyright 1983, American Roentgen Ray Society.）

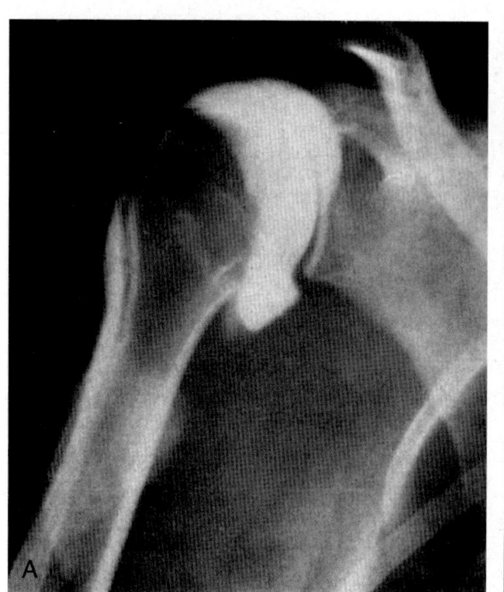

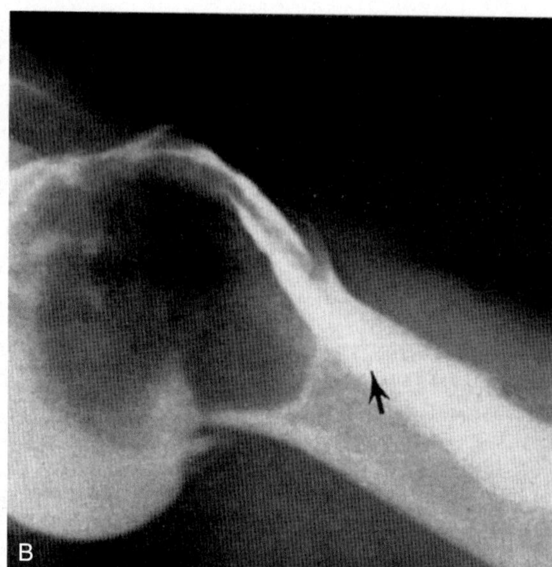

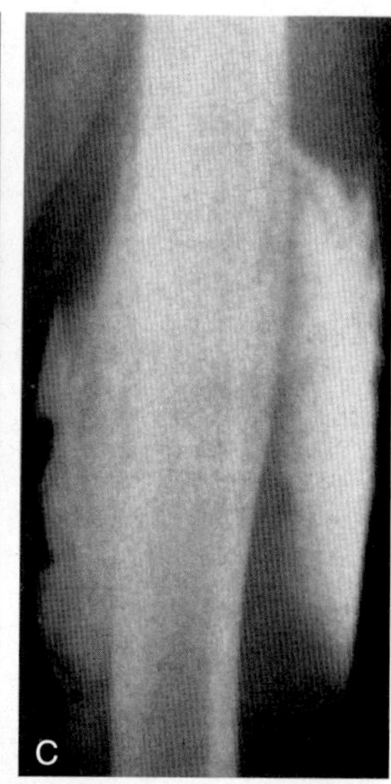

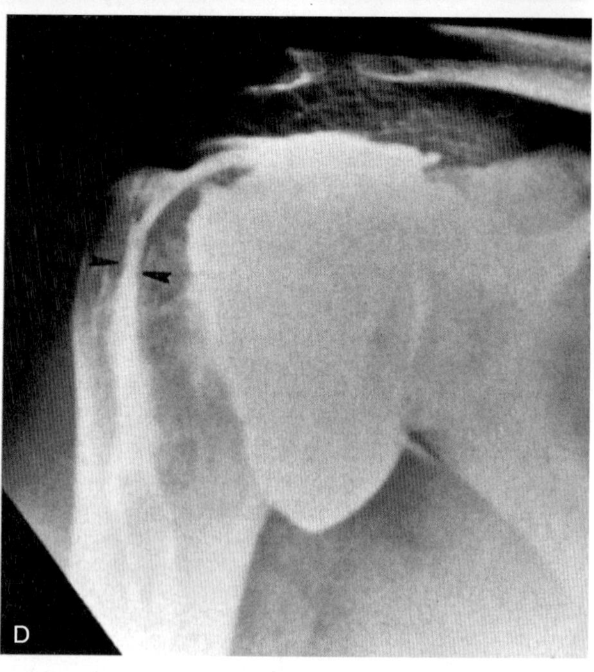

图7-51 盂肱关节造影：肱二头肌腱的异常。

A 肱二头肌横韧带的撕裂。可见对比剂沿二头肌腱延伸了很长的距离，并伴有对比剂向软组织的外溢。（Courtesy of J. Mink, M. D., Los Angeles, California.）

B,C 二头肌腱的断裂。在一位已知二头肌腱断裂的患者中，腋轴位（B）和正位（C）造影像显示对比剂沿二头肌腱延伸并外溢至上臂的软组织内。在对比剂充盈的腱鞘（箭头）内，看不见正常二头肌腱形成的透亮影。

D 二头肌腱的断裂。肱骨外旋位造影像显示二头肌腱鞘（三角箭头）塌陷，而且在此区域内看不见正常二头肌腱的透亮影。

（Courtesy of A.B.Goldman, M.D., New York, New York.）

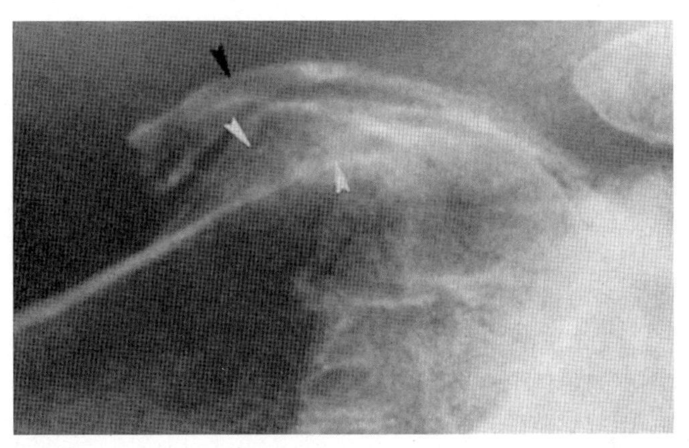

**图7–52**　盂肱关节造影：二头肌腱的异常——肌腱脱位。改进的腋轴位肩关节造影显示对比剂充盈的腱鞘及肌腱（黑三角箭头）从结节间沟（白三角箭头）中脱出。（Courtesy of A. B. Goldman, M.D., New York, New York.）

平以上的断面中，肱骨头表现为光滑的圆形，这也是评价Hill–Sachs病灶的恰当断面。正常情况下，在肱骨颈的骨软骨交界处水平，光滑的肱骨头会变得不规则，并且在大结节和肱骨头之间会出现一处恒定的缩窄或内陷。正是由于这种正常内陷的存在，因此只有当肱骨头最上部的断层显示轮廓异常时，才可以可靠地诊断为Hill–Sachs病灶[787]。肱二头肌腱沟位于肱骨大结节和小结节之间，其深度和形态存在较大的个体差异[445]。

肩胛盂窝的关节面轻度内陷，其表面覆盖有透明软骨，正常状态下中间薄而周边厚。在断层图像上，盂窝后缘更大更圆，其前缘则更小更尖。盂窝特征表现为上部轻度后倾，随着断面的下移，盂窝逐渐变为轻度前倾。盂唇是一种纤维性结构，紧密附着于盂窝的边缘，从而加深了盂窝的深度，并起稳定关节的作用。盂唇完整性的破坏是复发性肩关节脱位中最常见的关节内紊乱，最常发生于盂唇的前、下部分。但在正常人群中，随着年龄的增长，盂唇上部从关节盂部分分离者也不少见[446]。在断层图像上，盂唇通常为三角形。但是在无症状的患者中，盂唇前部和后部的形态变异非常多见，因此给CT关节造影或MR成像的解释造成了相当大的困难（参见第65章）。在传统断层关节造影上，前方盂唇往往更长更尖，而后方盂唇常更大更圆更光滑。在CT关节造影上，前方盂唇最常表现为光滑、较为圆钝的尖端，偶尔此尖端较尖而类似于传统断层关节造影所见，盂唇的基底部紧邻肩胛盂的关节软骨，与膝关节半月板有点类似。正常情况下，空气或对比剂可能会进入盂唇基底与软骨之间，不要将此误认为是盂唇的部分分离[440]。

盂肱关节的纤维囊松弛而冗长。在后、下方，纤维囊与盂唇及其邻近骨的关节囊附着区相延续；在前、上方，关节囊与盂唇的关系则受肩胛下隐窝（或滑囊）的影响，后者位于肩胛下肌和肩胛骨之间。对于前方关节囊相对于盂唇的确切附着点，不同研究者有不同的描述[347，446–448]。

肩胛下隐窝投射于肩胛骨和肱骨颈之间，是纤维囊的两个固有隐窝之一，另一个为腋隐窝。前方关节囊局限性变厚并形成盂肱上、中、下韧带，它们的形态和发育程度都不尽相同[446，447]（参见第65章）。这些韧带都从肱骨头汇聚到肩胛盂窝的前缘，其中盂肱上韧带最容易看到。盂肱上韧带可出现在关节上部的关节囊内，它走行汇入二头肌腱附着点邻近的盂唇[446]。肩胛下隐窝通过开口与关节腔相通，此开口可位于盂肱上、中韧带之间[447]，也可位于盂肱中、下韧带之间，有时可同时出现这两个开口，肩胛下隐窝的大小因盂肱中韧带的发育程度而异。如果韧带发育良好，隐窝则较小，肩胛下肌紧贴于肩胛骨的表面；相反，若韧带发育不良，隐窝则较宽阔，肩胛下肌向前移位[446]。后者被有些作者认为代表着前方关节囊的相对不稳定[446，449–451]。Turkel等[452]已经证实，盂肱下韧带是三条韧带中最强壮的一条，对前下稳定性起着主要的作用。近年，这种结构被称为盂肱下韧带复合体（参见第65章）。肱二头肌长头腱起自盂唇的上部，横跨走行于盂肱关节的上部，之后向下走行于二头肌腱沟内，在肱骨颈的前方离开关节。

在传统断层关节造影或CT关节造影上，盂唇异常的表现包括盂唇缩短、变薄或盂唇游离缘吸允对比剂（图7–55和7–56）。盂唇也可能发生完全分离，分离的盂唇可与一条或多条盂肱韧带相连。上部盂唇的分离是一种独立的病变，被命名为上盂唇前后向撕裂，或SLAP损伤[811]（参见第65章）。典型的骨性Bankart病变表现为一小片掀起的长条形骨片，以及邻近的关节盂不规则。肱骨头后外侧面的塌陷提示存在Hill-Sachs病变。其他可检出的异常包括关节内的骨软骨小体和二头肌腱的半脱位或脱位。极少数情况下，二头肌腱可向后方移位[740]，从而阻碍盂肱关节前脱位后的肱骨头复位[453]（图7–57）。若

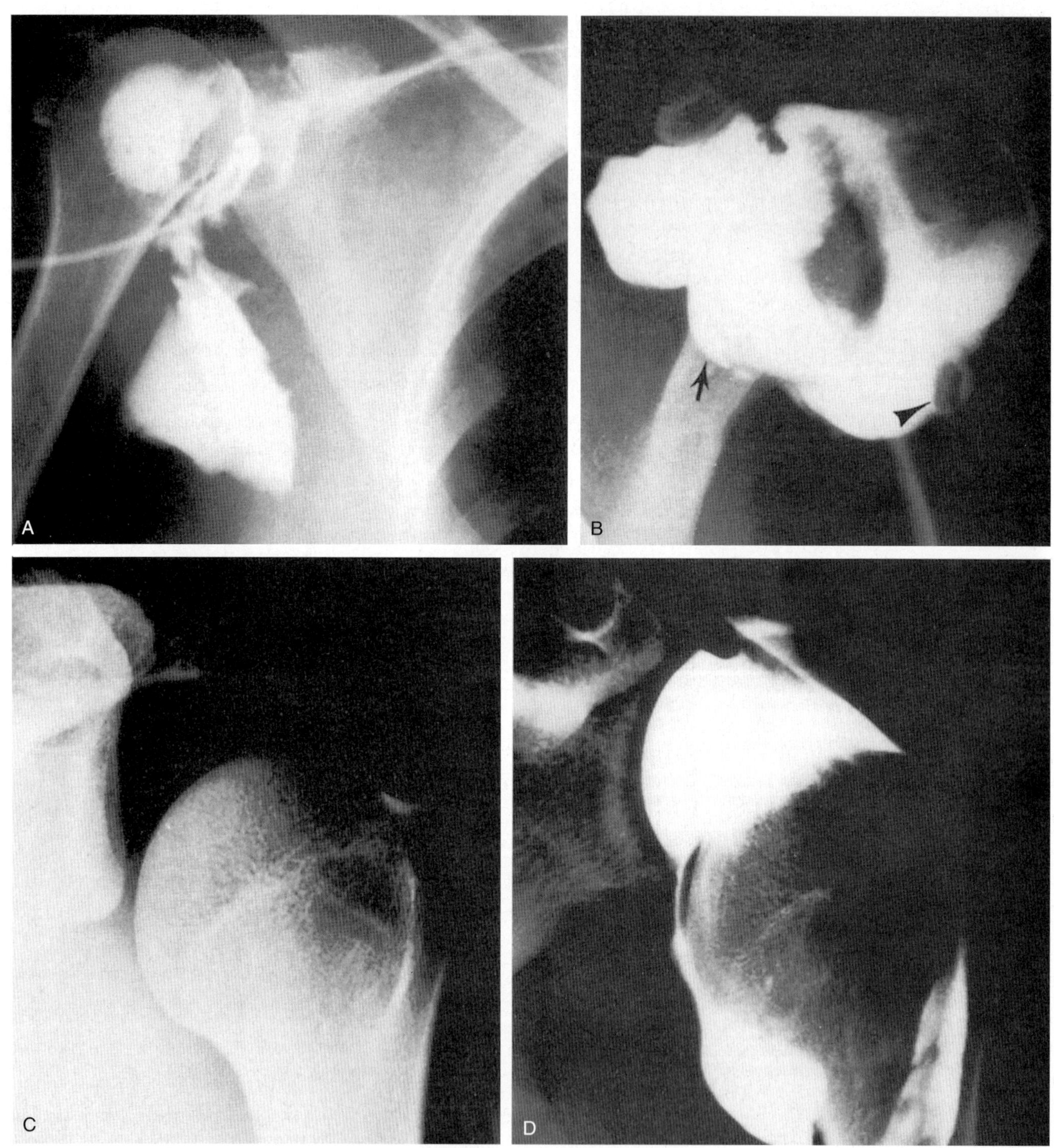

图7-53 盂肱关节造影：陈旧性脱位和半脱位。

A 急性盂肱关节前脱位伴肱骨大结节骨折后，关节造影显示前方关节囊撕裂，伴有对比剂向软组织的外溢。（Courtesy of J. Mink, M.D., Los Angeles, California.）

B 一例陈旧性盂肱关节前脱位患者，关节造影显示在腋隐窝和肩胛下隐窝之间有一个异常隐窝（箭头）以及关节内游离体（三角箭头）。

C,D 一例盂肱关节自发性向下半脱位患者，X线片（C）显示肱骨头相对于关节盂向下方移位。关节造影（D）显示关节腔扭曲和肱二头肌腱被拉长。

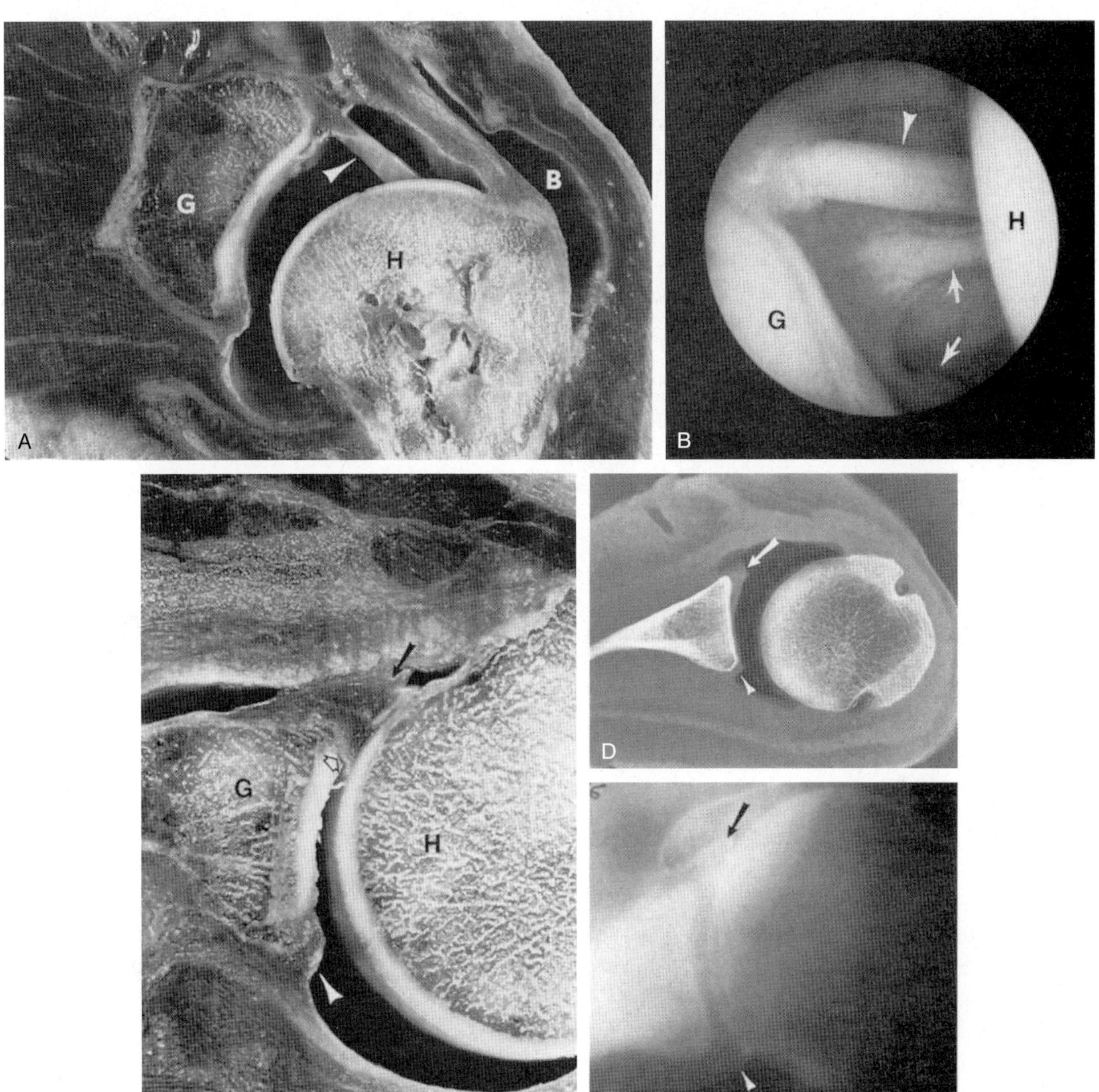


**图 7–54**　盂肱关节造影：正常的关节解剖。

A　将空气注入尸体盂肱关节后，肩关节的冠状断面显示关节盂（G）的关节软骨和肱骨头（H）。可见肱二头肌长头腱（三角箭头）起自盂上结节。同时显示出肩峰下（三角肌下）滑囊（B）。

B　关节镜显示肱二头肌长头腱（三角箭头）附着于盂上结节上。并显示出盂肱上韧带和盂肱中韧带（箭头）。G，关节盂；H，肱骨头。

C　经扩张的盂肱关节的横断面标本是显示关节盂（G）的关节软骨和肱骨头（H）。并显示出盂唇的前部（实心箭头）和盂唇的后部（三角箭头）。可见盂唇前部呈三角形，比盂唇后部尖，而盂唇后部则更圆更光滑。还可见在盂唇基底邻近关节盂的关节软骨处有一潜在的间隙（空心箭头）。

D　图 C 断面标本的 X 线片显示出正常的盂唇前部（箭头）和盂唇后部（三角箭头）。此图与 CT 关节造影所见相似。

E　传统断层关节造影显示出正常的盂唇前部（箭头）和盂唇后部（三角箭头）的类似特征。

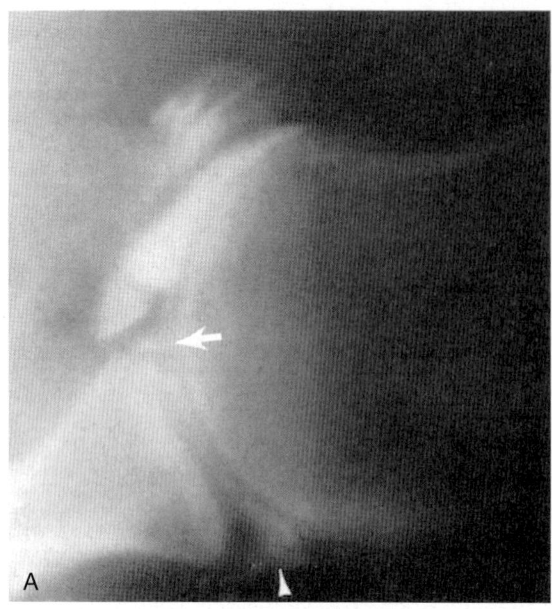


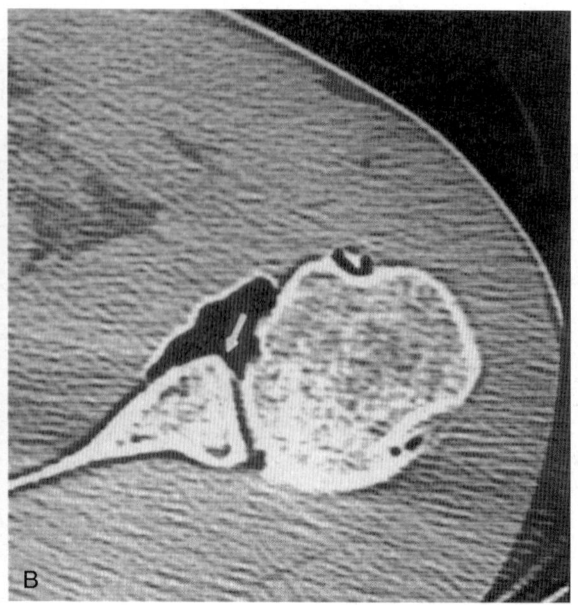


**图 7–55** 盂肱关节造影：盂唇的异常。

A 传统断层关节造影显示盂唇前部撕裂（箭头），并可见对比剂渗透入后部盂唇内（三角箭头）。

B CT关节造影显示盂唇前部完全分离（箭头）。关节囊前方冗长。

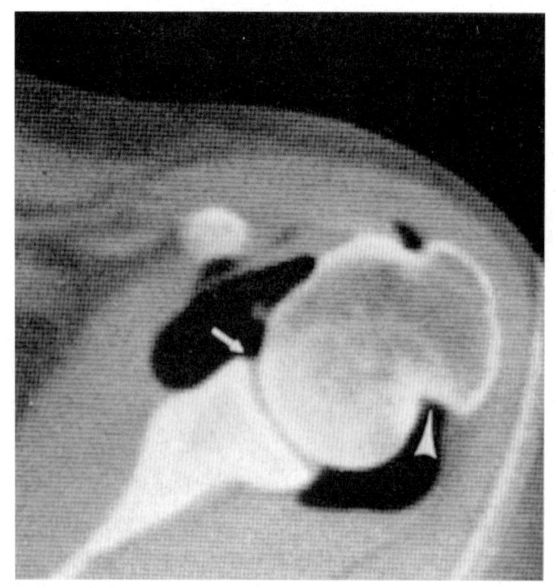

**图 7–56** 盂肱关节造影：盂唇异常和肱骨头异常。盂肱关节CT造影显示有Hill-Sachs病变（三角箭头）和盂唇前部缺如（箭头）。

单纯基于断层图像，常难以鉴别前方关节囊的异常扩大和正常变异[440]。但是，也有一些研究者报道可成功地鉴别正常与异常的前方关节囊[670]。

据有关报道，传统断层关节造影的准确性非常高[434, 436, 437, 440]。文献也同样着重强调了CT关节造影的准确性[438–440, 742–745]。虽然CT关节造影和传统断层关节造影都可用于肩关节不稳，但前者更优，因为它诊断更全面，专业技术要求更低、辐射量更低，而且患者的疼痛更容易忍受[440]。此外，CT关节造影还能同时检查双侧肩关节。但是，与MR成像或MR关节造影相比，CT关节造影是否具有优势尚不清楚，而且由于正常盂唇常有大小形态的变异，因此上述所有技术都存在固有的局限性（参见第65章）。

### 7. 类风湿性关节炎及其他滑膜疾病

类风湿累及盂肱关节时，可出现滑膜、软骨、骨和软组织的病变，而这些病变都可通过关节造影来显示[82–85]（图7–58和7–59）。关节造影异常表现包括皱缩扩大的滑膜腔、结节状充盈缺损、软骨损失、被对比剂充填的骨质侵蚀区、淋巴管充盈、肿大的腋淋巴结、伴有关节腔挛缩的关节囊炎和肩袖撕裂。其中，肩袖撕裂的可能原因是炎症性滑膜侵蚀了肌腱的下表面。据DeSmet等[82]报道，在13例类风湿

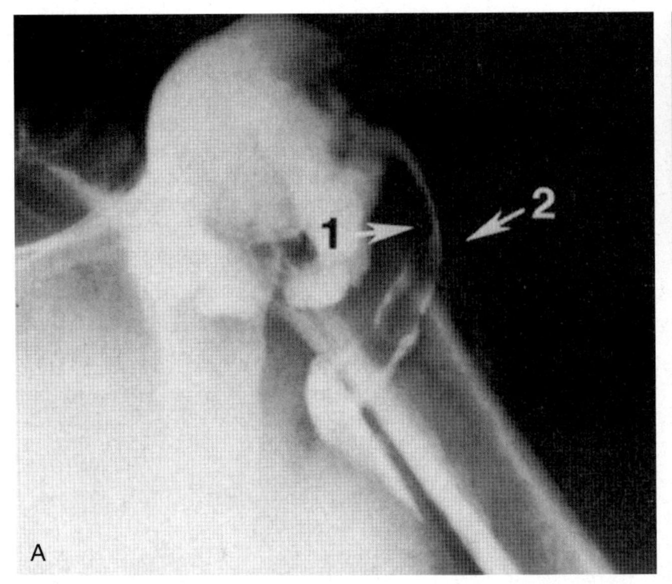


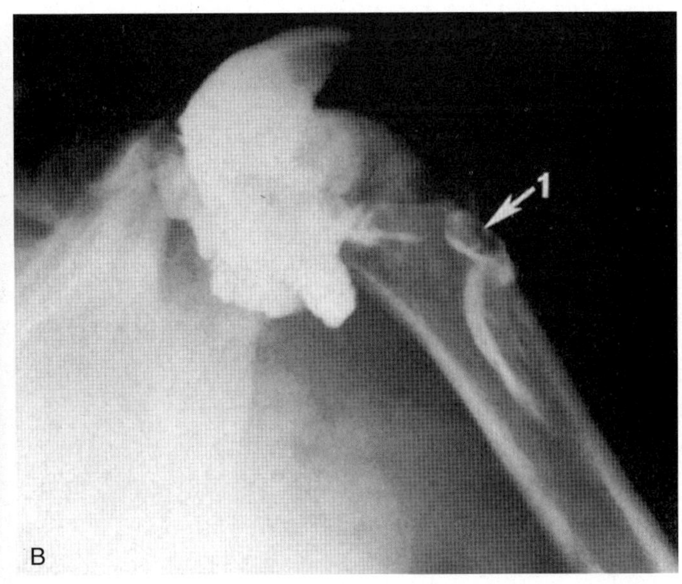


**图7–57** 盂肱关节造影：肱二头肌长头腱向后移位。41岁男性患者，盂肱关节曾发生前方脱位，经处理后“复位”。3个月后，肩关节的主动和被动活动均明显受限，于是接受盂肱关节造影。

A 肱骨内旋位，脱位的二头肌长头腱处于不常见的位置（1）。同时可见明显的骨折块（2）。

B 肱骨外旋位，向后脱位的二头肌长头腱（1）限制了肩部的运动。手术中，将二头肌长头腱从起点处释放，并在二头肌腱沟内行肌腱固定术，从而完全恢复了肩关节的运动。（From Freeland AE, Higgins RW:Orthopedics, 8:468, 1985.）

性关节炎患者中，5例出现了肩袖撕裂（38%），可能与肌腱内侧受炎症滑膜的侵蚀有关[81]。其他以滑膜炎症为特征的疾病(如脓毒性关节炎)[86]也可能会导致肩袖撕裂。当类风湿性关节炎患者合并肩袖撕裂时，盂肱关节造影可导致对比剂充盈于肩峰下滑囊，此时肩峰下滑囊常增大并可含有不透X线的肿块[87]。这些肿块代表分叶状的纤维脂肪组织，可附着于滑膜内衬上。

在类风湿性关节炎和其他滑膜疾病中，可通过关节造影来证实盂肱关节周围的滑膜囊肿，因为这些囊肿常与关节腔相互交通[454]。这些囊肿也可充满血液[88]。

盂肱关节脓毒性关节炎可导致滑膜的不规则、关节囊和肩袖的断裂，并可形成软组织脓肿[86]。在盂肱关节造影时，这些脓肿表现为充盈对比剂的不规则腔。

经皮导管引流可用于治疗盂肱关节的脓毒性关节炎[455, 747]，当然也可用于其他关节，如髋关节[747]。一般采用透视下监测，将一根或多根导管放入关节腔，导管的尖端必须位于关节的最下部（当患者仰卧位时，放置在后部），以保证充分引流。

## 二、肩峰下（三角肌下）滑囊造影

虽然在盂肱关节造影时，偶尔会将对比剂误注入肩峰下滑囊，但正常人的该滑囊仅为一个潜在的间隙，所以当肩峰下滑囊没有病变时，有意的直接穿刺此滑囊将比较困难（图7–60）。肩峰下滑囊造影有以下几个理论支持点（尽管该检查很少被使用）。第一，可以显示肩袖肌腱的上表面，如果同时进行传统断层或CT检查，则可诊断肩袖上表面的部分撕裂[732, 812]。第二，可以显示粘连性关节囊炎所导致的小滑囊[338]。而且，在对比剂中混入利多卡因和皮质类固醇，可有助于粘连性关节囊炎的诊断和治疗。第三，肩峰下撞击综合征可以累及肩关节上方的软组织，肩峰下滑囊造影可证实该诊断[456–459]。虽然肩峰下撞击综合征大多数通过临床检查（即疼痛性和限制性的肩运动弧）而诊断，但补充使用传统X线或透视监测下的肩峰下滑囊造影可进一步证实[457]。最后，该方法可确定原发性滑囊异常的程度，而这种异常多伴发于类风湿性关节炎或其他滑膜疾病（图7–61）。

虽然可以采用上外侧入路将穿刺针直接扎入肩

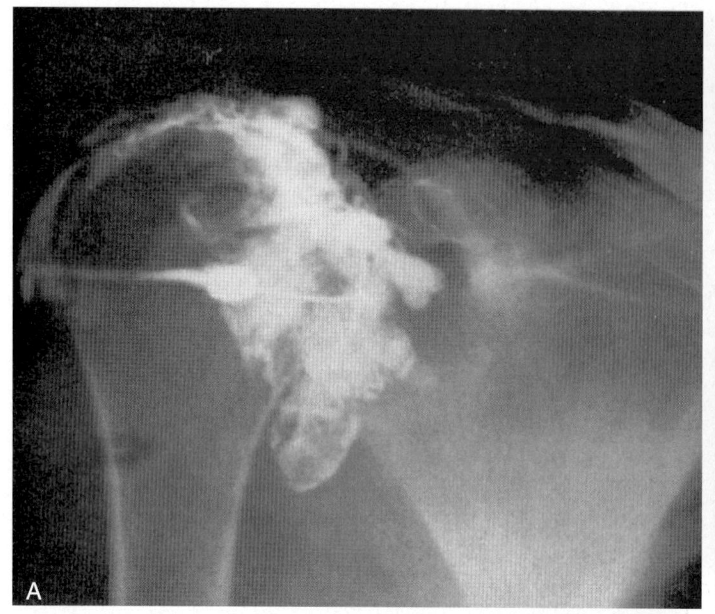


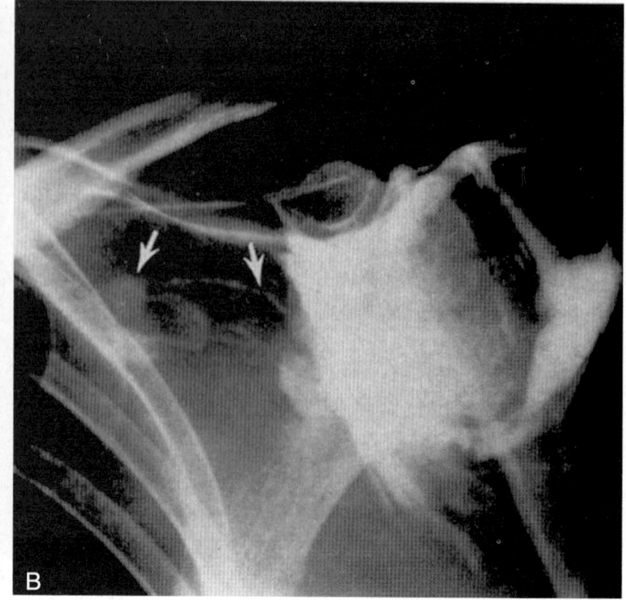


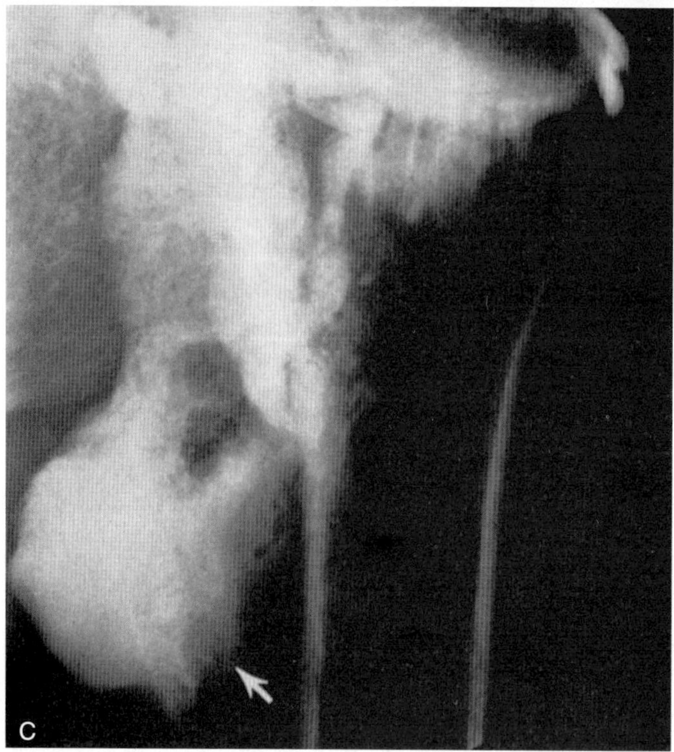


图7–58 盂肱关节造影：类风湿性关节炎。

A 对比剂充盈关节腔后，滑膜囊边缘呈皱缩波浪状，其内可见结节状充盈缺损。同时可见肩袖的异常。（Courtesy of J. Mink, M.D., Los Angeles, California.）

B 在另一例患者中，正常的腋隐窝和肩胛下隐窝显示不清，提示为粘连性关节囊炎。同时可见充盈的淋巴管（箭头）。

C 在第三例类风湿性关节炎患者中，可见一个巨大的腋窝滑膜囊肿（箭头）。

峰下滑囊，但笔者更喜欢采用前方入路技术[460]。患者仰卧于透视检查台上，在肩峰前缘的中点处做一标记，用22号脊髓穿刺针垂直扎入，直到针尖触及肩峰的边缘。之后，将穿刺针向足侧稍稍移位（恰好位于肩峰的下表面之下），继续在前后方向上垂直进针，并与肩峰下表面保持平行（图7–62）。当针尖通过肩峰边缘时，一声轻微的突破声提示针尖穿过了喙肩韧带进入了肩峰下滑囊。或者将穿刺针一直垂直扎入，直到针尖触及肩峰的后降部[457]。此时，将充满空气的注射器经导管连接在穿刺针上，然后在检查者在注射器的柱塞上保持一定压力的同时逐渐后撤穿刺针。当针尖游离在滑囊内时，注射阻力会突然下降，从而将少量空气注入。若观察到空气呈弧形低密度影聚集于肱骨大结节的外侧，则可证

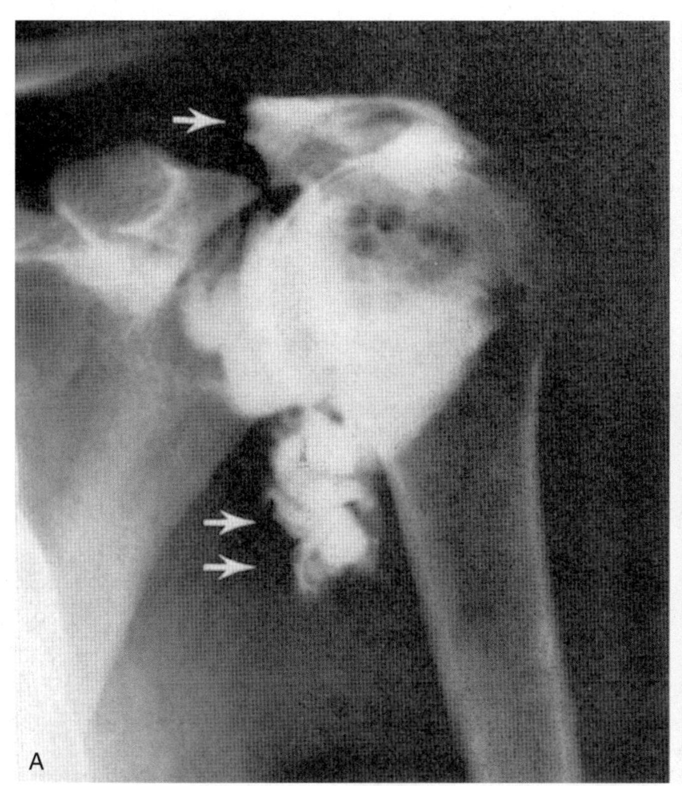


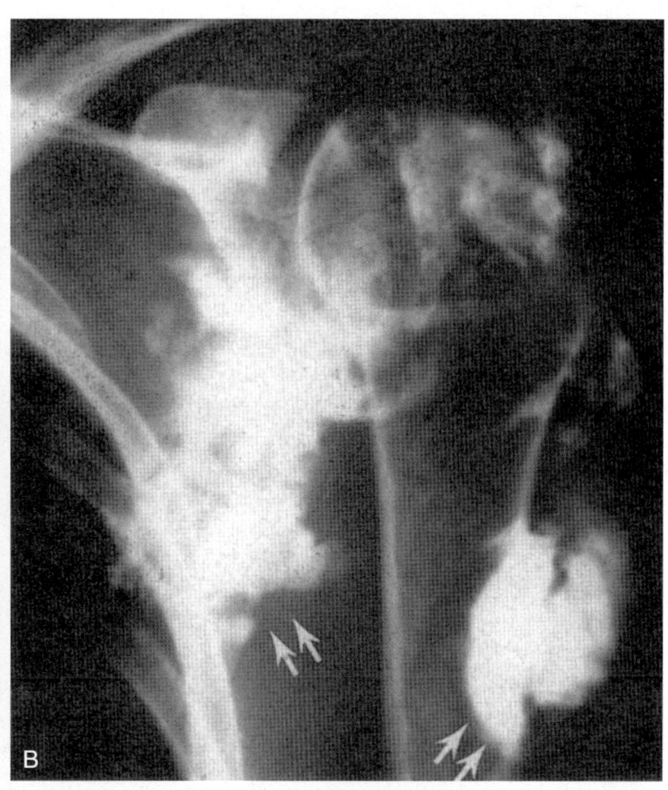


图7-59　盂肱关节造影：脓毒性关节炎。在两例盂肱关节脓毒性关节炎的患者中，关节造影显示肩袖撕裂伴肩峰下滑囊充盈对比剂（单箭头）、关节外的软组织脓肿（双箭头）以及滑膜的不规则。（From Armbuster T, et al:AJR 129:667, 1977. Copyright 1977, American Roentgen Ray Society.）

实针尖位于肩峰下滑囊内。之后，可采用单对比造影（2～4mL阳性对比剂）或双对比造影（1mL阳性对比剂和5～10mL空气）。对比剂溶液中可加入1～2mL利多卡因（Xylocaine）或（和）丁哌卡因（Marcaine）（这是一种类固醇制品剂，含甲波尼龙琥珀酸钠65mg）。

肩峰下滑囊造影的阳性表现包括：（1）肩袖上表面部分撕裂时，肩袖外侧部可见薄的垂直向对比剂聚集区；（2）粘连性滑囊炎时，可见小的、不规则皱缩滑囊（图7-63A）；（3）在外肩峰下撞击综合征中，手臂外展旋位时可见对比剂呈池状聚集于肩峰下滑囊的外侧部（三角肌下部分）（图7-63B）。

## 三、肩锁关节造影

肩锁关节造影时，要在透视引导下用21号穿刺针从肩锁关节上方穿刺关节囊（图7-64）；向关节囊内注入1mL对比剂，即可显示出L形肩锁关节腔，其水平分支延伸至锁骨远端的下方[89]。肩锁关节造影的临床应用并不广泛。当怀疑肩锁关节化脓性关节炎时，有时可用此技术抽吸关节液；然而曾有一篇文献指出，关节造影可为肩锁关节脱位提供有用的信息[315]。对比剂向关节周围以及喙突方向的外溢也许可用于评价韧带损伤的严重性。

# 第五节　髋关节

## 一、髋关节造影

虽然髋关节造影的有关文献报道多为用于评价假体疼痛的患者（在本书其他章节详述），但这一项技术也可用于诊断先天性疾病、创伤性疾病和关节内紊乱（表7-6）。髋关节造影还可以与传统断层或CT技术联合使用。

### 1. 技术

髋关节腔的穿刺可采用多种技术。一些报道采

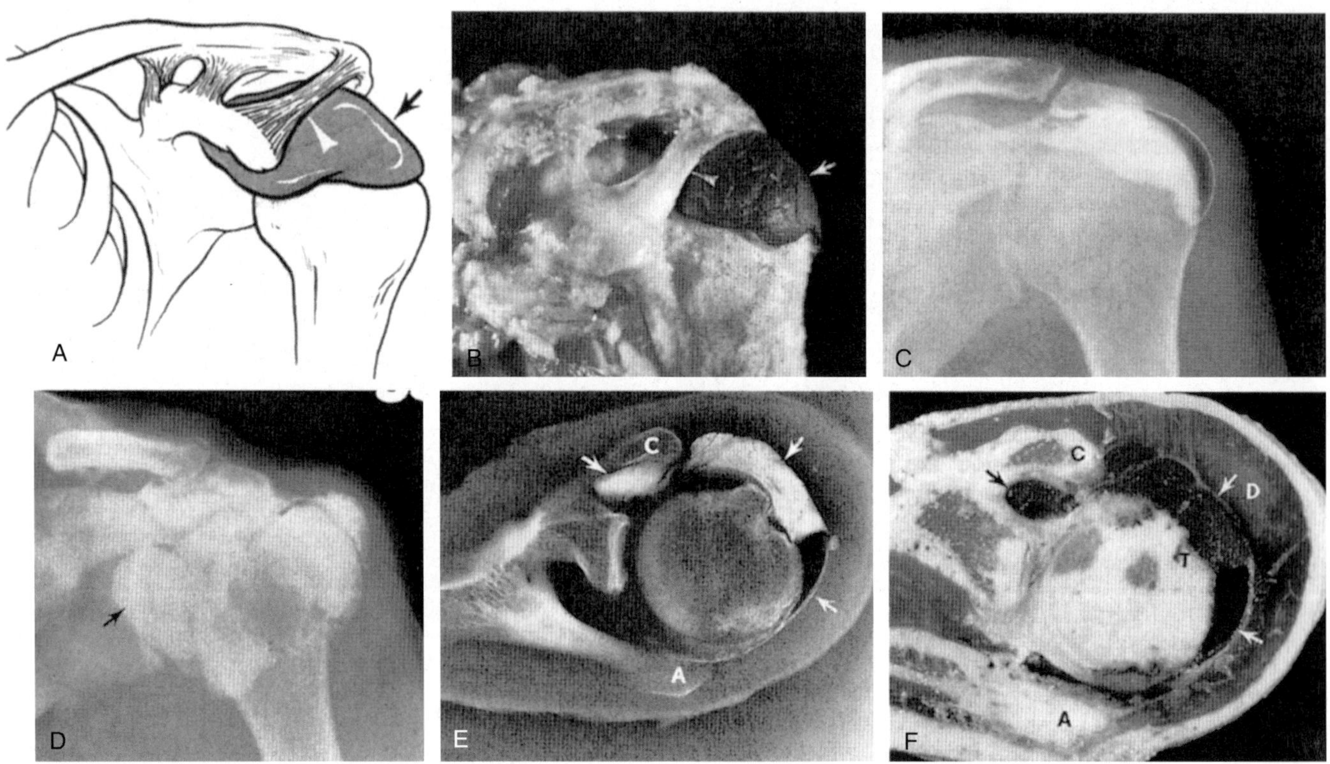


图7–60 肩峰下滑囊造影：解剖和正常滑囊造影像。

A 示意图显示肩峰下滑囊（箭头）似帽子一样位于肱骨头的上方。注意它与喙肩韧带（三角箭头）的关系。喙肩韧带从前方的喙突延伸到后方的肩峰。

B 肩部标本解剖图前面观显示用乳胶充盈的肩峰下滑囊（箭头）和喙肩韧带（三角箭头）。

C 正常肩峰下滑囊的空气与阳性对比剂双对比造影。肩峰下滑囊边缘光滑并在肩峰下延伸。

D 在另一具尸体标本中，巨大的肩峰下（三角肌下）滑囊内含有空气和阳性对比剂。并可见一部分延伸至喙突下（箭头）而与关节间隙重叠，但关节腔内没有对比剂。

E, F D图标本肩部的横断面X线片和照片，显示出喙突（C）、肩峰（A）、肩峰下滑囊（箭头）（其内侧延伸至喙突后）、二头肌腱沟内的二头肌腱（T）以及三角肌（D）。

（C,E,F, From Strizak AM, et al:J Bone Joint Surg Am 64:196, 1982.）

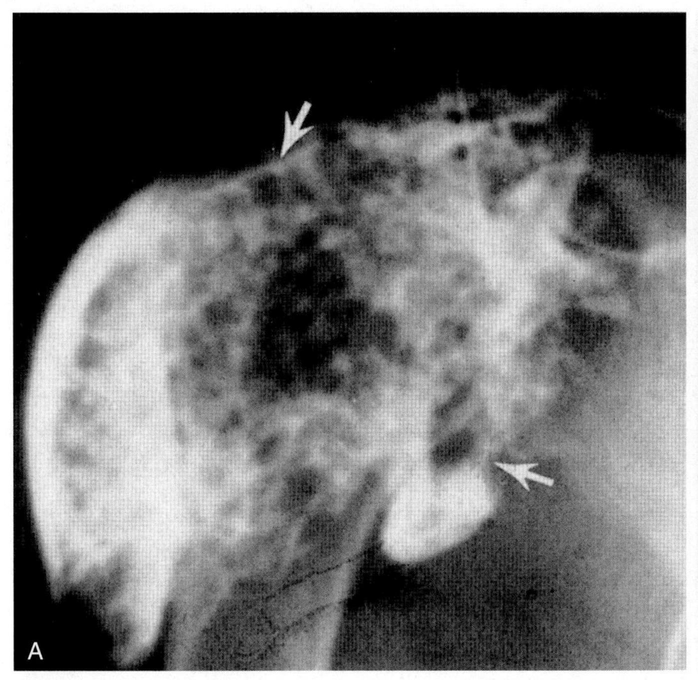
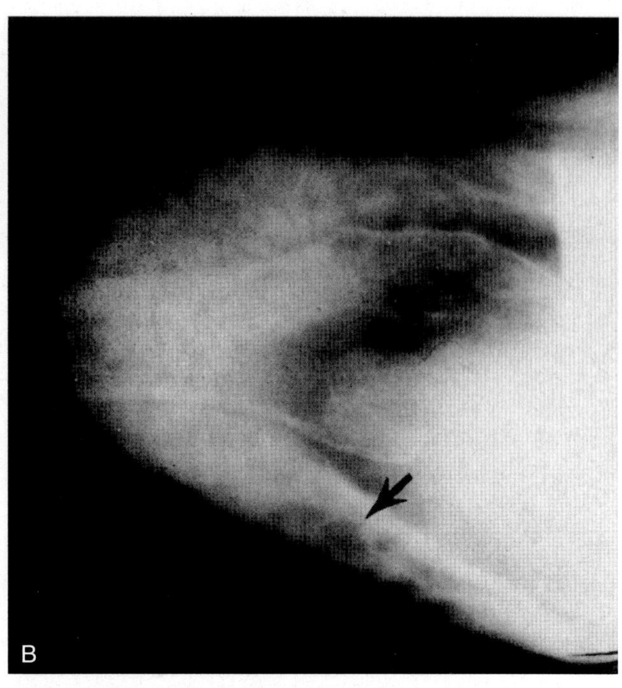

**图7-61**　肩峰下滑囊造影：类风湿性关节炎。正位（A）和腋轴位（B）造影片显示肩峰下滑囊增大，其内有无数个结节充盈缺损（箭头）。（Courtesy of W.J. Weston, M.D., Lower Hutt, New Zealand.）

用直接或成角前方入路[90-93]，其他报道则采用侧方[748]、上方[94]和下方[95, 316]入路。成人和儿童的穿刺方法稍有不同。透视引导是必要的[96]。

笔者使用前方入路进行髋关节造影（图7-65）。患者仰卧于检查床上，利用沙袋或牵引装置将患者的双腿固定于内旋位。进行初始摄片后，在腹股沟区触诊股动脉，并在其外侧2cm和远端2cm处放置金属标记。在透视下检查金属标记的位置，它应位于股骨颈的内侧边缘附近。皮肤消毒并给予足够的局部麻醉后，在透视引导下将18号7.5cm长的脊髓穿刺针斜向上方刺入，直达股骨头与股骨颈内缘连接处的骨表面。此时转动患者，采用侧斜位投照来检查针的位置。先进行关节抽吸，将抽吸液送实验室检查；如果没抽出液体，可向关节腔内注入无菌生理盐水，然后再回抽送检。此后，向关节内注入10～15mL对比剂并退针。于髋关节轻微活动前、后分别进行内旋前后位、外旋前后位、蛙位和侧位摄片。

在婴幼儿和儿童中，穿刺针与骨表面接触的最好位置是前外侧骨骺板下部[96]。此干骺端位于关节囊内，并远离股血管、软骨性股骨头和生长板。一些关节造影技师偏好采用前内侧或下内侧入路[461]。婴幼儿注射1.5～2mL对比剂，青少年患者则注射5～8mL对比剂[462]。为了确定针尖是否位于关节囊内，一些研究人员倾向于注入少量空气，但气栓会使这项检查复杂化[463]。

为关节假体患者进行髋关节造影时，常需要进行关节造影减影摄片，以便鉴别对比剂和用来固定假体的高密度骨水泥[97]。如前所述，传统或数字技术都可用来获得减影图像[390, 463, 749, 750]。在接受过Girdlestone关节成形术的患者中，最好从前方入路将穿刺针置入关节囊内，进针方向应指向转子间线的中点[751]。

髋关节造影的改良技术包括与传统断层成像或CT扫描的联合应用，以及在对比剂注射期间或之后同时监测关节内压力[393, 464]。

### 2. 正常髋关节造影表现

成人的正常髋关节造影表现（图7-66）应包括以下结构。头隐窝表现为在髋臼和股骨头关节面之间出现一层薄的光滑的对比剂聚集区[98, 99]。头隐窝仅在圆韧带进入股骨头中央凹处部位有中断。横韧带表现为在髋臼下缘附近出现低密度缺损区。下关

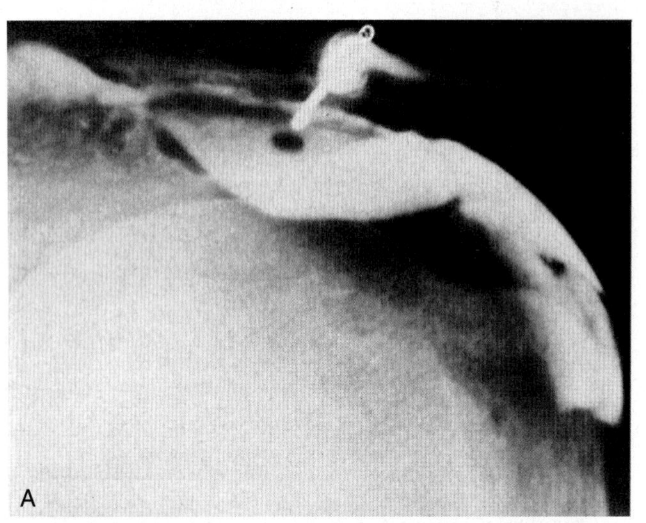


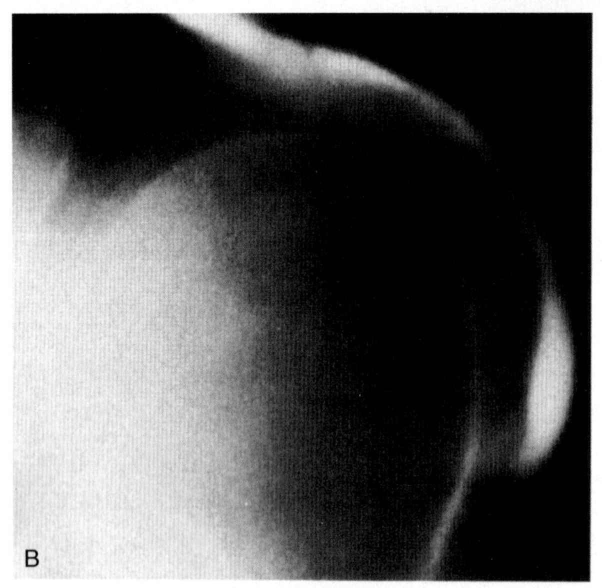


**图7-62** 肩峰下滑囊造影：检查技术。

A 注意穿刺针的位置。将穿刺针向后方推近，使其恰好位于肩峰的下方。对比剂显示出肩峰下滑囊的光滑边界。

B 肩峰下滑囊造影可与传统断层成像联合使用，以显示肩袖上表面的病变特征。在盂肱关节造影表现正常后，该例患者接受了这项检查。

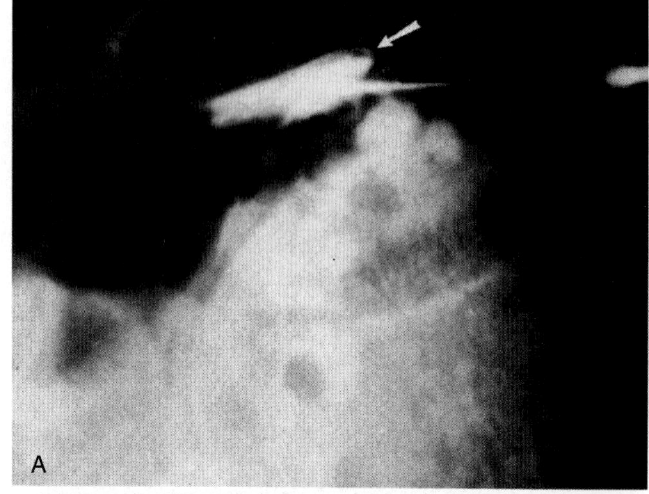


B

**图7-63** 肩峰下滑囊造影：异常表现。

A 粘连性滑囊炎。盂肱关节造影后，直接对皱缩的肩峰下滑囊（箭头）进行造影成像。对这样的病例，将类固醇制剂滴注入滑囊内可产生有益的临床效果。

B 外肩峰下撞击综合征。肩峰下滑囊直接造影成像显示，随着患者上抬手臂，对比剂呈池状聚集于滑囊的外侧部（三角箭头），其内侧仅含有少量的对比剂（箭头）。（From Cone RO III, et al:Radiology 150:29, 1984.）

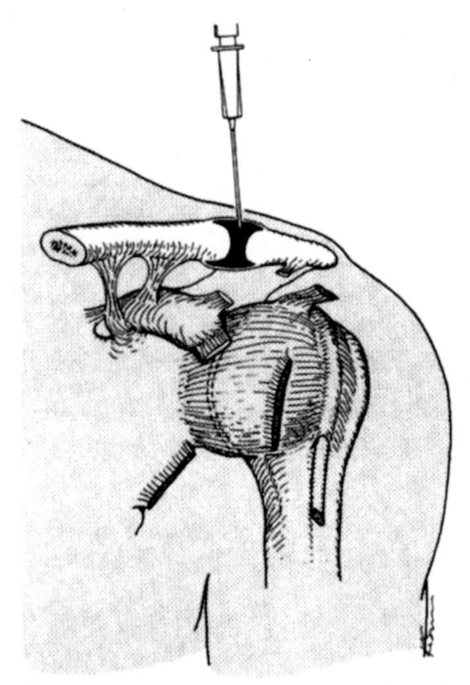

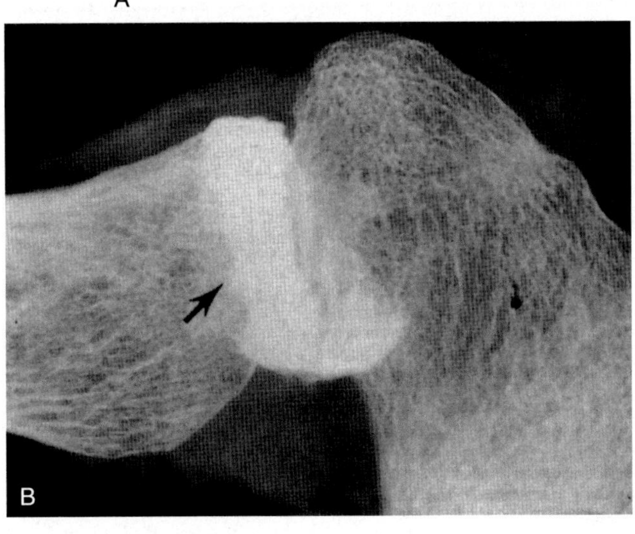

**图 7-64**　肩锁关节造影：技术和正常关节造影表现。

A　从上方穿刺关节囊。

B　此尸体标本关节造影为从下向上X线投照，显示出对比剂充盈的正常关节腔（箭头）。（Courtesy of W.J. Weston, M.D., Lower Hutt, New Zealand.）

**表 7-6　髋关节造影的适应证**

| |
|---|
| 评价髋关节发育不良 |
| 评价合并骨骺分离的脓毒性关节炎和骨髓炎 |
| 评价骨骺发育不良和骨坏死 |
| 评价某些滑膜疾病 |
| 评价髋关节盂唇撕裂 |
| 评价软组织肿块 |
| 评价创伤 |

节隐窝有一小陷凹，位于髋臼切迹和横韧带下方的股骨头下基底部。上关节隐窝向头端延伸，环绕髋臼盂唇。髋臼盂唇表现为在髋臼外上缘附近呈三角形透亮区。髋关节轮匝带表现为环绕股骨颈的环形低密度带，可随股骨旋转而改变形状。颈上隐窝和颈下隐窝在轮匝带下方均表现为对比剂聚集区，分别位于转子间线的尖端和基底部。

儿童髋关节造影表现有类似的特征[96]。股骨头周围有丰富的软骨组织，其包括关节软骨和股骨头尚未骨化的部分。

**3. 髋关节发育不良**

诊断婴幼儿髋关节发育不良时，虽然并不一定需要行髋关节造影，但髋关节造影对此病的评价有一定价值（图7-67；参见第79章）[92, 94, 95, 100, 101, 813]。多数研究者认为，传统关节造影足以胜任此项任务，但其他一些人则倡导采用视频关节造影[101]。超声和MR成像在这方面是两种具有竞争力的诊断方法。

在髋关节发育不良的婴幼儿中，软骨性髋臼缘将表现为明显的充盈缺损，位于移位的股骨头下方。在此情况下，股骨头将使髋臼缘变形或受压。而且圆韧带将被拉长，并从髋臼下缘移行到移位股骨头的中央凹处。关节囊也被拉伸环绕股骨头，从而使高密度髋关节腔表现为沙漏状[100]。

髋关节造影可用于评价股骨头脱位的复位程度，特别是较大的婴幼儿或儿童[95]。明确的妨碍复位因素包括：枕垫（髋臼内增生性纤维脂肪组织的软垫），增生肥大的圆韧带，冗长并内折的关节囊，增生的髋臼横韧带，介于髋臼和股骨头之间的腰大肌肌腱，以及异常的髋臼盂唇[813]。关节造影可显示出阻碍髋关节复位的特定因素。这种信息有助于骨外科医生决定是否手术以及制定手术方案。

应该强调的是，由于新生儿的股骨头为骨性未骨化，常规X线检查很难鉴别或根本无法鉴别髋关节发育不良、髋关节感染（见后面的讨论）以及创伤性骨骺分离。在此类鉴别诊断中行关节造影很有必要，因为若为骨骺分离患者，关节造影将显示股骨头仍位于髋臼内[465, 466]。

**4. 婴幼儿的脓毒性关节炎**

当临床上新生儿出现脓毒症和明显的股骨头脱位时，髋关节造影具有重要意义[105]（图7-68至7-70）。此时，X线片将不能确定未骨化股骨头的确切位置。这有两种可能性：髋关节已确实脱位，或者因骨髓炎而造成病理性骨骺分离，但软骨性股骨头

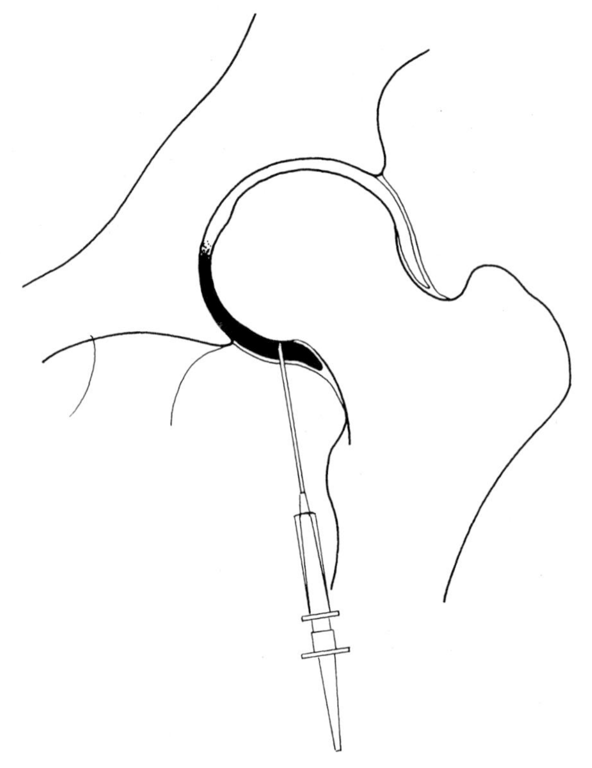

图7-65 髋关节造影：技术。穿刺针从前方入路斜向上方扎入，直至在股骨颈和股骨头连接处接触到骨表面。

与髋臼的关系仍保持正常。髋关节造影可用于抽吸关节内容物并确定股骨头的位置，从而可以准确鉴别是真正的脱位还是骨骺分离。此外，将穿刺针扎入髋关节内可抽吸和检查关节内容物，而且随后的关节造影还可以评价软骨破坏的程度[106]。

### 5. 骨骺发育不良、Legg-Calvé-Perthes 病及相关疾病

髋关节造影曾用于研究多发性骨骺发育不良和脊柱骨骺发育不良的发病机制[107]。这项技术虽然不能区分不同类型的发育不良，但可以显示出尽管股骨头内出现了不规则的散在骨化高密度影，但软骨性股骨头通常表面光滑，从而提示这些疾病与骨骺骨化不完善、不完全或延迟有关。关节造影还可用于评价关节软骨的完整性。

在评价 Legg-Calvé-Perthes 病方面髋关节造影有更直接的临床意义[91, 109-111, 813]（图7-71）。在这种疾病时，关节造影的表现之一是股骨头的绝对增大，其与骨骺软骨的增生有关。此表现可见于髋关节短暂性滑膜炎中[110]，这表明在此疾病中初始X线片所见的股骨头和内侧髋臼缘的明显分离，实际上与骨骺软骨增生有关[110]，所以并不存在半脱位。关节造影可确定软骨性股骨头的真实位置，从而有助于外

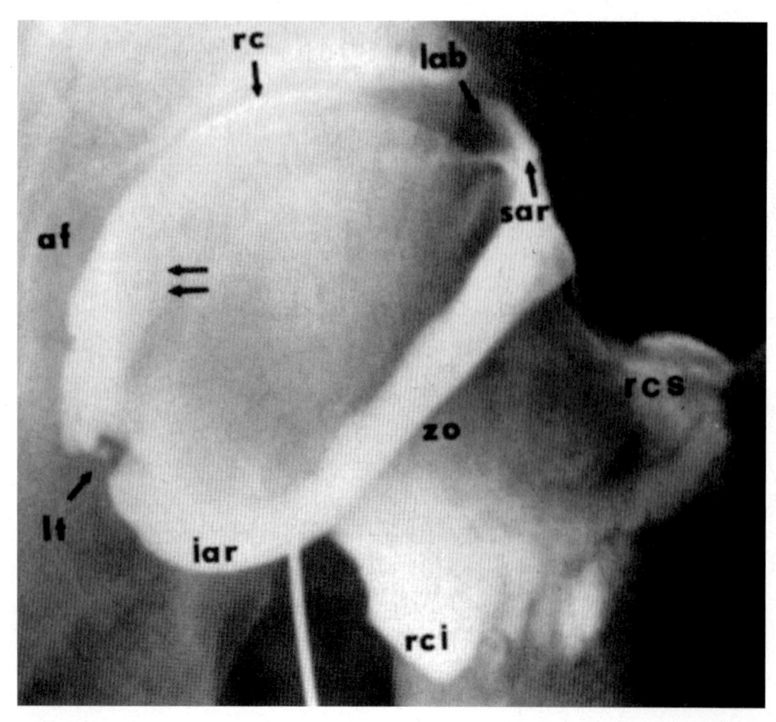


图7-66 髋关节造影：正常关节造影表现。在髋臼和股骨头关节面之间可见头隐窝（rc），表现为一层薄而光滑的对比剂聚集区，仅在圆韧带（双箭头）进入股骨头中央凹处出现中断。横韧带（lt）表现为在髋臼下缘附近出现低密度缺损区。圆韧带与髋臼切迹相连续，从而有效地使髋臼加深。下关节隐窝（iar）有一小陷凹，位于髋臼切迹和横韧带下方的股骨头下基底部。上关节隐窝（sar）延续到头端，环绕髋臼盂唇（lab）。髋臼盂唇表现为在髋臼外上缘附近呈三角形透亮区。髋关节轮匝带（zo）表现为环绕股骨颈的环形低密度带，可随股骨旋转而改变形状。颈上隐窝（rcs）和颈下隐窝（rci）在转子间线的尖端和基底部均表现为对比剂聚集区，它们是髋关节滑膜的最远侧延伸部分。（From Guerra J Jr, et al:Radiology 128:11, 1978.）

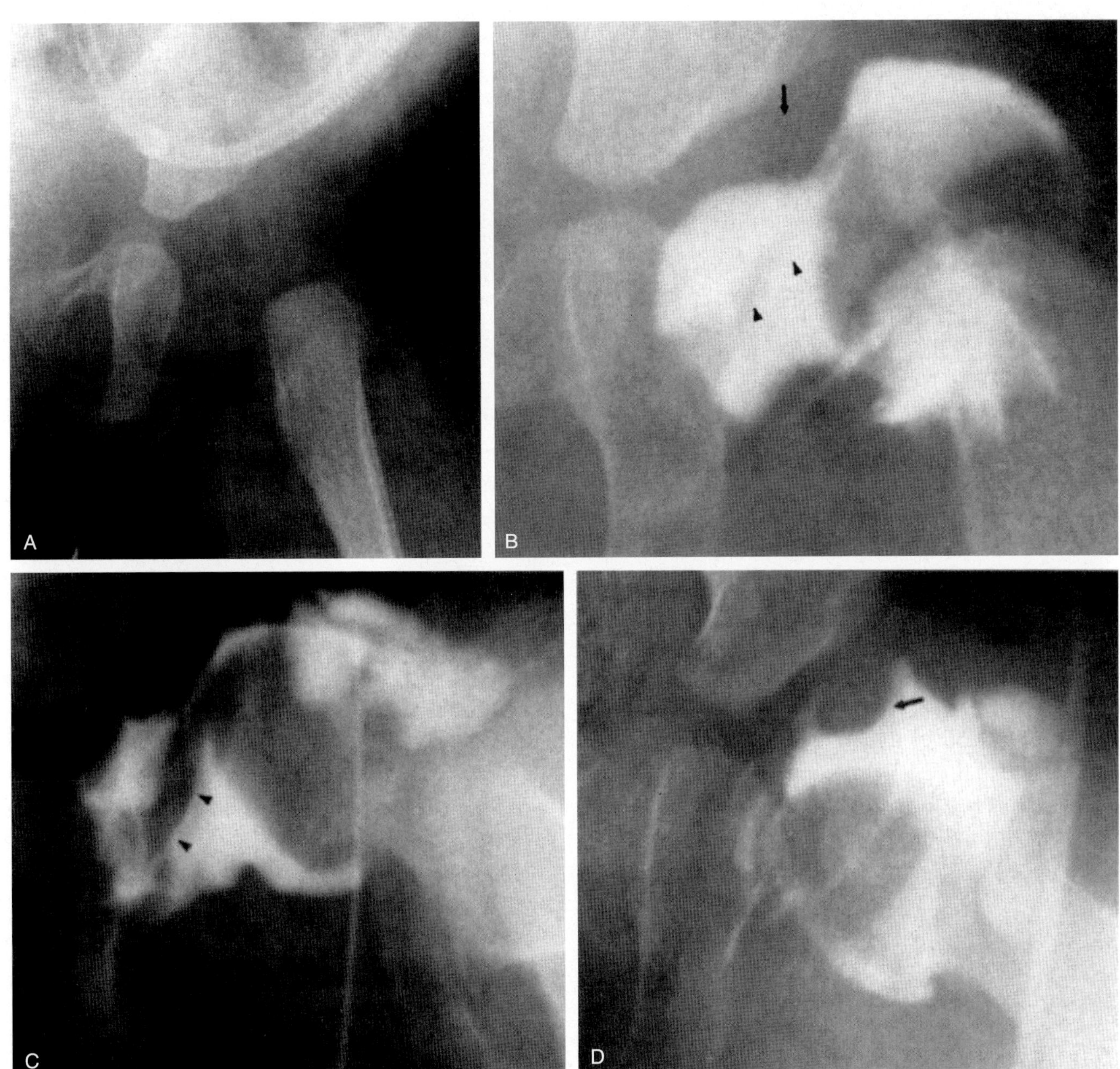


**图 7–67**　髋关节造影：髋关节发育不良。

A,B　髋关节脱位的 2 个月大婴儿。初始 X 线片（A）显示股骨相对于髋臼外移。中立位关节造影片（B）显示出低密度的软骨性股骨头、位于脱位股骨头和髋臼之间的变形髋臼缘（箭头）以及被拉长的圆韧带（三角箭头）。由于关节囊被拉伸，高密度髋关节腔呈现沙漏状。

C,D　髋关节脱位的 1 岁幼儿。初始关节造影片（C）显示股骨头脱位以及圆韧带被拉长（三角箭头）。屈曲、牵引和外展 45° 的斜位投照片（D）显示髋臼缘（箭头）出现方向反转。

（From Kaye JJ, et al:Radiology 114:671, 1975.）

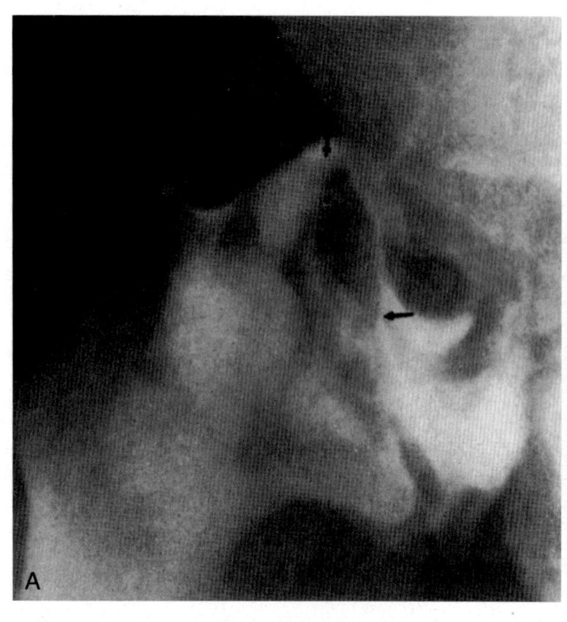


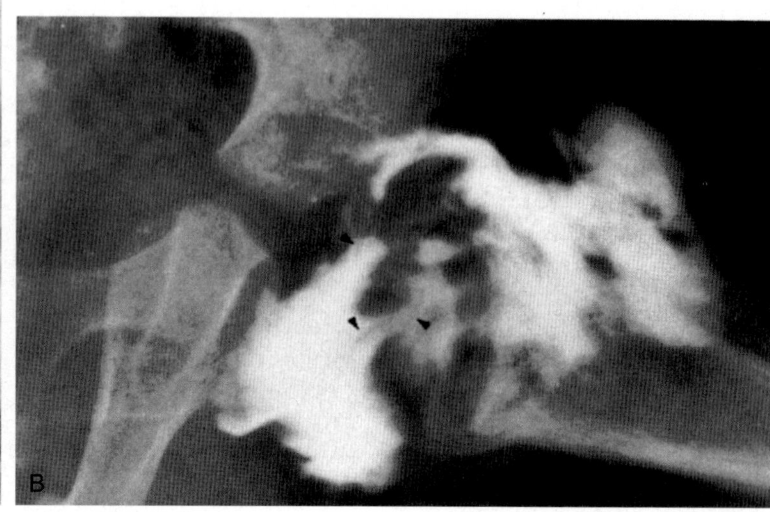


**图7-68** 髋关节造影：脓毒性关节炎。

A 脓毒性股骨头脱位的男婴，髋关节造影显示软骨性股骨头（箭头）严重变形，呈三角形。正常的隐窝结构消失。

B 另一例脓毒性股骨头脱位的男婴，可见外侧半脱位和滑膜粘连，表现为对比剂（三角箭头）呈旋涡状。

（A,B, From Classberg GB, Ozonoff MB: Radiology 128:151, 1978）

科医生决定治疗过程中髋关节的最佳体位。对于Legg-Calvé-Perthes病患者，双侧髋关节造影往往很有必要，以便比较正常侧和异常侧[359]。MR成像也可用于评价此病中髋关节的受累情况（参见第74章）。

在Legg-Calvé-Perthes病中，髋关节造影也可用于确定是否存在骨软骨碎片[330]。这种并发症并不常见，其与存在有未愈合坏死性碎片有关，表现为与残留股骨头相分离。关节造影可确定出坏死性碎片是否游离；如果碎片游离，进入髋关节内的对比剂将会分散到骨软骨碎片下面。

### 6. 创伤

除创伤性骨骺分离外，髋关节造影还可用来研究髋关节的其他劳动创伤后异常。在股骨头单次或多次前方[467]或后方[468]脱位的患者中，单纯髋关节造影或联合CT扫描的髋关节造影[752]可显示关节囊的变形或缺损、圆韧带的撕裂以及关节内的骨软骨小体。

在创伤[469]或手术[393]后或存在某些特发性因素时[470]，髋关节也可发生关节囊缩窄（粘连性关节囊炎），不过这种病变更常发生在肩关节和踝关节。对于这样的病例，平片一般无明显异常表现或仅显示某些非特异性改变，包括骨质减少或关节内骨性游离体，关节造影可对此提供准确的诊断，造影时表现为关节腔的容量变小。由于关节囊内压力的迅速增高，向关节内注射不足8mL的对比剂也相当困难。髋关节的正常隐窝结构会消失不清。经组织学检查发现，此病的关节囊出现慢性炎症反应伴纤维化，并使其与股骨颈粘连[469]。

在对13例髋关节粘连性关节囊炎的回顾性综述中，Lequesne及其同事[470]将此疾病分为两种类型：（1）伴发于滑膜（骨）软骨瘤病或骨样骨瘤的继发性关节囊缩窄；（2）原发性或特发性关节囊缩窄，不伴有其他关节异常。原发型具有自限性，可于3～18个月内缓解。在所有13例患者中关节造影都显示关节腔容积减少（注入的对比剂都不超过10mL）和正常关节隐窝不显影。

创伤后曾发现有髋臼盂唇撕裂和变形[471]，而且类似的异常也可见于慢性髋臼发育不良病例中，还曾发现在盂唇旁形成囊肿（腱鞘囊肿）[472, 689, 753]。常

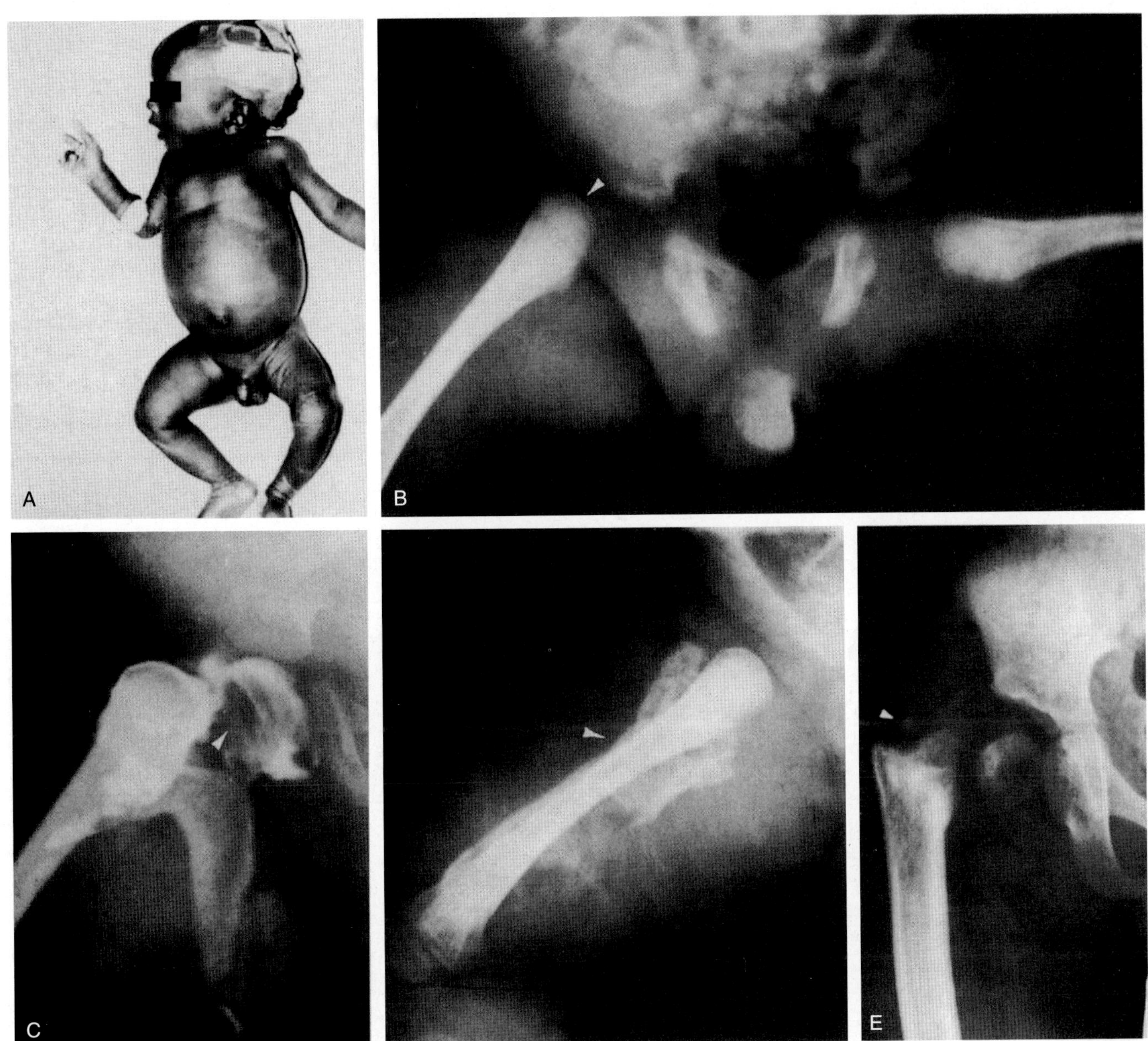


**图 7–69**　髋关节造影：骨髓炎合并骨骺分离。这名 10 天大黑人婴儿的临床照片（A）显示右腿肿胀，呈外展屈曲位。初始 X 线片（B）显示右侧髋关节明显"脱位"，因为右侧股骨干骺端（三角箭头）明显外移。4 天后的关节造影片（C）显示出低密度的股骨头（三角箭头），其与髋臼的相对位置仍正常，并可见移位的股骨干骺端提示骨骺分离。用髋部人字形绷带治疗几周后（D），干骺端的骨质破坏（三角箭头）提示为骨髓炎。37 个月时再次摄片（E）显示有股骨干骺端的残留病变、内翻畸形、髋臼内部分骨化并变形的股骨头、髋臼变扁平以及大转子处出现小的骨化中心（三角箭头）。（A–D, From Kaye JJ, et al:Radiology 114:674, 1975.）

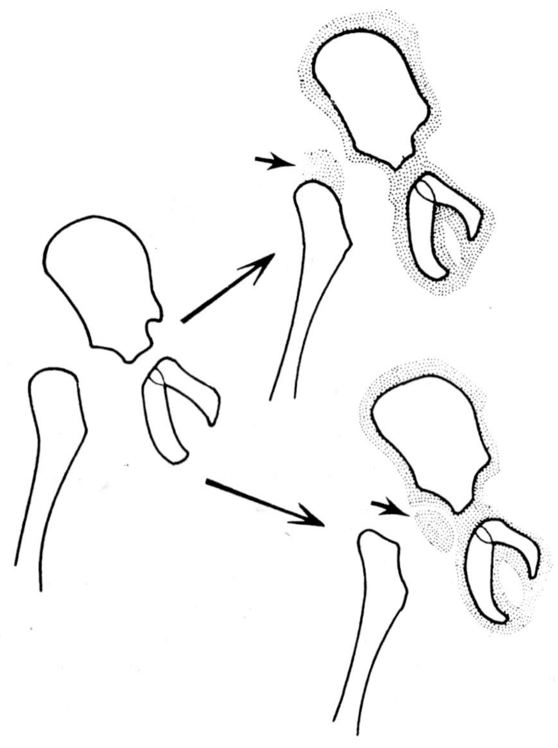

图7–70 髋关节造影：脓毒性关节炎与合并骨骺分离的骨髓炎。不管是哪种疾病，初始X线片（左侧图）都显示干骺端相对于髋臼发生移位。真性脱位（右上图）时，软骨性骨骺向外侧移位（箭头）。而在骨骺分离（右下图）时，股骨头仍正常位于髋臼内（箭头）（点状阴影区代表软骨区）。（From Kaye JJ, et al:Radiology 114:674, 1975.）

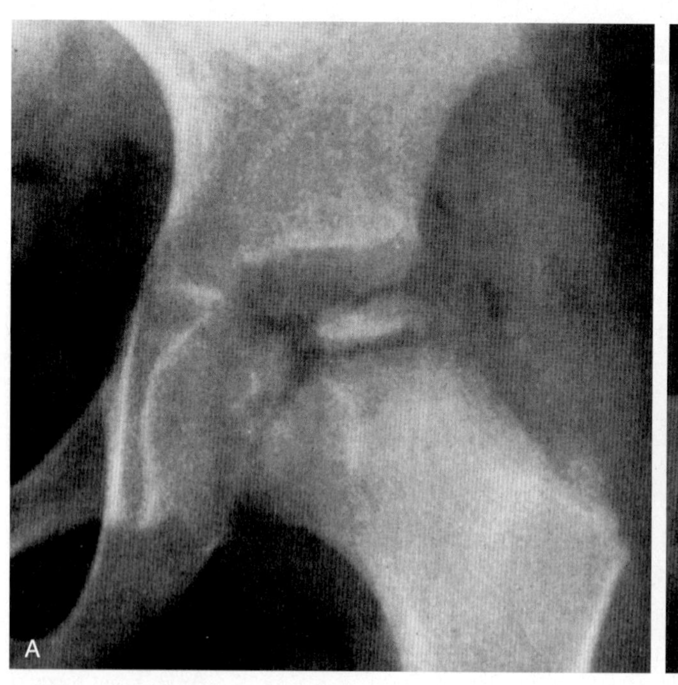

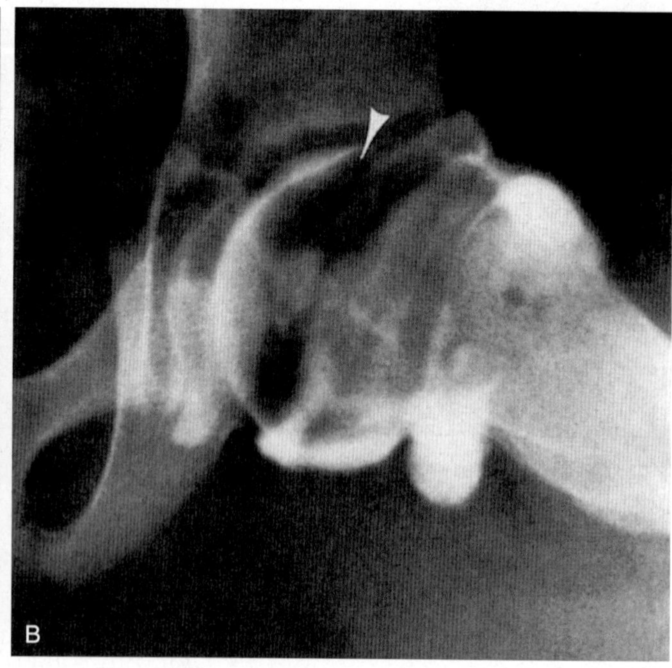

图7–71 髋关节造影：Legg-Calvé-Perthes 病。

A 初始X线片可见明显的骨骺碎裂和干骺不规则。

B 外展位髋关节造影图像显示软骨性股骨头（三角箭头）呈低密度影，其表面相对光滑，并恰好位于髋臼内。

规X线片可发现含有气体的软组织肿块，在关节造影时，对比剂可从关节腔进入盂唇撕裂处和腱鞘囊肿内。但近年来，MR成像和MR关节造影已用于评价髋臼盂唇的病变（参见第65章）[814–816]。

**7. 关节疾病**

髋关节造影可以更准确地诊断多种关节疾病（图7–72至7–74）。在特发性滑膜（骨）软骨瘤病或色素沉着绒毛结节性滑膜炎中，关节造影可确定滑膜异常和关节囊异常的范围[112]。造影提供的这些信息非常重要，不仅可确定病变的严重程度，而且可在平片不能明确诊断时建立正确的诊断。对于脓毒性关节炎患者，髋关节造影不仅可抽吸关节液以供培养，而且可以评价软骨、骨和滑膜的异常。

**8. 滑膜囊肿**

在类风湿性关节炎和其他滑膜疾病中，髋关节造影可显示关节内病变的程度以及有无相互交通的滑膜囊肿（图7–75）。可发现髂腰肌滑囊被对比剂充盈；虽然此滑囊的充盈可见于15%的正常髋关节[113]，但在多种关节内疾病（如骨关节炎、类风湿性关节炎、色素沉着绒毛结节滑膜炎、感染、双水焦磷酸钙晶体沉积病和特发性滑膜骨软骨瘤病）中如果出现髂腰肌滑囊与髋关节腔的交通，则可导致此滑囊扩大，并在髂腹股沟区形成肿块，其表现类似于肠疝并可引起股静脉的阻塞[114, 115]。在髂股韧带和髂耻韧带的交叉处存在有第二个潜在的相互交通点。当髋关节腔内压力高时，可用于髋关节减压，关节内液体可通过此处进入闭孔外肌的脂肪垫[98]。

据报道，约有15个或更多具有滑膜内衬的滑囊散布于髋关节周围，但每当讨论髋关节周围的滑囊时，最值得关注的是髂腰肌滑囊（又称之为髂耻囊、髂股囊、髂骨囊或腰下囊）。髂腰肌滑囊可见于约98%的成年人，其长度为3～7cm，宽度为2～4cm，从腹股沟韧带延伸到股骨小转子。它经由一小孔与髋关节相交通，小孔直径为1mm～3cm；任何可导致关节内压力升高的髋关节病变，预计都会出现这样的结果：在那些拥有此小孔的正常成人中有15%此通道会扩大，而那些没有此小孔的成人则会生长一条病理性交通通道（图7–76）。这种现象在儿童中相对不常见，因为儿童中髂腰肌滑囊与髋关节之间正常交通的发生率较低。

髂腰肌滑囊前方以髂腰肌为界，后方以耻骨结节和髋关节囊薄部为界[473]。它的外侧缘是髂股韧带，内侧缘是髋臼唇，上缘是腹股沟韧带，下缘是耻股韧带[473]。此囊在增大时将形成疼痛性或无痛性的软组织肿块，可同时伴有因避免过伸而导致的步幅缩短、髋关节和膝关节的屈曲伴大腿外旋、肢体无力以及位于腹股沟韧带下方和股动脉外侧2cm处的压痛点。肿块本身可压迫周围的血管神经结构，少数情况下还可造成继发性静脉闭塞伴远侧水肿，使盆腔器官移位，继发成为感染性或创伤肿块，或者引发外展步态。如果没有明确的关节炎病史，髂腰肌滑囊增大的患者常由普外科医生首诊，普外科医生很容易将此肿块及其相关症状和体征误诊为腹股沟疝、股动脉瘤、睾丸未降、静脉曲张、淋巴结肿大或实性肿瘤。行动脉造影评价，可能会无意中将此囊刺破，或者在外科手术中，这个具有滑膜内衬的增大结构可能会使手术大夫感受到困惑，因为他们原以为是其他的一些疾病[474]。因此，此病需要准确的术前诊断，而髋关节造影（可结合CT）、直接滑囊造影、超声、MR成像或CT都可以做到这点[473, 475–477, 479]。

虽然髋关节周围的其他滑囊也是潜在形成感染和肿块的可能位置，但发病率均很低，相关临床症状的严重性也较小[754, 755]。这些滑囊的病变也可合并有相关的关节改变。正常髋的关节造影和关节置换后的髋关节造影（更为多见）可显示大转子周围的滑囊、坐骨转子囊或与任何解剖结构都无关的囊样液体聚集区或脓肿[756]（参见第14章）。在造影过程中，关节腔的过度扩张可引起医源性的关节囊破裂，导致对比剂溢出至关节外，呈羽毛状分布[473]。对比剂可向不同的方向溢出，甚至可流入腰大肌的后部[478]，而且有时对比剂外溢的距离可相当远。

评价髋关节周围的可疑滑膜囊肿时，可采用以下影像策略：如果腹股沟区出现肿块或临床存在一些支持证据，在X线平片检查之后就应该进行超声检查。如果超声发现囊内的液体无搏动性，且没有液体多普勒信号，则可进行超声引导下穿刺以抽吸囊内容物，囊液分析即可鉴别滑膜囊肿、髂腰肌滑囊炎与淋巴囊肿、脓肿或血肿。之后，向囊腔内注入对比剂，如果能使髋关节显影，则可以确定诊断；如果不能使髋关节显影，而又考虑需手术治疗时，就有必要采用髋关节造影、CT扫描或MR成像来查明潜在的关节交通。如果对滑膜囊肿进行保守治疗，超声或CT是监测治疗结果的无创性手段。一般说来，对于诊断髋关节周围的可疑滑膜源性疾病，动脉造影和淋巴造影现今已经没有立

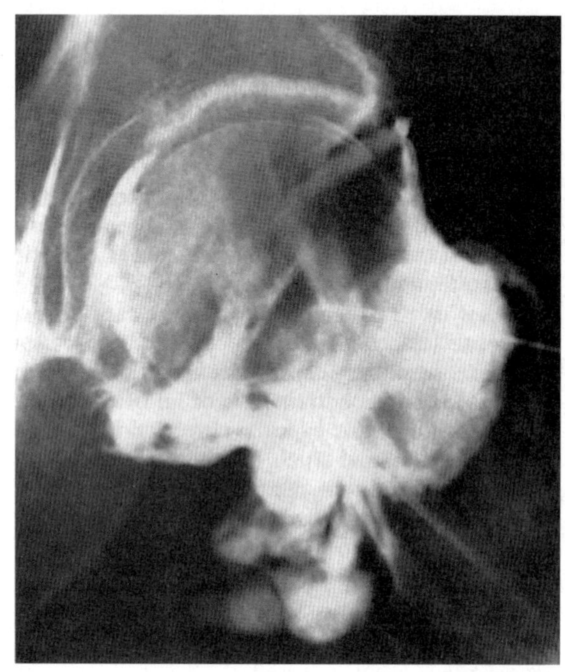

图7-72 髋关节造影：色素沉着绒毛结节性滑膜炎。57岁女性的髋关节初始X线片（未示出）发现关节间隙正常，但在股骨头和股骨颈内有囊性病灶。关节抽吸显示为棕色变滑液。关节造影证实关节腔增大且不光滑，内侧可见小的池状对比剂聚集。（Courtesy of V. Vint, M.D., San Diego, California.）

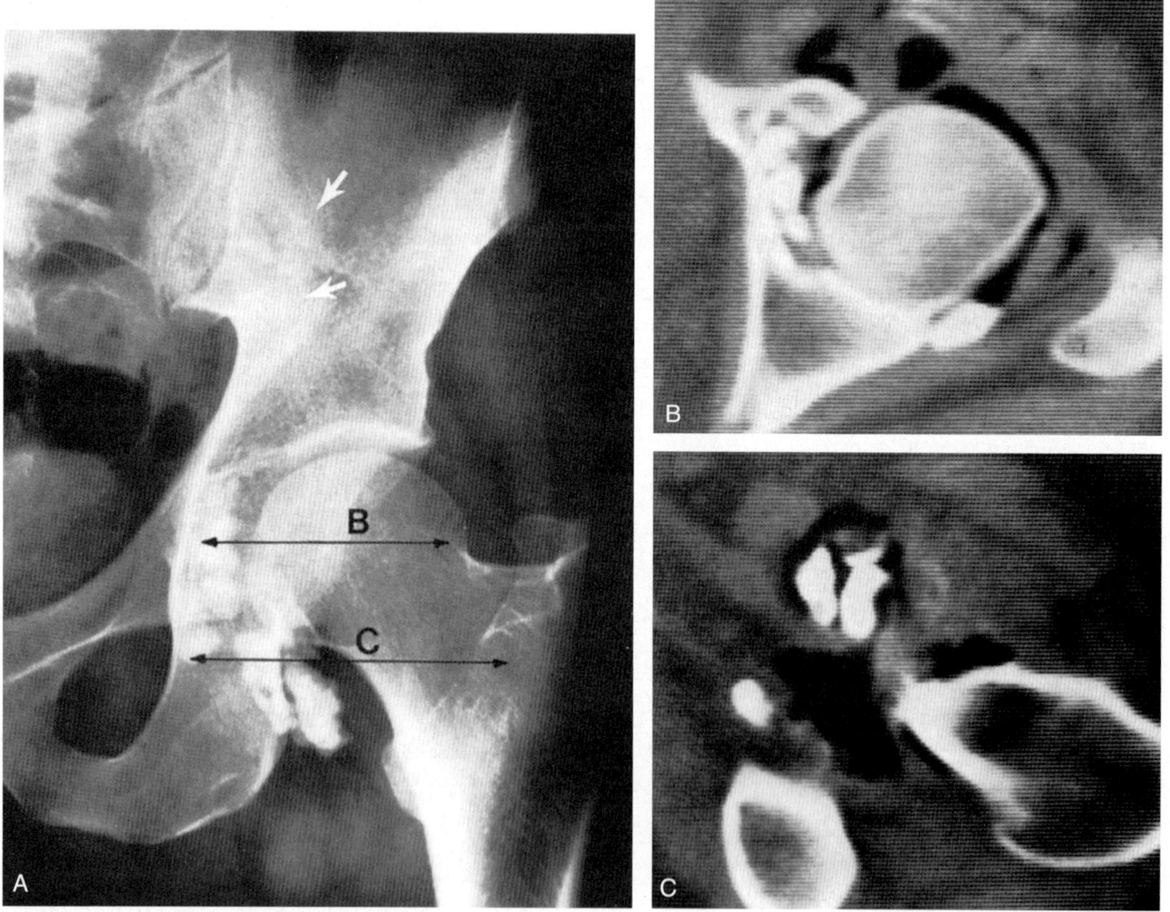


图7-73 髋关节造影：特发性滑膜（骨）软骨瘤病。

A 初始X线片显示髋臼窝内有多个钙化或骨化灶，向内侧和下侧延伸到髂腰肌滑囊区域内。骶髂关节附近可见不容易分辨的细小钙化灶（箭头）。

B,C 髋关节内注入空气后，两幅轴位CT扫描像（其层面如图A中所示）分别显示关节内的病灶（B）和滑囊内的病灶（C）。组织学证实为滑膜（骨）软骨瘤病。

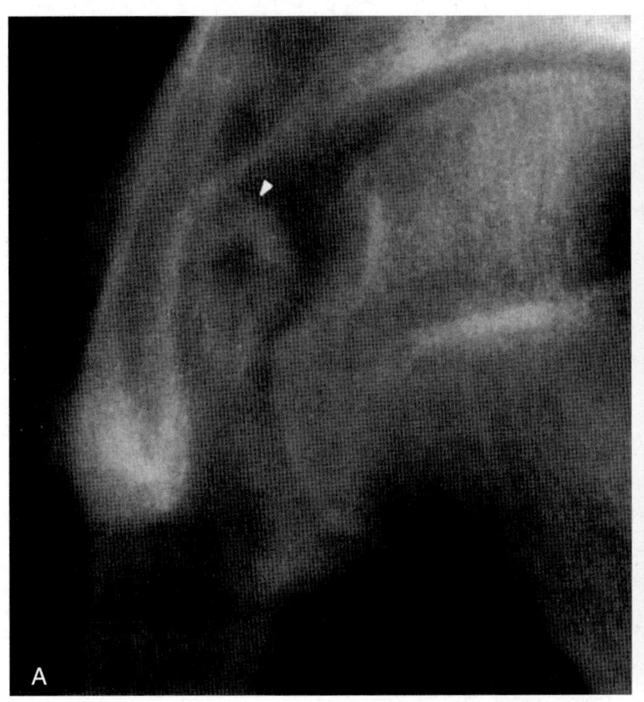


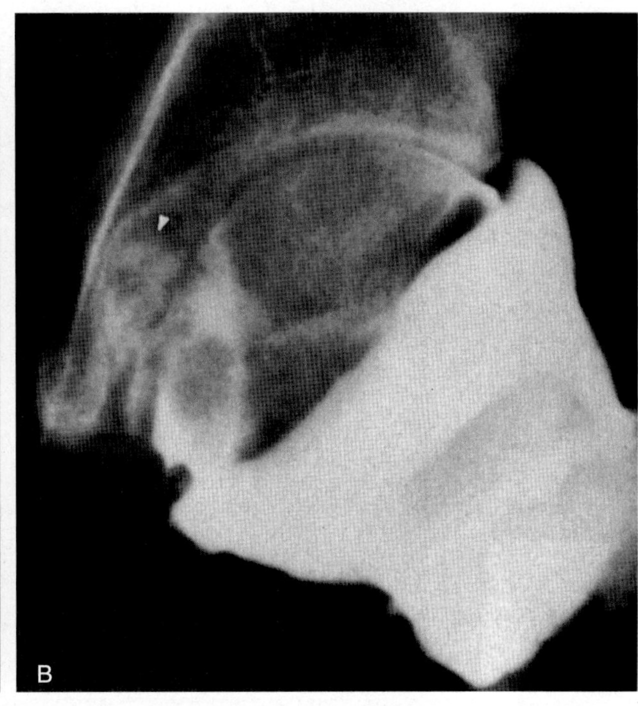


图 7–74　髋关节造影：骨软骨碎块。

A　传统 X 线断层显示位于关节间隙上的致密影（三角箭头）。

B　关节造影显示对比剂部分环绕此骨体周围（三角箭头）。手术中切除了附着在髋臼上的骨软骨碎块。

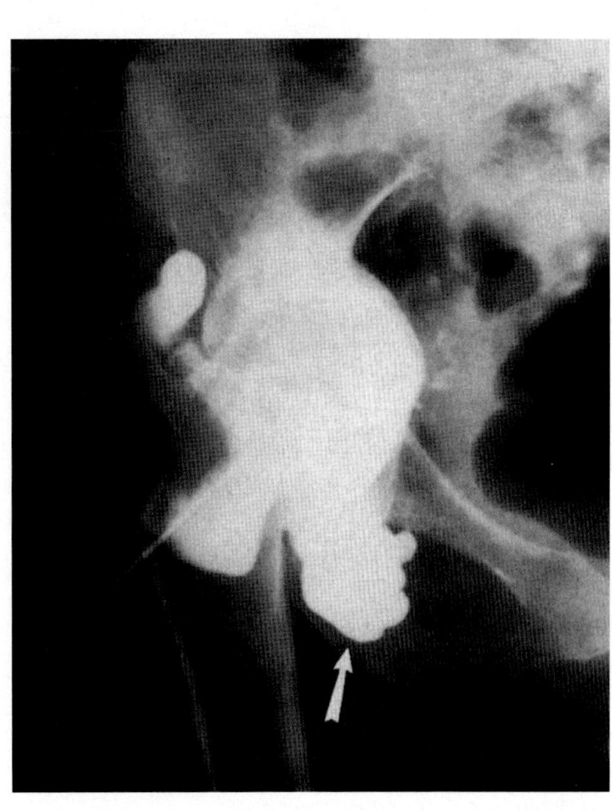

图 7–75　髋关节造影：类风湿性关节炎伴滑膜囊肿形成。65 岁女性类风湿性关节炎患者，伴有明显的“股疝”。关节造影显示，临床上显著的软组织肿块与滑膜囊肿（箭头）有关。同时可见关节腔呈囊袋样以及髋臼前突缺损。

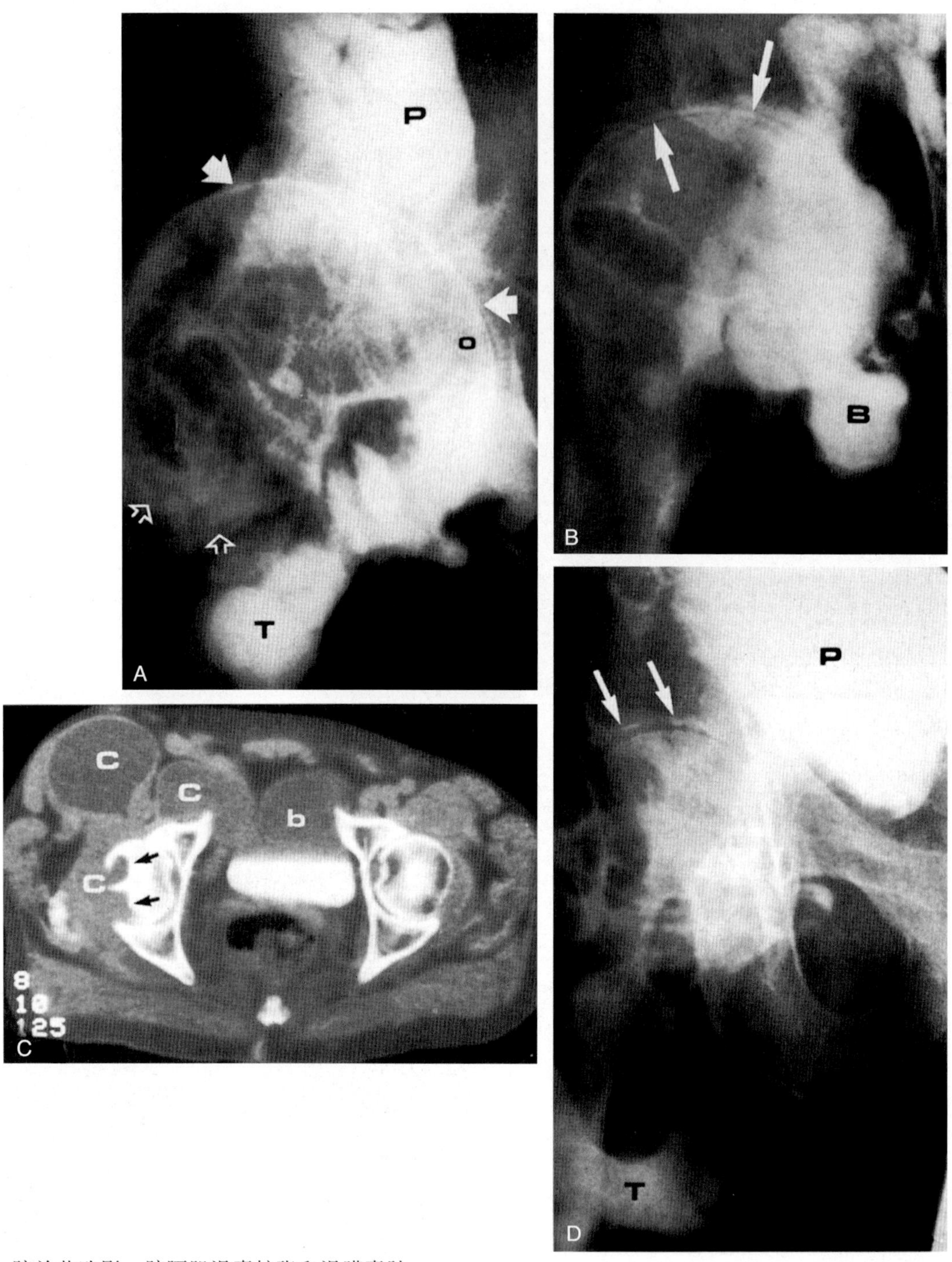


图 7–76 髋关节造影：髂腰肌滑囊扩张和滑膜囊肿。

A 骨关节炎。这位 72 岁女性的右侧腹股沟内出现一肿物，曾被认为是腹股沟疝或股疝。传统 X 线显示髋关节患骨关节炎。关节造影时髂腰肌滑囊表现为巨大、多腔但相互交通的对比剂聚集区，并向盆腔（P）和大腿（T）方向延伸。滑膜增生（空心箭头）、关节软骨（实心箭头）完全缺失、骨赘形成（O）和股骨头变平提示为重度退行性关节病。

B Legg-Calvé-Perthes 病。71 岁老年女性有 Legg-Calvé-Perthes 病的病史导致髋膨大和继发性骨关节炎，这是一种提示肿瘤的右腹股沟肿块。髋关节造影显示髂腰肌滑囊（B）位于关节炎内下方，并与关节腔同时显影。其他表现包括股骨和髋臼的软骨（箭头）变薄、股骨头的增大和变平以及前期淋巴管造影残存的淋巴结充盈。

C,D 类风湿性关节炎。一位中年男性类风湿性关节炎患者，为评价右侧腹股沟肿胀而获得的 CT 扫描像（C）。此轴位扫描像显示右髋关节周围和前方出现数个液体密度影（C），其中一个延伸至盆腔内压迫膀胱（b）向左侧移位。同时可见明显的骨侵蚀（箭头）。手术时，术中造影（D）显示，这一广泛的多腔囊肿的骨盆内部分（P）及大腿内部分（T）均充盈对比剂。髋关节本身无对比剂充盈（箭头）。

（A–C, From Sartoris DJ, et al:Skeletal Radiol 14:85, 1985.）

足之地。

## 二、髂腰肌滑囊造影

进行髂腰肌滑囊的对比剂充盈（髂腰肌滑囊造影）时，患者多选择仰卧位。髋关节的内上部分是最佳穿刺点，穿刺针经股血管和神经的外侧扎入皮肤[813]。穿刺针（多用22号腰穿针）的方向指向股骨头的上表面，并恰好位于髋臼窝外缘的下方（图7–77）。穿刺针接触到骨头后，将穿刺针后撤几毫米，即应该进入到髂腰肌滑囊内（髋关节固定于中立位）。依据临床情况的不同，可以注入对比剂、皮质类固醇制剂、止痛剂等液体或液体混合物，注入量约为5mL。

**髋关节弹响综合征**

髋关节疼痛合并关节弹响的病因有很多。关节内异常（包括单发或多发的骨软骨游离体）常在股骨–髋臼运动时造成轻微的响声，而关节外原因则以响亮的弹响为特点。在某些病例中，髋关节做某一特定运动时，阔筋膜或臀大肌肌腱从大转子上方突然跳过而引起弹响[480]。其他的一些原因则包括髂腰肌肌腱从髂耻隆起上方滑过[481]、髂股韧带从前部髋关节囊上方滑过[482]。

几项研究[480, 483, 757–759]证实，髂腰肌肌腱的半脱位是髋关节弹响的原因之一。在髋关节屈曲和伸展的过程中，髂腰肌滑囊造影[483, 758, 759]（见图7–77）或使髂腰肌滑囊充盈的髋关节造影[480]都可以证实髂腰肌肌腱的位置变化及其向髂耻线上方的移位。髂腰肌腱位置的急剧变化与响声的出现是相互吻合的，而且通过触摸可感知弹响。

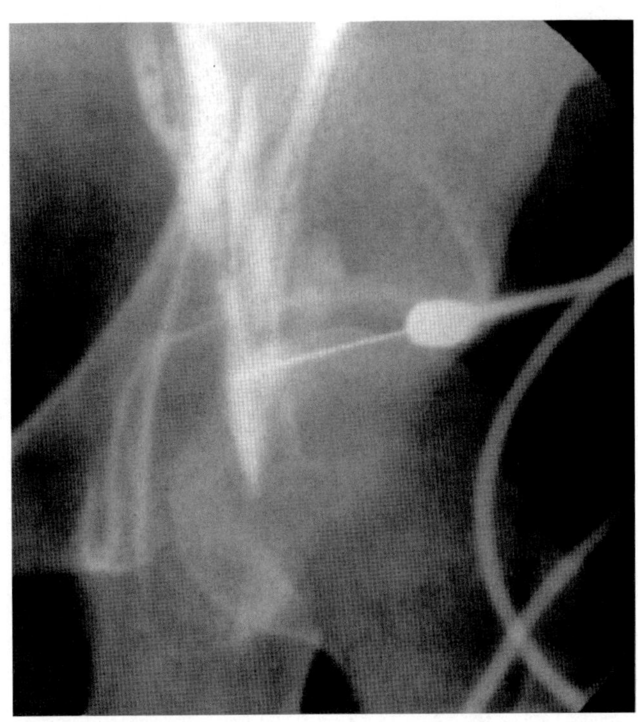

图7–77　髂腰肌滑囊造影。注意针尖的位置及部分充盈的髂腰肌滑囊。

# 第六节　膝关节

## 膝关节造影

尽管关节镜和很多新的成像技术（如CT和MR成像）已经对关节造影构成了挑战，但关节造影的价值仍主要体现在膝关节中，因为它可以评价多种膝关节疾病[116, 652, 760,761]（表7–7）。膝关节造影技术近年来取得了很大进展；单纯应用空气、氧气[117]和高密度对比剂[118, 119]的单对比造影技术大多已经被同时使用气体和高密度对比剂的双对比造影技术取代[120]，后者更适于显示轻微的半月板病变和关节软骨病变。但也一些研究认为，上述两种检查技术的效果相差不大[317]。近些年，CT关节造影（或单独的CT）也被用于检查多种膝关节病变，如髌骨软化、交叉韧带损伤甚至半月板损伤。但当前，无创性评价膝关节内紊乱的金标准是MR成像（参见第65章），在很多医院它已取代了膝关节造影。

**表7–7　膝关节造影的适应证**

| |
|---|
| 评价半月板撕裂、半月板囊肿和半月板小骨 |
| 评价盘状半月板 |
| 评价半月板切除术后综合征 |
| 评价韧带损伤 |
| 评价经软骨骨折/分离性骨软骨炎 |
| 评价髌骨软化 |
| 评价退行性关节病 |
| 评价关节内骨性和软骨性游离体 |
| 评价滑膜疾病 |
| 评价Blount病 |
| 评价软组织肿块 |

**1. 技术**

提倡使用的双对比造影技术有两种（水平投照法和透视法）[120, 121]，不过目前透视法实际上已经取代了水平投照法。用20号穿刺针从髌骨内侧或外侧进针，穿刺膝关节腔，完全抽吸出关节腔内的液体（图7–78）。如果患者曾行髌骨切除术，则让患者坐在检查台边缘，使用前方入路穿刺[484]。

透视法技术依赖于透视引导下的垂直投照[122, 123]。它的主要优点是可在检查过程中直接监测半月板，从而可得到理想的半月板切线定位。关节穿刺并抽吸关节液后，向关节腔内注射2～5mL对比剂和30mL空气。一些研究者利用二氧化碳代替空气[122]，但是有证据表明，二氧化碳会降低关节内pH值，从而引起更严重的术后疼痛[369]。注射完成后，让患者适度活动膝关节，然后将患者放置于透视机下。在大腿接受适当牵引的同时，对每个半月板都进行9～18次投照，每次投照均要稍微改变位置。在检查过程中，可使用多种牵引装置以提供恰当的内翻和外翻应力[124–129, 339, 340, 485]。透视检查结束后，拍摄过顶片或点片，以便评价关节软骨和交叉韧带，并确定是否存在腘窝囊肿。

透视法膝关节造影获得成功的最关键因素是对内外侧半月板各个部分的完整检查。为了完成这项复杂的检查，在患者体位从一侧侧位转变到斜位，然后前后位，直到对侧侧位的过程中，都应该进行连续的透视点片拍摄。然后对另一侧半月板重复这一过程。虽然一般说来患者在俯卧位接受检查，但额外获取仰卧位点片有时也有一定帮助[486, 487]。有报道称可使用立体定位摄片[488]，但一般不需要这种技术。决定膝关节造影成败的另一要素在于，半月板所摄的点片投照不应摄入股骨和胫骨关节面。通过抬高和降低腿部，直至胫骨软骨面处于切线位，有助于达到这一目的。给予膝关节足够的应力是膝关节造影成功的基础，但摄片时不能给腿施予过大的扭转力，否则会造成半月板扭曲变形（也称为半月板扭转）。最后，在透视监视下用戴着手套的手触诊并按摩膝关节，以便分析关节隐窝和髌上囊，并有助于诊断异常的滑膜皱褶、肿块和关节内的骨软骨游离体。

关节造影前应该先抽吸出绝大部分关节内的液体[671]，如果关节液相当浓稠，可能需要用18号穿刺针抽吸。若关节腔内存在较多的关节液，半月板表面的对比剂附着不理想，从而可能漏诊小的撕裂。也可对抽吸出的关节液进行分析[370]。若关节液内存在磨损颗粒或软骨碎片，则强烈提示严重的关节内病变[370, 489, 490]。尽管需要对关节液滤出物进行细胞分析[489]甚至或铁磁性分析[490]才能确定这些颗粒的特异性特征，但对关节造影时抽吸出的滑液进行肉眼检查可提供一些支持关节造影阳性诊断表现的数据[370]。

对比剂内添加少许肾上腺素（0.2mL，浓度为1：1000）可诱发滑膜血管的收缩，从而可减少从关节腔内吸收对比剂以及关节液形成的数量，因此可提高半月板的可见度。

半月板评价结束后，推荐使用某些过顶位摄片来评价交叉韧带、关节软骨和滑膜腔。仰卧位水平交叉侧位摄片和坐位单腿下垂侧位摄片都很有诊断价值。前后位投照也很有价值，并有学者推荐使用延迟摄片[130, 341]。有时可应用某些特殊投照位来评估交叉韧带（也可能需要采用传统断层技术或CT扫描）。上述这些投照方法将在本章后面详述。

**2. 正常膝关节造影（图7–79）**

**（1）内侧半月板。**内侧半月板（图7–80）表现为边界清晰的三角形软组织影。后角相对较大，平均为14mm宽[119]。中部稍小，而前角则是内侧半月板最小的部分，平均为6mm宽[119]。偶尔，其前角也可大于内侧半月板的中部[131]。内侧半月板的外周表面与内侧副韧带的深层紧密相连。内侧半月板周围的正常隐窝表现为对比剂和空气的囊状聚集[132, 133]。内侧半月板后角上方常可见上隐窝。后下隐窝较为少见，不过内侧半月板前角下方出现这样的隐窝更为常见。内侧半月板下方的这些下隐窝一般比较小，有作者认为如果大于2mm则代表异常[134]。内侧半月板的前部被髌下脂肪垫的基底部所覆盖，因此评价此部分更为困难。

**（2）外侧半月板。**与内侧半月板相比，外侧半月板（图7–81）的形态更圆。它同样表现为被对比剂和气体围绕的三角形低密度影，边缘清晰。外侧半月板前角到后角的大小基本没有变化，平均宽度为10mm[135]。外侧半月板前后角的下方都经常出现下隐窝。外侧半月板的前角与关节囊的外侧部相连，而后角与关节囊之间则被肌腱鞘分隔开。肌腱鞘内可充盈空气和对比剂，并重叠于外侧半月板后角的周围；其在关节造影中的表现多样，并已引起了极大的关注[133, 136–139, 331, 332, 342]。两条结缔组织细带（被称为细纤维带或细纤维束）将外侧半月板后角连接于肌腱鞘周围的关节囊上。当以不同角度显示外侧

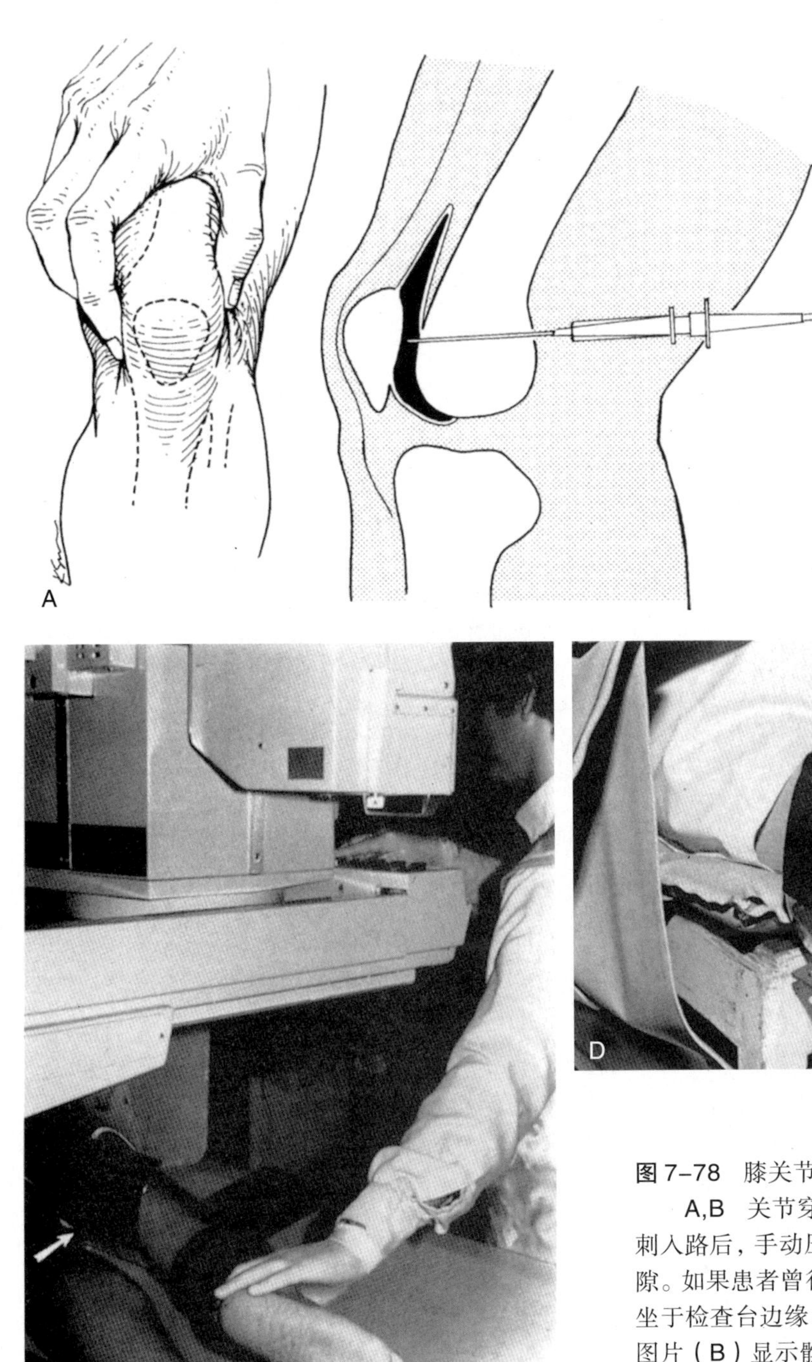


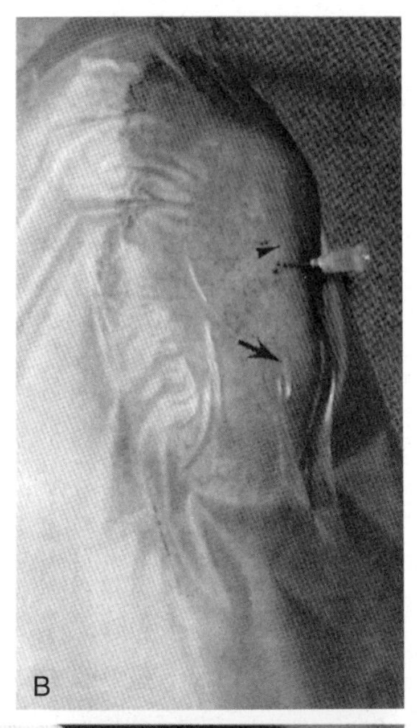


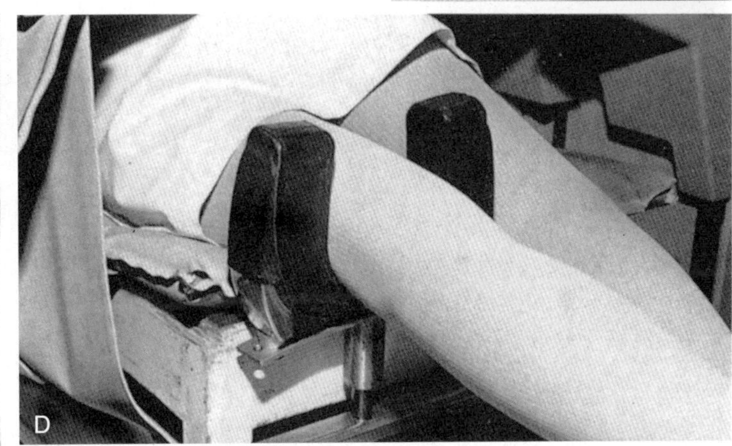


**图 7–78**　膝关节造影：技术。

A,B　关节穿刺。穿刺可使用内侧或外侧入路（A）。确定穿刺入路后，手动压迫髌骨的对侧缘，以增加穿刺侧髌骨后方的间隙。如果患者曾行髌骨切除术，则可使用前方入路（B）。让患者坐于检查台边缘，膝关节屈曲，穿刺针从髌腱的任一侧面刺入。图片（B）显示髌骨切除患者的理想穿刺点，图中示出了胫骨结节（箭头）髌腱（三角箭头）。

C　透视法技术。在此幅照片中，患者定位于此体位用以观察外侧半月板的前部。用金属支架（箭头）施予适当的压力。也可以使用其他的应力装置。

D　透视法技术。多种方法可施加适当的应力。在这幅图中，膝关节被两个软垫固定，软垫则与检查床的固定横杆相连。（Courtesy of I.Martin, M.D., and P. Stoner, M.D., London, England.）

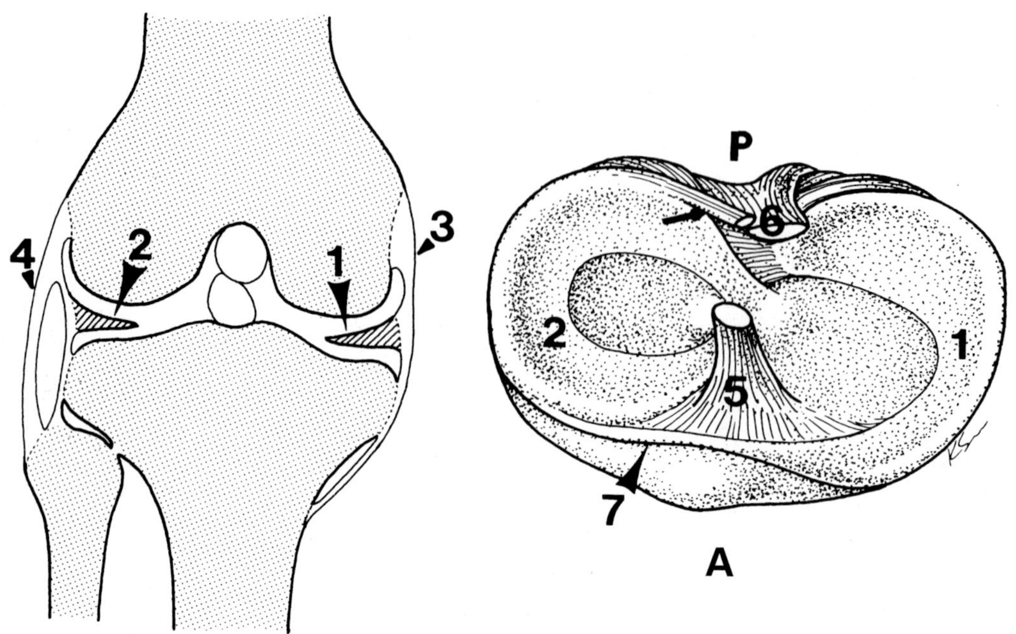


**图7-79** 膝关节造影：相关解剖。左图为冠状断面，右图为胫骨上面观。A，前面；P，后面。显示的结构包括内侧半月板（1）、外侧半月板（2）、内侧副韧带（3）、腓侧副韧带（4）、前交叉韧带（5）、后交叉韧带（6）、膝横韧带（7）以及半月板股骨韧带（条状韧带）。半月板股骨韧带从外侧半月板延伸至靠近后交叉韧带（箭头）。注意，内侧半月板后角相对较大，内侧半月板与内侧副韧带紧密相连，而外侧半月板的形态更圆且大小更均一。

半月板的后角时，其既可表现为两条细纤维带（中间夹有肌腱鞘），也可只表现为一条明显的细纤维带连接于腱鞘，或者只显示腱鞘而看不见细纤维带。但一般而言，外侧半月板最后部的关节造影像将显示完整的上方细纤维条，稍靠前方的投照则显示两条细纤维条，再靠前的投照则显示下方的细纤维条。外侧半月板细纤维束或细纤维条的多变表现，再加上重叠于后角的充气肌腱鞘，这使外侧半月板后角的评价变得相对困难。在关节造影时，如果发现肌腱鞘变窄、受压或缺失，则提示可能存在外侧半月板撕裂、盘状半月板、粘连性关节囊炎、术后改变或少见的先天性异常[342]。

### 3. 半月板异常

**（1）半月板撕裂**。对于许多半月板疾病（包括半月板撕裂），关节造影仍是一种准确性很高的诊断技术。尽管CT[653, 654, 672]、MR成像[655, 656, 673, 674, 690–692, 762]以及超声成像[675]已经用于诊断半月板病变，但一些放射科医生还是更喜欢使用关节造影。不管是对于成人[116, 121, 122, 134, 140–142, 318, 694, 762]还是儿童[143–145]，半月板撕裂的关节造影表现都已做过清晰的阐述。在评价半月板撕裂时，虽然关节造影采用了一种撕裂类型分类方法[121, 369]，但关节造影通常不能规范地对特定的半月板撕裂进行分类，而且这种分类也可能没有什么临床意义。对于半月板撕裂而言，确定撕裂位于半月板内的位置最有意义。半月板撕裂更常发生于内侧半月板，尤其是内侧半月板的后角。外侧半月板撕裂时更易累及前角。

半月板垂直纵向撕裂中，可见垂直穿通半月板的不透X线的高密度线（图7–82）。此型撕裂时，靠内侧的碎片可发生移位而形成桶柄状撕裂，碎片多向关节的中央部移位，在关节造影中可显示或不显示[491, 676]。半月板垂直放射状撕裂中（图7–83），可见半月板轮廓的尖端变钝，其内侧边缘被对比剂覆盖。半月板水平撕裂中（图7–84）[146, 147]，则可见不透X线的线状对比剂重叠于半月板轮廓之上，并延伸到半月板的上或下表面。半月板可能会失去其楔形的外形。上述的半月板改变也可任意组合出现。

**（2）半月板囊肿**。半月板囊肿（图7–85）好发于膝关节的外侧，病因不清，为多房性黏液样物质聚积[148–151, 693]。它们常发生于青年男性，平均发病

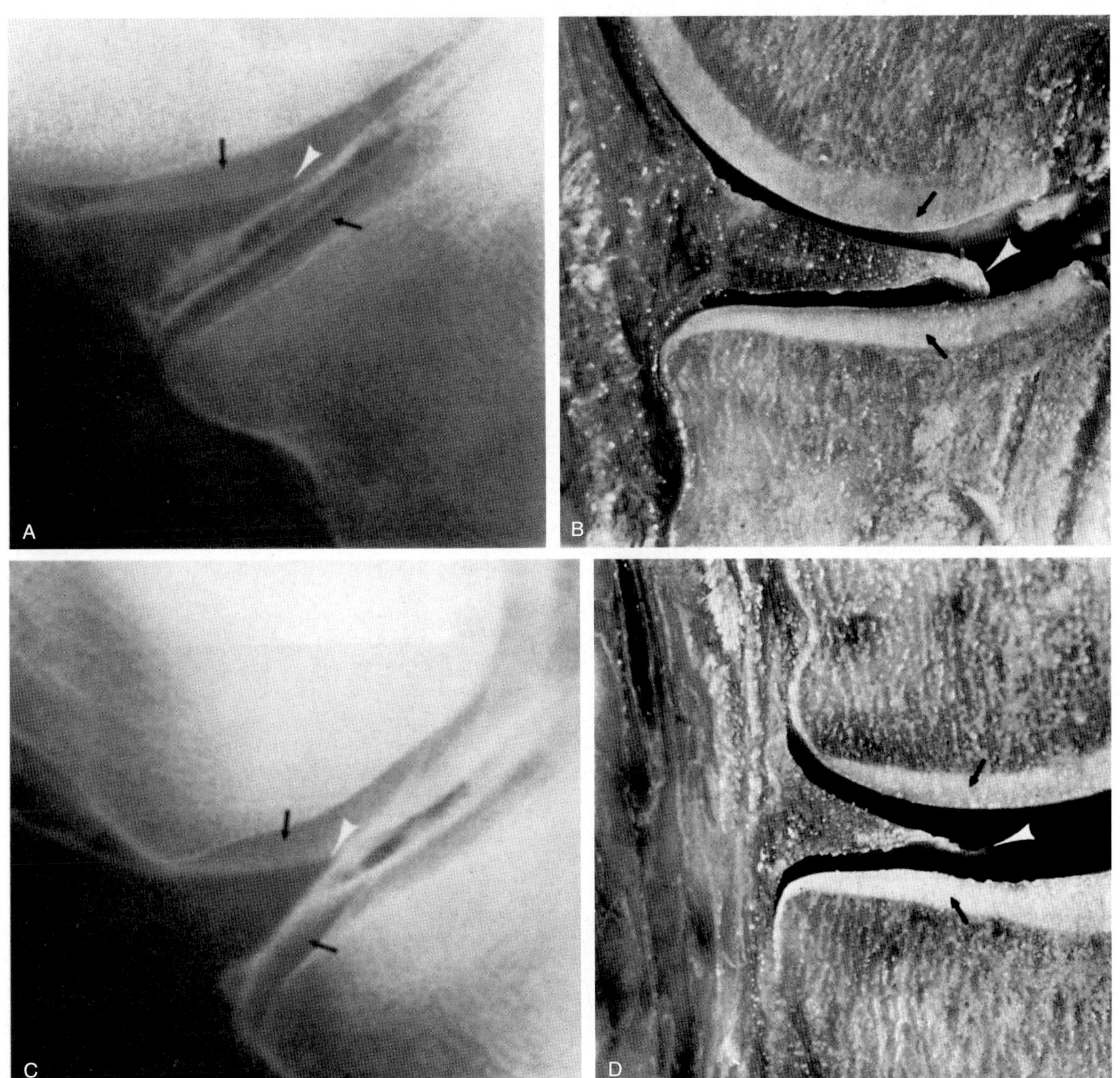


图 7–80　膝关节造影：内侧半月板的解剖和正常关节造影像（关节造影像和饼形纵向断面）。

A,B　内侧半月板的后角。内侧半月板后角相对较大，伸入至关节腔内的距离较长（三角箭头）。邻近的关节隐窝比较小。关节软骨（箭头）很光滑。

C,D　内侧半月板的中部。此部分半月板向关节内延伸的距离比较短（三角箭头）。关节软骨仍表现正常（箭头）。

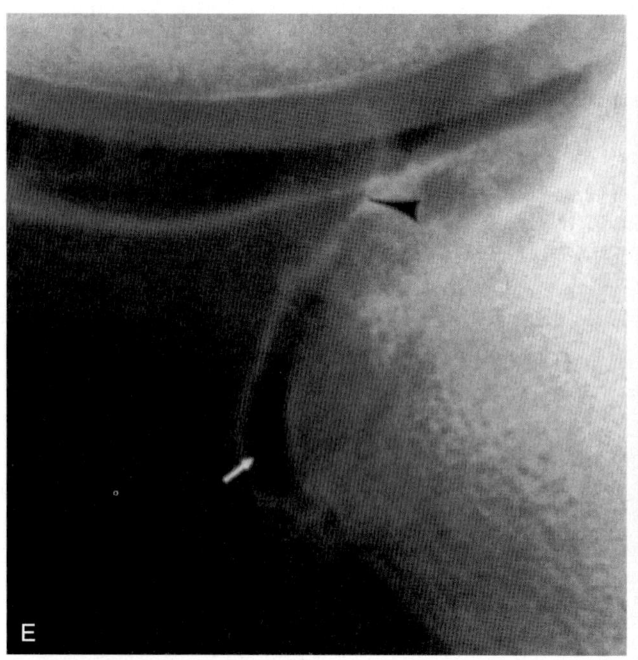


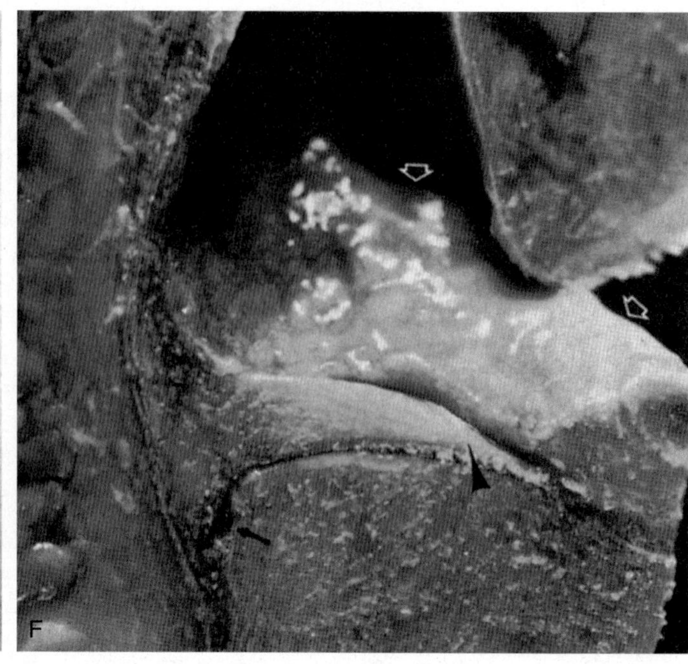


图 7–80（续）

E,F 内侧半月板的前角。内侧半月板前角的大小是可变的（三角箭头）。可见其上方为脂肪垫（空心箭头）。并可见半月板下隐窝（实心箭头）。

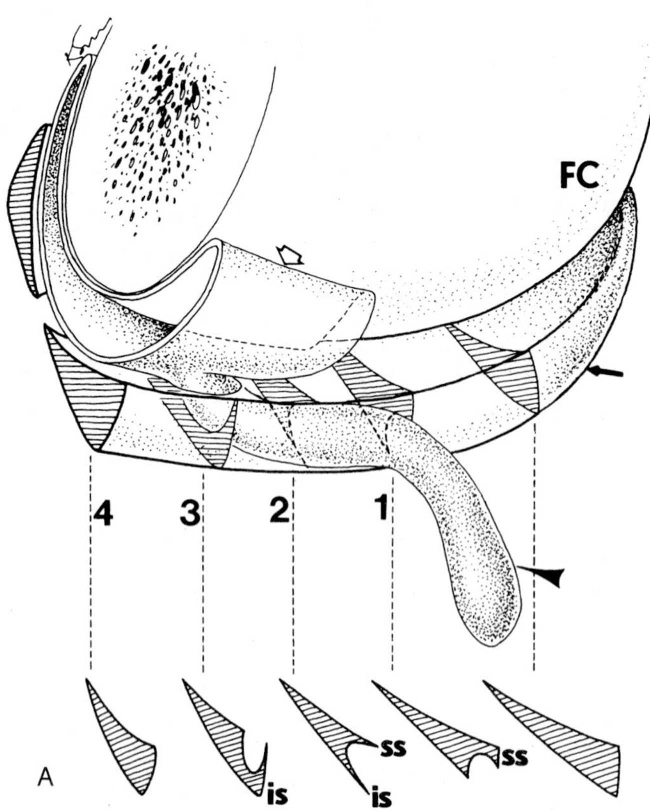


图7–81 膝关节造影：外侧半月板的解剖和正常关节造影—关节造影图像与饼形纵向断面。

A 膝关节后外侧面的示意图显示外侧半月板（实心箭头）和腘肌腱鞘（三角箭头）的关系。图中标示出股骨髁的最后部（FC）和滑膜反折（空心箭头）。腘肌后下方起自胫骨，然后斜行、向前和向上延伸，止于股骨的外侧面。在外侧半月板的后侧附近，腘肌腱进入关节，并走行于斜行的管道内。关节造影时，腘肌腱关节内部分的前下部和后上部是充盈对比剂的隐窝。两条结缔组织带，即细纤维条或细纤维束，将外侧半月板后角连接于腘肌腱鞘周围的关节囊上。一般情况下，（1）外侧半月板的后部可显示完整的上方细纤维束（ss），（2）稍前方层面可同时显示上方细纤维束（ss）和下方细纤维束（is），（3）更前方层面将只显示下方细纤维束（is），（4）再更前方的层面（即外侧半月板的中部）将显示完整的半月板，但看不见腘肌腱鞘。

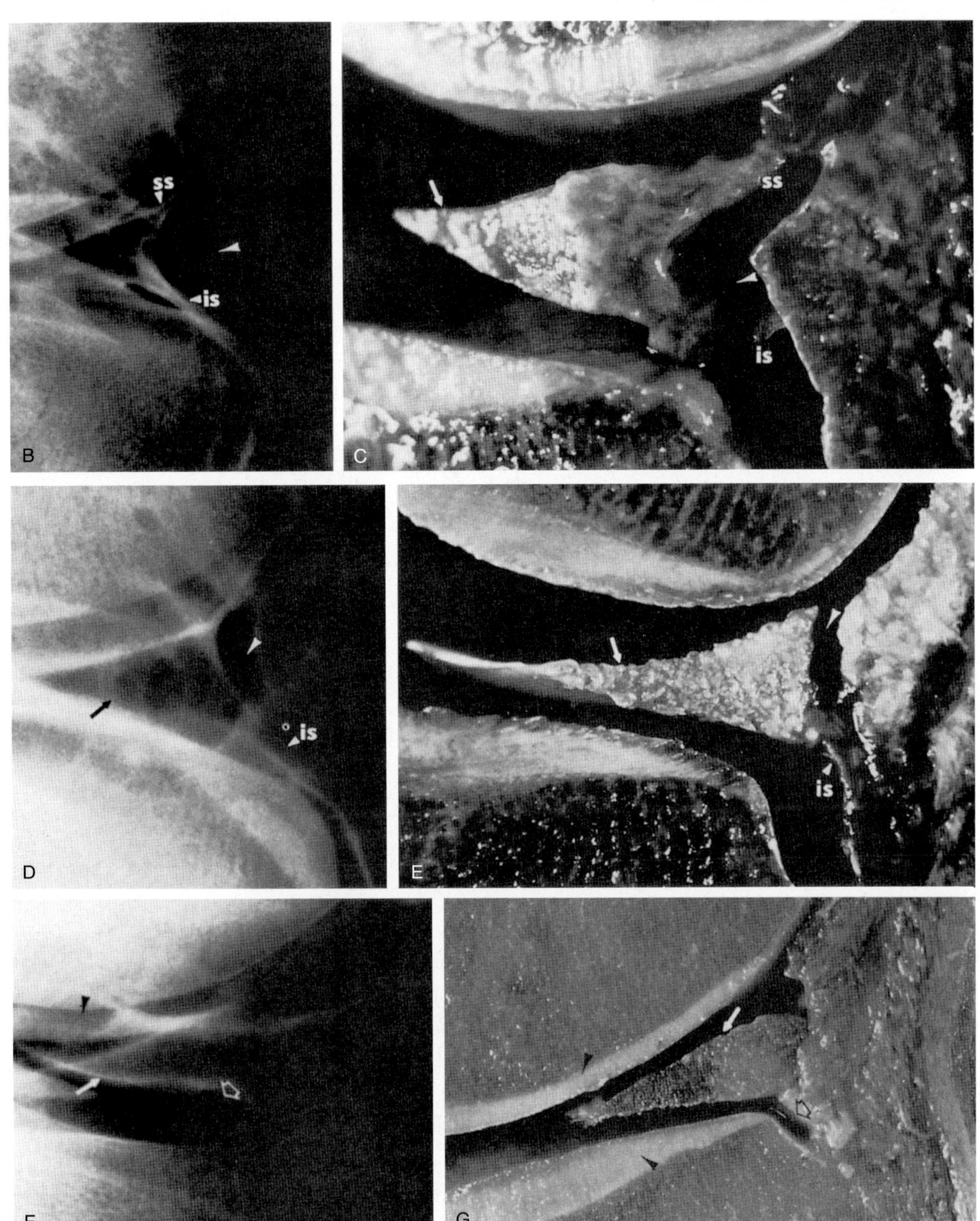


**图 7–81**（续）

B,C 外侧半月板后部（层面 2）。在这幅造影图像及纵向断面图上，可观察到腘肌腱鞘（三角箭头）、外侧半月板（箭头）、上方细纤维束（ss）和下方细纤维束（is）。标本制作过程中切断了下方细纤维束。

D,E 比层面 2 稍靠前的外侧半月板区（层面 3）。在这幅造影图像及纵向断面图上，可见腘肌腱鞘（三角箭头）、外侧半月板（箭头）和下方细纤维束（is）。造影图像上可见薄薄的上方细纤维束，但在断面图上看不见。

F,G 外侧半月板的前角。这幅造影图像及纵向断面图很好地显示了半月板（实心箭头）。可见关节软骨（三角箭头）和明显的隐窝（空心箭头）。

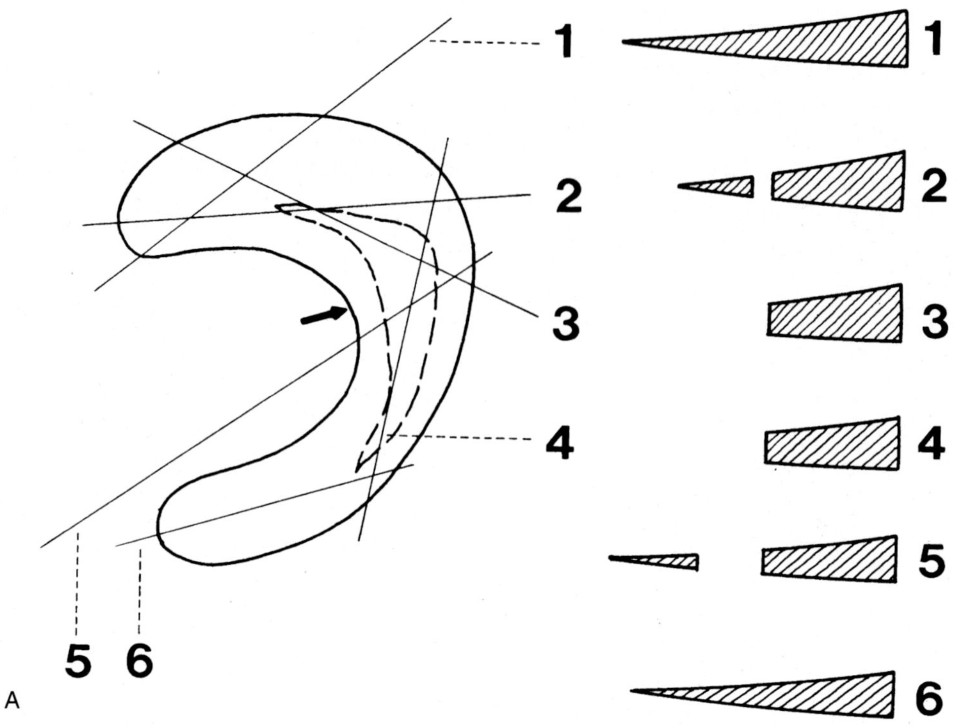


**图7-82** 膝关节造影：半月板垂直纵向撕裂。

A 垂直纵向（桶柄状）撕裂。从上方观察内侧半月板，后角位于上方。图中可见垂直撕裂口以及内侧碎片向中央移位（箭头）。其关节造影表现取决于撕裂所在的特定位置。半月板的后部观（1）表现为正常。稍向前的层面（2）上，则可看见垂直撕裂伴碎片的轻度移位。在位置3和位置4上，半月板影的内缘将表现为明显的截断。在位置5上，可见内侧碎片的显著移位。半月板前角（6）表现为正常。

年龄为30岁，但也有发生于儿童和老人的报道[763]。半月板囊肿不管发生在任何位置，都可引起疼痛和肿胀，但若发生在膝关节内侧，囊肿则倾向于更大[763]。虽然有些作者认为退行性改变或先天性因素可能是引起这些囊肿的重要原因（参见第65章），但多数作者认为这些囊肿是创伤后形成的。半月板囊肿通常位于半月板的外周边缘，不与关节腔相交通。在关节造影时这一部位的囊肿很少出现或不出现异常表现。位于相对中央区域的囊肿，则可导致半月板变形[492]，或者因为与关节腔相通可见对比剂充盈。事实上，对于半月板囊肿或膝关节周围其他囊肿性病变，关节造影后的延迟拍片可显示这类交通[320, 817]。半月板囊肿常发生于半月板切除术后。这种囊肿偶尔可能会侵蚀骨质[321]或其内部含有气体[657]。

对切除半月板进行的大体和显微镜下研究发现，囊肿的发生比率相当高（7%）[319, 361]。这些半月板通常可见水平撕裂，并且可发现撕裂与囊肿间的通道[343, 493]。此外，经组织化学分析，囊肿内的液体类似于滑液。以上这些事实提示，也许是一种抽吸机制驱使滑液通过半月板撕裂口进入周围软组织内，进而形成半月板囊肿。因此，囊肿的原因可能不是原发性黏液样退变。

**（3）盘状半月板**。盘状半月板（图7-86）是一种半月板形状的改变。它表现为异常增宽，形态类似盘状而不是半月形，但也有文献报道有多种过渡型盘状半月板变异[152]。这类变异包括：平板型（扁平的圆形半月板），双凹型（双凹盘状，中部较薄），楔形（较大，但常为逐渐变薄的半月板），前角型（前角扩大），顿挫型（轻度增大的半月板），以及完全撕裂型（变形太严重而不能准确分型）。盘状外侧半月板[153-158, 494]比盘状内侧半月板[157-164, 495-497, 658]多见

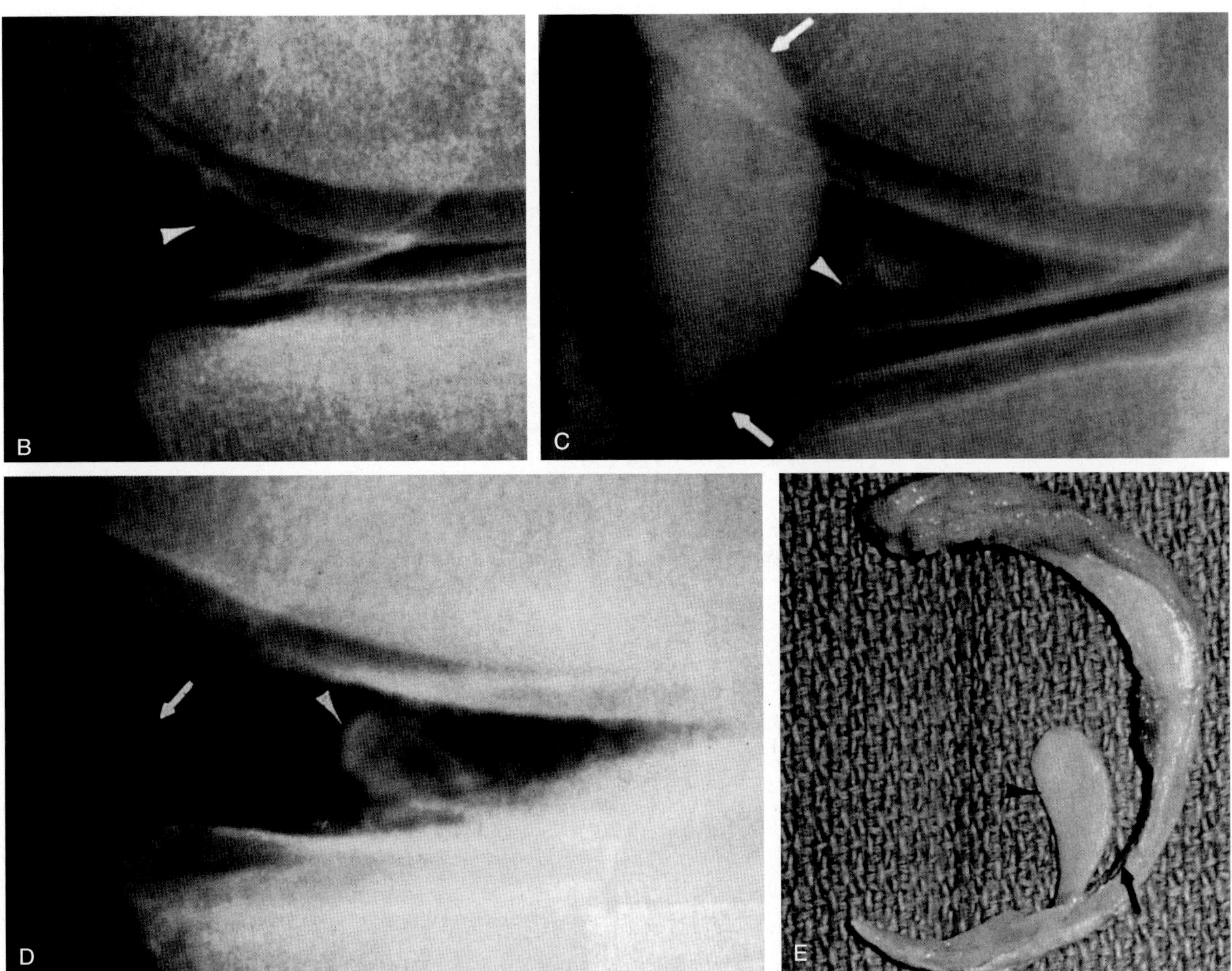


**图 7–82**（续）

B,C 垂直纵向撕裂——内侧半月板异常的两个实例。半月板内可见对比剂线状影或空气填充线状影（三角箭头）。同时可见一个明显的腘窝囊肿（箭头）。

D,E 垂直纵向撕裂——桶柄状撕裂。两例不同患者大体标本的关节造影图像和照片。关节造影图像显示出内侧半月板（箭头）的截断，可见移位的内缘碎块（三角箭头）位于关节中央区域。撕裂的内侧半月板的大体标本（后角在上，前角在下）显示半月板截断（箭头）和移位的内侧碎片（三角箭头）。

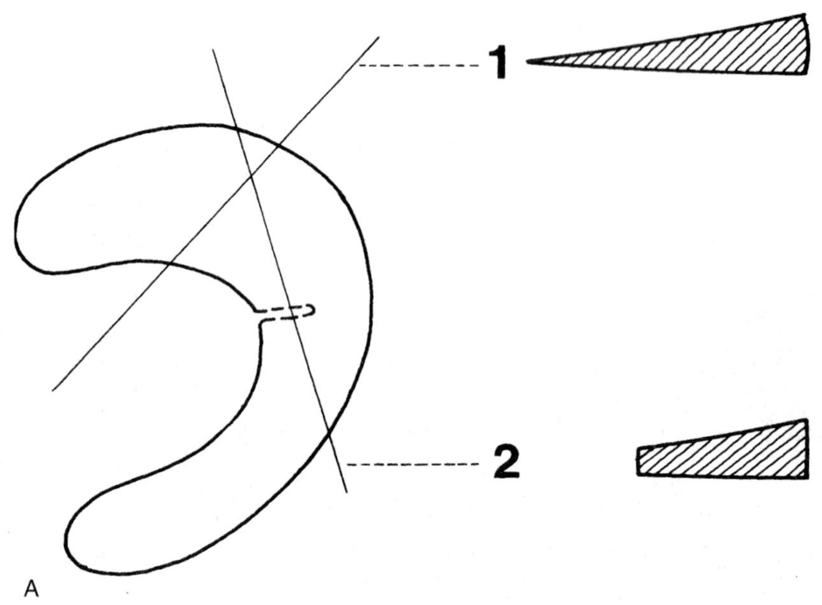


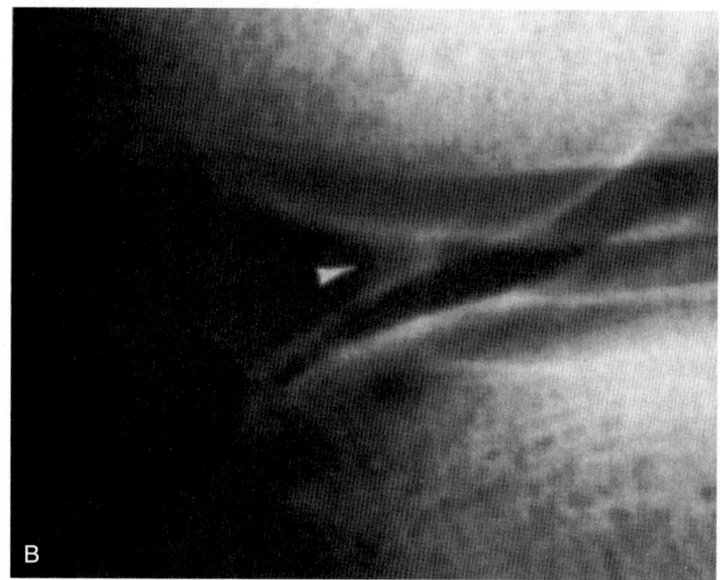


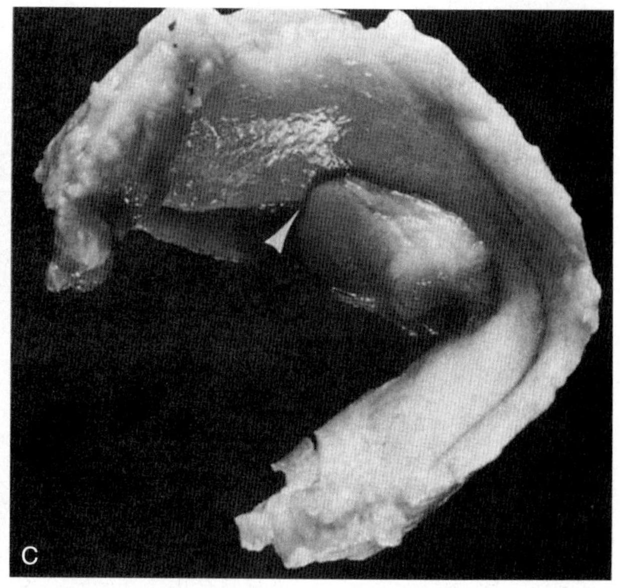


图 7–83 膝关节造影：半月板垂直放射状撕裂。

A 从上方观察内侧半月板，后角位于上方。半月板的内侧缘可见垂直放射状撕裂。一些关节造影图像（1）表现为正常，而经过裂口的一些关节造影图像（2）则显示为钝的、内侧缘充填对比剂的半月板影。

B 一幅关节造影图像显示出内侧半月板的放射状撕裂（三角箭头）。

C 另一例患者的大体标本可见内侧半月板明显的放射状撕裂（三角箭头）。其他区域的撕裂则更复杂。

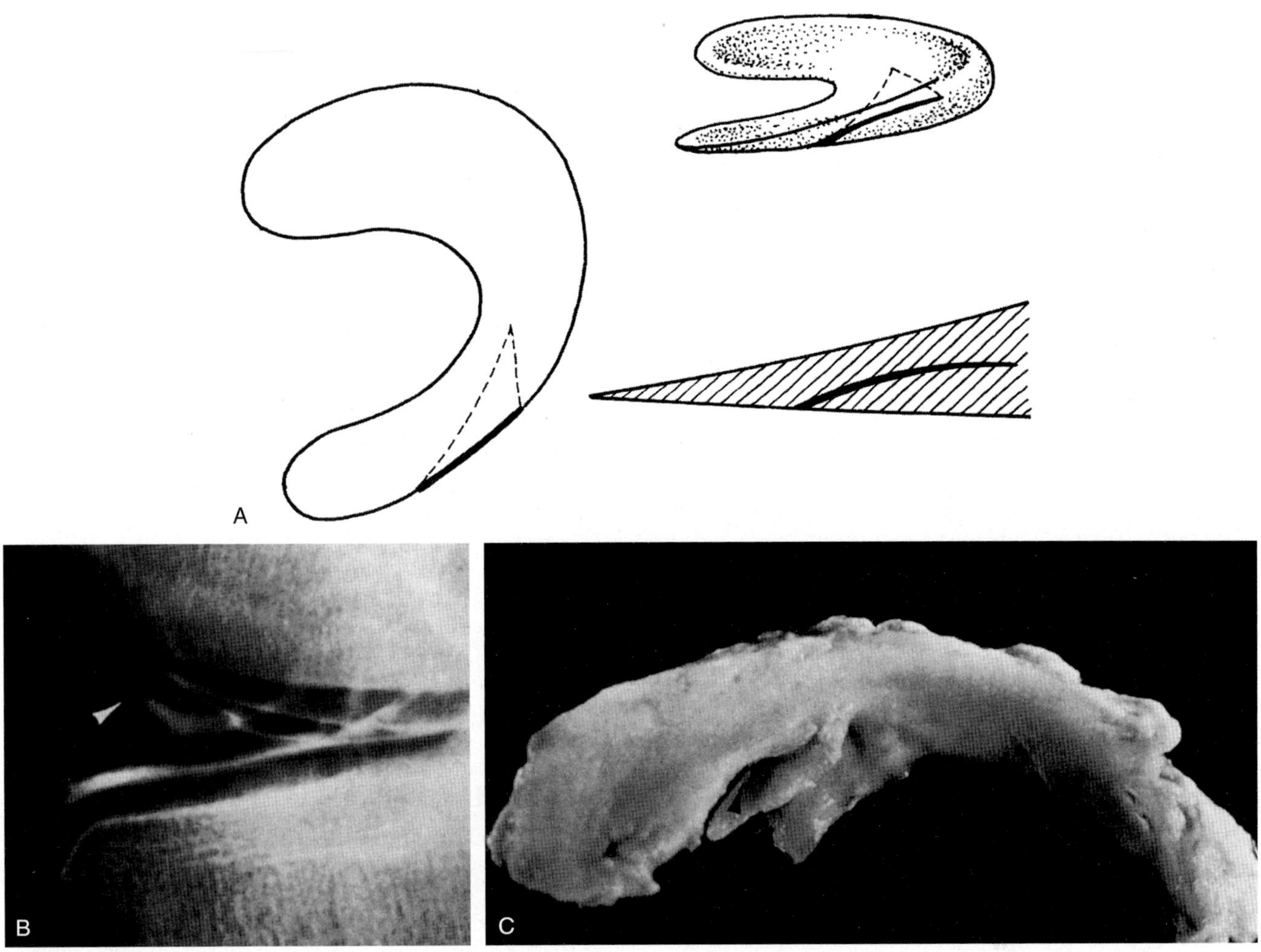

A

B

C

图 7–84　膝关节造影：半月板水平撕裂。

A　内侧半月板的上面观（左侧示意图）、正面观（右上方示意图）和纵向断面观（右下方示意图）。可观察到撕裂的表现和程度。

B,C　内侧半月板水平撕裂患者大体标本的关节造影图像和照片。可见撕裂区域（三角箭头），在关节造影图像上其内充盈对比剂。

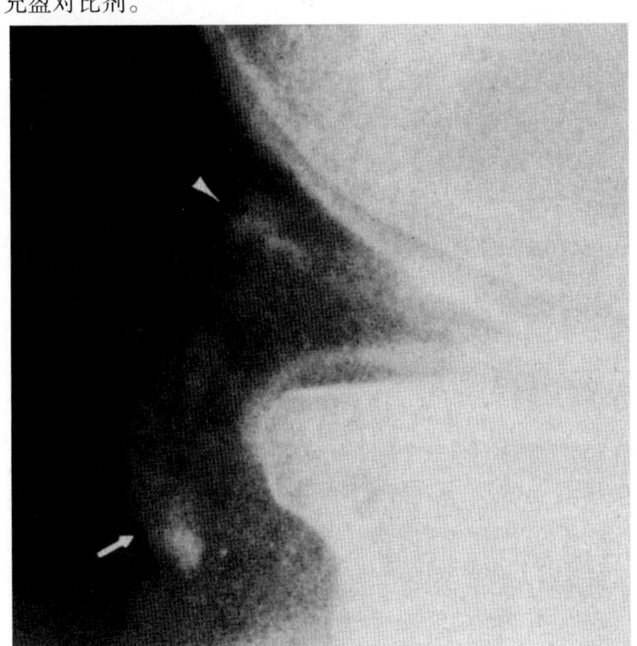

图 7–85　膝关节造影：半月板囊肿。内侧半月板囊肿内充填有对比剂（箭头），并伴有半月板的水平撕裂（三角箭头）。

得多。

文献报道的外侧盘状半月板的发生率为0%~16%[152, 165, 764]，但偶有文献报道，儿童中经关节造影确诊的盘状半月板发生率较高[143, 166]，或者在半月板切除术中直接发现的盘状半月板发生率较高[154, 157, 167]。盘状半月板患者接受首次临床检查的时间一般为15~35岁，男性相对多见。这些患者通常会有软骨撕裂的症状。还曾发现双侧盘状半月板以及家族性半月板形态异常[168]。

对盘状半月板的发生曾提出一种胚胎学来解释，但目前尚未得到确认。在发育过程中，未分化的间充质介于骨的软骨前体之间。此后间充质腔化，从而形成关节腔。在某些关节中，一部分间充质作为纤维软骨盘或半月板会持续存在。在正常环境下发育的膝关节中，未分化的间充质将进化为胎儿软骨，此软骨在胎儿第10周时已具有半月形外观，与成人的半月板十分相似[155, 162]。因此，在胚胎发育的正常过程中，内外侧半月板的形态在任何阶段都不会表现为盘状[498]。因此，儿童和成年盘状半月板的发生原因不可能是胎儿期盘状半月板的持续。然而值得关注的是，盘状半月板在多种脊椎动物中是一种正常的表现[677]。

Kaplan[155]假定，盘状外侧半月板是在出生后形成的，其原因是半月板后角与胫骨平台的异常附着。他认为，下细纤维束的原发性异常使外侧半月板只能通过半月板股韧带（Wrisberg韧带）与后部相连，这样半月板将出现反复的异常内外和前后运动，从而形成增大和增厚的半月板组织，最终形成盘状半月板。其他一些研究人员注意到，在很多盘状外侧半月板的患者中，下细纤维束常显示不清或存在明确的异常[152]，从而也间接支持Kaplan的观点。一些研究还证实，完全型盘状外侧半月板如果拥有完整的韧带附着，则往往不出现症状[494]。

盘状半月板患者的初始平片检查一般都无显著异常，然而在盘状外侧半月板患者中也曾发现有X线异常改变，包括：经负重位X线片证实的同侧膝关节间室的关节间隙增宽，腓骨头位置升高，杯状胫骨平台[499]，以及外踝形态的异常。盘状内侧半月板可合并有胫骨近端骨骺内侧边缘的不规则[333]。关节造影可显示异常增大和增长的半月板，而且常向内延伸到髁间窝处。半月板体部的上下表面相对平行，而不表现为会聚交叉。盘状半月板常合并有撕裂[322]。

**（4）半月板小骨**。半月板小骨（图7-87和7-88）是指半月板内的骨化灶。虽然在一些啮齿类动物的膝关节中半月板小骨是正常现象[174]，但它们在人类膝关节中并不常见[169-173, 500]。半月板小骨常为透明软骨，包绕着板层骨、松质骨和骨髓。在人类中它们的来源尚有争议；一些研究者认为它们是退化残余的器官[171, 174]，而其他人则认为它们继发于创伤后[169, 500]。有半月板小骨的患者可以无症状，也可以出现局部疼痛和肿胀[788]。

初始X线片显示在内侧或外侧半月板的前部或后部有不同形状的骨化[344]。最常见的部位是内侧半月板的后角。因此在X线片上，不透X线的高密度影常位于关节腔的中央。关节造影可明确这些骨化在半月板内的位置[173]。半月板本身可正常，也可合并有撕裂[169-171, 323]，或表现为盘状半月板[175]。

半月板小骨需要与关节内高密度影的其他病因相鉴别，特别是关节内的骨软骨碎片。这些骨软骨碎片通常不位于关节中央，在不同的检查中位置可发生变动，或者出现在关节隐窝内。如果半月板小骨引起了明显的临床症状，需要进行半月板切除，对切除后的半月板进行X线摄片可明确小骨在半月板内的位置。

**（5）半月板切除术**。正如第65章中所述，有两个主要因素导致外科处理膝关节半月板病变要进行重要改变：其一是，人们越来越认识到半月板具有承重功能而且在日常体力活动中传递着重要的负荷分量[501, 502]，其二是，关节镜手术目前已十分普及。半月板切除术不再被认为是完全无害的手术，因为半月板切除后可出现关节软骨的进行性破坏[183-185, 346, 503]，不过若将严重撕裂的半月板留存于关节内，关节软骨也会出现类似的退变[504]。因此，提倡半月板部分切除术而不提倡半月板全切除术的做法好像是一种哲学上的折中，其一个极端主张完全切除所有损伤的半月板，另一极端主张对所有的半月板病变都实施保守措施。半月板部分切除术可通过开放式手术实现，也可通过关节镜来实施，其结果具有很好的前景[505-507]，但同时也有赖于半月板撕裂的位置和类型以及关节其他部分的完整性。通过实施半月板部分切除术，保留半月板的外1/3部分，似乎具有生理上的一种优势，因为它可以给同侧膝关节间隙的中外部区域提供应力保护[501]。若撕裂发生在半月板的外周部，则可自发性修复[508, 509]，因为结缔组织可长入撕裂口内。这种现象与解剖学研究结果是

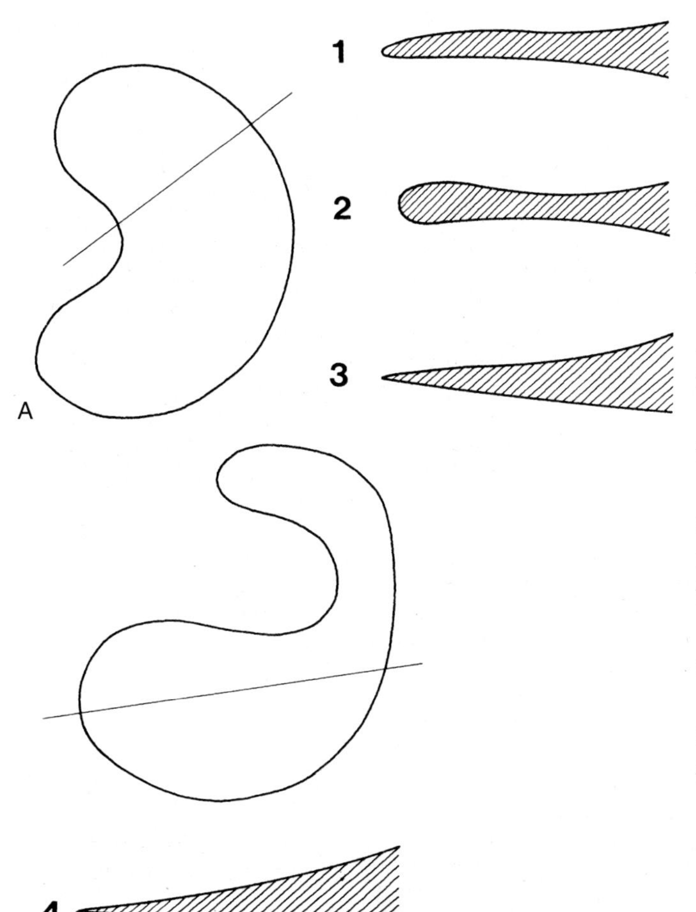


图7-86　膝关节造影：盘状半月板。

A，B　盘状半月板的类型包括平板型（1）、双凹型（2）、楔形型（3）和前角型（4）。

C　盘状外侧半月板（平板型）合并撕裂。可见外侧半月板向关节腔深部延伸（三角箭头）。并可见垂直撕裂（箭头）。

D　盘状外侧半月板（双凹型）。可见半月板向中心延伸（三角箭头）而且中部（箭头）较薄。

E,F　盘状内侧半月板（平板型）。术前的关节造影显示盘状半月板向关节中央延伸（三角箭头），伴外周部撕裂（箭头）。标本照片证实为盘状内侧半月板伴外周部撕裂（三角箭头）。

G　盘状内侧半月板（楔形型）。可见外观完好无损的盘状半月板（箭头）。

H　盘状内侧半月板（平板型）。在压缩膝关节内侧间室时，盘状内侧半月板（箭头）介于胫骨和股骨之间，使两侧的关节软骨不能相互接触。

（E ~ H, From Resnick D, et al:Radiology 121:575, 1976.）

一致的，后者证实外1/3部的半月板组织具有相对丰富的血供[510,511]（图7-89）。此外，关节外围部的血管滑膜翳可向关节腔内延伸一段较短的距离，并覆盖在半月板的胫骨表面和股骨表面上（外侧半月板的后外侧区除外），但无分支进入半月板的基质内[510]。当撕裂发生在半月板外周部时，半月板外周部和关节外周部血管滑膜翳的血管反应即为在撕裂部位形成纤维血管瘢痕的基础。需要强调的是，当撕裂与这些外周区血管网相通时，半月板外周区域的血供足以完成半月板损伤的修复过程[512]。

半月板完全切除是指从关节囊附着处完全移除整个半月板。半月板部分切除可以只切除异常半月板的前2/3，而将后角保留于原位置处（图7-90）；也可以只切除撕裂部分，而保留完好的部分。在半月板完全切除后的6周至3个月内，可出现再生的纤维性半月板[176]。这种再生的半月板比正常半月板更薄更窄，其表面积更小且活动度也更差。虽然有文献报道过再生半月板的撕裂[177, 178]，但相当罕见。

半月板切除术后，X线平片表现可包括同侧股骨髁的变平、切除部位股骨髁边缘向下生长的骨刺以及关节间隙的变窄[344, 345]。完全性或部分性半月板切除后，关节造影可显示残留的半月板碎片、再生的半月板、对侧半月板的撕裂以及其他异常[179-182]。部分切除术后残留的半月板后角通常类似于正常的后角，不过它也可表现为形态不规则或有明显的撕裂（参见图7-90）。将桶柄状撕裂的内侧碎片移除后，残留的半月板外周部分将表现为尖端截断伴表面粗糙、不规则[180]。随着半月板的再生，可出现小的三角形影，其宽度不等，可为2 ~ 7mm，形状类似于等边或等腰三角形[180]。此三角形影的边界光滑且清晰，但不会与半月板关节囊结合区的正常隐窝相连接。

对于手术后的半月板，如果关节造影时对比剂进入到残留的半月板内，则可诊断为再撕裂。事实上，虽然MR成像对于半月板撕裂的诊断价值已得到公认，但它对术后半月板的诊断可靠性可能不如标准的关节造影（参见第65章）。然而，在所有的影像方法中，术后半月板再撕裂的诊断金标准是MR关节

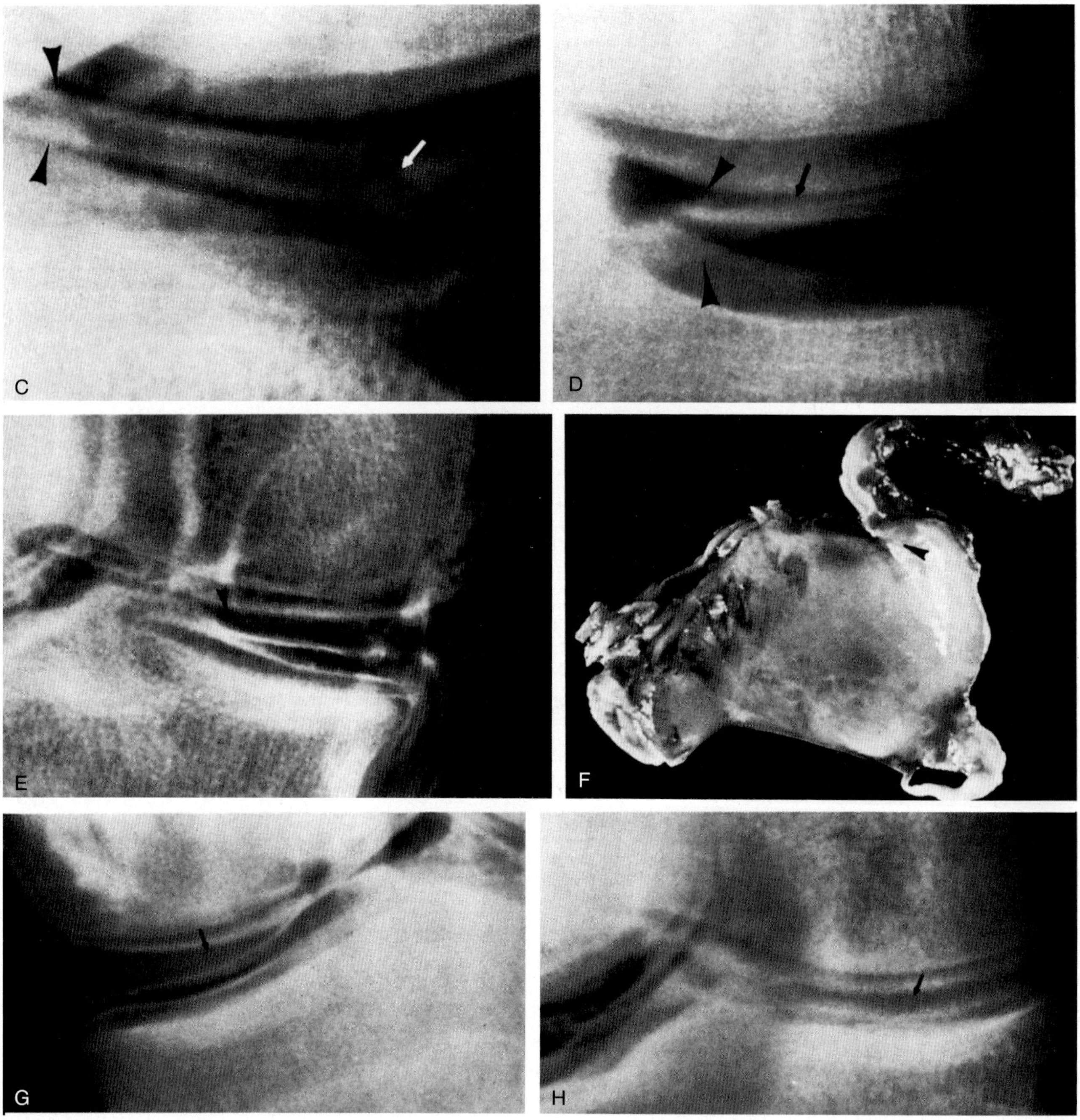

图 7-86（续）

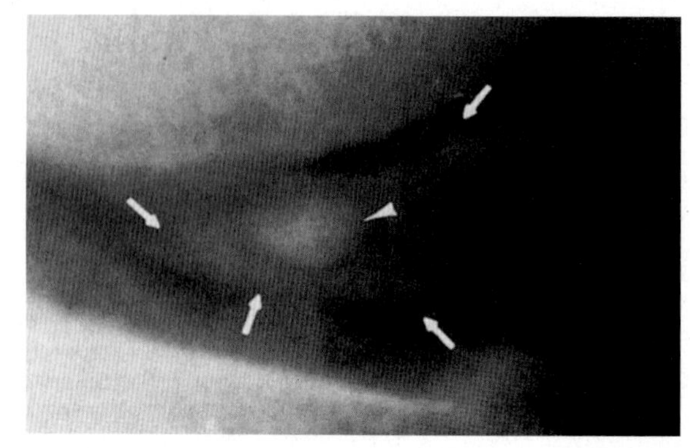

图7-87 膝关节造影：半月板小骨。这例患者只应用空气进行的关节造影证实，小骨（三角箭头）位于外侧半月板的前角（箭头）。

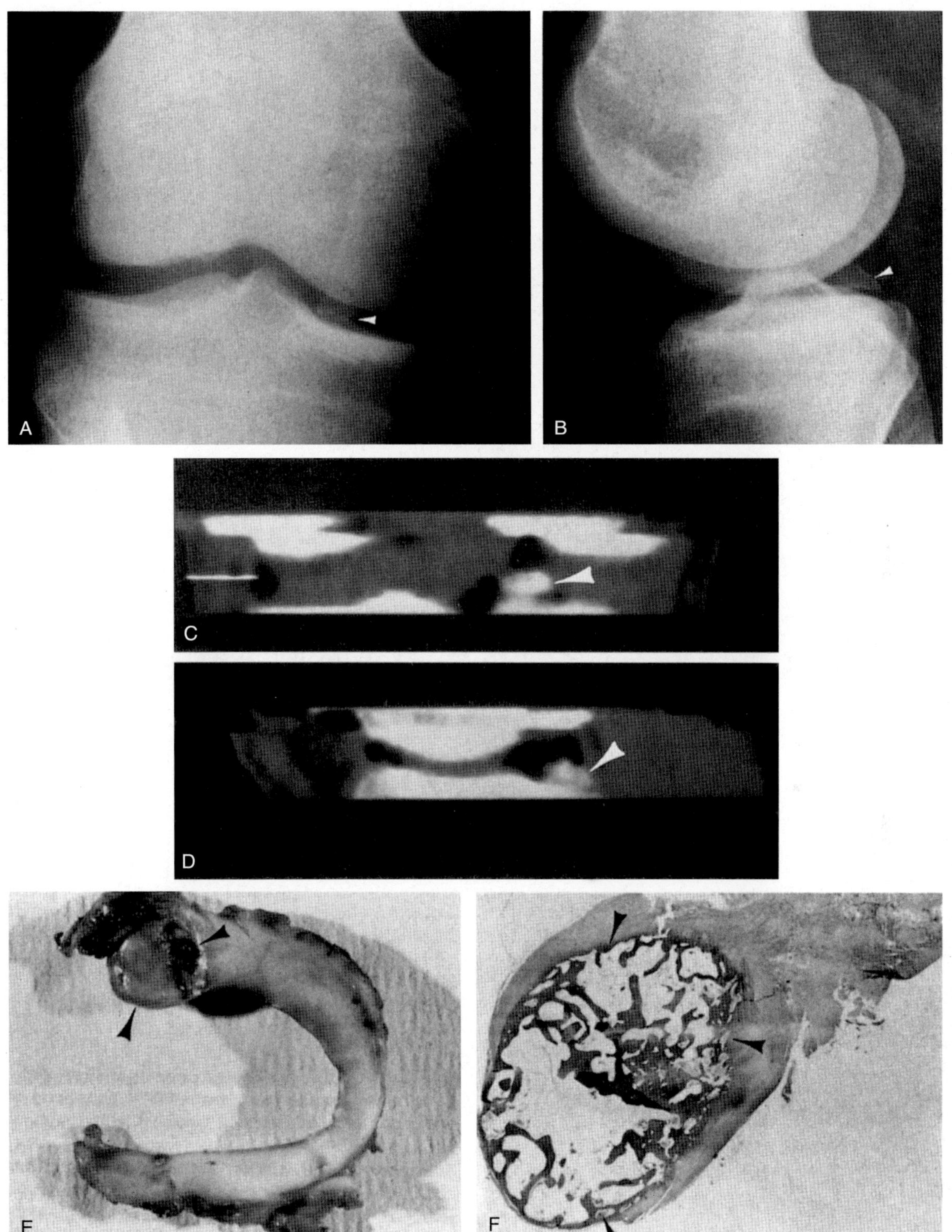


**图 7–88**　膝关节造影：半月板小骨。这是一名 20 岁男性患者，打篮球时损伤膝关节，在此后的一年中，出现疼痛、咔嗒声和弹响症状。

**A,B**　正位和侧位 X 线片显示，内侧半月板后角区域内可见骨碎片（三角箭头）。

**C,D**　CT 关节造影的冠状位（C）和矢状位（D）图像重建显示出内侧半月板内的小骨（三角箭头）。手术中发现，内侧半月板有小撕裂口，且半月板后角内有一小骨。在小骨附近清晰可见轻微的骨侵蚀。

**E,F**　在另一患者中，内侧半月板后角内有一明显的小骨（三角箭头）。

（Courtesy of G. Greenway, M.D., Dallas, Texas.）

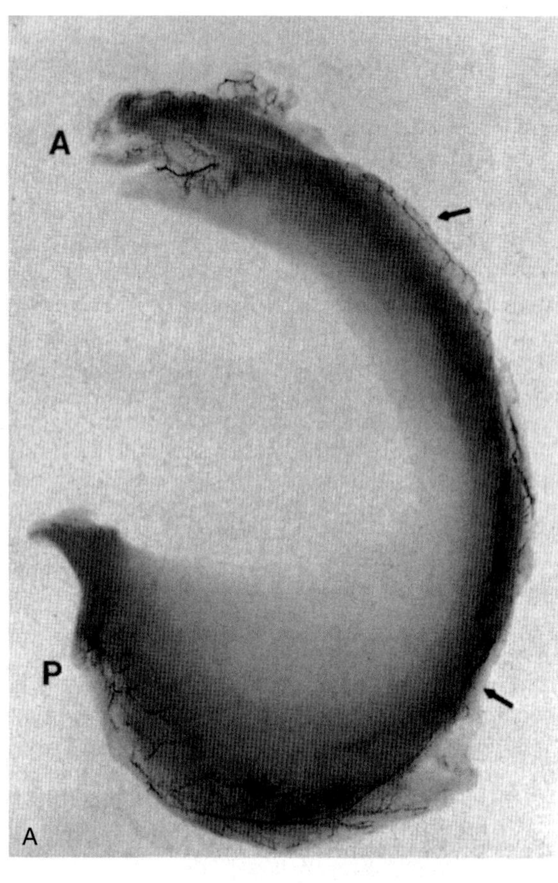


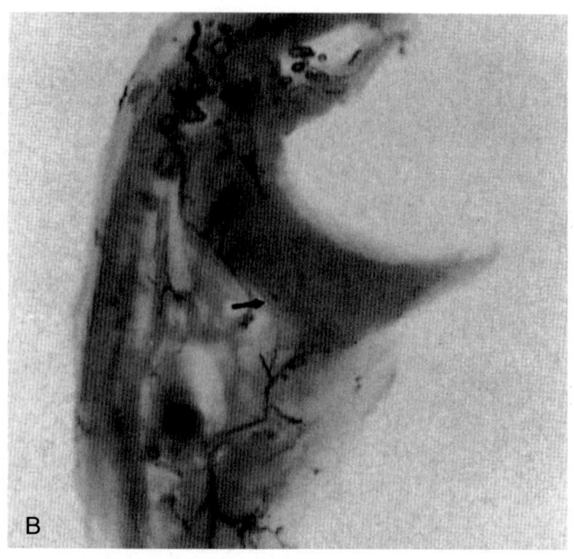


**图7-89** 膝关节造影：半月板的血供。

A 内侧半月板。可见外周的动脉血供（箭头）和内侧无血管的区域。A，前侧；P，后侧。

B 内侧半月板。冠状断层显示半月板中间部的血管（箭头），但半月板的上表面（三角箭头）和下表面都无血供。

（From Danzig L, et al:Clin Orthop 172:271, 1983.）

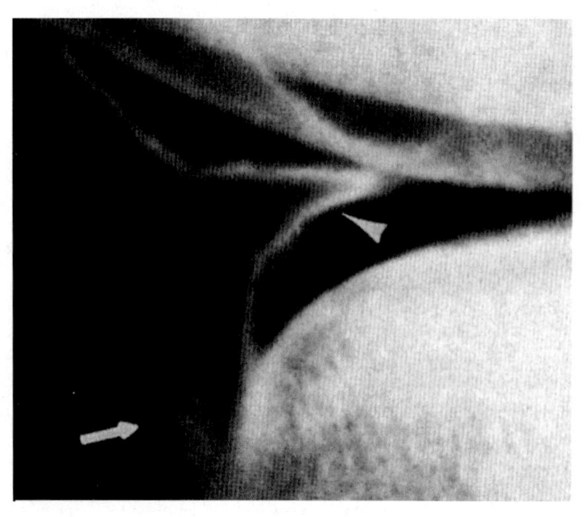

**图7-90** 膝关节造影：半月板切除术后残留的半月板组织。半月板部分切除术后，此例患者自述症状复发。造影片可见残留的后角（三角箭头）。少量的对比剂聚集（箭头）代表半月板与内侧副韧带的部分分离。

造影[818, 819]。

除半月板再撕裂外，还有很多其他原因可引起半月板切除后的疼痛，包括韧带损伤、关节内游离体和软骨溃疡。其中的一些原因与先前的半月板手术史没有关联，但另外一些在半月板切除术后可能更易发生，如退行性关节病[183, 184, 346]。在半月板切除术后的10年内，约85%的膝关节可在X线片上出现退行性关节病的证据[185]。其他一些研究报道的发生率为23%～62%[183, 186, 187]，这种差异的原因主要有术后随诊时间的长短、手术的类型[188]以及其他的一些因素。

**（6）其他的一些半月板异常**。半月板活动过度的诊断尚存在争论[116]。如果半月板邻近的隐窝大于2mm，则可以假定其为异常活动性半月板（图7-91），但这个原则不适用于外侧半月板前角附近的下隐窝，因为正常时它就比较显著[134]。半月板活动过度也可与早先的半月板外周撕裂或外周分离有相关性。

在半月板周围撕裂中，值得强调的一种类型是

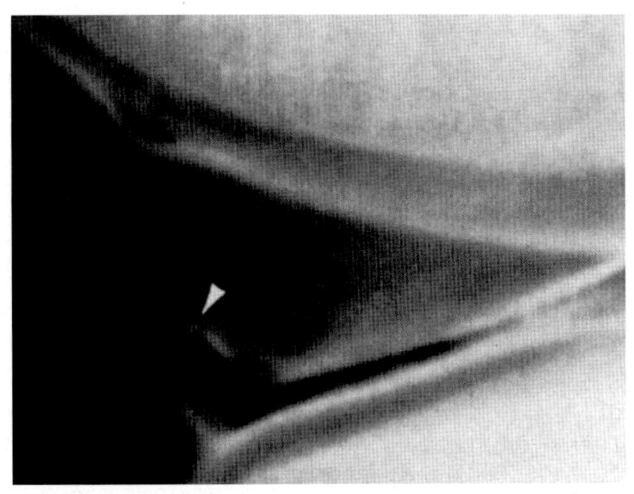

**图7-91**　膝关节造影：活动性半月板。内侧半月板后角下方显著的下隐窝（箭头）可导致半月板的活动过度，从而出现临床症状和体征。

半月板胫骨（冠状）韧带的断裂[513]。此韧带为纤维结缔组织带，将半月板的周边部连接于胫骨，对于保持半月板和胫骨平台间的正常密切关系十分重要。半月板胫骨韧带撕裂更易发生于关节内侧，可导致半月板的异常抬高（相对于胫骨表面），但半月板和关节囊并不完全分离（图7-92）。

**（7）儿童的半月板异常。**与青少年和成人相比，半月板撕裂在儿童中发生率更低[514, 515, 786]。但在这一年龄段，外侧半月板损伤的相对发生率要高于成人，而且儿童半月板外周分离的倾向也更明显[515]。此外，由于血管化程度、组织学特征、生化成分和物理特性等原因，发育中的半月板修复能力更强，强于青少年和成年的半月板，因此对于儿童部分或全部外伤性半月板损伤，保守治疗非常重要[498]。

**4. 韧带损伤**

**（1）侧副韧带撕裂。**侧副韧带损伤在X线片上可有一些表现，包括内翻或外翻应力投照时的关节间隙增宽、韧带走行区的钙化，尤其是内侧副韧带股骨附着点处的钙化（Pellegrini-Stieda综合征）。新发生的侧副韧带撕裂可通过关节造影来诊断，表现为注入关节腔内的对比剂溢出至邻近的软组织内（图7-93），但MR成像是更为有效的诊断方法（参见第65章）。在膝关节的内侧，更容易观察到上述的对比剂外溢，表现为线形的高密度影，提示为对比剂勾画出的内侧副韧带外缘。外侧副韧带（腓侧副韧带）损伤在关节造影上则更难诊断，因为关节囊和外侧副韧带之间存在一定的正常距离[134]。如前

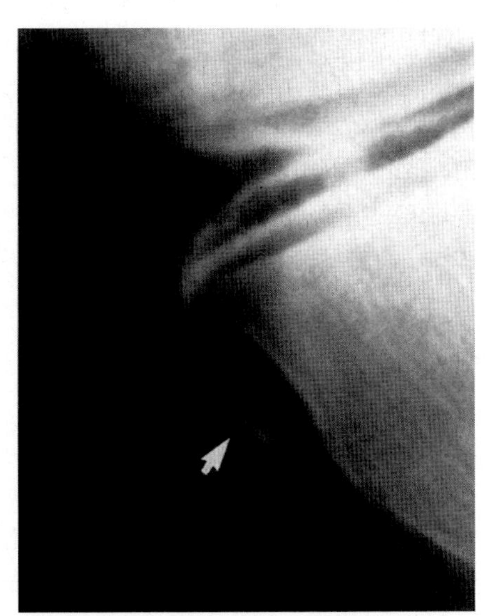

**图7-92**　膝关节造影：半月板胫骨（冠状）韧带的撕裂。图中可见内侧半月板的位置升高，并可见向下方延伸的异常对比剂聚集（箭头）。（Courtesy of C. Chen, M.D., Taipei, Taiwan.）

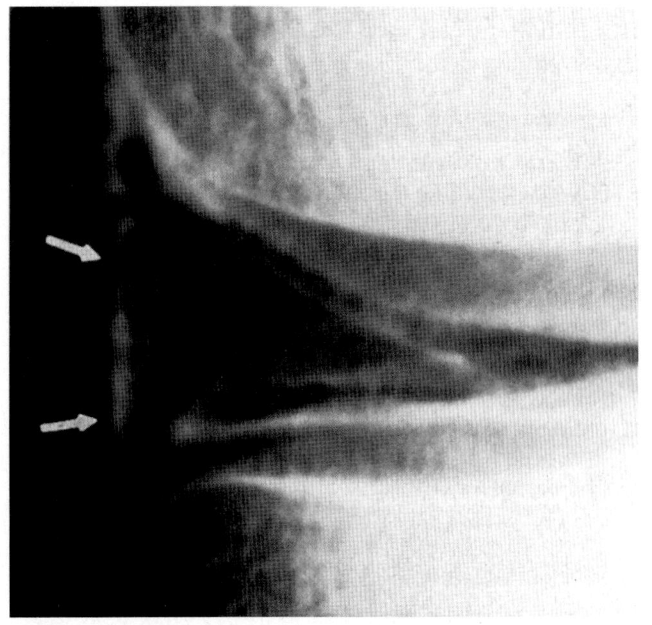

**图7-93**　膝关节造影：侧副韧带损伤。内侧副韧带的撕裂导致对比剂从关节腔外溢至软组织内，从而勾画出韧带的外缘（箭头）。

所述，半月板抬高以及胫骨缘与半月板间的滑膜皱褶增大都提示冠状韧带的撕裂[116, 513]。

**（2）交叉韧带损伤**。已有几种评价交叉韧带损伤的关节造影方法，其成功率各不相同。由于最初使用的双对比造影技术的诊断准确性较低（小于50%）[121, 122]，因此不断研究出新的改良方法。利用膝关节下垂于检查床旁并屈曲90° 的侧位投照[189]，或利用抬高膝关节并屈曲90° 的侧位投照[516]，以及单纯使用阳性对比剂的方法都获得了成功[517]。另外一些研究表明，传统断层技术诊断前交叉韧带撕裂的准确率是75%～90%[190]。若在对比剂注射后立即进行断层成像，可以提高其准确性，不过用传统断层关节造影技术检查前交叉韧带，其耗时较长，从而不利于其后的半月板检查。

在一系列的文献中，Pavlov及其同事[191, 192, 518-520]都强调了双对比造影在评价交叉韧带中的重要性（图7-94）。他们获得了两种类型图像，即水平交叉侧位X线片和透视下点片。在上述两种投照时，都是在模拟"前抽屉"式动作下检查前交叉韧带紧张。水平交叉侧位摄片时，患者取坐位，膝关节屈曲45°~75° 并放置于检查床一侧，在小腿后方放置一个硬枕头以向前推移胫骨近端（相对于股骨髁而言）。在将带滤线器的暗盒放置于膝关节内侧面附近并嘱患者用手扶住，与此同时采用高千伏摄影获得水平交叉侧位X线片。此后，让患者侧卧，使受累膝关节位于下方并屈曲45°~75° 。用应力带缠绕小腿部并固定于膝关节前方的桌缘上，同时操作者向后（反应力带的方向）牵拉腿的远端。如果由有经验的技师操作，上述方法的诊断准确率将高于90%[518]，但仅依靠临床体检也可有相似的诊断准确率[521]。当然，关节造影也可对常伴有前交叉韧带损伤的半月板损伤进行诊断[522]。

关节造影判断正常前交叉韧带的基本标准是，在上述一个或两个X线片上前方滑膜表面呈笔直线状[518]。如果前方滑膜表面弯曲且凹向前方，则认为前交叉韧带松弛但完整。如果关节造影能同时显示出后交叉韧带（可降低造影检查技术不适当的可能性），此时关节造影显示的伴有前交叉韧带断裂的各项异常则更准确。这些关节造影异常表现包括：韧带无显示，韧带前表面呈波浪状、团块状或急性成角，韧带下方附着点处不规则，对比剂聚积于韧带的通常部位，以及髌下滑膜皱襞的显影（显影的髌下滑膜皱襞又容易被误认为是正常的前交叉韧带）[190-193, 518-520, 659]。

除关节造影外，单独CT或CT结合膝关节造影也可诊断交叉韧带的撕裂[324, 523-527]（图7-95）。虽然CT也曾用于评价半月板的病变[528, 529]，但目前临床上很少应用。在评价膝关节内部和关节周围的软骨及韧带结构方面，应用MR成像的早期经验表明，它比上述这些方法要优越得多[530-532, 690-692]。这种评价方法将在第65章中讨论。

**5. 关节软骨病变**

关节腔内的对比剂使我们可以观察到各部分的关节软骨[194]。由于胫骨和股骨的关节表面在形态上各不相同，因此评价胫骨软骨要比评价股骨软骨更全面。关节造影可评价一些软骨异常，如骨软骨骨折（分离性骨软骨炎）和软骨软化，但CT关节造影和MR成像可对此进行更好的评价。退变性关节疾病伴发的软骨变薄将在本章后面论述。

**（1）骨软骨骨折（分离性骨软骨炎）**。当切线方向的剪切力作用于关节表面时，可导致各种经软骨骨折。分离性骨软骨炎常被认为是急性骨软骨骨折的慢性后遗症。骨折碎块可只包含软骨，也可同时包含软骨和骨，或者只包含骨的成分。骨折碎块可留在原位，其表面的软骨相对正常；它也可被压缩从而造成关节表面的凹陷；若发生分离，则形成关节内的游离体，或形成附着于远端滑膜的关节内小体（图7-96和7-97）。

关节造影可评价骨折部位的软骨和（或）骨表面[195, 196]。对比剂可勾画出正常、肿胀或受压缩的软骨表面，也可流入到骨软骨碎片的下方。评价关节内骨软骨小体（伴发于分离性骨软骨炎或其他疾病）时，往往需要联合使用关节造影和传统断层或CT扫描[532]（图7-98）。笔者本人更喜欢采用CT关节造影，并且只使用大量的关节内空气。观察CT关节造影图像时需要特别小心，以免将胫骨髁间隆起误认为异常的关节内骨性小体[532]。

**（2）软骨软化**。关节造影诊断髌骨软骨软化的价值仍存在争议。大多数作者认为其无价值或作用很小[134, 197, 533]，少数作者的态度则相对乐观[198, 199]。在关节造影时，常规侧位投照只能显示很小一部分髌骨软骨面。轴位投照可增加软骨的显示面积，而采用经髌骨内侧面和外侧面的斜向切线位投照则可进一步增加可见的软骨面[325]。在关节造影中，软骨软化的表现包括软骨吸吮对比剂、软骨表面出现裂隙、软骨表面结节状不光滑以及软骨变薄。但目前，

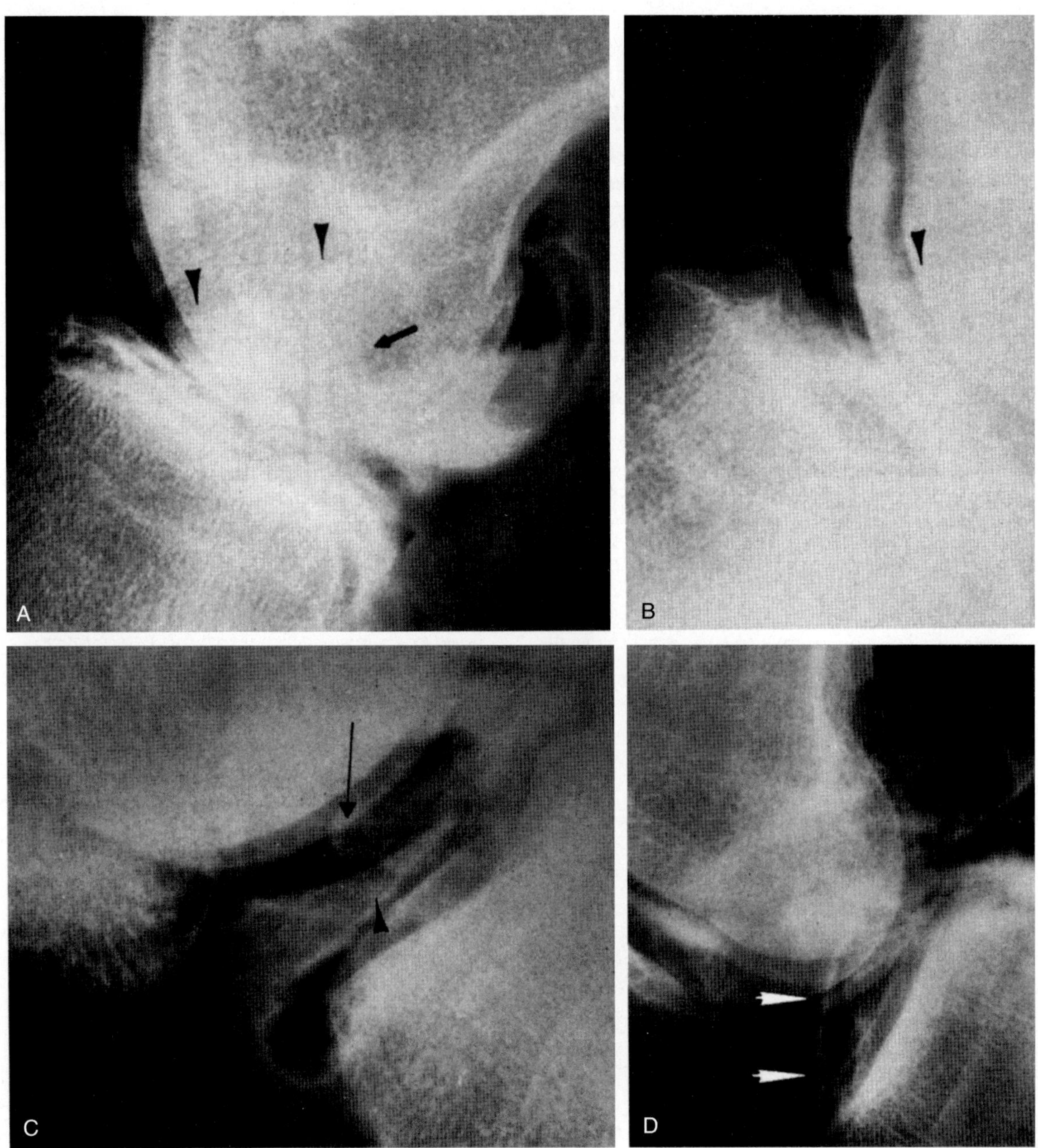


图 7–94　膝关节造影：交叉韧带损伤。

A　侧位图像显示出前交叉韧带（三角箭头）和后交叉韧带（箭头）。可见它们外观正常且表面光滑。

B　可见已撕裂的前交叉韧带（三角箭头）。可见撕裂韧带的弯曲外形以及表面的对比剂不规整。

C　另一名患者，关节内小体（箭头）代表离断的前交叉韧带的回缩前端。同时可见半月板影（三角箭头）。

D　髌下滑膜皱襞。在此侧位图像上，髌下滑膜皱襞表面的对比剂（箭头）类似于完整的前交叉韧带。

（B,C, From Dalinka MK, et al:CRC Crit Rev Radiol Sci 5:1, 1973；D, From Dalinka MK, Garofola J:AJR 127:589, 1976. Copyright 1976, American Roentgen Ray Society.）

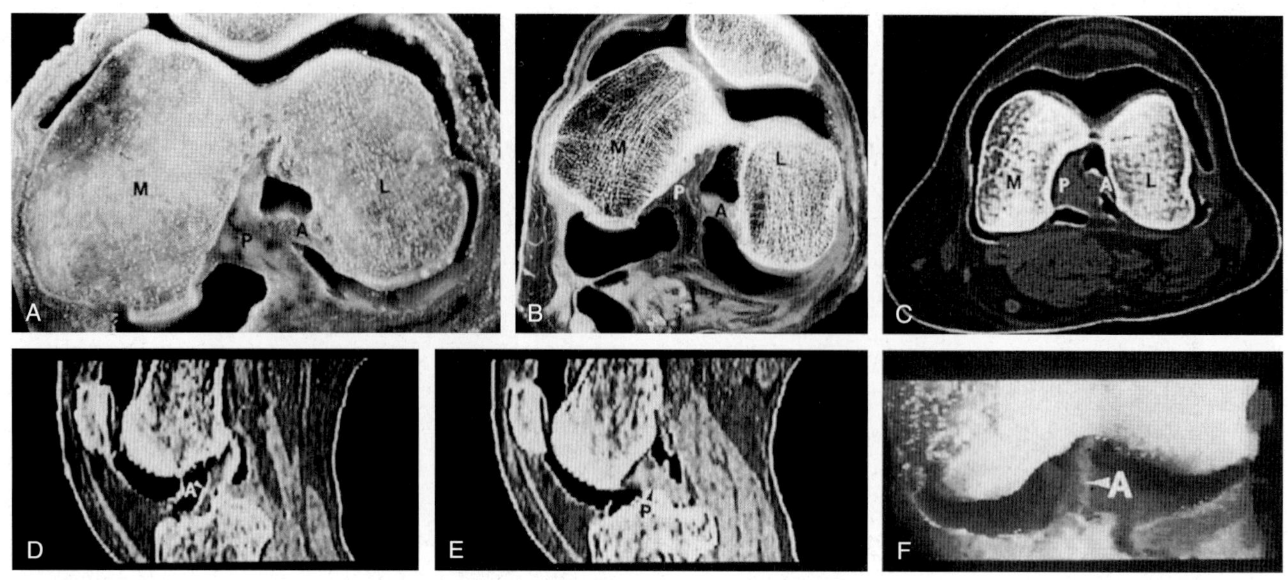


图7-95 膝关节造影：CT关节造影显示的正常交叉韧带。

A–C 向尸体膝关节标本内注入空气后的横断面照片（A）和X线片（B），以及完整标本的轴位CT扫描像（C）。这三幅图像都显示出正常的前交叉韧带（A）和后交叉韧带（P）。L，股骨外侧髁；M，股骨内侧髁。

D,E 矢状位重建CT图像显示出正常的前交叉韧带（A）和后交叉韧带（P）。

F CT三维重建图像显示出正常的前交叉韧带（A）。

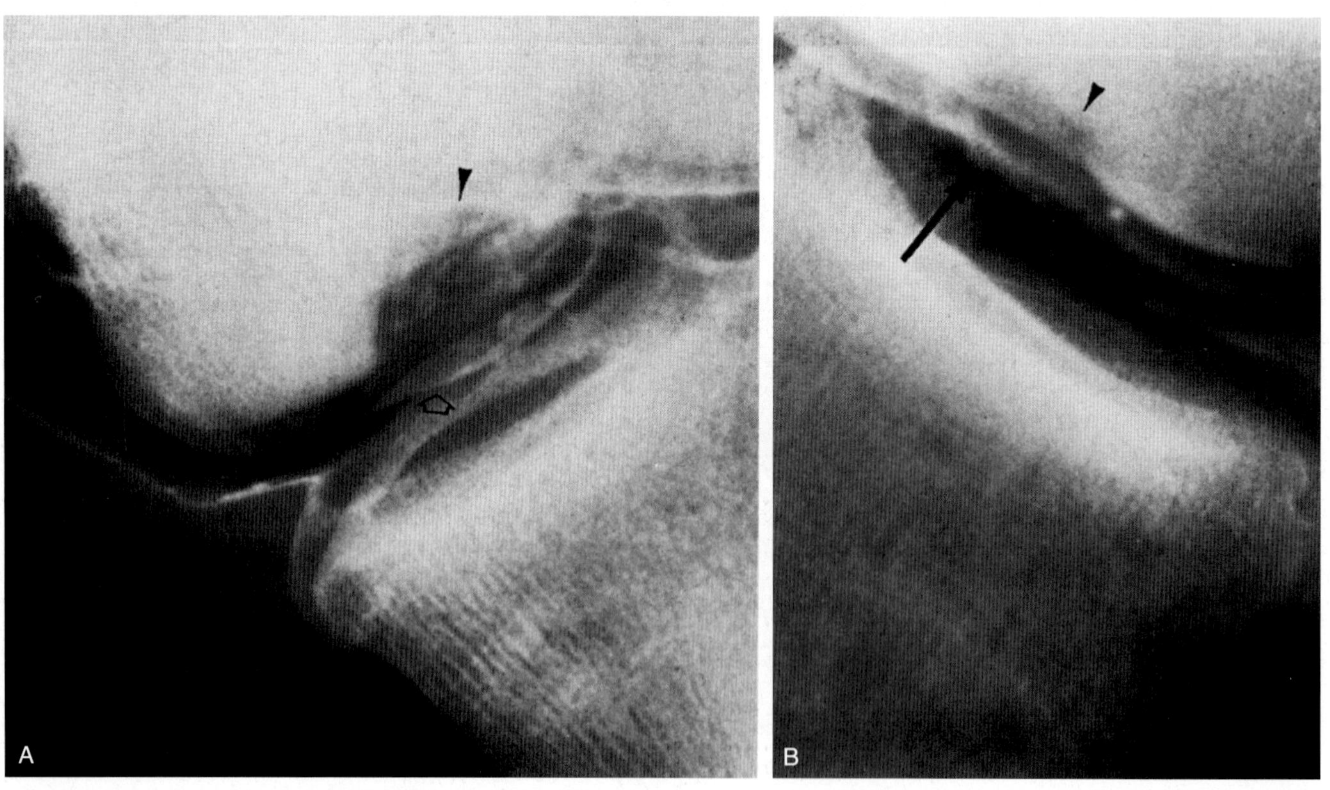


图7-96 膝关节造影：分离性骨软骨炎。两例分离性骨软骨炎（三角箭头）的关节造影像。一例（A）显示病变表面的关节软骨肿胀（空心箭头），另一例（B）显示软骨不规则变薄（实心箭头）。（A, From Wershba M, et al:Clin Orthop 107:81, 1975; B, Courtesy of M.K. Dalinka, M.D., Philadelphia, Pennsylvania.）

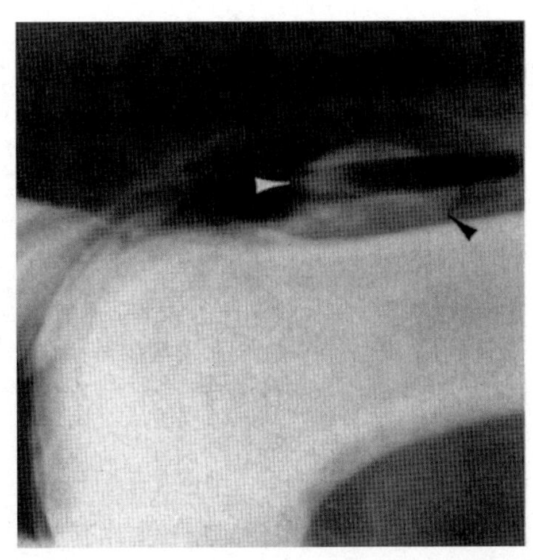

图 7–97　膝关节造影：软骨碎片。损伤后，此患者出现持续的膝关节疼痛和肿胀。X 线平片只发现有关节积液，其他无异常改变。关节造影侧位图像显示在髌上囊内有一大块软骨碎片，其周围可见对比剂包绕（三角箭头）。

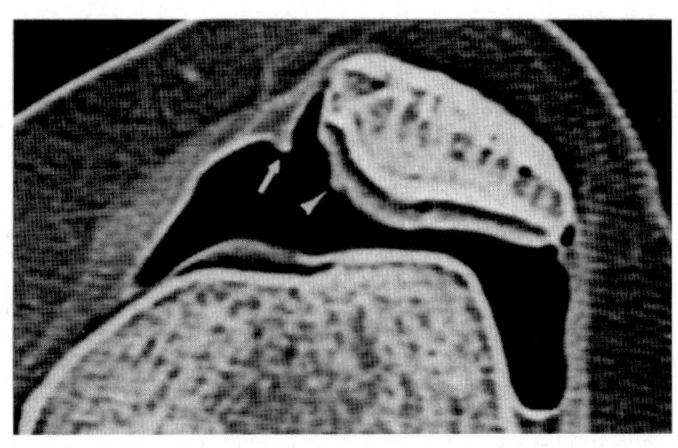

图 7–99　膝关节造影：髌骨软骨软化。使用空气和少量阳性对比剂后，CT 轴位关节造影图像显示软骨原纤维形成（三角箭头）并吸吮对比剂，尤其是在髌骨内侧面与最内侧面相连接的部位，其表现符合髌骨软骨软化。同时可见一处小的内侧滑膜皱襞（箭头）。因为当大量空气或对比剂进入关节腔后髌骨的位置是否正常很难判断，因此最好采用单独 CT 或 MR 成像来诊断髌骨半脱位。

CT 关节造影[362, 534–536]更常被用来研究髌骨软骨（图 7–99），其诊断可靠性可能高于 MR 成像和 MR 关节造影（参见第 65 章）[820, 821]。

## 6. 其他骨和软组织损伤的评价

有文献曾对股四头肌腱断裂的 X 线片表现做过综述[200]。其表现包括：近侧肌腱残端回缩形成的髌上软组织肿块，正常股四头肌软组织影的消失，关节积液，以及撕脱髌骨碎片内的钙化或骨化。股四头肌腱部分[201]或完全[202]断裂的关节造影（图 7–100）可证实临床和 X 线片的诊断。注入膝关节内的对比剂将溢出至股四头肌腱外[537]，并可显示膝关节腔与髌前或髌下滑囊相互交通。髌上囊的破裂也有报道[203, 765]。其关节造影表现为对比剂聚集于囊顶附近，并可见对比剂进入大腿。对于以前有过胫骨平台骨折的患者，关节造影的主要作用为显示软骨表面的完整性[204]。

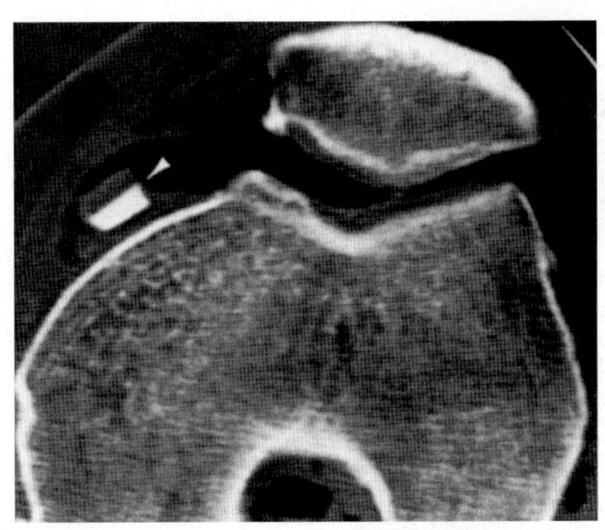

图 7–98　膝关节造影：骨软骨碎片。向膝关节内注入空气后，轴位 CT 扫描显示出碎片（三角箭头），它由软骨和骨构成，位于关节内侧。

关节损伤后，关节内的粘连偶尔可将关节分成独立的两个腔隙（图 7–101）。创伤或其他病变后继发的炎症性滑膜炎可引起正常滑膜皱襞或皱褶的增厚，从而造成关节腔的分隔，并引起临床症状[102–104, 108]（参见本章后面的讨论）。

## 7. 滑膜皱襞

“滑膜皱襞”是指滑膜组织的残留，正常成人的膝关节中有时可出现。在早期发育阶段，正是这些滑膜组织将膝关节腔分为三个独立的间室[102–104, 108, 538–544]。这些滑膜皱襞通常无不良后果，但它们可发生病理性增厚并引起症状，类似于关节炎、半月板损伤以及其他常见的关节内紊乱。此外，这些结构如果以胚胎型长期残留（如完全性分隔），则会造成多种形式的关节内间室综合征。

人体内扩展最为广泛、结构最为复杂的滑膜腔

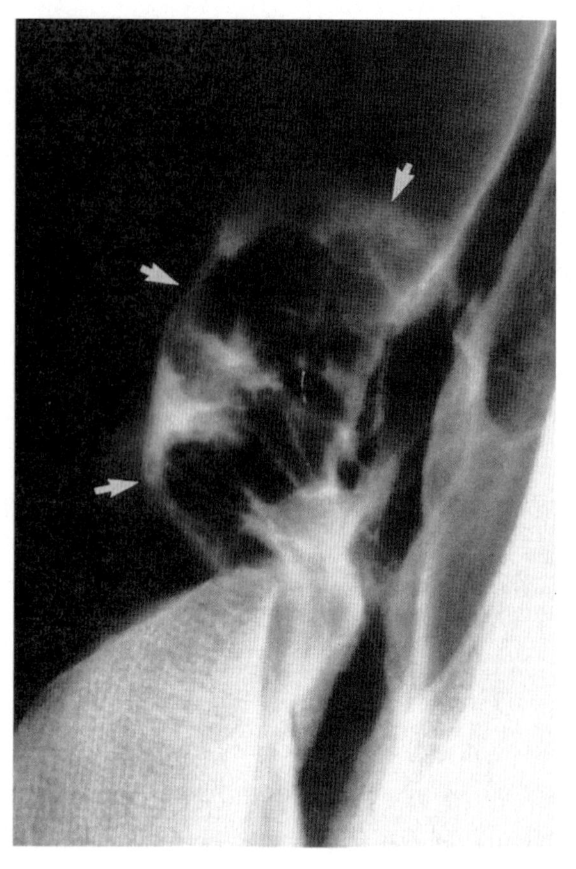

图7-100 膝关节造影：股四头肌腱断裂。58岁男性患者，有新近外伤史。关节造影显示对比剂向前方溢出（箭头），此表现与股四头肌腱部分断裂相符。

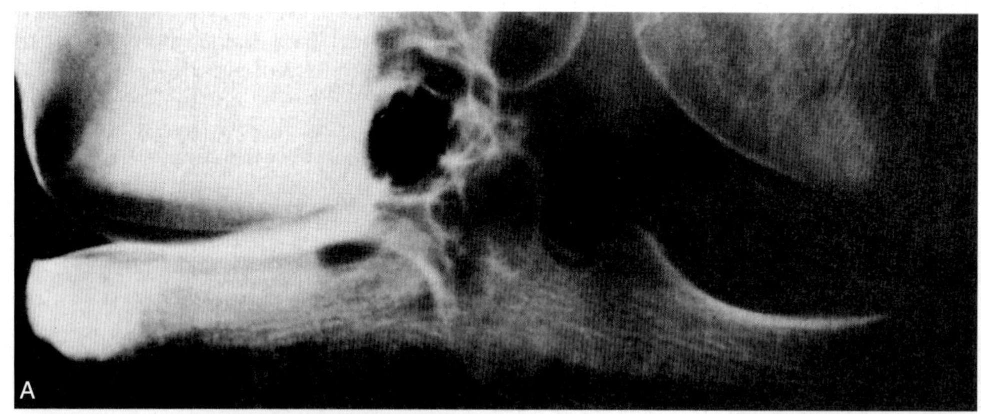

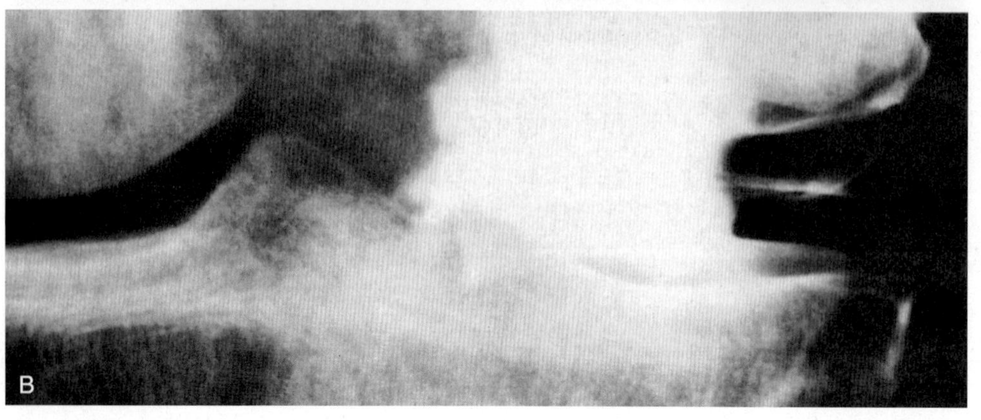

图7-101 膝关节造影：关节粘连。男性，膝关节的枪击伤导致股骨骨折和关节粘连。为了充盈整个关节腔，必须向内侧间室（A）和外侧间室（B）内分别注入对比剂。这些关节造影表现提示存在有增生肥大性滑膜皱襞。

即为成人的膝关节滑膜腔，它的最后形成是一系列发育步骤的结果。研究者已对这些步骤进行了广泛的研究。在孕 7 周的胚胎中，胫骨和股骨软骨被未软骨化的原生质分隔，这一原生质后来逐渐变薄，形成独立的盘状结构或中间分隔区[545]。随着关节的不断生长，在纤维性关节囊发育之前，关节邻近的间充质合并填充于关节腔内。约在发育的第8周，这种胚胎性的间充质形成半月板和交叉韧带[545]。普遍认为，直到胚胎约 9 周时，膝关节内才出现关节腔，之前则为实性的胚胎性滑膜基质组织。最初，胚胎性滑膜隔将关节腔分为三个间室：上方的髌股间室和两个下方的股胫间室[546]。随着内衬组织的增生，这些初级腔隙将不断扩大并延伸至原生质中间分隔区的中央部。此时，这些腔隙的轮廓并不规则，其内常包含有结缔组织带，它们的内衬结构与成人典型的滑膜组织也基本没有相似之处[545]。随着这些间充质性胚胎性间隔的不断退化，最终形成单一的关节腔，此时约为12周时[545]。任何胚胎性间隔的持续存在都将形成滑膜皱襞。成人膝关节中有 18%～60% 存在这些滑膜残留物，此发生率的差异主要与检查者专注和坚持的程度有关[540, 541]。

依据起源部位，将其分为最常见的三个滑膜皱襞，即髌上、髌内和髌下皱襞（图 7–102）。在这三者中，髌下滑膜皱襞最为常见，其次为髌上滑膜皱襞，再次为内侧滑膜皱襞[541]。外侧滑膜皱襞非常罕见。各滑膜皱襞的大小和形状变化很大，同时也可组合存在。依据它们的特定位置和大小，可应用关节造影[538, 547, 548, 766]、CT 关节造影[549, 767]、MR 成像（参见第65章）或关节镜[543, 544, 554–557]对其进行检查。

髌上滑膜皱襞为胚胎性分隔的残留物，其将髌上囊与内侧和外侧关节间室分隔开。在成人中，这一滑膜皱襞可相差很大，但最常表现为下列三种形式之一：（1）完整的分隔，将髌上囊和膝关节的其余部分完全分隔开；（2）基本完整的分隔，但其中央部有隔膜孔，此孔被称为“门”，其大小可变化很大；（3）新月形皱襞，大小可有很大的变异，其内侧起源于髌骨水平以上的股四头肌腱下表面，向下延伸终止于膝关节的内侧缘[103, 546]（图 7–103）。

在双对比关节造影中，膝关节完全伸展的侧位片最易显示髌上滑膜皱襞，因为此位置可使髌上囊完全扩张。髌上滑膜皱襞表现为薄的、纤细的皱襞，斜行穿过髌上囊，汇入髌骨附近。在透视下，它具

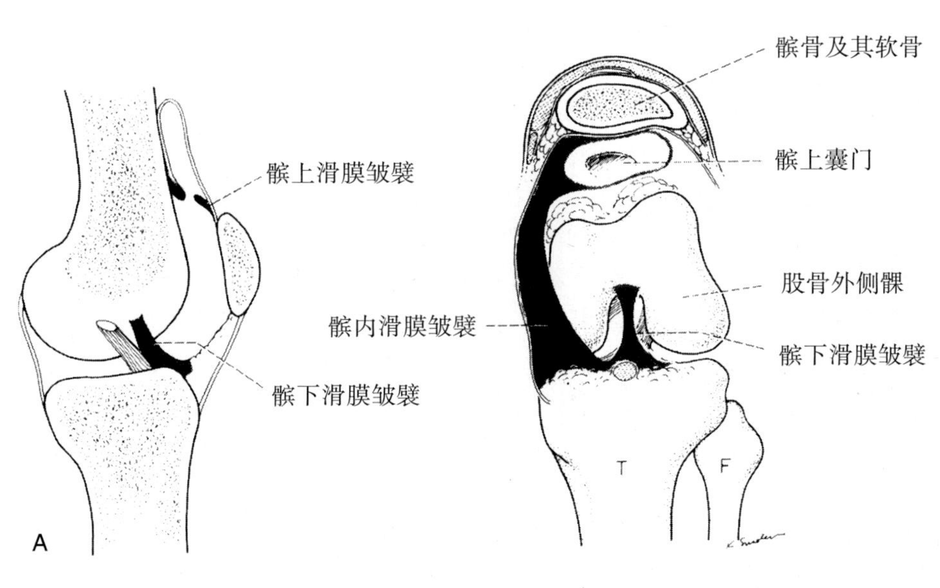


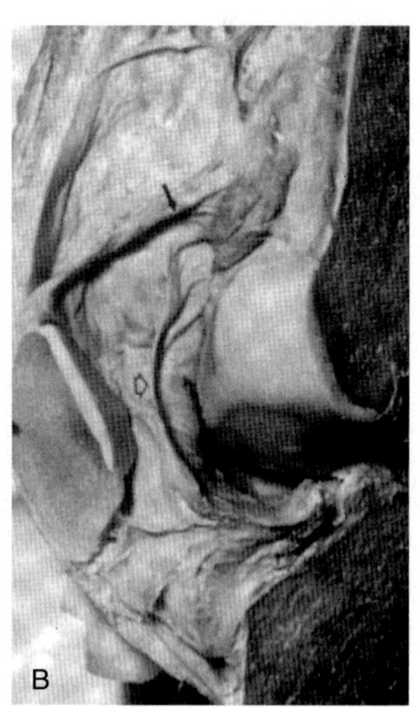


图 7–102　膝关节造影：滑膜皱襞。

A　示意图显示最常见的三个滑膜皱襞。

B　经膝关节矢状面标本照片显示髌上滑膜皱襞（实心箭头）和髌内滑膜皱襞（空心箭头）。（From Deutsch AL, et al: Radiology 141:627, 1981.）

有良好的柔顺性，随膝关节的屈伸而活动自如。CT关节造影时，这一皱襞最常表现为细小的线状结构，平行于关节的内侧壁[549]。

髌内侧滑膜皱襞的形态多变，可表现为楔形、带状或壳状[102, 766]。它起源于髌上皱襞附近的膝关节内侧壁，斜行向下走行（相对于髌骨），汇入髌下脂肪垫深层的滑膜（图7-104）。它的内缘可表现为圆形，或表现为光滑锐利，甚或可包含很多小孔[102]。它的形状随膝关节位置的改变而变化：膝关节伸直时，它位于股骨的横向面；当膝关节屈曲时，它则平行于股骨轴。

欲通过关节造影显示髌内侧滑膜皱襞，需要细致的技术，而且必须进行髌股间室的轴位投照[548, 550, 551]。在轴位投照时，髌内侧滑膜皱襞表现为扁平透明带，位于髌股关节内侧面，并恰好位于股骨内侧髁的前方。在膝关节轻微内旋的斜侧位投照时，髌内侧滑膜皱襞几乎都表现为弦状透亮线，重叠于股骨内侧髁之上，并从髌上囊延伸至髌下脂肪垫[550]。CT关节造影可清晰显示此皱襞的位置和厚度[549, 767]。

髌下滑膜皱襞，又称韧带黏膜，为一种胚胎性隔膜的遗迹，后者曾将胚胎性膝关节分隔为内侧和外侧胚胎间室[538]。髌下滑膜皱襞常呈扇形，其股骨端较窄，位于髁间窝区域，随着向下走行并穿过下方关节间隙，它逐渐变宽，并最终附着于髌骨关节软骨远端的下外侧面（图7-105）。由此处髌下皱襞继续延续成两个翼状皱襞，覆盖髌下脂肪垫，并将滑膜与髌韧带分隔开[108]。髌下滑膜皱襞的走行平行于前交叉韧带，并恰好位于前交叉韧带的前方。随着膝关节屈曲角度的逐渐加大，髌下皱襞在髁间窝的附着位置可发生移位，从而使皱襞的走行和位置发生改变。在成人的膝关节中，虽然髌下滑膜皱襞多表现为带孔的隔膜或由多条纤维带组成，但在极其罕见的情况下，也可存在两条髌下滑膜皱襞，或者持续一生都表现为完整的隔膜[102, 108]。

双对比关节造影的侧位或髁间位投照均可显示髌下皱襞。由于解剖位置上的相关性，髌下皱襞容易与前交叉韧带相混淆，在前交叉韧带完全断裂的患者中，完好的髌下皱襞容易导致错误诊断[193]。

若上述的滑膜皱襞诱发临床症状，则将其称之为“滑膜皱襞综合征”[102, 103, 108, 540, 542]。正常髌内侧滑膜皱襞多为纤细的、薄的、有弹性的滑膜皱褶，无临床重要性，但在滑膜皱襞综合征中，内侧滑膜皱襞可出现病理性增厚并诱发症状[552-558, 660]。创伤、过度用力、分离性骨软骨炎、半月板损伤和关节内骨软骨小体都是可能的发病原因，因为它们都可导致创伤性滑膜炎，从而引起滑膜皱襞的继发性病变。不管是何种诱发因素，当滑膜皱襞出现水肿和增厚等炎性改变时，纤维性修复可造成胶原化程度的增加和弹性的进行性下降[540]。如果不断地继续增厚，滑膜皱襞将变得更加僵硬，并且不能正常滑动，而只能与其下方的股骨髁形成弹响性跳动。反复的刺激和磨损将会导致股骨髁关节软骨的侵蚀性病变，有时甚至累及髌骨的关节软骨[552, 553]。

病史和体检可提示滑膜皱襞综合征的诊断。典型病例中，患者先有钝性损伤史或扭伤史，之后出现关节积液。过度应力会诱发髌骨内侧突发性钝痛和酸痛，且在膝关节屈曲时加重。另外一个常见的临床症状为不伴有绞锁或松解的咔嚓感，在膝关节运动时可触及或听及弹响。触诊时，增厚的滑膜皱襞有时可表现为柔软的带状组织，与髌骨内侧缘平行。在某些病例中，病理性滑膜皱襞的症状可类同于原发性的单关节炎[559]。反之，在类风湿性关节炎和其他慢性滑膜炎性病变中，滑膜皱襞也可出现不规则的增厚。

虽然曾对滑膜皱襞综合征给予了极大的关注，但这些胚胎性残留物也可以其他的方式诱发临床症状。髌上滑膜皱襞和髌下滑膜皱襞都可保持胚胎时期的完整分隔特性，从而导致膝关节腔的完全性分隔。若髌上隔不退化，则可形成一个完全分离的髌上囊[103, 538, 560, 561]。临床上，这种独立的髌上囊可表现为髌上区的肿块，呈囊性或有弹性，触诊坚硬[103, 546]。双对比关节造影可显示髌上囊变小或髌上囊的外压性改变[538, 561]（图7-106）。CT或MR成像可进一步确定肿块的特性，并明确肿块与膝关节的关系。确定分离髌上囊的存在对于制定最佳手术方案极为重要。例如曾有报道说明，在一例患者中采用髌下手术切开方式未能发现独立髌上囊内的骨软骨小体[546]。处理穿通伤导致的急性化脓性滑囊炎时，确定分离髌上囊的存在也很重要，因为分隔隔膜的破裂将会导致不必要的关节污染[546]。

若髌下滑膜皱襞保持完整分隔的状态，则将膝关节腔分成独立的内侧间室和外侧间室[563]。创伤可诱使髌下滑膜皱襞发生纤维性增厚和增生，或诱发关节内的纤维增生，从而造成关节的异常分腔[538]。有趣的是，类似的关节分腔也可见于遗传性指甲－

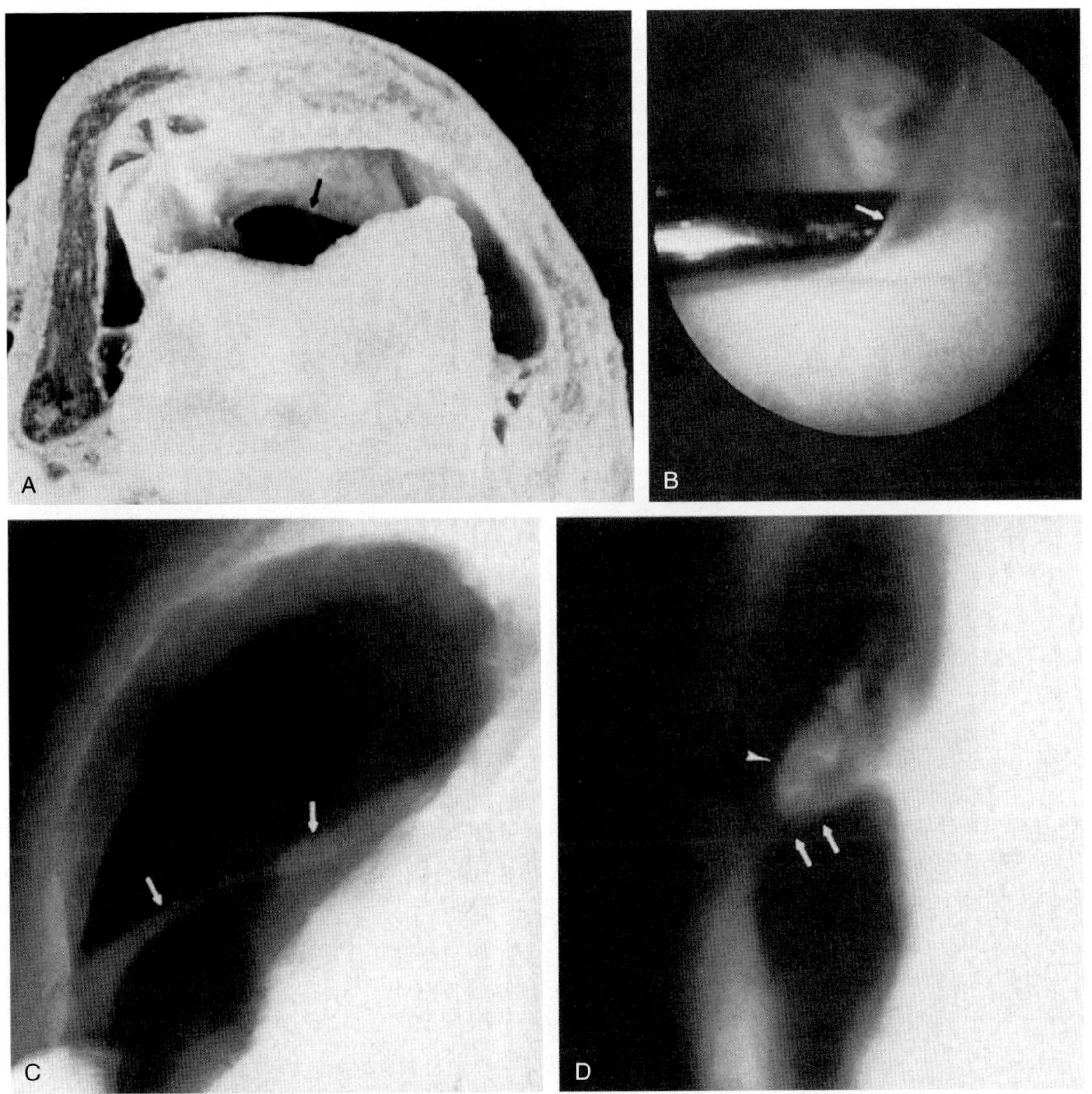


图 7–103　膝关节造影：髌上滑膜皱襞。

A　通过尸体髌上囊的横断面照片显示滑膜皱襞和较大的“门”（箭头）。

B　一例患者髌上滑膜皱襞（箭头）的关节镜下观。

C,D　两例髌上滑膜皱襞（箭头）的关节造影表现。D 图为断层关节造影图像，可见关节内骨软骨游离体（三角箭头）陷于滑膜皱襞的上方。

（A,B, From Deutsch AL, et al:Radiology 141:627, 1981.）

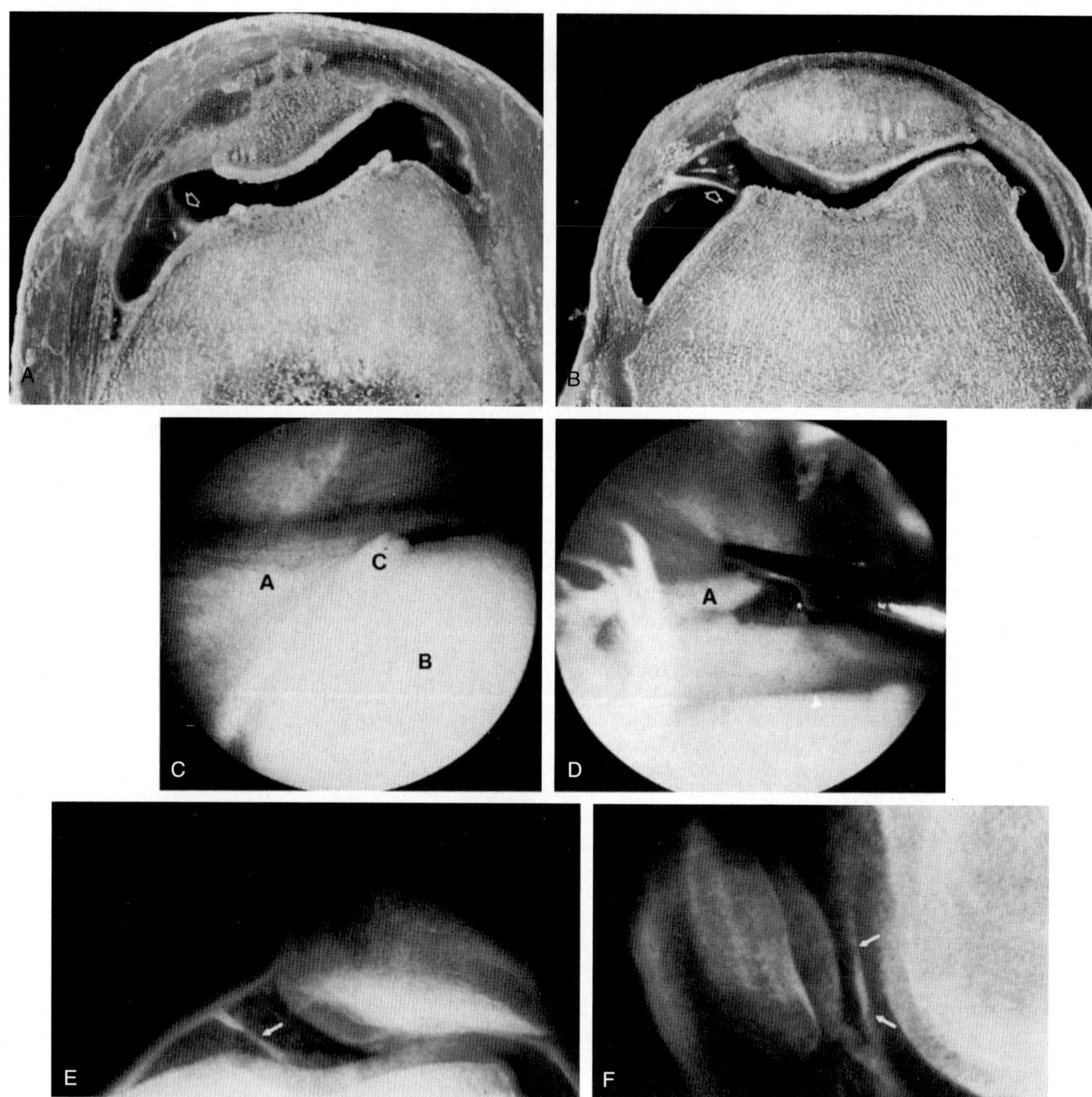


图 7–104 膝关节造影：髌内侧滑膜皱襞。

A,B 尸体膝关节经髌骨水平的横断面照片显示出髌内侧滑膜皱襞（箭头）。（From Deutsch AL, et al:Radiology 141:630, 1981.）

C,D 关节造影显示引起症状的髌内侧滑膜皱襞的特征。C图为屈曲状态下，可见滑膜皱襞（A）呈弓弦状挡于股骨髁（B）之上，同时可见股骨关节面的局限性软骨软化（C）。D图显示，用篮状钳切除了髌内侧滑膜皱襞（A）。（From Richmond JC, McGinty JB:Clin Orthop 178:185, 1983.）

E,F 关节造影的轴位投照和斜侧位投照显示的髌内侧滑膜皱襞（箭头）。

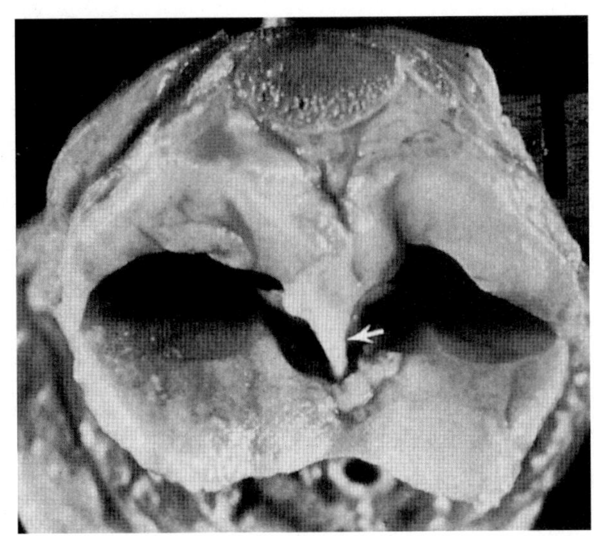

图7-105　膝关节造影：髌下滑膜皱襞。经尸体膝关节髁间窝水平的横断面照片可很好显示髌下滑膜皱襞的走行。图中的髌骨被拉向前上方。（From Deutsch AL, et al: Radiology 141:630, 1981.）

骨关节发育不良（甲－髌骨综合征）[538]（图7-107）。但是，目前还不十分清楚髌骨异常和关节发育异常间的可能关系[562]。

8. 关节疾病（表7-8）

**（1）退行性关节病**。退行性关节病的膝关节造影异常（图7-108）表现包括：关节软骨的异常、半月板的异常、关节内的骨性游离体以及窝囊肿[197]。但是，这种患者的关节造影检查存在一些限制：对退行性关节病的老年患者进行适当摆位极其困难，并且非常耗费时间；只能充分评价关节软骨表面的切线部分；而且由于不能很好地显示髌骨软骨，因此评价髌股关节疾病非常困难。与常规及负重位X线片相比较，对于更易受疾病累及的内侧股胫间隙，关节造影基本上不能提供更多的信息[197]。对于相对较少受累的外侧股胫间隙，关节造影则可以提供额外的、有关软骨完整性的信息，但MR成像可更轻易地获得这些信息（参见第65章）。

**表7-8　膝关节造影中多发性充盈缺损的原因**

| |
|---|
| 类风湿性关节炎 |
| 色素沉着绒毛结节性滑膜炎 |
| 特发性滑膜（骨）软骨瘤病 |
| 血管瘤 |
| 树枝状脂瘤 |

**（2）类风湿性关节炎**。类风湿性关节炎的关节造影表现（图7-109）[205-208, 564, 565]包括关节腔或髌上囊的增大滑膜呈结节样不规则或褶皱、关节腔内充盈缺损、淋巴管充盈[10, 12, 13, 207, 326]、透明软骨和纤维软骨的破坏[565]以及滑膜囊肿形成。

**（3）色素沉着绒毛结节性滑膜炎**。弥漫性色素沉着绒毛结节性滑膜炎的膝关节造影表现包括滑膜腔增大伴“湖样”或池样对比剂聚集的不规则滑膜外形以及结节状充盈缺损[209-211]（图7-110）。膝关节局限性结节样滑膜炎的相关膝关节造影表现可包括有肿块样病变，其表面被对比剂包裹[212, 213]（图7-111）。这种肿块的鉴别诊断项目应包括增大的髌下脂肪垫（有时称为Hoffa病）[214]、由滑膜翼状皱褶引起的关节内腱鞘囊肿[215]、未钙化的关节内游离体以及其他一些罕见的滑膜肿瘤（如纤维瘤、血管瘤和巨细胞瘤）[363]。

**（4）特发性滑膜（骨）软骨瘤病**。特发性滑膜（骨）软骨瘤病的膝关节造影（图7-112）表现为滑膜腔增大并有多个小的、边缘分明的充盈缺损[216, 217]。偶尔可出现更大的缺损。特发性滑膜（骨）软骨瘤病的结节样病灶比色素沉着绒毛结节性滑膜炎更为明显。

**（5）树枝状脂瘤**。树枝状脂瘤是一种罕见的关节内病变，病因不明，多发生于膝关节，主要为脂肪局限性沉积在肿胀的滑膜内衬下方[218]。关节造影显示有多个大小不等的、边缘较清晰的充盈缺损[219, 365, 768, 769]。真正的脂瘤偶尔也可在高密度膝关节腔内产生充盈缺损[327]。对于这两种疾病，CT关节造影和MR成像都可获得更准确的诊断。

**（6）滑膜血管瘤**。滑膜血管瘤虽然也可见于其他关节以及滑膜腱鞘，但它最好发的部位为膝关节[220-222]。初始X线片可显示软组织肿块、钙化的静脉石和血友病样关节病伴骨质疏松和骨骺增大[223]（见第58章）。关节造影可显示单一或多个透亮性缺损，而动脉造影则可显示出血管过多的肿瘤[224]。滑膜血管瘤病可有类似的关节造影表现[225]。

**（7）血友病**。已报道的血友病中膝关节造影表现包括滑膜不规则、局灶性软骨变薄以及有相对正常表面软骨覆盖的骨性不规则[116,226]（参见第58章）。

9. Blount病（布伦特病）

Dalinka及其同事提出[227]，对布伦特病（胫骨内

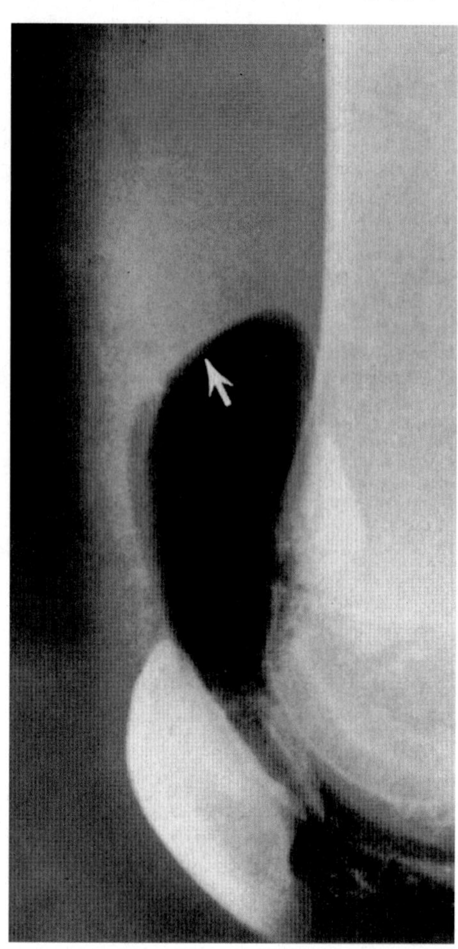

图7-106 膝关节造影：独立分离的髌上囊囊肿。双对比膝关节造影侧位图像显示髌上囊的轻微外压改变（箭头），其邻近可见充液肿物。（From Deutsch AL, et al:Radiology 141:632, 1981.）

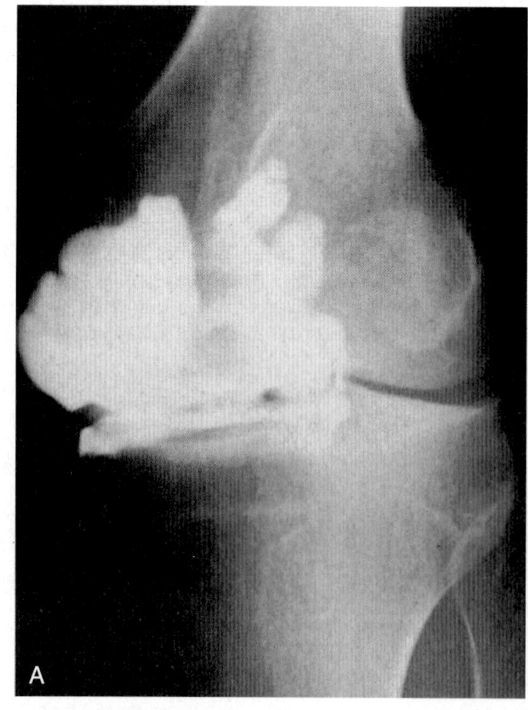


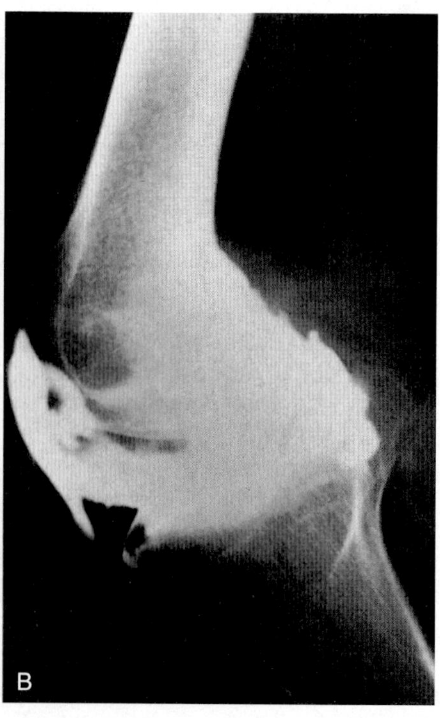


图7-107 膝关节造影：甲－髌骨综合征中膝关节的分腔。向膝关节内侧注射对比剂后，正位（A）和侧位（B）X线片显示边界清晰的独立内侧间室。（From Deutsch AL, et al:Radiology 141:633, 1981.）

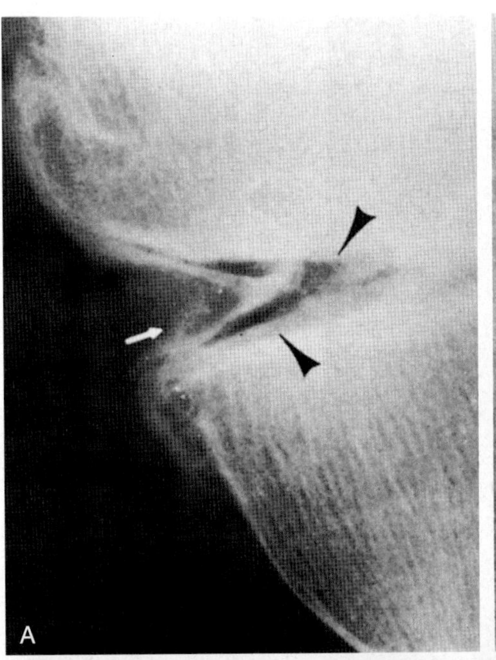


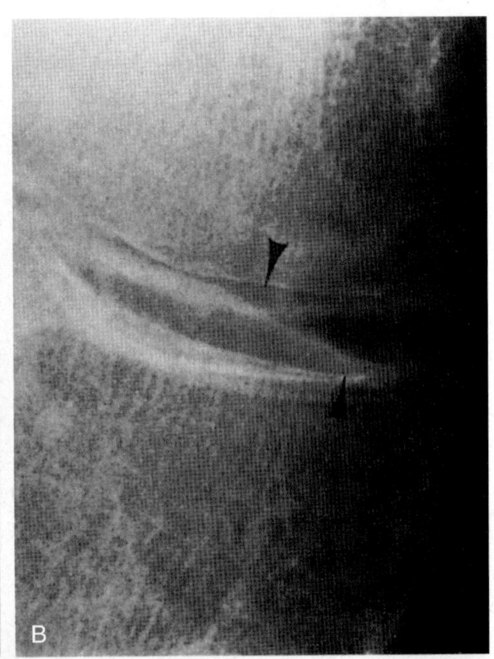


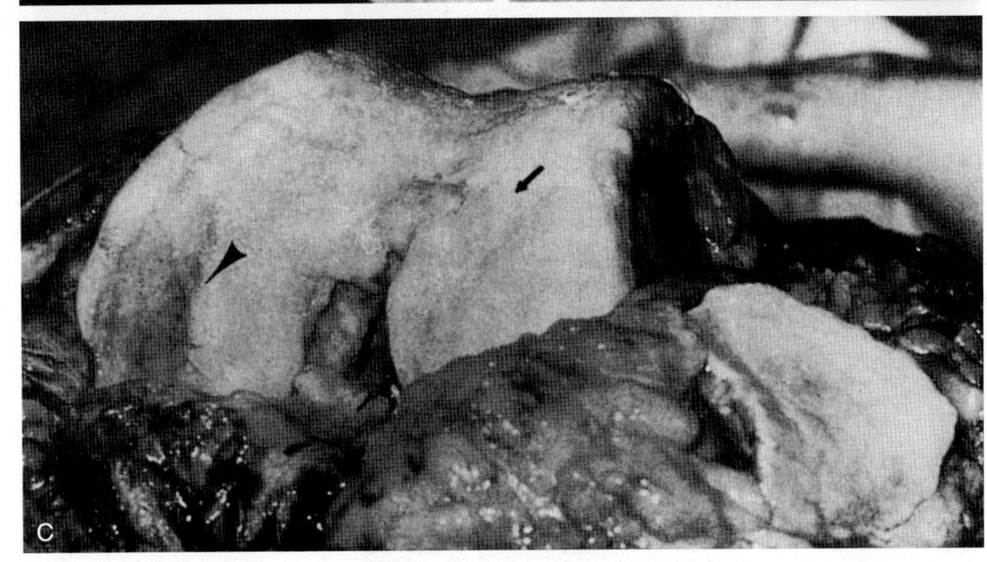


**图7-108** 膝关节造影：退行性关节病。56岁男性，左膝疼痛15年。最初的X线片显示内侧股胫间室的病变比外侧股胫间室更严重。之后接受关节造影。

A 内侧关节间室的病变表现包括胫骨和股骨关节软骨的严重剥脱（三角箭头）。可见内侧半月板肿胀，并可见不完全性垂直撕裂（箭头）和半月板的内缘不规则。

B 在外侧间室，虽然半月板表现正常，但关节软骨中度变薄（三角箭头）。放射性核素检查证实内外侧间室均存在异常。

C 在全膝关节置换术中，股骨前表面可见内侧间室的重度异常（三角箭头）和外侧间室的中度异常（箭头）。

翻）（参见第74章）（图7-113）患者行关节造影可提供一些评估和治疗这些患者所必需的信息。关节造影可分析内侧胫骨平台上方未骨化软骨的完整性[228]。如果该软骨正常，单纯采用外翻截骨术纠正成角畸形即可；如果存在严重的软骨下陷，则可能需要行额外的手术来控制韧带的松弛度，其中包括胫骨平台提升术。

### 10. 滑膜囊肿

膝关节周围的滑膜囊肿最常见于窝区，在窝处关节可与后方正常的滑膜囊相互交通[229-232]。最常受累及的是腓肠肌－半膜肌滑膜囊[566-568]，该滑膜囊位于股骨内侧髁的后方，界于腓肠肌肌腱和半膜肌肌腱之间，并且有一附加部分位于腓肠肌内侧头的前方。此囊的前界相对较为薄弱，紧邻关节囊的后表面[229]。此滑膜囊与膝关节的交通见于35%～55%的尸体标本[229, 231]，并且随着年龄的增长发生率也逐渐增高。二者通过一条横行的狭长裂隙相互交通，此裂隙的长度通常为15～20mm[229]。约70%的病例通道开口可被纤维隔膜覆盖[229]。

腓肠肌－半膜肌滑膜囊的肿大称为Baker囊肿[233, 569]。该囊肿形成的原因还不十分清楚，但曾提出过多种理论：（1）膝关节滑膜通过后关节囊的

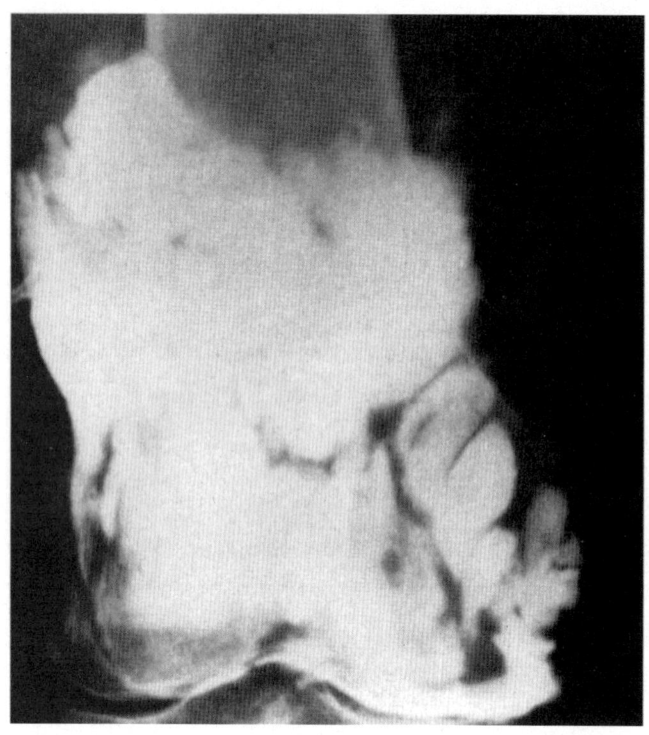

图7-109 膝关节造影：类风湿性关节炎。滑膜增生表现为结节状和线形不规则，并可见对比剂聚集。

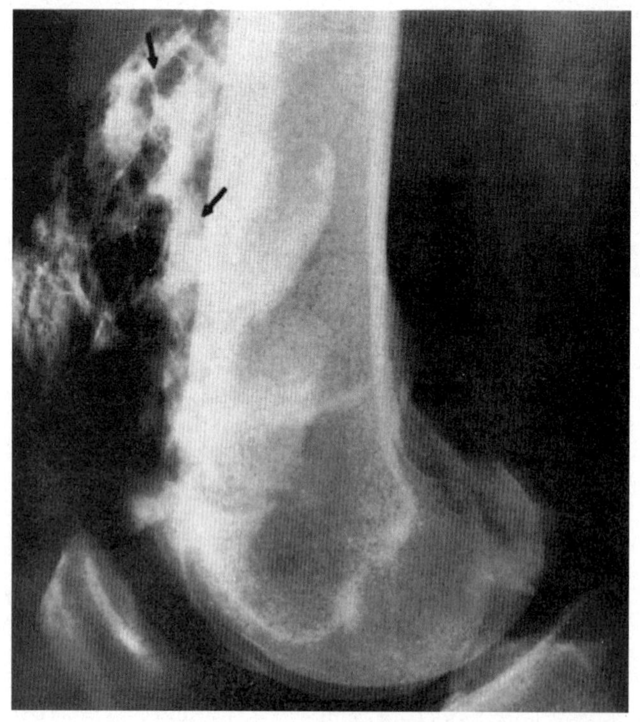

图7-110 膝关节造影：弥漫性色素沉着绒毛结节性滑膜炎。可见髌上囊内对比剂的不规则分布和外观（箭头）。（From Dalinka MK, et al:CRC Crit Rev Radiol Sci, 5:1, 1973.）

薄弱区疝出；（2）后关节囊破裂，液体渗入软组织内并被包裹，从而形成囊腔；（3）后关节囊破裂，与正常的膝后部滑膜囊形成交通。这些理论中，第三种的可能性最大[220-231, 234, 235]，因为极少直接观察到滑膜从膝关节疝入到正常的滑膜囊内，也极少能够观察到完全与关节腔分离的窝囊肿。

位于关节腔与后方滑囊之间的一条狭长裂隙，连同滑膜囊肿可共同形成这种球阀机制，文献中也多有报道[236, 237, 350]；因此流入囊内的液体不可能再返回至关节腔（图7-114）。由于这种单向流动机制，关节造影比滑囊造影能更准确地界定囊肿的范围及其与邻近关节的相通。但这种球阀机制并不总会存在。Rauschning及其同事[568]将窝囊肿分成两类：一类是具有真正单向阀的囊肿（大约占病例的50%），另一类则为液体可双向自由流动的囊肿。他们发现，阀门机制的存在与无关节疾病之间，以及阀门机制的缺乏与存在关节积液和关节疾病之间存在有显著的正相关性。

除腓肠肌-半膜肌滑囊外，第2个膝后部滑囊位于肌腱的下面[232, 770]，它很少与关节相通。第3个膝后部滑囊位于腓肠肌内侧头与股二头肌远端之间。肌腱的外下方有一个薄弱点，可表现为肌腱鞘的延伸部位[16, 232]。此外，膝关节腔与近端上胫腓关节的交通可见于约10%的成人。偶尔，滑膜囊肿

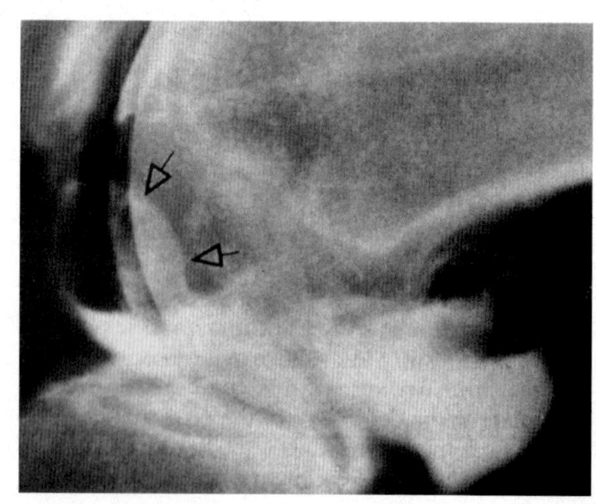

图7-111 膝关节造影：局限性结节样滑膜炎。25岁男性，膝关节有爆裂感并有间断性绞锁。关节造影显示髌下脂肪垫区域隆起（箭头）。

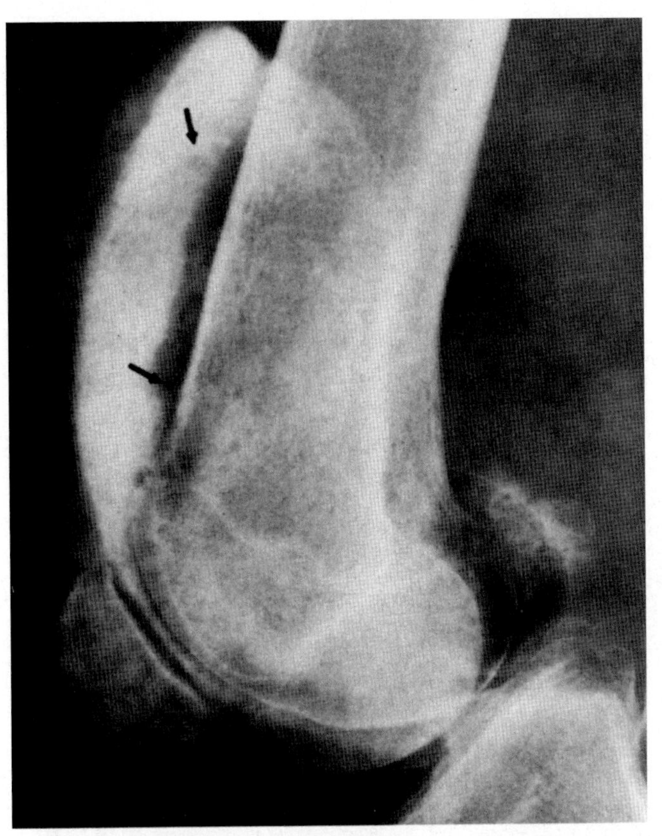

图7-112　膝关节造影：特发性滑膜（骨）软骨瘤病。图中可见多个边缘分明的充盈缺损（箭头），分布于整个关节腔内。（From Dalinka MK, et al:CRC Crit Rev Radiol Sci, 5:1, 1973.）

也可出现于膝关节的前方、内侧或外侧[238, 347, 570–573]。事实上，滑膜囊肿可同时在多个方向上延伸[678]。

在这些滑膜囊肿中，任何一个都可增大并且形成肿块，伴有或不伴有疼痛。若囊肿破裂，囊液将会渗入软组织内。膝关节后部囊肿的破裂可类似于筋膜间室综合征或血栓性静脉炎[348]，而且实际上，这几种病变可并存于同一位患者[239–241, 328, 594, 771]。巨大的滑膜囊肿可以延伸至小腿、踝部、足跟和大腿[242–245, 572, 574]。

对于滑膜囊肿，常规X线片通常只能提供一些非特异性证据。某些病例可出现明显的关节积液和软组织肿块，但后者有时很难与正常软组织结构相鉴别。偶尔曾发现滑囊内骨软骨小体或透亮影、滑囊壁的钙化或者骨侵蚀[575–578]。

虽然一些研究者也推荐使用超声[252–257, 579–583]或同位素检查[258, 584–586]，但膝关节造影是一种诊断滑膜囊肿的准确方法[246–251]。大多数情况下，对于这些滑膜囊肿的诊断，CT似乎没有太大的价值，但当囊肿位置不典型或囊肿内部不充盈对比剂时（关节造影只能诊断为可疑囊肿），CT检查则非常有用[259, 587–589]。对于那些关节造影不能确定的可疑囊肿，MR成像则可以提供最详尽的信息，包括病变的分布和范围以及滑膜炎症的程度[590]（参见第65章）。

注射对比剂后，常规过顶片通常可显示滑膜囊肿，不过一些特殊技术（包括用绷带包裹髌上囊、活动后和站立位X线片）可能更有帮助。膝关节屈曲可促进后方滑囊的充填[251]，因为此时后方滑囊与关节腔之间的交通裂隙会增宽，同时髌上囊会被压缩在股四头肌腱和股骨的前表面之间。X线动态摄影可记录液体在关节腔和滑囊之间的往复移动，但动态摄影过程中出现的后方小滑囊并不一定代表病理现象，尤其是当膝关节处于屈曲状态时，此时需要

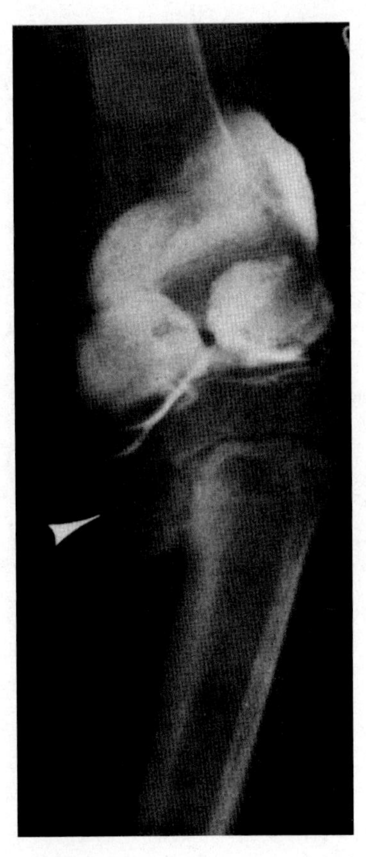

图7-113　膝关节造影：布伦特病。5岁儿童，膝关节造影显示骺软骨和干骺端骨下陷（三角箭头）伴干骺端应力骨折。曾接受过胫骨截骨术，但效果不理想。（From Dalinka MK, et al: Radiology113:161, 1974.）

与后关节囊在此体位出现的正常膨出相鉴别[230]。

异常滑膜囊肿的关节造影表现可多种多样[593]。大多数情况下,囊肿表现为界限清晰的分叶状结构,其内部充填有空气和不透X线的对比剂。囊肿表面也可不规则，这与内衬滑膜增生有关，并可伴有周围淋巴管充盈。有时，囊肿发生完全性或部分性破裂[260, 261],对比剂会外溢至后方软组织内,偶尔可外溢至上方或前方[238, 247, 250, 571, 572, 591]。有时囊肿与皮肤表面之间可形成窦道[592]。

引起膝关节积液的任何疾病，如炎症性、退行性、创伤性或肿瘤性病变,都可诱发滑膜囊肿[569](图7-115)。这些疾病包括类风湿性关节炎、退行性关节病、痛风、色素绒毛结节性滑膜炎、特发性滑膜(骨)软骨瘤病以及其他局限性或全身性关节病变。如果没有任何明确的诱因，放射科医师则应该细心地查找有无半月板异常。滑膜囊肿可见于青少年慢性多关节炎患儿[262],或者表现为家族性发病[263]。儿童窝囊肿的预后明显好于成人，而且儿童非交通

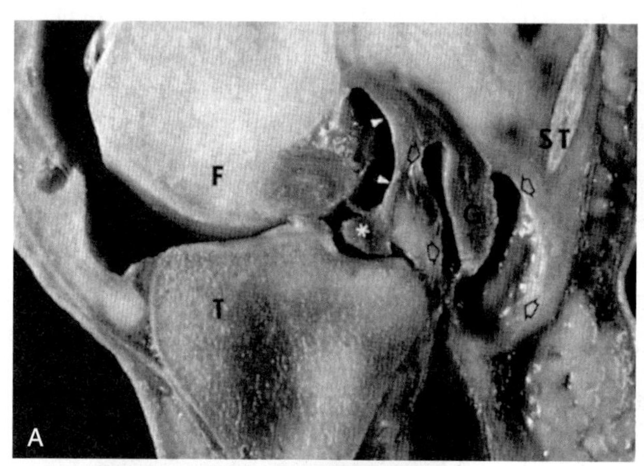


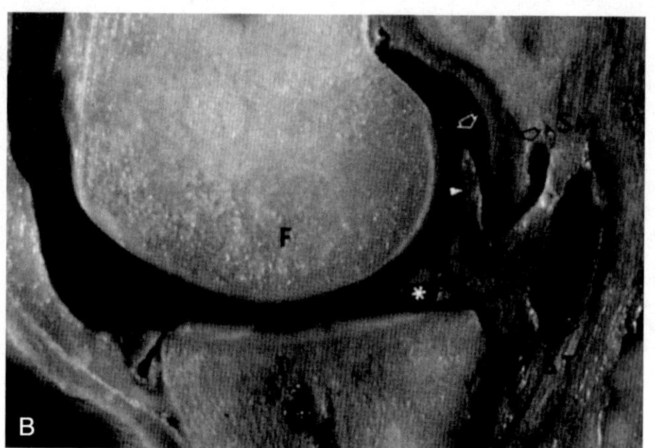


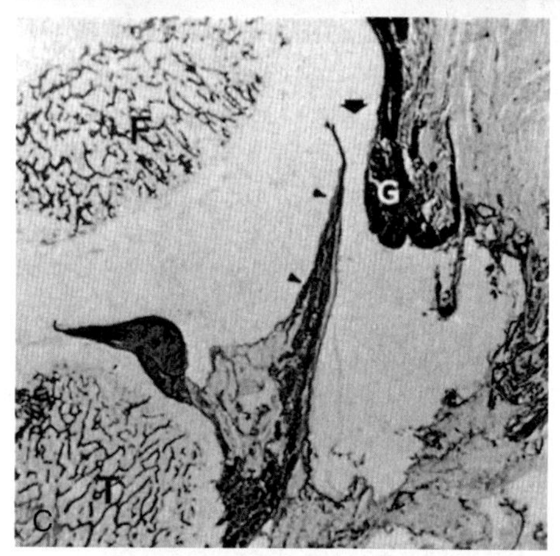


图7-114 膝关节造影：膝后滑膜囊的解剖——尸体膝关节标本的经膝矢状面照片和显微照片。

A 在股骨内侧髁靠近髁间窝水平的经膝关节矢状断面。星号：内侧半月板后角；F：股骨；T：胫骨。股骨内侧髁正后方软组织带的前缘是膝关节囊（三角箭头）。此软组织带的后缘是腓肠肌 - 半膜肌滑囊的前缘（箭头），此滑囊前缘的后方则为腓肠肌内侧头（G）。在这一切面看不见半膜肌。半腱肌（ST）更靠后，位于腓肠肌 - 半膜肌滑囊（箭头）的后缘之后。

B 经股骨内侧髁的膝关节矢状断面，比图A更靠内侧1cm。横向狭长裂隙（白三角箭头）代表膝关节腔与腓肠肌 - 半膜肌滑膜囊（空心箭头）间的交通。此开口斜向头侧，其顶端位于后关节囊最高点下方约2cm处。半膜肌（SM）斜向走行，位于腓肠肌内侧头（G）的后方。半腱肌（ST）构成腓肠肌 - 半膜肌滑膜囊的后缘。箭头：膝关节囊；星号：内侧半月板后角。

C 股骨内侧髁水平矢状断面的显微照片（×1）。横向狭长裂隙（实心箭头）非常明显，但看不到纤维隔膜。三角箭头：后关节囊；G：腓肠肌内侧头；空心箭头：腓肠肌 - 半膜肌滑膜囊。（From Guerra J Jr., et al: AJR 136:593, 1981.Copyright 1981, American Roentgen Ray Society.）

性囊肿的发生率更高[569]。若手术仅单纯切除滑膜囊肿而不治疗潜在的关节疾病，则很少能获得成功，因为囊肿还会复发[349，364]。

膝关节周围滑膜囊肿的鉴别诊断包括各种软组织来源和骨来源的肿瘤[595–597]、血栓性静脉炎和血肿[598，599]、静脉曲张、动脉瘤以及其他病症。众所周知，滑膜囊肿与上述一些疾病可同时存在，特别是常与静脉血栓、血栓性静脉炎以及腘动脉的囊性退变并存[600–602]。

### 11. 膝关节造影的准确性

关节造影检测膝关节异常（尤其是半月板病变）的准确性，主要取决于检查的质量和观察者的经验[603–606]。对于技术娴熟的放射科医师而言，以手术结果为金标准，关节造影诊断内侧半月板撕裂的准确率可达99%，诊断外侧半月板撕裂的准确率可达约93%[134]。如果由经验丰富的放射科医师进行仔细检查，半月板撕裂的假阴性结果或无半月板撕裂的假阳性结果都十分罕见[329]。当临床考虑半月板异常时，由于关节造影是一种安全可靠的手段，因此应该首选关节造影，而不是关节镜检查，或至少应该联合使用关节镜检查和关节造影[351–353，694]。对于累及半月板内缘和前角的病变，关节镜检查似乎更为准确；而对于半月板中部和外周部的撕裂，关节造影则更为敏感。至于膝关节的其他病变，如交叉韧带损伤和软骨软化等，关节造影的诊断准确性相对较低。目前，若用于评价半月板损伤，CT[528，529]和核素显像[607]没有或很少有价值。但是当前MR成像已成为评价膝关节关月板和韧带病变最有效的无创性手段（参见第65章）。

## 第七节　踝关节与足

### 一、踝关节造影

踝关节损伤相当常见，并可导致严重的残疾。对于踝部韧带“扭伤”的恰当治疗方式，骨外科医师目前尚未达成一致意见；一些人建议手术干预，而其他人则提倡保守治疗。正是由于这种意见的不一致，导致各个单位进行踝关节造影的数量存在很大不同，那些主张手术治疗踝部扭伤的医师更常选用踝关节造影。虽然踝关节造影可识别和明确韧带的损伤，并可与常规和应力位X线片有效地结合，但MR成像是一种更为有效的诊断工具（参见第65章）。此外，MR关节造影也已用于评价踝韧带和其

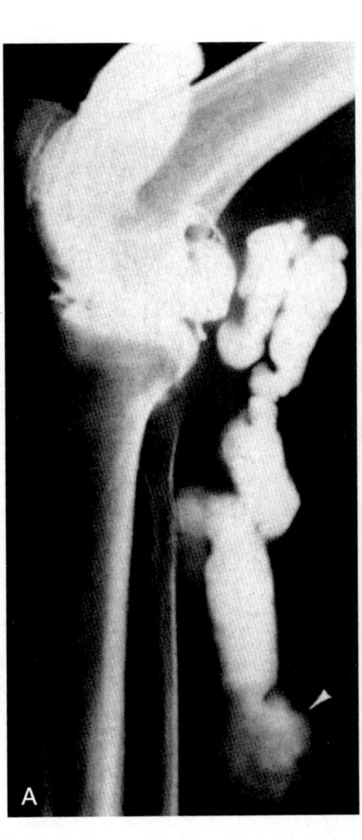


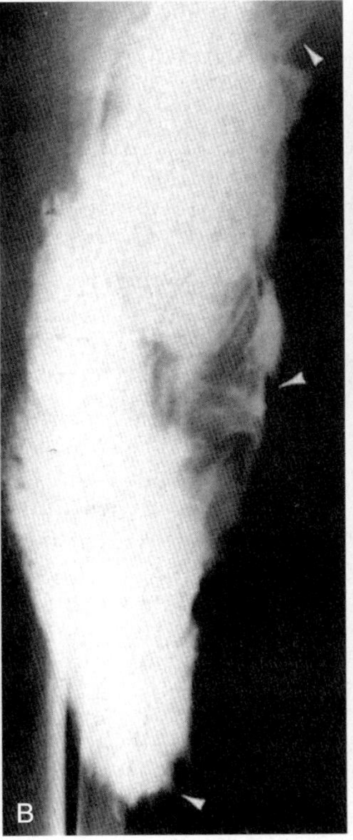


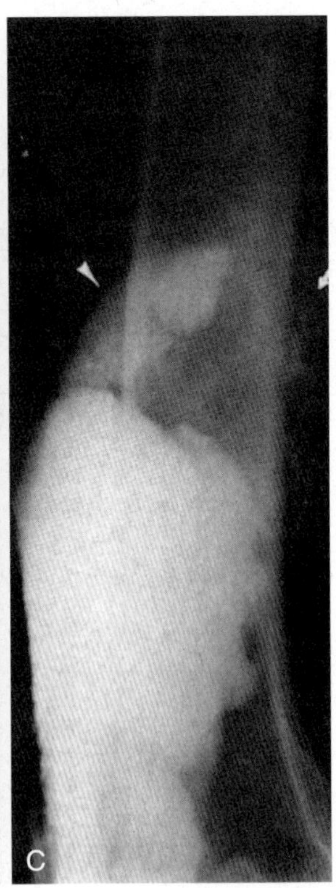


**图7–115**　膝关节造影：滑膜囊肿形成。

A　类风湿性关节炎。可见一个大的典型腘窝囊肿，向下延伸到小腿，其内部充填对比剂。囊肿的轮廓稍不规则，尤其是其下方（三角箭头），这可能反映了滑膜的炎症。未见外溢到软组织内的对比剂。

B　类风湿性关节炎。可见另一个腘窝囊肿，延伸到胫骨后。其形态不规则并呈羽毛状（三角箭头），提示为对比剂外溢。

C　类风湿性关节炎：髌上囊的外展。在关节造影侧位像上可见髌上囊向上扩展（三角箭头），伴有邻近淋巴管充盈（箭头）。

**表7-9 踝关节造影的适应证**

| |
|---|
| 评价韧带损伤 |
| 评价经软骨骨折/分离性骨软骨炎 |
| 评价关节内骨和软骨小体 |
| 评价粘连性关节囊炎 |

他结构[822, 823]（表7-9）。

### 1. 技术

踝关节造影的技术已有详尽的描述[264-266,772-774]（图7-116）。这项检查最好在急性受伤后的几天内进行，否则，若推延进行造影检查，撕裂韧带周围的血液和组织粘连可能会导致假阴性检查结果，或使异常表现难以分辨[264, 265, 695, 824]。

关节造影一般在透视监视下完成，患者应取斜卧位。可能同时需要进行仰卧位和侧位透视。在踝关节的前内侧于关节线下方约1cm处放置一个金属标记物。皮肤消毒和局部麻醉后，在透视引导下，将一根20号3.75cm长的针刺入踝关节内。对比剂的用量为6～10mL，可混有约1mL的利多卡因。注射结束后将针退出，然后在踝关节轻微活动后，拍摄前后位、斜位和侧位X线片。也可进行应力位摄片。

### 2. 正常的踝关节造影表现

正常情况下（图7-117），踝关节造影可使关节腔充盈对比剂，而且无任何对比剂向关节外溢出的征象，但约有20%的患者可出现对比剂填充踇长屈肌腱鞘或（和）趾长屈肌腱鞘[264-268]。约有10%的患者可出现对比剂填充后距下关节。除上述情况外，其他任何形式的对比剂关节外溢均代表异常。

正常的踝关节造影图像可显示三个隐窝。在胫腓骨远端之间的韧带联合区可见一个小的垂直隐窝，深为1~2.5cm，宽约4mm，在斜位片上显示最为清晰[267]。其余的前、后两个隐窝在侧位片上观察最为清晰。所有的三个隐窝均应边缘光滑、轮廓清晰。

### 3. 韧带损伤

已有众多文献详尽地描述了韧带损伤的相关关节造影异常表现[264-274, 608, 773, 824]。为了理解这些表现，首先需要掌握相关的踝关节解剖知识[275]（图7-118和7-119）。

**（1）距腓前韧带损伤**。距腓前韧带从腓骨远端的前表面延伸到距骨颈部。它最容易受伤。如果该韧带发生撕裂，正位片可见对比剂外溢至腓骨远端的下方和外侧方，侧位片则显示对比剂位于腓骨远端的前面。偶尔在正位片上显示对比剂与下胫腓韧带联合相重叠。

**（2）跟腓韧带损伤**。跟腓韧带是一条强壮的韧带，起自腓骨远端的后表面，止于跟骨上表面。当此韧带撕裂时，对比剂将充填腓骨肌腱鞘，这是因

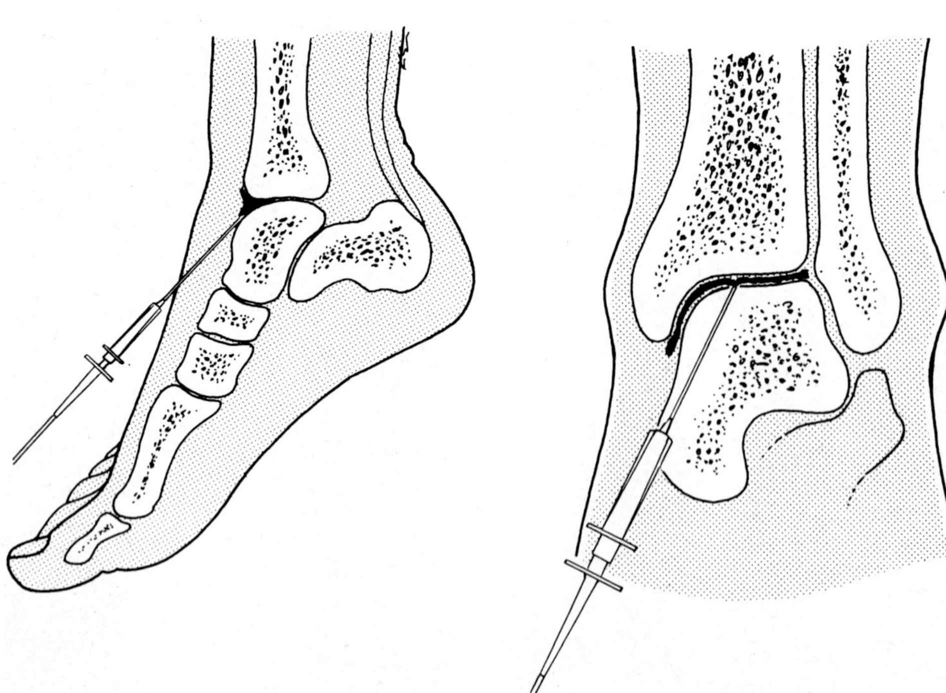

图7-116 踝关节造影：技术。从前方入路将针扎入胫距关节。

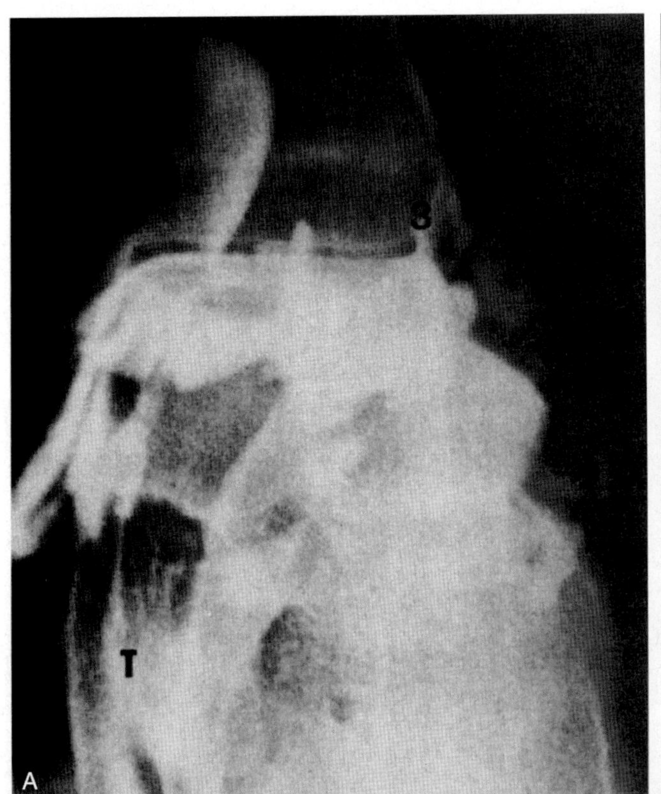


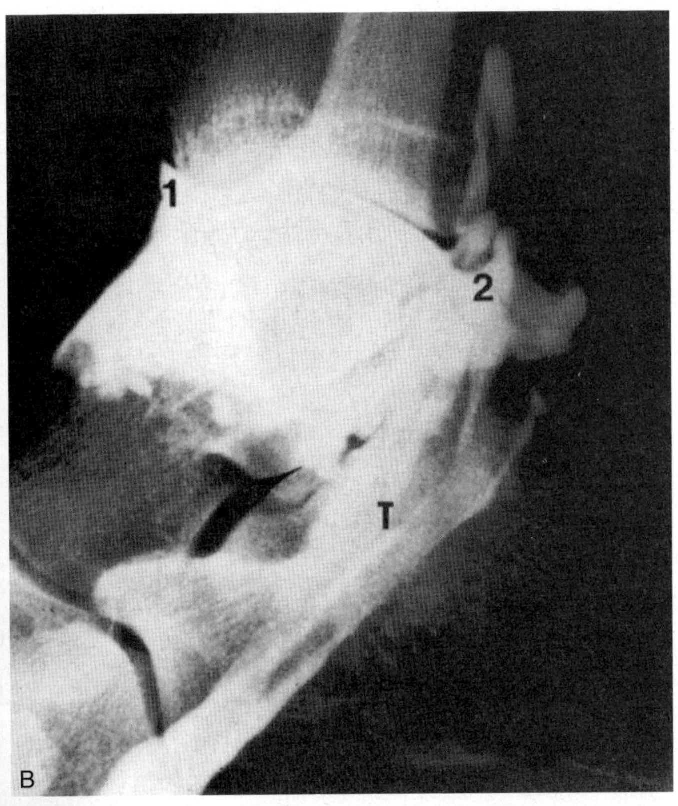


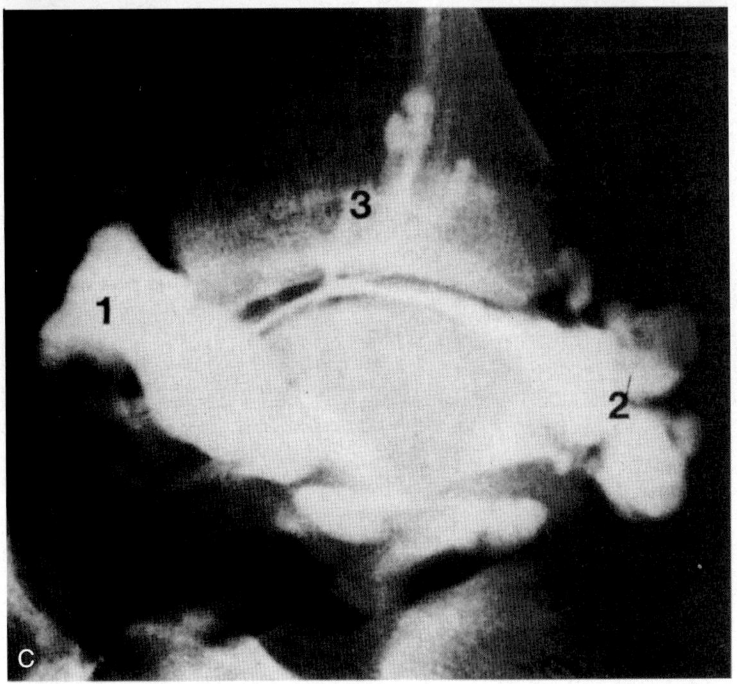


**图 7 - 117**　踝关节造影。正常关节造影表现。

A,B　正位（A）和侧位（B）图像。胫距关节内充盈了对比剂。可见正常的三个隐窝：前隐窝（1）、后隐窝（2）和韧带联合隐窝（3）、内侧肌腱鞘（T）和后距下关节（三角箭头）的充盈属于正常表现。

C　另一患者的侧位像显示明显（但为正常）的前隐窝（1）、后隐窝（2）和韧带联合隐窝（3）。

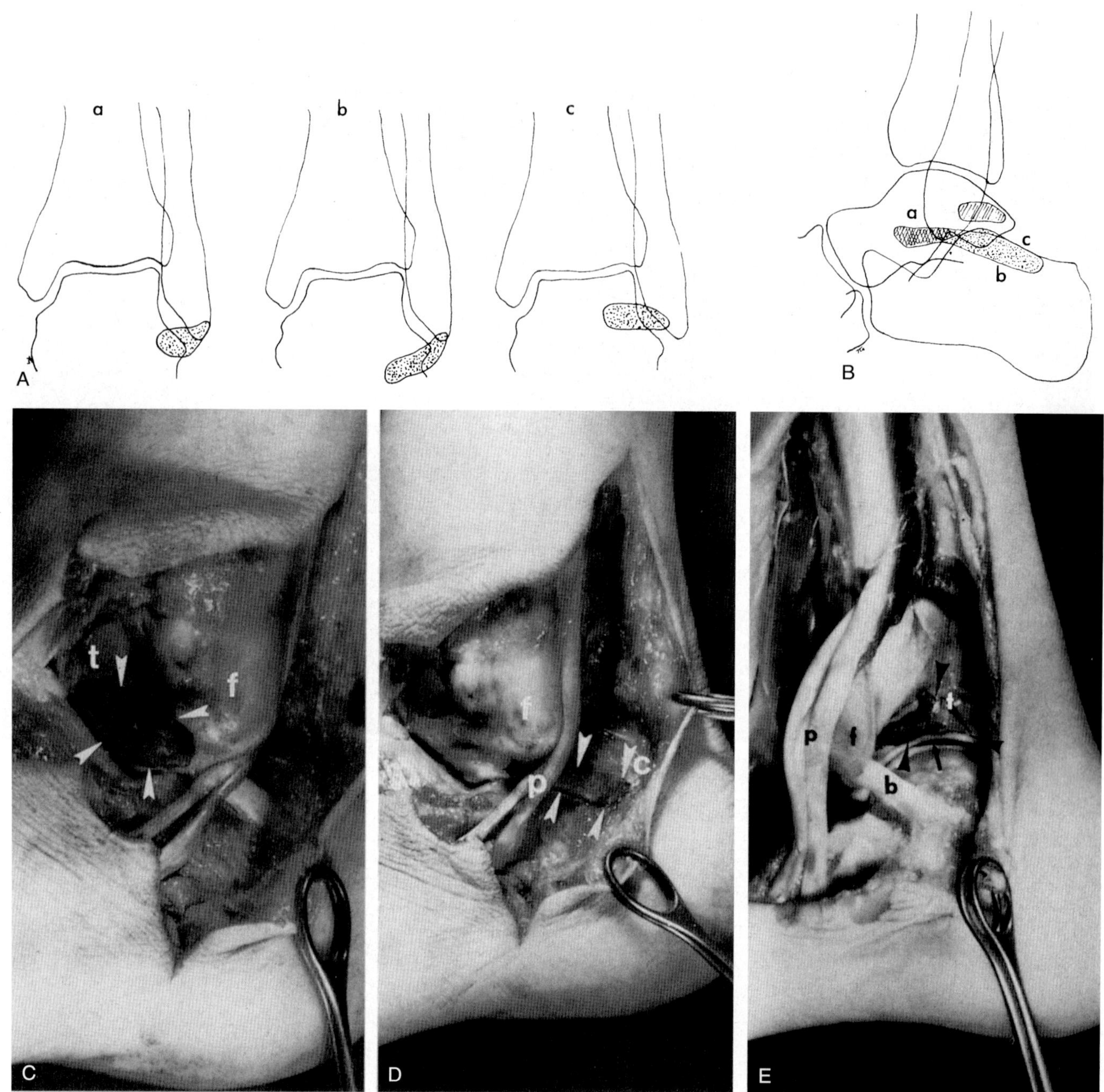


图 7–118 踝关节造影。正常韧带解剖。

A,B 示意图显示出踝关节的外侧主要韧带。在正位（A）和侧位（B）图上，这些韧带包括距腓前韧带（a）、跟腓韧带（b）和距腓后韧带（c）。它们都起自外踝，环绕于踝关节外侧面。

C～E 解剖切开显示踝关节的外侧主要韧带（韧带用钽染色）。距腓前韧带（C）（三角箭头）从腓骨（f）远端延伸到距骨（t）。跟腓韧带（D）（三角箭头）起自腓骨（f）远端后表面，附着于跟骨（c）上表面。它与腓骨肌腱（p）的关系密切。距腓后韧带（E）（三角箭头）从腓骨（f）延伸到距骨（t），注意它与跟腓韧带（b）、腓骨肌腱（p）和后距下关节（箭头）的关系。

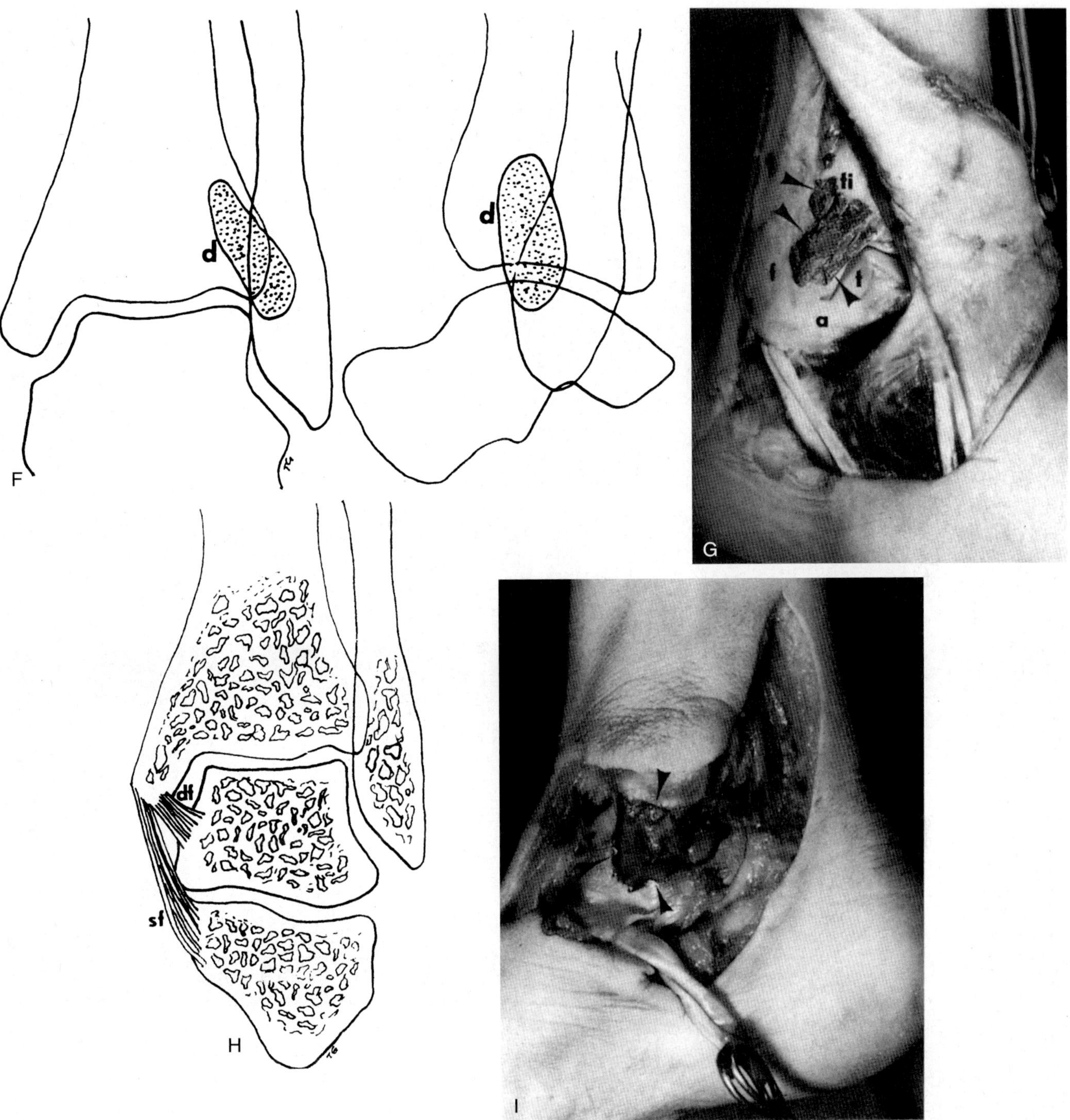


图 7-118（续）

F 示意图图解了远端胫腓前韧带（d）在正位和侧位上的表现。此韧带从胫骨远端的前面及外侧面延伸到腓骨远端的前部。

G 解剖切开踝关节以显示胫腓前韧带（三角箭头）。此前斜位观显示此韧带从其胫骨（ti）上的起点到其腓骨（f）上止点的完整走行。它位于距骨穹隆（t）和距腓前韧带（a）的上方。

H 示意图表示的是通过三角韧带的冠状切面。表浅（sf）和深部（df）纤维十分明显。

I 解剖切开踝关节以显示三角韧带。此侧面观显示出该韧带钼染色的深部纤维（三角箭头）。钳子夹住的是胫骨后肌腱和长屈肌腱。

（A,B,F,H, Courtesy of T. Goergen, M.D., Escondido，California；C–E, G, I, from Kaye JJ, Bohne WH: Radiology 125:659, 1977.）

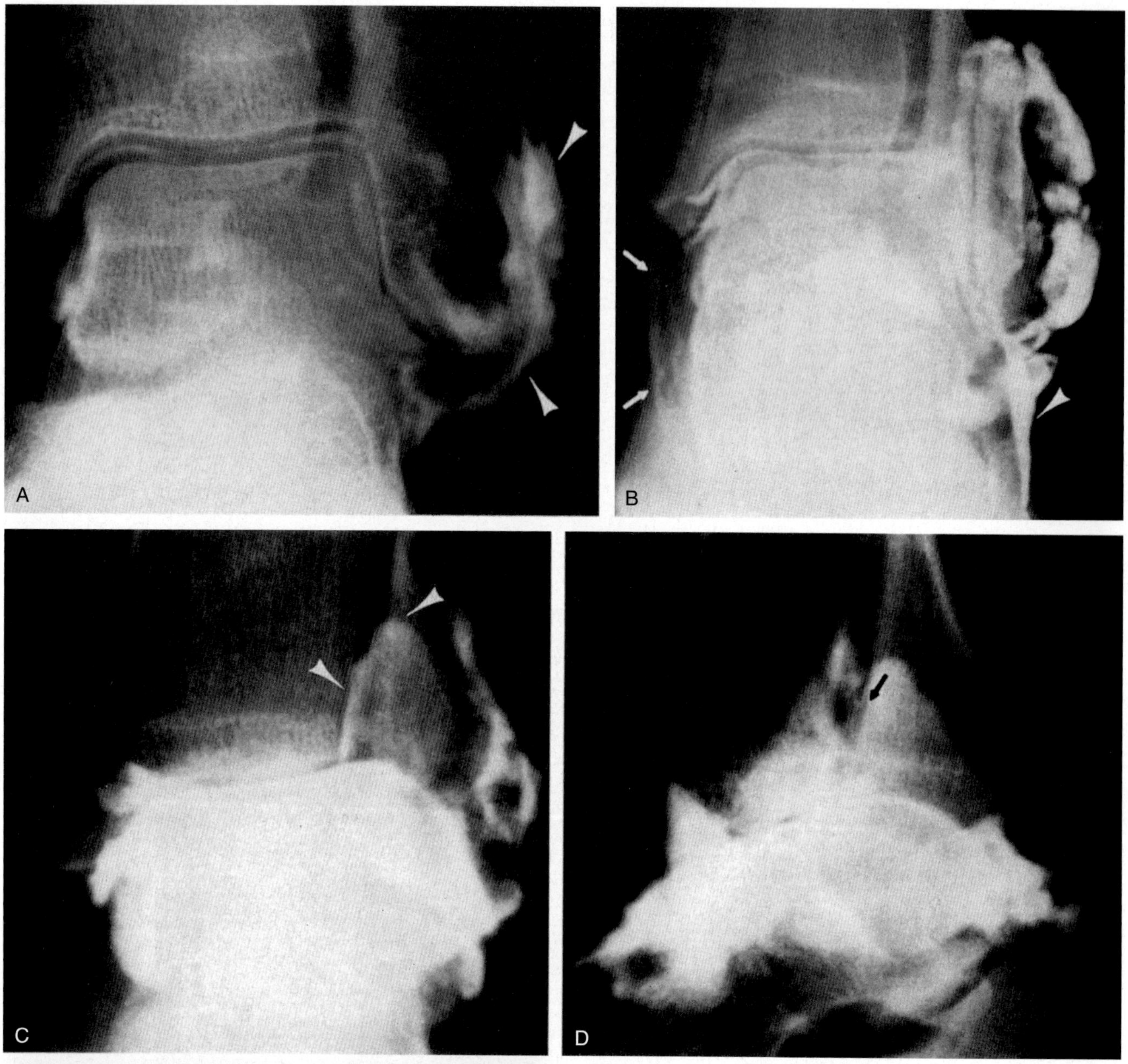

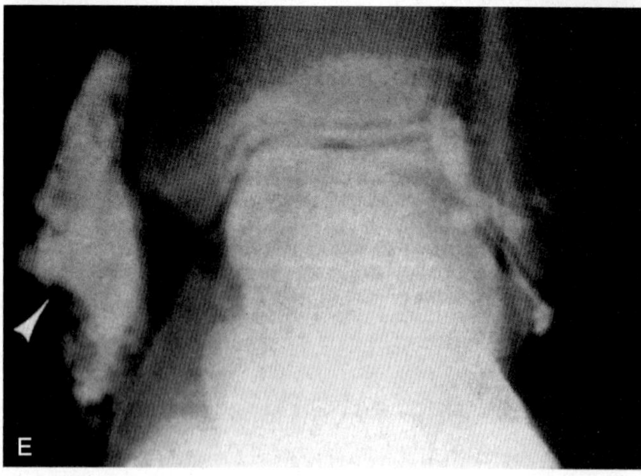


**图7–119** 踝关节造影：韧带损伤。

A 距腓前韧带损伤。在腓骨尖端的外下方可见对比剂（三角箭头）。在侧位像上（此处未提供），对比剂出现于腓骨远端的前方。

B 距腓前韧带和跟腓韧带损伤。除了对比剂外溢至腓骨远端的外侧，腓骨肌腱鞘内也充盈了对比剂（三角箭头）。内侧肌腱鞘（箭头）可见对比剂的正常填充。

C,D 远端胫腓前韧带损伤。斜位（C）和侧位（D）像显示对比剂外溢到胫骨与腓骨的远端之间（三角箭头）。腓骨远端前方的正常清晰区已经消失（箭头）。

E 三角韧带损伤。对比剂外溢到内踝的内下方（三角箭头）。

为腱鞘内表面也同时发生了撕裂[609-613]。跟腓韧带撕裂常伴有距腓前韧带撕裂[354]，因此在关节造影时，可同时出现二者损伤的表现。若上述两条韧带同时损伤，第三条韧带，即距腓后韧带也可能受损。

踝关节造影时，若腓骨肌腱鞘内充填对比剂，则肯定是一种异常表现[610]，但并非是跟腓韧带断裂的特异性表现[609]。若仅表现为孤立的腓骨肌腱鞘内对比剂填充，其最大可能是跟腓韧带的新鲜或陈旧性损伤；若同时可见对比剂漏出至外踝的远端和外侧，则可能为距腓前韧带和跟腓韧带的联合断裂，或为距腓前韧带断裂合并腓骨肌腱鞘的断裂。血液或纤维蛋白凝块可阻止腓骨肌腱鞘的填充，因而可造成关节造影的假阴性结果[609, 613]。

**（3）远端胫腓前韧带损伤**。远端胫腓前韧带从胫骨远端的前外侧面延伸到相邻腓骨远端的前面。此韧带损伤后，对比剂外溢至胫腓骨的远端之间，超出韧带联合隐窝的范围以外。这种关节造影表现可以类似于关节囊破裂[614]。

**（4）三角韧带损伤**。三角韧带起自内踝，延伸到距骨和跟骨。其分为深部和浅部。若三角韧带撕裂，对比剂可外溢至超出关节内侧的界限。

上述这些韧带中任何韧带撕裂后，对比剂的外溢量都取决于多种因素，包括对比剂的注入量、周围软组织损伤的程度、以前损伤存留的瘢痕组织以及从创伤至关节造影的时间间隔[264]。如果关节造影过晚进行，也许不能显示出韧带的损伤；若在适当的保守治疗或手术治疗后再行关节造影，也许不能显示以前十分明显的异常[265]。

踝关节造影是诊断这些韧带损伤的可靠方法。文献报道的准确率达75%~90%[268, 269, 824]。但另一些研究者报道的成功率相对较低，尤其是当诊断外侧韧带双重损伤时[266, 775]。在韧带双重损伤时，一种损伤引起的大量对比剂外溢可能会掩盖另一损伤引起的外溢。此时，联合应用关节造影和肌腱造影可提供更可靠的信息[775]。

任何一种踝关节损伤都可出现相关的平片异常，包括软组织肿胀以及特定韧带骨附着点处的撕脱骨折。此外，应力位X线片还可显示关节的异常增宽，从而提示韧带力量减弱[366, 608]。

### 4. 其他创伤性疾病

**（1）经软骨骨折**。距骨穹隆的骨软骨骨折和分离性骨软骨炎并不少见[276, 277]。在分离性骨软骨炎中，关节造影可显示病灶表面软骨的完整性和关节内的软骨性游离体。此时应该适当改变关节造影技术，只使用空气或混合使用空气和1~2mL不透X线的对比剂。

**（2）软组织和关节内骨性碎片**。正如上页所述，对于踝关节外伤后关节腔内软骨性或骨软骨性碎片，单纯关节造影或者结合传统断层或CT扫描的关节造影都可显示（图7-120）。此外在内翻扭伤后，由玻璃样变的结缔组织组成的团块可能会楔入在腓骨与距骨之间[278]。其造成的临床表现被称为前外撞击综合征（参见第65章），临床表现为踝外侧面的持续性或间歇性疼痛。关节造影可显示这种病变的异常组织。

**（3）粘连性关节囊炎**。已有文献报道踝关节创伤后的粘连性关节囊炎（图7-121）[79, 355, 469]。骨或软组织创伤后，患者踝关节的活动会受限。其关节造影表现包括：踝关节的容量下降，对比剂注射时有阻力感，正常的前后隐窝或胫腓韧带联合不显影，淋巴管显影[661]以及对比剂沿针道外溢。

### 5. 类风湿性关节炎

同其他关节一样，关节造影也可显示踝关节的类风湿性关节炎[22, 615]。其表现为滑膜呈结节样皱褶状、软骨表面变薄以及淋巴管充盈（一种非特异性表现）[616]。极少情况下，关节造影还可发现滑膜囊肿。

## 二、腓骨肌腱造影

对于关节疾病或创伤性疾病的患者，腓骨肌腱充盈对比剂（腓骨肌腱造影）可提供有用的信息[279, 280, 356, 357, 617, 618, 696, 825]。与其他肌腱造影一样，腓骨肌腱造影可联合使用麻醉剂（以便确定疼痛部位）或皮质类固醇制剂（以便治疗某些炎症）。

### 1. 技术

局部麻醉后，用22号3.75cm长的针刺入外踝上方的腓肌总腱鞘内。在外踝上方，操作者很容易触摸到此肌腱，然后将针朝足侧刺入，直至遇到坚硬的阻力为止。在透视监控下，注入10~20mL对比剂，并跟踪对比剂沿腱鞘向上和向下的流动。之后，拍摄前后位、侧位和斜位X线片。也可以在前足内翻以及射线束向头侧倾斜45°时拍摄前后管道位片[279]。最后将对比剂吸出并注入利多卡因。

### 2. 正常的腓骨肌腱造影表现

腓骨长肌和腓骨短肌位于小腿和足的外侧面。腓骨长肌及肌腱起源于胫骨外侧髁、腓骨头和腓骨外侧面的上2/3以及外踝周围的肌间隔和筋膜，斜行穿过足底，附着于内侧楔骨和第一跖骨基底部。当腓骨短肌腱和腓骨长肌腱经过外踝周围时，它们共同拥有一个总腱鞘。腓骨短肌腱起自腓骨外侧面的下2/3及其邻近的肌间隔，止于第五跖骨基底部。

正常腓骨肌腱造影图像（图7-122）可显示腓骨短肌腱和腓骨长肌腱的总腱鞘以及总腱鞘的分支点（在此分成两个独立腱鞘分别包绕各肌腱）。这两个独立腱鞘向足部走行的距离不同，其轮廓光滑，而且各包含一条无移位的透亮肌腱。

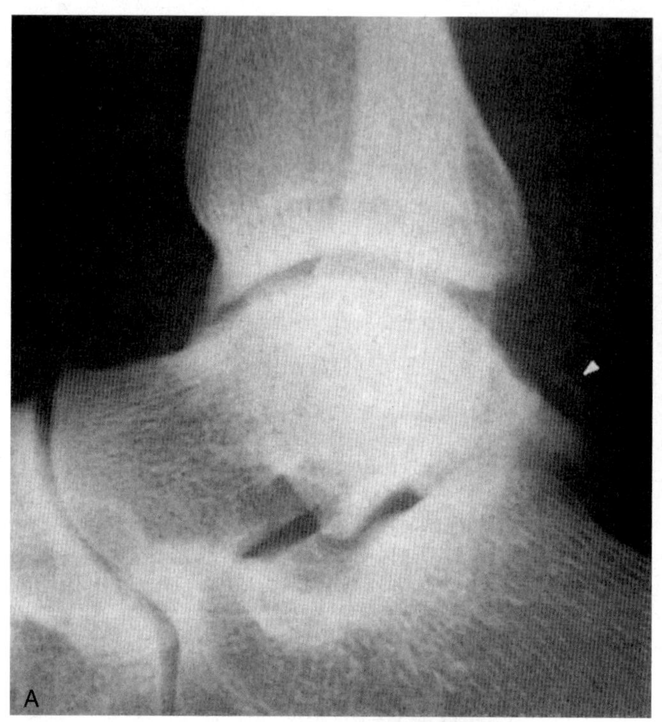


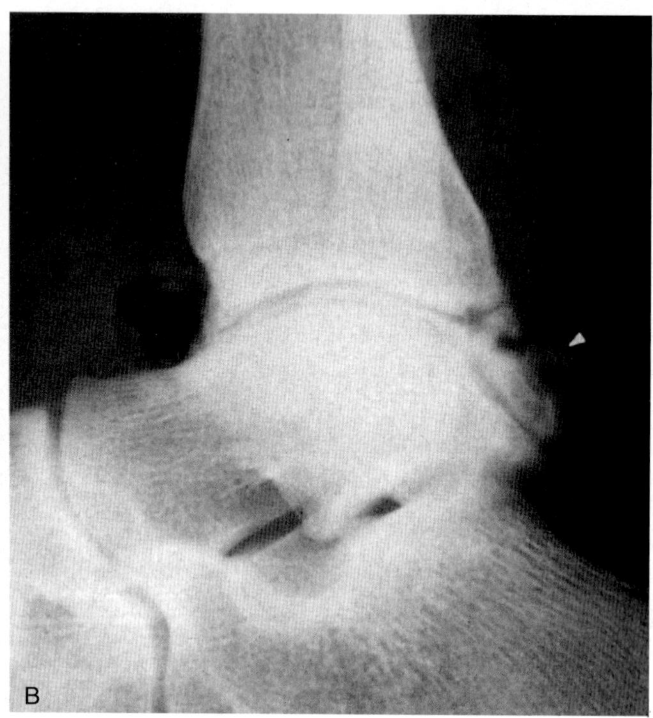


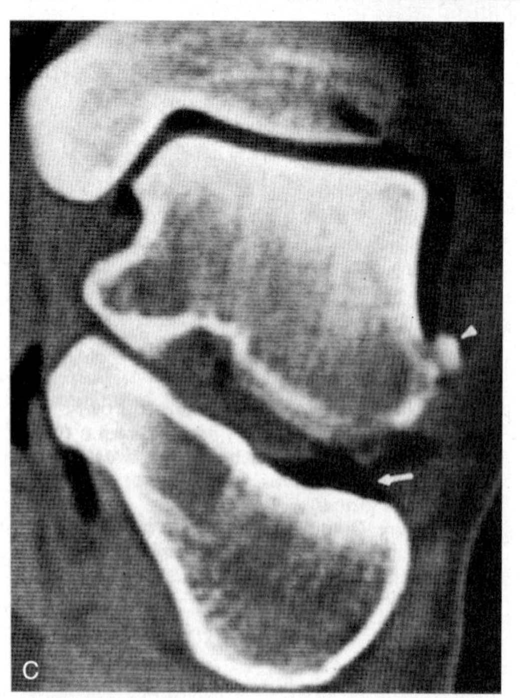


图7-120 踝关节造影：关节内骨性小体。

A 初始X线片显示有一骨性致密影（三角箭头）位于距骨附近。

B 关节造影证实它位于关节内。在对比剂充填的关节腔内，此致密影表现为充盈缺损（三角箭头）。（Courtesy of M.K.Dalinka, M.D., Philadelphia, Pennsylvania.）

C 对另一患者单纯使用空气进行了CT踝关节造影。直接冠状面扫描图像上显示一骨性碎片（三角箭头），位于关节外侧隐窝内。在后距下关节内可见空气（箭头）。

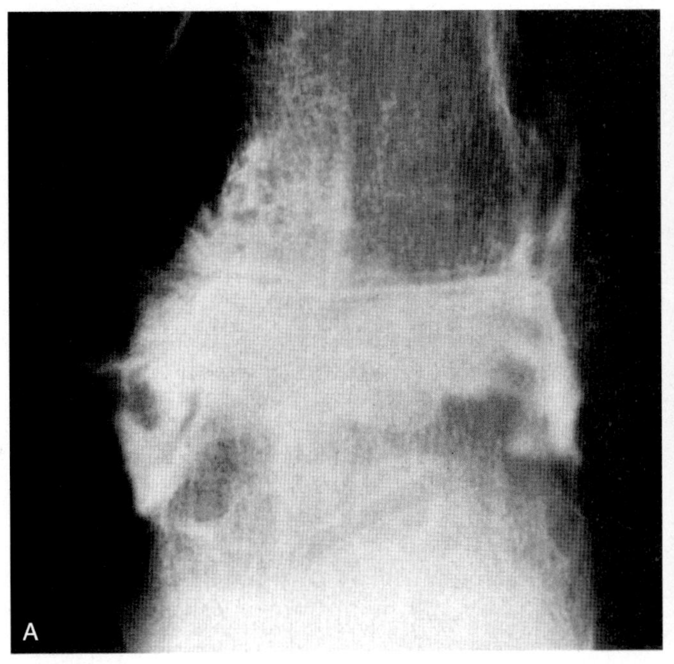


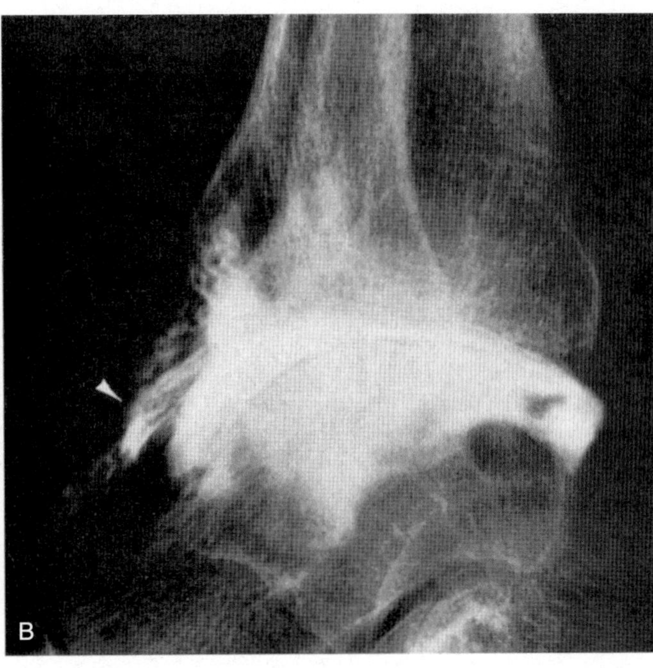


**图 7-121**　踝关节造影：粘连性关节囊炎。斜位像（A）显示关节容积减小和关节囊附着处不规则。侧位像（B）显示对比剂没有充盈正常的前后隐窝，而且对比剂沿针道外溢（三角箭头）。

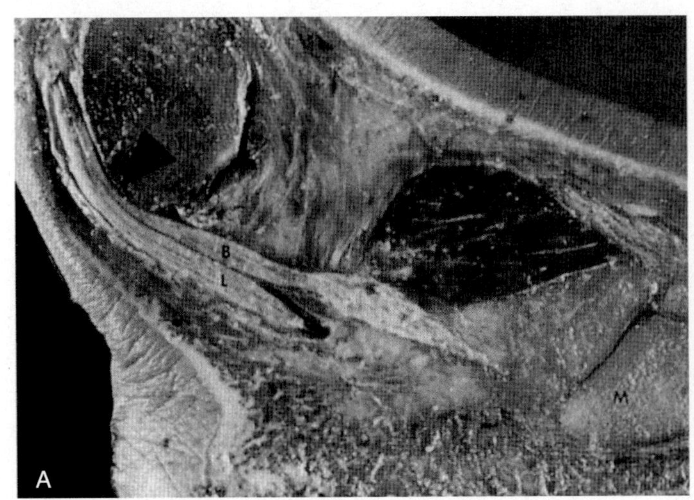


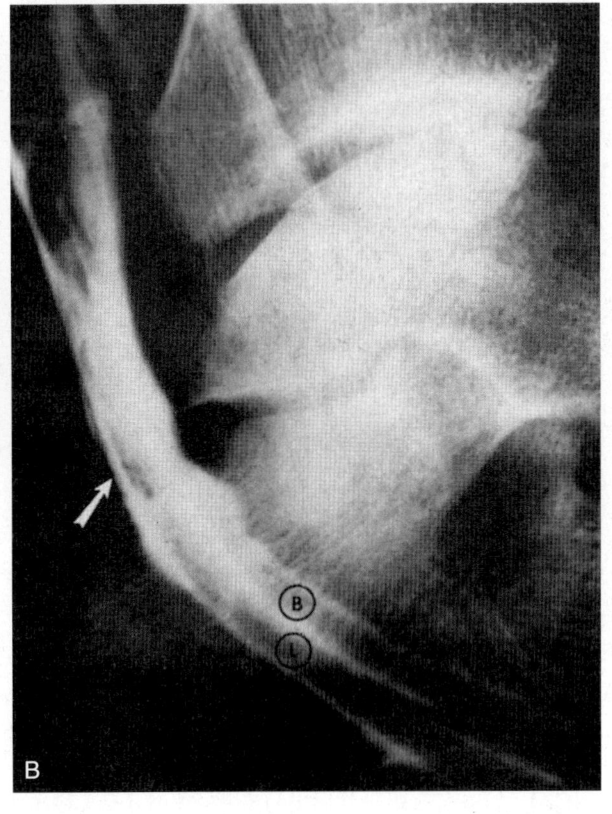


**图 7-122**　腓骨肌腱造影：解剖和正常肌腱造影图。

A　足踝部外侧矢状切面显示腓骨短肌腱（B）与腓骨长肌腱（L）穿过外踝周围（三角箭头）。腓骨短肌可一直走行到第五跖骨基底部（M）附近。

B　正常腓骨肌腱造影图像显示光滑的滑膜鞘（箭头），其逐渐分成两个腱鞘，分别包绕腓骨短肌腱（B）和腓骨长肌腱（L）。充盈对比剂的腱鞘未见卡压或偏移。

（From Resnick D, Goergen TG: Radiology 115:211, 1975.）

### 3. 局部外伤后的腓骨肌腱造影

跟骨骨折后的疼痛性功能障碍，可由下列四种因素之一所致[281]：距下关节或距跟舟关节的创伤性关节炎，腓骨肌腱的狭窄性腱鞘炎[282, 283, 618]，足跟脚底面的过度骨形成，以及跟垫间隔的损伤。大多数情况下，如果腓骨下方的跟骨外侧面发生变形和增宽，则提示存在腓骨肌腱功能不全。但某些患者的疼痛根源往往模糊不清。此时，腓骨肌腱造影可提供有用的信息。

腓骨肌腱造影可显出以下几种异常表现（图7-123和7-124）：（1）腱鞘的外源性受压和不规则，（2）肌腱和腱鞘向外或向前方移位，（3）对比剂流动完全受阻，（4）肌腱断裂。

对于有跟骨骨折史的患者，在腓骨肌腱造影和距下关节造影的同时，可注入利多卡因以确定隐痛的根源[280]。明确疼痛的具体来源有助于外科医师的治疗决定：狭窄性腓骨肌腱腱鞘炎可能只需要切除突出的跟骨骨刺，而距下关节炎则可能需要进行广泛的关节固定术。

急性腓骨肌腱脱位是一种少见的损伤，通常发生于滑雪事故[284, 285]。足极度背屈后，腓骨肌腱可能会发生强烈收缩。这种收缩将撕裂腓骨骨膜和腓肌上支持带，并可撕脱小块的腓骨骨皮质。在这种情况下，初始X线片可显示软组织肿胀和骨碎片。腓骨肌腱造影则可有助于显示移位后腓骨肌腱的位置。

曾有一篇报道[286]记载，给予踝关节注射对比剂后，在踝关节外侧面周围发现一个复发性腱鞘囊肿。由于发现腓骨长肌腱鞘内充盈对比剂，从而明确了恰当的手术方案。

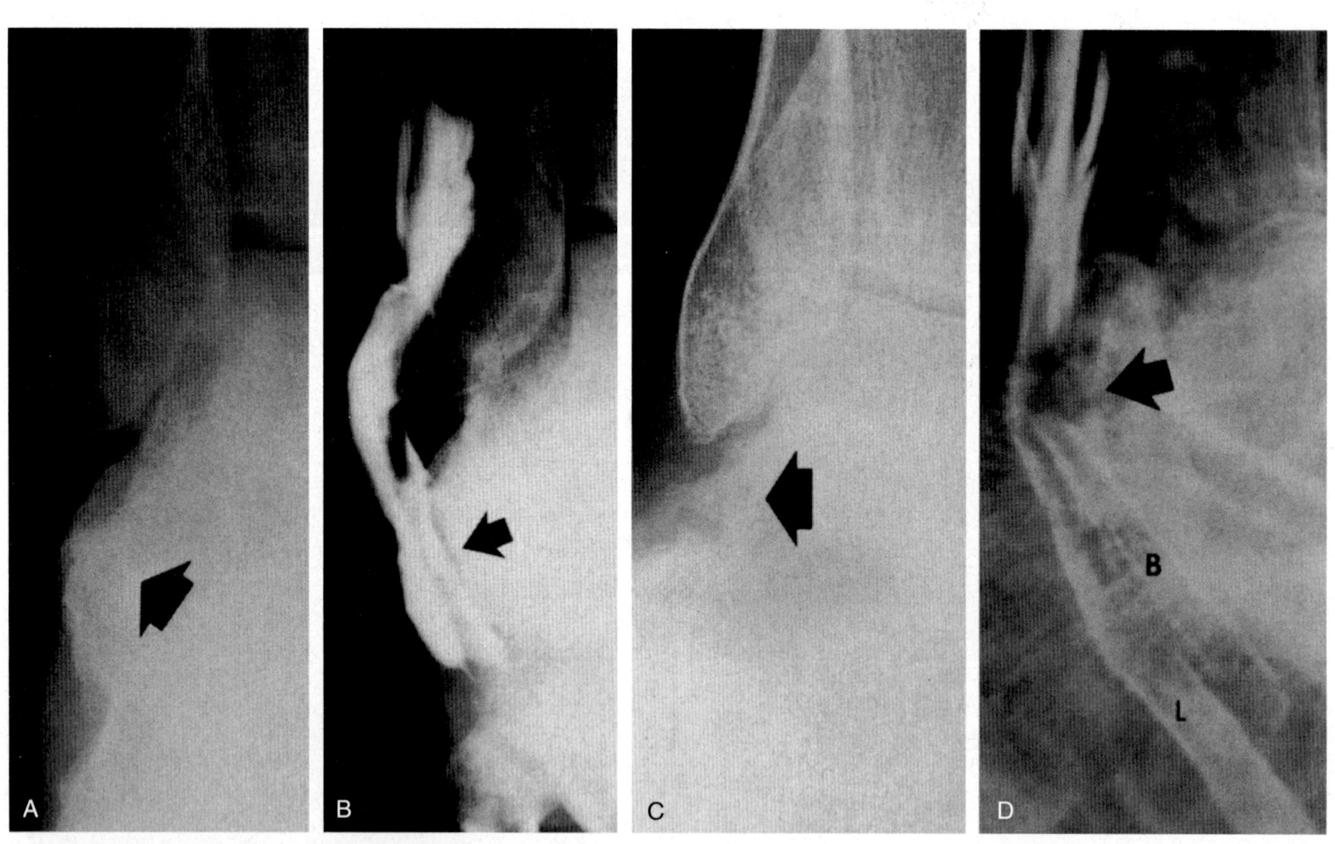


图7-123 腓骨肌腱造影：外伤后异常。

A,B 患者有跟骨骨折史。初始X线片（A）显示跟骨外侧面畸形（箭头）。腓骨肌腱造影（B）显示腓骨肌腱和腱鞘向外侧移位（上箭头）并受压（下箭头）。

C,D 另一名有跟骨骨折史的患者。平片（C）显示跟骨外侧有一骨刺（箭头），位于腓骨下方。腓骨肌腱造影（D）显示，腱鞘在通过外踝（箭头）周围时，受到卡压和压迫，同时可见腓骨短肌腱鞘（B）和腓骨长肌腱鞘（L）的不完全充盈。

（B,D, From Resnick D, Goergen TG: Radiology 115:211, 1975.）

## 三、其他腱鞘造影和跟骨后滑囊造影

已有许多研究者进行过踝周其他腱鞘以及跟骨后滑囊的对比剂造影[287-298, 617-619, 700, 776, 777, 825]（图 7–125）。踝周其他腱鞘的对比剂造影并不困难，尤其是类风湿性关节炎患者，造影时将 22 号 3.75cm 长的针直接刺入扩张的腱鞘内，然后注入数毫升对比剂。穿刺跟骨后滑囊时，要将 22 号 3.75cm 长的针沿跟腱附近刺入（图 7–126）。针要一直刺入到跟骨后表面的上缘。然后注入不超过 1mL 的对比剂。在类风湿性关节炎时，可见腱鞘和滑囊的内衬滑膜不规则并呈结节状。

虽然目前普遍应用 MR 成像来诊断踝周的肌腱病变，而且其效果也优于肌腱造影（参见第 65 章），但肌腱造影在治疗腱鞘炎方面仍有着重要的价值[700]。直接向受累腱鞘内注射局麻药物和皮质类固醇类制剂可有很好的治疗作用[825]。

## 四、距跟关节造影

单个或两个距跟关节的关节造影可用于评价先天性疾病、外伤性疾病以及关节疾病。距跟舟关节的注射相对容易，而后距下关节的注射则更为困难[290]。

### 1. 技术

可用 22 号 3.75cm 长的针在透视引导下穿刺距跟舟关节。采用背侧入路，在足背动脉内侧约 1cm 处，将针尖向下直接扎入距舟间隙。到达关节后注射 3~4mL 对比剂。之后拍摄前后位、侧位、斜位和轴位片。

后距下关节注射可以采用内侧、后侧或外侧入路[290, 778]。有时，成功的关节内注射可能需要行 CT 扫描。若采用内侧入路，则使用 22 号 3.75cm 长的针，穿刺点选在内踝后面，胫后动脉后下方 1cm 处。在透视监控下沿前上方向进针，最后进入距骨和跟骨的后缘之间的间隙内。注射 1.5~2.5mL 对比剂，注射时注意不要使穿刺针穿过骨间韧带进入距跟舟间

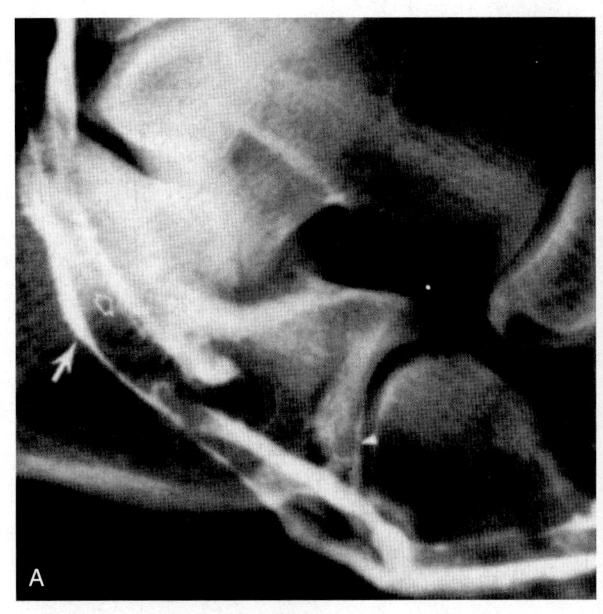


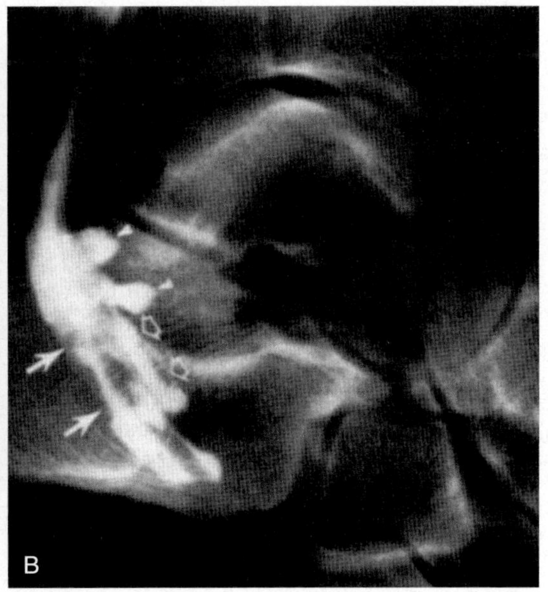


**图 7–124**　腓骨肌腱造影：狭窄性和结节性腱鞘炎。

**A**　腓骨肌腱鞘内注入对比剂后，侧位片显示腓骨长肌腱鞘（实心箭头）和腓骨短肌腱鞘（空心箭头）充盈对比剂。对比剂进入跟骰关节（三角箭头），提示存在关节囊撕裂或腱鞘缺陷。可见腓骨短肌腱鞘的上缘没有充盈对比剂，提示有纤维化。

**B**　另一患者中，腓骨长肌腱鞘（实心箭头）和腓骨短肌腱鞘（空心箭头）的边缘均明显不规则。腓骨短肌腱鞘可见假憩室（三角箭头）形成。

（From Gilula LA, et al: Radiology 151:581, 1984.）

隙。然后拍摄前后位、侧位、斜位和轴位片。

外侧入路更容易完成后距下关节的穿刺，其进针点邻近腓骨。患足的内侧面贴于摄影床上，在透视引导下将穿刺针垂直扎入关节内。其余检查步骤与内侧入路类似。

**2. 距跟舟关节和后距下关节的正常关节造影表现**

距跟舟关节的正常造影像（图7-127）显示，光滑的滑膜腔以较缓的曲度（凹面向后）在距骨前缘周围扩展。滑膜腔向背侧可延伸至距骨颈部，向腹侧沿着距骨的足底面延伸。滑膜腔覆盖着载距突。其与跟骰关节、后距下关节或楔舟关节都没有相互交通。

对比剂充盈的后距下关节（参见图7-127）表现为线状致密区，位于距骨和跟骨的后半部之间，沿足外侧面延伸。此关节的后缘可看到一个腊肠样的对比剂聚集区，其为正常的后隐窝[291]。关节的内侧和外侧隐窝也很明显。对比剂未进入跗骨窦区[778]。在10%~20%的关节造影中，后距下关节可与踝关节相交通。后距下关节与距跟舟关节的交通主要发生于受伤后，正常时少见。

**3. 创伤和疼痛定位**

创伤可导致距跟关节的异常（图7-128和7-129）。跟骨骨折后，邻近关节的创伤性关节炎可引起严重的残疾。向每一个邻近的关节内选择性注射对比剂和利多卡因，可准确地判断症状的来源[280, 826, 827]。首先注射一个关节，踝关节、距下关节或距跟舟关节，然后让患者行走约30分钟，以确定利多卡因是

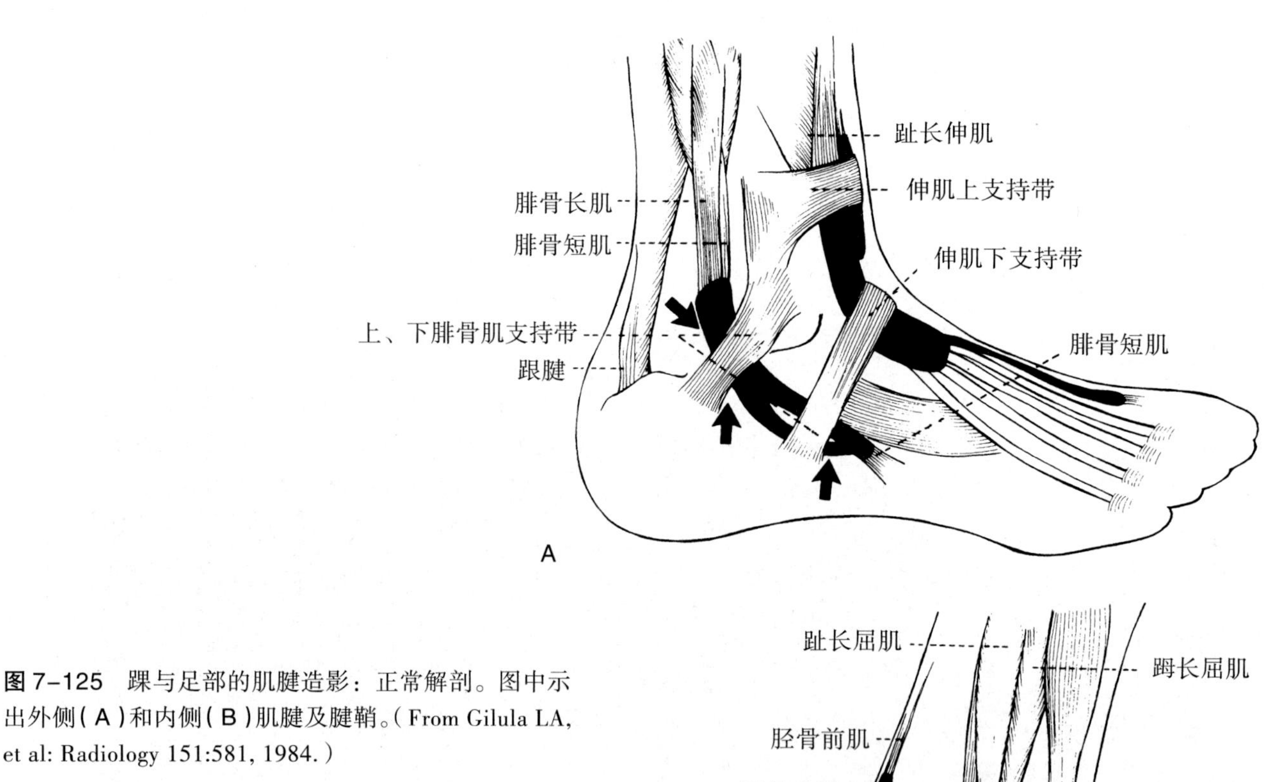


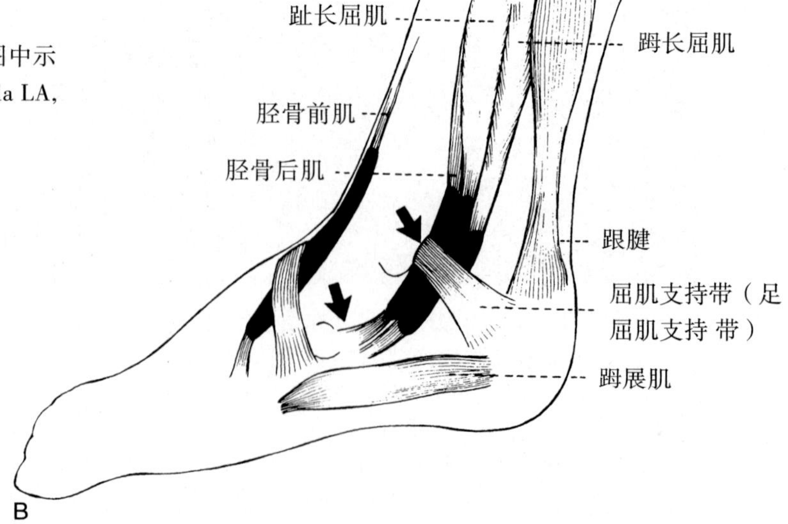


**图7-125** 踝与足部的肌腱造影：正常解剖。图中示出外侧（A）和内侧（B）肌腱及腱鞘。（From Gilula LA, et al: Radiology 151:581, 1984.）

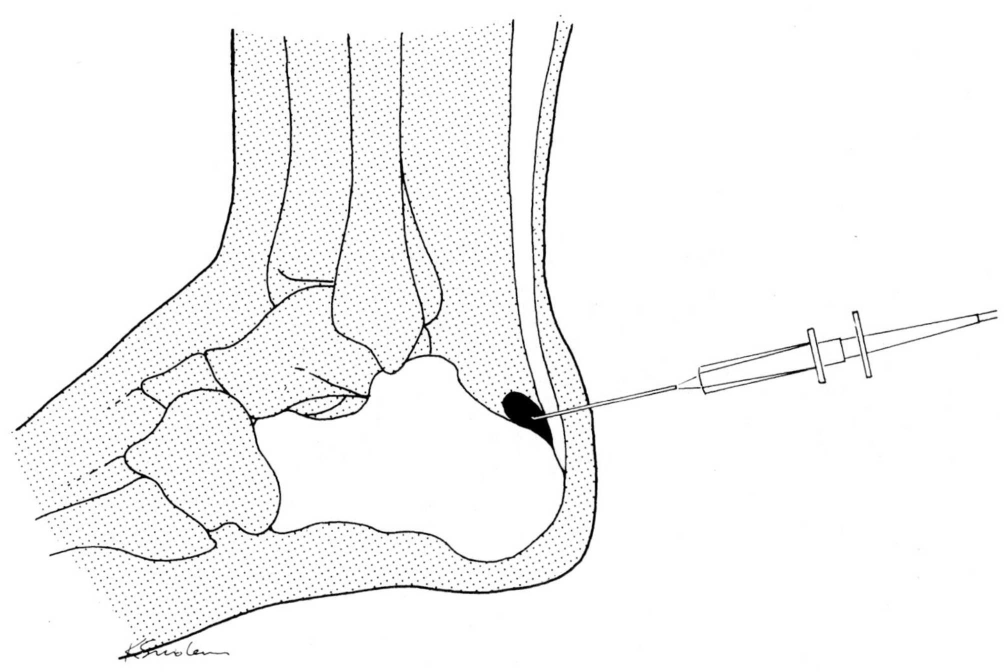

**图 7-126**　跟骨后滑囊造影：技术。采用后方入路穿刺滑囊。在跟腱附近将针刺入，一直前行至跟骨的后上表面。

否减轻了疼痛。如果第一次注射后疼痛未见减轻，再注射另一个关节并重复上述步骤，直到明确引起疼痛的关节。在某些情况下，若某一特定关节不能完全充盈对比剂，则提示该关节存在创伤后纤维性关节强直。依据对比剂和利多卡因关节造影的表现，外科医生可针对该患者进行最有效的治疗。

距跟关节造影也有助于创伤后跗骨窦综合征患者的检查[292, 293, 778, 779]。在这些患者中，疼痛源于跗骨窦的外侧面上方的跗骨间区。有证据提示，当发生跗骨窦综合征时，位于骨间韧带周围的后距下关节的正常滑膜皱褶将会消失。这些异常表现可通过距下关节造影来显示，此时骨间韧带周围的正常隐窝将不充盈对比剂[293]。这种异常改变与滑膜增生有关，不会在创伤后立即出现。因此在外伤后应等待一段时间，直到关节渗出减少且滑膜增生出现后再进行关节造影检查。跗骨窦综合征的另外一些关节造影表现包括：后距下关节的前缘呈圆形平滑状外观，对比剂有时可外溢至跗骨窦区[778]。此病常伴发有跟腓韧带的断裂[828]。

## 4. 关节炎

类风湿性关节炎的异常表现包括：关节囊后部的扩张，前隐窝不规则充盈或充盈不良，以及增生性滑膜炎引起的充盈缺损[620]。直接向关节内注射皮质类固醇药物有一定价值。

## 5. 发育异常

**（1）跗骨融合**。距跟舟关节造影曾用于跗骨融合患者[294]。初始X线片常难以检查出距骨与跟骨载距突之间的融合。因此有人曾推荐使用该部位的切线位投照（Harris-Beath）[295]。偶尔还可能需要进行变换入射线角度的多切线位摄片以及传统X线断层摄影或CT扫描。距跟舟关节造影可诊断骨性、纤维性或软骨性载距突－距骨融合。关节内注入对比剂后，拍摄常规前后位、侧位和斜位X线片，并补充拍摄不同射线束角度（35°，45°，55°）的轴位片。正常时，载距突－距骨关节（即距跟舟关节的中关节）将充盈对比剂。若存在融合，该间隙则不会被对比剂充盈。

**（2）畸形足**。当检查畸形足患儿时，文献提倡同时进行踝关节造影和距跟舟关节造影[296-299]。由于婴幼儿足的骨化中心很小，因此平片上难于确定距骨的畸形程度。通过对比剂同时充盈上述两个关节腔，就可以测量距骨的长度和宽度，显示距跟舟关节的走向，显示距骨滑车的曲度以及距骨小腿隐窝[299]。这些测量有利于对难治性和复发性畸形足选

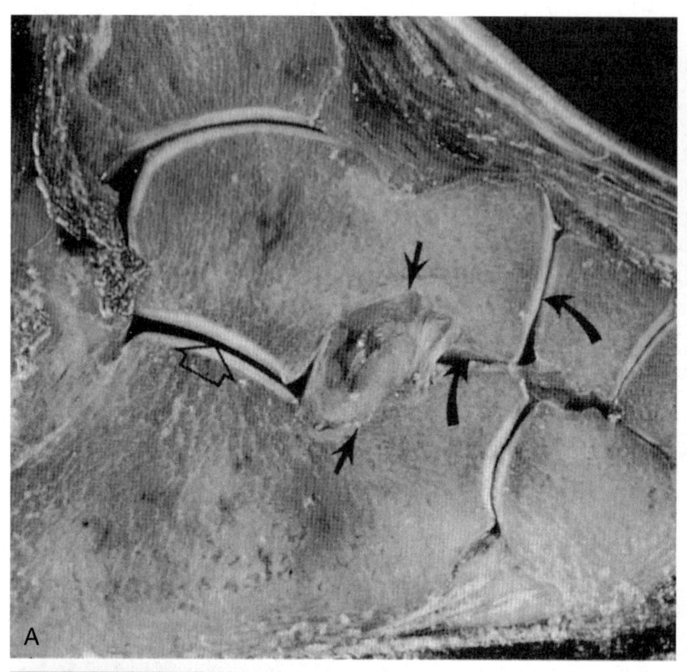


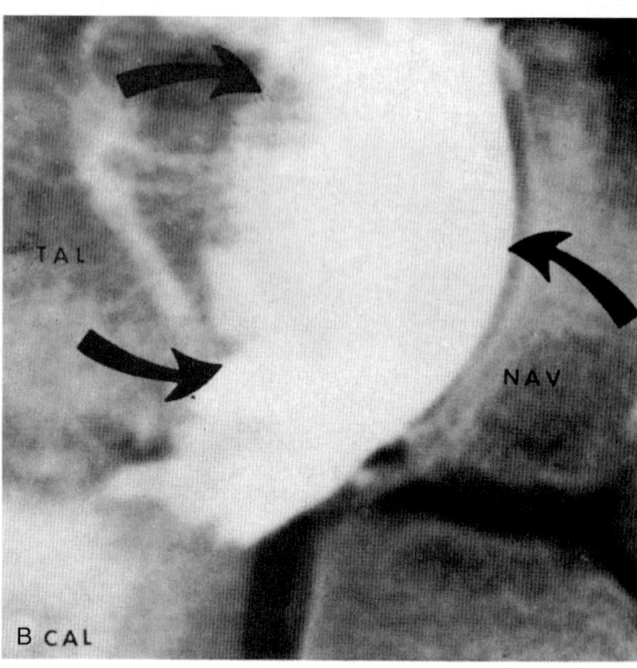


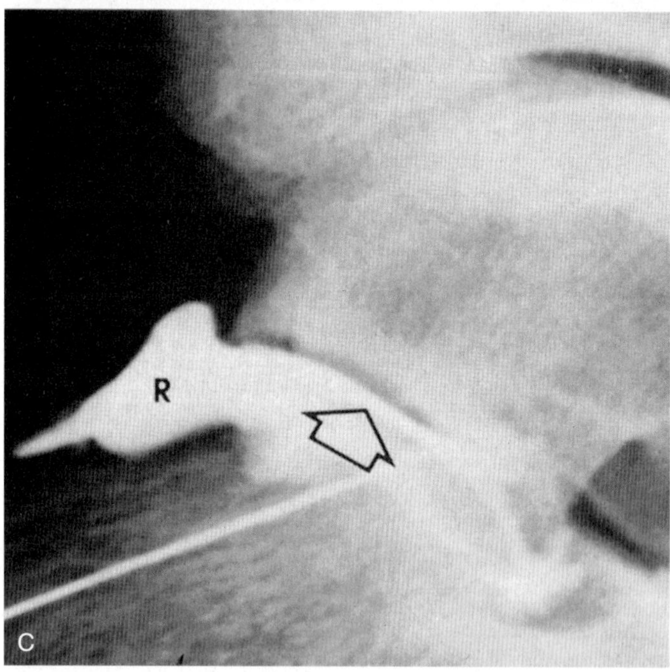


**图7-127** 距跟舟关节和后距下关节的关节造影：解剖和正常的关节造影。

A 踝和足的矢状位断面。可见距跟舟关节（弯箭头）位于距骨、足舟骨和跟骨之间，而后距下关节（空心箭头）位于跟骨和距骨的后表面之间。骨间韧带（直箭头）分隔开这两个关节腔。

B 距跟舟关节造影的斜位像。在距骨（TAL）、足舟骨（NAV）和跟骨（CAL）之间可见部分充盈的关节腔（箭头）。

C 后距下关节造影的侧位像显示充盈对比剂的关节腔（箭头），并可见正常的后隐窝（R）。距跟舟关节没有充盈显影。

（From Resnick D: Radiology 111:581, 1974.）

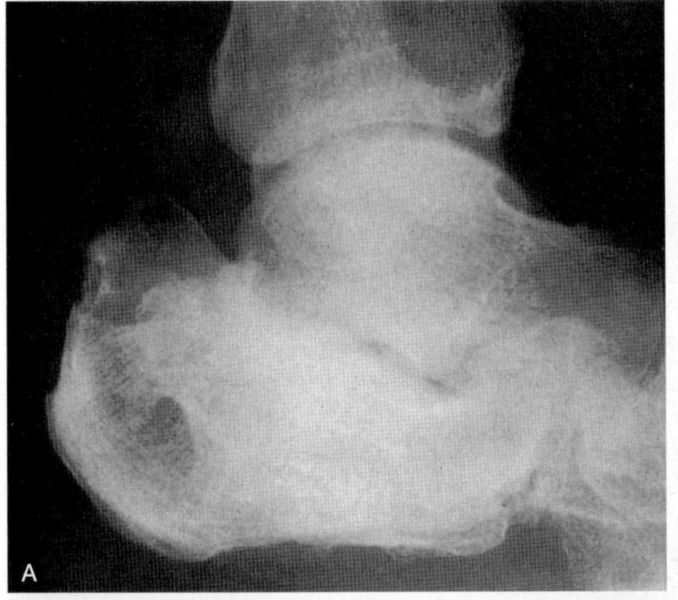


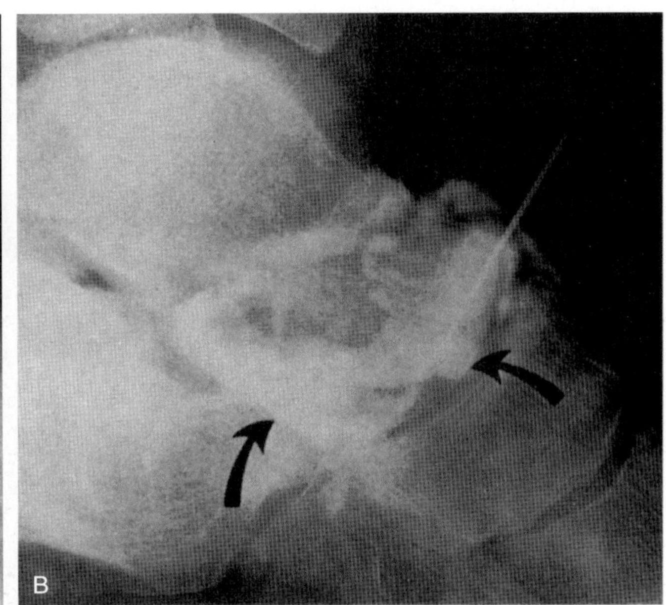


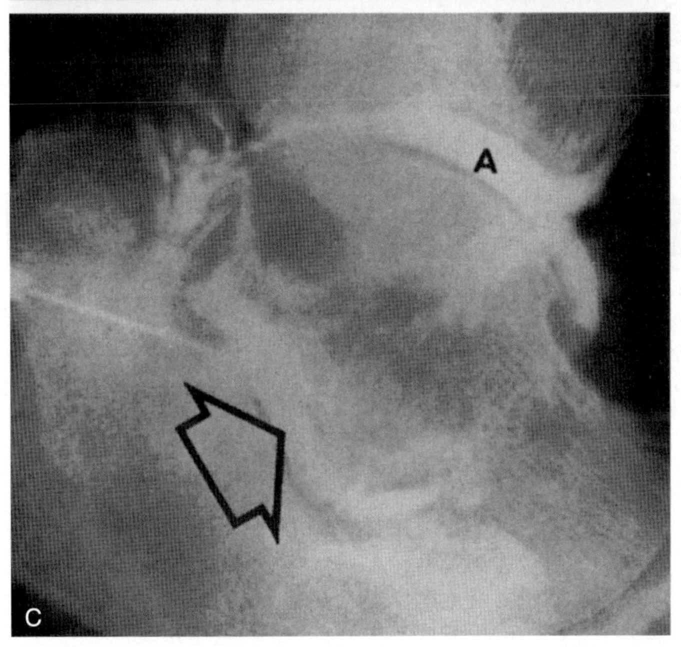


**图7-128**　距跟舟关节和后距下关节的关节造影。外伤后的异常改变。该患者有跟骨骨折史，之后持续性足跟疼痛。初始X线片（A）显示后距下关节出现变窄、硬化和变形，且跟骨的上表面变平。距跟舟关节内注射对比剂和利多卡因混合液（B）后，可见关节腔（箭头）不规则，疼痛也部分暂时性减轻。同样，后距下关节注射后（C）（箭头）进一步减轻了疼痛，并可见对比剂向后方溢出。踝关节（A）内充盈对比剂。上述征象表明，患者的症状源自距跟舟关节和后距下关节。因此，三关节固定术是最适合的治疗方法。

择更适合的治疗方案[367，368]。

## 五、中足和前足的关节造影

对正常人[17，22，300，301]和类风湿性关节炎的患者[22，287]进行中足和前足的关节造影（图 7-130）已有报道。总的说来这种关节造影非常容易，只需在透视监控下，用 22 号或 25 号穿刺针直接扎入关节即可。在类风湿性关节炎中，可见一种典型的波浪状滑膜病变表现，也可出现关节囊的囊状扩张，尤其是跖趾关节的足底面。极少数情况下，造影可见受累跖趾关节与皮肤之间形成窦道。

# 第八节　其他区域

## 一、脊椎关节突关节

为了诊断和治疗椎小关节综合征，曾提倡向腰椎的小关节内注射对比剂、麻醉剂、皮质类固醇药物或三者的任意结合[302-304，621-629，780]。椎小关节综合征是 Ghormley 于 1933 年首先提出[630]，他强调指出

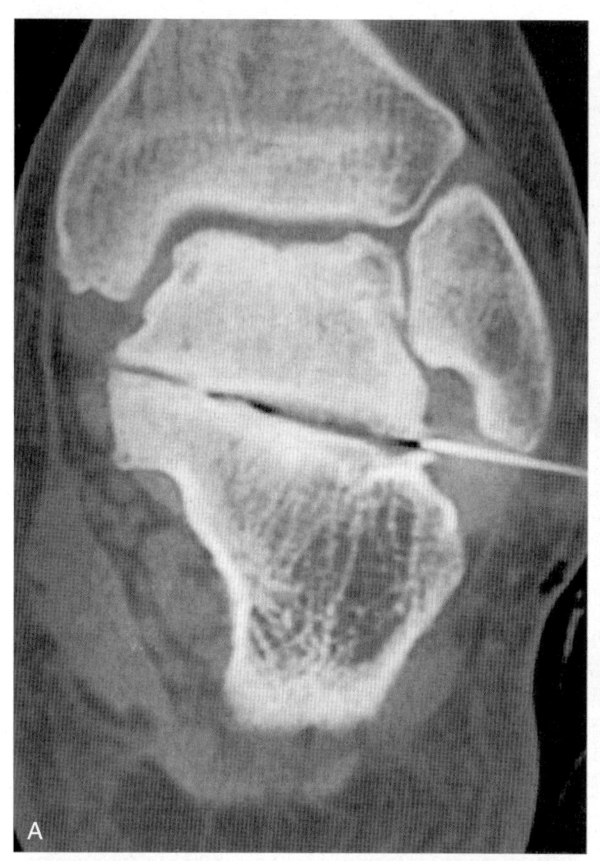


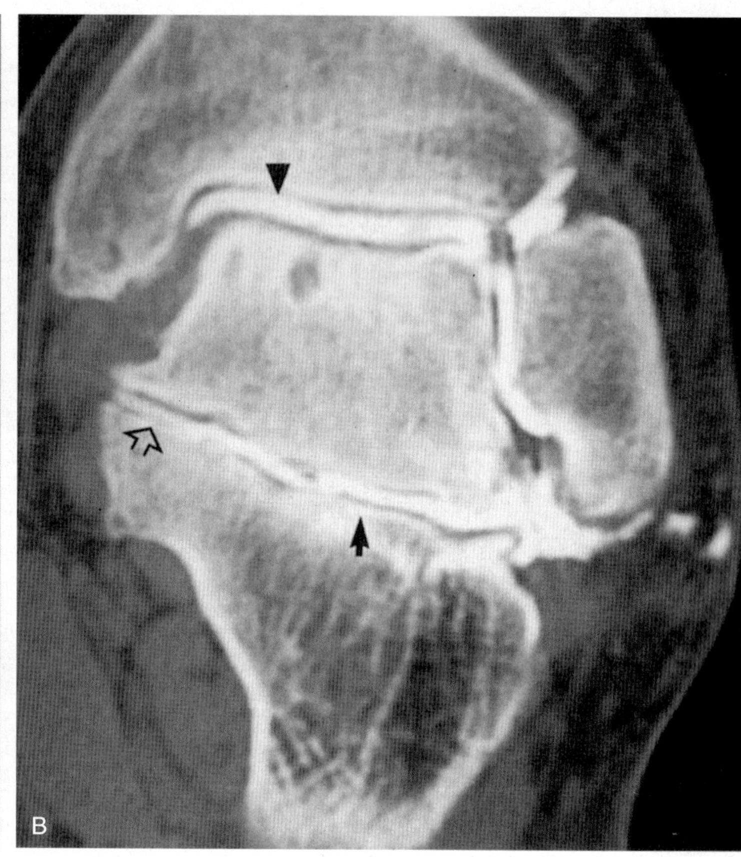


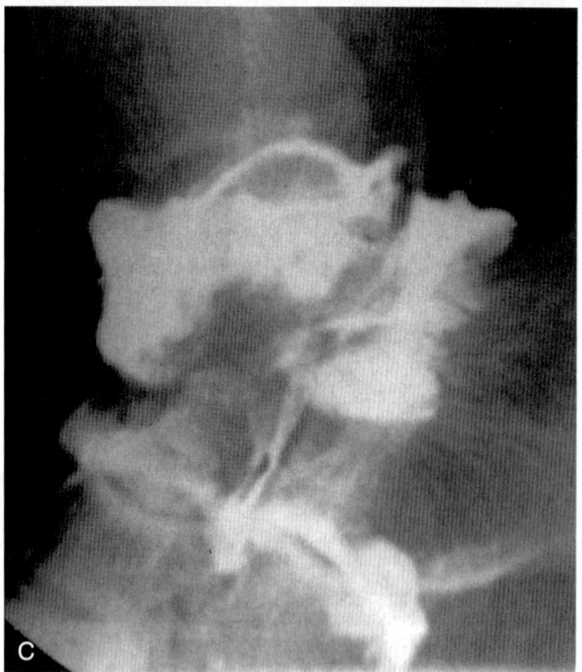


**图 7–129** 后距下关节的关节造影。外伤后的异常改变。

A，B 在初始冠状面CT扫描（A）上，可见穿刺针经过外侧入路进入到有骨关节病变的后距下关节内。同时可见伴软骨下囊肿的踝关节退行性病变。在注射对比剂和麻醉剂后类似的CT扫描（B）上，后距下关节（实心箭头）、距跟舟关节（空心箭头）和踝关节（三角箭头）均可见明显的对比剂充盈。疼痛出现减轻，但可能是麻醉剂进入上述任一关节内所引起的。

C 在第二例患者中，后距下关节的关节造影导致距跟舟关节、跟骰关节和踝关节出现对比剂充盈。

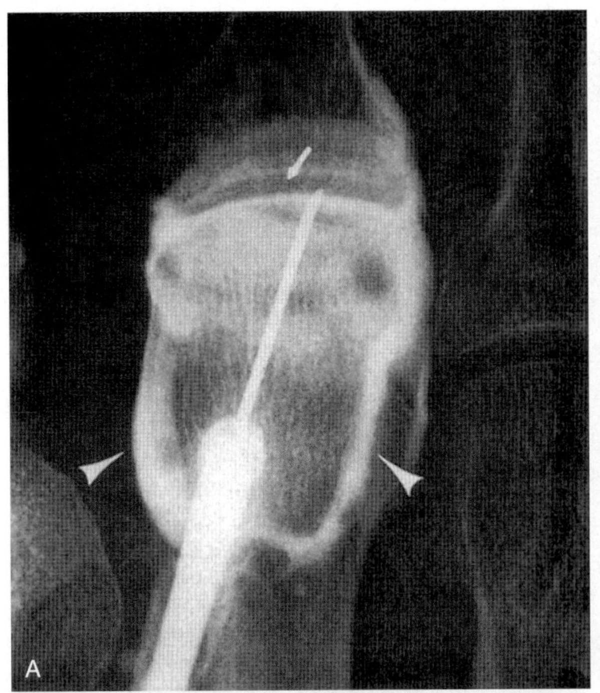


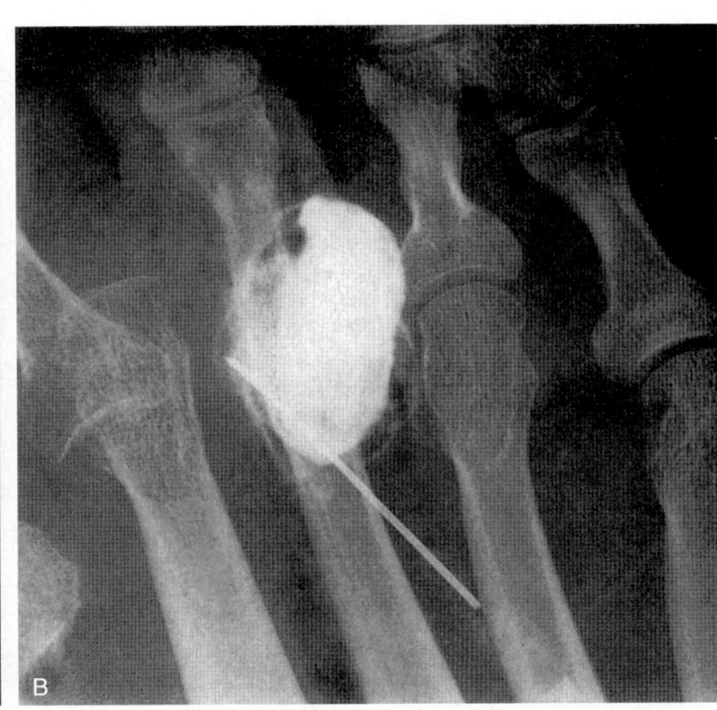


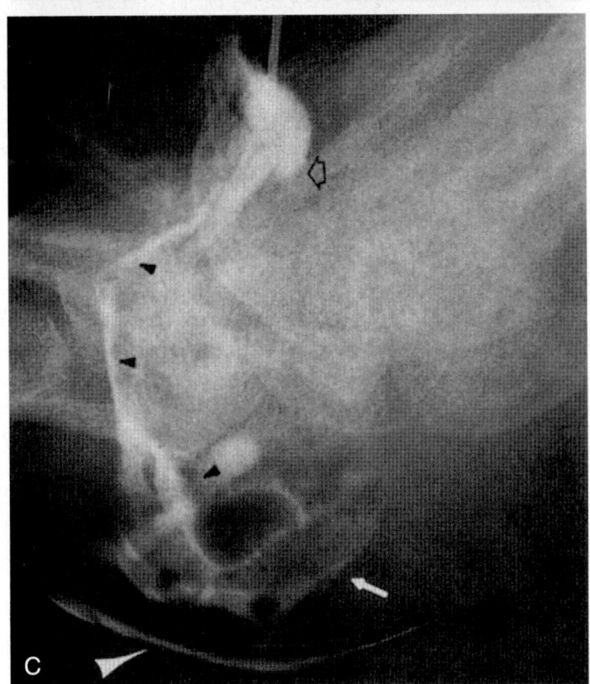


**图 7–130**　前足关节造影：正常和异常的关节造影表现。

A　正常跖趾关节造影显示近端大的隐窝（三角箭头）和光滑的关节软骨（箭头）。

B　类风湿性关节炎的跖趾关节造影。图中可见关节腔呈囊状扩张，其在侧位像上主要位于关节的足底面。同时可见典型的类风湿性侵蚀和半脱位。

C　类风湿性关节炎的跖趾关节造影。侧位像显示有窦道存在，伴关节腔（空心箭头）、窦道（小三角箭头）、足底侧囊肿（实心箭头）以及皮肤表面（大三角箭头）的对比剂充盈。

这种后背疼痛类似于四肢关节疾病伴发的疼痛。之后，Badgley于1941年[631]以及Pedersen及其同事于1956年[632]先后发现关节突关节是引起这种疼痛的根源。1963年Hirsch及其同事证实，向椎小关节内注射高渗盐水可再现这种临床表现[633]。

关节突关节的异常可导致严重的症状和体征，这与其解剖特点是一致的。关节突关节是一个内衬有滑膜的间隙，位于脊椎上关节突和相邻脊椎下关节突之间，其内包含有小的半月板样结构。这种半月板样结构由滑膜绒毛、脂肪和纤维组织构成，可发生炎性变化或陷夹于相对的两个骨表面之间[634]。椎小关节的关节囊完全受腰椎神经背支的支配，且每一关节都有双节段神经分布[621]。

椎小关节综合征会导致下背部、大腿、臀部和小腿的疼痛，且旋转运动可加剧这种疼痛；并会导致受累关节的局部触痛。其临床表现并非完全具有特异性，而且脊柱的其他异常也可出现类似的症状；反过来，椎小关节综合征又可能被误认为是椎间盘突出的表现。正是这种诊断上的困境在临床上加剧了有关椎小关节综合征是否存在及其重要性的持续争论[625]。向腰椎关节突关节内直接注射麻醉剂、皮质类固醇和对比剂的结果并没有完全解决这一争论，但支持了Ghormley、Badgley、Pedersen和其他人[630-632]的开拓性研究结果,他们都强调骨突关节是下背部疼痛的致病原因。

由于腰椎关节突关节存在固有弯曲，因此它比躯体的许多关节都更难以直接穿刺。但是，穿刺可在透视或CT引导下完成，技术上并不困难。首先让患者俯卧于检查床上，然后在这一体位或者让患者微旋转身体呈斜位，便可使关节表面后部进入侧面投照野。虽然患者旋转的角度必须依据受检脊椎水平以及椎小关节面的确切方向有所变化，但必须强调指出，小角度旋转通常就足够了。若旋转角度过大，甚至达到45°，将使关节突关节的前部进入侧面投照野，这将使经验不丰富的检查者误以为患者处于能够完成穿刺的正确体位。由于只有关节的后部最适于穿刺，因此采用这种过度的斜位将导致穿刺失败。对于关节突关节存在严重退行性变的患者，CT引导下穿刺最为合适，因为这些患者后方的骨赘会阻挡针的进入。

在透视监控下，将22号或20号的脊柱穿刺针对准关节间隙垂直扎入，直到触及骨或软骨（图7-131）。此外，也可以选择将针置于椎小关节的下隐窝内，而不是密切相对的两骨面之间[829]。让患者从一侧翻转到另一侧可检查针尖的位置；在此活动过程中，针尖应始终保持与关节突关节的充分对准。

注射水平的选择主要依据临床表现，尤其是关节处的局部触痛点[621]。虽然一次最好只检查一个脊椎水平，以便更准确地分析注射的结果，但有时需要在一侧或双侧进行多脊椎水平注射。

关于向关节内注入液体的数量及成分，目前尚未达成一致的意见。常见的做法是首先注射少量不透X线的对比剂（0.5~1.5mL），以确认针尖位置是否合适，之后再注入大约1.0mL 0.25%盐酸布比卡因（Marcaine）和40mg醋酸甲泼尼龙（Depo-Medrol）[621]。

当向关节内注入大量对比剂时，对比剂的外溢相当常见，尤其是外溢至硬膜外腔。由于关节囊的破裂，麻醉剂以及皮质类固醇药物会扩散至关节周围组织内，使其接触到其他结构，包括椎神经脑膜分支。在这种情况下，后背痛的任何缓解都不能确切归因于某一关节突关节的异常。当造影目的主要是诊断而非治疗时，一些研究者建议采用更少一些的注射量（0.5mL）不透X线的对比剂和0.5~0.7mL浓度较高的麻醉剂[626]。

关节造影主要用于确认针尖在关节囊内的位置。在正位关节造影像上，关节囊表现为光滑的卵圆形；在斜位像上则表现为S形。偶尔可见关节造影的一些异常表现，包括滑膜增生导致的不规则或结节状外观，或在一些骨关节炎患者中出现的关节囊粘连和缩窄（粘连性关节囊炎）[621]。淋巴管显影可提出滑膜炎症，但这种表现不具特异性，因为它也可因正常关节的过度扩张所致。同样，若对比剂从关节上隐窝或下隐窝溢出，更大的可能是大剂量对比剂引起的关节囊扩张和破裂，而非关节囊本身的先天性薄弱所致。但是在椎板切除术后或（和）脊柱融合术的患者中也可出现关节囊改变，包括关节囊的变化和不规则[621]。

当存在椎骨脱离时,充盈一个腰椎小关节可能表明它与相邻椎小关节经管道发生异常交通[303, 635, 636]。极少数情况下在椎骨脱离的病例中也可见它与对侧椎小关节相交通[635]。这种异常关节相通可见于关节相对骨面分离造成的关节囊撕裂。此外，对比剂也可慢慢渗入关节突与其尖端的异常小骨之间[637]。

关于关节内注射麻醉剂和皮质类固醇药物的治疗效果，各家报道有所不同。Destouet及其同事[621]

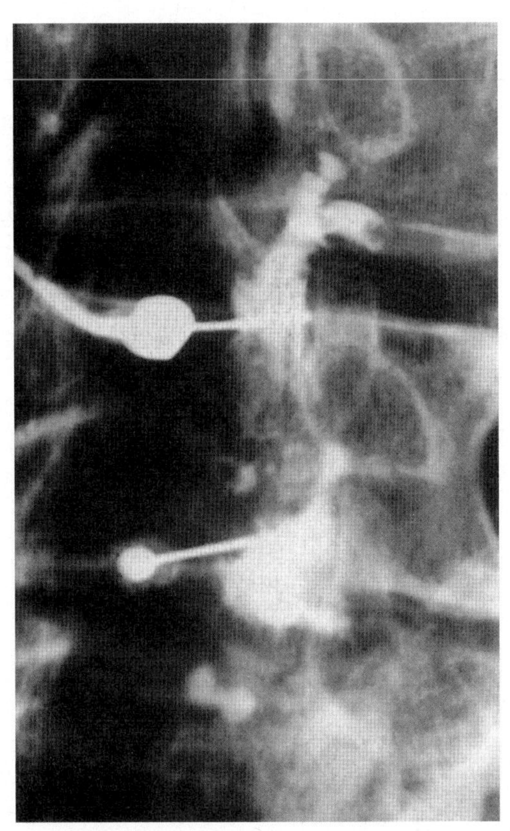

**图7-131**　腰椎关节突关节造影。可见穿刺针被置于相邻的两个腰椎关节突关节内。下一关节处显示有对比剂的部分外溢，而上一关节处所有对比剂均在关节内。

报道，54例患者中54%对于小关节封闭有较好的反应，但大多数为暂时性的。Carrera[628]观察到，腰椎小关节注射对20例患者中的13例（65%）产生了有益的治疗反应，其中的6例在6个月后仍保持无症状。Lippitt[623]将99例患者的117个椎小关节注射的治疗效果进行了分类，极好为17%，良好为25%，尚可为9%，一般为4%，无反应的为44%。Fairbank及其合作者[624]对25例患者进行了研究，将局麻药物注射至压痛最为严重的腰椎小关节内，发现14例患者（56%）的疼痛即刻减轻，其中约一半是永久性的疼痛减轻。Raymond和Dumas[626]对25例患者使用了较小剂量的注射液，发现暂时性疼痛减轻的总反应率为16%；虽然这篇报道的成功率低于绝大多数的其他研究，而且长期的治疗效果也不明显，但本文作者总结出一个结论：只有当关节造影检查的目的是为了治疗而不是诊断时，才使用大剂量的注射液并添加皮质类固醇药物。Lynch和Taylor[679]报道，注射后的6个月内，50例患者的56%出现背痛部分性或完全性缓解，同时他们强调关节内注射时尽量不要使对比剂外溢。Murtagh[780]报道注射后临床症状的长期缓解率超过50%，而Jackson及其同事[782]指出腰椎小关节注射的诊断和治疗益处并没有那么显著。Schwarzer及其同事[830, 831]也提出了质疑，认为为了确定引发患者症状的脊柱水平，将疼痛激惹试验作为一个特异性标准并不一定可靠。

与腰椎相比，颈椎关节突关节的造影受到的重视程度相对较低[638, 639, 783, 784, 832]。检查时患者取俯卧位，颈部要尽可能屈曲，从而使颈椎的小关节间隙保持垂直。在透视引导下从后方或侧方入路将22号脊柱穿刺针准确地扎入关节内。穿刺过程中必须小心，不要让针进得太深而到达椎间孔，否则会损伤椎动脉和神经根。联合注射对比剂、麻醉剂和皮质类固醇药物可减轻椎小关节引起的疼痛。然而这种症状减轻通常不能持久[783, 784]。

虽然滑膜囊肿也可产生于椎小关节，尤其是在第四和第五腰椎水平，并可导致严重的神经性症状，但通常应用脊髓造影、CT或MR成像来显示它们，而非应用关节造影[640–643, 680, 681]（参见第35章）。脊髓造影时滑膜囊肿将表现为一个位于后方的非特异性硬膜外肿块，而CT和MR成像则可提供更多的诊断信息，表现为在退行性变的椎小关节附近有一囊性病灶，其囊壁钙化且在其中央偶尔可有气体。直接经皮穿刺滑膜囊肿或相邻的关节突关节用对比剂使滑膜囊肿显影是可行的，而且可同时注入皮质类固醇药物[697]。同样，在注射过程中皮质类固醇药物即可到达滑膜囊肿。这几种注射方法均可减轻症状[781]。

## 二、骶髂关节

骶髂关节造影主要适用于疼痛定位，并可在可疑感染或晶体沉积性疾病病例行穿刺抽吸之后进行。虽然透视可用于监视针的放置[644, 833, 835]，但CT也可用于此目的（图7-132）[834]。让患者俯卧于检查床上，然后在关节横断位CT扫描之后便可确定皮肤穿刺点的位置和穿刺针的刺入角度。由于骶髂关节旁的骨表面有一定倾斜，所以穿刺针应进入到骶髂关节的下部。穿刺针通常沿着后内至前外侧方向前行，并应从骨间韧带外穿过到达关节腔。在关节可疑感染的病例中，一旦抽吸到关节液，即可利用不透X线的对比剂使关节显影，以确认针尖的准确位置。

骶髂关节引发的疼痛可类似于与脊柱或髋部相

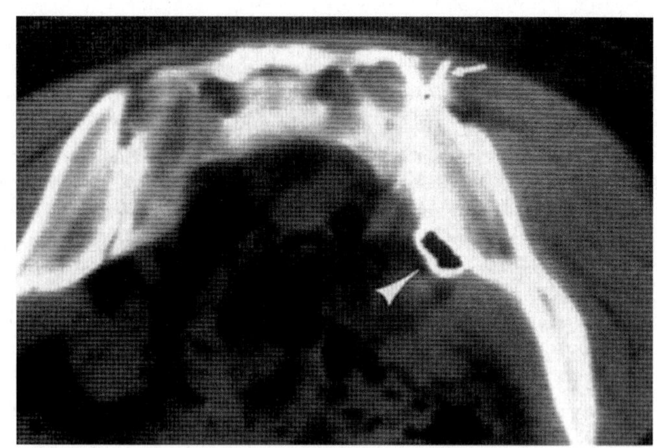

图7-132 骶髂关节造影。穿刺针已被置入骶髂关节内（箭头）。向关节内注射了对比剂、空气、利多卡因和皮质类固醇药物。在这幅轴位CT图像中，可见对比剂外溢至前方（三角箭头）。

关的疼痛。因此，穿刺骶髂关节并注入麻醉剂对诊断是有益的[833]，而向骶髂关节内注入对比剂的疼痛激惹试验也已被用作一种诊断性手段[835, 836]。此外对于骶髂关节炎患者，向骶髂关节注入皮质类固醇药物也是有益的。

## 三、棘间韧带

用对比剂进行腰椎棘间韧带的X线检查已见报道[305]。对比剂从双侧注入。正常情况下，该韧带表现为扁平的梭形充盈缺损，周围环绕有对比剂；异常情况下，对比剂渗透至韧带内部。

## 四、颅颈关节

有作者已成功施行了枕骨、寰椎和枢椎之间正常关节的关节造影[306, 832]。此技术尚未见任何临床应用的报道，但在治疗类风湿性关节炎患者中，该技术可能有帮助。

## 五、肋椎关节

已有文献报道了下部肋椎关节的关节造影[785]。这种方法可能有诊断意义，而且当联合应用皮质类固醇药物注射时也可能有治疗意义。

# 小 结

这一章重点讲述了关节腔、腱鞘和滑囊行造影检查的诸多适应证。这些造影方法通常简便易行，而且其提供的信息可能也是诊断和治疗所必需的。但是，随着MR成像技术的引入和改进，在关节造影、腱鞘造影和滑囊造影的应用方式上已发生了重大的改变。事实上，MR成像已占领了很多曾被这些造影方法所坚守的领域，而且在许多机构中，MR成像已成为评价膝关节、盂肱关节、踝关节和其他关节内紊乱的首选成像技术（参见第65章）。

（郑卓肇 娄思权 译 陈仲强 校）

# 参考文献


1. Ranawat CS, Freiberger RH, Jordan LR, et al: Arthrography in the rheumatoid wrist joint. A preliminary report. J Bone Joint Surg Am *51*:1269, 1969.
2. Harrison MO, Freiberger RH, Ranawat CS: Arthrography of the rheumatoid wrist joint. AJR *112*:480, 1971.
3. Kessler I, Silberman Z: Experimental study of the radiocarpal joint by arthrography. Surg Gynecol Obstet *112*:33, 1961.
4. Ranawat CS, Harrison MO, Jordan LR: Arthrography of the wrist joint. Clin Orthop *83*:6, 1972.
5. Resnick D: Arthrography in the evaluation of arthritic disorders of the wrist. Radiology *113*:331, 1974.
6. Trentham CE, Hamm RL, Masi AT: Wrist arthrography: Review and comparison of normal, rheumatoid arthritis and gout patients. Semin Arthritis Rheum *5*:105, 1975.
7. Resnick D: Early abnormalities of the pisiform and triquetrum in rheumatoid arthritis. Ann Rheum Dis *35*:46, 1976.
8. Resnick D: Rheumatoid arthritis of the wrist. The compartmental approach. Med Radiogr Photogr *52*:50, 1976.
9. Resnick D: Rheumatoid arthritis of the wrist: Why the ulnar styloid? Radiology *112*:29, 1974.
10. Stenström R, Wegelius O: Clearance of $^{125}$I-labelled urographin from knee joints in rheumatoid arthritis. Acta Rheumatol Scand *16*:151, 1970.
11. Wiljasalo M, Julkunen H, Salven I: Lymphography in rheumatic diseases. Ann Med Intern Fenn *55*:125, 1966.
12. Lewin JR, Mulhern LM: Lymphatic visualization during contrast arthrography of the knee. Radiology *103*:577, 1972.
13. Weston WJ: Lymphatic filling during positive contrast arthrography in rheumatoid arthritis. Australas Radiol *13*:368, 1969.
14. Rieunau G, Gay R, Martinez C, et al: Lesions de l'articulation radio-cubitale inférieure dans les traumatismes de l'avant-bras et du poignet. Intérêt de l'arthrographie. Rev Chir Orthop *57*(Suppl 1):253, 1971.
15. Andrén L, Eiken O: Arthrographic studies of wrist ganglions. J Bone Joint Surg Am *53*:299, 1971.
16. Gerber NJ, Dixon AS: Synovial cysts and juxta-articular bone cysts (geodes). Semin Arthritis Rheum *3*:323, 1974.
17. Weston WJ: The normal arthrograms of the metacarpophalangeal, metatarsophalangeal and interphalangeal joints. Australas Radiol *13*:211, 1969.
18. Resnick D, Danzig LA: Arthrographic evaluation of injuries of the first metacarpophalangeal joint: Gamekeeper's thumb. AJR *126*:1046, 1976.
19. Bowers WH, Hurst LC: Gamekeeper's thumb. Evaluation by arthrography and stress roentgenography. J Bone Joint Surg Am *59*:519, 1977.
20. Linscheid RL: Arthrography of the metacarpophalangeal joint. Clin Orthop *103*:91, 1974.
21. Glogowski A, Laval-Jeantet M, Stora P: Arthrographie des doigts et du carpe dans les rhumatismes inflammatoires. J Radiol Electrol Med Nucl *57*:873, 1976.
22. Weston WJ, Palmer DG: Soft Tissues of the Extremities. A Radiologic Study of Rheumatic Disease. New York, Springer, 1977.
23. Moberg E, Stener B: Injuries to the ligaments of the thumb and fingers. Diagnosis, treatment and prognosis. Acta Chir Scand *106*:166, 1954.
24. Neviaser RJ, Wilson JN, Lievano A: Rupture of the ulnar collateral ligament of the thumb (gamekeeper's thumb). Correction by dynamic repair. J Bone Joint Surg Am *53*:1357, 1971.
25. Stener B: Displacement of the ruptured ulnar collateral ligament of the metacarpophalangeal joint of the thumb. A clinical and anatomical study. J Bone Joint Surg Br *44*:869, 1962.

26. Schultz RJ, Fox JM: Gamekeeper's thumb. Result of skiing injuries. N Y State J Med *73*:2329, 1973.
27. Brewerton DA: Tenography in the rheumatoid hand. Hand *2*:46, 1970.
28. Brewerton DA: Radiographic studies in the rheumatoid hand. Br J Radiol *42*:487, 1969.
29. Palmer DG: Dynamics of joint disruption. N Z Med J *78*:166, 1973.
30. Resnick D: Roentgenographic anatomy of the tendon sheaths of the hand and wrist: Tenography. AJR *124*:44, 1975.
31. Resnick D: Osteomyelitis and septic arthritis complicating hand injuries and infections: Pathogenesis of roentgenographic abnormalities. J Can Assoc Radiol *27*:21, 1976.
32. Weston WJ: The ulnar bursa. Australas Radiol *17*:216, 1973.
33. Weston WJ: The digital sheaths of the hand. Australas Radiol *13*:360, 1969.
34. Kaplan E: Functional and Surgical Anatomy of the Hand. 2nd Ed. Philadelphia, JB Lippincott, 1965.
35. Lampe E: Surgical anatomy of the hand with special reference to infections and trauma. Clin Symp *21*:66, 1969.
36. Scheldrup E: Tendon sheath patterns in hand. Surg Gynecol Obstet *93*:161, 1951.
37. Kanavel A: Infections of the Hand: A Guide to the Surgical Treatment of Acute and Chronic Suppurative Processes in the Fingers, Hand and Forearm. 7th Ed. Philadelphia, Lea & Febiger, 1939.
38. Gad P: Anatomy of the volar part of the capsules of the finger joints. J Bone Joint Surg Br *49*:362, 1967.
39. Leach R, Odom J Jr: Systemic causes of carpal tunnel syndrome. Postgrad Med *44*:127, 1968.
40. Phalen G: Carpal tunnel syndrome: Seventeen years' experience in diagnosis and treatment of six hundred fifty-four hands. J Bone Joint Surg Am *48*:211, 1966.
41. Eto RT, Anderson PW, Harley JD: Elbow arthrography with the application of tomography. Radiology *115*:283, 1975.
42. Arvidsson H, Johansson O: Arthrography of the elbow joint. Acta Radiol *43*:445, 1955.
43. Chirls M: Arthrography in the diagnosis of joint disease. J Med Soc N J *63*:61, 1966.
44. Del Buono MS, Solarino GB: Arthrography of the elbow with double contrast media. Ital Clin Orthop *14*:223, 1962.
45. Mouterde P, Massare C, Deburge A: Luxation traumatique du coude de l'adulte étude arthrographique. Aspect clinique d'une série de 100 cas. Ann Chir *29*:743, 1975.
46. Haage H: Röntgendiagnostik der Gelenkschwellung des Ellenbogens. ROFO *118*:45, 1973.
47. Weston WJ: The synovial changes at the elbow in rheumatoid arthritis. Australas Radiol *15*:170, 1971.
48. Goode JD: Synovial rupture of the elbow joint. Ann Rheum Dis *27*:604, 1968.
49. Ehrlich GE, Guttmann GG: Valvular mechanisms in antecubital cysts of rheumatoid arthritis. Arthritis Rheum *16*:259, 1973.
50. Erhlich GE: Antecubital cysts in rheumatoid arthritis—a corollary to popliteal (Baker's) cysts. J Bone Joint Surg Am *54*:165, 1972.
51. Bäckdahl M: The caput ulnae syndrome in rheumatoid arthritis. A study of the morphology, abnormal anatomy and clinical picture. Acta Rheumatol Scand Suppl *5*:5, 1963.
52. Weston WJ: The lead arthrogram—plumbography. Skeletal Radiol *2*:169, 1978.
53. Weston WJ: The olecranon bursa. Australas Radiol *14*:323, 1970.
54. Killoran PJ, Marcove RC, Freiberger RH: Shoulder arthrography. AJR *103*:658, 1968.
55. Kernwein GA, Roseberg B, Sneed WR Jr: Arthrographic studies of shoulder joint. J Bone Joint Surg Am *39*:1267, 1957.
56. Lindblom K: Arthrography and roentgenography in ruptures of the tendons of the shoulder joint. Acta Radiol *20*:548, 1939.
57. Nelson DH: Arthrography of the shoulder. Br J Radiol *25*:134, 1952.
58. Neviaser JS: Arthrography of shoulder joint: Study of findings in adhesive capsulitis of shoulder. J Bone Joint Surg Am *44*:1321, 1962.
59. Samilson R, Raphael RL, Post L, et al: Arthrography of shoulder joint. Clin Orthop *20*:21, 1961.
60. Reeves B: Arthrography of shoulder. J Bone Joint Surg Br *48*:424, 1966.
61. Den Herder BA: Clinical significance of arthrography of humeroscapular joint. Radiol Clin Biol *46*:185, 1977.
62. Nelson CL: The use of arthrography in athletic injuries of the shoulder. Orthop Clin North Am *4*:775, 1973.
63. Nelson CL, Burton RI: Upper extremity arthrography. Clin Orthop *107*:62, 1975.
64. Preston BJ, Jackson JP: Investigation of shoulder disability by arthrography. Clin Radiol *28*:259, 1977.
65. Schneider R, Ghelman B, Kaye JJ: A simplified injection technique for shoulder arthrography. Radiology *114*:738, 1975.
66. Dalinka MK: A simple aid to the performance of shoulder arthrography. AJR *129*:942, 1977.
67. Ghelman B, Goldman AB: The double contrast shoulder arthrogram: Evaluation of rotator cuff tears. Radiology *124*:251, 1977.
68. Goldman AB, Ghelman B: The double-contrast shoulder arthrogram. A review of 158 studies. Radiology *127*:655, 1978.
69. Debeyre J, Patte D, Elmelik E: Repair of ruptures of the rotator cuff of the shoulder with a note on advancement of the supraspinatus muscle. J Bone Joint Surg Br *47*:36, 1965.
70. Wolfgang GL: Surgical repair of tears of the rotator cuff of the shoulder. Factors influencing the result. J Bone Joint Surg Am *56*:14, 1974.
71. McLaughlin HL: Rupture of the rotator cuff. J Bone Joint Surg Am *44*:979, 1962.
72. Neviaser JS: Ruptures of rotator cuff. Clin Orthop *3*:92, 1954.
73. Weber J, Kecskés S: Arthrografie bei Periarthritis humeroscapularis. ROFO *124*:573, 1976.
74. Andrén L, Lundberg BJ: Treatment of rigid shoulders by joint distention during arthrography. Acta Orthop Scand *36*:45, 1965.
75. Neviaser JS: Adhesive capsulitis of the shoulder. A study of the pathological findings in periarthritis of the shoulder. J Bone Joint Surg *27*:211, 1945.
76. Lippmann RK: Frozen shoulder; periarthritis; bicipital tenosynovitis. Arch Surg *47*:283, 1943.
77. Lidström A: Den "frusna" skuldran. Nord Med *69*:125, 1963.
78. Lundberg BJ: The frozen shoulder. Clinical and radiographical observations. The effect of manipulation under general anesthesia. Structure and glycosaminoglycan content of the joint capsule. Local bone metabolism. Acta Orthop Scand Suppl *119*:5, 1969.
79. Goldman AB, Katz MC, Freiberger RH: Post-traumatic adhesive capsulitis of the ankle: Arthrographic diagnosis. AJR *127*:585, 1976.
80. Ennevaara K: Painful shoulder joint in rheumatoid arthritis: A clinical and radiologic study of 200 cases, with special reference to arthrography of the glenohumeral joint. Acta Rheum Scand Suppl *11*:1, 1967.
81. Bankart ASB: The pathology and treatment of recurrent dislocation of the shoulder joint. Br J Surg *26*:23, 1938.
82. DeSmet AA, Ting YM, Weiss JJ: Shoulder arthrography in rheumatoid arthritis. Radiology *116*:601, 1975.
83. Weiss JJ, Thompson GR, Doust V, et al: Rotator cuff tears in rheumatoid arthritis. Arch Intern Med *135*:521, 1975.
84. Burgener FA, Weiss JJ, Doust V: Die Schulterarthrographie bei primär chronischer Polyarthritis. ROFO *116*:490, 1972.
85. Weston WJ: Enlarged axillary glands in rheumatoid arthritis. Australas Radiol *15*:55, 1971.
86. Armbuster TG, Slivka J, Resnick D, et al: Extraarticular manifestations of septic arthritis of the glenohumeral joint. AJR *129*:667, 1977.
87. Weston WJ: The intrasynovial fatty masses in chronic rheumatoid arthritis. Br J Radiol *46*:213, 1973.
88. DeSeze S, Hubault A, Rampon S: Senile haemorrhagic shoulder. Ann Rheum Dis *27*:292, 1968.
89. Weston WJ: Arthrography of the acromio-clavicular joint. Australas Radiol *18*:213, 1974.
90. Heubelin GW, Greene GS, Conforti VP: Hip joint arthrography. AJR *68*:736, 1952.
91. Katz JF: Arthrography in Legg-Calvé-Perthes disease. J Bone Joint Surg Am *50*:467, 1968.
92. Severin E: Arthrography in congenital dislocation of the hip. J Bone Joint Surg *21*:304, 1939.
93. Kenin A, Levine J: A technique for arthrography of the hip. AJR *68*:107, 1952.
94. Mitchell GP: Arthrography in congenital displacement of the hip. J Bone Joint Surg Br *45*:88, 1963.
95. Astley R: Arthrography in congenital dislocation of the hip. Clin Radiol *18*:253, 1967.
96. Ozonoff MB: Controlled arthrography of the hip: A technic of fluoroscopic monitoring and recording. Clin Orthop *93*:260, 1973.
97. Salvati EA, Ghelman B, McLaren T, et al: Subtraction technique in arthrography for loosening of total hip replacement fixed with radiopaque cement. Clin Orthop *101*:105, 1974.
98. Guerra J Jr, Armbuster TG, Resnick D, et al: The adult hip: An anatomic study. Part II. The soft tissue landmarks. Radiology *128*:11, 1978.
99. Razzano CD, Nelson CL, Wilde AH: Arthrography of the adult hip. Clin Orthop *99*:86, 1974.
100. Freiberger RH: Congenital dislocation of the hip. Hip diseases of infancy and childhood. Curr Probl Radiol *3*:4, 1973.
101. Grech P: Video-arthrography in hip dysplasia. Clin Radiol *23*:202, 1972.
102. Patel D: Arthroscopy of the plicae-synovial folds and their significance. Am J Sports Med *6*:217, 1978.
103. Pipkin G: Knee injuries: The role of the suprapatellar plica and suprapatellar bursa in simulating internal derangements. Clin Orthop *74*:161, 1971.
104. Harty M, Joyce JJ III: Synovial folds in the knee joint. Orthop Rev 7:91, 1977.
105. Kaye JJ, Winchester PH, Freiberger RH: Neonatal septic "dislocation" of the hip: True dislocation or pathological epiphyseal separation? Radiology *114*:671, 1975.
106. Glassberg GB, Ozonoff MB: Arthrographic findings in septic arthritis of the hip in infants. Radiology *128*:151, 1978.
107. Lachman RS, Rimoin DL, Hollister DW: Arthrography of the hip. A clue to the pathogenesis of the epiphyseal dysplasias. Radiology *108*:317, 1973.
108. Hardaker WT Jr, Whipple TL, Bassett FM III: Diagnosis and treatment of the plica syndrome of the knee. J Bone Joint Surg Am *62*:221, 1980.
109. Axer A, Schiller MG: The pathogenesis of the early deformity of the capital femoral epiphysis in Legg-Calvé-Perthes syndrome (LCPS). An arthrographic study. Clin Orthop *84*:106, 1972.
110. Gershuni DH, Axer A, Hendel D: Arthrographic findings in Legg-Calvé-

Perthes disease and transient synovitis of the hip. J Bone Joint Surg Am *60*:457, 1978.
111. Jonsäter S: Coxa plana, a histo-pathologic and arthrographic study. Acta Orthop Scand Suppl *12*:5, 1953.
112. Murphy WA, Siegel MJ, Gilula LA: Arthrography in the diagnosis of unexplained chronic hip pain with regional osteopenia. AJR *129*:283, 1977.
113. Armstrong P, Saxton H: Ilio-psoas bursa. Br J Radiol *45*:493, 1972.
114. Warren R, Kaye JJ, Salvati EA: Arthrographic demonstration of an enlarged iliopsoas bursa complicating osteoarthritis of the hip—a case report. J Bone Joint Surg Am *57*:413, 1975.
115. O'Connor DS: Early recognition of iliopectineal bursitis. Surg Gynecol Obstet *57*:674, 1933.
116. Dalinka MK, Cohen GS, Wershba M: Knee arthrography. CRC Crit Rev Radiol Sci *4*:1, 1973.
117. Keats TE, Staatz DS, Bailey RW: Pneumoarthrography of the knee. Surg Gynecol Obstet *94*:361, 1952.
118. Lindblom K: The arthrographic appearance of the ligaments of the knee joint. Acta Radiol *19*:582, 1938.
119. Lindblom K: Arthrography of the knee, a roentgenographic and anatomical study. Acta Radiol Suppl *74*:7, 1948.
120. Andrén L, Wehlin L: Double contrast arthrography of the knee with horizontal roentgen ray beam. Acta Orthop Scand *29*:307, 1960.
121. Freiberger RH, Killoran PJ, Cardona G: Arthrography of the knee by double contrast method. AJR *97*:736, 1966.
122. Butt WP, McIntyre JL: Double contrast arthrography of the knee. Radiology *92*:487, 1969.
123. Angell FL: Fluoroscopic technique of double contrast arthrography of the knee. Radiol Clin North Am *9*:85, 1971.
124. Angell FL: A restraint device for arthrography of the knee. Radiology *98*:186, 1971.
125. Gelmon MI, Riding LJ: Arthrography of the knee. Appl Radiol *4*:19, 1975.
126. Gilula LA: A simplified stress device for knee arthrography. Radiology *122*:828, 1977.
127. Levinsohn EM: A new simple restraining device for fluoroscopically monitored knee arthrography. Radiology *122*:827, 1977.
128. Nicks AJ, Mihalko M: A simple device to open the knee joint space during double contrast arthrography. Radiology *122*:827, 1977.
129. Lee KR, Sanders WF: A practical stress device for knee arthrography. Radiology *127*:542, 1978.
130. O'Malley BP: Value of delayed films in knee arthrography. J Can Assoc Radiol *25*:144, 1974.
131. Ricklin P, Rüttimann A, Del Buono MS: Meniscus Lesions—Practical Problems of Clinical Diagnosis, Arthrography and Therapy. New York, Grune & Stratton, 1971.
132. Montgomery CE: Synovial recesses in knee arthrography. AJR *121*:86, 1974.
133. Russell E, Hamm R, LePage JR, et al: Some normal variations of knee arthrograms and their anatomical significance. J Bone Joint Surg Am *60*:66, 1978.
134. Nicholas JA, Freiberger RH, Killoran PJ: Double contrast arthrography of the knee. Its value in the management of 225 knee derangements. J Bone Joint Surg Am *52*:203, 1970.
135. Heiser S, LaBriola JH, Meyers MH: Arthrography of the knee. Radiology *79*:822, 1962.
136. McIntyre JL: Arthrography of the lateral meniscus. Radiology *105*:531, 1972.
137. Jelaso DV: The fascicles of the lateral meniscus: An anatomic-arthrographic correlation. Radiology *114*:335, 1975.
138. Wickstrom KT, Spitzer RM, Olsson HE: Roentgen anatomy of the posterior horn of the lateral meniscus. Radiology *116*:617, 1975.
139. Fetto JF, Marshall JL, Ghelman B: An anomalous attachment of the popliteus tendon to the lateral meniscus. Case report. J Bone Joint Surg Am *59*:548, 1977.
140. Ringertz HG: Arthrography of the knee. I. Localization of lesions. Acta Radiol Diagn *14*:138, 1973.
141. Ringertz HG: Arthrography of the knee. II. Isolated and combined lesions. Acta Radiol Diagn *17*:235, 1976.
142. Hall FM: Buckled meniscus. Radiology *126*:89, 1978.
143. Bramson RT, Staple TW: Double contrast knee arthrography in children. AJR *123*:838, 1975.
144. Stenström R: Diagnostic arthrography of traumatic lesions of the knee joint in children. Ann Radiol *18*:391, 1975.
145. Saddawi ND, Hoffman BK: Tear of the attachment of a normal medial meniscus of the knee in a four year old child. J Bone Joint Surg Am *52*:809, 1970.
146. Noble J, Hamblen DL: The pathology of the degenerate meniscus lesion. J Bone Joint Surg Br *57*:180, 1975.
147. Noble J: Lesions of the menisci. Autopsy incidence in adults less than fifty-five years old. J Bone Joint Surg Am *59*:480, 1977.
148. Hernandez FJ: Cysts of the semilunar cartilage of the knee. A light and electron microscopic study. Acta Orthop Scand *47*:436, 1976.
149. Burgan DW: Arthrographic findings in meniscal cysts. Radiology *101*:579, 1971.
150. Wroblewski M: Trauma and the cystic meniscus: Review of 500 cases. Injury *4*:319, 1971.
151. Raine GET, Gonet LCL: Cysts of the menisci of the knee. Postgrad Med J *48*:49, 1972.
152. Hall FM: Arthrography of the discoid lateral meniscus. AJR *128*:993, 1977.
153. Haveson SB, Rein BI: Lateral discoid meniscus of the knee: Arthrographic diagnosis. AJR *109*:581, 1970.
154. Smillie IS: The congenital discoid meniscus. J Bone Joint Surg Br *30*:671, 1948.
155. Kaplan EB: Discoid lateral meniscus of the knee joint. Nature, mechanism and operative treatment. J Bone Joint Surg Am *39*:77, 1957.
156. Fisher AGT: The disk-shaped external semilunar cartilage. BMJ *1*:688, 1936.
157. Cave EF, Staples OS: Congenital discoid meniscus. A cause of internal derangement of the knee. Am J Surg *54*:371, 1941.
158. Jeannopoulos CL: Observations on discoid menisci. J Bone Joint Surg Am *32*:649, 1950.
159. Murdoch G: Congenital discoid medial semilunar cartilage. J Bone Joint Surg Br *38*:564, 1956.
160. Riachi E, Phares A: An unusual deformity of the medial semilunar cartilage. J Bone Joint Surg Br *45*:146, 1963.
161. Richmond DA: Two cases of discoid medial cartilage. J Bone Joint Surg Br *40*:268, 1958.
162. Ross JA, Tough ICK, English TA: Congenital discoid cartilage. Report of a case of discoid medial cartilage with an embryological note. J Bone Joint Surg Br *40*:262, 1958.
163. Weiner B, Rosenberg N: Discoid medial meniscus: Association with bone changes in the tibia. A case report. J Bone Joint Surg Am *56*:171, 1974.
164. Resnick D, Goergen TG, Kaye JJ, et al: Discoid medial meniscus. Radiology *121*:575, 1976.
165. Philippon J: Étude des malformations congénitales méniscales par arthropneumographie. J Radiol Electrol Med Nucl *40*:1, 1959.
166. Moes CAF, Munn JD: The value of knee arthrography in children. J Can Assoc Radiol *16*:226, 1965.
167. Nathan PA, Cole SC: Discoid meniscus—a clinical and pathological study. Clin Orthop *64*:107, 1969.
168. Dashefsky JH: Discoid lateral meniscus in three members of a family. J Bone Joint Surg Am *53*:1208, 1971.
169. Symeonides PP, Ioannides G: Ossicles in the knee menisci. Report of three cases. J Bone Joint Surg Am *54*:1288, 1972.
170. Weaver JB: Calcification and ossification of the menisci. J Bone Joint Surg *24*:873, 1942.
171. Rosen IE: Unusual intrameniscal lunulae. Three case reports. J Bone Joint Surg Am *40*:925, 1958.
172. Glass RS, Barnes WM, Kells DU, et al: Ossicles of knee menisci. Report of seven cases. Clin Orthop *111*:163, 1975.
173. Bernstein RM, Olsson HE, Spitzer RM, et al: Ossicle of the meniscus. AJR *127*:785, 1976.
174. Pederson HE: The ossicles of the semilunar cartilages of rodents. Anat Rec *105*:1, 1949.
175. Suzuki K, Izawa T, Eguro H: Ossification of semilunar cartilage. Report of a case. J Jpn Orthop Assoc *44*:467, 1970.
176. Doyle JR, Eisenberg JH, Orth MW: Regeneration of knee menisci: A preliminary report. J Trauma *6*:50, 1966.
177. Smillie IS: Observations on the regeneration of the semilunar cartilages in man. Br J Surg *31*:398, 1944.
178. Goldenberg RR: Refracture of a regenerated internal semilunar cartilage. J Bone Joint Surg *17*:1054, 1935.
179. Massare C, Bard M, Tristant H: Intérêt de l'arthrographie du genou dans les gonalgies après meniscectomie. Revue de 200 dossiers personnels. J Radiol Electrol Med Nucl *55*:401, 1974.
180. Debnam JW, Staple TW: Arthrography of the knee after meniscectomy. Radiology *113*:67, 1974.
181. Laasonen EM, Wilppula E: Why a meniscectomy fails. Acta Orthop Scand *47*:672, 1976.
182. Dandy DJ, Jackson RW: The diagnosis of problems after meniscectomy. J Bone Joint Surg Br *57*:349, 1975.
183. Jackson JP: Degenerative changes in the knee after meniscectomy. BMJ *2*:525, 1968.
184. Appel H: Late results after meniscectomy in the knee joint. A clinical and roentgenologic follow-up investigation. Acta Orthop Scand Suppl *133*:6, 1970.
185. Tapper EM, Hoover NW: Late results after meniscectomy. J Bone Joint Surg Am *51*:517, 1969.
186. Gear MWL: The late results of meniscectomy. Br J Surg *54*:270, 1967.
187. Huckell JR: Is meniscectomy a benign procedure? A long term follow-up study. Can J Surg *8*:254, 1965.
188. McGinty JB, Geuss LF, Marvin RA: Partial or total meniscectomy. A comparative analysis. J Bone Joint Surg Am *59*:763, 1977.
189. Mittler S, Freiberger RH, Harrison-Stubbs M: A method of improving cruciate ligament visualization in double contrast arthrography. Radiology *102*:441, 1972.
190. Dalinka MK, Gohel VK, Rancier L: Tomography in the evaluation of the anterior cruciate ligament. Radiology *108*:31, 1973.
191. Pavlov H, Torg JS: Double contrast arthrographic evaluation of the anterior cruciate ligament. Radiology *126*:661, 1978.
192. Pavlov H, Freiberger RH: An easy method to demonstrate the cruciate ligaments by double contrast arthrography. Radiology *126*:817, 1978.
193. Dalinka MK, Garofola J: The infrapatellar synovial fold: A cause for confusion in the evaluation of the anterior cruciate ligament. AJR *127*:589, 1976.

194. Anderson PW, Maslin P: Tomography applied to knee arthrography. Radiology *110*:271, 1974.
195. Wershba M, Dalinka MK, Coren GS, et al: Double contrast knee arthrography in the evaluation of osteochondritis dissecans. Clin Orthop *107*:81, 1975.
196. Horns JW: Single contrast knee arthrography in abnormalities of the articular cartilage. Radiology *105*:537, 1972.
197. Thomas RH, Resnick D, Alazraki NP, et al: Compartmental evaluation of osteoarthritis of the knee. A comparative study of available diagnostic modalities. Radiology *116*:585, 1975.
198. Horns JW: The diagnosis of chondromalacia by double contrast arthrography of the knee. J Bone Joint Surg Am *59*:119, 1977.
199. Thijn CJP: Double contrast arthrography in meniscal lesions and patellar chondropathy. Radiol Clin Biol *45*:345, 1976.
200. Newberg A, Wales L: Radiographic diagnosis of quadriceps tendon rupture. Radiology *125*:367, 1977.
201. Smason JB: Post-traumatic fistula connecting prepatellar bursa with knee joint. Report of a case. J Bone Joint Surg Am *54*:1553, 1972.
202. Jelaso DV, Morris GA: Rupture of the quadriceps tendon: Diagnosis by arthrography. Radiology *116*:621, 1975.
203. Duncan AM: Arthrography in rupture of the suprapatellar bursa with pseudocyst formation. AJR *121*:89, 1974.
204. Anderson PW, Harley JD, Maslin PU: Arthrographic evaluation of problems with united tibial plateau fractures. Radiology *119*:75, 1976.
205. Taylor AR: Arthrography of the knee in rheumatoid arthritis. Br J Radiol *42*:493, 1969.
206. Taylor AR, Ansell BM: Arthrography of the knee before and after synovectomy for rheumatoid arthritis. J Bone Joint Surg Br *54*:110, 1972.
207. Hall AP, Scott JT: Synovial cysts and rupture of the knee joint in rheumatoid arthritis; an arthrographic study. Ann Rheum Dis *25*:32, 1966.
208. Pinder IM: Treatment of the popliteal cyst in the rheumatoid knee. J Bone Joint Surg Br *55*:119, 1973.
209. Wolfe RD, Giuliano VJ: Double-contrast arthrography in the diagnosis of pigmented villonodular synovitis of the knee. AJR *110*:793, 1970.
210. Greenfield MM, Wallace KM: Pigmented villonodular synovitis. Radiology *54*:350, 1950.
211. Sanderud A: Pigmented villonodular synovitis. Acta Orthop Scand *24*:155, 1955.
212. Goergen TG, Resnick D, Niwayama G: Localized nodular synovitis of the knee: A report of two cases with abnormal arthrograms. AJR *126*:647, 1976.
213. Granowitz SP, Mankin HJ: Localized pigmented villonodular synovitis of knee. J Bone Joint Surg Am *49*:122, 1967.
214. Hoffa A: Über Röntgenbilder nach Sauerstoffeinblasung in das Kniegelenk. Berl Klin Wochenschr *43*:940, 1906.
215. Muckle DS, Monahan P: Intra-articular ganglion of the knee. Report of two cases. J Bone Joint Surg Br *54*:520, 1972.
216. Crittenden JJ, Jones DM, Santarelli AG: Knee arthrogram in synovial chondromatosis. Radiology *94*:133, 1970.
217. Prager RJ, Mall JC: Arthrographic diagnosis of synovial chondromatosis. AJR *127*:344, 1976.
218. Weitzman G: Lipoma arborescens of the knee. Report of a case. J Bone Joint Surg Am *47*:1030, 1965.
219. Burgan DW: Lipoma arborescens of the knee: Another cause of filling defects on a knee arthrogram. Radiology *101*:583, 1971.
220. Brodsky AE: Synovial hemangioma of the knee joint. Bull Hosp Jt Dis *17*:58, 1956.
221. Coventry MB, Harrison EG Jr, Martin JF: Benign synovial tumors of the knee: A diagnostic problem. J Bone Joint Surg Am *48*:1350, 1966.
222. Moon NF: Synovial hemangioma of the knee joint. A review of previously reported cases and inclusion of two new cases. Clin Orthop *90*:183, 1973.
223. Resnick D, Oliphant M: Hemophilia-like arthropathy of the knee associated with cutaneous and synovial hemangiomas. Report of 3 cases and review of the literature. Radiology *114*:323, 1975.
224. Forrest J, Staple TW: Synovial hemangioma of the knee. Demonstration by arthrography and arteriography. AJR *112*:512, 1971.
225. Thomas ML, Andress MR: Angioma of the knee demonstrated by angiography and arthrography—report of a case. Acta Radiol Diagn *12*:217, 1972.
226. Salerno NR, Menges JF, Borns PF: Arthrograms in hemophilia. Radiology *102*:135, 1972.
227. Dalinka MK, Coren G, Hensinger R, et al: Arthrography in Blount's disease. Radiology *113*:161, 1974.
228. Siffert RS, Katz JF: The intra-articular deformity in osteochondrosis deformans tibiae. J Bone Joint Surg Am *52*:800, 1970.
229. Lindgren PG, Willen R: Gastrocnemio-semimembranosus bursa and its relation to the knee joint. I. Anatomy and histology. Acta Radiol Diagn *18*:497, 1977.
230. Doppman JL: Baker's cyst and the normal gastrocnemio-semimembranosus bursa. AJR *94*:646, 1965.
231. Wilson PD, Eyre-Brook AL, Francis JD: Clinical and anatomical study of semimembranosus bursa in relation to popliteal cyst. J Bone Joint Surg *20*:963, 1938.
232. Burleson RJ, Bickel WH, Dahlin DC: Popliteal cyst: Clinico-pathologic survey. J Bone Joint Surg Am *38*:1265, 1956.
233. Baker WM: Formation of synovial cysts in leg in connection with disease of knee joint. St Bartholomew Hosp Rep *13*:245, 1877.
234. Gristina AG, Wilson PD: Popliteal cysts in adults and children: Review of 90 cases. Arch Surg *88*:357, 1964.
235. Hoffman BK: Cystic lesions of popliteal space. Surg Gynecol Obstet *116*:551, 1963.
236. Jayson MIV, Dixon AS: Intra-articular pressure in rheumatoid arthritis of the knee. III. Pressure changes during joint use. Ann Rheum Dis *29*:401, 1970.
237. Taylor AR, Rana NA: A valve. An explanation of the formation of popliteal cysts. Ann Rheum Dis *32*:419, 1973.
238. Palmer DG: Anteromedial synovial cysts at the knee joint in rheumatoid disease. Australas Radiol *16*:79, 1972.
239. Schmidt MC, Workman JB, Barth WF: Dissection or rupture of a popliteal cyst. A syndrome mimicking thrombophlebitis in rheumatic diseases. Arch Intern Med *134*:694, 1974.
240. Swett HA, Jaffe RB, McIff EB: Popliteal cysts: Presentation as thrombophlebitis. Radiology *115*:613, 1975.
241. Solomon L, Berman L: Synovial rupture of knee joint. J Bone Joint Surg Br *54*:460, 1972.
242. Iacano V, Gauvin G, Zimbler S: Giant synovial cyst of the calf and thigh in a patient with granulomatous synovitis. Clin Orthop *115*:220, 1976.
243. Pallardy G, Fabre P, Ledoux-Lebard G, et al: L'arthrographie due genou dans l'étude des bursites et des kystes synoviaux. J Radiol Electrol Med Nucl *50*:481, 1969.
244. Shapiro RF, Resnick D, Castles JJ, et al: Fistulization of rheumatoid joints. Spectrum of identifiable syndromes. Ann Rheum Dis *34*:489, 1975.
245. Perri JA, Rodnan GP, Mankin HJ: Giant synovial cysts of the calf in patients with rheumatoid arthritis. J Bone Joint Surg Am *50*:709, 1968.
246. Lapayowker MS, Cliff MM, Tourtellotte CD: Arthrography in the diagnosis of calf pain. Radiology *95*:319, 1970.
247. Pastershank SP, Mitchell DM: Knee joint bursal abnormalities in rheumatoid arthritis. J Can Assoc Radiol *28*:199, 1977.
248. Wolfe RD, Colloff B: Popliteal cysts. An arthrographic study and review of the literature. J Bone Joint Surg Am *54*:1057, 1972.
249. Bryan RS, DiMichele JD, Ford GL Jr: Popliteal cysts. Arthrography as an aid to diagnosis and treatment. Clin Orthop *50*:203, 1967.
250. Grepl J: Beitrag zur positiven Arthrographie bei pathologischen Veränderungen der Bursae popliteae. ROFO *119*:84, 1973.
251. Clark JM: Arthrography diagnosis of synovial cysts of the knee. Radiology *115*:480, 1975.
252. Cooperberg PL, Tsang I, Truelove L, et al: Grey scale ultrasound in the evaluation of rheumatoid arthritis of the knee. Radiology *126*:759, 1978.
253. Ambanelli U, Manganelli P, Nervetti A, et al: Demonstration of articular effusions and popliteal cysts with ultrasound. J Rheumatol *3*:134, 1976.
254. Carpenter JR, Hattery RR, Hunder GG, et al: Ultrasound evaluation of the popliteal space. Comparison with arthrography and physical examination. Mayo Clin Proc *51*:498, 1976.
255. Rudikoff JC, Lynch JJ, Philipps E, et al: Ultrasound diagnosis of Baker cyst. JAMA *235*:1054, 1976.
256. Moore CP, Sarti DA, Lovie JS: Ultrasonographic demonstration of popliteal cysts in rheumatoid arthritis. A noninvasive technique. Arthritis Rheum *18*:577, 1975.
257. Meire HB, Lindsay DJ, Swinson DR, et al: Comparison of ultrasound and positive contrast arthrography in the diagnosis of popliteal and calf swellings. Ann Rheum Dis *33*:221, 1974.
258. Levin MH, Nordyke RA, Ball JJ: Demonstration of dissecting popliteal cysts by joint scans after intra-articular isotope injections. Arthritis Rheum *14*:591, 1971.
259. Cooper RA: Computerized tomography (body scan) of Baker's cyst. J Rheumatol *5*:184, 1978.
260. Dixon AS, Grast C: Acute synovial rupture in rheumatoid arthritis: Clinical and experimental observations. Lancet *1*:742, 1964.
261. Tait GBW, Bach F, Dixon AS: Acute synovial rupture: Further observations. Ann Rheum Dis *24*:273, 1965.
262. Barbaric ZL, Young LW: Synovial cyst in juvenile rheumatoid arthritis. AJR *116*:655, 1972.
263. Toyama WM: Familial popliteal cysts in children. Am J Dis Child *124*:586, 1972.
264. Olson RW: Arthrography of the ankle: Its use in the evaluation of ankle sprains. Radiology *92*:1439, 1969.
265. Broström L, Liljedahl SO, Lindvall N: Sprained ankles. II. Arthrographic diagnosis of recent ligament ruptures. Acta Chir Scand *129*:485, 1965.
266. Spiegel PK, Staples OS: Arthrography of the ankle joint: Problems in diagnosis of acute lateral ligament injuries. Radiology *114*:587, 1975.
267. Arner O, Ekengren K, Hulting B, et al: Arthrography of the talocrural joint: Anatomic, roentgenographic and clinical aspects. Acta Chir Scand *113*:253, 1957.
268. Fordyce AJW, Horn CV: Arthrography in recent injuries of the ligament of the ankle. J Bone Joint Surg Br *54*:116, 1972.
269. Ala-Ketola L, Puranen J, Koivisto E, et al: Arthrography in the diagnosis of ligament injuries and classification of ankle injuries. Radiology *125*:63, 1977.
270. Mehrez M, El Geneidy S: Arthrography of the ankle. J Bone Joint Surg Br *52*:308, 1970.
271. Fussell ME, Godley DR: Ankle arthrography in acute sprains. Clin Orthop *93*:278, 1973.
272. Sanders HWA: Ankle arthrography and ankle distortion. Radiol Clin Biol *46*:1, 1977.
273. Gordon RB: Arthrography of the ankle joint. Experience in 107 studies. J Bone Joint Surg Am *52*:1623, 1970.

274. Percy EC, Hill RO, Callaghan JE: The "sprained" ankle. J Trauma *9*:972, 1969.
275. Kaye JJ, Bohne WHO: A radiographic study of the ligamentous anatomy of the ankle. Radiology *125*:659, 1977.
276. Smith GR, Winquist RA, Allan NK, et al: Subtle transchondral fractures of the talar dome: A radiological perspective. Radiology *124*:667, 1977.
277. Berndt AL, Harty M: Transchondral fractures (osteochondritis dissecans) of the talus. J Bone Joint Surg Am *41*:988, 1959.
278. Wolin I, Glassman F, Sideman S, et al: Internal derangement of the talofibular component of the ankle. Surg Gynecol Obstet *91*:193, 1950.
279. Deyerle WM: Long term follow-up of fractures of the os calcis. Diagnostic peroneal synoviagram. Orthop Clin North Am *4*:213, 1973.
280. Resnick D, Goergen TG: Peroneal tenography in previous calcaneal fractures. Radiology *115*:211, 1975.
281. Garcia A, Parkes J: Fractures of the foot. *In* N Giannestras (Ed): Foot Disorders. Medical and Surgical Management. Philadelphia, Lea & Febiger, 1973.
282. Burman M: Stenosing tendovaginitis of the foot and ankle; studies with special reference to the stenosing tendovaginitis of the peroneal tendons at the peroneal tubercle. Arch Surg *67*:686, 1953.
283. Webster FS: Peroneal tenosynovitis with pseudotumor. J Bone Joint Surg Am *50*:153, 1968.
284. Earle AS, Moritz JR, Tapper EM: Dislocation of the peroneal tendons at the ankle: An analysis of 25 ski injuries. Northwest Med *71*:108, 1972.
285. Church CC: Radiographic diagnosis of acute peroneal tendon dislocation. AJR *129*:1065, 1977.
286. Daffner RH, Whitfield PW: Recurrent ganglion cyst: The value of preoperative ganglionography. AJR *129*:345, 1977.
287. Palmer DG: Tendon sheaths and bursae involved by rheumatoid disease at the foot and ankle. Australas Radiol *14*:419, 1970.
288. Resnick D, Feingold ML, Curd J, et al: Calcaneal abnormalities in articular disorders. Rheumatoid arthritis, ankylosing spondylitis, psoriatic arthritis and Reiter syndrome. Radiology *125*:355, 1977.
289. Weston WJ: The bursa deep to tendo Achillis. Australas Radiol *14*:327, 1970.
290. Resnick D: Radiology of the talocalcaneal articulations. Anatomic considerations and arthrography. Radiology *111*:581, 1974.
291. Weston WJ: Traumatic effusions of the ankle and posterior subtaloid joints. Br J Radiol *31*:445, 1958.
292. Meyer JM: L'Arthrographie de l'Articulation Sous-Astragalienne Postérieure et de l'Articulation de Chopart [thesis]. Thèse Méd Genève, No 3318, 1973.
293. Meyer JM, Lagier R: Post-traumatic sinus tarsi syndrome. An anatomical and radiological study. Acta Orthop Scand *48*:121, 1977.
294. Kaye JJ, Ghelman B, Schneider R: Talocalcaneonavicular joint arthrography for sustentacular-talar tarsal coalitions. Radiology *115*:730, 1975.
295. Harris RI, Beath T: Etiology of peroneal spastic flat foot. J Bone Joint Surg Br *30*:624, 1948.
296. Sahlstedt B: Simultaneous arthrography of the talocrural and talonavicular joints in children. I. Technique. Acta Radiol Diagn *17*:545, 1976.
297. Hjelmstedt A, Sahlstedt B: Simultaneous arthrography of the talocrural and talonavicular joints in children. II. Comparison between anatomic and arthrographic measurements. Acta Radiol Diagn *17*:557, 1976.
298. Hjelmstedt A, Sahlstedt B: Simultaneous arthrography of the talocrural and talonavicular joints in children. II. Measurements on normal feet. Acta Radiol Diagn *18*:513, 1977.
299. Hjelmstedt A, Sahlstedt B: Simultaneous arthrography of the talocrural and talonavicular joints in children. IV. Measurements on congenital club feet. Acta Radiol Diagn *19*:223, 1978.
300. Weston WJ: Positive contrast arthrography of the normal midtarsal joints. Australas Radiol *13*:365, 1969.
301. Resnick D: Roentgen features of the rheumatoid mid and hindfoot. J Can Assoc Radiol *27*:99, 1976.
302. Glover JR: Arthrography of the joints of the lumbar vertebral arches. Orthop Clin North Am *8*:37, 1977.
303. Ghelman B, Doherty JH: Demonstration of spondylolysis by arthrography of the apophyseal joint. AJR *130*:986, 1978.
304. Mooney V, Robertson J: The facet syndrome. Clin Orthop *115*:149, 1976.
305. Köhler R: Contrast examination of the lumbar interspinous ligaments. Preliminary report. Acta Radiol *52*:21, 1959.
306. Dirheimer Y, Ramsheyi A, Reolon M: Positive arthrography of the craniocervical joint. Neuroradiology *12*:257, 1977.
307. McGaw WH, Weckesser EC: Pneumarthrograms of the knee. A diagnostic aid in internal derangements. J Bone Joint Surg *27*:432, 1945.
308. Meschan I, McGraw WH: Newer methods of pneumoarthrography of the knee with an evaluation of the procedure in 315 operated cases. Radiology *49*:675, 1947.
309. Kleinberg S: Pulmonary embolism following oxygen injection of a knee. JAMA *89*:172, 1927.
310. Pavlov H, Ghelman B, Warren RF: Double-contrast arthrography of the elbow. Radiology *130*:87, 1979.
311. Roback DL: Elbow arthrography: Brief technical considerations. Clin Radiol *30*:311, 1979.
312. Gilula LA, Schoenecker PL, Murphy WA: Shoulder arthrography as a treatment modality. AJR *131*:1047, 1978.
313. Slätis P, Aalto K: Medial dislocation of the tendon of the long head of the biceps brachii. Acta Orthop Scand *50*:73, 1979.
314. El-Khoury GY, Albright JP, Abu Yousef MM, et al: Arthrotomography of the glenoid labrum. Radiology *131*:333, 1979.
315. Zachrisson BE, Ejeskär A: Arthrography in dislocation of the acromioclavicular joint. Acta Radiol Diagn *20*:81, 1979.
316. Schwartz AM, Goldberg MJ: The medial adductor approach to arthrography of the hip in children. Radiology *132*:483, 1979.
317. Tegtmeyer CJ, McCue FC III, Higgins SM, et al: Arthrography of the knee: A comparative study of the accuracy of single and double contrast techniques. Radiology *132*:37, 1979.
318. Hall FM: Further pitfalls in knee arthrography. J Can Assoc Radiol *29*:179, 1978.
319. Barrie HJ: The pathogenesis and significance of meniscal cysts. J Bone Joint Surg Br *61*:184, 1979.
320. Buckwalter JA, Dryer RF, Mickelson MR: Arthrography in juxtaarticular cysts of the knee. Two cases diagnosed by delayed roentgenograms. J Bone Joint Surg Am *61*:465, 1979.
321. Enis JE, Ghandur-Mnaymneh L: Cyst of the lateral meniscus causing erosion of the tibial plateau. A case report. J Bone Joint Surg Am *61*:441, 1979.
322. Berson BL, Hermann G: Torn discoid menisci of the knee in adults. Four case reports. J Bone Joint Surg Am *61*:303, 1979.
323. Kossoff J, Naimark A, Corbett M: Case report 85. Skeletal Radiol *4*:45, 1979.
324. Pavlov H, Hirschy JC, Torg JS: Computed tomography of the cruciate ligaments. Radiology *132*:389, 1979.
325. Rau WS, Kauffmann G: Röntgendiagnostik des Knorpelschadens am Kniegelenk. Radiologe *18*:451, 1978.
326. Kormano M, Mäkelä P: Lymphatics filled at knee arthrography. Acta Radiol Diagn *19*:853, 1978.
327. Pudlowski RM, Gilula LA, Kyriakos M: Intra-articular lipoma with osseous metaplasia: Radiographic-pathologic correlation. AJR *132*:471, 1979.
328. Gordon GV, Edell S, Brogadir SP, et al: Baker's cysts and true thrombophlebitis. Report of two cases and review of the literature. Arch Intern Med *139*:40, 1979.
329. Gillies H, Seligson D: Precision in the diagnosis of meniscal lesions: A comparison of clinical evaluation, arthrography, and arthroscopy. J Bone Joint Surg Am *61*:343, 1979.
330. Hallel T, Salvati EA: Osteochondritis dissecans following Legg-Calvé-Perthes disease. Report of three cases. J Bone Joint Surg Am *58*:708, 1976.
331. Dalinka MK, Lally JF, Gohel VK: Arthrography of the lateral meniscus. AJR *121*:79, 1974.
332. Harley JD: An anatomic-arthrographic study of the relationships of the lateral meniscus and the popliteus tendon. AJR *128*:181, 1977.
333. Weiner B, Rosenberg N: Discoid medial meniscus: Association with bone changes in the tibia. A case report. J Bone Joint Surg Am *56*:171, 1974.
334. Fairbank TJ: Knee joint changes after meniscectomy. J Bone Joint Surg Br *30*:664, 1948.
335. Ganel A, Engel J, Ditzian R, et al: Arthrography as a method of diagnosing soft-tissue injuries of the wrist. J Trauma *19*:376, 1979.
336. Hall FM: Elbow arthrography. Radiology *132*:775, 1979.
337. Mink JH, Richardson A, Grant TT: Evaluation of glenoid labrum by double-contrast shoulder arthrography. AJR *133*:883, 1979.
338. Mikasa M: Subacromial bursography. J Jpn Orthop Assoc *53*:225, 1979.
339. Rosenthal DI, Murray WT, Jauernek RR, et al: Stressing the knee joint for arthrography. Radiology *134*:250, 1980.
340. Bowen AD III: Have you tried this knee arthrography stress device? AJR *134*:197, 1980.
341. Foote GA: Delayed films in double contrast knee arthrography. Australas Radiol *22*:273, 1978.
342. Pavlov H, Goldman AB: The popliteus bursa: An indicator of subtle pathology. AJR *134*:313, 1980.
343. Schuldt DR, Wolfe RD: Clinical and arthrographic findings in meniscal cysts. Radiology *134*:49, 1980.
344. Conforty B, Lotem M: Ossicles in human menisci: Report of two cases. Clin Orthop *144*:272, 1979.
345. Vahvanen V, Aalto K: Meniscectomy in children. Acta Orthop Scand *50*:791, 1979.
346. Noble J, Erat K: In defense of the meniscus. A prospective study of 200 meniscectomy patients. J Bone Joint Surg Br *62*:7, 1980.
347. Seidl G, Scherak O, Hofner W: Antefemoral dissecting cysts in rheumatoid arthritis. Radiology *133*:343, 1979.
348. Eyanson S, Macfarlane JD, Brandt KD: Popliteal cyst mimicking thrombophlebitis as the first indication of knee disease. Clin Orthop *144*:215, 1979.
349. Rauschning W, Lindgren PG: Popliteal cysts (Baker's cysts) in adults. I. Clinical and roentgenological results of operative excision. Acta Orthop Scand *50*:583, 1979.
350. Lindgren PG, Rauschning W: Clinical and arthrographic studies on the valve mechanism in communicating popliteal cysts. Arch Orthop Trauma Surg *95*:245, 1979.
351. Ireland J, Trickey EL, Stoker DJ: Arthroscopy and arthrography of the knee. A critical review. J Bone Joint Surg Br *62*:3, 1980.
352. Levinsohn EM, Baker BE: Prearthrotomy diagnostic evaluation of the knee: Review of 100 cases diagnosed by arthrography and arthroscopy. AJR *134*:107, 1980.
353. Korn MW, Spitzer RM, Robinson KE: Correlations of arthrography with arthroscopy. Orthop Clin North Am *10*:535, 1979.

354. Lindholmer E, Foged N, Jensen JT: Arthrography of the ankle. Value in diagnosis of rupture of the lateral ligaments. Acta Radiol Diagn *19*:585, 1978.
355. Moppes PI, Hoogenband CR, Greep JM: Adhesive capsulitis of the ankle (frozen ankle). Arch Orthop Trauma Surg *94*:313, 1979.
356. Abraham E, Stirnaman JE: Neglected rupture of the peroneal tendons causing recurrent sprains of the ankle. Case report. J Bone Joint Surg Am *61*:1247, 1979.
357. Evans GA, Frenyo SK: The stress-tenogram in the diagnosis of ruptures of the lateral ligament of the ankle. J Bone Joint Surg Br *61*:347, 1979.
358. Neviaser TJ: Arthrography of the shoulder. Orthop Clin North Am *11*:205, 1980.
359. Gershuni DH, Axer A, Hendel D: Arthrography as an aid to diagnosis, prognosis, and therapy in Legg-Calvé-Perthes' disease. Acta Orthop Scand *51*:505, 1980.
360. Ferrer-Roca O, Vilalta C: Lesions of the meniscus. Part I: Macroscopic and histologic findings. Clin Orthop *146*:289, 1980.
361. Ferrer-Roca O, Vilalta C: Lesions of the meniscus. Part II: Horizontal cleavages and lateral cysts. Clin Orthop *146*:301, 1980.
362. Reichelt A, Hehne HJ, Rau WS, Schlageter M: Die doppel Kontrastarthrographie bei der Chondropathia patellae—klinische und experimentelle Studie zur Pathogenese und Diagnostik. Z Orthop *117*:746, 1979.
363. Beyer D, Fiedler V, Schütt H, et al: Hypertrophie des hoffaschen fettkörpers—eine arthrographische diagnose? Röntgen-Bl *32*:429, 1979.
364. Rauschning W, Lindgren PG: The clinical significance of the valve mechanism in communicating popliteal cysts. Arch Orthop Trauma Surg *95*:251, 1979.
365. Hermann G, Hochberg F: Lipoma arborescens: Arthrographic findings. Orthopedics *3*:19, 1980.
366. Van Moppes FI, VanEngelshoven JMH, Van de Hoogenband CR: Comparison between talar tilt, anterior drawer sign and ankle arthrography in ankle ligament lesions. J Belge Radiol *62*:441, 1979.
367. Hjelmstedt EA, Sahlstedt B: Arthrography as a guide in the treatment of congenital clubfoot. Acta Orthop Scand *51*:321, 1980.
368. Hjelmstedt A, Sahlstedt B: Talo-calcaneal osteotomy and soft tissue procedures in the treatment of clubfoot. Parts I, II. Acta Orthop Scand *51*:335, 1980.
369. Mink JH, Dickerson R: Air or $CO_2$ for knee arthrography? AJR *134*:991, 1980.
370. Sedgwick WG, Gilula LA, Lesker PA, et al: Wear particles: Their value in knee arthrography. Radiology *136*:11, 1980.
371. Dalinka MK: Arthrography. New York, Springer, 1980.
372. Freiberger RH, Kaye JJ: Arthrography. New York, Appleton-Century-Crofts, 1979.
373. Anderson TM Jr: Arthrography. Radiol Clin North Am *19*:215, 1981.
374. Goldman AB, Dines DM, Warren RF: Shoulder Arthrography. Technique, Diagnosis, and Clinical Correlation. Boston, Little, Brown, 1982.
375. Arndt R-D, Horns JW, Gold RH, et al: Clinical Arthrography. Baltimore, Williams & Wilkins, 1981.
376. Guerra J Jr, Resnick D: Practical aspects of arthrography. Part 1. Examination techniques. Appl Radiol, Mar-April:83, 1984.
377. Apple JS, Martinez S, Khoury MB, et al: A comparison of Hexabrix and Renografin-60 in knee arthrography. AJR *145*:139, 1985.
378. Guerra J Jr, Resnick D, Haghighi P, et al: Investigation of a new arthrographic contrast agent: Iotrol. Invest Radiol *19*:228, 1984.
379. Enzmannn DR, Young S: Arthrography using perfluorocarbon compounds. Invest Radiol *16*:46, 1981.
380. Pastershank SP, Resnick D, Niwayama G, et al: The effect of water-soluble contrast media on the synovial membrane. Radiology *143*:331, 1982.
381. Murray RC, Forrai E: Transitory eosinophilia localised in the knee joint after pneumarthrography. J Bone Joint Surg Br *32*:74, 1950.
382. Hasselbacher P, Schumacher HR: Synovial fluid eosinophilia following arthrography. J Rheumatol *5*:173, 1978.
383. Hall FM, Rosenthal DI, Goldberg RP, et al: Morbidity from shoulder arthrography: Etiology, incidence, and prevention. AJR *136*:59, 1981.
384. Hall FM, Goldberg RP, Wyshak G, et al: Shoulder arthrography: Comparison of morbidity after use of various contrast media. Radiology *154*:339, 1985.
385. Goldberg RP, Hall FM, Wyshak G: Pain in knee arthrography: Comparison of air vs. $CO_2$ and respiration vs. no respiration. AJR *136*:377, 1981.
386. Goldberg RP, Hall FM: Pain and pH. AJR *135*:875, 1980.
387. Kim KS, Lachman R: In vitro effects of iodinated contrast media on the growth of staphylococci. Invest Radiol *17*:305, 1982.
388. Dawson P, Becker A, Holton JM: The effect of contrast media on the growth of bacteria. Br J Radiol *56*:809, 1983.
389. Dory MA, Wautelet MJ: Arthrography in septic arthritis. Lidocaine- and iodine-containing contrast media are bacteriostatic. Arthritis Rheum *28*:198, 1985.
390. Resnick D, Kerr R, André M, et al: Digital arthrography in the evaluation of painful joint prostheses. Invest Radiol *19*:432, 1984.
391. Resnick D, André M, Kerr R, et al: Digital arthrography of the wrist: A radiographic and pathologic investigation. AJR *142*:1187, 1984.
392. Resnik CS, Fronek J, Frey C, et al: Intra-articular pressure determination during glenohumeral joint arthrography. Preliminary investigation. Invest Radiol *19*:45, 1984.
393. Cone RO, Yaru N, Resnick D, et al: Intracapsular pressure monitoring during arthrographic evaluation of painful hip prostheses. AJR *141*:885, 1983.
394. Newberg AH, Muhn CS, Robbins AH: Complications of arthrography. Radiology *155*:605, 1985.
395. Greenberger PA, Patterson R, Simon R, et al: Pretreatment of high risk patients requiring radiographic contrast media studies. J Allergy Clin Immunol *67*:185, 1981.
396. Totty WG, Murphy WA: Pneumoarthrography: Reemphasis of a neglected technique. J Can Assoc Radiol *35*:264, 1984.
397. Dalinka MK, Osterman AL, Albert AS, et al: Arthrography of the wrist and shoulder. Orthop Clin North Am *14*:193, 1983.
398. Kricun ME: Wrist arthrography. Clin Orthop *187*:65, 1984.
399. Gilula LA, Totty WG, Weeks PM: Wrist arthrography. The value of fluoroscopic spot viewing. Radiology *146*:555, 1983.
400. Schwartz AM, Ruby LK: Wrist arthrography revisited. Orthopedics *5*:883, 1982.
401. Braunstein EM, Louis DS, Green TL, et al: Fluoroscopic and arthrographic evaluation of carpal instability. AJR *144*:1259, 1985.
402. Berger RA, Blair WF, El-Khoury GY: Arthrotomography of the wrist. The triangular fibrocartilage complex. Clin Orthop *172*:257, 1983.
403. Blair WF, Berger RA, El-Khoury GY: Arthrotomography of the wrist: An experimental and preliminary clinical study. J Hand Surg [Am] *10*:350, 1985.
404. Tirman RM, Weber ER, Snyder LL, et al: Midcarpal wrist arthrography for detection of tears of the scapholunate and lunotriquetral ligaments. AJR *144*:107, 1985.
405. Mikic ZDJ: Arthrography of the wrist joint. An experimental study. J Bone Joint Surg Am *66*:371, 1984.
406. Wu G, Whitehouse GH, Littler TR: The demonstration of lymphatic channels on wrist arthrography in rheumatoid disease with particular reference to associated lymphoedema. Rheumatol Rehabil *21*:65, 1982.
407. Palmer AK, Levinsohn EM, Kuzma GR: Arthrography of the wrist. J Hand Surg *8*:15, 1983.
408. Levinsohn EM, Palmer AK: Arthrography of the traumatized wrist. Correlation with radiography and the carpal instability series. Radiology *146*:647, 1983.
409. Berger RA, Blair WF, El-Khoury GY: Arthrotomography of the wrist. The palmar radiocarpal ligaments. Clin Orthop *186*:224, 1984.
410. Tehranzadeh J, Labosky DA: Detection of intraarticular loose osteochondral fragments by double-contrast wrist arthrography. A case report of a basketball injury. Am J Sports Med *12*:77, 1984.
411. Meyer VE, Winter P: Osteochondrosis dissecans des distalen radioulnaren Gelenkes. Orthopade *10*:66, 1981.
412. Mohanti RC, Kar N: Study of triangular fibrocartilage of the wrist joint in Colles' fracture. Injury *11*:321, 1980.
413. Moneim MS, Omer GE Jr: Wrist arthrography in acute carpal injuries. Orthopedics *6*:299, 1983.
414. Tehranzadeh J, Labosky DA, Gabrielle OF: Ganglion cysts and tear of triangular fibrocartilages of both wrists in a cheerleader. Am J Sports Med *11*:357, 1983.
415. Rosenthal DI, Murray WT, Smith RJ: Finger arthrography. Radiology *137*:357, 1983.
416. Engel J, Luboshitz S, Israeli A, et al: Tenography in de Quervain's disease. Hand *13*:142, 1981.
417. Teng MM, Murphy WA, Gilula LA, et al: Elbow arthrography: A reassessment of the technique. Radiology *153*:611, 1984.
418. Mink JH, Eckardt JJ, Grant TT: Arthrography in recurrent dislocation of the elbow. AJR *136*:1242, 1981.
419. Josefsson PO, Andren L, Gentz CF, et al: Arthrography of the dislocated elbow joint. Acta Radiol Diagn *25*:143, 1984.
420. Blane CE, Kling TF Jr, Andrews JC, et al: Arthrography in the post-traumatic elbow in children. AJR *143*:17, 1984.
421. Pirani M, Lange-Mechlen I, Cockshott WP: Rupture of a posterior synovial cyst of the elbow. J Rheumatol *9*:94, 1982.
422. Burt TB, MacCarter DK, Gelman MI, et al: Clinical manifestations of synovial cysts. West J Med *133*:99, 1980.
423. Villers P, Moitrel C, Chemin JJ: L'arthrographie de l'épaule en double contraste. Ann Radiol *23*:599, 1980.
424. De Smet AA: Arthrographic demonstration of the subcoracoid bursa. Skeletal Radiol *7*:275, 1982.
425. Bretzke CA, Crass JR, Craig EV, et al: Ultrasonography of the rotator cuff. Normal and pathologic anatomy. Invest Radiol *20*:311, 1985.
426. Middleton WD, Edelstein G, Reinus WR, et al: Sonographic detection of rotator cuff tears. AJR *144*:349, 1985.
427. Craig EV: The geyser sign and torn rotator cuff: Clinical significance and pathomechanics. Clin Orthop *191*:213, 1984.
428. Ahovuo J, Paavolainen P, Slatis P: The diagnostic value of arthrography and plain radiography in rotator cuff tears. Acta Orthop Scand *55*:220, 1984.
429. Garcia JF: Arthrographic visualization of rotator cuff tears. Optimal application of stress to the shoulder. Radiology *150*:595, 1984.
430. Kilcoyne RF, Matsen FA III: Rotator cuff tear measured by arthropneumotomography. AJR *140*:315, 1983.
431. Rizk TE, Pinals RS: Frozen shoulder. Semin Arthritis Rheum *11*:440, 1982.
432. Binder AI, Bulgen DY, Hazleman BL, et al: Frozen shoulder: An arthrographic and radionuclear scan assessment. Ann Rheum Dis *43*:365, 1984.

433. Dines D, Warren RF, Inglis AE: Surgical treatment of lesions of the long head of the biceps. Clin Orthop *164*:165, 1982.
434. Braunstein EM, O'Connor G: Double-contrast arthrotomography of the shoulder. J Bone Joint Surg Am *64*:192, 1982.
435. Kleinman PK, Kanzaria PK, Goss TP, et al: Axillary arthrotomography of the glenoid labrum. AJR *141*:993, 1984.
436. Pappas AM, Goss TP, Kleinman PK: Symptomatic shoulder instability due to lesions of the glenoid labrum. Am J Sports Med *11*:279, 1983.
437. McGlynn FJ, El-Khoury G, Albright JP: Arthrography of the glenoid labrum in shoulder instability. J Bone Joint Surg Am *64*:506, 1982.
438. Kinnard P, Tricoire J-L, Levesque R-Y, et al: Assessment of the unstable shoulder by computed arthrography. A preliminary report. Am J Sports Med *11*:157, 1983.
439. Shuman WP, Kilcoyne RF, Matsen FA, et al: Double-contrast computed tomography of the glenoid labrum. AJR *141*:581, 1983.
440. Deutsch AL, Resnick D, Mink JH, et al: Computed and conventional arthrotomography of the glenohumeral joint: Normal anatomy and clinical experience. Radiology *143*:603, 1984.
441. Resnik CS, Deutsch AL, Resnick D, et al: Arthrotomography of the shoulder. Radiographics *4*:963, 1984.
442. Caspari RB: Shoulder arthroscopy: A review of the present state of the art. Contemp Orthop *4*:523, 1980.
443. Johnson LL: Arthoscopy of the shoulder. Orthop Clin North Am *11*:197, 1980.
444. Lombardo SJ: Arthroscopy of the shoulder. Clin Sports Med *2*:309, 1983.
445. Cone RO, Danzig L, Resnick D, et al: The bicipital groove: Radiographic, anatomic, and pathologic study. AJR *141*:781, 1983.
446. DePalma AF: Surgery of the Shoulder. 3rd Ed. Philadelphia, JB Lippincott, 1983, pp 55–60, 512–558.
447. Warwick R, Williams PL (Eds): Gray's Anatomy. 35th Br Ed. Philadelphia, WB Saunders, 1973, pp 407–471.
448. Uhthoff HK, Piscopo M: Anterior capsular redundancy of the shoulder: Congenital or traumatic. An embryological study. J Bone Joint Surg Br *67*:363, 1985.
449. Townley CO: The capsular mechanism in recurrent dislocation of the shoulder. J Bone Joint Surg Am *32*:370, 1950.
450. DePalma AF, Cooke AJ, Prabhakar M: The role of the subscapularis in recurrent anterior dislocations of the shoulder. Clin Orthop *54*:35, 1967.
451. Symeonides PP: The significance of the subscapularis muscle in the pathogenesis of recurrent anterior dislocation of the shoulder. J Bone Joint Surg Br *54*:476, 1972.
452. Turkel SJ, Panio MW, Marshall JL, et al: Stabilizing mechanisms preventing anterior dislocation of the glenohumeral joint. J Bone Joint Surg Am *63*:1208, 1981.
453. Freeland AE, Higgins RW: Anterior shoulder dislocation with posterior displacement of the long head of the biceps tendon. Arthrographic findings. A case report. Orthopedics *8*:468, 1985.
454. Nance EP Jr, Jones TB, Kaye JJ: Dissecting synovial cysts of the shoulder: A complication of chronic rotator cuff tears. AJR *138*:739, 1982.
455. Sanders TR, Staple TW: Percutaneous catheter drainage of septic shoulder joint. Radiology *147*:270, 1983.
456. Neer CS: Anterior acromioplasty for the chronic impingement syndrome in the shoulder. J Bone Joint Surg Am *54*:41, 1972.
457. Cone RO III, Resnick D, Danzig L: Shoulder impingement syndrome: Radiographic evaluation. Radiology *150*:29, 1984.
458. Penny JN, Welsh RP: Shoulder impingement syndromes in athletes and their surgical management. Am J Sports Med *9*:11, 1981.
459. Ha'eri GB, Wiley AM: Shoulder impingement syndrome. Results of operative release. Clin Orthop *168*:128, 1982.
460. Strizak AM, Danzig L, Jackson DW, et al: Subacromial bursography. An anatomical and clinical study. J Bone Joint Surg Am *64*:196, 1982.
461. Strife JL, Towbin R, Crawford A: Hip arthrography in infants and children: The inferomedial approach. Radiology *152*:536, 1984.
462. Crawford AH, Carothers TA: Hip arthrography in the skeletally immature. Clin Orthop *162*:54, 1982.
463. Newberg AH, Wetzner SM: Digital subtraction arthrography. Radiology *154*:238, 1985.
464. Hendrix RW, Wixson RL, Rana NA, et al: Arthrography after total hip arthroplasty: A modified technique used in the diagnosis of pain. Radiology *148*:647, 1983.
465. Azouz EM: Apparent or true neonatal hip dislocation? Radiologic differential diagnosis. Can Med Assoc J *129*:595, 1983.
466. Ogden JA, Lee KE, Rudicel SA, et al: Proximal femoral epiphysiolysis in the neonate. J Pediatr Orthop *4*:285, 1984.
467. Guyer B, Levinsohn EM: Recurrent anterior dislocation of the hip: Case report with arthrographic findings. Skeletal Radiol *10*:262, 1983.
468. Klein A, Sumner TE, Volberg FM, et al: Combined CT-arthrography in recurrent traumatic hip dislocation. AJR *138*:963, 1982.
469. Griffiths HJ, Utz R, Burke J, et al: Adhesive capsulitis of the hip and ankle. AJR *144*:101, 1985.
470. Lequesne M, Becker J, Bard M, et al: Capsular constriction of the hip: Arthrographic and clinical considerations. Skeletal Radiol *6*:1, 1981.
471. Kaelin A: Une cause rare de blocage traumatique de la hanche chez l'enfant. Int Orthop *8*:9, 1984.
472. Ueo T, Hamabuchi M: Hip pain caused by cystic deformation of the labrum acetabulare. Arthritis Rheum *27*:947, 1984.
473. Steinbach LS, Schneider R, Goldman AB, et al: Bursae and abscess cavities communicating with the hip. Diagnosis using arthrography and CT. Radiology *156*:303, 1985.
474. Chaiamnuay P, Davis P: An unusual case of inguinal swelling. Arthritis Rheum *27*:239, 1984.
475. Weinreb JC, Cohen JM, Maravilla KR: Iliopsoas muscles: MR study of normal anatomy and disease. Radiology *156*:435, 1985.
476. Penkava RR: Iliopsoas bursitis demonstrated by computed tomography. AJR *135*:175, 1980.
477. Peters JC, Coleman BG, Turner ML, et al: CT evaluation of enlarged iliopsoas bursa. AJR *135*:392, 1980.
478. Carrera GF, Papadakes N, Imray TJ: Retropsoas extension of ruptured hip capsule: Arthrographic demonstration. AJR *135*:1293, 1980.
479. Janus CL, Hermann G: Enlargement of the iliopsoas bursa: Unusual cause of cystic mass on pelvic sonogram. J Clin Ultrasound *10*:133, 1982.
480. Lyons JC, Peterson LFA: The snapping iliopsoas tendon. Mayo Clin Proc *59*:327, 1984.
481. Nunziata A, Blumenfeld I: Cadeva a resorte. A proposito de una variedad. Prensa Med Argent *38*:1997, 1951.
482. House AJG: Orthopaedists and ballet. Clin Orthop *89*:52, 1972.
483. Schaberg JE, Harper MC, Allen WC: The snapping hip syndrome. Am J Sports Med *12*:361, 1984.
484. Gerber AM, Resnick D: Knee joint puncture after patellectomy. Clin Orthop *154*:337, 1981.
485. Martin IR, Stoner P: An efficient apparatus for liver arthrography. Br J Radiol *58*:483, 1985.
486. Salazar JE, Sebes JI, Scott RL: The supine view in double-contrast knee arthrography. AJR *141*:585, 1983.
487. Hammond DI, Liver JA: Prone and supine views in double-contrast knee arthrography. J Can Assoc Radiol *35*:262, 1984.
488. Weaver JW: Stereoscopic spot filming in arthrography. AJR *138*:172, 1982.
489. Hotchkiss RN, Tew WP, Hungerford DS: Cartilaginous debris in the injured human knee. Correlation with arthroscopic findings. Clin Orthop *168*:144, 1982.
490. Evans CH, Mears DC, Stanitski CL: Ferrographic analysis of wear in human joints. Evaluation by comparison with arthroscopic examination of symptomatic knees. J Bone Joint Surg Br *4*:572, 1982.
491. Shakespeare DT, Rigby HS: The bucket-handle tear of the meniscus. A clinical and arthrographic study. J Bone Joint Surg Br *65*:383, 1983.
492. Schafer H: Das Meniskusganglion. Früherkennung durch Ausmessung standardisierter Arthrogramme. ROFO *136*:505, 1982.
493. Segal P, Perringerard I, Raguet M, et al: Etude étiopathogénique des kystes du ménisque externe. Rev Chir Orthop *69*:55, 1983.
494. Dickhaut SC, DeLee JC: The discoid lateral-meniscus syndrome. J Bone Joint Surg Am *64*:1068, 1982.
495. Dickason JM, Del Pizzo W, Blazina ME, et al: A series of ten discoid medial menisci. Clin Orthop *168*:75, 1982.
496. Johnson RG, Simmons EH: Discoid medial meniscus. Clin Orthop *167*:176, 1982.
497. Hermann G, Berson BL: Discoid medial meniscus: Two cases of tears presenting as locked knee due to athletic trauma. Am J Sports Med *12*:74, 1984.
498. Clark CR, Ogden JA: Development of the menisci of the human knee joint. Morphological changes and their potential role in childhood meniscal injury. J Bone Joint Surg Am *65*:538, 1983.
499. Engber WD, Mickelson MR: Cupping of the lateral tibial plateau associated with a discoid meniscus. Orthopedics *4*:904, 1981.
500. Mariani PP, Puddo G: Meniscal ossicle. A case report. Am J Sports Med *9*:392, 1981.
501. Radin EL, de Lamotte F, Maquet P: Role of the menisci in the distribution of stress in the knee. Clin Orthop *185*:290, 1984.
502. Kurosawa H, Fukubayashi T, Nakajima H: Load-bearing mode of the knee joint: Physical behavior of the knee joint with or without menisci. Clin Orthop *149*:283, 1980.
503. Korkala O, Karaharju E, Gronblad M, et al: Articular cartilage after meniscectomy. Rabbit knees studied with the scanning electron microscope. Acta Orthop Scand *55*:273, 1984.
504. Shapiro F, Glimcher MJ: Induction of osteoarthrosis in the rabbit knee joint: Histologic changes following meniscectomy and meniscal lesions. Clin Orthop *147*:287, 1980.
505. Northmore-Ball MD, Dandy DJ, Jackson RW: Arthroscopic, open partial, and total meniscectomy. J Bone Joint Surg Br *65*:400, 1983.
506. Tregonning RJA: Closed partial meniscectomy. Early results for single tears with meniscal symptoms. J Bone Joint Surg Br *65*:378, 1983.
507. Goodfellow JW: Closed meniscectomy. J Bone Joint Surg Br *65*:373, 1983.
508. Heatley FW: The meniscus—can it be repaired? J Bone Joint Surg Br *62*:397, 1980.
509. Cabaud HE, Rodkey WG, Fitzwater JE: Medial meniscus repairs. An experimental and morphologic study. Am J Sports Med *9*:129, 1981.
510. Arnoczky SP, Warren RF: Microvasculature of the human meniscus. Am J Sports Med *10*:90, 1982.
511. Danzig L, Resnick D, Gonsalves M, et al: Blood supply to the normal and abnormal menisci of the human knee. Clin Orthop *172*:271, 1983.
512. Arnoczky SP, Warren RF: The microvasculature of the meniscus and its response to injury. An experimental study in the dog. Am J Sports Med *11*:131, 1983.

513. El-Khoury GY, Usta HY, Berger RA: Meniscotibial (coronary) ligament tears. Skeletal Radiol *11*:191, 1984.
514. Henry JH, Craven RP Jr: Traumatic meniscal lesions in children. South Med J *74*:1336, 1981.
515. King AG: Meniscal lesions in children and adolescents: A review of the pathology and clinical presentation. Injury *15*:105, 1983.
516. Arcomano JP, Anetrella LJ: Visualizing the interior cruciate ligament. AJR *138*:1189, 1982.
517. Reider B, Clancy W, Langer LO: Diagnosis of cruciate ligament injury using single contrast arthrography. Am J Sports Med *12*:451, 1984.
518. Pavlov H, Warren RF, Sherman MF, et al: The accuracy of double-contrast arthrographic evaluation of the anterior cruciate ligament. A retrospective review of one hundred and sixty-three knees with surgical confirmation. J Bone Joint Surg Am *65*:175, 1983.
519. Pavlov H: The radiographic diagnosis of the anterior cruciate ligament deficient knee. Clin Orthop *172*:57, 1983.
520. Brody GA, Pavlov H, Warren RF, et al: Plica synovialis infrapatellaris: Arthrographic sign of anterior cruciate ligament disruption. AJR *140*:767, 1983.
521. Braunstein EM: Anterior cruciate ligament injuries: A comparison of arthrographic and physical diagnosis. AJR *138*:423, 1982.
522. Warren RF, Levy IM: Meniscal lesions associated with anterior cruciate ligament injury. Clin Orthop *192*:32, 1983.
523. Passariello R, Trecco F, De Paulis F, et al: Computed tomography of the knee joint: Technique of study and normal anatomy. J Comput Assist Tomogr 7:1035, 1983.
524. Passariello R, Trecco F, De Paulis F, et al: Computed tomography of the knee joint: Clinical results. J Comput Assist Tomogr 7:1043, 1983.
525. Reiser M, Rupp N, Karpf PM, et al: Erfahrungen mit der CT-arthrographie der Kreuzbänder des Kniegelenkes. ROFO *137*:327, 1982.
526. Rickards D, Chapman JA: Computed tomography of the anterior cruciate ligament. Clin Radiol *35*:327, 1984.
527. Golimbu C, Firooznia H, Rafii M, et al: Computerized tomography of the posterior cruciate ligaments. Comput Radiol *6*:233, 1982.
528. Deramos RK: CT diagnosis of torn meniscus. Comput Radiol *6*:263, 1982.
529. Jurik AG, Jorgensen J, Helmig O, et al: Computed tomography of the knee with reference to meniscal tears. A preliminary report. Acta Radiol Diagn *25*:433, 1984.
530. Li KC, Henkelman M, Poon PY, et al: MR imaging of the normal knee. J Comput Assist Tomogr *8*:1147, 1984.
531. Turner DA, Prodromos CC, Petasnick JP, et al: Acute injury of the ligaments of the knee: Magnetic resonance evaluation. Radiology *154*:717, 1985.
532. Sartoris DJ, Kursunoglu S, Pineda C, et al: Detection of intra-articular bodies in the knee using computed arthrotomography. Radiology *155*:447, 1985.
533. Kaufmann J, Langlotz M: Ist die idiopathische Chondropathia patellae mit radiologischen methoden Diagnostizierbar? ROFO *141*:422, 1984.
534. Reiser M, Karpf P-M, Bernett P: Diagnosis of chondromalacia patellae using CT arthrography. Eur J Radiol *2*:181, 1982.
535. Boven F, Bellemans M-A, Geurts J, et al: A comparative study of the patello-femoral joint on axial roentgenogram, axial arthrogram, and computed tomography following arthrography. Skeletal Radiol *8*:179, 1982.
536. Boven F, Bellemans M-A, Geurts J, et al: The value of computed tomography scanning in chondromalacia patellae. Skeletal Radiol *8*:183, 1982.
537. Aprin H, Broukhim B: Early diagnosis of acute rupture of the quadriceps tendon by arthrography. Clin Orthop *195*:185, 1985.
538. Deutsch AL, Resnick D, Dalinka MK, et al: Synovial plicae of the knee. Radiology *141*:627, 1981.
539. Apple JS, Martinez S, Hardaker WT, et al: Synovial plicae of the knee. Skeletal Radiol 7:251, 1982.
540. Jackson RW: The sneaky plicae. J Rheumatol 7:437, 1980.
541. Jouanin T, Dupont JY, Halimi P, et al: The synovial folds of the knee joint: Anatomical study based on the dissection of 200 knee joints. Anat Clin *4*:47, 1982.
542. Kinnard P, Levesque RY: The plica syndrome. A syndrome of controversy. Clin Orthop *183*:141, 1984.
543. Dorfmann H, Orengo P, Amarenco G: Pathology of the synovial folds in the knee. The value of arthroscopy. Rev Rhum Mal Osteoartic *50*:324, 1983.
544. Harrewyn JM, Algnan M, Renoux M, et al: Pathological synovial folds in the knee joint (synovial plica). Arthroscopic treatment. Rev Rhum Mal Osteoartic *49*:3, 1982.
545. Gray DJ, Gardner E: Prenatal development of the human knee and superior tibiofibular joints. Am J Anat *86*:235, 1950.
546. Pipkin G: Lesions of the suprapatellar plica. J Bone Joint Surg Am *32*:363, 1950.
547. Aprin H, Shapiro J, Gershwind M: Arthrography (plica views). A noninvasive method for diagnosis and prognosis of plica syndrome. Clin Orthop *183*:90, 1984.
548. Frija G, Halimi P, Dupont JY, et al: Expression radiologique des plicae du genou. Ann Radiol *25*:375, 1982.
549. Boven F, De Boeck M, Potvliege R: Synovial plicae of the knee on computed tomography. Radiology *147*:805, 1983.
550. Dory MA: Arthrographic recognition of the mediopatellar plica of the knee. Radiology *150*:608, 1984.
551. Thijn CJP, Hillen B: Arthrography and the medial compartment of the patello-femoral joint. Skeletal Radiol *11*:183, 1984.
552. Klein W: The medial shelf of the knee. A follow-up study. Arch Orthop Trauma Surg *102*:67, 1983.
553. Schulitz KP, Hille E, Kochs W: The importance of the mediopatellar synovial plica for chondromalacia patellae. Arch Orthop Trauma Surg *102*:37, 1983.
554. Richmond JC, McGinty JB: Segmental arthroscopic resection of the hypertrophic mediopatellar plica. Clin Orthop *178*:185, 1983.
555. Nottage WM, Sprague NF III, Auerbach BJ, et al: The medial patellar plica syndrome. Am J Sports Med *11*:211, 1983.
556. Vaughan-Lane T, Dandy DJ: The synovial shelf syndrome. J Bone Joint Surg Br *64*:475, 1982.
557. Jackson RW, Marshall DJ, Fujisawa Y: The pathologic medial shelf. Orthop Clin North Am *13*:307, 1982.
558. Moller H: Incarcerating mediopatellar synovial plica syndrome. Acta Orthop Scand *52*:357, 1981.
559. Reid GD, Glasgow M, Gordon DA, et al: Pathological plicae of the knee mistaken for arthritis. J Rheumatol 7:573, 1980.
560. Cooke TD, Wyllie J: Anatomic separation of the suprapatellar pouch spares its involvement by rheumatoid synovitis in the knee. Rheumatol Int *1*:99, 1981.
561. San Dretto MA, Wartinbee DR, Carrerra GF, et al: Suprapatellar plica synovialis: A common arthrographic finding. J Can Assoc Radiol *33*:163, 1982.
562. Darlington D, Hawkins CF: Nail-patella syndrome with iliac horns and hereditary nephropathy. Necropsy report and anatomical dissection. J Bone Joint Surg Br *49*:164, 1967.
563. Reider B, Marshall JL, Warren RF: Persistent vertical septum in the human knee joint. J Bone Joint Surg Am *63*:1185, 1981.
564. Fujikawa K: Arthrographic study of the rheumatoid knee. Part I. Synovial proliferation. Ann Rheum Dis *40*:332, 1981.
565. Fujikawa K, Tanaka Y, Matsubayashi T, et al: Arthrographic study of the rheumatoid knee. Part 2. Articular cartilage and menisci. Ann Rheum Dis *40*:344, 1981.
566. Guerra J Jr, Newell JD, Resnick D, et al: Gastrocnemio-semimembranosus bursal region of the knee. AJR *136*:593, 1981.
567. Rauschning W: Anatomy and function of the communication between knee joint and popliteal bursae. Ann Rheum Dis *39*:354, 1980.
568. Rauschning W, Fredriksson BA, Wilander E: Histomorphology of idiopathic and symptomatic popliteal cysts. Clin Orthop *164*:306, 1982.
569. Wigley RD: Popliteal cysts: Variations on a theme of Baker. Semin Arthritis Rheum *12*:1, 1982.
570. Shepherd JR, Helms CA: Atypical popliteal cyst due to lateral synovial herniation. Radiology *140*:66, 1981.
571. O'Dell JR, Andersen PA, Hollister JR, et al: Anterior tibial mass: An unusual complication of popliteal cysts. Arthritis Rheum *27*:113, 1984.
572. Corbetti F, Schiavon F, Fiocco U, et al: Unusual antefemoral dissecting cyst. Br J Radiol *58*:675, 1985.
573. Thevenon A, Hardouin P, Duquesnoy B: Popliteal cyst presenting as an anterior tibial mass. Arthritis Rheum *28*:477, 1985.
574. Fedullo LM, Bonakdarpour A, Moyer RA, et al: Giant synovial cysts. Skeletal Radiol *12*:90, 1984.
575. Hertzanu Y, Mendelsohn DB, Firer P: Calcified bodies in a giant Baker's cyst. S Afr Med J *65*:973, 1984.
576. Rosenthal DI, Schwartz AN, Schiller AL: Case report 179. Skeletal Radiol 7:142, 1981.
577. Kattapuram SV: Case report 181. Skeletal Radiol 7:279, 1982.
578. McLeod BC, Charters JR, Straus AK, et al: Gas-like radiolucencies in a popliteal cyst. Rheumatol Int *3*:143, 1983.
579. Fam AG, Wilson SR, Holmberg S: Ultrasound evaluation of popliteal cysts in osteoarthritis of the knee. J Rheumatol *9*:428, 1982.
580. Lukes PJ, Herberts P, Zachrisson BE: Ultrasound in the diagnosis of popliteal cysts. Acta Radiol Diagn *21*:663, 1980.
581. Gompels BM, Darlington LG: Evaluation of popliteal cysts and painful calves with ultrasonography: Comparison with arthrography. Ann Rheum Dis *41*:355, 1982.
582. Harper J, Schubert F, Benson MD, et al: Ultrasound and arthrography in the detection of ruptured Baker's cysts. Australas Radiol *26*:281, 1982.
583. Hermann G, Yeh H-C, Lehr-Janus C, et al: Diagnosis of popliteal cyst: Double-contrast arthrography and sonography. AJR *137*:369, 1981.
584. Abdel-Dayem HM, Barodawala YK, Papademetriou T: Scintigraphic arthrography. Comparison with contrast arthrography and future applications. Clin Nucl Med 7:516, 1982.
585. Lamki L: Baker's cyst. Radionuclide arthrographic findings. Clin Nucl Med *10*:147, 1985.
586. Wallner RJ, Dadparvar S, Croll MN, et al: Demonstration of an infected popliteal (Baker's) cyst with three-phase skeletal scintigraphy. Clin Nucl Med *10*:153, 1985.
587. Schwimmer M, Edelstein G, Heiken JP, et al: Synovial cysts of the knee: CT evaluation. Radiology *154*:175, 1985.
588. Lee KR, Tines SC, Price HI, et al: The computed tomographic findings of popliteal cysts. Skeletal Radiol *10*:26, 1983.
589. Lee KR, Tines SC, Yoon JW: CT findings of suprapatellar synovial cysts. J Comput Assist Tomogr *8*:296, 1984.
590. Hull RG, Rennie JAN, Eastmond CJ, et al: Nuclear magnetic resonance

(NMR) tomographic imaging for popliteal cysts in rheumatoid arthritis. Ann Rheum Dis *43*:56, 1984.
591. Smith DL, Bennett RM: Popliteal cyst rupture in SLE—superior rupture and an infected calf cyst. J Rheumatol *8*:518, 1981.
592. Ruiz EP, Eguren TT, Palop MJ, et al: Fistule cutanée d'un kyste poplite chez une patiente atteinte de polyarthrite rhumatoide. Rev Rhum Mal Osteoartic *52*:115, 1985.
593. Grepl J: Wert der positiven Arthrographie zur Diagnostik und Pathogenese retrofemoraler Bakerzysten. Z Orthop *120*:1, 1982.
594. Patrone NA, Ramsdell GM: Baker's cyst and venous thrombosis. South Med J *74*:768, 1981.
595. DeSmet AA, Neff JR: Knee arthrography for the preoperative evaluation of juxta-articular masses. Radiology *143*:633, 1982.
596. Griffiths HT, Elston CW, Colton CL, et al: Popliteal masses masquerading as popliteal cysts. Ann Rheum Dis *43*:60, 1984.
597. Bogumill GP, Bruno PD, Barrick EF: Malignant lesions masquerading as popliteal cysts. A report of three cases. J Bone Joint Surg Am *63*:474, 1981.
598. Littlejohn GO, Brand CA, Ada A, et al: Popliteal cysts and deep venous thrombosis: Tc-99m red blood cell venography. Radiology *155*:237, 1985.
599. Giyanani VL, Grozinger KT, Gerlock AJ Jr, et al: Calf hematoma mimicking thrombophlebitis: Sonographic and computed tomographic appearance. Radiology *154*:779, 1985.
600. Robb D: Obstruction of the popliteal artery by synovial cyst. Br J Surg *48*:221, 1960.
601. Haid SP, Conn J, Bergan JJ: Cystic adventitial disease of the popliteal artery. Arch Surg *101*:765, 1970.
602. Shute K, Rothnie NG: The aetiology of cystic arterial disease. Br J Surg *60*:397, 1973.
603. St Pierre RK, Jones PJ, Fleming LL: Arthroscopy and arthrography of the knee: A comparative study. South Med J *74*:1322, 1981.
604. Stoker DJ, Renton P, Fulton A: The value of arthrography in the management of internal derangements of the knee: The first 1000 are the worst. Clin Radiol *32*:557, 1981.
605. Thijn CJP: Accuracy of double-contrast arthrography and arthroscopy of the knee joint. Skeletal Radiol *8*:187, 1982.
606. Daniel D, Daniels E, Aronson D: The diagnosis of meniscus pathology. Clin Orthop *163*:218, 1982.
607. Marymont JV, Lynch MA, Henning CE: Evaluation of meniscus tears of the knee by radionuclide imaging. Am J Sports Med *11*:432, 1983.
608. Sauser DD, Nelson RC, Lavine MH, et al: Acute injuries of the lateral ligaments of the ankle: Comparison of stress radiography and arthrography. Radiology *148*:653, 1983.
609. van Moppes FI, van den Hoogenband CR, van Engelshoven JMA, et al: Arthrography, talar tilt and surgical findings after inversion trauma of the ankle. ROFO *134*:413, 1981.
610. van Moppes FI, van den Hoogenband CR: The significance of the peroneus tendon sheath in ankle arthrography. ROFO *132*:573, 1980.
611. Vuust M: Arthrographic diagnosis of ruptured calcaneofibular ligament. I. A new projection tested on experimental injury post mortem. Acta Radiol Diagn *21*:123, 1980.
612. Vuust M, Niedermann B: Arthrographic diagnosis of ruptured calcaneofibular ligament. II. Clinical evaluation of a new method. Acta Radiol Diagn *21*:231, 1980.
613. Lindholmer E, Andersen A, Andersen SB, et al: Arthrography of the ankle. Value in diagnosis of rupture of the calcaneofibular ligament. Acta Radiol Diagn *24*:217, 1983.
614. van Moppes FI, Meijer F, van den Hoogenband CR: Arthrographic differential diagnosis between ruptures of the anterior talofibular ligament, the joint capsule and the anterior tibiofibular ligament. ROFO *133*:534, 1980.
615. Dirheimer Y, Ludig J-J, Meyer P: L'arthrographie de la cheville dans la polyarthrite rhumatoide. Rhumatologie *25*:343, 1973.
616. van Moppes FI, van den Hoogenband CR, Betts-Brown A: Filling of lymphatic vessels in ankle arthrography. Diagn Imaging *49*:171, 1980.
617. Teng MMH, Destouet JM, Gilula LA, et al: Ankle tenography: A key to unexplained symptomatology. Part I. Normal tenographic anatomy. Radiology *151*:575, 1984.
618. Gilula LA, Oloff L, Caputi R, et al: Ankle tenography: A key to unexplained symptomatology. Part II. Diagnosis of chronic tendon disabilities. Radiology *151*:581, 1984.
619. Canoso JJ, Wohlgethan JR, Newberg AH, et al: Aspiration of the retrocalcaneal bursa. Ann Rheum Dis *43*:308, 1984.
620. Beaudet F, Dixon AS: Posterior subtalar joint synoviography and corticosteroid injection in rheumatoid arthritis. Ann Rheum Dis *40*:132, 1981.
621. Destouet JM, Gilula LA, Murphy WA, et al: Lumbar facet joint injection: Indication, technique, clinical correlation, and preliminary results. Radiology *145*:321, 1982.
622. Destouet JM, Murphy WA: Lumbar facet block. Indications and technique. Orthop Rev *14*:57, 1985.
623. Lippitt AB: The facet joint and its role in spine pain. Management with facet joint injections. Spine *9*:746, 1984.
624. Fairbank JCT, Park WM, McCall IW, et al: Apophyseal injection of local anesthetic as a diagnostic aid in primary low-back pain syndromes. Spine *6*:598, 1981.
625. Murphy WA: The facet syndrome. Radiology *151*:533, 1984.
626. Raymond J, Dumas J-M: Intraarticular facet block: Diagnostic test or therapeutic procedure? Radiology *151*:333, 1984.
627. Carrera GF: Lumbar facet joint injection in low back pain and sciatica. Description of technique. Radiology *137*:661, 1980.
628. Carrera GF: Lumbar facet joint injection in low back pain and sciatica. Preliminary results. Radiology *37*:665, 1980.
629. Dory MA: Arthrography of the lumbar facet joints. Radiology *140*:23, 1981.
630. Ghormley RK: Low back pain with special reference to the articular facets with presentation of an operative procedure. JAMA *101*:1773, 1933.
631. Badgley CE: The articular facets in relation to low-back pain and sciatic radiation. J Bone Joint Surg Am *23*:481, 1941.
632. Pedersen HE, Blunck CFJ, Garner E: The anatomy of lumbosacral posterior rami and meningeal branches of spinal nerves (sinuvertebral nerves): With an experimental study of their functions. J Bone Joint Surg Am *38*:377, 1956.
633. Hirsch C, Ingelmark BE, Miller M: The anatomical basis for low back pain: Studies on the presence of sensory nerve endings in ligamentous, capsular and intervertebral disc structures in the human lumbar spine. Acta Orthop Scand *33*:1, 1963.
634. Hadley LA: Anatomico-roentgenographic studies of the posterior spinal articulations. AJR *86*:270, 1961.
635. Maldague B, Mathurin P, Malghem J: Facet joint arthrography in lumbar spondylolysis. Radiology *140*:29, 1981.
636. Park WM, McCall IW, Benson D, et al: Spondylarthrography: The demonstration of spondylolysis by apophyseal joint arthrography. Clin Radiol *36*:427, 1985.
637. Raymond J, Dumas J-M: Anomalous ossicle of the articular process: Arthrography and facet block. AJR *141*:1233, 1983.
638. Dory MA: Arthrography of the cervical facet joints. Radiology *148*:379, 1983.
639. Dussault RG, Nicolet V: Cervical facet joint arthrography. J Can Assoc Radiol *36*:79, 1985.
640. Hemminghytt S, Daniels DL, Williams VM: Intraspinal synovial cysts: Natural history and diagnosis by CT. Radiology *145*:375, 1982.
641. Schulz EE, West WL, Hinshaw DB, et al: Gas in a lumbar extradural juxtaarticular cyst. Sign of synovial origin. AJR *143*:875, 1984.
642. Spencer RR, Jahnke RW, Hardy TL: Dissection of gas into an intraspinal synovial cyst from contiguous vacuum facet. J Comput Assist Tomogr 7:886, 1983.
643. Kurz LT, Garfin SR, Unger AS, et al: Intraspinal synovial cyst causing sciatica. J Bone Joint Surg Am *67*:865, 1985.
644. Hendrix RW, Lin P-JP, Kane WJ: Simplified aspiration or injection technique for the sacro-iliac joint. J Bone Joint Surg Am *64*:1249, 1982.
645. Kaplan P, Tu H, Lydiatt D, et al: Temporomandibular joint arthrography of normal subjects: Prevalence of pain with ionic versus nonionic contrast agents. Radiology *156*:825, 1985.
646. Roy C, Godin C, Dussault RG: Complementary role of wrist arthrography in non-union of scaphoid fractures. J Can Assoc Radiol *36*:194, 1985.
647. Mack LA, Matsen FA III, Kilcoyne RF, et al: US evaluation of the rotator cuff. Radiology *157*:205, 1985.
648. Mink JH, Harris E, Rappaport M: Rotator cuff tears: Evaluation using double-contrast shoulder arthrography. Radiology *157*:621, 1985.
649. Resnick D: Frozen shoulder. Ann Rheum Dis *44*:805, 1985.
650. Hoilund-Carlsen PF, Meinicke J, Christiansen B, et al: Joint distention arthrography for disabling hip pain. A controlled clinical trial. Scand J Rheumatol *14*:179, 1985.
651. Middleton WD, Reinus WR, Totty WG, et al: US of the biceps tendon apparatus. Radiology *157*:211, 1985.
652. Kaye JJ: Knee arthrography today. Radiology *157*:265, 1985.
653. Passariello R, Trecco F, de Paulis F, et al: Meniscal lesions of the knee joint: CT diagnosis. Radiology *157*:29, 1985.
654. Ghelman B: Meniscal tears of the knee: Evaluation by high-resolution CT combined with arthrography. Radiology *157*:23, 1985.
655. Reicher MA, Rauschning W, Gold RH, et al: High-resolution magnetic resonance imaging of the knee joint: Normal anatomy. AJR *145*:895, 1985.
656. Reicher MA, Bassett LW, Gold RH: High-resolution magnetic resonance imaging of the knee joint: Pathologic correlations. AJR *145*:903, 1985.
657. Kay SP, Gold RH, Bassett LW: Meniscal pneumatocele. A case report of spontaneous, persistent intra-articular and juxta-articular gas. J Bone Joint Surg Am *67*:1117, 1985.
658. Comba D, Quaglia F, Magliano GE: Massive discoid medial meniscus. A case report. Acta Orthop Scand *56*:340, 1985.
659. Wolfe RD, Dieden JD: Cruciate ligament injury: Diagnostic difficulties in the presence of meniscal injury. Radiology *157*:19, 1985.
660. Rovere GD, Adair DM: Medial synovial shelf plica syndrome. Treatment by intraplical steroid injection. Am J Sports Med *13*:382, 1985.
661. van Moppes FI, Meijer F, van den Hoogenband CR: Lymphatic filling in ankle arthrography. AJR *145*:651, 1985.
662. Ingram C, Stoker DJ: Contrast media in double-contrast arthrography of the knee: A comparison of ioxaglate and iothalamate preparations. Br J Radiol *59*:143, 1986.
663. Gilula LA, Reinus WR, Totty WG: Midcarpal wrist arthrography. AJR *146*:645, 1986.
664. Middleton WD, Reinus WR, Totty WG, et al: Ultrasonographic evaluation of the rotator cuff and biceps tendon. J Bone Joint Surg Am *68*:440, 1986.
665. Crass JR, Craig EV, Feinberg SB: Sonography of the postoperative rotator cuff. AJR *146*:561, 1986.

666. Middleton WD, Reinus WR, Melson GL, et al: Pitfalls of rotator cuff sonography. AJR *146*:555, 1986.
667. Craig EV: The acromioclavicular joint cyst. An unusual presentation of a rotator cuff tear. Clin Orthop *202*:189, 1986.
668. Calvert PT, Packer NP, Stoker DJ, et al: Arthrography of the shoulder after operative repair of the torn rotator cuff. J Bone Joint Surg Br *68*:147, 1986.
669. Ahovuo J, Paavolainen P, Slatis P: Diagnostic value of sonography in lesions of the biceps tendon. Clin Orthop *202*:184, 1986.
670. Rafii M, Firooznia H, Golimbu C, et al: CT arthrography of the capsular structures of the shoulder. AJR *146*:361, 1986.
671. de Carvalho A, Jurik AG: Joint fluid after aspiration. A disturbing factor in knee arthrography. Acta Radiol Diagn *26*:715, 1985.
672. Manco LG, Kavanaugh JH, Fay JJ, et al: Meniscus tears of the knee: Prospective evaluation with CT. Radiology *159*:147, 1986.
673. Beltran J, Noto AM, Mosure JC, et al: Meniscal tears: MR demonstration of experimentally produced injuries. Radiology *158*:691, 1986.
674. Beltran J, Noto AM, Herman LJ, et al: Joint effusions: MR imaging. Radiology *158*:133, 1986.
675. Selby B, Richardson ML, Montana MA, et al: High resolution sonography of the menisci of the knee. Invest Radiol *21*:332, 1986.
676. Salazar JE, Duke RA, Winer-Muram HT: Locking and unlocking of the knee: Arthrographic demonstration. AJR *146*:575, 1986.
677. Soren A: On the etiology of congenital malformation of the meniscus. Arch Orthop Trauma Surg *104*:283, 1985.
678. Podgorski M, Edmonds J: Bidirectional knee joint rupture. J Rheumatol *12*:1180, 1985.
679. Lynch MC, Taylor JF: Facet joint injection for low back pain. A clinical study. J Bone Joint Surg Br *68*:138, 1986.
680. Mercader J, Gomez JM, Cardenal C: Intraspinal synovial cyst: Diagnosis by CT. Follow-up and spontaneous remission. Neuroradiology *27*:346, 1985.
681. Bland JH, Schmidek HH: Symptomatic intraspinal synovial cyst in a 66-year-old marathon runner. J Rheumatol *12*:1006, 1985.
682. Corbetti F, Malatesta V, Camposampiero A, et al: Knee arthrography: Effects of various contrast media and epinephrine on synovial fluid. Radiology *161*:195, 1986.
683. Warner JJ, Becker GJ, Robb JA, et al: Digital subtraction arthrography following hip arthroplasty. Appl Radiol *15*:59, 1986.
684. Manaster BJ: Digital wrist arthrography: Precision in determining the site of radiocarpal-midcarpal communication. AJR *147*:563, 1986.
685. Singson RD, Feldman F, Rosenberg ZS: Elbow joint: Assessment with double-contrast CT arthrography. Radiology *160*:167, 1986.
686. Akbarnia BA, Silberstein ML, Rende RJ, et al: Arthrography in the diagnosis of fractures of the distal end of the humerus in infants. J Bone Joint Surg Am *68*:599, 1986.
687. Beltran J, Gray L, Bools JC, et al: Rotator cuff lesions of the shoulder: Evaluation by direct sagittal CT arthrography. Radiology *160*:161, 1986.
688. El-Khoury GY, Kathol MH, Chandler JB, et al: Shoulder instability: Impact of glenohumeral arthrotomography on treatment. Radiology *160*:669, 1986.
689. Dorrell JH, Catterall A: The torn acetabular labrum. J Bone Joint Surg Br *68*:400, 1986.
690. Burk DL Jr, Kanal E, Brunberg JA, et al: 1.5-T surface-coil MRI of the knee. AJR *147*:293, 1986.
691. Gallimore GW Jr, Harms SE: Knee injuries: High-resolution MR imaging. Radiology *160*:457, 1986.
692. Reicher MA, Hartzman S, Duckwiler GR, et al: Meniscal injuries: Detection using MR imaging. Radiology *159*:753, 1986.
693. Spence KF Jr, Robertson RJ: Medial meniscal cysts. Orthopedics *9*:1093, 1986.
694. Dumas J-M, Eddé DJ: Meniscal abnormalities: Prospective correlation of double-contrast arthrography and arthroscopy. Radiology *160*:453, 1986.
695. Dory MA: Arthrography of the ankle joint in chronic instability. Skeletal Radiol *15*:291, 1986.
696. Blanshard KS, Finlay DBL, Scott DJA, et al: A radiological analysis of lateral ligament injuries of the ankle. Clin Radiol *37*:247, 1986.
697. Jacob JR, Weisman MH, Mink JH, et al: Reversible cause of back pain in rheumatoid arthritis: An apophyseal joint cyst. Arthritis Rheum *29*:431, 1986.
698. McGinty JB, Johnson LL, Jackson RW, et al: Uses and abuses of arthroscopy: A symposium. J Bone Joint Surg Am *74*:1563, 1992.
699. Hall FM: Arthrography: Past, present, and future. AJR *149*:561, 1987.
700. Baker KS, Gilula LA: The current role of tenography and bursography. AJR *154*:129, 1990.
701. Obermann WR, Kieft GJ: Knee arthrography: A comparison of iohexol, ioxaglate sodium meglumine, and metrizoate. Radiology *162*:729, 1987.
702. Obermann WR, Bloem JL, Hermans J: Knee arthrography: Comparison of iotrolan and ioxaglate sodium meglumine. Radiology *173*:197, 1989.
703. Mrose HE, Rosenthal DI: Arthrography of the hand and wrist. Hand Clin 7:201, 1991.
704. Quinn SF, Belsole RS, Greene TL, Rayhack JM: Work in progress: Post-arthrography computed tomography of the wrist: Evaluation of the triangular fibrocartilage complex. Skeletal Radiol *17*:565, 1989.
705. Gilula LA, Hardy DC, Totty WG, et al: Fluoroscopic identification of torn intercarpal ligaments after injection of contrast material. AJR *149*:761, 1987.
706. Pittman CC, Quinn SF, Belsole R, et al: Digital subtraction wrist arthrography: Use of double contrast technique as a supplement to single contrast arthrography. Skeletal Radiol *17*:119, 1988.
707. Quinn SF, Pittman CC, Belsole R, et al: Digital subtraction wrist arthrography: Evaluation of the multiple-compartment technique. AJR *151*:1173, 1988.
708. Belsole RJ, Quinn SF, Greene TL, et al: Digital subtraction arthrography of the wrist. J Bone Joint Surg Am 72:846, 1990.
709. Levinsohn EM, Palmer AK, Coren AB, et al: Wrist arthrography: The value of the three compartment injection technique. Skeletal Radiol *16*:539, 1987.
710. Zinberg EM, Palmer AK, Coren AB, et al: The triple-injection wrist arthrogram. J Hand Surg [Am] *13*:803, 1988.
711. Levinsohn EM, Rosen ID, Palmer AK: Wrist arthrography: Value of the three-compartment injection method. Radiology *179*:231, 1991.
712. Manaster BJ: The clinical efficacy of triple-injection wrist arthrography. Radiology *178*:267, 1991.
713. Wilson AJ, Gilula LA, Mann FA: Unidirectional joint communications in wrist arthrography: An evaluation of 250 cases. AJR *157*:105, 1991.
714. Herbert TJ, Faithfull RG, McCann DJ, et al: Bilateral arthrography of the wrist. J Hand Surg [Br] *15*:233, 1990.
715. Manaster BJ, Mann RJ, Rubenstein S: Wrist pain: Correlation of clinical and plain film findings with arthrographic results. J Hand Surg [Am] *14*:466, 1989.
716. Gilula LA, Hardy DC, Totty WG: Distal radioulnar joint arthrography. AJR *150*:864, 1988.
717. Hardy DC, Totty WG, Carnes KM, et al: Arthrographic surface anatomy of the carpal triangular fibrocartilage complex. J Hand Surg [Am] *13*:823, 1988.
718. Viegas SF, Ballantyne G: Attritional lesions of the wrist joint. J Hand Surg [Am] *12*:1025, 1987.
719. Maloney MD, Sauser DD, Hanson EC, et al: Adhesive capsulitis of the wrist: Arthrographic diagnosis. Radiology *167*:187, 1988.
720. Hanson EC, Wood VE, Thiel AE, et al: Adhesive capsulitis of the wrist. Diagnosis and treatment. Clin Orthop *234*:51, 1988.
721. Yates C, Sullivan JA: Arthrographic diagnosis of elbow injuries in children. J Pediatr Orthop 7:54, 1987.
722. Gundry CR, Schils JP, Resnick D, et al: Arthrography of the post-traumatic knee, shoulder, and wrist. Current status and future trends. Radiol Clin North Am *27*:957, 1989.
723. Naimark A, Baum A: Pitfall to avoid. Injection of the subcoracoid bursa: A cause of technical failure in shoulder arthrography. J Can Assoc Radiol *40*:170, 1989.
724. Sholkoff SD, Cook J: Arthrography for acromioclavicular joint cysts. AJR *151*:838, 1988.
725. Crass JR: Current concepts in the radiographic evaluation of the rotator cuff. CRC Crit Rev Diagn Radiol *28*:23, 1988.
726. Bjorkenheim J-M, Paavolainen P, Ahovuo J, et al: The intraarticular pressure during shoulder arthrography. A diagnostic aid in rotator cuff tear. Acta Orthop Scand *58*:128, 1987.
727. Stiles RG, Resnick D, Sartoris DJ, et al: Rotator cuff disruption: Diagnosis with digital arthrography. Radiology *168*:705, 1988.
728. Nelson MC, Leather GP, Nirschl RP, et al: Evaluation of the painful shoulder. A prospective comparison of magnetic resonance imaging, computerized tomographic arthrography, ultrasonography, and operative findings. J Bone Joint Surg Am *73*:707, 1991.
729. Misamore GW, Woodward C: Evaluation of degenerative lesions of the rotator cuff. A comparison of arthrography and ultrasonography. J Bone Joint Surg Am *73*:704, 1991.
730. Wasilewski SA, Frankl U: Rotator cuff pathology. Arthroscopic assessment and treatment. Clin Orthop *267*:65, 1991.
731. Burk DL Jr, Karajick D, Kurtz AB, et al: Rotator cuff tears: Prospective comparison of MR imaging with arthrography, sonography, and surgery. AJR *153*:87, 1989.
732. Fukuda H, Mikasa M, Yamanaka K: Incomplete thickness rotator cuff tears diagnosed by subacromial bursography. Clin Orthop *223*:51, 1987.
733. Neviaser TJ: Adhesive capsulitis. Orthop Clin North Am *18*:439, 1987.
734. Neviaser RJ, Neviaser TJ: The frozen shoulder. Diagnosis and management. Clin Orthop *223*:59, 1987.
735. Keating JF, Kelly IG: Frozen shoulder: A retrospective analysis of 56 patients. J Orthop Rheumatol *3*:11, 1990.
736. Parker RD, Froimson AI, Winsberg DD, et al: Frozen shoulder. I. Chronology, pathogenesis, clinical picture, and treatment. Orthopedics *12*:868, 1989.
737. Morency G, Dussault RG, Robillard P, et al: Arthrographie distensive dans le traitement de la capsulite adhésive de l'épaule. J Can Assoc Radiol *40*:84, 1989.
738. Corbeil V, Dussault RG, Leduc BE, et al: Capsulite rétractile de l'épaule: Étude comparative de l'arthrographie avec corticothérapie intra-articulaire avec ou sans distension capsulaire. J Can Assoc Radiol *43*:127, 1992.
739. Ozaki J, Nakagawa Y, Sakurai G, et al: Recalcitrant chronic adhesive capsulitis of the shoulder. Role of contracture of the coracohumeral ligament and rotator interval in pathogenesis and treatment. J Bone Joint Surg Am *71*:1511, 1989.
740. Rakofsky M, Arias C, Wagner JJ: Case report 633. Skeletal Radiol *19*:532, 1990.

741. Ribbans WJ, Mitchell R, Taylor GJ: Computerized arthrotomography of primary anterior dislocation of the shoulder. J Bone Joint Surg Br 72:181, 1990.
742. Pennes DR, Jonsson K, Buckwalter K, et al: Computed arthrotomography of the shoulder: Comparison of examinations made with internal and external rotation of the humerus. AJR *153*:1017, 1989.
743. Wilson AJ, Totty WG, Murphy WA, et al: Shoulder joint: Arthrographic CT and long-term follow-up, with surgical correlation. Radiology *173*:329, 1989.
744. Habibian A, Stauffer A, Resnick D, et al: Comparison of conventional and computed arthrotomography with MR imaging in the evaluation of the shoulder. J Comput Assist Tomogr *13*:968, 1989.
745. Singson RD, Feldman F, Bigliani LU, Rosenberg ZS: Recurrent shoulder dislocation after surgical repair: Double-contrast CT arthrography. Work in progress. Radiology *164*:425, 1987.
746. Pennes DR: Shoulder joint: Arthrographic CT appearance. Radiology *175*:878, 1990.
747. Renner JB, Agee MW: Treatment of suppurative arthritis by percutaneous catheter drainage. AJR *154*:135, 1990.
748. Kilcoyne RF, Kaplan P: The lateral approach for hip arthrography. Skeletal Radiol *21*:239, 1992.
749. Walker CW, FitzRandolph RL, Collins DN, et al: Arthrography of painful hips following arthroplasty: Digital versus plain film subtraction. Skeletal Radiol *20*:403, 1991.
750. Kelcz F, Peppler WW, Mistretta CA, et al: K-edge digital subtraction arthrography of the painful hip prosthesis: A feasibility study. AJR *155*:1053, 1990.
751. Swan JS, Braunstein EM, Capello W: Aspiration of the hip in patients treated with Girdlestone arthroplasty. AJR *156*:545, 1991.
752. Glynn TP Jr, Kreipke DL, DeRosa GP: Computed tomography arthrography in traumatic hip dislocation. Intra-articular and capsular findings. Skeletal Radiol *18*:29, 1989.
753. Matsui M, Ohzono K, Saito S: Painful cystic degeneration of the limbus in the hip. J Bone Joint Surg Am *70*:448, 1988.
754. Fritz P, Mariette X, Clerc D, et al: Rectus femoris sheath: A new localization of hip synovial cyst. J Rheumatol *16*:1575, 1989.
755. Yasuda M, Ono M, Naono T, et al: Multiple rheumatoid bursal cysts. J Rheumatol *16*:986, 1989.
756. Berquist TH, Bender CE, Maus TP, et al: Pseudobursae: A useful finding in patients with painful hip arthroplasty. AJR *148*:103, 1987.
757. Silver SF, Connell DG, Duncan CP: Case report 550. Skeletal Radiol *18*:327, 1989.
758. Staple TW, Mork A: Snapping tendon syndrome: Hip tenography with fluoroscopic monitoring. Radiology *166*:873, 1988.
759. Harper MC, Schaberg JE, Allen WC: Primary iliopsoas bursography in the diagnosis of disorders of the hip. Clin Orthop *221*:238, 1987.
760. Freiberger RH, Pavlov H: Knee arthrography. Radiology *166*:489, 1988.
761. Langer JE, Meyer SJF, Dalinka MK: Imaging of the knee. Radiol Clin North Am *28*:975, 1990.
762. Manco LG, Berlow ME: Meniscal tears—comparison of arthrography, CT, and MRI. CRC Crit Rev Diagn Imaging *29*:151, 1989.
763. Lantz B, Singer KM: Meniscal cysts. Clin Sports Med *9*:707, 1990.
764. Woods GW, Whelan JM: Discoid meniscus. Clin Sports Med *9*:695, 1990.
765. McCabe JP, Gilmore MFX: Spontaneous rupture of the suprapatellar bursa. J Bone Joint Surg Br *72*:927, 1990.
766. Schäfer H: Synovialfalten des Kniegelenkes. Die Plica parapatellaris medialis. ROFO *147*:640, 1987.
767. Hodge JC, Ghelman B, O'Brien SJ, et al: Synovial plicae and chondromalacia patellae: Correlation of results of CT arthrography with results of arthroscopy. Radiology *186*:827, 1993.
768. Martinez D, Millner PA, Coral A, et al: Case report 745. Skeletal Radiol *21*:393, 1992.
769. Armstrong SJ, Watt I: Lipoma arborescens of the knee. Br J Radiol *62*:178, 1989.
770. Kirkham B, Churchill M, Dasgupta B, et al: Anterolateral rupture of popliteal cysts in rheumatoid arthritis. Ann Rheum Dis *50*:187, 1991.
771. Petros DP, Hanley JF, Gilbreath P, et al: Posterior compartment syndrome following ruptured Baker's cyst. Ann Rheum Dis *49*:944, 1990.
772. Haller J, Resnick D, Sartoris D, et al: Arthrography, tenography, and bursography of the ankle and foot. Clin Podiatr Med Surg *5*:893, 1988.
773. Raatikainen T, Putkonen M, Puranen J: Arthrography, clinical examination, and stress radiograph in the diagnosis of acute injury to the lateral ligaments of the ankle. Am J Sports Med *20*:2, 1992.
774. Wrazidlo W, Karl E-L, Koch K: Die arthrographische Diagnostik der vorderen Syndesmosenruptur am oberen Sprunggelenk. ROFO *148*:492, 1988.
775. Bleichrodt RP, Kingma LM, Binnendijk B, et al: Injuries of the lateral ankle ligaments: Classification with tenography and arthrography. Radiology *173*:347, 1989.
776. Reinus WR, Gilula LA, Lesiak LF, et al: Tenography in unresolved ankle tenosynovitis. Orthopedics *10*:497, 1987.
777. Cheung Y, Rosenberg ZS, Magee T, et al: Normal anatomy and pathologic conditions of ankle tendons: Current imaging techniques. Radiographics *12*:429, 1992.
778. Goossens M, De Stoop N, Claessens H, et al: Posterior subtalar joint arthrography. A useful tool in the diagnosis of hindfoot disorders. Clin Orthop *249*:248, 1989.
779. Meyer J-M, Garcia J, Hoffmeyer P, et al: The subtalar sprain. A roentgenographic study. Clin Orthop *226*:169, 1988.
780. Murtagh FR: Computed tomography and fluoroscopy guided anesthesia and steroid injection in facet syndrome. Spine *13*:686, 1988.
781. Bjorkengren AG, Kurz LT, Resnick D, et al: Symptomatic intraspinal synovial cysts: Opacification and treatment by percutaneous injection. AJR *149*:105, 1987.
782. Jackson RP, Jacobs RR, Montesano PX: Facet joint injection in low-back pain. A prospective statistical study. Spine *13*:966, 1988.
783. Roy DF, Fleury J, Fontaine SB, et al: Clinical evaluation of cervical facet joint infiltration. J Can Assoc Radiol *39*:118, 1988.
784. Hove B, Gyldensted C: Cervical analgesic facet joint arthrography. Neuroradiology *32*:456, 1990.
785. Benhamou CL, Roux Ch, Gervais T, et al: Costo-vertebral arthropathy. Diagnostic and therapeutic value of arthrography. Clin Rheumatol *7*:220, 1988.
786. Zobel MS, Borrello JA, Siegel MJ, et al: Pediatric knee MR imaging: Pattern of injuries in the immature skeleton. Radiology *190*:397, 1994.
787. Richards RD, Sartoris DJ, Pathria MN, et al: Hill-Sachs lesion and normal humeral groove: MR imaging features allowing their differentiation. Radiology *190*:665, 1994.
788. Ogden JA, Ganey TM, Arrington JA, et al: Meniscal ossification. I. Human. Skeletal Radiol *23*:167, 1994.
789. Linkous MD, Gilula LA: Wrist arthrography today. Radiol Clin North Am *36*:651, 1998.
790. Romaniuk CS, Butt WP, Coral A: Bilateral three-compartment wrist arthrography in patients with unilateral wrist pain: Findings and implications for management. Skeletal Radiol *24*:95, 1995.
791. Cantor RM, Stern PJ, Wyrick JD, et al: The relevance of ligament tears or perforations in the diagnosis of wrist pain: An arthrographic study. J Hand Surg [Am] *19*:945, 1994.
792. Palmer AK: Triangular fibrocartilage complex lesions: A classfication. J Hand Surg [Am] *14*:594, 1989.
793. Arons MS, Fishbone G, Arons JA, et al: Communicating defects of the triangular fibrocartilage complex without disruption of the triangular fibrocartilage: A report of two cases. J Hand Surg [Am] *24*:148, 1999.
794. Kirschenbaum D, Seiler S, Solonick D, et al: Arthrography of the wrist: Assessment of the integrity of the ligaments in young asymptomatic adults. J Bone Joint Surg Am 77:1207, 1995.
795. Brown JA, Janzen DL, Adler BD, et al: Arthrography of the contralateral, asymptomatic wrist in patients with unilateral wrist pain. Can Assoc Radiol J *45*:292, 1994.
796. Grechenig W, Peicha G, Fellinger M, et al: Wrist arthrography after acute trauma to the distal radius: Diagnostic accuracy, technique, and sources of diagnostic errors. Invest Radiol *33*:273, 1998.
797. Scheck RJ, Kubitzek C, Hierner R, et al: The scapholunate interosseous ligament in MR arthrography of the wrist: Correlation with non-enhanced MRI and wrist arthroscopy. Skeletal Radiol *26*:263, 1977.
798. Brown RR, Fliszar E, Cotten A, et al: Extrinsic and intrinsic ligaments of the wrist: Normal and pathologic anatomy at MR arthrography with three-compartment enhancement. Radiographics *18*:667, 1998.
799. Zanetti M, Bram J, Hodler J: Triangular fibrocartilage and intercarpal ligaments of the wrist: Does MR arthrography improve standard MRI? J Magn Reson Imaging 7:590, 1997.
800. Scheck RJ, Romagnolo A, Hierner R, et al: The carpal ligaments in MR arthrography of the wrist: Correlation with standard MRI and wrist arthroscopy. J Magn Reson Imaging *9*:468, 1999.
801. Steinbach LS, Schwartz M: Elbow arthrography. Radiol Clin North Am *36*:635, 1998.
802. Cotten A, Jacobson J, Brossmann J, et al: Collateral ligaments of the elbow: Conventional MR imaging and MR arthrography with coronal oblique plane and elbow flexion. Radiology *204*:806, 1997.
803. Cotten A, Boutin RD, Resnick D: Normal anatomy of the elbow on conventional MR imaging and MR arthrography. Semin Musculoskel Radiol *2*:133, 1998.
804. Nakanishi K, Masatomi T, Ochi T, et al: MR arthrography of the elbow: Evaluation of the ulnar collateral ligament of elbow. Skeletal Radiol *25*:629, 1996.
805. Cotten A, Jacobson J, Brossmann J, et al: MR arthrography of the elbow: Normal anatomy and diagnostic pitfalls. J Comput Assist Tomogr *21*:516, 1997.
806. Timmerman LA, Schwartz ML, Andrews JR: Preoperative evaluation of the ulnar collateral ligament by magnetic resonance imaging and computed tomography arthrography. Am J Sports Med *22*:26, 1994.
807. Allan RA, Keen RW, Hine AL: Case report 855. Skeletal Radiol *23*:462, 1994.
808. Holland P, Davies AM, Cassar-Pullicino VN: Computed tomographic arthrography in the assessment of osteochondritis dissecans of the elbow. Clin Radiol *49*:231, 1994.
809. Rafii M, Minkoff J: Advanced arthrography of the shoulder with CT and MR imaging. Radiol Clin North Am *36*:609, 1998.
810. Parlier-Cuau C, Champsaur P, Nizard R, et al: Percutaneous treatments of painful shoulder. Radiol Clin North Am *36*:589, 1998.
811. Bresler F, Blum A, Simon JM, et al: Assessment of the superior labrum of the shoulder joint with CT arthrography and MR arthrography: Correlation with anatomical dissection. Surg Radiol Anat *20*:57, 1998.

812. Fermand M, Blanchard J-P, Vergeron H, et al: Rotator cuff imaging using bursography coupled to helical computed arthrotomography. Rev Rheumatol *66*:131, 1999.
813. Aliabadi P, Baker ND, Jaramillo D: Hip arthrography, aspiration, block, and bursography. Radiol Clin North Am *36*:673, 1998.
814. Petersilge CA: Current concepts of MR arthrography of the hip. Semin Ultrasound CT MRI *18*:291, 1997.
815. Leunig M, Werlin S, Ungersböck A, et al: Evaluation of the acetabular labrum by MR arthrography. J Bone Joint Surg Br *79*:230, 1997.
816. Haims A, Katz LD, Busconi B: MR arthrography of the hip. Radiol Clin North Am *36*:691, 1998.
817. Malghem J, VandeBerg BC, Lebon C, et al: Ganglion cysts of the knee: Articular communication revealed by delayed radiography and CT after arthrography. AJR *170*:1579, 1998.
818. Coumas JM, Palmer WE: Knee arthrography. Evolution and current status. Radiol Clin North Am *36*:703, 1998.
819. Sciulli RL, Boutin RD, Brown RR, et al: Evaluation of the postoperative meniscus of the knee: A study comparing conventional arthrography, conventional MR imaging, MR arthrography with iodinated contrast material, and MR arthrography with gadolinium-based contrast material. Skeletal Radiol *28*:508, 1999.
820. Gagliardi JA, Chung EM, Chandnani VP, et al: Detection and staging of chondromalacia patellae: Relative efficacies of conventional MR imaging, MR arthrography, and CT arthrography. AJR *163*:629, 1994.
821. Daenen BR, Ferrara MA, Marcelis S, et al: Evaluation of patellar cartilage surface lesions: Comparison of CT arthrography and fat-suppressed FLASH 3D MR imaging. Eur Radiol *8*:981, 1998.
822. Lee SH, Jacobson J, Trudell D, et al: Ligaments of the ankle: Normal anatomy with MR arthrography. J Comput Assist Tomogr *22*:807, 1998.
823. Helgason JW, Chandnani VP: MR arthrography of the ankle. Radiol Clin North Am *36*:729, 1998.
824. Van Dijk CN, Molenaar AHM, Cohen RH, et al: Value of arthrography after supination trauma of the ankle. Skeletal Radiol *27*:256, 1998.
825. Schreibman KL, Gilula LA: Ankle tenography: A therapeutic imaging modality. Radiol Clin North Am *36*:739, 1998.
826. Mitchell MJ, Bielecki D, Bergman AG, et al: Localization of specific joint causing hindfoot pain: Value of injecting local anesthetics into individual joints during arthrography. AJR *164*:1473, 1995.
827. Lucas PE, Hurwitz SR, Kaplan PA, et al: Fluoroscopically guided injections into the foot and ankle: Localization of the source of pain as a guide to treatment—prospective study. Radiology *204*:411, 1997.
828. Sugimoto K, Samoto N, Takaoka T: Subtalar arthrography in acute injuries of the calcaneofibular ligament. J Bone Joint Surg Br *80*:785, 1998.
829. Sarazin L, Chevrot A, Pessis E, et al: Lumbar facet joint arthrography with the posterior approach. Radiographics *19*:93, 1999.
830. Schwarzer AC, Derby R, Aprill CN, et al: The value of the provocative response in lumbar zygoapophyseal joint injections. Clin J Pain *10*:309, 1994.
831. Schwarzer AC, Aprill CN, Derby R, et al: The false-positive rate of uncontrolled diagnostic blocks of the lumbar zygoapophyseal joints. Pain *58*:195, 1994.
832. Chebrot A, Cermakova E, Vallee C, et al: C1–2 arthrography. Skeletal Radiol *24*:425, 1995.
833. Dussault RG, Kaplan PA, Anderson MW: Fluoroscopy-guided sacroiliac joint injections. Radiology *214*:273, 2000.
834. Maldjian C, Mesgarzadeh M, Tehranzadeh J: Diagnostic and therapeutic features of facet and sacroiliac joint injection: Anatomy, pathophysiology, and technique. Radiol Clin North Am *36*:497, 1998.
835. Fortin JD, Dwyer AP, West S, et al: Sacroiliac joint: Pain referral maps upon applying a new injection/arthrography technique. Part I. Asymptomatic volunteers. Spine *19*:1475, 1994.
836. Fortin JD, Aprill CN, Ponthieux B, et al: Sacroiliac joint: Pain referral maps upon applying a new injection/arthrography technique. Part II: Clinical evaluation. Spine *19*:1483, 1994.

# 第8章

# 放射性核素技术

Robert Schneider

放射性核素在肌肉骨骼疾病的诊断、治疗和研究中已被广泛应用。在放射性核素发现后的初期，人们主要将其应用于肌肉骨骼疾病的治疗。后来，放射性核素被用来进行骨代谢及各种骨异常方面的研究，并最终促成了其在临床诊断中的广泛应用。

## 第一节 历史回顾

Looney[1]回顾了放射性核素在医学和工业生产中的早期应用情况。放射性同位素最早的体内应用出现在1903年的法国巴黎和1904年的英国剑桥，在这两个地区的某些水源中发现了放射性核素氡的存在。人们认为，饮用这些天然泉水或在其中沐浴所产生的所谓治疗作用，是由水中的放射性元素所引起的。这些水曾供给民众使用，并用来治疗各种肌肉骨骼疾病，包括风湿性疾病、痛风和腰痛。后来，镭替代了氡作为治疗的放射性核素，因为它有更长的半衰期，所以被认为具有更持久的治疗效果。虽然早期曾有成功的报道，但到20世纪20年代后期，临床研究仍未能证明其确切的疗效，因此这种治疗方法大多被弃用。从1908年开始，镭被作为一种α粒子源使用，用以在手表盘面上发出冷光。1924年，曾报道，在制造镭表盘的油漆工中发现了下颌骨骨髓炎和骨坏死，随后不断有发生恶性骨肿瘤和其他骨异常的报道，表明放射性核素会沉积在骨组织中并引起有害作用[2,3]。

1935年，Chiewicz和Hevesy[4]使用放射自显影技术，在鼠体内研究磷-32（$^{32}P$）的代谢情况时发现，骨组织是具有代谢活性的而非惰性组织。直到今天，放射性自显影技术仍然是研究骨代谢的常用技术。在这项技术中，将释放β射线的同位素注射或摄入体内，并会被人体组织吸收。将待研究的组织切片后放在摄像胶片上，其发射出的β射线会使摄取了放射性同位素的部位所对应的胶片部位曝光，从而可依据胶片的曝光程度对摄取量进行定量分析。然而对于人类的应用而言，放射自显影并不是一项好的技术，因为其使用β射线源，会产生高剂量的辐射，并且需要切取组织样本。1942年Treadwell及其同事[5]报道，使用锶-89（$^{89}Sr$）作为放射性自显影技术的β射线源，研究了骨肿瘤和正常骨。同年人们建议使用$^{89}Sr$作为代谢性骨病的治疗核素，直到现在仍在应用[6]。

随着亲骨性、释放γ射线核素的应用以及检测仪器的改进，使得通过体外计数的方法研究骨代谢成为可能。盖革-米勒计数器就是早期使用的仪器之一。该仪器由一根充气的圆柱体组成，气柱上带有充正电荷和负电荷的两个电极，当光子或带电离子碰撞气体分子时，电极可吸收由电离作用产生的电子。该装置在计数β射线的有效性大于其对γ射线的计数。现在仍用它来作为监测辐射安全性的检测仪器。碘化钠晶体探测器可根据γ射线撞击晶体时产生的闪烁现象提供定量的信息。

锶-85（$^{85}Sr$）是一种γ射线源，1956年报道了其在人体内使用[7,8]。钙（Ca）和锶除了排出方式有区别外，有着相似的生物学行为。临床上还没有合适的钙放射性同位素应用于骨扫描，因为钙的放射性同位素释放的γ射线剂量远远高于常规用量。1959年，Bauer和Wendeberg[9]报道了使用$^{47}Ca$和$^{85}Sr$作为放射性核素进行了人体骨骼局限性病灶的体外计数研究。他们发现，各种骨骼病灶中的同位素吸收都有增高，包括骨折、骨肿瘤、骨髓炎和Paget病，表明在这些疾病中骨组织更新有所加快。1961年，

Gynning[10]报道了因乳腺癌引起的骨转移病灶中 $^{85}Sr$ 的摄取增加，而多数患者的X线平片上却未见异常。

Fleming[11]于 1961 年报道了使用直线扫描器产生图像的骨扫描摄像技术（闪烁扫描技术）。这种扫描器使用 3 英寸 × 2 英寸的活性铊碘化钠晶体，配有一个19孔的聚焦准直器。带有准直器的探测器装在一个电机上，使其能在人体上移动。当直线扫描器移动时，光源可在多个位置上曝光底片。厚度为 2 英寸的晶体对 $^{85}Sr$ 和氟 –18（$^{18}F$）所释放的高能γ射线有较好的计数效果。扫描摄像技术使骨的放射性核素评价步入了诊断成像领域，而以前它只是一项定量数据，只能通过体外探头计数来获得的一种研究方法。由于 $^{85}Sr$ 的半衰期较长，因此只能注射较小的剂量，而且起初的扫描也只限于确诊为恶性疾病的患者；后来对良性病变患者也开始使用这种扫描方法。由于这种扫描的分辨率较低，因此需要在患者身上放置骨性标志并拍摄 X 线片，以便于对核素摄取区域进行定位。

由于以上技术对病变定位能力有限，Bauer[12]便开发了一项称之为闪烁测量的技术。在这项技术中，直线扫描器每停止一次就能获得一次计数，然后把计数值叠加在患者处于扫描台上所拍摄的 X 线片上，采用网格坐标便于进行准确的叠加。这项技术可对骨内放射性核素摄取量高的区域进行定位和测定，然而，由于新型扫描剂使用的安全剂量较高，从而可获得最佳的图像分辨率，因此闪烁测量技术在很大程度上已被放弃了。但是在最近几年里，通过把骨扫描与 X 线片相结合，以及把正电子发射体层摄像（PET）扫描技术与 CT 扫描相结合，可对摄取量异常增大的区域进行更准确的定位，又引起了人们新的兴趣[13,14]。

$^{18}F$是一种正电子发射源，它是在1962年由Blau等[15]作为一种骨扫描剂首次提出的。这种放射性同位素的半衰期短，血液清除快，易于获得高质量的骨骼图像。但正是由于其半衰期短以及需要回旋加速器来产生这种同位素，使得这项技术应用费用相对昂贵，而且在许多部位不适用。直到 1971 年锝 –99m（$^{99m}Tc$）标记的放射性磷酸盐复合物的出现后，三种放射性同位素（$^{85}Sr$、$^{87m}Sr$和$^{18}F$）才被应用于临床骨扫描中。$^{99m}Tc$ 多聚磷酸盐于 1971 年被 Subramanian 和 McAfee 用作骨扫描剂，这是骨扫描发展史上的重要进步[16]。此后不久，相继提出了各种经过改进的膦酸盐复合物骨扫描试剂[17,18]。

磷酸盐和膦酸盐复合物对骨吸收都有明显的亲和力。它们可阻碍磷酸钙的结晶以及这些晶体的降解。这种物质的最初商业用途是用来防止管道中钙结晶的聚集。在医学上，它们被用于降低骨转移性疾病患者的血钙水平，用于治疗诸如Paget病中的高代谢骨转化病灶，以及用于治疗骨质疏松。磷酸盐和膦酸盐复合物都结合有$^{99m}Tc$，后者半衰期短并可释放足够能量的γ射线进行成像。因此可以高剂量的人体注射以提供更高的光子通量和更高的分辨率。

骨扫描发展中的另一个重要进步是 Anger 研制成了γ照相机[19,20]。γ照相机可以一次获取一个完整器官的图像。Anger的γ照相机原型在 1952 年问世。1956 年，他制造出一台γ照相机模型，与现在使用的十分相似。被吸收的γ射线撞击相机中的碘化钠晶体后被散射到多个光电倍增管中，其可计算出γ射线的位置，使所获得的图像能反映出射线源的情况。这种照相机较以往的直线扫描器具有更高的分辨率，而且该装置可进行早期的动态脉管系统扫描。由于直线扫描器性能优良，因此随同γ照相机一直用到 20 世纪 70 年代（图 8–1）。但是到了 20 世纪 80 年代，直线扫描器则几乎完全被γ照相机所取代。后来γ射线照相机又做了许多改进，包括使用更大的晶体、安装更多的光电倍增管以及使用双探头和三探头，使其获取扫描图像的速度大大加快。随着时代发展，用电脑生成光图像的数码相机又取代了模拟相机。

体层摄影技术的发展对去除图像中重叠的结构起了很大帮助。体层摄影技术的最初尝试用的是多聚焦平面技术，类似于放射摄影中的体层摄影技术，但并未得到广泛使用。在CT扫描技术引入放射影像技术后不久，发射CT也于20世纪 70 年代末到 80 年代初被引入到了核医学中[21]。CT扫描利用数学方法对各个体层摄影断面进行重建。在发射CT中使用了两项技术。单光子发射 CT（SPECT）使用的是常规扫描剂配以多重探测器陈列（目前已不再使用）或γ照相机，其获得的信息来自人体周围的多个观察位[22]。第二种方法是 PET，利用正电子发射同位素来消除重合探测。尽管在 20 世纪 70 年代末到 80 年代初 PET 就已出现，但直至 $^{18}F$– 氟脱氧葡萄糖（FDG）作为一种扫描剂被应用于临床之后，PET扫描才得以广泛使用，并且已有了多种更专用的 PET 扫描器。利用双探头γ照相机（使用重合成像软件）同样可获得用FDG作扫描剂的重合图像，而且比专

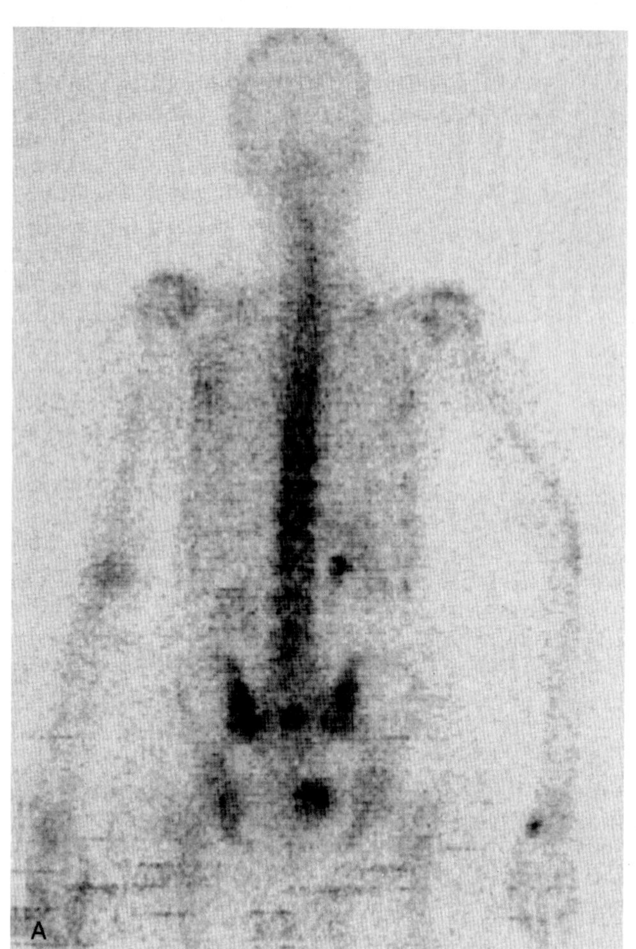


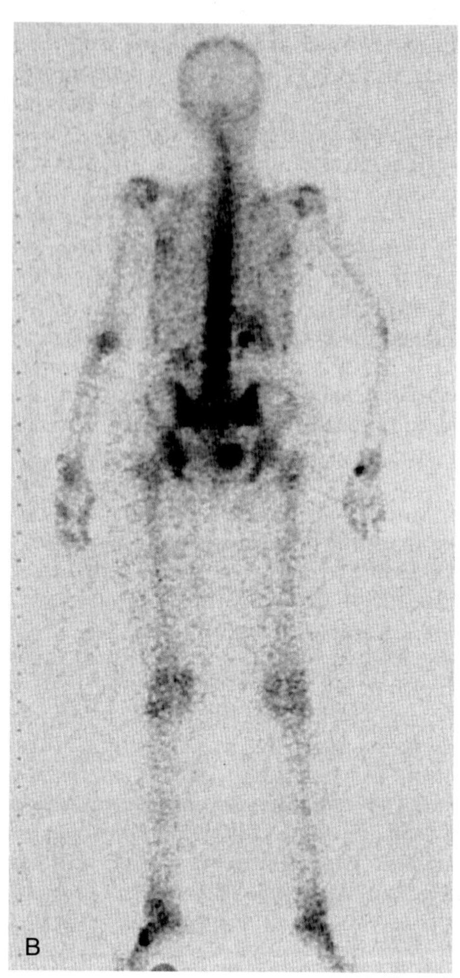


**图8–1** A 直线扫描后位像，摄于1978年，用的是$^{99m}$Tc-MDP。
B 用γ照相机拍摄的类似扫描图像。

用PET扫描器更为适用[23,24]。

由于骨扫描在检测肌肉骨骼系统异常方面有其生理学基础，所以多年来骨扫描在检测放射摄影不能显示的肌肉骨骼系统异常中一直是首选方法。随着MRI的出现，人们又有了另一种很好的选择。MRI同样可发现放射摄影不能显示的肌肉骨骼损伤，其依据的是异常的生理和生化表现，对于许多病变而言，其敏感性等于甚至优于骨扫描，而且对骨与软组织的分辨率要好于骨扫描。但放射核素骨扫描仍然是检测骨骼中骨性异常的有效方法，而且可以快速产生全身图像来筛查多个部位的异常，其费用要低于MRI，因此其仍然是临床上最常用的一项检查。虽然近年来骨扫描放射性药物几乎没有重大的进展，但用于检测感染和评价肿瘤的放射性药物却取得了一些进展。

# 第二节 放射性药物

## 一、放射性

在核医学中，放射性核素、放射性同位素、放射性药物和放射性示踪剂这些术语是用来描述所用放射性材料的常用同义词。核素代表某种元素，以该元素的原子序数和原子量来描述。同位素是具有相同原子序数而原子量不同的同种元素。各种核素或同位素的显著不同在于它们具有不同的质子数和中子数，均有不稳定趋向，在向稳态跃迁（放射性衰变）时会释放出粒子（α和β粒子）或产生电磁辐射（γ射线）。这些要经历放射性衰变的核素和同位素被称之为放射性核素和放射性同位素。放射性药物和放射性示踪剂是指单独使用或与其他物质联合使用用于诊断、治疗或研究的放射性核素或放射性同位素。

用于核医学的放射性材料，其放射性衰变是通过β射线发射、电子俘获、正电子发射或同质异能跃迁而发生的。当核素的中子 – 质子比率较高时会发生β射线发射。中子通过释放出一个电子(β粒子)转变成质子。当中子 – 质子比率较低时会发生电子俘获，使得电子和质子结合形成一个中子。这会引起其余电子的轨道发生转变，从而产生电磁辐射(γ射线)。中子 – 质子比率较低时也可发生正电子发射。质子转变成中子同时发射出正电子(具有电子质量但带正电荷的粒子)。正电子迅速和电子结合，于是两个粒子便同时湮灭，产生出两个光子，各带有511keV的γ射线能量向相反方向射出。即使在这些跃迁之后，该核素或同位素也不可能处于完全稳定状态，将这种状态称之为亚稳态(m)。亚稳态核素会释放出特征性的γ光子。也会给电子释放能量，使其发生轨道转变并释放出特征性的x射线(即预兆电子)。

核医学中的诊断成像依据的是γ辐射。β辐射用于治疗和放射自显影术研究。放射性核素以其元素符号及其原子量来描述。处于亚稳态的放射性核素，在其原子量之后加上“m”。放射性同位素的衰变率用其物理半衰期($T_{1/2}$)来表示，单位可以是秒、分、小时或年。体内的放射性量不仅与放射性核素的物理半衰期有关，而且与其从体内排出的程度有关，后者称之为生物半衰期。放射性强度由单位时间内原子核的跃迁次数决定。在历史上，放射性强度曾用居里(Ci)来表示。1居里等于每秒跃迁$3.7 \times 10^{10}$次。现在也使用一种新的单位贝克勒尔(Bq)来表示放射性强度。1贝克勒尔等于每秒跃迁1次。核医学中用的放射性药物的强度通常用毫居里(mCi)来表示。1毫居里等于37兆贝克勒尔(MBq)。

辐射剂量以rad/mCi或mGy/MBq来计量。考虑辐射剂量时不仅要考虑全身的总剂量，还要考虑各具体器官的剂量。使用$^{99m}$Tc–MDP进行骨扫描的全身总剂量为0.0065rad/mCi，或单项扫描约为0.13 ~ 0.19rad。膀胱中的剂量最大，为0.13rad/mCi，或者约为2.62 ~ 3.90rad。放射性会聚积在膀胱里的尿液中，这是为何在扫描期间及扫描之后需要多次排空膀胱的原因之一。

## 二、用于骨扫描的放射性药物

许多不同元素的各种同位素都会集中在骨组织中。这些元素中包括有：钙、锶、钡、镭、铍、镁、镓、铟、铒、钐、镝、钇、铋和氟。但只有其中少数几种放射性同位素被应用于临床骨扫描中[25]。此外，某些化合物也可集中在骨内，并可由放射性同位素标记。这类化合物包括磷酸盐和膦酸盐复合物、茜素以及四环素。

在制作某种用于骨扫描的放射性药物时，需要考虑以下一些因素：

**(1)放射性同位素的物理特性，包括其物理半衰期和放射性发射：**同位素的物理半衰期要足够长以便进行运输、注射、骨吸收及扫描。但半衰期过长会产生较高的辐射剂量。只有γ发射可用来进行体外扫描。α和β辐射不能穿透皮肤，而且会使患者受到高辐射暴露，也对成像无益。γ照相机最理想的γ射线能量范围是75 ~ 300 keV。更高能量的射线虽然也可用于扫描，但需要笨重且昂贵的准直仪。能量过低又不能穿透皮肤。

**(2)定位：**放射性核素在体内高剂量的骨吸收和软组织的快速清除可产生高的骨 – 软组织比率，可使正常骨骼更好的显影。这使骨扫描图像具有更清晰的影像，从而能更好地显示解剖结构细节。病变骨 – 正常骨吸收比率高能更好地发现异常，并使正常区与病变区更容易区分。

**(3)辐射剂量：**必须权衡考虑理想成像所需的放射性剂量和患者受到的辐射量。短的物理和生物半衰期以及不产生β射线的发射可减少辐射剂量。

**(4)可行性与价格：**回旋加速器产生的同位素(如$^{18}$F)通常价格昂贵。使用价格较低的发生器(如钼–99($^{99}$Mo)/$^{99m}$Tc发生器)产生的同位素易于获得且价格较低。用于标记放射性药物的那类同位素，价格低廉也很有用。

由于骨的大部分是由钙构成的，因此使用钙的同位素作为骨扫描剂似乎是比较理想的选择，但实际上没有一种钙的同位素能用于骨扫描。$^{45}$Ca的γ射线能量为1279keV，$^{49}$Ca的γ射线能量为3080keV，都远远高于常规骨扫描剂量，同时还有其他一些不利之处[26]。

锶和钙一样是一种碱土金属，其可与骨和其他组织中的羟基磷灰石钙晶体中的钙相互交换。尽管锶与钙在生物学代谢行为上有所不同，但锶与钙的作用类似，并具有相似的体内分布[9]。$^{85}$Sr是最早用于临床骨扫描的放射性核素，但现在已被弃用。$^{85}$Sr是通过电子俘获衰变的。其物理半衰期为6.1天，γ

射线能量为514 keV。其生物半衰期为100天，经粪便和尿液排出。碱土放射性同位素（如锶）不仅与羟基磷灰石钙晶体中的钙相互交换，而且与细胞中的钙和镁进行交换，并与体内蛋白质相结合，从而延长了其软组织清除所需的时间。$^{85}$Sr扫描是在静脉内注射后2～5天或更长时间进行的以便软组织清除。由于其半衰期长，且辐射暴露高，使用剂量被限制在1～2mCi/kg，但在这样的剂量下得到的图像质量也较差。

另一种具有较短半衰期的锶同位素（$^{87m}$Sr）也曾用于临床。$^{87m}$Sr是通过同质异能跃迁衰变的，其物理半衰期为2.8小时，γ射线能量为388 keV。由于其半衰期短需要在注射后早期进行多次扫描，但其软组织清除率差，因而使图像显示相对较差。$^{87m}$Sr是由$^{87m}$Y（钇）/$^{87m}$Sr发生器产生的，价格较高，使用受到限制，目前已不再用于骨扫描。

$^{18}$F作为一种骨扫描试剂具有许多优异的特性。其骨吸收率高，可达剂量的50%～60%，在所有骨扫描试剂中是最高的。其通过肾脏的软组织清除率较快。$^{18}$F是通过正电子发射衰变的，产生的γ射线能量为511 keV。其半衰期较短，为1.85小时。由于其是用回旋加速器产生的且半衰期较短，因此价格相对昂贵。γ射线能量511 keV对于γ照相机来说并不是理想的强度，但使用直线扫描器则可得到相对较好的计数效果。现在，$^{18}$F是核医学中一种重要的放射性同位素，可用来标记FDG，FDG是一种用来测定代谢活性的葡萄糖类似物，在PET扫描中常使用。通过采用PET重合成像技术，可单独用$^{18}$F进行骨扫描，可获得高质量的断层图像。

$^{99m}$Tc膦酸盐复合物是目前临床骨扫描常规使用的放射性核素。$^{99m}$Tc是理想的扫描试剂，因为其物理半衰期短（6小时）而γ射线能量为141keV，正是γ照相机理想的强度。其是通过同质异能跃迁衰变的。其由$^{99}$Mo（钼）/$^{99m}$Tc发生器产生，因此价格相对较低。提供的$^{99m}$Tc经盐水洗脱，形态为$^{99m}$Tc-高锝酸盐（$^{99m}TcO_4^-$）。Tc高锝酸盐不能单独被骨摄取，因此必须与某种载体相键合。最先使用的载体是磷酸盐复合物，后来用的是膦酸盐复合物。为了更好地将$^{99m}$Tc-高锝酸盐与磷复合物相结合或螯合，需要把$^{99m}$Tc的价态从+7降低到+4。这一步是通过添加含二价锡（$Sn^{+2}$）的二氯化锡实现的。

De Ligny和同事们[27]综述了$^{99m}$Tc亲骨性放射性药物在体内的化学过程。最初使用的是无机磷酸盐化合物，包括多聚磷酸盐和焦磷酸盐。它们结构中均拥有T-O-P键，有不稳定趋势，易于被酶水解。这些试剂的软组织清除时间较长，可在注射后4～5小时进行扫描。$^{99m}$Tc焦磷酸盐目前仍用于心肌成像，其被梗死心肌吸收的机制类似于骨扫描的吸收机制，即通过吸附于梗死组织中的钙羟基磷灰石晶体而实现[28]。对于骨成像，无机碳磷酸盐复合物已被有机二膦酸盐复合物所取代，后者的结构中拥有P-C-P键，其不易被酶水解因此更加稳定。其软组织清除速度也更快。

早期用于临床骨扫描的膦酸盐复合物是羟基亚乙基二膦酸盐，也称为乙烯二膦酸盐[18]。目前使用的膦酸盐扫描剂包括有亚甲基二膦酸盐（MDP）、羟甲基二膦酸盐（HMDP或HDP）和二羧基丙烷二膦酸盐（DPD）。DPD目前在美国已被淘汰。上述化合物具有不同的血液清除率，DPD最快，其次是HMDP，最后是MDP[25]。羟基亚乙基二膦酸盐的血液清除率较慢。尽管上述三者的软组织清除率、骨吸收、骨-软组织比率及病变-正常骨组织比率有轻微差异，但并未发现三者在诊断能力上有显著不同[29-33]。目前有一种新型的膦酸盐化合物扫描试剂，即$^{99m}$Tc阿仑膦酸盐，其与$^{99m}$Tc亚甲基二膦酸盐（MDP）相比具有更短的生物半衰期，与蛋白质结合更少，而且有更高的肾脏清除率，并且在获得相同质量图像时辐射暴露剂量更低[34-36]。阿仑膦酸盐是一种治疗骨质疏松症非常常用的二膦酸盐药物，但$^{99m}$Tc阿仑膦酸盐迄今为止尚未在美国上市。

## 三、骨扫描放射性药物的吸收机制

骨的血流灌注是骨扫描中放射性药物吸收的必要条件[37]。如果骨中没有血流，也就不会有摄取，从而将会产生所谓的冷区[38]。在注射之后，放射性核素会通过动脉流到毛细血管，漏出到达毛细血管或血管的外周间隙。

Charkes和同事们共同研发了一种用于放射性药物血流动力学研究的五间室模型[705,706]。这些间室包括血液、骨、尿液、血管外细胞外间隙（ECS）和骨组织细胞外间隙。放射性核素在这些间室中相互交换。在正常骨组织中，核素摄取量大致与骨组织的血流成比例。然而在异常情况下，如伴有骨病损或骨血管化异常增高时，核素的摄取量将不完全与骨的血流成比例。Sagar等[39]以犬胫骨进行的实验研究发现，骨血流增加到4倍时骨中摄取的核素平均增加了33%。他们由此认为，核素向细胞外间隙的扩散与随后的细胞外间隙向骨内的转移相比速度很快，因此血流增加的作用十分有限。在重复实验时，他们在注射药物前1小时将狗股部远端神经切断。结果发现当骨血流增加时，核素的摄取增 加了 50%。Sagar 等得出结论认为，骨中约 1/3 的小动脉正常时是关闭的，而将神经切除后由于失去了交感神经的支配，小血管又重新被打开了。

Charkes 认为，即使在超正常骨血流的情况下，血管的募集现象所增加的示踪剂摄取量也不会超过原来的 3 倍[38]。由于在各种骨异常下都发现病骨－正常骨的比值会远远超过 3 倍，因此认为高摄取并非由骨血流增加所致，而是一种其他机制。他们认为这种机制是未成熟反应骨的摄取。Lavender 和同事[40]对犬胫骨中血流量和 $^{99m}$Tc-MDP 的摄取量进行了比较。血流量是通过注射 $^{85}$Sr 微球和灌注 $^{81m}$Kr 来测定的，然后将血流量与 $^{99m}$Tc-MDP 摄取量进行了比较。结果发现：胫骨截骨后血流量增加了100%，而$^{99m}$Tc-MDP的摄取在截骨区增加了800%。上述研究证实，血流量对骨扫描中核素的骨摄取有一定影响，但这种影响非常有限，而骨异常区域的其他内在因素对核素的摄取产生了主要的影响。

在骨周围有三个区域可发生骨扫描试剂的离子转移。一是晶体外周的水化层，二是晶体表面，三是晶体内部。在注射药物后 2 天或更长时间进行扫描时，$^{85}$Sr 与 $Ca^{2+}$ 的交换至少部分是发生在晶体内部；在注射后 2 小时进行扫描时，$^{18}$F 与 $OH^-$ 的交换最可能发生在外周水化层；而$^{99m}$Tc膦酸盐与$PO_3^-$的交换最可能是通过晶体表面的吸收进行的。

$^{99m}$Tc磷复合物在骨中的确切位置迄今仍存在争议。问题在于，摄取的位置是在无机骨矿质还是有机骨基质，抑或是两者兼而有之。采用放射自显影技术对此进行过研究，用的是$^{99m}$Tc，因为其可通过同质异能跃迁产生预兆电子[41]。Christensen[42]通过对老鼠的骨骺进行显微放射自显影研究发现，$^{99m}$Tc-MDP的摄取部位在软骨基质的临时钙化区，邻近软骨的血管长入部位，从而证实了是矿物质吸收。用 $^3$H脯氨酸标记进行评价表明，亲骨性放射性同位素的分布与胶原之间并无明显相关性，提示其摄取并非在骨的有机相。目前还没有证据表明 $^{99m}$Tc-MDP 的摄取是在碱性磷酸酶中。

Einhorn和同事们对$^{99m}$Tc-MDP在骨中定位进行了另一项显微放射自显影研究，他们在鼠的股骨转子下区域进行了钻孔，并与对照组的摄取量进行了比较[43]。Einhorn 等发现，放射性核素的吸收部位位于骨矿化前沿。类骨质中除了与矿化前沿相接壤的区域以外，其他部位都没有放射性核素的摄取，这也表明骨扫描试剂均位于骨的无机质成分区。

还有其他一些研究表明，$^{99m}$Tc 磷复合物主要与未成熟胶原相结合，而且其在骨的有机相中的摄取远比在无机相中更重要[44,45]。这些结论的依据是来自对骨软化症病例中高摄取的研究，在这种疾病中存在有大量未成熟胶原且骨的矿化相比较差。另外一种观点认为，$^{99m}$Tc 磷复合物是在被水解成单独的 $^{99m}$Tc 和磷复合物之后分别被骨摄取的[46]。Schwartz 和同事们[707]使用鼠胫骨修复模型进行了相关研究，他们使用了五种不同的放射性药物，包括$^{99m}$Tc高锝酸盐、$^{99m}$TcMDP、Tc-MD$^{32}$P和MD$^{32}$P，结果表明$^{99m}$Tc仅在骨的有机相中被摄取，在骨修复的无机相中未被摄取。$^{32}$P 主要在无机相中被摄取。$^{99m}$Tc 高锝酸盐则完全不被骨摄取。该研究表明，$^{99m}$TcMDP 分解为单独的$^{99m}$Tc 和亚甲基二膦酸盐，二者分别在有机相和无机相被摄取。Schwartz 等认为，$^{99m}$Tc 在骨重建部位的摄取与骨基质的形成有关而与钙化无关。他们认为，水解成 $^{99m}$Tc 和 MDP 的部位在骨中而不在血液中，因为高锝酸盐不会被骨摄取。

对于解释骨扫描图像而言，放射性核素的摄取是在骨矿质还是骨基质抑或是二者兼有，这并不重要。在亲骨性放射性药物的摄取中最重要的因素是新骨形成。没有新骨形成的骨破坏并不会导致摄取量增加。血流增加也起一定的作用。毛细血管通透性增加可引起血管外间隙的血池增加。毛细血管通透性增加可缘于感染、创伤或肿瘤中新血管的形成。在骨扫描的早期相，血流和血池相研究可测定血管分布和毛细血管通透性，而在注射后 2 小时及之后获得的延迟静态图像中的摄取，则由新骨形成和血管分布共同决定。

## 四、应用于肌肉骨骼疾病的其他放射性药物

镓-67（$^{67}$Ga）可用于感染和肿瘤的成像。镓的应用史可追溯到 20 世纪 20 年代，当时对其的关注仅局限于骨组织[47]。应用镓进行诊断和治疗的早期尝试并不成功。1969 年，Edwards 和 Hayes[48]发现在肿瘤中存在有不含载体的$^{67}$Ga枸橼酸盐。此后不久，在感染性和非感染性炎性病灶中也发现了同样的物质[49,50]。$^{67}$Ga 的物理半衰期为 3.26 天。其γ射线能量

为93.3、184.6、300.2和393.5 keV。镓可与某些铁结合分子相结合，包括转铁蛋白、乳铁蛋白、铁蛋白和铁载体，从而可能在肿瘤和感染性病灶的摄取中起重要作用[51,52]。在感染时，毛细血管通透性增加使得镓能够被渗透到软组织中，在此与酸性黏多糖相结合[53,54]。此时中性粒细胞的聚集可能并不起主要作用。在注射到体内后不久，镓就与血清蛋白（主要是转铁蛋白）相结合。进入体内的镓约有2/3留在体内，其余部分通过肾脏和肠道等量排出[55]。肝是吸收镓的主要脏器。存在于肠道的镓可能会干扰扫描图像的解释。镓在不同肿瘤中的摄取率不同，因此以往最常用于淋巴瘤的检查。

铟-111（$^{111}$In）用于标记炎症显像中的白细胞。它也可用于标记骨髓成像中的胶体。其物理半衰期为2.83天，γ射线能量为171和245keV。

$^{18}$F标记的2-脱氧-2-氟-D-葡萄糖是PET所使用的一种扫描试剂。其吸收机制类似于葡萄糖，它被转运至细胞内，在此转化为FDG-6-磷酸化合物并被截获[56,57]。在脱磷酸反应率低的组织（如肿瘤）中，FDG的摄取与糖酵解率成正比。在恶性肿瘤和其他一些（如炎症）高代谢活性的疾病中，糖酵解增强从而FDG的摄取也增加。肿瘤恶性程度越高，生长越迅速，糖酵解率也就越高。

铊-201（$^{201}$Tl）用于肿瘤成像有助于鉴别肿瘤的良恶性以及评估治疗效果。它的半衰期为3.05天，γ射线能量为84、167和135keV。其生物学特性与钾元素相似。肿瘤对它的摄取与灌注和细胞的代谢活性有关。在存活肿瘤中吸收较多而在坏死组织中吸收很少[58]。$^{99m}$Tc标记的甲氧基异丁基异腈（sestamibi，MIBI）的使用方法与铊相似。其通过细胞膜的浓度梯度差扩散至肿瘤细胞线粒体内。上述两种放射性核素均已用于心肌灌注成像。在肌肉骨骼闪烁显像中它们被用于鉴别肿瘤的良恶性，以及辨别治疗后存活恶性肿瘤组织坏死与否[59]。高度恶性肿瘤的摄取量高于低度恶性肿瘤或良性肿瘤。

$^{99m}$Tc标记的二巯基丁二酸在骨转移灶、骨和关节感染、代谢性骨病、良恶性肿瘤以及骨折中的摄取量均有增加[60-63]。其位置分布机制目前尚不完全清楚。目前尚未得到广泛的临床应用。

## 第三节 方 法

已公开出版了许多有关最佳骨扫描方法的指南或综述文章[64-66]。具体方法依据所用的设备或临床实际情况可有不同。从事核医学的医生应在进行骨扫描之前仔细评估各项要求，以便确定具体患者的个体需求。

首先要选择正确的准直仪。准直仪由一块带孔的铅块构成，其有助于防止散射的射线使图像质量降低。常规用于γ照相机的准直仪通常是平行孔、非聚焦的，而且可以具有低能多用途、高分辨率或超高分辨率。分辨率越高，计数敏感度就低。针孔准直仪由一块带有斜锥度单孔的铅块构成。它能提供比平行孔准直仪器更高分辨率的放大图像，但其视野较小且计数敏感度较低。针孔准直仪扫描在小儿髋关节的评价中使用较佳（图8-2），也可用于改善脊柱和人体其他部位的细节显影[67-73]。

在注射放射性药物时应确定是否要进行早期成像（血流和血池相）。早期成像对感染的诊断具有重要的意义[74-75]；但对于其他异常，包括应力性和创性骨折、肿瘤、反射交感性营养不良、滑膜炎以及关节炎，也可提供各种信息[76]。对于慢性疾病，早期成像亦有助于确定诊断，因为增加的血流量恢复到正常要早于延迟成像所见的摄取增加。当特定区域出现定位性疼痛时，应进行早期扫描成像，特别是在附肢骨骼、骨盆和髋关节部位。早期成像在脊柱、胸腔和颅骨中应用价值不高。另一个所面临的选择是进行全身扫描还是进行一个或多个肌肉骨骼部位的局部扫描。局部扫描花费较少，检查时间较短，但不能显示广泛的可疑异常。全身扫描在移动床上或用移动相机完成，其扫描的分辨率不如局部扫描高（图8-3）。评价局部定位性疼痛时，最好选用局部扫描。为了使手和足获得较高的显像分辨率，应将这些结构部位放置在γ照相机的上方进行扫描。在筛查或随访癌症患者有无骨转移时，全身扫描外加几个可疑部位的局部扫描就可以满足需要。再一个需要做出的选择是，是否需要进行SPECT扫描。SPECT在显示脊柱椎弓峡部应力性骨折中效果最佳（图8-4），并在其他各种脊柱疾病（如退行性变、术后改变）以及髋关节和膝关节的缺血性坏死的诊断中很有优势[77-84]。

骨扫描的禁忌证很少。过敏性反应极少见。虽然骨扫描在孕妇中应用并非绝对禁忌，但若非绝对必须，通常不常规使用。在放射性药物注射后24小时以内应避免哺乳。

对于成人，$^{99m}$Tc磷复合物的注射剂量为20～

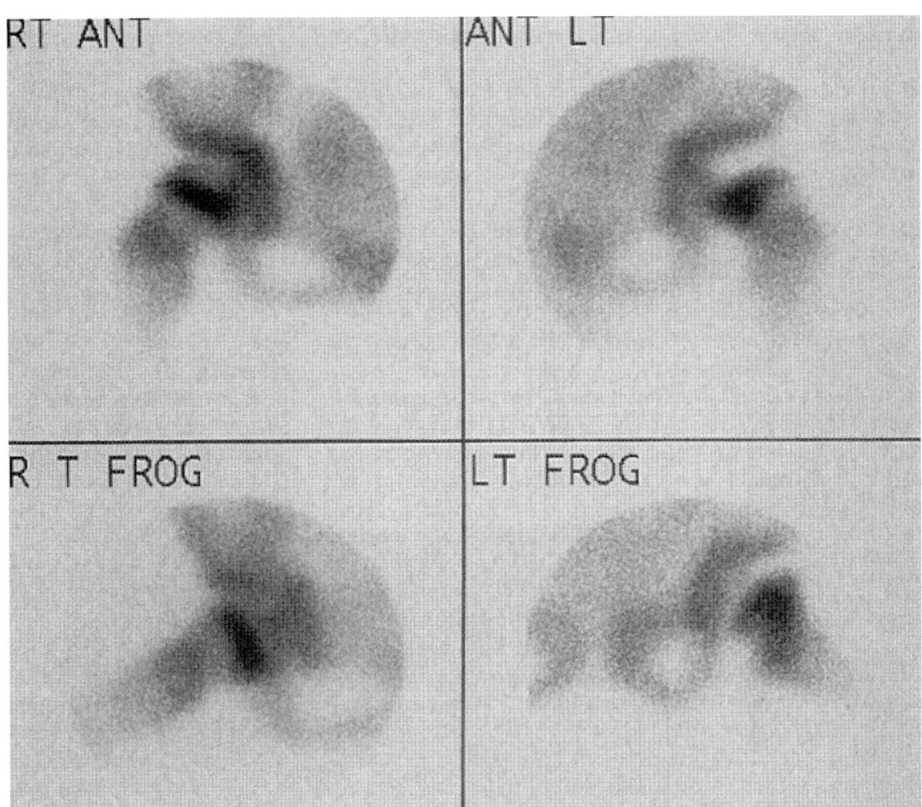


**图 8-2**　Legg-Calvé-Perthes 病患儿左侧髋关节的针孔扫描图像，前后位及蛙式侧位观。左侧股骨头骨化中心可见摄取缺失。此方法显示的股骨头和生长板分辨率较高。

30mCi（740～1110MBq）；儿童剂量为250～500μCi/kg（9.25～18.5MBq/kg）。患者在注射后应至少饮用500mL水，最好再多喝一些。

$^{99m}$Tc扫描使用的能峰为140keV，窗宽为15%～20%。对于早期成像，应每间隔3～5秒扫描一次，连续扫90秒，或者通过计算机在60～90秒内每秒扫描一次，然后重定格式。血池扫描紧随血流成像之后，每幅图像所采集的计数为30万～100万，四肢的计数约为15万～40万。血池扫描应在注药后10分钟内完成，这时骨骼系统对核素的摄取刚刚开始。延迟静态成像在注射后2～4小时内进行。扫描之前膀胱应保持排空状态。进行全身扫描时，应首先确定胸部以上的计数率，以便设定扫描速度。扫描速度应设置为使扫描的计数超过150万。扫描速度通常约为10cm/min。局部扫描时，应首先从胸部开始，由50万～100万计数组成。其余的局部扫描可与胸部扫描时间相同，或者以相同的计数进行：中轴骨骼为50万～100万，四肢骨骼为25万～40万。使用针孔准直仪时，所采集的计数应为7.5万～10万。如果膀胱挡住了耻骨，可以让患者坐在相机上进行尾侧（蹲位）显像，这有利于更好地观察耻骨和尾骨区[86]。目前所使用的大部分γ照相机是数字式的，因此在扫描后可以调整对比度。进行全身扫描时，通常采用具有多种对比度设置的两种扫描方式，以便更好地显示病变（图8-5）。在计算机上进行软拷贝成像时，读片者可以很容易地调整对比度。

## 第四节　正常骨扫描

放射性核素骨扫描的表现由许多因素决定，包括患者的身材大小和年龄、水合程度、肾脏状况、血运情况、患者既往用药、设备以及技术[87]。血流研究采用的是经静脉放射性核素血管造影，以显示核素在动脉、毛细血管和静脉相的表现。由于四肢血管状态和活性的不同，血流表现会有所不同。血池相扫描可显示血管外间隙中的核素表现。可显示血管结构丰富的器官如肾、肝、脾和子宫，不应将其误认为是异常组织（图8-6）。膀胱充盈含有放射性核素的尿液需要一定时间，因此通常在血池相不会显影。

注射后2～4小时获得的延迟图像可显示骨骼和软组织中的核素情况（图8-7）。长骨干骺端对核素

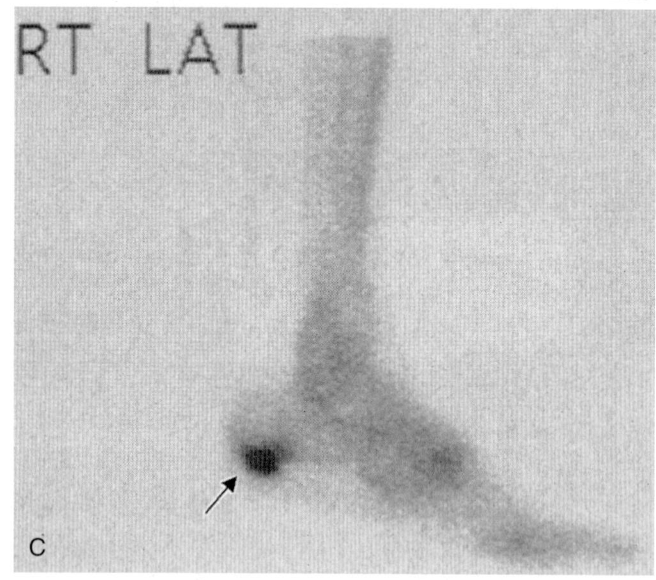

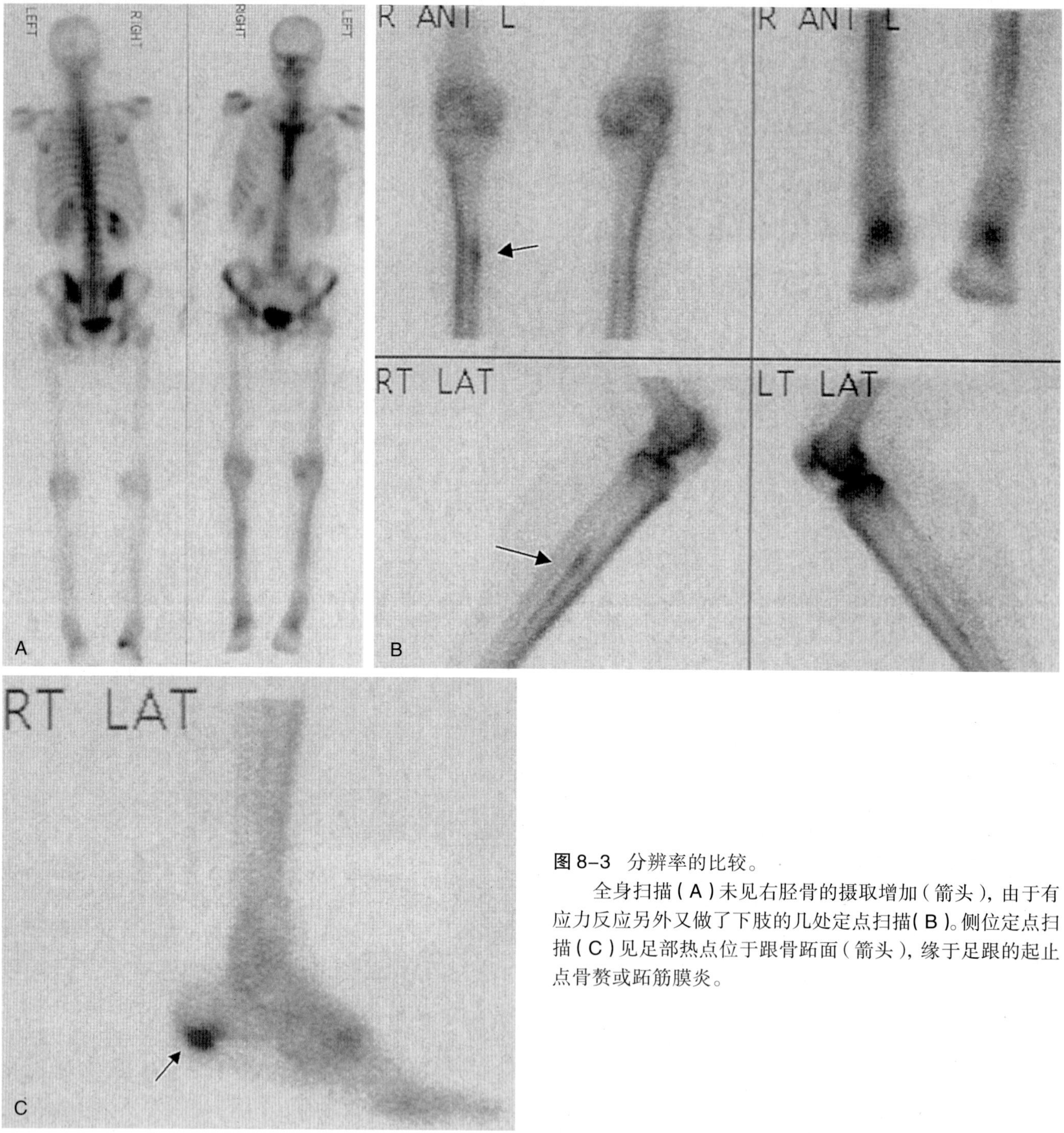

图 8-3 分辨率的比较。

全身扫描（A）未见右胫骨的摄取增加（箭头），由于有应力反应另外又做了下肢的几处定点扫描（B）。侧位定点扫描（C）见足部热点位于跟骨跖面（箭头），缘于足跟的起止点骨赘或跖筋膜炎。

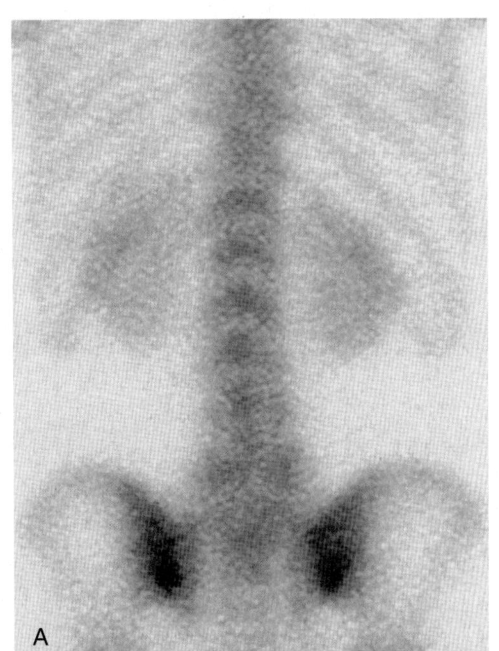

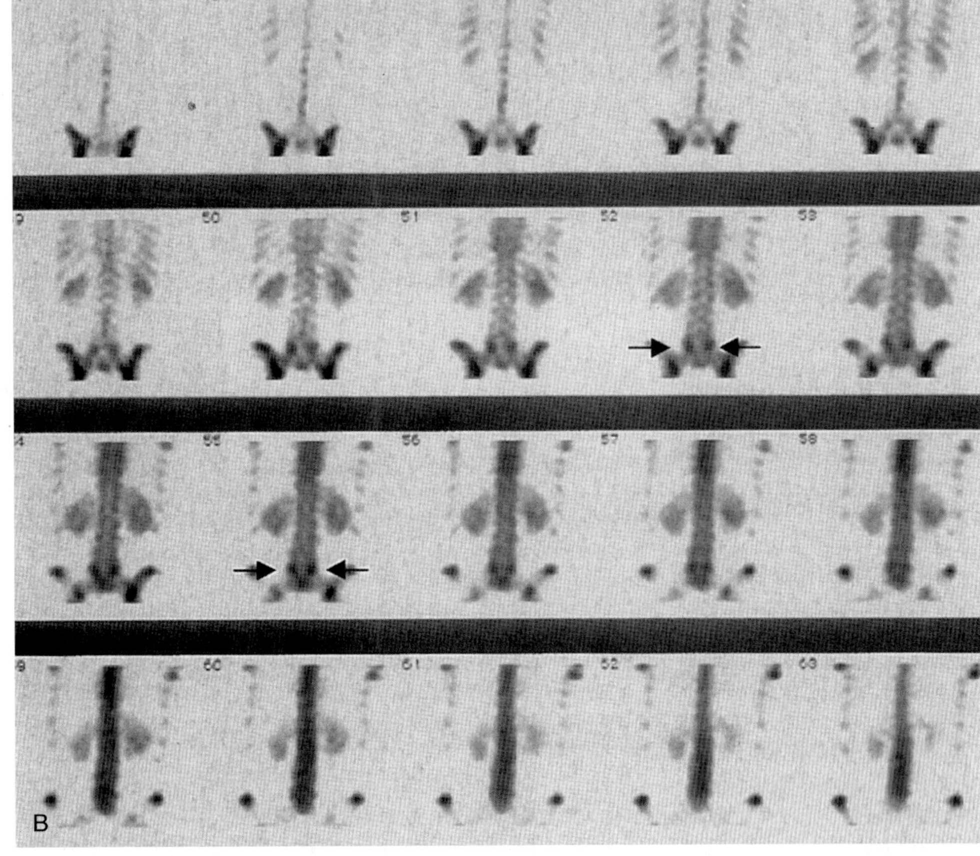

**图8–4**　L5双侧椎弓峡部的应力性骨折。在后位平面扫描像上（A），提示有L5后部结构的摄取轻微增加，但此扫描像不能作为诊断依据。在SPECT扫描的冠状面（B）、横断面（C）和矢状面（D）重建中，L5双侧椎弓峡部可见热点（箭头）。

26
27
28
29
31
32
33
34
36
37
38
39
C
64
65
66
67
69
70
71
72
74
75
76
77
D

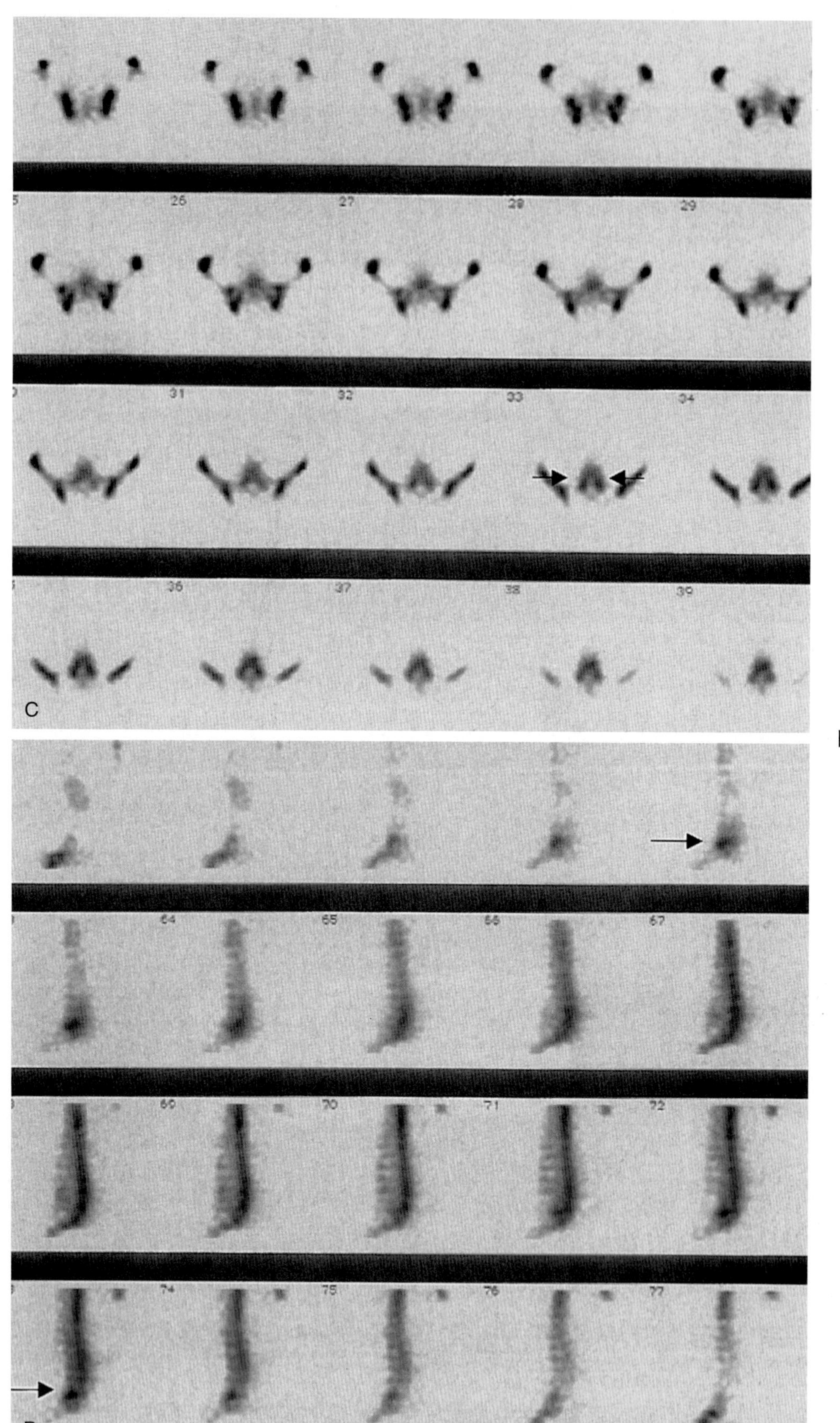

图 8-4 （续）

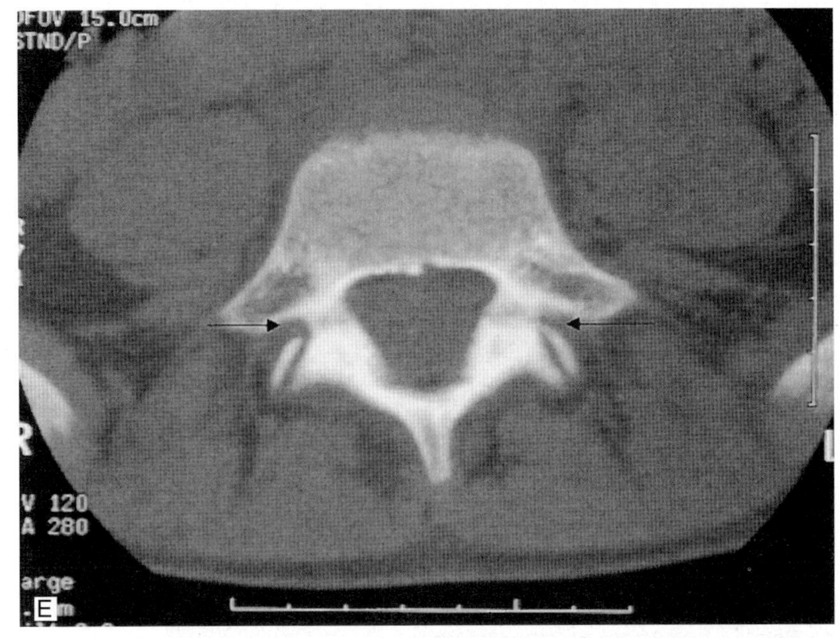


**图 8–4**　（续）CT 扫描（E）显示 L5 双侧椎弓峡部的应力性骨折（箭头）。

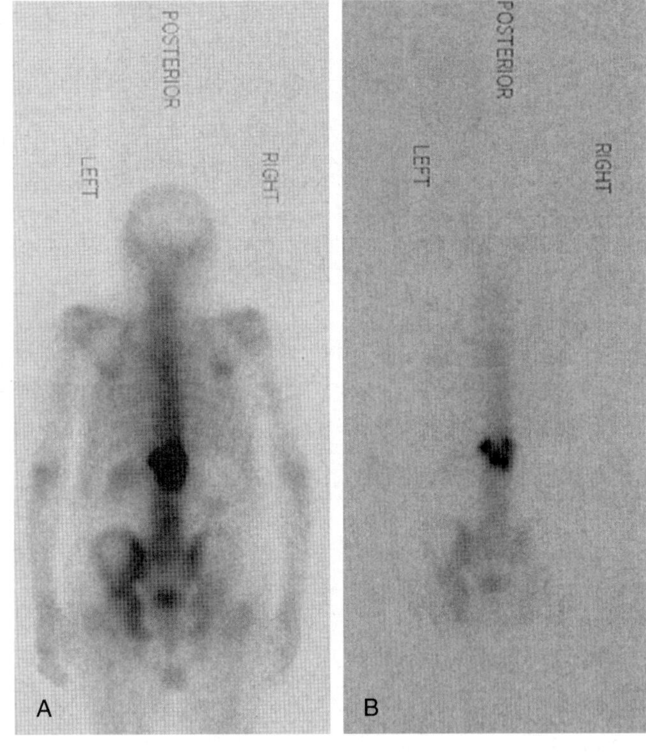


**图 8–5**　全身扫描中不同的对比度设置。后位全身扫描的较暗图像（A）显示，下胸椎出现显著的摄取增加。左侧半骨盆也有一定程度的摄取增加，但强度较低，提示为Paget病。较亮的图像（B）显示T12椎体和后部结构（包括棘突）出现高摄取，为典型的Paget病表现。左侧半骨盆的异常区显示不明显。

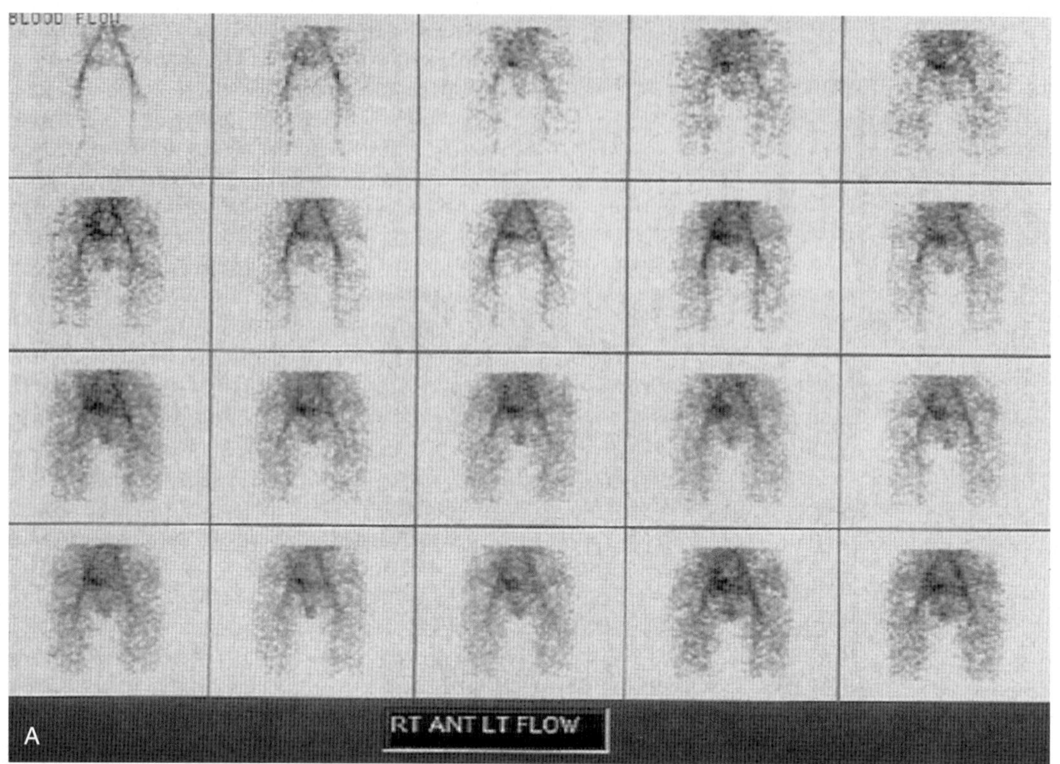


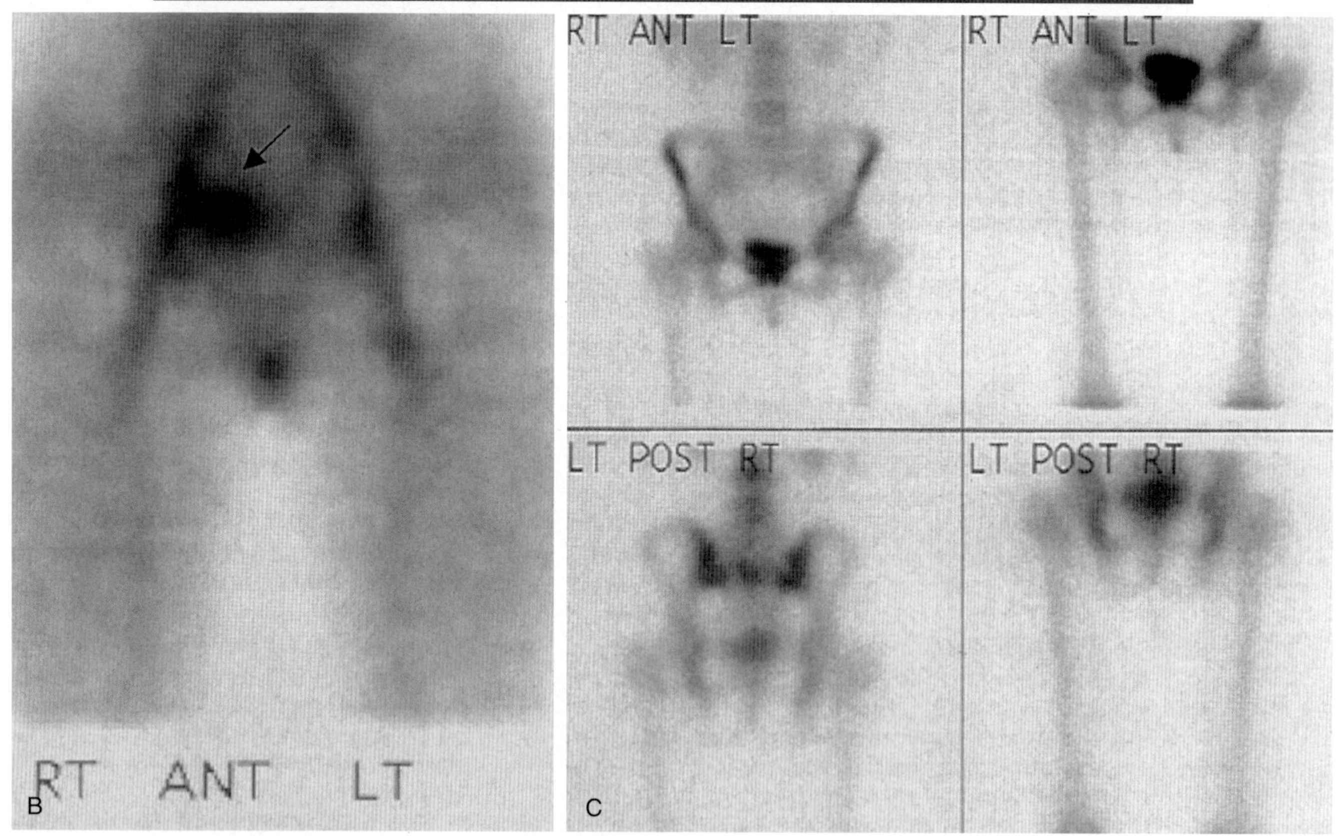


图 8-6 骨盆的正常三相骨扫描。

A 血流相扫描，成像时在 1 分钟内每 3 秒扫描一次。

B 血池相扫描，血流检查后即刻获得的静态扫描像。子宫（箭头）显示为高放射性区域。

C 延迟静态图像，在扫描剂注射后 3 小时获得的。由于尿中含有放射性核素，此时可见膀胱显影。子宫已不再显影。

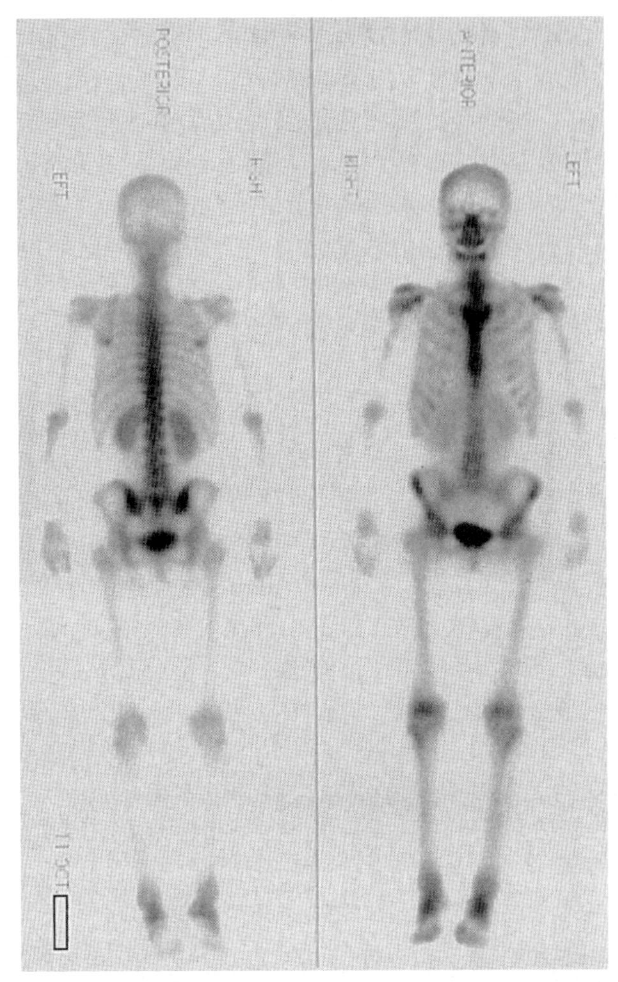

**图 8–7**　正常全身扫描像。摄取最高的部位位于骶髂关节和胸骨。长骨干骺端的摄取要高于骨干。

的摄取高于骨干（骨干只有轻度摄取）。这是由于干骺端的更新代谢高于骨干。正常骨扫描中摄取最高的部位是胸骨和骶髂关节。位于骶骨中部的一小块局部区域，显示摄取中度增高但也低于骶髂关节，提示为骶骨结节。髂骨的前翼和喙突正常时显示为相当程度的核素高摄取。胸骨的摄取表现不一，剑突和胸骨柄胸骨关节有时显示为高摄取。正常时胸骨由于比较薄可显示为中空状表现。髌骨的摄取显示比膝关节的其余骨组织高，可能是由于其血运丰富所致[88,89]。

膝关节的外侧扫描较有价值，因为膝关节两侧的摄取增加可提示髌股关节炎的发生。肋软骨钙化区的摄取在胸前位扫描中可表现为核素的区域性聚集。胸部软组织显像可表现为正常的核素摄取。颅骨的显像有多种表现。侧位颅骨扫描可见眶后方的圆形高摄取区，此区为蝶骨大翼和蝶骨小翼的汇合处。额骨内面骨肥厚可导致双侧额骨的高摄取，可通过前位和侧位像上的特征性表现进行识别。肱骨上 1/3 的摄取增加区可能是由于有三角肌结节而出现的，后者是三角肌的止点[90]。在脊柱侧凸时，脊柱凹面的摄取高于凸面。胸椎后凸和腰椎前凹可使脊柱的部分区域远离照相机，从而使这些部位的摄取低于离脊柱较近的部位。

放射性核素由肾脏排出，正常情况下其显影可见。如果肾脏未见有摄取，则可能是肾脏衰竭或肾脏缺失，或者出现过扫描，骨骼吸收了大量的放射性，而只有少量由肾脏排出[91]。肾盂积水可表现为输尿管或肾集尿系统的扩张。副肾盂可以聚积相当数量的放射性核素，并表现为肾盂积水的假象。肾脏中的“冷区”可能是由肿瘤或囊肿造成的。肾盏中的局灶性摄取像可能会被误认为肋骨病变。膀胱憩室或正常膀胱的侧面可能会覆盖在耻骨上，从而产生类似于病变的假象。可发生尿漏，产生覆盖于骨骼上的“热点”，且类似于病变的表现。如果怀疑有上述情况，应该清洗皮肤区并进行再次扫描。有时会发生磷复合物不完全标记的情况。游离的$^{99m}$Tc可被唾液腺、甲状腺和胃摄取。钙化的喉软骨也可摄取核素[92]。甲状腺和喉软骨的摄取可与颈椎病变相鉴别，要点在于前二者在前位扫描中的摄取要高于后位扫描，而颈椎病变的摄取则恰好相反。肩胛骨尖部在扫描中显示为高摄取并覆盖于肋骨之上，会被误认为是肋骨病变。抬升肩胛并使上臂横过前胸，可使肩胛骨上移，此位置扫描可避免肩胛骨和肋骨的显像重叠，从而有利于明确诊断。

患者的年龄也会对骨扫描结果产生影响。由于儿童生长中的骨骼会有新骨形成，所以可出现弥漫性骨摄取增高，尤其是生长板周围的摄取增高更明显。年龄大的患者骨扫描效果相对较差。Wilson 发现，骨扫描的视觉效果同患者的年龄呈负相关[93]。肥胖患者由于软组织过于丰富，使得探头与骨骼距离相对较远，增大了光子在软组织内发散和衰减，因此扫描效果欠佳。水合作用不足可使放射性核素的软组织清除率下降。肾衰竭也会使软组织清除率降低。

各种药物也会对骨扫描产生影响[94]。大剂量输注二膦酸盐会妨碍骨的摄取，因为其会在骨的结合部位上与$^{99m}$Tc磷复合物竞争[95]。用于治疗骨质疏松和Paget病的口服剂量二膦酸盐，不会对骨扫描产生明显的影响[96]。clodronate属于二膦酸盐药物中的一种，有报道称经过三周的静脉使用后，其不会对骨闪烁扫描结果产生明显影响[97]。皮质激素会引起骨摄取全身性下降。在一项研究中发现，在大剂量应用皮质激素后兔的骨扫描对检测骨折的敏感度会明显降低[98]。另一项研究结果表明，单剂量50 000USP单位的维生素 $D_3$ 可导致 $^{99m}Tc$ 焦磷酸盐的骨骼摄取明显降低[99]。通常认为，血液中钙和磷含量的增加也会引起骨摄取的降低。血液中钙和铁含量的增加还会影响 $^{99m}Tc$ 磷复合物的分布，并导致骨浓聚的降低和肾摄取的增加[100]。

# 第五节 代谢性骨病

## 一、骨的高代谢状态

多种疾病（如骨软化症、甲状旁腺功能亢进症和肾性骨营养不良）常与骨的高代谢状态有关[101]。但单独的骨吸收增加并不会在放射性核素骨扫描中引起摄取量增加，然而这种骨吸收增加往往伴有骨形成增加，其会造成骨摄取增加。如果骨代谢非常旺盛，可能会出现超扫描表现，表现为骨的广泛高摄取以及骨－软组织比率增高而肾摄取微弱[91]（图8-8）。提示伴有骨质高代谢的代谢性骨病的典型骨扫描所见包括：中轴骨、长骨及关节周围区域出现主观高摄取；颅骨和下颌骨的摄取显著增加；肋骨肋软骨结合处呈串珠状；胸骨“领带”征；由于不全骨折引起的局部的摄取异常；以及骨－软组织比率增高[115,116]。在出现多发性对称性不全骨折时，上述征象最有临床意义。

双侧相邻的肋骨上若出现多个热点，而患者又没有外伤史，则往往提示为骨软化症（图8-9），类似的表现也可见于肩胛骨下角（图8-10）[104]。代谢性骨病中的不全骨折也常出现在耻骨支、股骨颈、股骨髁、胫骨的近侧和远侧干骺端、骶骨以及跟骨[105]（见图8-9）。代谢性骨病中不全骨折所引起的多个热点可通过以下特征同转移性疾病相鉴别：前者有双侧对称性受累的趋势且多发于下肢长骨的干骺

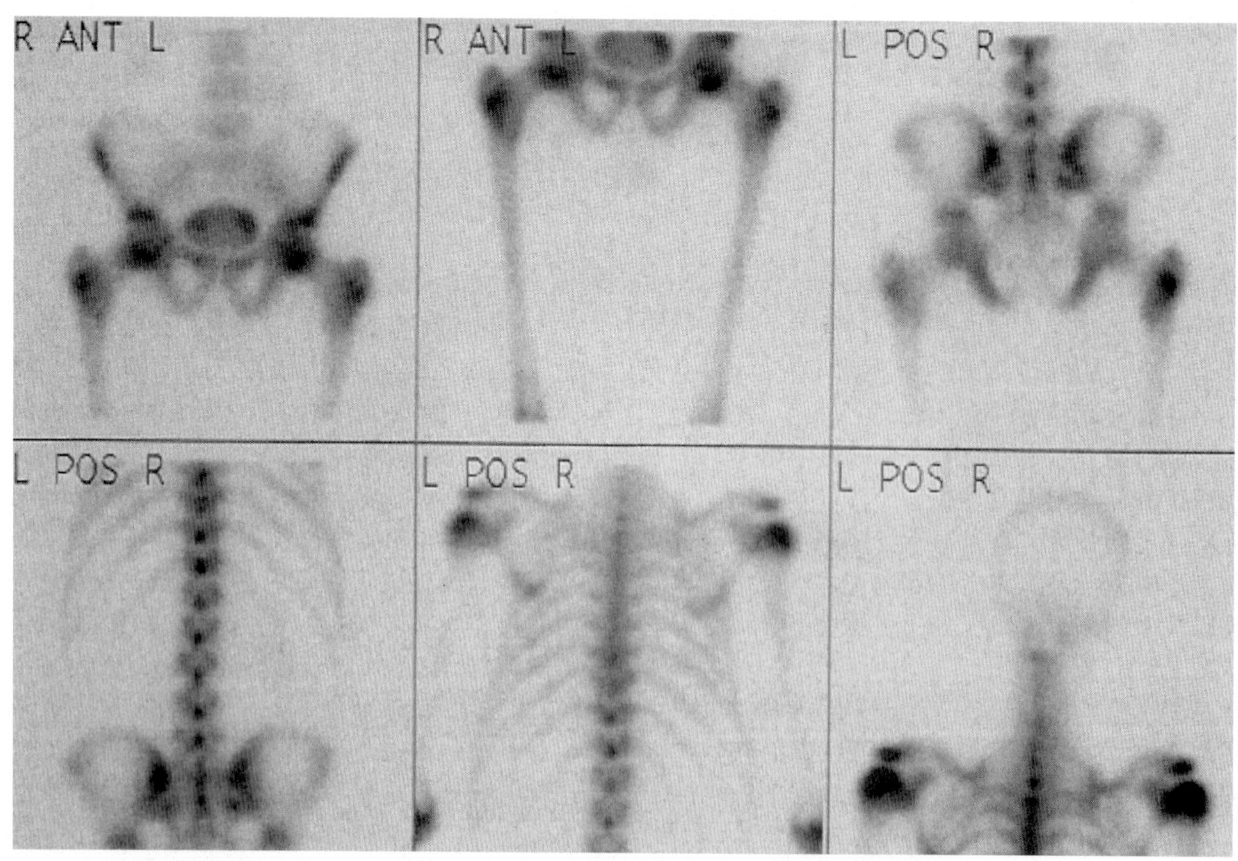


**图8-8** 肾性骨营养不良。骨的摄取增高，主要表现在关节周围部位，肾显像明显减弱。

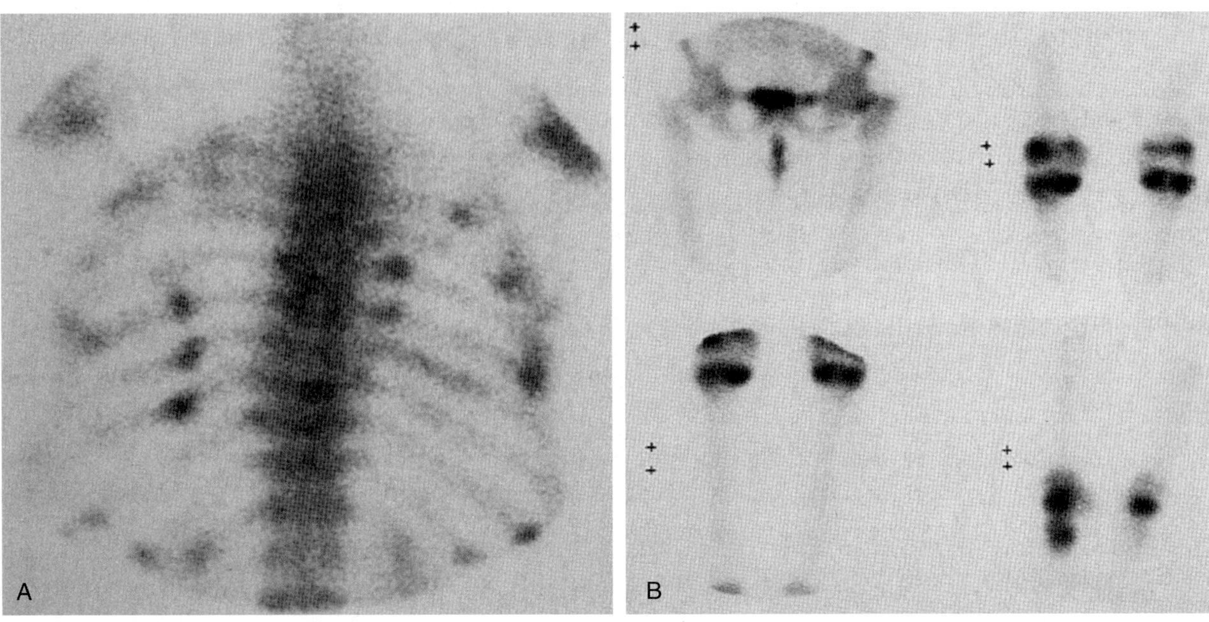


图8-9　骨软化症。

A　不全骨折致多个临近肋骨内出现热点。

B　不全骨折致双侧的股骨远端和胫骨近端干骺端、左侧股骨颈、左侧耻骨上支以及双足出现摄取增加。

端；而后者的高摄取区则呈随机散在分布，主要位于中轴骨及近端附肢骨中。

在诊断骨软化症、肾性骨营养不良和一些低度原发性甲状旁腺功能亢进症中，现已证实骨扫描明显优于X线片[116]。骨扫描对骨质疏松患者并不能显示其相关的代谢特征，除非同时伴有骨折。通过测定不同部位的骨-软组织比率，可用定量方法对代谢性骨病的骨扫描结果进行评估[45,106]。也曾使用SPECT进行了定量研究，即先对测定区进行计数再与正常计数进行比较，研究结果表明甲状膀腺功能亢进症、甲状腺毒症及慢性肾病中都有骨代谢增高[107,108]。使用全身计数装置记录人体24小时内对骨扫描剂的潴留情况，该种定量技术也曾有使用[109,110]。研究发现，人体24小时内放射性核素的潴留量从高到低依次是肾性骨营养不良、Paget病、骨软化症和原发性甲状旁腺功能亢进症[109]。骨质疏松病 人的全身潴留量没有明显的增加。Martin发现，骨质疏松患者的24小时潴留量低于正常人，男性的潴留量高于女性，潴留量随年龄增长而增长，尤其是皮质骨[110]。上述研究都是用专用的全身扫描器进行的，其可用性受限。全身计数也曾采用γ照相机来完成[111]。尽管定量扫描和全身潴留量研究提供了许多重要的生理学数据，但这些研究方法很少用于临床来检测骨代谢的增高。目前，多使用尿液和血清的生化标记来检测骨代谢的增高。骨扫描技术主要用于评价这些疾病的病因和特定的疼痛部位。

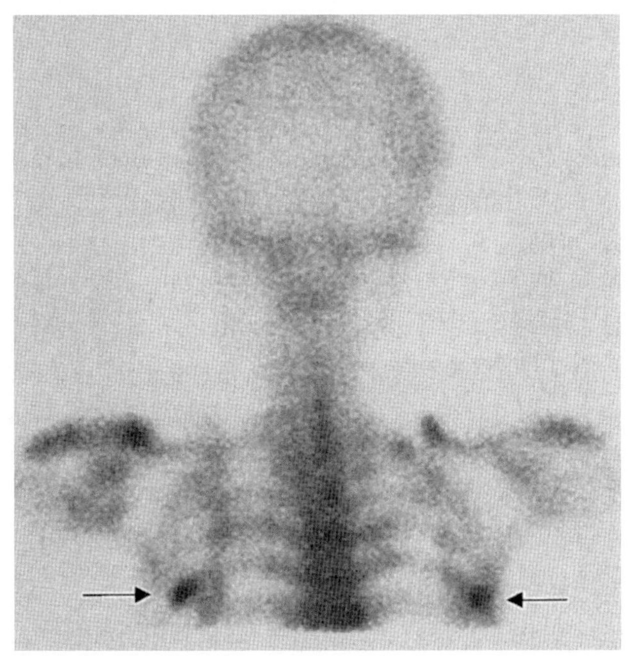

图8-10　骨软化症。一例锁骨骨折患者的双侧肩胛骨下角均见热点（箭头），提示为骨软化症，已通过生化检查和骨活检证实。

有报道称，在骨软化症治疗后进行骨扫描可见闪烁反应[112]。其发生在初始治疗后的短时间内，表现为基线区病变的活性增加和新的高摄取灶。这种反应很可能是由于骨愈合使成骨细胞活性增加所致，不应将其误认为是疾病进展。如果骨软化症患者治疗6个月以上症状仍无改善，则应考虑是致瘤性骨软化症的可能[113,114]。这种疾病被认为是由骨性或软组织肿瘤所产生的物质所致，其激发了某种生化改变从而导致了骨软化症。这类肿瘤大多数是良性、纤维性和高度血管化的，包括巨细胞肉芽肿、海绵状血管瘤、纤维血管瘤、非骨化性纤维瘤，极少情况下可为恶性肿瘤。

在肾衰患者中，会发生某种动力缺失性骨病，其特征性表现为骨转换低以及骨扫描中骨－软组织比率下降[115]。这多半是由于透析中铝的积聚所致，铝可能沉积于骨矿化前沿从而抑制了骨的摄取。动力缺失性骨病中报道的其他因素还包括透析患者年龄增高以及患有糖尿病[116]。在肾功能不全患者中，由于肾清除下降，放射性同位素也会残留于软组织中。透析可使软组织的清除率增加。

软组织钙化现象在肾小管和肾小球疾病中均可发生。在软组织或人体器官中的无定形钙羟基磷灰石结晶沉积区内，可见亲骨性放射性核素摄取的显著增高。曾报道过一名患原发性甲状旁腺功能亢进症的患者，骨扫描表现异常，其肝、肺和胃的摄取与转移性钙化有关，在行甲状旁腺切除术一周后骨骼外高摄取完全消失[117]。

曾有报道称，对一例肾性骨营养不良患者在治疗前进行了$^{99m}$Tc二巯基丁二酸闪烁显像，表现为弥漫性骨骼摄取增高，而在用维生素$D_3$治疗后5个月则出现显著的摄取下降。$^{99m}$TcHMDP骨扫描显示，在治疗前摄取弥漫性增高，而治疗后则没有明显的改变[162]。

继发性淀粉样变发生于慢性肾衰，特别是进行血透的患者，表现为β2微球蛋白类淀粉样蛋白沉积在骨和关节内及其周围以及其他多个部位。在一部分（而非全部）淀粉样蛋白沉积的病例中，$^{99m}$Tc磷复合物的摄取增高可发生在关节内和关节周围区域，这种摄取增高可先于影像学改变而出现[118,119]。在患有淀粉样蛋白沉积的患者的关节区域也可见$^{67}$Ga和$^{201}$TI的摄取。治疗后3个月，镓和铊的摄取都有显著下降，而$^{99m}$TcMDP的摄取则并无明显变化[120]。镓和铊在淀粉样蛋白沉积区不被摄取，但在其周围的炎症组织内则会被摄取。

在甲状旁腺功能亢进症的褐色瘤内可见Tc磷复合物的摄取增加，可类似于转移性疾病的扫描表现[121,122]。$^{99m}$TcMIBI常被用于对甲状旁腺腺瘤进行定位，其在褐色瘤中也表现为摄取增加[123]。

伴有严重低血钙的原发性或继发性甲状旁腺功能亢进症病例，在进行了甲状旁腺切除术后可能会产生一种“骨饥饿综合征”的临床表现[124]。手术后血清甲状旁腺激素的突然下降引起骨再吸收的下降和骨形成的增加。此前不明显或根本看不到的病灶（如不全骨折和褐色瘤），此时均会表现为放射性核素的摄取增加，其表现类似于骨软化症和转移性疾病治疗后出现的闪烁反应。

## 二、全身性骨质疏松

在其他所有条件等同的情况下，骨组织多的区域对Tc磷复合物的摄取吸收量会相应的高于骨组织少的区域。然而，一定量骨内对核素的摄取量不仅由骨的数量决定，而且由骨的转换率和血管分布情况决定。因此，骨扫描并不能用来检测骨密度。Fogelman和同事们[103]研究了绝经后骨质疏松患者的24小时全身摄取量和骨扫描结果，发现尽管在部分患者中骨转换率会有增高，但并没有发现患代谢性骨病的证据。其他一些使用定量和半定量方法的研究也表明，与年龄相关的改变其特征表现为全身摄取量随年龄的增大而增高，而且不同骨骼部位摄取量会有不同[125,126]。对骨质疏松患者行骨扫描，可有效评价其脊柱的压缩性骨折、任何部位的不全骨折以及其他一些引起骨与关节疼痛的原因[101]。脊柱压缩性骨折的典型表现是椎体出现条带状的摄取增高区（图8-11）。在X线片显示出椎体坍塌之前，骨扫描即可显示出阳性表现。如果X线片提示压缩性骨折而骨扫描显示为阴性，则椎体骨折是陈旧性的。Martin[127]在一项骨折后骨扫描表现的研究中发现，59%的椎体骨折在1年后骨扫描表现即可正常，90%在2年后可正常，而97%在3年后可正常。骨扫描恢复正常的最短时间为7个月。骨扫描对于鉴别骨质疏松性压缩骨折和转移性疾病所致的病理骨折也有一定的意义。如果骨扫描中出现某种混合模式，即某些区域表现为高摄取而其他区域表现为轻微增高或正常摄取，则可能提示为发生于不同时间以及处于不同骨愈合阶段的骨质疏松性骨折（图8-12）。

Ryan和Fogelman[128]研究发现，骨扫描中表现为

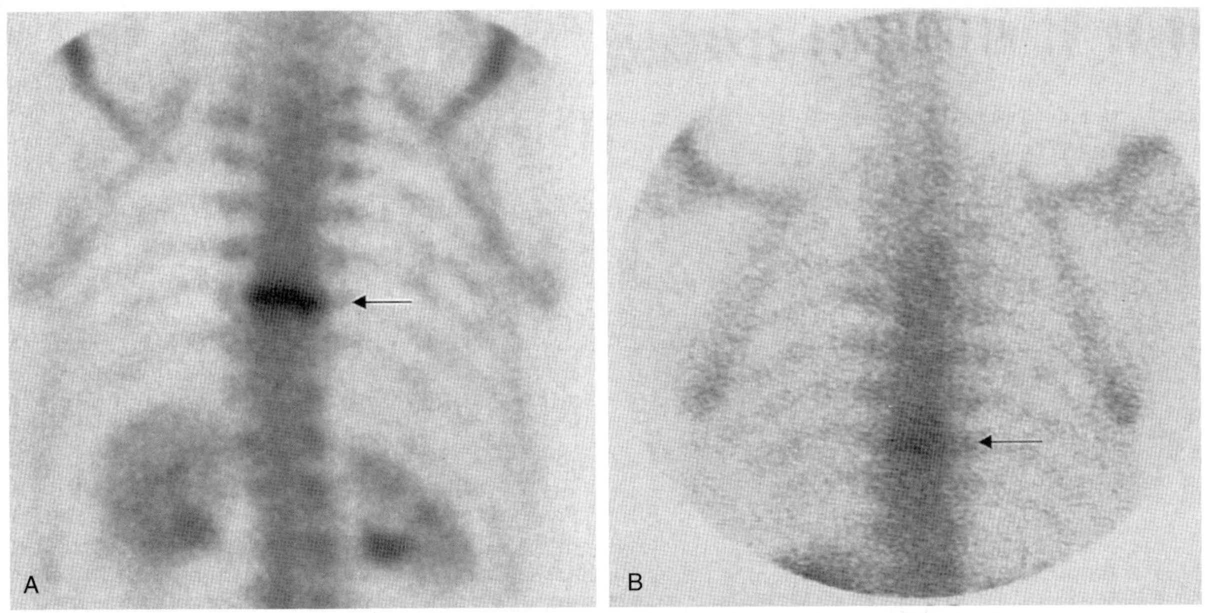

图 8-11　椎体压缩性骨折。后位扫描图像（A）显示的 T9 椎体条带状高摄取区（箭头），是由 X 线片上亦可见的椎体压缩性骨折所致。在 12 个月后的扫描像上（B），T9 只有轻微的摄取增加（箭头）。

中等度或强烈高摄取的椎体压缩畸形，其中93%的椎体高度比都低于均数3个标准差以上。这表明，X线片所见的椎体轻微压缩畸形往往并非缘于骨折本身，而是由于其他一些病因引起的骨重建所致。

伴有骨质疏松的不全骨折常发生在骶骨、耻骨、股骨颈、胫骨远近侧的干骺端，跟骨和肋骨（尤其是在肋骨前部）。在骨质疏松的病例中，往往没有在骨软化症中所见的双侧对称性骨折的类似趋势。

## 三、废用性骨质疏松

在一项实验研究中，Palmer 和 Karagianes 将犬的左前腿固定制动2个月，以右前腿作为对照。研究发现，制动侧肢体的 $^{85}Sr$ 摄取量增加达 400%，提示废用可造成骨转换增加以及骨扫描摄取量的增加[129]。

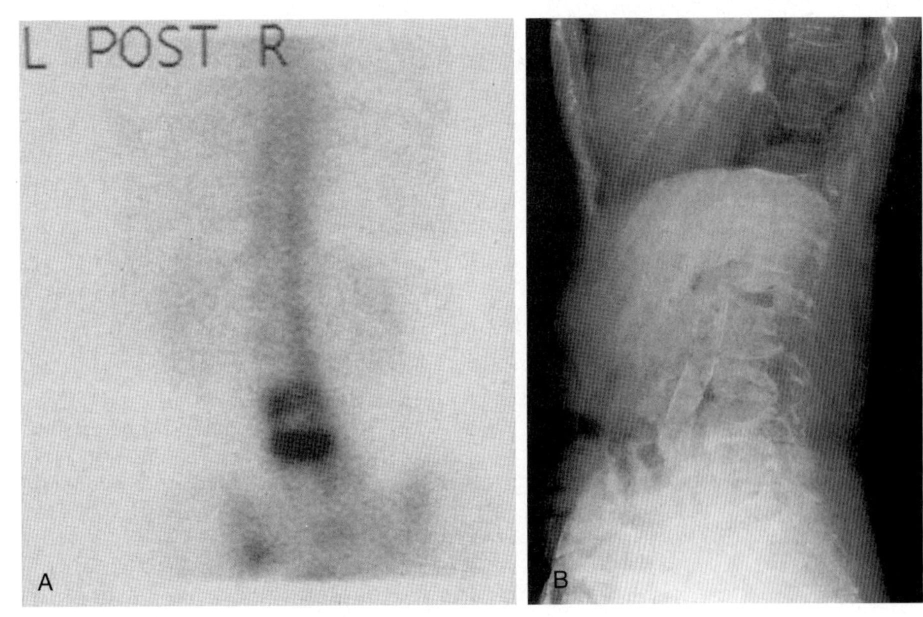


图 8-12　骨质疏松性骨折。85 岁的骨质疏松女性，在骨扫描像（A）上可见 L4 椎体压缩性骨折区为高摄取，L3压缩骨折区为中度摄取增高，其他低位胸椎和腰椎上 X 线片（B）可见的压缩骨折区摄取正常。

还有一点需注意的是，在关节功能异常的患者中，肢体远端的摄取量可能会增加，很可能是由于废用性骨质疏松引起的骨转换增加所致[130]。在长骨干骨折的患者中，常可见骨折远端的关节周围出现弥漫性摄取增高。对于疑有骨折而行骨扫描的患者以及扶拐行走的患者，骨扫描有时可见肢体的血管分布摄取量均下降，原因是制动导致了血流量减少（图8-13）。在一项针对脑血管意外所致偏瘫患者的研究中发现，65%的患者血流和血池图像的放射性核素摄取量均有降低，而瘫痪或废用所累及的手，则在骨延迟显像中表现摄取正常；另有25%在为延迟显像上表现为弥漫性高摄取，被认为是反射交感性营养不良的表现[131]。

## 四、反射交感性营养不良

反射交感性营养不良（RSD）也称为复杂型局部疼痛综合征Ⅰ型、交感神经介导疼痛综合征、痛性肌萎缩、Sudeck萎缩和灼性神经痛。RSD的诊断标准包括四肢的疼痛和触痛、软组织肿胀、皮肤营养不良性改变、血管舒缩不稳定、功能性损害以及斑片状的骨质疏松[132,133]。Demangeat等把RSD的闪烁显像分为三期，每一期都大致与症状的持续时间

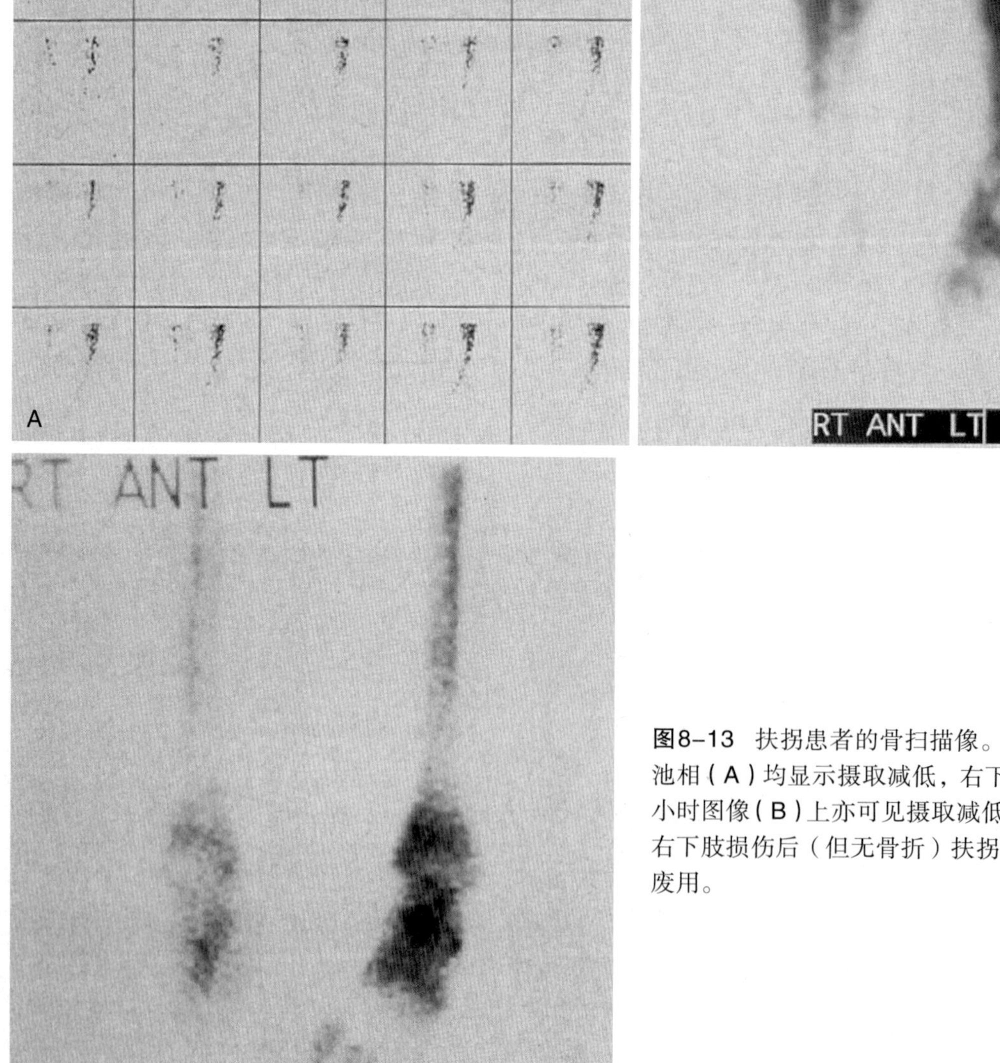


**图8-13** 扶拐患者的骨扫描像。血流和血池相（A）均显示摄取减低，右下肢延迟3小时图像（B）上亦可见摄取减低，原因是右下肢损伤后（但无骨折）扶拐而致患肢废用。

相关[134]。第Ⅰ期发生在症状出现后的0～20周，此期中的血流扫描以及注射后3～5分钟的扫描和注射后2～3小时的延迟扫描均显示摄取增加。第Ⅱ期发生在症状出现的第20～60周，血流扫描显示摄取正常，但注射后3～5分钟扫描和2～3小时延迟扫描均显示摄取增加。第Ⅲ期发生在临床表现出现后的第60～100周，血流扫描显示摄取减少，注射后3～5分钟扫描和2～3小时延迟扫描均正常。

根据闪烁显像的不同表现，也可将RSD分为三个临床期：

Ⅰ期（炎性期）：出现疼痛、肿胀和红斑。在血流和血池扫描像上可见血管分布增加，在延迟静态扫描像上可见摄取量增加。

Ⅱ期（营养不良期）：出现烧灼样和搏动性疼痛、关节运动度减少以及皮肤增厚。血流和血池扫描像表现正常，延迟扫描像可见摄取增加。

Ⅲ期（萎缩期）：出现皮温降低、关节功能下降和挛缩。X线片上可见严重的骨质疏松。骨扫描显示血流和血池像摄取下降，而延迟静态扫描像则显示摄取正常或降低。

在RSD中，闪烁显像异常为弥漫性而非局灶性，延迟相扫描像显示广泛的摄取增加，特别是在关节周围（图8-14）。在某些病例中，同侧肢体的其他关节也可显示弥散性摄取增加。但RSD之外的其他异常也可引起类似的闪烁扫描表现。这类异常包括滑膜炎、关节炎、蜂窝织炎、软组织创伤和废用性骨质疏松。正常患者中可出现不对称性广泛血管增生，而且所伴发闪烁扫描异常可能会被误诊为RSD[135]。骨扫描对疑似RSD的患者也有一定帮助，其表现为居灶性异常区，可能由创伤或肿瘤所造成。闪烁扫描诊断RSD在起病早期最为准确，时限大约为起病后6个月以内[136]。

骨扫描常被用来评价患有或疑似有RSD的患者，然而有关其诊断作用和准确性尚存争议[137,138]。Holder和Mackinnon[139]在一项手部RSD的研究中使用了严格的临床和闪烁扫描诊断标准，发现三相骨扫描中的延迟扫描像对RSD有96%的敏感性，97%的特异性，假阴性率仅为1%。他们由此认为，骨扫描可为RSD的诊断提供客观的指标，并可用于排除具有类似临床症状的疑似患者的RSD。其他一些研究结果与此略有出入，其骨扫描诊断RSD的敏感度仅超过50%而已[136,140-142]。Lee和Weeks[137]分析了骨扫描用于上肢RSD的相关文献之后发现，文献中所述的骨扫描诊断准确率变数较大。他们注意到，在RSD发生后头20～26周内骨扫描的诊断准确率最高，在26周以后，骨扫描结果与RSD的发现及严重度之间的相关性均下降。他们认为，三相骨闪烁显像的结果不应作为诊断RSD的主要标准，其确诊仍应以临床表现为主。有关研究结果的争议和分歧主要源于以下几个方面：RSD的临床和闪烁扫描诊断标准不同，疾病处于不同的分期，以及所研究的患者群体的差异。

尽管RSD最常见于上肢，尤其是手部，但也可发生于下肢，包括膝和足部[143-148]。Intenzo等[144]在一项下肢RSD的报道中指出，只有25%的RSD Ⅰ期患者骨扫描表现异常，而与此相比，Ⅱ期和Ⅲ期的阳性率则分别为80%和100%。他们认为在疾病的早期骨扫描的敏感度较低，这与其他大多数的RSD相关研究结果正好相反。在由Katz和Hungerford所报道的膝关节RSD患者中，由手术所引起的占41%，前方膝关节创伤占47%，扭伤占8%，挤压伤占3%[147]。手术后患者的滑膜炎和关节纤维化所出现的闪烁扫描表现与RSD相似或相同。

一项研究评价了交感神经阻滞对RSD患者三相骨扫描结果的影响，发现血池相和延迟相扫描的结果之间存在有某种线性相关性[149]。

有报道称，某种局限性或节段性RSD可累及一个或多个手指[150,151]。节段性RSD也曾见于膝关节[152]。

## 五、一过性骨质疏松

髋关节的一过性骨质疏松也称为一过性骨髓水肿综合征，其特点是整个股骨头的摄取显著增加，高摄取区可沿股骨颈向下扩散至转子间或股骨上端骨干[153]（图8-15）。血流相和血池相扫描像的活性增加为其特异性表现。有人假设一过性骨质疏松的病因是由于股骨头暂时性缺血，但缺血不至于导致股骨头的坏死[154]。骨髓水肿是由于骨对暂时性缺血的生理反应而发生的。继而出现反应性骨充血和对缺血骨的修复，由此可解释其闪烁显像表现。Gaucher等[153]发现，一过性骨质疏松的闪烁显像表现与骨坏死的表现有所不同。在骨坏死中，骨扫描显示在股骨头中央为摄取减低区，其周围包绕着一圈或一片摄取增高区。而在一过性骨质疏松的显像中，股骨头和股骨颈均出现强烈而均质的放射性核素摄取典型表现。累及股骨颈或（和）股骨头软骨下区的不全骨折，其闪烁显像表现可能与一过性骨质疏松相似。

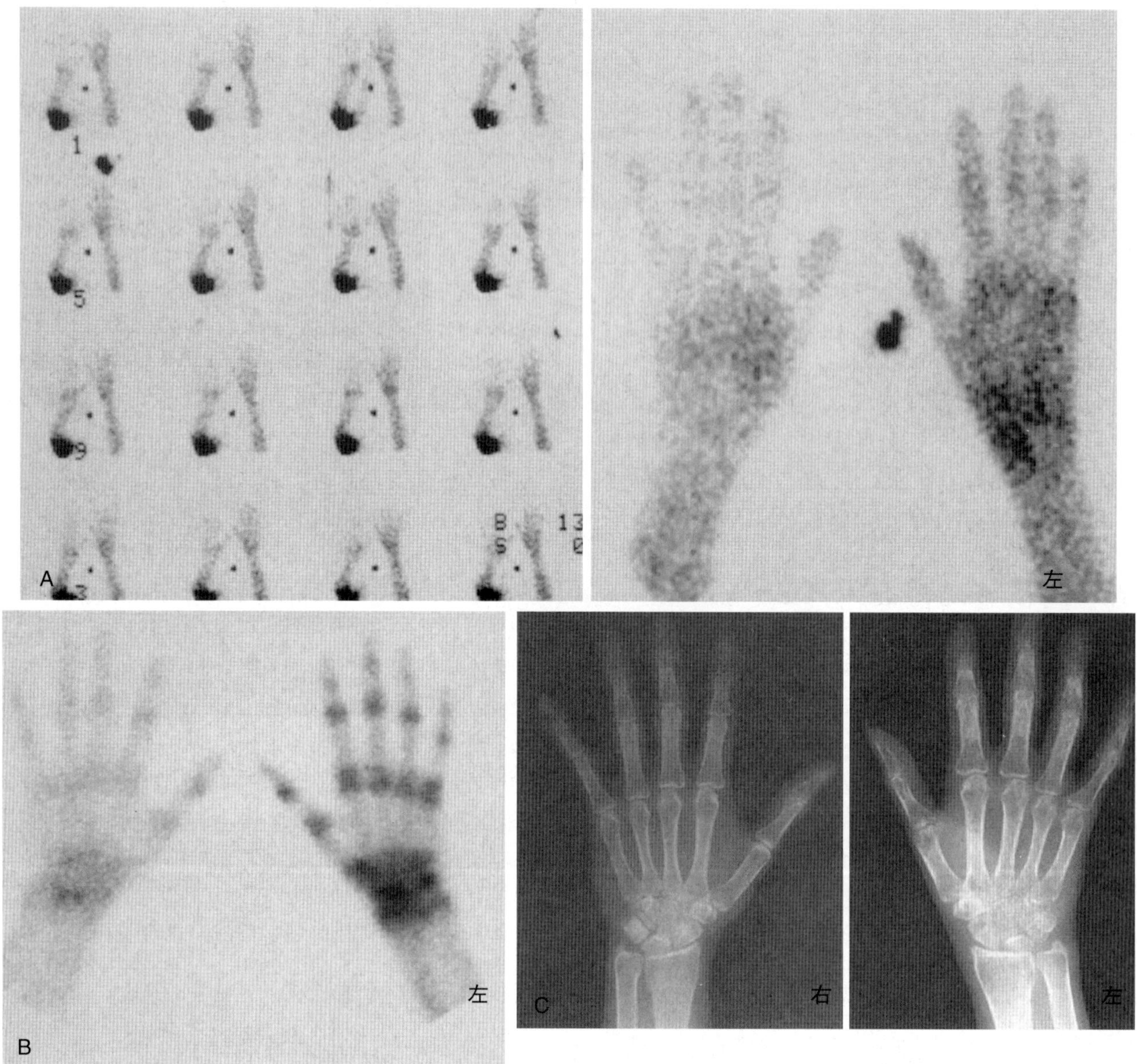


图 8–14 左手的反射交感性营养不良。
A 左手可见血流（左图）和血池相（右图）扫描像均有轻微摄取增加。
B 左手和腕部可见弥散性摄取增加，关节周围摄取增加最明显。
C X线片显示左手和腕部出现骨质疏松。

## 六、Paget病

Paget病在早期诊断检查中表现为亲骨性放射性同位素的摄取增加[9]。Paget病可引致骨的高代谢状态，并伴有成骨和破骨细胞活性增强以及血供增加。尽管早期其可能是溶骨性的，但成骨细胞活性最终会产生骨的硬化。Paget病的溶骨性和成骨性病灶在骨扫描时均可表现为高摄取。在病程晚期Paget病则变得相对静止，而且在骨扫描时只出现较少的高摄取或摄取不增高。骨扫描在检测Paget病的病灶方面要比X线片敏感性高[155-159]。Wellman等[159]在一项骨扫描与X线片相关性的研究中发现，只有67%的Paget病的病灶可被X线片所发现。骨扫描可发现发生率相对较低的单骨性病灶。Paget病的有症状病灶几乎总表现为高摄取。X线片表现为阳性而骨扫描显示为阴性的Paget病灶，通常无症状且为硬化性[159,160]。由于

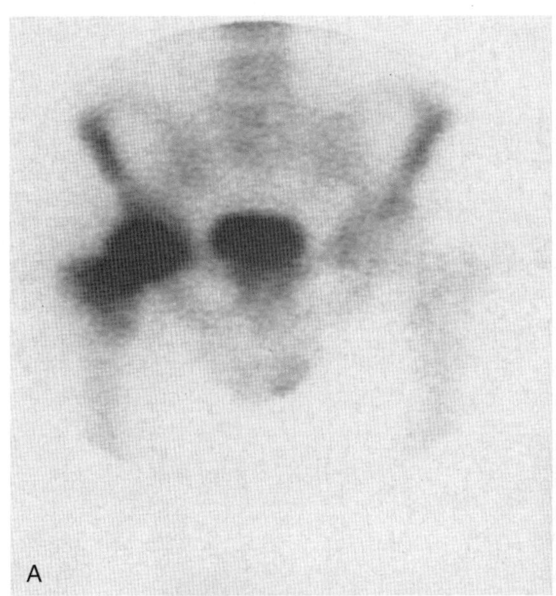


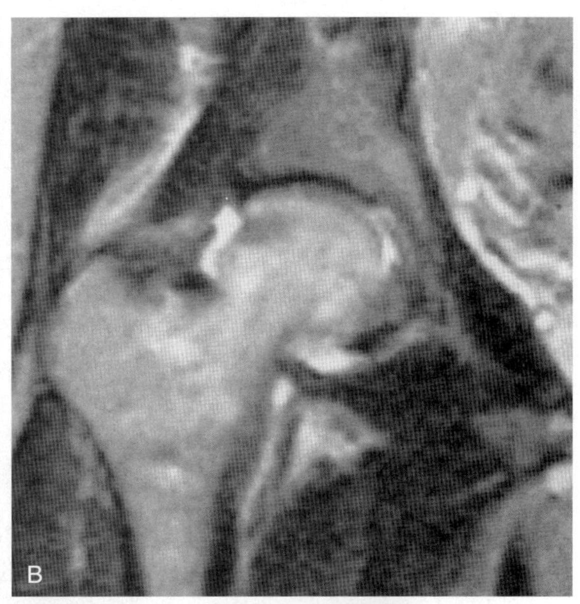


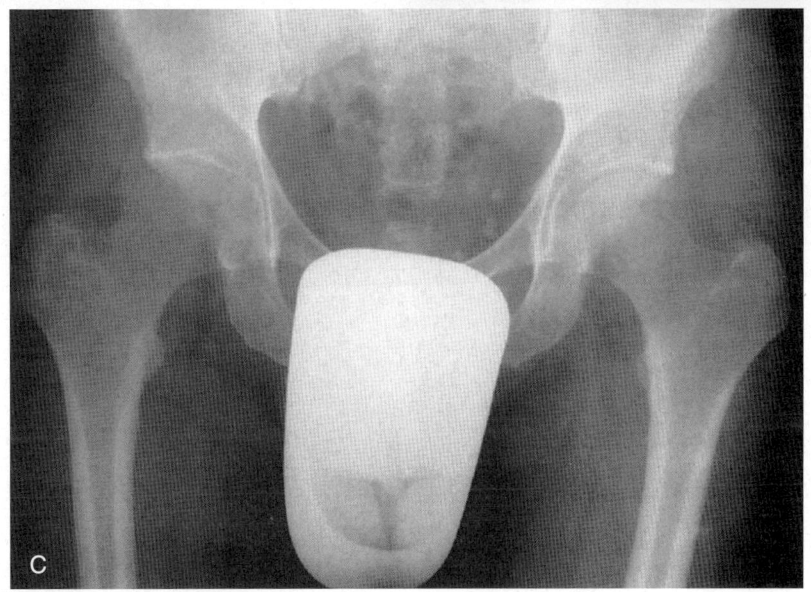


**图 8–15**　髋关节的一过性骨质疏松。
A　右侧股骨头放射性核素摄取增加，并可见向股骨颈内扩散。
B　冠状面 T2 加权 MR 像显示，右侧股骨头内出现弥散性高信号。
C　骨盆 X 线片显示右侧股骨头出现骨质疏松。

Paget病灶的前缘为骨转换的旺盛部位，故此处多表现为典型的高摄取。Miller 等[161]发现，Paget 病的正常与异常骨质之间的边缘在骨扫描像上要比X线片清晰得多。在颅骨的溶骨性Paget病（局限性骨质疏松症）中，放射性核素的高摄取可能仅在病灶的边缘区域有所表现[162]。

Paget病灶最好发于骨盆、脊柱、股骨、颅骨和胫骨，但也可见于其他任一部位，包括手和足部的骨骼（图 8–16）。其特征性闪烁显像表现为累及大片骨的高摄取区（图 8–17）。长骨中的病损常累及骨的两端，但在胫骨有时可有例外，此时病变仅累及骨干或起始于胫骨前方结节[163,164]。在骨盆中，整个的髂骨、耻骨和单侧或双侧的坐骨均常见高摄取区域（见图 8–16）。脊柱病变多累及椎体，有时也或可殃及后部结构包括棘突。此时显示出一种特征性的显像表现，称之为“米奇老鼠征”[165]（见图 8–5 和 8–16）。Bahk 等[166]报道，使用针孔准直仪扫描可显示 Paget 病的特征性表现，借此可与其他疾病相鉴

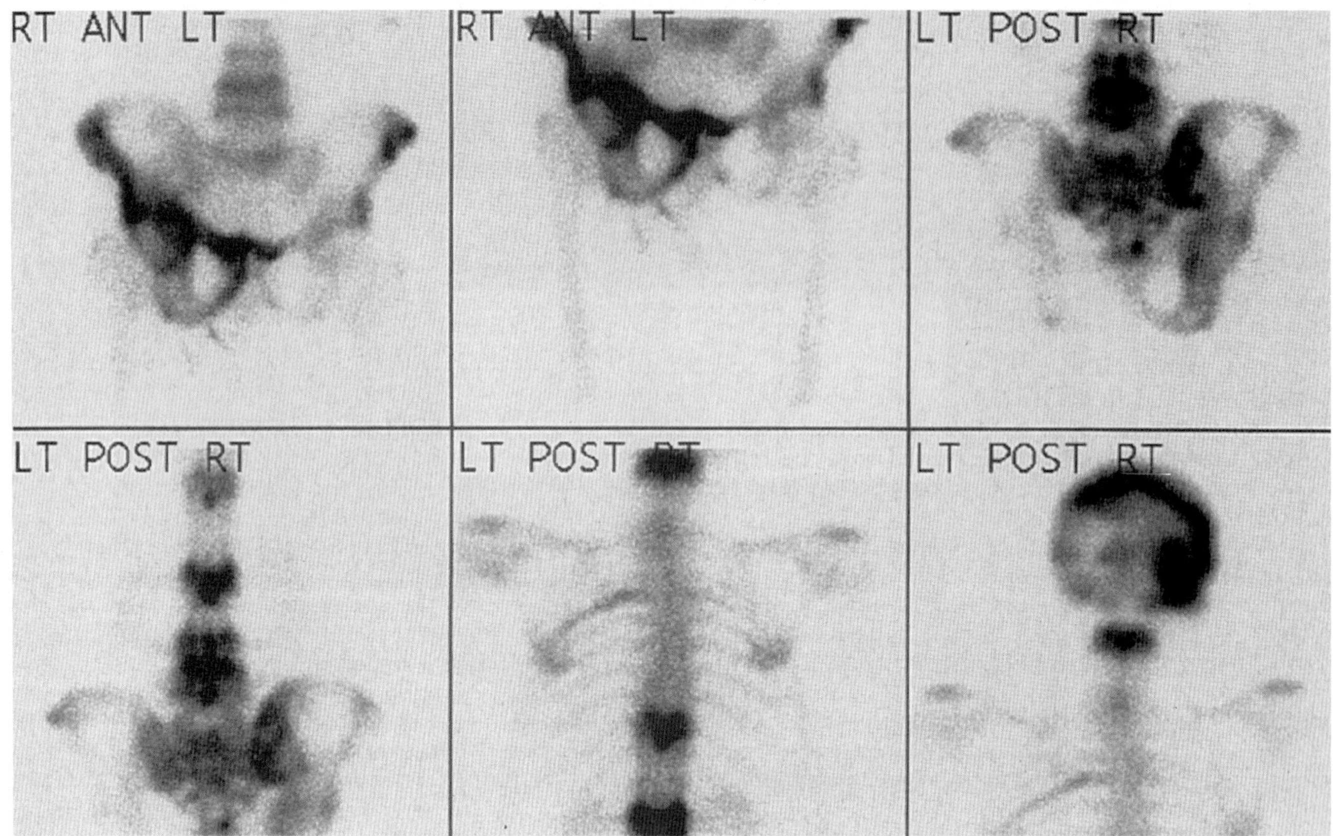


**图 8–16** Paget病。在颈椎、胸椎、腰椎、骶骨、骨盆、颅骨及左侧一根肋骨均见高摄取。

别。颅骨内板上可见斑片状高摄取区，其与X线片所表现的“棉絮”征象对应。脊柱中椎体终板和椎体侧缘的高摄取区与X线片的“相框样”表现相对应。

Vellenga等认为，Paget病的高摄取表现主要决定于受累骨的代谢状态以及骨的结构畸形[167,168]。本病所致的骨代谢增强是导致活跃病灶高摄取的主要原因。缓解病灶可出现持续性摄取，是骨重建所伴发的骨变形所致。

针对药物治疗Paget病疗效的定性和半定量研究结果表明，治疗后大部分病灶的摄取量减少，但并非所有的病灶均降低[167,169–171]。在对Paget病及其疗效的评估中曾发现，骨转换的生化标记与骨扫描结果相关联[158,172]。

恶性变是Paget病的一种并发症。在恶性变中最常见的闪烁扫描表现是在高摄取区域内存在有冷区[173,174]。在Smith等的研究中，17名患者中有13人溶骨灶和硬化灶出现了上述特征性表现[173]。部分病例中可能不出现冷区，这是因为肉瘤所引起的骨破坏可被临近Paget病变骨的高摄取所掩盖。Paget病灶附近软组织的高摄取是提示恶性变的另一种征象。部分病例中，肉瘤的镓扫描摄取量可有增加[173,174]。

## 第六节 肿瘤性疾病

### 一、转移性疾病

自上世纪70年代以来，放射性核素骨扫描已成为评价骨骼转移性疾病的首选方法，除了多发性骨髓瘤外其已逐步替代了骨骼的X线检查。骨扫描所提供的信息包括转移性骨病变的有无、部位、范围及对治疗的反应，可对可疑的X线表现进行评估，并可对活检部位提供指导。骨转移的存在可影响治疗方案，此时可能已不需要对原发肿瘤进行手术切除[175]。但是单纯的骨扫描异常通常不会改变治疗方案，除非其他检查已确诊发生了转移。据报道，患有侵袭性T1和T2期乳腺癌的患者，其骨扫描显示假阳性率为32%，而50岁以上患者的假阳性率则更高[176]。一项研究针对肺癌原发灶切除术后发生骨转移的患

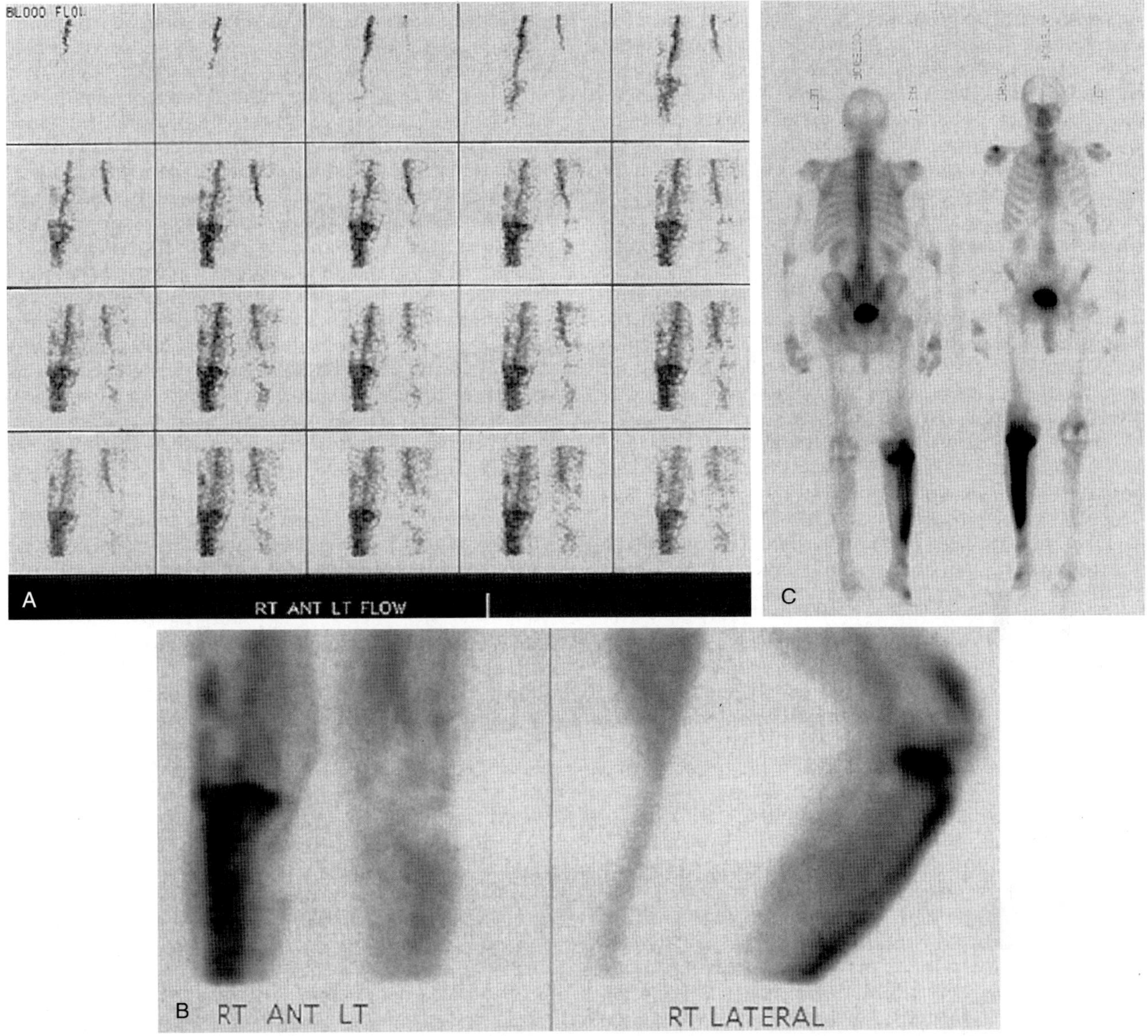


**图 8-17**　Paget 病。血流相扫描（A）和血池相扫描（B）均显示右侧胫骨血供明显增加。延迟 3 小时扫描像（C）显示右侧胫骨的一个长段区域表现为高摄取，其与“火焰”征或“草叶”征表现有清晰的分界。

者进行了调查，结果显示43%的患者骨扫描出现异常的高摄取，而其中只有13%的骨扫描异常患者后来被证实有骨转移[177]。即使X线检查支持发生了转移，亦常需进行活检来明确诊断，并确认并非发生了另一种肿瘤。骨扫描对于判断预后有一定帮助[178,179]。有证据表明，含有转移灶的骨所占的比例是决定某些癌症生存期长短的重要指标。

骨闪烁扫描或其他成像方法均适于对伴有肌肉骨骼疼痛的癌症患者进行评估。尽管转移性疾病是首先要考虑的，但对没有确诊有转移性疾病的大多数癌症患者而言，肌肉骨骼疼痛的原因并非是恶性的[180]。骨扫描有助于发现X线不能显示的转移性疾病。一项研究发现，癌症患者骨扫描中出现一两处新发的异常，50%以上的转移灶X线片上表现为阴性[181]。骨转移灶通常不引起疼痛。一项对乳腺癌患者进行的骨扫描研究发现，32%的骨闪烁扫描显示有骨转移表现的患者并无疼痛症状，而且只有大约1/3 的受累部位会出现疼痛[182]。然而并非所有的癌症患者都需要进行骨扫描，因为其检出率低在经济上不划算或不值得。Jacobson 认为，骨闪烁扫描的转移性疾病检出率仅为 5%，这是一个限制其应用的瓶颈[183]。

各种肿瘤的骨转移发生率并不相同[180]。在一项有关肿瘤的骨扫描研究中Krasnown和同事们[708]发现，各种肿瘤的骨转移发生率如下所示：前列腺癌（57%～84%），神经母细胞瘤（35%～75%），乳腺癌（57%～73%），恶性黑色素瘤（44%～57%），肾上腺癌（44%），淋巴瘤（49%），肾癌（23%～45%），甲状腺癌（19%～50%），肺癌（19%～32%），唾液腺癌（28%），膀胱癌（13%～26%），睾丸癌（10%～20%），结肠癌（9%～11%），子宫癌（8%～15%），胃癌（2%～17%），卵巢癌（6%），食道癌（3%～5%），胰腺癌（1%～3%）。

随着肿瘤分级的增加，转移发生率出现了增加的趋势[184,185]。1期乳腺癌不推荐进行骨扫描，2期的检出率也不高，除非肿块巨大或已有腋下淋巴结转移，此时检出率可能较高[186,187]。在一项前列腺癌病例的研究中，对有临床表现者进行的骨扫描发现，32位高Gleason评分（6～10分）的患者中有15位出现了多发性转移灶，而所有16名低Gleason评分（2～5分）的患者均为阴性[184]。肿瘤或生化标记也能帮助医生决定是否需对患者进行骨扫描，并可对可疑的闪烁显像表现进行评估[185,188-199]。通常认为，如果前列腺癌患者的前列腺特异性抗原水平为10～20ng/mL或更低，则无需进行分期放射性核素骨扫描。如果前列腺特异性抗原的血浆水平小于10ng/mL，则几乎可排除骨转移的可能性；而如果此值大于100ng/mL，则高度怀疑前列腺癌患者出现了骨转移[189]。骨转换率的生化标记，包括血清Ⅰ型前胶原羧基端前肽和血清骨碱性磷酸酶水平，均与骨转移相关，并有助于解释分期骨扫描结果、诊断和对治疗的监测[188,190,191,197,199]。一项有关无症状乳腺癌患者的研究发现，如果肿瘤标记物CA15-3水平低于25U/mL，则骨扫描阴性的可能性极大；而如果标记物水平较高则可提示有骨转移[196]。当骨扫描结果可疑时，肿瘤标记物水平正常则可排除转移性疾病。

另一个问题是能否用系列骨扫描对恶性肿瘤患者进行随访。无症状性骨转移的早期诊断并不一定会提高患者的生存率或对患者有益[200]。Joseph和同事们[201]评估了加强随访（包括骨扫描）对检测乳腺癌复发的作用以及随访评估对患者总体生存率的影响。他们得出结论是，常规的加强随访方案对提高生存率并无益处，对有症状的患者最好采用价格昂贵的诊断检查手段。Terris在对前列腺癌术后患者进行监测时发现，骨扫描检查只有在前列腺特异性抗原升高时或出现临床症状时才有必要[202]。

骨骼转移性病灶多通过静脉和动脉转移，较少通过淋巴管转移。脊椎的Batson静脉丛是转移灶扩散至中轴骨骼的重要途径[203]。一项对1355例骨扫描的回顾性研究表明，在出现骨转移的患者中，50%的病例累及脊椎和胸腔，38%累及骨盆，34%累及四肢，颅骨受累的占22%[204]。一项关于乳腺癌、前列腺癌、肺癌、肾癌、结肠癌、膀胱癌和耳鼻喉部癌症的研究发现，除乳腺癌在骨盆转移较少而在颅骨转移较多以外，各种肿瘤在9个选定部位的骨转移分布并无显著性差异[205]。

新生性、混合性和溶解性病变在骨扫描时通常都表现为高摄取。新生性病变的高摄取与肿瘤刺激成骨细胞有关。溶解性病变中，对肿瘤所致的破骨细胞性吸收通常会出现成骨细胞的修复反应。如果没有修复反应，将会出现冷区[206,207]（图8-18）。尽管由于冷转移灶较难被发现，其准确的发生率并不确定，但其确实比较罕见。绝大多数多灶性或转移性肿瘤（除多发性骨髓瘤和一些高侵袭性间质瘤除外）都伴发有修复反应。在原发于支气管肺癌的转移灶中有时可见冷区。严重破坏性病灶的低摄取区周围可出现一圈高摄取带。在X线检查正常的患者中，恶性肿瘤出现高摄取的可能性要大于良性肿瘤；然而，这并不足以对诊断产生特异性帮助，因为隐蔽性骨折或感染同样可引起放射性核素的高摄取，而早期转移灶则可能仅表现为轻微的摄取增高。有研究通过对24小时和3小时的骨扫描进行比较发现，恶性病灶的病骨-正常骨的摄取比率趋于增高[208,209]。在对未经治疗的患者进行连续骨扫描也发现，恶性病灶的放射性核素摄取量有增加的趋势。愈合中的骨折在连续骨扫描时表现为摄取量递减。关节疾病的连续骨扫描表现各异，其核素摄取量可保持不变，也可增高或降低。

主要位于中轴骨和附肢骨骼近端的、随机分布的多个高摄取区，是转移性疾病的典型表现（图8-19）。由于肿瘤诱导的新生血管形成伴有毛细血管通透性的增加，所以在早期显像时常出现血供增加（图8-20）。单独位于胸腰椎的多个高摄取区，常为该部位的退行性变所致，但仍需与X线检查相关联。此前无转移性疾病的癌症患者若出现一两个新生高摄取区，多与良性病因有关，但仍应进行X线检查[181]。通常与良性病骨有关的闪烁显像异常，包括：位于相邻肋骨相同部位的局灶性圆形高摄取区，

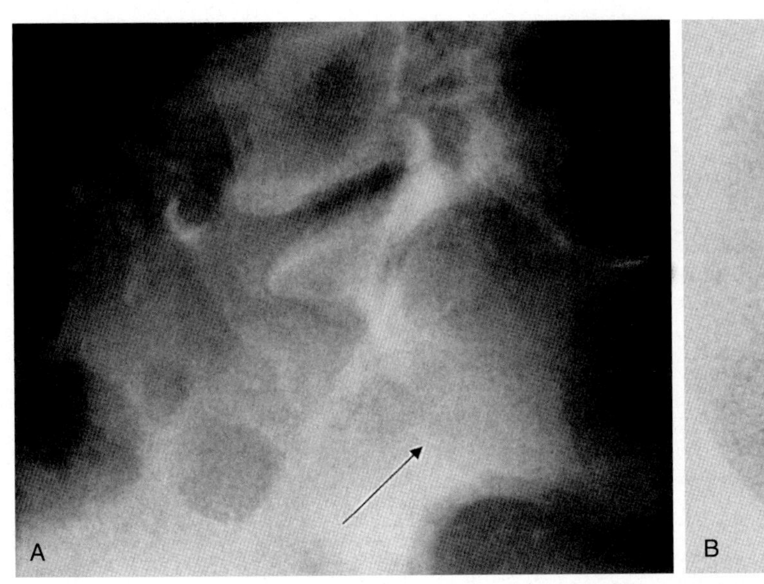


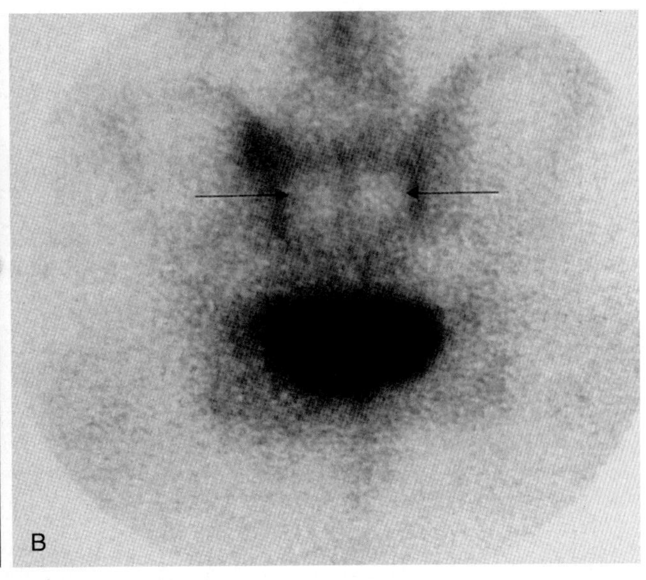


**图 8–18**　转移灶。恶性黑色素瘤转移（A）致骶骨出现大片骨溶解灶（箭头），在骨盆后位骨扫描像（B）上可见摄取减低（箭头）。

其为骨骨折的典型表现；位于肋骨肋软骨连接部附近的前端肋骨以及后方肋椎关节处的"热点"，常伴有骨质疏松；以及关节周围区域尤其是累及双侧关节的高摄取区，多为关节疾病所致。位于周围附肢骨的孤立性高摄取区，极少是由转移所引起。少数情况下，肺癌也可转移至手或足部。一项关于乳腺癌骨转移部位分布的研究发现，若胸腔（肋骨，胸骨，胸椎）不受累则极少会发生远处转移[210]。Tumeh等发现，癌症患者骨扫描时新发现的单根肋骨的单发孤立性高摄取灶，仅有10%是恶性的[211]。但肋骨中长段的高摄取区则为转移性疾病的典型表现（见图 8–19）。有研究证实，乳腺癌患者胸骨的单发高摄取区有76%的病例是因转移性疾病所致[212]。胸骨体的不对称性摄取尤其值得警惕。胸锁关节处的热点通常为退行性疾病所致，该部位几乎从未发生过骨转移[213]。有研究发现，21%的乳腺癌骨转移患者可表现为单发的热点，脊柱是最常见的转移部位而肋骨则极少受累[214]。但如果出现多处转移则也常见肋骨受累。Jacobson 发现，如果癌症患者既往没有已知的转移，则新出现的一处高摄取灶其为转移灶的可能性为 11%，而新出现两处高摄取灶时，则为转移灶的可能性可达 24%[215]。

脊柱转移灶最常累及椎体，也可同时累及椎体和椎弓根[216]。一项 CT 扫描研究表明，转移灶最早进入脊柱的部位是椎体的后部[217]。椎弓根极少单独受累。SPECT 扫描在发现脊柱转移灶方面要比平面成像更敏感，而且有助于鉴别良恶性疾病[216,218–221]。Even-Sapir 等[216]通过 SPECT 扫描发现，局限于椎体内的局灶性高摄取有 97% 是良性的。局限于椎体内的弥漫性高摄取，有 87% 为良性的。椎体和椎弓根内同时出现显著高摄取的病例，其 83% 的致病肿瘤是恶性的。如果椎体与其后部结构均为高摄取，而椎弓根摄取正常，则其中的 93% 为良性的。小关节区的摄取增高均为良性的，高摄取区如果超出了椎体前缘通常也为良性，且大多由退行性疾病所致。

用针孔准直仪进行扫描，可见脊柱转移灶表现为椎体内的弥漫性或局灶性均质摄取，或者沿椎体终板有一小段高摄取区[67]。骨质疏松则表现为沿终板上方或（和）下方出现带状或板状高摄取区。感染表现为椎间盘两侧终板的摄取均增高，伴椎间隙变窄。

淋巴瘤的骨扫描多表现为异常摄取，但其类型有时与转移性疾病不同。其可见多个轻微且常无症状的病灶，常累及四肢骨骼[222]（图 8–21）。弥漫性斑片状摄取常提示骨髓受累。累及骨髓的病变若未扩散到骨皮质，在骨扫描时可不表现为阳性。白血病患者的骨扫描多表现为正常。在某些病例中可见类似于淋巴瘤的弥漫性和斑片状摄取灶。在多发性骨髓瘤中，骨扫描只能发现大约 50% 已被 X 线证实的病变，而且与 X 线骨骼检查相比对病变范围也估

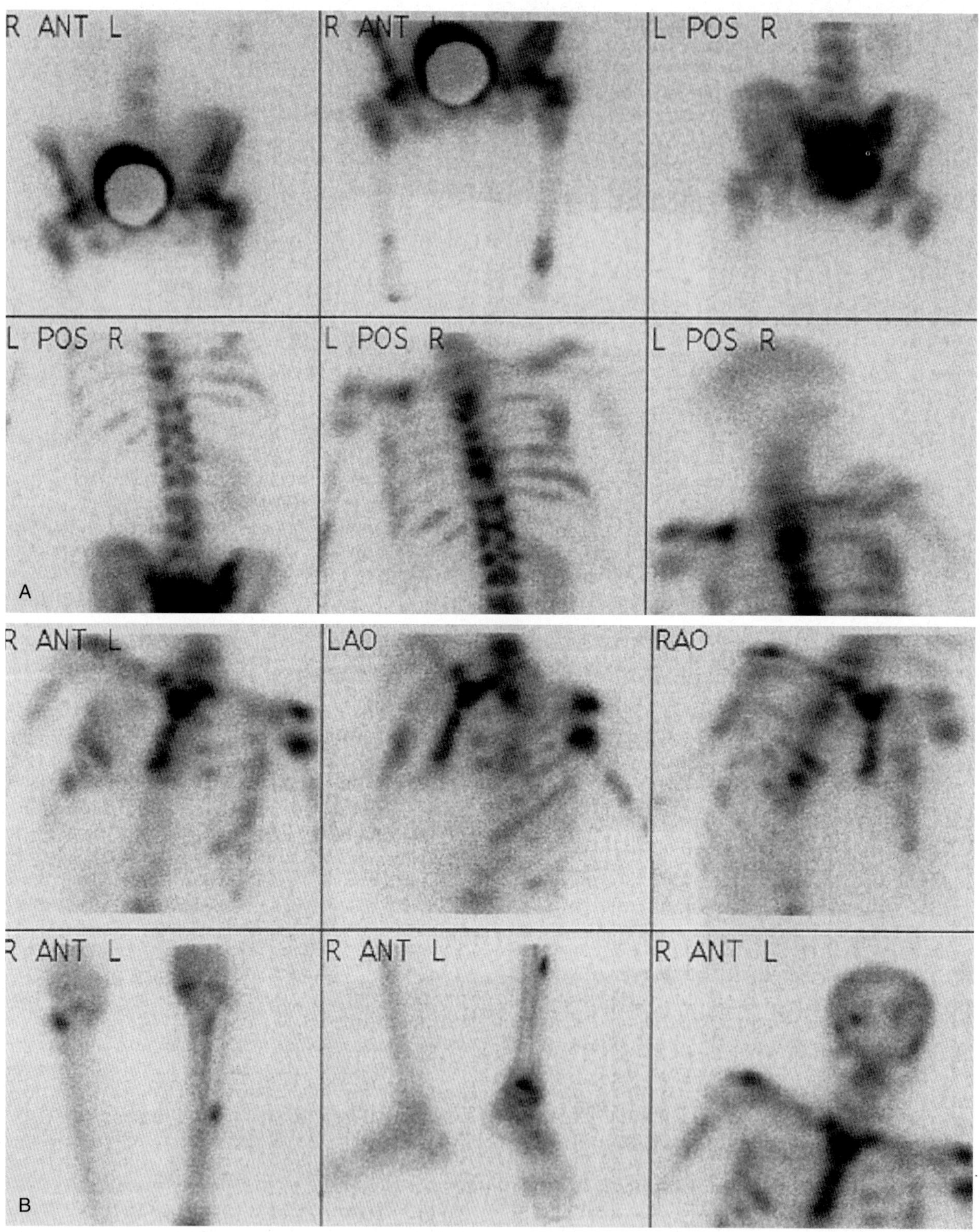


图8-19 乳腺癌多骨骼部位的转移性疾病，包括脊柱、肋骨、颅骨、骨盆、胸骨、股骨、肱骨和肩胛骨。

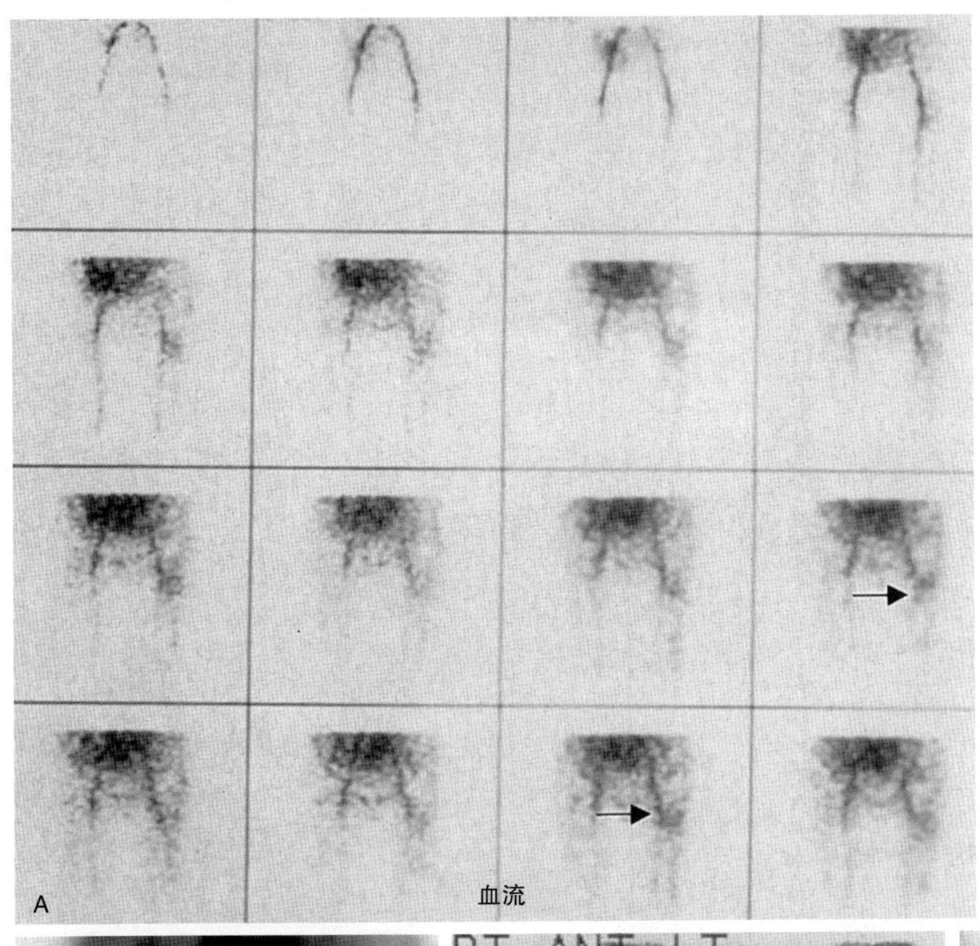


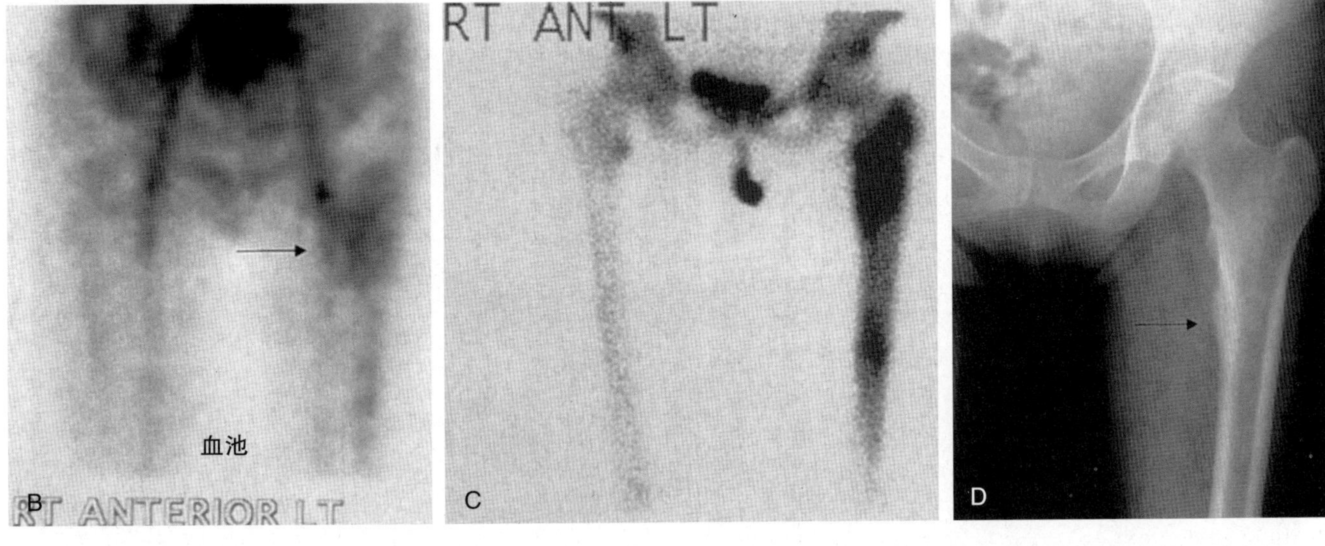


**图8-20**　肿瘤诱导的新血管生成。肺癌左股骨转移灶的血流（A）和血池（B）相表现为活性增强（箭头），3小时延迟扫描像（C）表现为摄取增加。骨扫描显示的受累区域较X线所见（D）更广泛，D图中可见转子下皮质病灶（箭头）。

计不足[223,224]。因此通常使用X线检查而非骨扫描来对多发性骨髓瘤进行病程随访。

在对转移性疾病的治疗过程用连续骨扫描进行随访中，有时可见到闪烁反应。其特征性的表现为，在治疗后的头3个月内所做的骨扫描上局限性高摄取灶在数量和强度上均有增加，而3个月后所做的骨扫描上则显示摄取逐渐降低[225-227]。这种表现被认为是治疗成功的预兆，可能是成骨细胞反应所致。X线片上可见骨性病灶内有骨硬化形成[228]。

许多研究对平面骨闪烁扫描和MRI在评估骨转移性疾病中的价值进行了对比[179,229-235]。大多数研究显示，MRI在评价转移灶方面的敏感性和特异性均优于平面骨扫描。Kosuda等[220]比较了MRI、SPECT和平面骨扫描在诊断椎体转移性疾病中的价值。结果显示，MRI的检出率为97.7%,SPECT为92%，而平面骨扫描仅有70.4%。SPECT在显示椎体周围结

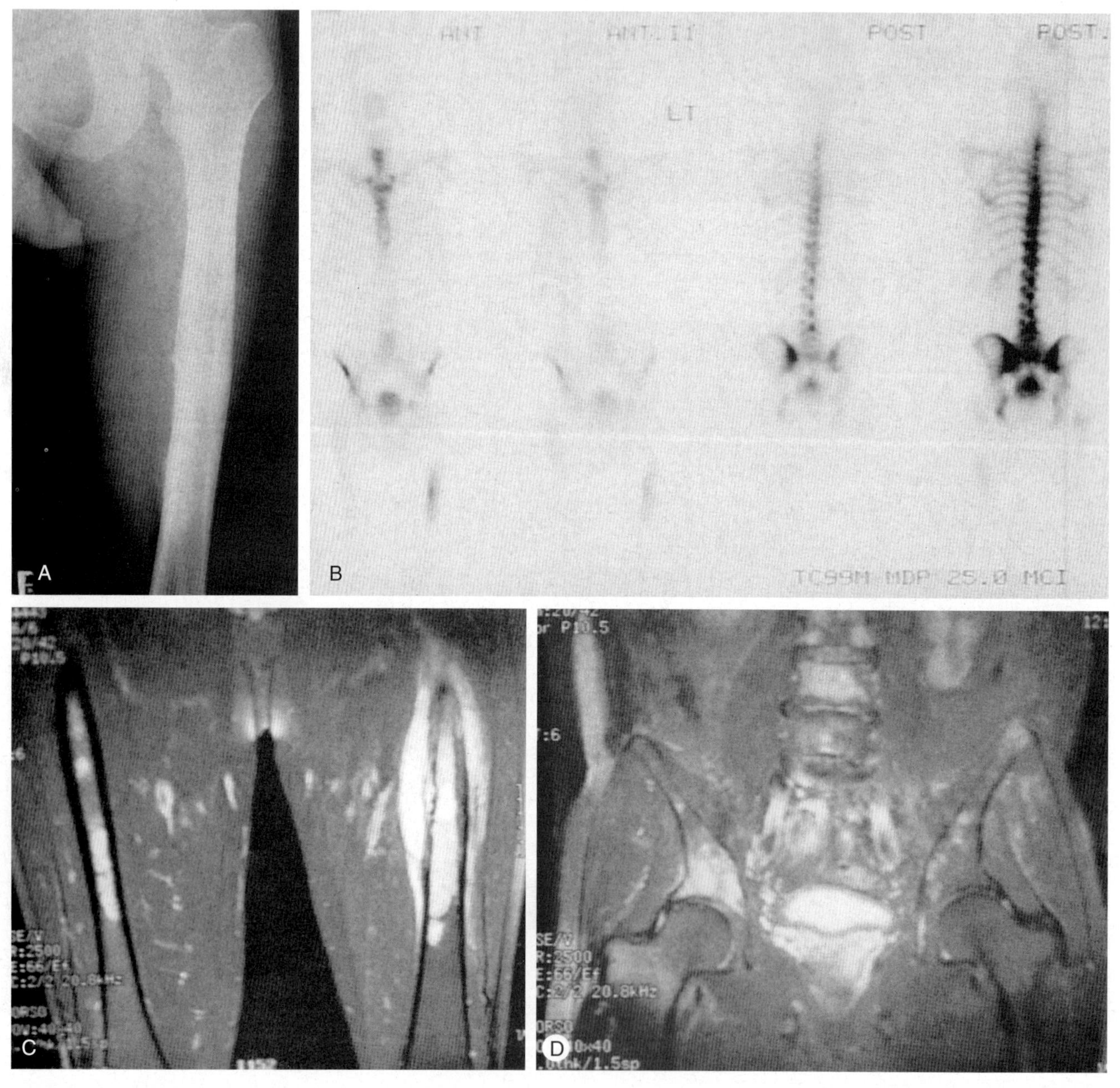


图8-21 非霍奇金淋巴瘤。患者表现为左股骨干有一长段病灶（A）。骨扫描显示左股骨干、双侧髂骨和L4椎均有异常（B）。T2加权脂肪抑制MR像显示病灶位于左股骨，但也显示其他多个部位骨髓中出现多个高信号区，包括右侧股骨、双侧髂骨以及L3、L4和L5椎（C）和（D）。但大多数骨髓病变无论大小在骨扫描中均无显示。

构受累(即椎弓根、椎板、横突和棘突受累)时，效果要优于MRI。使用快速自旋回波和快速短T1反转恢复(STIR)序列的全身MRI，可覆盖中轴骨骼或者全身骨骼系统，仅需不到1小时即可完成，在发现转移灶的有效性上明显优于骨扫描。然而迄今为止，骨闪烁扫描仍是最常用于发现骨转移灶的首选检查手段。MRI通常被作为一种辅助性检查技术，只有当闪烁扫描难以做出诊断时才使用[232]。

以 $^{18}$F 行 PET 扫描已被用于对骨转移灶以及其他一些良、恶性骨性病变的评估。Schirrmeister等[236]的研究发现，PET的敏感性要优于放射性核素骨扫描。$^{18}$FPET的敏感性与MRI大致相当。与MRI相比，平面骨扫描在发现颅骨、胸腔和四肢骨性病变的敏感度为83%，而在脊柱和骨盆部位则为40%[236]。与标准型γ照相机相比，PET扫描的检出率更高且具有更高的空间分辨率。PET的断层扫描能力也有助于病灶的发现。

使用FDG的PET扫描已用于发现骨和软组织的转移性病灶(图8-22)[237]。对FDG的摄取发生在肿瘤代谢活跃的区域，原因是糖代谢的增强，其不同于以亲骨性放射性核素骨扫描，后者中的摄取则缘于新骨形成。Cook等[709]发现：与TcMDP骨扫描相比，FDG-PET在发现溶骨性转移灶方面具有优势，而前者在发现成骨性转移灶方面要优于FDG-PET。成骨性病灶的代谢活性明显偏低，因此难以被FDG所发现。FDG-PET检测前列腺癌骨转移的敏感性要低于骨扫描[238]。有研究发现，FDG-PET检测淋巴瘤骨性病变的敏感性优于骨扫描[239]。局限于骨髓内的局灶性病变在骨扫描和骨髓活检中均可能被漏诊，但却能被FDG-PET检测到[240]。有研究发现，FDG-PET发现骨转移灶的敏感性要低于其对非骨性组织转移灶的判断[241]。FDG-PET有助于鉴别骨组织中的良、恶性病灶。恶性病灶的FDG摄取率通常更高。用于上述目的时，采用标准摄取值要优于使用主观视觉分析的方法[242]。某些良性疾病，如骨髓炎和Paget病，也可能会产生FDG的高摄取[243,244]。目前由于PET扫描价格昂贵，应用仍然有限，因此这项技术在筛检骨转移性疾病方面尚不能取代骨扫描。

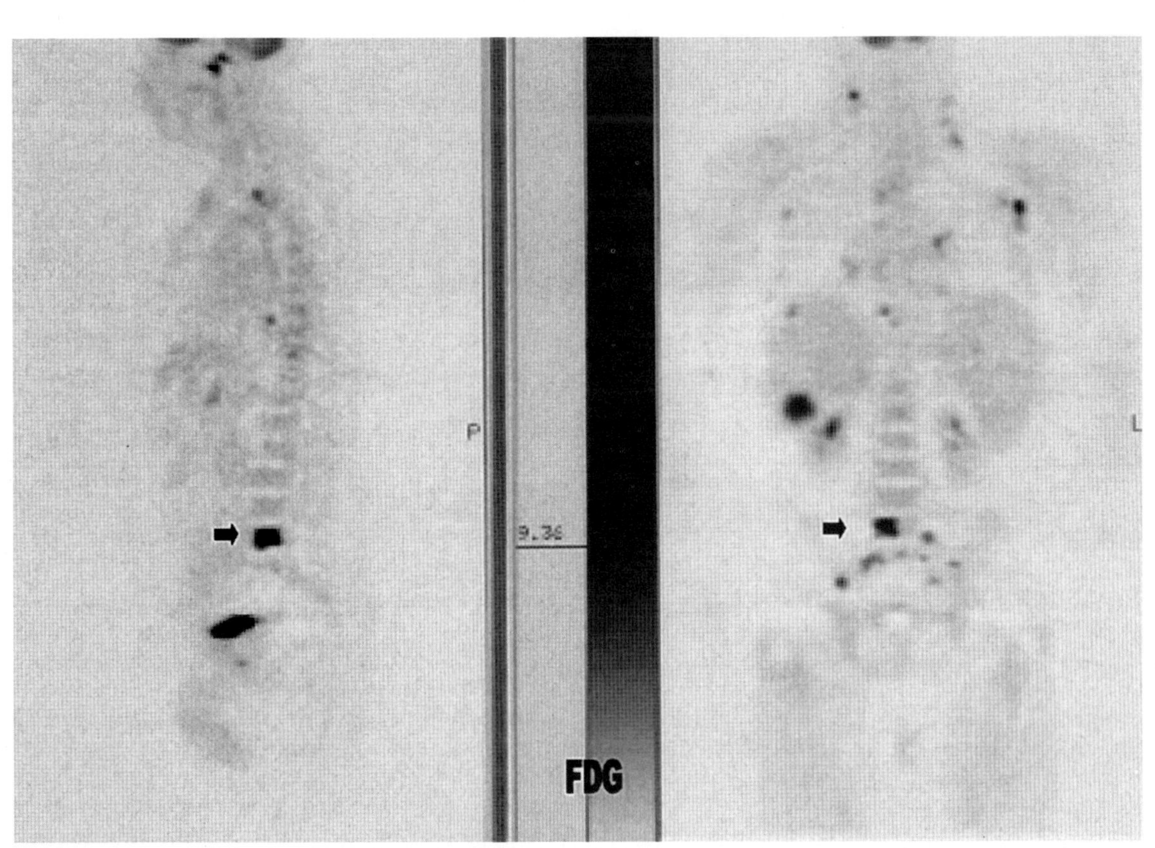


**图 8-22**　FDG-PET扫描矢状面及冠状面断层像显示，L5椎的结肠癌转移灶摄取增高(箭头)，以及全身多个淋巴结有软组织转移灶。(Courtesy of R.Katz, M.D., New York, New York.)

但在某些特定情况下，它能发挥其应有的作用。

碘-131（$^{131}$I）可用于发现转移性病变，包括来自分化性甲状腺癌的骨转移灶。其成像质量及对病变解剖定位的能力均不如骨扫描。由更具侵袭性的甲状腺癌引起的骨转移，由于不能聚集放射性碘，故无法被$^{131}$I扫描所发现，因此通常用骨扫描来检测[245]。

$^{99m}$Tc-MIBI（sestamibi）可积聚在受恶性肿瘤累及的骨髓中[246]。这种方法已用于检测多发性骨髓瘤、白血病、淋巴瘤和骨转移灶等病变[246-248]。其最大的应用价值在于发现和显示伴有弥漫性骨髓受累的病变范围，而对此骨扫描则难以做到。E1-Shirbiny及同事报道了一例弥漫性多发性骨髓瘤患者，其骨髓表现出对MIBI的极高摄取，而FDG-PET扫描通常只对伴有疼痛的活动性疾病部位显示摄取增高[248]。以$^{201}$T1扫描的结果与MIBI类似。恶性骨髓病变会表现出摄取增高。有一例多发性骨髓瘤患者的报道，该患者出现骨髓摄取$^{201}$T1弥漫性增高，在化疗后摄取强度明显降低，而MRI的扫描结果在化疗前后并无显著变化。

新型同位素扫描剂，包括肿瘤特异性抗原定向抗体和放射性同位素标记的肽，已在一定程度上被用于对骨转移灶的检测。曾有一例低分化性前列腺癌患者骨转移的报道，是由$^{111}$In ProstaScint（capromab pendetide）诊断的，而TcMDP骨扫描却显示为阴性[249]。已有研究证实，对胃肠胰腺肿瘤患者使用$^{111}$In-pentreotide（一种放射性标记肽）生长抑素受体闪烁显像法来发现骨转移灶，其精确度与骨闪烁显像结果类似[250]。

骨髓成像对于发现骨转移可有一定作用[233,251]。转移性疾病位于骨髓内可导致骨髓破坏。这会造成骨髓扫描中摄取缺失，其特征是出现冷区或光子减少区。某些良性疾病，如退行性关节炎，骨扫描时可显示局灶性摄取增高区，其与某些恶性病变的表现相类似。这些区域在骨髓扫描中可显示为正常摄取，而恶性病变或其他的骨髓破坏性疾病（如骨髓炎）则表现为摄取极低的冷区。骨髓扫描最常用的方法是以$^{99m}$Tc或$^{111}$In标记的胶体作为示踪剂。在骨髓网状内皮系统以及肝和脾中均可见摄取增高。对硫胶体的研究发现，较小的胶体微粒更多被骨髓网状内皮系统所摄取，肝和脾则比较少；而较大的胶体微粒其分布恰好相反。与常规的$^{99m}$Tc-磷复合物骨扫描相比，其在肝、脾为高摄取而在骨髓的摄取量变化不定，因此会影响其成像质量。新型的放射免疫骨髓扫描剂使用经放射性标记的针对粒细胞和单核细胞的单克隆抗体作为示踪剂[233,251]。这些示踪剂的肝脾摄取量较少，因此骨髓显像质量会有明显提高。恶性肿瘤弥漫性累及骨髓难以用骨扫描进行诊断，但在某些病例中骨髓成像却能清楚地看到，表现为摄取不均匀或减低。有一例乳腺癌患者发生了骨髓弥漫性转移，便是由$^{99m}$Tc标记的单克隆抗体行放射免疫骨髓闪烁扫描发现的[251]。随访扫描在显示疾病进展方面非常敏感。虽然目前骨髓成像在筛查转移性疾病方面还没有取代骨扫描，但在评价累及骨髓的弥漫性转移性疾病中可作为辅助手段，或者在骨扫描结果难以明确诊断时有助于明确诊断。

$^{67}$Ga扫描在发现淋巴瘤的骨性病损方面敏感性与骨扫描类似，并可发现骨外病变[252,253]。$^{67}$Ga扫描可用来监测与淋巴瘤相关的骨病变的治疗反应。曾有研究报道，在12名接受治疗后临床症状完全缓解的患者中，有11人的镓扫描结果恢复了正常[253]。

## 二、骨和软组织原发性恶性肿瘤

由于肿瘤中新血管形成、毛细血管渗透性增加以及骨破坏和修复所致的骨转换加快，在骨扫描中，几乎所有的原发性恶性骨肿瘤都表现为摄取增高。这一表现并不能作为区分良恶性病变的确切依据。然而，通过分析摄取区的各种不同特征，包括形状、大小、摄取表现和摄取强度，Goodgold等[254]曾从18例原发性骨肿瘤中鉴别出16例为恶性的，并从另外的59例中鉴别出54例为良性的。据McLean和Murray报道，原发性恶性骨肿瘤的闪烁显像表现具有特征性，不过其表现在不同的肿瘤中会有重叠，而且目前尚未发现任何独有的特征。骨肉瘤常表现为高摄取，外形不规则，并呈斑片状分布，且伴有聚积减低区（图8-23）。在与骨基质相关的肿瘤组织内，有时也会表现为摄取增高。这种高摄取可见于邻近骨的软组织包块内。尤文瘤多表现为强烈而均匀的高摄取，而肿瘤边缘则界限不清（图8-24）。软骨肉瘤的摄取强度表现不一，肿瘤内可见局灶性高摄取区，且其边缘常显示清晰。骨肉瘤的肺转移灶内可见摄取增高，但CT扫描在检测这类病变方面敏感性更高[255-257]。骨扫描可用于筛查其他部位的单转移灶或多中心转移灶（图8-25）。骨转移最常见于尤文瘤，但也可见于骨肉瘤和软骨肉瘤。在一项有关尤文肉瘤的研究中，骨扫描显示初诊的28例患者中有3例发生了骨转移；在后期对存活的22例进行骨扫描随

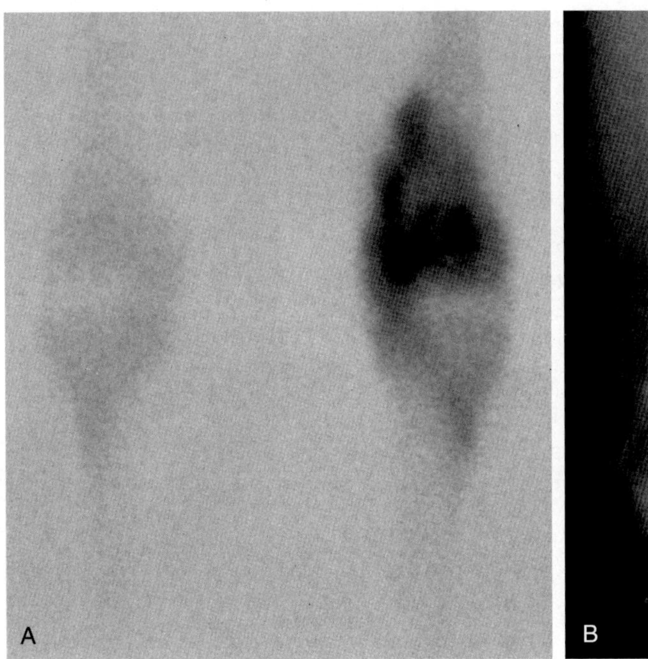


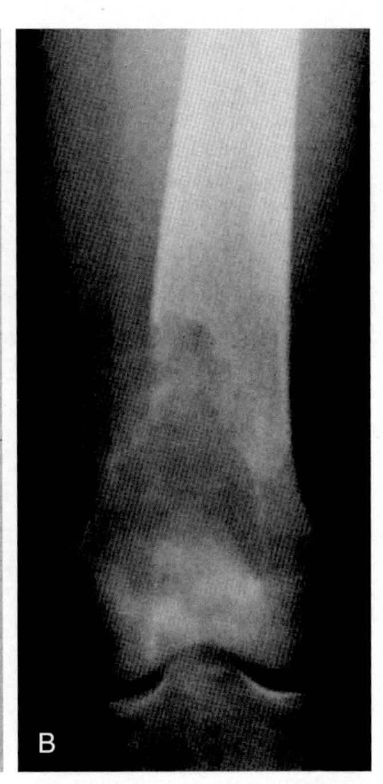


**图8-23**　左股骨的骨肉瘤。骨扫描（A）显示左股骨远端骨肉瘤呈斑片状非均一高摄取，肿瘤中心则为低摄取。在X线片（B）上可见溶骨性病灶出现了骨皮质破坏且扩展至周围软组织（箭头）。

访时发现，其中10例发生了转移[258]。

软组织肉瘤可导致血流增加，可见于骨扫描的早期图像（图8-26）。延迟图像常显示软组织病灶内有轻微摄取增高（图8-27）。如果在肿瘤内出现钙化或骨化，则可在延迟图像上出现较高的放射性核素摄取。

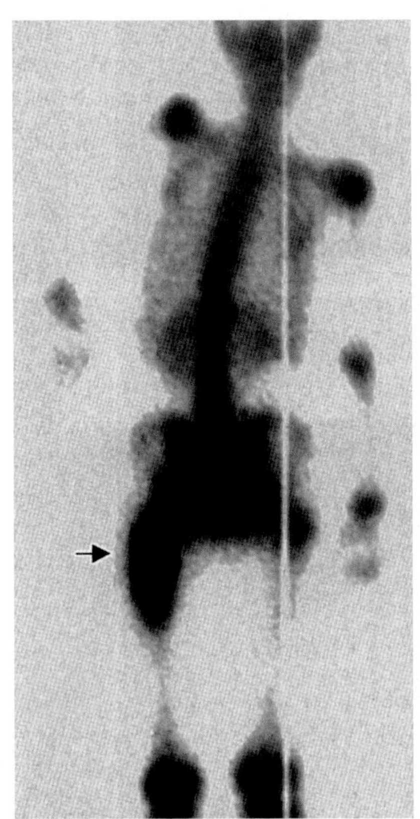

**图 8-24**　骨扫描显示股骨的尤文肉瘤表现为均质的高摄取（箭头）。

目前，以 $^{99m}$Tc-磷酸盐复合物为示踪剂的骨扫描在评价原发性恶性骨肿瘤及其对治疗的反应方面的价值尚不明确。尽管其常可提供有用的信息，但其他扫描剂和成像方法也可提供类似的，有时甚至更为精确的信息。Chew 和 Hudson[259]发现，骨扫描中过大范围的摄取表现可能会导致高估骨肉瘤的病变范围。跳跃式病变难以被准确地检出。MRI 可比较精确地评估病变的大小及范围，但有时也会导致高估病变。在 Erlemann 等[260]的研究中发现，静态 MRI 在发现肿瘤对治疗的反应方面敏感性较低。动态钆 MRI 则效果较佳，其在预测肿瘤治疗反应上的精确度可达85.7%，而延迟骨扫描成像只有73.7%。血流和血池图像意义均不大。$^{67}$Ga 对肿瘤治疗后反应的评价效果要优于 $^{99m}$Tc-磷酸盐复合物，表现为更明显和更一致的放射性核素摄取降低[261,262]。

新型放射性核素扫描剂，包括 FDG-PET、$^{201}$T1 和 $^{99m}$TcMIBI，在肿瘤疗效的评估上显示有优越性[59,263-265]。$^{99m}$Tc磷酸盐复合物骨扫描和MRI均可发现化疗后坏死肿瘤组织中持续存在的异常。铊和MIBI只能被有活力的肿瘤组织摄取，在坏死组织中不会被摄取。Ramanna 等[266]认为，对于评估化疗前后肿瘤

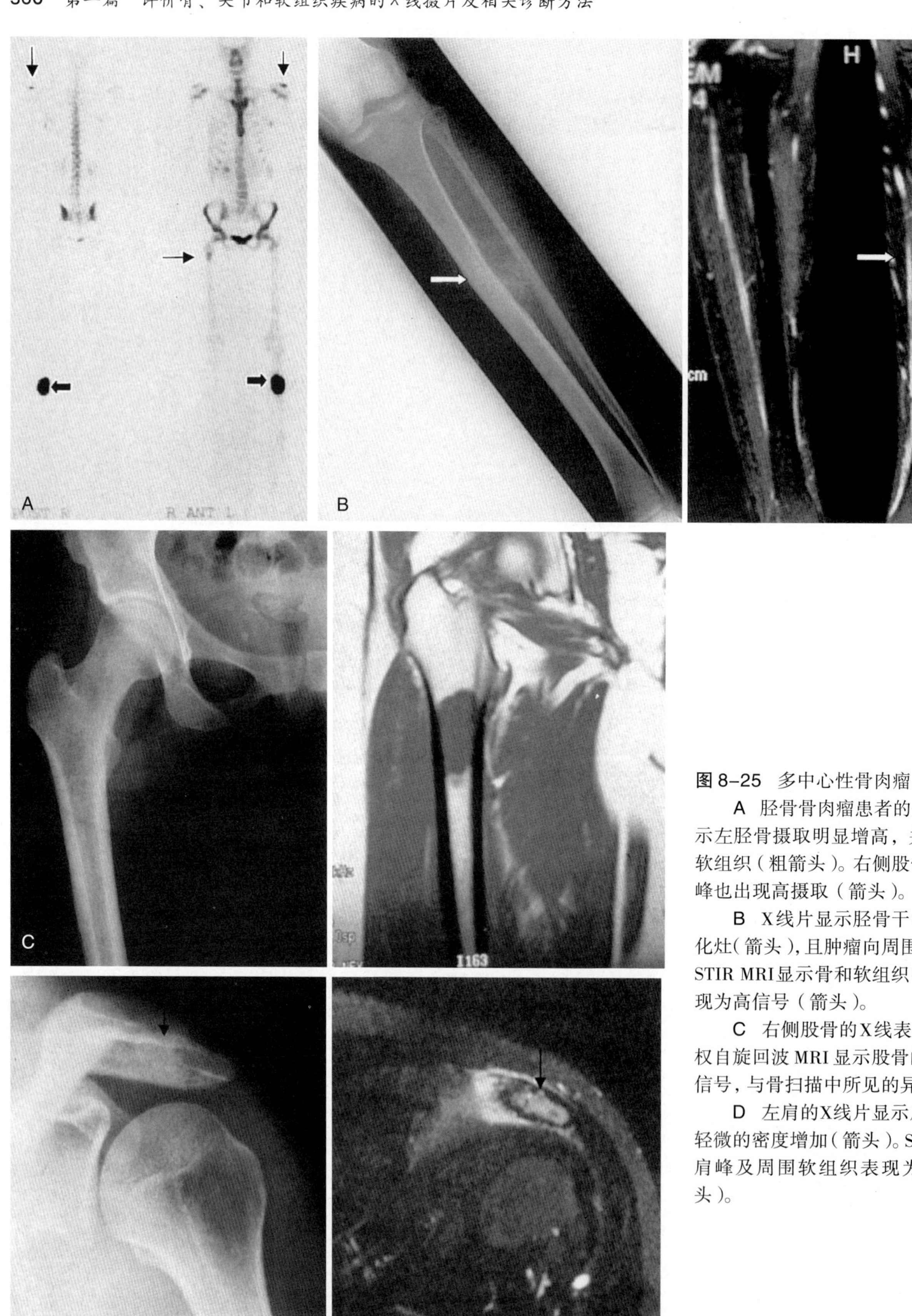

图 8-25 多中心性骨肉瘤。

A 胫骨骨肉瘤患者的全身骨扫描显示左胫骨摄取明显增高，并扩展至周围软组织（粗箭头）。右侧股骨近端和左肩峰也出现高摄取（箭头）。

B X线片显示胫骨干中段有一骨硬化灶（箭头），且肿瘤向周围软组织扩散。STIR MRI显示骨和软组织中的肿瘤均表现为高信号（箭头）。

C 右侧股骨的X线表现正常。T1加权自旋回波 MRI 显示股骨的病灶内为低信号，与骨扫描中所见的异常区域相符。

D 左肩的X线片显示肩峰部位仅有轻微的密度增加（箭头）。STIR MRI显示肩峰及周围软组织表现为高信号（箭头）。

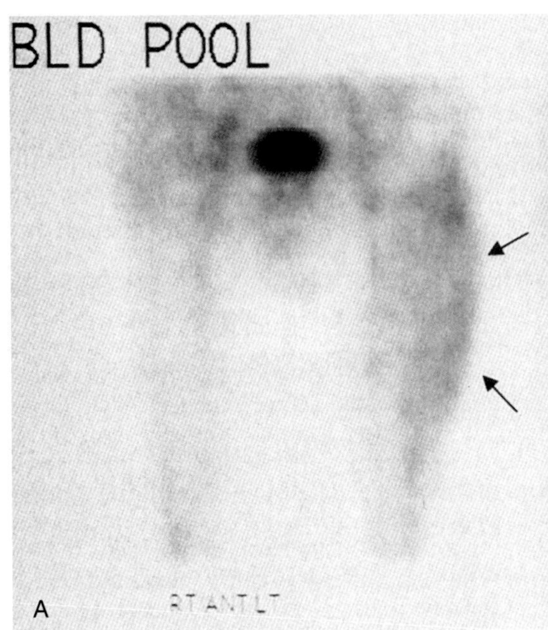


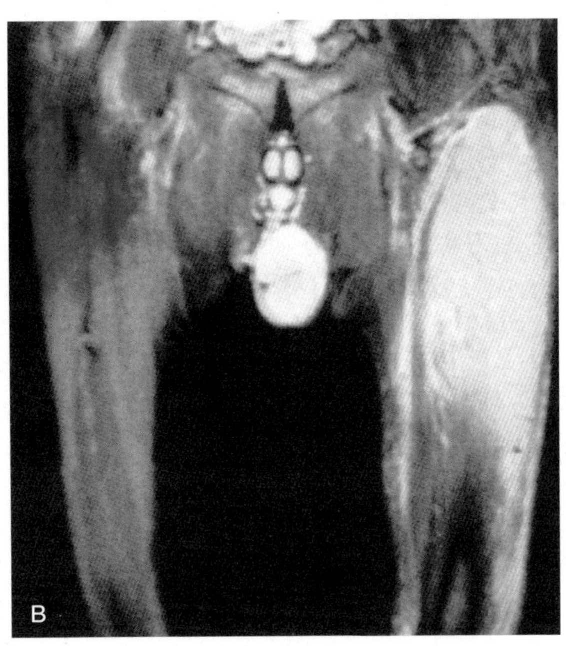


图 8–26　软组织肉瘤。

A　血池相扫描可见左股部的活性增强（箭头）。

B　STIR MRI 显示股部软组织内呈高信号。

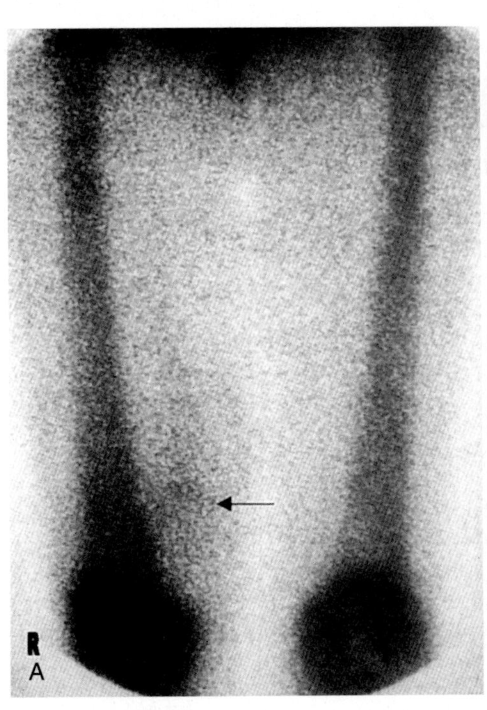


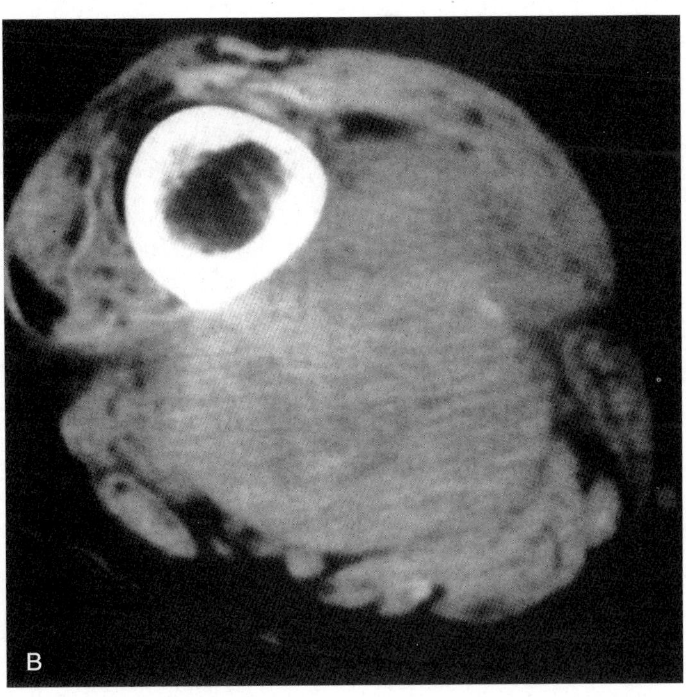


图 8–27　恶性神经鞘瘤。

A　延迟3小时骨扫描像显示大腿远端软组织内摄取轻微增加（箭头）。

B　横断面 CT 扫描显示在股部后方远端有一大的软组织团块影。

组织的活力，铊要优于镓和$^{99m}$TcMDP。尽管镓也优于$^{99m}$TcMDP，但其共同缺点是易受肿瘤反应以外其他因素的影响，最可能的影响因素是骨重建。FDG摄取减少与化疗后肿瘤的坏死密切相关。Schulte等[267]的研究表明，通过比较治疗前后的肿瘤/背景比，对新佐剂化疗的所有应答者和80%的非应答者均能采用FDG-PET来鉴别。对术前化疗的反应可帮助医生决定应采取的手术方式。由于在纤维性假包膜内出现了炎性反应，曾在治疗后的软组织和骨肉瘤内及其临近部位发现良性组织内有FDG的持续性摄取[263,268]。镓、MIBI和FDG-PET还常被用于区分良、恶性病变。对于上述这三种放射性核素，高度恶性病变均表现为高摄取。良性病变一般为低摄取。但低度恶性肿瘤常难以与良性肿瘤相鉴别。

## 三、良性骨肿瘤和瘤样病变

良性骨肿瘤对$^{99m}$Tc磷酸盐骨扫描试剂的摄取，随肿瘤类型的不同而改变，可表现为正常、轻微摄取增高、明显摄取增高甚至摄取降低。早期成像时的血管表现也常有不同。

骨扫描非常有利于诊断骨样骨瘤，特别是在X线表现正常或无法诊断时。在病变位于脊柱、骨盆或髋关节时这种情况常会出现（图8-28）。其特征性闪烁显像表现为圆形小的局灶性高摄取区[269-272]。尽管此前已有报道，但只有在极少数情况下骨样骨瘤才在骨扫描时表现为正常[273]。骨样骨瘤在早期骨扫描中可表现为血供增加，但这种情况并不常见。Ghelman和Vigorita用放射自显影法对手术切取的标本进行了研究，结果显示骨样骨瘤的瘤巢比周围反应骨的摄取量要高[274]。这可以解释骨扫描中所见的双密度征[271]。局灶性高摄取区是瘤巢的所在部位，略低强度的摄取增加区是肿瘤所致的反应性硬化引起的。这在针孔扫描或SPECT成像中表现得尤为明显（见图8-25B）。该表现有助于鉴别骨样骨瘤和应力性骨折或骨髓炎，后两者中骨扫描可表现为局灶性高摄取区，且在X线片上可见骨膜反应。脊柱骨样骨瘤多发生于脊柱后方结构，因此必须与单侧椎弓峡部裂或其他后方结构的应力性骨折相鉴别[270,275]。CT扫描对于证实骨样骨瘤的诊断和进行手术定位（无论是通过开放手术抑或经皮CT引导下手术）都非常必要。MRI诊断骨样骨瘤的准确性不如放射性核素骨扫描和CT扫描的联合应用[276,277]。因为关节内骨样骨瘤常伴发有骨髓水肿和滑膜炎，所以在MR成像时后两者显然会掩盖潜在的病变。

据Brien等[278]报道，所有他们见过的内生软骨瘤在骨扫描中都表现为“暖区”或“热区”（图8-29）。在骨骼生长末期软骨细胞将停止增殖；然而内生软骨瘤内的软骨内骨生长则会一直持续到成人后期，甚至在不伴有肿瘤生长的情况下也如此[279]。骨化形成是骨扫描时产生放射性核素摄取增加的原因。骨扫描通常难以鉴别内生软骨瘤和软骨肉瘤。在Ollier病（内生软骨瘤病）中，多发性内生软骨瘤的病灶可通过骨扫描检测到（图8-30）。

骨软骨瘤在骨扫描时可表现为放射性核素的正常摄取或聚集增加（图8-31）。放射性核素的聚焦增加与活跃性软骨内骨化作用部位有关[280,281]，而与肿瘤内未骨化的软骨或软骨内的钙化无关[280]。其在骨扫描中的摄取表现并不能用于鉴别良性骨软骨瘤和可能有恶变的骨软骨瘤。骨扫描也常用于遗传性多发性骨软骨瘤的患者，用以筛查有无恶变可能（图8-32）。尽管骨软骨瘤缺失正常摄取的表现提示其为良性，但一些外周软骨肉瘤也可能不显示为摄取增加。因此，骨扫描在鉴别良恶性骨软骨瘤上的价值有限[208,282]。

骨扫描对于评估成软骨细胞瘤同样也不具特异性，可表现为瘤内轻微的均质摄取也可表现为摄取的明显增高和血供增加[283-286]。

在骨巨细胞瘤的骨扫描中，早期和延迟图像均显示为高摄取，其中最强的摄取位于病灶的周围。环形征常见，表现为中心区低摄取外周有一高摄取环（图8-33）[254,287]。但在其他肿瘤中也可见类似的表现。据Levine等[287]报道，7例骨巨细胞瘤行镓扫描，仅4例有轻微摄取增加，其余3例均无摄取增加。骨扫描过高估计了肿瘤的骨内范围。其往往也不能正确评估软组织的受累范围。骨扫描不能用于鉴别良恶性骨巨细胞瘤[288]。

Hudson报道了25例动脉瘤样骨囊肿患者，其骨扫描均表现为摄取增高，其中16例显示囊肿周围有一摄取增高环而中心部位摄取偏低[289]。然而不同的动脉瘤样骨囊肿病例摄取强度可以相同，有的仅表现为轻微摄取，偶尔有正常摄取[290]。早期扫描像可显示放射性核素摄取增加，提示病灶中央有明显充血[285]。单腔骨囊肿多表现为正常摄取或偶尔摄取降低，一旦发生骨折则可显示为摄取增高[291]。

骨血管瘤的闪烁显像表现变异较大，取决于肿瘤的生物学活性、病变位置以及设备的分辨率[292]。

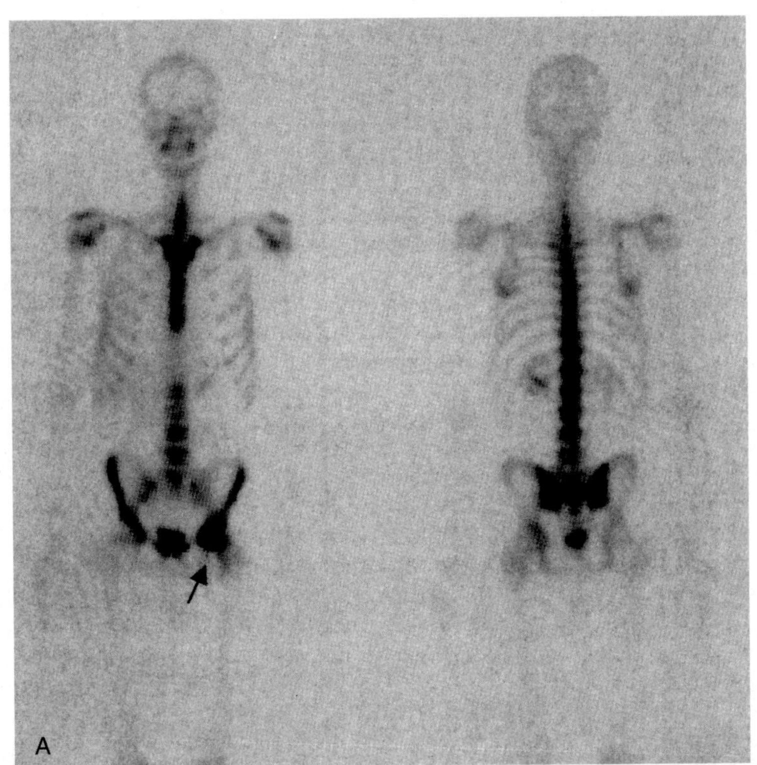


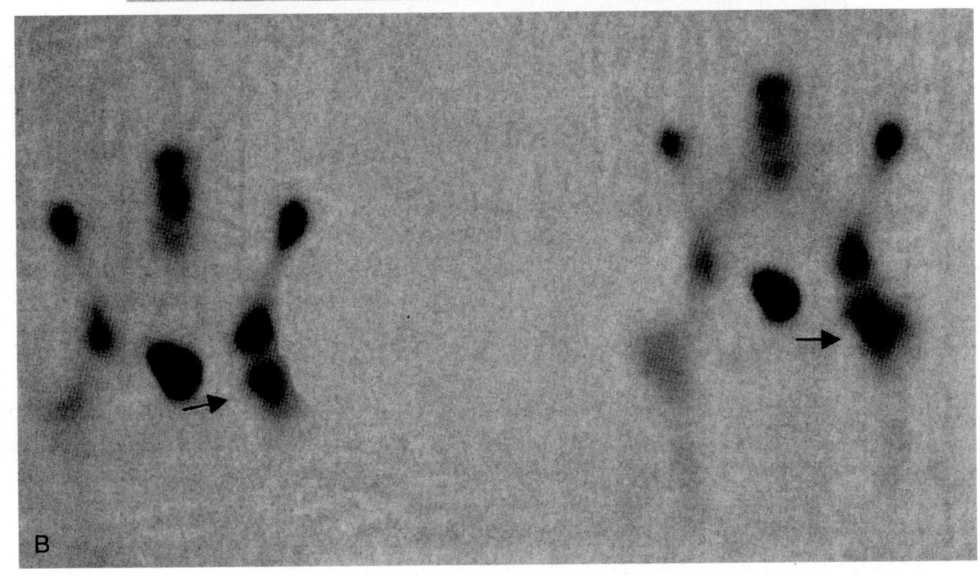


**图 8–28**　骨样骨瘤。

A　骨扫描显示左股骨颈有一局灶性摄取增高区（箭头）。

B　冠状面SPECT图像显示左股骨颈有一局灶性摄取增高区（箭头）。左侧髋臼也有一处摄取增高。

放射性核素的摄取可正常，也可增加或减少（图8–34和8–35）[293–297]。据Han等[297]报道，在10例患者的15处血管瘤中，平面成像显示其中有14处为正常摄取；在4处等于或大于3cm的血管瘤中，SPECT显示其中3处既有摄取增加也有摄取降低。而其余11处的SPECT表现正常。当MRI显示非特异性局灶性脊椎信号异常时，常需补充行骨扫描检查。此时如骨扫描显示摄取正常则支持血管瘤的诊断，但即使脊椎出现异常摄取（其他部位亦同）也不能排除血管瘤的诊断。

纤维性骨皮质缺损和非骨化性纤维瘤在骨扫描时表现为最低到轻度的摄取增加[298,299]。在病灶的愈合期有时可见一定程度的高摄取（图8–36）。骨膜硬纤维瘤（股骨远端广泛骨皮质不规则）在骨扫描时多表现为正常[300]。

纤维结构不良是正常骨结构被异常纤维骨组织

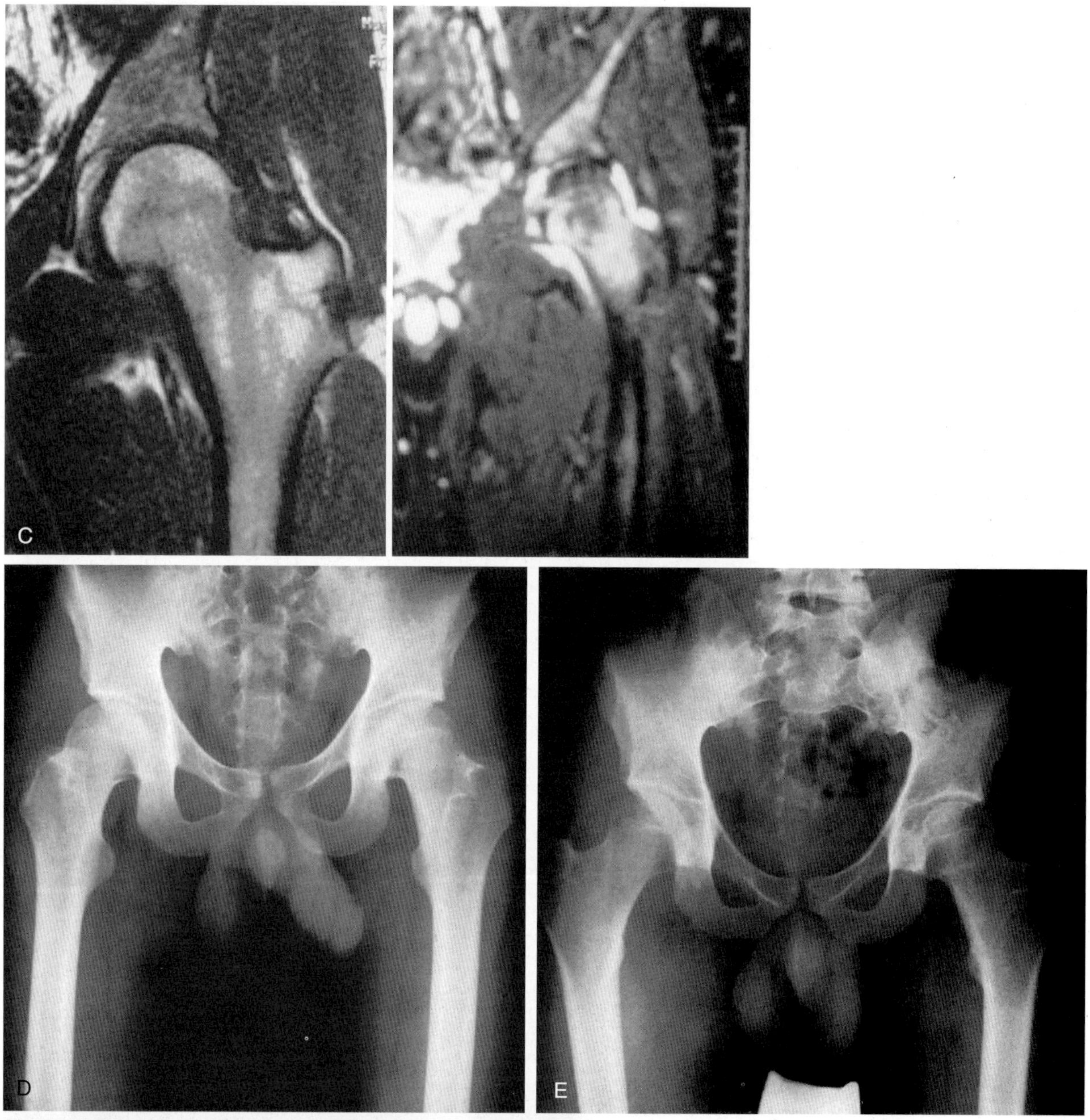

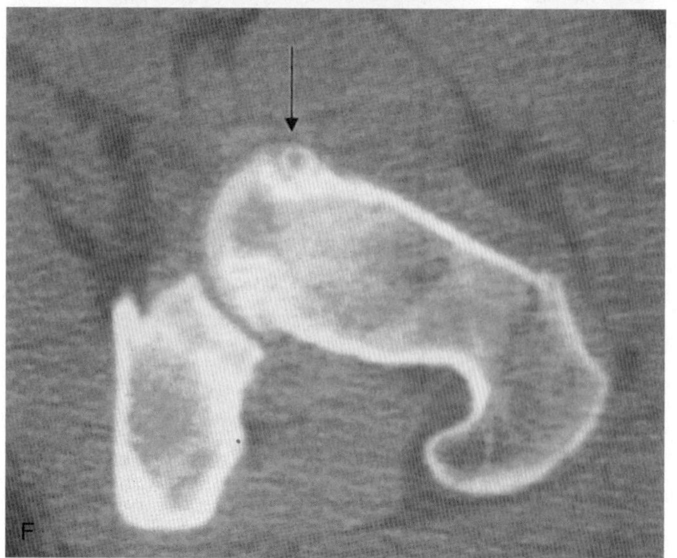

**图 8-28（续）**

C T1加权自旋回波（左图）和STIR（右图）MRI显示左股骨颈和髋臼有骨髓水肿，局部有液体渗出。未见骨样骨瘤的瘤巢。

D 骨扫描时所摄的X线片显示股骨颈中段的骨皮质有轻度增厚。

E 6个月后所摄的X线片（在骨样骨瘤经皮射频消融之前）显示，因滑膜炎所致在左侧股骨头和股骨颈的结合部有骨赘形成。

F CT扫描显示在股骨颈前方有一骨样骨瘤瘤巢已钙化。

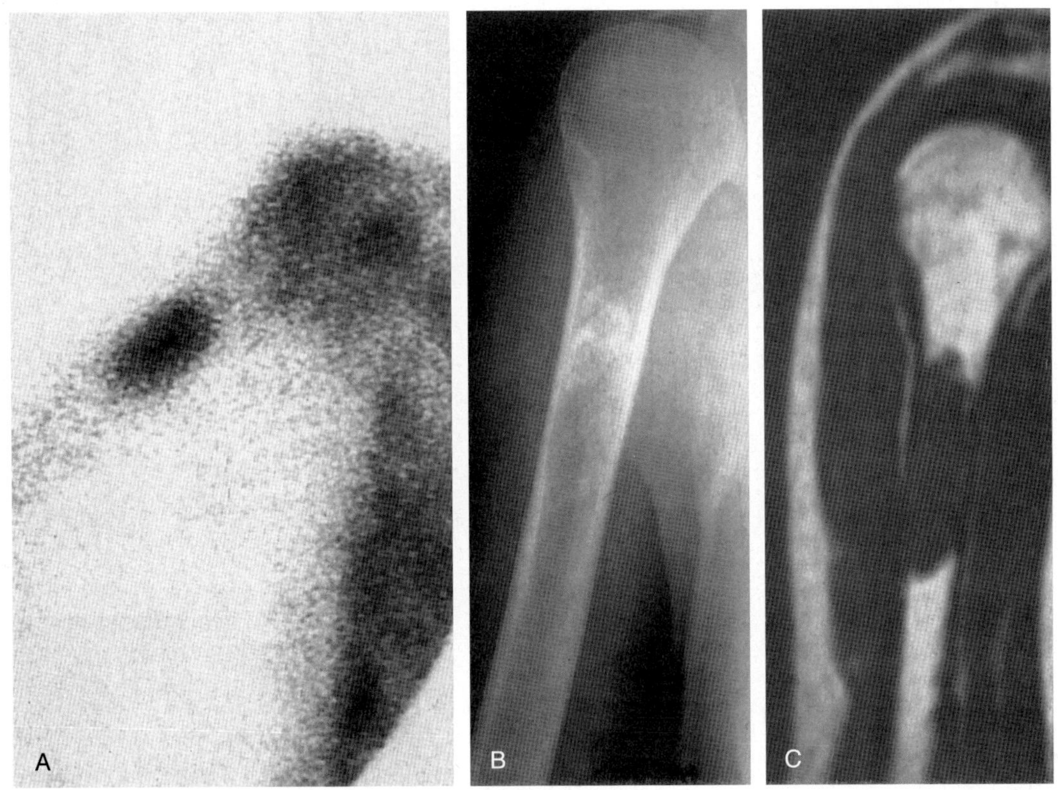


**图 8-29**　内生软骨瘤。骨扫描（A）显示肱骨近端摄取增加，与 X 线片（B）上所见的钙化区相对应。T1 加权自旋回波 MRI（C）显示该病变区为低信号。

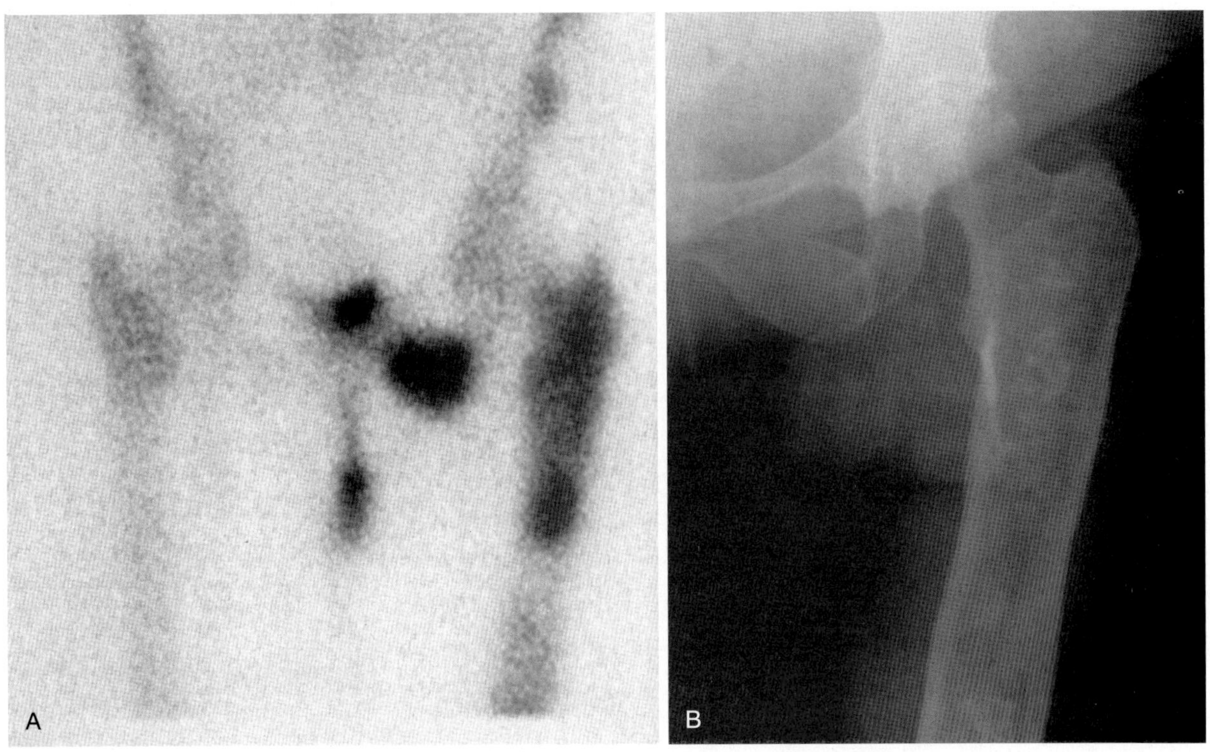


**图 8-30**　Ollier 病。骨扫描（A）显示左股骨近端和左耻骨下支的内生软骨瘤表现为摄取增强；上述病灶在 X 线片（B）上有显示。

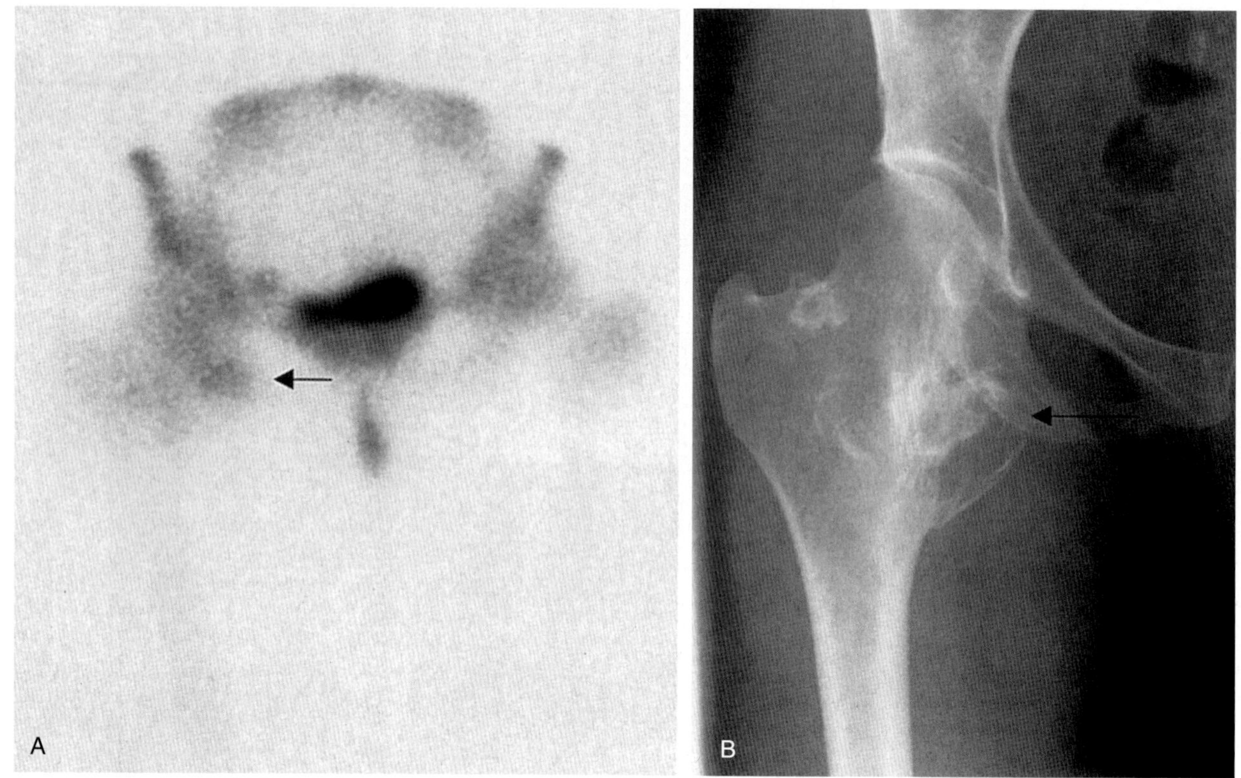


图8-31 骨软骨瘤。股骨近端的骨软骨瘤可见轻微的摄取增加（A），与X线片（B）所示的高度骨化区相对应（箭头）。

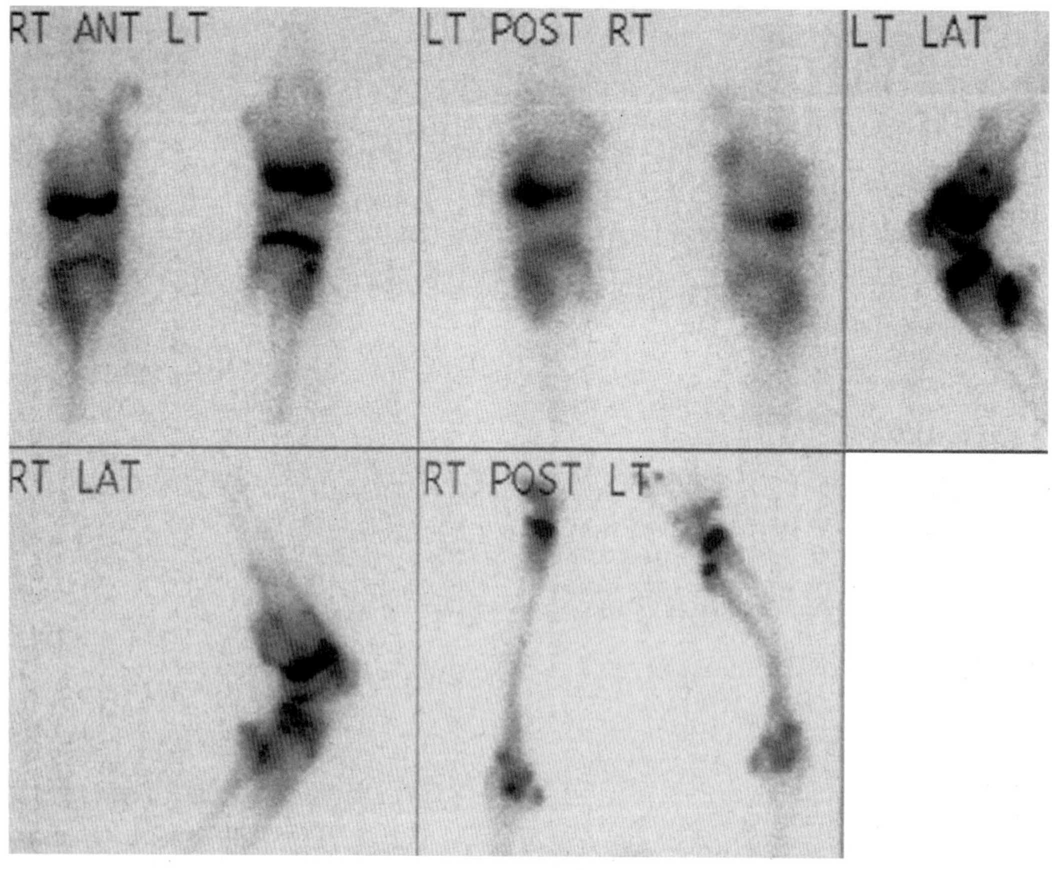


图8-32 多发性遗传性骨软骨瘤病。股骨远端和胫骨近端的骨软骨瘤可见摄取正常。右下方的前臂扫描图像显示有前臂假性屈腕畸形。

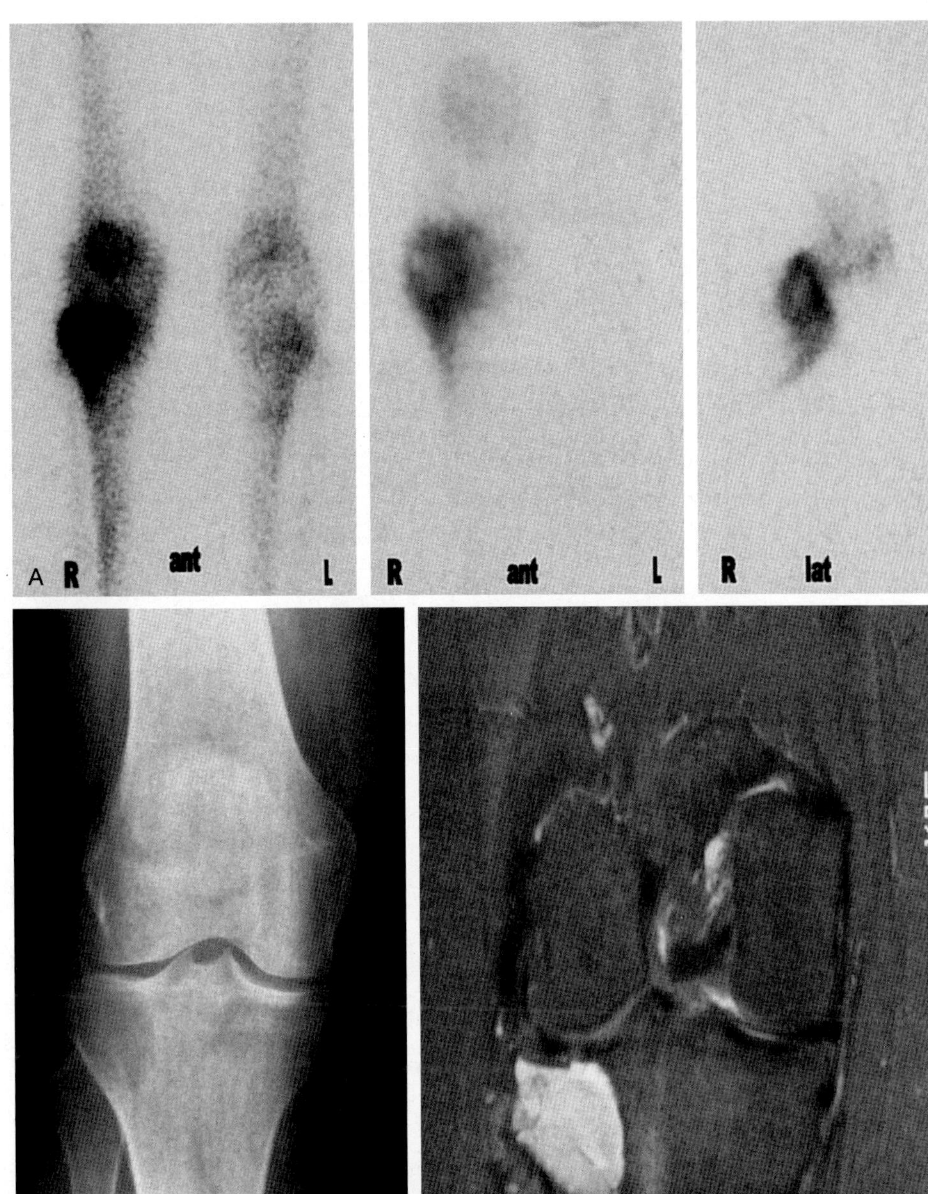


**图 8–33**　巨细胞瘤。

A　右侧胫骨平台可见高摄取区。上方中间和右侧图像显示高摄取环形区中间有一低摄取区。

B　X 线片显示右侧胫骨平台有一骨溶解灶。脂肪抑制中间加权自旋回波 MRI 显示此病变区为混合高信号。

所替代并伴有骨转换加快的一种疾病[301,302]。骨扫描显示有多个高摄取，常以单骨形式好发于肋骨、颅面骨、股骨或胫骨，也可以多骨形式累及骨盆和脊椎骨（图 8–37）[303–306]。膨胀的肋骨内出现长条形高摄取区具有特征性。多骨形式纤维结构不良的单侧受累趋势也具有特征性，但同样可发生双侧受累。本病的闪烁显像表现可类似于转移性疾病，但结合特征性的闪烁显像和 X 线表现通常可做出正确的诊断[307]。极少数情况下，纤维结构不良仅会出现轻微摄取增加。这可能是由于病灶中出现骨梗死或囊肿形成的缘故[308]。

骨扫描在检测朗格汉斯细胞组织细胞增多症中的作用仍有争议。有报道称，在 16 例孤立性骨组织细胞增生症中，骨扫描检查结果无一例假阴性。但也有研究指出，骨扫描的敏感性并不如 X 线检查[309–313]。单骨性疾病中骨扫描发现单发病灶的敏感性可能要高于多骨性疾病[315]。骨扫描检查敏感性相对较低的骨骼部位包括骨盆、肋骨、骶骨、胸骨和锁骨。

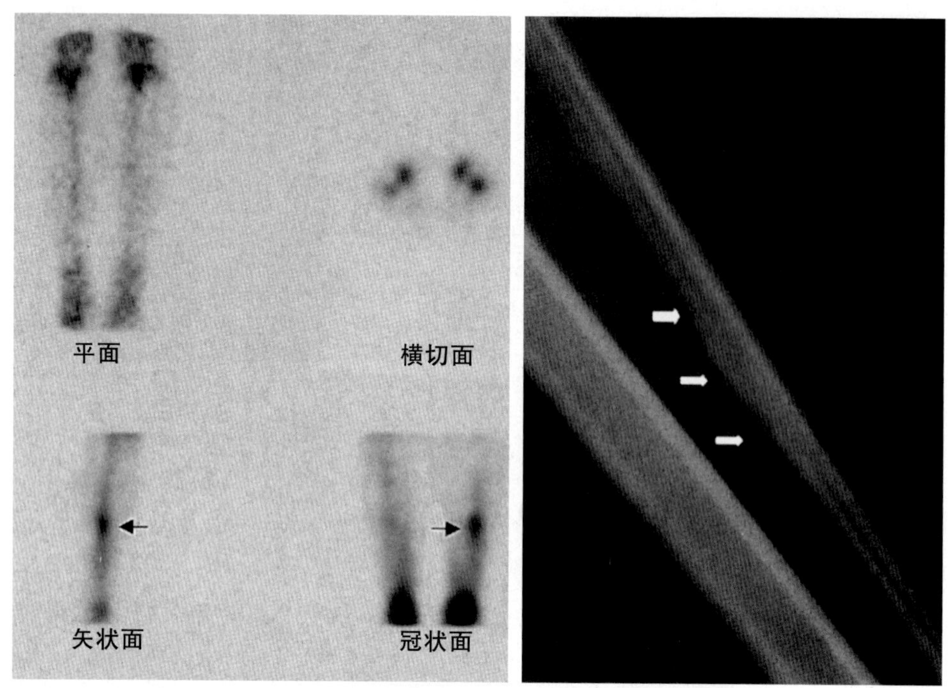


**图8-34** 血管瘤。小腿部平面显像并未显示在X线片上所见的腓骨病灶区（白色箭头）出现摄取增强。SPECT的横切面、矢状面和冠状面图像则分别显示该区域有局灶性摄取增强（箭头）。

多骨性疾病的病灶可显示摄取增加、减少或正常（图8-38）[314,315]。已有研究表明，骨扫描对于监测治疗结果可能有用[309-313]。

骨扫描中大多数骨岛均显示为正常摄取（图8-39）。生长中的骨岛也可显示为正常摄取。Go等[316]认为，孤立的硬化性骨病损，无论是稳定的还是生长中的，如果放射性核素骨扫描显示正常，则均应将其视为是骨岛。但是，大块骨岛的摄取增加也曾有报道[317,318]。脆弱性骨硬化和条纹状骨病的骨扫描均显示为摄取正常，而肢骨纹状肥大症的骨扫描则显示为摄取增加[319]。

# 第七节 创 伤

## 一、创伤性骨折

骨扫描可用于发现X线片表现正常或难以诊断的骨折，特别是X线检查难以评价的区域，如骶骨、尾骨、舟状骨、骨盆以及跗骨。在一位创伤后且诊断只有单一骨折的患者骨扫描图像上，可发现多处可疑骨折[320]。Matin[127]发现，95%的65岁以下骨折患者，伤后24小时内的骨扫描图像可发现骨折。到第72小时时，所有患者的骨折中有95%可发现骨扫描异常。在骨折发生后几小时内，局部血流增加、新生血管形成以及成骨细胞引起的骨痂形成即可发生[321.322]。

Spitz等[323]回顾了2000名创伤患者的资料后发现，不同部位的骨折其核素摄取量不同。关节周围骨折在伤后第一天内其摄取量即明显增加。中轴骨和长骨骨干骨折后摄取量增加缓慢，有的甚至要在12天后才能在骨扫描图像上显示阳性结果。颅骨骨折在骨扫描上通常难以发现。在创伤后2～5周，所有骨折都表现出对放射性核素骨扫描剂的摄取增加，且在2～5周时达到高峰。24小时摄取量与4小时摄取量之比，在骨折中均大于1.0，而在软组织损伤中则小于1.0。这被认为是由于骨折部位的编织骨形成所致，后者可与磷复合物扫描剂紧密结合。年龄和性别均未发现会对骨折时的放射性核素摄取产生影响。

骨折可引起早期血流和血池图像以及延迟图像上活性增强。在骨折愈合期间，血流相活性以及稍后的血池相活性均降为正常；但延迟相仍保持异常。

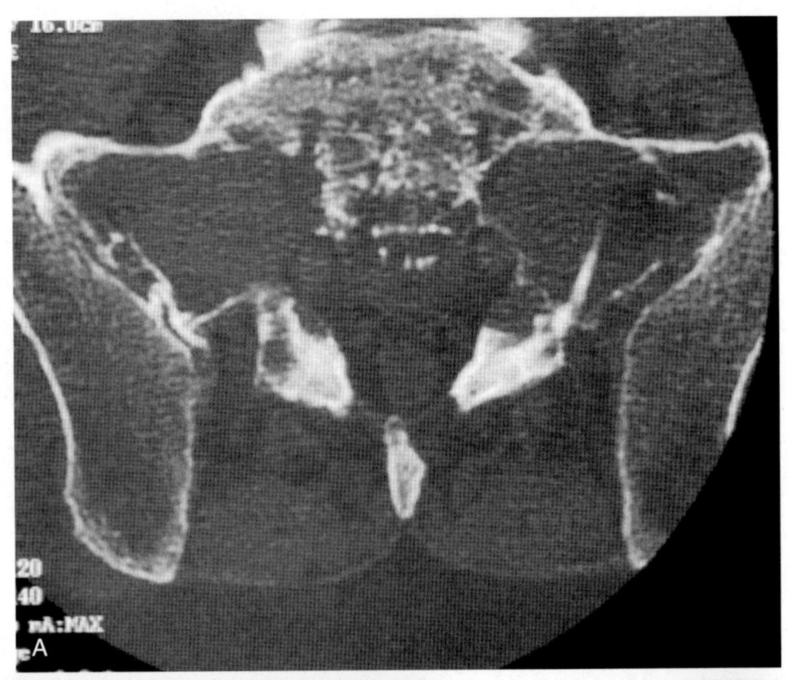


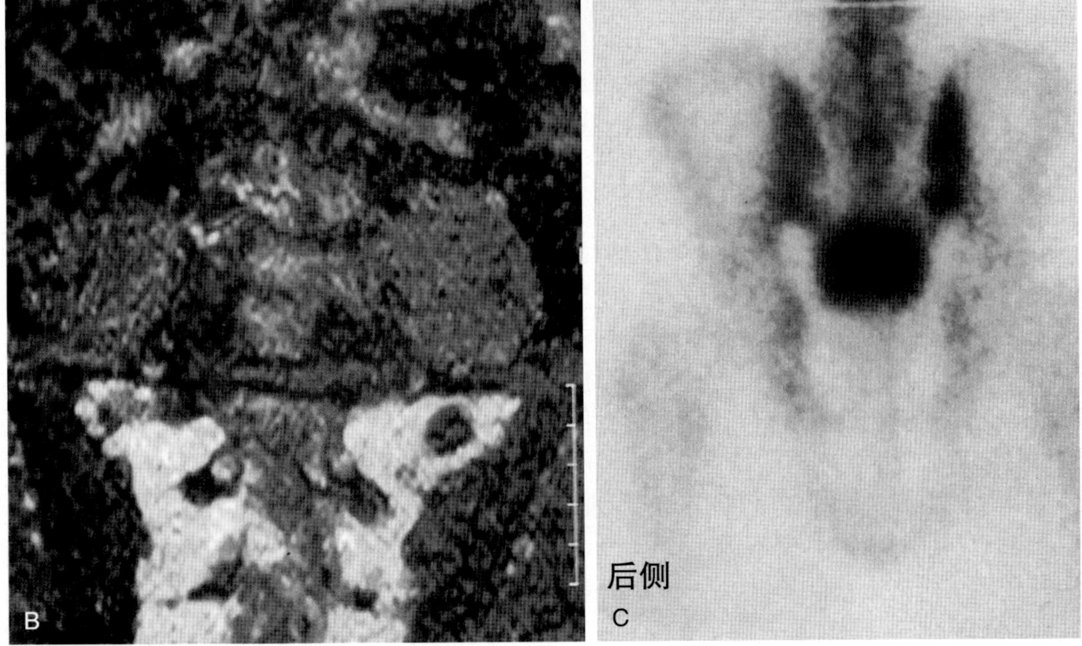


**图 8–35**　血管瘤。

A　CT 扫描显示骶骨有一大的骨溶解灶。

B　脂肪抑制 T2 加权 MRI 显示骶骨呈高信号。

C　骨扫描显示该病变区内摄取减少。经皮针刺活检发现溶解灶内及毗邻的血管瘤内有液体。

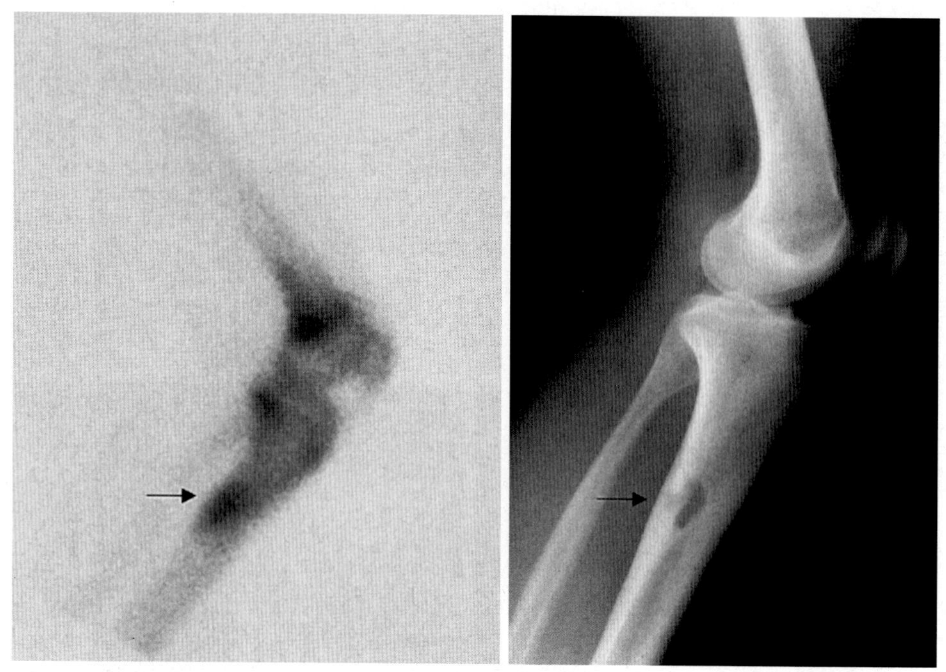

**图8-36** 纤维性骨皮质缺损。骨扫描显示在胫骨近端后方的病变区内摄取增加(箭头)。X线片显示该病变区有修复的迹象且骨皮质增厚(箭头)。

在伤后一个月内血流相恢复正常，伤后两个月内血池相恢复正常[324]。Matin[127]发现，延迟相恢复正常最早也要到伤后5个月，而且90%的患者则要到伤后2年时才能恢复正常。移位性骨折的高摄取现象要持续几年或者长得难以确定，一直到骨重建过程结束之后。

Matin[127]描述了骨折后骨扫描表现的3个不同时期。第一期为急性期，持续3～4周，扫描显示弥漫性活性增加，且常可见骨折线。第二期为亚急性期，持续8～12周，在骨折部位可见明显的线性高摄取区。第三期为愈合期，持续数月或更长，表现为摄取逐渐降低，直至恢复正常。79%的肋骨骨折、64%的长骨骨折以及59%的脊椎骨折，骨扫描结果要在伤后1年才恢复正常。到伤后2年，90%的所有骨折其骨扫描结果可恢复正常。行切开复位或内固定的骨折患者，骨扫描结果恢复正常的时间要更长一些，在伤后3年只有50%的病例恢复正常。有3位患者在40年前发生骨折，现已完全愈合，但骨折部位在骨扫描时仍显示摄取增高。

对于X线片显示阴性或难以明确诊断的股骨颈骨折，可以使用放射性核素骨扫描或MRI来进行诊断。Rizzo等[325]使用骨扫描和MRI研究了62例X线片显示阴性的可疑髋部骨折患者。其中36例的骨扫描及MRI结果均为阳性，表明有骨折。有一例患者的MRI为阳性而24小时骨扫描结果为阴性，但第6天时的骨扫描为阳性，表明有骨折。Evans的另一项研究用MRI发现了8例隐蔽性髋骨骨折，其中有6例骨扫描结果为阳性[326]。Holder[710]发现，在伤后72小时内行骨扫描检查，诊断髋骨骨折的敏感性为93%，特异性为95%，他认为患者应在伤后尽快行骨扫描，完全没必要等3天后再做。在大多数情况下，股骨颈骨折、转子间骨折和孤立性大转子骨折均可依据骨扫描进行鉴别(图8-40和8-41)。

骨扫描也常用于诊断隐蔽性舟状骨骨折[327-333](图8-42)。Murphy等[333]发现，在伤后4天行骨扫描可有100%的敏感性、92%的特异性、93%的精确性、63%的阳性预期值和100%的阴性预期值。骨扫描若为阴性结果基本上可排除舟状骨骨折；而舟状骨区域的摄取增加可能是骨折以外的其他异常所致[331]。MRI和骨扫描在论断舟状骨骨折时都具有很高的敏感性，但MRI更具特异性，因为其具有更高的解剖分辨率而且能显示软组织异常，如三角纤维软骨或韧带的撕裂[334]。

研究表明，如果骨扫描中骨折部位的摄取比健

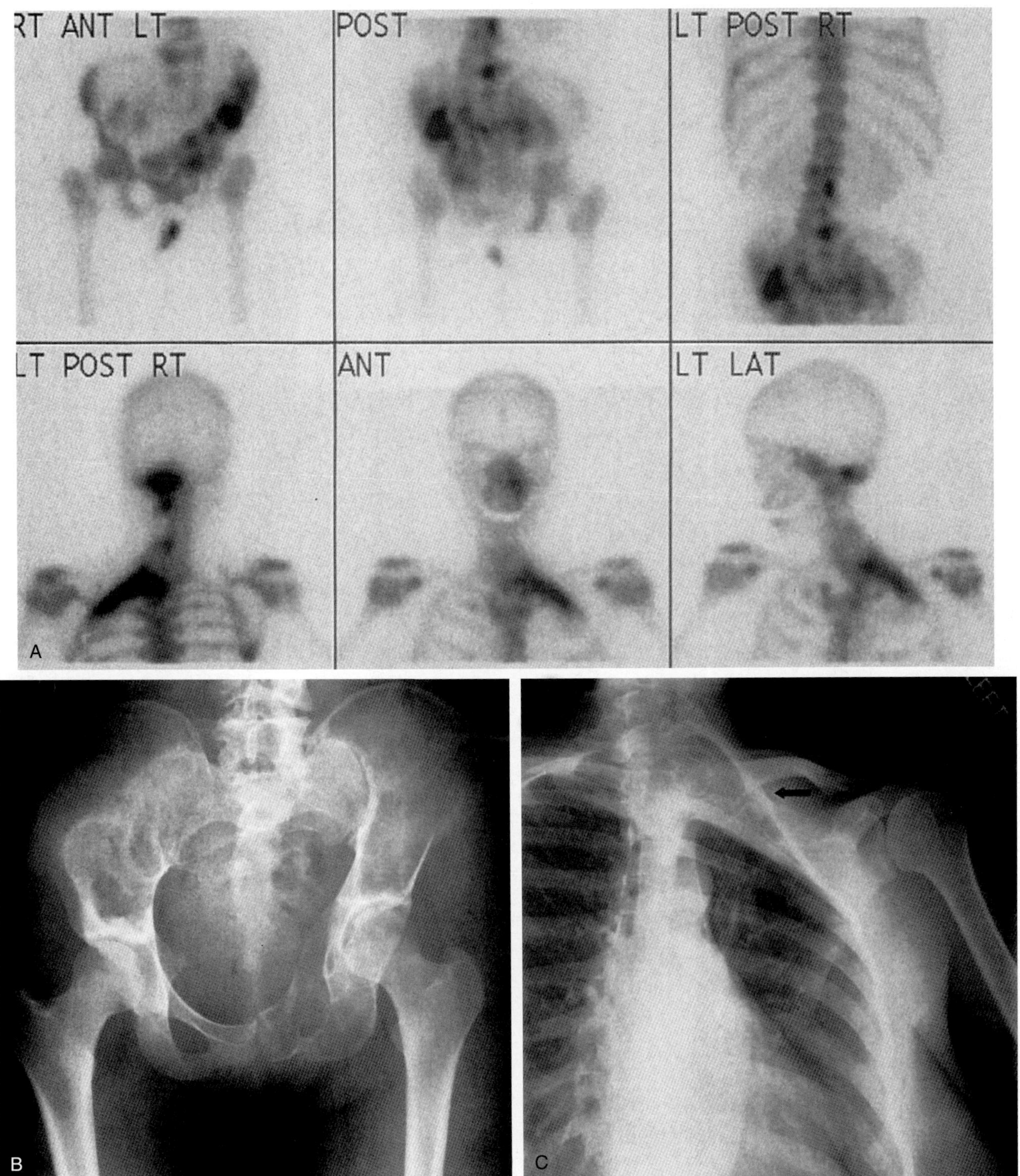


**图8–37**　纤维结构不良。多区域摄取增加（A）包括骨盆、脊椎、左第二肋骨及枕骨。骨盆X线片（B）和肋骨X线片（C）可见纤维结构不良典型的膨胀性骨病变。

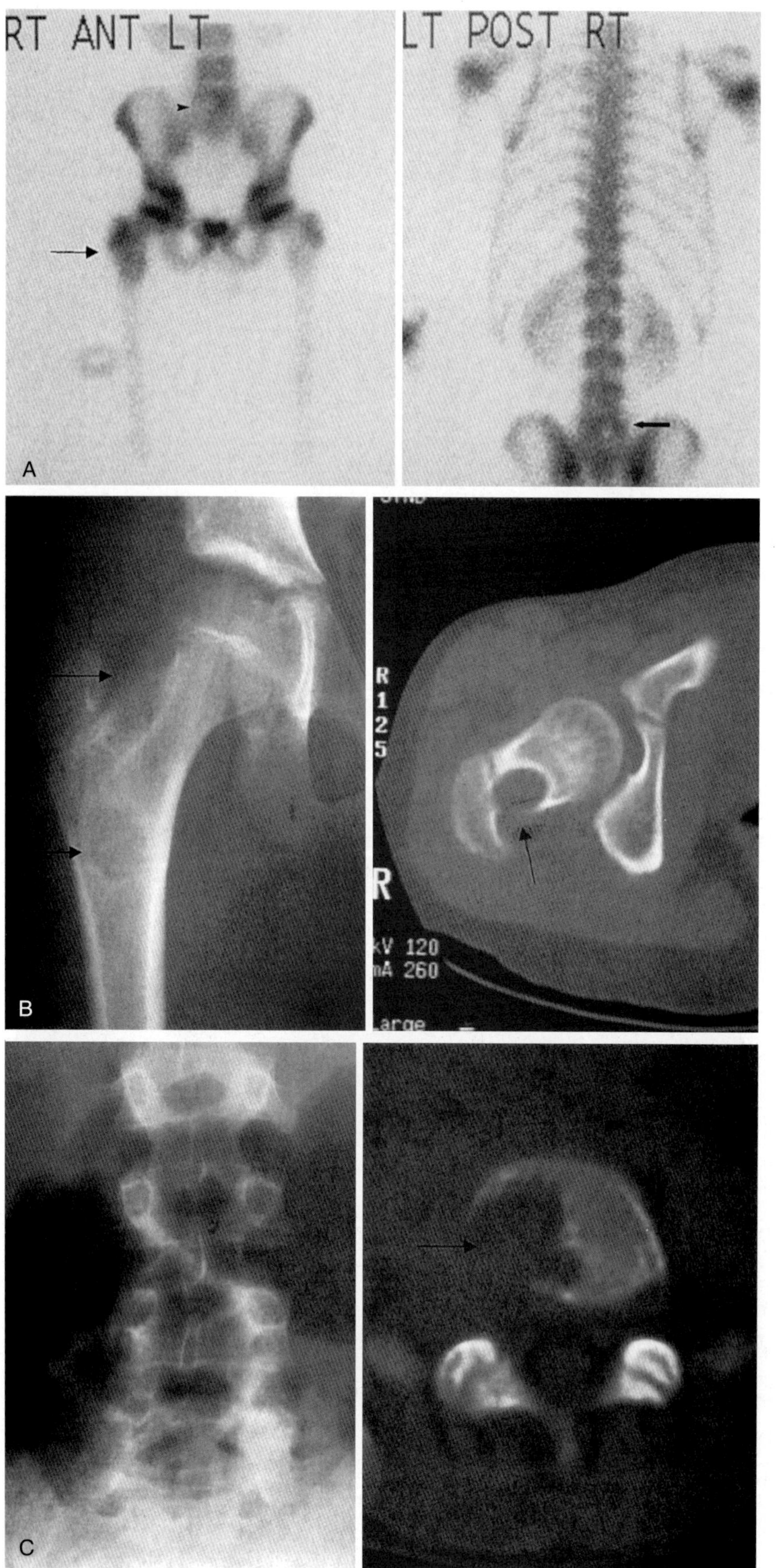


**图 8-38** 朗格汉斯细胞组织细胞增多症（骨嗜酸性肉芽肿）。

A 骨扫描显示右股骨近端的摄取轻度增加（箭头）。L5 右侧可见局部摄取减少（前方扫描用三角箭头示，后方扫描用箭头示）。

B 右股骨近端的 X 线片和 CT 扫描显示一骨溶解灶（箭头）。

C 下腰椎前后位X线片未见异常；但CT扫描显示L5右侧有一骨溶解灶（箭头）。

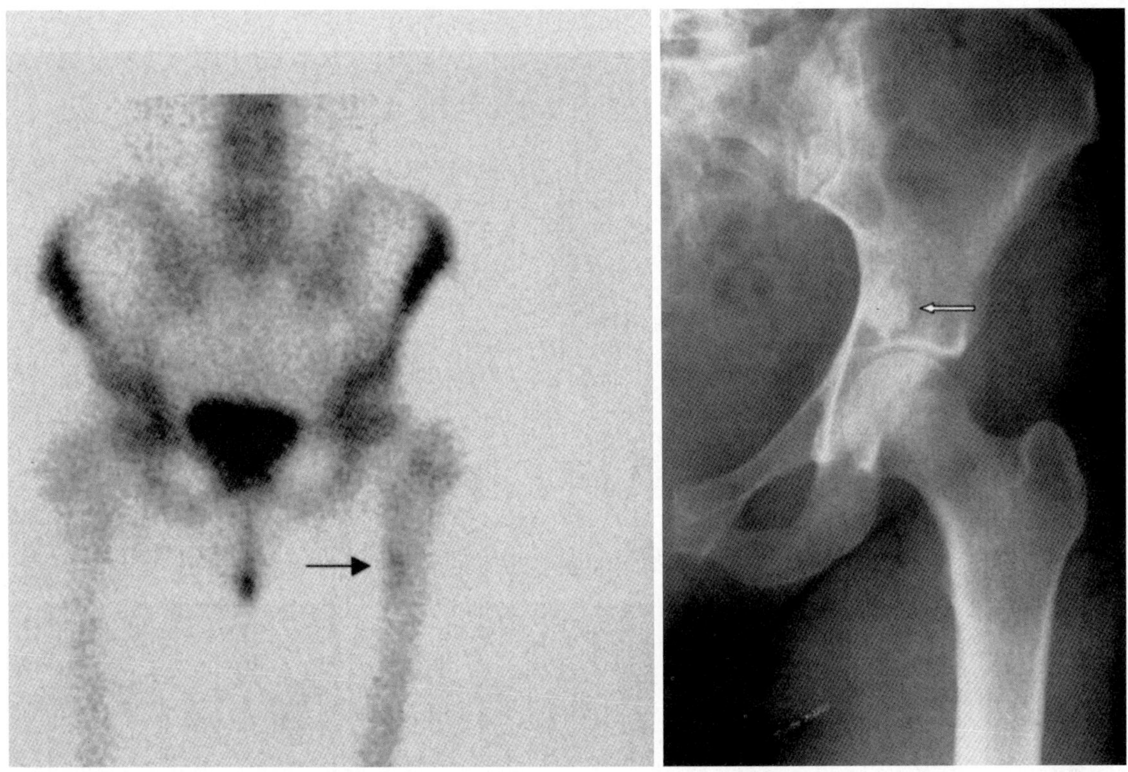

**图8-39** 应力性骨折。一名跑步者因大腿近端疼痛而行骨扫描和骨盆X线检查。股骨干近端内侧有一小片摄取增高区，其位置与应力性骨折的部位相一致（箭头）。在X线片所见的髋臼硬化灶内骨扫描未表现出摄取增加（箭头）。X线片也未见股骨近端应力性骨折的迹象。

侧相应部位还低的话，则骨折愈合所需时间将会延长[335-337]。舟状骨近端骨折后，如果骨扫描显示该区域摄取降低，则表明此区血供不足，很可能导致骨不连或骨萎缩[338]。其他研究表明，常规静态骨扫描并不能预测是否会发生骨不连[339-341]。在骨折部位出现冷区，而在骨折两端出现高摄取区，则可认为是萎缩性骨不连的征象。这种类型的骨不连使用保守治疗或电刺激的愈合效果，比肥大性骨不连要差，后者在骨折部位通常会出现明显的高摄取[342, 343]。

## 二、应力性骨折

作为对应力的反应，局部区域会发生骨质吸收，使骨骼强度最终减弱到可引起骨折的程度，便可导致应力性骨折[259]。在患者开始感到疼痛时，骨扫描在应力骨折部位几乎都能发现异常，而此时X线片通常显示正常。应力性骨折的闪烁显像表现与骨折部位、骨的类型以及骨折发生后的时间长短密切相关。Savoca[711]将应力性骨折分为三种类型：（1）疲劳骨折，由于正常骨上承受过大应力所致，多见于运动员；（2）功能不全性骨折，由于衰弱骨受应力作用所致，常见于代谢性骨病；（3）病理性骨折，由肿瘤所致。

Martin[321]依据骨折骨的横径受累比例，从最轻的骨膜反应到完全骨折，将皮质骨应力性骨折分为5期。第一期，骨扫描可见在骨周围有一模糊的线性带状高摄取区。随着骨皮质受累比例的增加，分期亦逐渐增高。到了第五期，侧方和前方或后方骨扫描，均可见在骨折部有一梭状高摄取区，累及80%甚至更多的骨。在应力性骨折的早期阶段，X线片可能无异常表现，不过此后可观察到骨膜炎且最终可显示明显骨折线。运用闪烁显像，即使在应力骨折初期，血流及血池扫描便可有异常表现，大约两个月后，先是血流随后是血池相扫描结果将依次恢复正常。延迟扫描像恢复正常需要时间更长，甚至在骨折临床表现发生后的8~10个月仍可见轻度摄取增加[324]。

在有症状或无症状运动员的足部行骨扫描常可见局部摄取增高区，应将其视为应力性改变。一名突

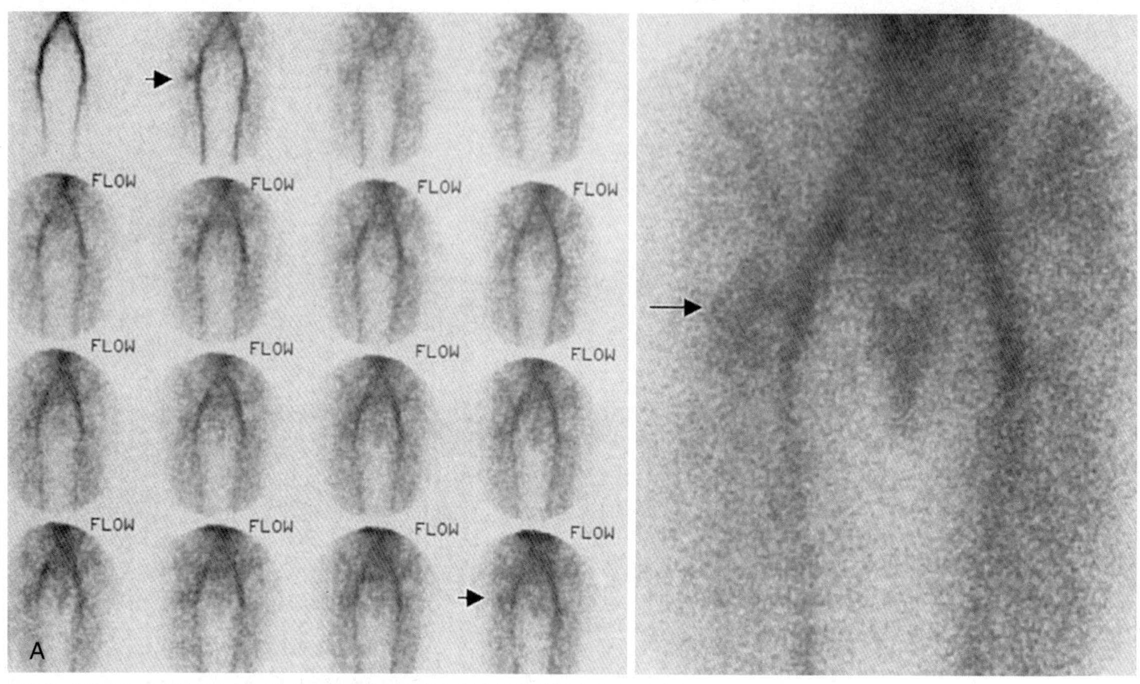


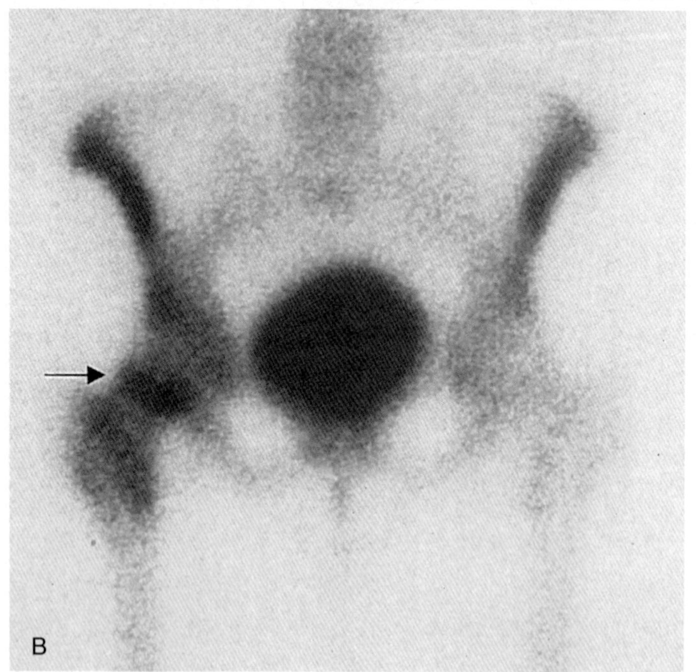


图 8-40 股骨颈的股骨头下骨折。

A 血流和血池相扫描显示右股骨颈区域血供增加（箭头）。

B 延迟 3 小时骨扫描前位像显示右股骨颈的股骨头下部位有一条带状高摄取区（箭头）。整个右股骨近端和髋臼也可见因骨折充血所致的弥漫性摄取增加。

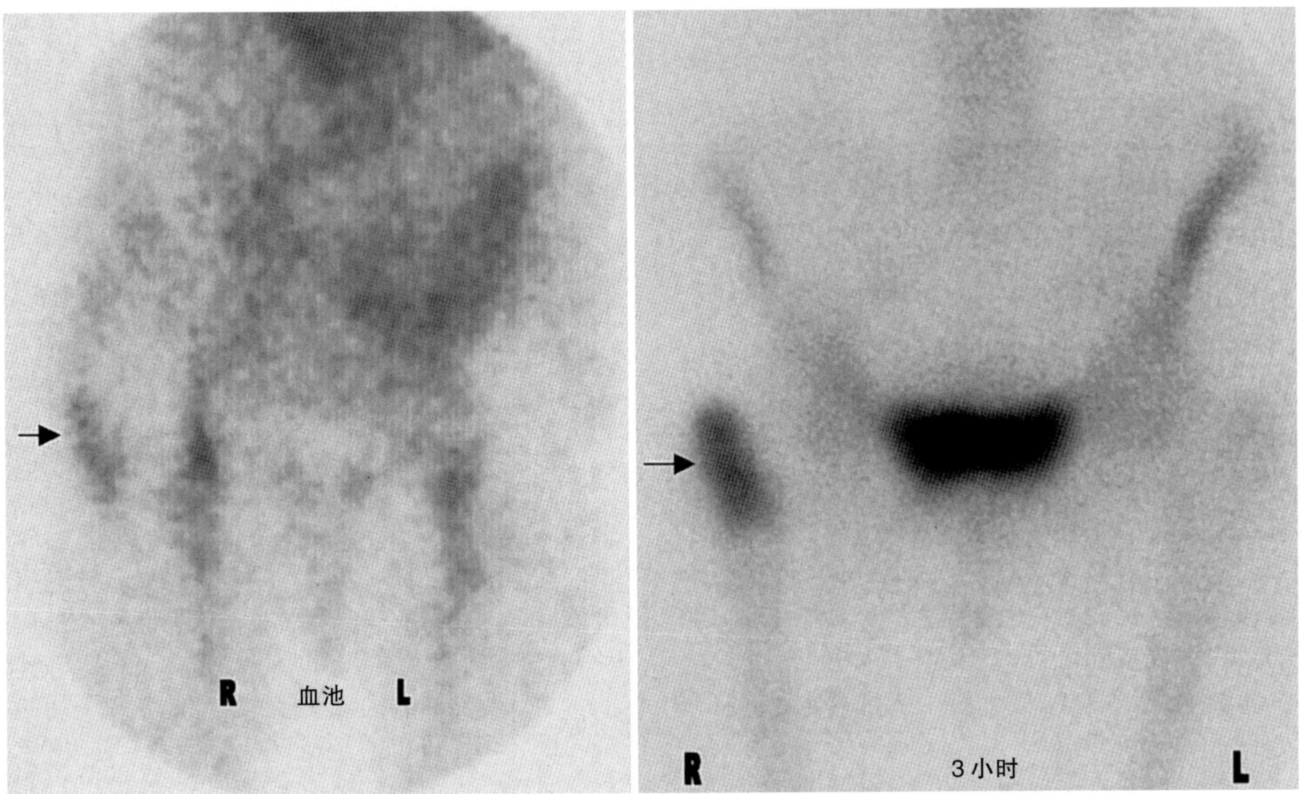


图 8-41 股骨转子间骨折。血池相和延迟 3 小时骨扫描图像显示股骨转子间区域活性增强（箭头）。

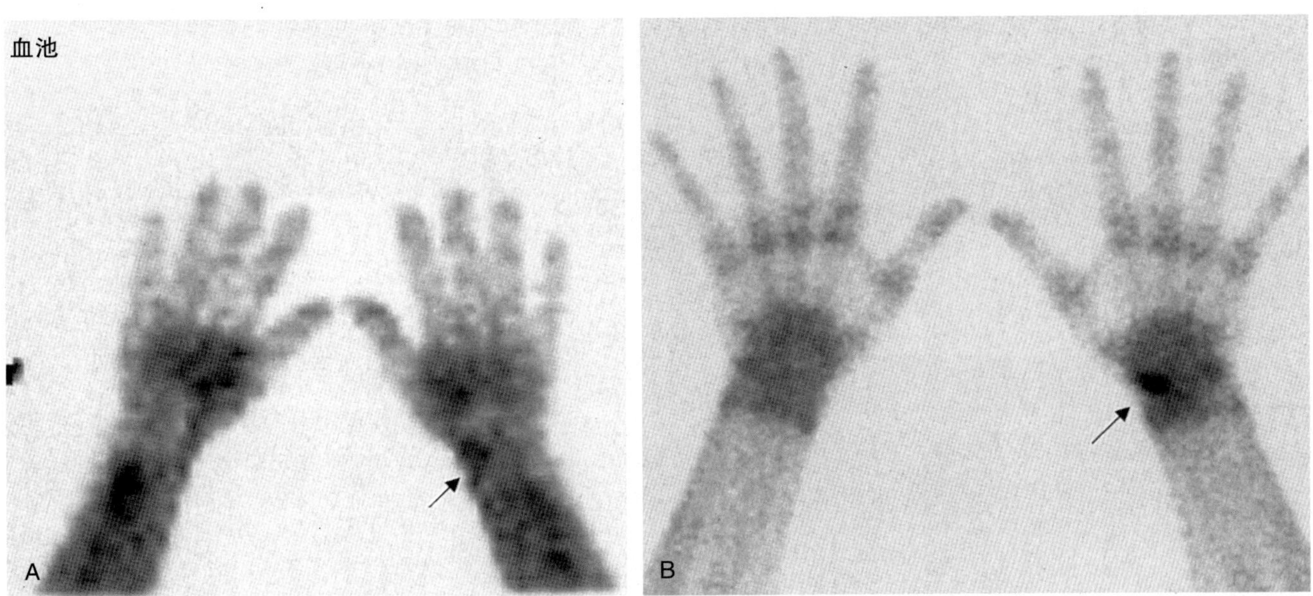


图 8-42 舟状骨骨折。血池相图像（A）和延迟 3 小时骨扫描图像（B）显示舟状骨的活性增强（箭头），与腕部受伤但 X 线表现正常患者的骨折部位相一致。

发足部疼痛的患者，血管和延迟相骨扫描若显示有局灶性摄取明显增加区，则应视为应力性骨折。跖骨干应力性骨折（行军骨折）的特征性表现为一纵行的高摄取区（图8-43）。随访X线片常显示有骨膜反应，有时可见透亮骨折线。跟骨应力性骨折表现为大面积的高摄取区，常可同时累及跟骨的足背和足底面（图8-44）。随访X线片常显示松质骨发生应力性骨折所特有的硬化现象。单纯跟骨足底面出现高摄取区并非应力性骨折，可能是足底筋膜炎或跟骨赘生物所致。

足舟骨应力性骨折如果不进行早期治疗常会出现不愈合，因此早期诊断非常重要[344]。早期X线片上极少能发现这种骨折。骨扫描结果异常时应用CT扫描和MRI，则可提供特异性诊断。松质骨的应力性骨折，其骨扫描表现为在如胫骨平台、胫骨远端干骺端、跟骨和骶骨这类部位出现一些大面积的明显高摄取区。胫骨平台中部主要由松质骨构成，因此常发生功能不全骨折（图8-45）[345]。

股骨颈应力性骨折骨扫描，表现为股骨颈内侧或外侧的局灶性摄取增高，或表现为贯穿整个股骨颈的条带状高摄取区（图8-46）。虽然这种骨折最常见累及股骨颈内侧（即压力侧），但发生于外侧（即张力侧）或贯穿整个股骨颈的骨折，由于易发生移位而必须给予足够的重视[330,346]。女性股骨干疲劳骨折的发生率高于男性（见图8-39）。这些骨折在骨扫描中表现为股骨近端或股骨干中段后方皮质出现局灶性或短纵行的高摄取区，但很少会引起并发症[347]。股骨内侧髁应力性骨折常见于骨软化症，也偶尔见于骨质疏松症（图8-47）[348]。在军队新兵中也曾报道有此种骨折[349]。Yamamoto和Bullough[350]最近指出，膝关节的自发性骨坏死是由于不全骨折而非原发性缺血所造成。股骨内髁的软骨下骨是最常受累的部位。最近还有文献描述了股骨头软骨下骨的不全骨折。这些骨折在临床评估和影像检查方面类似于骨坏死或一过性骨质疏松症[351-355]。

骶骨骨折常引起骨质疏松患者的腰背痛[356-359]。这种情况也可见于创伤后，或见于运动员或军队新兵中[360-362]。这种骨折可累及两侧骶骨翼及骶骨体，在骨扫描时表现为一特征性的、具有诊断意义的H型（图8-48*A*和*B*）。其也可只累及一侧骶骨翼，表现为骶髂关节区出现高摄取，这需要与骶髂关节炎相鉴别（图8-48*C*）。其他类型还有一侧骶骨翼及骶骨体受累，或只有双侧骶骨翼受累。耻骨骨折是一种并发异常（见图8-48*A*）[357,358]。

涉及骨盆的大剂量放疗可引起骶骨和耻骨的不全骨折（图8-49）[333,336-376]。Abe等[372]发现，由于子宫癌而接受大剂量放疗（10～60Gy）的女性患者中，有34%发生了骨盆不全骨折，其中67%的骨折是对称性的。Blomlie等[370]使用MRI对18例接受放疗的晚期宫颈癌妇女进行检查，发现有89%的患者发生骨盆不全骨折。第一次骨折发生于结束放疗后的3～12个月之间。骨折可发生于骶骨翼、髂骨、耻骨、

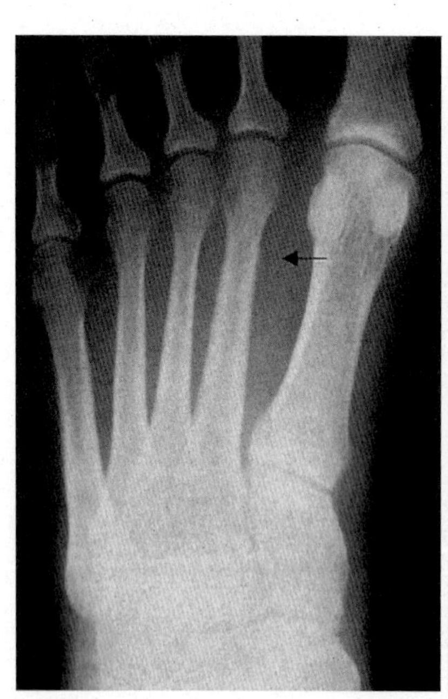

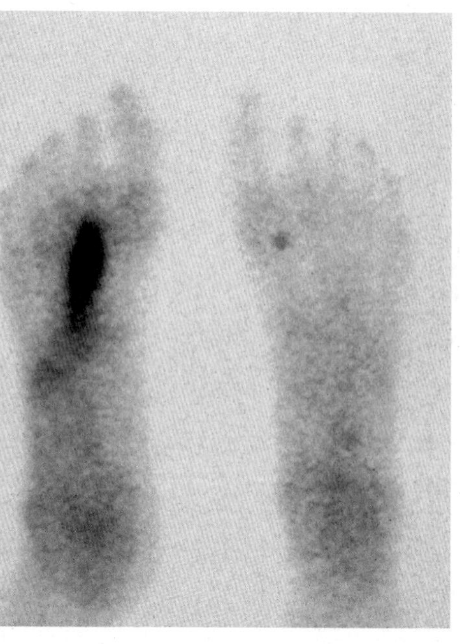

图8-43 第二跖骨的应力性骨折。X线片仅显示第二跖骨远端骨体有轻微的骨膜反应（箭头）。骨扫描显示第二跖骨体高摄取区，为应力性骨折的典型表现。

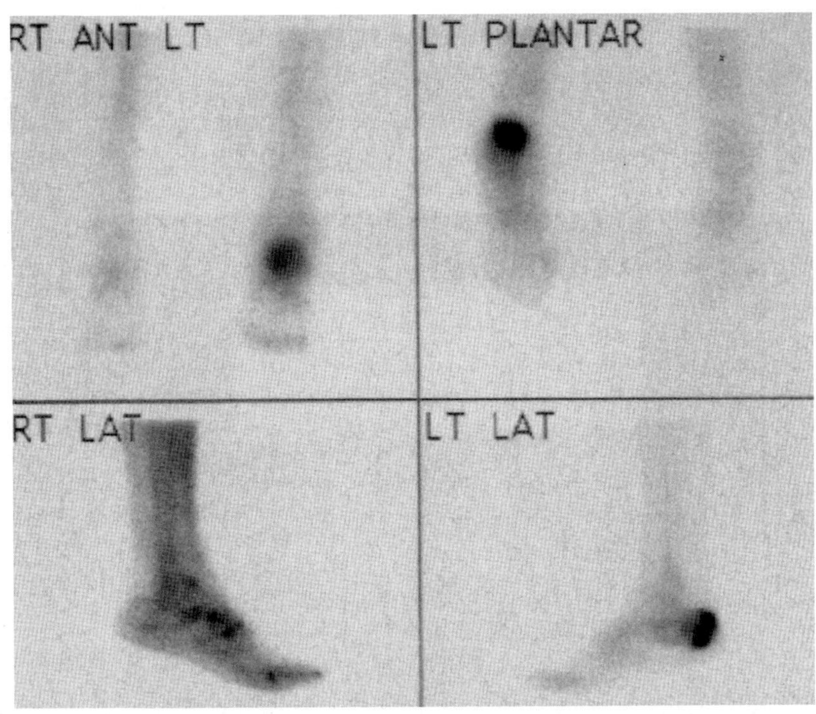


**图 8-44**　跟骨应力性骨折。侧位像清晰可见左跟骨有一条带状高摄取区，提示为应力性骨折。右侧扫描显示右足有一非特异性的轻度摄取增高小片区域，其最可能与退行性变和陈旧性创伤后改变有关。

坐骨和髋臼上方部位。

King等使用放射性示踪剂及组织学检查研究了放射线对兔子骨骼的影响。他们发现，辐射后不久由于血管闭塞引起了骨的炎症反应，伴皮质骨重建增加，在 3 ~ 6 个月达到高峰[377,378]。Burgener 及同事[379]对兔子进行辐射后发现，骨的放射性核素摄取呈双峰相增高，第一个峰值出现在初期，第二个出现在辐射后 4 个月。一年以后，放射性核素的摄取稍有减少。Rohrer 等[380]对猴子的下颌骨进行了辐射研究，发现有血管闭塞、骨髓纤维化、骨细胞丢失及骨膜变性等组织学改变；但是在 X 线片、骨扫描或 CT 扫描上均未发现异常。Ahluwalia 等[381]研究了一名胸部接受外线束辐射的患者。他们发现在 $^{111}$ln 标记的白细胞扫描像上出现摄取增高，骨髓扫描（硫胶体）表现正常，而骨扫描则仅显示有最轻微的摄取增高。

大多数作者都未能在接受放疗后患者的骨扫描中发现明显的高摄取[3832-384]。Bell 等[383]发现，中等剂量的辐射（3 周的总量约为 3000rad）会降低骨骼对 $^{18}$F 的摄取，以及骨髓对 $^{99m}$Tc 硫胶体更严重的摄取降低，程度不同的可持续多年。Hattner等[384]报道，骨接受剂量为 20Gy 以上的辐射以后 4 个月或以上，大部分患者都会产生持续一年半或更长时间的冷区。

辐射剂量可能对受辐射骨的后果产生一定影响。Yoshida 等[385]研究了脊柱处于放疗区域内患者的骨扫描情况。当患者接受的辐射剂量低于 30Gy 时，在经过初期轻度摄取下降之后很快就可能恢复正常。当剂量超过40Gy时，摄取会大幅度下降且不能恢复。在经受辐射的骨骼中，新的转移灶在骨扫描中可不显示有摄取增高[385,386]。也可发生辐射性骨坏死以及辐射诱发的骨肉瘤[387]。

椎弓峡部的应力性骨折（即椎骨脱离）可引起运动员背痛[388]。SPECT扫描在发现椎骨脱离方面比平面成像更敏感，而且可提供病变部位的精确定位（见图8-4）[389-391]。此时X线片表现往往是正常的。CT扫描有助于显示单侧或双侧的骨折。骨扫描在急性椎骨脱离时会有阳性表现，表现为局部摄取增高。当病灶变为慢性时，即使骨折尚未愈合甚至成为骨不连，扫描结果均为正常[390]。年幼儿童发生的先天性椎骨脱离往往并不表现出对放射性核素的摄取增高。轻度弥漫性的摄取增高可提示有断发性退变性疾病。

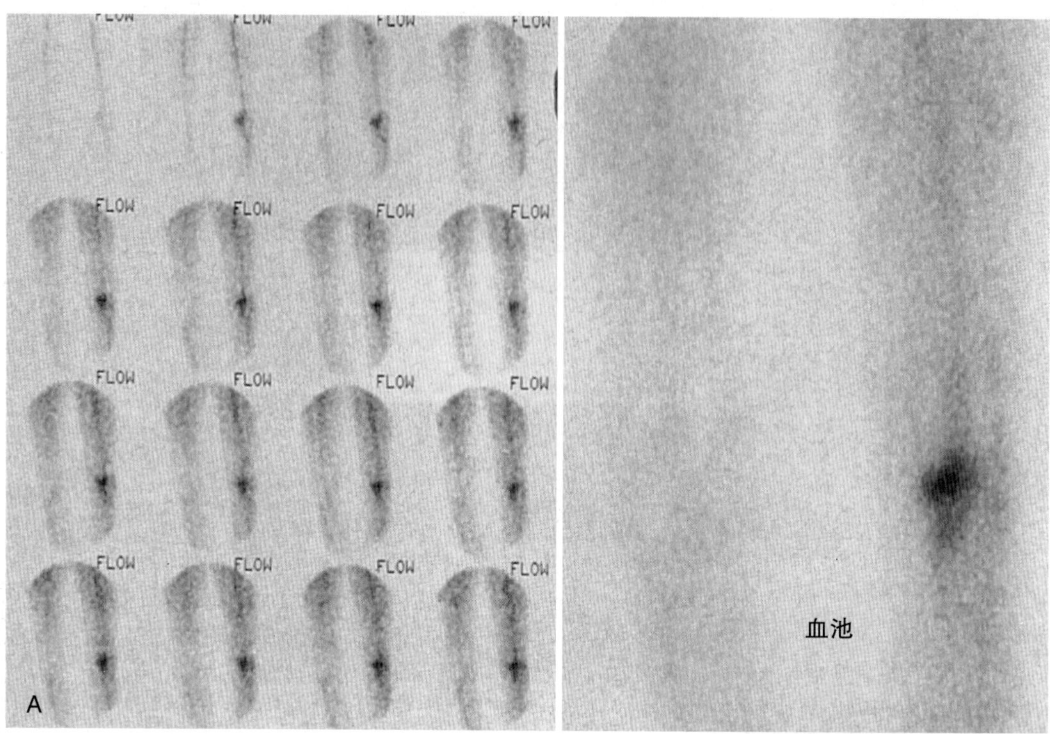


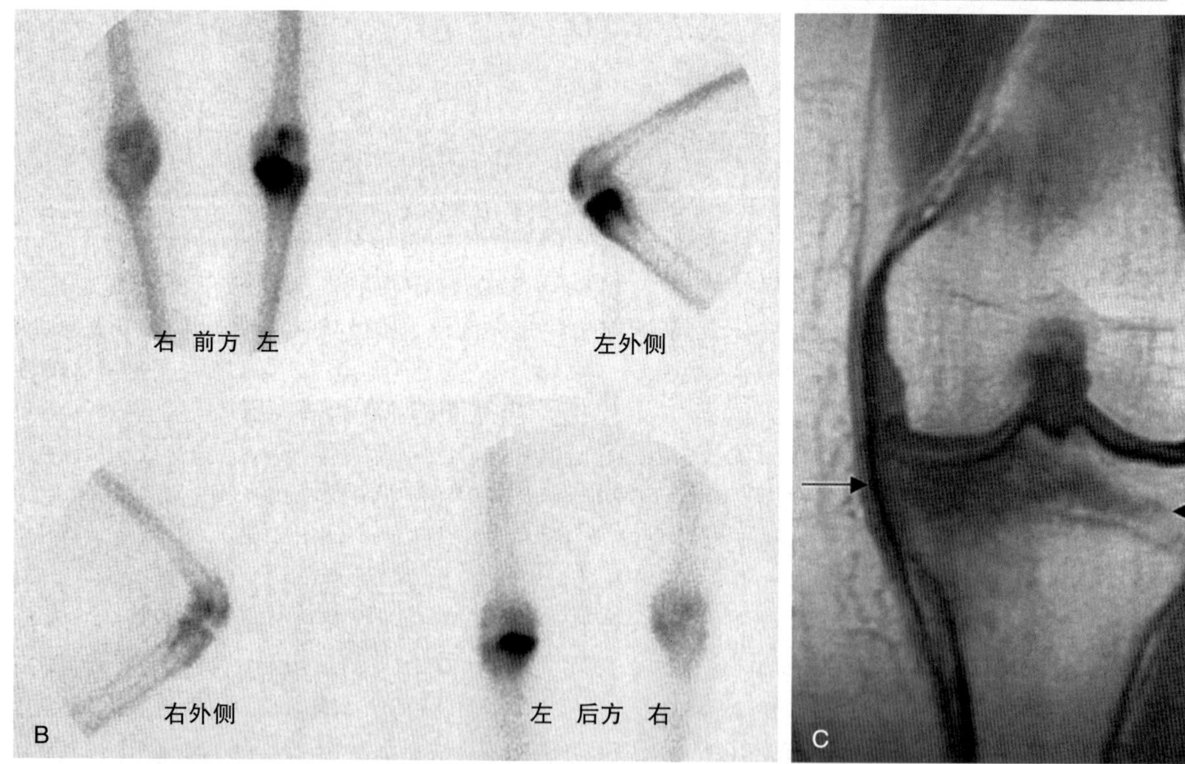


图 8–45 内侧胫骨平台不全骨折。

A 血流和血池相扫描显示左膝的内侧面活性增强。

B 延迟 3 小时像显示内侧胫骨平台为高摄取。

C T1 加权自旋回波 MRI 显示内侧胫骨平台呈弥漫性低信号，提示为骨髓水肿；并有一不规则的横向线形区域（箭头），提示为不全骨折。

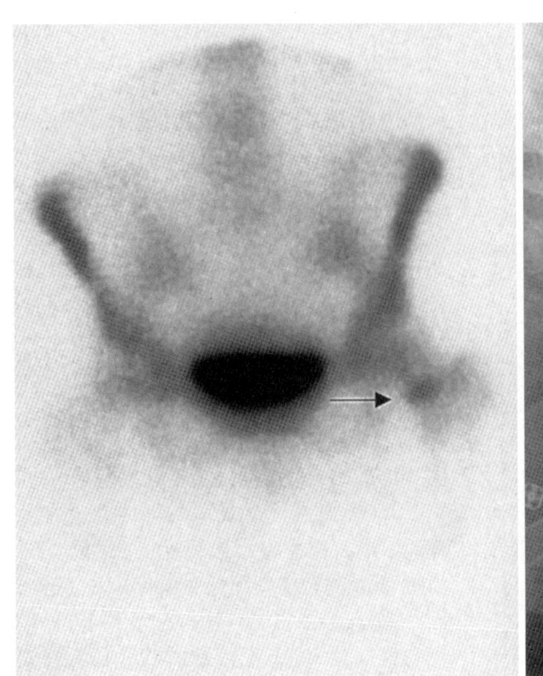

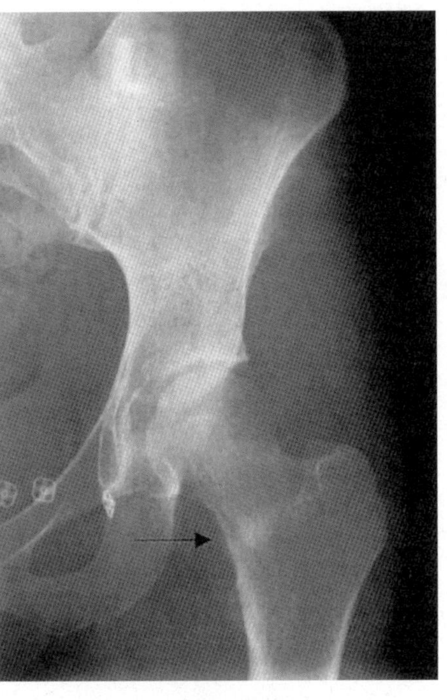

**图 8-46**　股骨颈应力性骨折。骨扫描显示左股骨颈的内侧面有一局灶性高摄取区（箭头）。骨扫描后 2 周拍的 X 线片显示左股骨颈的内侧面有一硬化区（箭头），证实了应力性骨折的存在。

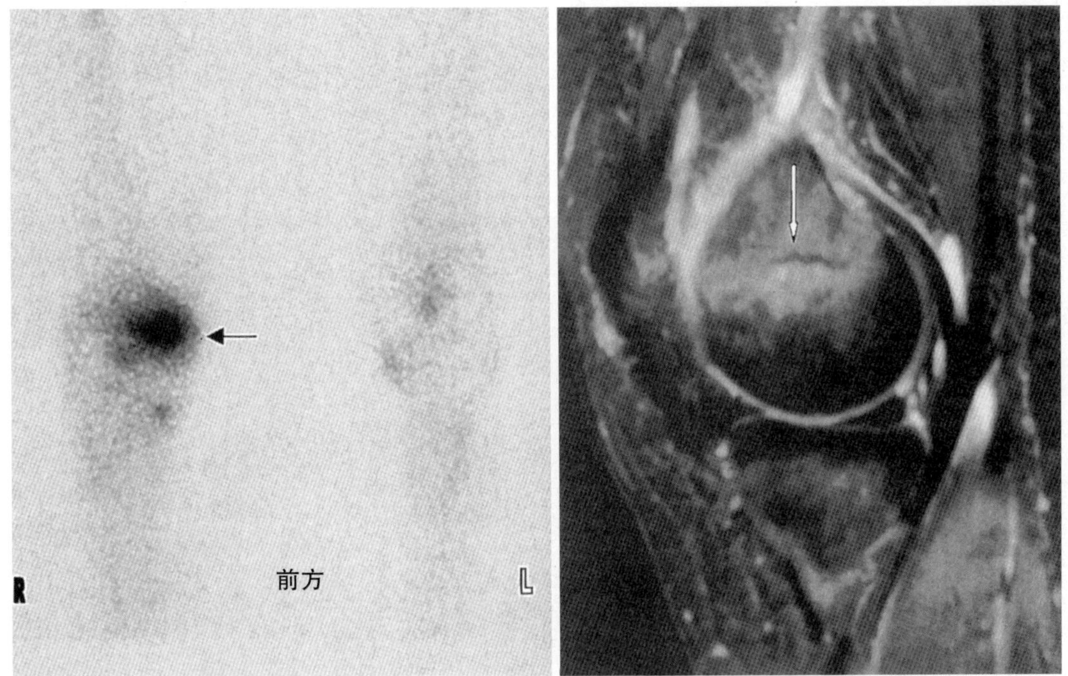


**图8-47**　股骨内侧髁的不全骨折。骨扫描显示股骨内侧髁近关节面处出现高摄取（箭头）。STIR MRI 显示因骨髓水肿所致的股骨远端呈弥漫性高信号，并有一条横向线形低信号区（箭头），提示存在骨折。

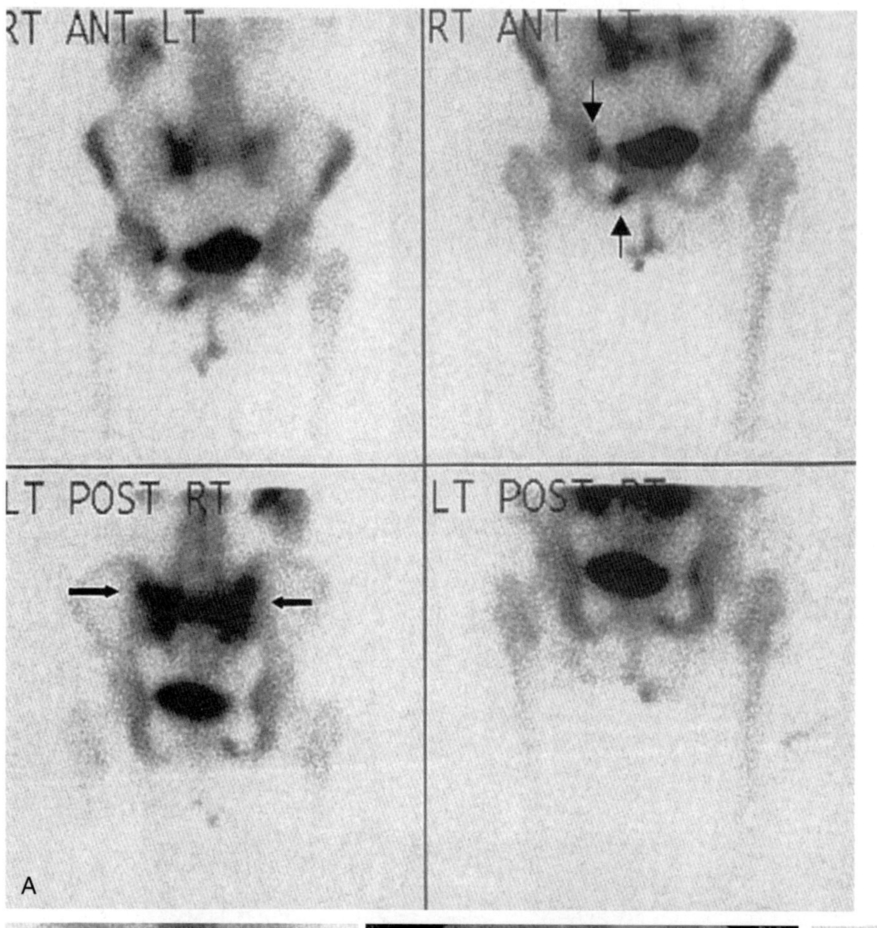


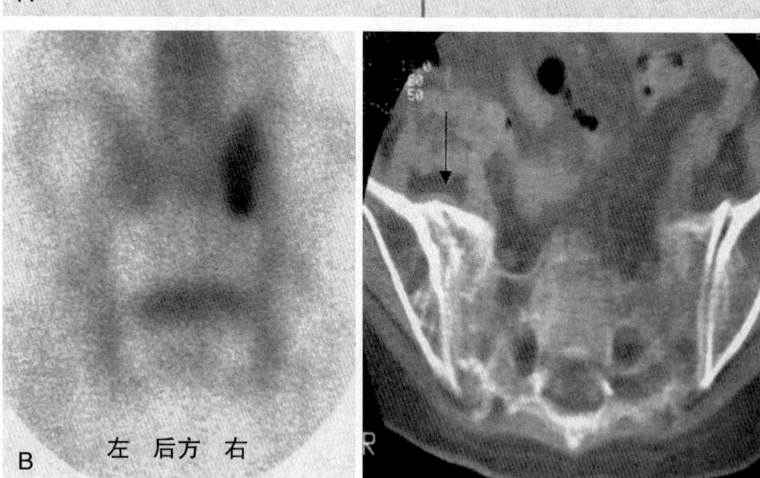


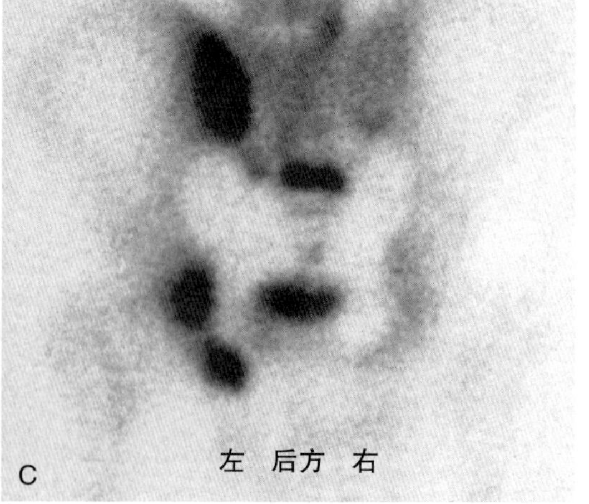


图 8–48 3例患者的骶骨不全骨折。

A 骶骨翼和骶骨体均可见高摄取区（箭头），后位像显示最清晰，可见骶骨应力性骨折具有诊断意义的H形表现。还可见右侧耻骨上下支的骨折（箭头）。

B 另一例患者骨扫描显示右骶髂关节区摄取增加。CT扫描显示右侧骶骨翼骨折（箭头）。

C 第三例患者的左侧骶骨翼、骶骨体及左侧耻骨上下支骨折。

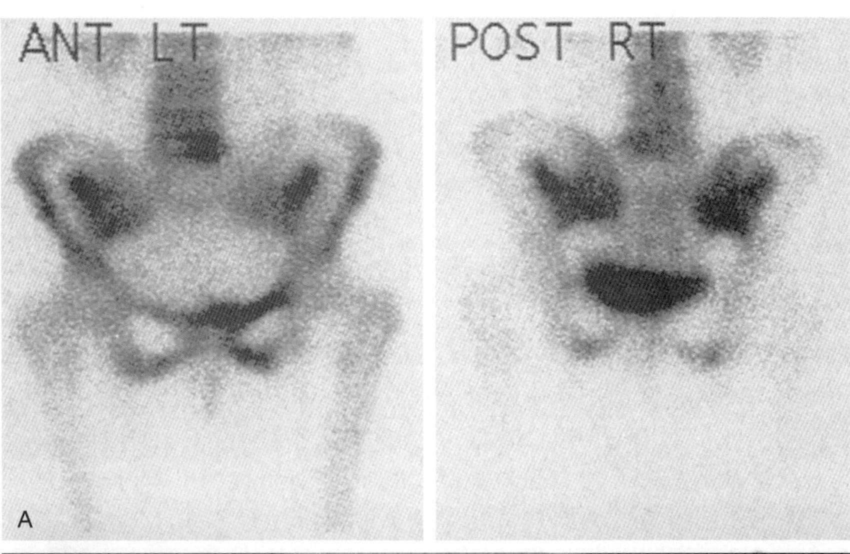


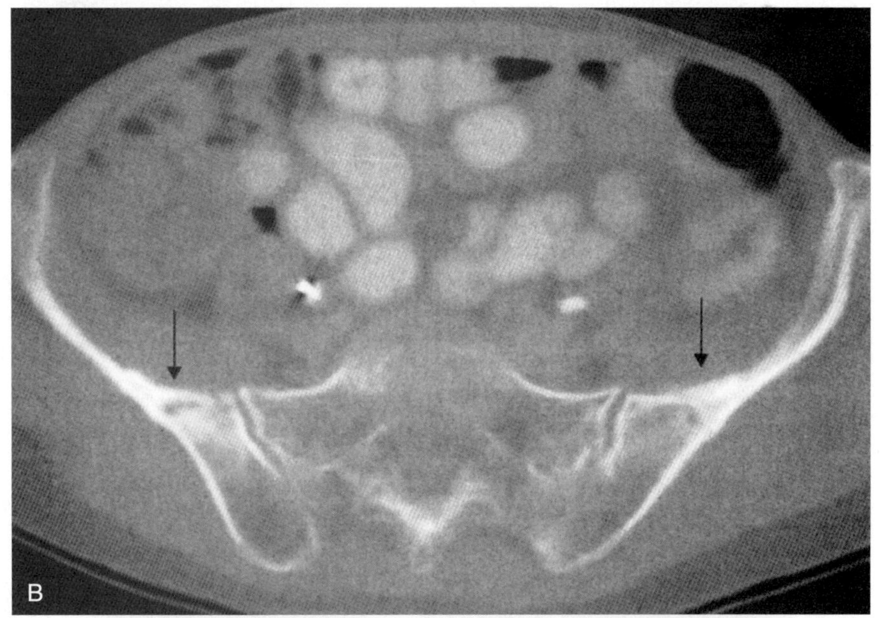


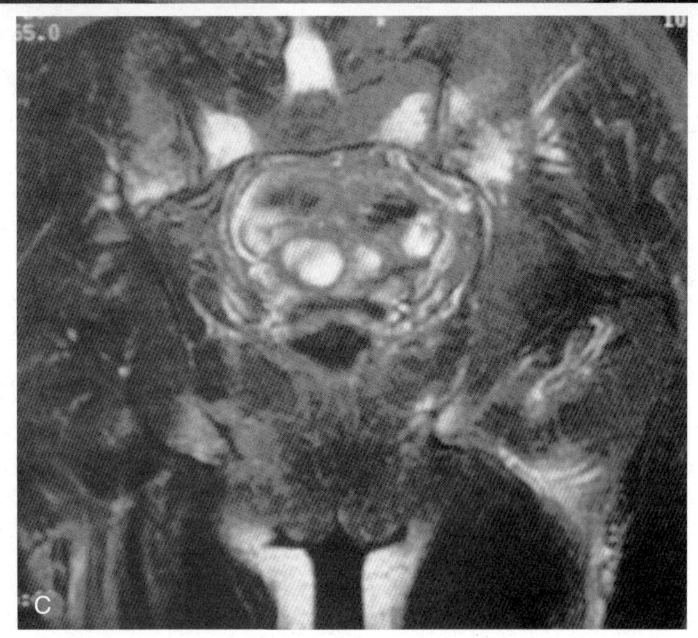


**图 8-49**　放疗伴发的骨盆不全骨折。

A　一名患者的左右侧髂骨和骶骨翼以及左侧耻骨上下支的摄取有增高，表明存在不全骨折，该患者曾因子宫癌而接受放疗。

B　CT 扫描显示左右髂骨骨折（箭头）。

C　STIR MRI 显示左右髂骨和骶骨翼均呈高信号，表明存在不全骨折。

椎骨脱离部位的摄取增高提示其是引起患者背痛症状的原因。据Collier等[389]报道，在其研究的椎骨脱离所有病例中，扫描结果为阳性的患者都伴有背痛。单侧椎骨脱离会引起对侧椎体后部结构的应力增高。骨扫描可显示健侧的摄取增高，而患侧却显示摄取正常（图8-50)。

一个对新兵应力性骨折的研究显示，77%的应力性骨折发生于松质骨，而23%发生于皮质骨[392]。最常发生应力性骨折的部位是跟骨及胫骨内侧平台。另一项新兵研究显示，72%的应力性骨折发生于胫骨[393]。87%的患者有1或2处骨折，13%的患者有3～5处。40%的患者没有自觉症状，85%的患者骨折分类属于轻度。应力性骨折发生的部位取决于骨折时的运动或活动以及应力的类型。赛跑运动员的应力性骨折最常见于胫骨干（图8-51)，其次是跖骨干。其他部位还包括跟骨、股骨干、股骨颈、耻骨、腓骨、足舟骨、脊柱后部结构以及骶骨等。体操运动员[394]、举重运动员和网球运动员较容易发生脊柱后部结构的应力性骨折，因为其脊柱在运动中常伴有过伸。板球手容易发生单侧脊柱后部结构的应力性骨折，因为他们经常往一个方向扭动击球[395,396]。应力性骨折也可发生于上肢，出现的部位取决于活动类型，高抛、承重还是猛烈挥动球棒或球拍[397]。

胫骨骨赘是用来描述运动员长期疲劳性胫骨疼痛的一个术语，其可由多种异常因素引起[398]。胫骨内侧应激综合征是运动员疲劳性胫骨疼痛最常见的类型[399]。胫骨后内侧疼痛常是由胫肌骨膜炎、胫骨应力性骨折或应激反应或者远端后侧深间室慢性综合征所引起[400]。Holder及Michael[712]描述了胫骨内侧应激综合征的闪烁显像特征性表现：胫骨后皮质区延伸到胫骨1/3长度出现一个纵行的高低不等的摄取区（见图8-51)。胫骨骨赘患者的血流和血池相扫描可正常。摄取区的位置提示其与比目鱼肌的附着部位有关。胫后肌及胫前肌也可同时在胫骨骨赘时受累（图8-52)。目前认为，疼痛是由于肌肉和肌腱劳损伴炎症所引起的胫骨骨膜炎所致[401]。Spencer[402]在1979年描述了胫骨骨赘患者不同类型的骨扫描异常表现，包括提示为骨膜炎的线性弥漫性胫骨摄取增高、胫骨内局灶性单个摄取增高区、腓骨内摄取不均匀和多个摄取增高灶以及足部多个摄取增高灶。目前，只有当骨扫描中胫骨干呈现一长线状摄取增高区时才被诊断为胫骨骨赘。有些胫骨异常表现既不像应力性骨折的梭状摄取增高区，也不像胫骨骨赘典型的长线状摄取增高区，从而使分类较为困难。Rupani及合作者们[324]认为，这些损伤是由于“不确定应力”作用于骨骼所致。另一个用于描述这种异常的术语是“应激反应”，其可能有症状也可能无症状。在铅球运动员中所见的肱骨骨膜炎，与胫骨骨赘的表现相似。骨扫描时可见肱骨干内有一狭长的轻度摄取增高区[713]。

在膝或踝关节分离性骨软骨炎中骨扫描可显示有摄取增高区[403,404]。充血和延迟摄取越显著，该病灶就越不稳定且伴有软骨或骨软骨碎片[405]。随着损伤的愈合，放射性核素的摄取可恢复正常；如果连续扫描未显示摄取降低，则预后不良[406]。

## 三、软组织损伤

如Matin[321]所描述，劳累性间室综合征的闪烁显像表现为，在胫骨干内有一低摄取区，其上下方分别为高摄取区。这一低摄取区主要是由间室内压力增加使血流减少所造成的[201]。有报道称，$^{201}$Tl氯化物对诊断小腿中劳累性间室综合征有效[407]。当活动产生症状时局部血流会减少，而休息后即可发生再灌注。

骨扫描可显示肌肉损伤的征象。多名长跑运动员在比赛后48小时内的骨扫描上显示有肌肉摄取增高，于1周后才恢复正常[408]。发生摄取增高的肌肉都是在运动中使用最多的肌肉[408,409]。这是由于运动引起的横纹肌溶解所造成的。

骨扫描显示关节周围的摄取增高，最常见于半月板撕裂时的胫骨平台（图8-53)。Marymont等[410]以关节镜检查为标准，发现51例内侧半月板撕裂中有48例可被平面骨扫描检出，另有4例为假阳性；16例外侧半月板撕裂中9例可被检出，其中3例为假阳性。半月板撕裂时所见的摄取改变，最可能是由于生物力学改变所引起的骨应力增加所致。早期骨关节炎也可引起胫骨平台的摄取增加，所以平面显像的这些表现并没有特异性。有研究发现，SPECT对于膝半月板撕裂的诊断比较准确[411-413]。Collier等[411]发现，对于慢性膝关节疼痛的患者，SPECT诊断疑似半月板撕裂的敏感性为100%，而平面骨扫描为91%。Ryan等[413]以SPECT断层显像中胫骨平台出现一半以上半月形摄取增高区、股骨髁的摄取增高以及血池相摄取增高作为半月板撕裂的诊断标准。Murray等[412]发现，在急性膝关节疼痛患者中用骨扫描来诊断半月板撕裂的敏感性为85%，特异性为

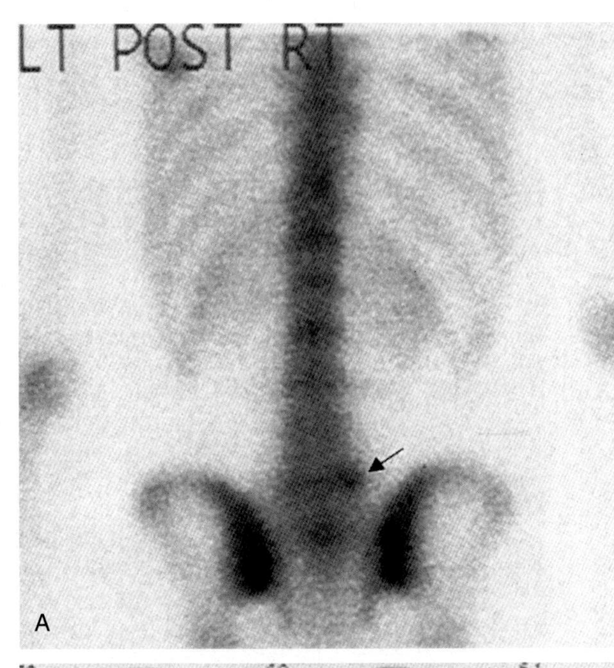


**图8–50** 右侧椎弓峡部的应力性骨折伴左侧椎板的陈旧性骨溶解。

A 平面骨扫描显示L5右侧有一局灶性高摄取区（箭头）。

B、C 冠状面和横切面SPECT图像显示右侧L5椎弓峡部伴摄取区增高（箭头），左侧无异常。

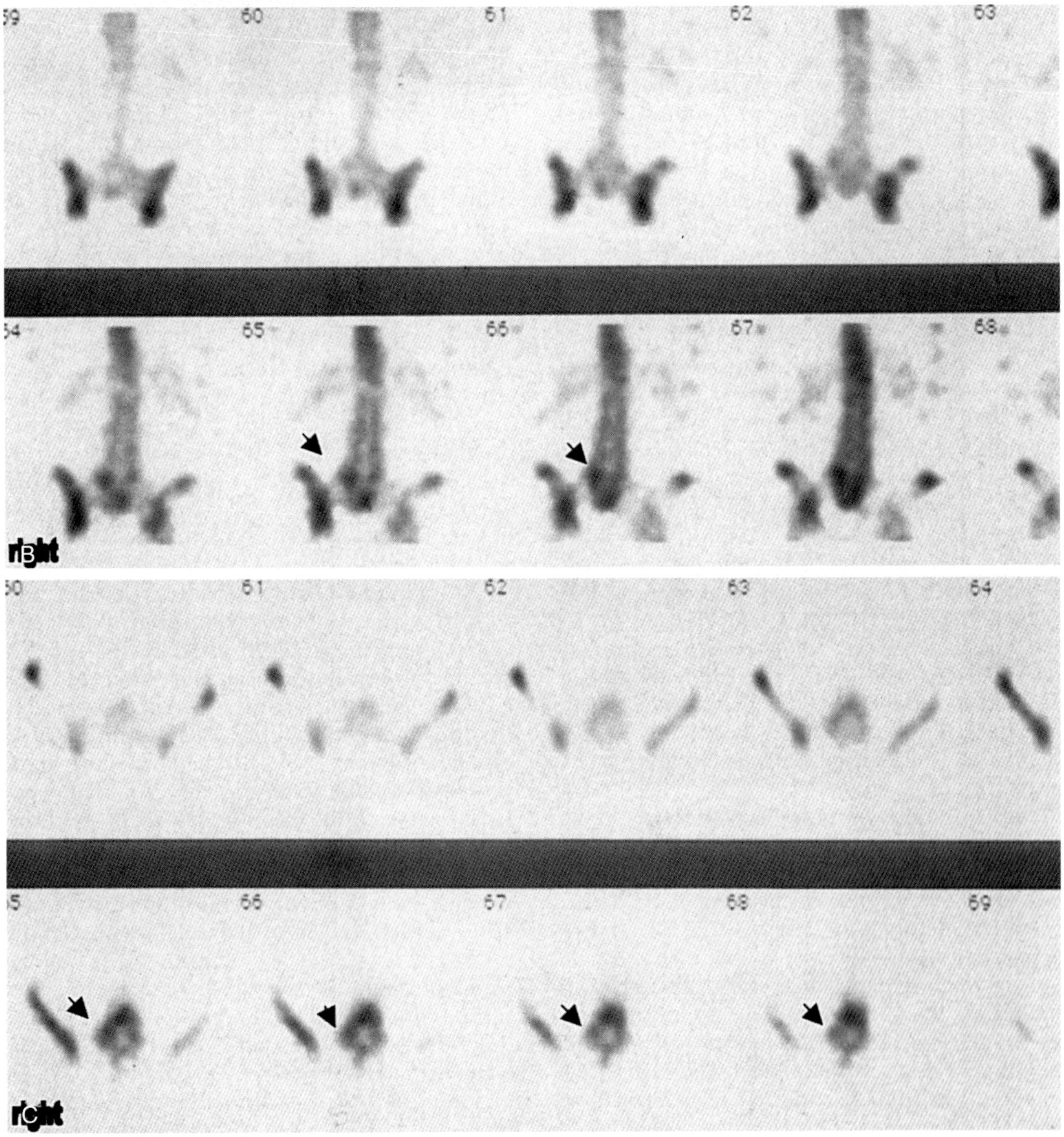

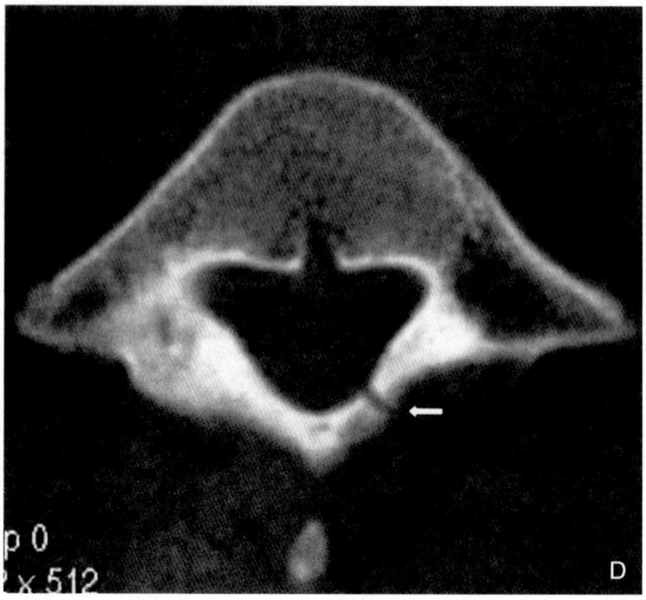

**图 8-50** （续）

D CT 扫描显示 L5 右侧椎弓峡部硬化及肥大，伴细小不完全透亮区（黑箭头）。左侧椎板可见一边缘平滑的透亮区（白箭头）。

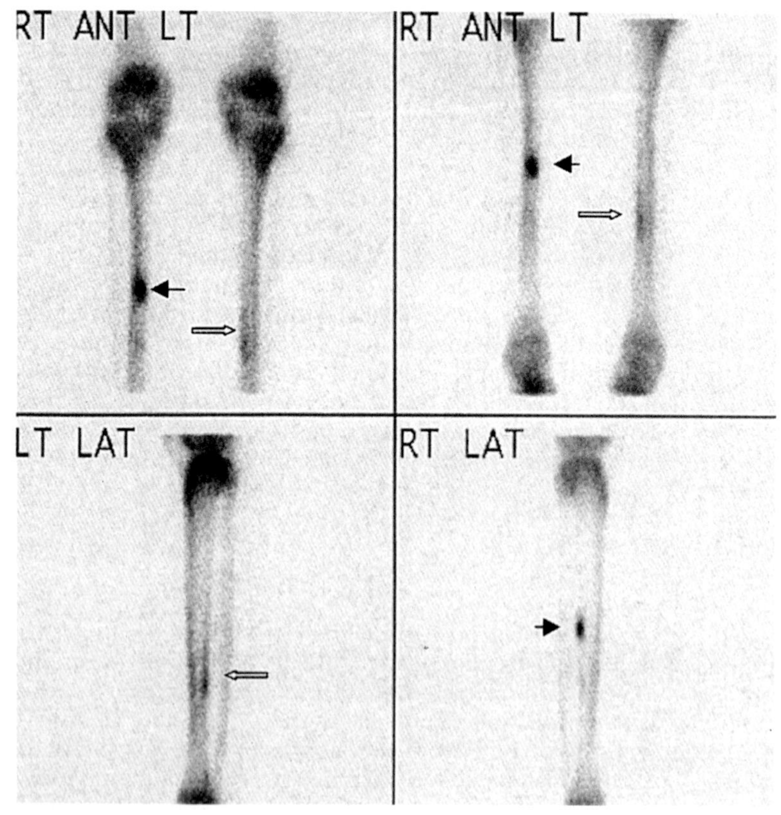


**图 8-51** 右侧胫骨的应力性骨折以及左胫骨后内侧的胫骨骨赘。右侧胫骨干后内侧有一圆形高摄取区，提示该部位存在应力性骨折（黑箭头）。左胫骨后内侧有一纵行高摄取区，其与胫骨骨赘相一致（白箭头）。

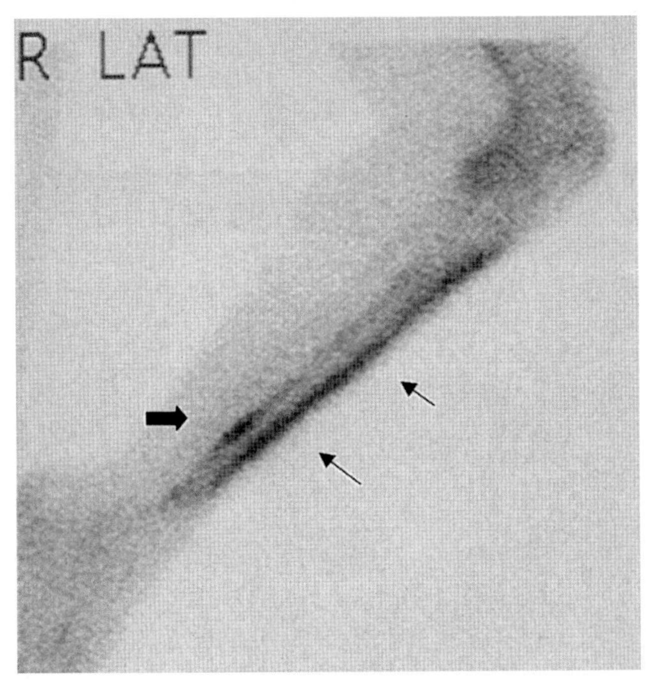


**图8-52**　胫骨应力性骨折及前方胫骨骨赘。胫骨干远端的后方有一短梭状高摄取区，提示为应力性骨折（大箭头）。胫骨干前方有一长的纵行高摄取区，其与胫骨骨赘相一致（小箭头）。

88%。他们还常发现，在韧带附着点及关节内软骨侵蚀部位可出现多个局灶性摄取增高灶。在10例前交叉韧带撕裂中骨扫描仅发现了5例。Cook等发现，在14例前交叉韧带撕裂病例中有10例的SPECT结果与MRI相一致；而在10例中有8例的SPECT结果与关节镜检查结果相一致[414]。局灶性异常可见于前交叉韧带附着点的任一端，但更多见于股骨端。也可以诊断其他韧带损伤。在SPECT结果为阳性的10例患者中，平面骨扫描只显示4例有异常。骨挫伤常伴有交叉韧带撕裂，骨扫描可显示其是否存在并进行定位。

## 第八节　感　染

Vallabhajosula[415]报道了用于评价感染的理想放射性示踪剂的判断标准。这些标准包括：（1）能特异性定位于感染所在部位，（2）敏感性高，（3）能鉴别感染与无菌性炎症，（4）能鉴别感染与肿瘤，（5）能鉴别急性与慢性感染，（6）能迅速发现感染，（7）能监测治疗反应，（8）能从血中被快速清除且软组织、内脏、骨和骨髓的摄取量最小，（9）制备简易，价格低廉，易于获取。目前常用的放射性核素扫描剂尚没有一种能完全符合以上标准。

以$^{99m}$Tc磷酸盐作为放射性示踪剂的三相骨扫描已成为诊断肌肉骨骼感染的重要成像手段，因为它比X线片更易于早期发现异常且检出率更高。现已研制出新的对感染有更高特异性的放射性核素，而且MRI也已被应用于该领域；但骨扫描（单独或联合使用其他放射性核素扫描）仍然是肌肉骨骼感染常用的诊断手段。利用早期相位显影可进行蜂窝织炎的诊断，并可在疑似感染病例中与骨髓炎和化脓性关节炎相鉴别[416-419]。在检查中若发现血流及血池相活性增高而延迟相没有增高或仅轻度弥漫性摄取增高，即可诊断为蜂窝织炎（图8-54）。

Maurer等[417]发现，在一些病例中，尤其是软组织感染的病例中，血流相扫描像对于明确诊断非常重要。第四相（即24小时扫描）对于未明确的诊断可提供帮助。24小时的扫描中异常与正常骨的放射性计数比例如果比3～4小时时的比例有所增加，则提示为骨髓炎[420]。而在蜂窝织炎时，这一比例在24小时时将会降低。如果在骨扫描的所有3相或4相中均显示骨摄取增高，则符合骨髓炎的诊断；但是这一表现并不具有特异性，在骨折、肿瘤和其他异常中均可有类似甚至完全相同的闪烁显像表现（图8-55）[421]。化脓性关节炎的特征性表现是，早期扫描像有局部充血而延迟扫描像则在关节周围出现弥漫性摄取增高。这一表现也并非感染的特异性表现，非感染性关节炎也有类似的表现。骨髓炎可与化脓性关节炎并存。骨髓炎时骨中也可出现摄取降低区甚至冷区，其最可能是由骨髓腔内、骨膜下或软组织内因感染而压力增高所致的局部缺血引起的（8-56）[422,423]。随着感染性骨膜炎的发展，冷区随后也可能出现摄取增高[424]。在慢性骨髓炎中，延迟图像上可见大面积骨的摄取增高，这是由于作为感染特征性表现的骨皮质增厚以及慢性骨组织重建所致。局灶性摄取降低区也可能与死骨有关。骨感染的重新激活，可在慢性骨髓炎上重叠有急性骨髓炎，在闪烁显像或X线片上都难以辨别。早期显像若显示有局灶性摄取增高区，则提示有骨髓炎的重新激活区（图8-57）[425]。

由于放射性核素摄取增高与持续骨重建密切相关，因此骨扫描难以对骨髓炎的疗效做出评价。在初期的X线检查之后，三相骨扫描仍然是评价急性骨与关节感染的首选方法[426]。如果骨扫描未见异常

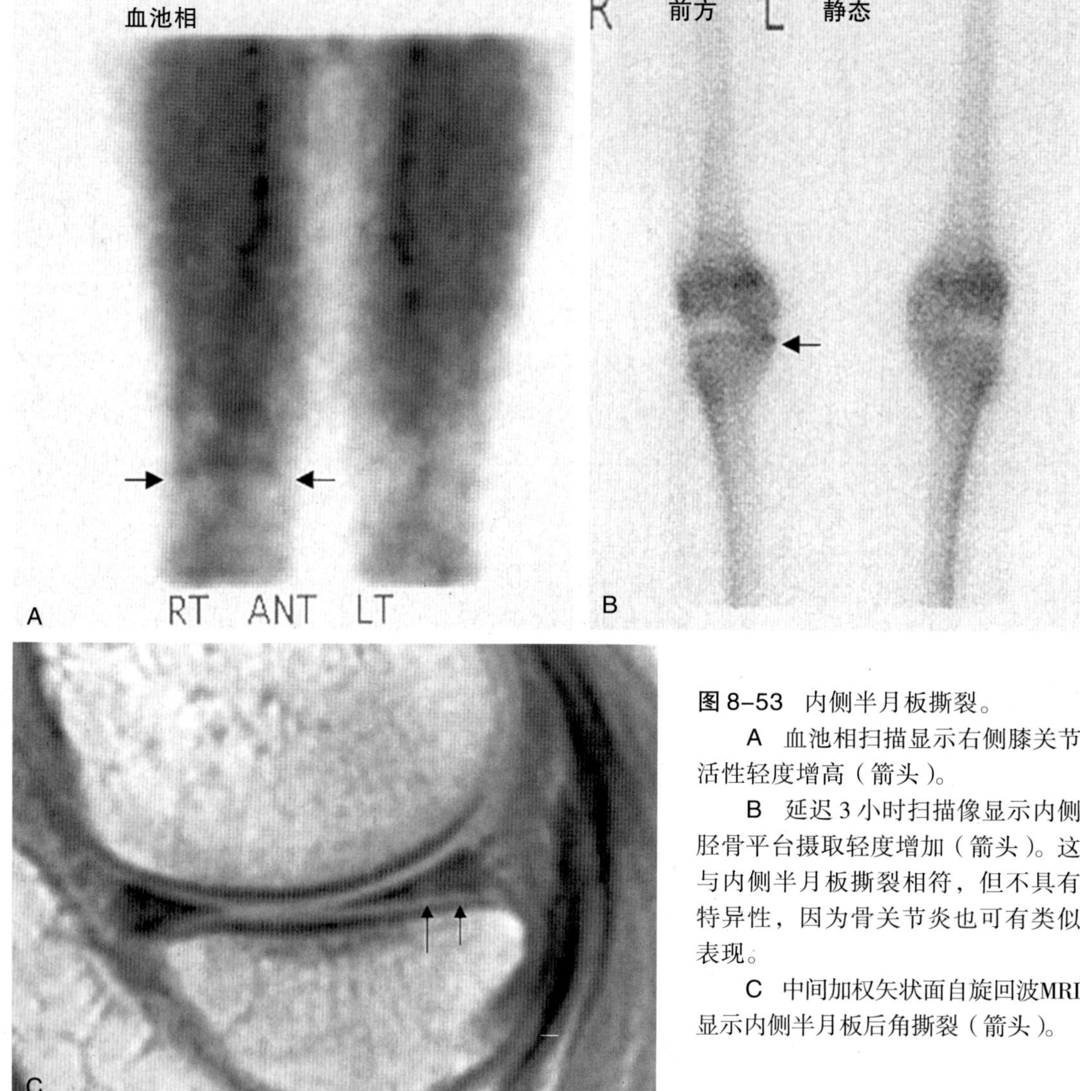


图8-53 内侧半月板撕裂。

A 血池相扫描显示右侧膝关节活性轻度增高（箭头）。

B 延迟3小时扫描像显示内侧胫骨平台摄取轻度增加（箭头）。这与内侧半月板撕裂相符，但不具有特异性，因为骨关节炎也可有类似表现。

C 中间加权矢状面自旋回波MRI显示内侧半月板后角撕裂（箭头）。

表现则可基本排除感染的存在，这也是为什么在X线检查阴性之后常用骨扫描来进行初期筛查的原因。研究表明，新的成像方法（包括应用炎症同位素扫描剂[427-429]和FDG-PET[224,430-433,]）在评价骨科内植物伴发的肌肉骨骼脓毒症方面有着更高的精确性，这是由于在这种临床状态下标准的骨扫描特异性较低[434]。MRI在诊断慢性骨髓炎方面比骨扫描更为精确，但在有多个骨科内植物存在的情况下金属伪影会降低其应用价值。

在急性炎症中，会出现血管通透性增加、蛋白渗出以及白细胞（特别是中性粒细胞）的迁移，这些构成了炎症同位素扫描剂摄取的基础。在慢性炎症中，血管的通透性也增加但没那么严重。嗜中性粒细胞的迁移也较少，而淋巴细胞、巨噬细胞和浆细胞则增多。使用炎症同位素扫描剂时，对急性骨髓炎的敏感性要优于慢性骨髓炎，尤其是中轴骨骼比外周骨骼更为明显[435-437]。大多数扫描剂在炎症性与非炎症性疾病中均可被摄取。决定使用什么影像诊断方法以及何种放射性核素时还考虑感染的类型及部位。Elgazzar等[438]曾报道了一种诊断骨感染推荐规则。

$^{67}$镓枸橼酸盐是第一个被发现的炎症同位素扫描剂。在诊断骨髓炎方面，镓扫描显像比骨扫描更为敏感，前者在骨髓炎病灶处立即可出现试剂的摄取，而骨扫描则要到延迟相才会出现持续几天的摄取降低或正常[439,440]。但是镓扫描也有其不足之处。

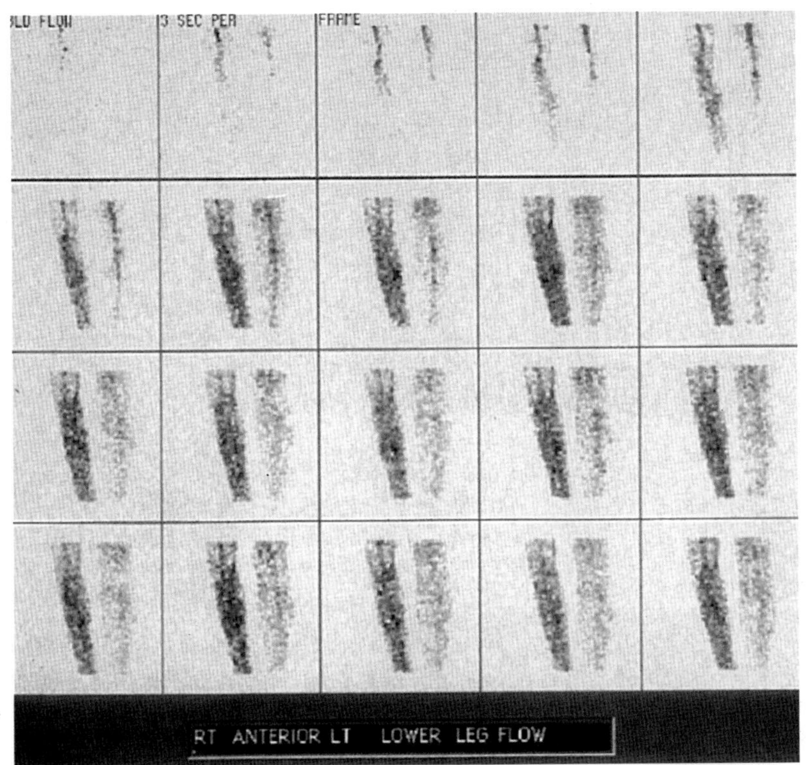


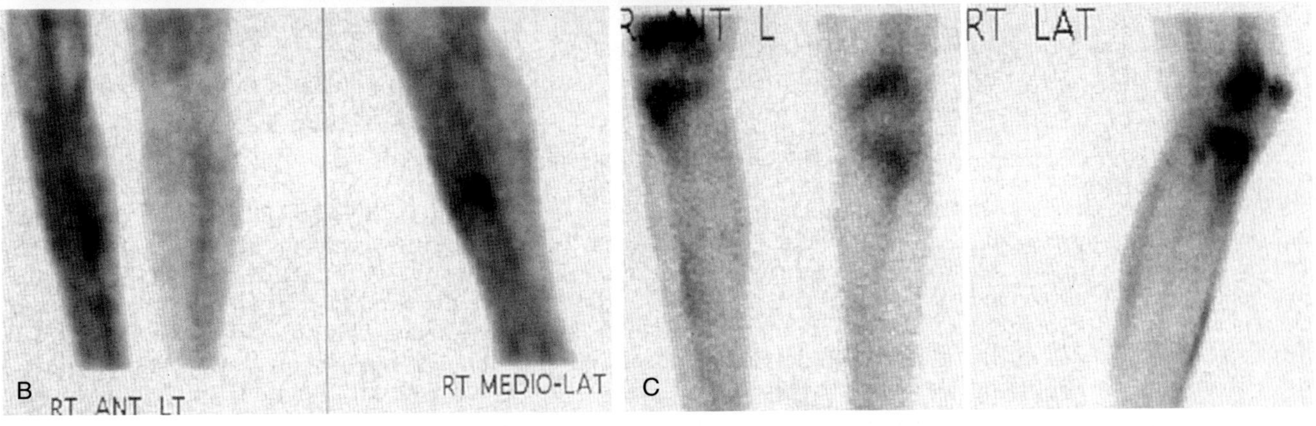


**图 8–54** 蜂窝织炎。血流扫描（A）和血池扫描（B）显示右小腿活性增高。延迟 3 小时像（C）显示右小腿前方软组织的活性轻度增高，但其活性强度低于血流和血池相扫描。

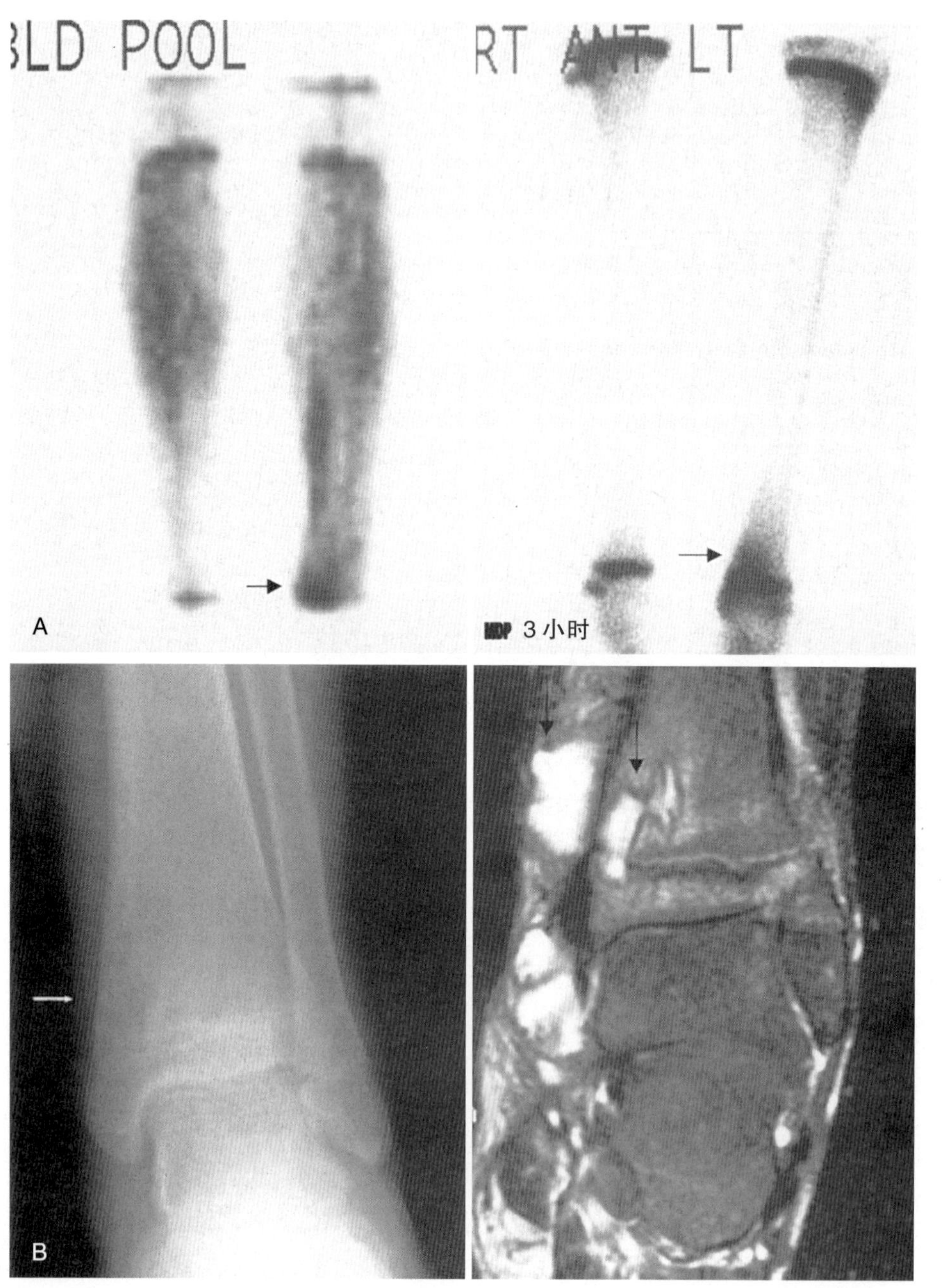


图 8–55 骨髓炎。

A 血池相及延迟3小时骨扫描图像显示左胫骨远端干骺端内侧的活性增高（箭头）。

B X线片显示胫骨远端干骺端内侧有一骨溶解区（白箭头）。STIR MRI显示胫骨远端内侧病变为高信号，并可见病灶从干骺端穿过生长板到达骨骺并侵犯周围软组织（箭头）。

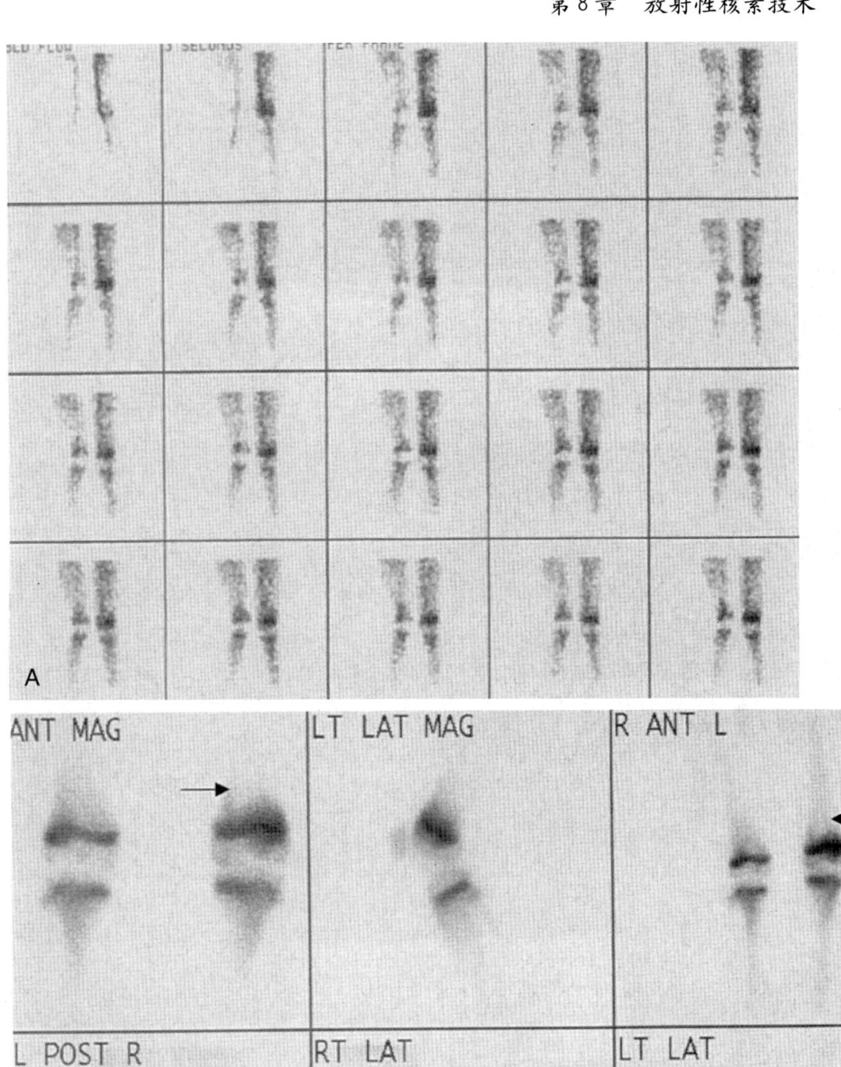


**图 8–56**　骨髓炎伴骨膜下脓肿及干骺端冷区。

A　血流相扫描显示左股骨远端干骺端的活性增高。

B　延迟 3 小时扫描显示左股骨远端干骺端的摄取减低（箭头）。这一区域与骨膜下脓肿相对应。生长板外侧区域的摄取出现增加。

其目标 - 背景比较低。由于镓是一种弱的骨扫描剂，所以正常骨组织的摄取相当高，而且多种肿瘤也有摄取。目前采用连续骨扫描与镓扫描来诊断骨髓炎[441, 442]。Tumeh等[442]发现，镓扫描所显示的高于骨扫描的摄取增高类型，对于诊断活动性骨髓炎具有特异性。另一种被认为对骨髓炎具有特异性的表现是，镓扫描与骨扫描相比，二者的表现不匹配或不一致[443]。Schauwecker 等[435]的研究发现，只有 28% 的活动性感染病例符合上述两项特征表现。但这些研究者发现，镓扫描结果阴性的确可准确地排除感染。有研究认为，骨扫描结果和镓摄取相匹配并不能确诊为感染[427]。尽管镓扫描在诊断轻度肌肉骨骼感染（包括人工关节感染）方面具有较高的准确性，但 $^{111}$In 标记的白细胞扫描则效果更佳[427,435,444]。所以在大多数肌肉骨骼感染的评价中，镓扫描已被 $^{111}$In 标记的白细胞扫描所取代。镓扫描在诊断感染性脊柱炎（包括细菌性或结核性感染）方面取得了良好的结果[445,446]，因此应用上可能优先于放射标记的白细胞

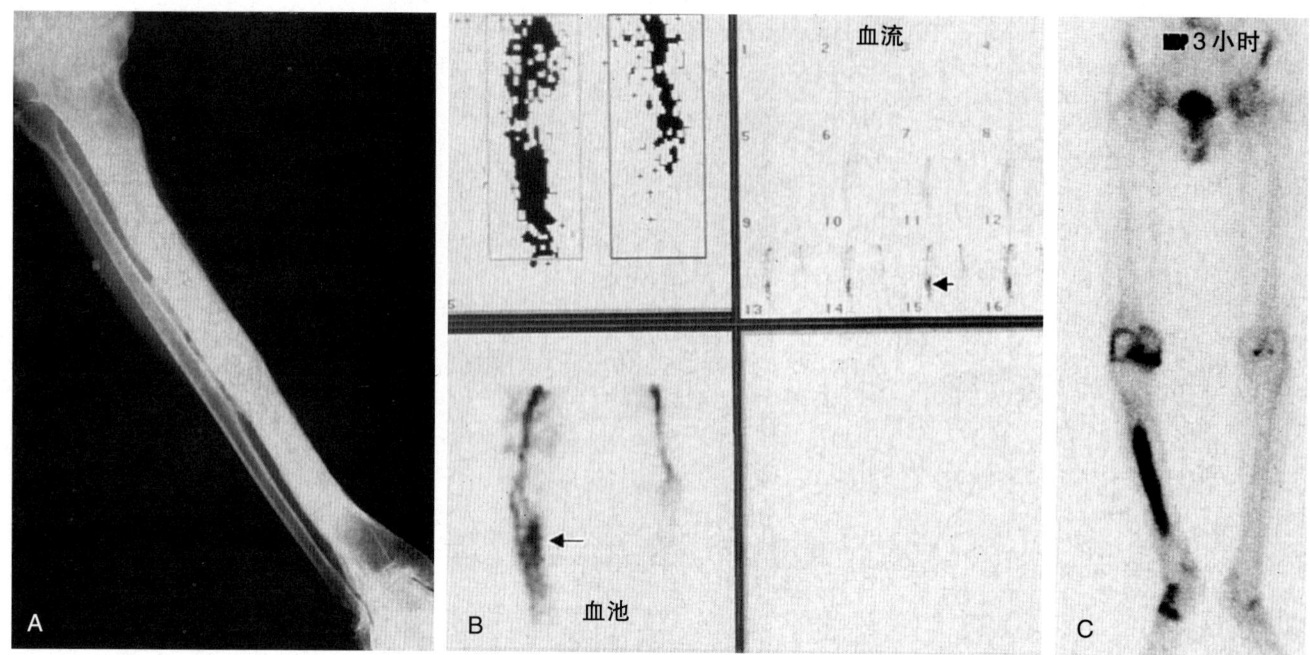


**图8-57** 慢性骨髓炎的急性发作。一名右胫骨长期患慢性骨髓炎处于静止期的患者右小腿中段出现了一处窦道。

A X线片显示慢性骨髓炎所致的胫骨干硬化及皮质增厚，但X线不能确定疾病的活动性。

B 三相骨扫描显示小腿中段的窦道处在血流及血池相扫描上均表现有活性增高。

C 延迟3小时扫描像显示因慢性骨髓炎所引起的骨重建使胫骨干出现一处长的高摄取区。膝关节内侧间室尚存在骨关节炎。

扫描[438]，后者在评价脊柱方面不如其他部位那么可靠（图8-58）[447]。对于儿童最好采用镓扫描，因为$^{111}$In标记白细胞扫描的辐射剂量对儿童来说偏高。

放射标记白细胞扫描是目前用于诊断肌肉骨骼感染的主要炎症扫描方法。如果交给商业实验室来做的话，标记过程耗时且昂贵：必须抽取50～60mL的血液进行标记。对于急性感染最好标记嗜中性粒细胞；而对于慢性感染则以标记混合白细胞为佳。白细胞的放射标记可以由$^{111}$In-oxine（$^{111}$铟-羟基喹啉）或tropolone（环庚三烯酚酮）或$^{99m}$Tc-HMPAO（六甲基丙烯胺肟）来完成。$^{99m}$Tc-HMPAO标记的白细胞扫描的优点是，辐射剂量更低，光子通量更高，而且能更早期成像，可在制备好后的当天2～4小时内完成操作。$^{111}$In标记的白细胞扫描辐射剂量较高，其在3小时及24小时分别成像，而且注射剂量较少会使成像的质量降低。有报道称，$^{99m}$Tc-HMPAO标记的白细胞扫描对于诊断骨科感染的精确度较高[448,449]。由于肌肉骨骼感染，特别是有骨科内植物时，其自然病程常为低度慢性，所以常优先选用$^{111}$In标记而非$^{99m}$Tc-HMPAO标记，以便有更多的时间让白细胞迁移到炎症部位。有证据表明，$^{111}$In标记的白细胞扫描比$^{99m}$Tc-HMPAO标记的白细胞扫描具有更高的目标－背景比[450,451]。实验室研究并未证实两种细胞标记方法在骨髓炎、非感染手术或正常骨髓细胞的相对或绝对体内摄取上具有显著差异；但在某些病例中若$^{99m}$Tc试剂纯度不足，摄取率会降低[452]。

放射标记的白细胞可被正常骨髓以及肝与脾的网状内皮系统所摄取。白细胞有向感染部位迁移的趋化活性。标记的白细胞必须在抽取后3小时内重复注入，否则趋化活性将大大降低。将4小时与24小时的铟扫描、或将1小时与24小时的锝标记白细胞扫描结果进行比较，将有助于对结果的判断[433,454]。与早期扫描相比，延迟扫描的病灶摄取增高是发生感染的征象。建议将骨扫描与放射标记的白细胞扫描结合起来使用来进行病灶的解剖定位，特别是难以区分骨与软组织的部位[438]。有研究发现，使用不同能量峰值的两种扫描剂进行同步扫描，在区分骨与组织感染方面比序贯扫描更为准确[435]。与镓扫描相似，有助于提高感染检测特异性的特征表现包括放射标记的白细胞摄取增加以及病变部位的摄取不匹配或不一致（图8-59）。关节感染的特征性表现为关节囊处的白细胞摄取显著增多。骨髓炎中

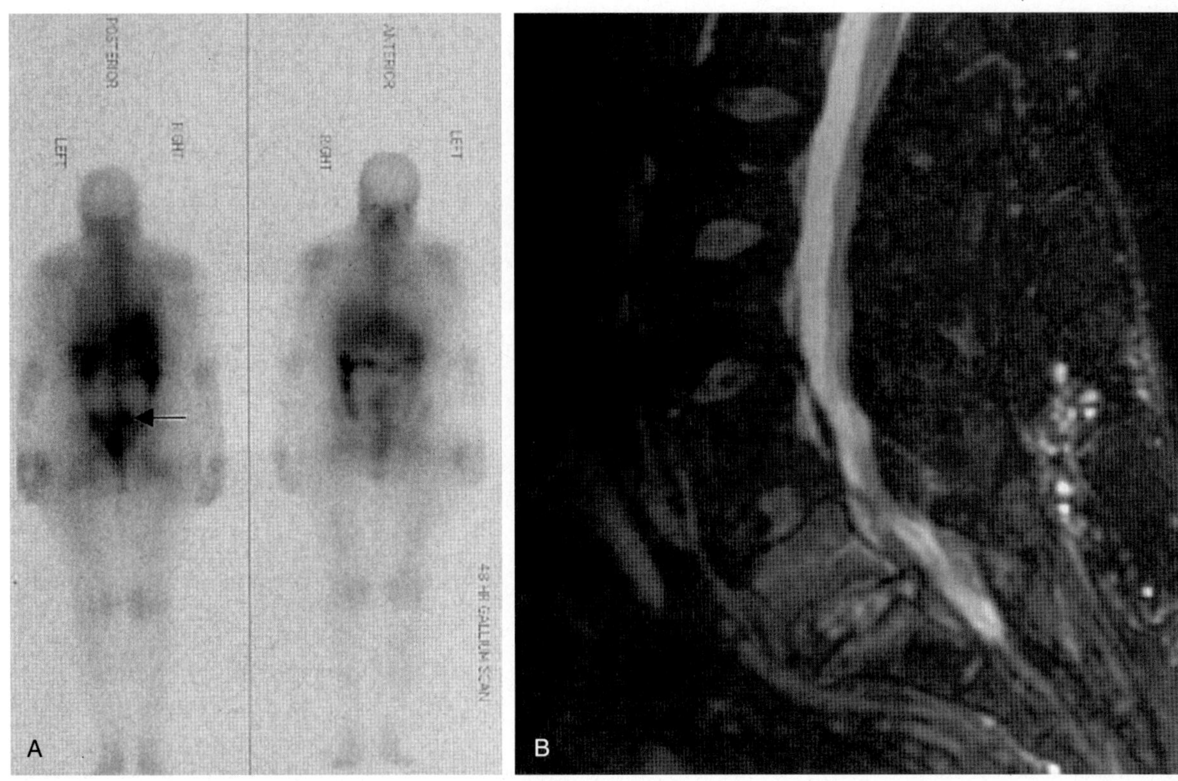


**图 8–58**　化脓性脊椎炎。

A　镓扫描显示 L5-S1 摄取增加，并延伸至右侧软组织内（箭头）。肝和脾的摄取正常，肠道有放射性核素的聚集。

B　脂肪抑制 T2 加权 MRI 显示 L5-S1 椎间盘及邻近的椎体信号增强，在 L5 下方可见终板破坏性病变。

炎症可能蔓延到软组织。这使得骨扫描与白细胞扫描的结果不一致。然而放射标记白细胞的摄取增高并非感染的特异性表现，在骨折后骨痂形成部位、异位骨内、血肿处以及其他非感染性病变中都可出现摄取（图 8–60）[455–458]。

Van Nostrand 等的研究发现，以 $^{111}$In 标记的白细胞在非感染性闭合骨折中有41%摄取增高，有9%明显增高。这个摄取结果比 MDP 低的为 82%，相同的为9%，比MDP高的为9%[457]。骨髓的摄取分布各不相同，特别是在引起骨髓异位的手术或创伤后，可造成骨扫描与白细胞扫描结果的不一致，从而产生假阳性的诊断[455,456]。如果放射标记的白细胞出现异常摄取，则可应用放射性同位素标记的胶体骨髓扫描[455,459,460]。$^{99m}$Tc硫胶体是骨髓扫描最常用的示踪剂。如果胶体摄取与白细胞摄取相匹配，则可排除感染（图 8–61）。如果放射性标记的胶体摄取部位与白细胞摄取部位一致，则提示白细胞摄取部位在骨髓。感染可使骨髓对胶体的摄取减低，所以，如果有白细胞摄取而没有胶体摄取，则提示为感染或非感染性炎症（图 8–62）。抗生素治疗对 $^{111}$In 标记白细胞扫描检测感染的敏感性没有影响[461]。放射标记白细胞与骨髓联合扫描对诊断肌肉骨骼感染有较高的准确性[460]。放射性核素的制备以及指标经验和读图技能的不同，都会导致放射标记白细胞扫描临床应用中准确性的差异。因此，如果临床上高度怀疑感染，即使放射标记白细胞扫描结果为阴性也应进行关节穿刺术或骨组织活检（图 8–63）。

现已研制成多种用于检测炎症的新型扫描剂，从而避免了体外标记白细胞的问题。这些扫描剂中的许多品种目前在美国尚未以商品上市，但有些有望在近期上市，其他一些则仍处于实验阶段。这些新型扫描剂包括放射标记的人类免疫球蛋白（hIG）[462,463]、抗粒细胞单克隆抗体[464–466]、纳米胶体[467,714]、脂质体[468,469]以及抗生素[470–472]。它们通常以 $^{99m}$Tc 或 $^{111}$In 放射标记。对这些扫描剂的研究结果显示，其准确性与放射标记的白细胞扫描相近[463,464,470,714]。$^{99m}$Tc 环丙沙星是一种抗生素扫描剂，可在细菌感染部位显示高摄取[715]。与炎症扫描剂不同的是，它在

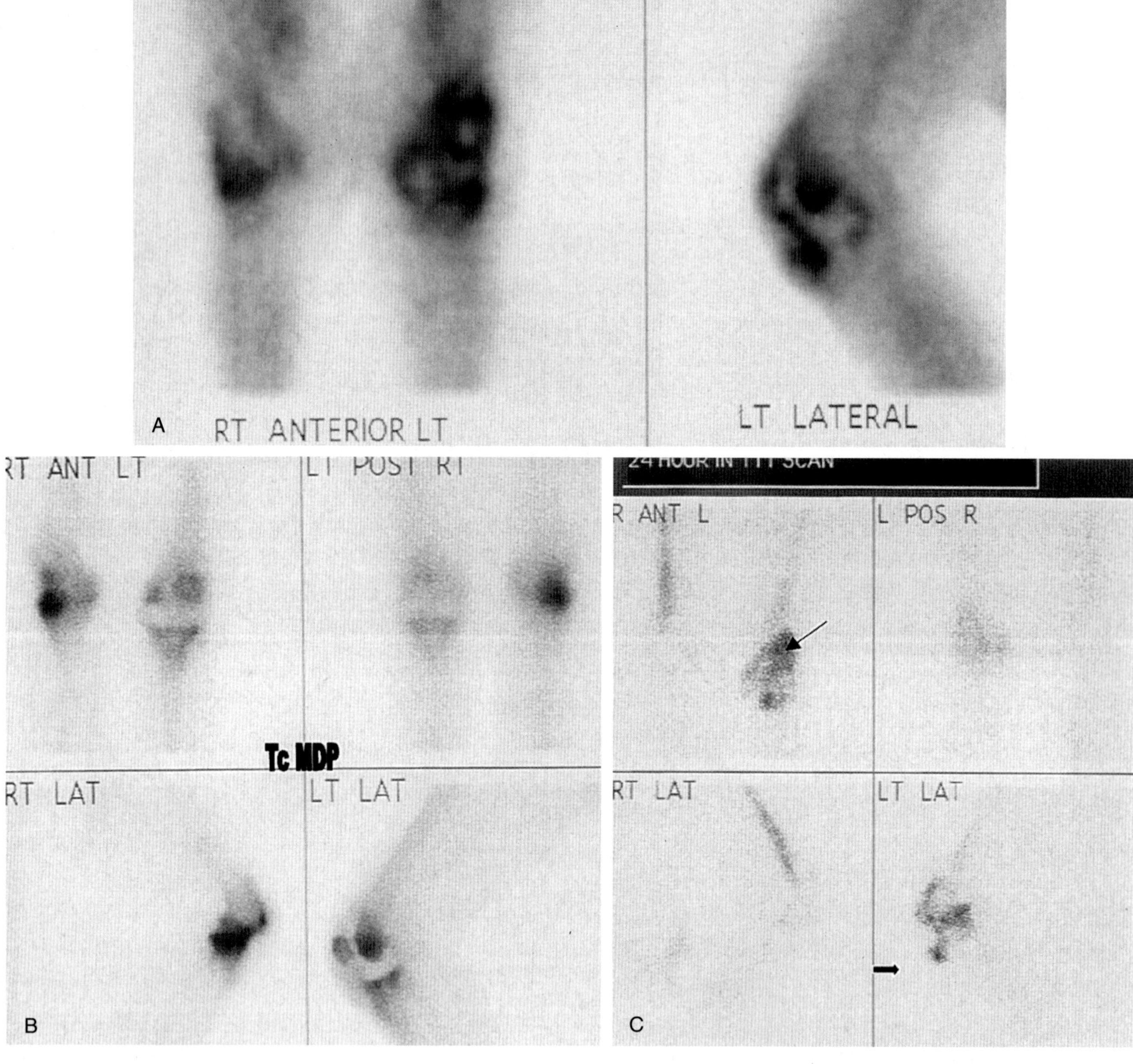


图 8–59 人工膝关节感染伴窦道形成。

A 血池相扫描显示左侧人工膝关节假体周围活性增加，且其前方有窦道形成。

B 延迟 3 小时骨扫描像显示左侧人工膝关节假体周围出现轻度、广泛的摄取增加。右侧膝关节外侧间室有骨关节炎。

C 24 小时 $^{111}$In 标记的白细胞扫描显示，左侧人工膝关节假体的假关节囊周围（箭头）和窦道周围的软组织（箭头）出现不匹配的摄取增加，提示有感染。

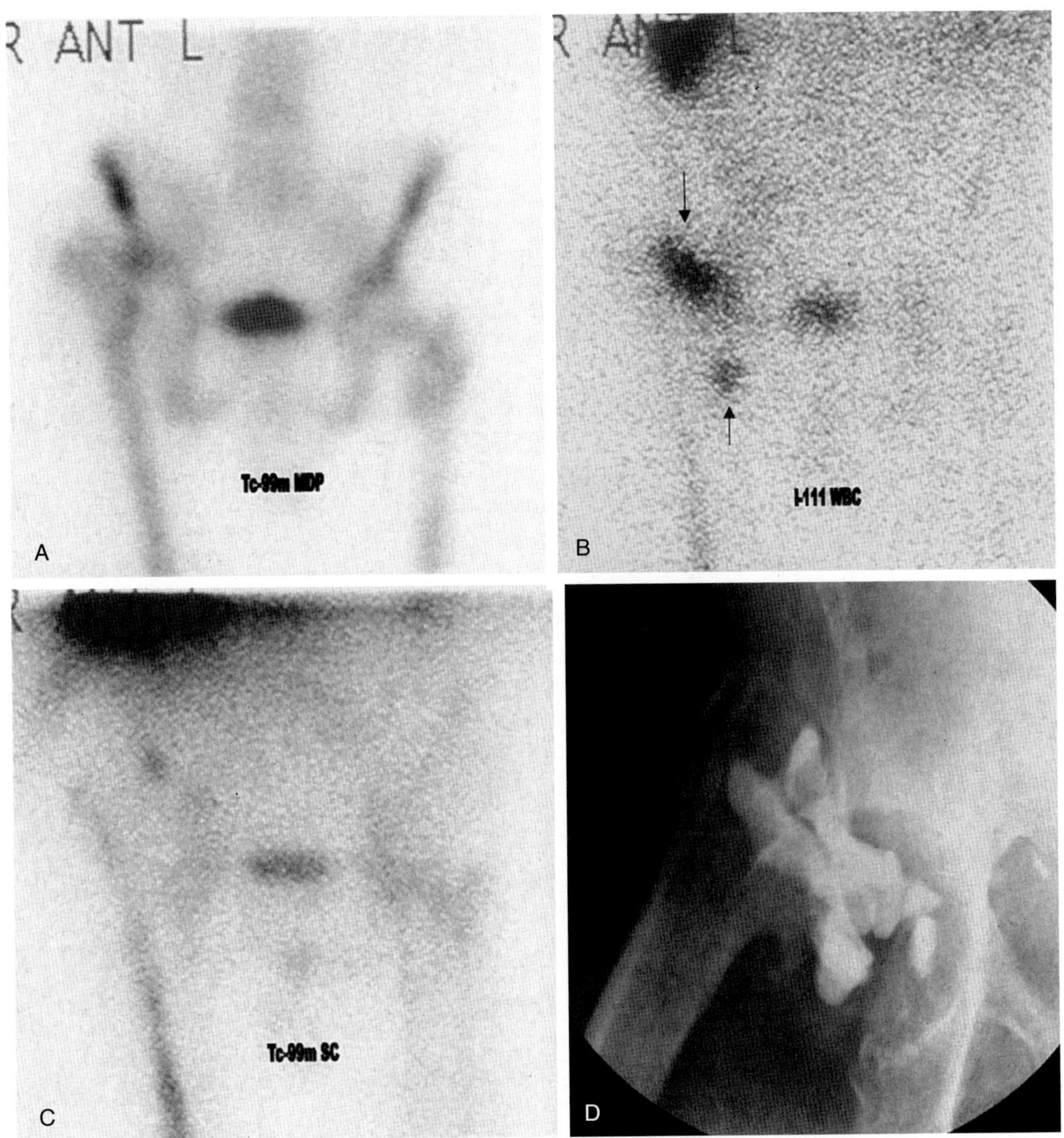


图 8–60　右侧人工全髋关节感染假体去除和治疗后的假关节囊炎症。

A　骨扫描未发现摄取异常增加。

B　24 小时 $^{111}$In 标记的白细胞扫描显示右髋关节和大腿近端摄取增加（箭头）。

C　在 $^{111}$In 标记白细胞扫描显示异常摄取的区域，$^{99m}$Tc 硫胶体骨髓扫描则未见摄取异常（不匹配），提示白细胞摄取并非发生于骨髓。

D　关节穿刺造影显示关节假关节囊内的对比剂分布与白细胞扫描的高摄取区一致。穿刺液中的白细胞数量为 22 000，提示为炎性液体。对重复穿刺液进行细菌培养，未见细菌生长。

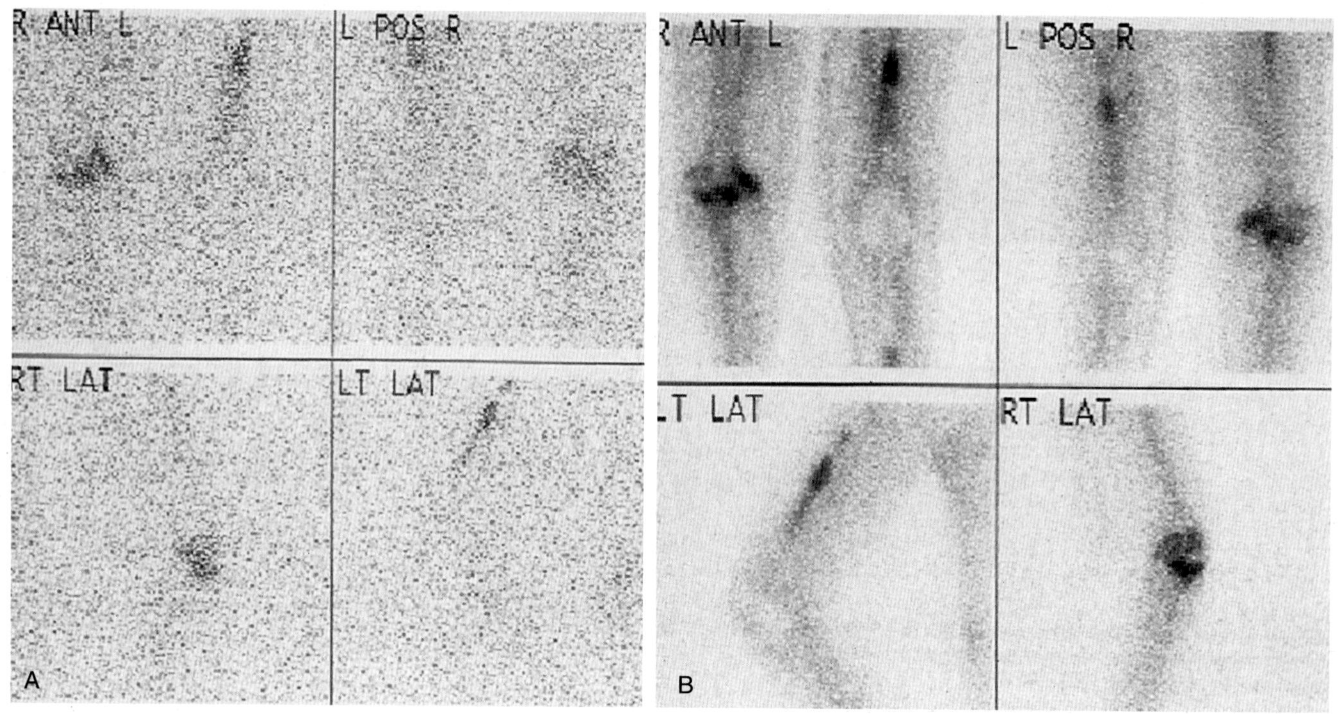


图 8-61 白细胞和骨髓配对扫描。

A 24 小时 $^{111}$In 标记白细胞扫描显示，在人工膝关节感染假体去除后右膝出现摄取轻度增高。

B $^{99m}$Tc 硫胶体骨髓扫描显示，摄取结果与白细胞扫描相匹配，提示没有感染。

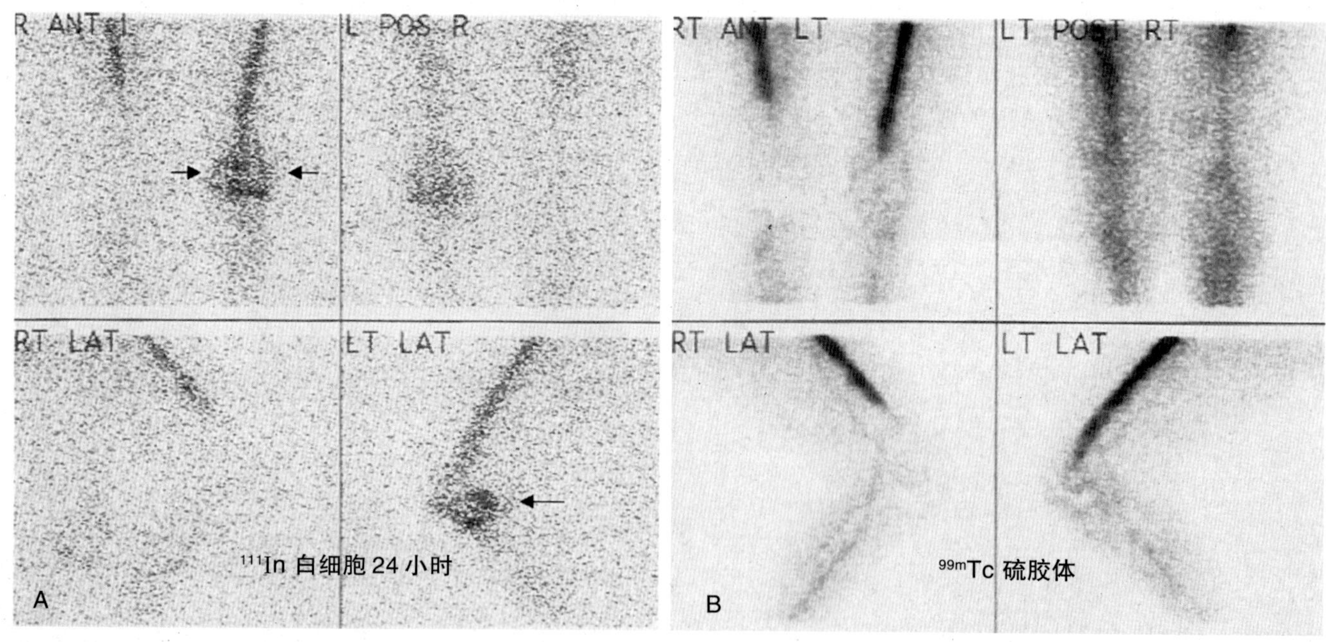


图 8-62 左侧人工全膝关节感染。

A 24 小时 $^{111}$In 标记白细胞扫描显示左人工全膝关节周围摄取增高（箭头）。

B $^{99m}$Tc 硫胶体骨髓扫描显示左人工全膝关节周围无摄取，证实白细胞扫描所见的摄取并非发生于骨髓（不匹配），提示有感染。

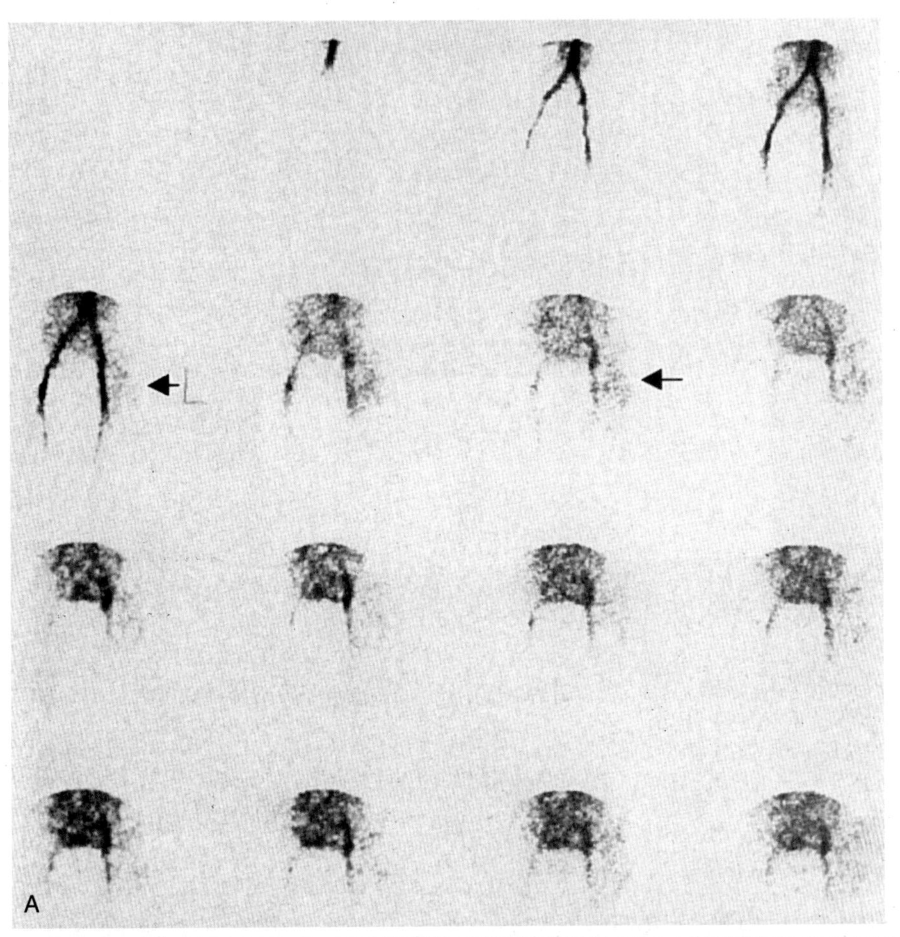


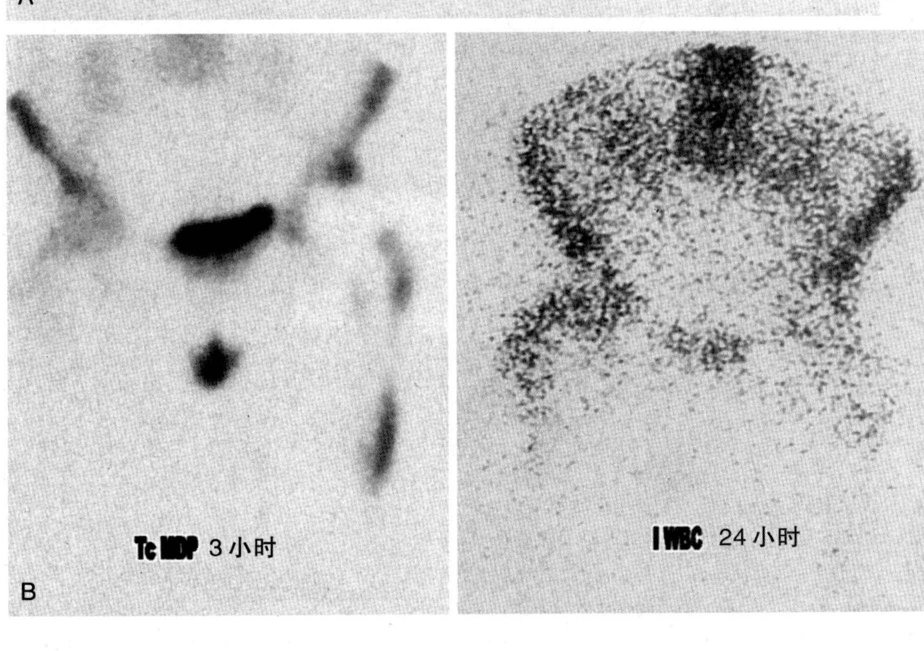


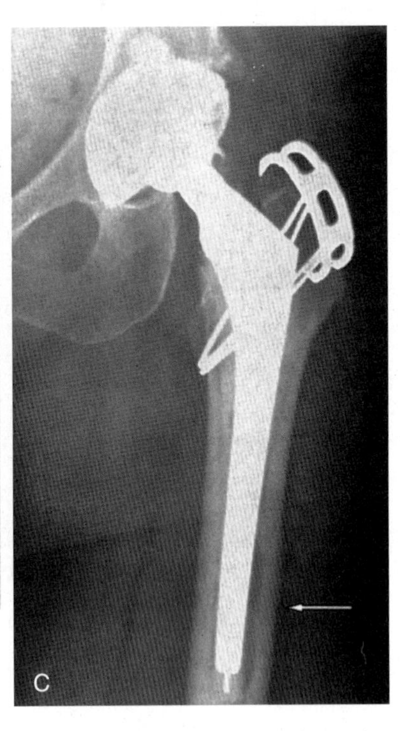


**图8-63**　假阴性$^{111}$In标记白细胞扫描。

A　$^{99m}$TcMDP血流相扫描显示左髋部及大腿近端血流增加（箭头）。

B　3 小时$^{99m}$TcMDP 扫描显示，股骨周围摄取增加，以及左侧全髋臼假体周围摄取轻度增加。24 小时$^{111}$In 标记的白细胞扫描未见异常高摄取。

C　扫描时拍的 X 线片显示，左股骨外侧有骨膜反应，骨内膜有大面积的骨吸收区（箭头），而在 6 个月前则无此表现。穿刺液培养出金黄色葡萄球菌。

非感染性炎症区并不显示高摄取，因此特异性较好。

FDG-PET方法对于诊断肌肉骨骼感染具有较高敏感性（图8-64）[224,430-433]。其可用于评价中轴骨骼以及外周骨骼[430]。但FDG-PET结果不具有特异性，炎症、肿瘤及其他可引起葡萄糖代谢增强的疾病都可引起这种扫描剂的摄取增加。因此在手术后早期，难以区分摄取增高是缘于术后早期反应还是感染[433]。

某些特殊情况会造成放射性核素扫描在感染诊断中应用或评价的困难。对新生儿和儿童以及假体周围感染的骨扫描应用将在本章的其他部分阐述。使用放射标记的白细胞、hIG及抗粒细胞单克隆抗体诊断脊柱感染的敏感性比诊断外周骨骼感染要差得多。大多数椎骨区病灶显示为摄取减低甚至冷区[447,473,474]。Palestro等[447]发现，即使把出现高摄取或低摄取作为诊断感染的标准，使用$^{111}$In标记的白细胞检测椎骨骨髓炎的准确性也只有66%。摄取增高在诊断感染方面的特异性较高（98%），但敏感性较低（39%）。摄取降低既不具敏感性（52%）也不具特异性（52%）。摄取降低可由替代骨髓任何疾病（包括肿瘤）所引起。用$^{99m}$Tc磷酸盐合剂进行骨扫描对诊断脊柱感染较为敏感。有研究指出，脊柱感染的早期骨扫描显示正常，其后2～4周则为阳性结果[475]。如果在怀疑感染的部位存在退行性变或骨折，则摄取增高亦无特异性。镓扫描剂并不是评价

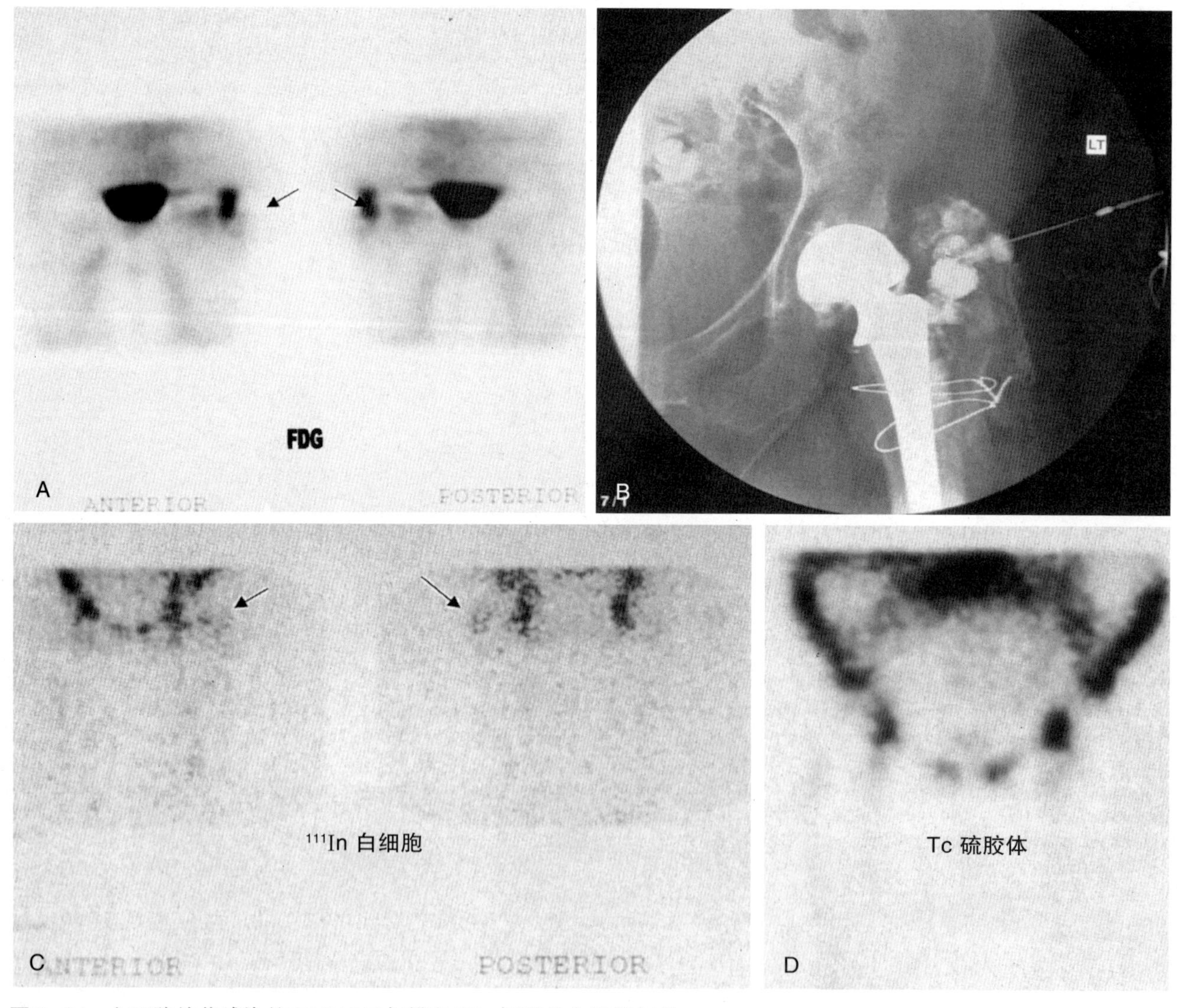


图8-64 人工髋关节感染的FDG-PET扫描和$^{111}$In标记的白细胞扫描。

FDG-PET扫描（A）显示左髋关节外侧出现高摄取（箭头）。该区域与左侧半髋置换术所连通的脓腔位置相一致（B）。24小时$^{111}$In标记的白细胞扫描（C）显示有轻度摄取增高区（箭头），其与$^{99m}$Tc硫胶体骨髓扫描（D）的结果有明显差异。

脊柱感染的首选制剂[438,476]。

在患有神经性关节病的关节中往往难以识别是否有骨髓炎[477]。两者的骨扫描均显示有血供增加及放射性核素摄取增高。在非感染性神经性关节病中，放射标记白细胞扫描可显示有摄取增高[478]。联合使用骨扫描与白细胞扫描诊断感染可产生假阳性结果，出现空间定位或强度的错配。定位错配可能是骨髓异常所引起的摄取改变所致。联合使用骨扫描与白细胞扫描可提高诊断感染的特异性（图 8-65)[478]。Schauwecker 曾报道，感染时 24 小时白细胞扫描与 4 小时扫描相比会有摄取增高，而在非感染性神经性关节病中却没有增高[479]。他还发现，非感染性病例只有轻度弥漫性摄取增高，而在骨髓炎中则表现为强烈的局灶性摄取增高。hIG 扫描的特征性结果与白细胞扫描相似[480]。在鉴别骨髓炎与软组织感染时也会遇到一定困难。与骨毗邻的软组织感染可引起骨扫描延迟像上摄取增高。Seldin 等发现，骨髓炎时血池扫描动脉相的放射性增强，而软组织感染时则仅见静脉充血[481]。

## 第九节 人工关节疼痛

放射性核素扫描有助于查明患者人工关节疼痛的原因，包括感染、机械性松动以及骨折。在关节置换术后，关节假体周围的血流会增加，在骨扫描期间会有相应的放射性核素摄取增高。Utz 等[482]描述了骨水泥髋关节置换术后无症状患者的摄取增高表现。术后 6 个月，小转子及股骨干周围的放射活性显著降低。2 年后，髋臼、大转子及股骨假体柄尖端周围的放射活性趋于稳定；但仍有 10% 的关节置换患者在上述部位持续存在着摄取增高。放射性核素持续摄取增高也可能出现在全膝关节置换后的无症状患者中，特别是在胫骨假体周围[483]。早期有关髋关节置换术后疼痛的骨扫描研究显示，感染或松动的人工关节周围摄取会有增高[484-486]。这一现象提示，在股骨柄假体尖端以及大、小转子区域出现局灶性摄取增高，表明有机械性松动（图 8-66），而在人工关节感染时则为弥漫性摄取增高（图8-67）[486]。但这些表现类型对区分感染与机械性松动并不具有特异性[487]。Aliabad 等发现，在 8 例人工 髋关节感染病例中，均仅有局灶性摄取增高[488]。他们还发现，在 13 例股骨假体松动的病例中，有 4 例的骨扫描结果未见异常，13 例髋臼假体松动的病例中也有 3 例骨扫描结果为阴性。利用血流和血池相血供增加以及延迟相中摄取增高作为诊断感染的标准，Levitsky 等[489]发现，与检测全髋和膝关节假体的机械性松动相比，诊断感染的敏感性只有 33%，特异性为 86%。非骨水泥人工关节的摄取表现与骨水泥关节相比可有不同。非骨水泥假体在髋臼及大转子周围的正常摄取可持续更长的时间。Rubello 等[490]回顾了 3 ~ 20 年前行非骨水泥全髋关节置换术患者的骨扫描结果。他们发现，在假体周围部位均有轻度摄取增高；而在髋臼及大转子部位，不论是假体松动（出现疼痛症状）还是无痛的假体，都出现明显的摄取增高；因此这些表现被认为是非特异性的。仅在机械性松动的情况下小转子及股骨柄假体尖端周围才有明显摄取增高，感染病例则表现为弥漫性高摄取。血流相扫描在机械性松动时并无异常表现，而在感染假体病例则表现为摄取明显增高。血池相扫描在 26 例假体松动患者中有 16 例出现不同程度的阳性结果，而在所有假体感染病例中则均为阳性结果。

通过比较骨扫描与 X 线片 Lieberman 等[491]发现，对于骨水泥全髋假体松动的病例，骨扫描诊断髋臼假体松动的准确率为 90%，诊断股骨假体松动的准确率为 89%。这一准确率较序列 X 线片的结果要低，后者对髋臼和股骨假体松动的诊断准确率分别为 95% 和 98%。他们由此得出结论，在疼痛性人工髋关节病例中，仅在 X 线片无法确定是松动或感染时才需行骨扫描。尽管组织病理学发现假体松动的证据大多在 X 线片显示有改变之前[492]，但往往要到出现的力学不稳定引起症状时，X 线检查才会发现异常。存在感染时，在 X 线片提示感染或假体松动之前即可出现疼痛症状。关节穿刺被认为是发现假体感染的有效而准确的方法[491,493,494]。在有关用关节抽吸发现假体感染所起作用的研究中，Tigges 等[493]发现，其敏感性为 92.8%，特异性为 91.7%，阴性预测价值为 99.2%，阳性预测价值为 54.2%。然而其他一些研究并未发现如此高的结果，据 Johnson 等[716]报道，关节抽吸的敏感性仅为 12%，而 $^{111}$In 标记的白细胞扫描的敏感性则为 100%。这些结果表明不同研究中心的结果可出现相当大的差异，很可能是由于技术方法和图像判读的差异所致。

联合应用 $^{99m}$Tc 磷酸盐骨扫描和 $^{67}$Ga 枸橼酸盐扫描已用于诊断人工关节术后感染[435,443,487,495]。骨扫描结果正常可正确无误地排除感染。镓扫描与骨扫描的空间摄取分布不一致以及镓扫描比骨扫描的摄取

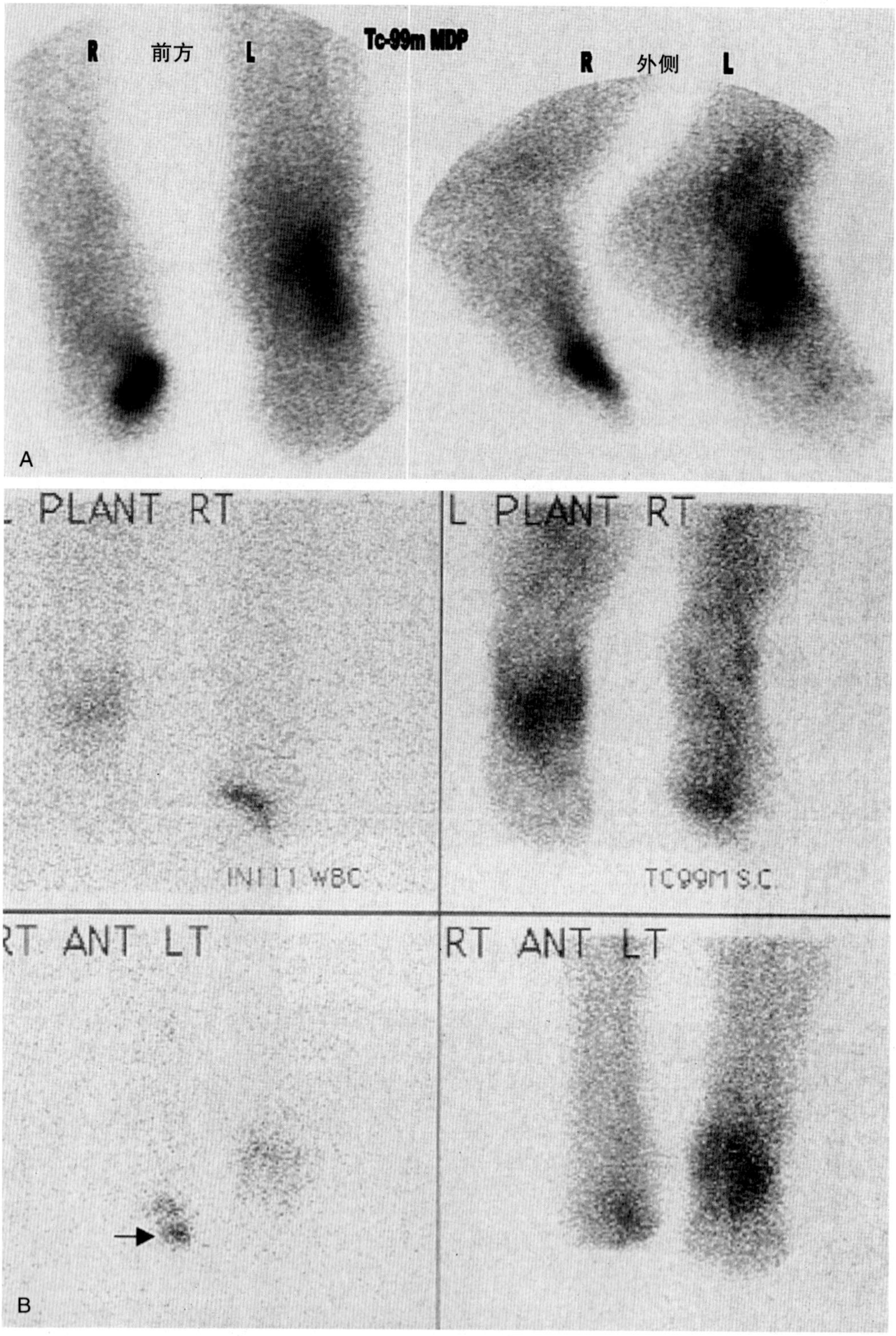

图 8–65 一名糖尿病患者的神经性骨关节病及感染。

A 骨扫描显示右侧第一足趾及左中足的摄取增加。

B 同时进行的 24 小时 $^{111}$In 标记白细胞扫描（左图）和 1 小时 $^{99m}$Tc 硫胶体骨髓扫描（右图）显示，右侧第一足趾的白细胞摄取增高（箭头），其与骨髓摄取不符，提示有感染。左中足的白细胞和骨髓摄取表现相一致，提示为神经性骨关节病。

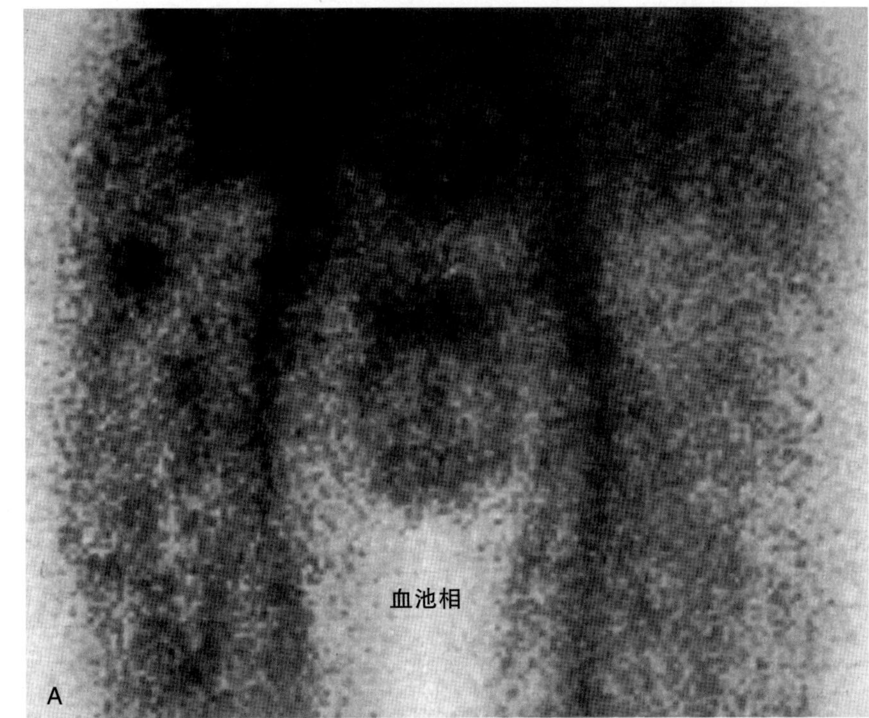


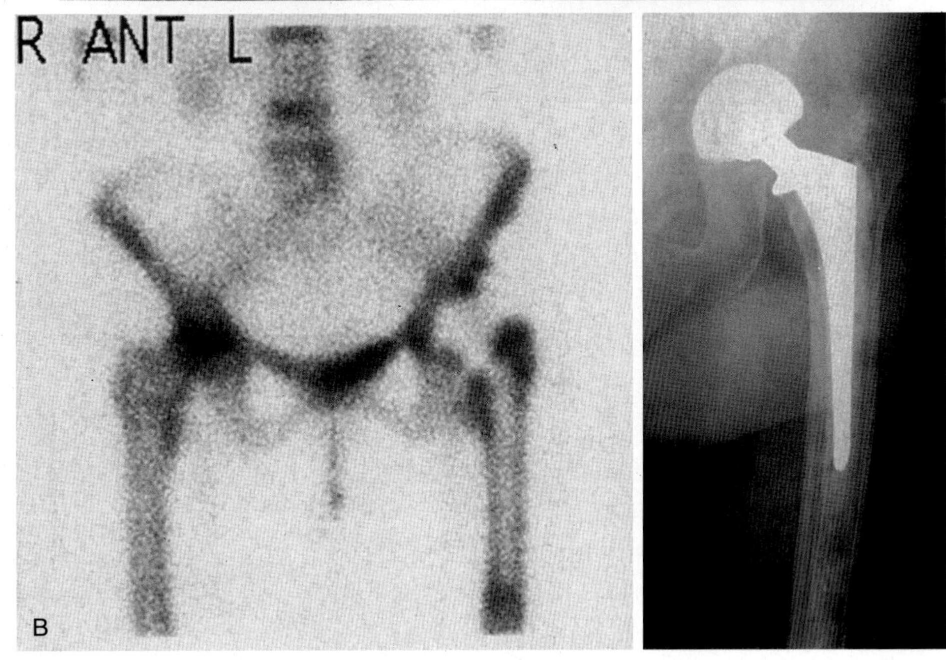


**图8–66** 全髋人工关节股骨假体的机械性松动的骨扫描。

A $^{99m}$TcMDP血池相扫描未见左全髋假体周围有放射活性增强。

B 3小时骨扫描像显示，股骨柄假体尖端及大小转子周围均有摄取增加，其与假体的机械性松动表现一致。右股骨头的摄取增加缘于骨坏死。X线片显示整个股骨柄假体周围的骨水泥—骨界面间出现一处明显透亮带，符合松动的表现。

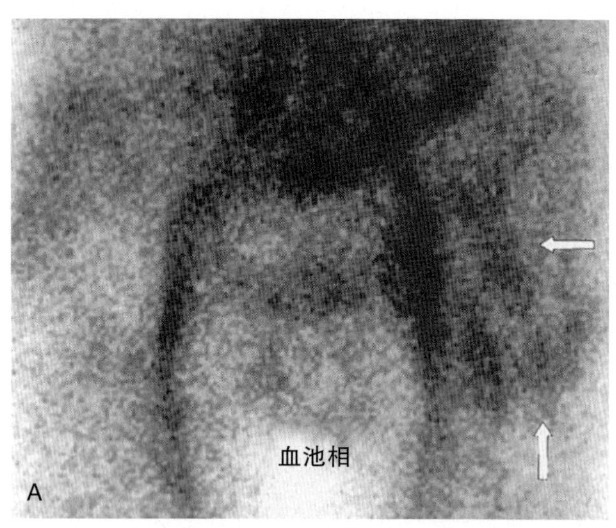


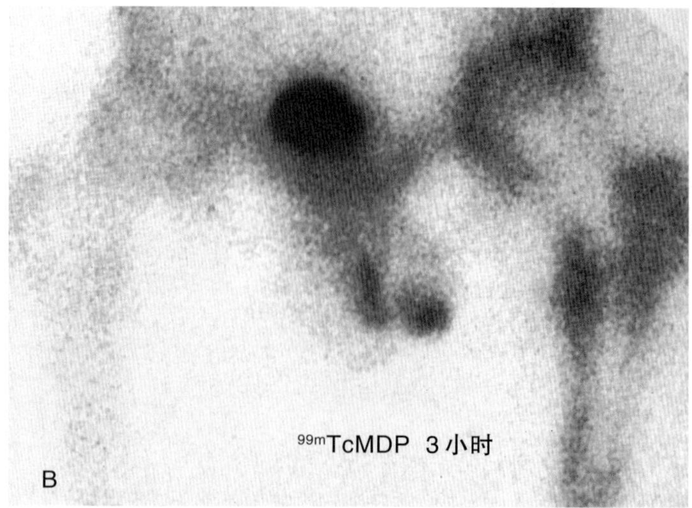


图8-67 全髋关节假体感染后的骨扫描。

A 血池相扫描显示左侧全髋假体周围出现放射活性增强（箭头）。

B 3小时像显示股骨和髋臼假体周围有弥漫性摄取增加，符合感染的表现。

更高，对检测感染有特异性，但敏感性较低。其他的镓摄取模式均无特异性[442]。放射标记的白细胞扫描对诊断人工关节感染具有较高的敏感性[496-500]。其与骨扫描显像相对比来确定有无不匹配可提高特异性；或者与骨髓扫描相对比可更大程度地提高特异性（见图8-62）。利用$^{111}$In标记的白细胞扫描和$^{99m}$Tc硫胶体骨髓扫描结果的不一致性作为诊断人工髋关节感染的标准，Palestro等发现，其敏感性为100%，特异性为97%，准确性为98%[497]。在另一项对膝关节假体的研究中，联合使用白细胞和骨髓扫描来诊断感染的敏感性为86%，特异性为100%，准确性为95%。Palestro建议，如果主要关注的是感染，最好行放射标记的白细胞扫描，如果其结果为阳性，则还应行骨髓扫描以做对比[501]。如果认为检查中发现的某种异常可能是引起疼痛的原因，则应行骨扫描，如果结果为阳性，则还需行更进一步的检查。骨扫描可发现导致假体周围疼痛的耻骨不全骨折，其与假体松动或感染的表现相似。

放射性核素关节造影（即关节闪烁扫描显像）已被用于检查髋和膝关节假体的松动[502-512]。放射性核素关节造影是通过在关节抽吸时向关节内注入放射标记的胶体然后再行放射性对比剂关节X线摄片来完成的。在注入后大约2小时进行扫描，以明确是否有放射性核素渗入到假体界面，若有则提示假体松动。在检测髋关节假体患者股骨假体松动方面，放射性核素关节造影的效果优于放射性对比剂关节X线摄片。一些使用$^{99m}$Tc硫胶体的研究发现，关节闪烁显像并不能确定髋臼假体是否松动[507,509,510]。用$^{57}$Co放射源透射显像有助于为股骨假体确定解剖参照位，但对髋臼假体无帮助[505]。Oyen等[508]使用$^{111}$In标记的胶体作为显像剂，以便与同时进行的骨扫描进行对比来评估髋臼及股骨假体的情况。在检测人工关节假体方面，其检测骨水泥髋臼假体的特异性较低，而检测非骨水泥髋臼假体的特异性较好。据Hayes等报道，使用放射性核素关节造影对6例全膝置换胫骨假体松动病例进行了检查，发现有5例为阳性，而3例股骨假体松动的病例均为阴性[511]。

# 第十节 关节炎和关节周围疼痛

## 一、关节炎

$^{99m}$Tc磷酸盐合剂自上世纪70年代早期作为骨扫描剂应用以来，已成为评估关节炎和其他关节致痛原因的主要放射性核素扫描剂。滑膜炎在早期骨扫描相中即有异常表现，表明关节周围的血流弥漫性增加。关节炎在延迟（3小时）扫描像上的摄取增高，与滑膜炎所引起的关节周围骨血流增加有关[513]。摄取增高亦与关节炎伴发的骨性改变有关，包括侵蚀、硬化、骨赘形成和软骨下囊性变。早期用于评价关节炎的扫描剂，如$^{99m}$Tc高锝酸盐，是血流标记物，因此在滑膜炎的诊断中有效，但其无法显示骨性改

变。这些扫描剂对炎症性关节炎具有较高特异性，但是其敏感性及目标 - 背景比均较低。炎症性扫描剂，如 $^{67}$Ga 枸橼酸盐和放射标记的白细胞，在关节炎中显示为摄取增高[514,515]。

很多针对炎症的新型扫描剂正被用于对关节炎的评价。一种方法是使用针对关节炎关节为中抗原的放射标记的单克隆抗体。Becker 等[516]利用 $^{99m}$Tc-CD4 特异性（T 辅助淋巴细胞）抗体研究了类风湿性关节炎。他们发现，摄取表现与临床体征以及早期骨扫描血流相所见的表现有关，而与骨扫描检查晚期相的表现只有微弱的相关性。这表明，这种新型扫描剂对评估活动期疾病的关节有效。$^{99m}$TchIG 是另一种炎症性扫描剂，研究发现在检测滑膜炎方面它比 $^{99m}$TcHDP 具有更高的特异性[517]。一项旨在比较 $^{99m}$Tc 纳米胶体、hIG 和放射标记的白细胞在评估类风湿性关节炎疾病活动性方面的作用的研究发现，纳米胶体和 hIG 的扫描结果在大多数病例中与临床表现相关，但也存在假阳性结果。白细胞扫描则有相当大比例的假阴性结果[518]。

脂质体是一些磷脂的微球体，在炎性滑膜中可被吞噬并吸收。它们能被 $^{99m}$Tc 标记并用于扫描，以证实关节中存在有活动性炎症性疾病[519]。$^{111}$In 氯化物是另一种炎症性扫描剂，可聚集在伴有炎症性关节炎的滑膜组织中[520]。炎症性扫描剂具有仅在活动性炎症性疾病区域被摄取的倾向，而放射性标记的磷酸盐在活动性和非活动性关节炎疾病中均可被摄取。然而目前对新型炎症性扫描剂在临床实践中的作用尚不确定。$^{99m}$Tc 磷酸盐合剂仍然是用于评估关节疼痛的主要放射性核素。

患有多关节痛的患者，如骨扫描正常则可排除炎症性关节疾病[521]，而骨扫描异常则提示有炎症性关节疾病，进而可影响治疗[522]。澳大利亚的风湿病专家们对骨扫描实用性进行的一项研究表明，骨扫描在排除炎症性关节疾病诊断的成功率为 87%，在确认这一诊断的成功率为 80%[523]。骨扫描结果改变了 32% 病例的临床诊断和 43% 的疾病处理过程。在 60% 的病例中骨扫描避免了进一步的检查。

炎症性关节炎在骨扫描中的表现包括有检查早期和晚期相的异常（图 8-68）。任何单关节疾病都必须考虑到化脓性关节炎的可能，除非证实为其他疾病。累及手和足的多关节炎与类风湿性关节炎的骨扫描表现一致（图 8-69）。足部肌腱附着处的摄取增加提示为银屑病关节炎或 Reiter 综合征（图 8-70）。骨关节炎多表现为一个关节的局灶性摄取增高而非弥漫性摄取增高。骨扫描的这些表现强调显示了各种关节疾病的典型形态学改变，但与 X 线片相比，骨扫描显示的疾病严重程度可有不同[524]。手部骨关节炎可累及拇指的掌指关节、舟状骨大小多角骨间关节以及近节和远节指间关节（图 8-71）。在髋关节，上方关节面最易受影响，但也可累及内侧面。膝部骨关节炎中可出现各种异常的摄取增加[525]。以膝关节内侧间室病变最为常见，胫骨内侧平台的摄取增高代表疾病的最早期表现（图 8-72）。侧方扫描若显示髌股关节双侧都有摄取增加，则有助于诊断髌股关节间室的骨关节炎。炎症性改变可发生在某些骨关节炎病例中，在早期相扫描中表现为血流增加[411]。

在脊柱的退变性疾病中，骨扫描可显示脊柱受累部位摄取增加，包括脊柱小关节及椎间盘椎体结合部（图 8-73）。对于患有慢性腰背痛的患者，SPECT 在病灶检测和定位方面要优于平面显像和 X 线检查[526]。有人认为，SPECT 可显示脊柱终板的早期退行性变，甚至要早于 MRI 的改变[527]。SPECT 可用于诊断脊柱融合术后引起腰背痛的小关节疾病和假关节形成[528,529]。SPECT 可鉴别患者在经过小关节药物注射后病情的改善程度[530,531]。SPECT 被推荐用于脊柱的常规影像检查，特别是当平面显像结果正常或不明确时[532]。然而 Littenberg 等[533]指出，大多数患慢性腰背痛患者使用 SPECT 的决策并未得到临床试验的支持，而且目前还不确定其所耗费的时间和资源是否值得，或者适合在分析退变性腰背疼痛疾病中常规应用。

定量闪烁显像用于诊断双侧骶髂关节炎目前仍有争议。文献报道的数据有的予以支持[534-537]，但其他报道的数据认为其作用有限，原因是其正常表现和异常表现相互重叠[538-541]。最常使用的定量方法是，用数据曲线图（图 8-74）或感兴趣区比率对骶骨体的正常高摄取区和骶髂关节的摄取进行对比[535,536]。据 Ho 等[537]报道，骶髂关节与骶骨体的放射性核素摄取比率若高于 1.4 则提示有异常。正常情况下，骶髂关节与骶骨体放射活性比率应随年龄而逐渐减小[542,543]。据 Lin 和 Wang 报道，骨扫描中年龄和性别对骶髂关节与骶骨体摄取比率的影响是确实存在的。摄取比率高对诊断骶髂关节炎并没有特异性，因为在代谢性骨疾病、退变性疾病以及炎症性关节炎中也可出现高比率。Battafarano 等比较了骶

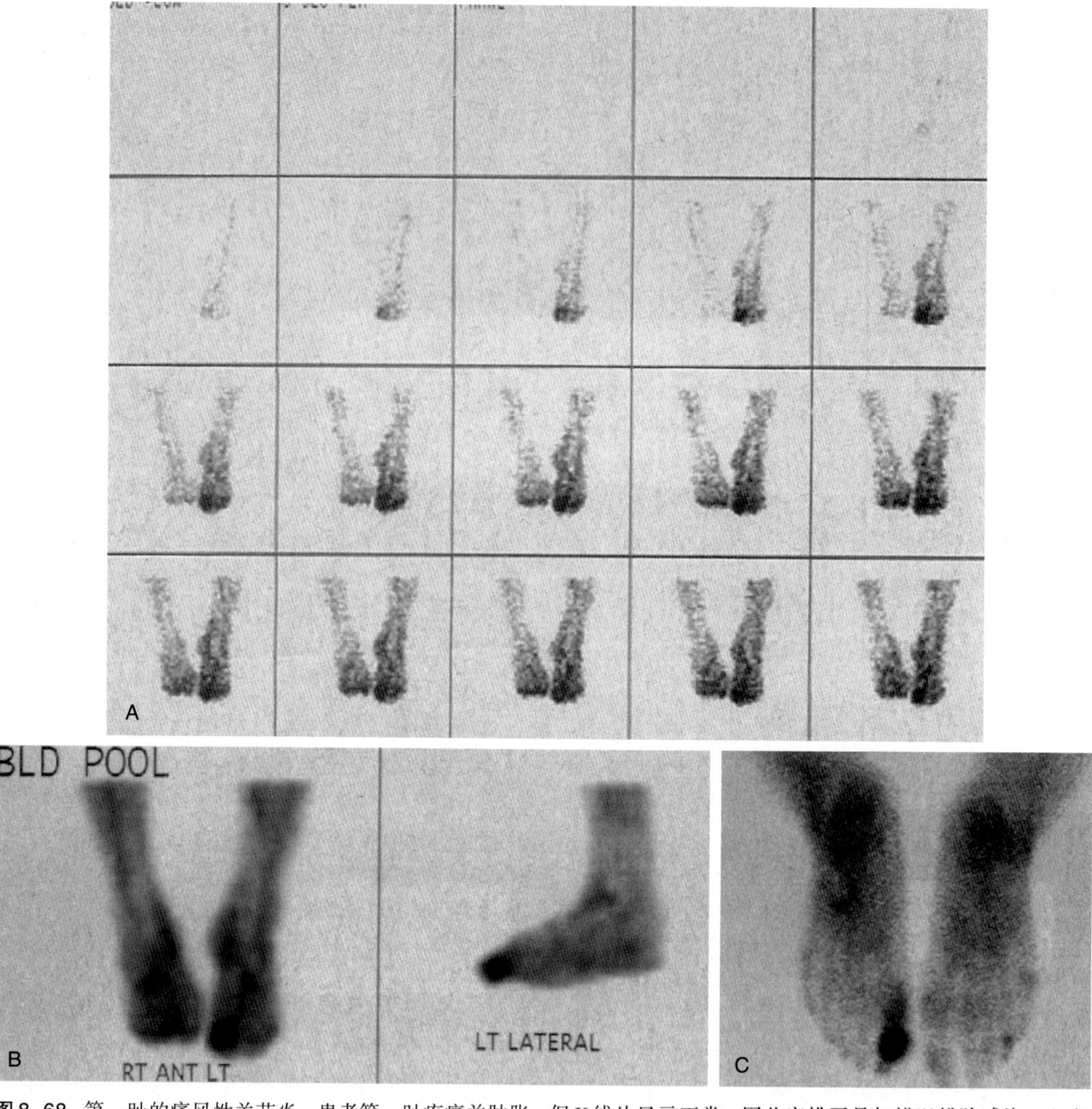


图8-68 第一趾的痛风性关节炎。患者第一趾疼痛并肿胀，但X线片显示正常。因此安排了骨扫描以排除感染。血流扫描（A）和血池扫描（B）显示左侧第一趾的放射活性增加。3小时足底骨扫描（C）显示左侧第一趾间关节周围摄取增加。闪烁显像表现与该关节的炎症和关节炎（可为感染性或非感染性）表现相一致。趾间关节穿刺抽吸发现尿酸盐结晶，提示为痛风。

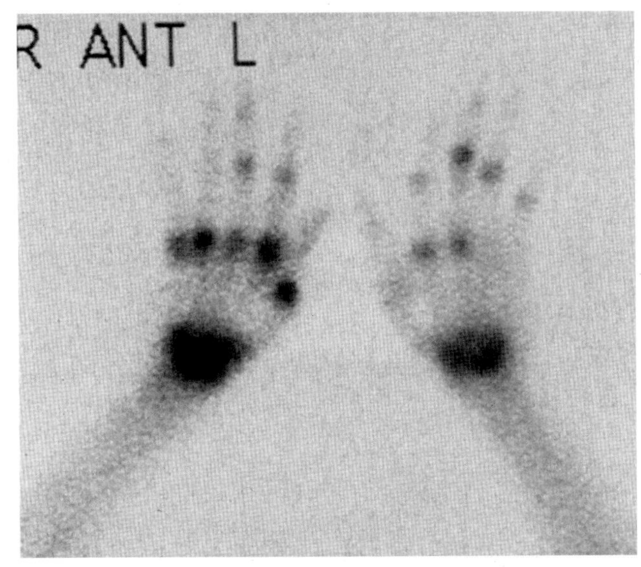


**图 8–69**　手和腕部类风湿性关节炎。可见桡腕关节、掌指关节和近节指间关节的摄取增加，与类风湿性关节炎的表现一致。

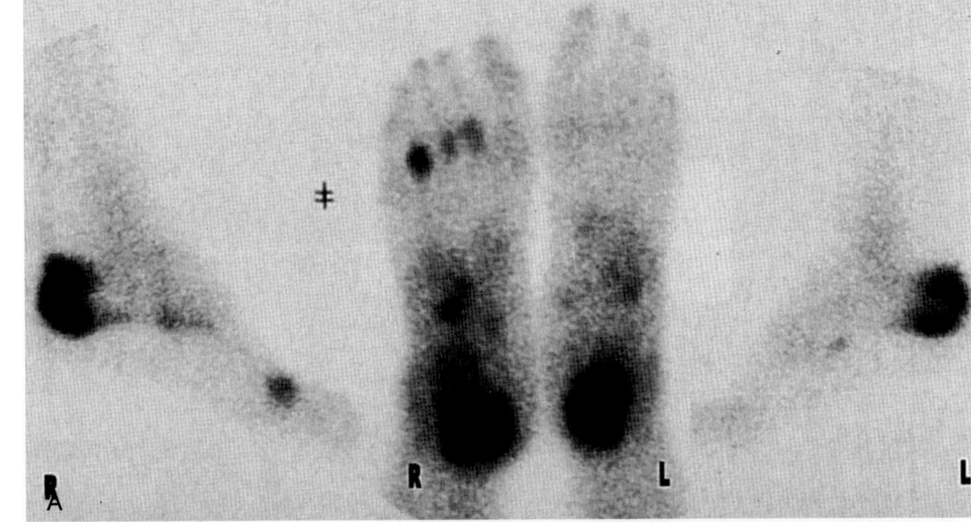


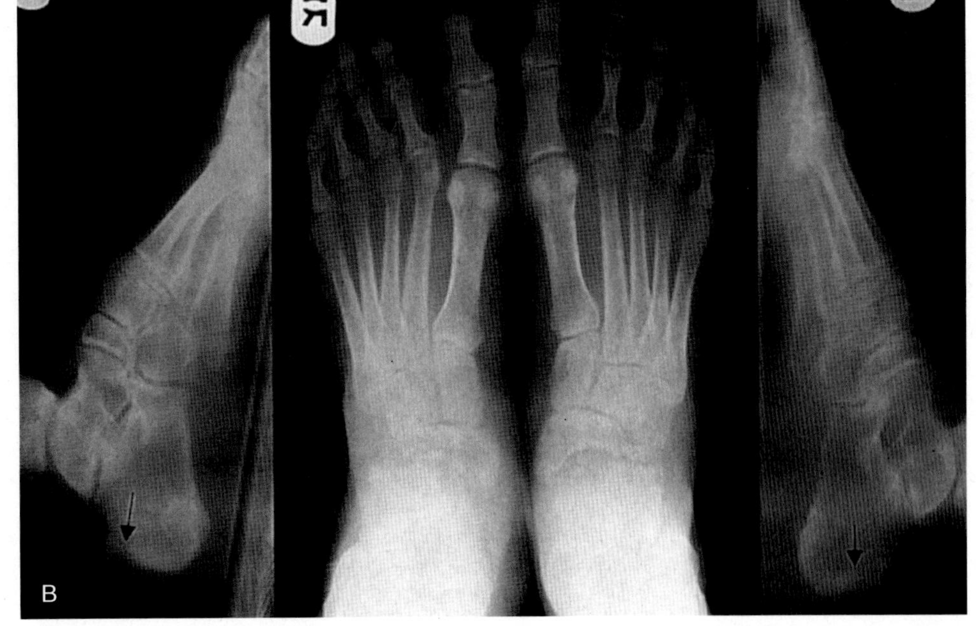


**图 8–70**　Reiter 综合征。

A　足部骨扫描显示双侧跟骨后的跟腱附着部和跖筋膜有摄取增加，右侧第二、三、四跖趾关节也有摄取增加。

B　足的 X 线片显示，跟骨的跟腱附着部有骨侵蚀，右侧第二和第三跖趾关节患关节炎（箭头）。

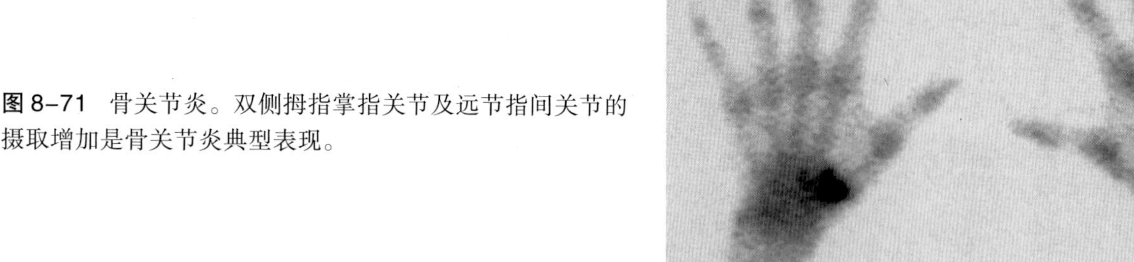

**图 8-71**　骨关节炎。双侧拇指掌指关节及远节指间关节的摄取增加是骨关节炎典型表现。

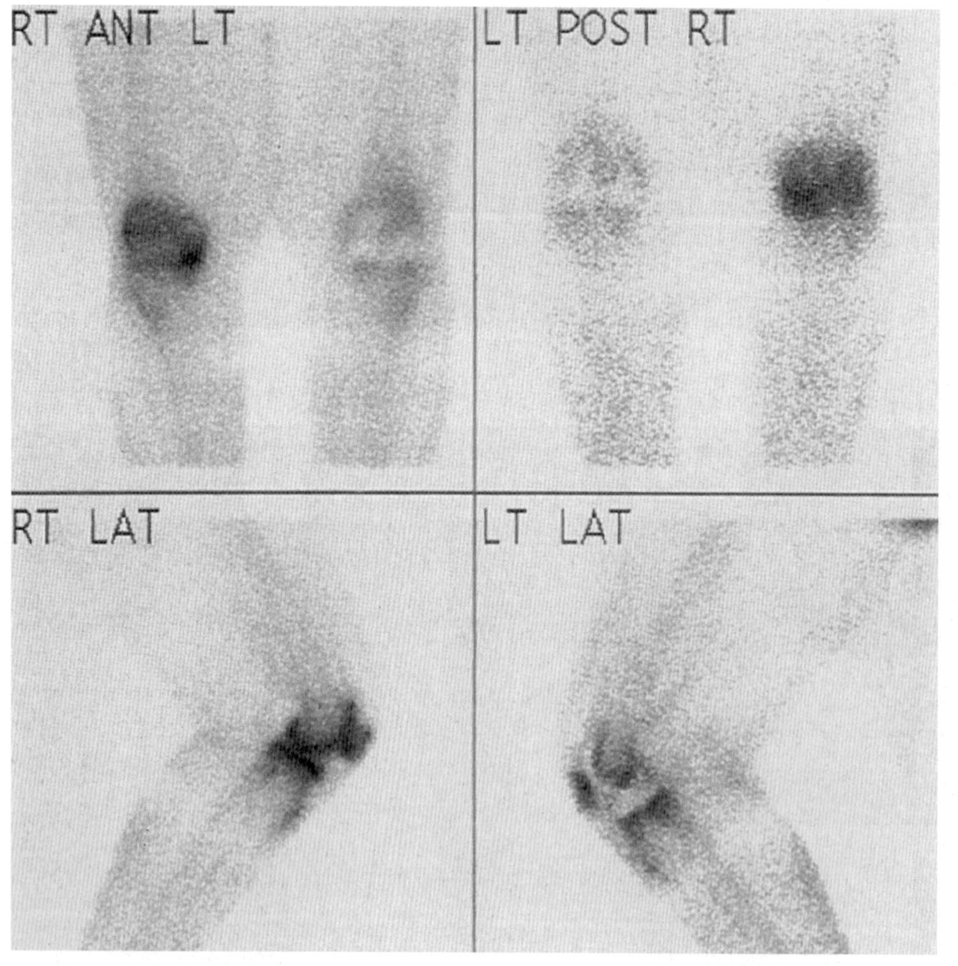


**图 8-72**　膝部骨关节炎。可见右膝内侧间室的摄取增加，以及该膝髌股间室的摄取强度减低。侧方扫描显示该关节双侧均有摄取增加。左侧全膝关节假体周围未见异常高摄取。

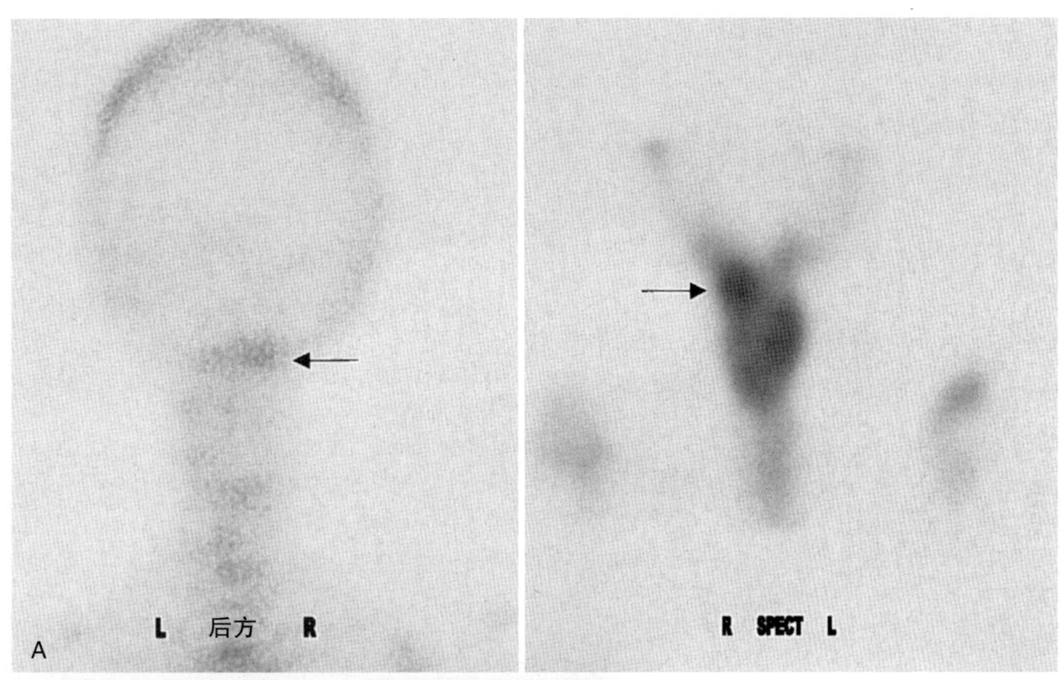


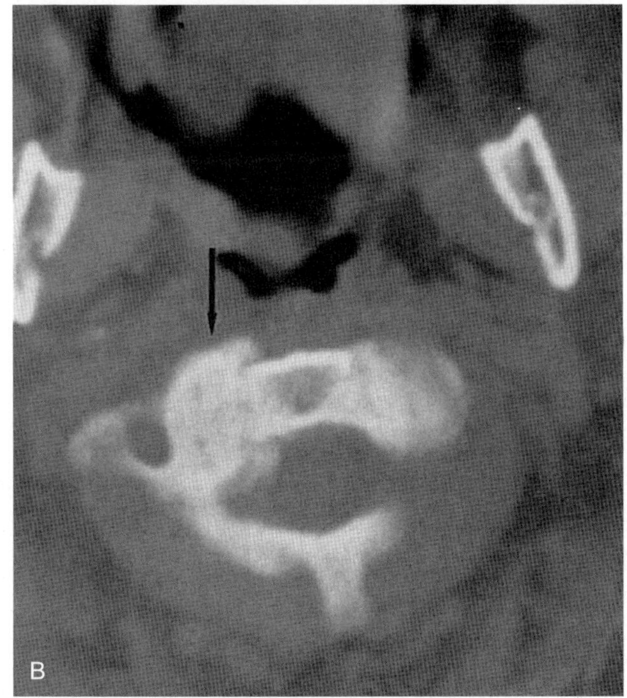

**图 8–73**　右侧 C1-2 小关节的骨关节炎。

A　平面和冠状面 SPECT 骨扫描像显示右侧 C1-2 小关节区（箭头）摄取增加。

B　CT 扫描显示右侧 C1-2 小关节周围（箭头）有硬化和骨赘形成。

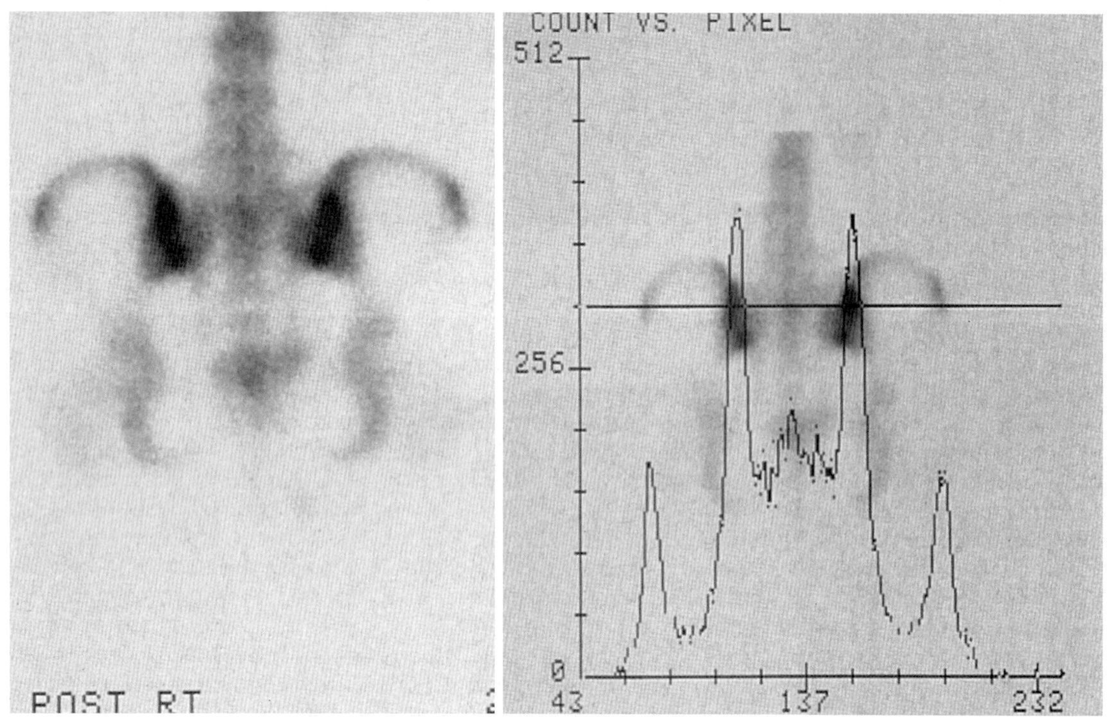


**图8–74** 定量骶髂关节闪烁扫描显像。骶髂关节的摄取正常时要高于骨骼的其他部位。如果骶髂关节的摄取呈对称性，则很难确定其是否为异常增高。在骶骨体的最高摄取区描绘一条分布曲线，然后将骶髂关节的计数值与骶骨体的值相比较。

髂关节的定量闪烁显像、CT扫描和MRI后发现，MRI是证实活动性骶髂关节炎最好的检查手段[544]。骨扫描较容易发现单侧骶髂关节炎，无论是定性上还是定量上。前方扫描对发现单侧骶髂关节炎常有帮助[545]。

## 二、关节周围疼痛的其他原因

隐匿性恶性肿瘤，甚至在没有癌症病史的患者中也会引起关节周围疼痛。据Jacobson[546]报道，骨扫描在50岁或更年老的患者中检测隐匿性恶性肿瘤的检出率为9%，他认为这个比率足以证明其可用于有不明原因肌肉骨骼症状的患者。对于有癌症病史的患者，在其进行广泛检查之前，应利用骨扫描来排除是转移性疾病引起了关节周围疼痛。

由于足部疼痛的病因在临床或X线片上往往难以确定，因此常安排做骨扫描来评估足部疼痛[547-549]。引起足部疼痛的常见异常有跖筋膜炎、应力性骨折、退行性和炎症性关节炎、籽骨异常、骨样骨瘤以及肌腱病和腱鞘炎。因此建议，当对放射性核素的摄取难以进行解剖定位时，比如发生于跗骨的病灶，则应综合考虑骨扫描所显示的异常与X线片表现[550]。

由骨膜炎引起的跖筋膜炎，可使跖腱膜附着点部位，即跟骨结节内侧的跟骨跖面呈局灶性摄取增高（图8–75）[551,552]。由短屈肌腱的起止点骨赘病变引起的足跟骨刺，也可使跟骨跖面的摄取增加，但不一定伴有症状。

Groshar等[553]描述了胫后肌腱病和腱鞘炎的闪烁显像表现。在骨扫描早期相出可见拉长的摄取增高区域，其沿着踝关节内侧的胫后肌腱行程走行，与炎症病程的表现一致（图8–76）。静态延迟扫描像显示内踝区域摄取增高，其很可能缘于骨膜反应，并可见跗舟骨处摄取增高，其与肌腱附着点的骨反应相一致。曾报道一例腓侧肌腱病和腱鞘炎的闪烁显像表现，仅在血流和血池相上的有一条活性增强的曲线状条带区，与腓侧肌腱在踝关节外侧的位置相一致[717]。

足部的副骨（如副足舟骨），在骨扫描中可表现为局灶性摄取增高区，不要将其误诊为骨折（图8–77）。其中有些副骨可能产生症状[554]。位于距骨后的副三角骨就是一处偶尔可引起症状的副骨。局部

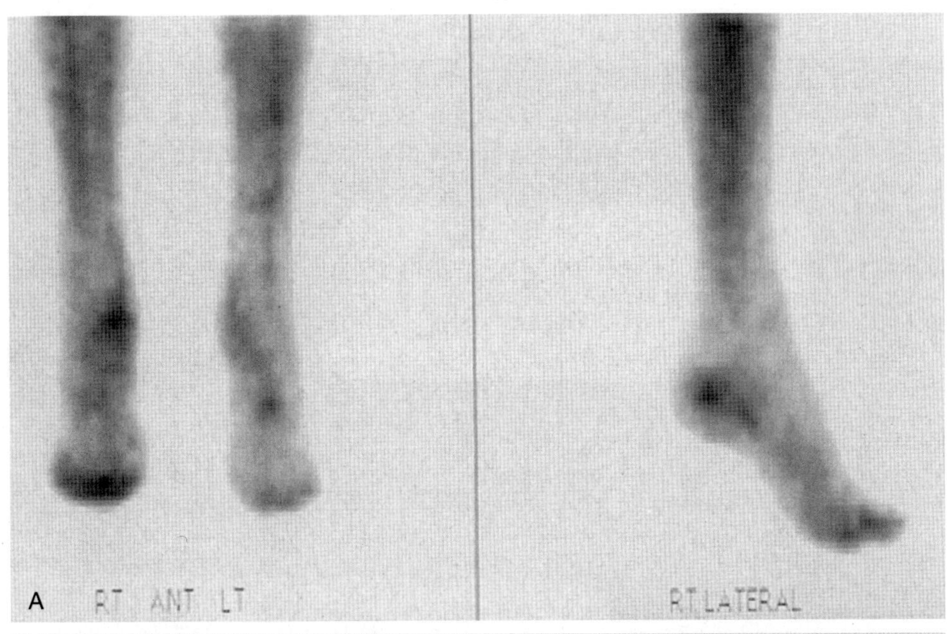


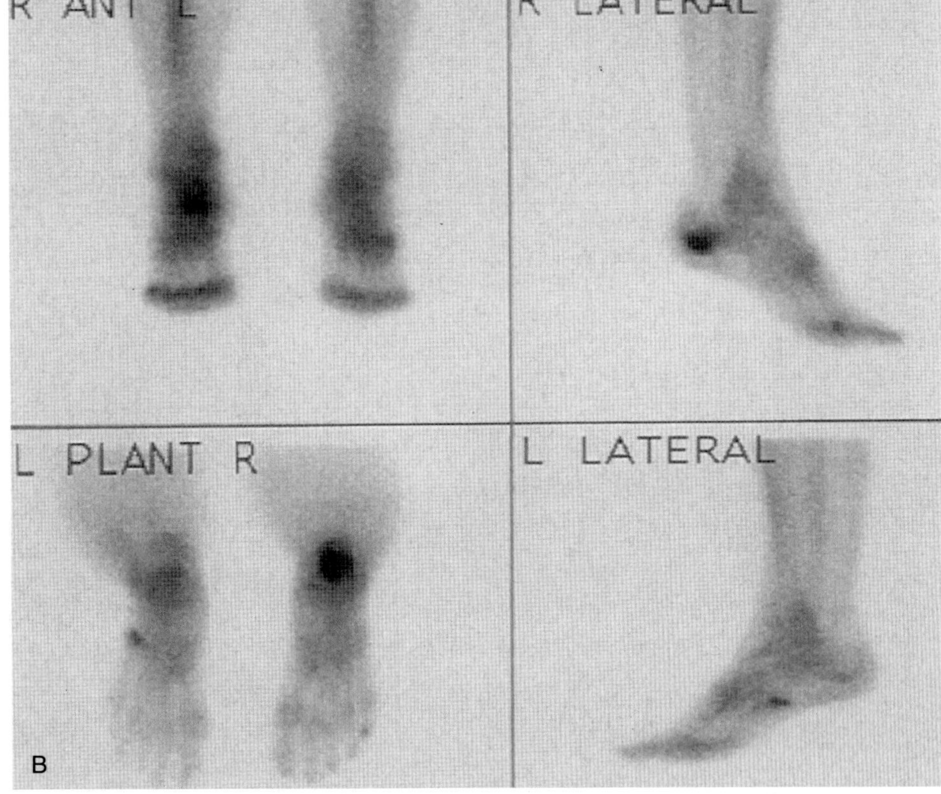


**图8–75**　跖筋膜炎。骨扫描的血池显像（A）和延迟显像（B）显示，右跟骨跖面出现局灶性活性增高。

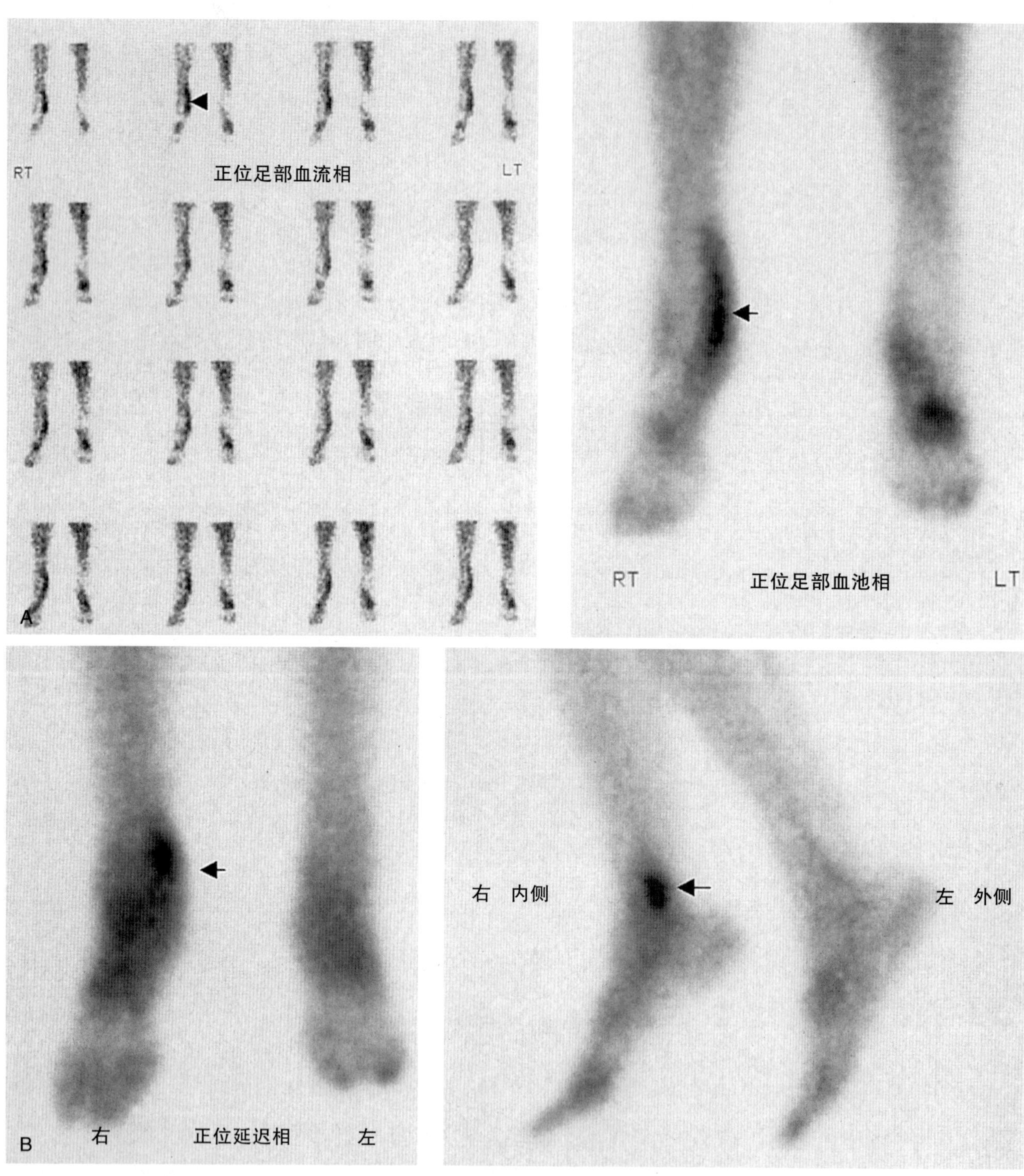


**图 8–76** 胫后肌腱病变及撕裂。三相骨扫描的血流和血池相（A）以及延迟扫描像（B）显示，右踝关节内侧有纵行的活性增加区（三角箭头和箭头）。

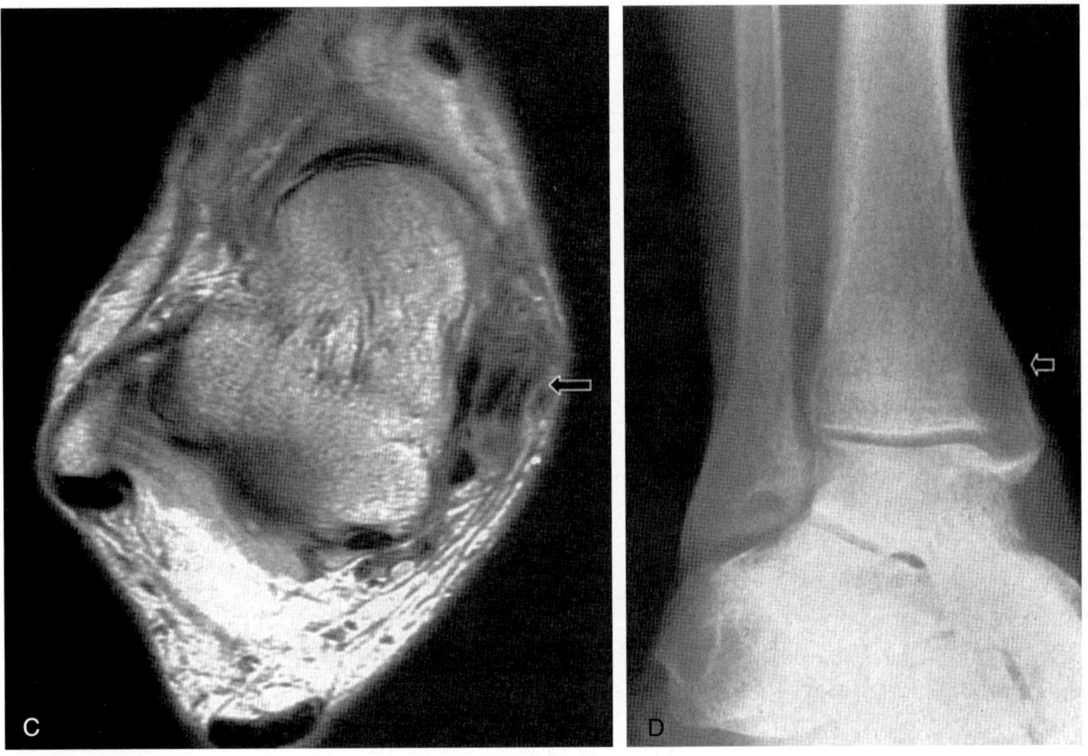


**图 8–76**（续）　中间加权自旋回波 MRI（C）显示胫后肌腱信号异常及形态异常，提示肌腱病变及部分撕裂（箭头）。踝部 X 线片（D）显示踝骨内侧面有轻度骨膜反应（箭头），其缘于临近软组织的炎症并可解释延迟扫描像的摄取增高。

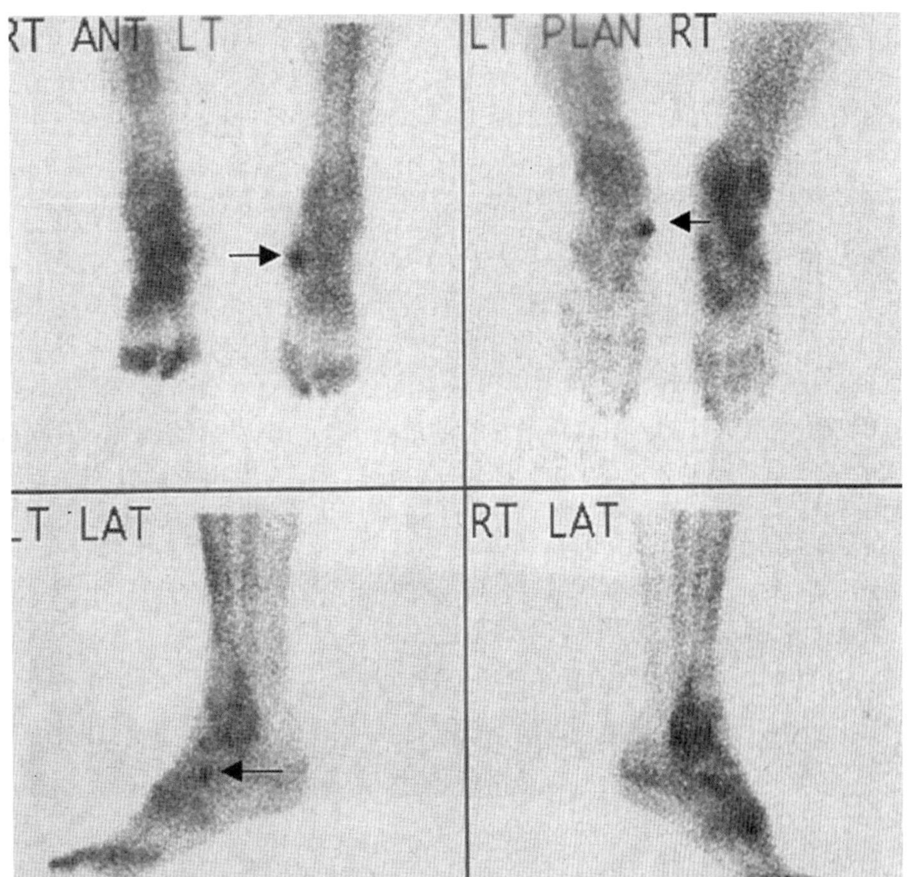


**图 8–77**　副足舟骨。由于左足副足舟骨的存在，左中足内侧面有一局灶性摄取增加区（箭头）。

明显的摄取增高可能表明疼痛来源于副三角骨[555]。

在几乎所有的冻肩（粘连性肩关节囊炎）病例中均可发现骨扫描异常[556-558]。摄取增高通常位于肩胛盂和肱骨头的后方区域。肩峰下损伤引起的肩关节疼痛患者，前方扫描像的摄取增高可出现在喙突、肩峰和肱骨头内侧面，后方扫描像上则未见异常[557]。

在髌骨软化症的部分病例中，髌骨骨扫描可显示局灶性摄取增高（图8-78）[68,559,560]。髌骨处的局灶性高摄取对诊断软化症不具有特异性，其可能是由于关节炎或软骨损伤所致。Bank等[68]描述过一种针孔扫描的表现，认为其是确诊老年患者髌骨软化症的特征性表现。其表现为在髌骨后正中面出现小斑片状高摄取区，但不伴有其他异常。平面显像通常仅显示为放射性核素的弥漫性摄取。Butler-Manuel等[559]发现，髌骨软化症中最常见的闪烁显像表现是扫描像一切正常。Hejgaard和Diemer[560]发现，48%的膝关节髌后疼痛患者会出现髌骨的摄取增加，而正常膝关节的人群中这个数字仅为9%。

无论是原发性还是继发性肥大性骨关节病，骨扫描均显示有异常[561-565]。其典型的闪烁显像表现为，在腕、膝和踝关节周围出现环形高摄取区（图8-79）。经过治疗后，骨扫描表现会有所改善。临床上的改善通常早于闪烁显像所显示的改善，而后者又早于X线片所显示的改善[565]。

## 第十一节 骨坏死

骨坏死的闪烁显像表现取决于骨坏死的病因和分期以及所用闪烁显像仪器和操作技术。骨坏死可分为化脓性和无菌性，以及创伤性与非创伤性。

非创伤性骨坏死通常有一个或多个危险因素。皮质激素的使用和酒精摄入过量是最常见的危险因素。其他危险因素还包括镰状细胞贫血和气压病。骨扫描检测骨坏死比X线片更为敏感[565,567]。股骨头非创伤性骨坏死的特征性闪烁显像表现为“热中有冷”病灶（图8-80）。该病灶的中心是坏死骨形成的冷区，其周围环绕有死骨四周的活骨所产生的摄取增高缘，其发生在骨坏死的再血管化和愈合阶段。非创伤性骨坏死的其他表现还包括弥漫性或局灶性摄取增高、斑片状摄取增高以及冷区。在不同的研究中所报道的骨扫描（包括SPECT和针孔扫描）诊断骨坏死的敏感性和特异性不尽相同[566-570]。有报道称，SPECT在检测骨坏死方面比平面显像具有更高的敏感性[570,571]。

Collier等[570]发现，用SPECT检查20例髋部骨坏死的患者，有17例出现冷区；而平面显像仅检出了20例中的11例。尽管如此，膀胱的显著摄取则有可能降低SPECT的检出率。针孔扫描在检测骨坏死冷区方面的敏感性也优于平面显像[73]。血管再形成可使早期相扫描像中出现血流增加。当骨坏死进展到骨塌陷期和继发性骨关节炎时，闪烁显像表现会发生改变。由于股骨头破碎和塌陷可出现一些新的摄取增加区。继发性骨关节炎时会在关节两侧出现摄取增加。如果骨塌陷和继发性骨关节炎不发生的话，骨扫描可表现为正常，但这种情况比较少见。小范围的骨坏死在闪烁扫描显像中可能难以发现。在检测骨坏死方面，MRI比闪烁显像敏感，甚至要优于SPECT和针孔显像[569,572-574]。但偶尔在骨坏死检测中骨扫描显示为阳性，而MRI则为阴性[575,576]。在检测多关节病损而无法使用MRI时，或者存在持续疼痛并高度怀疑骨坏死，而MRI显示为阴性时，对于非创伤性骨坏死则需要行骨扫描[577]。膝关节非创伤性骨坏死的闪烁显像表现常不如髋关节骨坏死那么明显。此时可出现摄取增加和减少区，涉及股骨的内、外侧髁和胫骨平台（图8-81）。股骨髁塌陷时可出现高摄取[578]。在类固醇引发的骨坏死中，股骨外侧髁最常受累，其次是股骨内侧髁（部分患者），然后是胫骨平台[579,580]。在某些患者中股骨干骺端和骨干可出现微弱的摄取增高和减低区，表明有骨梗死。

创伤性骨坏死可由股骨颈骨折或髋关节脱位以及足舟骨或距骨骨折引起，在损伤的同时血供会遭到破坏。由于血管相和延迟相扫描检查中有摄取缺失，因此创伤性骨坏死常可通过三相骨扫描进行鉴别[581]。在股骨头创伤性骨坏死的病例中，发病时骨扫描即可显示血流减少（图8-82）[582]。股骨颈骨折后一个月的MRI可显示股骨头的创伤后缺血性骨坏死表现[583]，但在骨折当时却不会出现这样的表现[584]。采用钆基对比剂的动态MRI可在骨折后短期内显示缺血表现，但这种方法并不宜作为常规应用[585]。骨折后数月的骨扫描显像表现与非创伤性骨坏死类似。可见特征性的“热中有冷”病灶，以及弥漫性或局灶性摄取增加。股骨头内和股骨颈骨折周围的充血可导致放射性核素的摄取增加，在某些病例中这可能会干扰对骨扫描图像的解读。以放射标记的胶体进行骨髓扫描也已用于评估创伤后骨坏死，并可在骨折后早期显示股骨头的缺血表现[586-588]。但正常人的股

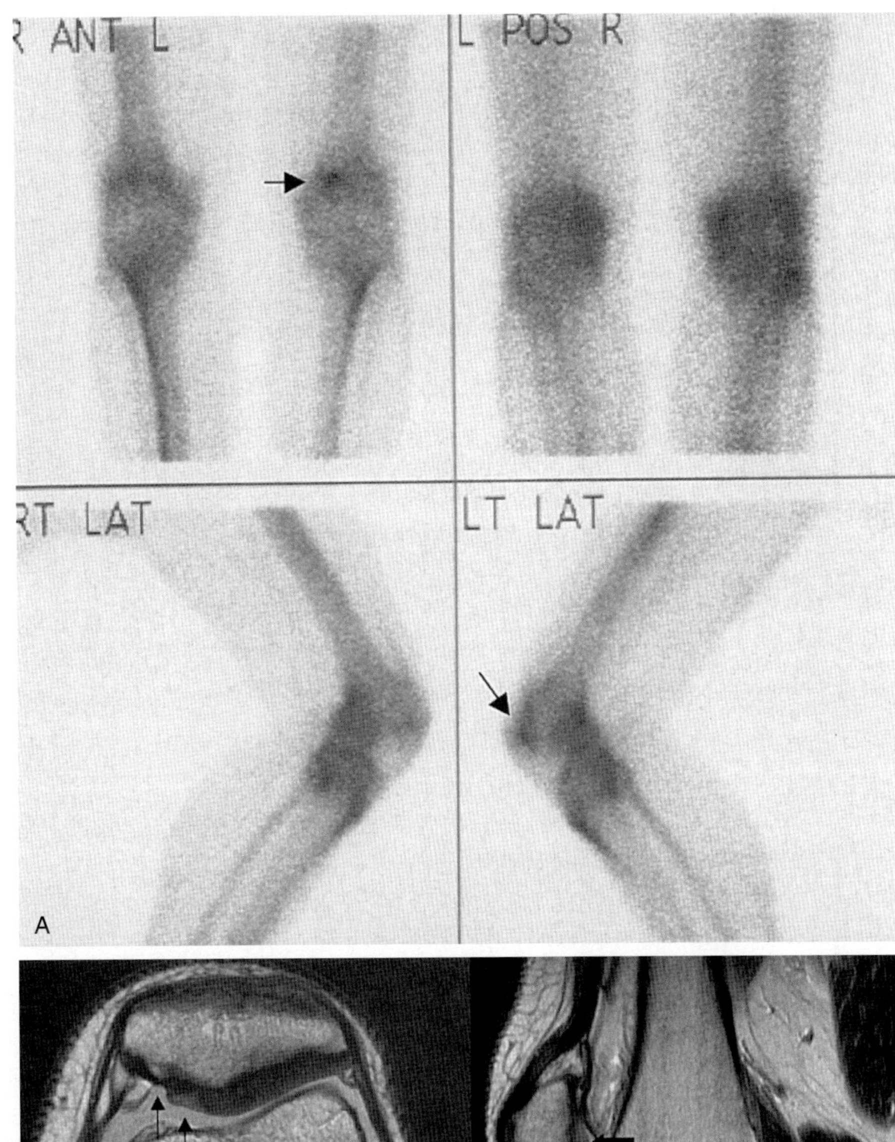


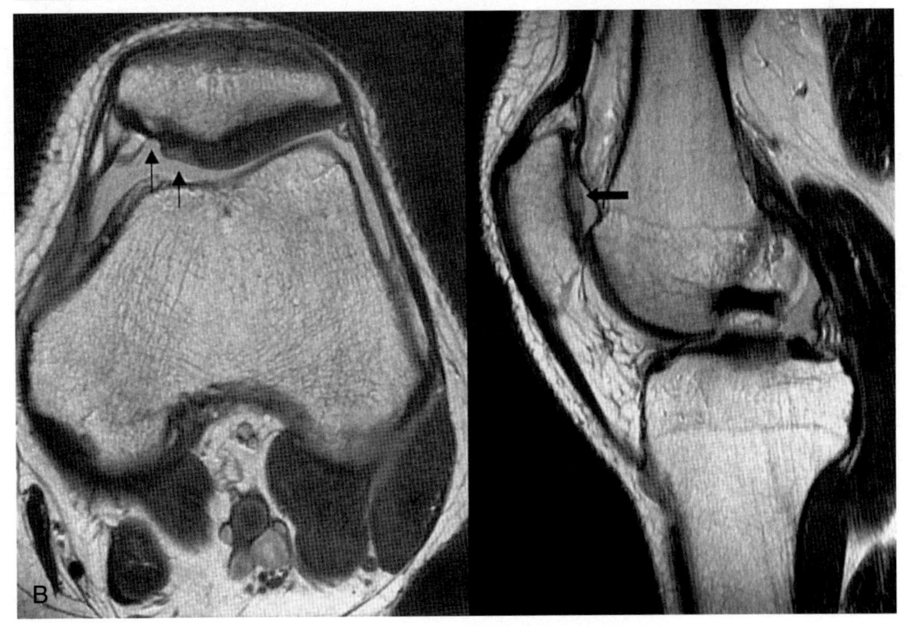


**图 8–78**　髌骨软化症

A　骨扫描显示左髌股关节的内侧面有一局灶性摄取增加区（箭头）。

B　中间加权自旋回波MRI显示髌软骨的内侧面呈异常信号且有侵蚀（箭头）。

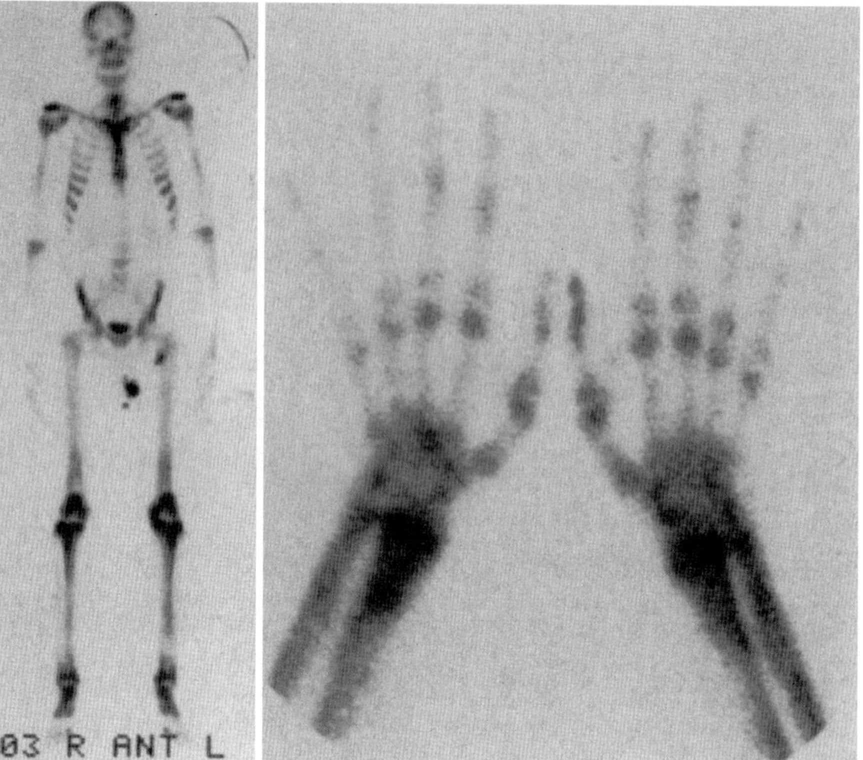


图8-79 继发性肥大性骨关节病。患者因关节痛而行骨扫描检查。沿着膝、踝和腕关节邻近各骨的边缘显示有摄取增加。根据骨扫描表现做出了肥大性骨关节病的诊断。胸部X线片显示有一支气管源性癌的肿块。

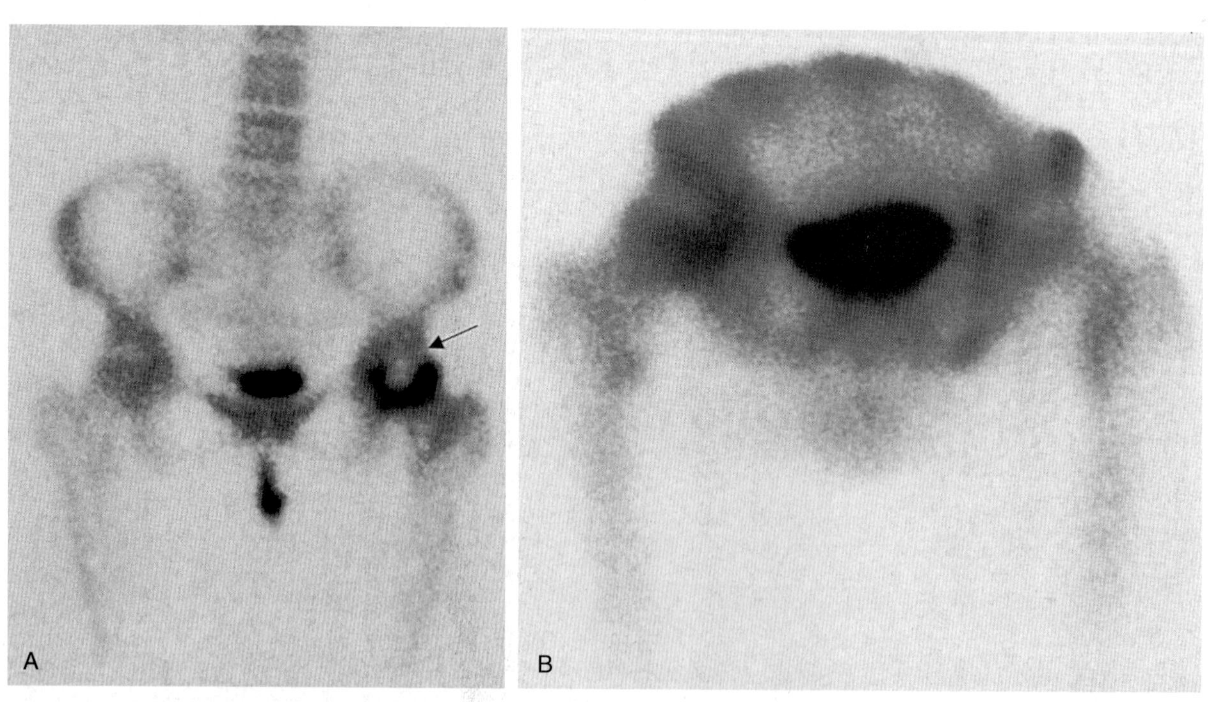


图8-80 股骨头骨坏死。

A 左股骨头内环绕低摄取区有一高摄取缘（箭头），表现为骨坏死典型的环形征。

B 另一患者骨扫描显示右股骨头的摄取增加，但仅有一小块摄取减低区。

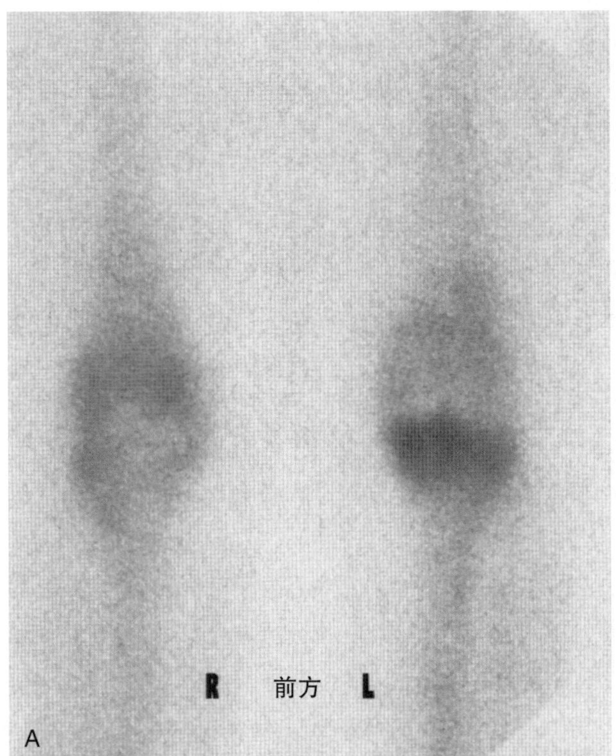


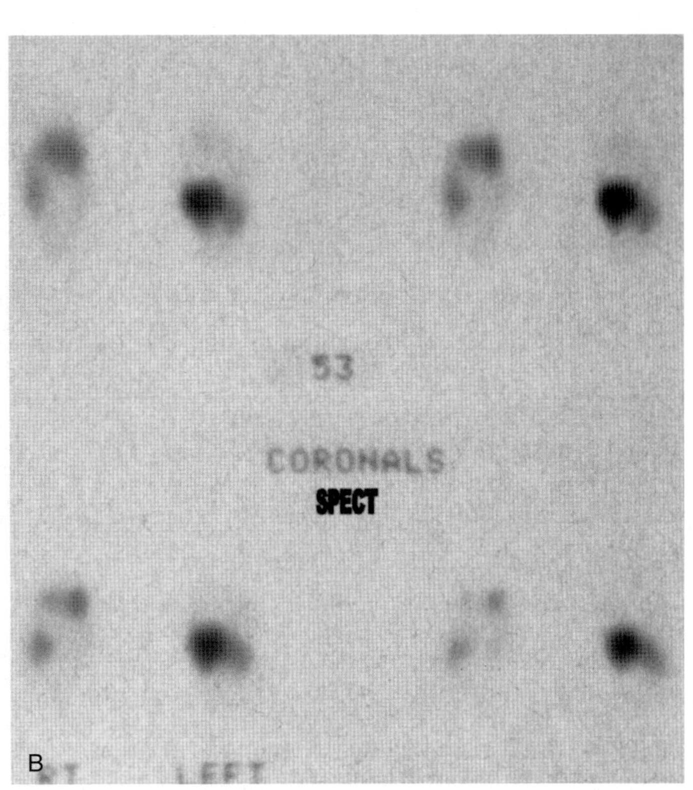


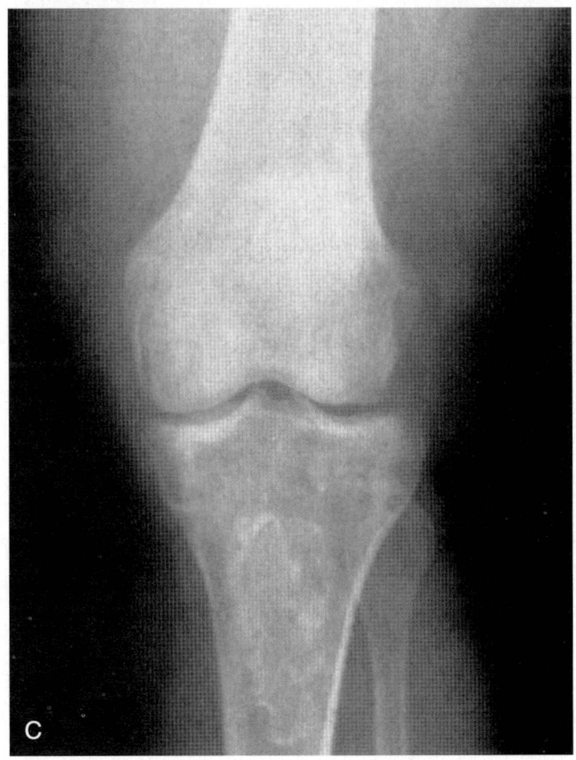


**图 8–81**　与皮质类固醇相关的膝关节骨坏死。

A　骨扫描平面显像显示左胫骨平台内侧摄取增高，而右膝则同时表现为摄取增高和减低。

B　冠状面 SPECT 显示双侧股骨髁和胫骨平台有摄取增高和减低区。

C　左膝关节 X 线片显示股骨髁和胫骨平台出现边界不清的硬化区。胫骨近端可见钙化骨梗死，其在骨扫描中并未显示异常摄取。

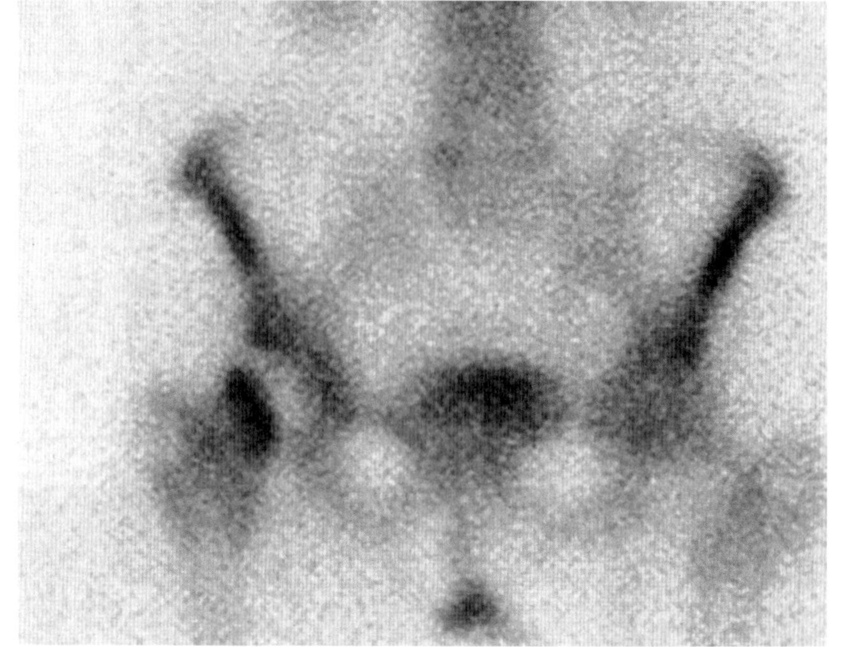

**图8-82** 股骨头的创伤后骨坏死。骨扫描显示因近期股骨头下骨折所致的右侧股骨颈处摄取增加带。整个右股骨头的摄取减少提示缺血。

骨头（尤其是老年患者）由于缺乏骨髓从而会给骨髓扫描图像的解读造成困难[589]。

膝关节的自发性（特发性）骨坏死常累及股骨内侧髁的承重面[590-594]。闪烁显像的早期图像表现为血供增加，而延迟图像则表现为股骨髁的摄取局灶性显著增加。与其他原因导致的骨坏死不同，自发性骨坏死中不会出现冷区。自发性骨坏死的X线片初期可为正常，随后则显示有特征性的骨性病损灶，或者始终表现为正常。有证据表明，膝关节的自发性骨坏死可能是初期的软骨下不全骨折或嵌入骨折所致[350]。

骨梗死是指发生于长骨骺端或骨干的骨坏死，其与发生在骨骺的骨坏死不同。骨扫描可显示为摄取降低、轻度弥漫性摄取增加或正常[595-597]。其扫描表现可随着骨坏死进程而改变，早期摄取减低，然后摄取增加，最后又恢复正常[595]。镰状细胞贫血引起的骨梗死要与骨髓炎相鉴别。在Rao等[597]进行的有关儿童镰状细胞疾病的研究中，在骨痛发作时进行了骨扫描和骨髓扫描。在22例骨梗死患者中，骨扫描显示有14例患者骨疼痛部位摄取增加，3例患者摄取减少，5例摄取正常。在8例骨髓炎患者中，7例患者的骨扫描显示疼痛部位的摄取增加。骨髓扫描显示16例骨梗死患者中，15例患者的摄取降低，而所有5例骨髓炎患者的扫描显示摄取正常。上述结果表明，骨髓扫描摄取减低提示有骨梗死，而骨髓扫描正常但骨扫描摄取增加则提示为骨髓炎。在Armas和Goldsmith所进行的研究中[598]，急性骨梗死的镓扫描显示为摄取降低或无摄取，而骨扫描的摄取则表现不一。在骨梗死愈合过程中，镓扫描显示摄取正常，骨扫描则显示为摄取增高。

镓扫描和骨扫描联合应用也已用于鉴别骨髓炎和骨梗死。Amundsen等的研究表明，在所有4例骨髓炎患者中镓摄取均增加，而骨扫描则显示为1例摄取降低，1例正常，其他2例的骨扫描结果与镓扫描不一致[599]。在18例骨梗死患者中，与使用亲骨性核素的扫描相比，镓扫描结果显示有16例摄取减少或无摄取。其中两例显示二者的摄取一致，这一表现并不能确定存在感染。

## 第十二节 儿科疾病

儿童正常生长板区域的骨扫描显示为摄取增加。摄取的程度实际上与骨干骺端区域的临时钙化带一致，而非与生长板软骨相一致[600]。在婴儿期，这个高摄取区可呈球形，但随着年龄的增长其逐渐变为线形。该区域放射性核素摄取变模糊可提示临近生长板区域有异常。随着骨骼的成熟和生长板的闭合，骨扫描显示的活性会逐渐减低；但在生长板闭合后的一段时间内，摄取增加依然会存在。

骨扫描曾用于检测创伤后长骨体生长部的闭合

和生长障碍[601,602]。长骨体生长部的摄取减低表明其已闭合或融合。在一项应用SPECT进行的研究中，在21例生长板融合病例中有20例骨扫描显示的结果是正确的[602]。在长骨生长板部分融合的病例中，SPECT可显示出正常长骨生长体存留的百分数，并可鉴别出骨桥以及减慢或停止生长的长骨生长体区域。

Legg-Calvé-Perthes病（LCP）是一种儿童股骨头特发性缺血性坏死。骨扫描对早期LCP的诊断具有高度敏感性[603-606]。早期LCP的特征性闪烁显像表现为整个股骨头的摄取缺乏。这在针孔显像中表现得最为明显（见图8-2）[70]。在旋股内侧动脉支的供血区域内会出现向股骨头的血流缺失，但血流相扫描并不能确定详细的血管解剖。髋臼的重叠可使股骨头内侧部的摄取重叠。股骨头的血运重建也可通过骨扫描进行评估。骨化中心的摄取比生长板或干骺端区域的摄取更快速与愈合过程有关（图8-83）[70,607]。

Conway根据血供的损失程度和再血管化机制，提出了LCP的闪烁扫描显像分级[608]。A级中，再血管化缘于栓塞血管的再通，其在局部缺血后可迅速发生。骨扫描中可显示为股骨头外侧柱的摄取增高。B级中，再血管化来自于血管再生或新血管的产生，这个过程可持续数月到数年，且提示预后不佳。如果股骨头在病程中发生塌陷和挤压，则再血管化过程可能从A级转化为B级，在X线片显示股骨头正常的情况下，股骨头的完全无血流应视为疾病的早期阶段。股骨头完全无血流而X线显示股骨头塌陷则表明为B级。A级中，由于再血管化期间存在有骨吸收但外侧柱的摄取依然存在，故可发生股骨头塌陷，此后在整个股骨头都会逐渐出现摄取。B级中，生长板区域的摄取会增加，然后在一段较长的时间内逐渐扩展至骨骺部。

尽管曾有人提出MRI足以能单独应付LCP病的诊断，但仍有一些病例表现为MRI阴性而骨扫描为阳性[609]。Uno等[610]搜集了LCP病发展期的MRI图像。他们发现，T2加权像的正常或高信号与针孔骨扫描的摄取相对应，因而可用于评估股骨头外侧柱的再血管化。Sebag等[611]使用钆增强MRI发现，其与闪烁显像结果之间具有良好的相关性，在静脉注射钆之后的MRI上缺血区显示为广泛的增强缺失。Meyer发育不良在骨扫描上显示为股骨头的摄取正常，借此可与LCP相鉴别[612]。

髋关节一过性滑膜炎，也称为中毒性滑膜炎或髋应激性综合征，其闪烁显像表现不一[613]。Gordon等所进行的一项研究发现，18例髋滑膜炎的骨扫描结果正常，其余15例表现为明显的弥漫性摄取增加，4例髋LCP则显示为局灶性摄取异常[614]。Royle和Galasko[613]复查了192例伴有典型的一过性滑膜炎临床表现的髋关节骨扫描图像。15例髋骨扫描的特征性表现为缺血性改变，但在随后的X线片上仅有4例显示有LCP病的证据。弥漫性摄取增加和充血也可出现在髋部化脓性关节炎中，因此需行髋关节穿刺以排除感染。由于髋部化脓性关节炎时脓液可造成关节内高压，因此有时也会导致股骨头的摄取减低或缺失[615]。这种情况可通过关节穿刺或手术及时去除脓液来进行改善，但若延误治疗，则会发生感染性骨坏死，最终导致股骨头塌陷。髋关节炎如果合并股骨颈骨髓炎，其预后要比只局限于髋关节的感染差[616]。骨扫描显示，干骺端骨髓炎即使不合并髋关节感染，也可引起股骨头缺血（图8-84）[618]。Mandell等[617]发现，由于脓液造成关节内压力升高，关节穿刺后的髋关节造影可使此后不久进行的骨扫描像上在股骨头处出现一过性冷区。

诊断股骨头骨骺滑脱症（SCFE）一般不必行骨扫描，但其可出现闪烁显像表现。Gelfand等[71]发现，11例SCFE髋中有7例的股骨生长部和干骺端出现摄取增加。3例髋在发病时表现为股骨头摄取减少，另有3例在钢钉固定3个月后的扫描像上显示有股骨头摄取减少，提示存在股骨头缺血及塌陷的危险。SCFE中股骨生长部不稳定可伴有滑液渗出、负重无力和缺血性坏死的危险。SCFE患者如果其髋关节稳定，则骨扫描中不会显示股骨头缺血的表现，也不会发展为缺血性坏死[619,620]。在Rhoad等[619]对10例SCFE髋关节不稳定患者进行的骨扫描研究中，其中6例有局部缺血表现，其中的5例最终出现了缺血性坏死的X线改变，其余4例闪烁显像无局部缺血表现的髋关节不稳定病例，则未发展为缺血性坏死。

软骨溶解是SCFE的一种主要并发症。在SCFE合并有软骨溶解的患者中或者在晚期会发生软骨溶解的患者中均发现股骨大转子生长板早闭，骨扫描显示此生长板摄取减少，而在不伴有此并发症的SCFE髋关节中未发现此现象[621]。

对于不易确定发病部位的伴有跛行或隐痛的幼儿，行骨扫描检查尤其有帮助[622]。隐匿性骨折可发生在胫骨（幼童骨折）、跟骨或骰骨（图8-85）。Englaro等[623]发现，在行骨扫描的步态异常的学龄前儿童中，跗骨异常占闪烁扫描显像异常表现的一半。

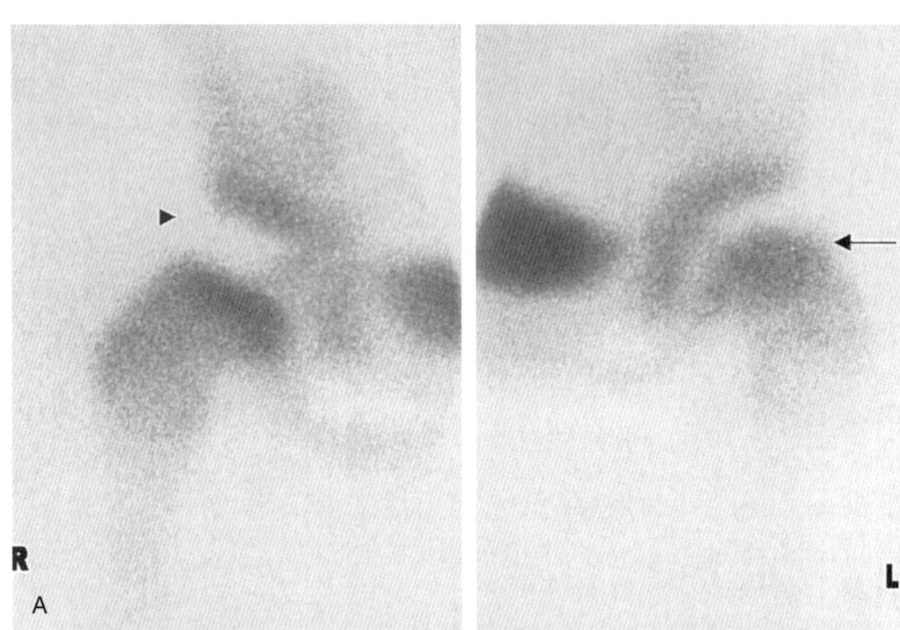


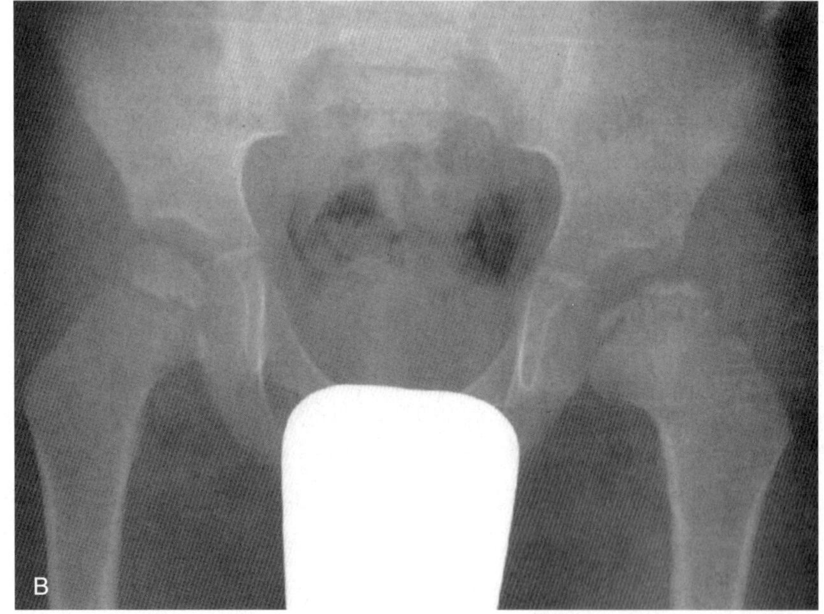


图8–83 Legg-Calvé-Perthes病。

A 骨扫描显示整个右侧股骨头几乎都有摄取减低。外侧柱有轻微的摄取增加（三角箭头）。左图可见股骨近端干骺端（箭头）的摄取增加，股骨头摄取减少，外侧柱则无摄取。

B 骨盆X线片显示右侧股骨头的轮廓正常。左侧股骨头已有塌陷。

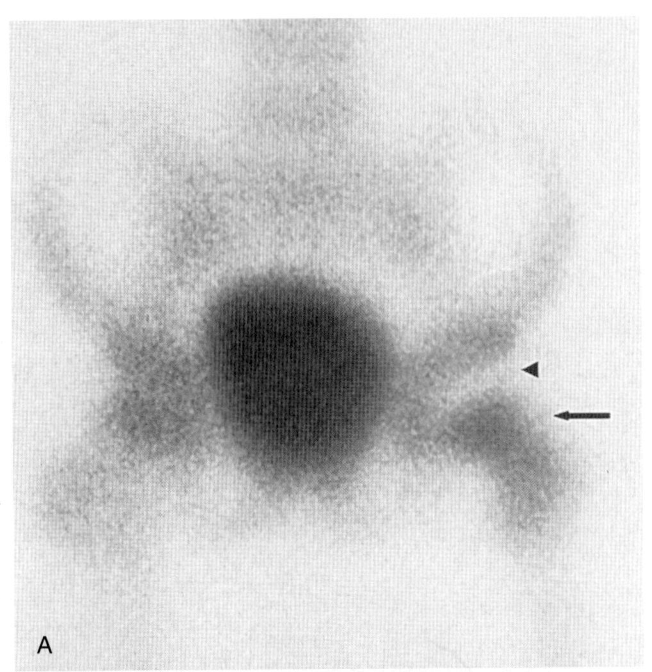

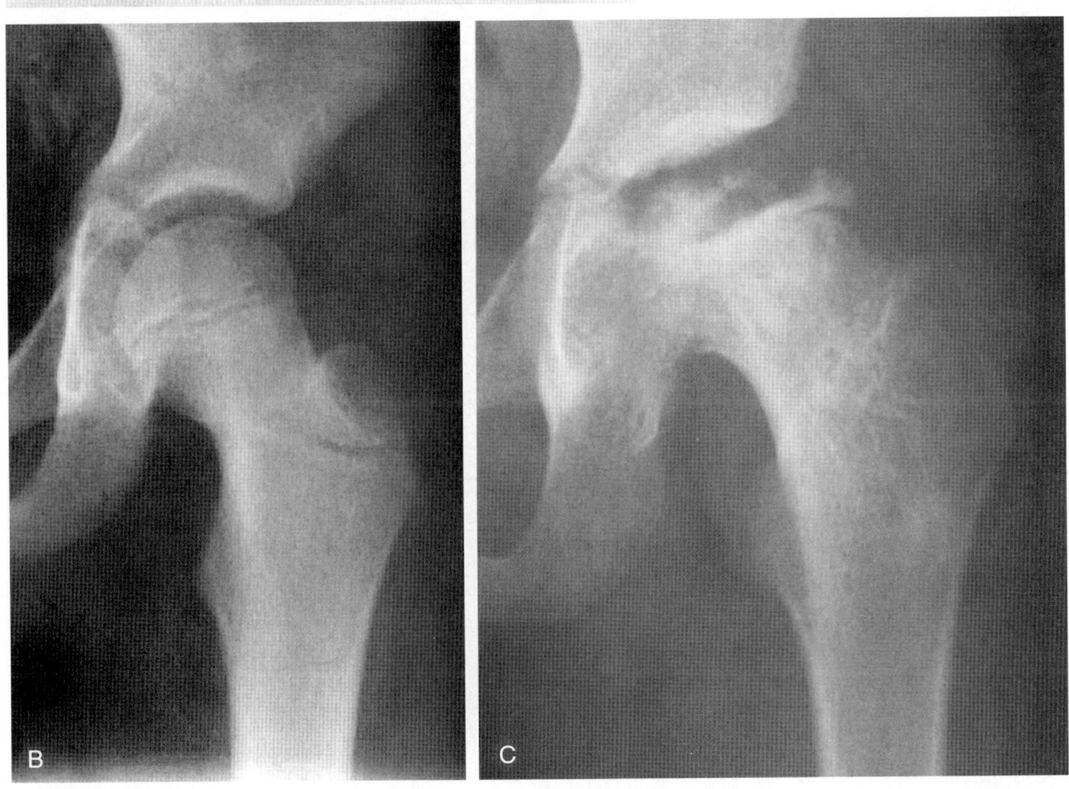

**图 8-84** 股骨近端的骨髓炎和股骨头的化脓性坏死。

A　骨扫描显示股骨颈的摄取增加（箭头）而股骨头的摄取减低（三角箭头），提示缺血。

B　骨扫描同时拍的X线片显示正常。

C　1年后拍的X线片显示股骨头坏死并塌陷。随之进行了股骨颈感染的手术引流。

对虐童造成的骨折，骨扫描检查比X线片更具敏感性[624,625]。用这种方法发现的、发生于婴儿的肋骨骨折，则应警惕虐童的可能[626,627]。曾有报道骨扫描在受虐儿童中曾发现多处肋椎部肋骨骨折[626]。但颅骨骨折用骨扫描则难以发现。Conway 等[628]指出，对于虐童的检查，骨扫描和X线片应互补使用。他们建议，在有明显骨或软组织损伤表现时，应进行骨骼X线检查。在高度怀疑虐童而体征很少时，应进行骨扫描检查。如果骨扫描结果为阳性，则应随之进行异常部位的X线检查。也曾有报道提出骨扫描可用于发现虐童骨骼外异常的证据，包括软组织、内脏和脑损伤[629]。

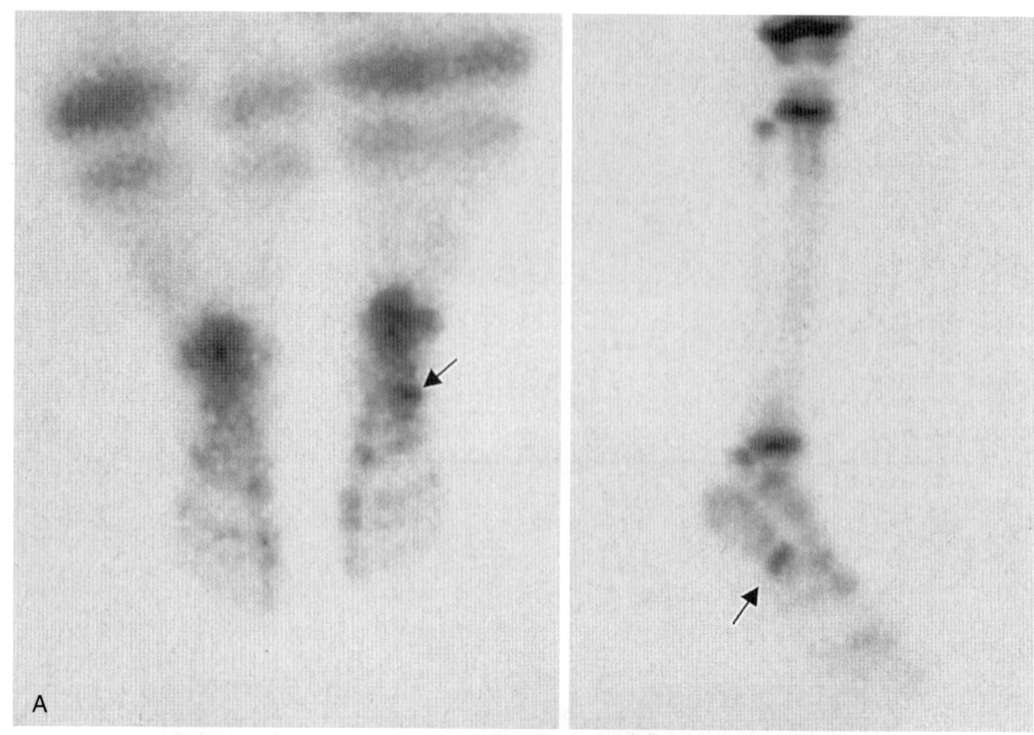


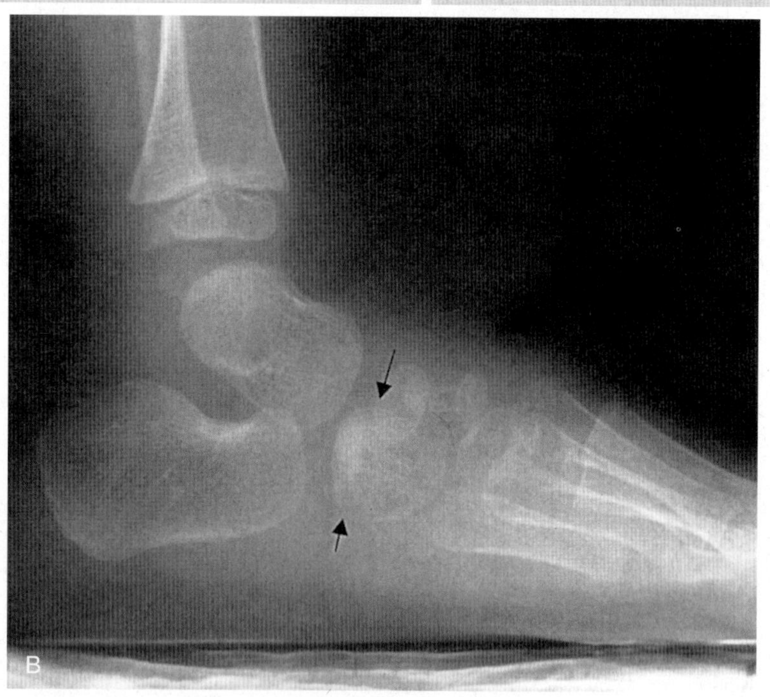


**图8–85** 儿童骰骨骨折。一名2岁半儿童出现跛行，但没有明确定位的体征或外伤史。骨扫描（**A**）显示骰骨局灶性摄取增加（箭头）。骨扫描后即行X线检查，显示骰骨正常。三周后拍的X线片（**B**）显示骰骨硬化（箭头），证实了闪烁显像的骨折诊断。

骨扫描可显示跗骨联合病例的摄取增加（图8–86）[630–632]。摄取增加可出现在临近联合部位的应力增高区，或者出现在软骨联合或纤维联合部位。CT扫描是检查距下联合和明确病理解剖位置的最佳方法。但是当CT扫描或MRI的结果不确定时，则可采用骨扫描。

有报道指出，骨扫描在检测幼儿特别是新生儿的骨髓炎上有一定困难，可出现相对较高的假阴性结

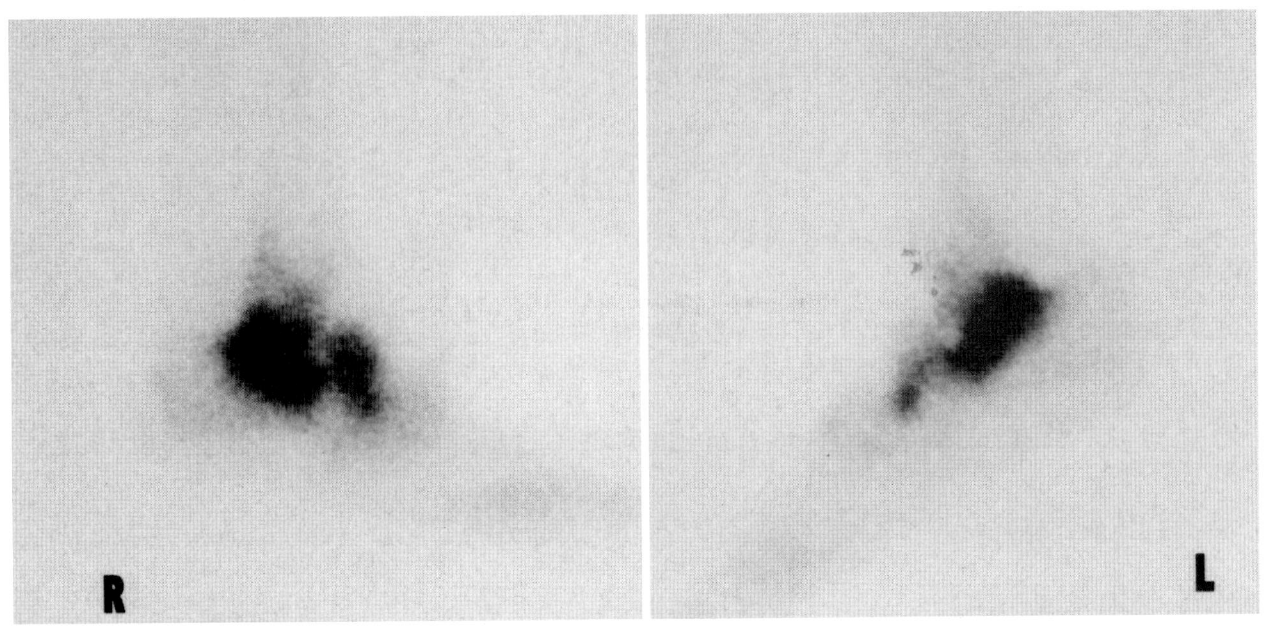


**图 8–86**　距骨下跗骨联合。两侧距下关节的摄取增加是跗骨联合引起的。由于距骨喙突的缘故，在右侧距跟区域的背侧面出现摄取增加。

果[633–635]。但其他研究表明结果较好[636,637]。Bressler等报道的15例婴儿的所有25处骨髓炎摄取均异常。据Aigner等[637]报道，在婴儿骨髓炎检查中，骨扫描的敏感性为90%，X线为65%，而局部临床体征的敏感性仅为20%。这些婴儿中的骨髓炎往往为多灶性的。

儿童血源性骨髓炎常累及长骨的干骺端。邻近生长板的干骺端正常时表现为高摄取，因此必须特别注意作为闪烁显像异常征象的干骺端摄取不对称性（图 8–87）。血源性骨髓炎的其他好发部位是与干骺端等同结构的部位，包括扁骨或不规则骨中靠近骨突出生长板的部位。

慢性复发性多灶性骨髓炎是一种常累及儿童的炎症性疾病。病灶多见于四肢，往往多部位同时发病，无论病灶有无症状皆可被骨扫描所发现[638,639]。但当骨扫描为阴性时，MRI 则可能发现病灶[640]。

骨扫描探查神经母细胞瘤的骨转移灶比 X 线片更为敏感[641–643]。大多数转移灶均表现为摄取增加，但出现冷区也曾有报道，但其在临床缓解时会消退[644]。神经母细胞瘤的原发灶和骨外转移灶均可在骨扫描中显示有摄取增加[642,643,645]。$^{131}$I碘苄基胍（MIBG）是一种能发现神经母细胞瘤原发灶以及软组织和骨转移灶的高准确度扫描剂[646–649]。某些骨转移灶的MIBG检查结果为阳性，但骨扫描为阴性；而另外一些骨转移灶的 MIBG 结果可为阴性，但骨扫描则为阳性[647]。由于 MIBG 扫描存在一些假阴性结果，因此骨扫描仍然是随访本病的首先检查[648–650]。

## 第十三节　骨扫描中软组织的摄取

许多疾病在骨扫描时都会发现软组织或内脏的摄取[651,652]。在有些病例中，这些表现没有临床意义，而在另外一些病例中则可能提示有重要的病理学改变。Worsley 和 Lentle 曾对局限于软组织的亲骨性放射性药物的摄取机理进行综述[653]。

（1）如果亚磷酸钙生成过多，钙沉着物就会沉积在退变或坏死的软组织中，形成钙羟基磷灰石或无定形磷酸钙，此时便会发生营养不良性钙化。发生这种钙化的某些疾病包括有钙化性肌腱炎、瘤样钙化症、硬皮病和皮肌炎类似的机制可引起心肌硬死、脑梗死和脾梗死中的摄取增高[28,654–659]。在损伤的结缔组织中可发生骨形成（即骨化性肌炎或异位成骨）。

（2）当伴有高钙血症和钙磷化合物沉积于正常组织时，则会发生转移性钙化。其可发生于内脏，特别是肺以及甲状旁腺功能亢进症患者的心、肝、胃和肾脏。

（3）扩散到发生骨化或钙化的软组织的恶性肿瘤，如骨肉瘤、软骨肉瘤和黏蛋白性腺癌，在肿瘤的软组织成分中骨扫描时可显示有摄取。

（4）金属的螯合反应可能发生在铁或钙剂的注射

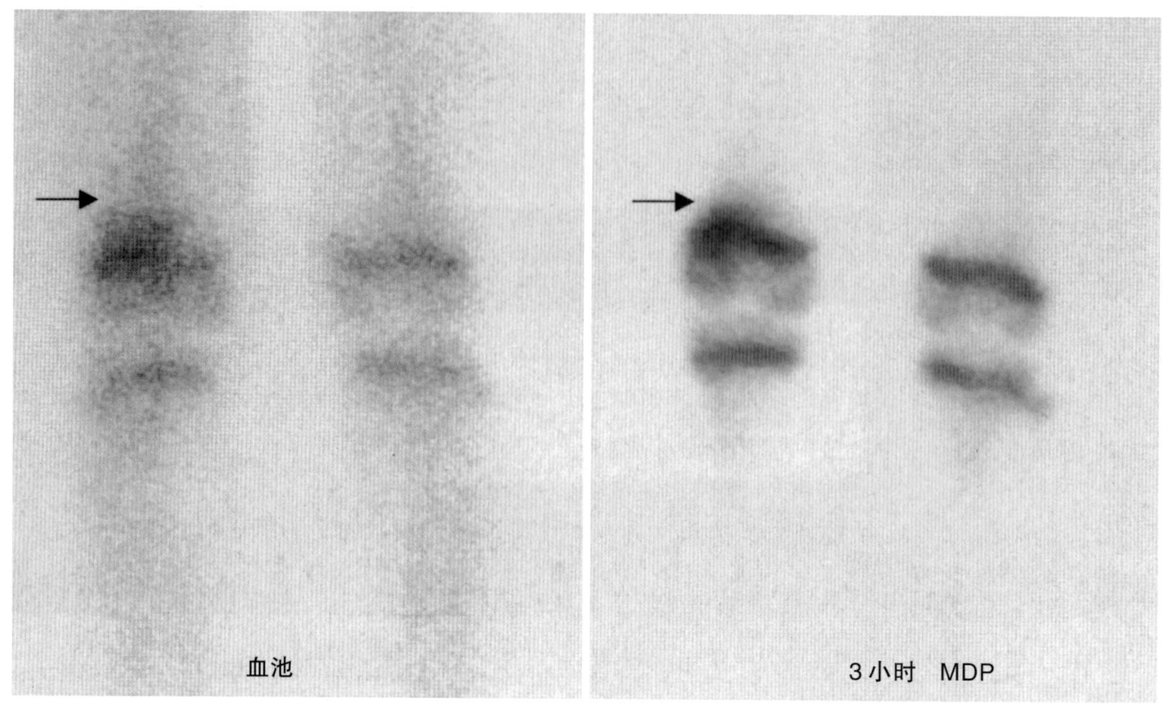


**图8-87** 骨髓炎。血池相和延迟3小时扫描像显示右股骨远端干骺端（箭头）因骨髓炎所致的放射性增加。

部位。

（5）间隙容量的扩大使亲骨性放射性核素的聚积增加。这很可能是腹水、水肿、软组织肿瘤、炎症、淀粉样变和横纹肌溶解的核素摄取机制。

乳房的核素摄取不具特异性，正常乳房以及患有恶性肿瘤的乳房均可有摄取[660,661]。胸腔积液和腹水中的摄取通常都与恶性肿瘤有关[662-665]。许多不同的原发性肿瘤的肝转移都显示有骨扫描剂的摄取[666-668]。淀粉样沉积的软组织和内脏均可显示摄取增强[669-672]。但摄取缺乏并不能排除淀粉样沉积。

钙化性肌腱炎可表现为局灶性摄取增加，提示疼痛源自关节周围（图8-88）[673]。但要通过X线、CT或超声检查来加以证实。其可见于臀大肌或股外侧肌钙化性肌腱炎病例中的股骨粗线肌腱附着点，以及胸大肌内骨化时的肱骨近端部分。

骨扫描已被用于异位骨化的早期诊断，并有助于决定何时需对其行手术切除。据Freed等[674]报道，闪烁显像的最早表现是血流和血池相活性增加，远早于X线片的改变。在上述阳性结果出现后2～4周，延迟静态显像才会显示摄取增加，X线检查才会出现软组织骨化的表现。据Orzel和Rudd报道，异位骨化始发于创伤后约17天，并伴有血清碱性磷酸酶水平的升高和血供增加，这与骨扫描的早期发现相一致。创伤后约17天骨扫描延迟静态显像上出现摄取，约在此后一周看到软组织中的骨化[675]。当异位骨化部位的骨扫描检查显示正常时，可认为异位骨化是静止的，应予以切除，且不易复发。但异位骨化的摄取增加可持续数年[676-678]。需要进行一系列的骨扫描才能确定异位骨化的成熟度。Tibone等[678]认为，如果异位骨化在连续骨扫描中显示摄取减低，而且血清碱性磷酸酶水平正常，则此处的异位骨化已成熟，可以将其切除。切除后至少1.5年甚至更长时间内不会复发。由于不同间隔时间内进行的骨扫描所采用的操作技术会有不同，因此难以对连续骨扫描进行有效的评估。进行定量扫描，并比较异位骨化区与正常骨区域的摄取，有助于对不同时期的骨扫描进行对比。

# 第十四节 用于治疗的放射性核素

## 一、放射滑膜切除术

放射滑膜切除术是治疗慢性滑膜炎的一种非手术治疗手段，其疗效可与开放和关节镜下滑膜切除术相比[679]。其可用于治疗血友病[680-682]、类风湿性关节炎和其他炎症性关节炎[683-688]以及色素绒毛结节性滑膜炎[680,689,690]。将能产生β辐射的放射性核素注入关节，

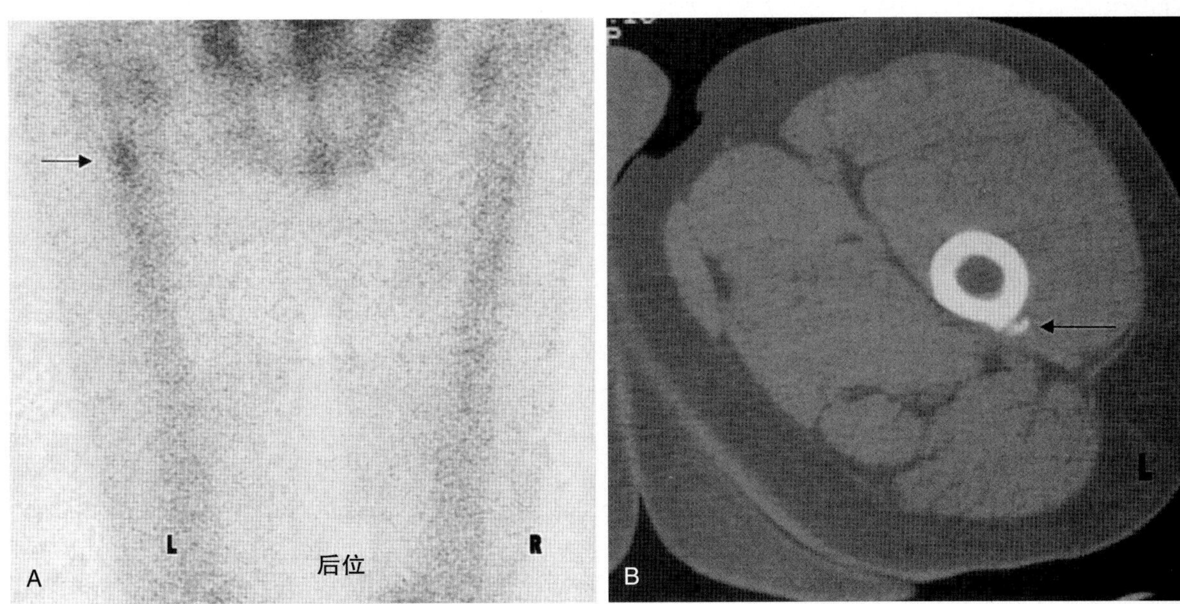


**图 8–88**　大腿钙化性肌腱炎。因左大腿近端疼痛而行骨扫描。后位骨扫描（A）显示股骨近端有一个局灶性摄取增加区（箭头）。CT 扫描（B）显示股外侧肌或臀大肌肌腱周围的软组织内有钙化（箭头）。

从而破坏滑膜衬里，可使炎症减轻或者减少血友病的关节内出血。滑膜切除术用的放射性核素见表 8–1。

放射性核素可以胶体或微粒体剂型注入，以防止其在关节内渗漏。$^{198}$Au 是用于放射滑膜切除术的第一种放射性核素，但有多达48% 的注射物质从关节中渗漏并积聚在了淋巴结内。$^{198}$Au 还能释放 γ 射线，其会增加对患者的辐射剂量而对滑膜的治疗并没有更多的益处。大颗粒的放射性核素如$^{32}$P磷酸铬和 $^{165}$Dy 氢氧化铁大集合物，在关节内的渗漏最小。这些放射性核素在软组织中的透入度小于 1cm，因此可对滑膜进行有效的辐射，而对身体其他部分无害。迄今还没有发现这些放射性核素会损害关节软骨或会增加恶性肿瘤发生率的证据[682,691,692]。在血友病中，关节内出血引起的慢性滑膜炎，可导致关节积血和关节软骨的破坏，而行放射滑膜切除术后产生的滑膜纤维化则可减少其发生的可能性。与开放或关节镜下滑膜切除术相比，放射滑膜切除术可大大降低治疗费用。在血友病中，放射滑膜切除术对减少复发性关节渗出的有效率为 60%～66%，对减少关节出血程度的有效率为 75%～80%[679]。据 Sledge 等[684]报道，80% 的膝关节慢性类风湿性关节炎病例在治疗后，症状缓解可维持一年以上。在未发现明显软骨破坏的 X 线证据的大关节内，放射滑膜切除术的效果最佳[686,693]。曾用静脉注射钆剂的增强 MRI 对放射滑膜切除术的疗效进行过评估，结果显示滑膜厚度和炎症均明显减低[687,691]。放射滑膜切除术也已曾用于治疗骨关节炎[688,694]，在治疗后3个月可见明显改善，但与炎性关节炎的治疗效果可达 12 个月相比，前者的改善在 6 个月后就消失了[694]。

**表 8–1　用于滑膜切除术的放射性核素**

| 放射性核素 | 半衰期（天） | 辐射半径（mm） |
|---|---|---|
| $^{32}$P（磷） | 14.0 | 7.9 |
| $^{165}$Dy（镝） | 0.1 | 5.7 |
| $^{90}$Y（钇） | 2.7 | 11.1 |
| $^{198}$Au（金） | 2.7 | 3.8 |
| $^{186}$Re（铼） | 3.7 | 4.5 |
| $^{153}$Sm（钐） | 1.9 | 0.8 |

放射滑膜切除术的操作过程简单，对关节以夹板固定数天后进行关节腔穿刺并注射放射性核素。多关节可同时注射。以盖革—米勒计数器可对关节、局部淋巴结和肝脏进行观察。可利用一些放射性同位素的γ射线能量或韧致辐射能量对关节进行γ照相机检查[695]。目前在美国，放射滑膜切除术主要使用 $^{32}$P 磷酸铬，主要用于治疗血友病患者的关节疾患。与美国相比，欧洲则更多地以放射滑膜切除术来治疗炎症性关节炎。

## 二、用于治疗骨转移所致疼痛的放射性核素

静脉注射可产生 β 射线的亲骨性放射性核素曾

用于缓解骨的转移性疾病[696–699]。由于放射性核素的自然属性及其载体分子的原因，放射性核素会浓集于骨转移灶内，并在病灶局部释放出高剂量的β射线，而对正常组织的辐射甚低[700]。这种治疗只能用于骨扫描时显示摄取增高的病灶[701]。这种治疗减轻疼痛的确切机制目前仍不清楚。但由于这种方法治标不治本，因此在治疗转移性疾病时必须联合使用其他方法。经过这种治疗，通常在数天到数周内疼痛就能缓解，缓解作用可持续长达6个月。但这种疼痛缓解通常是短期的。有时在治疗后短期内可出现一种疼痛加剧的突发反应。对于病理性骨折或者神经或脊髓受累所引起的疼痛，这种治疗方法通常无效。

美国食品与药品管理局目前已批准用于治疗的放射性核素有$^{32}$P（磷）、$^{89}$Sr（锶）和$^{153}$Sm（钐）。$^{186}$Re（铼）、$^{188}$Re和$^{117}$Sn（锡）则正在调查当中。$^{32}$P从1950年起就已用于乳腺癌骨转移的治疗[702]。其可引起暂时性的骨髓抑制，导致白细胞减少和血小板减少，但这种抑制通常并不严重。Nair[703]比较了口服$^{32}$P与静脉注射$^{89}$Sr的效果，发现两者的平均疼痛缓解时间均为10周左右。$^{32}$P的骨髓抑制作用略大一些，但通常不需要治疗。他的结论是，两者在效能或毒性方面均无显著差异，而$^{32}$P低廉的价格使其获得了更为广泛的临床应用。$^{153}$Sm EDTMP也已尝试用于缓解强直性脊柱炎、类风湿性关节炎及Paget病所引起的疼痛[704]。

## 小 结

本章综述了各种放射性核素的显像和治疗的方法。虽然许多其他的显像技术同样有效，但放射性核素检查的重要性迄今未受到挑战。

（李旭 缪旭东 林庆荣 任鹏 译 李旭 侯筱魁 校）

## 参考文献


1. Looney W: The initial medical and industrial use of radioactive materials (1915–1940). AJR 72:838, 1954.
2. Blum T: Osteomyelitis of mandible and maxilla. J Am Dent Assoc *11*:802, 1924.
3. Martland AA, Humphries RE: Osteogenic sarcoma in dial painters using luminous paint. Arch Pathol 7:406, 1929.
4. Chiewicz O, Hevesy G: Radioactive indicators in the study of phosphorous metabolism in rats. Nature *13*:754, 1935.
5. Treadwell A, Low-Beer BV, Friedell HL, et al: Metabolic studies on neoplasm of bone with the aid of radioactive strontium. Am J Med Sci *204*:521, 1942.
6. Pecher C: Preliminary report on the use of radioactive strontium in the treatment of bone cancer. Univ Calif Publ Pharmacol *11*:117, 1942.
7. Spencer H, Brothers M, Berger HE, et al: Strontium-85 metabolism in man and effect of calcium on strontium excretion. Proc Soc Exp Biol Med *91*:55, 1956.
8. Van Dilla M, Arnold J: Strontium-85 tracer studies in humans. Int J Rad Isot *1*:129, 1956.
9. Bauer GH, Wendeberg B: External counting of Ca-47 and Sr-85 in studies of localized skeletal lesions in man. J Bone Joint Surg Br *41*:558, 1959.
10. Gynning I, Langeland P, Lindberg S, et al: Localization with $^{85}$Sr of spinal metastases in mammary cancer and changes in uptake after hormone and roentgen therapy. Acta Radiol *55*:119, 1961.
11. Fleming WH, McIlraith JD, King ER, et al: Photoscanning of bone lesions utilizing strontium-85. Radiology 77:1961, 1961.
12. Bauer GH: The use of radionuclides in orthopaedics. Part IV. Radionuclide scintimetry of the skeleton. J Bone Joint Surg Am *50*:168, 1968.
13. Roolker W, Tiel-van Buul MMC, Broekhuizen AH: Improved wrist fracture localization with digital overlay of bone scintigrams and radiographs. J Nucl Med *38*:1600, 1997.
14. Lang TF, Hasegawa BH, Liew SC, et al: Description of a prototype emission-transmission CT imaging system. J Nucl Med *33*:1881, 1992.
15. Blau M, Nagler W, Bender MA: Fluorine-18: A new radioisotope for bone scanning. J Nucl Med *3*:332, 1968.
16. Subramanian G, McAfee JG: A new complex of $^{99m}$Tc for skeletal imaging. Radiology *99*:192, 1971.
17. Subramanian G, McAfee JG, Blair RJ, et al: Technetium-99m methylene diphosphonate: A superior agent for skeletal imaging: Comparison with other technetium complexes. J Nucl Med *16*:744, 1975.
18. Subramanian G, McAfee JG, Blair RJ, et al: EHDP: A potential radiopharmaceutical for skeletal imaging. J Nucl Med *13*:947, 1971.
19. Anger HO: Scintillation cameras. Rev Sci Instrum *29*:27, 1958.
20. Tapscott E: First scintillation camera is foundation for modern imaging systems. J Nucl Med *39*:15N, 1998.
21. Phelps M: Emission computed tomography. Semin Nucl Med 7:337, 1977.
22. Weber DA: Options in camera technology for the bone scan: role of SPECT. Semin Nucl Med *18*:78, 1988.
23. Ketcham L: New equipment in nuclear medicine, part 2: Dual head FDG coincidence detection cameras. J Nucl Med *40*:9N, 1999.
24. Patton J: Coincidence imaging with a dual-head scintillation camera. J Nucl Med *40*:432, 1999.
25. Subramanian G: Radiopharmaceuticals for bone scanning. *In* BD Collier, I Fogelman, L Rosenthall: Skeletal Nuclear Medicine. St. Louis, Mosby, 1996, p 9.
26. Weber DA: Radiotracers used in skeletal procedures: Physical and biologic properties. *In* C Galasko, DA Weber: Radionuclide Scintigraohy In Orthopaedics. New York, Churchill Livingstone, 1984, p 1.
27. de Ligny CL, Gelsema WJ, Tji TG, et al: Bone seeking pharmaceuticals. Int J Radiat Appl Instrum B *17*:161, 1990.
28. Wakat MA, Chilton HM, Hackshaw BT, et al: Comparison of Tc-99m pyrosphosphate and Tc-99m hydroxymethylene diphosphonate in acute myocardial infarction: Concise communication. J Nucl Med *21*:203, 1980.
29. Lantto T, Vorne M, Mokka R, et al: 99Tcm-MDP and 99Tcm-DPD in pathologic bone lesions. A visual and quantitative comparison. Acta Radiol *28*:631, 1987.
30. Delaloye B, Delaloye-Bischof A, Dudczak R, et al: Clinical comparison of 99mTc-HMDP and 99mTc-MDP: A multicenter study. Eur J Nucl Med *11*:182, 1985.
31. Bergqvist L, Brismar J, Cederquist E, et al: Clinical comparison of bone scintigraphy with 99Tcm-DPD, 99Tcm-HDP and 99Tcm-MDP. Acta Radiol [Diagn] *25*:217, 1984.
32. Littlefield JL, Rudd TG: Tc-99m hydroxymethylene diphosphonate and Tc-99m methylene diphosphonate: Biologic and clinical comparison: Concise communication. J Nucl Med *24*:463, 1983.
33. Pauwels EK, Blom J, Camps JA, et al: A comparison between the diagnostic efficacy of 99mTc-MDP, 99mTc-DPD and 99mTc-HDP for the detection of bone metastases. Eur J Nucl Med *8*:118, 1983.
34. Montoya-Molina CE, Sepulveda-Mendez J, Arteaga-de-Murphy C, et al: [99m-Tc alendronate as a new option in bone gammagraphy]. Rev Invest Clin *49*:373, 1997.
35. Arteaga de Murphy C, Melendez-Alafort L, Montoya-Molina CE, et al: Radiopharmacokinetic data for 99mTc-ABP: A new radiopharmaceutical for bone scanning: Comparison with 99mTc-MDP. Nucl Med Biol *24*:27, 1997.
36. Arteaga de Murphy C, Melendez-Alafort L, Montoya-Molina C, et al: Technetium-99m-alendronate: A new radiopharmaceutical for bone scanning. Arch Med Res 27:481, 1996.
37. Siegel BA, Donovan RL, Alderson PO, et al: Skeletal uptake of 99mTc-diphosphonate in relation to local bone blood flow. Radiology *120*:121, 1976.
38. Charkes ND: Skeletal blood flow: Implications for bone-scan interpretation. J Nucl Med *21*:91, 1980.
39. Sagar VV, Piccone JM, Charkes ND: Studies of skeletal tracer kinetics. III. Tc-99m(Sn)methylenediphosphonate uptake in the canine tibia as a function of blood flow. J Nucl Med *20*:1257, 1979.
40. Lavender JP, Khan RA, Hughes SP: Blood flow and tracer uptake in normal and abnormal canine bone: Comparisons with Sr-85 microspheres, Kr-81m, and Tc-99m MDP. J Nucl Med *20*:413, 1979.
41. Tilden RL, Jackson J Jr, Enneking WF, et al: 99m Tc-polyphosphate: Histological localization in human femurs by autoradiography. J Nucl Med *14*:576, 1973.
42. Christensen SB: Osteoarthrosis: Changes of bone cartilage and synovial

membrane in relation to bone scintigraphy. Acta Orthop Scand *56*(suppl):214, 1985.

43. Einhorn TA, Vigorita VJ, Aaron A: Localization of technetium-99m methylene diphosphonate in bone using microautoradiography. J Orthop Res *4*:180, 1986.
44. Genant HK, Bautovich GJ, Singh M, et al: Bone-seeking radionuclides: An in vivo study of factors affecting skeletal uptake. Radiology *113*:373, 1974.
45. Rosenthall L, Kaye M: Technetium-99m-pyrophosphate kinetics and imaging in metabolic bone disease. J Nucl Med *16*:33, 1975.
46. Shani J, Amir D, Soskolne WA, et al: Correlations between uptake of technetium, calcium, phosphate, and mineralization in rat tibial bone repair [see comments]. J Nucl Med *31*:2011, 1990.
47. Dudley HC, Maddox GE: Deposition of radiogallium (Ga-72) in skeletal tissues. J Pharmacol Exp Ther *96*:224, 1949.
48. Edwards CL, Hayes RL: Tumor scanning with 67Ga citrate. J Nucl Med *10*:103, 1969.
49. Littenberg RL, Taketa RM, Alazraki NP, et al: Gallium-67 for localization of septic lesions. Ann Intern Med 79:403, 1973.
50. Lavender JP, Lowe J, Barker JR, et al: Gallium 67 citrate scanning in neoplastic and inflammatory lesions. Br J Radiol *44*:361, 1971.
51. Hoffer P: Gallium: Mechanisms. J Nucl Med *21*:282, 1980.
52. Emery T, Hoffer PB: Siderophore-mediated mechanism of gallium uptake demonstrated in the microorganism *Ustilago sphaerogena*. J Nucl Med *21*:935, 1980.
53. Ando A, Nitta K, Ando I, et al: 67Ga accumulation in inflammatory lesion and its mechanism: Comparison with malignant tumor. Eur J Nucl Med *12*:560, 1987.
54. Ando A, Nitta K, Ando I, et al: Mechanism of gallium 67 accumulation in inflammatory tissue. Eur J Nucl Med *17*:21, 1990.
55. Larson SM: Mechanisms of localization of gallium-67 in tumors. Semin Nucl Med *8*:193, 1978.
56. Hawkins RA, Choi Y, Huang SC, et al: Quantitating tumor glucose metabolism with FDG and PET [editorial; comment]. J Nucl Med *33*:339, 1992.
57. Larson SM: Cancer or inflammation? A Holy Grail for nuclear medicine [editorial; comment]. J Nucl Med *35*:1653, 1994.
58. Ando A, Ando I, Katayama M, et al: Biodistributions of 201Tl in tumor bearing animals and inflammatory lesion induced animals. Eur J Nucl Med 12:567, 1987.
59. Caner B, Kitapcl M, Unlu M, et al: Technetium-99m-MIBI uptake in benign and malignant bone lesions: A comparative study with technetium-99m-MDP. J Nucl Med *33*:319, 1992.
60. Ohta H, Endo K, Fujita T, et al: Clinical evaluation of tumour imaging using 99Tc(V)m dimercaptosuccinic acid, a new tumour-seeking agent. Nucl Med Commun *9*:105, 1988.
61. Yuksel D, Ilgan S, Arslan N, et al: The role of Tc-99m (V) DMSA scintigraphy in the evaluation of superscan on bone scintigraphy. Clin Nucl Med *25*:193, 2000.
62. Higuchi T, Hirano T, Inoue T, et al: Pentavalent technetium-99m-dimercaptosuccinic acid scintigraphy in renal osteodystrophy. J Nucl Med *39*:541, 1998.
63. Lee BF, Chiu NT, Chang JK, et al: Technetium-99m(V)-DMSA and gallium-67 in the assessment of bone and joint infection. J Nucl Med *39*:2128, 1998.
64. Brown ML: Bone scintigraphy in benign and malignant tumors. Radiol Clin North Am *31*:731, 1993.
65. Donohoe KJ, Henkin RE, Royal HD, et al: Procedure guideline for bone scintigraphy: 1.0. Society of Nuclear Medicine. J Nucl Med *37*:1903, 1996.
66. Kelty NL, Cao Z, Holder LE: Technical considerations for optimal orthopedic imaging. Semin Nucl Med *27*:328, 1997.
67. Bahk YW, Kim OH, Chung SK: Pinhole collimator scintigraphy in differential diagnosis of metastasis, fracture, and infections of the spine. J Nucl Med *28*:447, 1987.
68. Bahk YW, Park YH, Chung SK, et al: Pinhole scintigraphic sign of chondromalacia patellae in older subjects: A prospective assessment with differential diagnosis. J Nucl Med *35*:855, 1994.
69. Bahk YW, Chung SK, Park YH, et al: Pinhole SPECT imaging in normal and morbid ankles. J Nucl Med *39*:130, 1998.
70. Danigelis JA: Pinhole imaging in Legg-Perthes disease: Further observations. Semin Nucl Med *6*:69, 1976.
71. Gelfand MJ, Strife JL, Graham EJ, et al: Bone scintigraphy in slipped capital femoral epiphysis. Clin Nucl Med *8*:613, 1983.
72. Spence LD, Kaar K, McCabe J, et al: The role of bone scintigraphy with pinhole collimation in the evaluation of symptomatic paediatric hips. Clin Radiol *49*:820, 1994.
73. Maillefert JF, Toubeau M, Piroth C, et al: Bone scintigraphy equipped with a pinhole collimator for diagnosis of avascular necrosis of the femoral head. Clin Rheumatol *16*:372, 1997.
74. Gilday DL, Paul DJ, Paterson J: Diagnosis of osteomyelitis in children by combined blood pool and bone imaging. Radiology *117*:331, 1975.
75. Maurer AH, Chen DC, Camargo EE, et al: Utility of three-phase skeletal scintigraphy in suspected osteomyelitis: Concise communication. J Nucl Med *22*:941, 1981.
76. Rupani HD, Holder LE, Espinola DA, et al: Three-phase radionuclide bone imaging in sports medicine. Radiology *156*:187, 1985.
77. Collier BD, Carrera GF, Messer EJ, et al: Internal derangement of the temporomandibular joint: Detection by single-photon emission computed tomography. Work in progress. Radiology *149*:557, 1983.
78. Collier BD, Johnson RP, Carrera GF, et al: Painful spondylolysis or spondylolisthesis studied by radiography and single-photon emission computed tomography. Radiology *154*:207, 1985.
79. Collier BD, Carrera GF, Johnson RP, et al: Detection of femoral head avascular necrosis in adults by SPECT. J Nucl Med *26*:979, 1985.
80. Collier BD, Johnson RP, Carrera GR, et al: Chronic knee pain assessed by SPECT: Comparison with other modalities. Radiology *157*:795, 1985.
81. Slizofski WJ, Collier BD, Flatley TJ, et al: Painful pseudarthrosis following lumbar spinal fusion: Detection by combined SPECT and planar bone scintigraphy. Skeletal Radiol *16*:136, 1987.
82. Kanmaz B, Collier BD, Liu Y, et al: SPECT and three-phase planar bone scintigraphy in adult patients with chronic low back pain. Nucl Med Commun *19*:13, 1998.
83. Collier BD Jr, Hellman RS, Krasnow AZ: Bone SPECT. Semin Nucl Med *17*:247, 1987.
84. Holder LE, Machin JL, Asdourian PL, et al: Planar and high resolution SPECT bone imaging in the diagnosis of facet syndrome. J Nucl Med *36*:37, 1995.
85. Even-Sapir E, Barnes DC, Iles SE, et al: 180 degrees SPECT of the spine in patients with low back pain. Comparison with 360 degrees acquisition. Clin Nucl Med *18*:482, 1993.
86. Ham HR, Verelst J, Vandevivere J: Caudal view on bone scan to visualize coccygeal and pubic lesions. Clin Nucl Med 7:41, 1982.
87. Eggli DF, Tulchinsky M: Normal Planar Bone Scan. St. Louis, Mosby, 1996, p 23.
88. Kipper MS, Alazraki NP, Feiglin DH: The "hot" patella. Clin Nucl Med 7:28, 1982.
89. Fogelman I, McKillop JH, Gray HW: The "hot patella" sign: Is it of any clinical significance? Concise communication. J Nucl Med *24*:312, 1983.
90. Fink-Bennett D, Vicuna-Rios J: The deltoid tuberosity: A potential pitfall (the "delta sign") in bone-scan interpretation: Concise communication. J Nucl Med *21*:211, 1980.
91. Sy WM, Patel D, Faunce H: Significance of absent or faint kidney sign on bone scan. J Nucl Med *16*:454, 1975.
92. Silberstein EB, Francis MD, Tofe AJ, et al: Distribution of 99mTc-Sn diphosphonate and free 99mTc-pertechnetate in selected soft and hard tissues. J Nucl Med *16*:58, 1975.
93. Wilson MA: The effect of age on the quality of bone scans using technetium-99m pyrophosphate. Radiology *139*:703, 1981.
94. Hladik WBd, Nigg KK, Rhodes BA: Drug-induced changes in the biologic distribution of radiopharmaceuticals. Semin Nucl Med *12*:184, 1982.
95. Hommeyer SH, Varney DM, Eary JF: Skeletal nonvisualization in a bone scan secondary to intravenous etidronate therapy. J Nucl Med *33*:748, 1992.
96. Lee JY: Bone scintigraphy in evaluation of Didronel therapy for Paget's disease. Clin Nucl Med *6*:356, 1981.
97. Pecherstorfer M, Schilling T, Janisch S, et al: Effect of clodronate treatment on bone scintigraphy in metastatic breast cancer [see comments]. J Nucl Med *34*:1039, 1993.
98. Scott SM, Manaster BJ, Alazraki N, et al: Technetium-99m imaging of bone trauma: Reduced sensitivity caused by hydrocortisone in rabbits. AJR *148*:1175, 1987.
99. Carr EA Jr, Carroll M, Montes M: The use of adjunctive drugs to alter uptake of 99mTc-Sn-pyrophosphate by myocardial lesions and bone. Life Sci 22:1261, 1978.
100. McRae J, Hambright P, Valk P, et al: Chemistry of 99mTc tracers. II. In vitro conversion of tagged HEDP and pyrophosphate (bone-seekers) into gluconate (renal agent). Effects of Ca and Fe (ii) on in vivo distribution. J Nucl Med *17*:208, 1976.
101. Ryan PJ, Fogelman I: Bone scintigraphy in metabolic bone disease. Semin Nucl Med *27*:291, 1997.
102. Fogelman I, McKillop JH, Bessent RG, et al: The role of bone scanning in osteomalacia. J Nucl Med *19*:245, 1978.
103. Fogelman I, Carr D: A comparison of bone scanning and radiology in the evaluation of patients with metabolic bone disease. Clin Radiol *31*:321, 1980.
104. Fogelman I, McKillop JH, Greig WR, et al: Pseudofracture of the ribs detected by bone scanning [letter]. J Nucl Med *18*:1236, 1977.
105. Eldesouki M, Aljurayyan N: Bone mineral density and bone scintigraphy in children and adolescents wiith osteomalacia. Eur J Nucl Med *24*:202, 1997.
106. Wiegmann T, Rosenthall L, Kaye M: Technetium-99m-pyrophosphate bone scans in hyperparathyroidism. J Nucl Med *18*:231, 1977.
107. Front D, Israel O, Jerushalmi J, et al: Quantitative bone scintigraphy using SPECT. J Nucl Med *30*:240, 1989.
108. Israel O, Front D, Hardoff R, et al: In vivo SPECT quantitation of bone metabolism in hyperparathyroidism and thyrotoxicosis. J Nucl Med *32*:1157, 1991.
109. Fogelman I, Bessent RG, Turner JG, et al: The use of whole-body retention of Tc-99m diphosphonate in the diagnosis of metabolic bone disease. J Nucl Med *19*:270, 1978.
110. Martin P, Schoutens A, Manicourt D, et al: Whole body and regional retention of 99mTc-labeled pyrophosphate at 24 hours: Physiologic basis of the method for assessing the metabolism of bone in disease. Calcif Tissue Int *35*:37, 1983.
111. Martin W, Fogelman I, Bessent RG: Measurement of 24-hour whole-body retention of Tc-99m HEDP by a gamma camera. J Nucl Med *22*:542, 1981.

112. Akaki S, Ida K, Kanazawa S, et al: Flare response seen in therapy for osteomalacia. J Nucl Med *39*:2095, 1998.
113. Lee HK, Sung WW, Solodnik P, et al: Bone scan in tumor-induced osteomalacia. J Nucl Med *36*:247, 1995.
114. Ohashi K, Ohnishi T, Ishikawa T: Oncogenic osteomalacia presenting as bilateral stress fractures of the tibia. Skeletal Radiol *28*:46, 1999.
115. Urena P, De Vernejoul MC: Circulating biochemical markers of bone remodeling in uremic patients. Kidney Int *55*:2141, 1999.
116. Malluche HH, Monier-Faugere MC: Risk of adynamic bone disease in dialyzed patients. Kidney Int Suppl *38*:S62, 1992.
117. Hwang GJ, Lee JD, Park CY, et al: Reversible extraskeletal uptake of bone scanning in primary hyperparathyroidism. J Nucl Med *37*:469, 1996.
118. Grateau G, Zingraff J, Fauchet M, et al: Radionuclide exploration of dialysis amyloidosis: Preliminary experience. Am J Kidney Dis *11*:231, 1988.
119. Sethi D, Naunton Morgan TC, Brown EA, et al: Technetium-99-labelled methylene diphosphonate uptake scans in patients with dialysis arthropathy. Nephron *54*:202, 1990.
120. Yen TC, Tzen KY, Chen KS, et al: The value of gallium-67 and thallium-201 whole-body and single-photon emission tomography images in dialysis-related beta 2-microglobulin amyloid. Eur J Nucl Med *27*:56, 2000.
121. Pai M, Park CH, Kim BS, et al: Multiple brown tumors in parathyroid carcinoma mimicking metastatic bone disease. Clin Nucl Med *22*:691, 1997.
122. Jordan KG, Telepak RJ, Spaeth J: Detection of hypervascular brown tumors on three-phase bone scan. J Nucl Med *34*:2188, 1993.
123. Dinauer PA, Balingit AG, Rivera JE: Tc-99m sestamibi imaging of brown tumors of primary hyperparathyroidism. Clin Nucl Med *21*:192, 1996.
124. Hardoff R, Frajewicki V: Bone scintigraphy in hungry bone syndrome following parathyroidectomy. J Nucl Med *37*:1371, 1996.
125. Carnevale V, Dicembrino F, Frusciante V, et al: Different patterns of global and regional skeletal uptake of 99mTc-methylene diphosphonate with age: Relevance to the pathogenesis of bone loss. J Nucl Med *41*:1478, 2000.
126. Kigami Y, Yamamoto I, Ohnishi H, et al: Age-related change of technetium-99m-HMDP distribution in the skeleton. J Nucl Med *37*:815, 1996.
127. Matin P: The appearance of bone scans following fractures, including immediate and long-term studies. J Nucl Med *20*:1227, 1979.
128. Ryan PJ, Fogelman I: Osteoporotic vertebral fractures: Diagnosis with radiography and bone scintigraphy. Radiology *190*:669, 1994.
129. Palmer HE, Karagianes MT: Use of 85Sr as an indicator of bone mineral replacement in dogs after disuse demineralization. Aviat Space Environ Med *47*:17, 1976.
130. Kobayashi H, Tanaka K, Sakuma S: [99mTc-MDP abnormal uptake in the femur shaft in hemi-lateral hip joint disorders]. Kaku Igaku *27*:833, 1990.
131. Greyson ND, Tepperman PS: Three-phase bone studies in hemiplegia with reflex sympathetic dystrophy and the effect of disuse. J Nucl Med *25*:423, 1984.
132. Schutzer SF, Gossling HR: The treatment of reflex sympathetic dystrophy syndrome. J Bone Joint Surg Am *66*:625, 1984.
133. Genant HK, Kozin F, Bekerman C, et al: The reflex sympathetic dystrophy syndrome: A comprehensive analysis using fine-detail radiography, photon absorptiometry, and bone and joint scintigraphy. Radiology *117*:21, 1975.
134. Demangeat JL, Constantinesco A, Brunot B, et al: Three-phase bone scanning in reflex sympathetic dystrophy of the hand. J Nucl Med *29*:26, 1988.
135. O'Donoghue JP, Powe JE, Mattar AG, et al: Three-phase bone scintigraphy: Asymmetric patterns in the upper extremities of asymptomatic normals and reflex sympathetic dystrophy patients. Clin Nucl Med *18*:829, 1993.
136. Werner R, Davidoff G, Jackson MD, et al: Factors affecting the sensitivity and specificity of the three-phase technetium bone scan in the diagnosis of reflex sympathetic dystrophy syndrome in the upper extremity. J Hand Surg [Am] *14*:520, 1989.
137. Lee GW, Weeks PM: The role of bone scintigraphy in diagnosing reflex sympathetic dystrophy [see comments]. J Hand Surg [Am] *20*:458, 1995.
138. Fournier RS, Holder LE: Reflex sympathetic dystrophy: Diagnostic controversies. Semin Nucl Med *28*:116, 1998.
139. Holder LE, Mackinnon SE: Reflex sympathetic dystrophy in the hands: Clinical and scintigraphic criteria. Radiology *152*:517, 1984.
140. Kozin F, Soin JS, Ryan LM, et al: Bone scintigraphy in the reflex sympathetic dystrophy syndrome. Radiology *138*:437, 1981.
141. Davidoff G, Werner R, Cremer S, et al: Predictive value of the three-phase technetium bone scan in diagnosis of reflex sympathetic dystrophy syndrome. Arch Phys Med Rehabil *70*:135, 1989.
142. Mackinnon SE, Holder LE: The use of three-phase radionuclide bone scanning in the diagnosis of reflex sympathetic dystrophy. J Hand Surg [Am] *9*:556, 1984.
143. Kim HJ, Kozin F, Johnson RP, et al: Reflex sympathetic dystrophy syndrome of the knee following meniscectomy. Report of three cases. Arthritis Rheum *22*:177, 1979.
144. Intenzo C, Kim S, Millin J, et al: Scintigraphic patterns of the reflex sympathetic dystrophy syndrome of the lower extremities. Clin Nucl Med *14*:657, 1989.
145. Holder LE, Cole LA, Myerson MS: Reflex sympathetic dystrophy in the foot: Clinical and scintigraphic criteria. Radiology *184*:531, 1992.
146. Ogilvie-Harris DJ, Roscoe M: Reflex sympathetic dystrophy of the knee. J Bone Joint Surg Br *69*:804, 1987.
147. Katz MM, Hungerford DS: Reflex sympathetic dystrophy affecting the knee. J Bone Joint Surg Br *69*:797, 1987.
148. Katz MM, Hungerford DS, Krackow KA, et al: Reflex sympathetic dystrophy as a cause of poor results after total knee arthroplasty. J Arthroplasty *1*:117, 1986.
149. Hoffman J, Phillips W, Blum M, et al: Effect of sympathetic block demonstrated by triple-phase bone scan [see comments]. J Hand Surg [Am] *18*:860, 1993.
150. Helms CA, O'Brien ET, Katzberg RW: Segmental reflex sympathetic dystrophy syndrome. Radiology *135*:67, 1980.
151. Kline SC, Holder LE: Segmental reflex sympathetic dystrophy: Clinical and scintigraphic criteria [see comments]. J Hand Surg [Am] *18*:853, 1993.
152. Cuartero-Plaza A, Martinez-Miralles E, Benito-Ruiz P, et al: Abnormal bone scintigraphy and silent radiography in localized reflex sympathetic dystrophy syndrome. Eur J Nucl Med *19*:330, 1992.
153. Gaucher A, Colomb JN, Naoun A, et al: The diagnostic value of 99m Tc-diphosphonate bone imaging in transient osteoporosis of the hip. J Rheumatol *6*:574, 1979.
154. Jones JP: Osteonecrosis and bone marrow edema syndrome: similar etiology but a diffferent pathogenesis. *In* JR Urbaniak, JP Jones: Osteonecrosis. Chicago, American Academy of Orthopedic Surgeons, 1997, p 181.
155. Vellenga CJ, Bijvoet OL, Pauwels EK: Bone scintigraphy and radiology in Paget's disease of bone: A review. Am J Physiol Imaging *3*:154, 1988.
156. Fogelman I, Carr D: A comparison of bone scanning and radiology in the assessment of patients with symptomatic Paget's disease. Eur J Nucl Med *5*:417, 1980.
157. Lentle BC, Russell AS, Heslip PG, et al: The scintigraphic findings in Paget's disease of bone. Clin Radiol *27*:129, 1976.
158. Meunier PJ, Salson C, Mathieu L, et al: Skeletal distribution and biochemical parameters of Paget's disease. Clin Orthop *217*:37, 1987.
159. Wellman HN, Schauwecker D, Robb JA, et al: Skeletal scintimaging and radiography in the diagnosis and management of Paget's disease. Clin Orthop *127*:55, 1977.
160. Khairi MR, Robb JA, Wellman HN, et al: Radiographs and scans in diagnosing symptomatic lesions of Paget's disease of bone (osteitis deformans). Geriatrics *29*:49, 1974.
161. Miller SW, Castronovo FP Jr, Pendergrass HP, et al: Technetium 99m labeled diphosphonate bone scanning in Paget's disease. Am J Roentgenol Radium Ther Nucl Med *121*:177, 1974.
162. Rausch JM, Resnick D, Goergen TG, et al: Bone scanning in osteolytic Paget's disease: Case report. J Nucl Med *18*:699, 1977.
163. Schubert F, Siddle KJ, Harper JS: Diaphyseal Paget's disease: An unusual finding in the tibia. Clin Radiol *35*:71, 1984.
164. Moser RP Jr, Vinh TN, Ros PR, et al: Paget disease of the anterior tibial tubercle. Radiology *164*:211, 1987.
165. Estrada WN, Kim CK: Paget's disease in a patient with breast cancer [clinical conference; see comments]. J Nucl Med *34*:1214, 1993.
166. Bahk YW, Park YH, Chung SK, et al: Bone pathologic correlation of multimodality imaging in Paget's disease. J Nucl Med *36*:1421, 1995.
167. Vellenga CJ, Pauwels EK, Bijvoet OL, et al: Scintigraphic aspects of the recurrence of treated Paget's disease of bone. J Nucl Med *22*:510, 1981.
168. Vellenga CJ, Pauwels EK, Bijvoet OL, et al: Untreated Paget disease of bone studied by scintigraphy. Radiology *153*:799, 1984.
169. Vellenga CJ, Pauwels EK, Bijvoet OL: Comparison between visual assessment and quantitative measurement of radioactivity on the bone scintigram in Paget's disease of bone. Eur J Nucl Med *9*:533, 1984.
170. Vellenga CJ, Pauwels EK, Bijvoet OL, et al: Quantitative bone scintigraphy in Paget's disease treated with APD. Br J Radiol *58*:1165, 1985.
171. Waxman AD, Ducker S, McKee D, et al: Evaluation of 99mTc diphosphonate kinetics and bone scans in patients with Paget's disease before and after calcitonin treatment. Radiology *125*:761, 1977.
172. Alvarez L, Peris P, Pons F, et al: Relationship between biochemical markers of bone turnover and bone scintigraphic indices in assessment of Paget's disease activity. Arthritis Rheum *40*:461, 1997.
173. Smith J, Botet JF, Yeh SD: Bone sarcomas in Paget disease: A study of 85 patients. Radiology *152*:583, 1984.
174. Yeh SD, Rosen G, Benua RS: Gallium scans in Paget's sarcoma. Clin Nucl Med 7:546, 1982.
175. Yu KK, Hawkins RA: The prostate: Diagnostic evaluation of metastatic disease. Radiol Clin North Am *38*:139, 2000.
176. Hadley D, Fowble B, Torosian MH: Evidence for selective use of bone scans in early stage breast cancer. Oncol Rep *5*:991, 1998.
177. Hanagiri T, Kodate M, Nagashima A, et al: Bone metastasis after a resection of stage I and II primary lung cancer. Lung Cancer *27*:199, 2000.
178. Park JY, Kim KY, Lee J, et al: Impact of abnormal uptakes in bone scan on the prognosis of patients with lung cancer. Lung Cancer *28*:55, 2000.
179. Janicek MJ, Shaffer K: Scintigraphic and radiographic patterns of skeletal metastases in breast cancer: Value of sequential imaging in predicting outcome. Skeletal Radiol *24*:597, 1995.
180. McNeil BJ: Value of bone scanning in neoplastic disease. Semin Nucl Med *14*:277, 1984.
181. Jacobson AF, Stomper PC, Cronin EB, et al: Bone scans with one or two new abnormalities in cancer patients with no known metastases: Reliability of interpretation of initial correlative radiographs. Radiology *174*:503, 1990.
182. Front D, Schneck SO, Frankel A, et al: Bone metastases and bone pain in

breast cancer: Are they closely associated? JAMA *242*:1747, 1979.

183. Jacobson AF: Bone scanning in metastatic disease. *In* BD Collier, I Fogelman, L Rosenthall (Eds): Skeletal Nuclear Medicine. St. Louis, Mosby, 1996, p 87.
184. Shih WJ, Mitchell B, Wierzbinski B, et al: Prediction of radionuclide bone imaging findings by Gleason histologic grading of prostate carcinoma. Clin Nucl Med *16*:763, 1991.
185. Chybowski FM, Keller JJ, Bergstralh EJ, et al: Predicting radionuclide bone scan findings in patients with newly diagnosed, untreated prostate cancer: Prostate specific antigen is superior to all other clinical parameters [see comments]. J Urol *145*:313, 1991.
186. Gold RH, Bassett LW: Radionuclide evaluation of skeletal metastases: practical considerations. Skeletal Radiol *15*:1, 1986.
187. Yip C, Paramsothy M: Value of routine 99m Tc-MDP scintigraphy in the detection of occult skeletal metastases in women with primary breast cancer. Breast *8*:267, 1999.
188. Murphy GP, Troychak MJ, Cobb OE, et al: Evaluation of PSA, free PSA, PSMA, and total and bone alkaline phosphatase levels compared to bone scans in the management of patients with metastatic prostate cancer. Prostate *33*:141, 1997.
189. Wolff JM, Bares R, Jung PK, et al: Prostate-specific antigen as a marker of bone metastasis in patients with prostate cancer. Urol Int *56*:169, 1996.
190. Perachino M, Di Ciolo L, Barbetti V, et al: Procollagen type I carboxyterminal extension peptide in serum: A reliable marker of bone metastatic disease in newly diagnosed prostate cancer? Eur Urol *29*:366, 1996.
191. Lorente JA, Valenzuela H, Morote J, et al: Serum bone alkaline phosphatase levels enhance the clinical utility of prostate specific antigen in the staging of newly diagnosed prostate cancer patients. Eur J Nucl Med *26*:625, 1999.
192. Kemp PM, Maguire GA, Bird NJ: Which patients with prostatic carcinoma require a staging bone scan? Br J Urol *79*:611, 1997.
193. Rydh A, Tomic R, Tavelin B, et al: Predictive value of prostate-specific antigen, tumour stage and tumour grade for the outcome of bone scintigraphy in patients with newly diagnosed prostate cancer. Scand J Urol Nephrol *33*:89, 1999.
194. Lee CT, Oesterling JE: Using prostate-specific antigen to eliminate the staging radionuclide bone scan. Urol Clin North Am *24*:389, 1997.
195. Gleave ME, Coupland D, Drachenberg D, et al: Ability of serum prostate-specific antigen levels to predict normal bone scans in patients with newly diagnosed prostate cancer. Urology *47*:708, 1996.
196. Buffaz PD, Gauchez AS, Caravel JP, et al: Can tumour marker assays be a guide in the prescription of bone scan for breast and lung cancers? Eur J Nucl Med *26*:8, 1999.
197. Maeda H, Koizumi M, Yoshimura K, et al: Correlation between bone metabolic markers and bone scan in prostatic cancer. J Urol *157*:539, 1997.
198. Kim CG, Kim EE, Kim HJ, et al: Correlation between bone scan findings and collagenase activities in patients with breast cancer. Invest Radiol *32*:302, 1997.
199. Nakashima J, Sumitomo M, Miyajima A, et al: The value of serum carboxyterminal propeptide of type 1 procollagen in predicting bone metastases in prostate cancer. J Urol *157*:1736, 1997.
200. Schunemann H, Langecker PJ, Ellgas W, et al: Value of bone scanning in the follow-up of breast cancer patients: A study of 1000 cases. J Cancer Res Clin Oncol *116*:486, 1990.
201. Joseph E, Hyacinthe M, Lyman GH, et al: Evaluation of an intensive strategy for follow-up and surveillance of primary breast cancer [see comments]. Ann Surg Oncol *5*:522, 1998.
202. Terris MK, Klonecke AS, McDougall IR, et al: Utilization of bone scans in conjunction with prostate-specific antigen levels in the surveillance for recurrence of adenocarcinoma after radical prostatectomy. J Nucl Med *32*:1713, 1991.
203. Batson OV: The role of the vertebral veins in the spread of metastatic disease. Ann Surg *16*:38, 1942.
204. Tofe AJ, Francis MD, Harvey WJ: Correlation of neoplasms with incidence and localization of skeletal metastases: An analysis of 1,355 diphosphonate bone scans. J Nucl Med *16*:986, 1975.
205. Bontoux D, Plazanet F, Azais I: [Distribution of bone metastases of cancers: A scintigraphic study of 376 cases]. Bull Acad Natl Med *182*:997, 1998.
206. Goergen TG, Alazraki NP, Halpern SE, et al: "Cold" bone lesions: A newly recognized phenomenon of bone imaging. J Nucl Med *15*:1120, 1974.
207. Sy WM, Westring DW, Weinberger G: "Cold" lesions on bone imaging. J Nucl Med *16*:1013, 1975.
208. Kashyap R, Bhatnagar A, Mondal A, et al: 24 hour/3 hour radio-uptake technique for differentiating degenerative and malignant bony lesions in bone scanning. Australas Radiol *37*:198, 1993.
209. Israel O, Front D, Frenkel A, et al: 24-Hour/4-hour ratio of technetium-99m methylene diphosphonate uptake in patients with bone metastases and degenerative bone changes. J Nucl Med *26*:237, 1985.
210. Goldfarb CR, Ongseng FO, Finestone H, et al: Distribution of skeletal metastases in patients with breast carcinoma. J Nucl Med *39(S)*:114P, 1998.
211. Tumeh SS, Beadle G, Kaplan WD: Clinical significance of solitary rib lesions in patients with extraskeletal malignancy. J Nucl Med *26*:1140, 1985.
212. Kwai AH, Stomper PC, Kaplan WD: Clinical significance of isolated scintigraphic sternal lesions in patients with breast cancer. J Nucl Med *29*:324, 1988.
213. Puig S, Staudenherz A, Steiner B, et al: Differential diagnosis of atypically located single or double hot spots in whole bone scanning. J Nucl Med *39*:1263, 1998.
214. Boxer DI, Todd CE, Coleman R, et al: Bone secondaries in breast cancer: The solitary metastasis. J Nucl Med *30*:1318, 1989.
215. Jacobson AF, Cronin EB, Stomper PC, et al: Bone scans with one or two new abnormalities in cancer patients with no known metastases: frequency and serial scintigraphic behavior of benign and malignant lesions. Radiology *175*:229, 1990.
216. Even-Sapir E, Martin RH, Barnes DC, et al: Role of SPECT in differentiating malignant from benign lesions in the lower thoracic and lumbar vertebrae. Radiology *187*:193, 1993.
217. Algra PR, Heimans JJ, Valk J, et al: Do metastases in vertebrae begin in the body or the pedicles? Imaging study in 45 patients [see comments]. AJR *158*:1275, 1992.
218. Han LJ, Au-Yong TK, Tong WC, et al: Comparison of bone single-photon emission tomography and planar imaging in the detection of vertebral metastases in patients with back pain. Eur J Nucl Med *25*:635, 1998.
219. Sedonja I, Budihna NV: The benefit of SPECT when added to planar scintigraphy in patients with bone metastases in the spine. Clin Nucl Med *24*:407, 1999.
220. Kosuda S, Kaji T, Yokoyama H, et al: Does bone SPECT actually have lower sensitivity for detecting vertebral metastasis than MRI? J Nucl Med *37*:975, 1996.
221. Savelli G, Chiti A, Grasselli G, et al: The role of bone SPET study in diagnosis of single vertebral metastases. Anticancer Res *20*:1115, 2000.
222. Orzel JA, Sawaf NW, Richardson ML: Lymphoma of the skeleton: Scintigraphic evaluation. AJR *150*:1095, 1988.
223. Woolfenden JM, Pitt MJ, Durie BG, et al: Comparison of bone scintigraphy and radiography in multiple myeloma. Radiology *134*:723, 1980.
224. Tamir R, Glanz I, Lubin E, et al: Comparison of the sensitivity of 99mTc-methyl diphosphonate bone scan with the skeletal X-ray survey in multiple myeloma. Acta Haematol *69*:236, 1983.
225. Coleman RE, Mashiter G, Whitaker KB, et al: Bone scan flare predicts successful systemic therapy for bone metastases. J Nucl Med *29*:1354, 1988.
226. Cosolo W, Morstyn G, Arkles B, et al: Flare responses in small cell carcinoma of the lung. Clin Nucl Med *13*:13, 1988.
227. Schneider JA, Divgi CR, Scott AM, et al: Flare on bone scintigraphy following Taxol chemotherapy for metastatic breast cancer. J Nucl Med *35*:1748, 1994.
228. Pollen JJ, Shlaer WJ: Osteoblastic response to successful treatment of metastatic cancer of the prostate. AJR *132*:927, 1979.
229. Frank JA, Ling A, Patronas NJ, et al: Detection of malignant bone tumors: MR imaging vs scintigraphy. AJR *155*:1043, 1990.
230. Beatrous TE, Choyke PL, Frank JA: Diagnostic evaluation of cancer patients with pelvic pain: comparison of scintigraphy, CT, and MR imaging [see comments]. AJR *155*:85, 1990.
231. Algra PR, Bloem JL, Tissing H, et al: Detection of vertebral metastases: Comparison between MR imaging and bone scintigraphy. Radiographics *11*:219, 1991.
232. Gosfield Ed, Alavi A, Kneeland B: Comparison of radionuclide bone scans and magnetic resonance imaging in detecting spinal metastases [see comments]. J Nucl Med *34*:2191, 1993.
233. Haubold-Reuter BG, Duewell S, Schilcher BR, et al: The value of bone scintigraphy, bone marrow scintigraphy and fast spin-echo magnetic resonance imaging in staging of patients with malignant solid tumours: A prospective study. Eur J Nucl Med *20*:1063, 1993.
234. Steinborn MM, Heuck AF, Tiling R, et al: Whole-body bone marrow MRI in patients with metastatic disease to the skeletal system. J Comput Assist Tomogr *23*:123, 1999.
235. Traill ZC, Talbot D, Golding S, et al: Magnetic resonance imaging versus radionuclide scintigraphy in screening for bone metastases. Clin Radiol *54*:448, 1999.
236. Schirrmeister H, Guhlmann A, Elsner K, et al: Sensitivity in detecting osseous lesions depends on anatomic localization: planar bone scintigraphy versus 18F PET. J Nucl Med *40*:1623, 1999.
237. Delbeke D: Oncological applications of FDG PET imaging. J Nucl Med *40*:1706, 1999.
238. Shreve PD, Grossman HB, Gross MD, et al: Metastatic prostate cancer: Initial findings of PET with 2-deoxy-2-[F-18]fluoro-D-glucose. Radiology *199*:751, 1996.
239. Moog F, Kotzerke J, Reske SN: FDG PET can replace bone scintigraphy in primary staging of malignant lymphoma. J Nucl Med *40*:1407, 1999.
240. Lee J, Park CH, Kim HC, et al: Dichotomy between Tc-99m MDP bone scan and fluorine-18 fluorodeoxyglucose coincidence detection positron emission tomography in patients with non-Hodgkin's lymphoma [in process citation]. Clin Nucl Med *25*:532, 2000.
241. Moon DH, Maddahi J, Silverman DH, et al: Accuracy of whole-body fluorine-18-FDG PET for the detection of recurrent or metastatic breast carcinoma. J Nucl Med *39*:431, 1998.
242. Dehdashti F, Siegel BA, Griffeth LK, et al: Benign versus malignant intraosseous lesions: discrimination by means of PET with 2-[F-18]fluoro-2-deoxy-D-glucose. Radiology *200*:243, 1996.
243. Cook GJ, Maisey MN, Fogelman I: Fluorine-18-FDG PET in Paget's disease of bone. J Nucl Med *38*:1495, 1997.
244. Guhlmann A, Brecht-Krauss D, Suger G, et al: Chronic osteomyelitis:

Detection with FDG PET and correlation with histopathologic findings. Radiology *206*:749, 1998.
245. Tenenbaum F, Schlumberger M, Bonnin F, et al: Usefulness of technetium-99m hydroxymethylene diphosphonate scans in localizing bone metastases of differentiated thyroid carcinoma. Eur J Nucl Med *20*:1168, 1993.
246. Wakasugi S, Teshima H, Nakamura H, et al: Tc-99m MIBI localization in bone marrow: A marker of bone marrow malignancy. Clin Nucl Med *23*:664, 1998.
247. Adams BK, Fataar A, Nizami MA: Technetium-99m-sestamibi uptake in myeloma. J Nucl Med *37*:1001, 1996.
248. el-Shirbiny AM, Yeung H, Imbriaco M, et al: Technetium-99m-MIBI versus fluorine-18-FDG in diffuse multiple myeloma. J Nucl Med *38*:1208, 1997.
249. Norris S, Halkar R, Galt J, et al: Bone metastases from poorly differentiated adenocarcinoma of the prostate diagnosed by In-111 ProstaScint (Capromab Pendetide) images with negative results of Tc-99m MDP bone scan and without significant elevation of prostate-specific antigen. Clin Nucl Med *24*:905, 1999.
250. Lebtahi R, Cadiot G, Delahaye N, et al: Detection of bone metastases in patients with endocrine gastroenteropancreatic tumors: Bone scintigraphy compared with somatostatin receptor scintigraphy. J Nucl Med *40*:1602, 1999.
251. Rieker O, Grunwald F, Layer G, et al: Disseminated bone marrow metastases from primary breast cancer: Detection and follow-up by radioimmune bone marrow scintigraphy [see comments]. J Nucl Med *35*:1485, 1994.
252. Mouratidis B, Gilday DL, Ash JM: Comparison of bone and 67Ga scintigraphy in the initial diagnosis of bone involvement in children with malignant lymphoma. Nucl Med Commun *15*:144, 1994.
253. Bar-Shalom R, Israel O, Epelbaum R, et al: Gallium-67 scintigraphy in lymphoma with bone involvement [see comments]. J Nucl Med *36*:446, 1995.
254. Goodgold HM, Chen DC, Majd M, et al: Scintigraphy of primary bone neoplasia. J Nucl Med *24*:P57, 1983.
255. Pevarski DJ, Drane WE, Scarborough MT: The usefulness of bone scintigraphy with SPECT images for detection of pulmonary metastases from osteosarcoma. AJR *170*:319, 1998.
256. Korholz D, Verheyen J, Kemperdick HF, et al: Evaluation of follow-up investigations in osteosarcoma patients: Suggestions for an effective follow-up program. Med Pediatr Oncol *30*:52, 1998.
257. Vanel D, Henry-Amar M, Lumbroso J, et al: Pulmonary evaluation of patients with osteosarcoma: Roles of standard radiography, tomography, CT, scintigraphy, and tomoscintigraphy. AJR *143*:519, 1984.
258. Goldstein H, McNeil BJ, Zufall E, et al: Is there still a place for bone scanning in Ewing's sarcoma? Concise communication. J Nucl Med *21*:10, 1980.
259. Chew FS, Hudson TM: Radionuclide bone scanning of osteosarcoma: falsely extended uptake patterns. AJR *139*:49, 1982.
260. Erlemann R, Sciuk J, Bosse A, et al: Response of osteosarcoma and Ewing sarcoma to preoperative chemotherapy: Assessment with dynamic and static MR imaging and skeletal scintigraphy. Radiology *175*:791, 1990.
261. Yeh SD, Rosen G, Caparros B, et al: Semiquantitative gallium scintigraphy in patients with osteogenic sarcoma. Clin Nucl Med *9*:175, 1984.
262. Estes DN, Magill HL, Thompson EI, et al: Primary Ewing sarcoma: Follow-up with Ga-67 scintigraphy. Radiology *177*:449, 1990.
263. van Ginkel RJ, Hoekstra HJ, Pruim J, et al: FDG-PET to evaluate response to hyperthermic isolated limb perfusion for locally advanced soft-tissue sarcoma. J Nucl Med *37*:984, 1996.
264. Taki J, Sumiya H, Tsuchiya H, et al: Evaluating benign and malignant bone and soft-tissue lesions with technetium-99m-MIBI scintigraphy [see comments]. J Nucl Med *38*:501, 1997.
265. Sumiya H, Taki J, Tsuchiya H, et al: Midcourse thallium-201 scintigraphy to predict tumor response in bone and soft-tissue tumors. J Nucl Med *39*:1600, 1998.
266. Ramanna L, Waxman A, Binney G, et al: Thallium-201 scintigraphy in bone sarcoma: Comparison with gallium-67 and technetium-MDP in the evaluation of chemotherapeutic response. J Nucl Med *31*:567, 1990.
267. Schulte M, Brecht-Krauss D, Werner M, et al: Evaluation of neoadjuvant therapy response of osteogenic sarcoma using FDG PET. J Nucl Med *40*:1637, 1999.
268. Jones DN, McCowage GB, Sostman HD, et al: Monitoring of neoadjuvant therapy response of soft-tissue and musculoskeletal sarcoma using fluorine-18-FDG PET. J Nucl Med *37*:1438, 1996.
269. Smith FW, Gilday DL: Scintigraphic appearances of osteoid osteoma. Radiology *137*:191, 1980.
270. Wells RG, Miller JH, Sty JR: Scintigraphic patterns in osteoid osteoma and spondylolysis. Clin Nucl Med *12*:39, 1987.
271. Helms CA, Hattner RS, Vogler JB: Osteoid osteoma: Radionuclide diagnosis. Radiology *151*:779, 1984.
272. Swee RG, McLeod RA, Beabout JW: Osteoid osteoma: Detection, diagnosis, and localization. Radiology *130*:117, 1979.
273. Fehring TK, Green NE: Negative radionuclide scan in osteoid osteoma: A case report. Clin Orthop *185*:245, 1984.
274. Ghelman B, Vigorita VJ: Postoperative radionuclide evaluation of osteoid osteomas. Radiology *146*:509, 1983.
275. Lisbona R, Rosenthall L: Role of radionuclide imaging in osteoid osteoma. AJR *132*:77, 1979.
276. Goldman AB, Schneider R, Pavlov H: Osteoid osteomas of the femoral neck: report of four cases evaluated with isotopic bone scanning, CT, and MR imaging. Radiology *186*:227, 1993.
277. Assoun J, De Haldat F, Richardi G, et al: [Magnetic resonance imaging in osteoid osteoma]. Rev Rhum Ed Fr *60*:28, 1993.
278. Brien EW, Mirra JM, Kerr R: Benign and malignant cartilage tumors of bone and joint: Their anatomic and theoretical basis with an emphasis on radiology, pathology and clinical biology. I. The intramedullary cartilage tumors. Skeletal Radiol *26*:325, 1997.
279. McCarthy EF: Histopathologic correlates of a positive bone scan. Semin Nucl Med *27*:309, 1997.
280. Hudson TM, Chew FS, Manaster BJ: Scintigraphy of benign exostoses and exostotic chondrosarcomas. AJR *140*:581, 1983.
281. Lange RH, Lange TA, Rao BK: Correlative radiographic, scintigraphic, and histological evaluation of exostoses. J Bone Joint Surg Am *66*:1454, 1984.
282. Brien EW, Mirra JM, Luck JV: Benign and malignant cartilage tumors of bone and joint: Their anatomic and theoretical basis with an emphasis on radiology, pathology and clinical biology. II. Juxtacortical cartilage tumors. Skeletal Radiol *28*:1, 1999.
283. Humphry A, Gilday DL, Brown RG: Bone scintigraphy in chondroblastoma. Radiology *137*:497, 1980.
284. Ulreich S, Swartz G, Stier SA, et al: Benign chondroblastoma of talus demonstrated by skeletal scanning. Clin Nucl Med *3*:62, 1978.
285. Murray IP: The evaluation of malignancy: Primary bone tumors. *In* IP Murray, PJ Ell (Eds): Nuclear Medicine in Clinical Diagnosis and Treatment. Vol. 2. New York, Churchill Livingstone, 1994, p 935.
286. Ge YH: [Diagnostic imaging of chondroblastoma: A radiological, pathological and postoperative analysis of 58 cases]. Zhonghua Yi Xue Za Zhi 72:357, 1992.
287. Levine E, De Smet AA, Neff JR et al: Scintigraphic evaluation of giant cell tumor of bone. AJR *143*:343, 1984.
288. Van Nostrand D, Madewell JE, McNiesh LM, et al: Radionuclide bone scanning in giant cell tumor. J Nucl Med *27*:329, 1986.
289. Hudson TM: Scintigraphy of aneurysmal bone cysts. AJR *142*:761, 1984.
290. Okada T, Hasegawa M, Yamashima T, et al: [Aneurysmal bone cyst of the sixth cervical spine: Case report]. No Shinkei Geka *21*:1043, 1993.
291. Gilday DL, Ash JM: Benign bone tumors. Semin Nucl Med *6*:33, 1976.
292. Smirnov IN, Podliashchuk EL, Rassokhin BM, et al: [Skeletal scintigraphy in hemangioma of the bones]. Med Radiol (Mosk) *33*:16, 1988.
293. Halkar RK, Motawy MM, Hebbar HG, et al: Vertebral body hemangioma showing increased uptake of Tc-99m MDP and decreased Tc-99m labeled red blood cells. Clin Nucl Med *19*:827, 1994.
294. Williams AG, Mettler FA: Vertebral hemangioma: Radionuclide, radiographic, and CT correlation. Clin Nucl Med *10*:598, 1985.
295. Yapar AF, Yapar Z, Kibar M, et al: Incidental detection of a vertebral body hemangioma on three-phase bone scintigraphy. Clin Nucl Med *24*:999, 1999.
296. Gerard PS, Wilck E: Spinal hemangioma: An unusual photopenic presentation on bone scan. Spine *17*:607, 1992.
297. Han BK, Ryu JS, Moon DH, et al: Bone SPECT imaging of vertebral hemangioma correlation with MR imaging and symptoms. Clin Nucl Med *20*:916, 1995.
298. Brenner RJ, Hattner RS, Lillien DL: Scintigraphic features of nonosteogenic fibroma. Radiology *131*:727, 1979.
299. Greyson ND, Pang S: The variable bone scan appearances of nonosteogenic fibroma of bone. Clin Nucl Med *6*:262, 1981.
300. Burrows PE, Greenberg ID, Reed MH: The distal femoral defect: Technetium-99m pyrophosphate bone scan results. J Can Assoc Radiol *33*:91, 1982.
301. Riminucci M, Fisher LW, Shenker A, et al: Fibrous dysplasia of bone in the McCune-Albright syndrome: Abnormalities in bone formation. Am J Pathol *151*:1587, 1997.
302. Shenker A, Weinstein LS, Moran A, et al: Severe endocrine and nonendocrine manifestations of the McCune-Albright syndrome associated with activating mutations of stimulatory G protein GS. J Pediatr *123*:509, 1993.
303. Johns WD, Gupta SM, Kayani N: Scintigraphic evaluation of polyostotic fibrous dysplasia. Clin Nucl Med *12*:627, 1987.
304. Kransdorf MJ, Moser RP, Gilkey FW: Fibrous dysplasia. Radiographics *10*:519, 1990.
305. Stuhler T, Brocker W, Kaiser G, et al: Fibrous dysplasia in the light of new diagnostic methods. Arch Orthop Trauma Surg *94*:255, 1979.
306. Doppelfeld E, Frik W, Fuchs G: [The aid of bone scans in diagnosis of fibrous dysplasia (author's transl)]. Radiologe *18*:69, 1978.
307. Hardoff R, Eisenberg D, Gross B: Bone scintigraphy in polyostotic fibrous dysplasia resembling multiple bone metastases. Clin Nucl Med *14*:928, 1989.
308. Han J, Ryu JS, Shin MJ, et al: Fibrous dysplasia with barely increased uptake on bone scan: A case report. Clin Nucl Med *25*:785, 2000.
309. Howarth DM, Mullan BP, Wiseman GA, et al: Bone scintigraphy evaluated in diagnosing and staging Langerhans' cell histiocytosis and related disorders. J Nucl Med *37*:1456, 1996.
310. Parker BR, Pinckney L, Etcubanas E: Relative efficacy of radiographic and radionuclide bone surveys in the detection of the skeletal lesions of histiocytosis X. Radiology *134*:377, 1980.
311. Kumar R, Balachandran S: Relative roles of radionuclide scanning and radiographic imaging in eosinophilic granuloma. Clin Nucl Med *5*:538, 1980.

312. Siddiqui AR, Tashjian JH, Lazarus K, et al: Nuclear medicine studies in evaluation of skeletal lesions in children with histiocytosis X. Radiology *140*:787, 1981.
313. Crone-Munzebrock W, Brassow F: A comparison of radiographic and bone scan findings in histiocytosis X. Skeletal Radiol *9*:170, 1983.
314. Antonmattei S, Tetalman MR, Lloyd TV: The multiscan appearance of eosinophilic granuloma. Clin Nucl Med *4*:53, 1979.
315. Westra SJ, van Woerden H, Postma A, et al: Radionuclide bone scintigraphy in patients with histiocytosis X. Eur J Nucl Med *8*:303, 1983.
316. Go RT, El-Khoury GY, Wehbe MA: Radionuclide bone image in growing and stable bone island. Skeletal Radiol *5*:15, 1980.
317. Hall FM, Goldberg RP, Davies JA, et al: Scintigraphic assessment of bone islands. Radiology *135*:737, 1980.
318. Sickles EA, Genant HK, Hoffer PB: Increased localization of 99mTc-pyrophosphate in a bone island: Case report. J Nucl Med *17*:113, 1976.
319. Whyte MP, Murphy WA, Siegel BA: 99mTc-pyrophosphate bone imaging in osteopoikilosis, osteopathia striata, and melorheostosis. Radiology *127*:439, 1978.
320. Spitz J, Becker C, Tittel K, et al: [Clinical relevance of whole body skeletal scintigraphy in multiple injury and polytrauma patients]. Unfallchirurgie *18*:133, 1992.
321. Matin P: Basic principles of nuclear medicine techniques for detection and evaluation of trauma and sports medicine injuries. Semin Nucl Med *18*:90, 1988.
322. Rosenthall L, Hill RO, Chuang S: Observation of the use of 99mTc-phosphate imaging in peripheral bone trauma. Radiology *119*:637, 1976.
323. Spitz J, Lauer I, Tittel K: [The age dependence of traumatically induced bone remodeling as studied in the bone scintigram]. Nuklearmedizin *30*:155, 1991.
324. Rupani HD, Holder LE, Espinola DA, et al: Three-phase radionuclide bone imaging in sports medicine. Radiology *156*:187, 1985.
325. Rizzo PF, Gould ES, Lyden JP, et al: Diagnosis of occult fractures about the hip: Magnetic resonance imaging compared with bone-scanning. J Bone Joint Surg Am *75*:395, 1993.
326. Evans PD, Wilson C, Lyons K: Comparison of MRI with bone scanning for suspected hip fracture in elderly patients. J Bone Joint Surg Br *76*:158, 1994.
327. Tiel-van Buul MM, van Beek EJ, Broekhuizen AH, et al: Radiography and scintigraphy of suspected scaphoid fracture: A long-term study in 160 patients. J Bone Joint Surg Br *75*:61, 1993.
328. Waizenegger M, Wastie ML, Barton NJ, et al: Scintigraphy in the evaluation of the "clinical" scaphoid fracture. J Hand Surg [Br] *19*:750, 1994.
329. Bayer LR, Widding A, Diemer H: Fifteen minutes bone scintigraphy in patients with clinically suspected scaphoid fracture and normal x-rays. Injury *31*:263, 2000.
330. Tiel-van Buul MM, Roolker W, Verbeeten BW, et al: Magnetic resonance imaging versus bone scintigraphy in suspected scaphoid fracture. Eur J Nucl Med *23*:971, 1996.
331. Vrettos BC, Adams BK, Knottenbelt JD, et al: Is there a place for radionuclide bone scintigraphy in the management of radiograph-negative scaphoid trauma? S Afr Med J *86*:540, 1996.
332. Murphy DG, Eisenhauer MA, Powe J, et al: Can a day 4 bone scan accurately determine the presence or absence of scaphoid fracture? Ann Emerg Med *26*:434, 1995.
333. Murphy D, Eisenhauer M: The utility of a bone scan in the diagnosis of clinical scaphoid fracture. J Emerg Med *12*:709, 1994.
334. Kitsis C, Taylor M, Chandey J, et al: Imaging the problem scaphoid. Injury *29*:515, 1998.
335. Broeng L, Bergholdt Hansen L, Sperling K, et al: Postoperative Tc-scintimetry in femoral neck fracture: A prospective study of 46 cases. Acta Orthop Scand *65*:171, 1994.
336. Stromqvist B, Hansson LI, Nilsson LT, et al: Prognostic precision in postoperative 99mTc-MDP scintimetry after femoral neck fracture. Acta Orthop Scand *58*:494, 1987.
337. Auchincloss JM, Watt I: Scintigraphy in the evaluation of potential fracture healing: A clinical study of tibial fractures. Br J Radiol *55*:707, 1982.
338. Bellmore MC, Cummine JL, Crocker EF, et al: The role of bone scans in the assessment of prognosis of scaphoid fractures. Aust N Z J Surg *53*:133, 1983.
339. Gregg PJ, Barsoum MK, Clayton CB: Scintigraphic appearance of the tibia in the early stages following fracture. Clin Orthop *175*:139, 1983.
340. O'Reilly RJ, Cook DJ, Gaffney RD, et al: Can serial scintigraphic studies detect delayed fracture union in man? Clin Orthop *160*:227, 1981.
341. Jacobs RR, Jackson RP, Preston DF, et al: Dynamic bone scanning in fractures. Injury *12*:455, 1981.
342. Gunalp B, Ozguven M, Ozturk E, et al: Role of bone scanning in the management of non-united fractures: A clinical study. Eur J Nucl Med *19*:845, 1992.
343. Desai A, Alavi A, Dalinka M, et al: Role of bone scintigraphy in the evaluation and treatment of nonunited fractures: concise communication. J Nucl Med *21*:931, 1980.
344. Pavlov H, Torg JS, Freiberger RH: Tarsal navicular stress fractures: radiographic evaluation. Radiology *148*:641, 1983.
345. Manco LG, Schneider R, Pavlov H: Insufficiency fractures of the tibial plateau. AJR *140*:1211, 1983.
346. Orcel P: [Stress fractures of the femoral neck]. Ann Radiol *36*:88, 1993.
347. Boden BP, Speer KP: Femoral stress fractures. Clin Sports Med *16*:307, 1997.
348. Lafforgue P, Daumen-Legre V, Clairet D, et al: Insufficiency fractures of the medial femoral condyle. Rev Rhum Engl Ed *63*:262, 1996.
349. Milgrom C, Chisin R, Margulies J, et al: Stress fractures of the medial femoral condyle. J Trauma *26*:199, 1986.
350. Yamamoto T, Bullough PG: Spontaneous osteonecrosis of the knee: The result of subchondral insufficiency fracture. J Bone Joint Surg Am *82*:858, 2000.
351. Yamamoto T, Bullough PG: Subchondral insufficiency fracture of the femoral head: A differential diagnosis in acute onset of coxarthrosis in the elderly. Arthritis Rheum *42*:2719, 1999.
352. Vande Berg BC, Malghem J, Goffin EJ, et al: Transient epiphyseal lesions in renal transplant recipients: Presumed insufficiency stress fractures. Radiology *191*:403, 1994.
353. Rafii M, Mitnick H, Klug J, et al: Insufficiency fracture of the femoral head: MR imaging in three patients. AJR *168*:159, 1997.
354. Hagino H, Okano T, Teshima R, et al: Insufficiency fracture of the femoral head in patients with severe osteoporosis: Report of 2 cases. Acta Orthop Scand *70*:87, 1999.
355. Yamamoto T, Schneider R, Bullough PG: Insufficiency subchondral fracture of the femoral head. Am J Surg Pathol *24*:464, 2000.
356. Grasland A, Pouchot J, Mathieu A, et al: Sacral insufficiency fractures: An easily overlooked cause of back pain in elderly women. Arch Intern Med *156*:668, 1996.
357. Peh WC, Khong PL, Ho WY, et al: Sacral insufficiency fractures: Spectrum of radiological features. Clin Imaging *19*:92, 1995.
358. Schneider R, Yacovone J, Ghelman B: Unsuspected sacral fractures: Detection by radionuclide bone scanning. AJR *144*:337, 1985.
359. Ries T: Detection of osteoporotic sacral fractures with radionuclides. Radiology *146*:783, 1983.
360. Eller DJ, Katz DS, Bergman AG, et al: Sacral stress fractures in long-distance runners. Clin J Sport Med 7:222, 1997.
361. McFarland EG, Giangarra C: Sacral stress fractures in athletes. Clin Orthop *329*:260, 1996.
362. Volpin G, Milgrom C, Goldsher D, et al: Stress fractures of the sacrum following strenuous activity. Clin Orthop *243*:184, 1989.
363. Moreno A, Clemente J, Crespo C, et al: Pelvic insufficiency fractures in patients with pelvic irradiation. Int J Radiat Oncol Biol Phys *44*:61, 1999.
364. Rafii M, Firooznia H, Golimbu C, et al: Radiation induced fractures of sacrum: CT diagnosis. J Comput Assist Tomogr *12*:231, 1988.
365. Martinez Caballero A, Moreno Yubero A, Caballero Carpena O, et al: [Bone metastasis versus insufficiency fractures due to pelvic radiotherapy for gynecologic neoplasm]. Rev Esp Med Nucl *18*:292, 1999.
366. Henry AP, Lachmann E, Tunkel RS, et al: Pelvic insufficiency fractures after irradiation: Diagnosis, management, and rehabilitation. Arch Phys Med Rehabil 77:414, 1996.
367. Lundin B, Bjorkholm E, Lundell M, et al: Insufficiency fractures of the sacrum after radiotherapy for gynaecological malignancy. Acta Oncol *29*:211, 1990.
368. Mammone JF, Schweitzer ME: MRI of occult sacral insufficiency fractures following radiotherapy. Skeletal Radiol *24*:101, 1995.
369. Ilner K, Blomlie V, Fossa SD: Radiation-induced insufficiency fractures after definitive prostate cancer radiotherapy. Acta Oncol *37*:201, 1998.
370. Blomlie V, Rofstad EK, Talle K, et al: Incidence of radiation-induced insufficiency fractures of the female pelvis: Evaluation with MR imaging. AJR *167*:1205, 1996.
371. Bliss P, Parsons CA, Blake PR: Incidence and possible aetiological factors in the development of pelvic insufficiency fractures following radical radiotherapy. Br J Radiol *69*:548, 1996.
372. Abe H, Nakamura M, Takahashi S, et al: Radiation-induced insufficiency fractures of the pelvis: Evaluation with 99mTc-methylene diphosphonate scintigraphy. AJR *158*:599, 1992.
373. Fu AL, Greven KM, Maruyama Y: Radiation osteitis and insufficiency fractures after pelvic irradiation for gynecologic malignancies. Am J Clin Oncol *17*:248, 1994.
374. Nishimura T, Shimizu T, Sugiyama A, et al: [Insufficiency fracture of the pelvis after the radiotherapy for carcinoma of the uterine cervix]. Nippon Igaku Hoshasen Gakkai Zasshi *50*:1263, 1990.
375. Blomlie V, Lien HH, Iversen T, et al: Radiation-induced insufficiency fractures of the sacrum: Evaluation with MR imaging. Radiology *188*:261, 1993.
376. Parikh VA, Edlund JW: Sacral insufficiency fractures—rare complication of pelvic radiation for rectal carcinoma: Report of a case. Dis Colon Rectum *41*:254, 1998.
377. King MA, Casarett GW, Weber DA: A study of irradiated bone: I. histopathologic and physiologic changes. J Nucl Med *20*:1142, 1979.
378. King MA, Weber DA, Casarett GW, et al: A study of irradiated bone. Part II. Changes in Tc-99m pyrophosphate bone imaging. J Nucl Med *21*:22, 1980.
379. Burgener FA, King MA, Weber DA: [Correlation between radiological, scintigraphic and histological changes in bone in rabbits following irradiation with single and fractionated doses (author's transl)]. ROFO Fortschr Geb Rontgenstr Nuklearmed *130*:359, 1979.
380. Rohrer MD, Kircos LT, Thrall JH, et al: Evaluation of irradiated mandibles using emission tomography, bone scans, and radiography. J Dent Res *59*:2032, 1980.
381. Ahluwalia R, Morton KA, Whiting JH, et al: Scintigraphic appearance of

bone during external beam irradiation. Clin Nucl Med 19:385, 1994.
382. Marty R, Denney JD, McKamey MR, et al: Bone trauma and related benign disease: Assessment by bone scanning. Semin Nucl Med 6:107, 1976.
383. Bell EG, McAfee JG, Constable WC: Local radiation damage to bone and marrow demonstrated by radioisotopic imaging. Radiology 92:1083, 1969.
384. Hattner RS, Hartmeyer J, Wara WM: Characterization of radiation-induced photopenic abnormalities on bone scans. Radiology 145:161, 1982.
385. Yoshida D, Sawada A, Kamiike O, et al: [A study of irradiated spines in radiotherapy—using 99mTc-HMDP bone scintigraphy & MR imaging]. Nippon Igaku Hoshasen Gakkai Zasshi 52:1099, 1992.
386. Kattapuram SV, Khurana JS, Scott JA, et al: Negative scintigraphy with positive magnetic resonance imaging in bone metastases. Skeletal Radiol 19:113, 1990.
387. Smith J: Radiation-induced sarcoma of bone: Clinical and radiographic findings in 43 patients irradiated for soft tissue neoplasms. Clin Radiol 33:205, 1982.
388. Papanicolaou N, Wilkinson RH, Emans JB, et al: Bone scintigraphy and radiography in young athletes with low back pain. AJR 145:1039, 1985.
389. Collier BD, Johnson RP, Carrera GF, et al: Painful spondylolysis or spondylolisthesis studied by radiography and single-photon emission computed tomography. Radiology 154:207, 1985.
390. Lusins JO, Elting JJ, Cicoria AD, et al: SPECT evaluation of lumbar spondylolysis and spondylolisthesis. Spine 19:608, 1994.
391. Dutton JA, Hughes SP, Peters AM: SPECT in the management of patients with back pain and spondylolysis. Clin Nucl Med 25:93, 2000.
392. Greaney RB, Gerber FH, Laughlin RL, et al: Distribution and natural history of stress fractures in U.S. Marine recruits. Radiology 146:339, 1983.
393. Zwas ST, Elkanovitch R, Frank G: Interpretation and classification of bone scintigraphic findings in stress fractures. J Nucl Med 28:452, 1987.
394. Ciullo JV, Jackson DW: Pars interarticularis stress reaction, spondylolysis, and spondylolisthesis in gymnasts. Clin Sports Med 4:95, 1985.
395. Bell PA: Spondylolysis in fast bowlers: Principles of prevention and a survey of awareness among cricket coaches. Br J Sports Med 26:273, 1992.
396. Foster D, John D, Elliott B, et al: Back injuries to fast bowlers in cricket: A prospective study. Br J Sports Med 23:150, 1989.
397. Sinha AK, Kaeding CC, Wadley GM: Upper extremity stress fractures in athletes: Clinical features of 44 cases. Clin J Sport Med 9:199, 1999.
398. Bates P: Shin splints: A literature review. Br J Sports Med 19:132, 1985.
399. Mubarak SJ, Gould RN, Lee YF, et al: The medial tibial stress syndrome: A cause of shin splints. Am J Sports Med 10:201, 1982.
400. Detmer DE: Chronic shin splints: Classification and management of medial tibial stress syndrome. Sports Med 3:436, 1986.
401. Gerow G, Matthews B, Jahn W, et al: Compartment syndrome and shin splints of the lower leg. J Manipulative Physiol Ther 16:245, 1993.
402. Spencer RP, Levinson ED, Baldwin RD, et al: Diverse bone scan abnormalitites in "shin splints." J Nucl Med 20:1271, 1979.
403. Urman M, Ammann W, Sisler J, et al: The role of bone scintigraphy in the evaluation of talar dome fractures. J Nucl Med 32:2261, 1991.
404. Paletta GA, Bednarz PA, Stanitski CL, et al: The prognostic value of quantitative bone scan in knee osteochondritis dissecans: A preliminary experience. Am J Sports Med 26:7, 1998.
405. Mesgarzadeh M, Sapega AA, Bonakdarpour A, et al: Osteochondritis dissecans: Analysis of mechanical stability with radiography, scintigraphy, and MR imaging. Radiology 165:775, 1987.
406. Cahill BR, Berg BC: 99m-Technetium phosphate compound joint scintigraphy in the management of juvenile osteochondritis dissecans of the femoral condyles. Am J Sports Med 11:329, 1983.
407. Hayes AA, Bower GD, Pitstock KL: Chronic (exertional) compartment syndrome of the legs diagnosed with thallous chloride scintigraphy. J Nucl Med 36:1618, 1995.
408. Matin P, Lang G, Carretta R, et al: Scintigraphic evaluation of muscle
409. Haseman MK, Kriss JP: Selective, symmetric, skeletal muscle uptake of Tc-99m pyrophosphate in rhabdomyolysis. Clin Nucl Med 10:180, 1985.
410. Marymont JV, Lynch MA, Henning CE: Evaluation of meniscus tears of the knee by radionuclide imaging. Am J Sports Med 11:432, 1983.
411. Collier BD, Johnson RP, Carrera GF, et al: Chronic knee pain assessed by SPECT: Comparison with other modalities. Radiology 157:795, 1985.
412. Murray IP, Dixon J, Kohan L: SPECT for acute knee pain. Clin Nucl Med 15:828, 1990.
413. Ryan PJ, Taylor M, Grevitt M, et al: Bone single-photon emission tomography in recent meniscal tears: an assessment of diagnostic criteria. Eur J Nucl Med 20:703, 1993.
414. Cook GJ, Ryan PJ, Clarke SE, et al: SPECT bone scintigraphy of anterior cruciate ligament injury. J Nucl Med 37:1353, 1996.
415. Vallabhajosula S: Technetium-99m-labeled chemotactic peptides: Specific for imaging infection? J Nucl Med 38:1322, 1997.
416. Howie DW, Savage JP, Wilson TG, et al: The technetium phosphate bone scan in the diagnosis of osteomyelitis in childhood. J Bone Joint Surg Am 65:431, 1983.
417. Maurer AH, Chen DC, Camargo EE, et al: Utility of three-phase skeletal scintigraphy in suspected osteomyelitis: concise communication. J Nucl Med 22:941, 1981.
418. Gilday DL, Paul DJ, Paterson J: Diagnosis of osteomyelitis in children by combined blood pool and bone imaging. Radiology 117:331, 1975.
419. Majd M: Radionuclide imaging in early detection of childhood osteomyelitis and its differentiation from cellulitis and bone infarction. Ann Radiol (Paris) 20:9, 1977.
420. Alazraki N, Dries D, Datz F, et al: Value of a 24-hour image (four-phase bone scan) in assessing osteomyelitis in patients with peripheral vascular disease. J Nucl Med 26:711, 1985.
421. Straaton KV, Lopez-Mendez A, Alarcon GS: Insufficiency fractures of the distal tibia misdiagnosed as cellulitis in three patients with rheumatoid arthritis. Arthritis Rheum 34:912, 1991.
422. Barron BJ, Dhekne RD: Cold osteomyelitis: Radionuclide bone scan findings. Clin Nucl Med 9:392, 1984.
423. Handmaker H, Leonards R: The bone scan in inflammatory osseous disease. Semin Nucl Med 6:95, 1976.
424. Russin LD, Staab EV: Unusual bone-scan findings in acute osteomyelitis: Case report. J Nucl Med 17:617, 1976.
425. Tumeh SS, Aliabadi P, Seltzer SE, et al: Chronic osteomyelitis: The relative roles of scintigrams, plain radiographs, and transmission computed tomography. Clin Nucl Med 13:710, 1988.
426. Alazraki NP: Radionuclide imaging in the evaluation of infections and inflammatory disease. Radiol Clin North Am 31:783, 1993.
427. Merkel KD, Brown ML, Dewanjee MK, et al: Comparison of indium-labeled-leukocyte imaging with sequential technetium-gallium scanning in the diagnosis of low-grade musculoskeletal sepsis: A prospective study. J Bone Joint Surg Am 67:465, 1985.
428. el Esper I, Dacquet V, Paillard J, et al: 99Tcm-HMPAO-labelled leucocyte scintigraphy in suspected chronic osteomyelitis related to an orthopaedic device: Clinical usefulness. Nucl Med Commun 13:799, 1992.
429. Kaim A, Maurer T, Ochsner P, et al: Chronic complicated osteomyelitis of the appendicular skeleton: Diagnosis with technetium-99m labelled monoclonal antigranulocyte antibody-immunoscintigraphy. Eur J Nucl Med 24:732, 1997.
430. Guhlmann A, Brecht-Krauss D, Suger G, et al: Fluorine-18-FDG PET and technetium-99m antigranulocyte antibody scintigraphy in chronic osteomyelitis. J Nucl Med 39:2145, 1998.
431. Zhuang H, Duarte PS, Pourdehand M, et al: Exclusion of chronic osteomyelitis with F-18 fluorodeoxyglucose positron emission tomographic imaging. Clin Nucl Med 25:281, 2000.
432. Robiller FC, Stumpe KD, Kossmann T, et al: Chronic osteomyelitis of the femur: Value of PET imaging. Eur Radiol 10:855, 2000.
433. Kalicke T, Schmitz A, Risse JH, et al: Fluorine-18 fluorodeoxyglucose PET in infectious bone diseases: Results of histologically confirmed cases. Eur J Nucl Med 27:524, 2000.
434. Kaim A, Ledermann HP, Bongartz G, et al: Chronic post-traumatic osteomyelitis of the lower extremity: Comparison of magnetic resonance imaging and combined bone scintigraphy/immunoscintigraphy with radiolabelled monoclonal antigranulocyte antibodies. Skeletal Radiol 29:378, 2000.
435. Schauwecker DS, Park HM, Mock BH, et al: Evaluation of complicating osteomyelitis with Tc-99m MDP, In-111 granulocytes, and Ga-67 citrate. J Nucl Med 25:849, 1984.
436. Schauwecker DS: Osteomyelitis: Diagnosis with In-111-labeled leukocytes. Radiology 171:141, 1989.
437. Glithero PR, Grigoris P, Harding LK, et al: White cell scans and infected joint replacements. Failure to detect chronic infection. J Bone Joint Surg Br 75:371, 1993.
438. Elgazzar AH, Abdel-Dayem HM, Clark JD, et al: Multimodality imaging of osteomyelitis. Eur J Nucl Med 22:1043, 1995.
439. Norris SH, Watt I: Radionuclide uptake during the evolution of experimental acute osteomyelitis. Br J Radiol 54:207, 1981.
440. Graham GD, Lundy MM, Frederick RJ, et al: Scintigraphic detection of osteomyelitis with Tc-99m MDP and Ga-67 citrate: Concise communication. J Nucl Med 24:1019, 1983.
441. Rosenthall L, Kloiber R, Damtew B, et al: Sequential use of radiophosphate and radiogallium imaging in the differential diagnosis of bone, joint and soft tissue infection: Quantitative analysis. Diagn Imaging 51:249, 1982.
442. Tumeh SS, Aliabadi P, Weissman BN, et al: Chronic osteomyelitis: Bone and gallium scan patterns associated with active disease. Radiology 158:685, 1986.
443. Rosenthall L, Lisbona R, Hernandez M, et al: 99mTc-PP and 67Ga imaging following insertion of orthopedic devices. Radiology 133:717, 1979.
444. Gomez-Luzuriaga MA, Galan V, Villar JM: Scintigraphy with Tc, Ga and In in painful total hip prostheses. Int Orthop 12:163, 1988.
445. Lisbona R, Derbekyan V, Novales-Diaz J, et al: Gallium-67 scintigraphy in tuberculous and nontuberculous infectious spondylitis. J Nucl Med 34:853, 1993.
446. Modic MT, Feiglin DH, Piraino DW, et al: Vertebral osteomyelitis: Assessment using MR. Radiology 157:157, 1985.
447. Palestro CJ, Kim CK, Swyer AJ, et al: Radionuclide diagnosis of vertebral osteomyelitis: Indium-111-leukocyte and technetium-99m-methylene diphosphonate bone scintigraphy. J Nucl Med 32:1861, 1991.
448. Verlooy H, Mortelmans L, Verbruggen A, et al: Tc-99m HM-PAO labelled leucocyte scanning for detection of infection in orthopedic surgery. Prog Clin Biol Res 355:181, 1990.
449. Copping C, Dalgliesh SM, Dudley NJ, et al: The role of 99Tcm-HMPAO white cell imaging in suspected orthopaedic infection. Br J Radiol 65:309, 1992.
450. McAfee JG, Subramanian G, Gagne G, et al: 99mTc-HM-PAO for leukocyte labeling: Experimental comparison with 111In oxine in dogs. Eur J

Nucl Med *13*:353, 1987.

451. McAfee JG: What is the best method for imaging focal infections? J Nucl Med *31*:413, 1990.
452. Mock BH, Schauwecker DS, English D, et al: In vivo kinetics of canine leukocytes labeled with technetium-99m HM-PAO and indium-111 tropolonate. J Nucl Med *29*:1246, 1988.
433. Cooper JA, Elmendorf SL, Teixeira JP, et al: Diagnosis of sternal wound infection by technetium-99m-leukocyte imaging. J Nucl Med *33*:59, 1992.
454. Peters AM: The utility of [99mTc]HMPAO-leukocytes for imaging infection. Semin Nucl Med *24*:110, 1994.
455. King AD, Peters AM, Stuttle AW, et al: Imaging of bone infection with labelled white blood cells: Role of contemporaneous bone marrow imaging. Eur J Nucl Med *17*:148, 1990.
456. Kaim A, Ochsner P, Maurer T, et al: Ectopic hematopoietic bone marrow in the appendicular skeleton after trauma. J Nucl Med *39*:1980, 1998.
457. Van Nostrand D, Abreu SH, Callaghan JJ, et al: In-111-labeled white blood cell uptake in noninfected closed fracture in humans: Prospective study. Radiology *167*:495, 1988.
458. Wing VW, vanSonnenberg E, Kipper S, et al: Indium-111-labeled leukocyte localization in hematomas: A pitfall in abscess detection. Radiology *152*:173, 1984.
459. Mulamba L, Ferrant A, Leners N, et al: Indium-111 leucocyte scanning in the evaluation of painful hip arthroplasty. Acta Orthop Scand *54*:695, 1983.
460. Palestro CJ, Roumanas P, Swyer AJ, et al: Diagnosis of musculoskeletal infection using combined In-111 labeled leukocyte and Tc-99m SC marrow imaging. Clin Nucl Med *17*:269, 1992.
461. Datz FL, Thorne DA: Effect of antibiotic therapy on the sensitivity of indium-111-labeled leukocyte scans. J Nucl Med *27*:1849, 1986.
462. Palermo F, Boccaletto F, Paolin A, et al: Comparison of technetium-99m-MDP, technetium-99m-WBC and technetium-99m-hIG in musculoskeletal inflammation. J Nucl Med *39*:516, 1998.
463. Oyen WJ, Claessens RA, van Horn JR, et al: Scintigraphic detection of bone and joint infections with indium-111-labeled nonspecific polyclonal human immunoglobulin G. J Nucl Med *31*:403, 1990.
464. Becker W, Bair J, Behr T, et al: Detection of soft-tissue infections and osteomyelitis using a technetium-99m-labeled anti-granulocyte monoclonal antibody fragment. J Nucl Med *35*:1436, 1994.
465. Hotze AL, Briele B, Overbeck B, et al: Technetium-99m-labeled anti-granulocyte antibodies in suspected bone infections. J Nucl Med *33*:526, 1992.
466. Reuland P, Winker KH, Heuchert T, et al: Detection of infection in postoperative orthopedic patients with technetium-99m-labeled monoclonal antibodies against granulocytes. J Nucl Med *32*:2209, 1991.
467. Ang ES, Sundram FX, Goh AS, et al: 99Tcm-polyclonal IgG and 99Tcm nanocolloid scans in orthopaedics: A comparison with conventional bone scan. Nucl Med Commun *14*:419, 1993.
468. Awasthi V, Goins B, Klipper R, et al: Imaging experimental osteomyelitis using radiolabeled liposomes. J Nucl Med *39*:1089, 1998.
469. Dams ET, Nijhof MW, Boerman OC, et al: Scintigraphic evaluation of experimental chronic osteomyelitis. J Nucl Med *41*:896, 2000.
470. Vinjamuri S, Hall AV, Solanki KK, et al: Comparison of 99mTc infection imaging with radiolabelled white-cell imaging in the evaluation of bacterial infection. Lancet *347*:233, 1996.
471. Amaral H, Morales B, Pruzzo R, et al: Cold-hot mismatch between Tc-99m HMPAO-labeled leukocytes and Tc-99m ciprofloxacin in axial skeleton infections: A report of three cases. Clin Nucl Med *24*:855, 1999.
472. Jayaraman S, Al-Nahhas AM, Vivian G, et al: Demonstration of spinal osteomyelitis with Ga-67 citrate, Tc-99m MDP, and Tc-99m ciprofloxacin with provisionally negative results on MRI. Clin Nucl Med *25*:224, 2000.
473. Gratz S, Braun HG, Behr TM, et al: Photopenia in chronic vertebral osteomyelitis with technetium-99m-antigranulocyte antibody (BW 250/183). J Nucl Med *38*:211, 1997.
474. Whalen JL, Brown ML, McLeod R, et al: Limitations of indium leukocyte imaging for the diagnosis of spine infections. Spine *16*:193, 1991.
475. Schlaeffer F, Mikolich DJ, Mates SM: Technetium Tc 99m diphosphonate bone scan. False-normal findings in elderly patients with hematogenous vertebral osteomyelitis. Arch Intern Med *147*:2024, 1987.
476. Becker W: The contribution of nuclear medicine to the patient with infection. Eur J Nucl Med *22*:1195, 1995.
477. Seabold JE, Flickinger FW, Kao SC, et al: Indium-111-leukocyte/technetium-99m-MDP bone and magnetic resonance imaging: Difficulty of diagnosing osteomyelitis in patients with neuropathic osteoarthropathy. J Nucl Med *31*:549, 1990.
478. Palestro CJ, Mehta HH, Patel M, et al: Marrow versus infection in the Charcot joint: Indium-111 leukocyte and technetium-99m sulfur colloid scintigraphy. J Nucl Med *39*:346, 1998.
479. Schauwecker DS: Differentiation of infected from noninfected rapidly progressive neuropathic osteoarthropathy. J Nucl Med *36*:1427, 1995.
480. Oyen WJ, Netten PM, Lemmens JA, et al: Evaluation of infectious diabetic foot complications with indium-111-labeled human nonspecific immunoglobulin G. J Nucl Med *33*:1330, 1992.
481. Seldin DW, Heiken JP, Feldman F, et al: Effect of soft-tissue pathology on detection of pedal osteomyelitis in diabetics. J Nucl Med *26*:988, 1985.
482. Utz JA, Lull RJ, Galvin EG: Asymptomatic total hip prosthesis: Natural history determined using Tc-99m MDP bone scans. Radiology *161*:509, 1986.
483. Rosenthall L, Lepanto L, Raymond F: Radiophosphate uptake in asymptomatic knee arthroplasty. J Nucl Med *28*:1546, 1987.
484. Weiss PE, Mall JC, Hoffer PB, et al: 99mTc-methylene diphosphonate bone imaging in the evaluation of total hip prostheses. Radiology *133*:727, 1979.
485. Gelman MI, Coleman RE, Stevens PM, et al: Radiography, radionuclide imaging, and arthrography in the evaluation of total hip and knee replacement. Radiology *128*:677, 1978.
486. Williamson BR, McLaughlin RE, Wang GW, et al: Radionuclide bone imaging as a means of differentiating loosening and infection in patients with a painful total hip prosthesis. Radiology *133*:723, 1979.
487. Williams F, McCall IW, Park WM, et al: Gallium-67 scanning in the painful total hip replacement. Clin Radiol *32*:431, 1981.
488. Aliabadi P, Tumeh SS, Weissman BN, et al: Cemented total hip prosthesis: Radiographic and scintigraphic evaluation. Radiology *173*:203, 1989.
489. Levitsky KA, Hozack WJ, Balderston RA, et al: Evaluation of the painful prosthetic joint: Relative value of bone scan, sedimentation rate, and joint aspiration. J Arthroplasty *6*:257, 1991.
490. Rubello D, Borsato N, Chierichetti F, et al: Three-phase bone scintigraphy pattern of loosening in uncemented hip prostheses. Eur J Nucl Med *22*:299, 1995.
491. Lieberman JR, Huo MH, Schneider R, et al: Evaluation of painful hip arthroplasties: Are technetium bone scans necessary? J Bone Joint Surg Br *75*:475, 1993.
492. Pazzaglia UE: Pathology of the bone-cement interface in loosening of total hip replacement. Arch Orthop Trauma Surg *109*:83, 1990.
493. Tigges S, Stiles RG, Meli RJ, et al: Hip aspiration: A cost-effective and accurate method of evaluating the potentially infected hip prosthesis. Radiology *189*:485, 1993.
494. Tehranzadeh J, Schneider R, Freiberger RH: Radiological evaluation of painful total hip replacement. Radiology *141*:355, 1981.
495. Reing CM, Richin PF, Kenmore PI: Differential bone-scanning in the evaluation of a painful total joint replacement. J Bone Joint Surg Am *61*:933, 1979.
496. Mountford PJ, Hall FM, Wells CP, et al: 99Tcm-MDP, 67Ga-citrate and 111In-leucocytes for detecting prosthetic hip infection. Nucl Med Commun 7:113, 1986.
497. Palestro CJ, Kim CK, Swyer AJ, et al: Total-hip arthroplasty: Periprosthetic indium-111-labeled leukocyte activity and complementary technetium-99m-sulfur colloid imaging in suspected infection. J Nucl Med *31*:1950, 1990.
498. Magnuson JE, Brown ML, Hauser MF, et al: In-111-labeled leukocyte scintigraphy in suspected orthopedic prosthesis infection: Comparison with other imaging modalities. Radiology *168*:255, 1988.
499. Johnson JA, Christie MJ, Sandler MP, et al: Detection of occult infection following total joint arthroplasty using sequential technetium-99m HDP bone scintigraphy and indium-111 WBC imaging. J Nucl Med *29*:1347, 1988.
500. Palestro CJ, Swyer AJ, Kim CK, et al: Infected knee prosthesis: Diagnosis with In-111 leukocyte, Tc-99m sulfur colloid, and Tc-99m MDP imaging. Radiology *179*:645, 1991.
501. Palestro CJ, Torres MA: Radionuclide imaging in orthopedic infections. Semin Nucl Med *27*:334, 1997.
502. Abdel-Dayem HM, Barodawala Y, Papademetriou T: Scintigraphic arthrography: A new imaging procedure. Clin Nucl Med *6*:246, 1981.
503. Abdel-Dayem HM, Barodawala YK, Papademetriou T: Scintigraphic arthrography: Comparison with contrast arthrography and future applications. Clin Nucl Med 7:516, 1982.
504. Abdel-Dayem HM, Bardowala YM, Papademitrio T, et al: Loose hip prosthesis: Appearance in radionuclide arthrography. Clin Nucl Med *11*:713, 1986.
505. Hayes AA, Bower GD: Radionuclide arthrography and transmission imaging for assessment of painful hip prostheses. J Nucl Med *35*:851, 1994.
506. Koster G, Munz DL, Kohler HP: Clinical value of combined contrast and radionuclide arthrography in suspected loosening of hip prostheses. Arch Orthop Trauma Surg *112*:247, 1993.
507. Miniaci A, Bailey WH, Bourne RB, et al: Analysis of radionuclide arthrograms, radiographic arthrograms, and sequential plain radiographs in the assessment of painful hip arthroplasty. J Arthroplasty *5*:143, 1990.
508. Oyen WJ, Lemmens JA, Claessens RA, et al: Nuclear arthrography: Combined scintigraphic and radiographic procedure for diagnosis of total hip prosthesis loosening. J Nucl Med *37*:62, 1996.
509. Resnik CS, Fratkin MJ, Cardea JA: Arthroscintigraphic evaluation of the painful total hip prosthesis. Clin Nucl Med *11*:262, 1986.
510. Rosenthall L, Aldis AE, Hill RO: Combined radionuclide and radiocontrast arthrography for evaluating hip arthroplasty. Eur J Nucl Med *10*:531, 1985.
511. Hayes AA, Cardaci G, Bower GD: Painful knee joint prostheses: Evaluation for loosening by combined radionuclide arthrography and transmission imaging. Clin Nucl Med *22*:669, 1997.
512. Abdel-Dayem HM, Barodawala YK, Papademetriou T: Loose knee prosthesis: Detection by scintigraphic arthrography. Clin Nucl Med *8*:355, 1983.
513. Hoffer PB, Genant HK: Radionuclide joint imaging. Semin Nucl Med *6*:121, 1976.
514. McCall IW, Sheppard H, Haddaway M, et al: Gallium 67 scanning in rheumatoid arthritis. Br J Radiol *56*:261, 1983.
515. Uno K, Matsui N, Nohira K, et al: Indium-111 leukocyte imaging in

patients with rheumatoid arthritis. J Nucl Med *27*:339, 1986.
516. Becker W, Emmrich F, Horneff G, et al: Imaging rheumatoid arthritis specifically with technetium 99m CD4-specific (T-helper lymphocytes) antibodies. Eur J Nucl Med *17*:156, 1990.
517. de Bois MH, Arndt JW, van der Velde EA, et al: Joint scintigraphy for quantification of synovitis with 99mTc-labelled human immunoglobulin G compared to late phase scintigraphy with 99mTc-labelled diphosphonate. Br J Rheumatol *33*:67, 1994.
518. Liberatore M, Clemente M, Iurilli AP, et al: Scintigraphic evaluation of disease activity in rheumatoid arthritis: A comparison of technetium-99m human non-specific immunoglobulins, leucocytes and albumin nanocolloids. Eur J Nucl Med *19*:853, 1992.
519. O'Sullivan MM, Powell N, French AP, et al: Inflammatory joint disease: A comparison of liposome scanning, bone scanning, and radiography. Ann Rheum Dis *47*:485, 1988.
520. Shmerling RH, Parker JA, Johns WD, et al: Measurement of joint inflammation in rheumatoid arthritis with indium-111 chloride. Ann Rheum Dis *49*:88, 1990.
521. Shearman J, Esdaile J, Hawkins D, et al: Predictive value of radionuclide joint scintigrams. Arthritis Rheum *25*:83, 1982.
522. Schneider HA, Yonker RA, Longley S, et al: Diphosphonate bone scans in patients with polyarthralgias. Arch Intern Med *148*:1639, 1988.
523. Duncan I, Dorai-Raj A, Khoo K, et al: The utility of bone scans in rheumatology. Clin Nucl Med *24*:9, 1999.
524. Hutton CW, Higgs ER, Jackson PC, et al: 99mTc HMDP bone scanning in generalised nodal osteoarthritis. I. Comparison of the standard radiograph and four hour bone scan image of the hand. Ann Rheum Dis *45*:617, 1986.
525. McCrae F, Shouls J, Dieppe P, et al: Scintigraphic assessment of osteoarthritis of the knee joint. Ann Rheum Dis *51*:938, 1992.
526. Ryan PJ, Evans PA, Gibson T, et al: Chronic low back pain: Comparison of bone SPECT with radiography and CT. Radiology *182*:849, 1992.
527. Lusins JO, Cicoria AD, Goldsmith SJ: SPECT and lumbar MRI in back pain with emphasis on changes in end plates in association with disc degeneration. J Neuroimaging *8*:78, 1998.
528. Lusins JO, Danielski EF, Goldsmith SJ: Bone SPECT in patients with persistent back pain after lumbar spine surgery. J Nucl Med *30*:490, 1989.
529. Even-Sapir E, Martin RH, Mitchell MJ, et al: Assessment of painful late effects of lumbar spinal fusion with SPECT. J Nucl Med *35*:416, 1994.
530. Holder LE, Machin JL, Asdourian PL, et al: Planar and high-resolution SPECT bone imaging in the diagnosis of facet syndrome. J Nucl Med *36*:37, 1995.
531. Dolan AL, Ryan PJ, Arden NK, et al: The value of SPECT scans in identifying back pain likely to benefit from facet joint injection. Br J Rheumatol *35*:1269, 1996.
532. Gates GF: SPECT imaging of the lumbosacral spine and pelvis. Clin Nucl Med *13*:907, 1988.
533. Littenberg B, Siegel A, Tosteson AN, et al: Clinical efficacy of SPECT bone imaging for low back pain. J Nucl Med *36*:1707, 1995.
534. Peh WC, Ho WY, Luk KD: Applications of bone scintigraphy in ankylosing spondylitis. Clin Imaging *21*:54, 1997.
535. Goldberg RP, Genant HK, Shimshak R, et al: Applications and limitations of quantitative sacroiliac joint scintigraphy. Radiology *128*:683, 1978.
536. Pfannenstiel P, Semmler U, Adam W, et al: Comparative study of quantitating 99mTc-EHDP uptake in sacroiliac scintigraphy. Eur J Nucl Med *5*:49, 1980.
537. Ho G, Sadovnikoff N, Malhotra CM, et al: Quantitative sacroiliac joint scintigraphy. A critical assessment. Arthritis Rheum *22*:837, 1979.
538. Davis MC, Turner DA, Charters JR, et al: Quantitative sacroiliac scintigraphy. The effect of method of selection of region of interest. Clin Nucl Med *9*:334, 1984.
539. Spencer DG, Adams FG, Horton PW, et al: Scintiscanning in ankylosing spondylitis: A clinical, radiological and quantitative radioisotopic study. J Rheumatol *6*:426, 1979.
540. Kjallman M, Nylen O, Hansen M: Evaluation of quantitative sacro-iliac scintigraphy in the early diagnosis of ankylosing spondylitis. Scand J Rheumatol *15*:265, 1986.
541. Verlooy H, Mortelmans L, Vleugels S, et al: Quantitative scintigraphy of the sacroiliac joints. Clin Imaging *16*:230, 1992.
542. Pitkanen M, Lahtinen T, Hyodynmaa S, et al: Quantitative sacro-iliac scintigraphy. I. Methodological aspects. Scand J Rheumatol *11*:199, 1982.
543. Lin WY, Wang SJ: Influence of age and gender on quantitative sacroiliac joint scintigraphy. J Nucl Med *39*:1269, 1998.
544. Battafarano DF, West SG, Rak KM, et al: Comparison of bone scan, computed tomography, and magnetic resonance imaging in the diagnosis of active sacroiliitis. Semin Arthritis Rheum *23*:161, 1993.
545. Kumar R, Balachandran S: Unilateral septic sacro-iliitis: Importance of the anterior view of the bone scan. Clin Nucl Med *8*:413, 1983.
546. Jacobson AF: Musculoskeletal pain as an indicator of occult malignancy: Yield of bone scintigraphy. Arch Intern Med *157*:105, 1997.
547. Maurice HD, Newman JH, Watt I: Bone scanning of the foot for unexplained pain. J Bone Joint Surg Br *69*:448, 1987.
548. Groshar D, Gorenberg M, Ben-Haim S, et al: Lower extremity scintigraphy: The foot and ankle. Semin Nucl Med *28*:62, 1998.
549. O'Duffy EK, Clunie GP, Gacinovic S, et al: Foot pain: Specific indications for scintigraphy. Br J Rheumatol *37*:442, 1998.
550. Robinson AH, Bird N, Screaton N, et al: Coregistration imaging of the foot: A new localisation technique. J Bone Joint Surg Br *80*:777, 1998.
551. Sewell JR, Black CM, Chapman AH, et al: Quantitative scintigraphy in diagnosis and management of plantar fasciitis (calcaneal periostitis): Concise communication. J Nucl Med *21*:633, 1980.
552. Intenzo CM, Wapner KL, Park CH, et al: Evaluation of plantar fasciitis by three-phase bone scintigraphy. Clin Nucl Med *16*:325, 1991.
553. Groshar D, Liberson A, Alperson M, et al: Scintigraphy of posterior tibial tendinitis. J Nucl Med *38*:247, 1997.
554. Romanowski CA, Barrington NA: The accessory navicular: An important cause of medial foot pain. Clin Radiol *46*:261, 1992.
555. Johnson RP, Collier BD, Carrera GF: The os trigonum syndrome: Use of bone scan in the diagnosis. J Trauma *24*:761, 1984.
556. Waldburger M, Meier JL, Gobelet C: The frozen shoulder: Diagnosis and treatment. Prospective study of 50 cases of adhesive capsulitis. Clin Rheumatol *11*:364, 1992.
557. Clunie G, Bomanji J, Ell PJ: Technetium-99m-MDP patterns in patients with painful shoulder lesions. J Nucl Med *38*:1491, 1997.
558. Muller LP, Muller LA, Happ J, et al: Frozen shoulder: A sympathetic dystrophy? Arch Orthop Trauma Surg *120*:84, 2000.
559. Butler-Manuel PA, Guy RL, Heatley FW, et al: Scintigraphy in the assessment of anterior knee pain. Acta Orthop Scand *61*:438, 1990.
560. Hejgaard N, Diemer H: Bone scan in the patellofemoral pain syndrome. Int Orthop *11*:29, 1987.
561. Donnelly B, Johnson PM: Detection of hypertrophic pulmonary osteoarthropathy of skeletal imaging with 99mTc-labeled diphosphonate. Radiology *114*:389, 1975.
562. Hattner RS: Skeletal scintigraphy in pachydermoperiostosis. Eur J Nucl Med *6*:477, 1981.
563. Terry DW, Isitman AT, Holmes RA: Radionuclide bone images in hypertrophic pulmonary osteoarthropathy. Am J Roentgenol Radium Ther Nucl Med *124*:571, 1975.
564. Jajic Z, Kovacic K, Jajic I: [Scintigraphy in the early diagnosis of the secondary hypertrophic osteoarthropathy syndrome]. Reumatizam *45*:1, 1997.
565. Kroon HM, Pauwels EK: Bone scintigraphy for the detection and follow-up of hypertrophic osteoarthropathy. Diagn Imaging *51*:47, 1982.
566. Zizic TM, Marcoux C, Hungerford DS, et al: The early diagnosis of ischemic necrosis of bone. Arthritis Rheum *29*:1177, 1986.
567. Conklin JJ, Alderson PO, Zizic TM, et al: Comparison of bone scan and radiograph sensitivity in the detection of steroid-induced ischemic necrosis of bone. Radiology *147*:221, 1983.
568. Schoutens A, Stallenberg B, Hauzeur JP, et al: Scintigraphy in osteonecrosis of the hip. *In* J Urbaniak, J Jones: Osteonecrosis. Chicago, American Academy of Orthopedic Surgeons, 1997, p 209.
569. Miller IL, Savory CG, Polly DW, et al: Femoral head osteonecrosis. Detection by magnetic resonance imaging versus single-photon emission computed tomography. Clin Orthop *247*:152, 1989.
570. Collier BD, Carrera GF, Johnson RP et al: Detection of femoral head avascular necrosis in adults by SPECT. J Nucl Med *26*:979, 1985.
571. Kim KY, Lee SH, Moon DH, et al: The diagnostic value of triple head single photon emission computed tomography (3H-SPECT) in avascular necrosis of the femoral head. Int Orthop *17*:132, 1993.
572. Mitchell DG, Rao VM, Dalinka MK, et al: Femoral head avascular necrosis: Correlation of MR imaging, radiographic staging, radionuclide imaging, and clinical findings. Radiology *162*:709, 1987.
573. Hauzeur JP, Pasteels JL, Schoutens A, et al: The diagnostic value of magnetic resonance imaging in non-traumatic osteonecrosis of the femoral head. J Bone Joint Surg Am *71*:641, 1989.
574. Gires F, Leroy-Willig A, Chevrot A, et al: [Osteonecrosis of the femoral head: MRI study of 60 cases]. J Radiol *68*:503, 1987.
575. Kulkarni MV, Tarr RR, Kim EE, et al: Potential pitfalls of magnetic resonance imaging in the diagnosis of avascular necrosis. J Nucl Med *28*:1052, 1987.
576. Siddiqui AR, Kopecky KK, Wellman HN, et al: Prospective study of magnetic resonance imaging and SPECT bone scans in renal allograft recipients: Evidence for a self-limited subclinical abnormality of the hip. J Nucl Med *34*:381, 1993.
577. Kramer J, Hofmann S, Imhof H: [The non-traumatic femur head necrosis in the adult. II: radiologic diagnosis and staging]. Radiologe *34*:11, 1994.
578. Burt RW, Matthews TJ: Aseptic necrosis of the knee: Bone scintigraphy. AJR *138*:571, 1982.
579. Bohn W, Johanson N, Schneider, et al: Symptomatic corticosteroid-induced osteonecrosis of the knee. Am J Knee Surg *2*:155, 1989.
580. Havel PE, Ebraheim NA, Jackson WT: Steroid-induced bilateral avascular necrosis of the lateral femoral condyles: A case report. Clin Orthop *243*:166, 1989.
581. Lucie RS, Fuller S, Burdick DC, et al: Early prediction of avascular necrosis of the femoral head following femoral neck fractures. Clin Orthop *161*:207, 1981.
582. Lausten GS, Hesse B, Thygesen V, et al: Prediction of late complications of femoral neck fractures by scintigraphy. Int Orthop *16*:260, 1992.
583. Sugano N, Masuhara K, Nakamura N, et al: MRI of early osteonecrosis of the femoral head after transcervical fracture. J Bone Joint Surg Br *78*:253, 1996.
584. Asnis SE, Gould ES, Bansal M, et al: Magnetic resonance imaging of the hip after displaced femoral neck fractures. Clin Orthop *298*:191, 1994.
585. Lang P, Mauz M, Schorner W, et al: Acute fracture of the femoral neck:

Assessment of femoral head perfusion with gadopentetate dimeglumine-enhanced MR imaging. AJR *160*:335, 1993.
586. Meyers MH, Telfer N, Moore TM: Determination of the vascularity of the femoral head with technetium 99m-sulphur-colloid. J Bone Joint Surg Am *59*:658, 1977.
587. Turner JH: Post-traumatic avascular necrosis of the femoral head predicted by preoperative technetium-99m antimony-colloid scan: An experimental and clinical study. J Bone Joint Surg Am *65*:786, 1983.
588. Phillips TW, Aitken GK, MacKenzie RA: Sulphur colloid bone scan assessment of femoral head vascularity following subcapital fracture of the hip. Clin Orthop *208*:52, 1986.
589. Spencer RP, Lee YS, Sziklas JJ, et al: Failure of uptake of radiocolloid by the femoral heads: A diagnostic problem. Concise communication. J Nucl Med *24*:116, 1983.
590. Ecker ML, Lotke PA: Spontaneous osteonecrosis of the knee. J Am Acad Orthop Surg *2*:173, 1994.
591. Lotke PA, Ecker ML, Alavi A: Painful knees in older patients: Radionuclide diagnosis of possible osteonecrosis with spontaneous resolution. J Bone Joint Surg Am *59*:617, 1977.
592. Soucacos PN, Xenakis TH, Beris AE, et al: Idiopathic osteonecrosis of the medial femoral condyle: Classification and treatment. Clin Orthop *341*:82, 1997.
593. Traflet R, Desai A, Park C: Spontaneous osteonecrosis of the knee: Scintigraphic findings. Clin Nucl Med *12*:525, 1987.
594. Greyson ND, Lotem MM, Gross AE, et al: Radionuclide evaluation of spontaneous femoral osteonecrosis. Radiology *142*:729, 1982.
595. Greyson ND, Kassel EE: Serial bone-scan changes in recurrent bone infarction. J Nucl Med *17*:184, 1976.
596. Eisenberg B, Coates GG, Holder LR: Technetium-99m MDP bone scan and MRI correlation in the detection of occult bone infarction. Clin Nucl Med *19*:1104, 1994.
597. Rao S, Solomon N, Miller S, et al: Scintigraphic differentiation of bone infarction from osteomyelitis in children with sickle cell disease. J Pediatr *107*:685, 1985.
598. Armas RR, Goldsmith SJ: Gallium scintigraphy in bone infarction: Correlation with bone imaging. Clin Nucl Med *9*:1, 1984.
599. Amundsen TR, Siegel MJ, Siegel BA: Osteomyelitis and infarction in sickle cell hemoglobinopathies: Differentiation by combined technetium and gallium scintigraphy. Radiology *153*:807, 1984.
600. Harcke HT, Mandell GA: Scintigraphic evaluation of the growth plate. Semin Nucl Med *23*:266, 1993.
601. Bylander B, Hansson LI, Karrholm J, et al: Scintimetric evaluation of posttraumatic and postoperative growth disturbance using 99Tcm MDP. Acta Radiol Diagn *24*:85, 1983.
602. Wioland M, Bonnerot V: Diagnosis of partial and total physeal arrest by bone single-photon emission computed tomography. J Nucl Med *34*:1410, 1993.
603. Sutherland AD, Savage JP, Paterson DC, et al: The nuclide bone-scan in the diagnosis and management of Perthes' disease. J Bone Joint Surg Br *62*:300, 1980.
604. Paterson D, Savage JP: The nuclide bone scan in the diagnosis of Perthes' disease. Clin Orthop *209*:23, 1986.
605. Cavailloles F, Bok B, Bensahel H: Bone scintigraphy in the diagnosis and follow up of Perthes' disease. Eur J Nucl Med *7*:327, 1982.
606. Bensahel H, Bok B, Cavailloles F, et al: Bone scintigraphy in Perthes disease. J Pediatr Orthop *3*:302, 1983.
607. Naumann T, Bischoff U, Puhl W: [Can follow-up scintigraphy be a decision aid for therapy choice in Perthes disease?] Klin Padiatr *205*:404, 1993.
608. Conway JJ: A scintigraphic classification of Legg-Calve-Perthes disease. Semin Nucl Med *23*:274, 1993.
609. Elsig JP, Exner GU, von Schulthess GK, et al: False-negative magnetic resonance imaging in early stage of Legg-Calve-Perthes disease. J Pediatr Orthop *9*:231, 1989.
610. Uno A, Hattori T, Noritake K, et al: Legg-Calve-Perthes disease in the evolutionary period: Comparison of magnetic resonance imaging with bone scintigraphy. J Pediatr Orthop *15*:362, 1995.
611. Sebag G, Ducou Le Pointe H, Klein I, et al: Dynamic gadolinium-enhanced subtraction MR imaging: A simple technique for the early diagnosis of Legg-Calve-Perthes disease: Preliminary results. Pediatr Radiol *27*:216, 1997.
612. Harel L, Kornreich L, Ashkenazi S, et al: Meyer dysplasia in the differential diagnosis of hip disease in young children. Arch Pediatr Adolesc Med *153*:942, 1999.
613. Royle SG, Galasko CS: The irritable hip: Scintigraphy in 192 children. Acta Orthop Scand *63*:25, 1992.
614. Gordon I, Peters AM, Nunn R: The symptomatic hip in childhood: Scintigraphic findings in the presence of a normal radiograph. Skeletal Radiol *16*:383, 1987.
615. Uren RF, Howman-Giles R: The 'cold hip' sign on bone scan: A retrospective review. Clin Nucl Med *16*:553, 1991.
616. Bennett OM, Namnyak SS: Acute septic arthritis of the hip joint in infancy and childhood. Clin Orthop *281*:123, 1992.
617. Mandell GA, Harcke HT, Bowen JR, et al: Transient photopenia of the femoral head following arthrography. Clin Nucl Med *14*:397, 1989.
618. Rehm PK, Delahay J: Epiphyseal photopenia associated with metaphyseal osteomyelitis and subperiosteal abscess. J Nucl Med *39*:1084, 1998.
619. Rhoad RC, Davidson RS, Heyman S, et al: Pretreatment bone scan in SCFE: A predictor of ischemia and avascular necrosis. J Pediatr Orthop *19*:164, 1999.
620. Kallio PE, Mah ET, Foster BK, et al: Slipped capital femoral epiphysis: Incidence and clinical assessment of physeal instability. J Bone Joint Surg Br 77:752, 1995.
621. Mandell GA, Keret D, Harcke HT, et al: Chondrolysis: detection by bone scintigraphy. J Pediatr Orthop *12*:80, 1992.
622. Aronson J, Garvin K, Seibert J, et al: Efficiency of the bone scan for occult limping toddlers. J Pediatr Orthop *12*:38, 1992.
623. Englaro EE, Gelfand MJ, Paltiel HJ: Bone scintigraphy in preschool children with lower extremity pain of unknown origin. J Nucl Med *33*:351, 1992.
624. Sty JR, Starshak RJ: The role of bone scintigraphy in the evaluation of the suspected abused child. Radiology *146*:369, 1983.
625. Jaudes PK: Comparison of radiography and radionuclide bone scanning in the detection of child abuse. Pediatrics *73*:166, 1984.
626. Smith FW, Gilday DL, Ash JM, et al: Unsuspected costo-vertebral fractures demonstrated by bone scanning in the child abuse syndrome. Pediatr Radiol *10*:103, 1980.
627. Cadzow SP, Armstrong KL: Rib fractures in infants: Red alert! The clinical features, investigations and child protection outcomes. J Paediatr Child Health *36*:322, 2000.
628. Conway JJ, Collins M, Tanz RR, et al: The role of bone scintigraphy in detecting child abuse. Semin Nucl Med *23*:321, 1993.
629. Howard JL, Barron BJ, Smith GG: Bone scintigraphy in the evaluation of extraskeletal injuries from child abuse. Radiographics *10*:67, 1990.
630. Goldman AB, Pavlov H, Schneider R: Radionuclide bone scanning in subtalar coalitions: differential considerations. AJR *138*:427, 1982.
631. Deutsch AL, Resnick D, Campbell G: Computed tomography and bone scintigraphy in the evaluation of tarsal coalition. Radiology *144*:137, 1982.
632. de Lima RT, Mishkin FS: The bone scan in tarsal coalition: A case report. Pediatr Radiol *26*:754, 1996.
633. Sullivan DC, Rosenfield NS, Ogden J, et al: Problems in the scintigraphic detection of osteomyelitis in children. Radiology *135*:731, 1980.
634. Berkowitz ID, Wenzel W: 'Normal' technetium bone scans in patients with acute osteomyelitis. Am J Dis Child *134*:828, 1980.
635. Ash JM, Gilday DL: The futility of bone scanning in neonatal osteomyelitis: Concise communication. J Nucl Med *21*:417, 1980.
636. Bressler EL, Conway JJ, Weiss SC: Neonatal osteomyelitis examined by bone scintigraphy. Radiology *152*:685, 1984.
637. Aigner RM, Fueger GF, Ritter G: Results of three-phase bone scintigraphy and radiography in 20 cases of neonatal osteomyelitis. Nucl Med Commun *17*:20, 1996.
638. Van Howe RS, Starshak RJ, Chusid MJ: Chronic, recurrent multifocal osteomyelitis: Case report and review of the literature. Clin Pediatr (Phila) *28*:54, 1989.
639. Girschick HJ, Krauspe R, Tschammler A, et al: Chronic recurrent osteomyelitis with clavicular involvement in children: Diagnostic value of different imaging techniques and therapy with non-steroidal anti-inflammatory drugs. Eur J Pediatr *157*:28, 1998.
640. Roukoz S, Kahwaji A, Haddad-Zebouni S, et al: [Recurrent multifocal chronic osteomyelitis: Scintigraphy or MRI. Apropos of 2 cases]. J Radiol *80*:469, 1999.
641. Baker M, Siddiqui AR, Provisor A, et al: Radiographic and scintigraphic skeletal imaging in patients with neuroblastoma: Concise communication. J Nucl Med *24*:467, 1983.
642. Heisel MA, Miller JH, Reid BS, et al: Radionuclide bone scan in neuroblastoma. Pediatrics *71*:206, 1983.
643. Bhogate BM, Samuel AM, Ramanathan P: Bone scans in neuroblastoma. Indian J Cancer *30*:5, 1993.
644. Cook AM, Waller S, Loken MK: Multiple "cold" areas demonstrated on bone scintigraphy in a patient with neuroblastoma. Clin Nucl Med *7*:21, 1982.
645. Mandell GA, Heyman S: Extraosseous uptake of technetium-99m MDP in secondary deposits of neuroblastoma. Clin Nucl Med *11*:337, 1986.
646. Lebtahi N, Gudinchet F, Nenadov-Beck M, et al: Evaluating bone marrow metastasis of neuroblastoma with iodine-123-MIBG scintigraphy and MRI. J Nucl Med *38*:1389, 1997.
647. Hadj-Djilani NL, Lebtahi NE, Delaloye AB, et al: Diagnosis and follow-up of neuroblastoma by means of iodine-123 metaiodobenzylguanidine scintigraphy and bone scan, and the influence of histology. Eur J Nucl Med *22*:322, 1995.
648. Bouvier JF, Philip T, Chauvot P, et al: Pitfalls and solutions in neuroblastoma diagnosis using radioiodine MIBG: Our experience about 50 cases. Prog Clin Biol Res *271*:707, 1988.
649. Geatti O, Shapiro B, Sisson JC, et al: Iodine-131 metaiodobenzylguanidine scintigraphy for the location of neuroblastoma: preliminary experience in ten cases. J Nucl Med *26*:736, 1985.
650. Gilday DL, Greenberg M: The controversy about the nuclear medicine investigation of neuroblastoma. J Nucl Med *31*:135, 1990.
651. Datz F: Gamuts in Nuclear Medicine. Norwalk, CT, Appleton and Lange, 1987, p 97.
652. Gray HW, Krasnow AZ: Soft tissue uptake of bone agents. *In* BD Collier, I Fogelman, L Rosenthall (Eds): Skeletal Nuclear Medicine. St. Louis, Mosby, 1996, p 375.
653. Worsley DF, Lentle BC: Uptake of technetium-99m MDP in primary amyloidosis with a review of the mechanisms of soft tissue localization of

bone seeking radiopharmaceuticals. J Nucl Med *34*:1612, 1993.
654. Grames GM, Jansen C: The abnormal bone scan in cerebral infarction. J Nucl Med *14*:941, 1973.
655. Grames GM, Jansen C, Carlsen EN, et al: The abnormal bone scan in intracranial lesions. Radiology *115*:129, 1975.
656. Peng NJ, Tsay DG, Chen CY, et al: Tc-99m MDP uptake in cerebral infarction: Comparison with Tc-99m DTPA brain scan and Tc-99m HMPAO brain SPECT. Chung Hua I Hsueh Tsa Chih (Taipei) *56*:283, 1995.
657. Silberstein EB, DeLong S, Cline J: Tc-99m diphosphonate and sulfur colloid uptake by the spleen in sickle disease: Interrelationship and clinical correlates: Concise communication. J Nucl Med *25*:1300, 1984.
658. Harwood SJ: Splenic visualization using 99mTc-methylene diphosphonate in a patient with sickle cell disease. Clin Nucl Med *3*:308, 1978.
659. Goy W, Crowe WJ: Splenic accumulation of 99mTc-diphosphonate in a patient with sickle cell disease: Case report. J Nucl Med *17*:108, 1976.
660. Burnett KR, Lyons KP, Brown WT: Uptake of osteotropic radionuclides in the breast. Semin Nucl Med *14*:48, 1984.
661. McDougall IR, Pistenma DA: Concentration of 99mTc diphosphonate in breast tissue. Radiology *112*:655, 1974.
662. Aprile C, Bernardo G, Carena M, et al: Accumulation of 99m Tc-Sn-pyrophosphate in pleural effusions. Eur J Nucl Med *3*:219, 1978.
663. Lamki L, Cohen P, Driedger A: Malignant pleural effusion and Tc-99m MDP accumulation. Clin Nucl Med 7:331, 1982.
664. Siegel ME, Walker WJ, Campbell JL: Accumulation of 99mTc-diphosphonate in malignant pleural effusions: Detection and verification. J Nucl Med *16*:883, 1975.
665. Wong DC: Malignant ascites visualized on a radionuclide bone scan. Australas Radiol *42*:246, 1998.
666. Guiberteau MJ, Potsaid MS, McKusick KA: Accumulation of 99mTc-diphosphonate in four patients with hepatic neoplasm: Case reports. J Nucl Med *17*:1060, 1976.
667. Oren VO, Uszler JM: Liver metastases of oat cell carcinoma of lung detected on 99mTc-diphosphonate bone scan. Clin Nucl Med *3*:355, 1978.
668. Haseman MK: Accumulation of a bone imaging agent in liver metastases from prostate carcinoma. Clin Nucl Med *8*:488, 1983.
669. Rosello R, Lomena F, Pons F, et al: Bone scan in systemic amyloidosis. Nucl Med Commun *9*:879, 1988.
670. VanAntwerp JD, O'Mara RE, Pitt MJ, et al: Technetium-99m-diphosphonate accumulation in amyloid. J Nucl Med *16*:258, 1975.
671. Janssen S, van Rijswijk MH, Piers DA, et al: Soft-tissue uptake of 99mTc-diphosphonate in systemic AL amyloidosis. Eur J Nucl Med *9*:538, 1984.
672. Janssen S, Piers DA, van Rijswijk MH, et al: Soft-tissue uptake of 99mTc-diphosphonate and 99mTc-pyrophosphate in amyloidosis. Eur J Nucl Med *16*:663, 1990.
673. Hodge JC, Schneider R, Freiberger RH, et al: Calcific tendinitis in the proximal thigh. Arthritis Rheum *36*:1476, 1993.
674. Freed JH, Hahn H, Menter R, et al: The use of the three-phase bone scan in the early diagnosis of heterotopic ossification (HO) and in the evaluation of Didronel therapy. Paraplegia *20*:208, 1982.
675. Orzel JA, Rudd TG: Heterotopic bone formation: Clinical, laboratory, and imaging correlation. J Nucl Med *26*:125, 1985.
676. Rossier AB, Bussat P, Infante F, et al: Current facts of para-osteo-arthropathy (POA). Paraplegia *11*:38, 1973.
677. Muheim G, Donath A, Rossier AB: Serial scintigrams in the course of ectopic bone formation in paraplegic patients. Am J Roentgenol Radium Ther Nucl Med *118*:865, 1973.
678. Tibone J, Sakimura I, Nickel VL, et al: Heterotopic ossification around the hip in spinal cord-injured patients: A long-term follow-up study. J Bone Joint Surg Am *60*:769, 1978.
679. Siegel ME, Siegel HJ, Luck JV: Radiosynovectomy's clinical applications and cost effectiveness: A review. Semin Nucl Med *27*:364, 1997.
680. van Kasteren ME, Novakova IR, Boerbooms AM, et al: Long term follow up of radiosynovectomy with yttrium-90 silicate in haemophilic haemarthrosis. Ann Rheum Dis *52*:548, 1993.
681. Mathew P, Talbut DC, Frogameni A, et al: Isotopic synovectomy with P-32 in paediatric patients with haemophilia. Haemophilia *6*:547, 2000.
682. Fernandez-Palazzi F, Rivas S, Cibeira JL, et al: Radioactive synoviorthesis in hemophilic hemarthrosis: materials, techniques, and dangers. Clin Orthop *328*:14, 1996.
683. Sledge CB, Zuckerman JD, Shortkroff S, et al: Synovectomy of the rheumatoid knee using intra-articular injection of dysprosium-165-ferric hydroxide macroaggregates. J Bone Joint Surg Am *69*:970, 1987.
684. Sledge CB, Atcher RW, Shortkroff S, et al: Intra-articular radiation synovectomy. Clin Orthop *182*:37, 1984.
685. Heuft-Dorenbosch LL, de Vet HC, van der Linden S: Yttrium radiosynoviorthesis in the treatment of knee arthritis in rheumatoid arthritis: A systematic review. Ann Rheum Dis *59*:583, 2000.
686. Roman Ivorra J, Chismol Abad J, Morales Suarez Varela M, et al: [Radioisotopic synoviorthesis in rheumatoid arthritis: A study of 108 cases]. Rev Esp Med Nucl 19:275, 2000.
687. Alonso-Ruiz A, Perez-Ruiz F, Calabozo M, et al: Efficacy of radiosynovectomy of the knee in rheumatoid arthritis: Evaluation with magnetic resonance imaging. Clin Rheumatol *17*:277, 1998.
688. Kroger S, Sawula JA, Klutmann S, et al: [Efficacy of radiation synovectomy in degenerative inflammatory and chronic inflammatory joint diseases]. Nuklearmedizin *38*:279, 1999.
689. Kat S, Kutz R, Elbracht T, et al: Radiosynovectomy in pigmented villonodular synovitis. Nuklearmedizin *39*:209, 2000.
690. de Visser E, Veth RP, Pruszczynski M, et al: Diffuse and localized pigmented villonodular synovitis: Evaluation of treatment of 38 patients. Arch Orthop Trauma Surg *119*:401, 1999.
691. Pirich C, Schwameis E, Bernecker P, et al: Influence of radiation synovectomy on articular cartilage, synovial thickness and enhancement as evidenced by MRI in patients with chronic synovitis. J Nucl Med *40*:1277, 1999.
692. Pirich C, Wanivenhaus A, Graninger W, et al: [Radiosynovectomy with dysprosium-165 iron hydroxide]. Acta Med Austriaca *20*:49, 1993.
693. Taylor WJ, Corkill MM, Rajapaske CN: A retrospective review of yttrium-90 synovectomy in the treatment of knee arthritis. Br J Rheumatol *36*:1100, 1997.
694. Will R, Laing B, Edelman J, et al: Comparison of two yttrium-90 regimens in inflammatory and osteoarthropathies. Ann Rheum Dis *51*:262, 1992.
695. Rivard GE, Girard M, Belanger R, et al: Synoviorthesis with colloidal 32P chromic phosphate for the treatment of hemophilic arthropathy. J Bone Joint Surg Am *76*:482, 1994.
696. Silberstein EB: The treatment of painful osteoblastic metastases: What can we expect from nuclear oncology? J Nucl Med *35*:1994, 1994.
697. Silberstein E, Taylor A: Procedure guideline for bone pain treatment: 1.0. Society of Nuclear Medicine. J Nucl Med *37*:881, 1996.
698. Silberstein EB: Treatment of the pain of bone metastases. *In* BD Collier, I Fogelman, L Rosenthall (Eds): Skeletal Nuclear Medicine. St. Louis, Mosby, 1996, p 469.
699. Mertens WC, Filipczak LA, Ben-Josef E, et al: Systemic bone-seeking radionuclides for palliation of painful osseous metastases: current concepts. CA Cancer J Clin *48*:361, 1998.
700. Zweit J: Radionuclides and carrier molecules for therapy. Phys Med Biol *41*:1905, 1996.
701. Edwards GK, Santoro J, Taylor A: Use of bone scintigraphy to select patients with multiple myeloma for treatment with strontium-89. J Nucl Med *35*:1992, 1994.
702. Friedell HL, Storassli JP: The use of radioactive phosphorous in the treatment of carcinoma of the breast with widespread metastases. Am J Radiol *64*:559, 1950.
703. Nair N: Relative efficacy of 32P and 89Sr in palliation in skeletal metastases. J Nucl Med *40*:256, 1999.
704. Alberts AS, Brighton SW, Kempff P, et al: Samarium-153-EDTMP for palliation of ankylosing spondylitis, Paget's disease and rheumatoid arthritis. J Nucl Med *36*:1417, 1995.
705. Charkes ND, Makler PT Jr, Philips C: Studies of skeletal tracer kinetics. I. Digital-computer solution of a five-compartment model of [18F] fluoride kinetics in humans. J Nucl Med *19*:1301, 1978.
706. Charkes ND, Brookes M, Makler PT Jr: Studies of skeletal tracer kinetics: II. Evaluation of a five-compartment model of [18F] fluoride kinetics in rats. J Nucl Med *20*:1150, 1979.
707. Schwartz Z, Shani J, Soskolne WA, et al: Uptake and biodistribution of technetium-99m-MD32P during rat tibial bone repair. J Nucl Med *34*:104, 1993.
708. Krasnow AZ, Hellman RS, Timins ME, et al: Diagnostic bone scanning in oncology. Semin Nucl Med *27*:107, 1997.
709. Cook GJ, Houston S, Rubens R, et al: Detection of bone metastases in breast cancer by 18FDG PET: Differing metabolic activity in osteoblastic and ostolytic lesions. J Clin Oncol *16*:3375, 1998.
710. Holder LE, Schwarz C, Wernicke PG, Michael RH: Radionuclide bone imaging in the early detection of fractures of the proximal femur (hip): Multifactorial analysis. Radiology *174*:509, 1990.
711. Savoca CJ: Stress fractures. A classification of the earliest radiographic signs. Radiology *100*:519, 1971.
712. Holder LE, Michael RH: The specific scinitgraphic pattern of "shin splints in the lower leg": Concise communication. J Nucl Med *25*:865, 1984.
713. Greyson ND: Humeral stress periostitis. The arm equivalent of "shin splints." Clin Nucl Med *20*:286, 1995.
714. Flivik G, Sloth M, Rydholm U, et al: Technetium-99m-nanocolloid scintigraphy in orthopedic infections: A comparison with indium-111-labeled leukocytes. J Nucl Med *34*:1646, 1993.
715. Sonmezoglu K, Sonmezoglu M, Halac M, et al: Usefulness of 99mTc-ciprofloxacin (infecton) scan in diagnosis of chronic orthopedic infections: Comparative study with 99mTc-HMPAO leukocyte scintigraphy. J Nucl Med *42*:567, 2001.
716. Johnson JA, Christie MJ, Sandler MP, et al: Detection of occult infection following total joint arthroplasty using sequential technetium-99m HDP bone scintigraphy and indium-111 WBC imaging. J Nucl Med *29*:1347, 1988.
717. Sinha P, Kim A, Umans H, Freeman LM: Scintigraphic findings in peroneal tendonitis: A case report. Clin Nucl Med *25*:17, 2000.

# 第9章

# 骨与软组织的针刺活检

Donald Resnick

在诊断各种骨骼疾患，包括肿瘤、炎症及代谢性疾病中，切开活检是一种广为接受的手术方式。由于这种方法需要大量时间、花费、手术室空间及人员，而且在大多数病例中需要全麻，因此过去曾报道过许多种设计特殊器械进行经皮针刺骨活检的尝试[1-13]。最近由于影像学的进步，包括影像增强、双平面电视透视检查、CT、超声成像、MRI以及高分辨率放射性核素骨扫描，进一步强调了放射科医师在进行这种闭合针刺活检中处于极其重要的位置[14-16]。

可以选择两种方法之一来获取骨标本：针刺抽吸，或用环钻提取核心组织。针刺抽吸获取的组织数量小且有变形，细胞结构也有丢失；环钻活检获取的组织数量大且完整，但这种技术需要更大的针。针刺活检在组织培养排除感染方面尤为有用，但有些学者报道称针刺抽吸在确立许多临床诊断中均有价值[17,18,28]；而环钻活检对组织学诊断是更好的方法[19,29,30]。在一些报道强调指出应联用这两种方法[102,103]。联用方法需较少的额外时间，并发现可最大限度地减小假阴性结果也可增加特异性[102]。

## 第一节　综合考虑因素

近年来由于保肢技术作为治疗恶性肿瘤首选方法的应用在日益增多，骨与软组织肿瘤的治疗方法已发生了明显的变化，但在决定治疗之前如何确立准确的诊断仍是一项值得考虑的重要问题。主要的争议在于应该何时在何处进行诊断性活检，以及由何人采用何种技术来进行活检。根据对骨科学、肿瘤学以及影像学文献的详细研究发现，对于应该由骨科医生、肿瘤学者、肿瘤科医生还是由放射科医生进行活检仍有争议。很明显，如果内科医生确认某一特定病灶是恶性肿瘤，需要将患者转到专业治疗肌肉骨骼肿瘤的医学中心，那么关于该中心是否应通过闭合或切开活检对病灶进行初次定性的问题就会产生激烈的争论[104]。但实际情况并非如此，该病灶可能被错误地认定为良性肿瘤，或者实际上根本就不是肿瘤。这样可能会出现了活检不足或操作不当的问题，甚至会出现病灶切开不完全的结果。无论在何处进行初次活检，都不应忽视活检方法的重要性。

支持对怀疑是肿瘤的肌肉骨骼病灶行闭合（即非手术）活检者通常强调的是节省相关费用[105]。这种观点是正确的，但已确认这种活检方法准确性较低，尤其是小型软组织肿瘤，当活检方案未将可有效定位这种小病灶的成像方法纳入其中时更是如此。此外，这还将意味着，任何考虑行闭合活检的部位都应位于经皮插入针或环钻可到达的区域。但是对必须取出多少组织才足以能分析这种病灶观点仍不一致。需要取一块组织样本还是要取大量样本，从某种意义上来讲，需要的取材量（以及需要的活检样本数目）取决于分析标本所用的方法。分析技术包括冷冻切片检查、免疫组织化学分析、电镜、血流细胞计数，如怀疑感染还应行微生物检测。这种全项检查可能需要取3块或更多的病灶样本。这将意味着，任何活检方法都必须能提供足够数量的组织才能明确诊断，否则就不应进行该操作。应听取病理学家有关活检方法和取出组织的具体制备方法的意见和建议。

应明确是由有经验的骨科医生直接进行切开活检，还是由合格的影像科医生行间接经皮活检[106]。肿瘤细胞会通过活检针或手术刀形成的通道进行扩散。切开活检或经皮活检时所暴露的组织必须在最终手术切除恶性肿瘤时去除。到达病灶的最短路线显然未必是最好的，因此在针吸或环钻活检时必须仔细选择合适的进入点。入路应经过肌肉而不要从肌肉之间穿过，并应避开神经血管结构[104]。彻底了解手术中暴露的表面解剖和组织界面对骨科医生行切开活检手术十分有益，同样，当用CT扫描和超声成像来监控经皮活检时熟悉这些方法的影像特征也是十分有益的[107-110]。甚至可有效应用MRI来引导经皮活检和抽吸操作[111]。

## 第二节 闭合与切开活检的优缺点

骨或软组织闭合针刺活检比切开活检有如下几点明显的优势。

（1）方法相对简单，而且所用器械在技术上不复杂。医生可在短期内掌握其操作步骤。闭合针刺活检完成较迅速，常在45分钟之内。

（2）患者没有任何大的风险。不需要全麻，因此事实上可在门诊进行，但笔者建议应进行实验室筛检以便排除出血体质，并让患者在活检后留院观察24小时。局部并发症（如感染）并不常见，而且只要仔细操作完全可避免内部器官损伤。即使活检累及骨骼深部也不属于大手术。

（3）使用现代透视设备便于准确置针，而且活检前可用点片或过顶摄片永久记录置针位置。可使用CT扫描、超声成像和MRI来辅助这项操作。

闭合针刺活检的主要缺点有如下几点。

（1）抽取的材料量相对较少。这种缺点在细针活检时尤为明显，而且所取的少量细胞材料往往不能代表整个病灶，致使病理诊断不准确。环钻活检由于获取的组织数量较大，因此这个缺点不明显。有时需要重复进行闭合或切开活检。

（2）活检步骤相对属于“盲检”，因此可能无法取得理想病灶部位样本。使用高质量的X线成像控制、CT扫描、超声成像以及MRI会大大减少这种缺点。

（3）手术的成功需要经验丰富的病理学家与放射科医生的密切协作。但切开活检也存在类似情况，需要能胜任的骨科医生、影像学家和病理学家之间密切协作。

（4）虽然理论上讲对肿瘤进行闭合活检有可能导致肿瘤向毗邻和远端组织扩散，但切开活检时也有类似的并发症。

## 第三节 适应证和禁忌证

虽然骨和软组织进行针刺活检的适应证在不同医院之间会有差异，但有一些指导原则是共同的。下面是这种方法的一般适应证。

### 一、肿瘤性疾病

关于可疑或证实的骨骼转移瘤，行闭合骨活检的可能适应证有如下几项[34,35]。

（1）明确患有原发性肿瘤的患者，常规X线、CT、MRI、闪烁显像或这四种方法的任意组合可检出有孤立性骨病灶，而且证实该病灶的性质将会影响治疗选择。在许多此类患者中，骨性异常实际上表明了转移部位，但这些资料可能是制订适当的治疗计划所必需的。如果骨病灶的影像特征不是已知原发性肿瘤转移灶的典型特征（例如，前列腺癌患者的单纯溶骨性病灶或肺部腺癌患者的单纯骨硬化病灶），则更需要行活检以排除骨转移瘤的诊断或者发现第二种原发性肿瘤。此外，如果仅放射性核素骨扫描为阳性，则必须意识到这种检查不具特异性，在良性肿瘤和非肿瘤病灶均可出现骨扫描阳性。

（2）没有已知原发性肿瘤患者，可存在单个或多个溶骨性或成骨细胞性病灶，而且最可能的诊断为转移性疾病。对于这些患者，骨活检是迅速明确转移灶细胞特征的直接方法，而且可以这些特点为指导决定是否需要做进一步诊断评估以及选用何种方法（见第78章）。这项适应证可拓展至把预期治疗模式是化疗或放疗而非手术的肿瘤（如淋巴瘤）也包括在内。多发性骨髓瘤的诊断应通过相应的实验室检查来证实，而不必行闭合骨活检。确立该诊断之后，更为适当的检查应是胸骨或髂嵴的骨髓抽吸。有时闭合活检技术也可用于孤立性浆液瘤。

闭合活检技术也适用于检查切开活检无法到达骨病灶的体质虚弱患者，以及无法耐受长时间手术的患者。

（3）已明确有多个原发性肿瘤且有一处或多处骨病灶的患者。经皮骨活检有助于明确产生骨病灶的肿瘤类型，继而可开始适当的治疗。

（4）必须得明确在一个（或多个）影像学稳定的骨转移病灶内是否存在活的肿瘤细胞的原发性肿

瘤患者。

（5）已知的原发性肿瘤临床上正在缓解但又出现一个或多个新的骨病灶的患者。对病灶行闭合活检可明确转移灶是来自原发肿瘤还是来自新的原发性肿瘤或者是属于非肿瘤性病灶。

（6）原发肿瘤或（和）转移性骨病灶已接受放疗的患者，以及在照射骨出现不明性质骨性异常的患者。这类病变可能与辐射诱发的骨量减少、骨折、骨坏死、肉瘤（见第67章）、骨髓炎或者已知原发肿瘤或新生肿瘤的新生或复发转移灶有关。

（7）对转移性种植易感的非肿瘤性骨病（如Paget病，骨髓炎）患者，以及在受累骨新出现不明性质侵袭性病灶的患者。

就骨或软组织原发性肿瘤而言，闭合活检比手术介入和切开活检是否具有优势，仍不很清楚[80-82,98,102,103,112-114]。虽然足够的组织样本对任何闭合活检的成功都是极其重要的，但对原发性骨或软组织肿瘤患者而言这一点尤为重要。对主要或全部为骨硬化的骨肿瘤活检时更容易取材不足，但有些报道则强调指示这类病灶的诊断性活检尤为重要[110]。如果成骨细胞瘤的活检样本取自其软组织成分和（或）溶骨区，则可提高活检诊断的成功率[36]。Tru-Cut活检针或某些类型的活检枪适于检测原发性软组织肿瘤或原发性恶性骨肿瘤的非骨性成分。用细针抽吸或咬钳活检原发性软组织肿瘤也可取得部分成功[37-39,73,103,108,112]。

## 二、代谢性疾病

为准确发现有无代谢性疾病及其类型，需对髂嵴行切开楔形切除或经皮活检，因为需要获取包括皮质和骨髓的全厚骨标本[20]。大针芯的活检针可用于这项操作，并可提供用于定性和定量组织学检查所需的足够组织样本（见第15章）[32,40,41,74]。尽管针的尺寸较大，但这种活检方法是安全的，并且可在门诊进行[74]。

## 三、感染性疾病

闭合针刺活检或抽吸可用于诊断骨髓炎和化脓性关节炎[83]。取材用于组织学诊断和适当的组织培养。碘造影剂和止痛剂（如利多卡因）对成功识别取材培养的致病生物是否有影响仍有争议，不过应尽可能避免使用这些试剂的浓缩混合剂[115]。

即使没有影像设备也容易完成表浅关节的抽吸取材。髋关节、盂肱关节、椎间盘脊柱连接[42,84]和骶髂关节[43,44]的抽吸取材最好在X线、超声或CT引导下完成[33,107]。

## 四、关节疾病

虽然诊断关节疾病时通常不需要行闭合骨活检，但其也可用于评估诊断不明确的软骨下囊性病灶。用这种方式可证实是否有骨坏死、感染、退行性疾病、类风湿性关节炎或骨内神经节。经皮活检滑膜可为各种关节疾病患者提供有效数据[85]。

## 五、其他疾病

闭合骨活检可为其他许多种疾病提供信息，包括Paget病、纤维性发育不良、嗜酸性肉芽肿以及肉样瘤病。

对有广泛破坏的脊柱病灶进行活检取材时应格外小心，以免造成出血过多或脊柱不稳。此外，对脊柱病灶应尽可能使用右侧入路，因为主动脉位于左侧。

某些原发性肿瘤（如甲状腺和肾脏肉瘤）的转移灶可能血运极丰富。尽管可控制出血，但在对这些病灶行闭合活检时常会有出血过多。

# 第四节　活检部位

应特别强调的是，在确定合适的活检部位时一定要使用放射性核素检查。闪烁显像可发现一些比最初检查到的异常更适合行闭合针刺活检的其他病灶。对影像学检查和闪烁显像检查呈阳性的病灶行闭合针刺活检的成功率要高于仅在放射性核素扫描上有显示的病灶，不过在后一种情况下也可确立最终诊断[16,31]。

在对透视下难以发现的病灶行闭合（或开放）活检之前，也可用闪烁显像来确定准确的进入点。在肋骨异常中这样做尤为有效[45-49,86]，不过有些学者认为，对于放射性核素检查明确，但X线检查未发现的肋骨孤立性病灶不应当进行活检[19]。

对于CT扫描上发现，但常规X线检查未显示的异常，最好在CT扫描确认准确的针刺位置之后进行取样[116]。MRI也可用于检测常规X线片不明显的病灶，而且在仔细选择好活检用针、进针方向和特定脉冲序列的情况下，这种方法还可用于监控活检操作[111]。

首选的活检部位是非负重骨的突出部位。其他可用于活检的部位还有骨盆和四肢。腰椎的活检比胸椎容易进行[50,51]。胸椎体前方的硬化病灶，尤其是其邻近主动脉时，往往难以进行经皮活检[109]。对颅顶和肋骨行活检时应格外注意，以确保针进入得不会过深。对上颈椎行活检时也应如此[109]。

## 第五节 针的种类及应用方法

目前有许多针可用于环钻和抽吸活检。环钻针有两种基本类型[19]（见图9-1）。有些针，如Vim-Silverman针（见图9-1A）和Westerman-Jensen针，具有成对的窄切割刃，用于切取组织；而另一些针，如Kormed针（见图9-1B）、Craig针（见图9-1C）、Turkel针、Ackermann针和Meunier针（见图9-1D, E），具有锯齿形边缘的圆管来切取组织[10,23]。对这些基本类型的针曾提出过多种改进方案[52,53,93-95,97]。

在笔者的临床中最常使用的是Kormed针、Ackermann针和Craig[23]针（图9-2和9-3）。应用Craig针的步骤很简单。将局麻药注入皮肤、皮下组织和骨膜后，经皮肤将钝导针插入至活检部位，然后在透视下检查其位置。在导针外插入套管使其紧贴骨质。取出导针，将切割针插入套管内。此针比套管大约长2.5cm，这个长度表示取出的活检标本的深度。通过往复扭转并施加以可变的压力将切割针压入骨内，再在透视下检查其位置。拍摄X线片记录下针的确切位置。达到全深度时前后移动针，以便从周围骨组织中取出样本。然后取出切割针，让套管留在原位。如果需要取第二份活检样本，可将套管移至另一部位。用一根长的细探针从切割针中取出组织，将其放入一个合适的样品容器中。

有时需要对此技术进行一些改进。可能需要用CT而不是透视来进行操作监控（见后面的讨论）。可在切割针的端部装一只注射器，以便在取出针时抽吸活检组织。如果需要活检的组织很脆，则可用“蜗杆”代替切割针，蜗杆是Craig环钻活检组件中的一个部件，其上有两个尖齿或钩用于抓持脆弱组织[54]。在尖齿抓持住组织时沿顺时针方向小心地旋转蜗杆；然后自套管中将其取出。可通过活检针将造影剂注入囊性骨病灶中，以确定病灶中有无任何需活检的固体成分[72]。

Craig针和Turkel针及Ackermann针之间存在有细微的差异[19]。后两种器械是将导针和套管一起插入的。切割和取出标本的方式与Craig针相似。这三种针中，Ackermann针最适合获取带血运病灶的活检标本。Turkel针更适于进行硬化性病灶的活检，因为其切割表面的齿更坚硬。

Westerman-Jensen针和Vim-Silverman针尤其适用于软组织和薄弱骨的活检。这两种针都由三个基本部件构成：外针，充填器和内刀片。先将充填器和外针经皮肤插入骨或软组织内。然后取出充填器，将内针及其抓持刃插入到超出外针尖端的深度，抓持住骨性组织或软组织。将外针进一步向里推进，使其包住内针，然后将它们一同取出。

使用任何一种环钻针活检单纯骨硬化性病灶或环绕有增厚皮质表面的病灶时，均需较大力量才能获取样本。如果被取样骨具有锐角弯曲表面则更加困难，例如在长管状骨。这种情况下活检器械往往会打滑。使用手钻来造成一处皮质缺损可使活检针固定牢固，或者用其形成一处皮质隧道直至下方的异常髓腔，可将针通过此隧道插入，这两种方法都有助于解决这种困难病例[55,56]。新型活检针装有电钻[99]，有时其上可附加两根同心套叠式的不锈钢管，上面有方向相对的锯齿（图9-4）。当两根管沿相反方向旋转时，锯齿的作用类似于剪刀刃[57]，可切取足够的软组织和硬组织芯[58]。

有不同大小的抽吸针[7,12,14,17,18,24,25]。在进行多数病灶的评估时，18号或20号针即足够。在透视控制下用轻微压力将带管芯的针插入病灶内。取出管芯后用注射器抽吸组织。有人建议转动注射器，这样可获取更多活检标本。将组织放在合适的玻片上进行细胞检查，如果需要，将其放入实验室容器中以便进行组织培养及细菌学检查。

有时需要用抽吸型切割针，如Westcott针、Chiba针和Tru-Cut针。这些针在原发性软组织肿瘤活检时最有用，尤其是Tru-Cut针，因为它们可获得较大的非软化样本[89]。Tru-Cut针也可从溶骨性病灶和骨髓中获取活检样本，但在后一种情况下必须先开一个皮质骨窗[89]。

最近设计的抽吸探针可用于经皮椎间盘切除术[59,60,87,117,118]，但这种方法的临床适用性尚没有详细记录。

## 第六节 针刺活检的附加技术

活检前应检查患者有无凝血病[89]。在某些情况

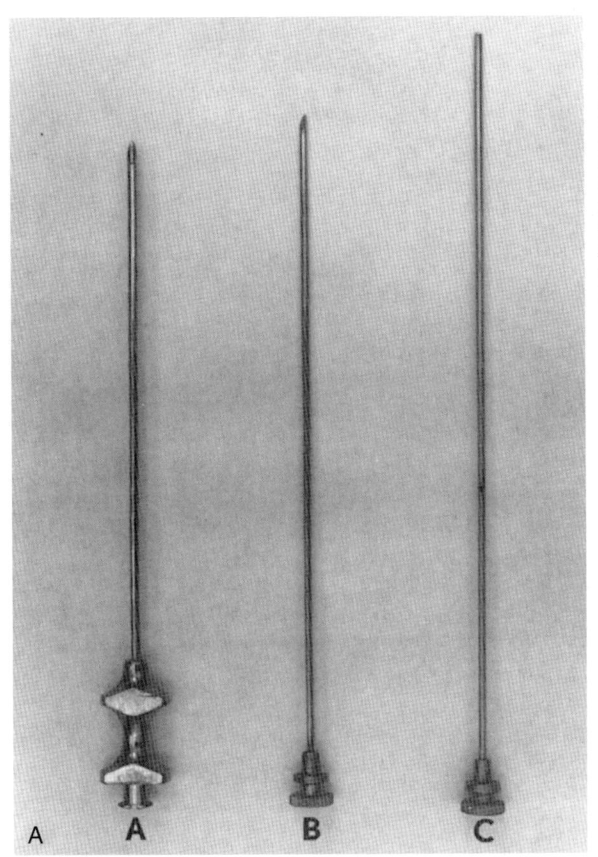


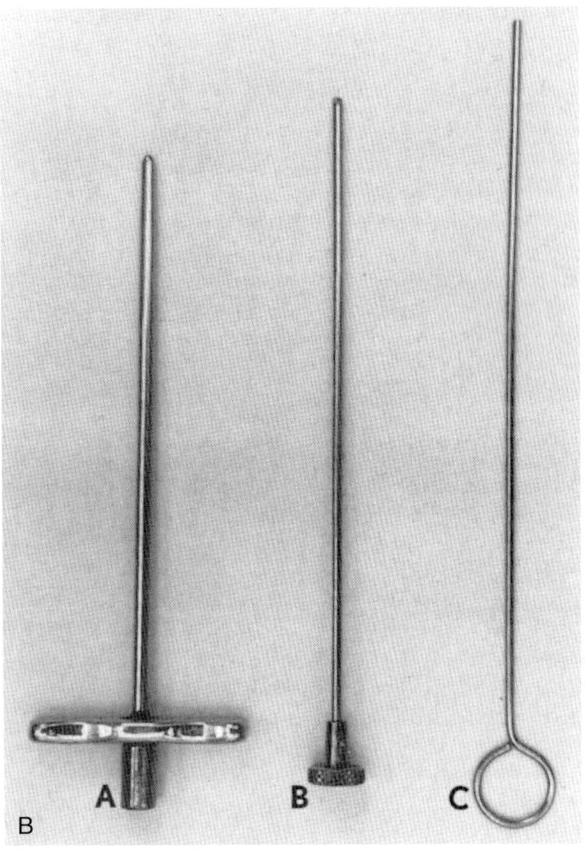


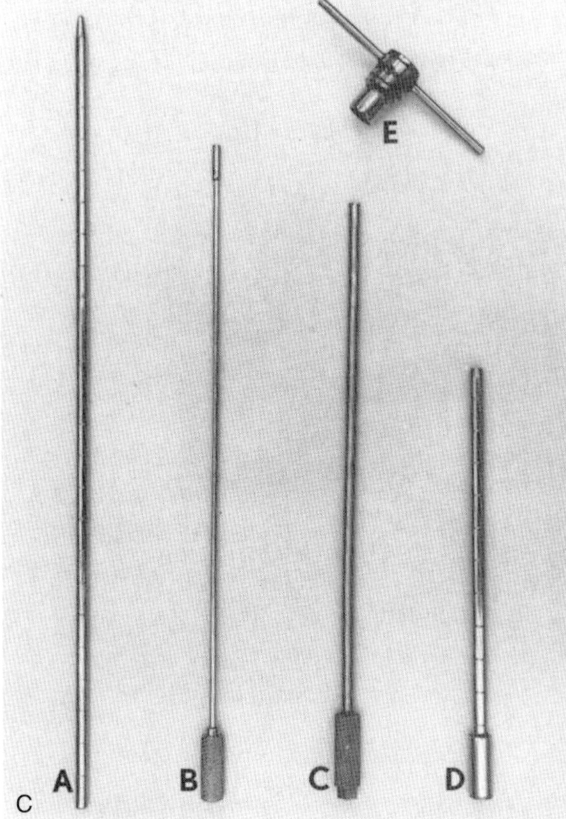


**图 9–1**　环钻针的种类。

A　Vim-Silverman针：其构成部件包括外针（A）、充填器（B）和内刀片（C）。将外针和充填器一起插入。然后取出充填器，将内针插入到超出外针尖端，以获取活检组织。

B　Kormed 针：其构成部件包括外针（A）、充填器（B）和探针（C）。将外针和充填器一起插入。取出充填器，通过往复运动将针插入骨内。取出针之后可用探针来获取活检组织。

C　Craig 针：其构成部件包括导针（A）、探针（B）、切割针（C）、套管（D）和把手（E）。将导针插入活检部位，在导针外面套上套管并紧顶骨质。取出导针之后，将切割针插入套管内。将把手装在切割针上，通过往复运动向前推进切割针。取出切割针后可用探针获取标本。

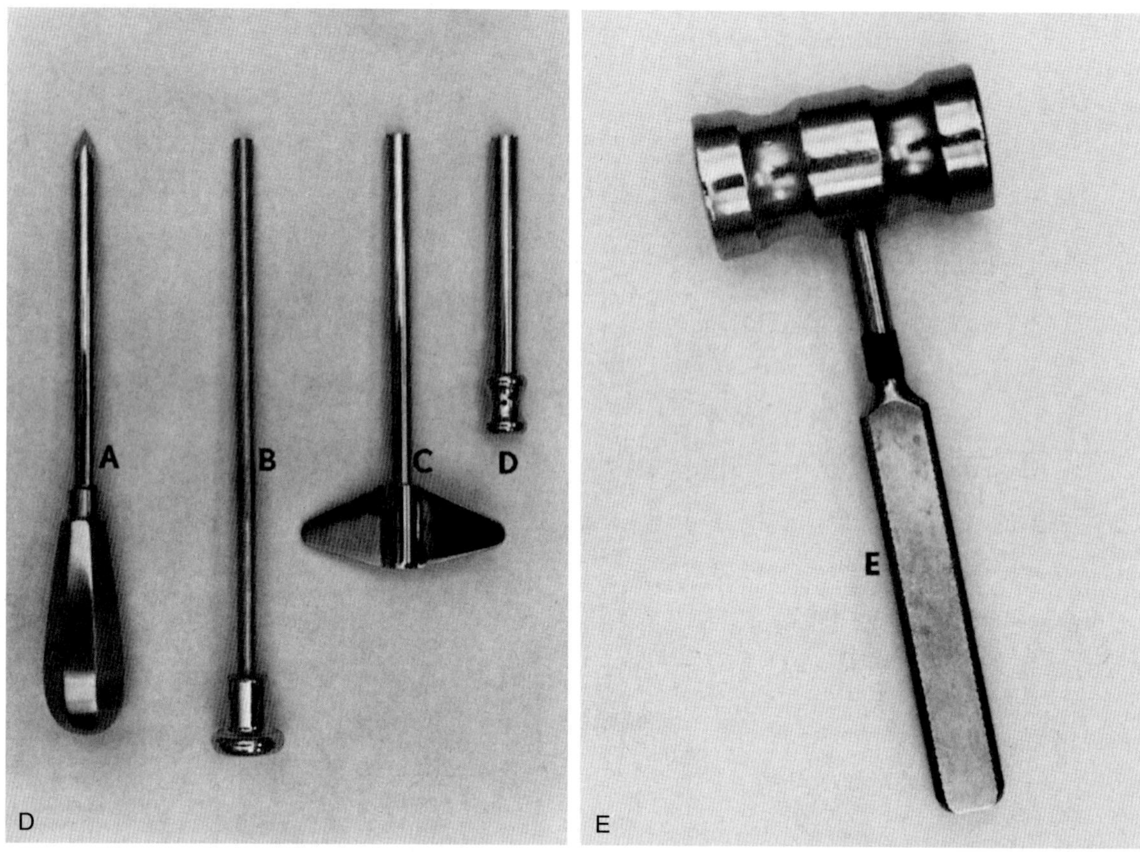


**图9-1** （续）

D, E Meunier针：构成部件包括导针（A, B）、内针（C）、外针（D）和锤（E）。活检之前应进行局部麻醉。将脊柱针插入皮肤对准骨质。用锤（E）轻敲使针进入骨髓。可将少量利多卡因直接注入骨髓内。将导针（B）和外针（D）插入到活检部位。取出导针，将外针插入骨内。经外针插入内针（C），通过旋转进入骨内。此针的口径可取出较大的标本。

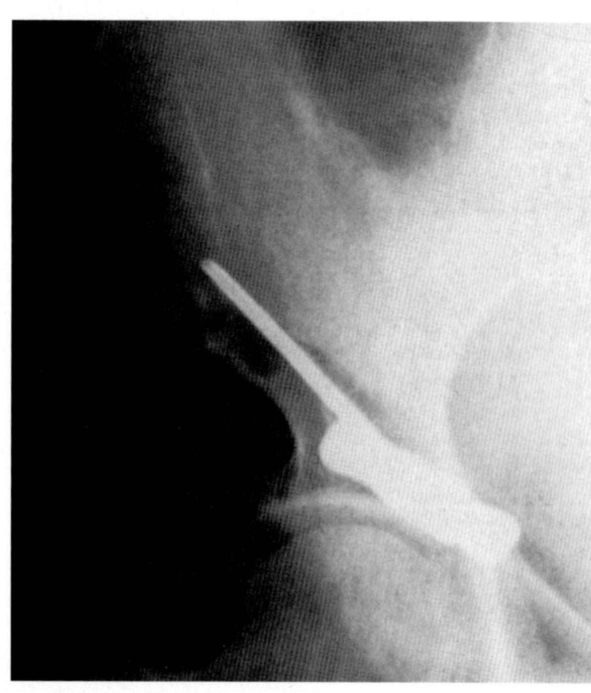

**图9-2** 使用Kormed针进行髂骨活检：骨转移瘤。可见外针已钩住一块异常骨。

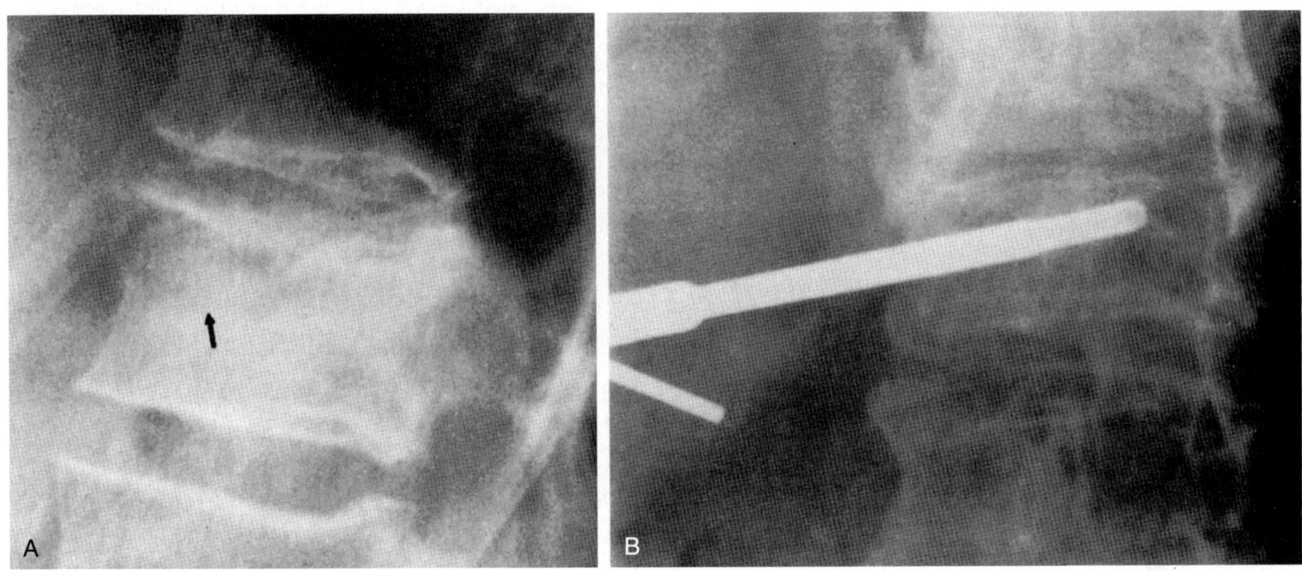

**图 9–3**　使用 Craig 针进行腰椎体活检：正愈合的骨折。初始 X 线片未发现异常。一年后出现腰椎体上部塌陷，伴相邻部位骨溶解和硬化（箭头）( A )。患者否认有创伤史。切割针插入到椎体内（ B )。活检发现正在愈合的骨折但没有肿瘤。

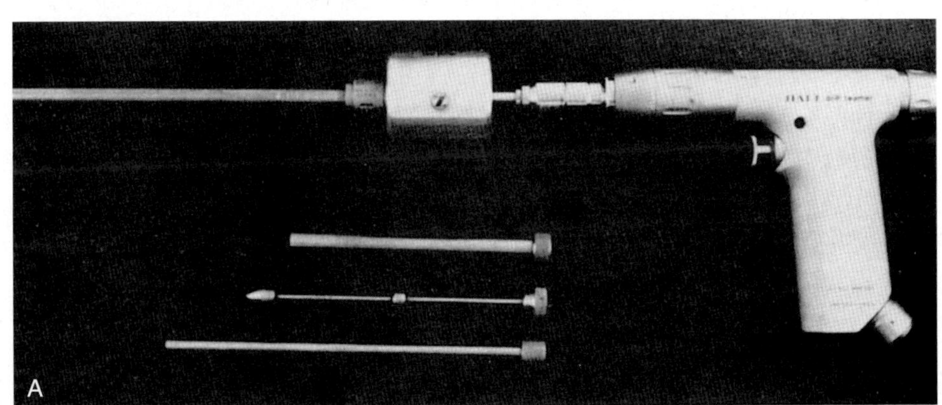

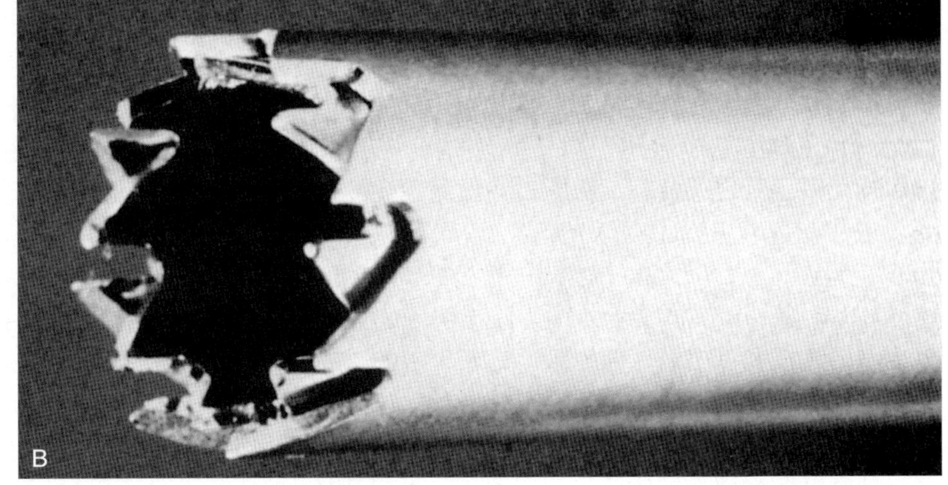

**图 9–4**　CORB 相对旋转活检针。

A　动力装置与齿轮箱相连，切割管从齿轮箱内伸出。

B　两根薄壁同心套叠式不锈钢管上都带有锯齿，但二者的方向相反。一管沿顺时针方向旋转，另一管沿逆时针方向旋转。

（Courtesy of M.Dalrymple, San Diego, California, and Zimmer Corporation, Warsaw, Indiana.）

下，这项检查需要选择适当的凝血检查方案，例如血小板计数、凝血酶原时间以及部分凝血酶原时间。患者在检查当天早晨应禁食，给予小量镇静剂和止痛剂（例如肌肉注射盐酸哌替啶50～75mg，联用或不联用口服安定10mg）[61]。将静脉内导管置入前臂，用盐水保持管路通畅。检查之前审查一下所有有关的X线片和放射核素检查。在单相和双相透视下进行检查[62,63,88]。后一种方法尤其适用于椎体活检。将局麻剂广泛浸润活检部位的皮肤、皮下组织和骨膜。此操作步骤要用透视引导。术后24小时需卧床休息并应用少量止痛剂。肋骨活检后应拍摄胸片以排除气胸。

CT以其断层扫描和优良的密度分辨能力曾成功用于监测肌肉骨骼系统的闭合活检[50,64,65,75,84,90,91]。但在大多数病例中不必这样做。在多数患者中，用透视和CT监控活检的时间长短或费用区别很小。有些报道认为，CT引导在某些部位（如脊柱）的闭合活检中有优越性[50,91]；笔者的经验是在透视引导下行腰椎活检较容易，更方便且安全性相同，尤其是使用新型活检针以某一角度插入时，例如获取第五腰椎或腰骶椎间盘组织时常需要这样做。对于此腰椎体或腰骶椎间盘，为发现针末端的确切位置可能需要行多轴向CT扫描，从而会延长检查时间。CT最好用于胸椎或颈椎的活检以及试图对原发软组织肿瘤、感染灶或原发骨性突起的软组织成分进行活检的病例（图9-5）。有时CT可发现会影响活检成功率的管状骨的皮质变异[65]。

超声引导活检最好用于表浅病灶以及抽吸怀疑含有液体的病灶。在这种情况下，应先用超声证实囊性病灶的存在，然后引导将针插入肿物内。在这种方式下应用超声可成功获得神经节、滑囊、脓肿和血肿的诊断标本[107]。也可用它来监控关节穿刺。实质性软组织肿物的活检也可在超声引导下进行，而且这种成像方法也曾用于引导骨活检[119,120]。超声引导还可用于定位骨膜下脓肿以及检测弥漫性或局限性肌肉异常[121]，并可用于定位和取出某些异物[122-124]。

MR成像引导活检技术的作用尚未明确，但开放构型的磁极和专门设计的穿刺针是近年来的重要进展[111,125,126]。将频率编码轴线的方向与针体垂直，使针体方向与静态磁场平行，以及使用快速自旋回波序列都可能会减少针所产生的伪像[111]。当用MRI引导置针时不建议使用梯度回波脉冲序列。

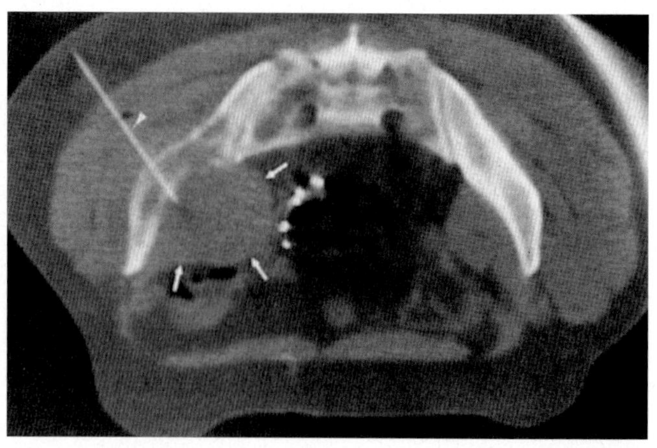

图9-5 CT引导下活检。这是一位64岁结肠腺癌患者，髂骨有一处较大的溶骨性病灶已扩展至髋臼。CT监控下的抽吸活检（患者取俯卧位）可将针（三角箭头）准确置入到病灶的一处较大软组织成分内（箭头）。

## 第七节 脊椎的活检

曾在透视或CT引导下进行椎体活检的技术已做过详细的描述[13,77,92,100]，技术上的选择取决于椎体病灶所处的水平。胸椎和腰椎活检的基本方法有两种：后外侧入路和经椎弓根入路[114,127]。用第一种方法时最好用右侧入路。虽然有文献还曾提出直接外侧入路[128]，但其仅限于腰椎而且尚未普遍使用。

### 一、第10至12胸椎及腰椎的后外侧入路活检

患者俯卧于手术台上。进针点距被活检脊椎的棘突6.5～9cm（图9-6A）。此点距离上方腰椎中线6.5～8cm，距下方腰椎中线7.5～9cm。因此患者在活检时可取俯卧位或者转身取斜俯卧位或侧卧位[114]。将一支20号脊柱针与水平成大约145°角插入并缓慢穿刺至骨。加大进针角度可能会进入硬膜；而减小进针角度可能不会进入椎体。大约145°的角是椎体活检理想角度；若后方结构需活检必须稍微改变角度。通过透视检查针的位置并进行适当麻醉后，可将活检针以相同方式插入。

进行第五腰椎活检时，常需要将针在椎体上方外侧插入，并向下成角（图9-7）。

### 二、第1至9胸椎的后外侧入路活检

患者俯卧于手术台上。脊椎针进针点距活检脊

椎棘突4～5cm（见图9-6B）。将针与水平成120°～125°角插入，从相邻肋骨上方进入。在针进入骨的过程中要用透视或CT对针的位置进行数次检查。进行适当麻醉后，将活检针以相同方式插入。针的插入深度不应超过7cm。如用透视，患者最好取斜俯卧位。在此位置，透视可见“胸椎活检窗”，其边缘是肋骨头、关节突外侧缘以及椎体和椎间盘的外侧缘[114]。

## 三、经椎弓根胸腰椎活检

对这种入路的关注少于后外侧入路，但据报道此入路安全且准确[127,129]。可用透视或CT扫描来引导置针。患者常规取俯卧位，自后入路将一支细针插入直至接触到椎弓根。然后插入导针，再套上外套管。将切割套管插入至骨质，再进入椎弓根，然后到达椎体后部。

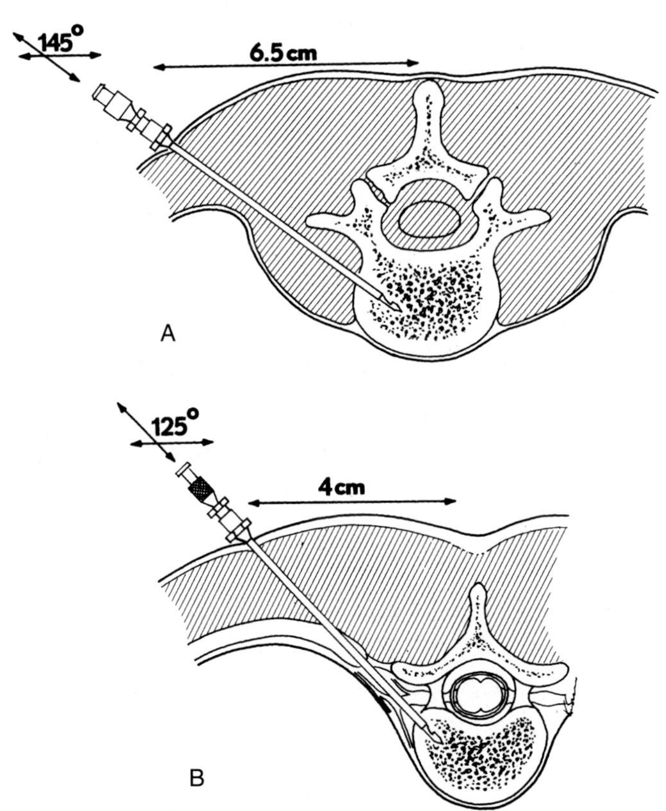


图9-6　脊柱活检技术。

A　下胸椎和腰椎：距棘突6.5cm处与水平成145°角插入活检针。

B　上胸椎：距中线约4cm处在肋骨上方与水平成125°角插入活检针。

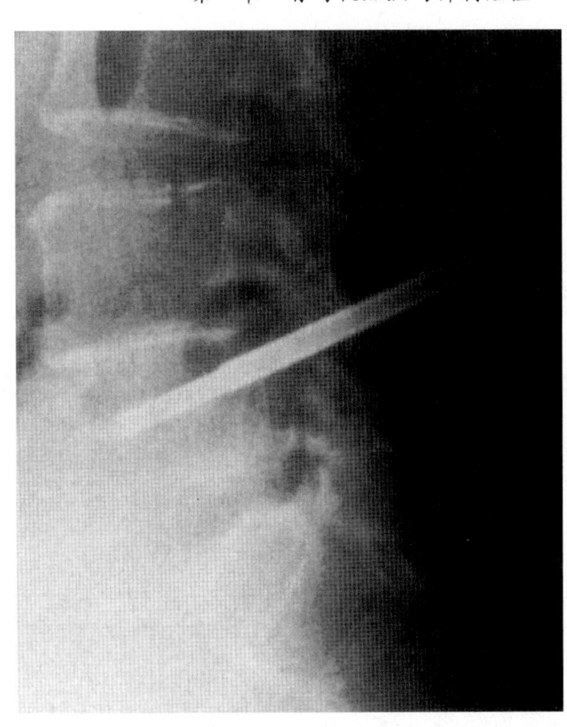

图9-7　第五腰椎体活检技术。图中可见Craig针已沿向下方向插入，因为在较低水平存在有髂嵴。在此病例中，椎体上部的活检证实骨溶解区是软骨结节所致。

## 四、颈椎活检

患者取仰卧位，并采用前外侧入路以避开喉和大血管[114]。在透视或CT引导下将针与患者矢状面大约成20°角插入。是由于此部位局部解剖复杂，因此使用大的环钻很困难，而经皮入路至颈椎更容易进行抽吸。

# 第八节　活检标本的处理

在活检之前与病理科取得联系对确保标本的正确处理是明智之举，不过本文仍有必要对处理标本的一些指导原则作一简要说明。很明显，无论多么仔细地计划活检步骤，无论活检技术多么严谨，对取出的液体或组织如果处理不当都会使这项检查失去诊断意义。

抽吸的液体必须立即移入培养管或迅速移交至实验室接种[63]。对怀疑关节感染而无关节液体的病例，应滴注无抗生素的无菌生理盐水，然后再抽吸关节内容物。

自骨病灶中抽吸出的血液不应丢弃，因为其常能提供准确的诊断[66]。可让血液在注射器或塑料杯中凝结，然后作为浸在甲醛溶液中的组织标本将其送至实验室，与取出的组织分开进行处理。也可用小滴血液制备检查涂片。

可用几种方法处理抽吸的组织[63,67]。可将其用石蜡包埋供常规组织学检查用，或对其进行处理供细胞学检测用。环钻芯一般要放入甲醛溶液中，脱钙后石蜡包埋，再切片并染色。如果用轻微压力将标本从切割针中取出，可避免将活检组织人为压碎。

如果考虑用电镜检查作为常规组织学分析的辅助手段，应将一部分组织放到戊二醛中而不是甲醛中[39,68]。偶尔使用的一些组织检查包括细胞学分析、组织印迹和免疫荧光检查[68]。

## 第八节 针刺活检的结果

多数学者认为，由于环钻活检取得的组织更多，因此在确定组织学诊断中优于抽吸活检。但环钻活检的准确性在很大程度上依赖于病理学家的专业技能以及足够的标本数量。据Debnam和Staple报道，81%患者或74%活检部位可确立诊断或排除疾病[19]，其准确率高于过去的报道[11,26,27]。他们将其相对较高的成功率归因于对患者和活检部位的仔细选择、应用骨扫描、对受累部位的详细X线检查以及透视控制下的仔细活检技术。Murphy等[63]报道，169次骨活检的总体准确率为94%；证实或排除癌症的准确率为95%，证实或排除炎症的准确率为97%。Tehranzadeh等[61]在分析了120例经皮骨活检的结果后发现，72%的活检结果与患者的其他临床异常及后续病程相符，诊断原发性骨肿瘤的成功率较差（44%），而诊断骨转移瘤的成功率较好，尤其是脊柱。据Stoker和Kissin[76]报道，在135例脊椎活检的回顾性研究中，总体准确率为89%。Fraser-Hill和Renfrew[80]在对他们所做的102例经皮针刺活检进行分析后报道，骨转移瘤患者的准确率为82%，疑似肌肉骨骼感染病例的准确率为90%，原发性肌肉骨骼肿瘤病例的准确率为83%。Stoker等[96]在对208例活检的回顾性研究中，报道的总体准确率为97%。

最近据Logan等[103]报道，46例原发和继发性骨与软组织肿瘤连续病例行抽吸或环钻活检中的确诊率为88%～100%。Schweiter等[102]报道，138例患者同时应用核心和抽吸方法进行骨活检的准确率超过95%。Hodge[113]报道，55例骨活检的准确率为86%，13例软组织活检的准确率为77%。Dupuy等[108]应用CT引导技术行带芯针刺活检和细针抽吸活检共221例，发现其准确率分别为93%和80%。Leffler和Chew[110]应用相似的技术报道，对43处硬化性骨病灶行环钻和细针联合活检后发现，阳性预测率为82%，阴性预测率为100%。虽然这种方法的成功率有明显的不同，但只要认真仔细地操作和分析，骨或软组织针刺活检也是一种准确的方法[78]，尤其是将其作为肿瘤治疗的多学科方法的一部分来实施时更是如此[112]。

## 第十节 并发症

这种方法在实施中常没有明显的并发症。常见轻度疼痛和不适。对血管肿瘤患者采集活检标本时，或者在活检中损伤静脉或动脉结构时，可能会有出血，尤其是行脊柱活检时。脊柱活检后偶有出现急性截瘫的报道[27]。可出现与主要运动神经麻痹有关的轻瘫，但其常在数小时内缓解[89]。脊柱[63,69]或肋骨活检时可伴发气胸，活检表浅感染灶后偶尔可出现窦道形成。报道的其他并发症还有足下垂、肺炎、腹膜后气肿、脑膜炎甚至死亡，但这些并发症极为少见[61,79]。曾在动物实验中对活检中或活检后肿瘤的局部或全身性播散进行过研究[70,71]。这似乎对人类的临床重要性较小，但在活检原发性肿瘤时应采用适当的方法完成活检，使针道和标本一起切除[89,101]。

## 第十一节 脊柱和脊柱外的其他干预措施

许多其他的干预措施和技术可用于研究脊柱疾病，其中有一部分将在第11章中讨论。其中包括椎间盘造影、经皮椎间盘切除、治疗性硬膜外和神经根注射、交感神经松解以及经皮椎体成形术[117,118,130-133]。应用越来越普及的经皮椎体成形术还将在第46和第55章中讨论）可用于加强塌陷的椎体，并可明显或完全减轻塌陷所导致的疼痛[134,135]。椎体成形术也可和另一种技术（即后凸成形术）联用，以减轻伴发的胸椎后凸畸形。

椎体成形术的基本目的是，通过对骨质疏松或削弱脊柱的病灶（例如浆细胞性骨髓瘤）导致腰痛的患者经皮注入异丁烯酸甲酯，使脊柱稳定而获得止痛的效果[135]。在透视或CT引导下，经后外侧入路或经椎弓根入路将一根或两根粗针插入到受累椎体内。滴注时将异丁烯酸甲酯聚合物与钽粉或钨粉混合以增加其X线密度[134]。当混合物达到糊剂黏度时，将其经一根或两根针注入，直至再注入会遇到阻力或溶液到达椎体后部为止（图9-8）。如果溶液漏入硬膜外腔、神经孔或毗邻的静脉，应停止注射。最好能充填大部分受累椎体，这可能需要10mL溶液。因为特定（但并非全部）类型的异丁烯酸甲酯骨外渗漏可伴发脊髓或神经压迫，此时往往需要立即行减压手术（尽管少见），因此经皮椎体成形术不应作为门诊手术。有时也可能出现术后发热或疼痛加剧，但这些现象多是暂时的。

经皮椎体成形术主要用于伴有骨质疏松、浆细胞性骨髓瘤和骨转移瘤的疼痛性椎体塌陷。可通过叩击椎体棘突复现患者的症状来确定疼痛是否源于塌陷的椎体（或多个椎体）。此方法也可用于治疗疼痛性椎体血管瘤。存在出血素质是经皮椎体成形术的禁忌证。经皮注射异丁烯酸甲酯的类似方法可用于治疗脊柱外的骨溶解病灶，例如骨转移瘤和浆细胞性骨髓瘤患者的髋臼病灶[136]。

应用经皮技术治疗单纯骨囊肿和嗜酸性肉芽肿将在第56和第76章中讨论[137]。应用于骨样骨瘤患者的方法，如经皮切除和激光治疗，也将在第76章中讨论。

（张海宁 译　侯筱魁 校）

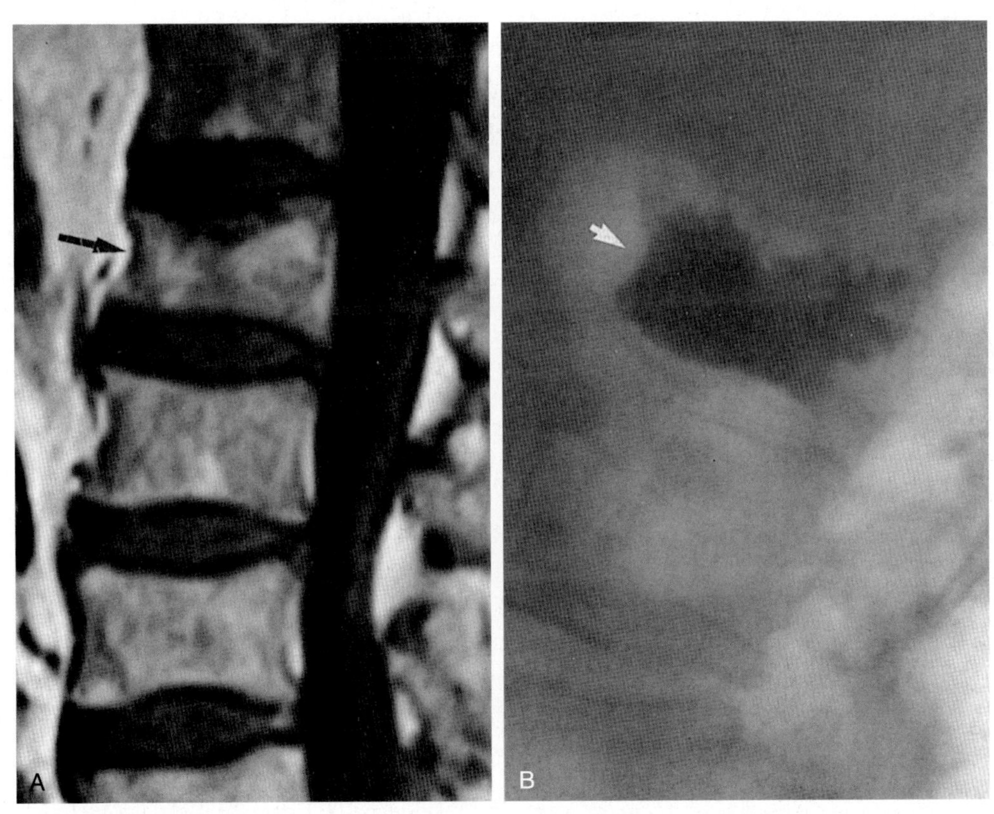


**图9-8**　经皮椎体成形术。73岁男性患者，有前列腺肉瘤病史，主诉腰痛。矢状面T1加权相（TR/TE，500/20）自旋回波MR成像（A）显示，第一腰椎体已发生部分塌陷（箭头）没有提示肿瘤的骨髓信号强度改变。术后透视点片（B）可见不透光的异丁烯酸甲酯（箭头）已充填大部分受累椎体。（Courtesy of W.Wong, M.D., San Diego, California.）

# 参考文献


1. Siffert R, Arkin AM: Trephine biopsy of bone with special reference to lumbar vertebral bodies. J Bone Joint Surg Am *31*:146, 1949.
2. Ackermann W: Vertebral trephine biopsy. Ann Surg *143*:373, 1956.
3. Kendall PH: Needle biopsy of vertebral bodies. Ann Phys Med *5*:236, 1960.
4. Valls J, Ottolenghi CE, Schajowicz F: Aspiration biopsy in the diagnosis of lesions of vertebral bodies. JAMA *136*:376, 1948.
5. Martin HE, Stewart FW: Advantages and limitations of aspiration biopsy. AJR *35*:245, 1936.
6. Hyman G: Comparison of bone-marrow aspiration and skeletal roentgenograms in diagnosis of metastatic carcinoma. Cancer *8*:576, 1955.
7. Ottolenghi CE: Diagnosis of orthopedic lesions by aspiration biopsy: Results of 1061 punctures. J Bone Joint Surg Am *37*:443, 1955.
8. Hoffman WJ: New technique and instruments for obtaining biopsy specimens. Am J Cancer *15*:212, 1931.
9. Robertson RC, Ball RP: Destructive spine lesions: Diagnosis by needle biopsy. J Bone Joint Surg *17*:749, 1935.
10. Turkel H, Bethell FH: Biopsy of bone marrow performed by new and simple instrument. J Lab Clin Med *28*:1246, 1943.
11. Ackermann W: Application of the trephine for bone biopsy: Results in 635 cases. JAMA *184*:11, 1963.
12. Schajowicz F, Derqui JC: Puncture biopsy in lesions of the locomotor system. Review of results in 4050 cases, including 941 vertebral punctures. Cancer *21*:531, 1968.
13. Ottolenghi CE: Aspiration biopsy of the spine. J Bone Joint Surg Am *51*:1531, 1969.
14. Lalli AF: Roentgen-guided aspiration biopsies of skeletal lesions. J Can Assoc Radiol *21*:71, 1970.
15. Rabinov K, Goldman H, Rosbash H, et al: The role of aspiration biopsy of focal lesions in lung and bone by simple needle and fluoroscopy. AJR *101*:932, 1967.
16. Debnam JW, Staple TW: Needle biopsy of bone. Radiol Clin North Am *13*:157, 1975.
17. Thommesen P, Frederiksen P: Fine needle aspiration biopsy of bone lesions: Clinical value. Arch Orthop Scand *47*:137, 1976.
18. Akerman M, Berg NO, Persson BM: Fine needle aspiration biopsy in the evaluation of tumor-like lesions of bone. Acta Orthop Scand *47*:129, 1976.
19. Debnam JW, Staple TW: Trephine bone biopsy by radiologists: Results of 73 procedures. Radiology *116*:607, 1975.
20. Johnson KA, Kelly PJ, Jowsey J: Percutaneous biopsy of the iliac crest. Clin Orthop *123*:34, 1977.
21. Tenopyr J, Silverman I: The importance of biopsy in tumor diagnosis. Radiology *36*:57, 1941.
22. Ellis LD, Jensen WN, Westerman MP: Needle biopsy of bone and marrow. Arch Intern Med *114*:213, 1964.
23. Craig FS: Vertebral body biopsy. J Bone Joint Surg Am *38*:93, 1956.
24. Hajdu SI, Melamed MR: Needle biopsy of primary malignant bone tumors. Surg Gynecol Obstet *133*:829, 1971.
25. Schajowicz F: Aspiration biopsy in bone lesions. J Bone Joint Surg Am *37*:465, 1955.
26. Cramer LE, Kuhn C III, Stein AH Jr: Needle biopsy of bone. Surg Gynecol Obstet *118*:1253, 1964.
27. Stahl DC, Jacobs B: Diagnosis of obscure lesions of the skeleton. Evaluation of biopsy methods. JAMA *201*:229, 1967.
28. Adler O, Rosenberger A: Fine needle aspiration biopsy of osteolytic metastatic lesions. AJR *133*:15, 1979.
29. Moore TM, Meyers MH, Patzakis MJ, et al: Closed biopsy of musculoskeletal lesions. J Bone Joint Surg Am *61*:375, 1979.
30. DeSantos LA, Murray JA, Ayala AG: The value of percutaneous needle biopsy in the management of primary bone tumors. Cancer *43*:735, 1979.
31. Collins JD, Bassett L, Main GD, et al: Percutaneous biopsy following positive bone scans. Radiology *132*:439, 1979.
32. Meunier P, Courpron P, Giroux JM, et al: Bone histomorphometry as applied to research on osteoporosis and to the diagnosis of hyperosteoidosis states. *In* SP Nielsen, E Hjorting-Hansen (Eds): Calcified Tissues 1975: Proceedings of the Eleventh European Symposium on Calcified Tissues. Copenhagen, FADL Publishing, 1976, p 354.
33. Hardy DC, Murphy WA, Gilula LA: Computed tomography in planning percutaneous bone biopsy. Radiology *134*:447, 1980.
34. Zornoza J: Needle biopsy of metastases. Radiol Clin North Am *20*:569, 1982.
35. Edeiken B, de Santos LA: Percutaneous needle biopsy of the irradiated skeleton. Radiology *146*:653, 1983.
36. Ayala AG, Zornoza J: Primary bone tumors: Percutaneous needle biopsy. Radiologic-pathologic study of 222 biopsies. Radiology *149*:675, 1983.
37. Akerman M, Idvall I, Rydholm A: Cytodiagnosis of soft tissue tumors and tumor-like conditions by means of fine needle aspiration biopsy. Arch Orthop Trauma Surg *96*:61, 1980.
38. Rydholm A, Akerman M, Idvall I, et al: Aspiration cytology of soft tissue tumors: A prospective study of its influence on choice of surgical procedure. Int Orthop *6*:209, 1982.
39. Kindblom L-G: Light and electron microscopic examination of embedded fine-needle biopsy specimens in the preoperative diagnosis of soft tissue and bone tumors. Cancer *51*:2264, 1982.
40. Faugere M-C, Malluche HH: Comparison of different bone-biopsy techniques for qualitative and quantitative diagnosis of metabolic bone diseases. J Bone Joint Surg Am *65*:1314, 1983.
41. Nilsson BE, Wiklund P-E: Iliac crest biopsy in the diagnosis of metabolic bone disease: A method study. Acta Med Scand *213*:151, 1983.
42. Joshi KB, Brinker RA: Fine needle diagnosis in lumbar osteomyelitis. Skeletal Radiol *10*:173, 1983.
43. Vinceneux PH, Lasserre PP, Grossin M: Technique de ponction-biopsie percutanée au trocart de l'articulation sacro-iliaque pour le diagnostic bactériologique et histologique des sacro-iliites. Rev Rhum Mal Osteoartic *48*:93, 1981.
44. Hendrix RW, Lin P-JP, Kane WJ: Simplified aspiration or injection technique for the sacro-iliac joint. J Bone Joint Surg Am *64*:1249, 1982.
45. Little AG, DeMeester TR, Kirchner PT, et al: Guided biopsies of abnormalities on nuclear bone scans: Technique and indications. J Thorac Cardiovasc Surg *85*:396, 1983.
46. Froelich JW, McKusick KA, Strauss HW, et al: Localization of bone lesions for open biopsy. Radiology *146*:549, 1983.
47. Burkhalter JL, Patel BR, Harrison RB: Radionuclide bone scan as an aid in localizing lesions for bone biopsy. Skeletal Radiol *9*:246, 1983.
48. Shih W-J, DeLand FH, Domstad PA, et al: Open rib biopsy guided by radionuclide technique. Ann Thorac Surg *38*:59, 1984.
49. Zegel HG, Turner M, Velchik MG, et al: Percutaneous osseous needle aspiration biopsy with nuclear medicine guidance. Clin Nucl Med *9*:89, 1984.
50. Adapon BD, Legada BD Jr, Lim EVA, et al: CT-guided closed biopsy of the spine. J Comput Assist Tomogr *5*:73, 1981.
51. Fyfe IS, Henry APJ, Mulholland RC: Closed vertebral biopsy. J Bone Joint Surg Br *65*:140, 1983.
52. Jacobson H: Percutaneous bone biopsy with a simple punch instrument: Indications, results and complications. Acta Radiol Diagn *23*:415, 1982.
53. Pais MJ, Lightfoote JB, Burnett K, et al: Trephine bone biopsy system: A refined needle for radiologists. Radiology *153*:253, 1984.
54. Gilula LA, Destouet JM, Murphy WA: Valuable "worm" of the Craig skeletal biopsy set. Radiology *142*:787, 1982.
55. Cohen MA, Zornoza J, Finkelstein JB: Percutaneous needle biopsy of long-bone lesions facilitated by the use of a hand drill. Radiology *139*:750, 1981.
56. Kattapuram SV, Rosenthal DI, Phillips WC: Trephine biopsy of the skeleton with the aid of a hand drill. Radiology *152*:231, 1984.
57. Manual, CORB Biopsy Needle. Warsaw, Ind, Zimmer Corp.
58. Matthews LS, Braunstein EM: A counter rotating power drill for needle biopsy. Clin Orthop *184*:217, 1984.
59. Onik G, Helms CA, Ginsberg L, et al: Percutaneous lumbar discectomy using a new aspiration probe: Porcine and cadaver model. Radiology *155*:251, 1985.
60. Onik G, Helms CA, Ginsberg L, et al: Percutaneous lumbar diskectomy using a new aspiration probe. AJR *144*:1137, 1985.
61. Tehranzadeh J, Freiberger RH, Ghelman B: Closed skeletal needle biopsy: Review of 120 cases. AJR *140*:113, 1983.
62. Carrera GF, Gonyo JE, Barthelemy CR: Fluoroscopically guided percutaneous bone biopsy. JAMA *246*:884, 1981.
63. Murphy WA, Destouet JM, Gilula LA: Percutaneous skeletal biopsy 1981: A procedure for radiologists—results, review, and recommendations. Radiology *139*:545, 1981.
64. Murphy WA: Radiologically guided percutaneous musculoskeletal biopsy. Orthop Clin North Am *14*:233, 1983.
65. Gatenby RA, Mulhern CB Jr, Moldofsky PJ: Computed tomography guided thin needle biopsy of small lytic bone lesions. Skeletal Radiol *11*:289, 1984.
66. Hewes RC, Vigorita VJ, Freiberger RH: Percutaneous bone biopsy: The importance of aspirated osseous blood. Radiology *148*:69, 1983.
67. Frable WJ: Fine-needle aspiration biopsy: A review. Hum Pathol *14*:9, 1983.
68. Simon MA: Biopsy of musculoskeletal tumors. J Bone Joint Surg Am *64*:1253, 1982.
69. El-Khoury GY, Terepka RH, Mickelson MR, et al: Fine-needle aspiration biopsy of bone. J Bone Joint Surg Am *65*:522, 1983.
70. Robertson WW Jr, Janssen HF: Hematoma formation after bone biopsy: A canine model. South Med J *76*:966, 1983.
71. Robertson WW Jr, Janssen HF, Pugh JL: The spread of tumor-cell–sized particles after bone biopsy. J Bone Joint Surg Am *66*:1243, 1984.
72. de Santos LA, Edeiken BS: Intralesional injection of contrast media for percutaneous needle biopsy of bone. Radiology *143*:789, 1982.
73. Akerman M, Rydholm A, Persson BM: Aspiration cytology of soft tissue tumors: The 10-year experience at an Orthopedic Oncology Center. Acta Orthop Scand *56*:407, 1985.
74. Hodgson SF, Johnson KA, Muhs JM, et al: Outpatient percutaneous biopsy of the iliac crest: Methods, morbidity, and patient acceptance. Mayo Clin Proc *61*:28, 1986.
75. Mick CA, Zinreich J: Percutaneous trephine bone biopsy of the thoracic

spine. Spine *10*:737, 1985.
76. Stoker DJ, Kissin CM: Percutaneous vertebral biopsy: A review of 135 cases. Clin Radiol *36*:569, 1985.
77. Larédo J-D, Bard M: Thoracic spine: Percutaneous trephine biopsy. Radiology *160*:485, 1986.
78. Mink J: Percutaneous bone biopsy in the patient with known or suspected osseous metastases. Radiology *161*:191, 1986.
79. Williams MP, Ford GA: Pneumoretroperitoneum following iliac crest trephine. Br J Radiol *59*:935, 1986.
80. Fraser-Hill MA, Renfrew DL: Percutaneous needle biopsy of musculoskeletal lesions. 1. Effective accuracy and diagnostic utility. AJR *158*:809, 1992.
81. Fraser-Hill MA, Renfrew DL, Hilsenrath PE: Percutaneous needle biopsy of musculoskeletal lesions. 2. Cost effectiveness. AJR *158*:813, 1992.
82. Dollahite HA, Tatum L, Moinuddin SM, et al: Aspiration biopsy of primary neoplasms of bone. J Bone Joint Surg Am *71*:1166, 1989.
83. Cotty PH, Fouquet B, Pleskof L, et al: Spondylodiscitis: Intérêt de la biopsie radioguidée. A propos de 30 cas. J Neuroradiol *15*:13, 1988.
84. Hoffer FA, Strand RD, Gebhardt MC: Percutaneous biopsy of pyogenic infection of the spine in children. J Pediatr Orthop *8*:442, 1988.
85. Beaulé V, Larédo J-D, Cywiner C, et al: Synovial membrane: Percutaneous biopsy. Radiology *177*:581, 1990.
86. Prasad R, Olson WH: Bone marking for biopsy using radionuclide bone imaging. Cancer *60*:2205, 1987.
87. Sakou T, Masuda A: Percutaneous diskectomy for lumbar disk herniation: A preliminary report. Clin Orthop *286*:174, 1993.
88. Hayt DB: Use of light localizer in fluoroscopically guided percutaneous procedures. AJR *149*:623, 1987.
89. Kattapuram SV, Rosenthal DI: Percutaneous biopsy of skeletal lesions. AJR *157*:935, 1991.
90. Frager DH, Goldman MJ, Seimon LP, et al: Computed tomography guidance for skeletal biopsy. Skeletal Radiol *16*:644, 1987.
91. Kattapuram SV, Rosenthal DI: Percutaneous biopsy of the cervical spine using CT guidance. AJR *149*:539, 1987.
92. Dufauverrier R, Morcet N, Méadeb J, et al: Interventional radiology of the spine. Medicamundi *37*:84, 1992.
93. Hauenstein KH, Wimmer B, Beck A, et al: Knochenbiopsie unklarer knochenläsionen mit einer neuen 1,4 mm messenden Biapsiekanüle. Radiologe *28*:251, 1988.
94. Quinn SF, Demlow T, Dunkley B: Temno biopsy needle: Evaluation of efficacy and safety in 165 biopsy procedures. AJR *158*:641, 1992.
95. Fornage BD: Fine-needle aspiration biopsy with a vacuum test tube. Radiology *169*:553, 1988.
96. Stoker DJ, Cobb JP, Pringle JAS: Needle biopsy of musculoskeletal lesions: A review of 208 procedures. J Bone Joint Surg Br *73*:498, 1991.
97. Iaccarino V, Sadile F, Vetrani A, et al: Percutaneous intralesional brushing of cystic lesions of bone: A technical improvement of diagnostic cytology. Skeletal Radiol *19*:187, 1990.
98. Simon MA, Biermann JS: Biopsy of bone and soft-tissue lesions. J Bone Joint Surg Am *75*:616, 1993.
99. Ahlström KH, Aström KG: CT-guided bone biopsy performed by means of a coaxial biopsy system with an eccentric drill. Radiology *188*:549, 1993.
100. Renfrew DL, Whitten CG, Wiese JA, et al: CT-guided percutaneous transpedicular biopsy of the spine. Radiology *180*:574, 1991.
101. Davies NM, Livesley PJ, Cannon SR: Recurrence of an osteosarcoma in a needle biopsy track. J Bone Joint Surg Br *75*:977, 1993.
102. Schweitzer ME, Gannon FH, Deely DM, et al: Percutaneous skeletal aspiration and core biopsy: Complimentary techniques. AJR *166*:415, 1996.
103. Logan PM, Connell DG, O'Connell JX, et al: Image-guided percutaneous biopsy of musculoskeletal tumors: An algorithm for specific biopsy techniques. AJR *166*:137, 1996.
104. Springfield DS, Rosenberg A: Biopsy: Complicated and risky. J Bone Joint Surg Am *78*:639, 1996.
105. Skrzynski MC, Biermann JS, Montag A, et al: Diagnostic accuracy and charge—savings of outpatient core needle biopsy compared with open biopsy of musculoskeletal tumors. J Bone Joint Surg Am *78*:644, 1996.
106. Mankin HJ, Mankin CJ, Simon MA: The hazards of the biopsy, revisited. J Bone Joint Surg Am *78*:656, 1996.
107. Cardinal E, Chhem RK, Beauregard CG: Ultrasound-guided interventional procedures in the musculoskeletal system. Radiol Clin North Am *36*:597, 1998.
108. Dupuy DE, Rosenberg AE, Punyaratabandhu T, et al: Accuracy of CT-guided needle biopsy of musculoskeletal neoplasms. AJR *171*:759, 1998.
109. Ghelman B: Biopsies of the musculoskeletal system. Radiol Clin North Am *36*:567, 1998.
110. Leffler SG, Chew FS: CT-guided percutaneous biopsy of sclerotic bone lesions: Diagnostic yield and accuracy. AJR *172*:1389, 1999.
111. Lewin JS, Duerk JL, Jain VR, et al: Needle localization in MR-guided biopsy and aspiration: Effects of field strength, sequence design, and magnetic field orientation. AJR *166*:1337, 1996.
112. Yao L, Nelson SD, Seeger LL, et al: Primary musculoskeletal neoplasms: Effectiveness of core-needle biopsy. Radiology *212*:682, 1999.
113. Hodge JC: Percutaneous biopsy of the musculoskeletal system: A review of 77 cases. Can Assoc Radiol J *50*:121, 1999.
114. Laredo JD, Bellaiche L, Hamze B, et al: Current status of musculoskeletal interventional radiology. Radiol Clin North Am *32*:377, 1994.
115. Schweitzer ME, Deely DM, Beavis K, et al: Does the use of lidocaine affect the culture of percutaneous bone biopsy specimens obtained to diagnose osteomyelitis? An in vitro and in vivo study. AJR *164*:1201, 1995.
116. Berning W, Freyschmidt J, Ostertag H: Percutaneous bone biopsy, techniques and indications. Eur Radiol *6*:875, 1996.
117. Onik GM, Helms C: Nuances in percutaneous discectomy. Radiol Clin North Am *36*:523, 1998.
118. Delamarter RB, Howard MW, Goldstein T, et al: Percutaneous lumbar discectomy: Preoperative and postoperative magnetic resonance imaging. J Bone Joint Surg Am 77:578, 1995.
119. Chhem RK, Schmutz GR, Huynh HH, et al: Ultrasonography of bone metastasis. Can Assoc Radiol J *43*:138, 1992.
120. Civardi G, Livraghi T, Colombo P, et al: Lytic bone lesions suspected for metastasis: Ultrasonically guided fine-needle aspiration biopsy. J Clin Ultrasound *22*:307, 1994.
121. Abernethy LJ, Lee YCP, Cole WG: Ultrasound localization of subperiosteal abscesses in children with late-acute osteomyelitis. J Pediatr Orthop *13*:766, 1993.
122. Crawford R, Matheson AB: Clinical value of ultrasonography in the detection and removal of radiolucent foreign bodies. Injury *20*:341, 1989.
123. Shiels WE II, Babcock DS, Wilson JL: Localization and guided removal of soft tissue foreign bodies with sonography. AJR *155*:1277, 1990.
124. Yiengpruksawan A, Mariadason J, Ganepola GA: Localization and retrieval of bullets under ultrasound guidance. Arch Surg *122*:1082, 1987.
125. Silverman SG, Collick BD, Figueira MR, et al: Interactive MR-guided biopsy in an open-configuration MR imaging system. Radiology *197*:175, 1995.
126. Moscatel MA, Shellock FG, Morisoli SM: Biopsy needles and devices: Assessment of ferromagnetism and artifacts during exposure to a 1.5-T MR system. J Magn Reson Imaging *5*:369, 1995.
127. Pierot L, Boulin A: Percutaneous biopsy of the thoracic and lumbar spine: Transpedicular approach under fluoroscopic guidance. AJNR *20*:23, 1999.
128. Carces J, Hidalgo G: Lateral access for CT-guided percutaneous biopsy of the lumbar spine. AJR *174*:425, 2000.
129. Babu VN, Titus VTK, Chittaranjan S, et al: Computed tomographically guided biopsy of the spine. Spine *19*:2436, 1994.
130. Tehranzadeh J: Discography 2000. Radiol Clin North Am *36*:463, 1998.
131. Link SC, El-Khoury GY, Guilford WB: Percutaneous epidural and nerve root block and percutaneous lumbar sympatholysis. Radiol Clin North Am *36*:509, 1998.
132. Johnson BA, Schellhas KP, Pollei SR: Epidurography and therapeutic epidural injections: Technical considerations and experience with 5334 cases. AJNR *20*:697, 1999.
133. Gangi A, Dietemann J-L, Mortazavi R, et al: CT-guided interventional procedures for pain management in the lumbosacral spine. Radiographics *18*:621, 1998.
134. Cotton A, Boutry N, Cortet B, et al: Percutaneous vertebroplasty: State of the art. Radiographics *18*:311, 1998.
135. Deramond H, Depriester C, Galibert P, et al: Percutaneous vertebroplasty with polymethylmethacrylate: Technique, indications, and results. Radiol Clin North Am *36*:533, 1998.
136. Cotton A, Demondion X, Boultry N, et al: Therapeutic percutaneous injections in the treatment of malignant acetabular osteolyses. RadioGraphics *19*:647, 1999.
137. Leclet H, Adamsbaum C: Intraosseous cyst injection. Radiol Clin North Am *36*:581, 1998.
138. Parlier-Cuau C, Champsaur P, Nizard R, et al: Percutaneous removal of osteoid osteoma. Radiol Clin North Am *36*:559, 1998.
139. Gangi A, Dietemann J-L, Gasser B, et al: Interventional radiology with laser in bone and joint. Radiol Clin North Am *36*:547, 1998.

第二篇

# 脊柱成像和介入程序

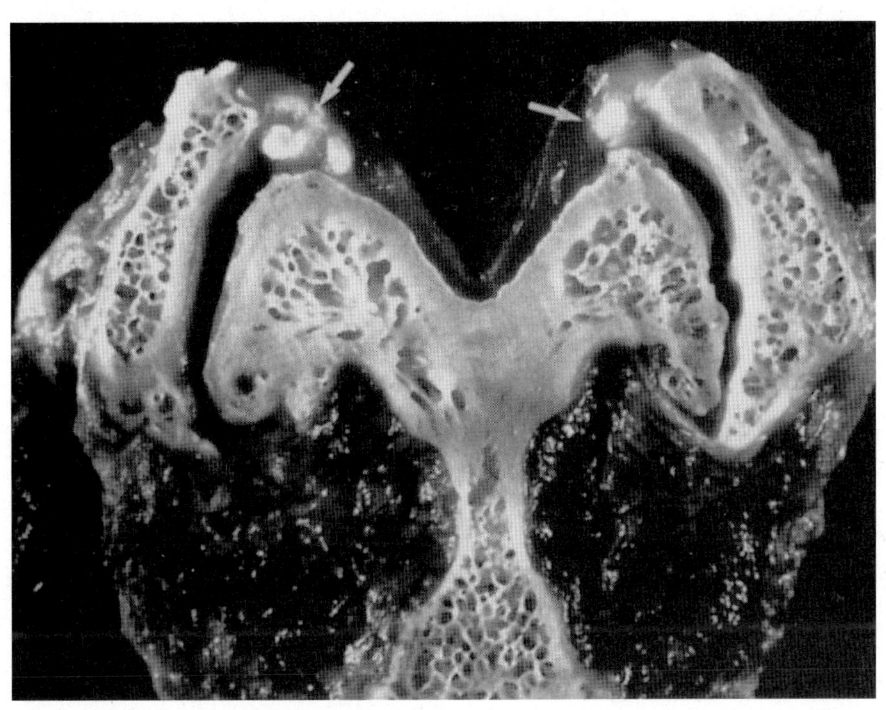

**骨突关节骨关节炎伴羟基磷灰石晶体沉积：**下腰椎横切片显示双侧小关节骨关节炎伴前囊组织中羟基磷灰石晶体沉积（箭头）。

## 第 10 章

# 脊柱成像

Jeffrey S. Ross

在过去的10～15年中脊柱疾病的诊断和治疗领域发生了彻底的变革，因而可利用先进的成像技术来了解脊柱部位错综复杂的病理改变。MRI已迅速成为评估几乎所有脊柱疾病的首选方法，而CT则继续发挥其关键的辅助作用。本章将综述脊柱的基本成像方法及其在一些具体疾病中的应用。

## 第一节 成像技术

### 一、常规X线摄影

常规X线片应用广泛且价格低廉，但其缺点在于不能直接观察神经结构和神经受压。现已明确颈椎和腰椎内的退行性病变与年龄有关，而且有症状和无症状的患者都可出现这种病变[1]。无症状患者中有25%的人到40多岁椎间盘间隙就会发生退行性病变，到60多岁，75%的人会发生这种退变。在确定颈椎或腰椎椎间盘变性疾病的程度及临床严重性方面，脊柱的常规X线片价值不大。

因为常规X线摄影方便价廉，能显示脊柱位置变化时的运动情况，且不会受内置物的影响，因此在脊柱术后检查中仍是首选的成像方法。但是它仅限于单平面成像，因此不能像MRI和CT扫描那样对骨与软组织进行准确描述。

脊柱融合术的目的是人为地将关节坚强固定，以纠正或防止脊柱不稳。术中通常会放置骨移植物以加速关节融合并增大融合部的体积。骨移植物可以是异体骨也可以是自体骨。骨移植物可从后路、侧后路放置，也可置入椎间盘间隙内以达到前方椎体间融合，或者填塞入移植笼内以促进前方融合。使用内置物时通过其抓持单一水平椎体并与其他水平的椎体坚固连接可提高骨质融合的成功率[2–5]。通常要在术后6～9个月才能在X线片上证实脊柱已坚固融合，3年后才能确认融合部位重塑完全。假关节形成或纤维性连接是脊柱融合术的常见并发症。螺钉周围和移植物下方与骨直接接触的部位可发生骨质吸收，且常伴有椎体活动。脊柱在移植物上下方容易发生骨折，因为脊柱融合部位会使相邻椎体受到的压力增高。

常规正交X线摄影是评价术后患者的首选方法，通常在术后6周、3个月、6个月和12个月时拍摄X线平片[6]。无论采用哪种融合方法，融合节段有无明显的活动都是评价手术效果的重要因素。采用后外侧融合术时，如果随访X线片显示融合部位的头尾侧横突之间不间断，则说明关节固定术成功。如果达到下列目标则认为椎间盘间隙融合术成功：(1)由于成熟骨小梁已将椎体间间隙桥接，从而使植入笼内的骨质密度保持正常或有增高；(2)移植物周围未出现晕环或假体周围透亮；(3)由于骨重塑和新骨形成，从而在植入笼和椎体之间形成一条硬化线；(4)椎体前方牵引骨赘已被吸收或移植物在椎间隙内前移；(5)过伸和过屈位未见运动。碳素纤维笼透X线；钛和钽笼是交错编织的，可达到即刻稳定，而且不透X线。

椎体高度丢失、脊椎移位、内固定螺钉断裂、移植物移位或骨移植物被吸收，都说明有假关节形成或融合术失败。过伸位和过屈位片对于评价脊柱稳定性或功能性融合很有帮助，但在二者投照时要使X线中心射束穿过同一部位[7]。

### 二、脊髓造影术

脊髓造影术对硬膜外神经性压迫的诊断是通过

对比剂充填的脊膜囊和神经根鞘轮廓变化而间接推断的，并不是通过直接观察病变做出的[8]（图10–1至10–4）。脊髓造影术中，很多对比剂都可用来提高脊髓与脑脊液之间的对比度，包括空气、油基对比剂（碘苯酯）以及现在常用的水溶性对比剂。现在常用的几种水溶性对比剂可产生优良的对比度且副作用发生率较低，其中有碘海醇（Omnipaque）和碘帕醇（Isovue）。这些水溶性对比剂所产生的毒性较低，而且可被硬脊囊和蛛网膜粒吸收，因此术后不需要清除[9]。虽然第二代非离子型水溶性对比剂仅有轻度副作用，但明显的不良反应，如像幻觉、意识错乱或癫痫，仍偶尔发生。

脊髓造影术的主要缺点是具有侵袭性且缺乏诊断特异性[10]。使用毒性较小的第二代水溶性非离子对比剂术后不需要夜间住院。术后常规观察3～6小时即可。脊髓造影术需通过腰椎穿刺或C1–C2侧向穿刺进行对比剂滴注。脊髓结构能否清晰显影取决于病变部位对比剂的充填量是否充足。严重椎管狭窄或术后状态下，缺点明显的颈椎前凸会使得对比剂难以聚集在颈椎病变部位，从而导致对比剂稀释及影像质量降低[11]。当试图观察一个以上脊椎节段时，比如腰椎和颈椎节段，也会发生对比剂稀释。

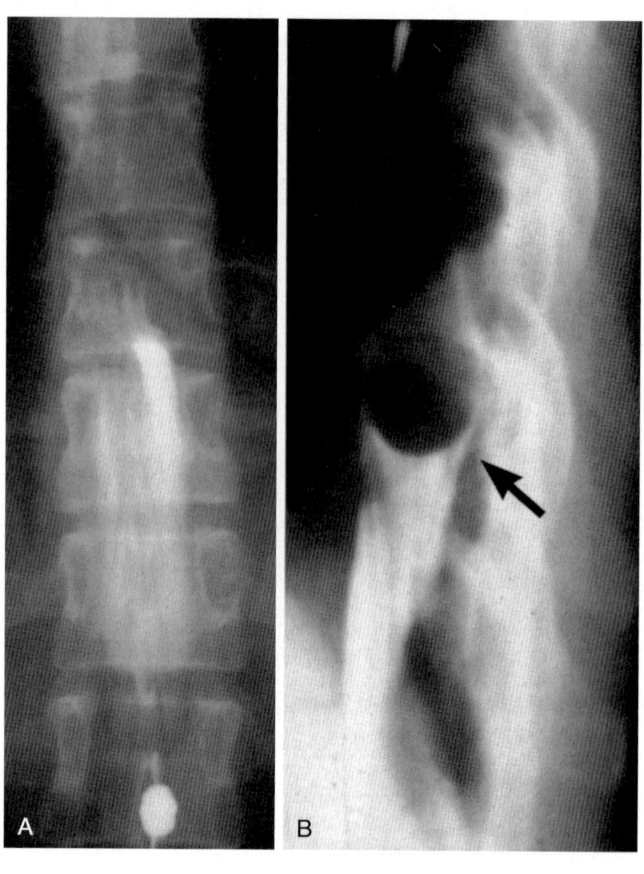

**图10–2** 脊髓造影术显示的硬膜内髓外病变。鞘内滴注对比剂后胸腰段正位片（A）显示，脊髓向右侧移位，左侧脑脊髓液腔扩大。侧位脊髓造影片（B）更好地显示出这一硬膜内髓外病变，其下方被对比剂所覆盖（箭头）。

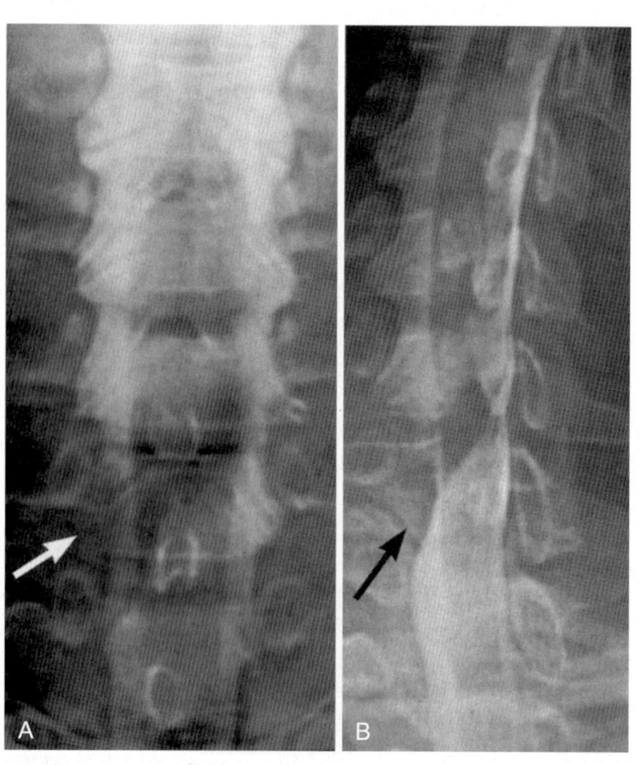

**图10–1** 脊髓造影术显示的硬膜外病变。经C1–C2穿刺脊髓造影正位片（A）和斜位片（B）显示，C6–C7传出神经根明显中断且膜囊因硬膜外缺损而消失（箭头）。虽然神经根变形显示明显，但其下方椎间盘突出显示不清。

颈椎水溶性非离子型对比剂脊髓造影术诊断神经根压迫的准确率为67%～92%[1,10,12,13]。在一项53例临床病理确诊患者的研究中，脊髓造影术的假阳性率为零，假阴性率为15%，总体准确性达85%[12]。因为脊髓造影术诊断硬膜外神经压迫是通过对比剂充填后蛛网膜下腔的轮廓改变间接推断的，因此对压迫性病变的具体性质并不明确。柱状对比剂在椎间隙水平的中央凹隔可能是由椎间盘本身或边缘性骨赘所产生的压迫所致。同样，神经根鞘膜内的充盈缺损可能是由侧向椎间盘疝出或椎间孔骨性变窄造成的，因此不使用其他辅助诊断方法（比如脊髓造影后CT）有时难以进行鉴别。

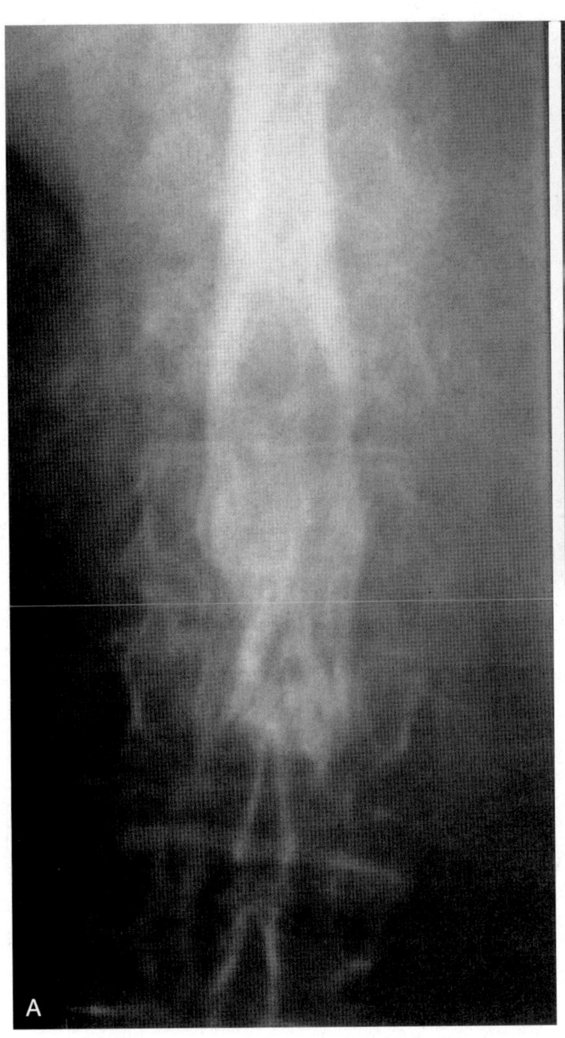

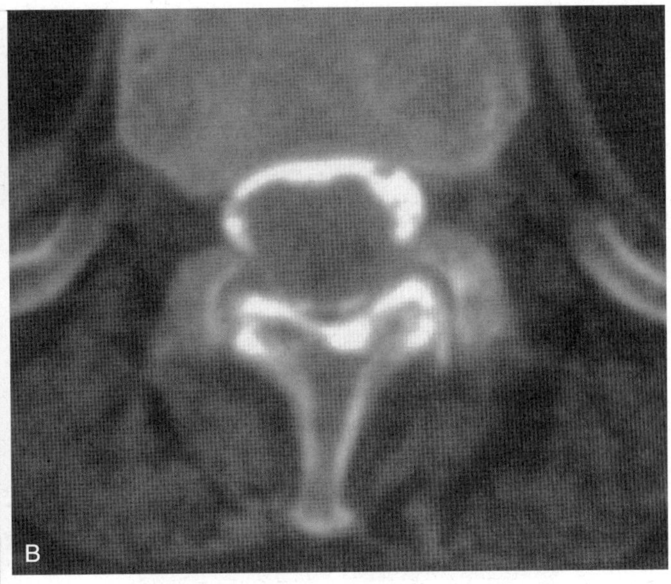

**图10-3** 脊髓造影术显示的髓内病变。经C1–C2穿刺鞘内滴注对比剂后胸腰段的正位片（A）显示，髓内肿物使脊髓圆锥和近端马尾膨大。脊髓造影术后经轴CT扫描（B）更好地显示出脊髓圆锥的膨大程度。手术时发现室管膜瘤。

## 三、计算机体层摄影

在过去的10年中，CT技术得到了突飞猛进的发展。主要的一项成就是滑环技术的引入，用螺旋连续扫描替代了传统的单层面采集。这项变革使扫描速度提高了一倍，从而提高了处理患者的效率。其还增强了快速注射对比剂后进行扫描功效（CT血管造影）。在引入滑环技术的同时，很多商家还推出了固态检测器，这项技术通过增强X线的检测效率降低了影像噪声。其后又首次出现了与旋转－旋转几何结构扫描器相结合的双检测器配置。再一次将扫描速度又提高了一倍。扫描架的旋转速度在这10年里不断加快，并最终达到了亚秒级的机械式CT扫描速度。多层螺旋CT扫描仪的引入可在15～30秒内完成较大脊柱节段的超薄层扫描成像（图10–5）。

CT平扫可以直接观察到可能造成神经压迫的结构，并可对椎间孔狭窄之类的病理结构提供更好的显示[14–16]（图10–6和10–7）。对于临床来说，CT带来的最大好处是其能区分出神经压迫是软组织所致还是骨质所致[13,15,17,18]。在观察脊髓造影完全阻断下方的神经结构时，CT和MRI相比还是存在有一定局限性。但是由于某些造影剂可将病变的轮廓显现出来，所以一些最初被认为是脊髓造影完全阻断的表现，在随后的CT脊髓造影检查时会发现只是部分性阻断。

CT扫描的缺点有二局部容积平均效应，进行这项检查需要一定时间，肩胛带密质骨形成的条带状伪影，以及连续活动脊椎节段之间发生的形态改变[19]。通过倾斜扫描架行多个薄层面（1.5～3mm）扫描来完成平行于椎间盘平面的成像，可避免其中的许多缺点。在注入水溶性对比剂后再进行常规CT扫描（鞘内对比增强CT）会使诊断准确性得到进一

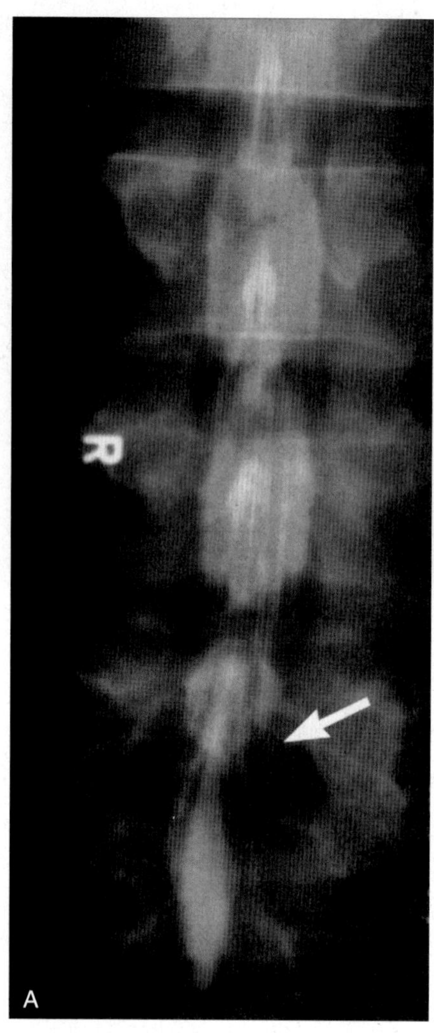


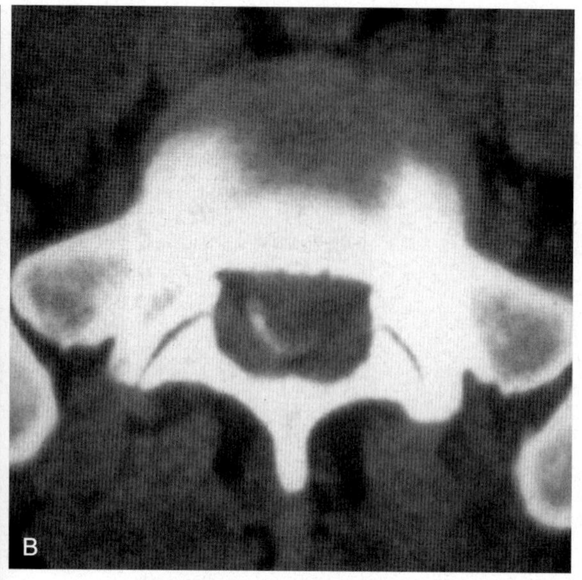


**图10–4** 椎管狭窄和椎间盘突出。腰椎脊髓造影的正位片（A）显示，低位腰椎多节段出现“蜂腰”表现，提示为多节段椎管狭窄。在L5–S1水平左侧可见一处大的髓外充盈缺损，且左侧L5和S1传出神经根中断（箭头）。鞘内注射对比剂后经L5–S1水平轴位CT扫描（B）显示，椎间盘中间和左侧的明显突出遮住了鞘囊的中间和左侧面。

步提高。报道的CT扫描准确率为72%～91%[10,13,15,18]。据报道，对比增强CT和脊髓造影术之间诊断结果的一致性可达75%～96%[15,18]。当脊髓造影术与CT表现之间出现差异时，强化后CT扫描往往更为准确。新型多层检测器技术可极其快速地对椎体节段进行薄层数据采集，采用这种新技术可在不到30秒内获得从L1至S1的3mm层厚连续扫描。

## 四、磁共振成像

### 1. 成像序列

为评估脊椎专门设计成像序列时需要考虑许多变量。必须权衡考虑疾病检测敏感度（或影像质量）与患者处理量之间的矛盾，因为使这些因素中的某个因素最优化往往会使第一个因素的条件恶化（图10–8）。表10–1提供了一些建议的成像参数及成像序列。但不要把这些参数看做是绝对的，而应将其视为完成仔细全面、高效优质脊柱成像的辅助性指南。

对于大部分因怀疑有退行性疾病而行影像评估的患者，自旋回波T1加权和快速自旋回波(FSE)T2加权矢状位像以及T1加权水平像即可满足需要。这项检查大约可在20分钟内完成。如果在横断位像上椎间盘与脑脊液之间的对比度不满足要求，可以使用FSE T2加权横断位成像。以前做过下背部手术的患者，需静脉内注射钆基对比剂，如二亚乙基三胺五乙酸(Gd-DTPA)，然后行T1加权矢状位和横断位成像，后者需要采用脂肪抑制技术。待确诊椎体骨髓炎的患者可使用上面提到的常规成像技术进行检查。一旦发现提示有椎间隙感染的病灶区，在静脉内注射钆对比剂后行T1加权矢状位和横断位成像往往对确定病变的程度以及了解硬膜外感染的特征很有帮助。

筛查有无骨转移性疾病的患者可进行通常包括整个脊柱的T1加权矢状位成像。采用相控阵技术时

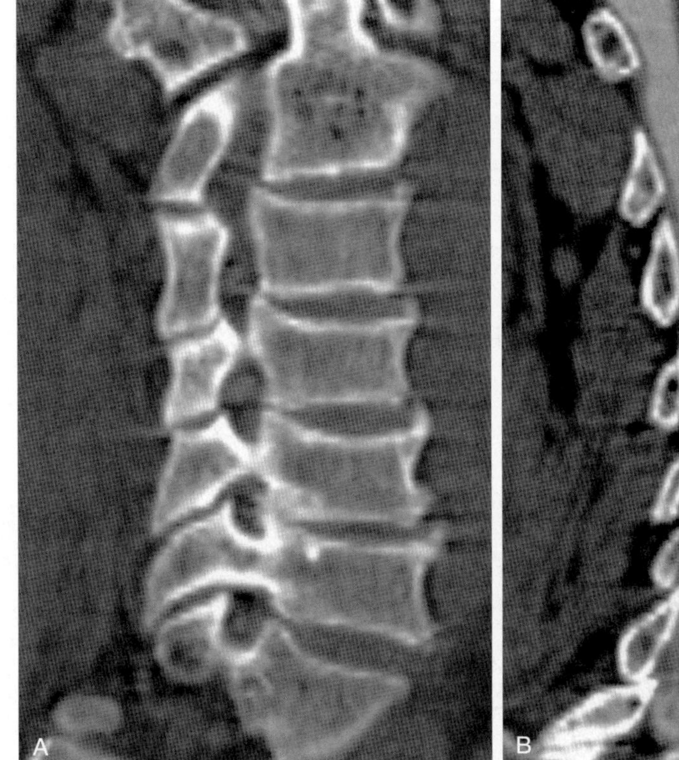


**图10-5** 高分辨率CT脊髓造影重建。在使用1mm层面和多排探测器CT时，垂直于传出神经根的斜位重建像（A）清晰地显示出骨性神经孔的形态。平行于传出神经根的重建图像（B）显示出多节段上各个传出神经根的形态，外周是鞘内充盈的对比剂。

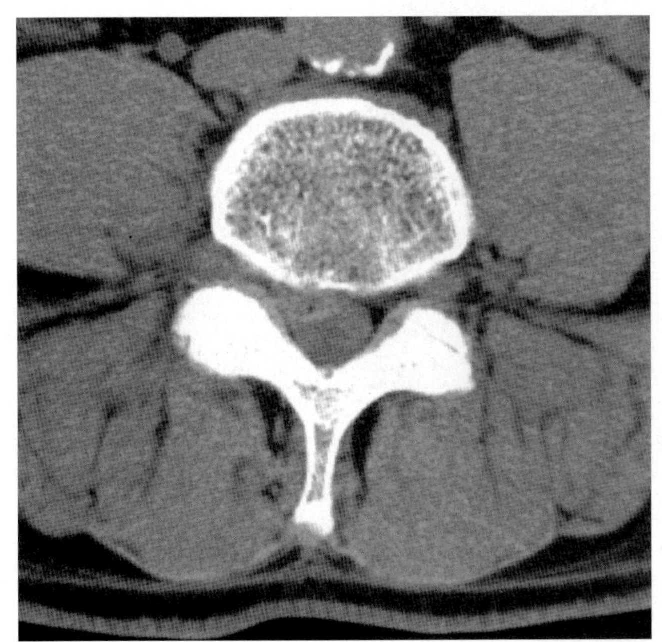

**图10-6** 腰椎间盘突出。L4-L5节段的CT平扫显示前方和右外侧硬膜外间隙内有一边界清晰的软组织结构遮住了鞘膜，这表明有椎间盘突出。

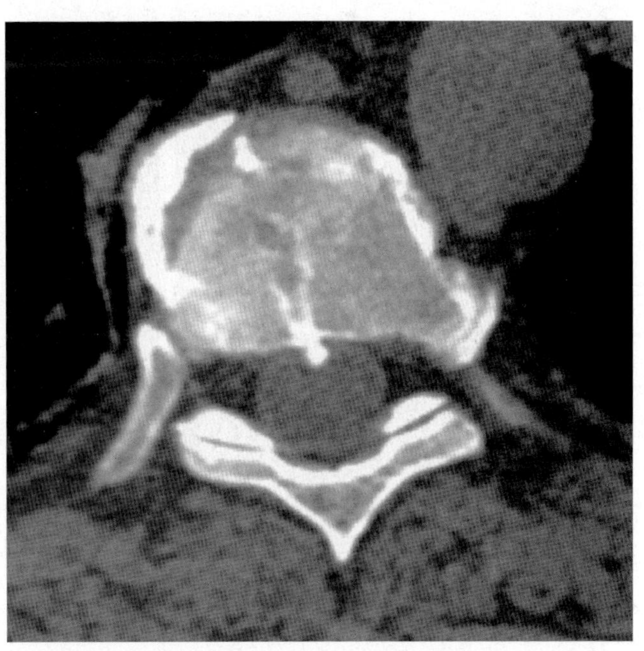

**图10-7** 胸椎间盘突出。经T10-T11节段CT平扫显示有累及终板、界限清晰的平行钙化带，这些钙化带代表已轻度突出和钙化的椎间盘逐渐移行的路径。

在两次图像采集后即可完成这项操作。如果不使用相控阵线圈，可以采用T1加权矢状位筛检成像序列，使用在频率编码方向具有512矩阵的体线圈和50cm的视野。如果此时没发现病灶或发现的小病灶不足以对椎管造成影响，则不需要行进一步检查。T1加权横断位成像对于精确定位硬膜外病变及脊髓压迫很有必要。如果怀疑有硬膜内或柔脑膜病变，需要在静脉内注射钆对比剂前后分别进行T1加权矢状位和横断位成像。评价先天性异常时需要对所有病例行T1加权矢状位和横断位成像，因为一些微小的闭合不全在矢状位像上容易被漏诊。

常规T1加权自旋回波MR成像仍然是评估脊髓的标准成像方法，往往同时采用横断位和矢状位T1加权序列，用不用静脉内注射钆对比剂均可。对于T2或T2*加权成像，应根据成像方向采用不同的技术。矢状位成像时，常规中间加权和T2加权、双回波、自旋回波技术（尤其是使用了脉冲门控时）是检测脊髓病变的标准方法，但这些技术都需要控制装置而且比较耗费时间[20-23]。自20世纪90年代早期快速采集弛豫增强(RARE)扫描技术及其衍生的快速

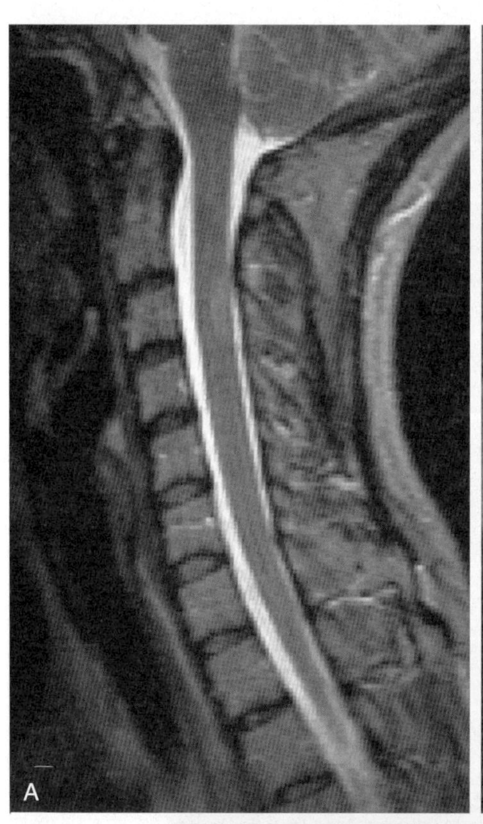


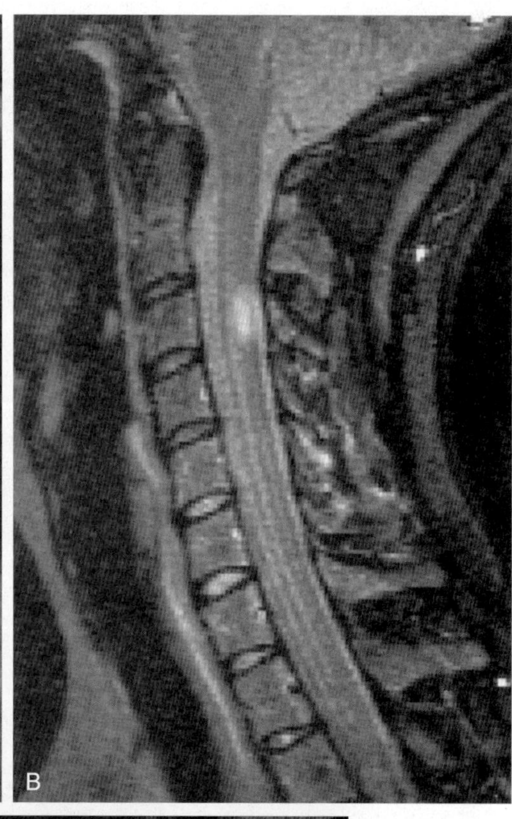


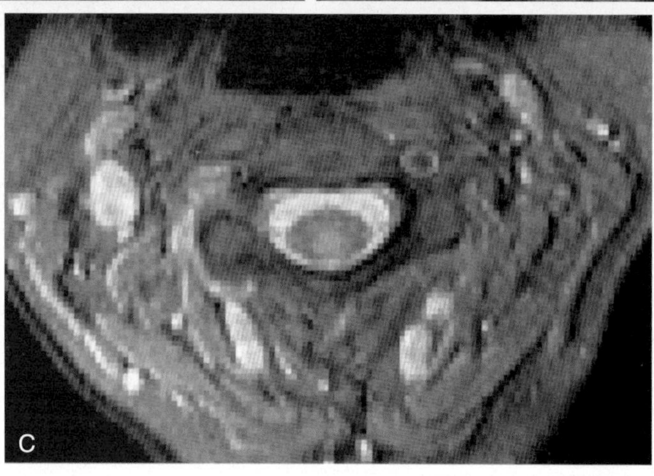


**图10-8** 髓内疾病的磁共振成像序列。矢状位T2加权快速自旋回波MR像（A）显示C3水平脊髓内出现局灶性信号增高区，与多节段硬化患者的斑状表现相一致。快速STIR MR像（B）更清晰地显示出C3水平脊髓背侧的病变。低翻转角水平三维梯度回波像（C）显示颈髓中间和背侧出现异常信号。

自旋回波（FSE）技术开发以来，在脊髓矢状位成像中后者已几乎完全取代了常规自旋回波扫描。FSE扫描技术在病变检测方面可以和T2加权成像相媲美，而且其扫描时间更短，活动伪影更少。在诊断腰椎间盘退行性疾病中针对FSE与常规自旋回波T2加权成像对比的多项研究曾报道，快速自旋回波（FSE）T2加权像的脑脊液信号强度更高，硬膜交界面显影更清晰，而且神经根的细微结构显示更清晰[23,24,26-29]。FSE扫描技术可用于中间加权成像和T2加权成像，可用做单独图像采集也可用做双回波序列。FSE脊柱成像一般采用头-尾向相位编码。在大部分医疗中心都单纯使用矢状位T2加权FSE扫描，这是因为FSE的采样效率提高了扫描速度、分辨率和信噪比。单独矢状位中间加权FSE扫描不但可证实T2加权FSE扫描所怀疑的病变，而且常会检查出新的病变，因此有利于对怀疑有髓内病变（尤其是多节段硬化症）患者进行检查。中间加权FSE扫描的一个缺点是，由于重复时间(TR)通常在3500～6000ms之间（取决于所需的回波链长度及层面覆盖度），所以脑脊液的信号强度常与正常脊髓的信号强度相等。这使得脊髓轮廓难以明确，有时还难以判断周围的高信号影是否确实在脊髓内以及不太明显的高信号区到底是病变还是伪影。

**2. 梯度回波**

在进行水平方向低翻转角成像时，使用二维或三维梯度回波(GE)序列达到“脊髓造影术”的对比效果是一项合理的基本对照标准，因为众所周知，这些序列是为检测椎间盘疝出而研发的，而在检测髓内病变方面往往效果较差（图10-9）。在用于横断面成像时，这些序列在速度、分辨率、层面覆盖率以及对脑脊液流动伪影和其他运动伪影的抑制方面要优于T2加权自旋回波扫描。现在所使用的三维GE扫描有着“脊髓造影术”和T1加权成像的对比度，并且在图像质量、采样速度、分辨率和多层重建方面都具有相当的优势[21,30,31]。GE成像不使用180°脉冲来实现回波。这种梯度驱使回波可利用极短的TR来完成快速成像。GE成像时，翻转角（即Ernst角）的选择对取得优良的图像质量是至关重要的，对于不同的TR和组织都有一个最佳的角度值（组织的T1越长，最合适的翻转角越小）。可使用的

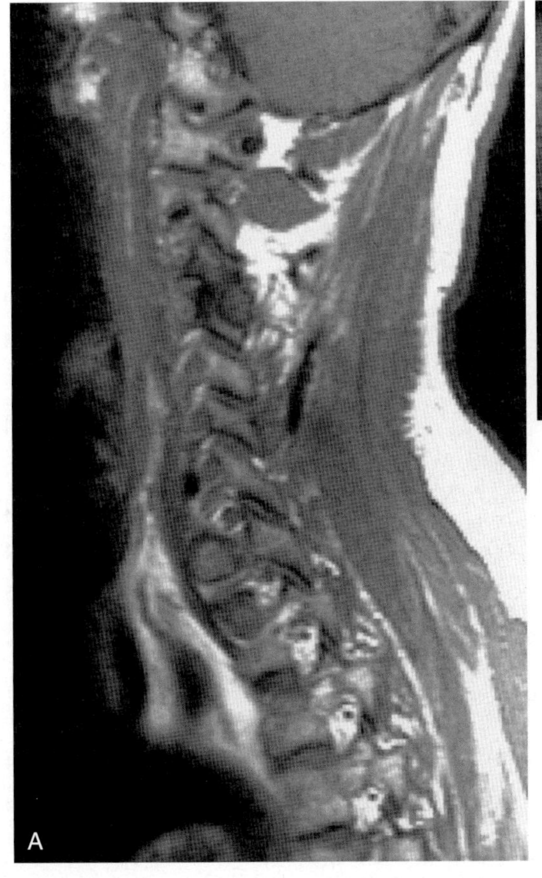


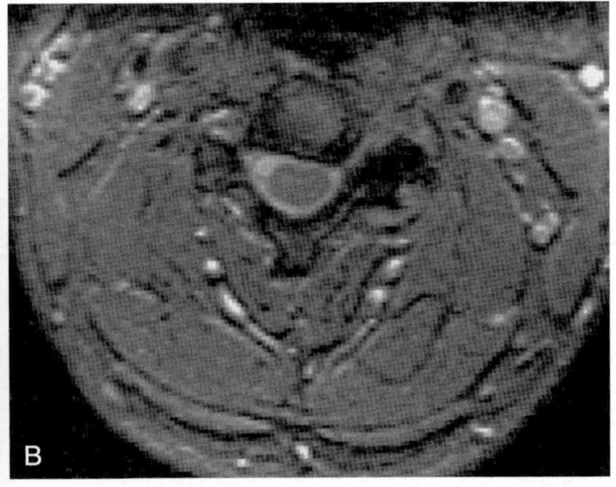


**图 10-9**　颈椎小关节疾病。旁矢状位T1加权自旋回波像（A）显示，C3-C4水平左侧小关节内呈低信号强度。水平位三维梯度回波像（B）在小翻转角时可产生脊髓造影的效果。左侧椎间孔的严重狭窄与椎小关节肥大性改变以及椎骨钩突关节的肥大有关。

表 10-1 磁共振成像序列

| 序 列 | TR/TE(ms) | 回波链 | 翻转(°) | 矩阵 | ACQ | 层数 | 层厚(mm) | FOV(mm) |
|---|---|---|---|---|---|---|---|---|
| **常规颈椎成像** | | | | | | | | |
| 定位 | 25/6 | | 30 | 128 × 256 | 1 | 3 | 10 | 300 |
| SE 矢状位 T1 | 500/12 | | 90 | 192 × 256 | 3 | 11 | 3/.3 | 230 |
| FES 矢状位 T2 | 4620/112 | 15 | 180 | 180 × 256 | 3 | 11 | 3/.3 | 230 |
| 水平 3D GE | 36/15 | | 5 | 144 × 256 | 1 | | 3 | 240 |
| 附加序列(如果 3D GE 时发生移动): | | | | | | | | |
| 水平 2D GE | 500/10 | | 20 | 196 × 256 | 3 | 15 | 3/1 | 230 |
| **颈椎脱髓鞘疾病** | | | | | | | | |
| 定位 | 25/6 | | 30 | 128 × 256 | 1 | 3 | 10 | 300 |
| SE 矢状位 T1 | 500/12 | | 90 | 192 × 256 | 3 | 11 | 3/.3 | 230 |
| FES 矢状位 T2 | 4620/112 | 15 | 180 | 180 × 256 | 3 | 11 | 3/.3 | 230 |
| 矢状位快速 STIR | 1200/14 | 3 | 180 | 196 × 256 | 3 | 5 | 3/1 | 230 |
| 矢状位自旋密度 | 2000/10 | 3 | 180 | 180 × 256 | 2 | 13 | 3/.4 | 230 |
| 水平 2D GE | 500/10 | | 20 | 144 × 256 | 3 | 20 | 4/.4 | 230 |
| 对比后 SE 矢状位 T1 | 500/12 | | 90 | 192 × 256 | 1 | 11 | 3/.3 | 230 |
| **颈椎髓内疾病 / 脊髓病** | | | | | | | | |
| 定位 | 25/6 | | 30 | 128 × 256 | 1 | 3 | 10 | 300 |
| SE 矢状位 T1 | 500/12 | | 90 | 192 × 256 | 3 | 11 | 3/.3 | 230 |
| FES 矢状位 T2 | 4620/112 | 15 | 180 | 180 × 256 | 3 | 13 | 3/.4 | 230 |
| 矢状位自旋密度 | 2000/10 | 3 | 180 | 180 × 256 | 2 | 13 | 3/.4 | 230 |
| 矢状位快速 STIR | 1200/14 | 3 | 180 | 196 × 256 | 3 | 5 | 3/1 | 230 |
| 对比后 SE 矢状位 T1 | 500/12 | | 90 | 192 × 256 | 3 | 11 | 3/.3 | 230 |
| 对比后 SE 水平位 T1 | 500/12 | | 90 | 168 × 256 | 3 | 18 | 4/.5 | 230 |
| **颈椎外伤** | | | | | | | | |
| 定位 | 25/6 | | 30 | 128 × 256 | 1 | 3 | 10 | 300 |
| FSE 矢状位 T2 | 4620/112 | 15 | 180 | 180 × 256 | 3 | 13 | 3/.4 | 240 |
| 水平位 2D GE | 500/10 | | 20 | 144 × 256 | 3 | 20 | 4/.4 | 240 |
| 附加序列：SE 矢状位 T1 | 500/12 | | 90 | 192 × 256 | 3 | 11 | 3/.4 | 240 |
| **脊髓完全性压迫** | | | | | | | | |
| 体线圈定位 | 300/12 | | 180 | 192 × 256 | 1 | 5 | 5/.4 | 500 |
| 表面线圈定位 | 25/6 | | 30 | 128 × 256 | 1 | 3 | 10 | 350 |
| SE 矢状位 T1 颈段 / 胸段 | 500/12 | | 90 | 192 × 512 | 3 | 13 | 3/.4 | 350 |
| SE 矢状位 T1 胸段 / 腰段 | 500/12 | | 90 | 192 × 512 | 3 | 13 | 3/.4 | 350 |
| SE 水平位 T1(如果需要) | 513/12 | | 90 | 144 × 256 | 3 | 19 | 4/.5 | 230 |
| **常规胸椎成像** | | | | | | | | |
| 体线圈定位 | 300/12 | 3 | 180 | 192 × 256 | 2 | 5 | 10 | 500 |
| 表面线圈定位 | 300/12 | 3 | 180 | 192 × 256 | 2 | 5 | 10 | 300 |
| SE 矢状位 T1 | 500/12 | | 90 | 144 × 256 | 3 | 13 | 3/.4 | 300 |
| 矢状位快速 T2 | 4619/112 | 15 | 180 | 210 × 256 | 2 | 13 | 3/.4 | 300 |
| 水平位 2D GE | 500/10 | | 20 | 160 × 256 | 3 | 20 | 4/.5 | 230 |

表 10-1 磁共振成像序列（续）

| 序 列 | TR/TE(ms) | 回波链 | 翻转（°） | 矩阵 | ACQ | 层数 | 层厚(mm) | FOV(mm) |
|---|---|---|---|---|---|---|---|---|
| **胸椎硬膜内髓外病变** | | | | | | | | |
| 体线圈定位 | 300/12 | | 180 | 192 × 256 | 2 | 5 | 10 | 500 |
| 表面线圈定位 | 300/12 | | 180 | 192 × 256 | 2 | 5 | 10 | 300 |
| SE 矢状位 T1 | 500/12 | | 90 | 144 × 256 | 3 | 13 | 3/.4 | 300 |
| 对比后 SE 矢状位 T1 | 500/12 | | 90 | 144 × 256 | 2 | 13 | 3/.4 | 300 |
| 对比后 SE 水平位 T1 | 500/12 | | 90 | 192 × 256 | 3 | 18 | 4/.5 | 230 |
| **胸椎髓内病变 / 脊髓病** | | | | | | | | |
| 体线圈快速 T1 定位 | 300/12 | 3 | 180 | 192 × 256 | 2 | 5 | 10 | 500 |
| 表面线圈快速 T1 定位 | 300/12 | 3 | 180 | 192 × 256 | 2 | 5 | 10 | 300 |
| SE 矢状位 T1 | 500/12 | | 90 | 144 × 256 | 3 | 13 | 3/.4 | 300 |
| 矢状位快速 T2 | 4619/112 | 15 | 180 | 210 × 256 | 2 | 13 | 3/.4 | 300 |
| 矢状位快速自旋密度 | 2000/10 | 3 | 180 | 226 × 256 | 2 | 15 | 3/.4 | 300 |
| 对比后 SE 矢状位 T1 | 500/12 | | 90 | 144 × 256 | 2 | 13 | 3/.4 | 300 |
| 对比后 SE 水平位 T1 | 500/12 | | 90 | 192 × 256 | 3 | 18 | 4/.5 | 230 |
| **腰椎常规成像** | | | | | | | | |
| 定位 | 25/6 | | 30 | 128 × 256 | 1 | 3 | 10 | 300 |
| SE 矢状位 T1 | 500/12 | | 90 | 144 × 256 | 3 | 15 | 3/.4 | 270 |
| 矢状位快速 T2 | 5310/112 | 15 | 180 | 180 × 256 | 2 | 15 | 3/.4 | 270 |
| SE 水平位 T1 | 513/12 | | 90 | 144 × 256 | 3 | 19 | 4/.5 | 230 |
| 水平位快速 T2 | 5310/112 | 15 | 180 | 180 × 256 | 2 | 15 | 3/.4 | 270 |
| 对比后(术后附加序列像) | | | | | | | | |
| SE 水平位 T1 | 513/12 | | 90 | 144 × 256 | 3 | 19 | 4/.4 | 230 |
| SE 矢状位 T1 | 500/12 | | 90 | 144 × 256 | 3 | 15 | 3/.4 | 270 |
| **腰椎感染性病变** | | | | | | | | |
| 定位 | 25/6 | | 30 | 128 × 256 | 1 | 3 | 10 | 300 |
| 矢状位快速 T2 | 5310/112 | 15 | 180 | 180 × 256 | 2 | 15 | 3/.4 | 270 |
| SE 水平位 T1 | 513/12 | | 90 | 144 × 256 | 3 | 19 | 4/.5 | 230 |
| 对比后 SE 水平位 T1 | 513/12 | | 90 | 144 × 256 | 3 | 19 | 4/.4 | 230 |
| 对比后 SE 矢状位 T1 | 500/12 | | 90 | 144 × 256 | 3 | 15 | 3/.4 | 270 |
| **腰椎脊髓拴系症** | | | | | | | | |
| 定位 | 25/6 | | 30 | 128 × 256 | 1 | 3 | 10 | 300 |
| SE 矢状位 T1 | 500/12 | | 90 | 144 × 256 | 3 | 13 | 3/.4 | 270 |
| SE 水平位 T1 | 513/12 | | 90 | 144 × 256 | 3 | 19 | 5/.4 | 230 |

ACQ，采集；2D，二维；3D，三维；FOV，视野；FSE，快速自旋回波；GE，梯度回波；Sag，矢状位；SE，自旋回波；STIR，短 TI 反转恢复。

GE成像有两种类型——毁损序列和稳态序列。毁损序列采用快速小角度激发(FLASH)以及稳态下毁损梯度恢复采集(GRASS)，其在每个α脉冲后都将残余的横向磁化矢量销毁。在稳态序列，如稳态进动快速成像(FISP)和稳态自由进动(SSFP)中，这种残余的横向磁化矢量会保留不变并在几个脉冲后稳定下来。对于短T2组织（脂肪，肌肉）或长TR序列来说，毁损和稳态序列的效果相同。如果T2较长（比如脑脊液），稳态序列会产生类似于脊髓造影术的脑脊液成像效果。翻转角对GE成像的对比度起着很大的调节作用。毁损GE成像序列通过使用接近于90°的较大翻转角可获得更长的T1加权。对于TR远远短于T2的稳态序列，T1和T2时间长的组织其信号强度往往会随着翻转角的增大而增强。如果使用小的翻转角，采用短TR的GE技术可获得自旋密度图像。通过延长回波时间(TE)可达到类T2对比度(T2*)的效果，例如在常规自旋回波成像时。

**3. 快速自旋回波**

通过使用RARE或其杂合衍生技术（如FSE）可提高自旋回波的成像速度。在常规自旋回波技术中，每对90°～180°脉冲可获得一个Ky行（相位编码）。256×256矩阵需要256个这样的脉冲。FSE技术是由最初的RARE技术改良而来，其Ky行是在一个90°脉冲后获采集的，其180°脉冲的个数等于总的Ky行数。如果在使用多个180°脉冲的成像技术中在90°脉冲之后可获得全部Ky行的一部分（或其一个节段），则将这种序列称之为杂合RARE，也称之为FSE即快速自旋回波[32-34]。可以使用三维形式的FSE，但目前还没有广泛用于脊柱成像中[35-37]。

在常规自旋回波成像中，可以通过调节TR和TE来控制图像对比度。在FSE中加入了一些新的参数，如回波链长度和回波间隔，可以通过调节这些参数来改变图像对比度。这些技术也产生了一些新的伪影和影像学表现，如T2过滤伪影（影像模糊）、脂肪呈亮影（即高信号强度）以及对磁化效应敏感度的降低。因为在FSE序列中许多回波是在不同的TE下获得的，所以整个图像并没有一个真正的TE，而是一个有效TE。

为了了解这些序列的作用，必须理解“K空间”这一概念。K空间采样所用的方法将决定最终影像的表现和伪影。可将K空间看做一个必须装满成像数据的“盒子”，其最初存在于时域中。傅立叶变换获取这些时域数据然后将这些数据转化成可观察的空间域图像。数据放在K空间盒子中的位置决定看图像的对比度和分辨率。盒子的中心部分（低空间频率）决定图像的对比度。这些低空间频率是由低振幅相位编码梯度脉冲产生的。K空间的周边部分（高空间频率）决定图像的分辨率。这些高空间频率是由高振幅相位编码梯度脉冲产生的。K空间中央收集的较少量数据对整体影像表现起着重大的加权作用。

较长的回波链和较短的回波间距可提高脑脊液与椎间盘及脊髓之间的对比度，这与多个180°重聚焦脉冲有部分关系，其可最大限度地减小脑脊液的运动伪影以及在回波链后期收集低空间频率时所发生的边缘增强效应[34, 38]。为了节省大量时间而试图使用长回波链，这必然会导致T2衰减的增大，从而造成图像模糊并产生一个重T2加权序列，其可能会降低病变的对比度，因此必须权衡其利弊[25]。FSE序列可联合使用频率选择脂肪抑制技术，以减小高信号强度脂肪的干扰并降低化学移位伪影。当延长TE时，脂肪饱和脉冲的作用将会降低，并会给患者带来加大能量沉积的不必要伤害。因为施加脂肪饱和脉冲需要一定时间，因此必然会延长该序列的成像时间。

**4. 液体衰减反转恢复**

FSE技术有着成像质量高、操作时间短的优势，所以被作为矢状位T2加权和自旋密度加权脊柱成像的金标准[20,27,29,39]。然而目前还有其他一些成像序列，具有优良的图像对比度，可用于检测（脊）髓内病变。对于脊髓病变来说，成像序列的最重要指标是对比度，而对分辨率的要求要低得多。液体衰减反转恢复(FLAIR)是一种使用长反转时间来抑制脑脊液信号的自旋回波序列。这种脉冲在联用长TR/TE时可充分发挥T2加权成像的优势，不受脑脊液高信号的干扰。FLAIR在评估各种椎管内病变的应用中已经取得了很大的成就[40-42]。因为脑脊液脉动伪影的存在给T2加权FSE成像带来了诊断困难，自然会转而使用FLAIR来进行脊髓的检查。要是有一种低脑脊液信号的T2加权序列就能提高对脊髓表面微小病变的检测能力。这种FSE下的FLAIR成像序列明显缩短了成像时间。应用FLAIR来评价脊髓病变不如诊断脑部病变那样直接简便[43-47]。这些报道中对此比较保守的解释暗示，FLAIR不适合用于诊断脊髓病变。这种说法完全否定了FLAIR的临床价值，因为在多节段硬化患者中有15%～20%会发生孤立性脊髓病变并且发现脊髓病变对于确立此诊断的特异性要大于发现脑白质病变[48, 49]。Stevenson等人从理论上说明，脑部病变和脊髓病变的根本区别在于脊髓病变的T2较短[50]。Filippi等人也报道过脑实质硬化与脊髓多节段硬化在病理学上有根本的区别，但他们同时也指出，成像参数〔TR/TE/反转时间（TI）〕的不同也加大了区分的难度[47]。

由区段选择性反转脉冲获得的FLAIR图像也会因为流动伪影的存在而降低质量[42]。脑脊液的搏动性使得一些自旋不经过反转脉冲的作用直接在反转间期进入层面从而在随后的FSE图像上产生高信号强度。这种高信号有可能掩盖住临近的脊髓病变。这种现象类似于GE成像所见的入口层面现象。在White和Thomas等人使用的非选择性反转脉冲情况下，不存在这个问题[43,44]。快速FLAIR序列的重T2加权像也会降低脊髓病变的对比度。在轮廓分明的图像上，脑脊液呈亮信号且脊髓与脑脊液的边界清晰，但这不一定是诊断髓内病变的最好选择。FSE和快速FLAIR序列可生成效果很好的图像而且几乎没有明显伪影，但因为T2加权非常重，它们也经常无法显示病变的轮廓。大部分脊髓病变的T1和T2时间都很长，因此重T2加权序列会降低病变的对比度。使用长回波链时因为其有大量T2衰减会引起图像模糊，从而使这一问题更加复杂。FSE序列会产生一种脊髓造影效应（脑脊液呈高信号强度），这会有助于诊断椎间盘退变，但对于髓内病变帮助不大。

**5. 短TI反转恢复**

由于病变组织中T1和T2时间延长的协同作用以及脂肪抑制技术使对比度－噪声比得到提高，因而STIR序列对检测肌骨骼系统疾病有很高的敏感性[51–53]。STIR序列在检测椎体转移性病变方面要优于T1加权和T2加权FSE、常规自旋回波和脂肪抑制FSE序列[54–56]。

STIR（尤其是快速STIR）序列也可用于髓内病变的诊断。在Hittmair等人的一项研究中发现，快速STIR序列最适于检测多节段硬化病变，而且能发现其他常规技术（如FSE）发现不了的病变。其方法包括在有效TE之前和之后分别收集1个和6个回波（回波链为8）的不对称采样、6个平均数以及从头至尾的相位编码方向。从头至尾相位编码方向特别适用于脊柱的FSE矢状位序列。因为激励回波的影响，快速STIR序列需要比常规STIR序列更短的TI时间和更多的信号平均值[57]。图像总体质量欠佳，且噪声较大，但其优点是对比度－噪声比较高。这种技术对于诊断颈髓病变很有帮助，但其易受运动伪影的影响因而不适于评价胸髓病变。

**6. 脑脊液脊髓造影效果**

通过二维成像评估骨质增生或椎间盘侧疝的椎间孔情况最好在水平面成像。通常最好使用能使脑脊液呈高信号强度的成像序列，因为在T1加权成像时韧带或骨赘为低信号强度，如果脑脊液也呈低信号则会不利于诊断。Enzmann和Rubin新近做的一些典型病例研究确定了用于检测颈椎椎间盘疾病的部分反转角GE技术用的模板[58,59]。这种方法随后便得到其他学者的证实[60–62]。控制信噪比和对比度的参数包括有反转角、TR和TE。对于颈椎间盘疾病，Enzmann和Rubin推荐使用小反转角（3°～8°），可使椎间盘、脊髓和脑脊液之间有最佳的对比度[58]。应尽量减小TR以缩短成像时间，因为这些序列对运动伪影十分敏感。TE也应当短一些以减小磁化率伪影，以免过高估计椎间孔的狭窄程度。

因为二维MR技术TE时间长、成像层面比较厚（3～5mm）且无法观察激动神经根在水平面以外其他平面上的走行，所以难以对颈椎病变做出准确评价[63]。虽然GE序列成像可缩短总的检查时间，但检查耗时仍是个大问题。

解决这些问题的方法之一是GE立体成像（三维），它可以在短TE时间下连续薄层扫描，而且能在任何要求的观察平面内进行数据重组[62]。在三维成像中，是由最初射频激励脉冲确定一个成像体积区间，而在二维成像中确定的是一个薄层面。然后可将这一区间的组织通过沿层面选择方向进行相位编码细分成若干个连续的层面。通过沿两个不同的方向进行相位编码，其成像时间（成像时间=TR×激励脉冲数×平面内相位编码阶数×段数）相对于二维成像来说将按所选的层面数量成比例地延长。从理论上讲，三维成像的优点在于其信噪比高于二维成像且能在没有串扰的情况下以更精确的层厚进行连续薄层的数据采集[64,65]。在常规颈椎成像中，三维GE成像有两个主要的缺点：一个是需要使用低翻转角（5°左右）才能获得所需的脑脊液高信号强度。低翻转角会使信噪比降低并使图像产生那种常见颗粒感。另一个问题是该序列对运动伪影较敏感。

**7. 伪影**

众所周知，在MR和CT成像中，不锈钢内置物会产生明显的金属伪影。CT成像时金属物会导致成

像层面严重的 *x*- 线衰减（数据丢失）。这些丢失的数据或中空投射在图像重建时会产生典型的“星暴”现象或条纹状伪影（图 10–10）。所产生的图像失真常使得这些检查变得毫无意义。*x*- 线衰减系数越低（塑料<钛<钽<不锈钢<钴铬）的材料质产生的伪影失真越小。金属的构成、大小以及内置物在体内的方向和位置是决定图像伪影轻重的一些重要因素。对于这些特性需要进行权衡考虑。例如，钛金属丝在CT扫描和MR成像中比不锈钢或钴铬合金产生的伪影要小，但其手术成功率较低。钛螺钉和钛网产

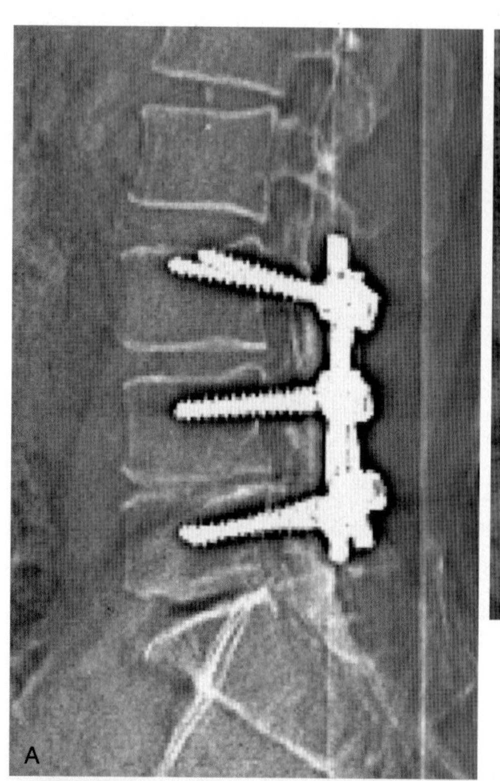


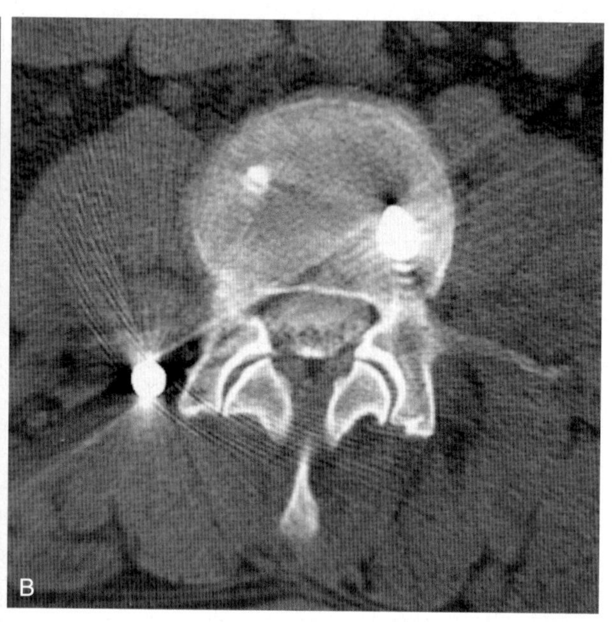


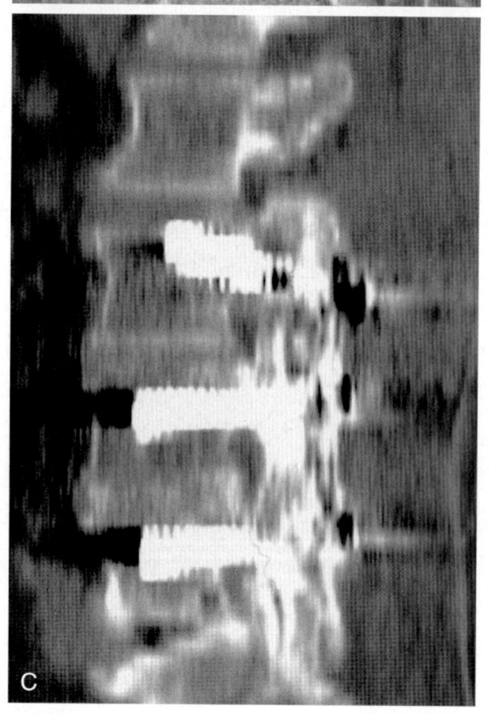


**图 10–10** CT 扫描的金属伪影。CT 扫描前的侧位定像（A）显示出贯穿 L3–L5 水平的多个椎弓根螺钉。L3 层面平扫（B）可见后方右侧金属棒以及椎体内椎弓根螺钉末端所产生的轻度条纹状伪影。不过在鞘内注射对比剂后清楚地显示出位于马尾起始部的硬脊膜囊的轮廓。矢状位 CT 重建图像（C）显示椎弓根螺钉水平有条纹状伪影且每个螺钉前方有信号缺失。尽管有这些伪影，但椎间孔仍显示得很清晰。

生的伪影少于钽金属材料，但其达不到所要求的生物学性质。现在有多种减少伪影的软件方法，而且薄层螺旋成像技术比传统的离散层面成像效果更好。选择一定的窗宽和成像中心同样也可明显减少伪影，但几乎都要以牺牲软组织鉴别力为代价。

脊柱有内置物时会对 MR 成像检查造成严重损害，而且安全性和生物学要求始终是要考虑的重要因素。还要关注是否存在有铁磁性材料以及可能会造成明显电流产生或中断的固定或内置的电磁性装置。存在不锈钢材料虽然对 MR 成像是安全的，但其会产生严重的伪影，尤其是含有镍成分时。位于成像区域内的金属材料会因金属和邻近组织之间的磁化率不同而产生伪影。磁化率是指金属材料在有外加磁场的情况下被部分磁化的现象，而非铁磁性金属会在扫描器变化磁场的感应下产生局部电流。当把磁化率差别很大的不同组织置于一个均匀磁场内时，磁化率的差异会导致磁场的扭曲，从而造成 MR 图像失真。磁化率伪影由两个独立但相互累加的成分构成：几何形状失真和继发于失相位的信号丢失。

可以用许多种方法来减小 MR 成像时的磁化率伪影，其中包括：使用自旋回波技术，尤其是 FSE 及其对 GE 的改良技术；更大的视野；更高的读取带宽；更小的体素；以及频率编码方向与金属物相关的相应几何结构定向（图 10–11 至 10–13）。低场强下成像也可以减小磁化率伪影，但在实际操作中这不是一个操作人员可选择的参数。

金属物相对于磁场的几何走向在有椎弓根螺钉的情况下尤为重要（见图 10–11）。当频率编码梯度的方向平行于而不是垂直于螺钉长轴方向时，显示的螺钉短轴会稍有加宽。同时，磁化率伪影也会减少。较重的 T1 加权图像会限制失相位对磁化率的影响，从而使几何失真成为产生伪影的主要成分。

## 五、脊柱血管造影术

脊柱血管造影术已不再用于脊柱疾病的早期评价，这项检查已让位于 MR 成像和 CT。脊柱血管造影在评估脊椎血管畸形方面很有价值，既可了解血供情况也可了解治疗效果[66,67]（图 10–14 和 10–15）。脊柱血管造影还可用于疑有血管肿瘤累及椎体、脊椎后部结构和椎管的术前检查，并可联合行术前或姑息性血管栓塞术。

脊柱血管造影术应为外科医师和介入医师提供

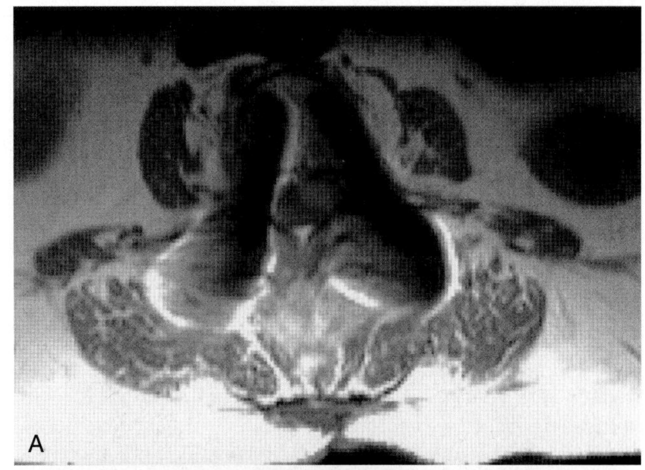


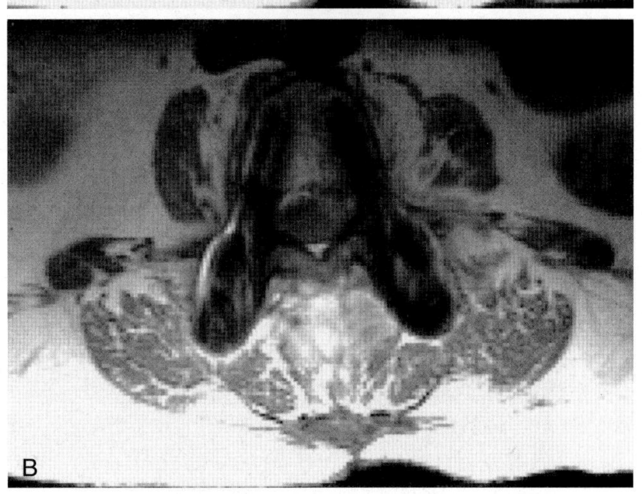


**图 10–11** 磁共振成像的金属伪影。横断位 T1 加权自旋回波（从右向左频率编码）MR 图像（A）显示在该编码方向上图像失真最严重，失真使硬脊膜囊的边界不清。横断位 T1 加权自旋回波（前后向频率编码）MR 图像（B）显示的伪影最小。

下述 3 方面的信息：

（1）病变的准确部位和形态；

（2）病变的血管分布，包括滋养动脉和静脉；

（3）局部血管解剖[68]。

脊柱血管畸形是一组多性病变，对其有很多种分类系统。其中最常用的一种分类系统是由 Anson 和 Spetzler 提出的，将这种畸形分为 4 种类型[69]。

第一类是硬脊膜动静脉瘘。

第二类是在被介入灶两端伴有分流的脊髓动静脉畸形。

第三类是伴有分节扩散的复合性脊髓动静脉畸形。

第四类是直接动静脉瘘。

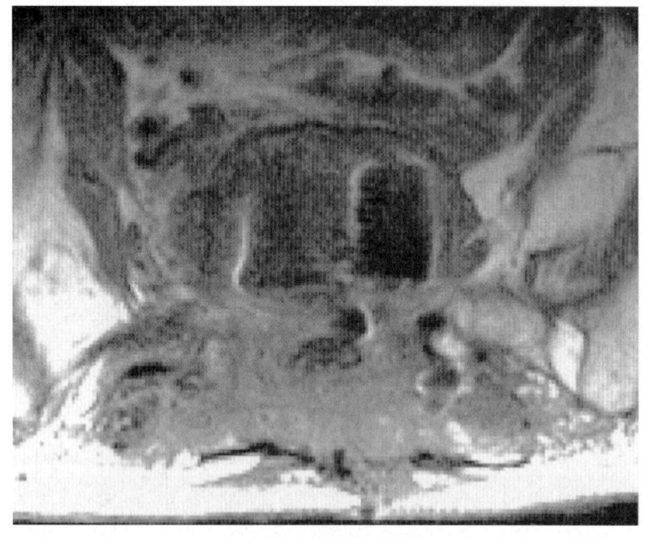

图 10–12 磁共振成像的金属伪影。腰椎多节段行椎板切除术的患者横断位 T1 加权自旋回波 MR 图像显示在硬脊膜囊周围有大量硬膜外纤维组织。该患者还曾做过后路椎体间融合术；金属笼显示为较小的信号缺失区，其并没有遮挡硬膜外间隙或硬脊膜囊。

虽然血管畸形的评估主要依靠成像术，特别是 MR 成像，但脊柱血管造影术仍是明确病变类型及其大体形态和流动特征变化，以及辨认具体滋养动脉的关键手段[70]。硬脊膜动静脉瘘又称为硬膜动静脉畸形或脑脊膜瘘。一般认为，这些病变为后天获得性，且几乎全发生在胸椎和低位腰椎。硬脊膜动静脉瘘多见于60岁以上的老年男性(3.4∶1)。平均要在出现症状后大约27个月才能得到临床确诊。主要临床表现有乏力（55%）、进展性临床病程（100%）以及体格检查可见脊髓病变（84%）。窦巢通常位于 T6 和 T12 之间以及骶骨，颅内占 8% ~ 9%。突发性血栓性静脉炎（很可能导致 Foix-Alajouanine 综合征）的发生可使临床表现迅速恶化。Kendall和Logue详细说明了神经根鞘内动静脉分流发生的部位[71]。这些症状是髓内血肿和局部缺血所致，后者则继发于曲张的冠状静脉内的静脉反压强增高。Gilbertson等人把T2加权像上脊髓内的高信号强度确认为硬脊

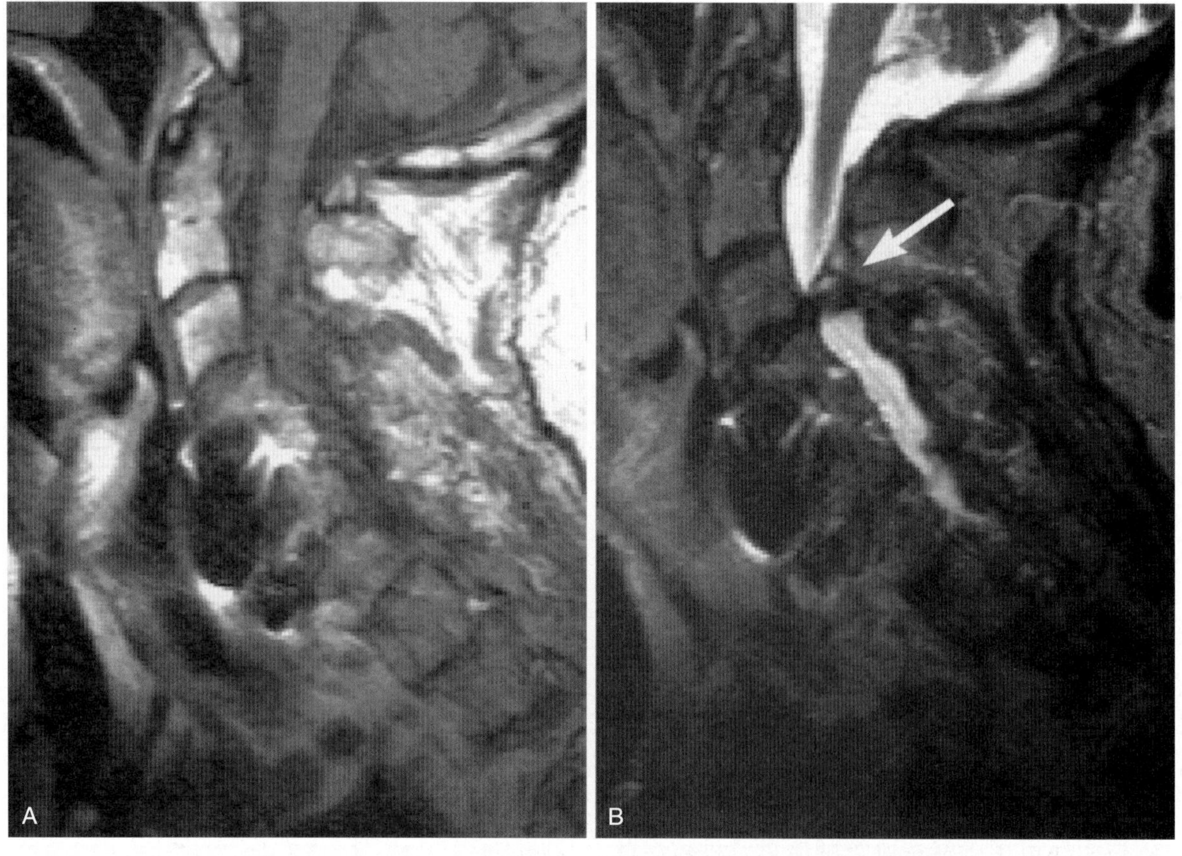


图 10–13 金属伪影和滑膜。颈椎矢状位 T1 加权（A）和快速自旋回波 T2 加权 MR 图像（B）显示在 C4 和 C5 水平有少量信号缺失，其与此前所行的前路间盘切除术、融合术和前路钢板固定有关。伪影并未使硬脊膜囊的细节显示不清。C3–C4 水平的严重椎管狭窄与后方滑膜囊有关，其在 T2 加权矢状位序列上显示最为清晰，表现为边界呈低信号的肿块（箭头）。

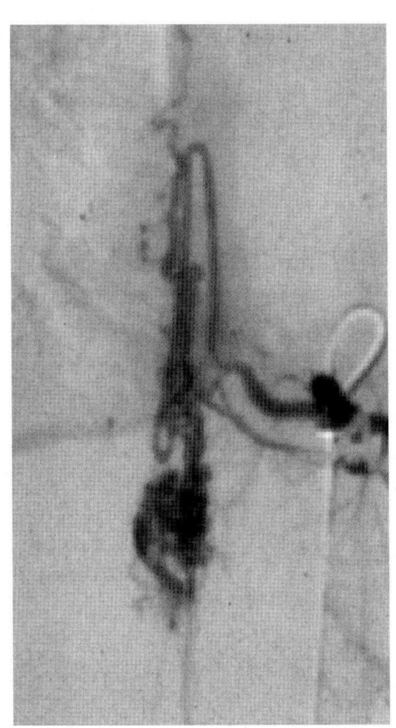

**图 10–14**　脊椎动静脉畸形。左侧 T7 肋间动脉内注射造影后胸椎前后位像显示椎前动脉有明显膨大呈典型的“发卡”样形态（Adamkiewicz动脉）。这条动脉是髓内血管球型动静脉畸形的供血动脉。

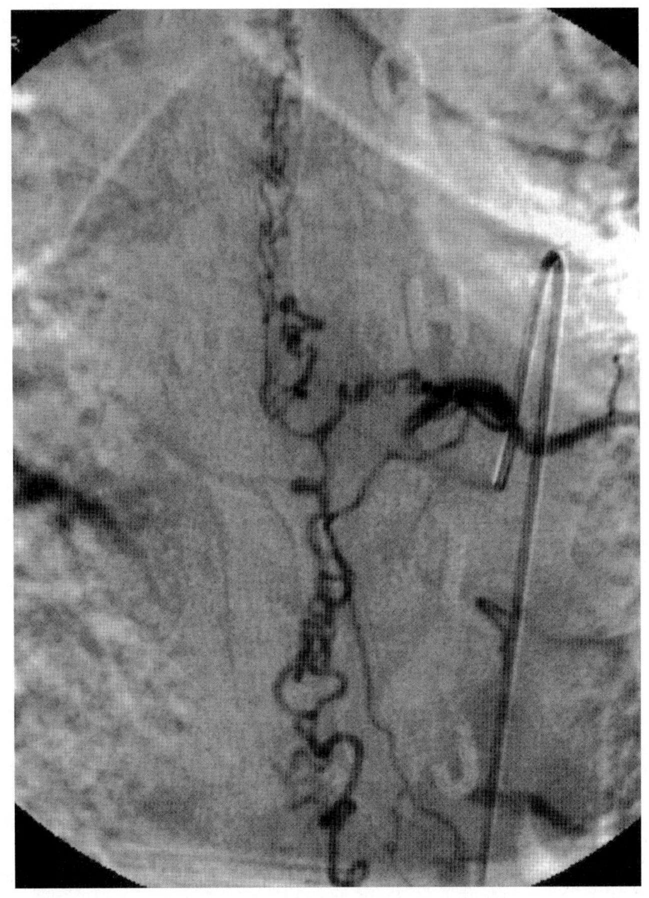

**图 10–15**　硬脊膜瘘。左侧 T9 肋间动脉内注射造影剂后胸椎前后位像显示有外周硬脊膜瘘，其将血液分流沿脊髓表面进入膨大、扭曲和动脉化的冠状静脉内。

膜瘘的最敏感影像学表现[72,73]。

脊柱血管造影术通常经股动脉入路插入小号(4 号或 5 号 French)导管。通常用血管内套鞘来尽量降低血肿的发生率，并减少患者在多次调换导管时的不适感。根据具体的病理学特点可选择性检查腰椎和肋间动脉。选择性肋间或腰椎注射的数字减影血管成像一般需要将 2 ~ 4mL 的无毒性对比剂用肝素化盐水稀释后注入。要想充分了解血管病变，尤其是动静脉畸形和硬膜瘘的静脉回流情况，需要在动脉期和静脉延迟期都进行摄片。动脉期摄片可发现异常充血或动静脉分流。需要明确脊髓的正常血供，尤其是 Adamkiewicz 动脉的血供情况。

血管造影除了常规的一些禁忌证以外，脊椎前动脉的栓塞也是一种潜在禁忌证，其可导致上行麻痹。一般来说，只要采用小号导管、无毒性对比剂以及采用数字减彩血管成像来提高检查速度，这些并发症都很少见。

## 六、椎间盘 X 线造影术

椎间盘X线造影术最初被认为是用于诊断椎间盘疝出的技术。但现在认为，这是一项有价值但限制使用的检查技术，它利用疼痛激发原理来确定患者症状的解剖部位[74]。按照文献的界定，椎间盘 X 线造影术是一项对椎间的生理学检测，其包括容积测定检查、内压测定和 X 线检查，再加上疼痛激发试验[75]。对该技术仍有很大争议并对此发表了很多文献。一些学术权威认为，椎间盘 X 线造影术在术前（尤其是融合术）诊断椎间盘破裂和确定疼源节段方面有价值，而另一些人则认为其诊断作用未经证实，而且其价值值得怀疑[76–82]。椎间盘 X 线造影术是一种有创检查，因此不能用于常规筛查。据 Tehranzadeh 报道，椎间盘 X 造影术有如下几项适应证[83]：

（1）MR、CT 或脊髓造影术未见阳性表现，但有椎间盘病变的疑似表现；

（2）MR、CT 或脊髓造影术表现阳性而且多节段有椎间盘病变的病例；

（3）MR、CT或脊髓造影术检查结果不明确；

（4）难以确定患者术后的复发性腰背痛是源于瘢痕还是椎间盘；

（5）背部手术失败后对疼痛性假关节形成或椎间盘症状的鉴别；

（6）对脊柱融合部位临近椎间盘的评价；

（7）向椎间盘内治疗性注射类固醇或麻醉药[84,85]。

椎间盘X线造影可用多种方法对颈椎、胸椎和腰椎进行检查。通常在透视引导下将小号针头插入一个或多个椎间盘的髓核内。在透视确认置针正确之后，将对比剂注射到髓核中心。正常椎间盘可接受1～2mL的对比剂而不会因注射产生疼痛感，而且对比剂可保留于髓核中央。异常椎间盘注射后会引起疼痛，与患者的症状十分相似，但这种疼痛有时不会向腿部放射。此时可同时记录下患者的疼痛反应和当时的透视显示。对比剂注射完之后通常拍摄正位和侧位X线片，然后可将患者移到CT室经椎间盘造影节段进行横断面扫描（图10-16）。辐射状撕裂的正确分级只能通过CT平扫进行。这种有创性检查方法的主要并发症是椎间感染。椎间盘炎的发生率为0.1%～0.2%[86-88]，因此通常需要预防性使用广谱抗生素。

# 第二节 解剖结构

## 一、椎体

随着年龄增长，红（造血）骨髓会逐渐被黄（指肪）骨髓所替代，因此在常规T1加权自旋回波图像上椎骨的信号强度将从低中等信号逐渐升高为高信号。后方结构通常含有充分的骨髓，因而逐渐接近于椎体的信号强度。椎体骨髓常可见局灶性脂肪沉积，在T1加权自旋回波图像上表现为环形高信号影。这类脂肪沉积没有任何临床意义。在正中矢状面图像上，椎体静脉清晰可见。它们从椎体后方于上下终板之间移出，注入椎后静脉丛内。其信号强度取决于脉冲序列、静脉血流速、静脉周围的脂肪量以及有无流动伪影或化学移位伪影。

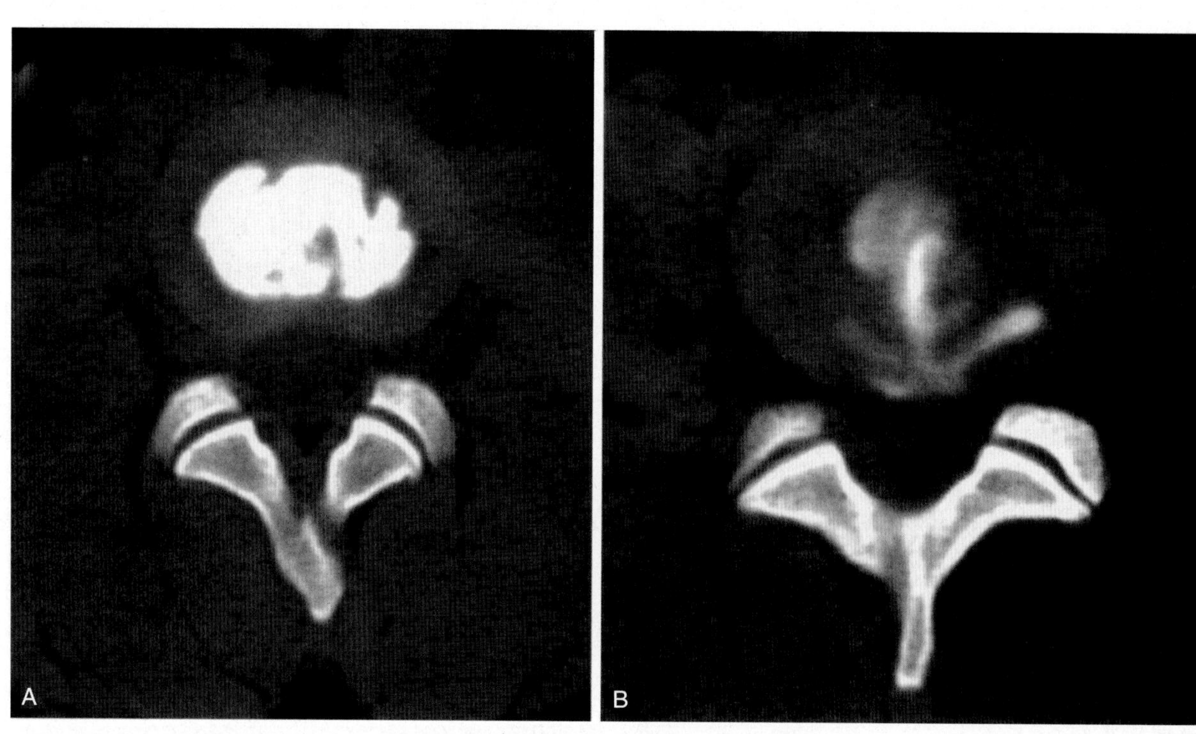


图10-16 椎间盘造影术。L4-L5水平椎间盘造影术后的横断位CT扫描像（A）显示，该椎间盘的髓核内造影剂充盈正常。未见外渗或纤维环破裂的征象。另一个病例L4-L5水平椎间盘造影术后的横断位CT扫描像（B）显示中央纤维环撕裂，造成对比剂从髓核内泄露到纤维后缘，但没有向后方进一步扩散。根据Dallas分级标准该撕裂属于第4类。

## 二、椎间盘

椎间盘由三部分组成：软骨性终板，纤维环和髓核[89]。腰椎间隙由上到下逐渐增宽。纤维环由同心性排列的胶原纤维构成，其内包绕着中央髓核。这些纤维通过Sharpey纤维穿入椎体皮质内，并同前后纵韧带相连。纤维环后缘正常的轮廓取决于其邻近终板的形状。通常，终板后缘在MR水平面图像上略呈凹面，不过在L4–L5和L5–S1节段终板后缘通常平整甚至略凸。仅在MR水平面图像上呈凸状并不能诊断为退行性椎间盘膨出。髓核是胚胎时期脊索的残留物，其由充分水合的不可压缩蛋白多糖基质组成。刚出生时髓核中85%～90%是水，随着年龄的增长水分含量将逐渐减少。在T2加权矢状位像上髓核内常可见前后走向的线状低强度影，即核内裂[90]。不要把这种明显的纤维组织区解释为椎间盘内气体或钙化影。

## 三、椎管

椎管包绕着硬膜外间隙和鞘囊及其内容物。硬膜外间隙内有硬膜静脉、脂肪和基底脊神经根鞘。越向尾端，硬膜外的脂肪厚度会逐渐增加，尤其远端鞘囊明显变细的患者。有时在腰椎可见矢状方向走行的纤维间隔扩展到椎体后方和后纵韧带之间。这种间隔容易使游离的椎间盘移位到硬膜外间隙内。

鞘囊内有脊髓、神经根和脑脊液。每根脊神经都有背侧根和腹侧根。在腰椎MR水平面像上这些细小神经根在后方呈松散的簇状，逐渐向前外侧穿过各自所属的神经根鞘，然后上行。在矢状位图像上，马尾神经根有时呈簇状，往往误认为是蛛网膜炎或脊髓拴系症。通过MR水平像评价可防止这种误诊。

## 四、椎间孔

腰椎椎间孔的形状类似于一个倒置的梨，其前界是椎体和椎间盘的后缘，后界是上下关节突，上下界是椎弓根。神经根和背侧神经节，连同一些小的动静脉，从椎间孔较宽的上部穿出。腰椎神经按其上方椎弓根来编号。远端紧邻大块背侧神经节的一段5mm长的脊神经正常情况下表现为夹杂着脂肪的多个神经束样结构。这些神经束的远端的腹侧神经根外观像两个小卵圆形结构。

# 第三节 退行性病变

## 一、影像学的发展史及作用

单纯低位腰痛的患者其症状病因有多种多样，因此诊断常不明确[91]。腰痛并不能提示某种单一性疾病，即使属于同一种临床亚组（如直腿抬高试验阳性患者），其预后也各不相同。据报道，采取保守治疗的患者只有67%在7周后效果较好，其中一年后疗效满意的患者仅有71%[92]。1个月内腰痛完全缓解的患者不到50%，到3个月时，40%的患者仍会感到不适。在1年后的随访评估中，有62%的患者至少有过一次症状复发，而36%的患者有过2次或2次以上症状复发。总的来说，腰痛的病程具有变化不定的特性，难以预测，而且不稳定。

而脊神经根病引起的低位腰痛的患者群具有症状比较相似的特征，因为这些症状多提示有神经根受压，常为坐骨神经痛。虽然大多数患者采取保守治疗会有一定效果，但许多人效果欠佳，1年后可高达20%[94]。Weber等人描述了伴有神经根症状的坐骨神经痛的自然病程[95]。70%的患者在头4周内即可恢复，而1年后，30%的患者仍感腰疼、工作能力下降和日常生活受限。数据显示，50%～70%的患者在保守治疗6周内即可恢复，在1年后，有60%～90%的患者恢复良好。在Weber等人进行的研究中，手术的优势主要表现在第1年内症状缓解得较快，到了第4年，行手术或保守治疗的患者，其效果并没有统计学差异。

大部分学者认为，影像学检查在下述情况下适用于对坐骨神经痛患者的评估：⑴存在有真正的神经根症状，⑵体检证实有神经根激惹表现（即直腿抬高试验阳性），⑶患者经4～6周保守治疗无效[96-98]。如果临床表现使医生怀疑症状病因是恶性（肿痛）或感染，或者在观察期间神经症状出现恶化，则应尽早进行影像学检查。提出这些建议所依据的多项研究结果都在对坐骨神经痛行保守治疗中取得了成功[99-104]。因此，只有症状和体征持续存在必须行手术或诊断不确定的少数患者才需要做影像学检查。

迄今为止，还没有任何周密对照研究详细说明过伴有或不伴有神经根疾病患者诊断性影像学表现的自然进程。关于椎间盘脱出或突出的自然进程已有一些影像学方面的信息。很多研究资料显示，经过保守治疗的患者，椎间盘突出的程度可有明显降低。Saal等人在一项所有患者都接受非手术治疗的研究中对伴有椎间盘突出和神经根疾病的患者进行了评价[105]，其中11%的患者椎间盘突出减小了0%~50%，36%的患者减小了50%~70%，46%的患者减小了75%~100%。椎间盘突出的头尾尺度减小的程度最大。

Bush等人评估了165例坐骨神经痛患者。84个突出或分离的椎间盘1年内有64个症状有所缓解或消失，而27个膨出的椎间盘1年内只有7个症状有所改善。在椎间盘突出的改善和最终神经症状缓解之间未发现任何相关性。Maigne等人对47例进行保守治疗的急性坐骨神经痛患者进行了评价[106]。随访调查显示，其中9例患者椎间盘突出的程度减小了25%，8例减小了50%~75%，31例减小了75%~100%。在这项研究中，大的椎间盘突出减小得最明显。Bozzao等人对69例MR证实有腰椎间盘突出的患者进行了评价[100]。其中63%的患者椎间盘突出有明显缩小（其中48%的缩小程度大于70%），而只有8%的患者突出程度有所加重。

调查椎间盘形态学改变对预后有何提示价值的任何研究都难以得出明确的结果，因为类似的改变在无症状人群中发生率很高。Boden等人采用MR成像对67例从未有下腰部疼痛的人进行了检查[107]。在小于60岁的患者中，有20%患有髓核突出，其中1名还存在椎管狭窄。在大于60岁的患者中，57%的MR检查结果为异常，37%患有髓核突出，21%存在椎管狭窄。在20~39岁的受检者中，有35%存在椎间盘退变或椎间盘膨出。

Jensen等人对98例无症状患者进行了MR成像检查[108]。其中有52%患者至少在一个节段存在有椎间盘膨出，27%的患者有椎间盘突出，只有1%的患者存在椎间盘脱出。64%的无症状患者发现有椎间盘病变，38%的患者椎间盘病变不止在一个节段。19%的无症状患者有Schmorl结节，14%的患者存在纤维环缺陷，7%存在有中间型椎管狭窄。这项研究强调指出，当需要做出手术决策或法医学鉴定时，应将临床症状表现与MR成像表现相结合起来考虑。将腰椎的MR成像检查结果孤立起来考虑往往是毫无意义的。此外，若只有1%样本表现为椎间盘脱出，将疝形成归类到突出和脱出中，有利于区分无症状和有症状椎间盘疾病。

有关文献对椎间盘退变的其他后遗症，包括有纤维环膨出伴破裂以及在T1加权像上与瘢痕形成相关的信号增强做过充分研究[109-112]，认为其临床意义未确定。虽然没有强有力的资料明确支持这种退变和症状之间存在有因果关系，但纤维环破裂值得认真考虑，因为“椎间盘性疼痛”是一个有争议的概念，而且这意味着椎间盘造影术没有诊断价值。有些作者认为，腰背痛可发生于某些没有椎间盘突出或椎管狭窄等形态学改变的患者中，并认为这与核内物质通过破裂的纤维环漏失到硬膜外间隙内有关[113-114]。

总之，研究结果显示，静脉内注射钆对比剂后许多形态学或病理学异常表现部位，如椎间盘瘢痕组织、纤维环撕裂部位、椎间盘本身及神经根，都会出现信号强度增强。但是这些报道中的大多数都没有将这种信号增强与临床体征和症状或预后相关联。例如，有报道认为神经根信号的增强与神经根受压有关，但却难以确定这种信号改变与临床症状的相关性[115-117]。观察发现正常神经根在采用大剂量对比剂时也可出现信号增强，从而使这些表现的临床意义变得更加复杂。

有关定性评价椎间盘突出在椎管内形态学特征的临床价值，研究所得出的结论比较复杂。有些研究并未证实其有助于预见腰背痛和坐骨神经痛患者的预后，而且也没有将其与临床体征和症状的严重程度相关联[118]。较多的定量评价（如椎间盘与椎管的尺寸比例）曾发现其与症状有一定相关性，但不一定与预后有关。另一项研究对188例坐骨神经痛患者用MR定量测定了椎间盘和椎管的形态学表现，研究发现椎间盘疝和椎管的尺寸范围很宽，而且男性和女性之间存在有明显差异。在一个随访两年多的135例患者群组中，研究发现统计学和临床表现可预见非手术治疗的预后，而椎间盘突出和椎管的形态学特征能更有效地预见手术治疗的预后。尤其是椎间盘前后径是预示手术预后的最重要指标。这项研究强调了有关形态学改变预测研究及其提示预后能力的重要性。

所有这些研究都没有解决所见形态学异常的临床诊断作用问题，并且没有充分解释椎间盘突出在有症状群体中的临床作用。在缅因州腰椎研究中心，对516例患者进行调查评定了患者魁北克（脊柱疾病）专业组分级法(QTFC)的能力分类，以便按患者脊柱疾病的严重程度和基本治疗方法对其进行分类并评估患者与健康相关的生活质量随时间的变化，包括症状、功能状态和残疾情况[199-121]。在这项研究中，接受手术治疗的患者比率在QTFC 1类（仅有腰背痛）中占7%，到QTFC 6类（神经根压迫的相应症状、体征和影像学表现）增加至84%。在症状和表现非常明显时治疗决策比较明确，但在QTFC 2～4类中接受手术治疗和非手术治疗的患者比例十分接近，这说明大部分患者的治疗方法很难确定。实际上，通常所认为的将神经根压迫症状作为手术指征的说法尚未得到证实。

## 二、椎间盘退变

尽管对病因的解释有各种各样的理论，但椎间盘退变的确会引起一连串的形态学和生物化学改变。这些改变最终会导致以下四种形态学异常中的一种或多种表现：椎间盘退变及其后遗症，椎管狭窄，椎小关节病，以及脊椎对位不良和失稳。

由于MR特有的对比剂敏感性，所以MR不仅能显示椎间盘退变的形态学异常，而且能深入了解其生物化学改变。随着年龄的增长和退变的进展，椎间隙会逐渐变窄，而且在T2加权像上正常的椎间盘高信号强度也会逐渐降低。后一种表现是由椎间盘内蛋白多糖成分的改变所致，而不是由其水含量的绝对量改变所致。随着退变的进展，小的充液裂纹或裂隙会逐渐发展，并在T2加权像上表现为椎间盘内出现高信号线状区。退变椎间盘内也会出现气体和钙化。

除了在退变椎间盘内观察到的这些改变以外，在临近退变椎间盘部位还常见脊髓信号异常。这些改变分为三种类型。第一种终板改变在T1加权像上表现为平行于终板的骨髓信号降低，而在T2加权像上表现为信号增强（图10-17）。这些改变表明正常的脂肪性骨髓被含水量更多的纤维血管骨髓所替代。第二种终板改变比第一种更为常见，其在T1加权像上表现为信号增强，而在T2加权像上表现为等强度信号或稍高的信号（图10-18）。从组织学上分析，这种表现与脂肪性骨髓被替代有关。这些改变可先于第一种改变而出现，而且这些改变出现于同一节段或者出现于不同的节段。第三种终板改变在T1和T2加权像上均表现为骨髓信号降低，这与X线片上所见的终板硬化有关[122]。

MR成像也能显示纤维环撕裂。在T2加权像上其表现为小范围信号增高区，而且在静脉内注射钆对比剂后可增强，这可能是因修复过程中肉芽组织长入撕裂部位内所致[112]。根据撕裂相对于同心环状纤维的走向将纤维环撕裂分为三种[111]。大范围椎间盘膨出伴发的纤维环撕裂有较高的发生率，这对椎间盘膨出时纤维环完整而椎间盘突出时纤维环破裂的说法提出了质疑。纤维环破裂的临床意义尚不明

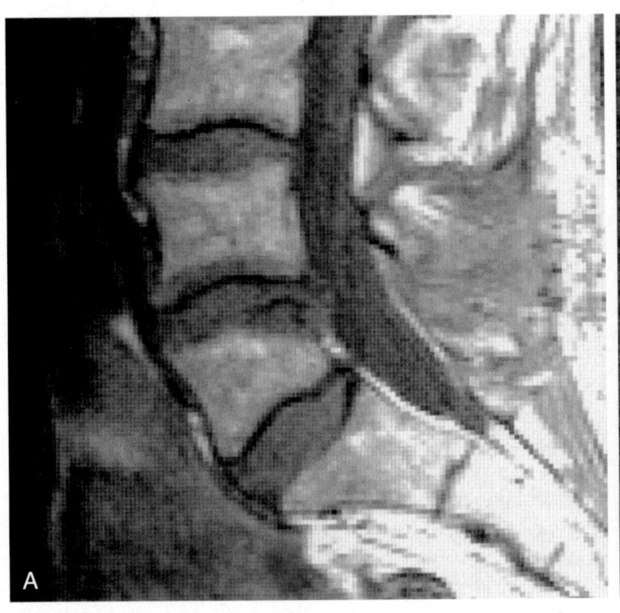


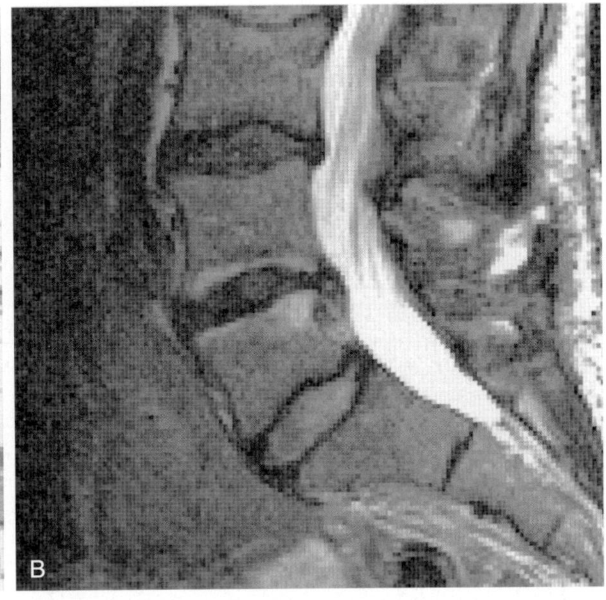


**图10-17**　第I类终板。腰椎T1加权自旋回波矢状位MR图像（A）显示，L4-L5水平的相邻终板内呈低信号影。这些区域在T2加权像（B）上显示为信号增强影。L4-L5椎间盘发生退变，并伴有椎间盘隙变窄以及B图上椎间盘信号缺失。在该节段可见复发性椎间盘突出。

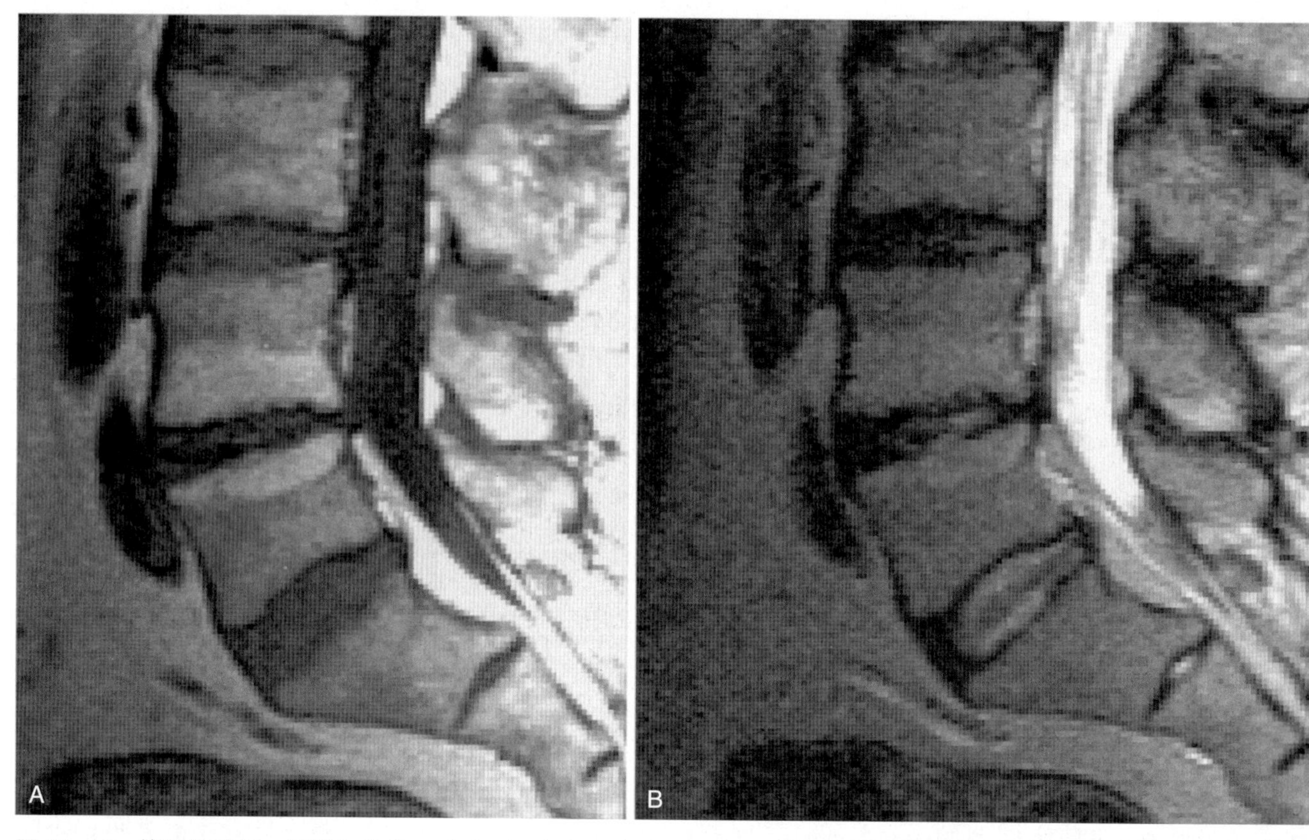


**图 10-18** 第Ⅱ类终板。腰椎矢状位 T1 加权（A）和 T2 加权（B）自旋回波像显示，L4-L5 水平呈现出第Ⅱ类终板典型的信号强度改变。该水平软骨下骨的信号强度与脂肪信号相同。也可见该节段椎间盘退变的征象，并伴有椎间隙变窄以及 T2 加权像上间盘信号的缺失。

确。在没有神经根受压的患者中，腰背痛可继发于纤维环边缘处因撕裂内纤维环瘢痕组织或椎间盘突出所引起的神经末梢刺激。这与所谓的“椎间盘性疼痛”相一致。虽然这个概念常用于描述这些病变的临床意义，但要明白许多无症状患者也有隐匿性纤维环撕裂。

迄今为止还没有一个描述退行性椎间盘疾病的分级方法得到普遍认可。一种广泛认可的方法将椎间盘异常分为正常、膨出和突出三种（图 10-19 至 10-22）。膨出是指椎间盘以均匀弥漫的方式突出于终板边缘以外。纤维环膨出十分常见，大部分椎间盘膨出显示的信号改变，提示有潜在的退变。突出指的是椎间盘物质局限性移出到椎间隙的边界以外。移位的椎间盘物质可混合有髓核、软骨性终板、碎裂的骨质或纤维环组织。突出可细分为椎间盘突出、脱出和游离（分离的）碎块。椎间盘突出是指髓核物质通过纤维环的小缺口局限性地向外扩散。纤维环的外层仍然是完整的。这种组合表现可导致椎间盘边缘轮廓发生局限性改变，其在横断位 MR 图像上显示得最为清晰。但是 MR 成像和 CT 显示髓核完整或局部破裂的能力都很有限，最好通过术中的直接观察来确定。凸出的影像学定义是指与原位椎间盘保持接触的连接部分其宽度等于或大于移位组织的直径。而脱出是指更大程度的突出，其穿过整个纤维环从前方或后方扩展至后纵韧带。脱出物仍与髓核相连，形成一个局灶性硬膜外肿物，导致对神经根鞘或鞘囊的压迫。再次强调指出，椎间盘突出的这个定义最适用于能完全认定纤维环完整性的场合，比如在手术时。椎间盘突出的影像学合理定义是指间隙以外椎间盘组织的直径大于将其与原位椎间盘相连接部分的密度。游离椎间盘碎片是指不再与椎间盘组织相连接的突出物。它可位于后纵韧带的前方或后方，偶尔也位于硬膜内。游离碎片可位于该椎间盘水平，也可向上或向下方移位，且常被矢状走向的中间隔（在正常状态下见于下方硬膜外前间隙）移向侧方。

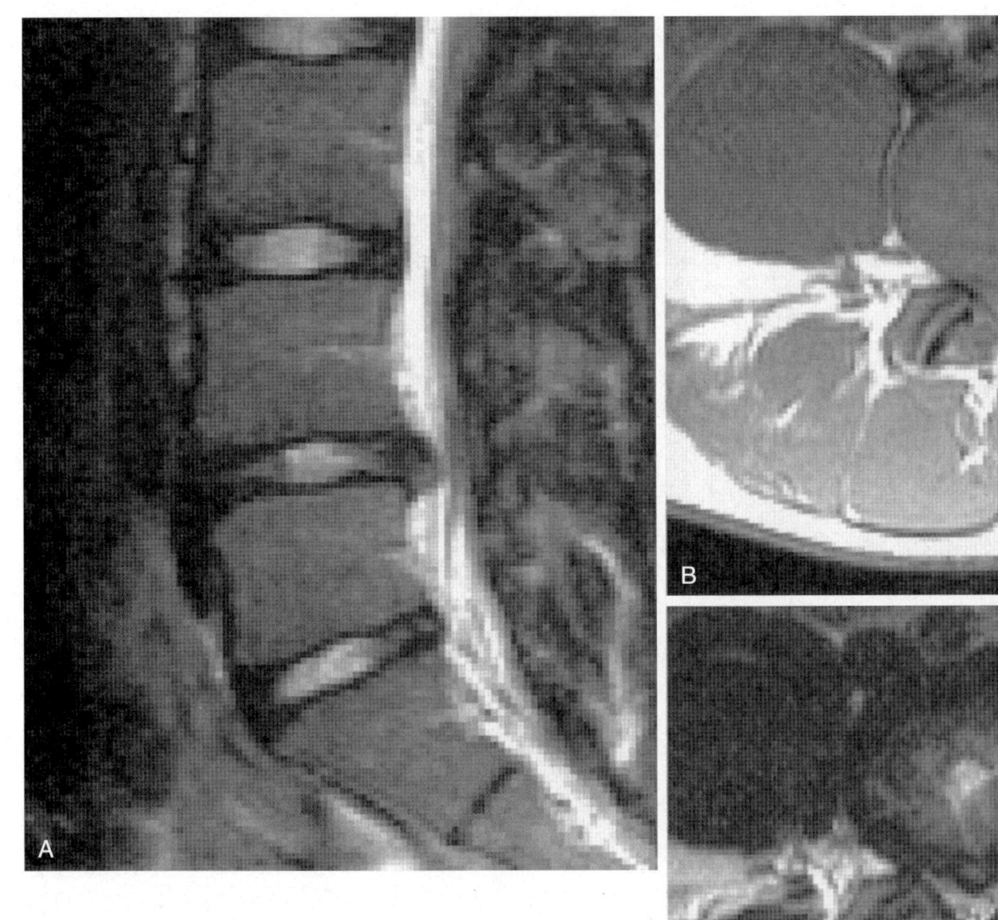

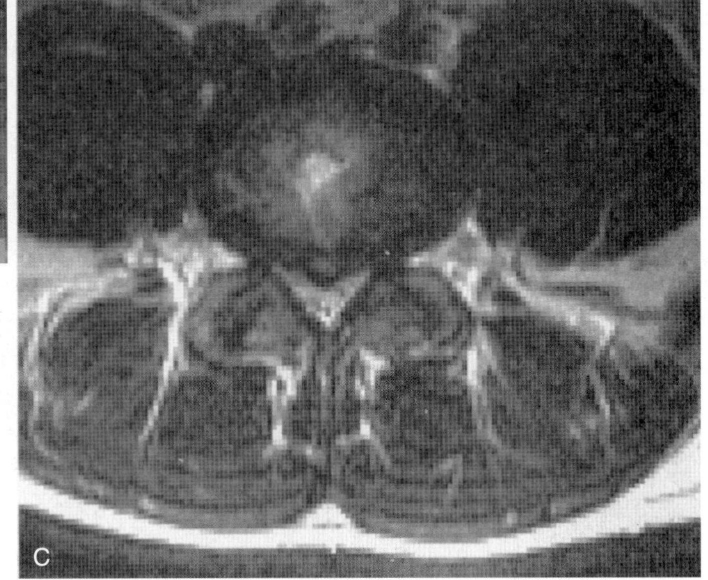

图 10-19 椎间盘突出。低位腰椎矢状位 T2 加权（A）、水平位 T1 加权（B）和水平位 T2 加权（C）自旋回波 MR 图像显示，L4-L5 水平出现中心型椎间盘突出，其侵害到鞘囊的前方。在水平位 T2 加权像上可见纤维环破裂，显示为高信号区向后方扩展至突出的椎间盘组织。

## 三、椎管狭窄

椎管狭窄是指中央椎管、神经椎间孔或侧隐窝的狭窄。其多继发于椎间盘或（和）关节突的退行性病变，有时在其他部位轻度退变的患者中发育性的椎弓根短小也是形成有症状型椎管狭窄的重要因素[123]（图 10-23 和 10-24）。在 MR 成像引入之前，用 X 线平片和 CT 通过测量骨性椎管的直径来诊断椎管狭窄。但现在已不准进行这种测量，因为这种测量没有考虑到患者之间正常的解剖差异或者椎间盘和黄韧带在椎管狭窄中所起的作用，而且这种测量对临床症状的预测也不准确。MR 成像可准确显示中央椎管狭窄患者鞘囊变窄的程度及原因。这种变窄大多与骨性增生和韧带肥厚有关。

除了中央椎管狭窄以外，侧隐窝的狭窄也是下肢疼痛和感觉异常的重要原因。侧隐窝的前界是椎体和椎间盘的后缘，侧界是椎弓根，后界是上关节突。侧隐窝内的神经根鞘常受上关节突骨性增生的压迫，通常伴发有椎间盘突出和侧隐窝后缘的骨赘形成。磁共振成像能区分中央椎管狭窄和侧隐窝狭窄，并为手术计划提供重要信息。

## 四、关节面病变

椎小关节退变一般伴发于椎间盘退行性疾病，

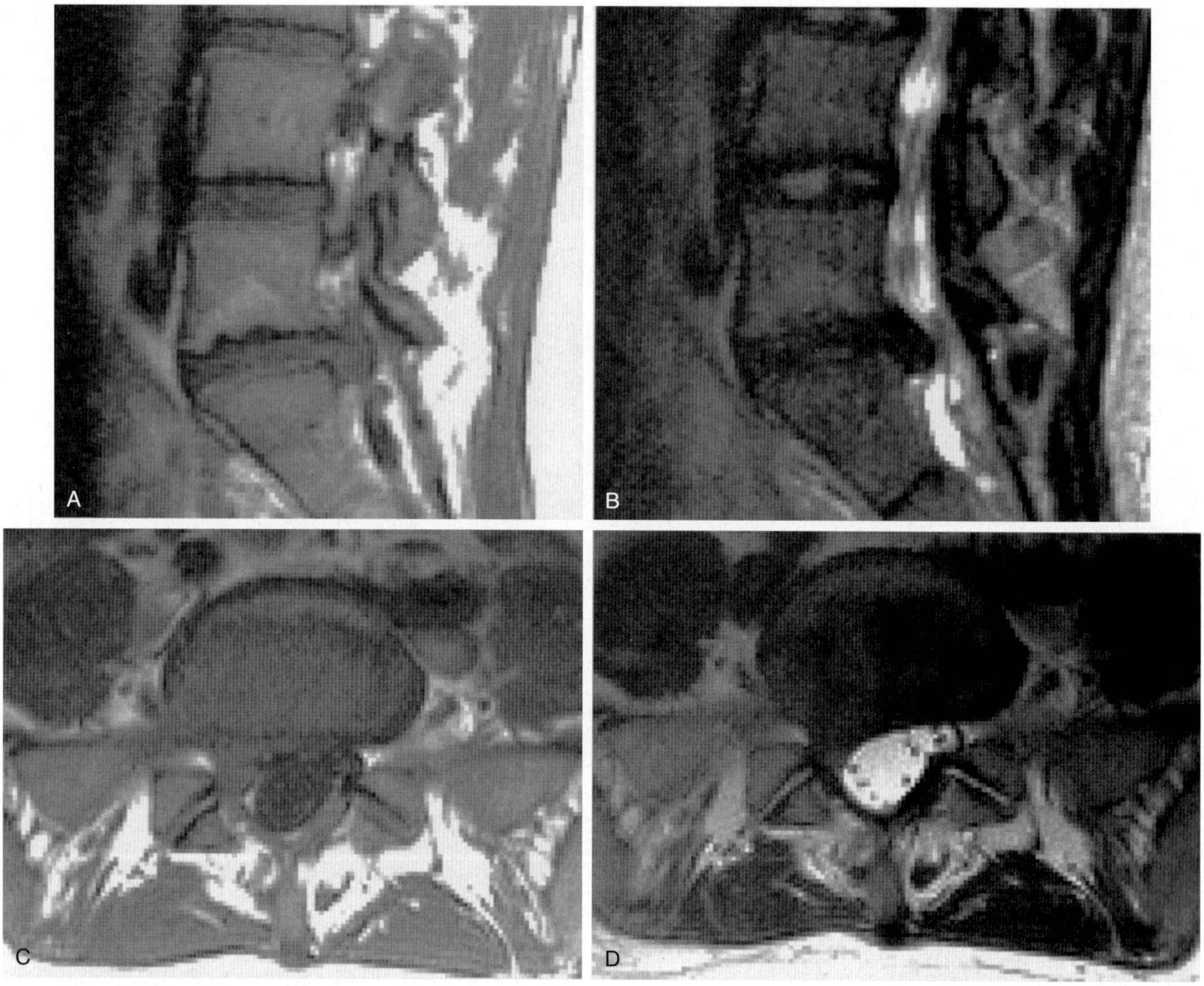

图 10–20 椎间盘突出。T1 加权（A）和 T2 加权（B）自旋回波矢状位 MR 图像显示，L5–S1 水平有一处大的突出，其扩展到前方的硬膜外间隙内。还可见第Ⅱ类终板退行性改变。T1 加权（C）和 T2 加权（D）自旋回波水平位 MR 图像证实了右侧椎间盘突出，其已累及 S1 右侧传出神经根以及鞘囊的右侧缘。

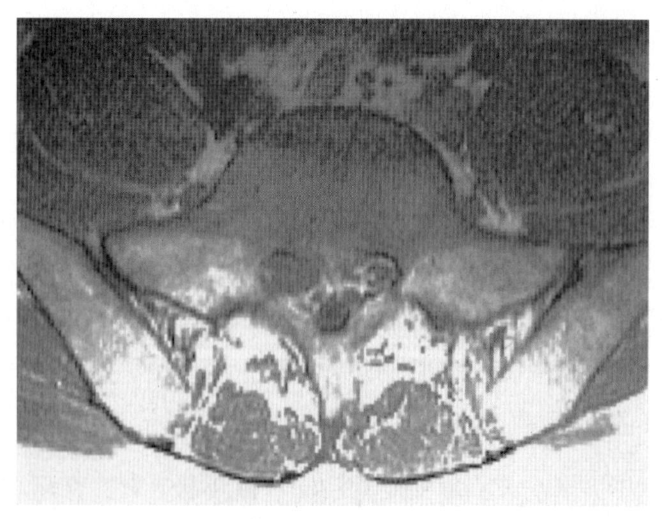

图 10–21 游离椎间盘碎片。L5–S1 水平横断位 T1 加权自旋回波 MR 图像显示，沿 S1 传出神经根走向有一软组织肿块，提示为椎间盘游离碎片，是由上节段向下移行来的。

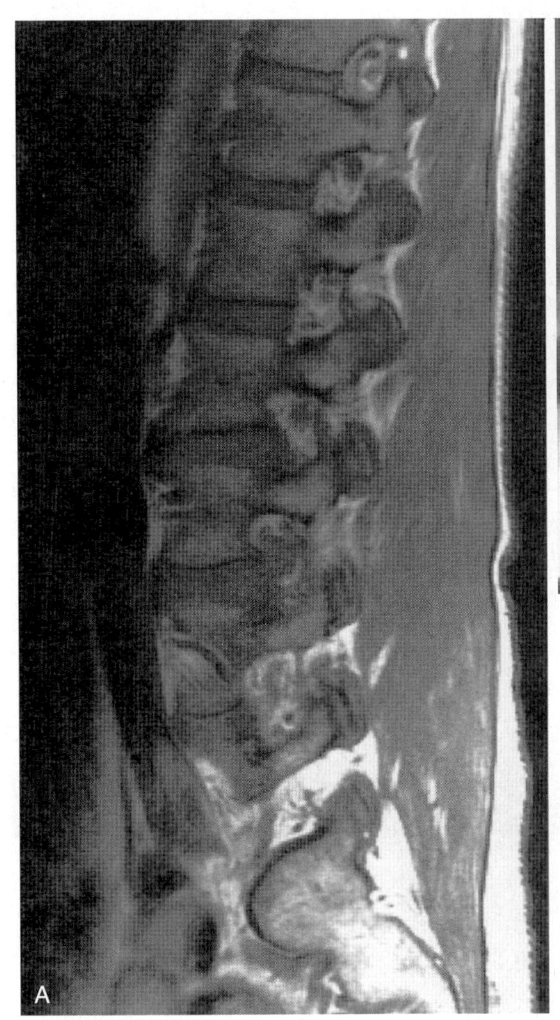


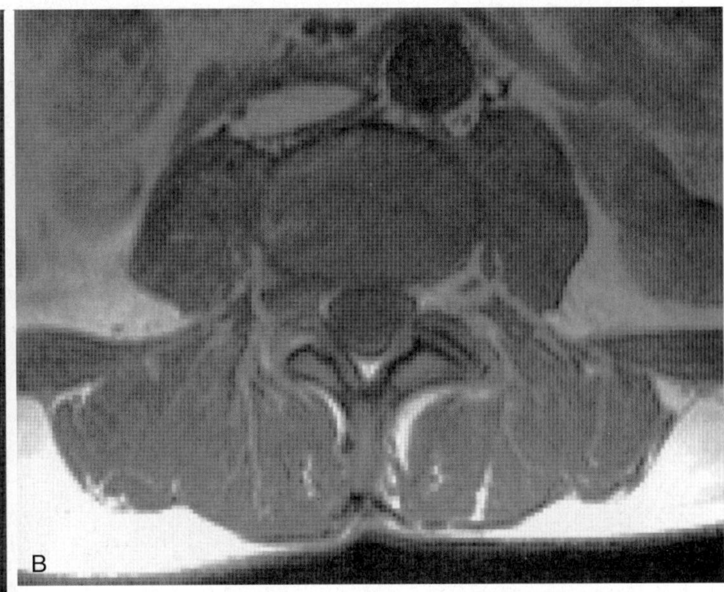


**图10-22**　椎间盘侧向突出。矢状位T1加权（A）和水平位T1加权自旋回波MR像（B）显示在L3-L4水平椎间盘右方的侧向突出，使椎间孔脂肪显示不清并使传出神经根向上方移位。没有检测到鞘囊受压征象。

**图10-23**　严重的骨性中央椎管狭窄。L3-L4水平横断位CT扫描像显示与椎小关节肥大性退变相关的明显中央椎管狭窄，压迫了鞘囊后缘。严重的椎间盘退变表现为“真空”现象。

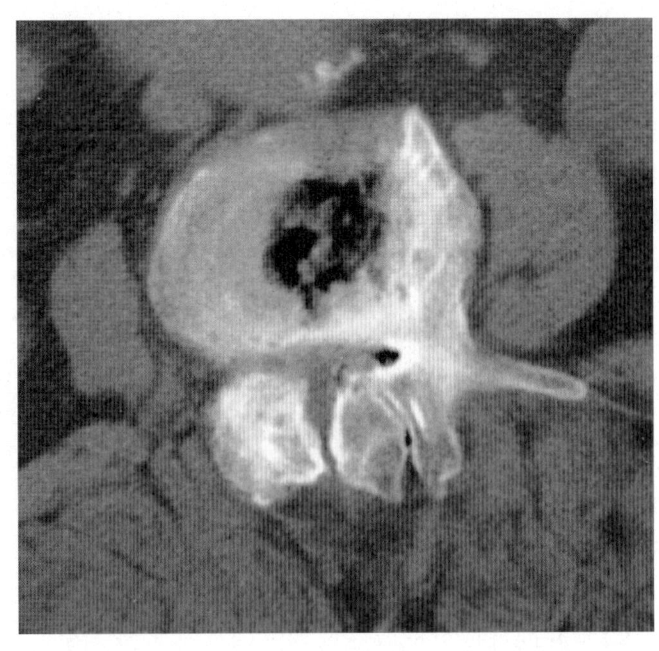

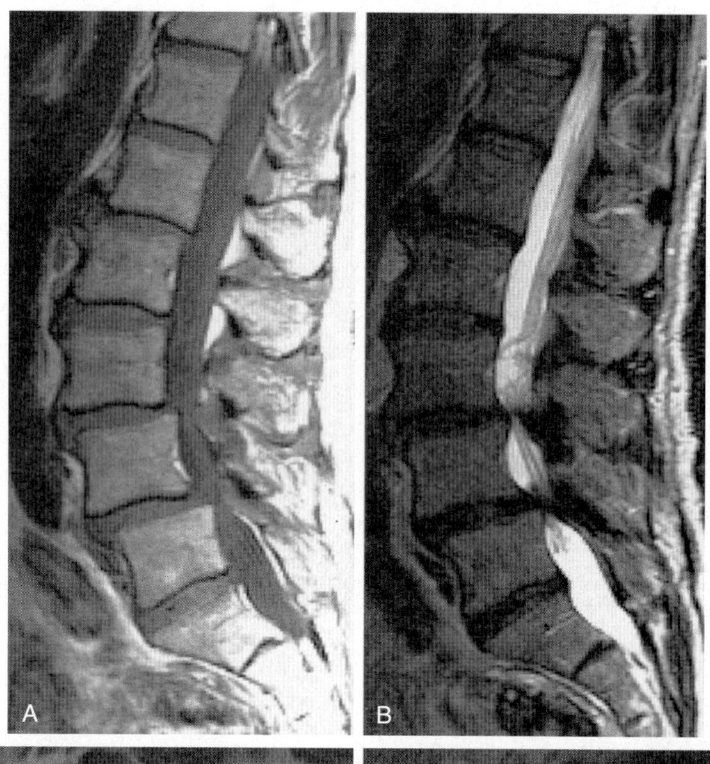


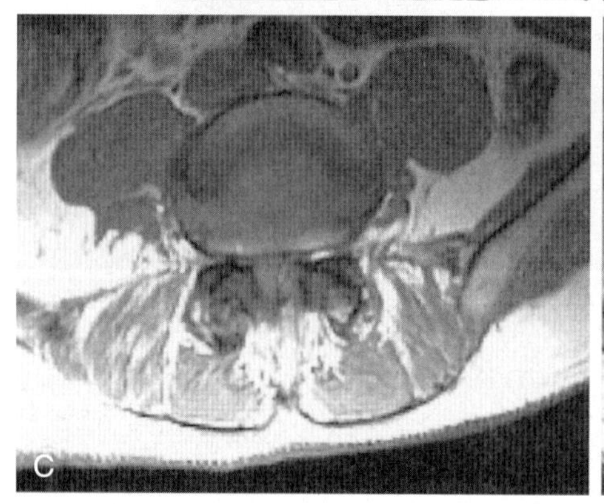


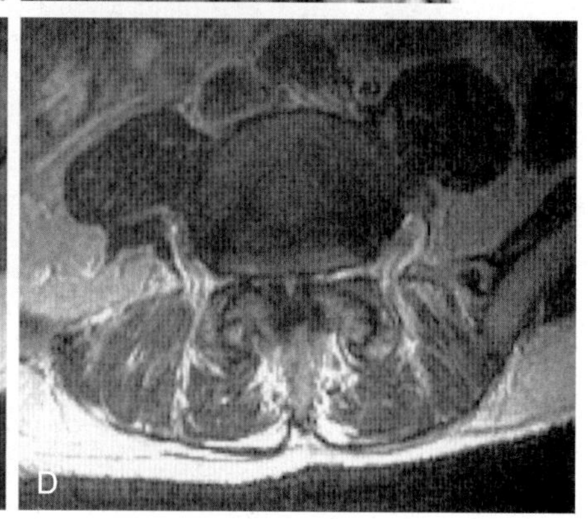


图 10–24 腰椎管狭窄。腰椎矢状位 T1 加权自旋回波（A）和T2加权快速自旋回波（B）MR像显示，在L3–L4和L4–L5水平有严重的中央椎管狭窄。此狭窄与前方纤维环膨出以及后方椎小关节和韧带的退行性病变的共同作用有关。在椎管狭窄处上方可见迂曲的神经根和硬膜内血管。横断位T1加权（C）和T2加权（D）自旋回波MR图像证实为严重椎管狭窄且鞘囊轮廓几乎难以辨认。

不过仅关节面病变也可引起疼痛和神经根病症状。像任何有滑液衬关节一样，椎小关节容易发生关节面磨损、软骨下骨质硬化和囊肿形成、骨赘形成以及半脱位。因为其含有神经分布丰富的滑膜及关节囊，所以单纯这些病变即可引起疼痛，换句话说，它们会通过导致椎管或椎间孔受损而引起神经根压迫症状。在MR图像上，退变的关节面表现为肥大、硬化和不规则，通常还会有黄韧带增厚。小关节退变可导致滑液囊肿形成，从后方对硬膜囊和神经根产生压迫。这种滑液囊肿在横断位MR像上表现得最为清晰，通常表现为在临近退变关节处后外侧硬膜外肿物，最常见于L4–L5节段（见图10–13和10–25）。由于囊内液成分的改变以及囊内伴有出血、钙化或气体，滑液囊肿的信号特征会有一定变化[124]。在T2加权像上可以看到与钙化相关的外周低信号强度边缘。怀疑存在滑膜囊肿时可静脉内注射对比剂，以更好地明确病变部位及其与周围关节面和鞘囊的关系。

## 五、对位不齐和失稳

最常见的对位异常是脊椎前移，即椎体相对于下方椎体向腹侧滑移。最常用的分类方法将脊椎前移分为4级，大于90%的情况都属于I极。脊椎前移的两个最常见原因与椎弓峡部的双侧缺损（峡部或椎骨脱离性脊椎前移）和小关节病（退行性脊椎前移）有关（图10–26和10–27）。其中退行性改变

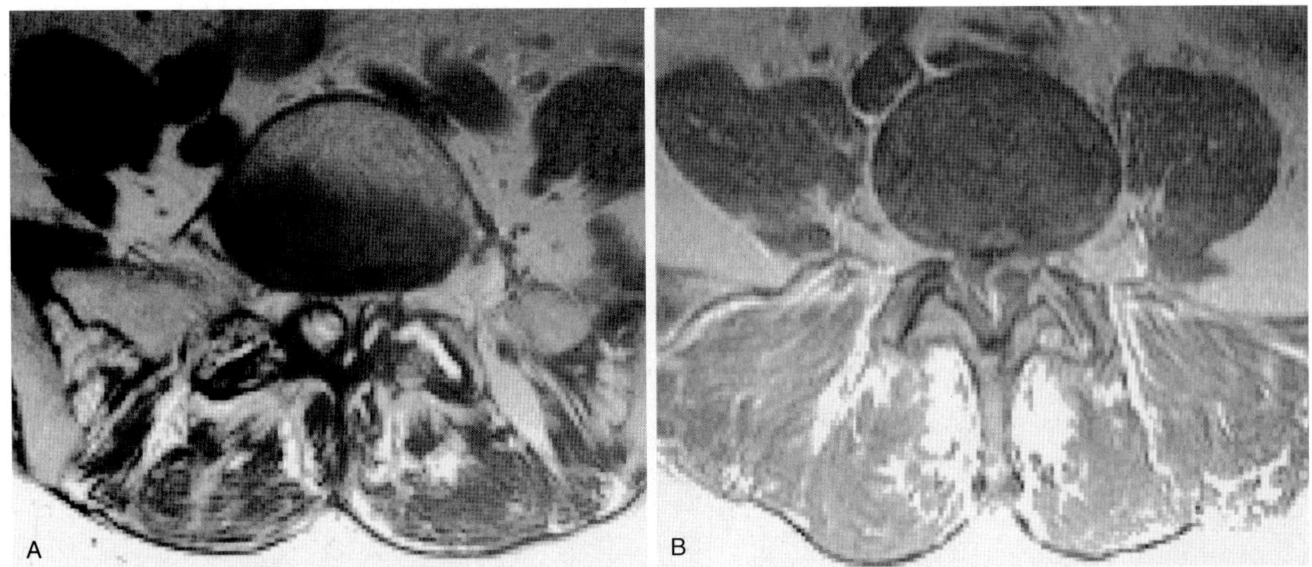


**图10-25**　腰椎滑膜囊。横断位T2加权快速自旋回波MR像（A）显示L5-S1双侧椎小关节都有渗出，表现为骨突关节内线状高信号影。双侧黄韧带周围也可见更不均匀的高信号区。右侧比左侧的区域要大。这些区域是滑膜囊的表现，可导致严重的中央椎管狭窄。另一个病例中，静脉内注射造影剂后横断位T1加权自旋回波MR像（B）显示左侧滑膜囊周围增强，影响到鞘囊左方背外侧并造成中央椎管狭窄。

最为常见。

由于MR成像可在不使结构影像重叠和不翻动患者的情况下直接获得矢状位图像，因此被认为是诊断脊椎前移的最佳方法。但是能否用MRI检测脊椎前移尚无定论，而且现在普遍认为常规X线摄影和CT在这方面更可靠。然而当今正越来越多地将MRI用于评价下腰背疼痛且有神经根症状患者的初诊检查而且是唯一的成像检查，所以许多椎骨脱离病例都未做相关的平片或CT检查[125]。在MR成像中，由于T1加权矢状位图像的信噪比高、能显示椎弓峡部的高信号骨髓而且在该成像平面椎弓峡部的倾斜度最小，因此是观察椎弓峡部的最佳方法。如果椎

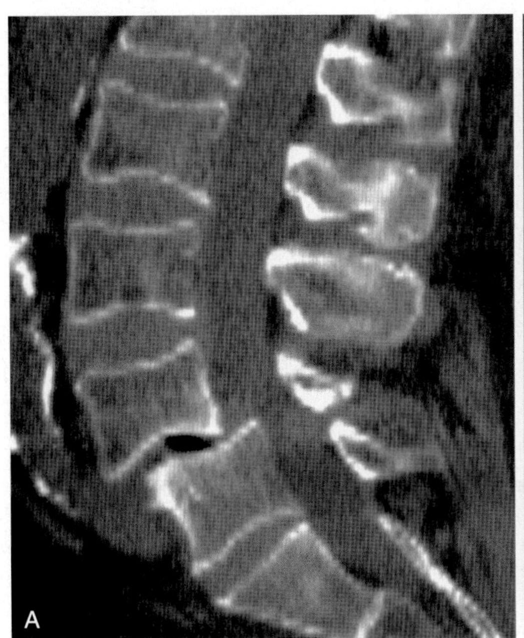


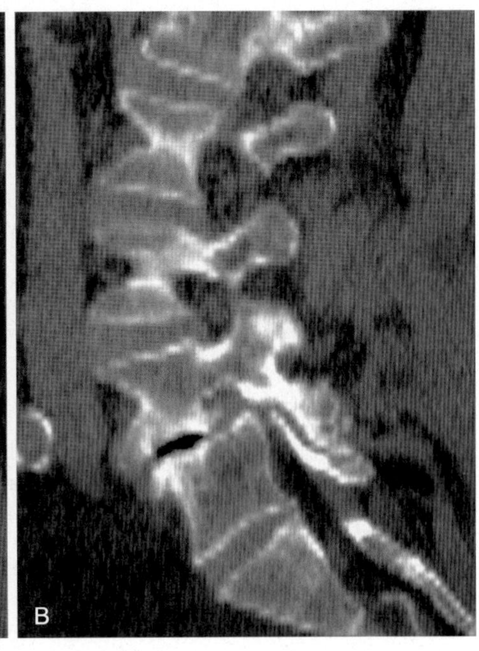


**图10-26**　退行性脊椎前移。腰椎CT横断扫描后矢状位重建像显示，L4-L5水平出现退行性改变伴真空现象（A）。L4-L5水平椎小关节骨关节炎继发Ⅱ度脊椎前移。偏侧位经椎间孔的扫描像（B）显示，L4-L5水平由于脊椎前移引起严重椎间孔狭窄，而且神经孔垂直高度明显变小。可见与L4-L5椎小关节骨关节炎有关的骨赘。

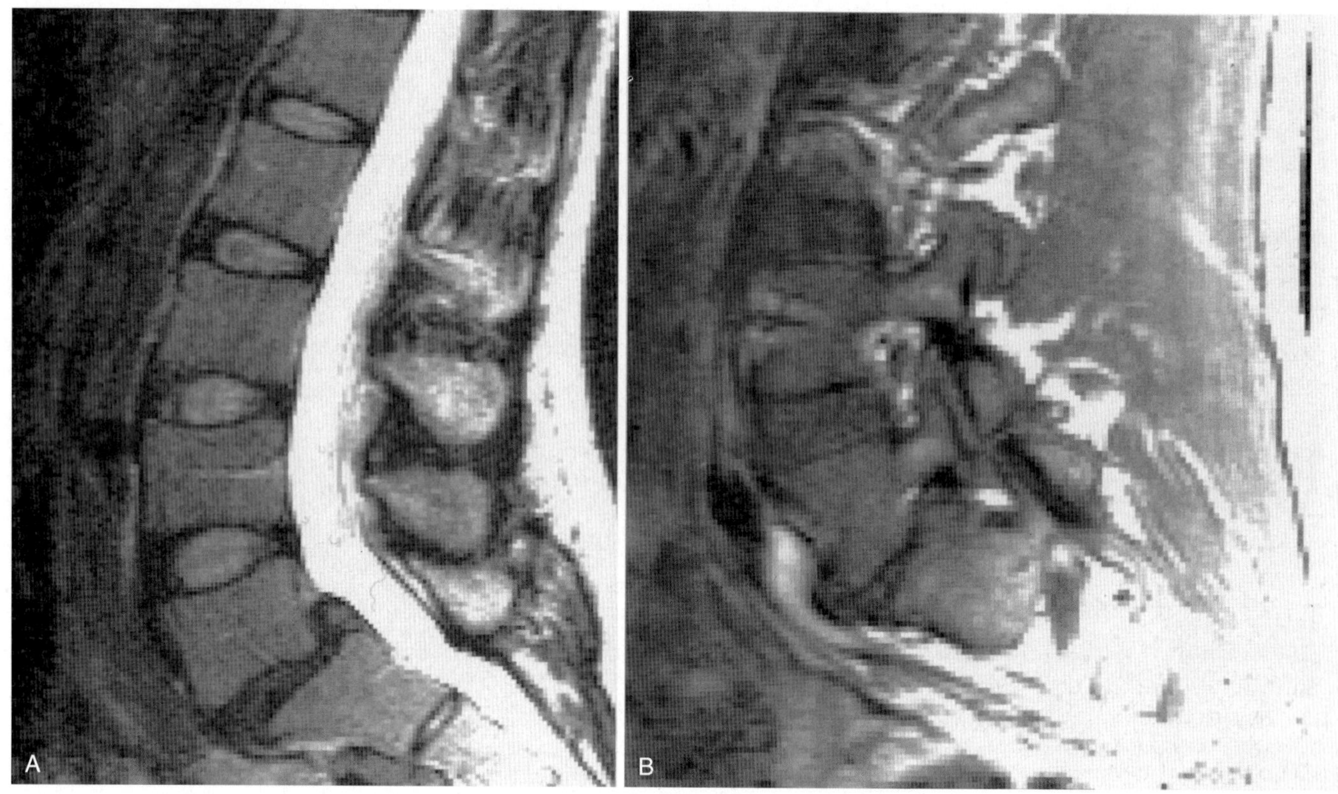


图 10–27 脊椎前移及椎骨脱离。矢状位 T2 加权自旋回波 MR 像（A）显示 L5 椎体相对于 S1 向前呈Ⅱ度前移。该滑脱造成纤维环膨出且轻度压迫硬膜囊前缘。L5 水平骨性椎管的前后径增宽与双侧椎骨脱离相符。注意，此水平上方的椎管前后径是正常的。同一患者的矢状旁位 T1 加权自旋回波 MR 像（B）证实 L5–S1 水平椎弓峡部出现骨溶解灶，因而导致椎间孔严重狭窄。

弓峡部显示正常（即无异常的骨髓信号），则说明其完整[126]。但是椎弓峡部信号异常对于诊断椎骨脱离并没有特异性，因为良性骨质硬化、与邻近退变性椎小关节的部分容积平均以及成骨细胞转移灶都可以出现这种信号改变。

## 六、颈椎神经根病和脊髓病

颈椎神经根病和脊髓病的发病机制是颈髓受到与退变性疾病相关的多种形态学改变的压迫。这些病因包括脊髓周围骨性及软组织结构的异常、椎间盘退变伴膨出或（和）突出以及骨肥厚伴椎关节强硬嵴[127]（图 10–28 至 10–31）。这些椎关节强硬嵴有多种名称，包括骨赘和软骨与骨性“骨刺”。随着退变性椎间盘疾病的进展和椎间隙高度的丢失，可见椎骨钩突关周围结构的架叠。椎小关节骨关节炎可产生骨赘从而继发椎管和椎间孔狭窄。最后，黄韧带可出现肥厚和内陷，这些病变均可造成颈椎椎管变窄（以及累及腰椎的中央狭窄）。

用于评价颈椎关节强硬性脊髓病的测量方法有多种。多项研究显示，颈椎关节强硬性脊髓病患者的椎管都会变窄。C3–C7 椎管的正常直径约为 17mm，而在颈椎关节强硬性脊髓病中这一直径将减小至 13mm。但是在伴有脊髓病的病例中此直径的范围在 10 ~ 14mm 之间。椎管前后径与椎体直径之比可用来评价脊髓病的潜在风险性。这一 Pavlov 比值（有时也叫 Torg 比值）如果大于或等于 1.0 则为正常[128]。比值小于或等于 0.8 则视为异常。此外，当椎管横断面积小于 60mm$^2$ 时就会出现脊髓病症状。

Takahashi 和同事们发现，在 T2 加权像上因硬膜外压迫颈髓内会出现信号强度增高区。这些区域表明有脊髓软化、神经胶质增生或脱神经髓鞘与水肿[129]。脊髓内显示有异常信号区的患者，其临床表现要比脊髓信号正常者更差（见图 10–31）。而且这些异常信号区可在手术后消失或减少。

## 七、后纵韧带骨化

后纵韧带骨化（OPLL）一般情况下首发于颈椎上部区域（C3-C4或C4-C5），然后向下逐渐累及下颈椎和上部胸椎[130]。OPLL在颈椎平片上可见于0.8%的无症状非日裔亚洲人、0.12%的无症状北美人以及2.2%日本人。在有临床表现的脊髓病中，OPLL的发病率在美国增至20%～23%，在日本则为27%。临床症状通常出现于50多岁；发病年龄晚于伴有典型椎间盘疾病相关症状患者的发病年龄，而早于颈椎关节强硬无症状患者的发病年龄。首发症状包括颈部疼痛、麻木以及上下肢肌力减退。

Hirabaykashi和Satomi依据CT表现将OPLL分为4型：连续型OPLL在椎体间延伸并跨越多个椎间隙（27%的病例），节段型OPLL局限于椎体的后缘（39%的病例），混合型OPLL表现既有连续也有节段（29%病例），其余5%的OPLL病例局限于椎间隙水平[131]。脊髓周围型压迫可由后纵韧带和黄韧带的骨化引致。OPLL患者的手术治疗方法包括前路和后路手术，但没有明确的证据支持哪一种方式或临

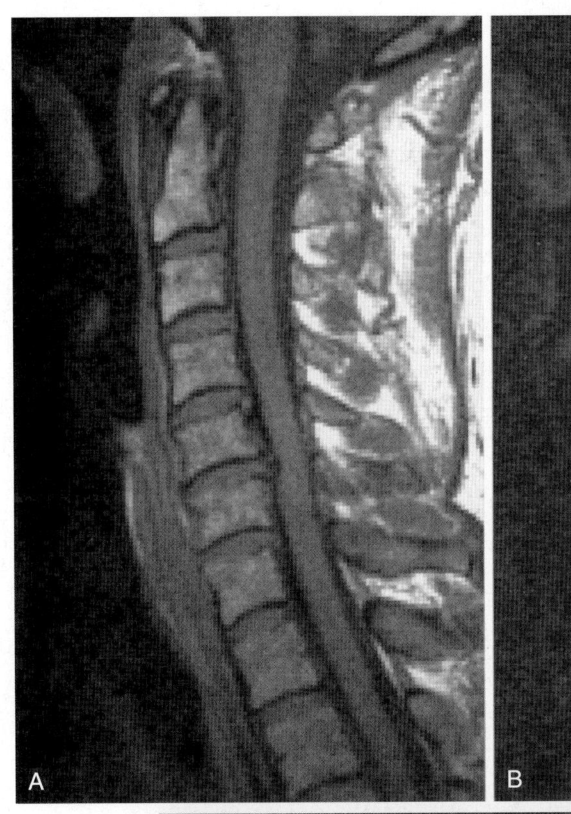

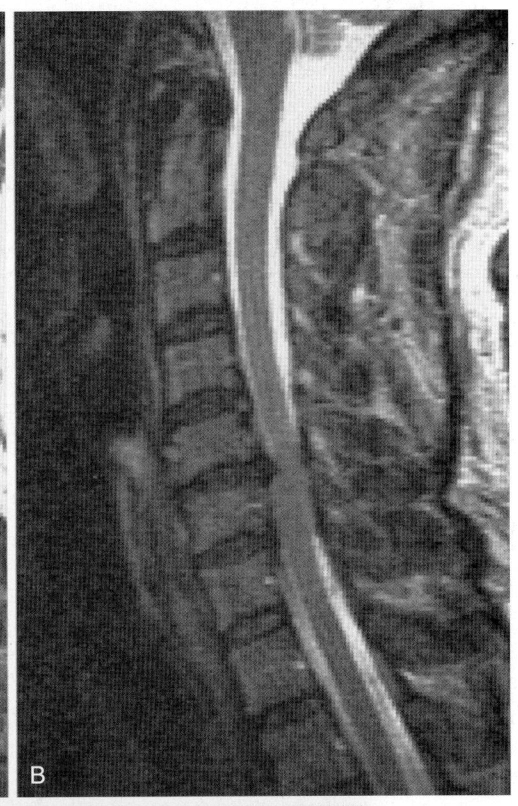

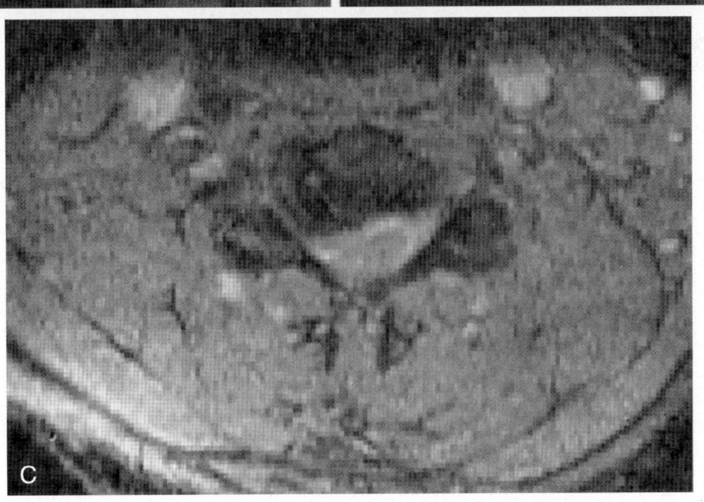


**图10-28**　颈椎退行性疾病。矢状位T1加权（A）和T2加权（B）自旋回波MR图像显示，C5-C6水平椎间盘突出压迫脊髓前缘。横断位三维梯度回波MRI（C）清晰地显示出右侧椎间孔狭窄的严重程度，其主要与椎骨钩突关节的关节病相关。

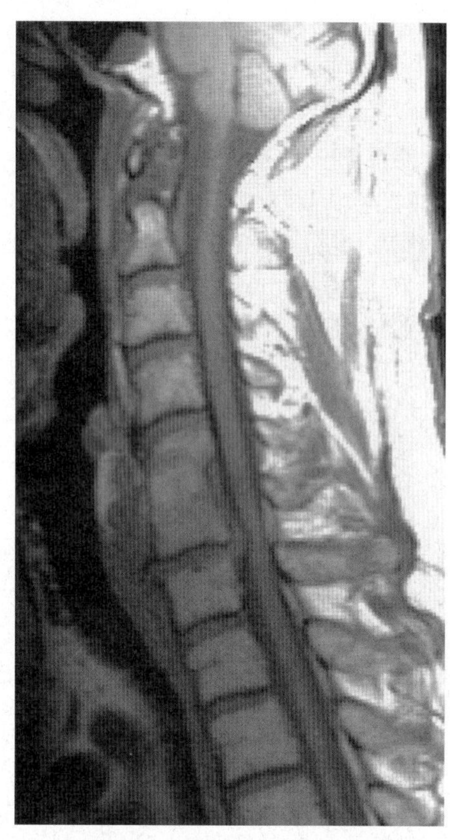

图10-29 脊椎融合术后新发的椎间盘突出。患者曾行C5-C6水平前路椎间盘切除及椎体融合术，在矢状位T1加权自旋回波MR像上表现为上下椎体的脂肪骨髓呈均质的信号强度且椎间隙消失。融合处下方的C6-C7水平的椎间盘突出导致脊髓及硬膜囊轻度受压。

床疗效更好。在连续型OPLL中，MRI显示T1和T2加权上均为粗带状低信号区（图10-32）。节段型OPLL在MRI上较难以识别，特征表现为较窄的低信号强度区，但没有骨化区产生的信号。

## 第四节 术后并发症

下背部疼痛超过3个月以上以及反复发作的致残性疼痛的患者，所发生的治疗花费巨大。520万以上患者因背部疼痛而不能正常工作生活，60%～85%患者疼痛会反复发作。这些患者的康复必须从社会心理学因素以及生理学因素（如有氧条件作用和肌肉功能）全面考虑。腰椎手术早期和后期失败的原因见表10-2和10-3。

由于手术后硬膜外软组织和椎间盘均有较大变化，所以对术后头6周内获得的MRI应谨慎判读。手术后可发生大量软组织破坏并引起水肿，这些形态学改变可对硬膜囊前缘产生肿物样影响。术后即刻可通过MRI来检查硬膜囊和硬膜外间隙，以除外显著的术后出血、假性脑脊膜膨出或椎板切除部位的椎间隙感染（图10-33和10-34）。椎板切除术后在椎体后方组织内常可见小范围积液。这些积液区所致的信号强度改变不尽相同，取决于其液体是血清（其信号强度改变与脑脊液相同）还是血清血液（由于含有破碎的血红蛋白碎片故在T1加权像上表现为信号增强）。依据MRI上与组织形态相关的表现或信号强度并不能鉴别这些术后积液为无菌性还是感染性。急性出血的典型表现为在T1加权像上硬膜外间隙呈中等至高信号而在GE或T2加权像上呈信号减低。但是特急性积血可具有不同的信号强度特征。急性出血病例在T2加权像上出现的信号缺失可通过应用FSE序列而有所减轻。

**表10-2 脊柱手术后早期失败的原因**

| 原因 |
|---|
| 血肿 |
| 感染 |
| 骨性椎管或中央狭窄的减压不充分 |
| 椎间盘突出切除不完全 |
| 神经根创伤 |
| 未发现的椎间盘游离碎块（游离且隐蔽） |
| 手术节段错误 |

### 一、硬膜外瘢痕及椎间盘突出

用Gd-DTPA增强的MRI来鉴别脊柱手术后瘢痕

**表10-3 下背部疼痛和（或）坐骨神经痛延迟复发的原因**

| 原因 |
|---|
| 蛛网膜炎 |
| 硬膜外纤维化（瘢痕） |
| 椎小关节退行性疾病 |
| 脊柱失稳（融合失败或脊椎前移） |
| 新发的椎间盘突出（与手术治疗不在同一水平） |
| 复发性椎间盘突出（与手术治疗在同一水平） |
| 假性脑脊膜膨出 |
| 椎管狭窄（术后骨性增生引起的侧向或中央椎管狭窄） |
| 椎体骨髓炎（椎间隙感染） |

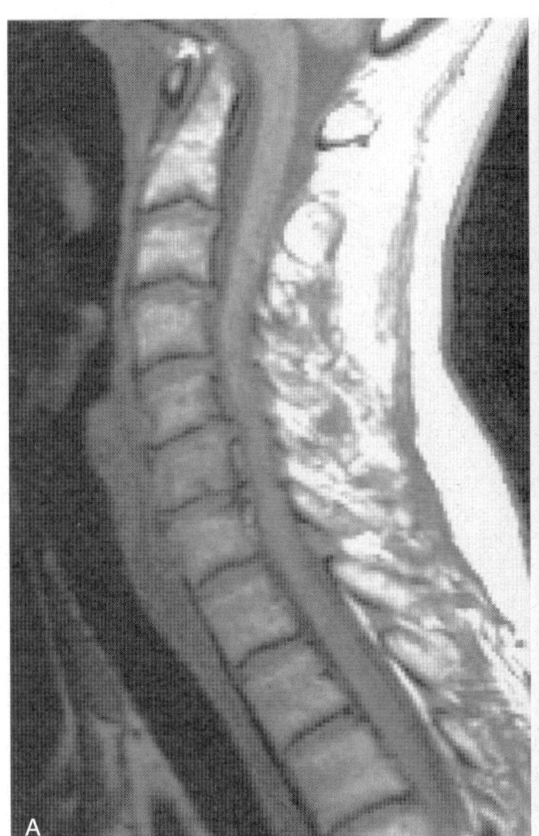


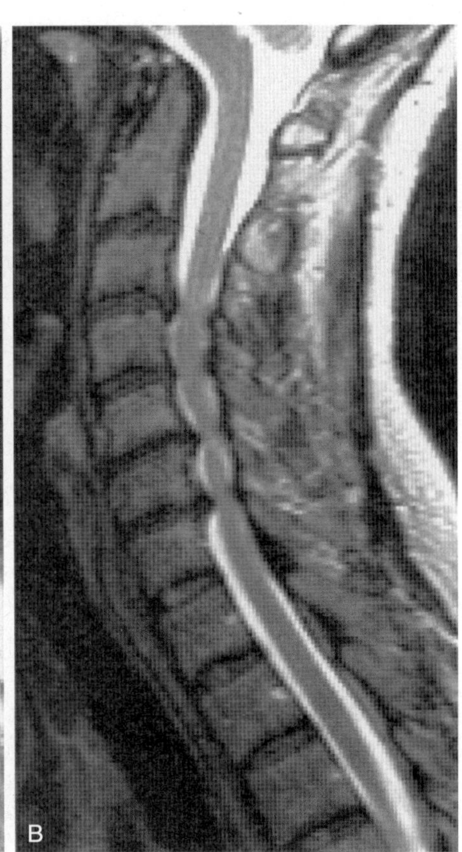


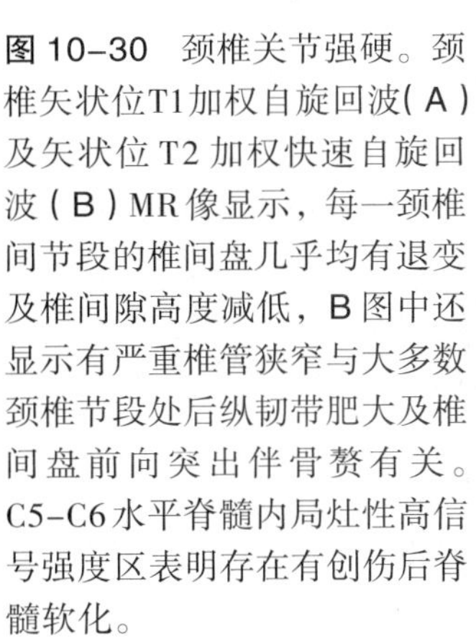

**图10-30** 颈椎关节强硬。颈椎矢状位T1加权自旋回波(A)及矢状位T2加权快速自旋回波(B)MR像显示，每一颈椎间节段的椎间盘几乎均有退变及椎间隙高度减低，B图中还显示有严重椎管狭窄与大多数颈椎节段处后纵韧带肥大及椎间盘前向突出伴骨赘有关。C5-C6水平脊髓内局灶性高信号强度区表明存在有创伤后脊髓软化。

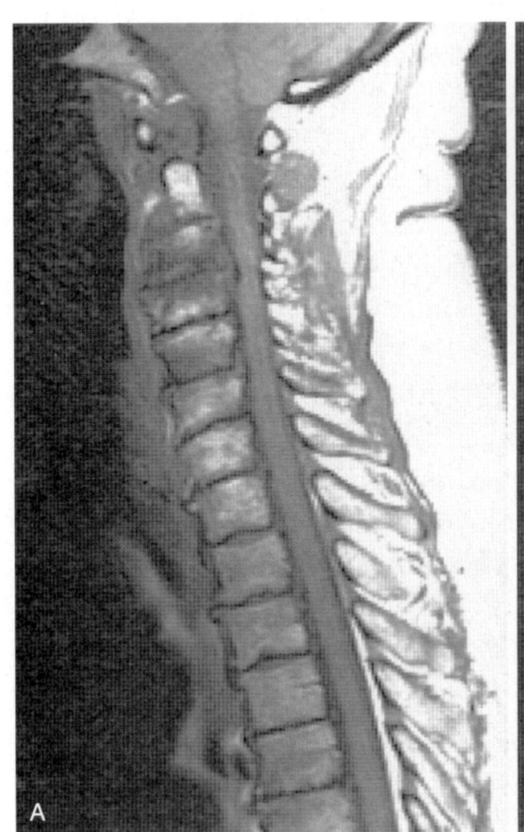


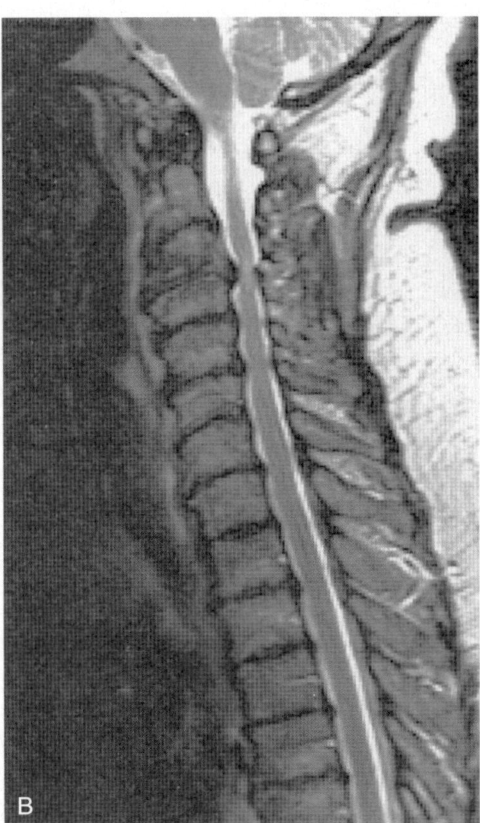


**图10-31** 颈椎关节强硬。颈椎矢状位T1加权自旋回波(A)和矢状位T2加权快速自旋回波(B)MR像显示，C3-C4水平出现非常严重的椎管狭窄，其由前方椎间盘弥漫性膨出和骨赘（压迫脊髓和硬膜囊）以及后方韧带肥大所致。C3-C4水平脊髓内的局灶性高信号强度表明存在有脊髓软化。

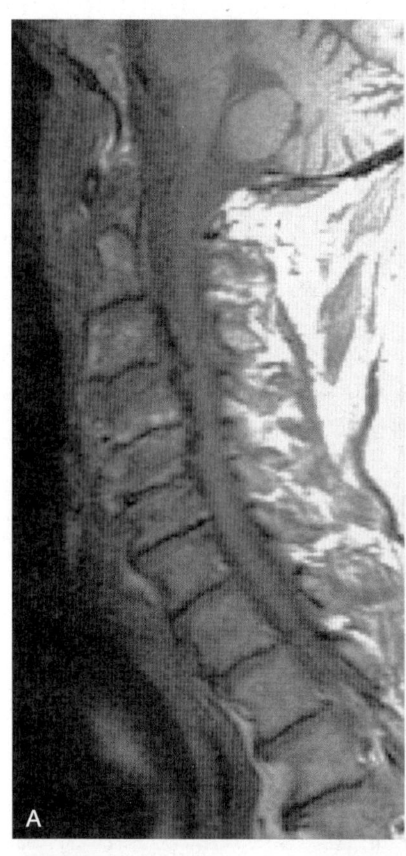


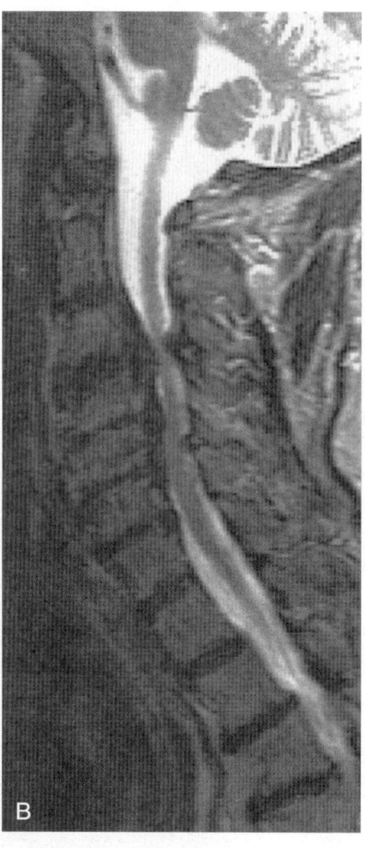


图 10-32 后纵韧带骨化。颈椎矢状位 T1 加权自旋回波（A）和矢状位T2加权快速自旋回波（B）MR像显示，自 C3 延伸至 C5-C6 水平的硬膜外前间隙内有一低信号强度汇流区。此骨化带严重压迫硬膜囊并在 C3-C4 和 C4-C5 水平造成脊髓严重受压。

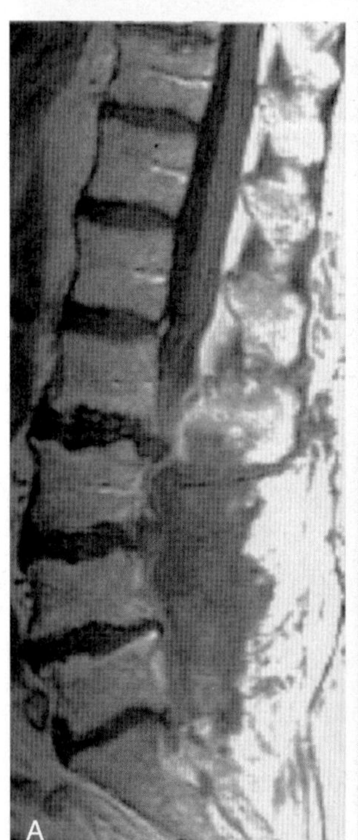


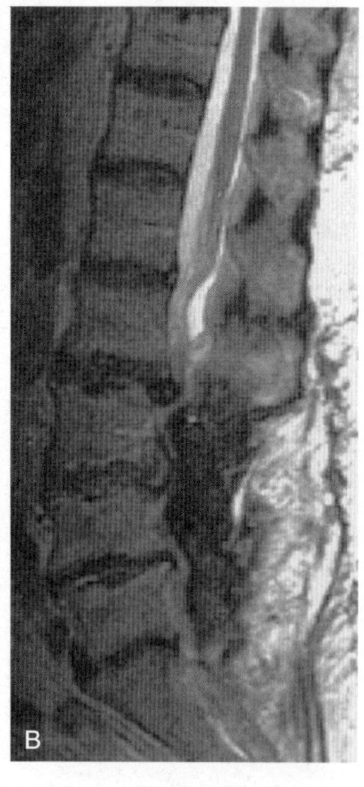


图 10-33 术后血肿。静脉内注射钆对比剂后的矢状位 T1 加权自旋回波 MR 像（A）及矢状位T2加权快速自旋回波MR像（B）显示，在 L3、L4 和 L5 水平硬膜外后间隙内有一大范围低信号强度区。该区在 T2 加权像上呈明显的低信号强度，提示在椎板切除部位含有脱氧血红蛋白并出现较大的术后血肿。

组织和椎间盘物质，多名作者对此已做过调查研究，所报道的鉴别准确率为 96%～100%[132]。腰椎硬膜外纤维化（瘢痕）表明正常的硬膜外脂肪已被纤维组织所替代，纤维组织可将硬膜和神经根连接到周围的前后组织结构上。大量文献对试验技术进行了专门研究，旨在降低腰椎硬膜外的瘢痕形成量或避免瘢痕组织与硬膜紧密粘连。并对许多材料进行了评估，包括 Silastic、Dacron、甲基丙烯酸甲酯、骨移植、合成膜和泡沫、游离和带蒂脂肪移植、羧甲基纤维素、弹性蛋白酶以及透明质酸钠，力图避免硬膜外纤维化的发生或限制其发生的范围。对 197 例因腰椎间盘突出首次进行单水平单侧椎间盘切除术患者进行的术后评价显示，广泛硬膜外瘢痕形成与复发性神经根疼痛之间存在有显著相关性[133]。研究结果表明瘢痕形成越严重复发性疼痛的可能性越大，广泛硬膜外瘢痕形成的患者出现复发性神经根疼痛的概率是硬膜外瘢痕范围较小患者的 3.2 倍。

硬膜外纤维化在静脉内注射对比剂后即刻可见持续性增强（图 10-35 和 10-36)。这种强化的发生与术后所经历的时间无关。在20年以前行手术的患

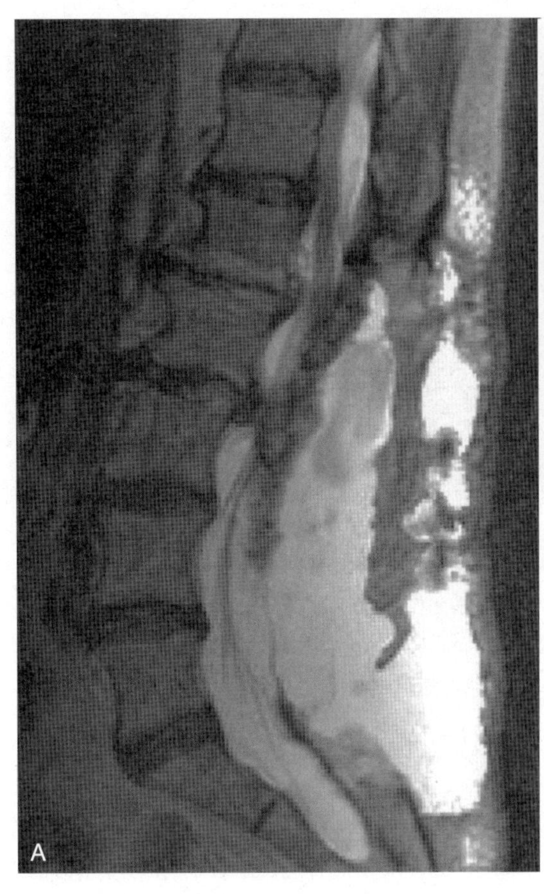

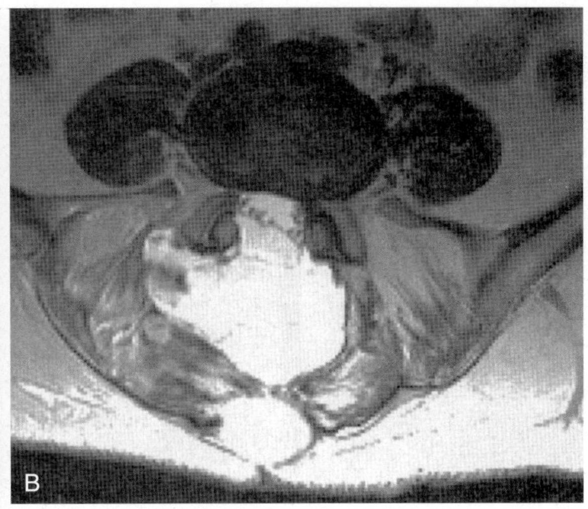

图10-34　假性脑脊膜膨出。矢状位（A）和横断位（B）T2加权快速自旋回波像显示，有一大范围高信号强度区自L4-L5水平的椎板切除部位延伸至背侧软组织内，提示大的假性脑脊膜膨出处含有脑脊液。

者中曾见硬膜外瘢痕的信号增强，因此术后所经历的时间长短并不阻止人们在术后期使用静脉内对比剂。因为椎间盘本身缺乏血管，所以在注射后早期其像上并不出现增强。在有瘢痕与椎间盘物质混合存在的情况下，在注射后早期像上瘢痕组织会增强而椎间盘物质则不增强（图10-37）。

选择性脂肪抑制联合T1加权成像曾用于评价术后脊椎病变。Georgy和同事们对25例腰椎间盘手术后复发疼痛患者进行了MRI检查，用以评价钆增强脂肪抑制成像技术对背部手术失败患者的作用[134]。在钆增强T1加权像上增加脂肪抑制技术可提高所有患者增强后瘢痕的显示：这种方法有助于鉴别瘢痕与突出的椎间盘组织，并能更清晰地显示瘢痕与神经根及硬膜囊之间的关系。

## 二、椎管狭窄

与骨性异常相关的椎管狭窄在高达60%的病例中是背部手术失败的一项原因。引起椎管或椎间孔狭窄的机制有多种。它们的临床意义各不相同，而且许多狭窄病例并不出现临床症状。其中的一些发病机制如下所述：

（1）椎小关节切除术后骨质增生可损伤外侧隐窝；

（2）后路椎体融合术后可发生延伸至后方或外侧椎管内的晚期骨质增生；

（3）前路融合术后骨块可延伸至椎管或椎间孔内；

（4）椎间盘切除术后两个相邻椎体间椎间隙的变窄可引起椎小关节面的充分叠架，导致隐窝或椎间孔的减小；

（5）手术后脊椎前移可引起局限性狭窄。

## 三、蛛网膜炎

应用表面线圈的MRI，可与CT和脊髓造影一样来确诊各种类型的腰椎蛛网膜炎[135-137]。可将蛛网膜炎分为三型，这种分类方法可用于MRI、CT或脊髓造影，（但蛛网膜炎有多种表现，所以各类型之间会有重叠）[138]（图10-38和10-39）。

第一种类型为鞘膜囊内的神经根中心性粘连，导致软组织信号呈中心性聚集。与正常的羽毛样表

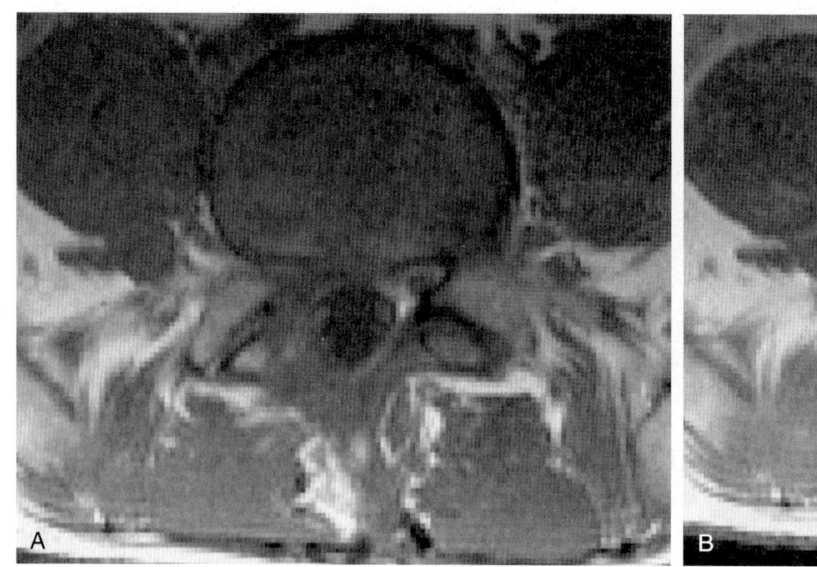


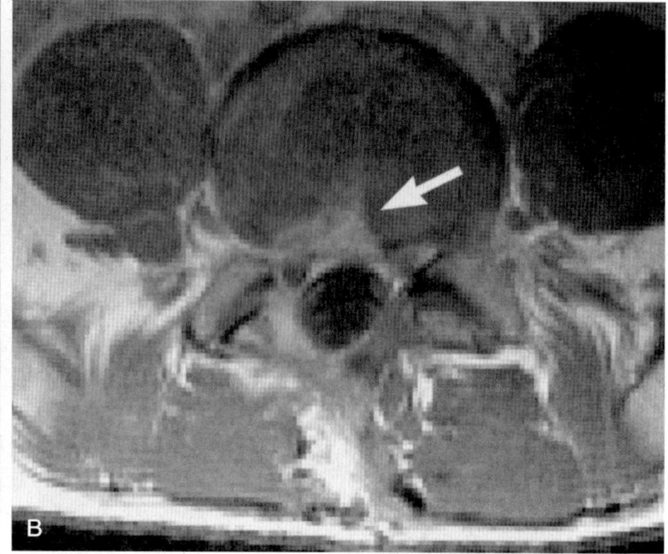


图 10-35 硬膜外瘢痕。静脉注射钆对比剂之前（A）和之后（B）的横断位 T1 加权自旋回波 MR 像显示，沿硬膜囊右外侧和背侧以及右侧 L5 传出神经根周围出现均匀增强的软组织影（表明是硬膜外纤维化）。椎间纤维环后侧内也可见明显增强，其与手术刮除部位的瘢痕形成有关（箭头）。

现不同，神经根信号将聚集成一条或多条索带影。这种表现很容易在CT脊髓造影横断位像或T1加权MRI像上确诊。第二种类型为神经根与硬膜相互粘连，可引起“空鞘膜囊样”改变。应用MRI时，鞘膜囊内仅表现为均匀的脑脊液信号，而且神经根将从外周附着于硬膜上。在CT脊髓造影时，仅鞘膜囊内的造影剂表现为高信号强度，而见不到神经根。第三种类型可视为炎性反应的终末阶段，此时蛛网膜炎表现为填充于鞘膜囊内的炎性肿块。在脊髓造影像上，该型蛛网膜炎表现为边界不规则“烛滴样”椎管内占位。MRI 显示为一种非特异表现的软组织肿块，与 CT 脊髓造影表现相同。

可逆的马尾神经根中心性丛状改变也曾见于腰椎板切除术后。Matsui 和其同事发现，术后早期几乎所有患者的 MR 像上均可出现马尾粘连；在横断位T2加权MR像上，这种粘连可在手术后1～6周时

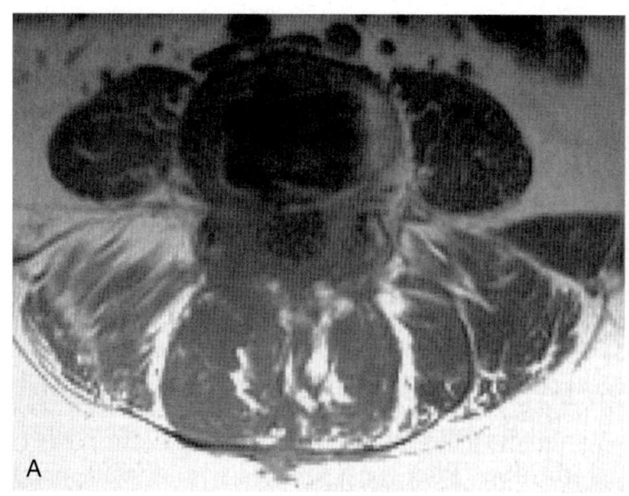


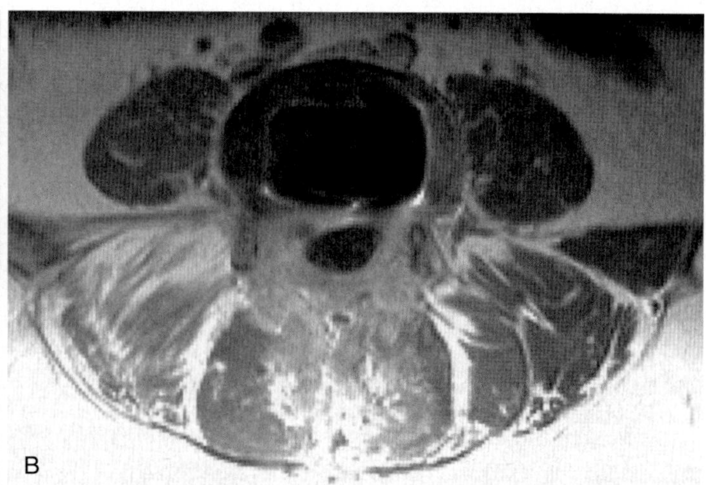


图 10-36 硬膜外瘢痕和后侧椎体融合。静脉注射钆对比剂之前（A）和之后（B）的横断位 T1 加权自旋回波 MR 像显示，硬膜囊周围有大量增强的硬膜外纤维组织。椎间盘本身的内部形态改变与先前后路腰椎椎体融合术中椎间隙内植入笼架有关。

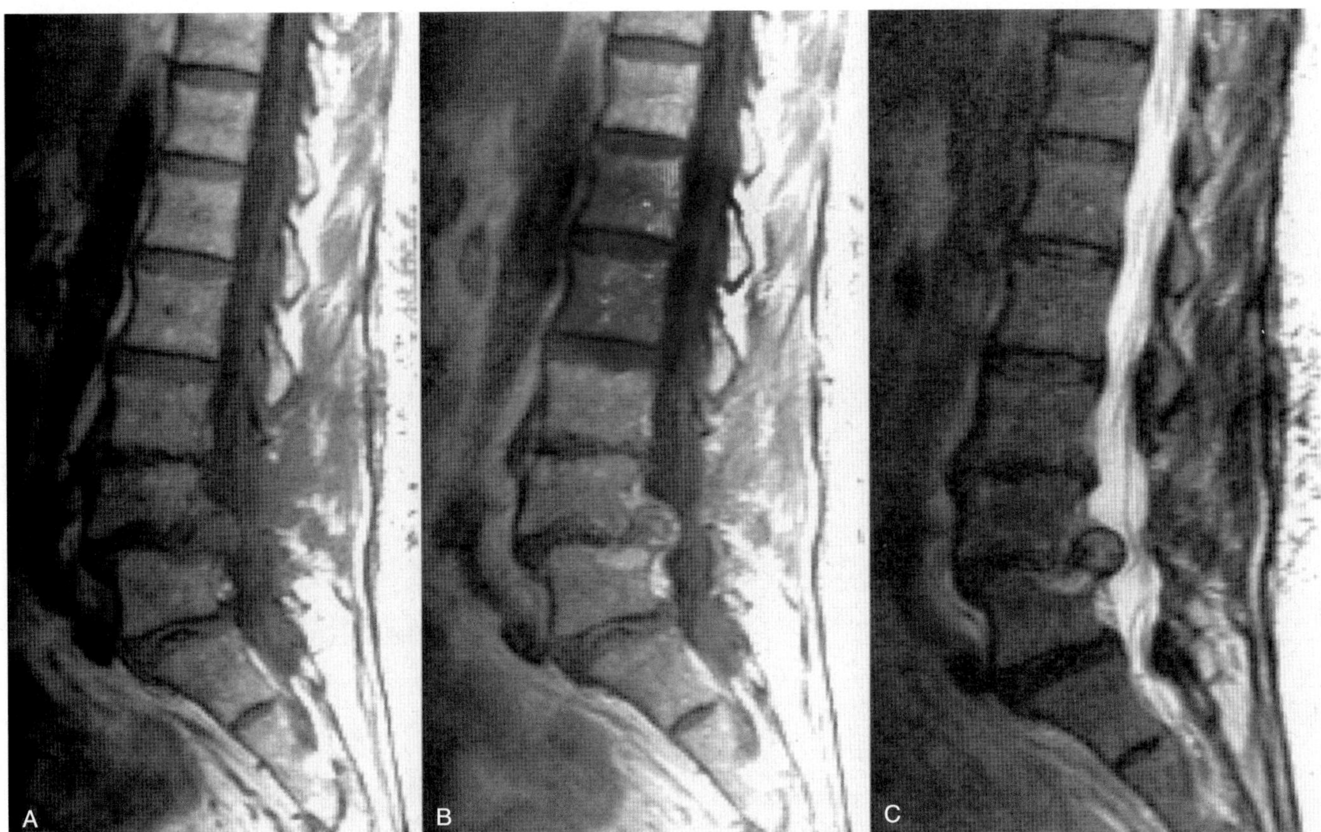


**图10-37** 腰椎复发性椎间盘突出。该患者曾行L3-L4和L4-L5水平椎板切除术。静脉内注射钆对比剂之前（A）和之后（B）的矢状位T1加权自旋回波MR像以及矢状位T2加权快速自旋回波MR像（C）均显示，L4-L5水平的硬膜外前间隙内有一大的软组织肿块，其邻近于椎间盘间隙。该肿块在C图中显示为周围低信号，而B图中则呈斑片状增强。这些表现提示存在有复发性椎间盘突出伴大量肉芽组织。

自发缓解[139]。

# 第五节 感 染

## 一、流行病学

引起椎体骨髓炎的细菌传播源包括泌尿生殖系、皮肤和呼吸系统感染。细菌（或其他类型微生物）会侵犯儿童富血运的椎间盘，继发的椎间盘破坏会引起椎间隙高度缺失。当感染侵犯相邻椎体终板时，常规X线片可显示特征性骨结构不规则。成年人也可出现血性播散，尽管椎间盘血供相对不丰富。微生物传播可发生于富血运的椎体终板，从而继发椎间盘和相对终板的感染。

感染并非常见病症，因此在后背痛的鉴别诊断中可不考虑它。一旦确定感染，需要行准确的影像学检查才能明确病变部位，以便穿刺活检做出精确的微生物诊断或进行相应的手术引流。由于平片出现异常表现常延迟数天或数周，所以一直用放射性核素检查来提供椎体骨髓炎早期诊断的影像学资料。

最常用来检查脊柱炎性改变的放射核素为$^{99m}$锝（$^{99m}$Tc）标记的磷酸盐复合物、钆（$^{67}$Ga）枸橼酸盐和$^{111}$铟标记的白细胞。尽管用$^{99m}$Tc和$^{67}$Ga标记的复合物核素闪烁显像对感染敏感，但其并无特异性。骨折愈合期、无菌性炎性反应、肿瘤和松动假体均可显示为放射核素摄取增加[140-142]。

$^{111}$铟较其他放射核素具有多种优势，包括目标-背景比率较高、影像质量较好（与钆相比）以及脓肿内高浓集摄取率。其主要缺点在于无论是否为感染性病灶，其都可在炎性病灶内聚集[143]。此外，放射性核素检查用时较长，需花费数小时至数天才能完成。CT在骨性或软组织侵犯的病例中作用不大，因此不作为诊断椎间隙感染的主要手段[144]。椎体骨髓炎病例中，MR成像的敏感性高于平片和CT，

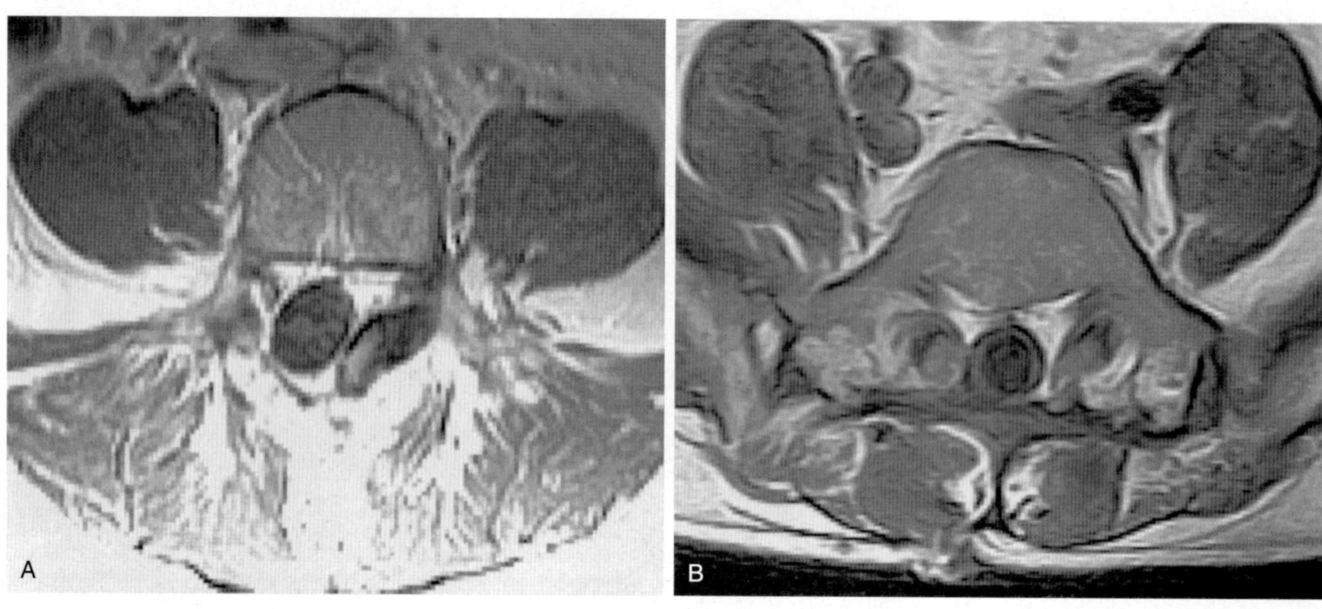

**图 10-38** 蛛网膜炎。横断位 T1 加权自旋回波 MR 像显示出Ⅰ型网膜炎（A）的各种表现（包括硬膜囊内神经根向中央聚集）以及Ⅱ型蛛网膜炎（B）的表现（沿硬膜囊边缘神经根的外周聚集）。

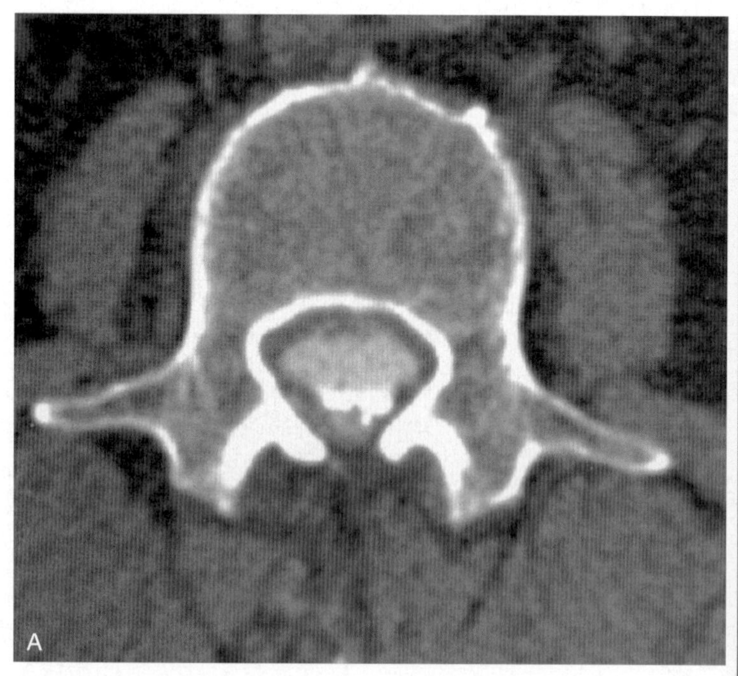

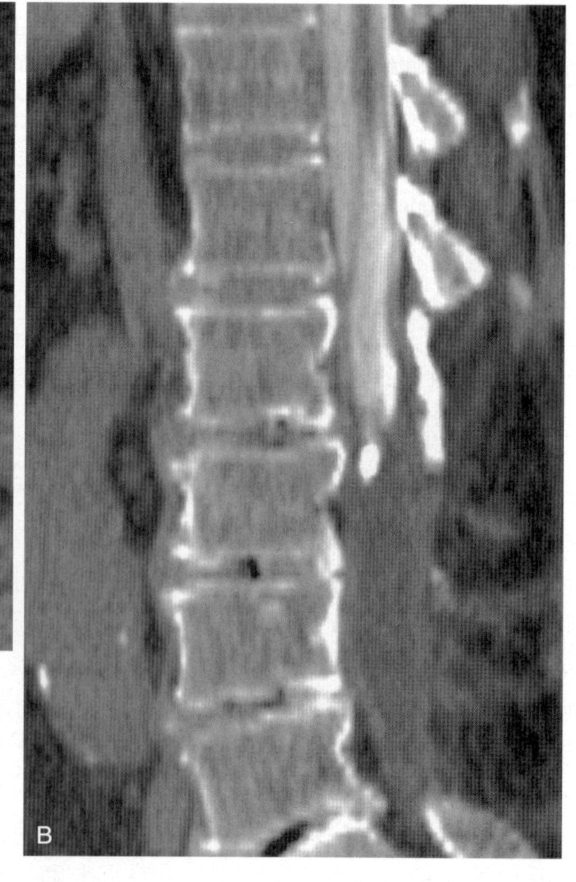

**图 10-39** 蛛网膜炎（Ⅲ型）。椎管内应用对比剂后的横断位 CT 扫描像（A）和矢状位重建 CT 扫描像（B）显示，在 L3 及其以下水平硬膜囊内充填有软组织肿块。在 L2 水平（即 A 图的水平）神经根明显向周围聚集。

与放射性核素检查敏感性相近或相同[145-147]（图 10-40 至 10-43）。

为了获得对感染性疾病的最佳敏感性，必须在矢状面同时获得 T1 和 T2 加权 MR 图像。T1 加权自旋回波 MR 像可发现炎性渗出或水肿时所见的含水量或骨髓内液体增高。和绝大多数病理进程一样，椎间盘感染或椎体骨髓炎可引起T2加权像上信号强度增高。MRI 的诊断特异性依赖于 T1 和 T2 加权像上的信号强度改变以及疾病进展的解剖形态和相应临床表现。

## 二、化脓性椎间隙感染

在T2加权像上，正常椎间盘通常显示为中心部分信号强度增高，中间有一条水平走行的低信号细带，称之为核内裂隙。30 岁以后，正常椎间盘的裂隙非常常见[90]。

在 MR 成像时，椎间隙感染典型表现为在 T1 加权像上相邻椎体和受累椎间隙呈信号强度减低（当把此信号强度与椎体正常骨髓的信号强度相比较时，这一表现更为明显）（见图 10-40）。不能明确椎体终板的清晰边界。T2 加权像显示邻近受累椎间盘的椎体内呈信号强度增高以及椎间盘本身的形态异常和信号强度增高，但正常的髓核内裂隙缺失。

化脓性脊柱炎的MRI表现比结核性脊椎炎更为典型[148]（见图 10-43）。在一项对可疑椎体骨髓炎患者的比较性研究中，MRI 的敏感性为 96%，特异性为 92%，准确率为 94%[146]。$^{67}$钆和$^{99m}$锝骨闪烁显像的敏感性为 90%，特异性为 100%，准确率为 94%。在引用的这项研究中，MRI 在检测骨髓炎方面的准确性和敏感性与放射核素扫描相同。

Dagirmanjian 和同事研究了椎体骨髓炎时 MRI 表现的敏感性[149]。他们认为椎体骨髓炎的典型 MR

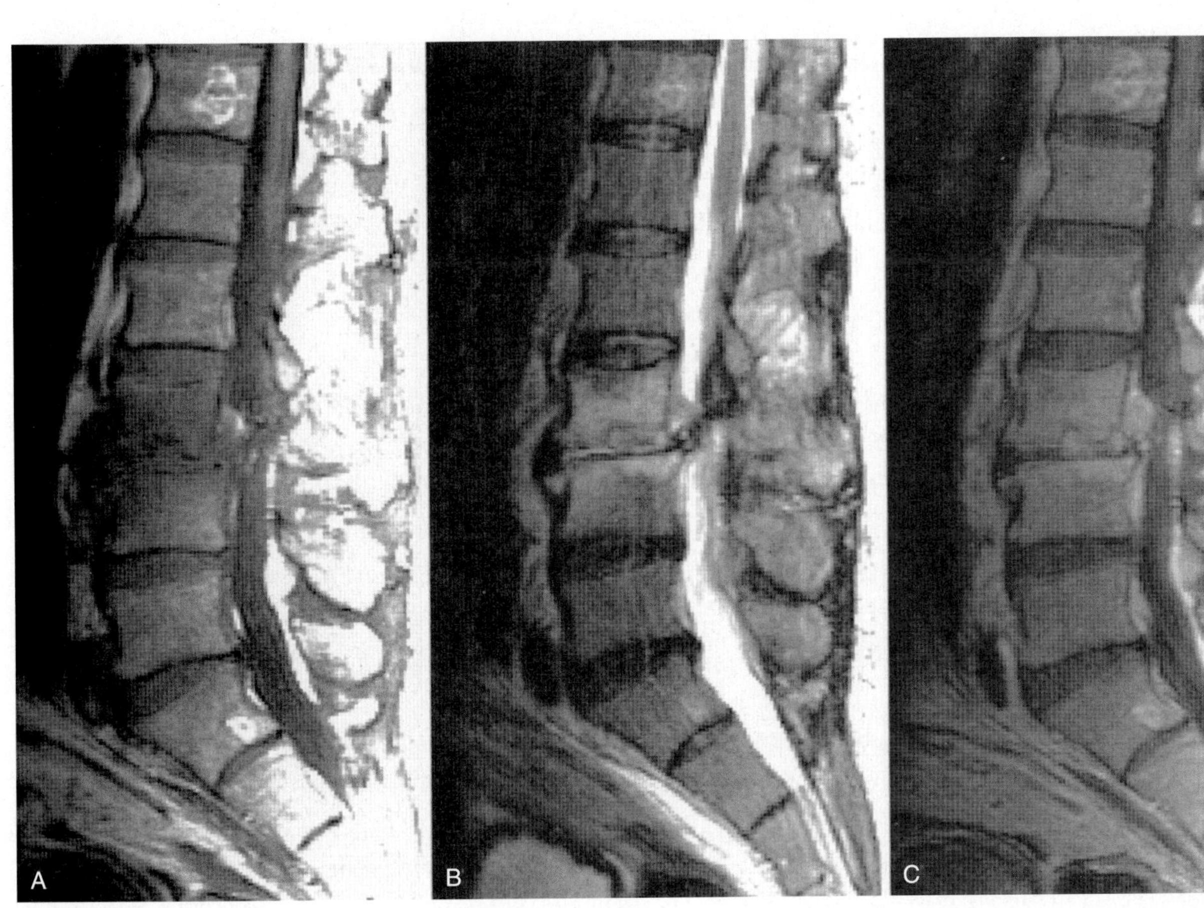


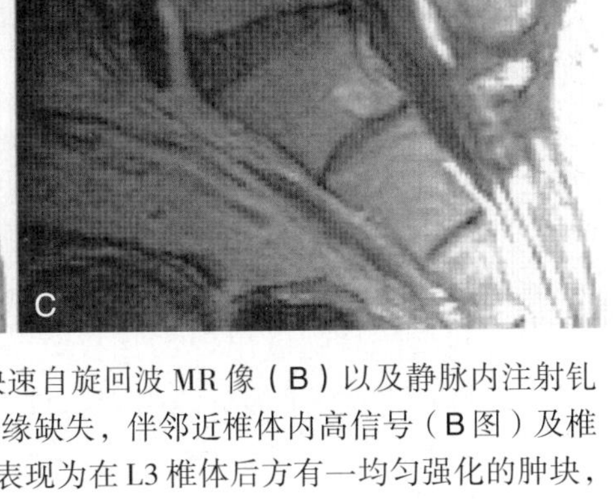


**图 10-40** 椎间隙感染。矢状位 T1 加权自旋回波 MR 像（A）、矢状位 T2 加权快速自旋回波 MR 像（B）以及静脉内注射钆对比剂后的矢状位 T1 加权自旋回波 MR 像（C）显示，L3-L4 水平的椎体终板边缘缺失，伴邻近椎体内高信号（B 图）及椎间隙内信号增强（C 图）。这些表现与化脓性椎间隙感染相符。硬膜外蜂窝织炎表现为在 L3 椎体后方有一均匀强化的肿块，对硬膜囊造成压迫。

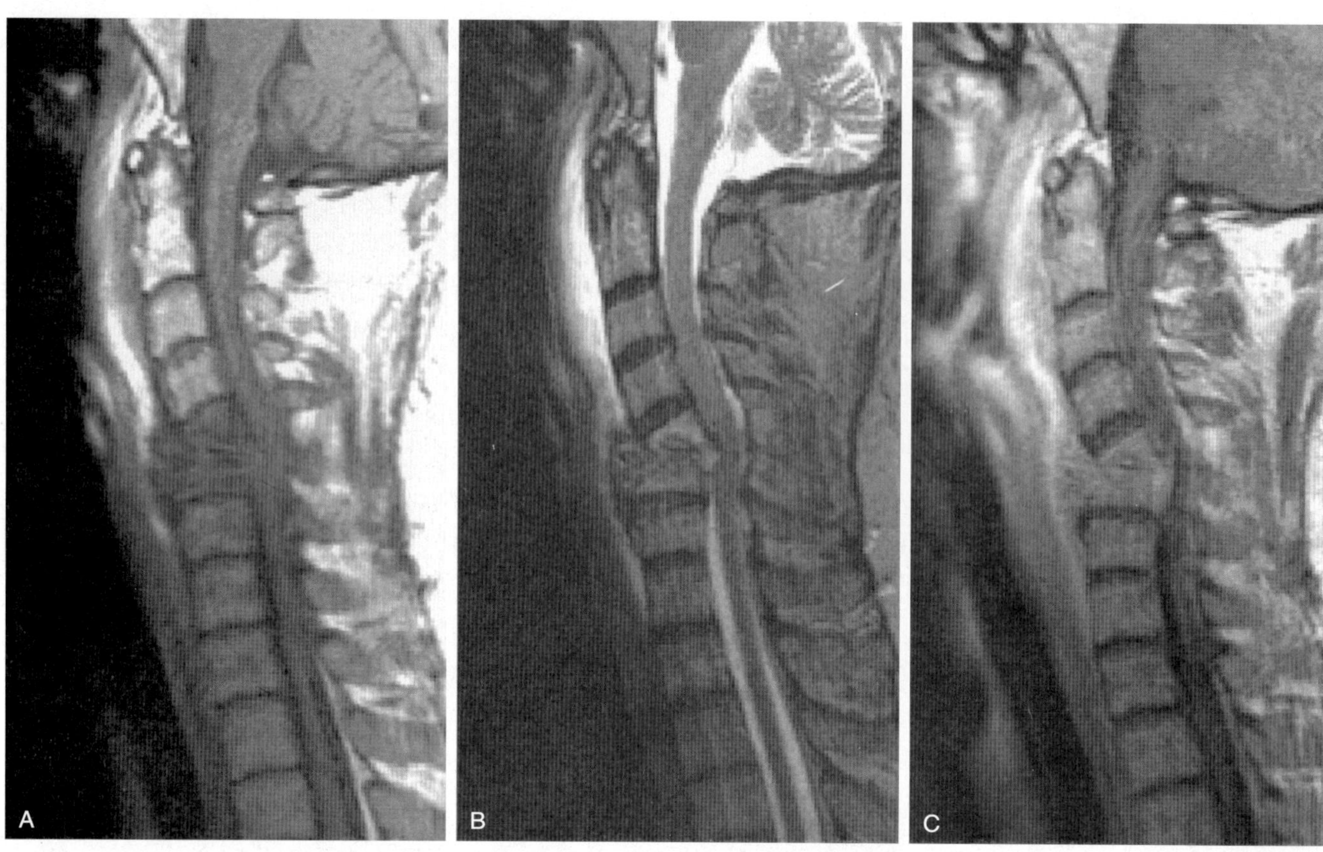


**图 10–41** 前路椎板切除及椎体融合术后的颈椎感染。矢状位 T1 加权自旋回波 MR 像（A）和矢状位 T2 加权快速自旋回波 MR 像（B）显示，在既往行 C5–C6 椎板切除及植骨处脊柱异常后突成角畸形。植骨部分由于溶解和塌陷已显示不清。第 5 和第 6 颈椎体在 A 图上显示为异常低信号强度。在终板切除部位可见骨性后突，并压迫硬膜囊和脊髓。大量椎前水肿在 B 图上表现为高信号强度。静脉内注射钆对比剂后的矢状位 T1 加权自旋回波 MR 像（C）显示累及椎体和手术部位前椎间隙的弥漫性异常增强。

表现应包括：在T1加权像上相邻椎体和椎间盘的信号减低，在T2加权像上椎间盘不按解剖部位的信号增高，以及在T2加权像上相邻椎体的信号增高。这些研究者发现，95%的被感染椎间隙在T1加权像上都伴有椎体典型病变，90%在T2加权像上会上椎间盘不按解剖部位的信号增高。但是，仅有54%的异常部位显示有T2加权像上椎体信号增高。因此，尽管84%患者椎体内显示有典型的T1改变以及椎间盘内显示有T1和T2均改变，但仅有49%的病例有如上所述的椎体和椎间盘T1和T2加权异常表现。椎体、椎间盘和椎体终板的T1加权改变以及椎间盘的T2加权改变是椎间盘和椎体感染的最可靠表现。当发现椎间盘信号强度出现T2加权改变以及椎体和椎间盘出现典型的T1加权改变时，即使T2加权像上椎体信号强度无增高，也不应排除椎间盘炎合并椎体骨髓炎的诊断。71%的T2加权像上椎体信号减低或等信号强度患者，在常规X线片上表现为骨质硬化，而T2加权像上椎体为高信号强度的患者中仅有45%表现为骨质硬化。MR成像时椎体的T2加权信号强度增高表明骨髓间隙内有病变，而这种病变可能并非是X线片上显示的骨质硬化。骨小梁硬化可增加到最终填充满骨髓间隙的程度，并使T2加权像上的信号强度减低。

典型的椎间隙感染只要获得T1和T2加权像即可明确诊断。但临床上的确有一些非典型性椎间隙感染。如果II型骨髓改变部位的椎间盘出现椎间隙感染（即T1加权像上椎体终板信号强度增高），则可能为非典型椎间隙感染。在这些病例中，T1加权像可显示椎体信号强度增高，从而实际上掩盖了通常为骨髓炎特征性表现的椎体信号强度的融合性减低。这些病例的关键性表现为T2加权像上椎间盘信号强度异常，其在椎间盘退变病例常见的II型无并

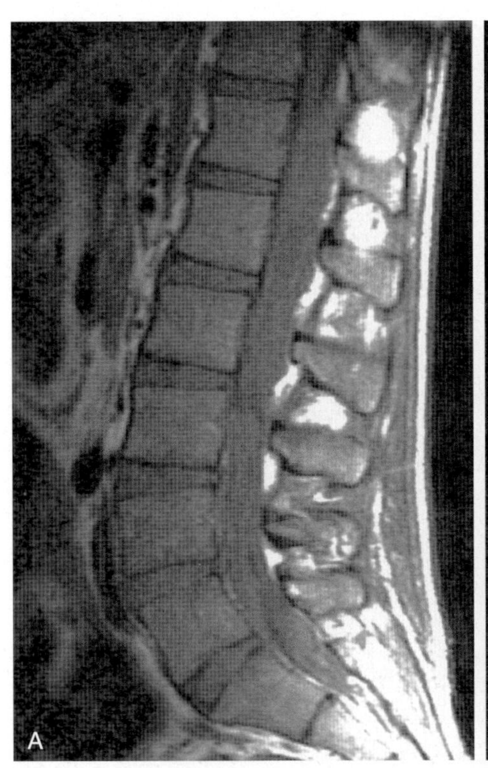

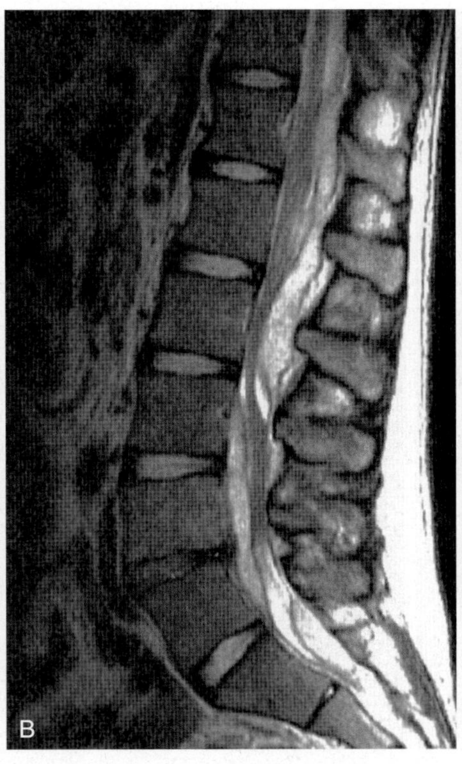

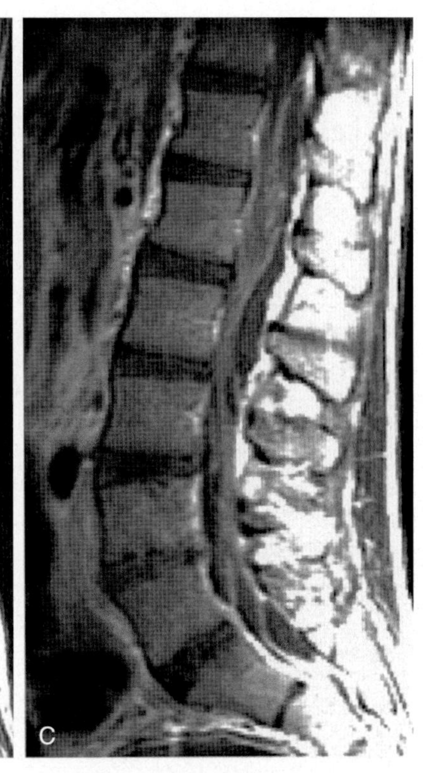


**图 10-42**　硬膜外脓肿。矢状位T1加权自旋回波MR像（A）可很好地显示硬膜囊内弥漫分布的不明显异常信号。矢状位T2加权快速自旋回波MR像（B）显示沿硬膜外后间隙分叶状高信号强度肿块影，其自S1水平延伸至T12水平。这些表现在静脉内注射钆对比剂后的矢状位T1加权自旋回波MR像（C）上均得到证实，显示为在广泛的后硬膜外脓肿内呈斑片状不规则信号增强。

发症骨髓病中往往不会发生。在椎体骨髓炎的最早期，可见椎体终板的信号减低，但在T2加权像上椎间盘或椎体的信号强度往往无明确增强。

MRI比放射性核素检查或常规X线片更容易对椎间盘退变和肿瘤同椎体骨髓炎相鉴别。椎间盘退变在T2加权像上显示为椎间盘中心部位的信号强度减低,而在活动性炎症病例中该部位呈高信号强度,据此可对二者加以鉴别。利用闪烁显像法难于对转移性疾病、术后病变或椎间盘退变同骨髓炎相鉴别。而用MR成像，上述病变可通过T1加权像上椎体和椎间盘缺乏融合性低信号强度减低与骨髓炎相鉴别。同样，转移性疾病可通过其不累及椎间隙而与骨髓炎相鉴别。尽管曾报道有侵犯椎间盘的个别转移性病例，但在绝大多数病例中无椎间盘侵犯仍然是良性病变的可靠体征[150, 151]。在椎体骨髓炎还未累及椎间盘的早期阶段，仅凭MR成像往往难以排除肿瘤性疾病或良性压缩骨折。

在常规X线片和放射性核素检查中，严重的椎间盘退行性变可产生类似于椎体骨髓炎的病变表现。用MR成像，椎间盘退变有时表现为，在T1加权像上相邻椎体内呈低信号强度，而在T2加权像上呈高信号强度。但椎间盘本身在T1加权像上始终与相邻椎体终板的信号强度有明显差别。此外，退变椎间盘在T2加权像上几乎总表现为低信号强度，而炎症则在受累椎间盘处表现为高信号强度。极少数情况下，受累椎间盘内含液体的囊性椎间盘退变表现可类似于椎间隙感染。在手术介入治疗或向椎间盘内注射木瓜凝乳蛋白酶后，相邻椎体内可出现类似改变[152]。如同椎间盘退行性疾病中的病变，这些病例在T1及T2加权像上椎间盘信号强度通常均有减低，而椎间盘边缘则保持不变。

Boden 和同事们提出，对于手术后的脊柱，静脉内注射钆对比剂后的椎间隙增强、纤维环增强和椎体增强三联征，结合实验室检查的相应表现（如血沉增快）即可诊断椎间隙感染[153]。然而必须强调指出，一些术后正常患者也可出现纤维环增强（手术刮除部位）、椎间盘增强以及椎体终板增强，而无椎间盘感染的证据。在这些病例中，椎间盘增强典

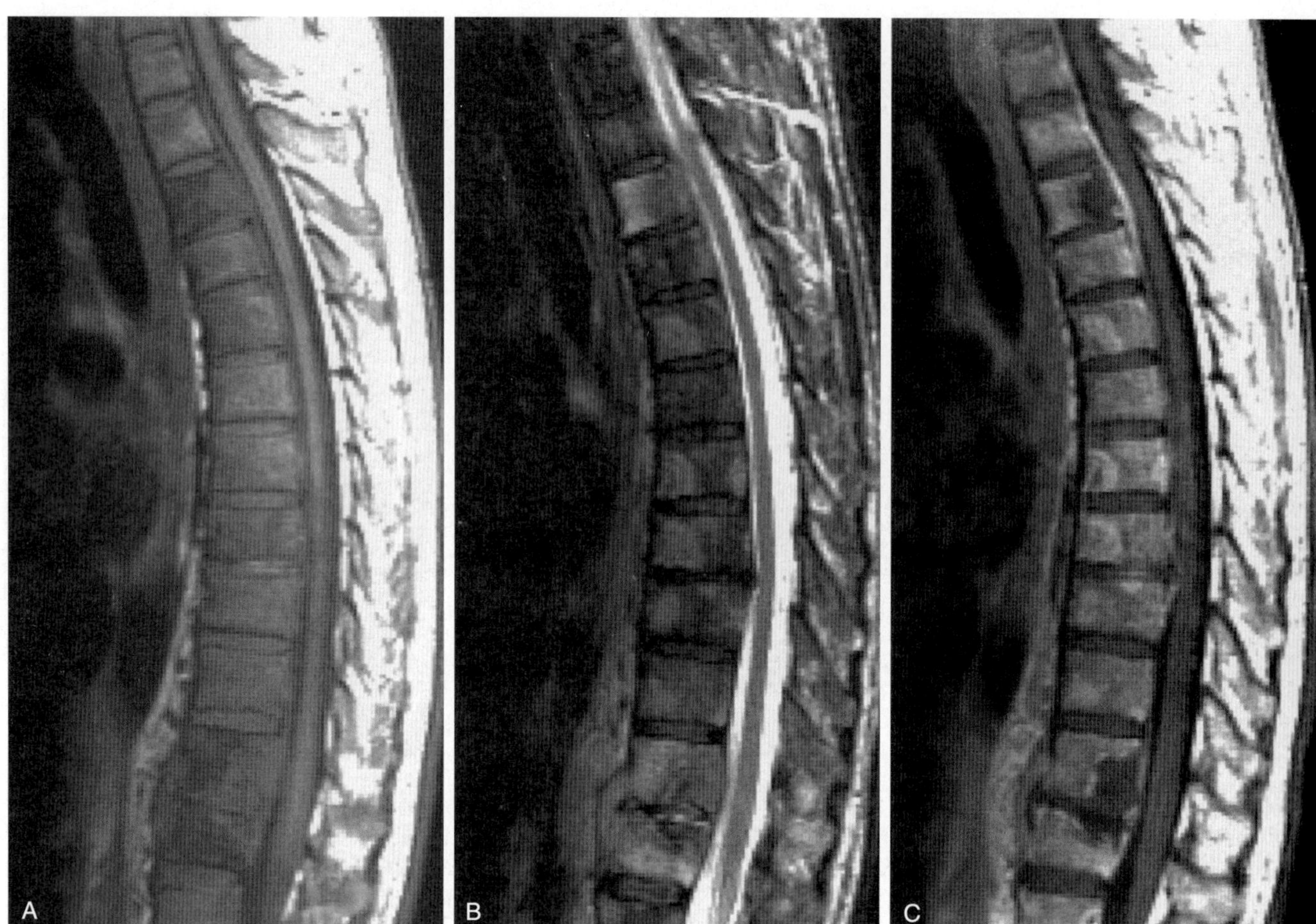


图 10-43 结核。矢状位 T1 加权自旋回波（A）和矢状位 T2 加权快速自旋回波（B）MR 像显示有累及胸椎椎体和胸腰结合部的多发病灶。累及上部胸椎的几处病灶局限于椎体，在 A 图上显示为非特异性低信号强度，在 B 图上显示为高信号强度。在胸腰结合部可见一处类似于椎间隙化脓性感染的病灶，在 B 图上可见终板缺失及邻近椎体内呈高信号强度。静脉内注射钆对比剂后的矢状位 T1 加权自旋回波 MR 像（C），显示异常椎体内呈斑片状增强，而受到破坏的胸腰椎间隙水平增强相对轻微。在胸腰结合部可见椎前软组织肿块。

型表现为与相邻终板平行的窄带条影，而且椎体增强与I型终板退变的表现相同。这种表现应与受感染椎间盘内所见的无定形增强相鉴别。

## 三、脓肿

脊椎硬膜外脓肿的发病率为 0.02‰ ~ 0.19‰，近来文献报道的发病率高于此值[154]。此种明显增高与人口老龄化有关，也与脊椎手术量增加和静脉内药物滥用的增多有关。发生硬膜外脓肿的危险因素包括免疫状态改变（如糖尿病）、需要透析的肾衰、嗜酒以及恶性肿瘤。尽管静脉内药物滥用是硬膜外脓肿的一项危险因素，但人类免疫缺陷病毒（HIV）感染对于该疾病整体发病率的增高似乎无关。

金黄色葡萄球菌是硬膜外脓肿最常见的相关生物体，约占病例的 60%。这种病菌无处不在，常易形成脓肿，并可感染免疫妥协或正常宿主。其他革兰阳性球菌见于约 13% 的硬膜外脓肿病例，而革兰阴性菌约占 15%。临床症状表现通常包括背痛、发热、麻木及神经病学缺陷。慢性病例伴有轻微疼痛而且无体温升高。Rankin 和 Flothow 将硬膜外脓肿的典型病程分为四个阶段：脊柱痛，神经根痛，肌力减弱，以及瘫痪[155]。然而，脊柱硬膜外脓肿引起的临床症状急性恶化仍无法预料。患者可能首发急性瘫痪和麻木。这种急性病程的原因尚不明确，但有作者认为其与血流因素有关（硬膜外血栓形成，血栓性静脉炎，静脉梗死）[156,157]。

评价硬膜外脓肿的主要诊断方法是 MR 成像。MR 在发现硬膜外感染方面的敏感性与 CT 脊髓造影相似，但可排除一些其他诊断，如椎间盘疝、瘘管、肿瘤以及脊髓坏死[158]。对硬膜外脓肿进行 MR 成像可显示硬膜外间隙内有一边缘逐渐变细的软组织肿块以及累及硬膜囊和脊髓的相关肿块（见图 10–40 和 10– 42）。硬膜外肿物在 T1 加权像上通常与脊髓同等信号，而在T2加权像上表现为高信号强度。Post 和其同事们建议，对于可疑病例，需将CT脊髓造影或 MR 成像联合静脉内注射钆对比剂来充分显示脓肿[159,160]。

硬膜外脓肿 Gd-DTPA强化表现包括：（1）弥漫性均匀强化，（2）不均匀性强化，（3）较窄的外周强化。Post 和其同事发现，Gd-DTPA 强化对明确病灶范围非常有用，特别是当无对比 MR 成像对感染活动性不明确时[160]。此外，对比增强 MR 图像还有助于计划针吸活检和评价治疗反应[160]。治疗成功可使脊柱周围软组织、椎间盘和椎体的强化逐渐降低。

腰椎柔脑膜感染常继发于颅内感染的蔓延。静脉内注射钆对比剂对可疑病例的诊断很关键，表现为不规则或线样硬膜内信号增强。在获得性免疫缺陷综合征患者中，多神经根病可继发于巨细胞病毒感染，也可伴有软膜或柔脑膜延马尾的异常强化。类似的表现也曾见于 Guillain-Barré 综合征患者。

# 第六节　肿　瘤

累及腰椎的肿瘤依据受累的准确部位分为三型：髓内，髓外硬膜内，硬膜外间塞。确定肿瘤的准确解剖部位对于明确诊断十分重要。MR 成像特别适合这项检查。

## 一、髓内病变

### 1.肿瘤

最常见的髓内肿瘤为神经胶质瘤，主要为星形细胞瘤和室管膜瘤。室管膜瘤是成人中最常见的髓内肿瘤。

髓内星形细胞瘤占脊髓原发性肿瘤的6%～8%，高发年龄为20～40岁。星形细胞瘤可导致脊髓局部膨大，偶尔可导致累及脊髓的外生性增生（图 10–44）。这种肿瘤的 75%～92% 为相对良性（即1级和 2 级）。影像上显示为跨越多个节段的脊髓梭形膨

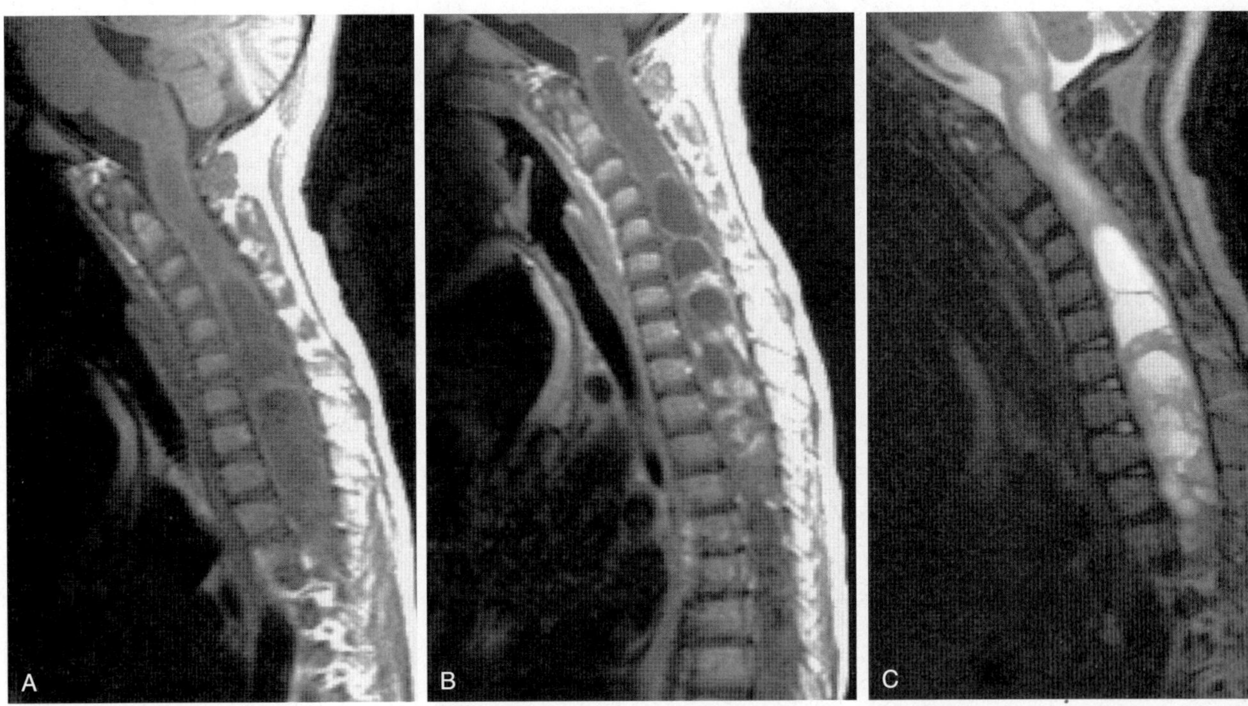


图 10–44　星形细胞瘤。静脉注射钆对比剂之前（A）和之后（B）矢状位 T1 加权自旋回波 MR 像以及矢状位 T2 加权快速自旋回波 MR 像（C）显示，从颅颈结合部向下至T5 水平几乎所示显示的脊髓均有明显棱形扩张。肿瘤伴发的分叶状瘘管贯穿此段脊髓全长。在 B 图，静脉内注射钆对比剂之后，在 C1 水平瘘管顶端可见多处不规则的异常增强区，而且颈胸结合处的脊髓内增强更加弥漫。

大，T2加权MR像上显示为信号强度增高，表明有肿瘤和脊髓水肿。这些髓内肿瘤常伴发囊性病灶。这些病灶可能为脊髓空洞症典型的良性囊腔或真正的肿瘤囊肿。

尽管室管膜瘤可侵犯脊髓的任何部位，但其最常累及马尾和终丝，因此是下部脊髓最常见的原发性肿瘤（图10–45）。这类肿瘤的好发年龄为30～50岁，临床上常表现为背痛[161, 162]。典型表现为累及终丝和马尾的髓外硬膜内肿瘤，不过这种肿瘤也可表现为脊髓梭形膨大[163]。颈部脊髓内肿瘤可见于II型神经纤维瘤病（NF2）患者。这些肿瘤在静脉内注射钆对比剂后通常会有信号增强，而且可出现肿瘤内囊性病灶。室管膜瘤的黏液乳头样亚型特别常见于腰骶部，典型表现为明显增强的大肿块，跨越多个椎体。在绝大多数病例，这些黏液乳头样肿瘤，由于其具有向外生长过大的形态学特征，故表现为充填于椎管内的髓外硬膜内病灶。这类肿瘤的整体信号强度为非特异性，但由于其富含血管，故室管膜瘤常表现为T2缩短区，短于含铁血黄素和铁蛋白的T2，这是一种特异性诊断征象[164]。其还可表现为蛛网膜下腔出血[165]。

成血管细胞瘤是一种不常见的脊髓肿瘤，一般好发于20～40岁。成血管细胞瘤常多发，可伴发于Hippel-Lindar病[166–171]。这些病灶最常表现为脊髓内背侧肿物，且包含有一个信号增强的结节，不过这些病灶内所含的囊性和实性成分不尽相同。可见脊髓广泛增宽，而且在T2加权像上的信号强度相对于脊髓水肿而言会有增高，并从肿瘤向外扩展数个椎体节段。

有时，转移瘤也可表现为脊髓内强化肿物。最常见的是肺癌和乳腺癌转移灶，黑色素瘤、淋巴瘤以及肾细胞癌转移灶也有报道[172, 173]（图10–46）。文献还曾报道，髓内肿瘤，如室管膜瘤和神经胶质瘤，可通过脑脊膜播散和直接侵犯脊髓而播散[174–176]。

**2.脊髓炎**

脊髓炎的病因有很多，包括多发性硬化、病毒后脱髓鞘、病毒感染、化脓性感染以及肉芽肿病。原始型炎性病灶为多发性硬化（见图10–8和10–47）。这种疾病的脊髓内异常导致严重的运动神经失能，故在多发性硬化的临床检查中均以脑部影像学检查

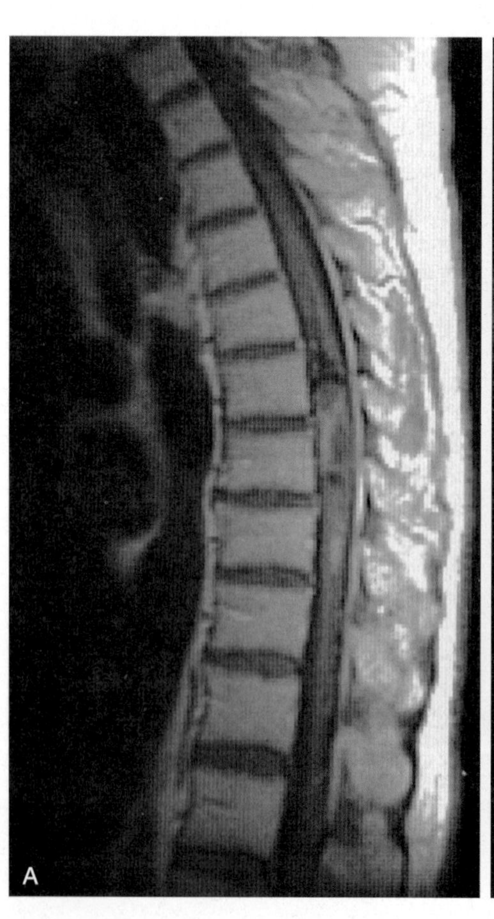


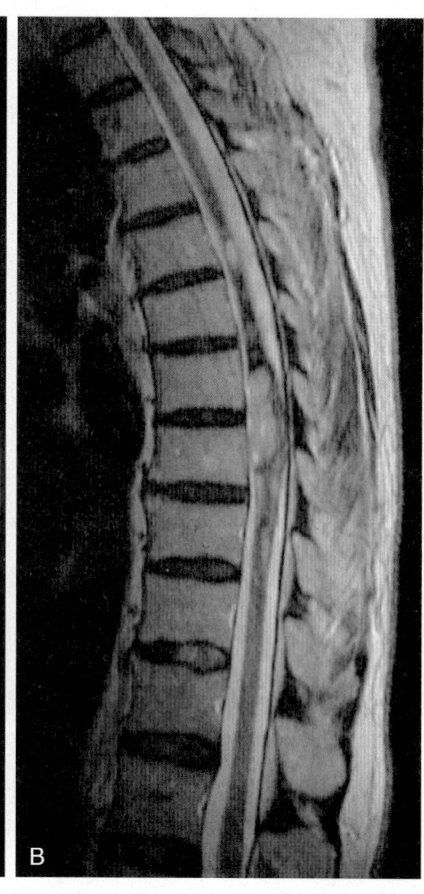


**图10–45** 室管膜瘤。静脉内注射钆对比剂后的矢状位T1加权自旋回波MR像（A）及矢状位T2加权快速自旋回波MR像（B）显示，有一累及胸部中段脊髓的膨胀性肿块，呈斑片状增强。T2加权快速自旋回波MR像清晰显示出病灶内出现含铁血黄素沉积，其表现为低信号强度区。

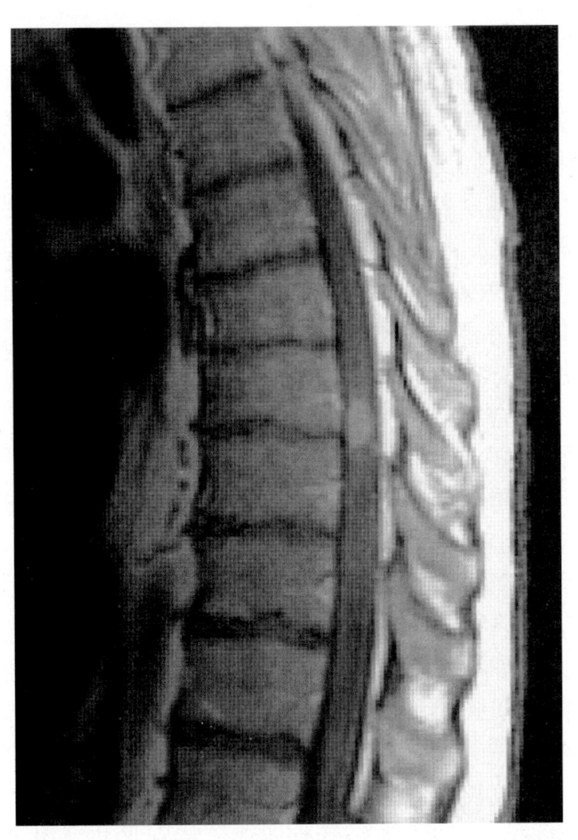

图10-46 脊髓转移瘤。静脉内注射钆对比剂后的矢状位T1加权自旋回波MR像显示，这名肾细胞癌患者的胸部脊髓内有一局灶性强化区。

为主，而以脊髓影像学检查为辅。但是必须明确多发硬化中脊髓的受累范围以并监测治疗试验中脑部和脊髓病变的反应。绝大多数局部斑块长径均小于两个椎体长度，横径均小于脊髓横径的一半，而且其部位典型位于外周。多发性硬化中脊髓病变的60%~75%见于颈部，一半以上多发性硬化患者的脊髓斑块为多发性。脊髓斑块患者中，90%也可见颅内斑块。绝大多数斑块并不显著改变脊髓的形态。一半以上的脊髓斑块超过两个椎体长度，并伴有脊髓萎缩或者脊髓水肿。脊髓水肿仅见于间断复发的多发性硬化和Devic综合征（包括视神经炎和脊髓炎）。Devic综合征一般认为是多发性硬化症的一种临床亚型，其MRI典型表现为大节段（高达9个椎体长度）脊髓侵犯、脊髓水肿的弥漫性信号异常以及轻度斑片状钆对比剂增强。

**3.血管异常**

滋养脊髓的主要动脉包括单支脊椎前动脉和成对的脊椎后动脉。这些动脉沿脊髓长径连续分布。脊髓脊神经根动脉分布于多个水平，最著名和最大的是Adamkiewicz动脉。脊髓梗死可由多种异常引起，但常与血栓性疾病有关，诸如主动脉瘤修复术后。低血压性梗死可出现于心波暂停时。也可发生其他血

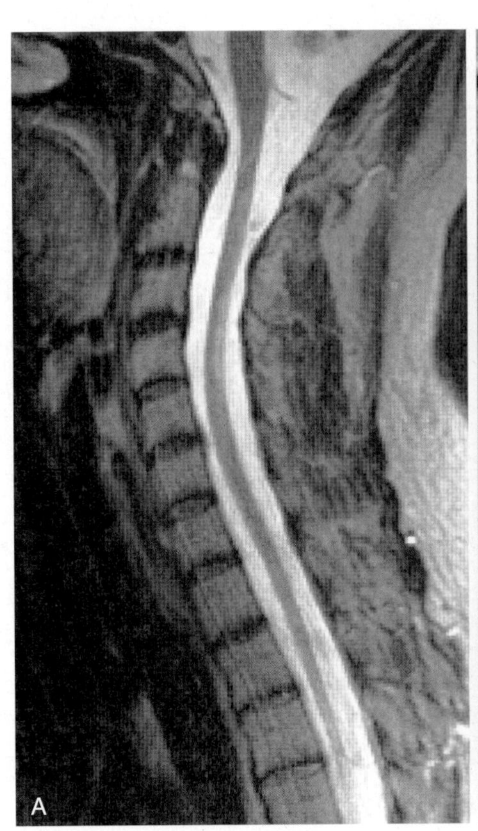


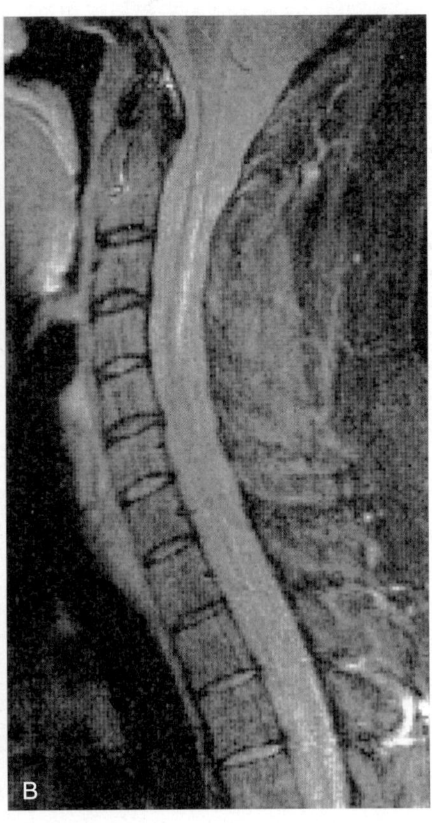


图10-47 慢性多发性硬化症。矢状位T2加权快速自旋回波（A）和矢状位快速STIR（B）MR像显示弥漫脊髓萎缩。在这两幅图上，自C2至C4-C5水平的脊髓内均可见异常高信号区。

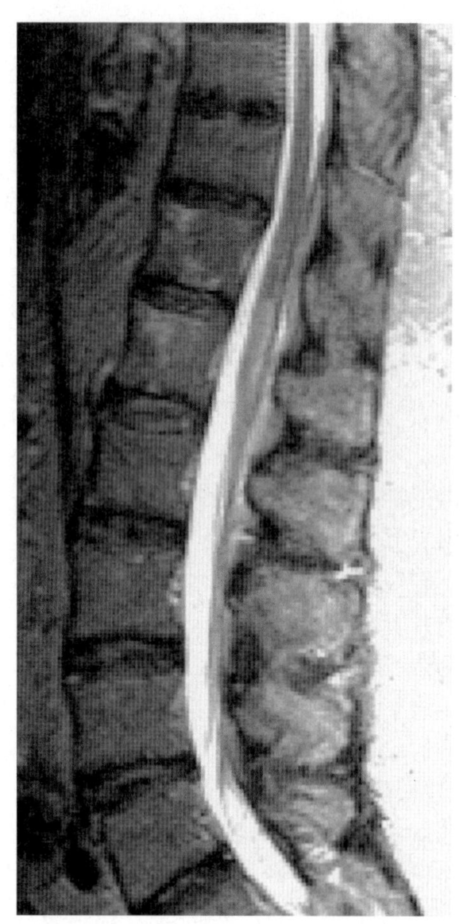

图 10-48 脊髓梗死。矢状位 T2 加权快速自旋回波 MR 像显示，主动脉瘤修复术后的这名患者其脊髓圆锥内呈轻度高信号强度。这些表现与脊髓梗死相符。在 T12 和 L1 椎体内也可见异常信号强度区，表明伴有骨梗死。

管性异常、如脉管炎和壁间动脉瘤等也可出现。这些血管性异常中，MR 表现多无特异性，但在 T2 加权像上表现为高信号强度（图 10-48）。脊髓膨大有时见于T1加权像。脊髓局灶性萎缩是一种晚期表现。

## 二、髓外硬膜内病变

髓外硬膜内肿瘤是最大的一组原发性脊柱肿瘤，约占所有原发性脊柱肿瘤的55%。绝大多数这类肿瘤为良性，最常见的病变为神经鞘瘤和脑脊膜瘤[27, 176]（图10-49）。神经鞘瘤是最常见的椎管内肿瘤，在组织学上可分为两型：神经鞘细胞瘤（也称为神经瘤）和神经纤维瘤。绝大多数椎管内神经鞘瘤为单发性神经鞘细胞瘤，而神经纤维瘤几乎都伴发于 NF1。但 NF2 患者中，多发性神经鞘细胞瘤较神经纤维瘤更为常见[177]。孤立的神经鞘瘤可发生于脊柱任何部位[178]。

神经鞘瘤在 MR 成像时很易分辨，在 T1 加权像上典型表现为中等信号强度的孤立性边界清楚的实性肿物，周围环绕低信号脑脊液。在 T2 加权像上，其信号强度各异。神经鞘细胞瘤较神经纤维瘤更富血管性，更易出现囊性退变、坏死和出血。常见的局部骨性改变主要包括边缘光滑的骨质重建或椎间孔扩大。静脉内注射钆对比剂后几乎总会有信号增强但形态各异。

脑脊膜瘤最常见于胸椎[179]。正如颅内肿瘤，这些肿瘤好发于女性，而且这种病变较神经鞘瘤的发病年龄稍大一些。绝大多数完全位于硬膜内，在 T1 和T2加权像上一般与神经成分的信号强度相同。脑脊膜瘤在注射钆-DTPA对比剂后会明显强化，因此可显示典型的宽硬膜基底[180, 181]。

最后一种髓外硬膜内病变为所谓的柔脑膜型，包括柔脑膜转移瘤和良性肉芽肿性病变，如肉瘤和结核病[182]（图10-50）。肿瘤沿脑脊液播散的这类肿瘤一般较长，但其主要侵犯者为颅内室管膜瘤、成胶质细胞瘤和成神经管细胞瘤（特别是儿童患者）。按这种方式播散的其他恶性肿瘤相对少见，如恶性室管膜瘤、成松果体细胞瘤、胚组织瘤和视网膜神经胶质瘤。可沿软脑脊膜播散的中央神经系统以外病变包括与肺癌和乳腺癌以及淋巴瘤、白血病和黑色素瘤相关的转移灶。必须应用对比剂，此时将会沿脑脊膜显示出线样和结节样增强。必须牢记，在组织学证实肿瘤播散的患者中 MR 检查的整体敏感性较低，因此，脑脊液穿刺和化验仍然是金标准。

## 三、硬膜外病变

MRI 和 CT 都可准确评估硬膜外的原发性和继发性肿瘤（图 10-51 至 10-53）。脊柱转移瘤目前是最常见的硬膜外肿瘤。由于其对比敏感度和空间分辨率均较高，所以 MR 成像是检测骨转移瘤的首选方法[183-185]。此外，MR 还可准确评价转移瘤对脊髓和硬膜囊的影响。MR 成像在 T1 加权像上将肿瘤组织对黄骨髓的替代表现为局限性或弥漫性低信号强度区，这些表现要比平片或骨闪烁显像表现早得多。由于许多转移瘤都会强化，所以不推荐单独常规应用对比强化检查（即不联合应用脂肪抑制技术），否则转移瘤的信号强度会与正常骨髓脂肪极为相似，有时甚至会掩盖较大的转移瘤。虽然在T1加权像上广泛的骨转移可表现为均匀弥漫性骨髓样低信号，

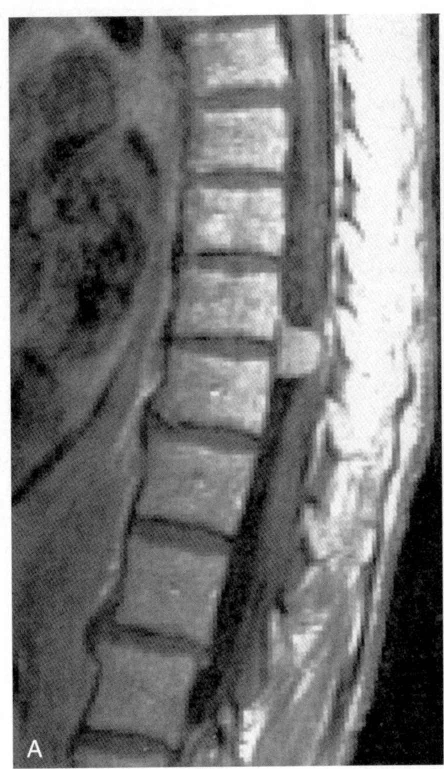


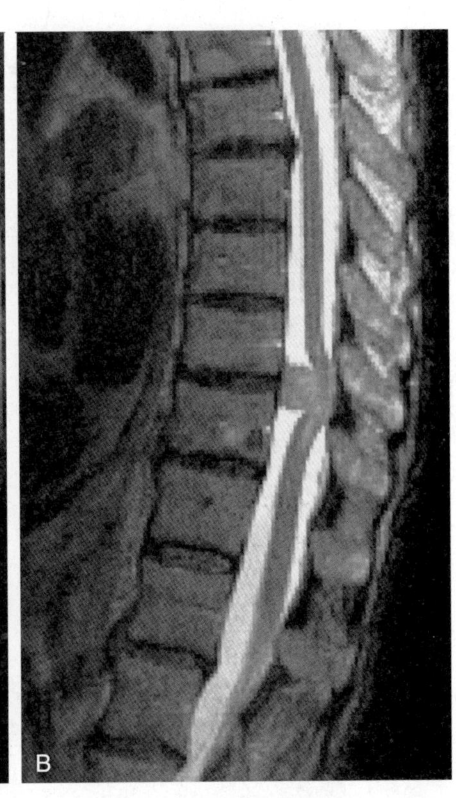


**图10-49**　脑脊膜瘤。静脉内注射钆对比剂后的矢状位T1加权自旋回波MR像（A）和矢状位T2加权快速自旋回波MR像（B）显示一处均匀强化的典型髓外硬膜内肿块，其造成后移位并压迫脊髓。这些表现与脑脊膜瘤相符。

但这种表现并无特异性。其他骨髓替代性疾患，例如骨髓纤维变性、骨髓增生综合征、淋巴瘤、白血病以及多发性骨髓瘤，均可出现此种表现。

MR成像也可鉴别椎体的转移瘤和多种良性病变，如Paget病和血管瘤。Paget病的MR表现包括骨皮质增厚（在所有脉冲序列上为低信号）和骨髓信号强度不均匀（图10-54）。几乎所有累及椎骨的血管瘤在MR成像时均有特征性表现，其特征是在T1加权像上与脂肪组织相关的信号强度均有增强（图10-55）。流动相关效益对这些病变的MR表现无明显影响，其在T2加权像上也可显示为高信号。血管瘤硬膜外成分的表现更无特异性，其与肌肉的信号相同，而且并不能证实这种高信号与脂肪有关。

# 第七节　创　伤

## 一、颈椎

平片仍然是创伤病例中对颈椎进行筛检或排除的首选检查方法。创伤摄片所需的投照位一般为3到5个（前后位、侧位和张口齿突位，加或不加仰卧右侧和左侧斜位）。单一侧位像并不足以发现病变，而且所有7节颈椎都必须观察清楚。对于颈部持续疼痛或有软组织肿胀的患者，平片也是发现颈椎失稳的主要检查方法，但初始平片不能完全明确骨折。

有研究表明，遵照严格的判断标准，可对送到急症室的带有颈圈的患者进行临床评价，以判断其是否需要拍摄平片[186, 187]。颈椎骨折患者至少会有如下一项临床表现：昏迷，颈部触痛，意识水平改变，或其他部位的疼痛性损伤。CT评价颈椎创伤的适应证包括进一步评价平片上可疑或已明确的骨折，以及评价平片上未充分显示的部位[188]。医院不同，检查技术和方法也各异，但一般来说层厚在1.5～3mm之间，采用软组织窗和骨窗，而且不需要静脉内注射对比剂。CT检测骨折的敏感性为78%～100%[189, 190]。应用螺旋薄层技术（1～1.5mm）联合图像数据多层面重建技术可使其敏感性接近于100%。一些研究建议，CT应作为多发性脊柱创伤患者的主要检查方法[191, 192]。

MR成像可直接观察其他任何成像方法都无法明确的创伤后脊髓改变（图10-56和10-57）。MR成像可以明确髓内血肿、髓内水肿和挫伤、椎间盘疝、韧带损伤以及硬膜外出血[193-196]。损伤后头一

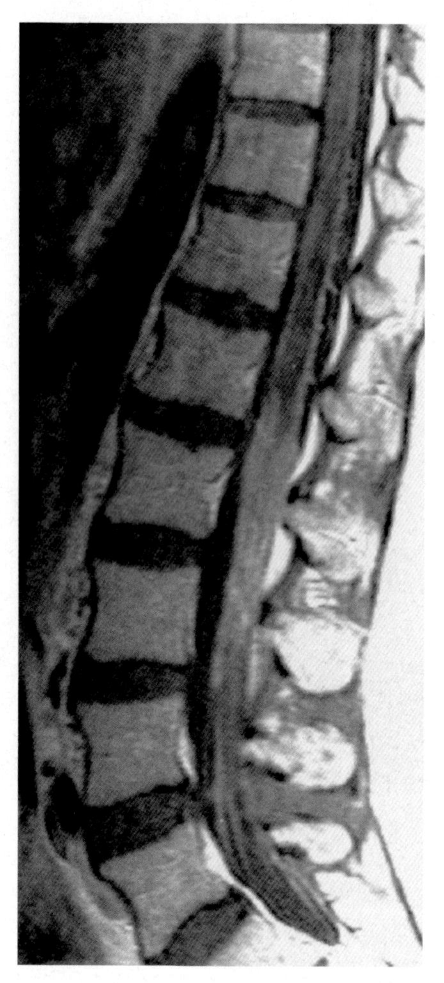

**图10-50** 柔脑膜转移瘤。静脉内注射钆对比剂后的矢状位T1加权自旋回波MR像显示，脊髓远端表面以及马尾的所有神经根均有异常增强。

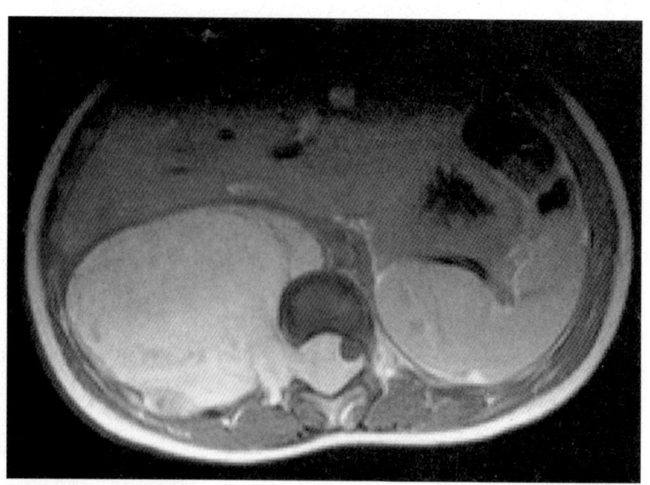

**图10-51** 成神经细胞瘤。静脉内注射钆对比剂后的横断位T1加权自旋回波MR像显示，右侧有一椎旁肿块蔓延至椎间孔，并使胸部脊髓明显向左侧移位。

周内的出血在T2加权像上表现为局部低信号区，因其富含脱氧血红蛋白。不伴有出血的挫伤在T2加权像上表现为局部高信号区，而T1加权像上则为等强度或低信号区。韧带破裂表现为前后纵韧带所见的低信号缺失，伴T2加权像上邻近组织内的信号增高[197,198]。

## 二、胸腰椎

腰椎受伤受累的主要部位是胸腰椎结合部，这个部位在脊柱活动时起支点作用，因此易遭受不稳定创伤。矢状位走向的较厚椎小关节面可最大限度减弱旋转性损伤，但与屈曲和横向负重相关的损伤常有发生。多种外力可联合产生屈曲-压缩性损伤或所谓的爆裂骨折。爆裂骨折特点是不稳定，而且移位的骨折块容易引起脊髓受压[199,200]。CT仍然是检测后移位骨碎块和显示椎体后柱骨折的首选方法[201]。

腰椎上发生的过屈损伤称之为“安全带”骨折或“机遇性”骨折，这种骨折常见于汽车急减速所致的交通事故。此型损伤特点是骨折发生于水平面并通过椎体前后柱[202,203]。

尽管CT在检测外伤后骨性病变方面比MR敏感，但在评价软组织结构损伤方面MRI成像更具优势。特别是脊柱韧带断裂，其在T1加权像上显示为局部断续影，在T2加权像上则显示为信号强度增高区。对前后纵韧带、黄韧带、棘间韧带和棘上韧带均可进行评价，在矢状面上显示更加清楚。矢状位和横断位图像可发现后移的骨碎块以及椎管狭窄（图10-58）。MR成像在明确骨折碎块所致的脊髓受压方面最具优势。但在检测累及椎体后柱骨折方面其敏感性不及CT。

## 三、硬膜外和硬膜下出血

硬膜外脊柱血肿可发生于任何年龄，但最常见于老年人[204-107]（图10-59）。临床上表现为颈背部突发疼痛，可出现神经根性疼痛。脊髓受压的体征可即刻或在数天内加重。这些患者中，术前丧失运动或感觉功能并不一定表明其预后不良[204]。有时，其病程以慢性起伏性进展的神经缺损为特征。硬膜外脊柱血肿一般分为两大类：非自发性和自发性。非自发性硬膜外脊柱血肿可由脊柱穿刺、脊柱麻醉、创伤、怀孕、出血倾向、抗凝治疗、脊柱血管瘤、血管

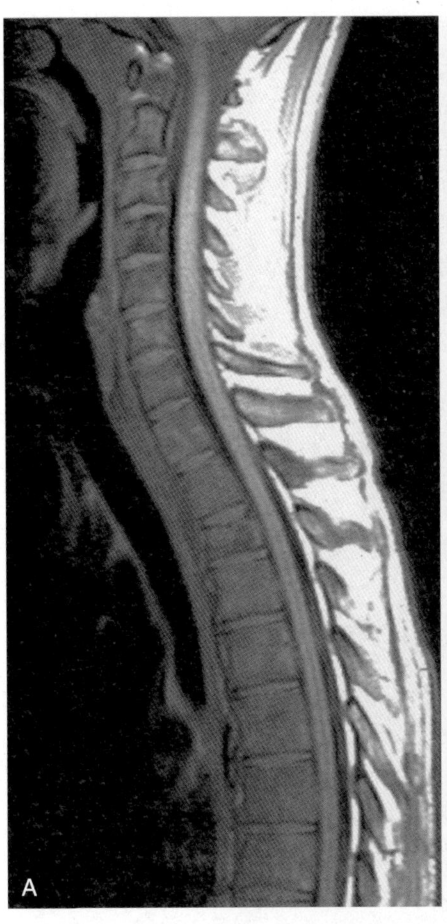


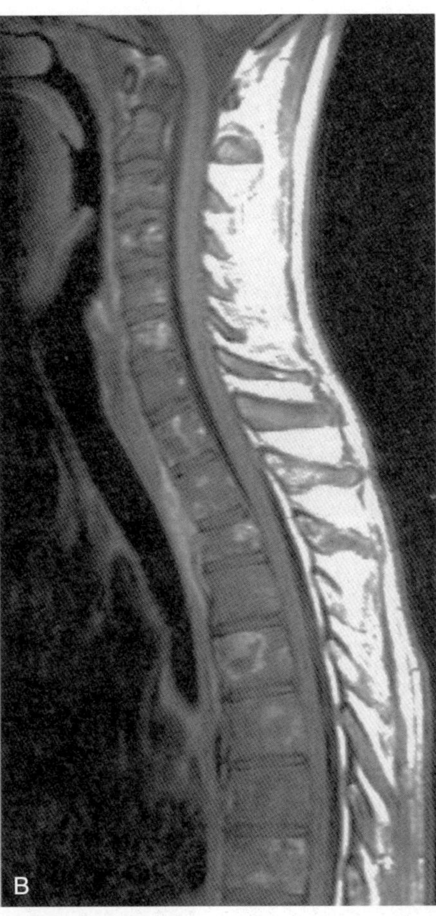


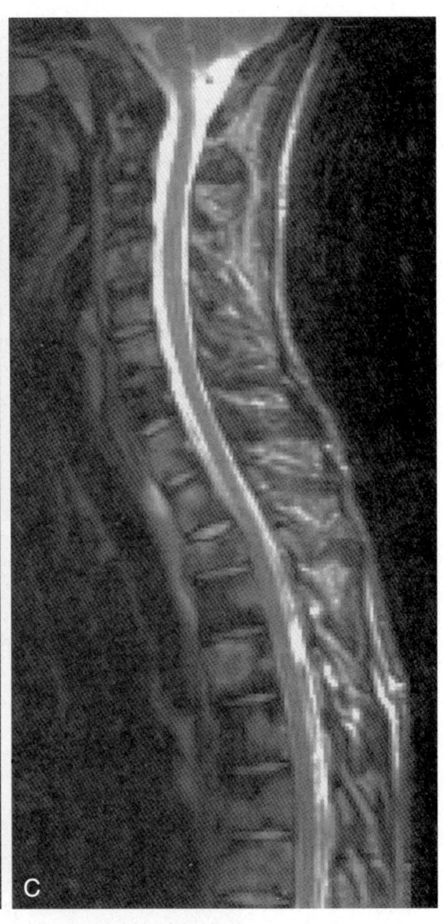


**图 10–52**　淋巴瘤。静脉内注射钆对比剂之前（A）和之后（B）的矢状位 T1 加权自旋回波 MR 像以及矢状位 T2 加权快速自旋回波 MR 像（C）均显示多节椎体的骨髓内信号强度异常。可见第 3 胸椎体病理性骨折伴骨碎块显著后突。B 图上可见椎体内信号片状异常增强。肿瘤无明显硬膜外蔓延倾向，而且硬膜内无异常强化。

畸形、高血压以及肿瘤所致。病史一般较明确，但有时仅在诸如打喷嚏、弯腰、呕吐、床上翻身或轻微外伤这类偶然事件后才出现症状。硬膜外脊柱血肿可为局限性也可沿脊柱蔓延。出血常在后外侧聚积。

硬膜下出血可引起严重的不可逆性神经损害，往往需要紧急进行手术治疗。脊柱硬膜下血肿常具有典型的形态[208–210]。与常有脂肪覆盖的硬膜外血肿不同，硬膜下血肿位于硬膜囊内，而且与相邻硬膜外脂肪和椎体后部结构相分隔（图 10–60）。横断位图像在明确硬膜囊外周的硬膜外脂肪方面以及显示硬膜下血肿内硬膜囊下缘的出血方面很有价值。这些血肿可在硬膜囊内分隔为前后小腔。小腔分隔形式上可为“Mercedes Benz”汽车标牌样，显示为三叶草样外形。硬膜下血肿不会延伸至神经椎间孔；而这种延伸是硬膜外血肿的典型特征。信号特点可确认有出血，但硬膜外和硬膜下血肿的信号特点并无明显差异。急性出血在T1加权像上表现为等信号强度，但几天之后，在T1加权像上则表现为高信号强度。T2 加权自旋回波或 GE 像对于临床出血过程的判断非常有用，而且由于富含脱氧血红蛋白而表现为不均匀低信号强度。

## 第八节　先天性异常

脊柱最常见的轻度先天性变异与小关节面的走向有关，小关节面的走向在脊柱不同水平以及同一水平椎体的不同侧面均会有不同。这种排列方式称为小关节向性。另一种最常见的先天性变异程度与腰椎可活动节段的数量改变有关，即所谓过渡性腰骶结合部。这种变异特点为 S1 腰椎化（使腰椎变为 6 节），或 L5 骶椎化（使腰椎变为 4 节）。还可发生椎体一侧的部分骶椎化（或腰椎化）。部分骶椎化或

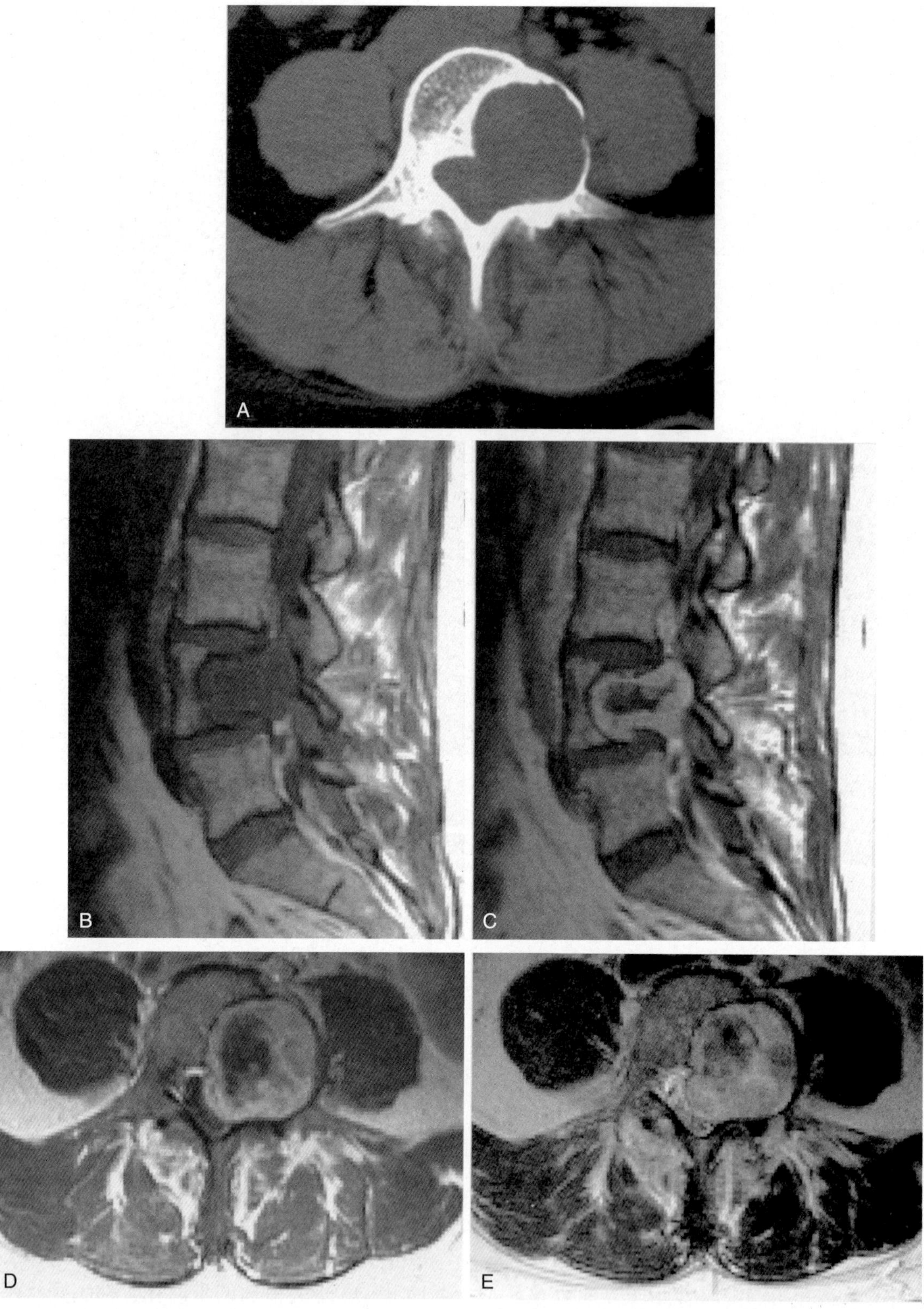


**图10–53**　神经鞘细胞瘤。患者背痛，横断位CT扫描（A）显示有一肿块累及第4腰椎体左侧,并有骨质膨胀。该椎体中部有骨皮质穿入。静脉注射钆对比剂之前（B）和之后（C）的矢状位T1加权自旋回波MR像显示出累及椎体左侧的软组织肿块伴外周强化。静脉内注射钆对比剂后横断位T1加权自旋回波MR像（D）和横断位快速自旋回波T2加权像（E）也显示肿块膨胀至椎弓根内。可见该肿块已扩展至硬膜囊左侧，迫使其向右侧移位。

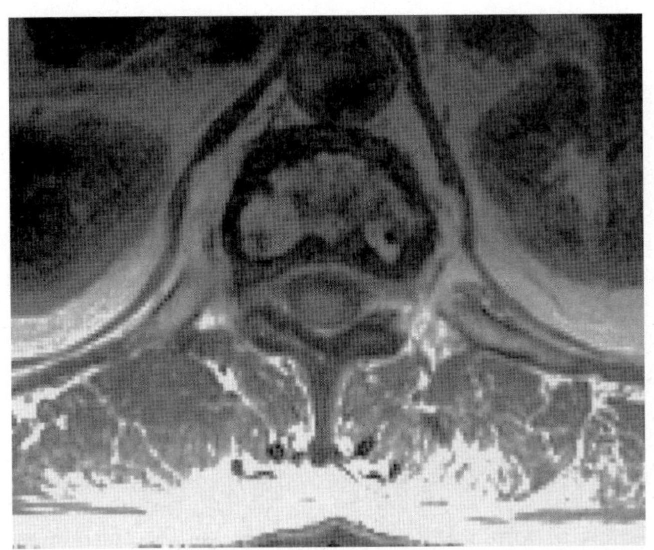

图10–54 Paget病。下部胸椎的横断位T1加权自旋回波MR像显示出Paget病的典型MR表现。可见增厚的骨皮质显示为低信号强度。无邻近椎旁肿块或硬膜外软组织肿块，提示为侵袭性肿瘤。

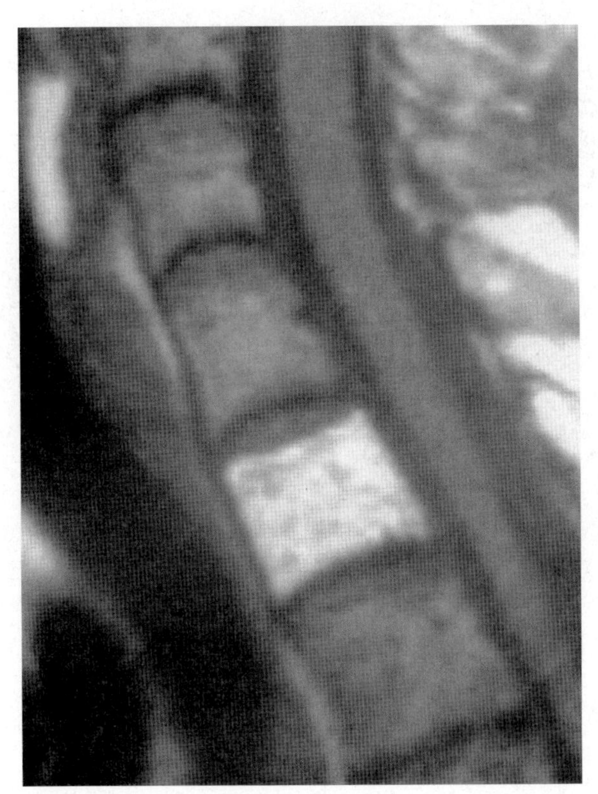

图 10–55 血管瘤。颈胸结合部的矢状位 T1 加权自旋回波MR像显示，椎体血管瘤特征性表现为典型的脂肪信号强度。此病变无明显侵袭性特性，如向硬膜外扩展或脊髓受压。

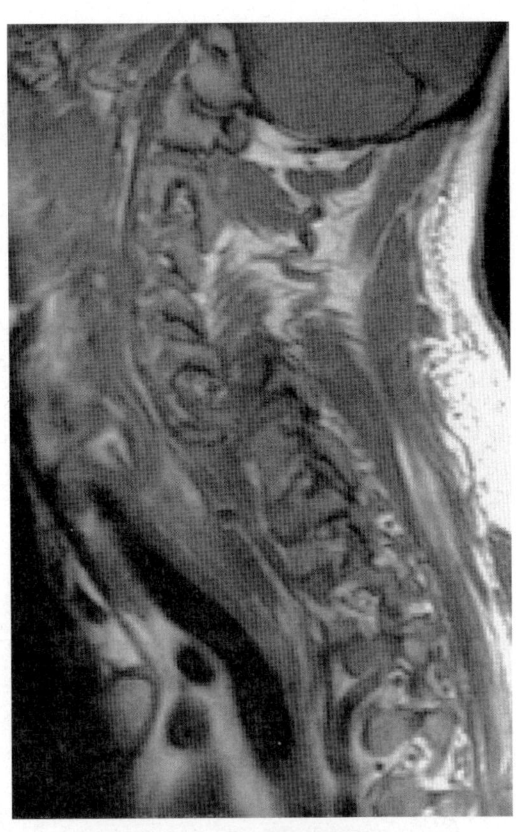

图 10–56 创伤。患者颈部屈曲性损伤。矢状位 T1 加权自旋回波MR像显示 C5–C6椎小关节脱位，其轮廓表现为骨皮质内的低信号。

半骶椎化可引起腰背部疼痛，并认为这种疼痛继发于L4–L5椎体水平的应力增高。此外还可见关节面或椎体其他部位的先天性发育不全（图 10–61）。

## 一、Chiari 畸形

Chiari II 型畸形，最先提出于 1896 年，表现为小脑蚓部、第四脑室和脑干下部的向下移行，而且几乎均伴有脊髓脊膜突出。I型病变最先提出于1891年，表现为小脑扁桃体的向下移行。III 型 Chiari 畸形为小脑枕部脑膨出，而 IV 型为小脑发育不全（但没有突出）。II 型病变的临床症状可有不同，但 5 岁前患脊髓脊膜突出的患者有1/3可出现脑干症状。此外，还普遍存在有呼吸暂停以及进食和吞咽困难。较大年龄的患儿可出现伴有疼痛、感觉丧失和共济失调的脊髓或小脑部症状。

## 二、瘘

脊髓积水空洞症这一术语用于描述脊髓内的空

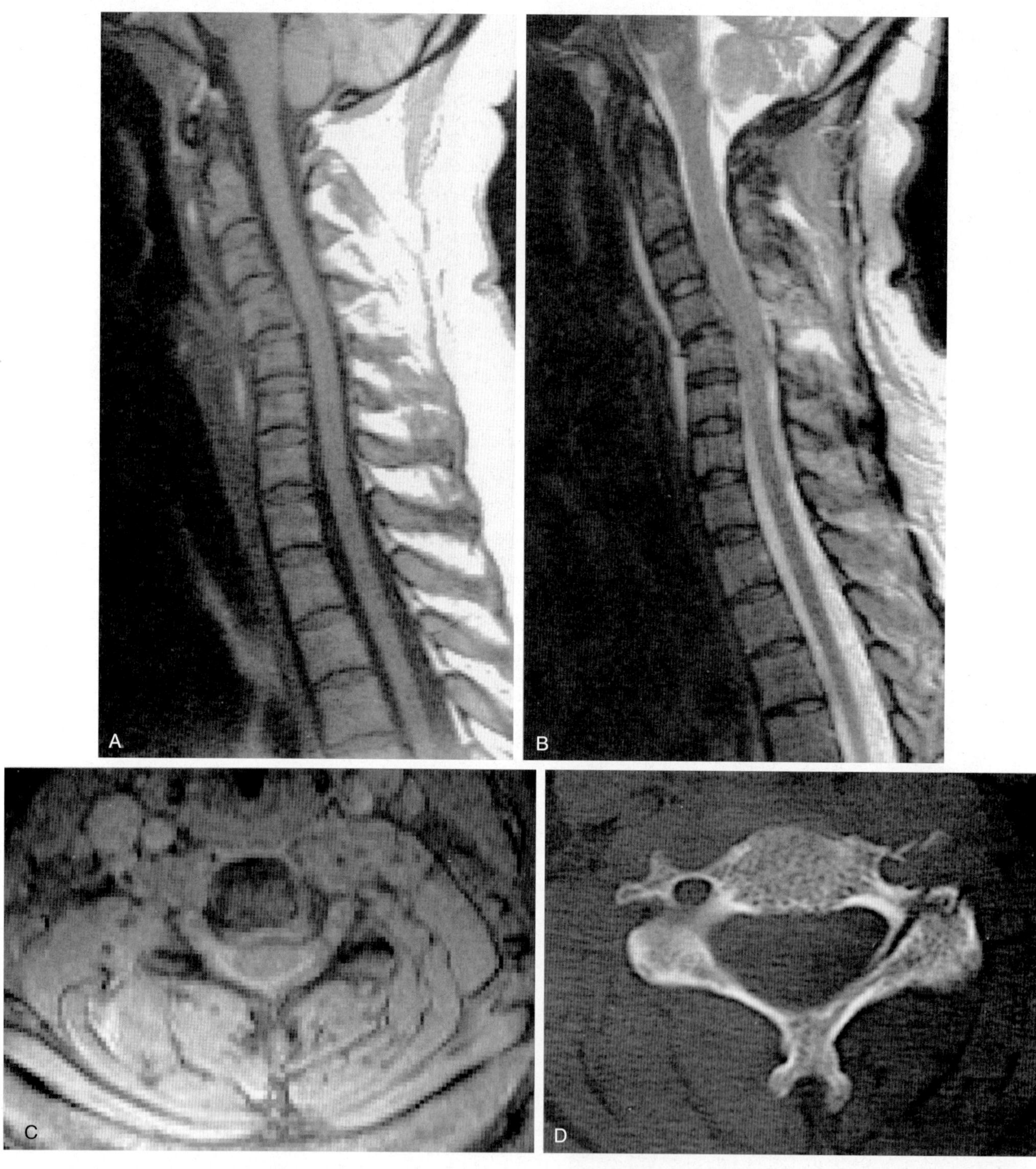


图 10-57 创伤。患者颈部屈曲性损伤，矢状位 T1 加权自旋回波（A）和矢状位 T2 加权快速自旋回波（B）MR 像显示，C4-C5 水平有一宽基底小型椎间盘突出。T2 加权像可见第 4 和第 5 棘突间距增大，且后韧带复合体内信号异常。也可见明显的椎前水肿，在 T2 加权像上表现为线状高信号强度。C4 水平横断位梯度回波 MR 像（C）显示宽基底椎间盘突出压迫硬膜囊。同一水平横断位 CT 扫描像（D）清晰显示左侧椎小关节骨折，而在相应的 MR 像上显示不清。

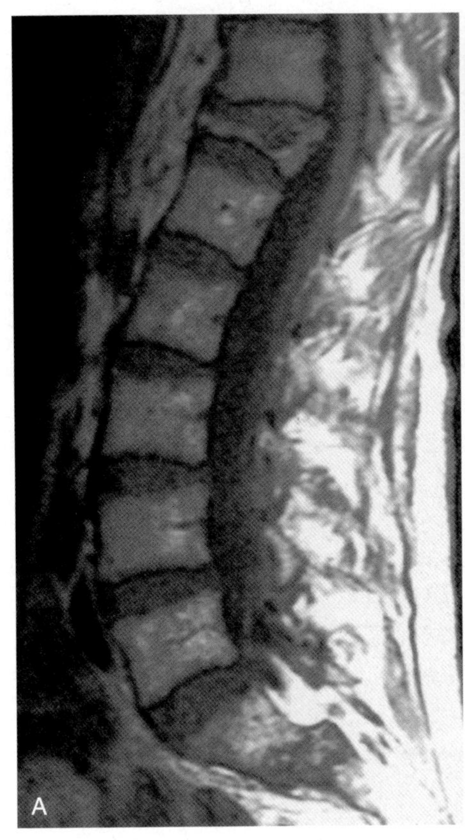

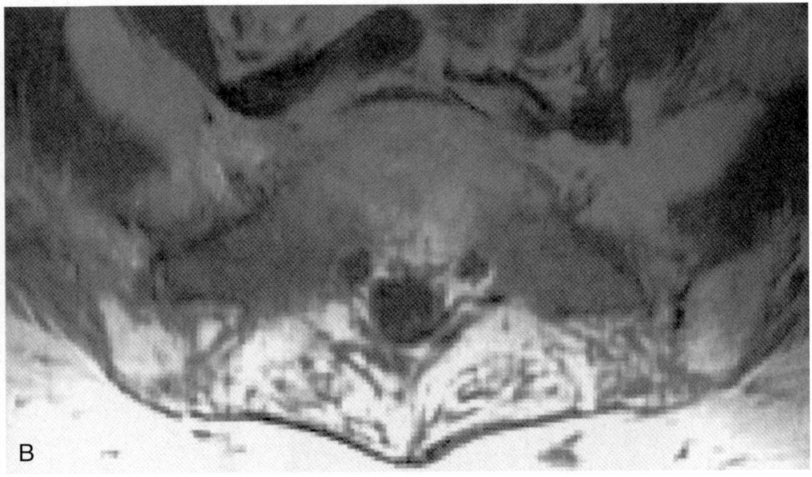

**图10-58** 良性压缩骨折和骶骨不全骨折。第12胸椎出现慢性良性压缩骨折。注意，该椎体内骨髓的信号强度与正常脂肪相同，如矢状位T1加权自旋回波MR像（A）所示。骶骨类似图像（B）显示为累及骶骨翼的对称性低信号强度区，其为不全骨折的典型表现。矢状位T1加权像还显示出骶骨水平部的不全骨折，其延伸至骶S1-S2水平。

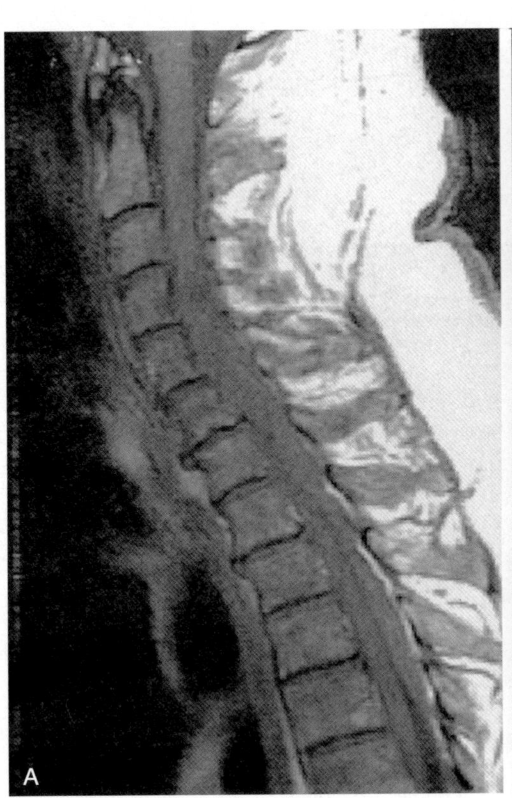

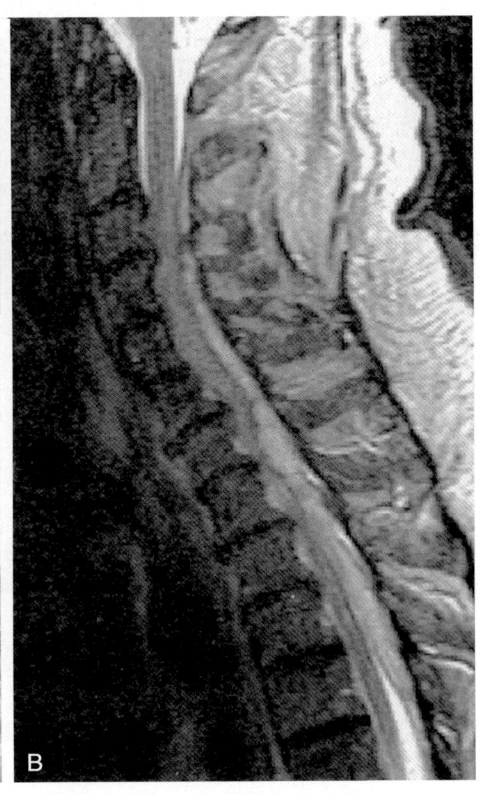

**图10-59** 硬膜外血肿。矢状位T1加权自旋回波MR像（A）显示从C3水平至上部胸椎处脑脊液和脊髓之间的边缘不明显。在此图像上可见硬膜外后方病变的征象，但此病变在矢状位T2加权快速自旋回波MR像（B）上显示得更明显。急性血肿的信号强度在A图中与脊髓信号近似相等，而在B图中则为高信号。

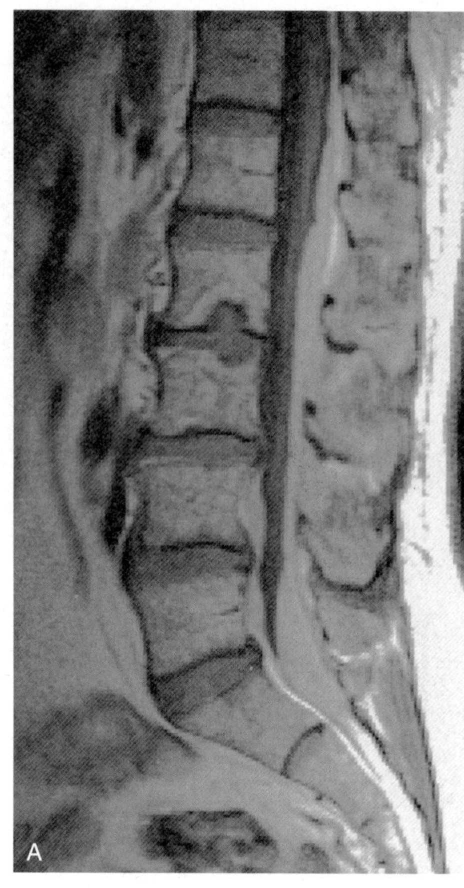

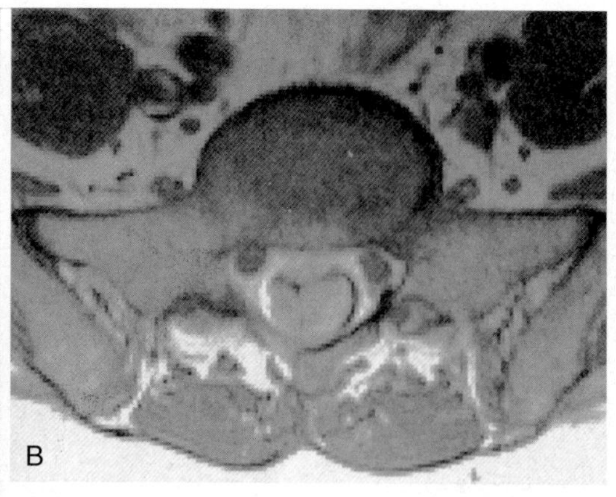

图 10-60 硬膜下出血。矢状位（A）和横断位（B）T1加权自旋回波MR像显示出硬膜下出血的典型表现。高信号强度提示出血区内含有高铁血红蛋白。横断位像显示出3片硬膜下出血区的“Mercedes Benz”汽车标牌样外形。

洞形成。50%～75% 的 Chiari Ⅰ型畸形病例以及 50%～90% 的 Chiari Ⅱ型畸形病例可见瘘管。脊髓空洞症与脊髓积水不同，脊髓空洞症是一种囊性病灶，内衬有神经胶质细胞，而脊髓积水的衬里是室管膜细胞，其与中央管相连续。尽管尚无综合性理论能说明脊髓囊性空腔的病因，但迄今为止所提出的所有假设中较统一的说法认为是由脑脊液分离和流动转换所致[211–214]。

图 10-61 椎小关节发育不全。L5–S1 水平横断位 T1 加权自旋回波 MR 像显示右侧椎小关节非常小。这一发育不全的小关节导致左侧代偿性肥大。

## 三、脊髓脊膜突出

脊髓脊膜突出是最常见的一种脊柱神经管闭合不全，其特征表现为蛛网膜下腔过度膨胀伴神经组织通过一处大的骨性缺损向背侧疝出[215, 216]（图 10–62）。脊髓被束缚在骨性缺损处或其他结构异常部位。这种脊髓栓系据认为是继发于胚胎发育3周左右时的后部神经孔未闭合。正常情况下神经胚形成期间会发生空神经管形成，而在脊髓脊膜突出患者中却不同，其神经板仍然保留并有腹、背面，这种形态称之为神经基板。由于此时脊髓是张开的，所以腹背侧神经根会从腹侧伸出。脊髓脊膜突出的存活婴儿发生率为1/1000，且女婴比男婴稍多见。临床上，患者可出现下肢无力和瘫痪以及神经源性膀胱。脊髓脊膜突出有99% 的病例伴有 Chiari II 型畸形，可导致脑积水，需要行分流手术。其他伴发异

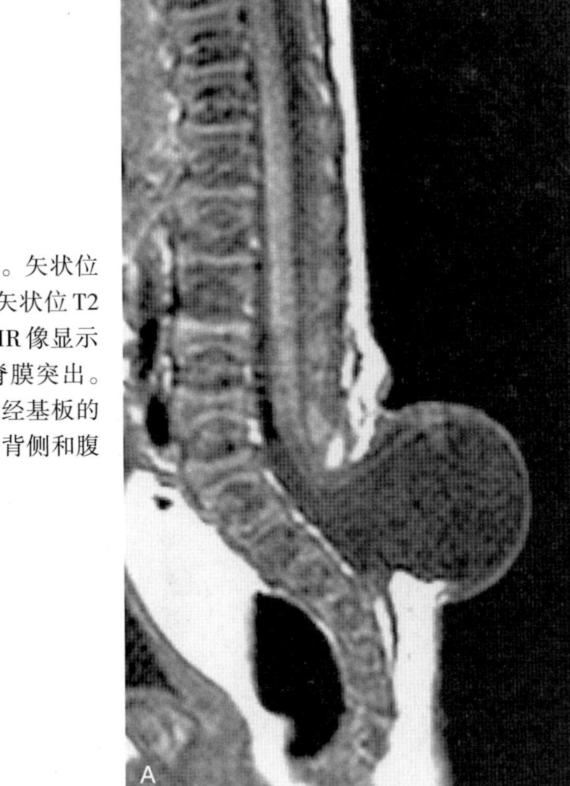


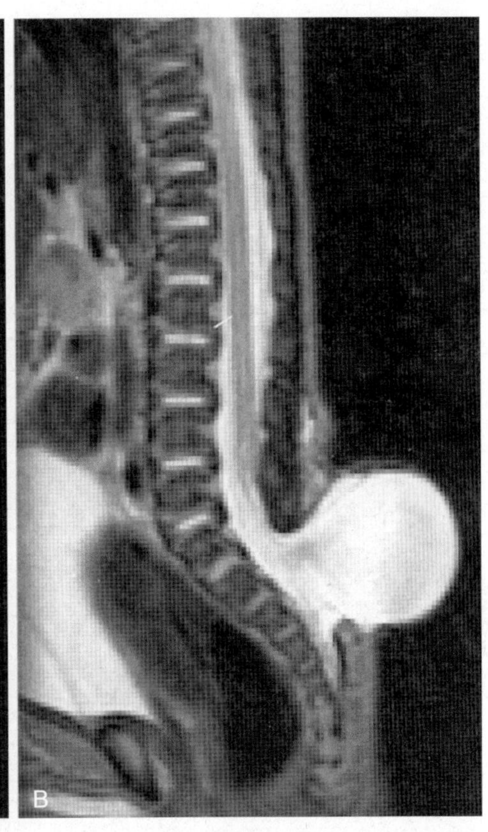


**图 10–62**　脊髓脊膜突出。矢状位T1加权自旋回波（A）和矢状位T2加权快速自旋回波（B）MR像显示腰骶结合部有一处脊髓脊膜突出。脊髓远端的走行路线、神经基板的位置以及受累节段发出的背侧和腹侧神经根均有清晰显示。

常包括脊髓积水空洞以及双中央管畸形。

## 四、脊髓纵裂

脊髓纵裂也是一种脊柱神经管闭合不全，其特征为脊髓、脊髓圆锥或终丝的一个或多个节段有部分或全部矢状位裂隙[215，216]（图 10–63）。两半脊髓有一个中央管、一个背角和一个腹角，分别向同侧神经根供血。"脊髓纵裂"这一术语指的是脊髓开裂，不一定有纤维性或骨性突出物。80%～94%的病例为女性。由于骨刺是以软骨的形式形成的，此后终生会发生程度不同的骨化，因此其外形不会始终一致。大多数突出物形成于下胸椎和腰椎。91%的双半脊髓会复连在一起。冠状位成像显示裂隙最明显，而矢状位成像可能会漏诊。病因学假设为脊索早期分裂，从而引起上面的外胚层形成神经外胚层。神经外胚层形成的这两个部位便可形成两个半脊髓。由于脊索还有促使椎体发育的功能，因此伴发的锥体和后部结构异常极为常见。能确定脊髓纵裂诊断的骨性异常是椎骨板节间融合。约50%的病例可发生单层硬膜覆盖。单层硬膜提示无骨性突出物。这种脊髓纵裂有时可见于成年人，因为在没有骨性突出物的情况下不会造成脊髓栓系。

## 五、背侧皮窦

背侧皮窦是一种衬有上皮的中线窦道，其从表皮组织向内延伸一段可变的距离[217–219]，其终止于皮下组织或向深处延伸而与圆锥和脊髓相交通。这一发育畸形据称是由皮肤外胚层与神经外胚层局部或不全连接所致。覆于窦道壁的上皮可在30%～50%的病例中生成皮样囊肿或表皮样瘤。背侧皮窦最常见于骶尾部。此水平上方，其可延伸至椎管或脊髓。背侧皮窦的发病率无性别差异。色素减退斑或毛细血管瘤常伴发有皮肤浅凹。患者可出现感染体征或源于硬膜皮样囊肿或表皮样瘤的脊髓或神经再压迫症状。窦道的椎管内部分很难用MR成像观察。由于患者体位不同以及邻近表面线圈的背侧皮下组织通常呈现为高信号强度，使其椎管外部分也难于观察。

## 六、肿瘤

儿童的髓外硬膜内先天性肿瘤包括脂肪瘤、皮样囊肿、表皮样瘤以及畸胎瘤[220，221]。所有皮窦病例都应考虑表皮样肿瘤。获得性表皮样肿瘤可源于

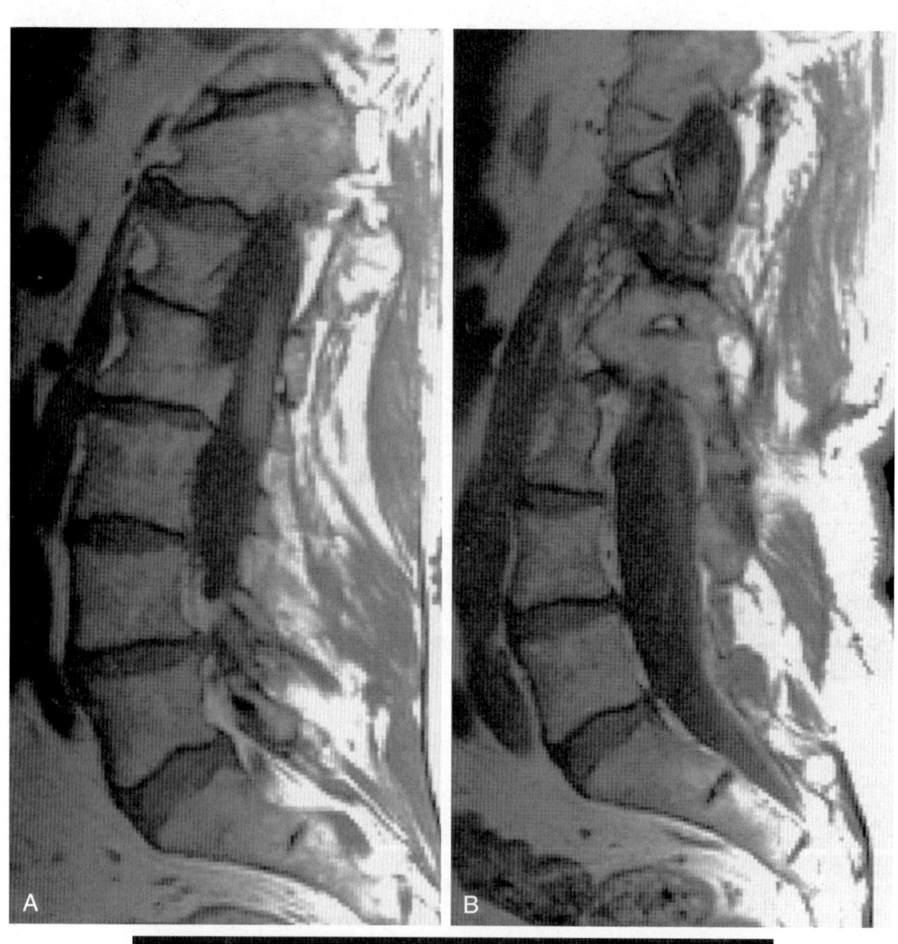


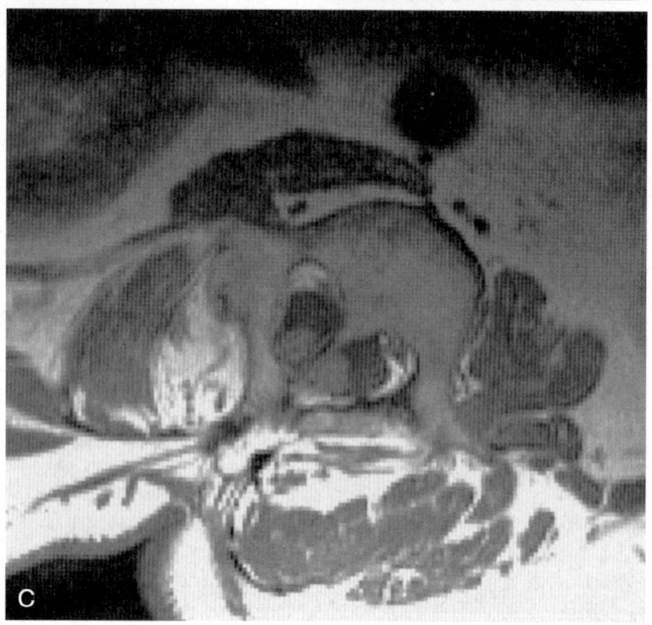


**图 10-63** 脊髓纵裂。两幅矢状位 T1 加权自旋回波 MR 像（A 和 B）显示腰椎呈复杂性侧凸，伴后部结构融合。图像还提示第 2 腰椎体后缘有骨刺。横断位 T1 加权自旋回波 MR 像（C）可清晰显示存在有两个硬膜囊和半脊髓。

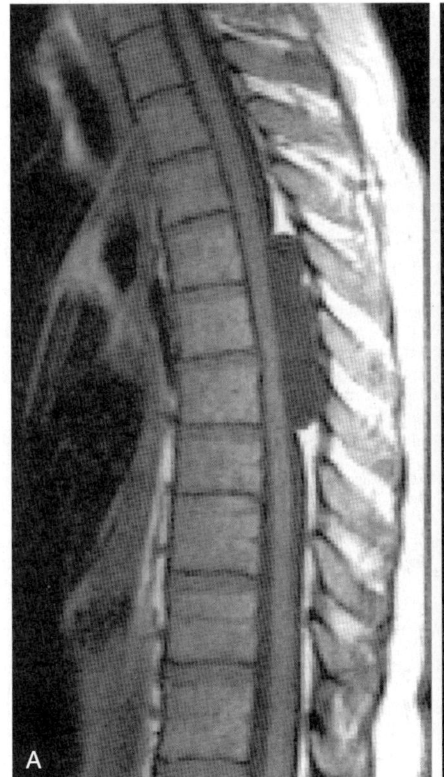
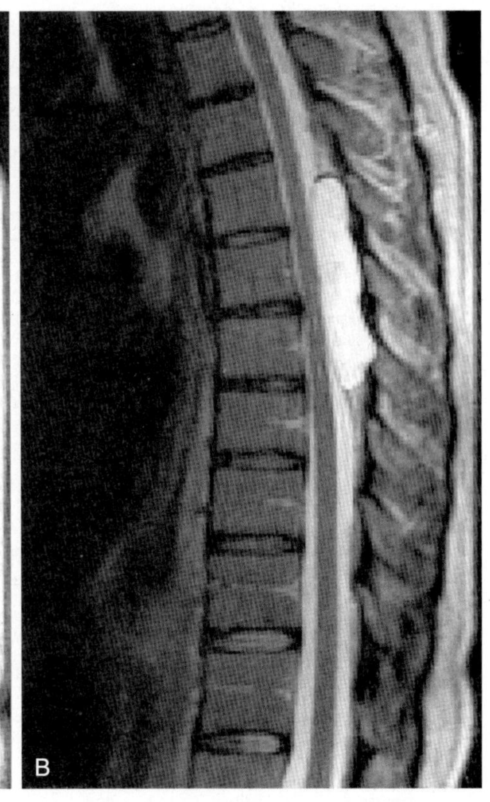

图10-64 I型(硬膜外)脑脊膜囊肿。矢状位T1加权自旋回波(A)和T2加权快速自旋回波(B)MR像显示出一处边界清楚的肿块影，表现为脑脊液的信号强度。肿块位于中段胸椎的硬膜外，上下方覆盖有硬膜外脂肪。胸髓后缘明显变平。

脊柱穿刺针医源性引起的表皮样瘤种植。据估计，40%的椎管内表皮样肿瘤为医源性。临床表现不尽相同，包括背痛、神经根病、步态改变以及行走困难。

## 第八节 其他疾病

### 脑脊膜囊肿

Nabors和其他研究者都曾对脊柱脑脊膜囊肿所用的一系列易混术语进行过阐述和澄清[222-224]。脊柱脑脊膜囊肿是硬膜囊、神经鞘或蛛网膜的先天性憩室，可分为三种主要类型。第一种类型包括不伴脊椎神经根的硬膜外囊肿（I型），第二种类型包括伴有脊椎神经根的硬膜外囊肿（II型），第三类为硬膜内囊肿（III型）。I型不伴神经根的硬膜外脑脊膜囊肿为靠一狭口与硬膜囊相接的憩室(图10-64)。这种类型包括硬膜外囊肿、隔凹及憩室，以及所谓的隐性骶椎内脑脊膜突出。I型骶椎囊肿见于成人，通过蒂与尾部硬膜囊远端相连接。II型脑脊膜囊肿伴神经根，属于硬膜外病变，以前称为Tarlov囊肿、神经周围囊肿或神经根憩室。这些囊肿通常是随同多发性病变附带被发现的，但有时可伴有神经根病或大小便失禁。III型脑脊膜囊肿为硬膜内病变，最常见于后方蛛网膜下腔，曾被称为蛛网膜憩室或蛛网膜囊肿。这些囊肿衬有单层正常的蛛网膜细胞并充填有脑脊液。

## 小 结

正如本章所述，各种疾病均可累及脊柱的骨性结构和软组织结构。尽管有很多影像学检查方法可用于诊断，但准确的诊断常很困难，其中MR成像在脊柱检查中越来越受到关注。

（王林森 陈思 蔡琳 刘志强 译
王学谦 李世民 刘林 校）

## 参考文献

1. Hitselberger WE, Witten RM: Abnormal myelograms in asymptomatic patients. J Neurosurg *28*:204, 1968.
2. Fischgrund JS, Mackay M, Herkowitz HN, et al: Degenerative lumbar spondylolisthesis with spinal stenosis: A prospective, randomized study

comparing decompressive laminectomy and arthrodesis with and without spinal instrumentation. Spine *22*:2807, 1997.
3. Thomsen K, Christensen FB, Eiskjaer SP, et al: The effect of pedicle screw instrumentation on functional outcome and fusion rates in posterolateral lumbar spinal fusion: A prospective, randomized clinical study. Spine *22*:2813, 1997.
4. Sidhu KS, Herkowitz HN: Spinal instrumentation in the management of degenerative disorders of the lumbar spine. Clin Orthop *335*:39, 1997.
5. Katz JN, Lipson SJ, Lew RA, et al: Lumbar laminectomy alone or with instrumented or noninstrumented arthrodesis in degenerative lumbar spinal stenosis. Patient selection, costs, and surgical outcomes. Spine *22*:1123, 1997.
6. Slone RM, McEnery KW, Bridwell KH, Montgomery WJ: Principles and imaging of spinal instrumentation. Radiol Clin North Am *33*:189, 1995.
7. Hanley SD, Gun MT, Osti O, Shanahan EM: Radiology of intervertebral cages in spinal surgery. Clin Radiol *54*:201, 1999.
8. Bell GR, Modic MT: Radiology of the lumbar spine. *In* RH Rothman, FA Simeone (Eds): The Spine. Ed 3. Philadelphia, WB Saunders, 1992, p 125.
9. Olsen NK, Madsen HH, Eriksen FB, et al: Intracranial iohexol-distribution following cervical myelography: Postmyelographic registration of adverse effects, psychometric assessment and electroencephalographic recording. Acta Neurol Scand *82*:321, 1990.
10. Modic MT, Ross JS, Masaryk TJ: Imaging of degenerative disease of the cervical spine. Clin Orthop *239*:109, 1989.
11. Fon GT, Sage MR: Computed tomography in cervical disc disease when myelography is unsatisfactory. Clin Radiol *35*:47, 1984.
12. Coin CG: Cervical disc degeneration and herniation: Diagnosis by computerized tomography. South Med J 77:979, 1984.
13. Sobel DF, Barkovich AJ, Munderloh SH: Metrizamide myelography and postmyelographic computed tomography: Comparative adequacy in the cervical spine. AJNR *45*:385, 1984.
14. Jahnke RW, Hart BL: Cervical stenosis, spondylosis and herniated disc disease. Radiol Clin North Am *29*:777, 1991.
15. Landman JA, Hoffman JC, Braun IF, et al: Value of computed tomographic myelography in the recognition of cervical herniated disc. AJNR *5*:391, 1984
16. Simon JE, Lukin RR: Discogenic disease of the cervical spine. Semin Roentgenol *23*:118, 1988.
17. Vassilouthis J, Kalovithouris A, Papandreou A, et al: The symptomatic incompetent cervical intervertebral disc. Neurosurgery *25*:232, 1989.
18. Nakagawa H, Okumura T, Sugiyama T, et al: Discrepancy between metrizamide CT and myelography in diagnosis of cervical disc protrusions. AJNR *4*:604, 1983.
19. Dorwart RH, LaMasters DL: Applications of computed tomographic scanning of the cervical spine. Orthop Clin North Am *16*:381, 1985.
20. Filippi M, Yousry T, Baratti C, et al: Quantitative assessment of MRI lesion load in multiple sclerosis. A comparison of conventional spin echo with fast fluid-attenuated inversion recovery. Brain *119*:1349, 1996.
21. Finelli DA, Hurst GC, Karaman B, et al: Use of magnetization transfer for improved contrast on gradient echo images of the cervical spine. Radiology *193*:165, 1994.
22. Kidd D, Thorpe JW, Thompson AJ, et al: Spinal cord MRI using multi-array coils and fast spin echo. Findings in multiple sclerosis. Neurology *43*:2632, 1993.
23. Lyclama a Nijeholt GJ, Barkof F, Castelijns JA, et al: Comparison of two MR sequences for the detection of multiple sclerosis lesions in the spinal cord. AJNR *17*:1533, 1996.
24. Ross JS, Ruggieri P, Tkach J, et al: Lumbar degenerative disc disease: Prospective comparison of conventional T2-weighted spin echo imaging and T2-weighted RARE. AJNR *14*:1215, 1993.
25. Hittmair K, Mallek R, Prayer D, et al: Spinal cord lesions in patients with multiple sclerosis: Comparison of MR pulse sequences. AJNR *17*:1555, 1996.
26. Rocca MA, Mastronardo G, Horsfield MA, et al: Comparison of three MR sequences for the detection of cervical cord lesions in patients with multiple sclerosis. AJNR *20*:1710, 1999.
27. Sze G, Merriam M, Oshio K, Jolesz F: Fast spin echo imaging in the evaluation of intradural disease of the spine. AJNR *13*:1383, 1992.
28. Tartaglino LM, Friedman DP, Flanders AE, et al: Multiple sclerosis in the spinal cord: MR appearance and correlation with clinical parameters. Radiology *195*:725, 1995.
29. Thorpe JW, Halpin SF, MacManus DG, et al: A comparison between fast and conventional spin echo in the detection of multiple sclerosis lesions. Neuroradiology *36*:388, 1994.
30. Melhem ER, Caruthers SD, Jara H: Cervical spine: Three-dimensional MR imaging with magnetization transfer prepulsed turbo field echo techniques. Radiology *207*:815, 1998.
31. Melhem ER, Benson ML, Beauchamp NJ, et al: Cervical spondylosis: Three dimensional gradient echo MR with magnetization transfer. AJNR *17*:705, 1996.
32. Georgy BA, Hesselink JR: MR imaging of the spine: Recent advances in pulse sequences and special techniques. AJR *162*:923, 1994.
33. Jones KM, Mulkern RV, Schwartz RB, et al: Fast spin-echo MR imaging of the brain and spine: Current concepts. AJR *158*:1313, 1992.
34. Sze G, Kawamura Y, Negishi C, et al: Fast spin-echo MR imaging of the cervical spine: Influence of echo train length and echo spacing on image contrast and quality. AJR *14*:1203, 1993.
35. Yuan C, Schmiedl UP, Weinberger E, et al: Three-dimensional fast spin-echo imaging: Pulse sequence and in vivo image evaluation. J Magn Reson Imaging *3*:894, 1993.
36. Oshio K, Jolesz FA, Melki PS, Mulkern RV: T2-weighted thin-section imaging with the multislab three-dimensional RARE technique. J Magn Reson Imaging *1*:695, 1991.
37. Murakami JW, Weinberger E, Tsuruda JS, et al: Multislab three-dimensional T2-weighted fast spin-echo imaging of the hippocampus: Sequence optimization. J Magn Reson Imaging *5*:309, 1995.
38. Constable RT, Gore JC: The loss of small objects in variable TE imaging: Implications for FSE, RARE, and EPI. Magn Reson Med *28*:9, 1992.
39. Chappell PM, Glover GH, Enzmann DR: Contrast on T2-weighted images of the lumbar spine using fast spin-echo and gated conventional spin-echo sequences. Neuroradiology *37*:183, 1995.
40. De Coene B, Hajnal JV, Gatehouse P, et al: MR of the brain using fluid-attenuated inversion recovery (FLAIR) pulse sequences. AJNR *13*:1555, 1992.
41. Hajnal JV, Bryant DJ, Kasuboski L, et al: Use of fluid attenuated inversion recovery (FLAIR) pulse sequences in MRI of the brain. J Comput Assist Tomogr *16*:841, 1992.
42. Hashemi RH, Bradley WGJ, Chen DY, et al: Suspected multiple sclerosis: MR imaging with a thin-section fast FLAIR pulse sequence. Radiology *196*:505, 1995.
43. White SJ, Hajnal JV, Young IR, Bydder GM: Use of fluid-attenuated inversion-recovery pulse sequences for imaging the spinal cord. Magn Reson Med *28*:153, 1992.
44. Thomas DJ, Pennock JM, Hajnal JV, et al: Magnetic resonance imaging of spinal cord in multiple sclerosis by fluid-attenuated inversion recovery. Lancet *341*:593, 1993.
45. Hajnal JV, Kasuboski L, deSouza NM, Bydder GM: Magnetic resonance imaging: Spinal cord imaging with the turbo-fluid attenuated inversion recovery (FLAIR) pulse sequence. Clin Radiol *50*:1, 1995.
46. Keiper MD, Grossman RI, Brunson JC, Schnall MD: The low sensitivity of fluid-attenuated inversion-recovery MR in the detection of multiple sclerosis of the spinal cord. AJNR *18*:1035, 1997.
47. Filippi M, Yousry TA, Alkadhi H, et al: Spinal cord MRI in multiple sclerosis with multicoil arrays: A comparison between fast spin echo and fast FLAIR: J Neurol Neurosurg Psychiatry *61*:632, 1996.
48. Edwards MK, Farlow MR, Stevens JC: Cranial MR in spinal cord MS: Diagnosing patients with isolated spinal cord symptoms. AJNR 7:1003, 1986.
49. Thorpe JW, Kidd D, Moseley IF, et al: Spinal MRI in patients with suspected multiple sclerosis and negative brain MRI. Brain *119*:709, 1996.
50. Stevenson VL, Gawne CM, Barker GJ, et al: Imaging of the spinal cord and brain in multiple sclerosis: A comparative study between fast FLAIR and fast spin echo. J Neurol *244*:119, 1997.
51. Dwyer AJ, Frank JA, Sank VJ, et al: Short-TI inversion-recovery pulse sequence: Analysis and initial experience in cancer imaging. Radiology *168*:827, 1988.
52. Mehta RC, Marks MP, Hinks RS, et al: MR evaluation of vertebral metastases: T1-weighted, short-inversion-time inversion recovery, fast spin-echo, and inversion-recovery fast spin-echo sequences. AJNR *16*:281, 1995.
53. Weinberger E, Shaw DW, White KS, et al: Nontraumatic pediatric musculoskeletal MR imaging: Comparison of conventional and fast-spin-echo short inversion time inversion-recovery technique. Radiology *194*:721, 1995.
54. Hilfiker P, Zanetti M, Debatin JF, et al: Fast spin-echo inversion-recovery imaging versus fast T2-weighted spin-echo imaging in bone marrow abnormalities. Invest Radiol *30*:110, 1995.
55. Baker LL, Goodman SB, Perkash I, et al: Benign versus pathologic compression fractures of vertebral bodies: Assessment with conventional spin-echo, chemical-shift, and STIR MR imaging. Radiology *174*:495, 1990.
56. Jones KM, Schwartz RB, Mantello MT, et al: Fast spin-echo MR in the detection of vertebral metastases: Comparison of three sequences. AJNR *15*:401, 1994.
57. Hittmair K, Trattnig S, Herold CJ, et al: Comparison between conventional and fast spin-echo STIR sequences. Acta Radiol *37*:943, 1996.
58. Enzmann DR, Rubin JB: Cervical spine: MR imaging with a partial flip angle, gradient-refocused pulse sequence. Part I. General considerations and disc disease. Radiology *166*:467, 1988.
59. Enzmann DR, Rubin JB: Cervical spine: MR imaging with a partial flip angle, gradient-refocused pulse sequence. Part II. Spinal cord disease. Radiology *166*:473, 1988.
60. Hedberg MC, Drayer BP, Flom RA, et al: Gradient echo (GRASS) MR imaging in cervical radiculopathy. AJR *150*:683, 1988.
61. Kulkarni MV, Narayana PA, McArdle CB, et al: Cervical spine MR imaging using multislice gradient echo imaging: Comparison with cardiac gated spin echo. Magn Reson Imaging *6*:517, 1988.
62. Tsuruda JS, Norman D, Dillon W, et al: Three-dimensional gradient-recalled MR imaging as a screening tool for the diagnosis of cervical radiculopathy. AJNR *10*:1263, 1989.
63. Russell EJ: Cervical disc disease. Radiology *177*:313, 1990.
64. Carlson J, Crooks L, Ortendahl D, et al: Signal-to-noise ratio and section

thickness in two-dimensional versus three-dimensional Fourier transform MR imaging. Radiology *166*:266, 1988.
65. Frahm J, Haase A, Matthaei D: Rapid three-dimensional MR imaging using the FLASH technique. J Comput Assist Tomogr *10*:363, 1986.
66. Choi IS, Berenstein A: Surgical neuroangiography of the spine and spinal cord. Radiol Clin North Am *26*:1131, 1988.
67. Di Chiro G, Wener L: Angiography of the spinal cord. A review of contemporary techniques and applications. J Neurosurg *39*:1, 1973.
68. Nelson PK, Setton A, Berenstein A: Vertebrospinal angiography in the evaluation of vertebral and spinal cord disease. Neuroimaging Clin N Am *6*:589, 1996.
69. Anson JA, Spetzler RF: Interventional neuroradiology for spinal pathology. Clin Neurosurg *39*:388, 1992.
70. Merland JJ, Riche MC, Chiras J: Intraspinal extramedullary arteriovenous fistulae draining into the medullary veins. J Neuroradiol 7:271, 1980.
71. Kendall BE, Logue V: Spinal epidural angiomatous malformations draining into intrathecal veins. Neuroradiology *13*:181, 1977.
72. Gilbertson JR, Miller GM, Goldman MS, Marsh WR: Spinal dural arteriovenous fistulas: MR and myelographic findings. AJNR *16*:2049, 1995.
73. Masaryk T, Ross JS, Modic MT, et al: Radiculomeningeal vascular malformations of the spine: MR imaging. Radiology *164*:845, 1987.
74. Guyer RD, Ohnmeiss DD: Lumbar discography. Position statement from the North American Spine Society Diagnostic and Therapeutic Committee. Spine *20*:2048, 1995.
75. Bernard TN Jr: Don't discard discography. Radiology *162*:285, 1987.
76. Bernard TNJ: Repeat lumbar spine surgery. Factors influencing outcome. Spine *18*:2196, 1993.
77. Bogduk N, Modic MT: Lumbar discography. Spine *21*:402, 1996.
78. Holt EPJ: The question of lumbar discography. J Bone Joint Surg Am *50*:720, 1968.
79. Modic MT: Discography: Science and the ad hoc hypothesis. AJNR *21*:241, 2000.
80. Mooney V: Lumbar discography. Spine *21*:1479, 1996.
81. Simmons JW, Aprill CN, Dwyer AP, Brodsky AE: A reassessment of Holt's data on: "The question of lumbar discography." Clin Orthop *237*:120, 1988.
82. Smith SE, Darden BV, Rhyne AL, Wood KE: Outcome of unoperated discogram-positive low back pain. Spine *20*:1997, 1995.
83. Tehranzadeh J: Discography 2000. Radiol Clin North Am *36*:463, 1998.
84. Bosacco SJ: Lumbar discography: Redefining its role with intradiscal therapy. Orthopedics *9*:399, 1986.
85. Simmons JW, McMillin JN, Emery SF, Kimmich SJ: Intradiscal steroids. A prospective double-blind clinical trial. Spine *17*(Suppl):172, 1992.
86. Smith MD, Kim SS: A herniated cervical disc resulting from discography: An unusual complication. J Spinal Disord *3*:392, 1990.
87. Schreck RI, Manion WL, Kambin P, Sohn M: Nucleus pulposus pulmonary embolism. A case report. Spine *20*:2463, 1995.
88. Zeidman SM, Thompson K, Ducker TB: Complications of cervical discography: Analysis of 4400 diagnostic disc injections. Neurosurgery *37*:414, 1995.
89. Modic MT, Masaryk TJ, Ross JS, Carter JR: Imaging of degenerative disc disease. Radiology *168*:177, 1988.
90. Aguila LA, Piraino DW, Modic MT, et al: The intranuclear cleft of the intervertebral disc: Magnetic resonance imaging. Radiology *155*:155, 1985.
91. Deyo RA: Practice variations, treatment fads, rising disability. Do we need a new clinical research paradigm? Spine *18*:2153, 1993.
92. Cherkin DC, Deyo RA, Street JH, Barlow W: Predicting poor outcomes for back pain seen in primary care using patients' own criteria. Spine *21*:2900, 1996.
93. Von Korff M, Saunders K: The course of back pain in primary care. Spine *21*:2833, 1996.
94. Junge A, Dvorak J, Ahrens S: Predictors of bad and good outcomes of lumbar disc surgery: A prospective clinical study with recommendations for screening to avoid bad outcomes. Spine *20*:460, 1995.
95. Weber H, Holme I, Amlie E: The natural course of acute sciatica with nerve root symptoms in a double-blind placebo-controlled trial evaluating the effect of piroxicam. Spine *18*:1433, 1993.
96. Deyo RA, Bigos SJ, Maravilla KR: Diagnostic imaging procedures for the lumbar spine. Ann Intern Med *111*:865, 1989.
97. Long DM: Decision making in lumbar disc disease. Clin Neurosurg *39*:36, 1992.
98. Fager CA: Identification and management of radiculopathy. Neurosurg Clin North Am *4*:1, 1993.
99. Bell GR, Rothman RH: The conservative treatment of sciatica. Spine *9*:54, 1984.
100. Bozzao A, Gallucci M, Masciocchi C, et al: Lumbar disc herniation: MR imaging assessment of natural history in patients treated without surgery. Radiology *185*:135, 1992.
101. Bush K, Cowan N, Katz DE, Gishen P: The natural history of sciatica associated with disc pathology. Spine *17*:1205, 1992.
102. Cowan N, Bush K, Katz D, Gishen P: The natural history of sciatica: A prospective radiological study. Clin Radiol *46*:7, 1992.
103. Delauche-Cavallier MC, Budet C, Laredo JD, et al: Lumbar disc herniation. Spine *17*:927, 1992.
104. Saal JA, Saal JS: Nonoperative treatment of lumbar intervertebral disc with radiculopathy. An outcome study. Spine *14*:431, 1989.
105. Saal JA, Saal JS, Herzog RJ: The natural history of lumbar intervertebral disc extrusions treated nonoperatively. Spine *15*:683, 1990.
106. Maigne J, Rime B, Delignet B: Computed tomographic follow-up study of forty-eight cases of nonoperatively treated lumbar intervertebral disc herniation. Spine *27*:1071, 1992.
107. Boden SD, Davis DO, Dina TS, et al: Abnormal magnetic resonance scans of the lumbar spine in asymptomatic subjects. J Bone Joint Surg Am *72*:403, 1990.
108. Jensen M, Brant-Zawadzki M, Obuchowski N, et al: MRI of lumbar spine in people without back pain. N Engl J Med *331*:69, 1994.
109. Masaryk TJ, Ross JS, Modic MT, et al: High resolution of sequestered lumbar intervertebral discs. AJR *150*:1155, 1988.
110. Yu S, Haughton VM, Sether LA, Wagner M: Annulus fibrosus in bulging intervertebral discs. Radiology *169*:761, 1988.
111. Yu S, Sether LA, Ho SP, et al: Tears of the annulus fibrosus: Correlation between MR and pathologic findings in cadavers. AJNR *9*:367, 1988.
112. Ross JS, Modic MT, Masaryk TJ: Tears of the annulus fibrosus: Assessment with Gd-DTPA–enhanced MR imaging. AJNR *10*:1251, 1989.
113. McCarron RF, Wimpee MW, Hudkins PG, Laros GS: The inflammatory effect of nucleus pulposus, a possible element in the pathogenesis of low back pain. Spine *12*:760, 1987.
114. Park WM, McCall IW, O'Brien JP, Webb JK: Fissuring of the posterior annulus fibrosus in the lumbar spine. Br J Radiol *52*:382, 1979.
115. Jinkins RJ: MR of enhancing nerve roots in the unoperated lumbosacral spine. AJNR *14*:193, 1993.
116. Jinkins RJ, Osborn AG, Garrett D, et al: Spinal nerve enhancement with Gd-DTPA: MR correlation with the postoperative lumbosacral spine. AJNR *14*:383, 1993.
117. Lane JI, Koeller KK, Atkinson JLD: Enhanced lumbar nerve roots in the spine without prior surgery: Radiculitis or radicular veins? AJNR *15*:1317, 1994.
118. Carragee EJ, Kim DH: A prospective analysis of magnetic resonance imaging findings in patients with sciatica and lumbar disc herniation. Spine *22*:1650, 1997.
119. Atlas SJ, Deyo RA, Patrick DL, et al: The Quebec Task Force Classification for spinal disorders and the severity, treatment, and outcomes of sciatica and lumbar spinal stenosis. Spine *21*:2885, 1996.
120. Atlas SJ, Deyo RA, Keller RB, et al: The Maine Lumbar Spine Study, Part II: 1-Year outcomes of surgical and nonsurgical management of sciatica. Spine *21*:1777, 1996.
121. Atlas SJ, Deyo RA, Keller RB, et al: The Main Lumbar Spine Study, Part III: 1-Year outcomes of surgical and nonsurgical management of lumbar spinal stenosis. Spine *21*:1787, 1996.
122. Modic MT, Steinberg PM, Ross JS, et al: Degenerative disc disease: Assessment of changes in vertebral body marrow with MRI. Radiology *166*:193, 1988.
123. Amunosen T, Weber H, Lilleas F, et al: Lumbar spinal stenosis. Clinical and radiologic features. Spine *20*:1178, 1995.
124. Silbergleit R, Gebarski SS, Brungerg JA, et al: Lumbar synovial cysts: Correlation of myelographic, CT, MR and pathologic findings. AJNR *11*:777, 1990.
125. Ulmer JL, Elster AD, Mathews VP, King JC: Distinction between degenerative and isthmic spondylolisthesis on sagittal MR images: Importance of increased anteroposterior diameter of the spinal canal ("wide canal sign"). AJR *163*:411, 1994.
126. Jinkins JR, Matthes JC, Sener RN, et al: Spondylolysis, spondylolisthesis, and associated nerve root entrapment in the lumbosacral spine: MR evaluation. AJR *159*:799, 1992.
127. Brown BM, Schwartz RH, Frank E, et al: Preoperative evaluation of cervical radiculopathy and myelopathy by surface-coil MR imaging. AJNR *9*:859, 1988.
128. Pavlov H, Torg JS, Robie B, Jahre C: Cervical spinal stenosis: Determination with vertebral body ratio method. Radiology *164*:771, 1987.
129. Takahashi M, Yamashita Y, Sakamoto Y, Kojima R: Chronic cervical cord compression: Clinical significance of increased signal intensity on MR images. Radiology *173*:219, 1989.
130. Epstein NE: Ossification of the posterior longitudinal ligament: Diagnosis and surgical management. Neurosurg Q *2*:223, 1992.
131. Hirabayashi K, Satomi K: Operative procedure and results of expansive open-door laminoplasty. Spine *13*:870, 1988.
132. Hueftle MG, Modic MT, Ross JS, et al: Lumbar spine: Postoperative MR imaging with Gd-DTPA: Radiology *167*:817, 1988.
133. Ross JS, Robertson JT, Frederickson RA, et al: Association between peridural scar and recurrent radicular pain after lumbar discectomy: Magnetic resonance evaluation. Neurosurgery *38*:855, 1996.
134. Georgy BA, Hesselink JR, Middleton MS: Fat suppression contrast-enhanced MRI in the failed back surgery syndrome: A prospective study. Neuroradiology *37*:51, 1995.
135. Burton CV: Causes of failure of surgery on the lumbar spine: Ten-year follow-up. Mt Sinai J Med *58*:183, 1991.
136. Djukic S, Genant HK, Helms CA, Holt RG: Magnetic resonance imaging of the postoperative lumbar spine. Radiol Clin North Am *28*:341, 1990.
137. Johnson CE, Sze G: Benign lumbar arachnoiditis: MR imaging with gadopentetate dimeglumine. AJR *155*:873, 1990.
138. Ross JS, Masaryk TJ, Modic MT, et al: MR imaging of lumbar arachnoiditis. AJNR *8*:885, 1987.

139. Matsui H, Tsuji H, Kanamori M, et al: Laminectomy-induced arachnoradiculitis: A postoperative serial MRI study. Neuroradiology *37*:660, 1995.
140. Lisbona R, Rosenthal L: Observations on the sequential use of Tc-99m phosphate complex and Ga-67 imaging in osteomyelitis, cellulitis, and septic arthritis. Radiology *123*:123, 1977.
141. Gelman MI, Coleman RE, Stevens PM, et al: Radiography, radionuclide imaging, and arthrography in the evaluation of total hip and knee replacement. Radiology *128*:677, 1978.
142. Weiss PPE, Mall JC, Hoffer PB, et al: Tc-99m methylene diphosphonate bone imaging in the evaluation of total hip prosthesis. Radiology *133*:727, 1979.
143. McAfee JG, Samin A: In-111 labeled leukocytes: A review of problems in image interpretation. Radiology *155*:221, 1985.
144. Golimbu C, Firooznia H, Rafii M: CT of osteomyelitis of the spine. AJR *142*:159, 1984.
145. Jeffrey RB, Callen PW, Federle MP: Computed tomography of psoas abscesses. J Comput Assist Tomogr *4*:639, 1980.
146. Modic MT, Feiglin DH, Piraino DW, et al: Vertebral osteomyelitis: Assessment using MR: Radiology *157*:157, 1985.
147. Modic MT, Weinstein MA, Pavlicek W, et al: Nuclear magnetic resonance imaging of the spine. Radiology *148*:757, 1983.
148. deRoos A, Van Meerten EL, Bloem JL, et al: MRI of tuberculosis spondylitis. AJR *146*:79, 1986.
149. Dagirmanjian A, Schils J, Modic MT: Vertebral osteomyelitis revisited. Radiology *189*(Suppl):193, 1993.
150. Norman A, Kambolis CP: Tumors of the spine and their relationship to the intervertebral disc. AJR *92*:1270, 1964.
151. Resnick D, Niwayama G: Intervertebral disc abnormalities associated with intervertebral metastases: Observation in patients and cadavers with prostatic cancer. Invest Radiol *13*:182, 1978.
152. Masaryk TJ, Modic MT, Boumphrey F, et al: The effects of chemonucleolysis demonstrated by magnetic resonance imaging. J Comput Assist Tomogr *10*:917, 1986.
153. Boden SD, Davis DO, Dina TS, et al: Postoperative discitis: Distinguishing early MR imaging findings from normal postoperative disc space changes. Radiology *184*:765, 1992.
154. Hlavin ML, Kaminski HJ, Ross JS, Ganz E: Spinal epidural abscess: A ten-year perspective. Neurosurgery *27*:177, 1990.
155. Rankin RM, Flothow PG: Pyogenic infection of the spinal epidural space. West J Surg Obstet Gynecol *54*:320, 1946.
156. Baker AS, Ojemann RG, Swartz MN, Richardson EP: Spinal epidural abscess. N Engl J Med *293*:463, 1975.
157. Browder J, Meyers R: Pyogenic infections of the spinal epidural space. Surgery *10*:296, 1941.
158. Angtuaco EJC, McConnell JR, Chadduck WM, et al: MR imaging of spinal epidural sepsis. AJNR *8*:879, 1987.
159. Post MJD, Quencer RM, Montalvo BM, et al: Spinal infection: Evaluation with MR imaging and intraoperative US. Radiology *169*:765, 1988.
160. Post MJD, Sze G, Quencer RM, et al: Gadolinium-enhanced MR in spinal infection. J Comput Assist Tomogr *14*:721, 1990.
161. Rawlings CE, Giangaspero F, Burger PC, Bullard DE: Ependymomas: A clinicopathologic study. Surg Neurol *29*:271, 1988.
162. Kahan H, Sklar EM, Post MJ, Bruce JH: MR characteristics of histopathologic subtypes of spinal ependymoma AJNR *17*:143, 1996.
163. Wippold FJ II, Smirniotopoulos JG, Moran CJ, et al: MR imaging of myxopapillary ependymoma: Findings and value of determining extent of tumor and its relation to intraspinal structures. AJR *165*:1263, 1995.
164. Nemoto Y, Inove Y, Tashiro T, et al: Intramedullary spinal cord tumors: Significance of associated hemorrhage at MR imaging. Radiology *82*:793, 1992.
165. Shen W-C, Ho Y-J, Lee S-K, Lee K-R: Ependymoma of the cauda equina presenting with subarachnoid hemorrhage. AJNR *14*:399, 1993.
166. Choyke PL, Glenn GM, Walther MM, et al: von Hippel-Lindau disease: Genetic, clinical, and imaging features. Radiology *194*:629, 1995.
167. Ho VB, Smirniotopoulos JG, Murphy FM, Rushing EJ: Radiologic-pathologic correlation: Hemangioblastoma. AJNR *13*:1343, 1992.
168. Hoff DJ, Tampieri D, Just N: Imaging of spinal cord hemangioblastomas. Can Assoc Radiol J *44*:377, 1993.
169. Murota T, Symon L: Surgical management of hemangioblastoma of the spinal cord: A report of 18 cases. Neurosurgery *25*:699, 1989.
170. Sze G, Krol G, Zimmerman RD, Deck MD: Intramedullary disease of the spine: Diagnosis using gadolinium-DTPA–enhanced MR imaging. AJR *151*:1193, 1988.
171. Yu JS, Short MP, Schumacher J, et al: Intramedullary hemorrhage in spinal cord hemangioblastoma. Report of two cases. J Neurosurg *81*:937, 1994.
172. Tognetti F, Lanzino G, Calbucci F: Metastases of the spinal cord from remote neoplasms. Study of five cases. Surg Neurol *30*:220, 1988.
173. Winkelman MD, Adelstein DJ, Karlins NL: Intramedullary spinal cord metastasis. Diagnostic and therapeutic considerations. Arch Neurol *44*:526, 1987.
174. Hamilton MG, Tranmer BI, Hagen NA: Supratentorial glioblastoma with spinal cord intramedullary metastasis. Can J Neurol Sci *20*:65, 1993.
175. DeAngelis LM: Current diagnosis and treatment of leptomeningeal metastasis. J Neurooncol *38*:245, 1998.
176. McCormick PC, Post KD, Stein BM: Intradural extramedullary tumors in adults. Neurosurg Clin North Am *1*:591, 1990.
177. Halliday AL, Sobel RA, Martuza RL: Benign spinal nerve sheath tumors: Their occurrence sporadically and in neurofibromatosis types 1 and 2. J Neurosurg *74*:248, 1991.
178. Edelhoff JC, Bates DJ, Ross JS, et al: Spinal MR findings in neurofibromatosis type 1 and 2. AJNR *13*:1071, 1992.
179. Levy WJ, Bay J, Donn D: Spinal cord meningioma. J Neurosurg *57*:804, 1982.
180. Roux FX, Nataf F, Pinaudeau M, et al: Intraspinal meningiomas: Review of 54 cases with discussion of poor prognosis factors and modern therapeutic management. Surg Neurol *46*:458, 1996.
181. Sevick RJ: Cervical spine tumors. Neuroimaging Clin N Am *5*:385, 1995.
182. Yousen: DM, Patrone PM, Grossman RI: Leptomeningeal metastases: MR evaluation. J Comput Assist Tomogr *14*:255, 1990.
183. Sze G, Abramson A, Krol G, et al: Gadolinium-DTPA: Malignant extradural spinal tumors. Radiology *67*:217, 1988.
184. Smolen WR, Godersky JC, Knutzon RK, et al: The role of MR imaging in evaluating metastatic spinal disease. AJNR *8*:901, 1987.
185. Carmody RF, Yang PJ, Seeley GW, et al: Spinal cord compression due to metastatic disease: Diagnosis with MR imaging versus myelography. Radiology *173*:225, 1989.
186. Hoffman J, Schriger D, Mower W, et al: Low risk criteria for cervical spine radiography in blunt trauma: A prospective study. Ann Emerg Med *21*:1454, 1992.
187. Roberge R, Wears R, Kelly M: Selective application of cervical spine radiography in alert victims of blunt trauma: A prospective study. J Trauma *28*:784, 1988.
188. Cornelius RS, Leach JL: Imaging evaluation of cervical spine trauma. Neuroimaging Clin N Am *5*:451, 1995.
189. Kaye J, Nance E: Cervical spine trauma. Orthop Clin North Am *21*:449, 1990.
190. Schleehauf K, Ross S, Civil I, et al: Computed tomography in the initial evaluation of the cervical spine. Ann Emerg Med *18*:815, 1989.
191. Kirshenbaum K, Nadimpalli S, Fantus R, et al: Unsuspected upper cervical spine fractures associated with significant head trauma: Role of CT. J Emerg Med *8*:183, 1990.
192. Lindsey R, Diliberti T, Doherty B, et al: Efficacy of radiographic evaluation of the cervical spine in emergency situations. South Med J *86*:1253, 1993.
193. Schaefer D, Flanders A, Osterholm J, et al: Prognostic significance of magnetic resonance imaging in the acute phase of cervical spine injury. J Neurosurg *76*:218, 1992.
194. Flanders AE, Spettell CM, Tartaglino LM, et al: Forecasting motor recovery after cervical spinal cord injury: Value of MR imaging. Radiology *201*:649, 1996.
195. Kulkarni M, Bondurant F, Rose S, et al: 1.5T magnetic resonance imaging of acute spinal trauma. Radiographics *8*:1059, 1988.
196. Davis S, Teresi L, Bradley W, et al: Cervical spine hyperextension injuries: MR findings. Radiology *180*:245, 1991.
197. Hall A, Wagle V, Raycroft J, et al: Magnetic resonance imaging in cervical spine trauma. J Trauma *34*:21, 1993.
198. Silberstein M, Tress B, Hennessy O: Prevertebral swelling in cervical spine injury: Identification of ligament injury with magnetic resonance imaging. Clin Radiol *46*:318, 1992.
199. Roab R: International classification of spine injuries. Paraplegia *10*:78, 1972.
200. Holdsworth F: Fractures, dislocations, and fracture-dislocations of the spine. J Bone Joint Surg Am *52*:1534, 1970.
201. Tarr RW, Drolshagen LF, Kerner TC, et al: MR imaging of recent spinal trauma. J Comput Assist Tomogr *11*:412, 1987.
202. Chance GQ: Note on a type of flexion fracture of the spine. Br J Radiol *21*:452, 1948.
203. Smith WS, Kaufer H: Patterns and mechanisms of lumbar injuries associated with lap seat belts. J Bone Joint Surg Am *52*:239, 1969.
204. Foo D, Rossier AB: Preoperative neurological status in predicting surgical outcome of spinal epidural hematomas. Surg Neurol *15*:389, 1981.
205. Beatty RM, Winston KR: Spontaneous epidural hematoma. J Neurosurg *61*:143, 1984.
206. Avrahami E, Tadmor R, Ram Z, et al: MR demonstration of spontaneous acute epidural hematoma of the thoracic spine. Neuroradiology *31*:90, 1989.
207. Goldman P, Kulkarni M, MacDugall DJ, et al: Traumatic epidural hematoma of the cervical spine: Diagnosis with magnetic resonance imaging. Radiology *170*:589, 1989.
208. Donovan-Post MJ, Becerra JL, Madsen PW, et al: Acute spinal subdural hematoma: MR and CT findings with pathologic correlates. AJNR *15*:1895, 1994.
209. Johnson PJ, Hahn F, McConnell J, et al: The importance of MRI findings for the diagnosis of nontraumatic lumbar subacute subdural haematomas. Acta Neurochir *113*:186, 1991.
210. Levy JM: Spontaneous lumbar subdural hematoma. AJNR *11*:780, 1990.
211. Gardner WJ: Hydrodynamic mechanism of syringomyelia—its relationship to myelocele. J Neurol Neurosurg Psychiatry *28*:247, 1965.
212. Gardner LW, Angel J: The mechanism of syringomyelia and its surgical connection. Clin Neurosurg *6*:131, 1975.
213. Barnes PD, Brody JD, Jaramillo D, et al: Atypical idiopathic scoliosis: MR imaging evaluation. Radiology *186*:247, 1993.

214. Ball MJ, Dayan AD: Pathogenesis of syringomyelia. Lancet *2*:799, 1972.
215. Byrd SE, Darling CF, McLone DG: Developmental disorders of the pediatric spine. Radiol Clin North Am *29*:711, 1991.
216. Goske MJ, Modic MT, Yu S: Pediatric spine: Normal anatomy and spinal dysraphism. *In* MT Modic, TJ Masaryk, JS Ross (Eds): Magnetic Resonance Imaging of the Spine. Chicago, Mosby–Year Book, 1994.
217. Wright RL: Congenital dermal sinuses. Prog Neurol Surg *4*:175, 1971.
218. Barkovich AJ, Edwards MS, Cogen PH: MR evaluation of spinal dermal sinus tracts in children. AJNR *12*:123, 1991.
219. Rindahl MA, Colletti PM, Zee CS, Taber P: Magnetic resonance imaging of pediatric spinal dysraphism. Magn Reson Imaging 7:217, 1989.
220. Caro PA, Marks HG, Keret D, et al: Intraspinal epidermoid tumors in children: Problems in recognition and imaging techniques for diagnosis. J Pediatr Orthop *11*:288, 1991.
221. Toro VE, Lacy C, Binet EF: MRI of iatrogenic spinal epidermoid tumor. J Comput Assist Tomogr *17*:970, 1993.
222. Nabors MW, Pait TG, Byrd EB, et al: Updated assessment and current classification of spinal meningeal cysts. J Neurosurg *68*:366, 1988.
223. Kronborg O: Extradural spinal cysts. A literature survey and a case of multiple extradural cysts. Dan Med Bull *14*:46, 1967.
224. Rothman RH, Jacobs SR, Appleman W: Spinal extradural cysts. A report of five cases. Clin Orthop *71*:186, 1970.

# 第 11 章

# 脊柱介入操作

Brian A. Howard
W.Bonner Guilford
James M. Coumas

颈部、背部尤其是腰椎的功能障碍性急性疼痛，无论伴有或不伴有四肢疼痛，是比任何其他主诉都更为常见的就医原因。其造成了巨大的社会开支[1]。

一大类疾病均可表现为这种共同的综合症状，但其治疗却各不相同。尽管这种良性、自限性、机械性脊柱疼痛的发病率很高，但导致这种疼痛的根本原因尚不清楚。无法缓解的腰背部疼痛，无论是否伴有神经根病变，一直是临床上的一个诊断和治疗难题[2]。由于缺乏公认的定义，慢性腰背痛的发病率和流行病学尚不明确[3, 4]。

对临床经验的批判性分析，影像学检查技能的进步，外科手术和病理学相关性表现的不断增多，不断加深了我们对引起慢性腰背痛的生物力学事件及其诱发的局部组织反应的理解。病理生理学认识的提高有助于进行直接有效的早期治疗，以促进疾病康复并限制慢性疼痛综合征的进展及其所带来的社会经济花费。

各地区之间腰背部手术率的显著差异产生了这样一个问题：对这些症状是治疗不足还是治疗过度[5]。准确的诊断对保证给予恰当的治疗是非常必要的，但是无论是专科医生还是社区全科医生，对是否需要进行影像学评估不同医生在认识上是有差异的[6]。在缺乏提示病因为非良性机械性疼痛的特异性临床表现时，在出现症状的最初4～6周内进行影像学检查可能是不恰当的。

无创性脊柱横断面成像技术的出现，使患者在治疗早期对影像学检查有了更大的需求。脊柱影像学检查的经验提高了对无症状的脊椎组织年龄相关性形态学改变的认识，这些组织改变与脊柱疼痛性疾病所伴发的组织改变会有重叠[7]。

对个体病例的临床治疗要以明确的医学证据和医生的临床经验合理结合为依据[8]。社区的治疗标准不断地被地区、国家和国际上的治疗经验所改进，这些经验正在通过不同的学术团体和广泛接入的互联网进行传播。

医疗技术和技能的不断进步，带来了许多非手术、经皮介入性脊柱诊断及治疗方法。许多这些技术在确定诊断和治疗方面的具体作用还有待于证实。目前尚缺少可靠的研究对这些诊断方法的临床作用进行过定量测定和评估[9]。这些技术包括对各种脊柱组织进行选择性刺激、镇静、药物治疗和部分切除。

本章介绍了非创伤性机械性脊柱疾病自然病史的背景知识，回顾了脊柱疼痛的现代概念。本章还讨论了常用的脊柱诊断和治疗方法的基本原理和技术操作，重点讨论腰椎疾病。

## 第一节 背景知识

非创伤性脊柱疾病的病因和自然病史十分复杂。引起脊柱疼痛的主要解剖结构是椎间盘和关节突关节。总体上，腰椎关节突性疼痛、椎间盘内部破裂和骶髂关节性疼痛占慢性下腰痛的近70%。脊柱肌肉组织似乎不是持续性疼痛的根源[10]。

包括前方椎间盘椎体复合体或（和）后方关节突韧带结构的一系列脊柱组织病变，均可造成对感觉、运动或自主神经组织的压迫或激惹。客观的神经学体征，如局部反射的缺失、感觉和肌力的损害或者神经根紧张体征，是公认的一些与神经受压病变有关的症状，可通过成功的手术治疗加以缓解。髓核、纤维环韧带复合体或软骨终板的机械性紊乱是手术证实的更常见的神经受压性病变[11]。

在有症状的患者中，那些影像学检查偶然发现的与年龄相关的可修复性病理解剖学组织改变，需要与那些具有外科学重要性的神经受压性或神经激惹性损害相鉴别。椎间盘的干燥脱水、变薄和膨出不是老年人正常脊柱的典型表现，而且这些患者椎间盘高度的丢失也不常见[12]。应用MRI对无症状者进行筛查可证实椎间盘异常的存在。在小于60岁患者中，22%发现有这种结构改变，60岁以上患者中57%有这种改变。老年人群也表现出多节段发病率的升高（38%）[13, 14]。在无症状患者中，较大的椎间盘压迫病变并不常见。然而临床经验表明，大的椎间盘病变有较高的自发性缓解率。系列MRI监测表明，1/3椎间盘突出在6周后消失，2/3在6个月后消失[15]。

Ikeda及其同事[16]研究了腰椎间盘突出自发性回缩的病理学机制。对100例椎间盘突出患者进行的评估表明，经韧带突出的椎间盘碎块，100%会出现炎症细胞浸润、新生血管长入和肉芽组织改变。细胞浸润在髓核组织更加明显，并表现有吞噬细胞活性的潜在性提高[16]。Moore及其同事[17]在一项临床病理学研究中表明，在手术切除的和尸体来源的椎间盘组织中，89%表现有新生血管化并伴有周围性血管修复。98%的病例分离的椎间盘包含有髓核组织，没有一例仅包含有纤维环。Ozaki及其助手[18]研究了64例经手术治疗的腰椎间盘突出。组织学检查表明，在大多数病例中最外层包含有纤维环或后纵韧带。在这一层里，73.4%的病例检测到新生的小血管，且与椎间盘移位的类型无关。然而，内部髓核组织的中央血管化在那些椎间盘突出穿透后纵韧带的患者中比那些没有突破后纵韧带的患者更明显[18]。患者的年龄似乎决定了椎间盘紊乱的主要组织构成。在老年患者中，软骨终板所致的硬膜外压迫性肿块占大部分[19]。研究表明，纤维蛋白溶解系统的异常似乎对患者的预后起着重要作用[20]。

下腰痛在青春期较常见，而且在这个年龄组多为偶发性，但疼痛和功能障碍是短暂的[21]。Salminen及其合作者[22]进行了一项历时9年的前瞻性随访研究，对有或没有下腰痛的15岁中学生进行了随机分组，并描述了一个具有慢性症状的青少年亚组。在快速生长阶段结束后不久发生椎间盘退变者，不仅在这个年龄发生反复性下腰痛的危险性增高，而且具有成年早期发生反复发作性腰背痛的长期危险性。影像学证实，伴有下腰痛的椎间盘病变是这个年龄组的一个关键预后因素[22]。

在没有神经压迫的病例中，有许多因素可在炎症引起的症状学和神经生理学障碍中起作用[23, 24]。有报道指出，高水平的磷脂酶$A_2$活性与椎间盘紊乱有关[25]。正如Ross和Modic所描述，在相邻的椎体骨髓内可有慢性进展的炎症性纤维血管改变[26]。

越来越多的证据表明，血管组织在机械性腰背痛的发病机制中起着根本性作用。机械性损伤可诱发一种炎症反应：伴有内皮细胞诱发性增值的局部组织反应，血管的扩张和激活，以及胶原的增殖。疼痛纤维往往发生于这些增殖的血管组织内[27, 28]。

## 第二节　疼痛分析

疼痛是一种伴发于现实或潜在组织损害的不愉快感觉和情绪体验，这些损害可能与特定的自主和躯体反射有关。痛苦是对疼痛感受的负面反应，可引起疼痛行为。疼痛发生在那些高敏感性的组织损害区域。

疼痛感受是一种复杂的感觉反应，它受基因差异、既往经历和个体自觉情感的影响。疼痛感受（伤害感受）可发生在没有组织损害只有神经损伤时。例如，在没有极外侧或椎间孔内椎间盘突出的病例中，累及臀部和大腿而与体位变化无关的突发性严重单侧神经根性疼痛，常见于糖尿病患者，而且可归因于小血管病变[29]。

神经压迫性病变，如椎间盘突出、关节突囊肿、血肿以及外侧或中央椎管狭窄，可引起客观的神经病学表现。非神经压迫性刺激物或事件，如间质性硬膜外出血、缺血和局部组织水肿，可产生严重的症状，但很少有客观的神经病学表现[24]。

机械性相关的疼痛感受与神经病理性、炎症性或癌症相关性疼痛不同。组织损伤所致的急性机械性疼痛是短暂的。短暂的疼痛在愈合前及愈合过程中会缓解，并与正常功能的恢复相关。慢性机械性疼痛则可由不同的因素诱发和延长。慢性疼痛可能不会缓解，并且往往不能恢复正常功能。微小的软组织损害可引起局部炎症反应，伴组织灌注改变、血管性水肿、纤维化和组织退变，导致与受累神经组织适应性有关的慢性后遗症。

在脊柱性疼痛的诊断中，一般假设一定会存在一个（或数个）可看到的、造成疼痛的病理解剖损害。然而，一些没有明显病理解剖损害的患者却报告有严重的疼痛，而一些有明显病理解剖学病变者却没有疼痛。大脑可在没有感觉输入的情况下激发疼痛感。

在慢性疼痛患者中，诊断性麻醉剂注射部位的确定依赖于患者对以前疼痛部位的记忆。Porzelius评估了对这种记忆的可能曲解[30]。记录了局部封闭前、封闭起效期内、封闭后2天以及封闭后2周的疼痛等级。局部神经封闭注射使疼痛短暂性明显缓解，使患者能对减轻的疼痛强度进行评分并随后做出回忆。将疼痛强度的主观评分（按某种数字评分表进行评分）与回忆的疼痛强度进行了比较。研究发现，记忆曲解很常见，并且记忆的疼痛强度比局部注射时报告的疼痛强度高。治疗医生应该意识到这种曲解，在监测疗效时不能依赖患者的回忆来评估介入治疗的效果[30]。

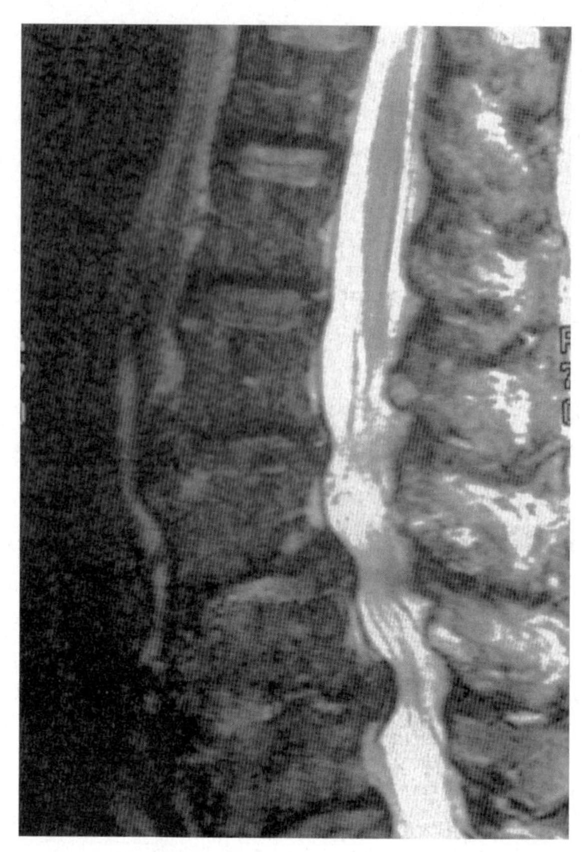

图 11-1 椎间盘紊乱。腰椎矢状位长TR快速自旋回波MR像显示有一系列椎间盘紊乱。54岁老年男性患者因双侧不对称神经根病而致慢性下腰背疼痛急性加重，图中可见纤维环高信号、椎间盘膨出和大小不等的椎间盘突出。

## 第三节 基本原理

可恢复正常功能的、常为自限性的疼痛性病程，在没有明确的预后特征的情况下可变成一种持续性且偶尔为灾难性的功能障碍。寻求特异性有效治疗手段的临床医生要尽力确认局部单一的疼痛源。临床表现和影像学诊断结果常常不能明确疼痛的根源。病理生理学知识的不充分以及伴随支持近期特异性治疗的、颇具诱惑性的病理解剖理论而做出的“流行”诊断，使诊断的不确定性更加复杂。临床上明显的多节段病理解剖学改变（图11-1）和那些与年龄相关的无症状病理解剖学改变往往十分类似。在术后患者中所见的病理解剖学改变使这种诊断困境更加复杂。如果成像方法对患者的结果有阳性影响，所选择的成像方法必须是安全、精确、可再现和可重复的。然而，所选择的成像方法的有效性在某种不可控制的情况下是由患者的潜在利益决定的。充分对照研究的数量还不足以确定在不同的临床情况下哪种成像检查方法是最佳的。

对下腰痛的诊断性评价要以病史和临床检查为依据，不要以影像学检查为依据。实验室检查和神经肌肉传导检查可有一定帮助。对下腰痛进行影像诊断所遇到的问题与随着年龄的增长而伴发的无症状形态学改变的高发生率有关。标准影像学检查（X线检查、CT扫描、MRI）应能明确临床上怀疑的诊断，而且这些检查的结果可引导进行影像导引下的穿刺注射检查（如神经根封闭、关节突关节封闭、骶髂关节封闭、诱发性椎间盘造影），以鉴别有症状和无症状的形态学改变。局部应用长效麻醉剂和类固醇激素可同时具有诊断和治疗作用[31]。成功治疗所有脊柱疾患的最重要决定因素是准确的诊断[32]。

### 一、脊柱注射的诊断精确性

尽管对脊柱局部疼痛的原因仍存在争论，但仍可根据体格检查时的感觉障碍、反射消失或肌力减退表现来确定神经根的受压节段。据文献报道，88%的L4神经根封闭病例，特异性麻木区为小腿内侧，82%的L5神经根封闭病例特异性麻木区为第一足趾背侧，83%的S1神经根封闭病例，特异性麻木区为第五足趾外侧[33]。但在少数患者中，皮区分布可能有变异。除非从颈椎完整地数到腰椎，否则脊柱过渡节段可导致神经定位的不准确。一项超过 2000 例患者的早期研究表明，过渡节段可高达 21.5%。1.55%的患者解剖结构完全正常，但是全脊柱计数发现最下端（可完全活动）的椎间盘间隙为 S1–S2 或 L4–L5（W.B. Guilford, 个人交流）。文献曾报道过多种腰骶神经根的先天性异常，包括神经根发出更靠近头端和尾端、两个神经根结构联合以及两个或多个神经根吻合，所有这些异常均伴有神经根活动受限。变异常常是单侧的，L5 和 S1 神经根最常受累[34]。

X 线透视控制下的诊断性封闭阻滞结合应用对比造影可精确地确认靶组织[35]。目前还没有随机试验对许多这种经皮穿刺操作的结果进行过研究。尽管目前对于硬膜外注射皮质类固醇治疗的有效性还没有取得一致，但首先必须证明这种正在应用的技术的精确性。因为患者的反应依赖于精确的穿刺针置入，所以曾提倡应用 X 线透视和（或）CT 导引。可视性导引可使穿刺针准置入正确的节段并定位于硬膜外间隙，同时还能确认麻醉剂扩散至病理损害节段[36]。Stanley 及其助手，应用神经根浸润，能区分患者的反应是阳性（一致性复制或减轻疼痛）还是阴性（不能复制或减轻疼痛）[37]。

## 二、脊柱注射的治疗效果

大多数腰背痛和神经根病患者对保守治疗都有反应，包括健康教育、功能锻炼、药物治疗、物理治疗和逐渐增多的一些局部注射治疗类型。患者对大剂量药物治疗和长期卧床往往不会满意。潜在的椎间盘紊乱、神经压迫性椎管狭窄特征和后方关节突间关节病似乎具有协同作用。临床结果的比较数据不足于证实某种特殊治疗方法是有效的。硬膜外注射或神经根周围浸润类固醇激素和局麻药常用于治疗腰骶神经根综合征。多项可用的、精心设计的临床研究表明，腰椎硬膜外类固醇注射能明显减轻疼痛[38]。据报道，应用直观类比标度证实疼痛有明显减轻，12 个月时的 CT 扫描证实椎间盘隐凸已部分或全部缓解[39]。然而在同一研究中，14%的患者保守治疗无效，而且尽管这些患者平均进行了 3 次硬膜外注射，后期仍需行手术治疗。

Watts 和 Silagy 对硬膜外注射的疗效进行了 meta 分析，并报道与安慰剂组对比，短期（60天以内）和长期（长达 12 个月）都有明显的疗效（75% 以上的患者疼痛减轻）。而且不良反应很少（小于 2.5%）并且较短暂，包括硬膜穿刺性头痛或原有疼痛加重[40]。接受硬膜外皮质类固醇制剂注射的 6 名患者有 1 人 60 天内疼痛明显减轻（超过 75%），而这些患者在注射安慰剂后则不会有相同的结果。在长期疗效观察中，接受硬膜外皮质类固醇药物注射的 11 名患者有 1 人在 1 年内疼痛明显减轻，而该患者在注射安慰剂后则不会有相同的结果[41]。

应用诊断性注射技术来评估下腰痛疾患是一项临床技能，需要了解应用解剖学、所用药物的药理学和疼痛的神经生理学。早期，人们主要关注疼痛的解剖学基础，而且有时对所得到的结果进行了过于简单的解释。尽管主观主诉的解剖学相关性仍有相同的诊断客观性，但对疼痛概念的更清晰理解也使这些注射技术具有更高的敏感性，而应用范围则更窄。局部麻醉剂注射很容易确定出软组织、瘢痕组织、神经和韧带中的疼痛根源。在正常解剖结构或功能发生紊乱的术后或外伤后腰背痛病例中，这些技术在这方面特别适用。局部麻醉剂封闭也能证实或确定后关节突关节和扭转性纤维环撕裂的疼痛部位（见图 11–1）。有计划的应用诊断性封闭技术并不能代替复杂的影像学检查或神经生理学检查。诊断性封闭与在其前后进行的详细临床体格检查同等重要[42]。

### 1. 经椎间孔神经周注射

Kraemer 及其同事研究了神经周围单次选择性神经根注射，应用双针入路进行了腰椎管硬膜外前方间隙注射[43]。对结果进行分析，以便确定这种新的硬膜外神经周注射技术的疗效。本实验包括对 182 例患者的两项对照研究。其中一项研究前瞻性对比了接受硬膜外神经周注射（n=47）、传统硬膜外后方注射（n=40）以及作为对照组接受椎旁局部麻醉剂注射（n=46）的腰椎神经根综合征患者的随机结果。第二项前瞻性双盲研究对比了应用氟羟泼尼松龙（n=24）和单纯生理盐水（n=25）进行硬膜外神经周注射的疗效。硬膜外神经周注射较传统的硬膜后间隙注射更有效。两个硬膜外注射组的效果均好于椎旁局部注射组。应用类固醇激素（10mg 氟羟泼尼松龙）的硬膜外神经周注射组较单纯注射生理盐水组的效果好。给生理盐水注射组进行了肌肉内类固醇的附加注射，以排除类固醇的全身性作用。在这三组中均未见严重的并发症或副作用。作者得出的结论是，单次硬膜外神经周注射对治疗腰椎根性疼痛有效[43]。

Viton及其同事对40例传统保守治疗无效的腰腿痛患者在治疗起源于腰骶神经根的疼痛中进行的X线透视引导下神经根周围皮质类固醇注射进行了研究[44]。研究发现，作为一种门诊操作此项技术且有效安全。10天后观察到神经根痛有了令人满意的明显减轻。在90%的患者中都观察到这种疼痛减轻，而且有85%的患者疼痛减轻持续到90天以后[44]。

Lutz及其同事也证实，X线透视下引导经椎间孔硬膜外类固醇注射对伴有椎间盘突出的顽固性神经根型腿痛患者有治疗价值和长期疗效[45]。一个独立的观察者表明，75.4%的患者有较好的长期疗效，并报道称注射前和注射后疼痛评分至少减低了50%，并且仅在平均每人注射1.8次后均能恢复至以前（或接近以前）的功能水平[45]。然而，Johansson和Sjolund却认为，单纯神经封闭对于不伴有椎间盘突出的慢性非恶性神经疼痛不是非常有效的长期的治疗方法[46]。

**2.关节突注射**

据Dyeyer和Dreyfuss进行的一项研究估计，15%～40%的慢性下腰背痛来源于关节突关节[47]。关节突关节疼痛的组织学基础已被科学研究所证实。腰椎关节突关节源性疼痛患者的病史、体格检查和影像学检查均没有发现任何明确的特征[48]。脊柱科医师常根据这些关节或其支配神经注射麻醉剂的止痛效果来诊断关节突关节疼痛[47]。

## 第四节 一般技术

常规选择性介入操作的禁忌证包括：活动期全身或局部感染，妊娠，对皮质类固醇药物或造影剂有过敏史，以及出血体质。没有必要对没有出血病史的无症状患者进行术前检验。但建议临床询问是否应用抗凝剂[49]。筛查试验包括血小板计数、部分凝血致活酶时间和凝血酶原时间。根据检验结果决定进一步的检查[50]。

在讨论了穿刺针置入以及造影剂、皮质类固醇、麻醉剂和甲基丙烯酸甲酯骨水泥注射的潜在好处和风险之后，术前应取得患者的同意。局部组织的并发症包括神经损伤和局灶性出血或缺血。全身性并发症包括血管迷走神经发作、造影剂或药物引起的过敏反应以及心脏呼吸循环系统并发症。皮质类固醇注射引致全身反应可能伴发的亚急性并发症包括急性消化性溃疡病和高血糖。鞘内注射皮质类固醇可引起化学性蛛网膜炎、硬膜外出血和深部感染。慢性不良反应包括可能遗留的神经损伤以及与重复类固醇注射相关的硬膜外脂肪过多症[51]。

对于任何介入操作，为避免脓毒症的发生操作中应格外小心，包括认真备皮以及应用无菌手套、无菌巾、无菌口罩和手术衣。可单独使用或嵌套使用不同规格（18～25号）和长度（90～150mm）的穿刺针。精确的选择性介入操作需要影像学引导和X线片确认。可应用能拍摄点片的高架或C臂X线透视机或CT。一般情况下，X线透视较其他大多数类型的X线摄片使患者受到的辐射剂量大得多[52]。高剂量透视辐射的潜在副作用取决于暴露率、暴露时间、暴露的组织类型和暴露的组织体积。局部皮肤病变包括红斑、脱毛、干燥和湿性脱皮，甚至溃疡。（美国）各州的管理法规对患者和医生的放射线暴露都有严格规定[53]。

应该使用对鞘内注射安全的非离子碘基造影剂。需要对患者进行常规镇静。常规应用小剂量传统局麻药，如1%～2%的利多卡因和0.2%～0.5%的布吡卡因。硬膜外注射类固醇激素的全身反应包括消化不良和高血糖，这可能是由于这些制剂与术前口服的非类固醇抗炎药或近期口服或肌内注射类固醇发生协同相互作用所致。

## 第五节 特殊操作

### 一、关节突关节注射

疼痛症状可起源于椎体运动节段或三关节复合体内的多种结构[54]。关节突关节的紊乱可引起腰背痛或者神经刺激和受压。关节突关节是疼痛的一个重要根源[55]。关节内注射局麻药和皮质类固醇是一种常用的介入性操作，主要用于确诊和治疗那些主要由这些关节引起的腰背痛[56]（图11-2）。“关节突综合征”是一个很难明确定义的综合征，1933年由GhormLey命名。研究表明，关节突关节囊的牵张可引起疼痛和不适，而这些症状可通过选择性神经根封闭或关节内注射局麻药来减轻[57]。

关节突关节激惹的机制包括反复的微小创伤以及可累及任何滑膜关节的多种关节病。对大量慢性

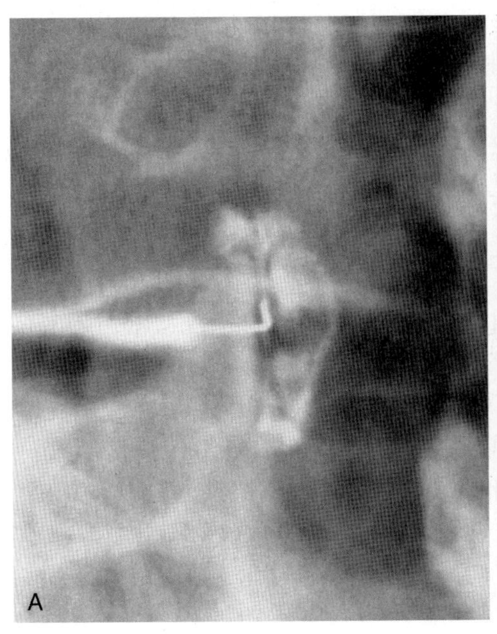

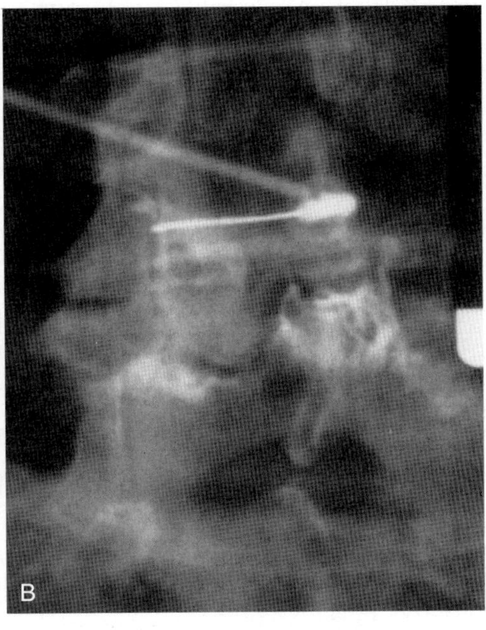

**图 11–2**　关节突关节注射。

A　腰椎关节突关节后斜位X线片显示，弧形穿刺针已置入关节内。造影剂显示出上下隐窝，是一些可选择的穿刺部位。

B　前方投照X线片显示:穿刺针从上方置入,造影剂越过中线充满对侧关节突关节。可见后方椎间撞击以及椎板间距离缺失,导致软组织撞击和异位椎间滑囊形成,且关节突关节隐窝之间有漏管相交通。

下腰痛患者进行测定表明，疼痛起源于腰椎关节突关节（L1–L2 到 L5–S1）和腰椎神经背侧支的内侧支( T12–L5 )。并注意到起源于各节段间的疼痛有相当的重叠[48]。关节渗出可造成滑膜囊肿形成，这可造成对相邻神经血管组织的间断或持续压迫（图 11–3）。因此需要通过诱发性和治疗性类固醇和麻醉剂注射对多个关节突关节进行评估。虽然所报道的麻醉剂注射量不同,但正常的关节容积约为2mL。大剂量的注射(3 ~ 6mL)可造成关节囊在硬膜外间隙内后下方、关节周围或前方中上方撕裂。药物注射的确切作用机制尚不清楚。

关节突关节注射的早期研究表明，59% ~ 94%的患者可获得短期症状缓解，20% ~ 54%的患者可获得长期症状减轻[58]。Carette 及其合作者[59]在一项随机安慰剂对照试验中证明，42%注射甲泼尼龙的患者和33%注射安慰剂的患者均获得明显或非常明

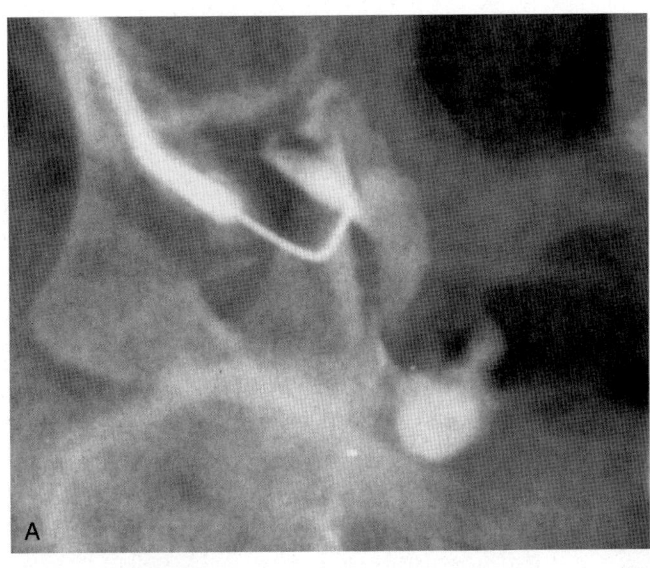

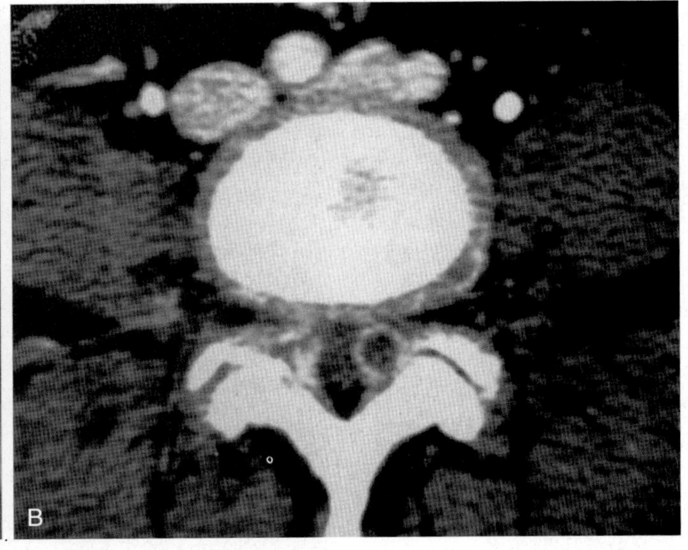

**图 11–3**　滑膜囊肿。

A　关节突关节造影后斜位 X 线片显示一个中等大小的后下方隐窝和一个后内侧憩室状延伸。

B　在静脉注射造影剂后的横断 CT 扫描像上，可见椎间盘周围性影像增强以及关节突关节周围的双侧滑膜囊肿四周影像增强，囊肿已导致脊柱中央管狭窄。双侧关节突关节都有骨关节炎。

显的症状改善。6个月的随访评估表明，注射甲泼尼龙者改善更好，直观类比标度的疼痛评分更低，且功能障碍更轻。这些差异归因于同时进行的介入治疗。此项研究的结论是，关节内注射醋酸甲泼尼龙对慢性腰背痛患者几乎没有治疗价值。

对腰椎关节突关节病伴发的滑膜囊肿行经皮抽吸和注射也有报道。滑膜囊肿内或其周围的纤维化和钙化是其轻度缩小的原因，而与充分抽吸和类固醇注射无关。

有关颈椎和胸椎关节突关节注射的资料较少。这些关节的容积较小。硬膜外渗物和血管漏出液对周围组织（如脊髓或颅内容物）具有严重的影响。然而，颈椎关节突关节注射在诊断和治疗颈源性头痛方面可能具有一定的作用[60]。在创伤后颈部疼痛的患者中，其症状可能来源于颈部三关节复合体的多种结构。Bogduck 和 Aprill 报道，41%的患者同一节段同时存在椎间盘疼痛和关节突关节疼痛[61]。仅23%的患者存在单独的关节突关节症状，20%的患者存在单独的椎间盘症状[61]。

## 二、骶髂关节注射

Broadhurst和Bond进行了一项双盲试验以确定临床上常用的3种检查骶髂关节功能障碍的疼痛诱发试验的敏感性和特异性。研究表明，接受关节内注射生理盐水的患者都没有获得任何疼痛减轻。此结果与注射1%利多卡因的对照组形成对比，该组患者获得了临床可察觉到的明显疼痛减轻[62]。所有患者都完成了用来筛查骶髂关节功能障碍的疼痛评估图表[63]，结果表明对骶髂关节注射具有阳性诱发反应[62]。

Maigne 及其助手对54例单侧下腰痛患者在X线透视导引下骶髂关节麻醉双重封闭注射的作用进行了评估。19例对第一次封闭有阳性反应。其中有10例（18.5%）第二次验证性麻醉封闭同样有短暂的疼痛减轻（图11-4A）。研究表明，骶髂关节是一个不常见但确确实实的下腰痛的根源[64]。移行部的腰椎和骶骨间的腰骶关节疼痛的诊断也能应用麻醉封闭来证实（图11-4B）。

## 三、梨状肌注射

梨状肌综合征是引起坐骨神经、下肢或臀部疼痛的一个原因。坐骨神经可在其穿过坐骨大孔离开盆腔时被梨状肌压迫，所引起的疼痛可因肌肉收缩、按压或长期坐位而加重。应该通过诊断试验来鉴别梨状肌综合征和可引起坐骨神经疼、下肢无力与疼痛的其他原因[65]。

梨状肌注射是在CT导引下进行的。如果没有这种导引，对有软组织外渗和坐骨神经周围渗漏的梨状肌内进行注射是不可选的，且价值有限。手术介入包括分离梨状肌腱在大粗隆的止点或分离尾部肌

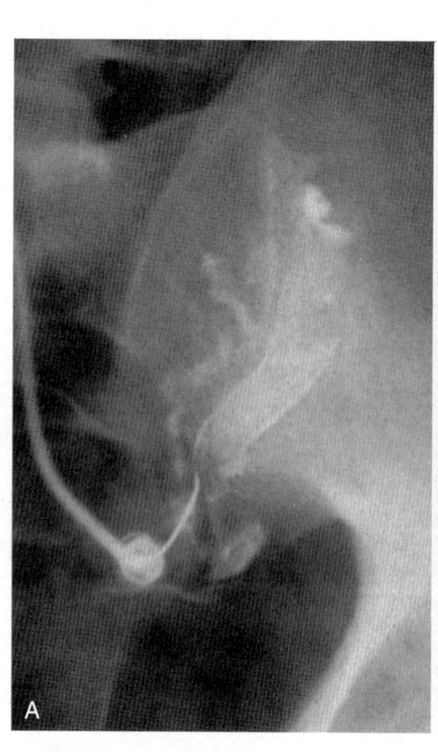


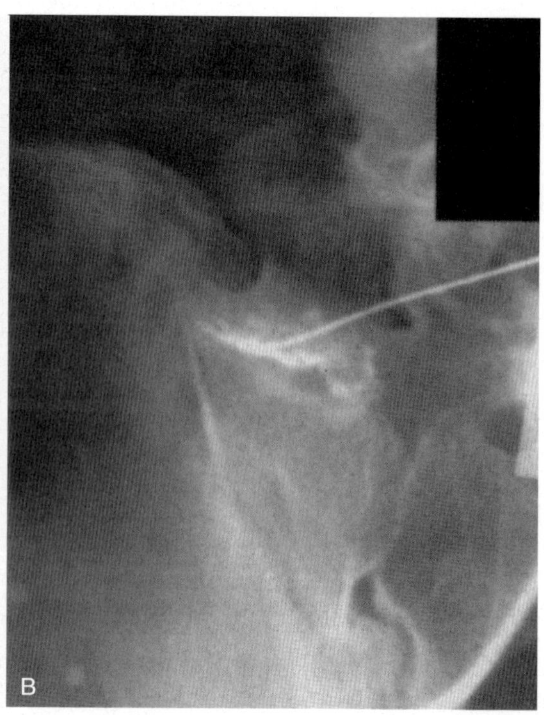


图11-4 骶髂关节和移行部腰骶关节注射。

A 正位X线片显示骶髂关节对比剂充盈。可见下方关节隐窝和大容量滑膜囊腔对比剂充盈。也可见关节前后缘对比剂充盈，但没有对比剂溢出。

B 正位X线透视显示，一名临床症状提示有骶髂关节病的患者的腰骶椎结合处的一个关节有对比剂充盈。

肉在髂骨翼的起点。Anecdotal的经验表明，在大粗隆附着处该肌腱远端的浅层和深层选择性应用麻醉封闭加局部类固醇注射可缓解过度使用造成的症状。

## 四、硬膜外注射

用于治疗腰背部和下肢疼痛的硬膜外注射通常经后侧椎板间、尾侧或经椎间孔入路完成。这三种入路均能将类固醇制剂注入硬膜外间隙。经椎板间和尾侧入路不精确，需要注射含有更大剂量类固醇的大量药液，并且需要进行一系列注射，因此费用较高并且容易引起并发症。经尾侧入路，注射的药液大多向头侧扩散，很少经过L5–S1椎间盘间隙。研究表明，注射的药液依据硬膜外负压的变化、局部血管分布和注射压力而分布于硬膜外的各间室内（图11–5A）[66]。

经椎间孔注射可在X线透视导引下实现小剂量皮质类固醇的精确给药。药物主要注入硬膜外前方间隙（图11–5B）。利用神经根鞘进入硬膜外间隙不仅使向炎症部位注入药物更精确，而且提供了基于神经阻滞后症状减轻程度的诊断信息（图11–6）。

这项技术的并发症与其他标准的脊柱介入操作类似。总的来说，经尾侧入路和椎板间入路的硬膜外注射伴发的并发症较多，如化学性无菌性脑脊膜炎、化脓性和结核性脑脊膜炎、化脓性硬膜外脓肿、硬膜外脂肪过多症、皮质醇过多症（肾上腺皮质功能亢进）。在腰椎，与X线透视导引下经椎间孔入路有关的、文献报道的并发症发生率明显较低。为减少注射误差，建议在X线透视导引下置入穿刺针并通过注射非离子型碘造影剂来确认针头的位置。

可应用硬膜外注射皮质类固醇来治疗那些间断发作（2周～3个月）患者的下肢神经根性疼痛[67]。对超过6周的持续性神经根性或下腰痛患者曾进行重复的硬膜外或神经周类固醇注射治疗，并对其长期和短期疗效进行了评估。在一项研究中，进行了间隔3周（平均4.4周，2～8周）的CT导引下注射，治疗结束后，91%的患者获得50%或更加明显的改善。在9.6个月时，其中56%的患者仍维持这种症状改善。用此方法治疗的腰椎间突出患者比椎管狭窄患者效果要好[68]。

报道的硬膜外注射成功率差异较大（23%～

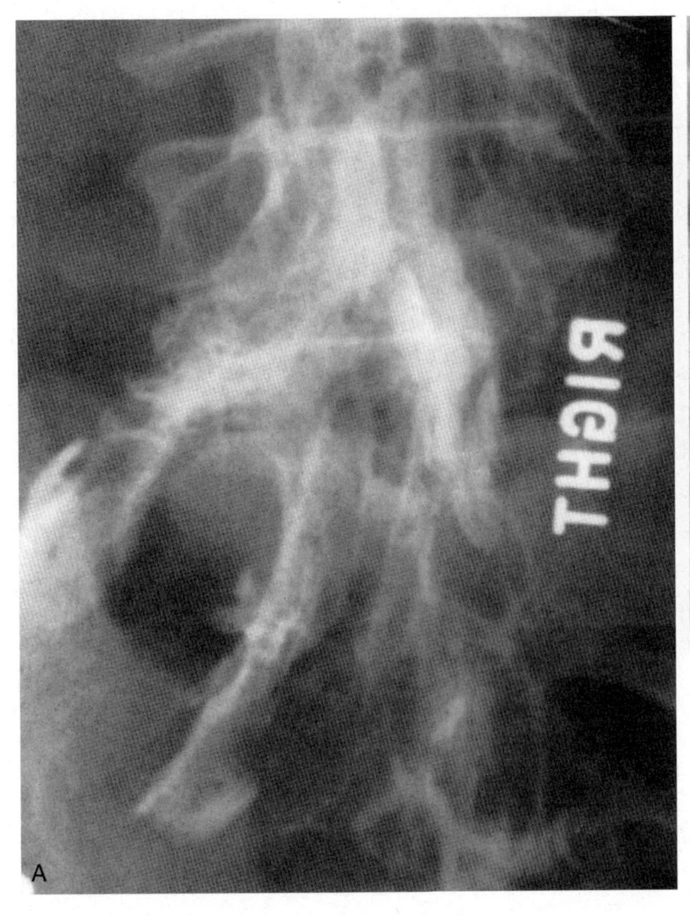


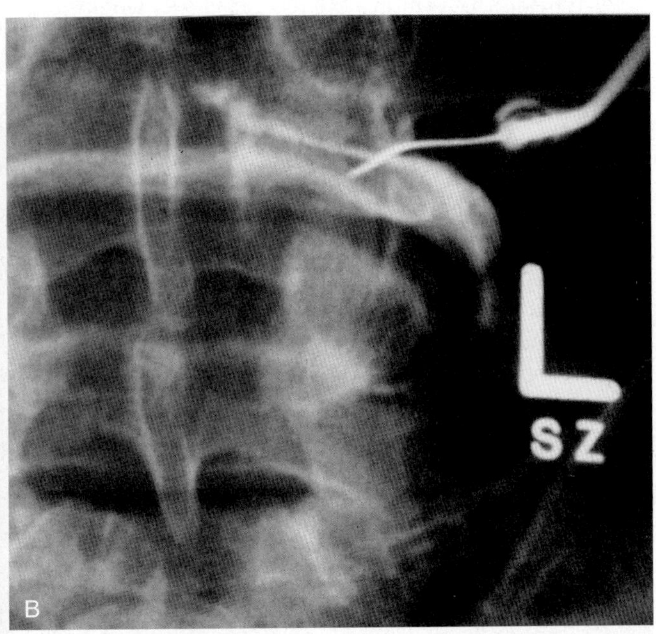


图11–5　硬膜外注射。

A　经骶管裂孔拍摄的传统大容量硬膜外造影片。可见硬膜外间隙和左侧多个根神经根袖内对比剂充盈。

B　显示出选择性经椎间孔中央的穿刺针置入。可见外侧神经根管内L4神经的顺行和逆行对比剂充盈。也可见脊神经节的纺锤形膨大。对比剂位于神经周而不是如图A所示位于硬膜外前方间隙。

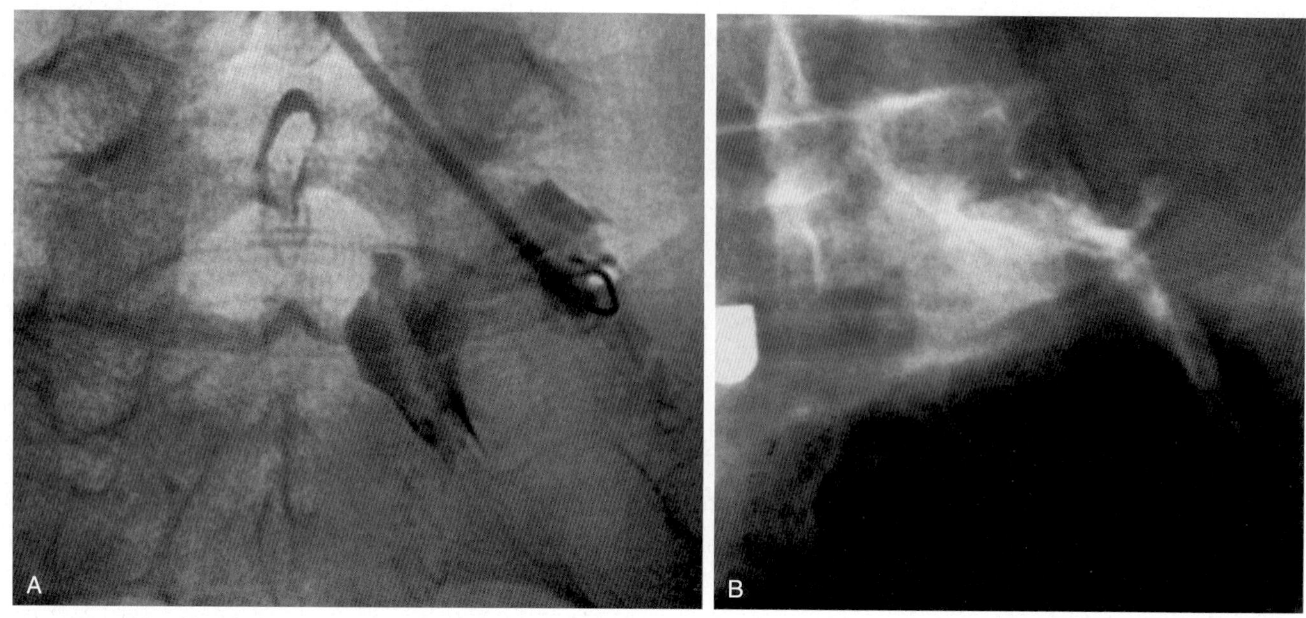

图 11-6 硬膜外注射。

A 显示出选择性穿刺针置于L5-S1椎间孔的下部。造影剂沿L5神经根顺行流动，逆行流到S1神经根并沿其流动，然后越过L5椎间盘的后外侧缘在硬膜外间隙扩散。

B 伴随造影剂通过椎弓根下方进入硬膜外前方间隙到达L4-L5椎间盘间隙水平的有限逆向流动，L5神经根选择性显影。造影剂优先沿着根神经节后节段顺行流动与侧隐窝狭窄有关。

84%）。大多数已报道的研究均涉及没有影像学监控的不精确经椎板间或经尾侧入路注射。Cuckler及其助手将重复硬膜外注射的疗效归因于组织扩张而不是与特定治疗药物有关的化学效应[69]（图11-7）。

应该将疼痛皮区分布的分析同CT扫描或MRI成像表现相结合来确定硬膜外注射的具体节段。诊

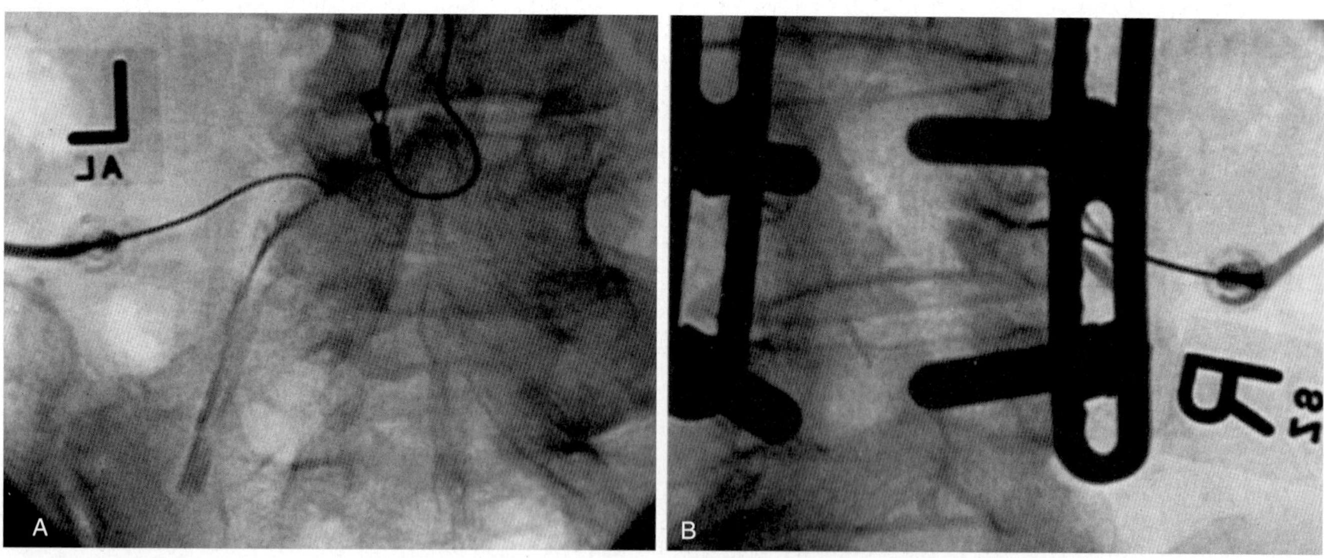

图 11-7 硬膜外注射。

A 选择性L5神经根显影显示出造影剂的有限逆向流动。侧方椎管狭窄与棘突的钢丝捆扎固定有关。因为关节突关节周围有骨质肥大，因此需要使用弧形穿刺针。

B 通过Steff钢板孔置入穿刺针可进入神经根管从而完成了选择性神经根造影。神经周的增生性瘢痕阻止了造影剂向内侧流动。造影使这名患者的神经根性疼痛准确再现，而在注射利多卡因后疼痛又完全缓解，这一表现具有诊断价值，因此随后注射了皮质类固醇。

断上的困难与存在有移行椎结构、神经根变异（如联体神经根）以及不同节段神经根间的鞘内吻合有关。对于有神经症状分布异常的患者必须考虑这些变异[70]。

**1.局部经椎间孔注射进行选择性腰骶神经根封闭**

根据临床和影像学表现，选择进行治疗性注射的特定椎体节段，应用具有合适长度（8.89～17.78cm）的22号短斜面脊椎穿刺针。先进行消毒和皮肤麻醉，然后在紧靠椎弓根外侧和横突下方的进针点进针。患者取30°～40°斜俯卧位，在透视控制下将直穿刺针插入至横突下方椎弓根与椎体相连的基底部，患者取俯卧位，为了操纵针尖绕过关节突和椎弓根需要使用最末端1cm，呈与短斜面反方向弯曲的穿刺针（图11–8）。为降低不小心刺破硬脊膜的风险，针尖不应越过椎弓根中线。在上方腰椎水平，神经周蛛网膜袖或囊腔常突出到更靠外侧（图11–9）。

可经过较小的骶后孔抵达S1神经根，也可选择用直穿刺针直接穿过S1椎弓根下方的S1神经根管上面较薄的后侧皮质骨（图11–10）。当穿刺针抵达神经时，患者常感觉到神经根性疼痛。当穿刺针头已位于合适的位置或患者指出已再现典型的症状时，便可注射造影剂。造影剂的顺行流动勾勒示出传出神经根的轮廓。造影剂的逆向流动沿椎弓根下方向扩散至硬膜外前方间隙和目标鞘外椎间盘间隙（图11–11）。

患者取斜位或侧位的X线透视证实穿刺针精确置入。应注入足够量的造影剂以使术者能辨认血管内和鞘内流动。应记录下注射过程中出现的任何症状再现（图11–12）。在确认穿刺针位于正确位置并显示理想的流动方式后，注射2～3mL麻醉剂和类固醇进行封闭。此方法将向硬膜外间隙注射30～40mg的甲泼尼龙或同等剂量的倍他米松，并达到可降低患者不适感的感觉封闭。使用浓度超过0.25%的布吡卡因常导致运动功能丧失数小时，出现行动困难和摔倒倾向，特别是老年患者。建议患者活动要小心，因为神经封闭会造成一些无力症状。此外还建议患者记录好此后7～10天的疼痛反应。因为初始的穿刺针置入是在X线透视仔细监控下进行的，所以在没有影像导引的情况下尽可能不进行常规系列注射。

**2.局部经椎间孔注射进行选择性颈椎神经根封闭**

颈神经根应用诊断和治疗性封闭仅在近期文献中才有报道。腰椎注射所用的原理和概念同样适用于颈椎。然而，颈椎的解剖与腰椎不同，因此注射位置错误会造成灾难性后果（图11–13）。颈椎注射封闭时常发生迷走神经反应、恶心和呕吐，因此术前应给予阿托品，除非有禁忌。

将患者舒适地置于约45°前倾位，以便能在X

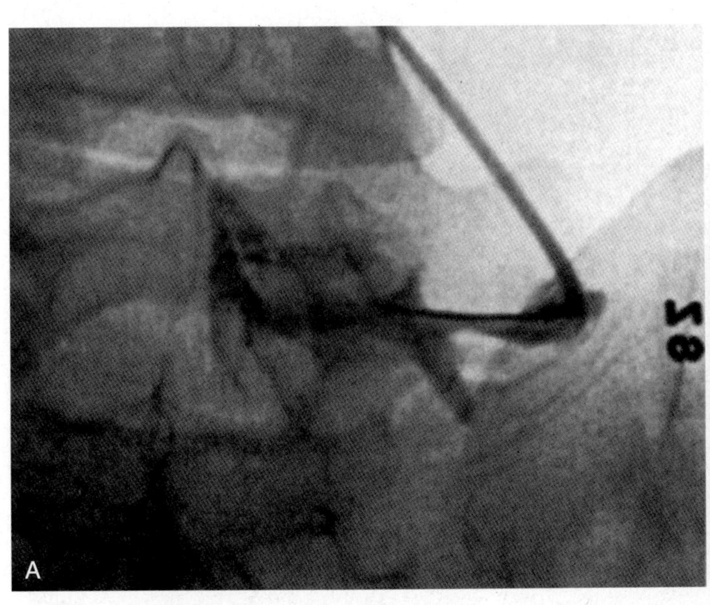


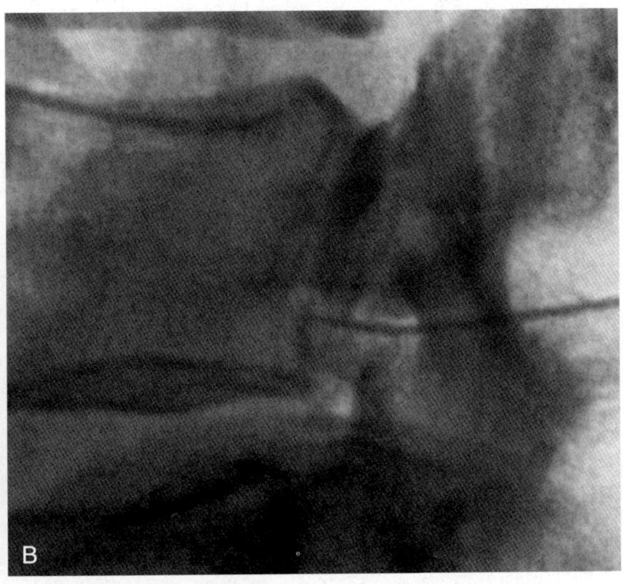


**图 11–8** 硬膜外注射。

A L5经椎间孔高位置入穿刺针导致造影剂顺行和逆行流动，从而勾勒出神经根分叉和椎间孔底部的轮廓，且造影剂向中线流动至L4–L5椎间盘边缘。

B 侧位X线片证实弧形穿刺针头的位置，且造影剂沿硬膜外前侧逆行流至头侧椎间盘间隙。

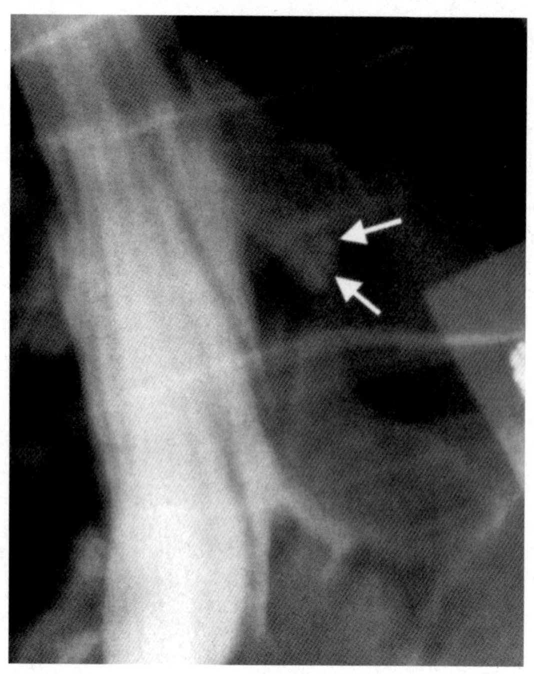

图11-9 Tarlov囊肿。脊髓造影后斜位投照显示出硬膜内神经根的走行、硬膜袖的延伸以及末端憩室（Tarlov囊肿）（箭头）。存在有较长的神经根袖和神经周囊肿容易导致不经意间的鞘内穿刺。

线透视中看到神经根孔。皮肤消毒和麻醉后，在持续的透视导引下，经前外侧入路斜行置入25号脊椎穿刺针，直至其接触到上关节突的前侧面。穿刺针向前方退出1～2cm进入神经孔组织内。通过注射非离子低渗脊髓造影剂，确认神经根显影而鞘内或血管内缺乏造影剂（图11-14）。然后注射1mL含有0.2%布吡卡因或1%利多卡因和25mg无酒精甲泼尼龙的混合溶液，或者注射同等剂量的倍他米松的溶液(Delestone Soluapan)[32]。

**3. 选择性胸神经根封闭、经椎间孔选择性硬膜外注射和椎体周围封闭**

胸椎神经根封闭和经椎间孔硬膜外注射是在CT导引下进行的（图11-15）。注射液量为2.0mL的1%利多卡因或0.2%布吡卡因。在CT导引下椎体周围交感神经封闭可降低气胸的发生率，并可证实穿刺针的准确置入。在考虑随后注射酚溶液时这种穿刺针的精确置入尤其重要。首先将一枚20号穿刺针置入到椎体周围软组织内，然后向前外侧同轴置入一枚25号穿刺针进行麻醉封闭。用生理盐水浸润来扩张脊柱和胸膜之间的局部软组织可使穿刺针置入更容易（图11-16）。

## 五、腰椎间盘造影

椎间盘造影已应用了40多年。对椎间盘造影所显示的形态学改变的精确度毫无异议，并被许多相关解剖学研究所支持[71]。椎间盘退变的不同阶段始终如一且可靠地表现为注射造影剂的各种不规则分布形态[72]（图11-17）。1989年，Weinstein及其同事清楚地证明，对无症状患者进行无痛性注射具有100%特异性[73]。然而在经常被引用的Holt的研究[74]中却提示这种操作没有特异性，但有文献强调指出，他使用的是刺激性的离子型造影剂、不成熟的影像设备、较差的注射技术以及所选择的研究人

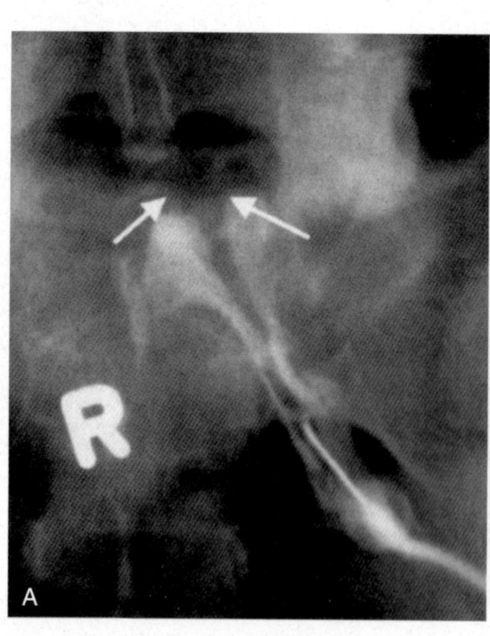



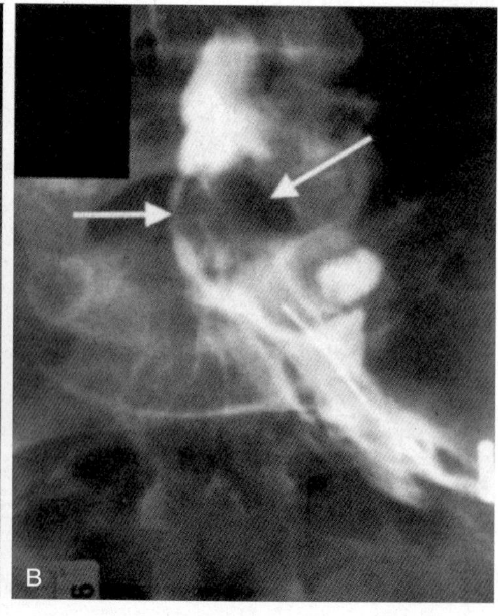



图11-10 硬膜外注射。

A S1神经根的选择性后侧经椎间孔造影与造影剂逆向流至L5-S1椎间盘边缘有关。一块椎间盘碎块造成神经根的外来压迫和局部对称性增宽（箭头）。

B 后侧经骨穿刺针置入使S1神经根袖显影。可见围绕较大的叶状椎间盘突出碎块的对比剂逆向流动（箭头）。

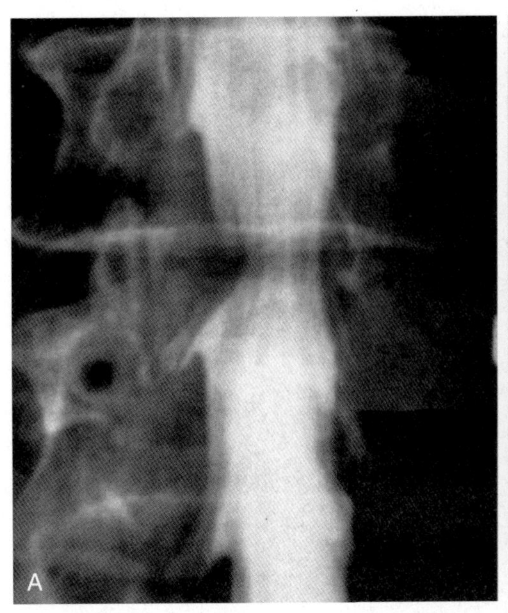


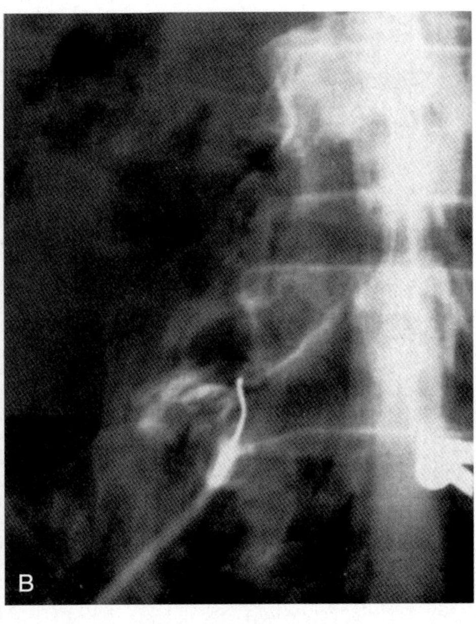


**图 11-11** 硬膜外注射。

A 图中所示是一位以前行脊柱融合术并行内固定取出术患者的后斜位脊髓造影像。可见融合节段上方与椎间盘突出相关的鞘膜囊外源性压迫和神经根偏斜。

B 随后穿过植入物置入穿刺针进行选择性神经根袖的序列造影，患者的神经根病再现后随即减轻。

群不合理[75]。不同作者所证实的椎间盘造影结果具有 70% ~ 82.2% 的准确度[76, 77]。联合使用 CT 的椎间盘造影已成为一种被广泛确认的诊断方法，其可对那些保守治疗无效或手术减压治疗无效甚至考虑行脊柱融合术的下腰部、臀部、大腿疼痛患者的椎间盘完整性进行准确而可靠的诊断（图 11-18）。

当其他影像学技术（如 CT 扫描、MRI 或脊髓造影）的检查结果为阴性或模棱两可时，通常需要进行椎间盘造影检查。一次正常的 MRI 检查结果并不能排除椎间盘周围部分有明显的病变；在 Osti 和 Fraser 的一项研究中，30% MRI 检查正常的患者椎间盘造影有异常发现[78]。据 Simmons 及其同事[79]报道，在有或没有神经性症状的慢性下腰痛患者中，13% MRI 检查有异常的椎间盘 X 线检查为正常，而 7% MRI 检查为正常者，椎间盘造影检查有异常发现，而且这些患者中有 5% 椎间盘造影结果与不同形式的疼痛再现相关。椎间盘造影还可有效地应用于下腰段脊柱融合术之前，以检查融合节段上下椎间盘的完整性。腰椎间盘造影也可在脊柱后路融合术后（应用或未应用内固定物）进行，用以明确持续性椎间盘源性疼痛的存在及其定位。腰椎间盘造影是行经皮治疗操作前的一项必要检查，特别是在化学溶核之前。纤维环的裂口可使注入的药物流入硬膜外血管床和鞘周围间隙，从而造成灾难性后果。椎间盘造影应由对透视仪器有专门知识并熟悉有创性诊断操作的医师进行[80, 81]。

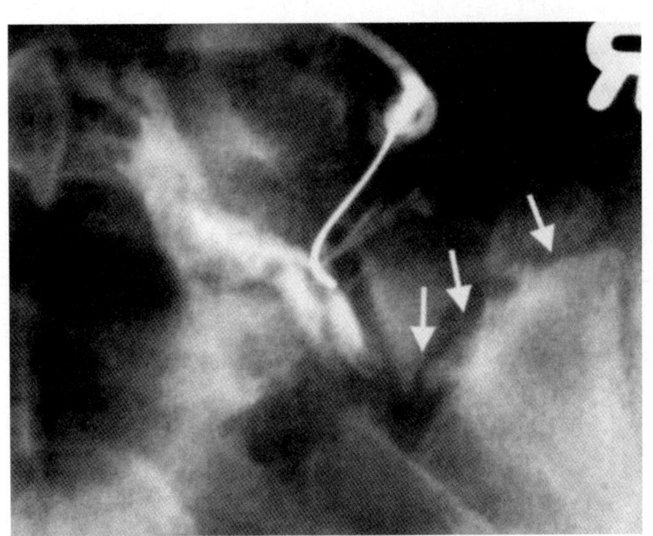

**图 11-12** 硬膜外注射。对关节周围不规则骨化（箭头）伴发移行性椎结构的患者进行了选择性 S1 神经根袖造影。

成功的椎间盘造影同样依赖于注射诱发疼痛的造影剂或生理盐水、所用穿刺针的准确置入以及术前和术中对症状的精确观察和记录。但研究表明，甚至在已明确患有椎间盘突出的患者中疼痛的诱发也有差别[82, 83]。

腰椎间盘造影也可通过经硬膜或后外侧斜行入路进行。经硬膜入路需要穿刺针两次穿过硬膜囊来到达需要注射的每个椎间盘，从而增加了发生脑脊液漏出的概率。斜行入路需要借助一个单 C 臂透视装置或二维成像系统。必须考虑多种技术因素，包括选择一枚或两枚穿刺针。至少有一项报道建议，注射药液应含有预防性抗生素和造影剂，以降低术

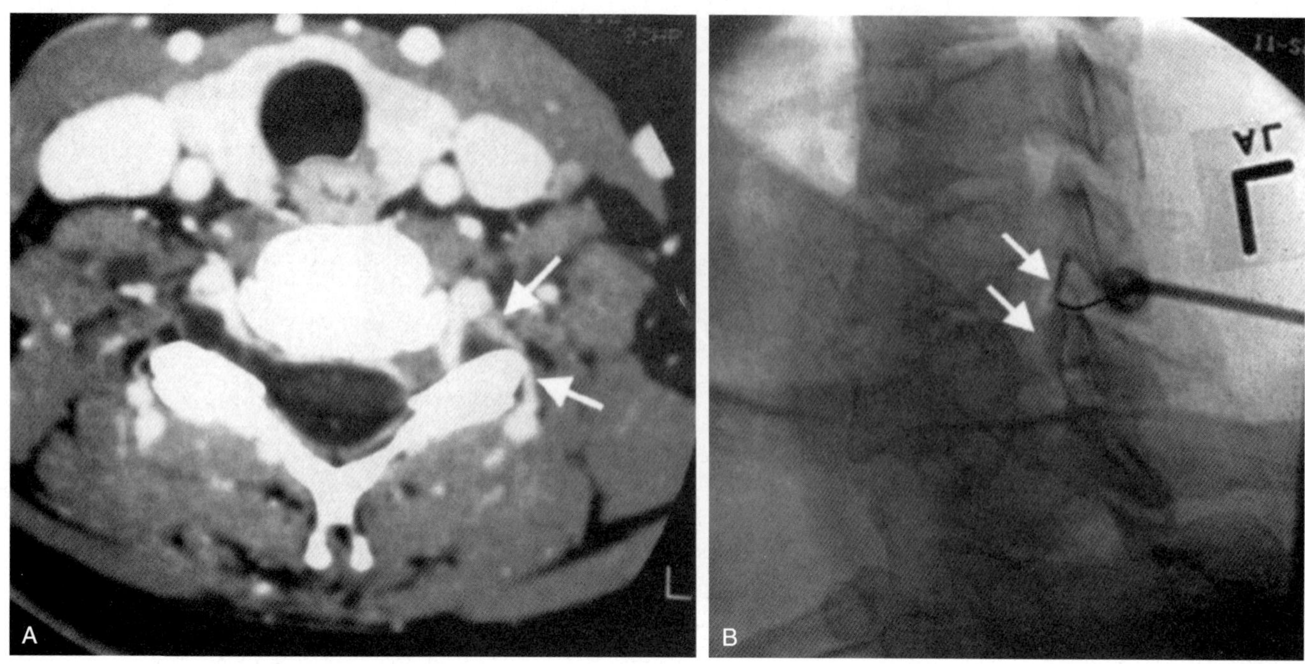


**图 11-13** 经椎间孔注射进行选择性颈神经根封闭。

A 静脉内注射造影剂增强的术前颈椎 CT 扫描显示左侧椎间孔内有一椎间盘碎片。可见椎后静脉和关节突周围静脉（箭头）造影剂充盈。示出右侧正常的神经根袖作为对照。

B 颈椎前斜位 X 线透视显示，C5–C6 椎间孔内有一根 25 号穿刺针。穿刺针置于椎间孔的下 1/3 部位，靠近关节突。对比剂显示出神经根，但血管内或鞘内没有造影剂渗漏。

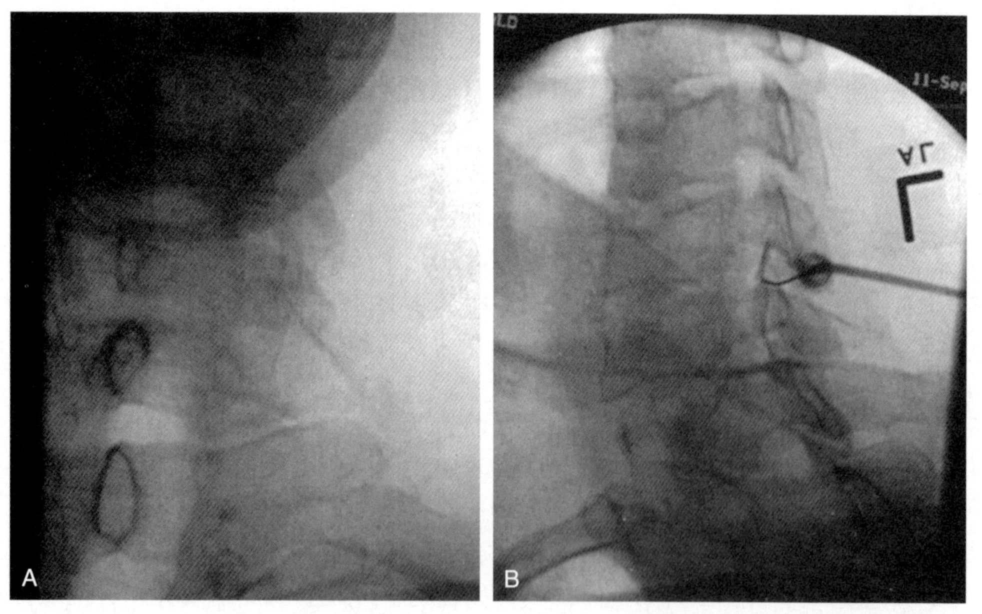


**图 11-14** 经椎间孔注射进行选择性颈神经封闭。正位（A）和斜位（B）X 线透视片确认 25 号穿刺针位于椎间孔后下侧 1/3 处。造影剂显示出 C6 神经的轮廓。

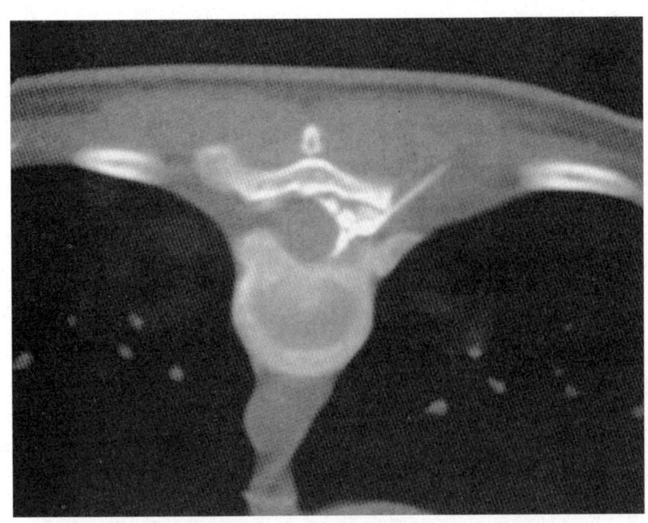

**图 11–15**　胸神经根封闭。CT 影像显示出后外侧经椎间孔置入的 25 号脊椎穿刺针，而且注射的对比剂在硬膜外向前方和后方流动也证实针已置入。因为此处有肋骨，CT 台架成角放置有助于穿刺针的准确置入。

后感染的发生率[84]。

X 线透视使操作者能对穿刺针进行恰当的操纵并可充分利用"斜角效果"来确保穿刺针理想刺入椎间盘的中央。为使椎间盘造影取得成功，通常应使穿刺针尖位于椎间盘间隙的中央 1/3 处（图 11–19）。可通过一个大孔径针来穿入弧形穿刺针，以避开骨赘并进入位置较深的 L5 – S1 椎间盘（图 11–20）。与髓核注射不同，纤维环注射通过观察和感觉就容易确认，这样可以调整穿刺针使其进入到更接近中央的位置。

在某些患者中，如果存在纤维环的边缘性局部撕裂会使纤维环变得非常敏感，以至于接触到穿刺针时就可诱发出神经根性症状。这种反应需要与穿刺针直接接触到神经根或后根神经节所引发的反应相区别。对椎间盘造影过程中所发生的疼痛的评估应包括观察患者的主诉和对注射的机体反应。

正常情况下注射入腰椎间盘的药液量是 1 ~ 2mL，这样的注射量不会引起疼痛。异常椎间盘注射时，注入量较少（0.5mL）（见图 11–17B）或注入管较大（3.5mL）均可诱发症状（图 11–21）。应详细记录不适感觉的位置、疼痛的放射方式、疼痛的严重程度及其与原发疼痛的相似性。因为此试验具有主观性而且某些患者表现出继发性疼痛的概率较高，所以必须对每个有阳性症状的椎间盘进行再次注射，以确定反应的一致性。可以通过向椎间盘内注入 1% 的利多卡因来解除阳性疼痛反应。术后要对患者观察 2 小时，如果需要缓解在试验中诱发或加重的任何症状应进行治疗。

髓核间隙造影剂充盈可显示为规则或不规则外形，因此必须与穿刺针误置入纤维环而显示的纤维环影像明确鉴别。造影剂的分布类型反应了髓核间隙的完整性。与髓核不相连的孤立性边缘损伤是导致椎间盘源性疼痛的一小类损伤，但椎间盘造影并不能明确显示。在一项研究中，18% 椎间盘造影正常的椎间盘在组织学检查时发现有前缘损伤[85]（见图 11–19）。后缘损伤在 T2 加权像 MR 影像上常表现

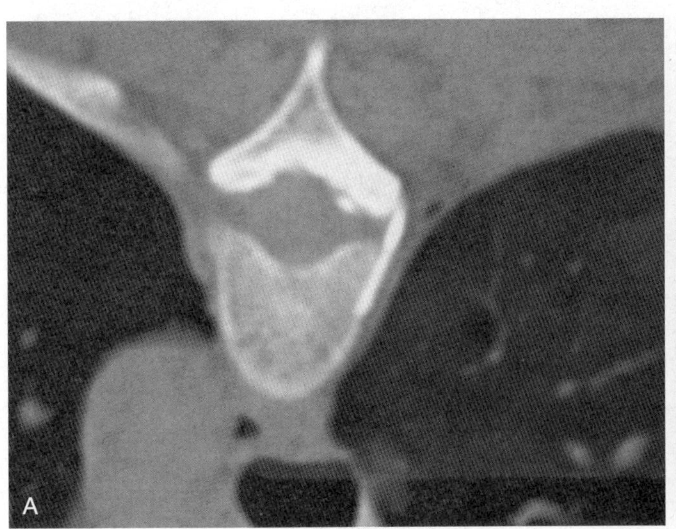


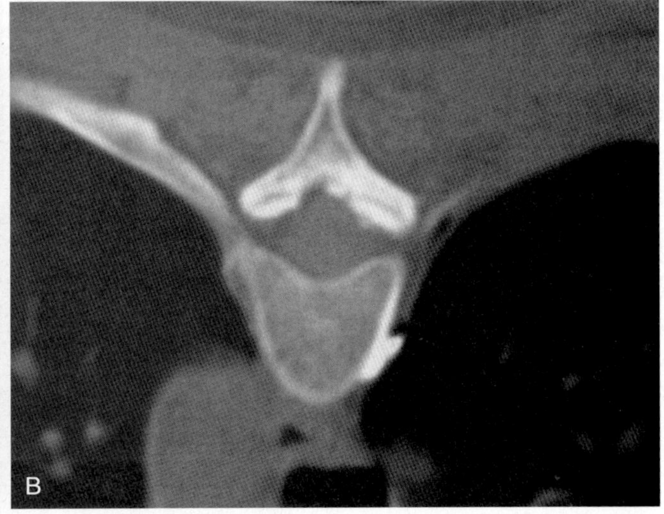


**图 11–16**　胸椎交感神经椎旁封闭。选择的 CT 影像显示在椎间孔水平置入的一支 20 号脊椎穿刺针（A）以及此后同轴置入的 26 号脊椎穿刺针，其向短斜面反方向轻度弯曲（B）。

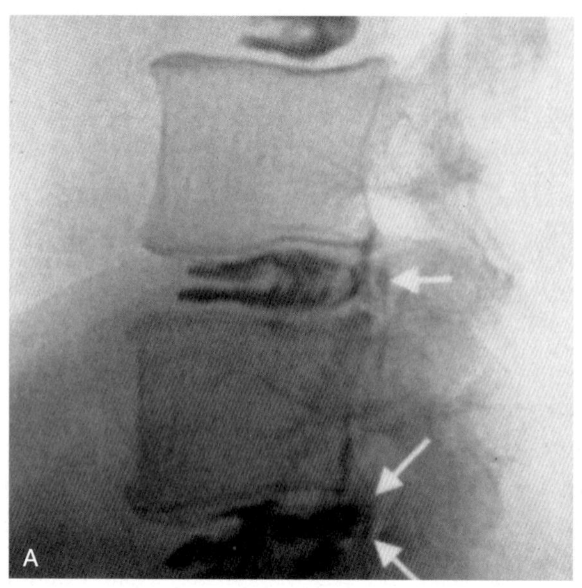

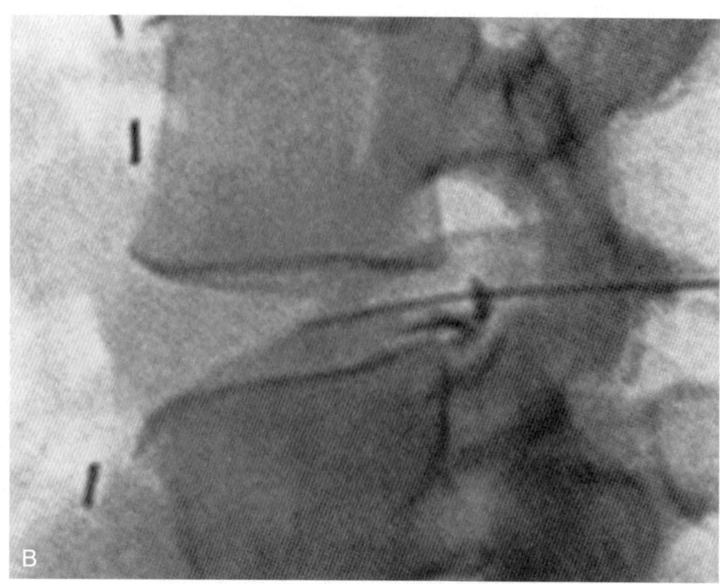

图 11-17 腰椎间盘造影。

A L3-L4 水平可见，正常的双腔髓核影像。在 L4-L5 水平，内部裂隙伴造影剂渗漏及后方韧带下造影剂显影（上方箭头）与一处完全性放射状撕裂有关。L5-S1 髓核影像显示有中度内部裂隙以及造影剂扩散至椎体（双箭头）以外。

B 小剂量的对比剂注射引起了强烈疼痛。可见一处放射状撕裂伴造影剂向后方扩散。

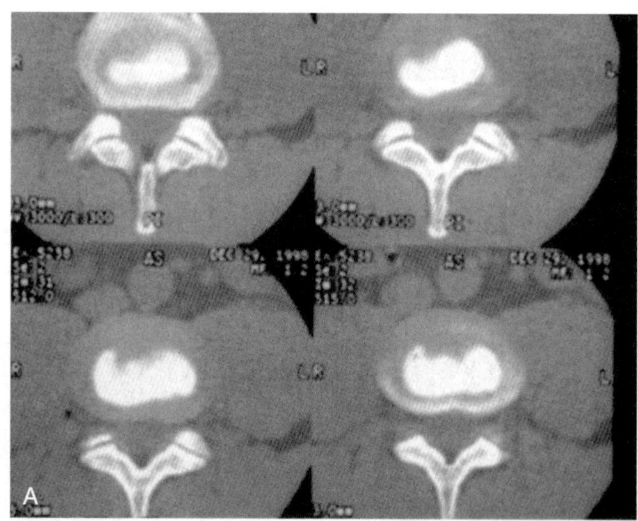

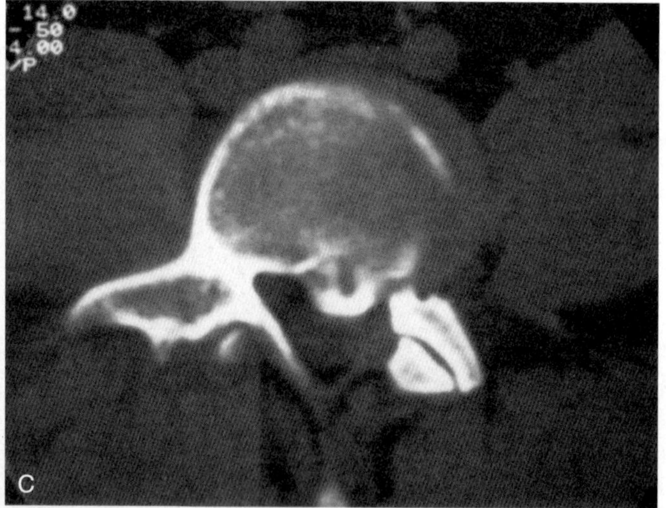

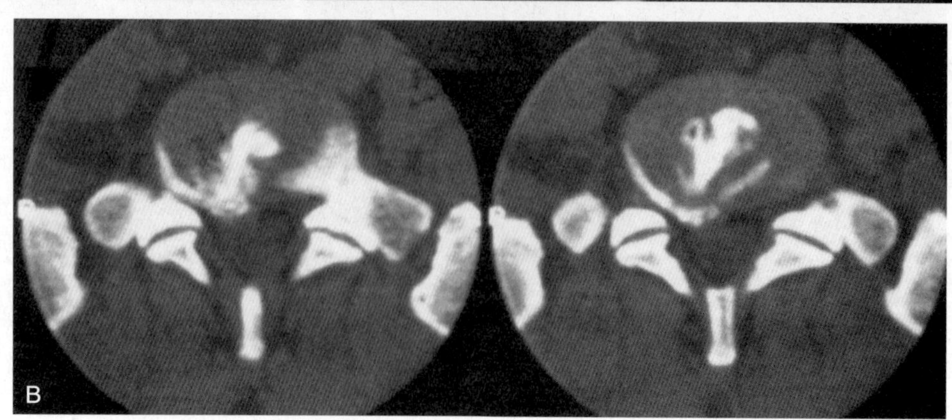

图 11 － 18 腰椎间盘造影。

A 四幅连续CT图像显示椎间盘造影表现正常。

B 两幅连续CT图像显示有一处后外侧放射状撕裂和一处小的髓核突出，其严重影响硬膜囊和神经根。

C 单幅CT图像显示左侧近中心处有一游离碎片。不显影的缺损代表软骨终板的碎片。

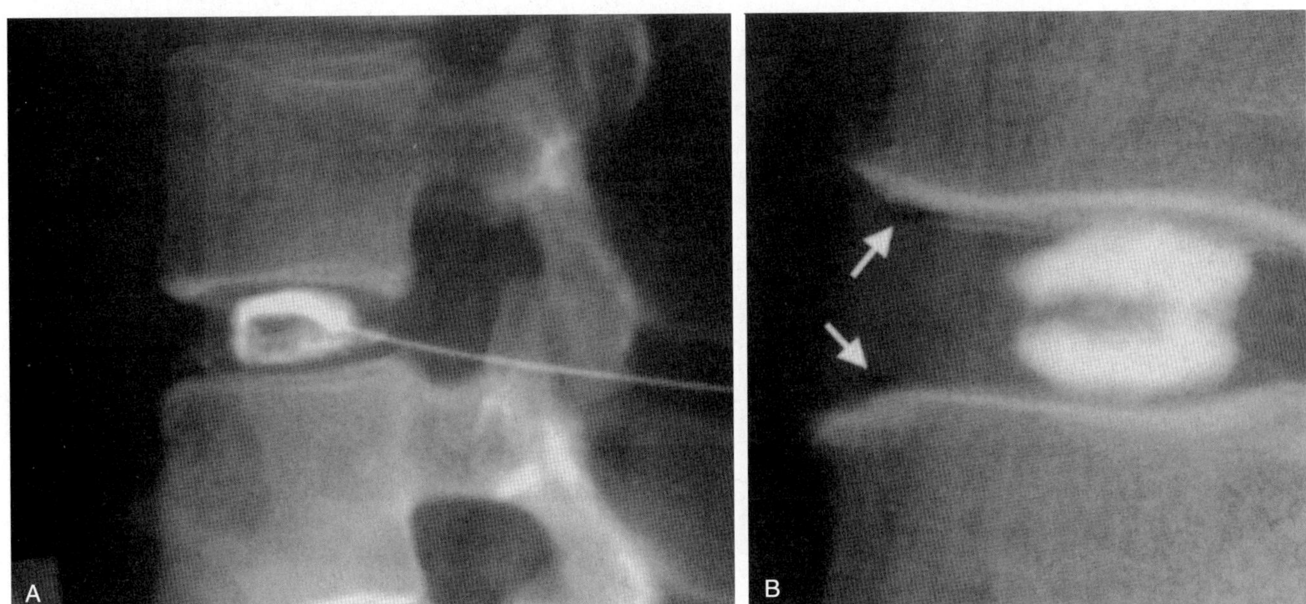


图 11–19　腰椎间盘造影。

A　腰椎侧位椎间盘造影显示，穿刺针进入到椎间盘后缘的下部。可见正常的单腔髓核影像。

B　正常的双腔髓核影像。前方箭头表明纤维环前方的真空现象，其与那些椎间盘造影时无症状的周围性纤维环撕裂相一致。

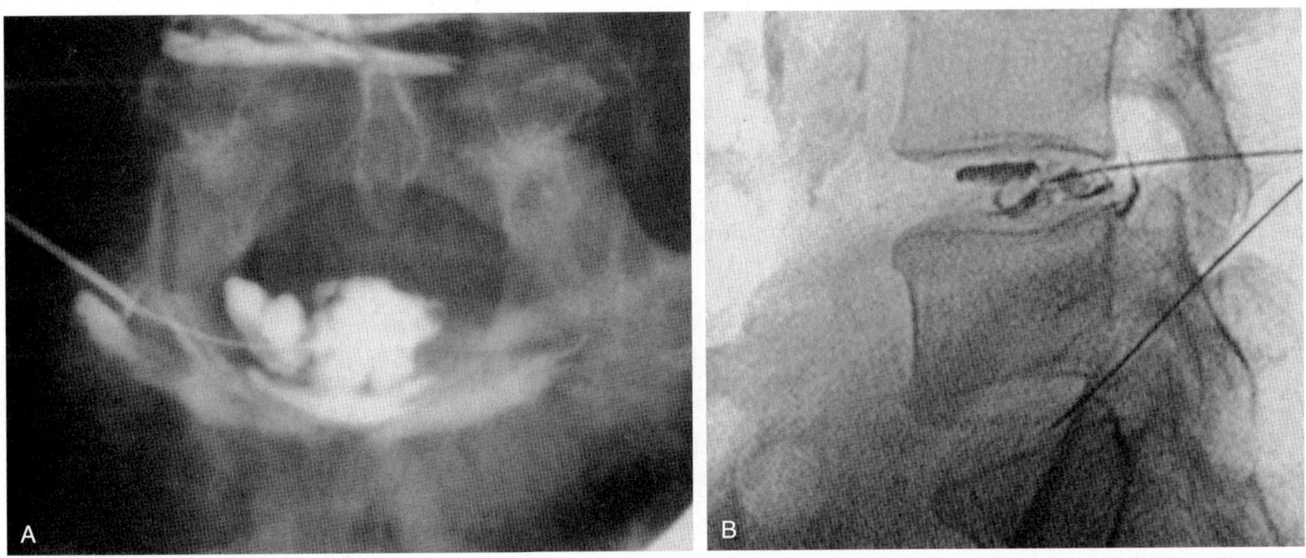


图 11–20　腰椎间盘造影。

A　腰骶关节正位 X 线片显示双穿刺针技术。同轴穿刺针弯成弧形以利于将针尖置入中央位置。可见外侧线状的球形对比剂聚集。

B　侧位 X 线片显示单根穿刺针置入到 L4 和 L5 椎间盘内。在 L4 水平，对比剂漏出至纤维环外分布于韧带下方证明有放射状撕裂。

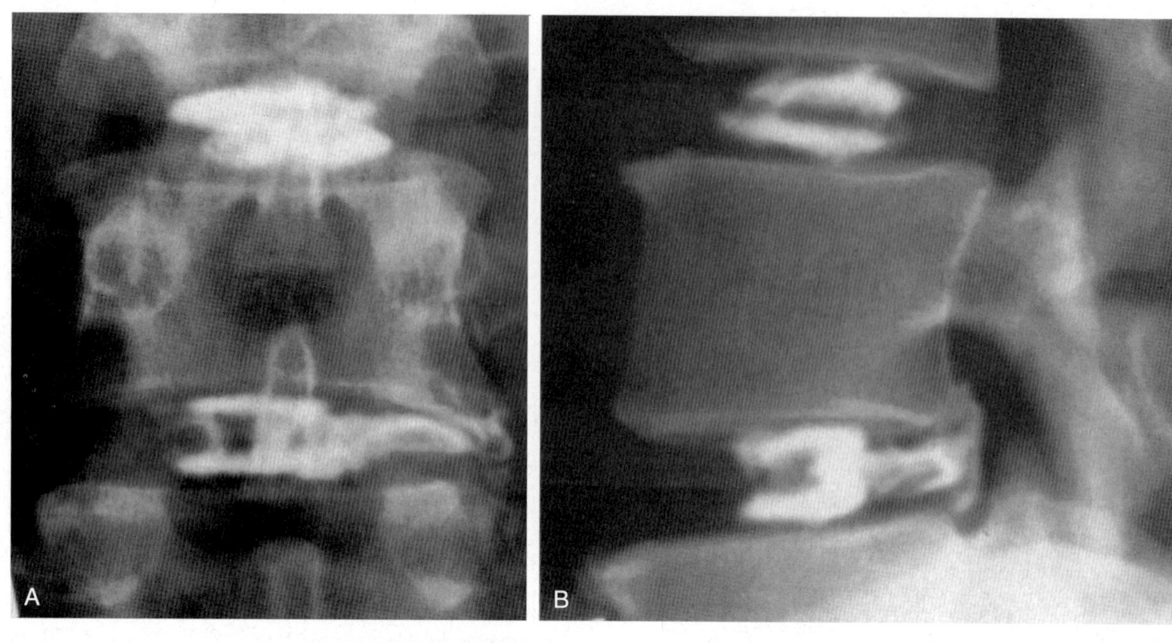


**图 11-21** 腰椎间盘造影。正侧位 X 线检查显示一个正常的 L3-L4 双腔髓核影像。L4-L5 椎间盘影像显示后外侧有一处不完全性放射状撕裂伴纤维环扩大。

为信号增强区，但在椎间盘造影中注射造影剂时常诱发出症状[86]。但报道还指出，在无症状人群中，MRI 检查到的纤维环撕裂发生率偏高[87]。尸体解剖证实，椎间盘造影类型和椎间盘组织的肉眼特征有很高的相关性[71, 72]。椎间盘造影后CT扫描可精确定位和显示髓核间隙、椎间盘突出、纤维环缺损、椎间盘裂纹以及神经根和鞘膜囊的伴发受损（见图 11-18）[88, 89]。Vanharanta 及其助手对椎间盘内部紊乱和退变的 CT 椎间盘造影特征表现进行了分类[90]。

椎间盘的内部机械性紊乱伴发有放射状、环形和水平向裂隙，伴或不伴有边缘轮廓异常（见图11-1）。Aprill 和 Bodguk 所描述的 MR 影像上显示的高信号区是疼痛性纤维环后部撕裂的特征性表现，但敏感性较低[86]。在下腰或下肢疼痛的患者中，据报道高信号区的发生率为 45.5%，其中 77% 发生在后部中央，22% 发生在后外侧[86]。内层纤维环破裂的特征表现为造影剂充盈于纤维环内层的不完全撕裂或裂隙处。环形和放射状撕裂表现为造影剂呈同心圆状条带影或斜线状影，主要延伸到椎间盘的后半部分[91]。

外层纤维环破裂可导致椎间盘膨出，超过椎体边缘2.5mm以上[92]。椎间盘造影显示为特征性的“领扣”状延伸，这是由纤维环的裂隙造成的，不伴有髓核的突出。这种纤维环破裂可引起炎症反应，包括肉芽组织修补性地长入裂隙内。65% 腰背痛严重而治疗无效的患者椎间盘造影显示有后外侧纤维环破裂，但没有髓核突出的任何证据[93]。

椎间盘组织移位的表现有三个阶段。椎间盘组织部分移位时，突出的髓核组织被完整的外层纤维环所容纳。椎间盘完全移位但仍未伸出时，髓核组织穿透撕裂的纤维环全层但仍未伸出到后纵韧带下方。椎间盘完全性向外移位时，髓核组织突破纤维环全层，穿透或扩展到后纵韧带以外（图 11-22）。椎间盘不连续的移行碎片可视为游离碎片。椎间盘组织也可沿中央或边缘越过椎体终板，可分别造成边缘型或骨内移位。

椎间盘的穿刺可引起感染，而且在理论上也可造成机械损伤。据报道，椎间盘造影时因直接接种造成的感染率为 0.7%，并且这种感染一般属于低度感染[94]。然而临床经验表明，感染率似乎更低（即 0.02%）。动物实验未发现椎间盘造影有害影响的任何显微镜下或影像学证据[95]。研究表明，穿刺对椎间盘机械完整性没有损害[96]。可致残的体位性头痛与硬膜穿刺及其所致的脑脊液漏出有关。

## 六、椎间盘内皮质类固醇注射

椎间盘是具有生物活性的结缔组织，损伤的结缔组织通常经瘢痕形成而愈合。在兔子椎间盘内注

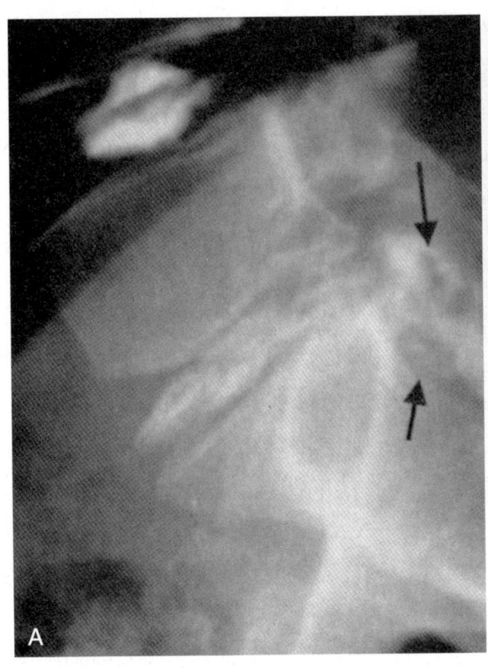


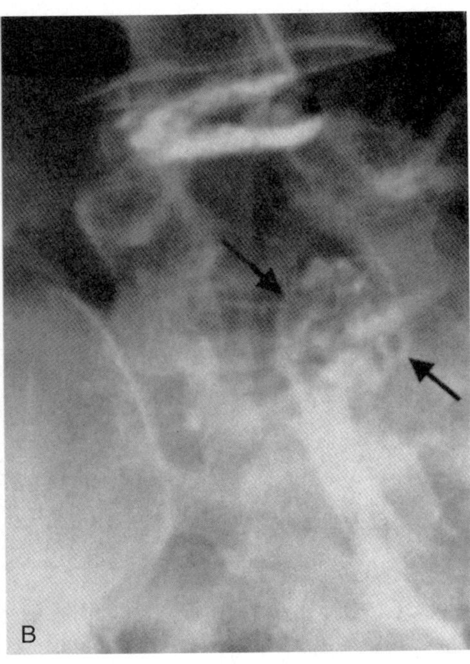


**图 11－22** 腰椎间盘造影。正侧位 X 线检查显示一个正常的 L4–L5 双腔髓核影像。L5–S1 髓核显示一个大的后外侧裂隙，伴有大的复发性椎间盘突出和横越 S1 神经根（箭头）的不透X线影。可见椎板切除术后的缺损。

射乙酰甲泼尼龙后引起的椎间盘组织学改变已有描述[97]。有人对接受椎间盘内皮质类固醇注射的患者进行了随机对照研究，他们发现，在椎体终板附近有反应性纤维血管骨髓改变的患者反应率较高[98]。然而尚需要进一步研究来证实椎间盘内皮质类固醇注射的临床作用。

## 七、化学溶核

对化学溶核在治疗与椎间盘突出有关的下肢疼痛中的作用仍存在争议。通过把蛋白溶解酶或软骨溶解酶（如木瓜凝乳蛋白酶或胶原酶）注射到紊乱的椎间盘组织内进行髓核溶解。早期成功率介于 75% ~ 85%之间。Nordby 及其助手综述了 1982 ~ 1991年间对接受木瓜凝乳蛋白酶进行化学溶核总共 135 000例患者所报道的研究结果表明，坐骨神经疼痛均有长期缓解[99]。尽管化学溶核的副作用发生率很低（低于0.1%），但这种副作用可能比硬膜外类固醇注射更加严重（例如危及生命的过敏反应、感染、出血及神经功能障碍如横贯性脊髓炎）。报道的死亡率为 0.02%（与手术死亡率相似）[100]。

## 八、经皮椎间盘切除术

经皮椎间盘切除作为一种治疗腰椎髓核突出的治疗方法已相当普及。从 1975 年 Hijikata 最先描述这一手术入路以来，其已有了很大的发展。他们当时用的是一根套管和加长手术钳。局部组织创伤、出血和感染是其主要的早期并发症[101]。其后有多项自动化技术已应用于临床。Onik 及其助手描述了应用带有特殊切割探头（髓核切除头）的套管来切除髓核组织，为的是对椎间盘的中央间室进行减压[102]。经皮椎间盘切除治疗成功的原因尚不清楚，而且也没有病理生理学的解释。在椎间盘切除量和治疗效果之间没有明显的相关性[103]。感染是经皮椎间盘切除术的一种少见并发症，发生率低于1%。此技术的并发症发生率和死亡率很低。严格选择的患者，成功率为53% ~ 87%，而接受显微椎间盘切除术的适当选择患者的成功率为 90%[104]。

## 九、椎间盘的激光治疗

激光治疗椎间盘通过气化髓核组织来减轻椎间轮廓的机械变形。此术式的成功依赖于正确的患者选择以及影像学监测下的恰当穿刺针置入。穿刺针尖必须刚好位于纤维环的内侧，而且穿刺针必须与椎间盘轴线平行，最好位于上下终板的中间。当不能经后外侧入路到达 L5–S1 椎间盘时可应用经硬膜囊或硬膜囊外（经鞘或鞘外）入路。Choy 曾描述这一种激光治疗颈椎间盘疾病的技术[109]。

## 十、椎间盘的热凝固术

椎间盘内电热纤维环成形术是一项较新的技术，该技术应用一个特制的具有 6cm 发热尖端的柔性导管来加热椎间盘以缓解椎间盘源性疼痛。应用常规的椎间盘造影技术，通过一个17号导针将导管经后外侧入路插入到纤维环或髓核内。活性前端绕髓核组织前进，环形回到后外侧，理想的情况是达到一个360°的穿刺。在导管恰当置入后，活性前端进行电加热，开始为65℃，然后逐渐升高到80℃，平均维持14分钟。应用压力控制的椎间盘造影来确认有症状的椎间盘以及纤维环的撕裂位置，并将椎间盘归类为高压敏感型或低压敏感型。大约1/3的患者在进行电热纤维环成形术后感觉症状同前或更差。因此对其疗效仍存在许多疑问[106, 107]。

## 十一、经皮椎体成形术

骨质疏松是一种骨量减少性疾病，常表现为骨折。其中髋部骨折最为严重，而椎体骨折则最为常见，50岁以上女性中约25%，80～85岁女性中约40%会发生椎体骨折。60%的椎体骨折没有临床症状，但伴有身高变矮和脊柱畸形。椎体骨折可引起严重疼痛、活动受限和明显的功能障碍。其治疗包括对症治疗 、指导调整日常活动、健康宣教以及有目的的功能锻炼。骨质疏松的药物治疗包括抗骨吸收药物（如阿仑膦酸钠）激素替代治疗和鲑鱼降钙素治疗[108]。

骨质疏松性脊柱骨折的临床表现可有不同。210例急性疼痛性骨质疏松性脊柱骨折病例的一项综述研究揭示了两种临床表现。Ⅰ型骨折中，121例具有X线检查确认的稳定椎体楔形变，伴有急性严重疼痛，可在4～8周内逐渐好转 。Ⅰ型患者比Ⅱ型患者的骨矿物质密度明显偏低。Ⅱ型骨折中，89例的初始X线表现基本正常，但在随后几个月内逐渐发生椎体楔形变。疼痛的持续时间短，程度轻，但会有反复的急性发作[109]。

目前对骨质疏松引起的疼痛性、进行性椎体骨折的药物和手术治疗还很不够。在局部或全身应用止痛药进行疼痛治疗无效的患者中，椎体成形术可以有效地控制疼痛，获得脊柱的稳定，改善功能，并可降低复发率、进行性畸形率和功能障碍的发生率[110]。

经皮注射聚甲基丙烯酸甲酯来治疗椎体骨折（即椎体成形术）的早期临床效果是令人鼓舞的。Jenson及其助手描述了一种治疗骨质疏松性椎体压缩骨折的经皮椎体成形技术[111]。包括经椎弓根入路对骨折椎体进行经皮穿刺，然后向椎体内注射聚甲基丙烯酸甲酯（平均注射量为7.1mL）（图11–23）。据报道，90%的患者术后即刻获得明显的疼痛减轻，其并发症的发生率约为6%。认真控制聚甲基丙烯酸甲酯的注入量似乎是避免并发症的最关键因素。椎体成形过程中注射浊化的聚甲基丙烯酸甲酯可能会造成对邻近组织结构的压迫从而需要行急症性减

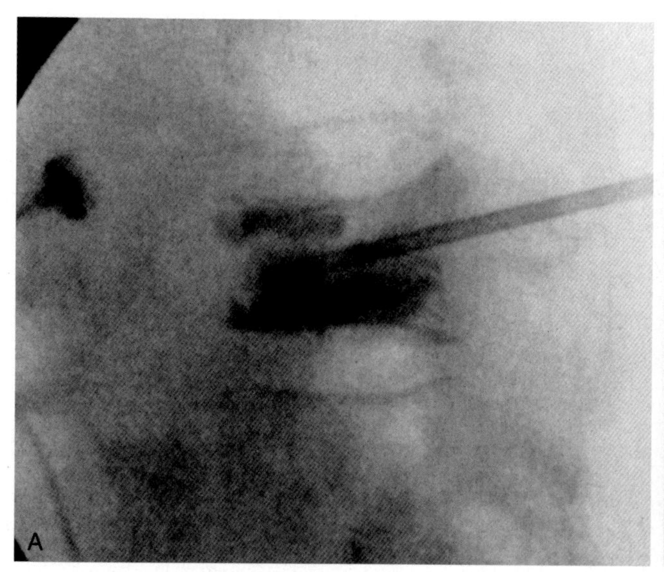


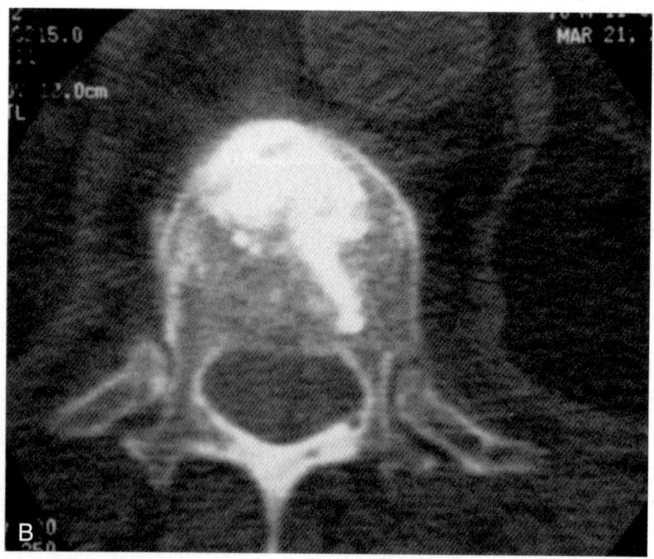


**图 11–23** 经皮椎体成形术。

A 侧位X线透视显示经椎弓根将一根穿刺针置入到楔形变的T12椎体的前1/3处。不透X线的骨水泥（甲基丙烯酸甲酯）分布于塌陷椎体的上部和下部1/3处。未见甲基丙烯酸甲酯向后方渗漏。

B CT影像显示骨水泥位于椎体前1/3，无外渗。沿穿刺针针道可见少量溢出。

（Courtesy of J. B. Vogler, M. D., Gainesville, Florida.）

压术；因此，这种操作必须在手术中心进行。多学科小组做出椎体成形术的治疗决策时必须要考虑多种因素[112，113]。

体外生物力学研究表明，应用于注射骨水泥来加强椎体可明确改善椎体的强度指标。研究表明，经单侧和双侧椎弓根注射骨水泥可缓解椎体强直，增加其强度[114]。然而，椎体成形术的适应证尚需进一步明确[115]。

在椎体成形术的前几天必须进行CT检查，以评估椎体塌陷的程度、骨质溶解的部位和程度、椎弓根的可见度和受累程度、是否存在骨皮质破坏或骨折以及是否有硬膜外腔或椎间孔狭窄。在椎体不会骨折的患者中，脊柱的定量CT检查曾发现有松质骨结构有明显退变而且骨质减少在加重[116]。随着网眼状松质骨的减少，椎体残存的负荷能力将逐渐依赖于皮质骨。椎体的皮质骨壳显然在椎体负荷能力中起着重要作用[117]。

## 小　结

各种脊柱介入操作正越来越多地应用于疼痛或（和）畸形患者。由于放射科医师对影像学技术十分熟悉，因此在进行这些操作中处于独特的地位。熟练掌握局部解剖学知识和病理生理学知识是获得成功治疗效果的基础。

（杨成城 袁建军 田峥巍 译　李世民 王 捷 校）

## 参考文献


1. Guo HR, Tanaka S, Halperin WE, et al: Back pain prevalence in US industry and estimates of lost workdays. Am J Public Health *89*:1029, 1999.
2. Croft PR, Macfarlane GJ, Papageorgiou AC, et al: Outcome of low back pain in general practice: A prospective study. BMJ *316*:1356, 1998.
3. Jayson MI: Why does acute back pain become chronic? BMJ *314*:1639, 1997.
4. Andersson GB: Epidemiological features of chronic low-back pain. Lancet *354*:581, 1999.
5. Cherkin DC, Deyo RA, Loeser JD, et al: An international comparison of back surgery rates. Spine *19*:1201, 1994.
6. Boos N, Lander PH: Clinical efficacy of imaging modalities in the diagnosis of low-back pain disorders. Eur Spine J *5*:2, 1996.
7. Seidenwurm D, Litt AW: The natural history of lumbar spine disease. Radiology *195*:323, 1995.
8. Sackett DL: Evidence-based medicine. Spine *23*:1085, 1998.
9. Chalmers I: Unbiased, relevant, and reliable assessments in health care: Important progress during the past century, but plenty of scope for doing better. BMJ *317*:1167, 1998.
10. Bogduk N: The anatomical basis for spinal pain syndromes. J Manipulative Physiol Ther *18*:603, 1995.
11. Tanaka M, Nakahara S, Inoue H: A pathologic study of discs in the elderly. Spine *18*:1456, 1993.
12. Twomey LT, Taylor JR: Age changes in lumbar vertebrae and intervertebral discs. Clin Orthop *224*:97, 1987.
13. Boden P, Davis DO, Dina TS, et al: Abnormal magnetic-resonance scans of the lumbar spine in asymptomatic subjects. A prospective investigation. J Bone Joint Surg Am 72:403, 1990.
14. Jensen MC, Brant-Zawadzki MN, Ohuchowski N, et al: Magnetic resonance imaging of the lumbar spine in people without back pain. N Engl J Med *331*:69, 1994.
15. Bush K, Cowan N, Katz DE, et al: The natural history of sciatica associated with disc pathology: A prospective study with clinical and independent radiologic follow-up. Spine *17*:1205, 1992.
16. Ikeda T, Nakamura T, Kikuchi T, et al: Pathomechanism of spontaneous regression of the herniated lumbar disc: Histologic and immunohistochemical study. J Spinal Disord *9*:136, 1996.
17. Moore RJ, Vernon-Roberts B, Fraser RD, et al: The origin and fate of herniated lumbar intervertebral disc tissue. Spine *21*:2149, 1996.
18. Ozaki S, Muro T, Ito S, et al: Neovascularization of the outermost area of herniated lumbar intervertebral discs. J Orthop Sci *4*:286, 1999.
19. Harada Y, Nakahara S: A pathologic study of lumbar disc herniation in the elderly. Spine *14*:1020, 1989.
20. Haaland AK, Graver V, Ljunggren AE, et al: Fibrinolytic activity as a predictor of the outcome of prolapsed intervertebral lumbar disc surgery with reference to background variables: Results of a prospective cohort study. Spine *17*:1022, 1992.
21. Burton AK, Clarke RD, McClune TD, et al: The natural history of low back pain in adolescents. Spine *21*:2323, 1996.
22. Salminen JJ, Erkintalo MO, Pentti J, et al: Recurrent low back pain and early disc degeneration in the young. Spine *24*:1316, 1999.
23. Loeser JD, Melzack R: Pain. Lancet *353*:1607, 1999.
24. Weinstein J: Neurogenic and non-neurogenic pain and inflammatory mediators. Orthop Clin North Am *22*:235, 1991.
25. Saal JS, Franson RC, Dobrow R, et al: High levels of inflammatory phospholipase $A_2$ activity in lumbar disc herniations. Spine *15*:674, 1990.
26. Ross JS, Modic MT: Current assessment of spinal degenerative disease with magnetic resonance imaging. Clin Orthop *279*:68, 1992.
27. Jayson MIV: The role of vascular damage and fibrosis in the pathogenesis of nerve root damage. Clin Orthop *279*:40, 1992.
28. Jinkins JR, Whittemore AR, Bradley WG: The anatomic basis of vertebrogenic pain and the autonomic syndrome associated with lumbar disk extrusion. AJR *152*:1277, 1989.
29. Naftulin S, Fast A, Thomas M: Diabetic lumbar radiculopathy: Sciatica without disc herniation. Spine *18*:2419, 1993.
30. Porzelius J: Memory for pain after nerve-block injections. Clin J Pain *11*:112, 1995.
31. Pfirrmann CW, Hodler J, Boos N: [Diagnostic assessment in lumbar back pain. II. Imaging and image-guided infiltrations.] Schweiz Rundsch Med Prax *88*:315, 1999.
32. Kinard RE: Diagnostic spinal injection procedures. Neurosurg Clin N Am 7:151, 1996.
33. Nitta H, Tajima T, Sugiyama H, et al: Study on dermatomes by means of selective lumbar spinal nerve blocks. Spine *18*:1782, 1993.
34. Chotigavanich C, Sawangnatra S: Anomalies of the lumbosacral nerve roots: An anatomic investigation. Clin Orthop *278*:46, 1992.
35. Kaplan PA, Dussault RG: Image guided selective nerve blocks in the spine. Semin Musculoskel Radiol *1*:231, 1997.
36. Fredman B, Nun MB, Zohar E, et al: Epidural steroids for treating "failed back surgery syndrome": Is fluoroscopy really necessary? Anesth Analg *88*:367, 1999.
37. Stanley D, McLaren MI, Euinton HA, et al: A prospective study of nerve root infiltration in the diagnosis of sciatica: A comparison with radiculography, computed tomography, and operative findings. Spine *15*:540, 1990.
38. Weinstein SM, Herring SA, Derby R: Contemporary concepts in spine care. Epidural steroid injections. Spine *20*:1842, 1995.
39. Bush K, Cowan N, Katz DE, et al: The natural history of sciatica associated with disc pathology: A prospective study with clinical and independent radiologic follow-up. Spine *17*:1205, 1992.
40. Watts RW, Silagy CA: A meta-analysis on the efficacy of epidural corticosteroids in the treatment of sciatica. Anaesth Intensive Care *23*:564, 1995.
41. McQuay HJ, Moore A: Epidural steroids for sciatica. Anaesth Intensive Care *24*:284, 1996.
42. Boas RA: Nerve blocks in the diagnosis of low back pain. Neurosurg Clin N Am *2*:807, 1991.
43. Kraemer J, Ludwig J, Bickert U, et al: Lumbar epidural perineural injection: A new technique. Eur Spine J *6*:357, 1997.
44. Viton JM, Peretti-Viton P, Rubino T, et al: Short-term assessment of periradicular corticosteroid injections in lumbar radiculopathy associated with disc pathology. Neuroradiology *40*:59, 1998.
45. Lutz GE, Vad VB, Wisneski RJ: Fluoroscopic transforaminal lumbar epidural steroids: An outcome study. Arch Phys Med Rehabil *79*:1362, 1998.
46. Johansson A, Sjolund B: Nerve blocks with local anesthetics and corticosteroids in chronic pain: A clinical follow-up study. J Pain Symptom Manage *11*:181, 1996.
47. Dreyer SJ, Dreyfuss PH: Low back pain and the zygapophyseal (facet) joints. Arch Phys Med Rehabil 77:290, 1996.
48. Fukui S, Ohseto K, Shiotani M, et al: Distribution of referred pain from the lumbar zygapophyseal joints and dorsal rami. Clin J Pain *13*:303, 1997.
49. Darcy M, Kanterman RY, Kleinhoffer MA, et al: Evaluation of coagulation

tests as predictors of angiographic bleeding complications. Radiology *198*:741, 1996.
50. Sallah S, Kato G: Evaluation of bleeding disorders. A detailed history and laboratory tests provide clues. Postgrad Med *103*:209, 1998.
51. McCullen GM, Spurling GR, Webster JS: Epidural lipomatosis complicating lumbar steroid injections. J Spinal Disord *12*:526, 1999.
52. Boone JM, Pfeiffer DE, Strauss KJ, et al: A survey of fluoroscopic exposure rates: AAPM Task Group No. 11 Report. Med Phys *20*:789, 1993.
53. Glaze S, Wagner LK, Archer BR, et al: Exposure rates during special procedures with C arm type fluoroscopic systems. Radiology *191*:849, 1994.
54. Kirkaldy-Willis WH, Burton CV (Eds): Managing Low Back Pain. 3rd Ed. New York, Churchill Livingstone, 1992, p 63.
55. Schwarzer AC, Aprill CN, Derby R, et al: Clinical features of patients with pain stemming from the lumbar zygapophysial joints. Is the lumbar facet syndrome a clinical entity? Spine *19*:1132, 1994.
56. Destouet JM, Gilula LA, Murphy WA, et al: Lumbar facet joint injection: Indication, technique, clinical correlation, and preliminary results. Radiology *145*:321, 1982.
57. Maldjian C, Mesgarzadeh M, Tehranzadeh J: Diagnostic and therapeutic features of facet and sacroiliac joint injection. Anatomy, pathophysiology, and technique. Radiol Clin North Am *36*:497, 1998.
58. El-Khoury GY, Renfrew DL: Percutaneous procedures for the diagnosis and treatment of lower back pain: Diskography, facet-joint injection, and epidural injection. AJR *157*:685, 1991.
59. Carette S, Marcoux S, Truchon R, et al: Controlled trial of corticosteroid injections into facet joints for chronic low back pain. N Engl J Med *325*:1002, 1991.
60. Bovim G, Berg R, Dale LG: Cervicogenic headache: Anesthetic blockades of cervical nerves (C2–C5) and facet joint (C2/C3). Pain *49*:315, 1992.
61. Bogduk N, Aprill C: On the nature of neck pain, diskography and cervical zygapophyseal joint blocks. Pain *54*:213, 1993.
62. Broadhurst NA, Bond MJ: Pain provocation tests for the assessment of sacroiliac joint dysfunction. J Spinal Disord *11*:341, 1998.
63. Fortin JD, Aprill CN, Ponthieux B, et al: Sacroiliac joint: Pain referral maps upon applying a new injection/arthrography technique. Part II: Clinical evaluation. Spine *19*:1483, 1994.
64. Maigne JY, Aivaliklis A, Pfefer F: Results of sacroiliac joint double block and value of sacroiliac pain provocation tests in 54 patients with low back pain. Spine *21*:1889, 1996.
65. Parziale JR, Hudgins TH, Fishman LM: The piriformis syndrome. Am J Orthop *25*:819, 1996.
66. Nishimura N, Fujimaki T, Oshibuchi M, et al: [The distribution of solutions in the epidural space.] Masui *40*:350, 1991 (Japanese).
67. Spaccarelli KC: Lumbar and caudal epidural corticosteroid injections. Mayo Clin Proc *71*:169, 1996.
68. Schmid G, Vetter S, Gottmann D, et al: CT-guided epidural/perineural injections in painful disorders of the lumbar spine: Short- and extended-term results. Cardiovasc Intervent Radiol *22*:493, 1999.
69. Cuckler JM, Bernini PA, Wiesel SW, et al: The use of epidural steroids in the treatment of lumbar radicular pain: A prospective, randomized, double-blind study. J Bone Joint Surg Am *67*:63, 1985.
70. Bogduk N: Clinical Anatomy of the Lumbar Spine and Sacrum. 3rd Ed. New York, Churchill Livingstone, 1997, p 127.
71. Erlacher PR: Nucleography. J Bone Joint Surg Br *34*:204, 1952.
72. Adams MA, Dolan P, Hutton WC: The stages of disc degeneration as revealed by discograms. J Bone Joint Surg Br *68*:36, 1986.
73. Weinstein JN, Walsh TR, Spratt KF, et al: Lumbar Discography: A Controlled Prospective Study of Normal Volunteers to Determine the False Positive Rate. Proceedings of the International Intradiscal Therapy Society, 1989, Orlando, Florida.
74. Holt AP: The question of lumbar discography. J Bone Joint Surg Am *50*: 720, 1968.
75. Simmons JW, Aprill CN, Dwyer AP, et al: A reassessment of Holt's data on: "The question of lumbar discography." Clin Orthop *237*:120, 1988.
76. Simmons EH, Segil CM: An evaluation of discography in the localization of symptomatic levels in discogenic disease of the spine. Clin Orthop *108*:57, 1975.
77. Brodsky AE, Binder WF: Lumbar discography: Its value in diagnosis and treatment of lumbar disc lesions. Spine *4*:110, 1979.
78. Osti OL, Fraser RD: MRI and discography of annular tears and intervertebral disc degeneration. A prospective clinical comparison. J Bone Joint Surg Br *74*:431, 1992.
79. Simmons JW, Emery SF, McMillin JN, et al: Awake discography: A comparison study with magnetic resonance imaging. Spine *16*:216, 1991.
80. Ghelman B: Discography. *In* ME Kricun (Ed): Imaging Modalities in Spinal Disorders. Philadelphia, WB Saunders, 1988, p 538.
81. Aprill C: Diagnostic disc injection. *In* JW Frymoyer (Ed): The Adult Spine: Principles and Practice. 2nd ed. Philadelphia, Lippincott-Raven, 1991, p 403.
82. Gardner WJ, Wise RE, Hughes CR, et al: The x-ray visualization of intervertebral disc with consideration of the morbidity of disc puncture. Arch Surg *64*:355, 1952.
83. Hudgins WR: Diagnostic accuracy of lumbar discography. Spine *2*:305, 1977.
84. Fraser RD, Osti OL, Vernon-Roberts B: Iatrogenic discitis: The role of intravenous antibiotic in prevention and treatment. Spine *14*:1025, 1989.
85. Gunzburg R, Parkinson R, Moore R, et al: A cadaveric study comparing discography, MRI, histology and mechanical behavior of the human lumbar disc. Spine *17*:417, 1992.
86. Saifuddin A, Braithwaite I, White J, et al: The value of lumbar spine magnetic resonance imaging in the demonstration of annular tears. Spine *23*:453, 1998.
87. Stadnik TW, Lee RR, Coen HL, et al: Annular tears and disk herniation: Prevalence and contrast enhancement on MR images in the absence of low back pain or sciatica. Radiology *206*:49, 1998.
88. McCutcheon ME, Thompson WC III: CT scanning of lumbar discography: A useful diagnostic adjunct. Spine *11*:267, 1986.
89. Antuaco JE, Holder JC, Boop RD, et al: Computed tomographic discography in the evaluation of extreme lateral disc herniation. Neurosurgery *14*:350, 1984.
90. Vanharanta H, Sachs BL, Spivey MA, et al: The relationship of pain provocation to lumbar disc deterioration as seen by CT/discography. Spine *12*:295, 1987.
91. Crock HV: A reappraisal of intervertebral disc lesions. Med J Aust *1*:983, 1970.
92. Yu S, Haughton VM, Sether LA, et al: Annulus in bulging intervertebral discs. Radiology *169*:761, 1988.
93. Colhoun E, McCall IW, Williams L, et al: Provocation discography as a guide to planning operations on the spine. J Bone Joint Surg Br *70*:267, 1988.
94. Fraser RD, Osti OL, Vernon-Roberts B: Discitis after discography. J Bone Joint Surg Br *69*:26, 1987.
95. Garrick JG, Sullivan CR: Long term effects of discography in dogs. Minn Med *53*:1027, 1970.
96. Freiberg S: Low back pain and sciatica by intervertebral disc herniation: Anatomical and clinical investigation. Acta Chir Scand Suppl *85*:64, 1941.
97. Aoki M, Kato F, Mimatsu K, Iwata H: Histologic changes in the intervertebral disc after intradiscal injections of methylprednisolone acetate in rabbits. Spine *22*:127, 1997.
98. Simmons JW, McMillin JN, Emery SF, Kimmich SJ: Intradiscal steroids: A prospective double-blind clinical trial. Spine *17*(Suppl):172, 1992.
99. Nordby EJ, Fraser RD, Javid MJ: Chemonucleolysis. Spine *21*:1102, 1996.
100. Kitchel SH, Brown MD: Complications of chemonucleolysis. Clin Orthop *284*:63, 1992.
101. Hijikata S: Percutaneous nucleotomy: A new concept technique and 12 years experience. Clin Orthop *238*:9, 1989.
102. Onik G, Helms CA, Ginsberg L, et al: Percutaneous lumbar diskectomy using a new aspiration probe: Porcine and cadaveric model. Radiology *155*:251, 1985.
103. Sahlstrand T, Lonntoft M: A prospective study of preoperative and postoperative sequential magnetic resonance imaging and early clinical outcome in automated percutaneous lumbar discectomy. J Spinal Disord *12*:368, 1999.
104. Kahanovitz N: Percutaneous diskectomy. Clin Orthop *284*:75, 1992.
105. Choy DS: Techniques of percutaneous laser disc decompression with the Nd:YAG laser. J Clin Laser Med Surg *13*:187, 1995.
106. Derby R, Eek B, Ryan D: Intradiscal electrothermal annuloplasty. Paper presented at the International Intradiscal Therapy Society Scientific Meeting, 1998, San Antonio, Texas.
107. Saal JA, Saal JS: Intradiscal electrothermal treatment for chronic discogenic low back pain: A prospective outcome study and minimum 1-year follow-up. Spine *25*:2622, 2000.
108. Lyles KW: Management of patients with vertebral compression fractures. Pharmacotherapy *19*(Suppl):21, 1999.
109. Lyritis GP, Mayasis B, Tsakalakos N, et al: The natural history of the osteoporotic vertebral fracture. Clin Rheumatol *8*(Suppl 2):66, 1989.
110. Rapado A: General management of vertebral fractures. Bone *18*(Suppl):191, 1996.
111. Jensen ME, Evans AJ, Mathis JM, et al: Percutaneous polymethylmethacrylate vertebroplasty in the treatment of osteoporotic vertebral body compression fractures: Technical aspects. Am J Neuroradiol *18*:1897, 1997.
112. Cotten A, Boutry N, Cortet B, et al: Percutaneous vertebroplasty: State of the art. Radiographics *18*:311, 1998.
113. Martin JB, Jean B, Sugiu K, et al: Vertebroplasty: Clinical experience and follow-up results. Bone *25*(Suppl):11, 1999.
114. Tohmeh AG, Mathis JM, Fenton DC, et al: Biomechanical efficacy of unipedicular versus bipedicular vertebroplasty for the management of osteoporotic compression fractures. Spine *24*:1772, 1999.
115. Cortet B, Cotten A, Boutry N, et al: Percutaneous vertebroplasty in the treatment of osteoporotic vertebral compression fractures: An open prospective study. J Rheumatol *26*:2222, 1999.
116. Andresen R, Radmer S, Banzer D: Bone mineral density and spongiosa architecture in correlation to vertebral body insufficiency fractures. Acta Radiol *39*:538, 1998.
117. Andresen R, Werner HJ, Schober HC: Contribution of the cortical shell of vertebrae to mechanical behaviour of the lumbar vertebrae with implications for predicting fracture risk. Br J Radiol *71*:759, 1998.

# 第 12 章

# 脊柱术后的影像学

Mini N.Pathria
Steven R.Garfin

上个世纪，腰背部疼痛的手术治疗一直遵循三种主流趋势[1]。起初，椎间盘的退变或突出被视为腰背部疼痛的最重要原因，从而推动了椎板切除术和椎间盘切除术的发展。接下来的主流趋势是增加了脊柱融合术，因为脊柱不稳被视为椎间盘切除后患者持续腰背部疼痛的原因[1]。最近的主流趋势是直接针对神经根病的治疗而不单纯针对腰背部痛、畸形或失稳。

现在，临床应用的手术治疗技术有许多，包括经皮介入治疗、骨质切除或减压、重新对位以及融合。非手术治疗方法及经皮介入治疗将在第11章中详细讨论。近年来已研发出一系列脊柱内固定技术用以处理各种脊柱疾患[2, 3]。在本章中将对脊柱手术相关的主要适应证、手术手法、内固定技术以及并发症进行综述。关于这一复杂课题的更深入讨论，有兴趣的读者可查阅文中所示的参考文献。

## 第一节　椎间盘切除术及减压术

进行骨质切除最常用于椎管狭窄的减压、创伤性病变的减压以及为椎间盘切除术提供至椎间盘的通道。减压的程度或骨质切除量可有不同，取决于临床指征。对于无中央狭窄或椎间孔狭窄的患者，进行椎间盘切除术只需要切除很少量的骨质。但是对于常因广泛退行性椎管狭窄而造成多节段严重椎管侵犯的患者，则可能需要切除大量的骨质。可使用前方入路和后方入路。如果需要制动的话，减压术可单独进行，也可与脊柱融合术或（和）脊柱内固定术联合进行。

### 一、胸腰椎

椎板切开术和椎板切除术是用于切除腰椎突出的椎间盘的典型切除方法。为了接近突出的椎间盘而做的切除一般为单侧切除，因为大部分椎间盘突出是在后外侧，并且椎间盘组织很轻易通过单侧缺损口来切除，即所谓的椎板切开术或半椎板切除术。在椎板切开术中，通常只切除椎板的边缘（椎板上缘和/或椎板下缘），而在椎板切除术中将切除整块椎板，从上缘直至下缘[4][5]。在椎板切开术中将保留棘突和棘间韧带[5]。显示不充分，尤其是经非常小的或“钥匙孔”或椎拔切开术来显露时，可能会导致减压不充分或者使手术部位的神经根受到手术损伤[6-10]。椎板切开术的缺损口通常可在前后位X线片上通过观察椎板间隙是否有单侧增宽来识别，但在轴位CT扫描和MRI上往往难以识别，因为这种骨质切除量十分有限[4]。即使骨质缺损在断层成像上不明显，也能识别出切除部位下方黄韧带的部分缺失以及表面软组织的变形[11, 12]。半椎板切除术用传统的X线片、CT扫描和MR成像很容易鉴别，因为在椎板骨上有单侧缺损。椎板切开术相对于椎板切除术的主要优点在于骨质的除量较少，因此推断其术后不稳定的可能性相对较低[6, 13, 14]。大部分手术医生都认为，对于单纯椎间盘突出来说，只需切除显示充分所需的骨质量即可。

联合应用椎间孔切开术或椎骨关节面切除术的椎板切除术比单纯椎间盘突出所需的切除范围更大。这种术式通常用于治疗有症状的椎管狭窄。该切除术与椎间盘切除所用的椎板切开术和椎板切除术不同，其通常是双侧切除，并且切除的范围包括棘突，因此会导致椎管上壁的缺损[4]。标准的广泛减压椎板切除术包括从一个侧隐窝的外侧边缘到对侧隐窝的侧向边缘将黄韧带切除[5, 15]。椎间孔切开术通常保留椎小关节和部分关节间组织，而将关节面的内半侧切除[6]。椎间孔切开术可导致关节面内侧边缘正常宽度的缺失和倾斜，造成关节面变窄和内侧边缘变直。在进行广泛切除时可能要将椎小关节面的下端或者将整个椎小关节面切去(图 12-1)。

椎小关节和后方的椎间韧带是维持后柱结构稳定性的基本结构；椎小关节面在完全切除后如果不同时进行关节固定术将会增加脊柱不稳的发生率[16, 17]。少数作者认为，减压范围与术后发生脊椎滑脱无相关性，但大部分外科医生都认为椎小关节面切除术会破坏脊柱的稳定性[15, 18]。椎小关节面切除术达

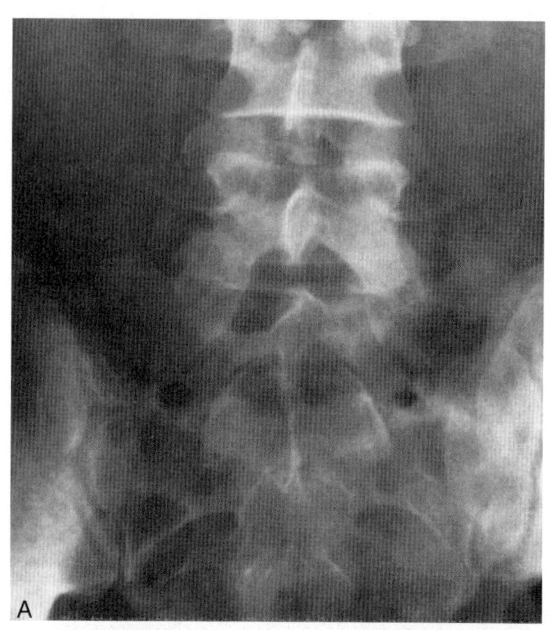


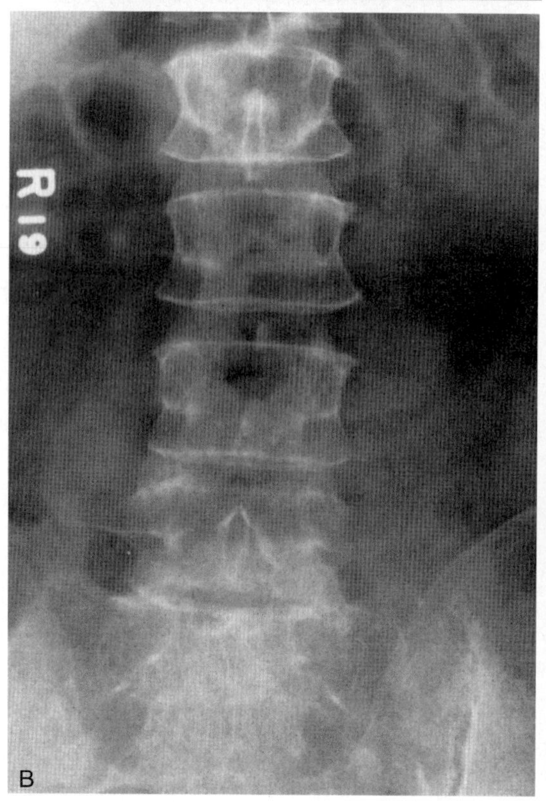


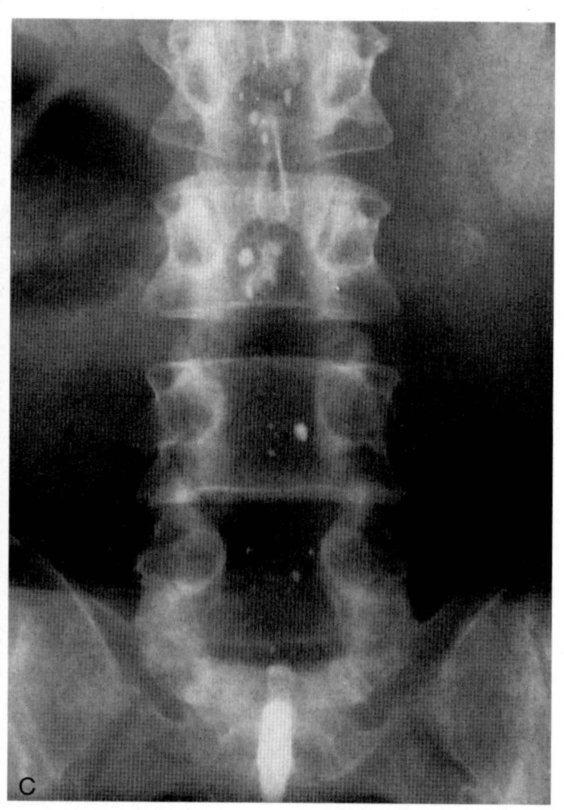


**图 12-1** 切除和减压术。

A L5过渡椎体右侧腰椎水平的冠状面上可以看到半椎板切开术所留的缺损。

B 为治疗狭窄对左侧 L3-L4 椎间孔行椎间孔切开术后，在左侧将L3下方椎小关节面切除，并切去了 L4 的上方椎小关节面的末端。

C 可见为治疗椎管狭窄而对后方结构进行了广泛切除并切去了椎管的顶端。图中可见下方腰椎的棘突、椎板及椎小关节的大部分缺失。

50%以上会引起运动节段的活动不良[5]。患有退行性脊柱滑脱或退行性脊柱侧凸的患者在减压术后发生脊柱不稳的风险最大[15, 18]，其他可引起术后脊柱滑脱的危险因素还包括保留有椎间盘高度、缺少椎小关节面骨赘以及矢状走向的椎小关节面偏小[15]。

扩大开窗术被认为是椎管狭窄减压的替代方法，包括仅切除下方关节面内侧部分以及其毗邻的黄韧带[17]。在扩大开窗术中，只有在中央型椎管较窄时才需要切除椎板间骨质。即使不将椎板完全切除，有椎管狭窄症状的许多患者临床症状也能得到缓解[17]。这种方法不适用于患有退行性脊椎前移的患者，但它可防止患有局限性椎管狭窄而脊柱排列正常的患者发生脊柱失稳。对这些局限性术式的长期效果还未进行充分的评估。手术部位的骨质增生可导致复发性椎管狭窄，其在这些局限性切除术中的复发率高于更广泛的减压术[15]。同时进行关节固定术能有效减小减压手术后有症状性骨质增生的发生率[5]。

椎骨关节面切除术部位下方关节面的变薄使该处结构容易发生术后骨折。因此有文献认为，过多的切除邻近下方关节突头侧的骨质会导致这种类型的骨折[15]。典型的症状包括新出现的疼痛、局部触痛、旋转运动时疼痛以及平卧后可缓解[19]。椎骨关节切除术后最易发生骨折的部位是关节间部及关节面的下端，其次是椎板和棘突[20]。Zinreich 等人发现，15%以上的手术失败后背部疼痛综合征患者会发生术后骨折；其中大部分骨折发生在关节间部[20]。Rothman 等人用改进后的 CT 对腰椎术后的患者进行检查，发现这些患者的关节间部完好无损，但发现 6%的患者在下方椎小关节面的基底部有水平向骨折[19]（图 12–2）。这两种骨折在 X 线片上都难以识别，而且在CT扫描时如果不注意观察发生骨折的部位和骨折线的走行也很容易将两者混淆。CT检查中，单纯轴向扫描像很难识别出关节间部和椎小关节面的骨折，所以这些部位必须通过矢状面和冠状面图像重建进行仔细的评估 [19]。

成功治疗椎管狭窄所需的减压程度十分不固定，它取决于病情的严重程度。影像学在发现、确定病因和范围以及定位椎管狭窄区域中起着关键作用。对椎间盘病变和椎小关节疾病的充分评估需要在术前进行仔细的横断位成像检查，因为常规 X 线检查会低估病理学范围[21]。骨或软组织诱发的椎管、侧隐窝或椎间孔的变窄可造成腰椎椎管狭窄[6,14,22]。依据腰椎管狭窄动物模型得出的试验数据表明，椎管缩窄达 50%以上是导致神经缺陷及组织学异常的临界点[23]。腰椎管狭窄的先天性或后天性分类，以及按受累节段、部位和基础病理学状况的分型，都是以临床、肌电图检查和影像学检查参数为依据的[6, 22, 23]。

对于单节段狭窄的患者，充分的临床治疗需要切除足量的椎板，通常是椎小关节的内侧部分，以达到减压的目的。上下椎体的椎板切开术即可满足需要；在选择的病例中可避免做全椎板切除术[6]。多节段狭窄需要行更广泛的手术，包括切除狭窄部位的所有椎板及椎小关节骨质[6]。腰椎管狭窄严重到必须行手术的大多数患者需要行多节段减压。Hall 及其同事为68例患者所做的椎板减压切除术中，只有 19 例患者进行了两节段或更少节段的减压[22]。

胸椎或腰椎后方部位行广泛减压术后的患者，最常见的并发症是术后椎体半脱位[6, 16, 18]。多节段椎板切除术后的脊柱畸形多发生于发育期儿童。骨骼发育成熟的成人后侧减压术后发生颈胸段或胸段脊柱后凸的概率为50%[16]。成年人术后发生脊柱不

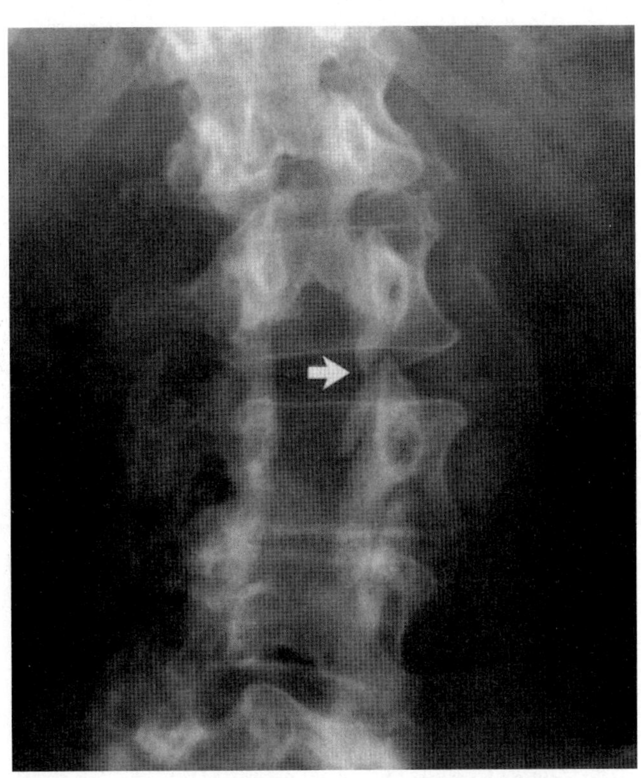

**图 12–2**　椎小关节骨折。椎间孔切开术后，左侧 L2 下方椎小关节（箭头）的头侧端发生水平向骨折。该缺损是在椎间孔切开术后数年形成的。

稳的危险因素包括潜在的退行性脊椎前移、年龄增大、原发性神经功能紊乱、类风湿性关节炎或复发性创伤[6, 7]。潜在的退行性脊椎前移似乎是最重要的危险因素。先前存在脊柱前移的患者术后发生不稳定的概率达65%[6]。患有脊椎前移的患者大多为老年女性，其椎体排列不齐的发生率约为男性的两倍[18]。

腰椎减压式椎板切除术后被评价为脊柱不稳高风险的患者，一般都要在术中通过后外侧或横突间骨移植进行融合[6, 14, 17]。目前可用的内固定装置有许多种，可在骨融合固位时防止进一步半脱位[6]。Herkowitz和Kurz对50例患有单节段腰椎管狭窄且伴有退行性腰椎前移的患者的手术效果进行了评估[13]。其中一半患者进行了减压术并通过髂嵴皮质骨和网状皮质骨移植做了横突间的融合；而其他患者只做了减压没做融合。Hwekowitz和Kurz发现，在对单节段腰椎管狭窄进行减压后进行了横突间融合的患者，有36%会形成假关节[13]。尽管假关节发生率如此高，长期随访结果仍显示，25例进行了融合的患者中，总体效果有明显好转，只有轻度腿部疼痛和进行性脊椎前移[13]。

基于对前几十年公开发表的有关腰椎管狭窄手术治疗的所有研究报告的回顾，Katz和同事们报道其成功率为64%～95%[14]。但是很多研究报告随访时间较短，没有明确的评价标准，而且只凭医生的评价而非患者的评价就得出了结论[14]。Katz和合著者们依据长期研究结果得出结论认为，手术的效果会随时间而逐渐变差，尤其是那些合并有其他疾病（如类风湿性关节炎、骨关节炎、心血管疾病和慢性呼吸系统疾病）的患者[14]。针对腰椎管狭窄进行了减压术的大多数老年患者，尤其是在做了关节固定术之后，都会使术后并发症的发生率偏高[24]。

硬脊膜撕裂在切除术中并不少见，据报道其在腰椎节段脊柱手术中的发生率为1%～17%[25]。因为手术疤痕都紧附于硬脊膜，所以撕裂在修正手术中更为常见[25]。如果不能认清正常的解剖变异，比如隐性脊柱裂或L5和S1之间椎板间隙的正常宽度较宽，就会因疏忽而造成硬脊膜撕裂并误入椎管内[26]。硬脊膜撕裂可在术中发现和修复；未发现的硬脊膜小裂口一般可自行愈合，而大的裂口会持续存在并会形成明显的脊髓旁积液[1, 7, 11, 27, 28](图12–3)。术后假性硬脊膜突出是较少见的并发症，是由未发现的或修复不完全的硬脊膜慢性撕裂引起的[8, 29, 30]。术后假性硬脊膜突出（也称之为假性脊膜外囊肿、

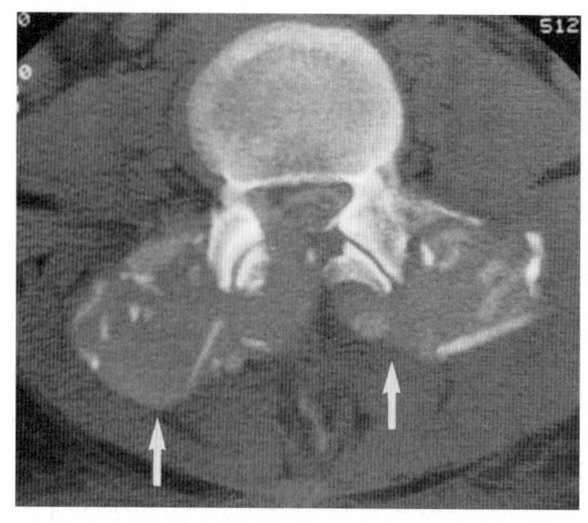


图12–3 硬脊膜破裂。硬膜内注入对比剂后的轴位CT扫描像显示脑脊液由裂口流入椎旁软组织内（箭头）。可见近期椎板切除术和融合术后植入的移植骨尚未成熟。

医源性脑脊膜突出和术后憩室形成）的发生率很难统计。报道的发生率为0.07%～2%[1, 30]。

平片或X线体层摄影表现对术后假性脑脊膜突出没有特异性。在CT和MR成像技术引入之前，诊断是通过脊髓造影术做出的，在椎板切除部位的后方可发现腔内有对比物质充填。现在是根据CT或MRI做出诊断的。在CT扫描中，假性脑脊膜突出表现为在硬膜囊后方有一圆形低衰减团块；其边界一般有一个清晰的高衰减缘，是由假性硬脊膜形成所致[30]。这种表现必须与完整硬膜囊通过双侧椎板切除术缺口的前后向延伸以及轻微突出相鉴别[4,11,30]。MR成像时，集液区的信号强度类似于脑脊液，但在合并有出血的病例中也可见信号增强[12]。在大多数情况下，可通过发现脊髓造影对比剂由硬膜囊向集液区内的流动通路来确定集液区和硬膜囊之间相互交通，但在某些病例中因为硬膜撕裂的愈合会使流动通路延迟形成或缺失[11, 30]。

在腰椎椎间盘切除术中，如果前纵韧带断裂而且手术器械穿过了腹膜后间隙，则可能会发生大血管损伤[9, 31, 32]。因为椎间盘前缘有曲度并存在有放大效应，术中侧位X线片可能会低估纤维环破裂的危险性[33]。高达75%的血管损伤病例会累及大动脉；在10%～20%的病例中会发生动静脉瘘，多见于髂总动脉和静脉之间[31, 32]。

减压术偶尔也用于治疗导致椎管损伤的骨折和脱位。大多数病例通过单纯对位即避免行减压手术。

对前方入路优于后方入路的相对优势存在有很大的争议，对需要进行减压时联合进行融合术和器械固定的优点也存在分歧。其中争议最多的是关于伴有后移骨块所致神经缺损的爆裂骨折的最佳治疗方法。这种常见损伤的治疗方法有很多种，包括单纯椎板切除减压术、清除骨折碎片的侧后方减压术、放置骨块分离杆、前路减压术以及加内固定的前路减压术[34-37]。椎板切除减压术伴发的脊柱后凸和不稳的发生率较高，因此不建议采用[34, 38]。一些减压术只要通过后方松解分离即可完成，可能是因为完整的后纵韧带会使后移的骨折碎片重新对位[37, 39]。但是单纯放置分离杆通常不能对这些损伤提供充分的骨性减压或重新对位[36, 37, 40-42]。因此，可能需要对后移的骨碎片进行后路和后外侧减压，并联合应用内固定[29, 35, 37, 41]。后路减压术的主要优点在于它同时还能起到后方稳定和固定的作用。

一些作者主张对爆裂骨折采用前路减压术，因为其可以直接观测到脊柱的前面和中间面有利于充分减压[38, 43-45]。在前路减压术后可采用前路植骨、前路内固定或后路器械操作来提供稳定性。一般来说，前路充分减压之后都需要行前路支撑性骨移植或其他类型的稳定术，因为椎体粉碎后其作用像空隙一样，对脊柱的前面不能提供任何支持作用[39]。前路减压术联合后路内固定的主要缺点是需要的手术时间较长，而且即使在选择病例中两项手术可以不停顿地相继完成，也往往需要进行两次单独的手术。

1934年首次提出前路胸椎和腰椎减压术，但到20世纪50年代才开始普遍应用，当时将其用于对可造成截瘫的结核性脊椎炎进行减压[43]。前路减压现在用于治疗骨折、感染、强直性脊柱后凸和肿瘤清创术[43]。如前所述，胸段和腰段退行性椎关节强硬的减压是通过后路进行的。胸腰段及腰段的前路减压会造成脊柱不稳，因而需要进行某种融合术来达到稳定。单节段上胸椎手术，如对单个突出的胸椎间盘行减压术，因为一般需要切除的骨量有限而且胸廓提供了稳定性，因而不需要行关节固定术[46]。

## 二、颈椎

不同于腰段，经后路进入突出的颈椎椎间盘因有脊髓的存在会受到严重的限制。当同时行椎间盘切除术和融合术时，最好经前路来治疗颈椎椎间盘疾病。椎板切除术一般适用于需要行减压的颈椎管狭窄患者，并且通常要在多节段进行。颈椎炎性脊髓病是一种多种因素联合作用的疾病，这些因素包括进展性退行性颈椎强直、脊髓直接受压、脊髓局部缺血以及较常见的先天性椎管狭窄[47]。椎管的功能性直径在脊柱弯曲和伸展时都会变窄；这种动力性压迫连同脊椎炎病变节段的异常夸大的运动，曾用来支持在治疗严重的脊椎炎性脊髓炎中需将减压术与常规融合术联合应用[47]。

脊髓病减压中，在进行扩大式颈椎椎板切除术的同时如不联合行适当的融合术会导致进行性半脱位和脊柱后凸，并可造成"鹅颈"样畸形[48](图12–4)。这种畸形在单节段椎板切除术或多次椎体单侧椎板切除术后很少见。据推测，这种畸形是后侧韧带缺失及失去骨性稳定性所致，而且在伴有肌无力时会加重[48]。在减压部位尾侧水平也曾报道有脊柱后凸的发生，可能是邻近运动节段出现活动过度所致[49]。椎板成形术的出现可用于防止这种术后并发症的发生，这种技术可使椎管增宽而且在理论上讲可维持稳定性。部分严重脊柱后凸的患者在脊柱前面发生了自发融合，因此可进行保守治疗[49]。虽然前路融合术在严重畸形时会有一定技术上的困难，但为了矫正有症状的不稳定性脊柱后凸往往需要进行这种融合。不同于后路关节固定术，前路融合部位在脊柱屈曲过程中不会承受大的张力，因此更容易成功地矫正这种畸形[49]。

通过前路减压及融合术也可治疗严重的颈椎关

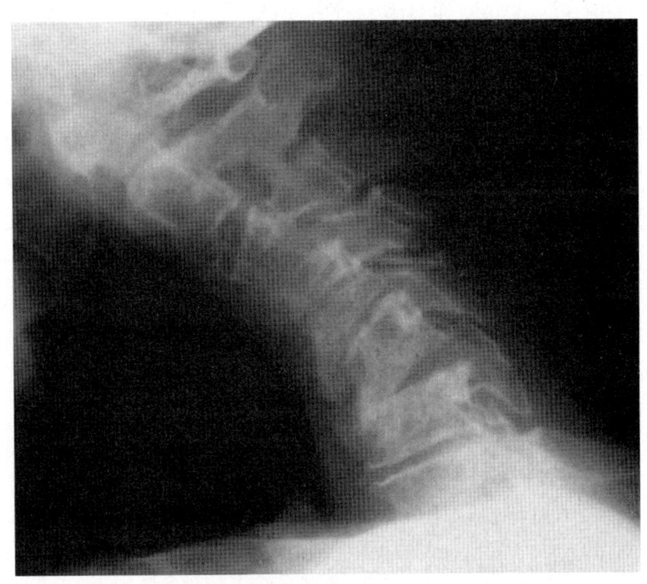

**图12–4**　椎板切除术后脊柱后凸。为治疗退行性椎关节强直行C5和C6椎板切除术后发生了严重的颈椎后凸。在多个颈椎节段均可见椎间隙缺失。

节病。前路减压术可直接消除压缩性异常，并可通过前路关节固定术来提供稳定性[50]。颈椎区减压前方入路的缺点包括：该手术所需的专门技术较高，需要进行稳定管移植和融合术，可能会加速邻近运动节段椎间盘及椎小关节的退行性变[50]。前路减压术也可用于切除后纵韧带骨化(OPLL)患者中所出现的骨化组织[51]。异位骨化的手术切除常并发有后纵韧带骨化与硬脊膜的粘连，在减压术会继发硬脊膜撕裂[51]。在广泛后纵韧带骨化或退行性椎管狭窄患者中，可能需要行前后路联合减压术以达到理想的减压效果[51]。

在颈椎区创伤性损伤后因位于前方的骨或椎间盘碎片造成脊髓受压而引起神经缺损的患者，推荐采用颈椎前路减压联合融合术来进行治疗[52-54]。据报道，在进行了适当的前路手术之后81%的不完全性四肢瘫患者神经功能得到改善，54%的完全性四肢瘫患者至少有一个运动神经根的功能得到恢复[53, 54]。

## 第二节 不行器械固定的脊椎融合术

1911年，在数次尝试用丝线、银线、赛璐珞棒和钢棒稳定脊椎失败后，第一次尝试用骨移植来进行脊柱的椎骨间融合[55-58]。首例通过骨移植成功完成脊椎融合的病例分别是由Albee[57]和Hibbs[58]独立报道的。Albee和Hibbs在报道中都描述了对后侧胸腰椎采用自体骨移植来治疗结核性后凸畸形[57, 58]。此后发表了大量有关使用骨移植和其他材料进行脊椎融合的报道，移植部位涉及脊柱的所有节段，有的在前侧，有的在后侧，也有的在前后侧都进行。脊椎关节固定术的基本原理是在对人体其他关节行融合术所获得的经验的基础上形成的，这些经验表明，关节固定术可通过消除关节运动来根治疼痛[59]。Cotler等人总结了对脊柱实施关节固定术的四个基本理由：(1)防止进行性脊柱畸形；(2)保持畸形的矫正后状态；(3)重建脊柱稳定性；(4)消除因脊椎各节段间运动所引起的疼痛[3]。脊柱融合术可单独进行也可联合减压术或（和）内固定术同时进行。

### 一、移植物

实现脊椎融合最常用的移植材料是骨组织，无论是自体移植还是异体移植[60]。自体移植骨可从许多解剖部位取材,其中髂骨嵴是最常用的取材部位。髂骨可提供各种形状的骨块，皮质骨、松质骨和网状骨都可从髂骨处取材。自体移植的主要优点是具有组织学相容性，易取材，而且因为有各种生骨源性细胞其生骨能力高[3、61]。当患者因患有代谢性骨病而使自身骨贮备量十分有限或骨质量欠佳时或者患者此前已取过自体骨时，则可以选用异体骨。使用异体骨移植可缩短手术时间，并可消除取材部位发生并发症的危险性，特别是心血管受累患者发生的出血或严重骨质疏松患者发生的移植骨塌陷[24,61-63]。异体骨移植的主要缺点是:有疾病播散的潜在可能，血管形成速度较慢，骨质结合失败（骨不连），而且塌陷的发生率高[62]。使用异体移植的前路融合术的骨质融合率要高于这种材料的后路融合术。自体骨的融合率高于异体骨，异种移植骨的融合率最低[60]。基尔骨(来源于牛)是经过被广泛研究的异种移植骨，其很少能达到骨性联合，但可作为致密性纤维组织的支撑物[64]。

最早使用的骨移植物包含有手术中从自体棘突上剥离下来的骨皮质或松质骨部分。1933年Ghormley开发了一种技术，在腰骶椎融合术中使用了从自体髂嵴上取得的松质骨[55]。松质骨移植骨通过在现有骨小梁上新骨的成骨细胞沉积可迅速形成血管。松质骨移植骨一般在6个月内就能完成骨质结合[65]。1933年，Burns描述了一例经前方入路植入自体胫骨结节骨皮质的病例，对一名青春期男孩的L5－S1水平的重度脊椎前移进行了复位和融合[66]。目前，为了达到迅速的稳定效果仍在使用坚硬骨皮质移植，只不过髂嵴、肋骨或腓骨结构已替代了胫骨成为主要取材部位。此外，使用取材于自体肋骨的富含血管的移植骨也曾有报道[60, 64]。

虽然骨皮质移植物从机械力学上说比较坚固，但其血管形成速度要比松质骨慢得多。其血管再生是通过哈弗系统和骨外膜发生的[61]。长段骨移植的骨质结合速度要慢于短段骨融合的速度。骨皮质移植需要长达两年的时间才能达到骨性联合，肋骨或腓骨骨移植的骨不连发生率为8%～37%[60, 61]。腓骨骨移植的骨质结合速度最慢，而且在植骨将近6个月后，其远端仍十分脆弱，此时刚开始出现血管再生[43, 65]。当远端骨质结合好之后，中间部分则相对薄弱因此极易发生骨折。

与自体骨移植取材部位相关的主要并发症包括：取骨量较大时下层骨的骨折，感染，以及表面软组织的损坏。截取较大块的双皮质层移植骨，尤其是将髂骨的内外层骨板剥离时，容易使取材骨发生骨折[63, 67]。取材部位的感染可伴发脊椎融和部位的感染，可能是两个部位同时被污染所致[63, 68]。从髂嵴前侧截骨会破坏其外形，并会损伤股外侧皮神经或下腹神经的侧支，引起大腿前外侧麻木和疼痛[63, 69]。从髂嵴后侧取材可因臀部虚弱而产生步态紊乱以及骶髂关节失稳。髂嵴取材相关的其他并发症还包括血肿形成以及局部持续性疼痛[3,63]。从腓骨取材常会伴发持续时间很长的小腿疼痛，有时可伴有表面软组织损伤。仅用腓骨干中1/3进行植骨可避免发生踝关节和膝关节功能障碍。

非骨性移植材料包括有聚甲基丙烯酸甲酯（PMMA）（这种材料广泛用于脊柱赘生物切除或清创后的组织重建）、具有生物活性的陶瓷垫以及预制的羟磷灰石骨移植替代物[60, 70–73]。正在研制中的其他骨移植替代物包括有磷酸三钙、脱矿后的骨基质和骨形态形成蛋白[3]。PMMA是一种术中将其液态成分和粉末成分混合起来形成的丙烯酸树脂材料[74]。PMMA广泛用于游离体清除术以及脊椎赘生物清创术，特别是转移性病变[60, 72]。这种材料抗压强度极高但不耐拉，所以这种材料常用于脊椎前侧部位。PMMA可以塑成任何形状，而且其材料性能不受辐射和化疗的任何影响（辐射和化疗都会抑制骨愈合）[60]。单独使用PMMA或者更常见的是同金属内固定和骨移植联合使用，均有利于恶性病变的患者的早期活动[60, 72]。这种材料还曾用于创伤后的脊柱固定，用于填充严重骨质疏松或类风湿性关节炎所造成的骨质缺损或者此前放置内固定或重置内固定前发生松动所产生的缺损[64, 75–77]。

PMMA的主要缺点是感染和机械松动的发生率增高。机械松动通常是由于PMMA仅与天然骨质交错接触而并没有融合所致。骨水泥接合部位的逐渐吸收会使其失去固定作用继而导致移植结构的松动，这是最常见的并发症，占PMMA移植失败病例的80%以上[60, 72]。骨与丙烯酸树脂结合部位的吸收以及随后发生的松动一般发生于一年之内，因此，对预期寿命较短的患者推荐使用PMMA内固定作为一种挽救措施[72, 76]。PMMA处发生感染通常是因为其对白细胞功能有抑制作用所致，而且与骨移植或金属内固定处的感染不同，这种感染需要进行大范围清创和植入物的取出，完全将其清除要比取出金属内固定物困难得多[76, 78]。PMMA在常规X线片上显示为均匀密度，类似于软组织。为了使其在X线片上更容易识别，在制作过程中给PMMA添加了不透X线的物质，通常为钡剂。在骨水泥明显移位或溢出之前发生的松动一般很难发现，因为PMMA的边缘呈不规则的波浪形。PMMA在CT扫描上显示密度不均一，在完整的未受感染的植入处其内还可含有气泡影；在MR图像上，PMMA在所有的MR成像序列上均表现为信号空缺[74]。

现在已研制成多种合成或预制的羟磷灰石移植物，可用做骨移植的替代品。从某些种类海洋珊瑚的含碳酸钙的外骨骼中提取出多孔性羟磷灰石作为骨移植材料目前已面世[70, 71]。虽然这些植入物缺少存活自体骨中所含有的骨母细胞和骨生长因子，但其可充当一种适合骨内向生长及相互结合的非抗原性有效支架组织[71]。其中的某些植入物缺乏内在的机械稳定性，因此不适合用于必须承受较大结构负荷的部位[70]。但是，一旦结合在一起，其结构强度甚至比骨质还高。在初始X线片上，植入物的密度比正常骨要高得多，但不能显示出骨基移植物那种有序的线状骨小梁形态(图12–5)。一旦移植物与骨结合之后就失去了其均质性结构而显示为边缘不规则[70]。

## 二、胸腰椎

1911年，美国的Hibbs完成了第一例脊椎关节固定术；将取自棘突的自体骨片置入到已剥露软骨的后路结构上从而使胸腰椎后侧椎间关节融合在一起[58]。Albee于同年报道了将取自胫骨的皮质植入胸腰椎棘突上凿出的矢状缝中[57]。Albee的术式流行了一段时间，但很快就被更为成功的Hibbs融合术所替代[55]。Hibbs中线融合术以及后来改良的术式在半个多世纪一直被作为标准的脊椎融合术[55]。后侧入路一直是进行胸腰段融合的标准方法，但对融合部位做了些改进，因为中线融合术的假关节发生率很高[59]。中线后路融合术不能完成减压，其有症状的假关节发生率为20%～30%，因此现在很少作为单独实施的术式[9]。当今绝大多数腰椎关节固定术是从侧后路完成的，靠近后侧结构而不是在中线部分。侧后路融合术可从横突后侧进行（即横突间融合术），也可在椎小关节和椎板的侧后表面上方进行（即椎板间融合术），也可同时进行这两种术式。对于严重脊椎前移的患者，因为滑动量的减少会增加神经缺陷的发生率，所以融合术通常在原位进行[79]。

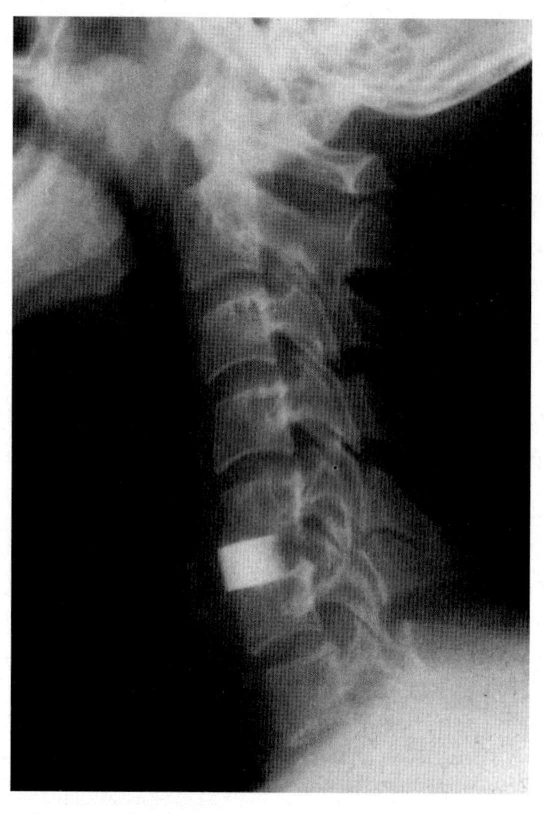

**图 12-5** 羟磷灰石移植物。在 C5-C6 可见珊瑚基羟磷灰石移植物。这名患者手术部位的前路分离作用造成了颈椎前凸过度和椎板间距离的变窄。

前路椎体间融合术不如标准的后外侧关节固定术常用。倡导前路椎体间融合术的学者们认为，退行性椎间盘疾病患者疼痛的主要根源是椎间盘本身[59]。其骨移植的植入位置更靠近该椎体节段的活动中心，从理论上讲，其比单独的后路融合术所产生的强直更大。这种术式使用的骨移植量较少，因此能恢复椎体的正常高度[59]。腰椎椎间盘水平的椎体间融合术既可使用后侧入路也可使用前侧入路。经后侧入路进行的腰椎椎体间移植术，即腰椎椎体间后路融合术(PLIF)，能提供比单纯后路移植术更稳定的内固定。1944年Briggs和Milligan报道，为治疗椎间盘退行性病变，在完成了减压术和椎间盘切除术之后，利用从棘突上取下的圆形骨块进行了 PLIF[80]。他们进行了椎体间和后路的组合融合术，并在大多数病例中达到了骨性结合。在20世纪40年代后期，许多学者报道了类似的技术，尤其是Cloward，从而使PLIF广泛地应用于低位腰椎[31, 55, 81]。从后侧入路进入椎间盘可避免与前侧经胸腔入路、经腹腔入路或腹膜后入路相关的一些并发症。

很多种材料都曾用于 PCIF 融合术，最常用的是取自髂骨的三面皮层或单皮层圆柱桩形式的自体骨[82]。也可使用大块的髂骨移植骨，以获得更稳定的即刻固定效果。腓骨移植骨在治疗脊椎前移和滑脱中同样也采用后侧入路植入，而且相对于标准的髂骨网状皮质移植骨而言可提供更高的强度[83-86]。腓骨移植骨用于固定有症状的高严重程度椎骨脱离所伴发的并发症包括假关节形成、神经缺损以及滑脱严重度或角度进行性加重[86]。如在放置移植物之前试图使脊椎前移复位往往更容易发生这些并发症[86]。最近还报道了在PCIF中将金属内固定装置放置于椎间隙的方法[82,87](图 12-6)。各种形式的PCIF都可以同坚强后路固定装置（如移植体残端螺钉固定）联合使用[81]。

当需要进行前路减压术或后侧结构严重缺乏时，可使用经前方入路的前方椎体间融合术；这种术式还可用来加强不充分或不完全的后路融合术。胸腰椎的前侧手术入路最初是用于治疗结核性脓肿的 [55]。早期前的这些前路手术主要目的是减压和清

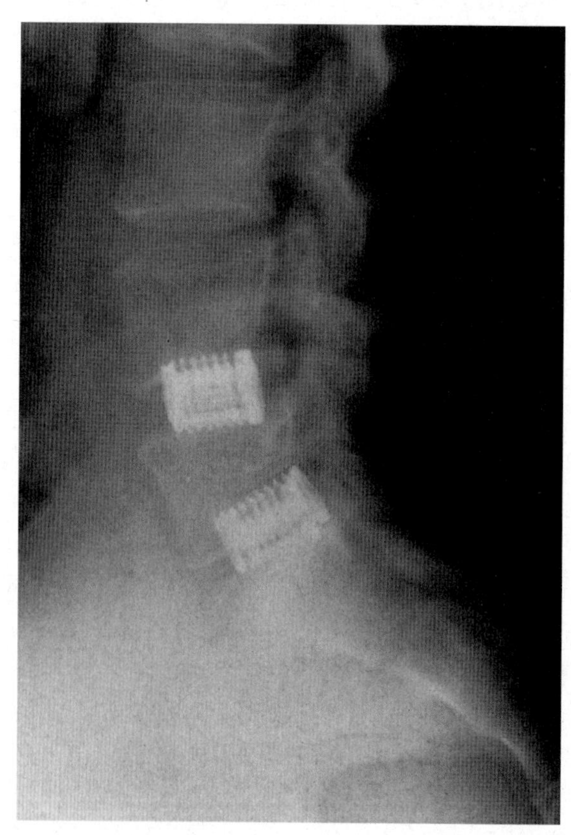

**图 12-6** 后路腰椎椎体间融合术。在 L4-L5 和 L5-S1 水平可见显影的 PLIF 笼。这种圆柱形装置被固定于椎体间，以便使脊内向生长。

创而不是融合。在 20 世纪 30 年代开始出现了一些关于治疗峡部脊椎前移而使用的腰椎椎体间移植物融合术的报道[55, 66]。在某些类似的方法用于颈椎段之前，就已发表了一些在胸腰椎段经前路进行骨皮质骨和网状骨移植的报道[55]。

单节段椎体融合术一般是通过放置网状骨或皮质网状骨椎体间移植骨来完成的。前路椎体间移植骨在融合之前往往会有一定的下沉，而这种下沉对于成功的骨质结合往往是必需的[67]。椎体间移植骨一般应为矩形，因为前方较高的楔形移植骨在脊柱伸展过度时容易被挤出去[67](图 12-7)。椎体边缘前侧的移植物轻度突出往往会被自发性吸收，因此不会引起任何大的问题。虽然术后即刻 X 线片会显示椎间盘高度已恢复正常，但在长期随访时会发现，椎间盘高度通常会减小，而且最初的神经孔分离也会消失。

进行多节段椎体切除时使用皮质移植骨。因为胸腰段的脊柱前方承受的机械应力较高，所以用于胸腰椎的各种类型移植骨都有发生骨折或塌陷的报道[60]。肋骨移植骨，尤其是取材较长时，一般比胫骨移植骨脆弱得多，但是当受到所生成的外力作用时两者都可能发生骨折，尤其是胸腰段和腰段[60, 64]。前路骨质融合术后常会发现假关节形成，据多项研究报道其骨不连的发生率可达 44%[88]。

在过去的10年中，充填以非结构性网状骨的各种金属和碳纤维移植物已用于实现前路椎体间融合。研究发现，这些移植物（通常称之为椎体间融合笼），可在植入后立即提供结构支撑作用，而且可提供一种生物学支架和基质以促进融合[59]。第一个这种装置是 Bagby 研制的，用于治疗纯种马的脊椎炎性脊髓病[59, 88, 89]。现代金属笼可根据装置的具体设计选用开放手术或腹腔镜手术经前方入路或后方入路方法植入到脊椎[87]。前方入路的主要的优点是易于接近椎间盘，从而使切除术更彻底同时避开了后方的脊柱旁肌肉和韧带，并且可降低后方组织将金属笼挤压到椎管内的发生率[59]。但是，这种广泛软组织切除可能会引起失稳以及金属笼植入的失败(图 12-8)。现在可使用的金属融合笼至少有 4 种，但是目前只有 Harms 垂直金属笼经（美国）食品和药物管理局认可已广泛使用[88]。因为这种融合笼不需要进行前后路联合融合（周缘关节固定术）即可以达到稳固脊柱的效果，且融合成功率高，所以其很快得到了普遍使用。达到融合的X线片可靠征象是，融合笼前方或周边形成骨小梁桥接，而且在屈伸位 X 线片上没有任何活动的表现[88]。椎体间金属笼植入术后若桥接骨小梁仅限于金属笼内侧，则很难判定

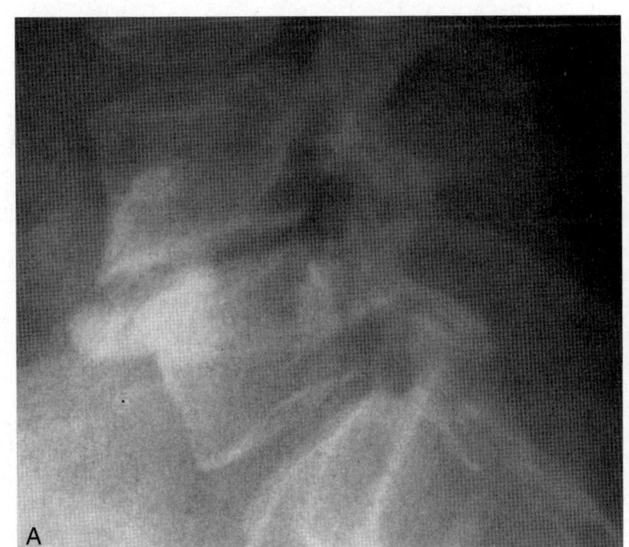

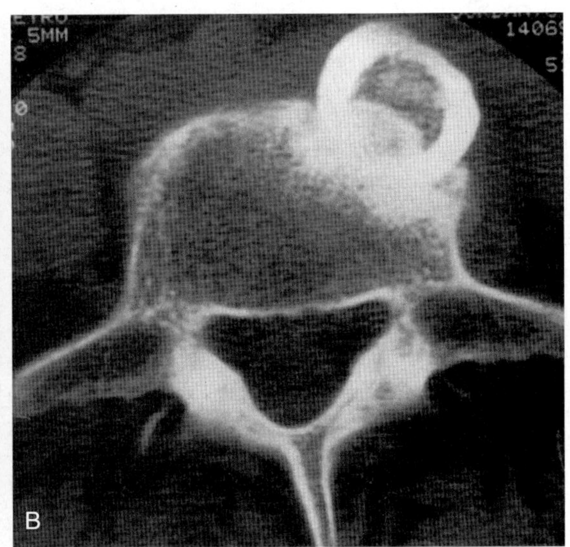

**图 12-7** 移植物的挤出。

A L4-L5 椎体间移植物向前方挤出。

B 经轴位 CT 扫描显示被挤出的移植物沿前外侧扩展到椎体边缘。移植物仍保持在原位，其被挤出的部分随后被吸收，最终发生融合。

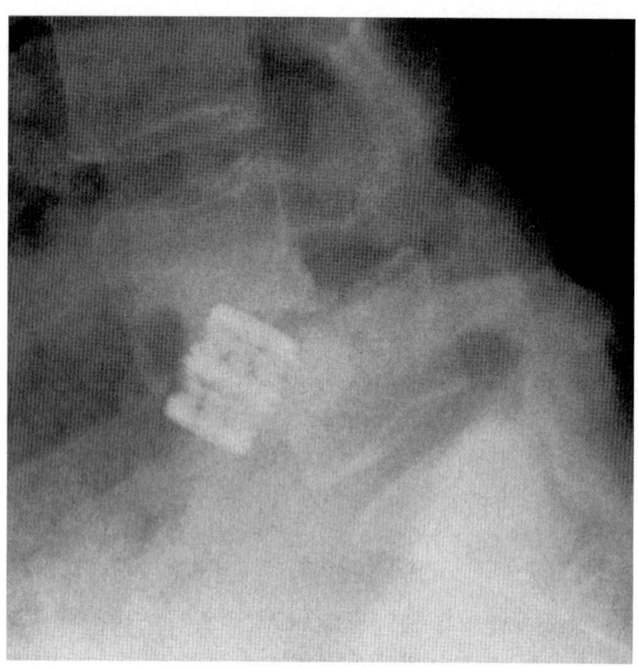

图12-8 金属笼植入失败。L4相对于L5的前移以及L4后方椎弓的术后缺损均很明显。金属笼发生倾斜并向前方凸出。

是否已融合。

混合型椎体间移植物是由异体股骨骨皮质移植环填塞以取自髂骨的自体网状移植骨构成的生物活性融合笼[88]。不同于金属椎体间融合笼，混合型融合笼全部是由骨质构成的，因此可以进行完全的骨质重建。脊柱存在感染时也可以使用混合型融合笼，因为其具有全面的生物特性。为了防止异体股骨移植物的前向移离原位，常在前侧放置带垫圈的网状骨螺钉[88]。目前，正在进行着多项调查性研究，以检验为进一步促进愈合和融合而在融合笼内植入骨生长诱导材料的使用情况。到目前为止已研究的骨生长诱导材料包括有重组体骨形态形成蛋白2、重组体成骨蛋白1、物质P-15以及促有丝分裂间充质干细胞[88]。

胸腰椎的前方入路手术可伴发各种并发症。据报道，这种术式相关的主要并发症发生率为1%～11%[90, 91]。除了移植物本身的植入失败以外，还可出现一些与毗邻血管、神经系统及内脏结构相关的并发症[69, 91-93]。血管系统的并发症较少见，但在先前患有诸如动脉瘤、假性动脉瘤、潜在血管异常或广泛钙化性动脉粥样硬化之类血管病变的患者中极容易出现[69]。曾有因内固定挤压而致主脉糜烂的报道，但柔软的静脉组织最易受到因器械放置不当所引起的损伤。胸导管受损及其所导致的乳糜胸也很少见，但若不尽早发现和适当治疗将有50%的死亡率[94](图12-9)。神经系统损伤不常见，但因直接刺穿椎管可导致腰骶丛、副交感椎旁腰神经丛、副交感神经丛或马尾神经（少见）的功能紊乱（常为暂时性）[69, 93]。在腰椎前路手术中还可引起胸膜、膈、腹膜、输尿管以及胸膜和腹膜内器官的损伤[67, 69, 90, 92]。手术植入器械的同侧的肺部并发症是主要并发症的最常见类型，一般见于广泛软组织切除术后[90]。

## 三、颈椎

颈椎手术融合的目的是为了获得并保持生理对位，消除过度运动，纠正或防止脊柱不稳，以及避免脊柱后凸畸形的发生[3, 95]。前方入路、后方入路或组合入路均可采用。与腰椎段不同，单纯骨移植采用前方椎体间术式要多于后方椎体间术式。因为

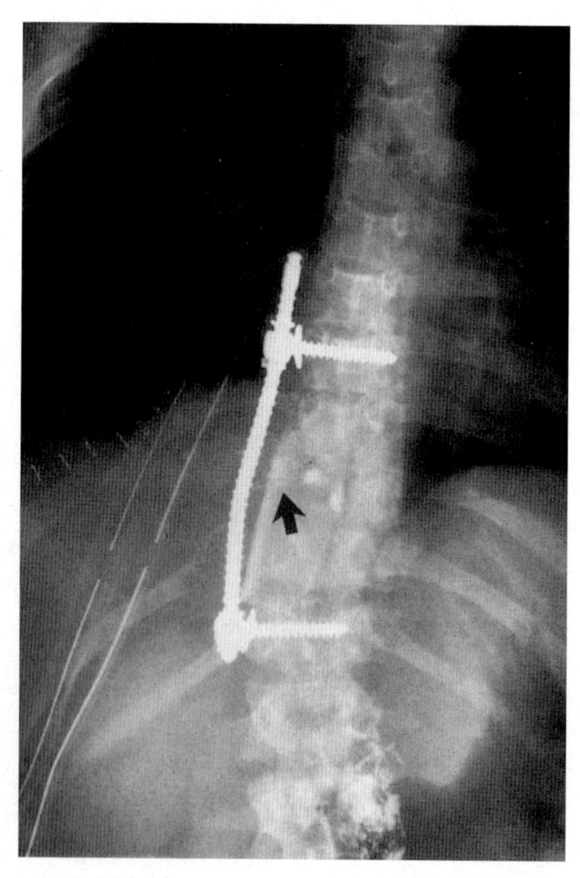

图12-9 胸导管撕裂。为治疗T10-T11水平的骨折脱位放置了前路杆状移植物和Edwards通用内固定针（老式样），并装了Kostuik螺钉。术后发生了乳糜胸。淋巴管造影显示医源性胸导管撕裂导致手术部位淋巴液溢出（箭头）。

单纯移植术几乎不能提供足够的后方稳定性，所以后路移植术一般都需要联合应用某些类型的金属内固定件，以便在移植物完全结合之前保持脊柱稳定。

同胸腰段一样，颈椎的前路术式最初是用于肉芽肿性脓肿的清创以及肿瘤的活检和切除[54]。后来提出的前路椎体间融合术主要用于治疗颈椎关节强硬及退行性椎间盘病变。最早的一系列前路融合术是在1955年由Robinson和Smith描述的，他们先对退变的颈椎椎间盘进行了前路切除，随后进行了前路骨移植以达到椎体间融合[96]。1958年，Cloward对经前路切除退变的椎间盘然后行椎体间融合做了进一步推广，并强调指出采用这种术式可将有症状的骨赘一起切除[97]。从那时起到现在，前路融合术只进行过很小的改良，但其适应证却扩大了，包括创伤性损伤、颈椎管狭窄、炎症性关节病、韧带骨化以及需要进行前路减压的很多其他颈椎疾病。

关于单节段椎间盘切除术是否需要行椎体间融合这一问题存在有一定的争议，但是许多外科医师对这种病例都常规使用移植物。在多节段前路减压术后，前路椎间移植术对于恢复脊柱稳定性和功能是必不可少的[60]。对于患有多节段椎间盘退行性变的患者，可以在所有的手术节段都使用椎体间移植物，也可进行支撑移植术。进行前路颈椎融合术时一般在切除退变的椎间盘和严重的骨赘之后将自体皮质网状骨植入到椎间盘的部位。这种移植骨起着机械垫圈的作用，用以保持或增加椎间盘高度；同时它也分离了神经孔，因此可减小椎间孔骨赘的压迫作用[65]。移植物提供的前路融合在理论上可减少因活动受限而引起的神经刺激，并可使骨赘被吸收[98]。置入移植骨最常用的前路方法是Smith-Robinson法、塞缝石法（Simmons,Bailey-Badgley）和Cloward法。使用最广泛的是取自于髂嵴的Smith-Robinson的三面皮质移植骨。移植骨呈长方形或马蹄铁形，植入后让骨皮质朝向前方和外侧。在侧位X线片上很容易看到Smith-Robinson移植骨呈长方楔形的皮质网状骨，紧密嵌合于完好的终板之间[95]。为了尽量避免发生Smith-Robinson移植骨的骨折、塌陷和被挤出，应使其高度不低于6mm（最好为8～9mm），比退变椎间盘高出2mm，使终板间互相平行，并使移植物错后于椎体前缘皮质2mm[60, 64, 93]。Cloward移植骨稍大一些，呈圆柱状，外层为骨皮质，中间为网状骨，通过密不可分的终板伸入到椎体内[95, 97]。此时皮质端朝向前方和后方，所以移植骨的圆形皮质轮廓以及邻近终板和椎体内稍大的缺损区在前后位投照时显示最明显。Cloawrd术式可使外科医师切除椎体和相关骨赘的范围比标准的Smith-Robinson术式更大[95]。Bailey-Badgley移植骨是一种长方形皮质网状移植骨，嵌入在椎体前部留出的凹槽内[99]。移植时也可以进行终板和骨赘的切除。体外试验表明，马蹄铁形Smith-Robinson移植骨比块状或柱状移植骨更坚强，而且其显示的初期稳定性更高[100]。Smith-Robinson移植法的强度与其形状有关，而且更重要的是与终板是否保护完好有关[100]。Cloward移植骨强度最弱也更容易被挤出[64, 100]。

颈椎皮质移植骨块在椎体切除术后应用，并可同时进行单个或多个椎体的复位。当对严重颈椎后凸的脊髓病患者（无论是因为颈椎强直、创伤或前期椎板切除术）进行多层面减压时，一般都需要进行前路植骨或通过后路融合进行增强[50, 52, 101]。与多层面椎体间融合不同，长节段块状植骨可获得迅速的机械稳定而不会形成迟发性脊柱后凸[101]。植骨块一般取自髂嵴、肋骨或腓骨[64]。腓骨移植块更坚强但骨质结合较慢，一般用于接受三个层面以上椎骨切除的患者[93, 99]。这种植骨块在侧位X线投照时最容易看清楚，表现为桥接椎间隙的方形成熟骨块，位于手术部位边缘处完好椎体的凹陷内[95, 99]。最初的骨质结合移植骨的两端，然后骨质缓慢向内生长逐渐进入移植骨的中心部位。

前路颈椎关节固定术在技术上具有一定挑战性，文献通常报道的失败率为3%～20%[50, 98]。虽然并不是所有的假关节病例都出现症状，但文献报道在进行多层面融合术的患者中高达50%以上移植骨会形成假关节[98]。颈椎前路骨移植失败的力学原因有骨折、塌陷、吸收或移植骨的明显挤出[60, 64]。原有的后路减压术会使前方植骨块承受较大的机械应力，从而会明显增加前路融合术的失败率[50]。颈椎移植骨发生骨折和塌陷较脊柱下段移植骨少见。从骨质减少骨上取材的自体移植骨结构强度较低，容易发生骨折或断裂[60]。当移植骨比终板更坚硬时，移植骨容易塌陷在椎体内从而导致脊柱畸形的增大[64]。当终板在椎间盘切除术或骨赘切除术中被破坏时，也容易发生椎体内塌陷(图12-10)。异体移植骨的强度各有不同，但异体移植骨塌陷的总发生率要高于自体移植骨，尤其是接受了Cloward前路融合术的患者[93, 98]。

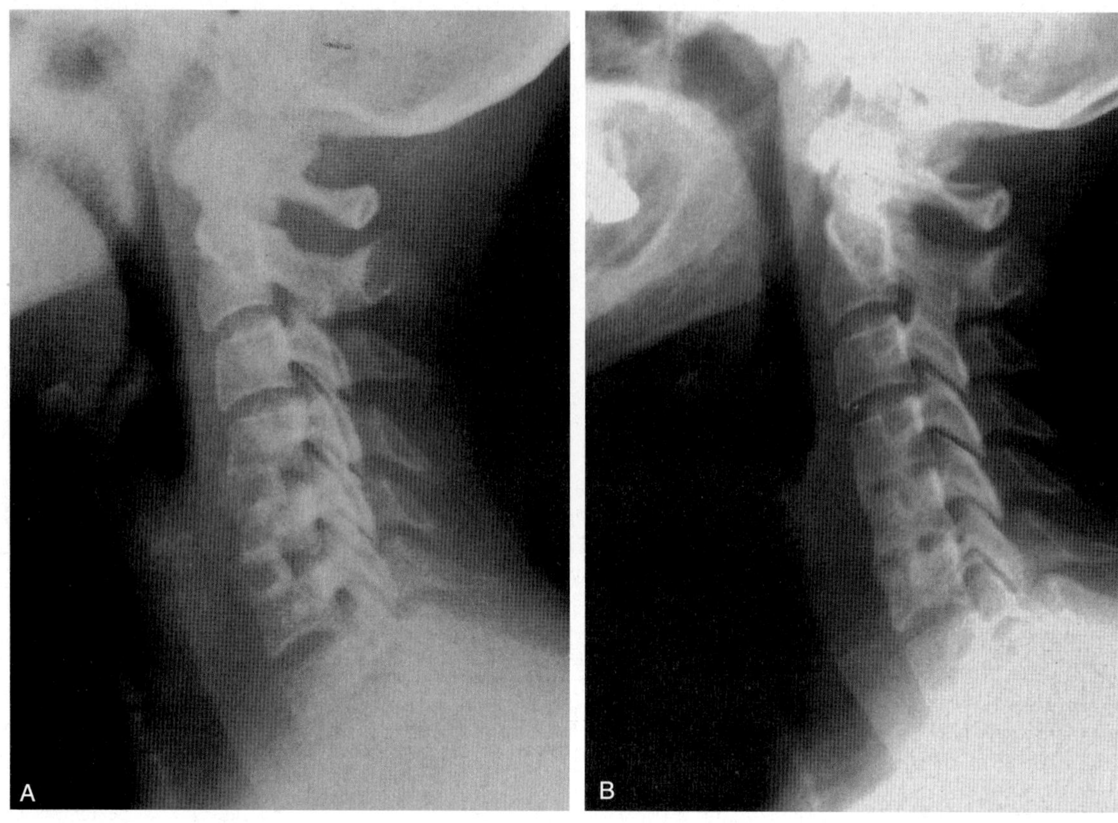


**图 12-10** 移植骨塌陷。

A 术后 X 线片显示出 C4-C5 和 C5-C6 处的 Smith-Robinson 移植骨。

B 随访 X 线片显示因椎体间塌陷所致的移植骨体积丢失。此外还出现了椎间隙宽度变窄。

移植骨被挤出是一种常见的并发症，其发生率占患者的 10%～13%，其原因有：移植骨两端减压不充分，移植骨融合失败，或者与邻近椎骨联结失败[60, 93]。这种并发症最常见于活动度较大的脊椎阶段，如低段颈椎和胸腰椎节段。移植物被挤出一般是沿前侧或前外侧方向，从而导致脊柱后凸(图 12-11)。Smith-Robinson 移植骨被向前挤出最为多见，尤其是实施了多层面减压术的患者[98]。这种挤出与植骨过高有关，一般都高于 9mm，此时会在该椎间盘层面产生过分离和过度伸展[98]。颈椎节段移植物向前方挤出可导致与气管、食管或血管受损相关的严重并发症[64, 93]。Cloward 移植物更易于向后方挤出，因为该术式不会把保护性骨唇保留在椎体的后缘上，而且通常会切除后纵韧带[98]。移植物向后方挤出较为少见，然而一旦发生便会对脊髓造成压迫。

因脊柱后侧失稳未被检出而导致的术后脊椎后凸是椎体间移植失败的主要原因，而且其临床结果也会很差[64, 95, 102]。减压术伴发的创伤或术后改变经常会造成后方韧带功能不全。前路融合术一直被视为颈椎爆裂骨折伴神经缺损的最好治疗方法。在单纯前路手术后出现后侧韧带损伤的患者中可能会发生术后移植物移位、术前脊柱排列不齐的复发以及进行性神经缺损[102]。因此对于有脊柱前侧畸形和造成神经缺损的后侧韧带不稳定的患者往往需要相继或同时进行前路和后路融合术[52]。

很难确定对颈椎关节强硬成功进行了椎体间融合会不会加速邻近椎间盘层面的退行性病变，因为融合部位的活动减少了，而邻近节段的代偿性活动会增加。在长期随访评估中发现，大多数患者都有进行性退囊性椎间盘病变,通常发生于融合组织的下方，但这种退行性病变是否与融合术引起的生物力学改变有关还很难确定[103]。虽然很多外科医师认为脊椎融合术后会增加发生加速椎关节强硬的风险，但目前还没有一项充分的研究支持这一观点。由于在评估脊椎融合的长期研究中患者随机化不足而且未能明确确定出合适的对照组，所以难以鉴别是手

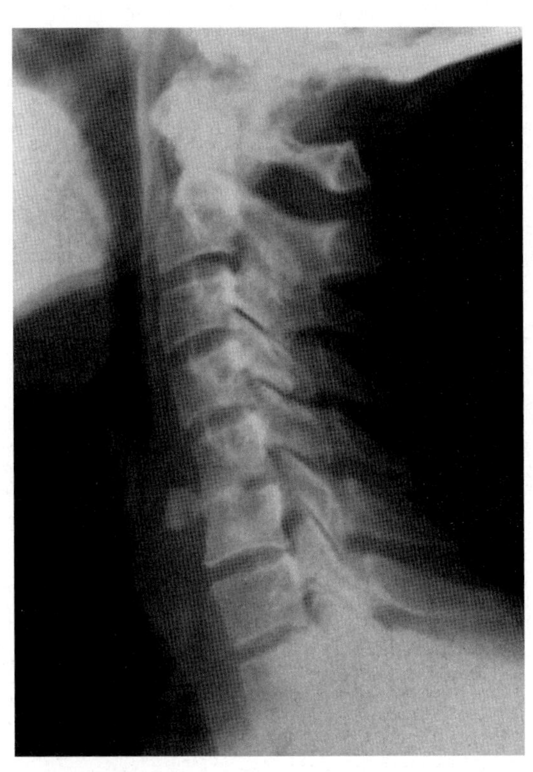

**图12-11**　移植物挤出。在手术层面出现了C5-C6 Smith-Robinson移植骨的向前挤出，椎间盘高度丢失以及局部的轻度后凸。

术诱导的病变还是正常的老化过程。Gore等人在平均5年的期间内对90例颈椎融合术后的患者进行了评估，发现椎关节强硬的发生率在手术组和非随机对照组之间没有任何差别[104]。这些研究者于是得出结论，颈椎关节固定术并不会明显加速邻近椎体节段的退行性病变[104]。Hilibrand等人对374例接受前路颈椎关节固定术的患者进行了评估，他们判断这些患者中有25%在术后10年内会在邻近脊椎节段发生有症状的退行性病变[105]。在这些患者中，邻近节段的有症状退行性病变最常见于C5-C6和C6-C7节段，而且单节段关节固定术后的发生率要高于多节段关节固定术[105]。这项大系列研究的作者们还得出了如下结论：邻近节段的有症状病变是进行性脊椎关节病所致，而不是关节固定术本身造成的[105]。

与颈椎前路术式相关的并发症包括：食道损伤，对喉返神经、副脊椎神经、膈神经或其他神经的损伤，星形神经节破裂，血管损伤，胸导管撕裂，脊髓损伤，气胸，感染，出血[31, 92, 93, 95, 106]。有潜在硬脊膜侵蚀、硬脊膜与减压部位粘连或硬脊膜意外撕裂的患者可出现术后脑脊液瘘[28,107]。与气管受水肿或血肿压迫相关的术后呼吸系统病变也被视为术后早期发病和致死的一个潜在病因[93,95,108]。Emery等人注意到，上呼吸道严重阻塞与多节段颈椎减压术、潜在的中等严重度肌病以及大量吸烟史或哮喘史存在相关性[108]。在他们的研究中，用X线评估术后椎前软组织的宽度并不能确定患者是否有上呼吸道病变的危险性[108]。

## 第三节　脊柱内固定术

除了用钢丝和有限螺钉技术进行脊椎融合以外，最早广泛应用的脊椎内固定是用来治疗脊柱侧凸的[2]。应用石膏管型外固定带的非手术治疗既不舒服又费时，而且效果也不理想，除非畸形具有易弯性而且保留有生长潜力[2]。内固定的研制是为了内部矫正脊柱的侧凸畸形和使患者早期活动。此后其应用已扩展到为脊柱侧凸以外的其他各种类型脊柱疾病提供坚强内固定。脊柱内固定可应用于各种脊柱疾病，如退行性椎关节强硬、脊椎前移、骨折、感染、肿瘤和先天性功能障碍。坚强内固定联合骨移植可用来提高骨融合率，防止假关节形成，矫正畸形，维持脊柱稳定，以及让患者早期活动[5]。现在可使用的内固定器械有各种类型，组合应用了各种固定杆、固定板、移植体残端固定螺钉、U形固定钉、交叉连杆、固定钩和固定钢丝。这些庞大的金属固定装置为脊柱的术后成像带来了极大麻烦，因为在断层成像时它们会产生广泛的金属伪影[109]。

必须强调的是，内固定的目的是在脊椎形成坚固的骨性融合之前为其提供暂时性稳定的固定以及维持其对位和制动[3, 110-112]。如果不能达到骨性融合，金属内固定件将不能承受作用于脊柱上的长期重复性应力并最终导致手术失败[113]。选择合适的内固定种类以及选择置入方法都极为复杂，因此与使用这些内固定有关的生物力学原理往往很难理解。本章仅对各种内固定系统做了一点简要的综述，读者可参阅Slone等人撰写的一系列杰出的论文，其中讨论了脊柱内固定的生物力学原理并对所讨论的装置进行了详细的描述[111-114]。

### 一、胸腰椎

第一套脊柱内固定装置是在20世纪50年代由Harrington研发的，用于治疗脊髓灰质炎引发的神经肌肉性脊柱侧凸患儿[115-117]。现在，虽然Harrington系统已很少使用，但本文仍将对其的某些细节进行详细的讨论，因为理解了其设计理念有助于理解现在的内固定方法。在Hirrington系统的最初设计中组合使用了固定杆和小关节面螺钉，但是因为最初的设计失败率很高，因此早期采用了一种带棘齿的杆钩固定结构[116、117]。这种装置是从后侧植入的，在畸形的凹面两端起牵拉作用，沿凸面起压缩作用；牵拉和压缩作用力越大，越容易完成复位[3]。Harrington装置的主要用途是，在治疗先天性胸椎侧凸相关的单向脊柱弯曲中促进脊柱的融合，以及为前纵韧带完好的胸腰椎骨折提供重新对位和稳定性[115]。

因为骨性融合而不是内固定装置才是长期稳定性的基础，所以在完成内固定的同时还应进行骨移植[115]。Harrington在其实验很早就意识到，通过骨移植进行增强对于长期维持脊椎侧凸患者所达到的矫正效果是十分必要的[116, 117]。虽然Harrington当时在治疗脊柱侧凸时只采用了后路植骨，但其他一些外科医师为获得牢固的融合在放置内固定后却使用了前后路组合植骨[118、119]。前路植骨可降低骨骼发育未成熟的患者发生脊柱旋转畸形（曲轴样畸形）的风险[119、120]。

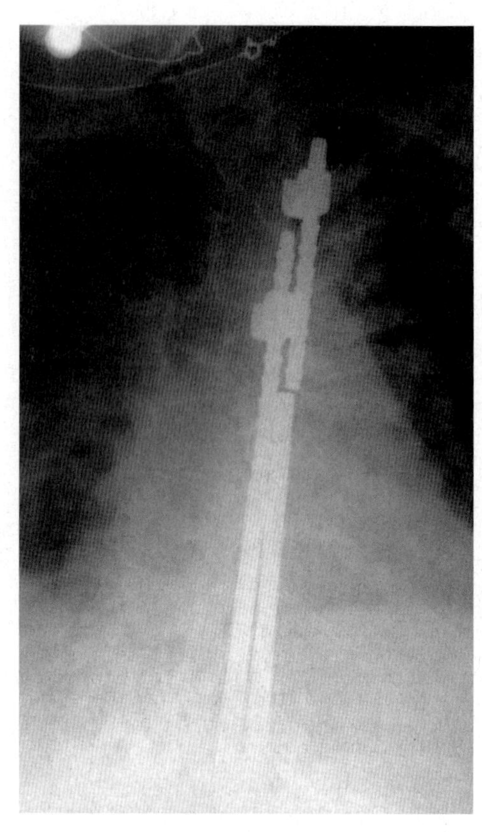

图 12-12 Harrington固定杆的断裂。在分离杆的凹槽段和直段结合部可见一处断裂。

Harrington不锈钢牵拉分离杆直径为0.625cm，可制成各种长度。分离杆的上端外表开有一系列环有一段形槽，以便使上方拉钩钩在槽肩上，以防止拉钩上受到轴向压力时发生滑脱[116]。上方的拉钩通常尽量靠近杆的平滑部分放置以防止钩与杆分离以及杆和凹槽结合部的断裂。因为杆的横截面直径在此结合部突然减小了25%，所以该部位的应力会升高，从而成为整个装置中最薄弱的主要部位[29, 43, 121, 122](图12-12)。牵拉分离杆的下端有一段较窄的部分(接头部)，正好穿过每个拉钩中心的孔[115, 116]。Herrinrton压缩杆有两种直径规格(3 mm和5mm);较细的杆易弯有弹性但容易发生金属疲劳和失效[29, 115, 116](图12-13)。这种压缩杆全长都攻有螺纹，因此其外部可套上多个拉钩[116]。在弯曲部分的凸面之间使用多个拉钩可能是节段性内固定的最早期形式。据称，压缩杆对提高结构的稳定性或改进脊柱畸形的矫正效果不起什么作用[2]。所以这种类型的压缩杆不如Harrington系统的牵拉分离杆常用。

单拉钩放置于分离杆的头侧和尾侧。上方分离钩在其远侧加有C形垫圈来固定就位。压缩杆用六角螺母来把拉钩固定就位，在最上端和最下端的拉钩上通常使用双螺母，以保持其固定位置[116, 122]。Harrington装置最初设计的拉钩为C形，与椎板贴合不好。此后设计了各种不同形式的拉钩以配用Harrington杆，这些拉钩可放置于胸椎小关节内横突上或椎板边缘（最常用)[29, 115]。Edwards“解剖形态”拉钩有着与椎板解剖面相似的扁平外形，可能是应用范围最广的设计形式。内固定装置发生断离的概率为2%～17%，一般是由于拉钩从杆上拉出或与杆脱离所致[3, 29]。内固定杆断裂比拉钩断离少见，但这两种并发症都提示有活动异常和假关节形成[120, 123](图12-14)。可以采用如下方法来降低断离发生率：改进固定杆或(和)拉钩的结构，在分离杆上放装多个拉钩(Bobechko双上钩)，通过椎板下拴系钢丝增强杆－钩结构强度(Harri-Luque技术)，在棘突及关节面和内固定杆连接系统之间放置Edwards固定杆套管[3, 115, 124]。

在低位腰椎使用Harrington装置伴发内固定失败和其他并发症的概率较高[115]。在腰段使用时，为

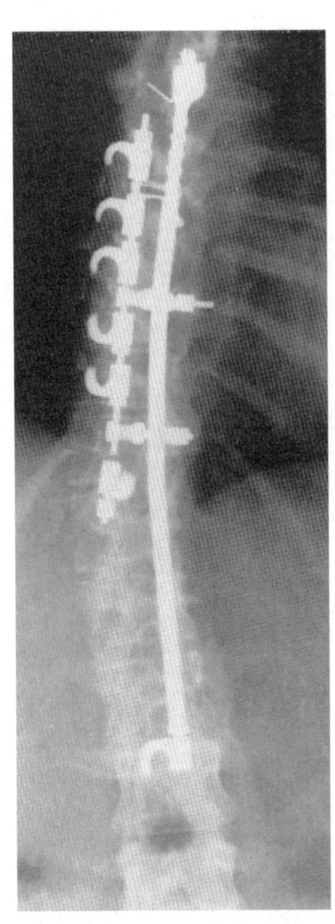

图 12-13　Harrington 内固定装置。前后位像显示出左侧的Harrington分离杆以及上下方的单个拉钩。右侧的压缩杆上有多个拉钩，而且其全长都没有螺纹。图中可见最尾端拉钩上的压缩杆已断裂。为提高稳定性已放置了交叉连杆。

了提供更好的旋转稳定性，一般使用方形端头杆配方形孔拉钩这类外形吻合的结构(Moe 改良术)[115,122,125]。也可以使用 Edwards 套管，将其放置于棘突和邻近关节面之间，可有助于控制旋转和维持脊柱前凸[3, 124]。尽管有了这些改进，但与腰椎固定术有关的并发症仍常有发生，尤其是在L3水平以下进行内固定时。低位腰椎放置 Harrington 装置所伴发的问题包括有：拉钩断离的发生率高，腰椎的脊柱前凸丧失("平背"畸形)，异常步态，下腰背痛，残疾，与尾端拉钩移行到椎管内有关的后期硬脊膜侵蚀或神经系统并发症[29, 43, 119, 120, 126]。

Harrington 装置的缺点有：左矢状面上的控制作用较差，返转能力过小，分离过度，内固定杆断裂或拉钩断离的发生率高，而且假关节形成率相对较高[3, 29, 42, 119, 125]。给 Harrington 拉钩施加过大的牵拉应力对于将其锁定于椎板上是必要的，但往往会使下方的骨质受到侵蚀，继而发生断裂或使拉钩移位[116, 122, 125, 126]。椎板骨上手术开槽过大、过度牵拉分离、骨质疏松以及将拉钩放置在低位腰椎或骶骨部位都会伴发椎板骨折[29]。

虽然 Harrington 装置是为治疗脊柱侧凸而研发的，但它也广泛用于胸椎和上位腰椎外伤后椎体序列的恢复和保持[40, 42, 122, 123, 127]。1958 年，Harrington 首次用内固定杆对胸腰椎骨折脱位进行了治疗[115]。他和其他早期研究者发现，用手术方法复位这些损伤的主要优点在于患者早期就可以开始进行活动和康复训练[121, 123, 127]。自此，Harrington内固定系统便开始广泛用于胸腰椎骨折的治疗。分离杆最适用于与脊柱轴向受力有关的损伤，如爆裂骨折中向后移位的骨碎片可使椎管缩窄。Willen和同事们发现，使用Harrington内固定术治疗爆裂骨折后椎管的正中矢状径和横径都有了明显改善，但他们注意到其骨折复位一般不完全，术后椎管持续缩窄的平均值为26%[40]。发生后方韧带撕裂的脊柱外伤后也可以使用压缩杆，但总的来说，这种情况下应用压缩杆不如韧带保持完好时使用成功率高，因为这种装置的强度有限[3, 29, 123]。Gruca-Weiss弹簧的作用与Harrington压缩装置相同，特别是上位胸段，因为其强度高且易于插入[3, 121]。这种目前几乎被淘汰的装置包括有一对弹簧，弹簧的两端固定在椎板下的拉钩上[3,121]。Harrington内固定件主要用于认为前纵韧带或后纵韧带保持完好的病例。在严重不稳定的移位性或旋转性损伤累及所有三个脊椎节段时，这种装置应用起来比较困难，而且有潜在的危险性[29, 115, 121]，一般要在骨折部位进行补充融合术并采用外固定。

在脊柱内固定技术发展的早期，Harrington 内固定装置并不是唯一使用的杆钩结构。1964 年，Knodt 和 Larrick 首次报道了应用带有椎板下拉钩的全螺纹成对分离杆在退变的腰椎活动节段两端进行牵拉分离的病例[128]。该系统的设计旨在利用短节段后侧分离牵拉力来扩大缩窄的神经孔。Knodt 固定杆的两端攻有相反方向的螺纹，中间有一个固定螺母(松紧螺丝扣)[112]。现在，Knodt 内固定针除了配用 PMMA 来支持椎体分离进行胸椎肿瘤的前方减压以外，已很少使用。该装置曾在有限的节段导致腰椎前凸的明显消失。纤细的内固定杆在没有附加支持的情况下还容易发生变形或断裂。Jacobs 在 1979 年设计了一种由螺母和垫圈调控的带拉钩固定杆，不需要在固定杆上开出深槽即可固定住拉钩[125]，Jacobs 拉钩的外形呈"L"形，因此比

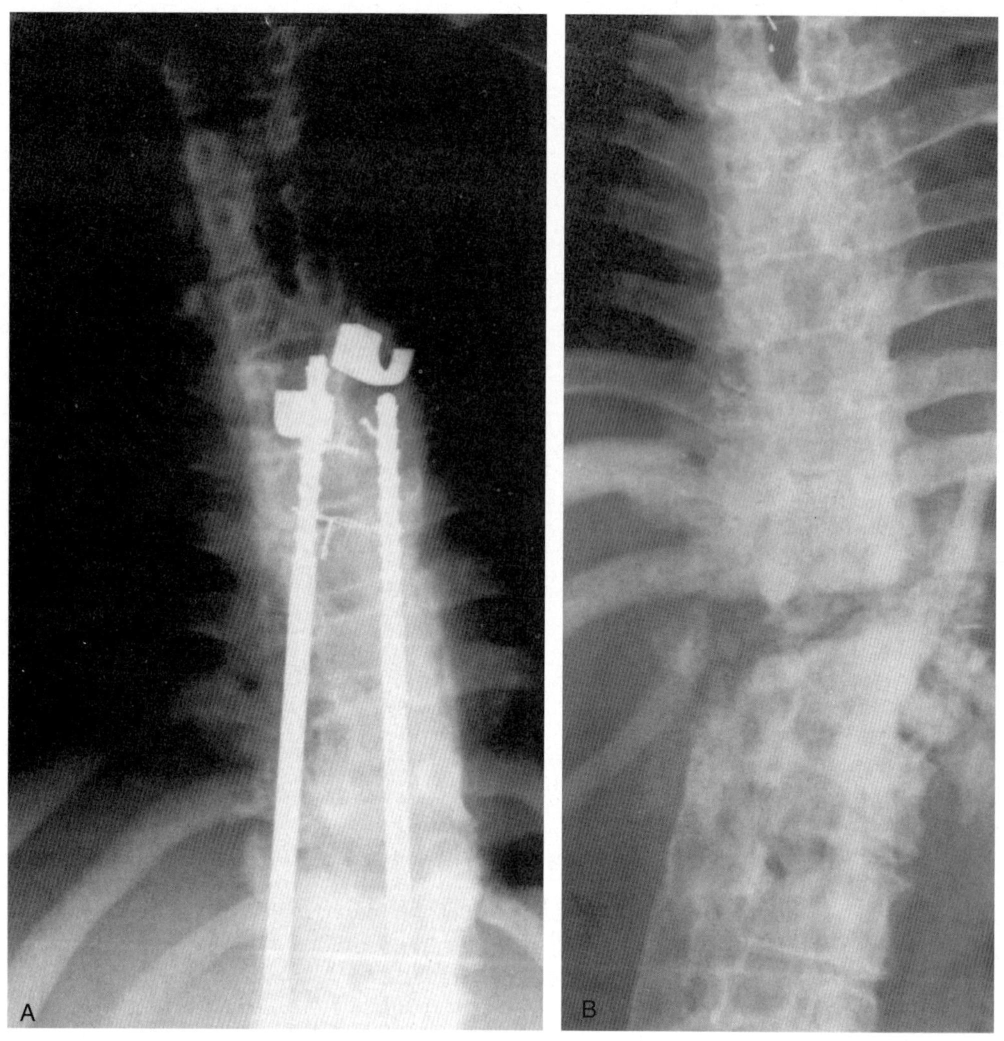


图 12-14 拉钩脱出。

A 顶端拉钩从左侧 Harrington 分离杆上脱出。在这名截瘫患者的 T11-T12 层面还有假关节形成。

B 在内固定取出后可见假关节有所好转。在骨不连部位可见广泛硬化、半脱位和不规则，这与脊柱神经病性病变相符。

Harrington 使用的“C”形拉钩能更好地适应椎板的解剖结构[116,125]。这种固定杆比 Harrington 最初的设计具有更高的强度，其拉钩的抗拉出强度也更高。Jacobs 装置最适用于胸腰椎结合部骨折的固定[125]。大量拉钩用于上位胸段时可能会导致皮肤破溃或不适，而用在下位腰段的拉钩失败率较高[125]。

传统的杆针内固定装置会将垂直应力集中加在上方和下方拉钩上，而对介入椎体只施加以间接的矫正力。分节段内固定装置则试图把矫正力分散到多个脊椎阶段上。Luque 于 1973 年在治疗脊柱侧凸中第一次成功应用了分节段脊柱内固定装置[129-131]。Luque 的患者中有许多人患有后期并发有脊柱侧凸和严重骨质疏松的脊髓灰质炎。在这些患者中，配用 Harrington 杆的常规固定装置由于拉钩对脆弱椎板的侵蚀而导致较高发生率的拉钩固定作用丧失，继而引起 Harrington 拉钩的脱钩[131]。Luque 固定装置在多个脊椎水平使用了椎板下钢丝拴系并联合使用了成对的光滑固定杆，以便给多个脊柱节段施加横向矫正力[121, 129, 132]。把矫正力分散在多个节段上可以降低疏松骨断裂的发生率，而且能提供比分离钩杆装置更高的稳定性[3, 110, 131, 133]。Leque 分节段内固定装置与 Harrington 杆钩装置在矫正脊柱侧凸的方法上有很大不同。Harrington 装置是通过沿垂直方向施加矫正力来矫正脊柱侧凸的，而 Luque 装置是通过多个水平方向矫正力来矫正脊柱侧凸的[120, 131, 134]。现代生物力学研究结果认为，联合施加牵拉分离力和横向固定力（像Harrilngue方法那样）要优于单独使用两者之一的效果[3]。

Luque杆的直径有4.8mm或6.3mm两种，较细的杆在用于脊柱后凸患者或脊柱弯曲度较大且僵硬的患者时容易折断[110, 131]。固定杆断裂在未达到骨性关节固定的情况下更容易发生，而且一般发生在装置的端头附近[110](图12-15)。光滑的Luque固定杆有多种形状，如平直、L形、方框形或长方形，此外，还可为需要进行骨盆固定的患者专门设计特殊的组合固定杆[131, 132]。治疗脊柱侧凸最常用的外形是双L形，一个固定杆的短支向上，另一个固定杆的短支向下。固定杆端头的90°弯曲部分可使短支穿过棘突或位于棘突下方以提供更稳固的固定[112](图12-16)。设计成L形可防止固定杆移动和旋转；把两根固定杆交叉连接起来可增强其刚度并可减少发生移动的危险[131, 132]。

固定骨盆的组合固定杆用于矫正骨盆倾斜并帮助躯干肌力薄弱的患者保持直立体位。组合固定杆是由对折弯曲的单根固定杆构成的，形成一种双杆的形状，其尾端向两侧打开以便伸进每个髂嵴内[112]。用预制的Luque组合固定杆进行骨盆固定时，要将杆的下段插进两侧髂骨内，这种方法称之为Galveston固定法[131](图12-17)。理想的情况下，插进髂骨中6cm能达到最完美的固定效果。

Luque装置的主要并发症与多根椎板下钢丝的穿入有关。即使切除时很小心，椎板下钢丝的穿入也会导致硬脊膜的意外撕裂[28]。更值得一提的是，在脊柱侧凸患者的椎板下穿入钢丝伴发神经缺损的发生率为1.8%，尤其是当靠近钢丝的固定杆与椎板结合不紧密而使钢丝能在椎管内活动时[29, 120, 135]。当用于脊柱损伤的患者时，椎板下钢丝伴发的神经损伤率可达到17%[29]。由于椎板下穿钢丝所致的神经损伤神经风险增大而且最终矫正后会发生僵直，所所以Luque固定装置主要用于神经肌肉性脊柱侧凸

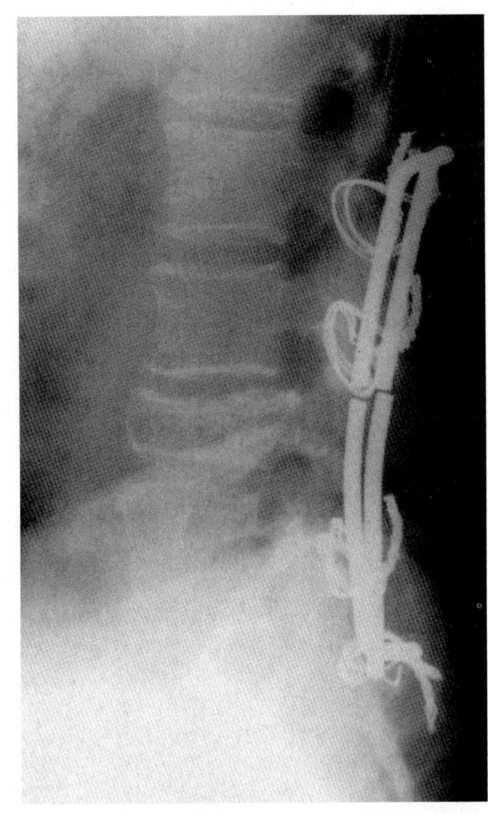

**图12-15**　Luque杆的断裂。低位腰段的侧位像显示L4有一处愈合的爆裂骨折。成对的Luque固定杆在其中部发生断裂。

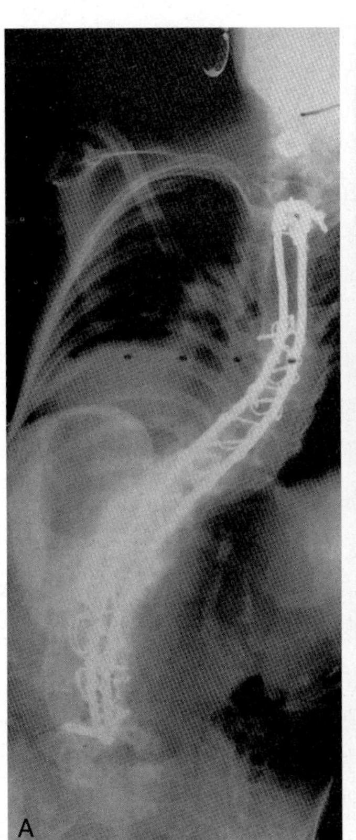


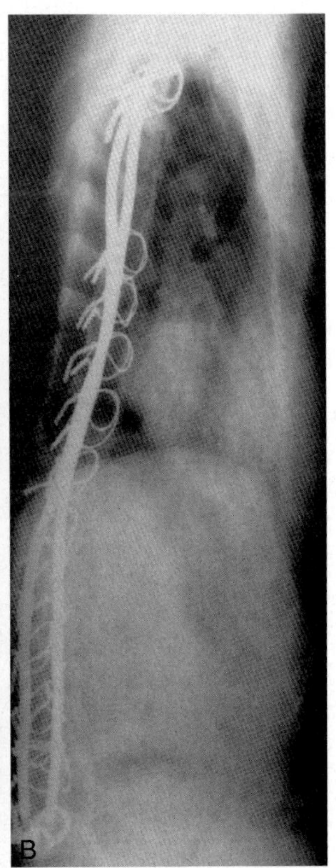


**图12-16**　Luque L形固定杆。

**A**　前后位像显示出为治疗神经肌肉性脊柱侧凸放置的Luque L形固定杆。请注意每根固定杆末端的短支。图中可见多层面椎板下钢丝。

**B**　请注意，在脊柱侧位像上正常矢状位形态缺失。

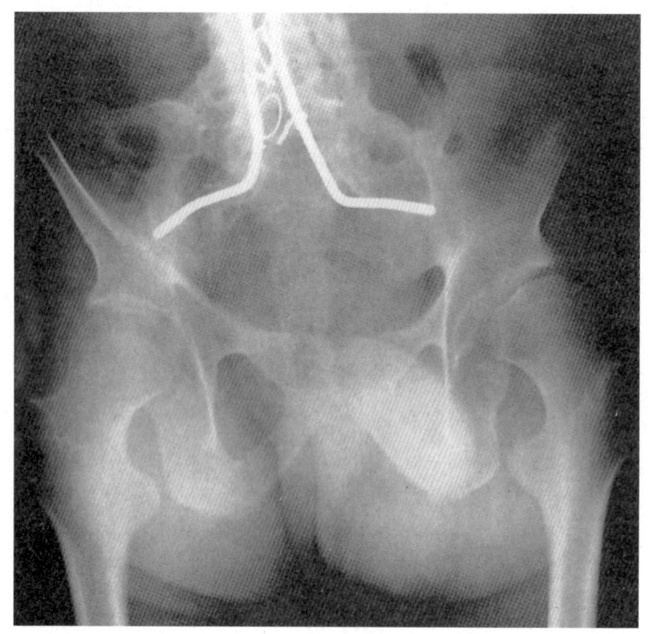

图 12–17 Galveston 技术。与带两侧髂骨杆的于 Luque 组合杆嵌入于髂骨翼内以矫正骨盆的倾斜。这名神经肌肉性脊柱侧凸患者还显示有双侧髋外翻畸形。

或其他疾患[2, 110, 120, 131]。

采用棘突钢丝拴系的分节段脊柱内固定术可替代 Luque 使用的椎板下钢丝拴系。将固定件固定在棘突上虽然没有椎板下栓系钢丝那样结实，但是却更加安全，而且在采用多个固定点时也可具有足够的强度[2, 134]。因为棘突的骨皮质较薄，所以常会发生钢丝与骨质的开断。Drummond 发明了一种分节段棘突内固定装置，在棘突旁边使用了一个 8mm 大的固定扣[134]。在棘突内，钢丝穿过此固定扣（Wisconsin棘突间分节段内固定术），从而比单独钢丝能提供更安全的固定和更均匀的受力，因此可防止钢丝发生断裂。

为了在椎板切除术后能为脊柱提供分节段内固定所做的多种尝试，导致了不依赖于完整后椎弓的经椎弓根内固定术[133]的发展。在20世纪40年代，很多在低位腰段和腰骶段使用关节面间螺钉进行内固定的研究者都对脊柱的螺钉固定术进行了描述[55, 136]。短的内固定螺钉要辅之以骨移植，以便让患者能早期活动，并使假关节形成率达到了可接受的程度——9.1%[136]。此后又研发了多种用螺钉进行脊柱内固定的技术，现在的研究重点是能将螺钉固定于坚硬骨质的椎弓根上的内固定装置。椎弓根钉内固定技术之所以应用广泛是因为：它的强度高，能在所有三个平面上分节段矫正畸形，而且能利用有限的脊柱节段上维持坚强的分节段脊柱内固定，甚至在那些使用其他内固定术难以控制的区域（如腰骶结合部）也能达到同样效果[2, 3, 77, 85, 112, 137]。椎弓根钉内固定可在所有的三个脊柱节段提供稳定性，并可以对脊柱前凸、后凸、侧凸及旋转畸形进行分节段矫正[130, 137–139]。这种内固定装置最常用于疼痛性退行性关节炎、有症状的脊椎前移、外伤后畸形和严重脊柱侧凸患者的制动，以及防止或治疗假关节形成(图 12–18)。

现在，已上市的椎弓根螺钉内固定装置有很多种。这些装置一般与骨移植术结合使用，用于在移植骨生长成熟之前提供暂时的稳定性。从理论上讲，增加这种内固定是为了加快骨质融合的速度。关于这种装置功效的最有效证据表明，无论是用传统的杆钩装置还是用椎弓根螺钉来完成坚强内固定，都能加快骨融合速度，而且在缓解疼痛、功能恢复及神经功能恢复方面的临床效果有了很大的改善[140, 141]。这些装置主要应用于腰段的内固定，因为腰段的退行性病变发生率较高，腰椎的椎弓根比较粗大，而且在低位腰段用其他装置进行内固定比较困难。不同于传统的钩状结构，椎弓根螺钉可以牢固地固定于骶骨上，而且在椎板切除术后也可以使用。

椎弓根螺钉内固定偶尔也用于胸腰段或上位胸段，用以治疗脊柱侧凸或外伤后畸形。上位胸椎应用椎弓根螺钉内固定会受到下述条件的限制：胸段的椎弓根尺寸相对较细小，脊髓损伤的风险高，而且表面软组织较薄，使这些内固定装置显得十分笨重。正常胸段椎弓根的大小变化范围很大，一项形态测定研究报道的椎弓根宽度范围是 2.3 ~ 12.9mm[142]。T5 和 T6 的椎弓根直径最小，所以在这个节段建议在术前用 CT 进行测量，以确定椎弓根的大小是否可放置螺钉[142]。螺钉造成的椎弓根壁的穿孔是常见的并发症，其在螺钉植入后的发生率高达41%[143]。椎弓根内侧壁穿孔会导致硬脊膜和神经损伤，而外侧壁穿孔或螺钉过长则会引起后纵隔结构（包括主动脉和食道）的损伤[143]。

椎弓根钉可有各种长度，螺钉的主要直径范围为 4.5 ~ 7.5mm。螺钉可以为皮质骨型或松质骨型，可以插套管也可以不插套管；螺距(螺纹间的距离)、齿纹轮廓和最小直径(用以确定齿纹高度)也可有不同[75, 114, 137, 144]。大直径的全螺纹螺钉可达到最坚强

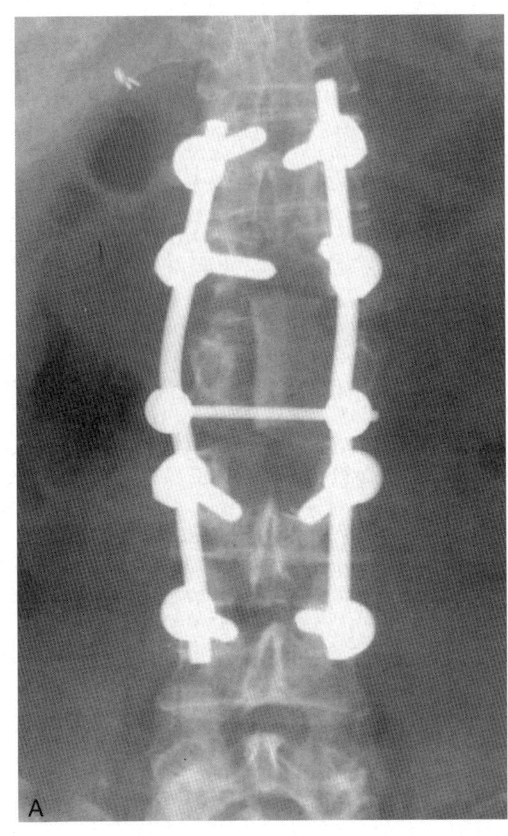
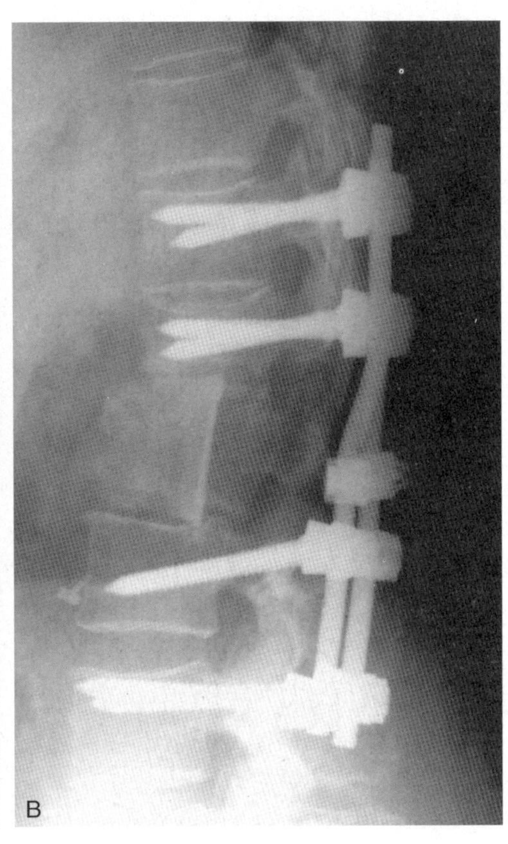

**图 12-18**　椎弓根螺钉内固定装置。

A　胸腰段脊柱使用通用固定针和椎弓根螺钉进行椎弓根内固定的前后位 X 线片。

B　其在侧位 X 线片上示出的，不全限制型椎弓根连接器可允许进行限制性活动。进行了 L2 椎体切除术后并植入了一大块皮质骨网状骨移植骨。

的固定[77]。一般术前通过CT扫描来精确测量椎弓根的外层皮质骨和内侧松质骨的直径，以选择最大可使用的螺钉规格。螺钉尖穿入椎体的前侧皮质可使螺钉的固定强度增加20%，但螺钉与椎体前侧皮质的啮合一般没有必要，而且会明显增大血管损伤的风险[75, 77, 137]。骶骨的情况却有所不同，在此处与椎体前侧皮质的啮合可在很大程度上增大椎弓根螺钉的抗拔出强度，因此更经常使用[137]。体外实验表明，骶骨，尤其是第二骶椎的椎弓根，是插入螺钉最薄弱的部位[77]。

螺钉在几乎所有钢板固定系统、固定架系统和大多数固定杆系统中是通过刚性限制连接件与固定杆或钢板连接的，也可以通过一个可动的半限制连接件（通常与接到一个固定杆上）与固定杆或钢板连接，这种方式允许有一定活动，但能减小脊柱的对位不齐[75, 77, 120, 137]。早期固定系统使用钢板，是一种被动固定装置，但钢板在冠状面和矢状面上都难以塑形，并且其宽度限制了可用于骨移植的区域[124, 133]。大部分新近研发的椎弓根螺钉装置都是用固定杆而不是钢板来达到坚强脊柱固定。螺钉与固定杆或钢板之间的坚强连接导致了应力的高度集中，从而使螺钉松动、固定件断裂和应力屏蔽的风险增高[75, 137, 145]。约7%的患者在使用椎弓根螺钉固定治疗后会发生螺钉断裂，而垂直固定杆发生断裂的病例不到1%[141]。当脊柱内固定的范围包括骶骨时，发生螺钉松动及随后断裂则更为常见[75, 137]。造成螺钉松动的最重要危险因素之一是潜在的骨质疏松，因为此时难以使螺钉在椎体内达到紧密啮合[77]。

在理想的情况下，插入的椎弓根螺钉应在矢状面和横断面上都与椎弓根轴线平行（“向上插内”技术），以便将其的最大的可用直径结合在内[137,144]。像Roy-Camille所提倡的“竖直插内”放置，会使椎小关节面断裂并会增高螺钉骨外穿入的发生率[144,146]。

螺钉的正确放置，是提供充分啮合以及避开在椎弓根旁走行的神经结构所必需的。脊髓位于胸椎椎弓根内侧2～3mm处，与其仅以硬脊膜和脑脊液相隔[139，146]。传出神经根经过椎弓根内侧并紧邻其下方，因此会被放置不当的螺钉损伤。脊柱侧凸研究协会的一项综述指出，椎弓根螺钉放置术后有3.2%的患者会发生神经受损[147]。如果椎弓根螺钉放置不当，还可发生硬脊膜、椎间盘、各节段外侧血管、脊神经、腰骶神经丛和骶前神经丛的损伤[81，137，140，147]。

最早广泛应用于脊柱内固定的椎弓根螺钉系统是由Roy-Camille及其同事在20世纪60年代早期研发的[138，139]。起初研发的Roy-Camille固定铜板用于颈椎后方关节面的固定，但很快就对这种固定系统进行了改进，将用于胸、椎和腰椎的椎弓根螺钉固定铜板也包括在内。对于胸椎和胸腰段水平，使用的是1cm宽的预成形钢板，上面每隔13mm开有一个增强孔[138，146]。还备有各种专门用于下腰段和腰骶段的固定钢板[138]。对每个螺钉孔都进行了增强，以使钢板的强度保持均匀一致。螺钉周围的加固在侧位X线片上很容易看清，表现为螺钉间由裂隙隔开的后部突起部分。螺钉与钢板的交界面不是完全限定的，能有轻微的活动从而可防止螺钉断裂[138]。

Louis固定装置是另一种可用于整个脊柱的椎弓根螺钉与钢板固定装置[148]。在腰骶结合部，Louis装置采用了一种蝶形单个固定钢板，有两个用于L5椎弓根螺钉的上方椭圆孔以及两个用于固定在骶骨翼上的斜行孔[148]。在此上方用了一对对称的钢板，上面有多个近间距孔(间隔为9mm)，以便使椎弓根螺钉放置的位置更为准确[148]。骶骨内固定螺钉沿斜外侧方向成45度角，以便固定于骶骨翼上，这种方法可使固定强度达到最大[77]。在最新的固定系统中，骶骨螺钉的放置方向不是朝向骶骨翼而是朝向骶骨岬，因为骶骨岬螺钉的啮合深度更深而且不容易损伤到骶髂关节和骶前血管[133]。这种固定装置的外形非常低，因此在前后路内固定中都可以使用。

AO动力加压钢板(DCP)的外形为半圆柱形，所以可以使螺钉以一定的角度穿过钢板上的孔[149]。能以倾斜位放置螺钉很有好处，因为即使在钢板上的孔不直接对中要固定的结构，也可以使螺钉沿椎弓根轴线置入。纵向成角可达25度，内外向成角可达7度[149]。AO钢板备有两种宽度，较宽的钢板其孔是交错排列的；较窄的钢板孔呈单排排列，间隔为16mm[149]。

在20世纪80年代中期，Steffee引入了开槽钢板，上面没有孔[81，124]。因为开槽为螺钉的置入提供极大的灵活，所以Steffee系统也称之为可变螺钉置入(VSP)系统。VSP系统双侧由16mm宽的钢板构成，上面开有槽，可以以各种位置和固定角度来放置固定螺钉[81]。钢板前表面与螺钉之间的垫圈可使螺钉在任何角度上保持水平的金属对金属接触[81]。与Roy-Camille、Louis和AO的DCP系统不同，VSP系统在螺钉与钢板交界面间不允许有任何活动，因此会导致僵直度增大和应力屏蔽效果[149]。VSP系统常用的改良型方式替代型是Dynalok和Simmons钢板螺钉系统。

使用固定针杆而不使用钢板进行椎弓根螺钉内固定可对畸形起到更有效的矫正作用。钢板可在矢状面最低限度地矫正畸形；冠状面的畸形不能进行矫正但必然会使其与钢板方向一致[150]。这些坚强的固定杆螺钉系统还曾成功地治疗过可导致脊椎前移的关节间部缺损(即椎骨脱离)，而且即使是老年患者也可有较高的融合率[151]。市场上可提供各种椎弓根固定杆螺钉装置。Luque分节段固定装置适用于腰椎，一开始是由双L形固定杆改造成半刚性的螺钉钢板装置，后来又改造成一种由固定钩、椎弓根螺钉和固定杆(取代钢板)组成的半刚性装置[132]。Luque椎弓根螺钉的最新类型是由两个交叉连接的杆组成的，通常用椎弓根螺钉固定于中间椎骨上，并通过椎板下爪形钩固定于最上方和最下方的椎体上[132]。其他的装置则是骨骼外固定器为适应脊柱内植入而进行的改良。在Vermont脊柱固定器中，其椎弓根螺钉则通过完全刚性限制的界面固定在一根6mm的固定杆两端[144]。AO内固定器是一种椎弓根螺钉固定杆装置，可将Schantz钉穿过椎弓根以便用固定夹将其与杆相连接[46]。

组件化程度更强的椎弓根螺钉固定针系统为的是提供更大的灵活性，以便允许轻度活动，从而减小植入骨的应力屏蔽程度[2]。已在临床实践中广泛应用的一种半限制型椎弓根螺钉固定杆固定装置是Edwards组合式装置(图12-19)。这种装置是在20世纪80年代逐渐从Edwards固定杆套管装置和L形解剖钩发展而来的[124]。在这些早期发展之后，又对该装置做了大量的改进和补充完善。最新式的Edwards装置是由双向全棘齿通用固定杆、解剖钩、螺钉、杆套、椎弓根连接器和交叉锁定装置构成的。这种组合装置可以矫正几乎每个平面的脊柱畸形，而且在大部分适应证中都能使用[124]。Edwards固定杆不会有一处局部应力升高点，因为棘齿均匀地分布在整个固定杆上，而且固定杆断裂的发生率小于1%[124]。其固定杆套也很有特点；这些聚乙烯隔套中包含有硫酸盐在X线片上可以显像，而可紧紧抓住棘突，以提供移动和旋转控制[124]。Wiltse装置所使用的是4.75mm锯齿状固定杆，容易塑形且有很好的柔韧性以限制固定件断裂和应力屏蔽效应[150]。Puno-Winter-Bird(PWB)系统是一种半限制型椎弓根螺钉固定杆装置，允许通过特殊的耦合器在螺钉和固定杆之间发生微小活动[133]。PWB固定杆比较细，因此其刚度不如其他大部分装置。

脊柱内固定的最新进展是引入了反旋转装置，其可提供坚强的节段性内固定，同时还可以在所有三个平面上进行多向控制和畸形矫正[3]。这种装置最初是为了矫正脊柱侧凸而设计的，但其灵巧的设计扩展了其用途，使其能用于矫正脊柱侧凸畸形以外的病例，目前其可用于退行性脊柱排列不齐、脊柱失稳和需要进行减压的肿瘤性疾病患者的脊柱内固定。以Cotrel-Dubousset(CD)、Texas Scottish Rite Hospital(TSRH)和Isola装置为代表的这些反旋转装置，是适用于各种适应证的组合式固定装置[3, 152]。这些装置具有复杂的生物力学性能，置入时的技术上要求高，体积大，而且价格昂贵，但却是脊柱内固定技术的重大进展[2]。这些装置，连同Edwards装置，代表了通用型脊柱内固定装置研制中的首次尝试。一种真正的通用型装置应能适用于任何脊柱节段以及任何需要内固定的脊柱病理状态[153]。

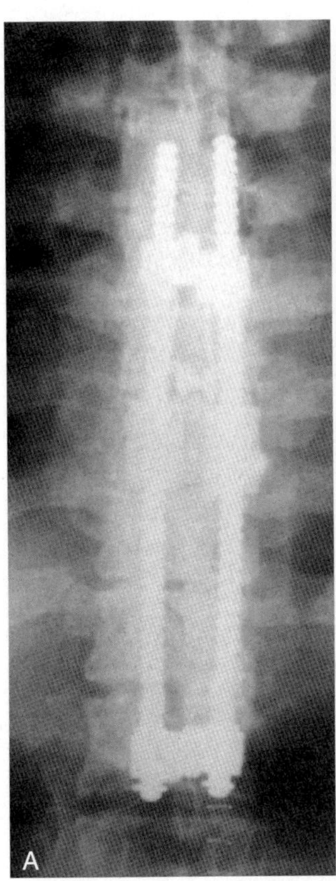


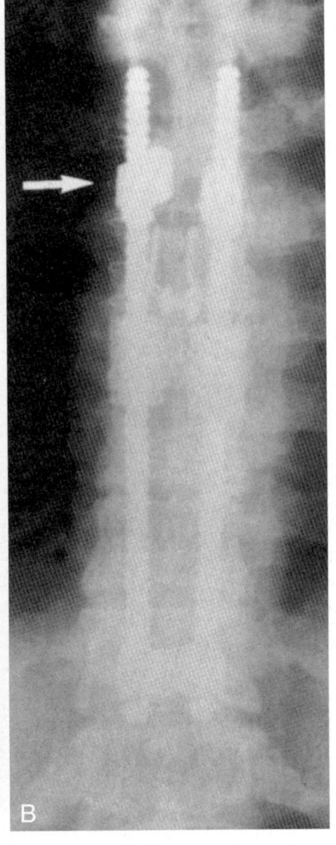


图12-19　Edwards通用固定杆。

A　前后位X线片显示在T8棘突旁成对的Edwards固定杆和聚乙烯杆套。在T7水平棘突用钢丝与Drummond扣固定。

B　上方右侧固定钩在随访检查中发现已经脱离。可见固定钩(箭头)已倾斜及固定杆上端出现分离。

CD内固定装置是在20世纪80年代早期研制成的，它与Harrington和Luque技术的一维或二维矫正不同，它是试图从三维上矫正脊柱侧凸畸形的第一种装置[154、155]。该装置旨在提供双侧节段性脊柱内固定以及在不同水平上选择性分离和减压，并可改善所有三个平面的脊柱对位[155]。应用CD内固定装置能使畸形的冠状面和矢状面部分同时得到更好的矫正；而在以前的脊柱侧凸内固定装置中矢状面畸形并非是主要关注的问题。CD内固定装置主要是通过将冠状面畸形旋转至矢状平面内来进行机械校正的，从而将侧凸畸形转换成更符合生理性的脊柱前弯或后凸[2, 112, 154]。引入旋转手法来矫正脊柱畸形是脊柱侧凸治疗中的一项重大革新[153]。所达到的矫正效果虽然不是像原先认为的那种解剖学矫正，但仍然优于使用原来的内固定装置所能达到的效果。最新的报道认为，与原有形式的固定装置相比，在畸形的轴向平面上旋转矫正效果并没有明显改善[155]。

CD内固定装置有一对7mm粗的不锈钢固定杆，整个表面呈菱形不规则锯齿状[154](图12-20)。两根固定杆通过细长的带螺纹交叉连接件相连。拉钩和(或)椎弓根螺钉可沿着内固定杆的长轴放置在任何位置而且可以朝向任意方向。椎弓根拉钩（其在两个尖头之间有一个凹槽，以便与下方椎弓根皮质相啮合）和边缘圆钝的椎板钩都通过装配螺钉与固定杆相连[154]。椎弓根的内固定可通过钝螺纹螺钉来提供，可以同固定钩固定在同一个固定杆上，也可以用双斜面连接器固定到与更上方固定杆相连的另一根固定杆上。通常，每根固定杆都装有4个或4个以上椎板钩或椎弓根螺钉[112]。旋转校正是在将已塑形

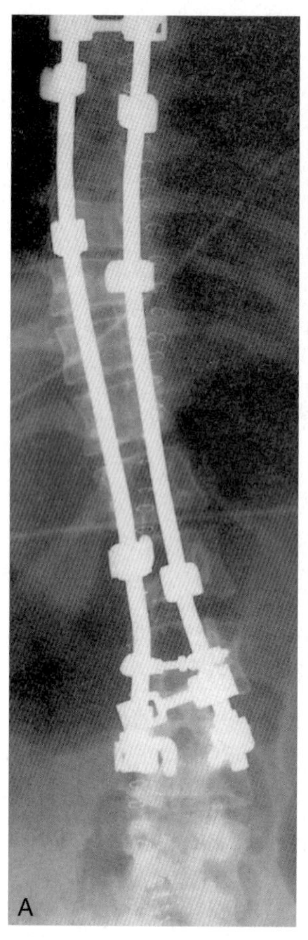

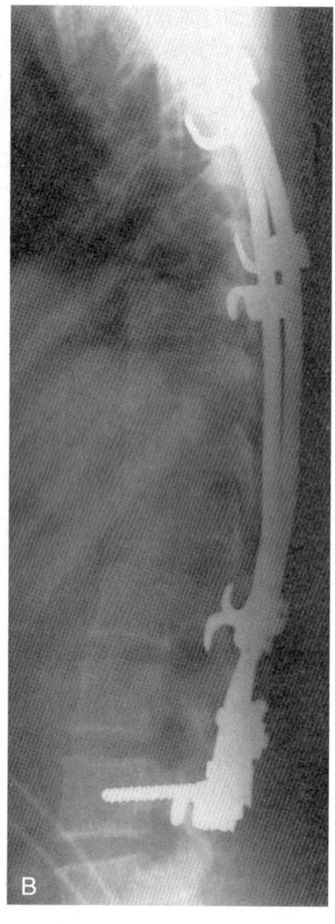

图 12-20 Cotrel-Dubousset 内固定装置。

A 前后位像显示为矫正脊柱侧凸而放置的CD内固定装置。锯齿状内固定杆用 CD 和 TRSH 交叉连接器相互连接。

B 侧位像显示CD内固定装置特征性的C形钩和固定螺钉。

固定杆置于脊柱受力关键部位的固定钩内之后对其进行旋转来完成的[2]。同一根固定杆上可放置多个拉钩以起到压缩或伸展的作用，随着时间的推移，固定螺钉的尖端会因为受锯齿状固定杆的摩擦而发生磨损，进而导致拉钩或椎弓根螺钉沿固定杆的上下移位[113]。

TSRH装置的基本功能和CD装置相同，但设计结构上有一些不同[112, 153]。它所用的内固定原理和CD装置相同，但其所做的改进使其更容易植入，而且更重要的是这种装置在置入就位之后更容易取出或修改[153]。这种装置已从最初研制的交叉连接钢板发展成一种由固定杆、拉钩、椎弓根螺钉和交叉连接器组成的完善内固定装置 [153](图12-21)。在CD装置和 TSRH 装置之间的区别表现在两种装置的所有部件上。TRSH固定杆的表面粗糙而不呈锯齿状，而且备有3种不同硬度的固定杆[153]。交叉连接器是一种外形低的钢板，上面有为放置螺钉留出的矩形孔，而不是 CD 装置中带螺纹的螺钉式交叉连接器。TRSH装置既可以按标准的(垂直于固定杆)方式放置椎弓根螺钉，也可以按相对于固定杆成各种角度的方式放置椎弓根螺钉[112,153]。拉钩的形状和大小有多种不同的规格。CD 装置的拉钩是环状的，而 TRSH 装置的拉钩则有环状及适应解剖学形状的。适应解剖学的拉钩外形角度更尖，下部更窄，从而可与骨质更紧密接触且更少损伤椎管[153]。与使用装配螺钉来把拉钩和椎弓根螺钉固定到固定杆上的 CD 装置不同，TRSH 装置使用大螺母和环首螺栓来进行固定[112, 153]。据报道，这种环首螺栓发生松动和断裂的可能性要小于CD装置的固定螺钉[113]。TRSH装置可通过交叉连接器固定到任何现有的杆式固定装置上对其进行增强，因此可以对现有的固定装置进行头侧和尾侧的扩展[153]。

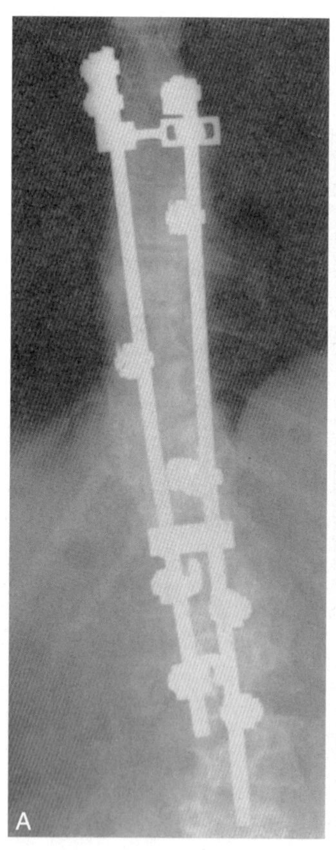

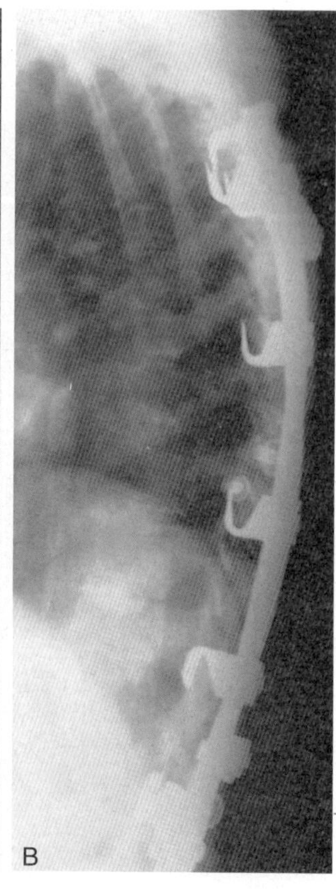

图 12-21 Texas Scottish Rite 医院(TSRH)内固定装置。

A 前后位像显示带有多个拉钩和交叉连接器的TSRH固定杆。

B 侧位像显示出胸椎拉钩的解剖学形态。最上方的椎骨由两个方向相对成爪状配置的拉钩固定。

Isola 脊柱植入装置在功能和设计上也类似于CD和TRSH装置。Isola装置最初是为了完善骶骨内固定而设计的[156]。现在已经发展成为一种完全可以和Steffee所研发的VSP装置共同使用的组合式装置[81，156]。Isola 装置包括有固定杆、固定钢板、螺钉、拉钩、固定钢丝、交叉连接器和髂骨桩(类似于Luque-Galveston的联合固定杆)[156]。其固定钢板和椎弓根螺钉与VSP装置的完全相同。其余的固定件与 TSRH 装置在设计结构上有些微小的差别。

在胸腰段，用于前路固定的装置与类型广泛的后路脊柱固定装置相比相对来说要少得多。尤其是在可以用于反旋转和多平面矫正的通用装置出现以后,胸腰段前路内固定的使用远远少于后路内固定。此外内固定的前路术式在技术上也更为困难，而且重大并发症的潜在发生率也更高。据报道，前路融合术的骨爪连发生率一般为 10%～50%，明显高于坚强后路固定术的融合率[3，43，157]。目前，胸腰段前路固定装置主要用于需要前路减压的患者或者后路骨结构有缺损的患者[2，3]。

目前已广泛使用的第一种主要的前路内固定装置是 1969 年由 Dwyer 报道的。Dwyer 引入了一种为矫正脊柱侧凸而延展的前路固定装置。放置在脊柱曲线凸面的 Dwyer 固定装置由多个嵌入到椎体中的U形钉构成，并用椎体螺钉将每只U形钉串起来[112，157，158]。将一根可弯曲的编织钛丝穿过各螺钉孔，并卷曲收紧以便向脊柱侧凸的张力面施加压力。一旦收紧，该装置就不能再调整了[157]。Dwyer 装置的并发症发生率较高，因此现在已很少使用[112,113]。

Zeikle 对 Dwyer 装置进行了改良，用一种细螺纹钢代替钢缆穿过长槽形螺钉孔[73，112]。同 Dwyer 装置一样，Zeikle 装置，又称为前侧反转脊柱融合术(VDS),放置于脊柱侧凸弯曲部分的凸面并在畸形的张力面施加压力，从而达到矫正的效果。但 Zeikle 装置具有螺钉可调、几乎不引起脊柱后凸以及内固定失败率低的优势[3，157]。这种装置允许脊柱发生旋转，并将脊柱反转技术引入到脊柱侧凸的治疗中。现在，Zeikle 装置已被后路内固定装置，如 CD 和 TRSH 内固定针所取代，以达到更为安全的反转效果。如有必要，TRSH 装置也可用于前路。Dwyer 和 Zeikle 装置都不够坚固，不足以用在椎体切除术后或用于严重脊柱后凸的矫正[73]。它们的应用主要限于治疗后侧有明显骨质缺损的患者。

20 世纪 80 年代所研发的一些其他种类的前路固定装置主要用于胸腰椎骨折减压后的内固定[3]。Kostuik-Harrington 装置将 Harrington 内固定针和 Kostuik螺钉结合起来共同置入椎体内。同侧的两根内固定针排列成矩形或平行四边形，从而比单根内固定针提高了对旋转和侧弯的控制[43]。将内固定针交叉连接还能增强稳定性。一般情况下，在大压力针的前方放置一根分离针，可以矫正外伤造成的脊柱后凸(这是Kostuik-Harrington装置最常见的适应证)[43]。当然也可以在前方使用两根分离针。Edwards 使用通用内固定针和螺钉对这种方法进行了改良，先做分离然后再做减压以保护移植物。

1984年引入了Kaneda装置以便为椎体前路提供稳定性，直到现在它仍是最广泛应用的前路固定装置。这种装置主要为了治疗胸腰椎爆裂骨折而研发的，其可以同时进行减压和固定[73，159]。Kaneda 装置联合应用了内固定针和钢板，是介于早期内固定针装置和较新的低断面钢板内固定装置之间的一种技术[73]。该装置包括有两片四角带尖的内固定钢板，钢板嵌入在椎体内并通过一直穿透对侧皮质的嵌入螺钉将其固定(图 12-22)。两片钢板由两根 4.0mm 或 5.5mm 的连杆连接，一个在前，一个在后，连接到螺钉头上[73，112]。连杆一般要连接在一起，以避免发生移动和分离。许多高断面的前路固定装置，尤其是过时的 Dunn 装置，在一段时间后容易损伤大动脉并导致出血[2,31,92]。因高断面前路内固定装置靠近血管结构，因此目前建议将其放置在右侧或左侧的远外端以避免金属装置磨损搏动的大动脉(图 12-23)。

用于胸腰段前路内固定的低断面内固定装置包括有与脊柱轮廓相吻合的前路固定钢板、AO 钢板、Syracuse I 形钢板和 Z 形钢板[3，112，160]。总的来说，钢板只能提供制动作用而对潜在的畸形没有明显的矫正作用。与脊柱轮廓吻合的前路固定钢板是由 Armstrong 和 Chow 于 1980 年研发的[160]。有着圆滑边角的低断面矩形钢板宽度为 2.5cm，备有 3 种长度，上面有一些孔(排成垂直的三排，每个椎体上都有5个孔)，可供网状骨钉穿过[160]。为脊柱其他解剖部位研发的AO钢板已用于前路内固定。AO钢板可按中立方式或加压方式使用。Syracuse I 形钢板是由 Yuan 等人于 1988 年引入的，它是一种用于脊柱的改良 AO 钢板，用以增加其抗旋转力和平移力的强度[158]。改进标准 AO 钢板的方法是：加宽其上下边缘以形成 I 形外观，去掉加宽部分之间的孔，并

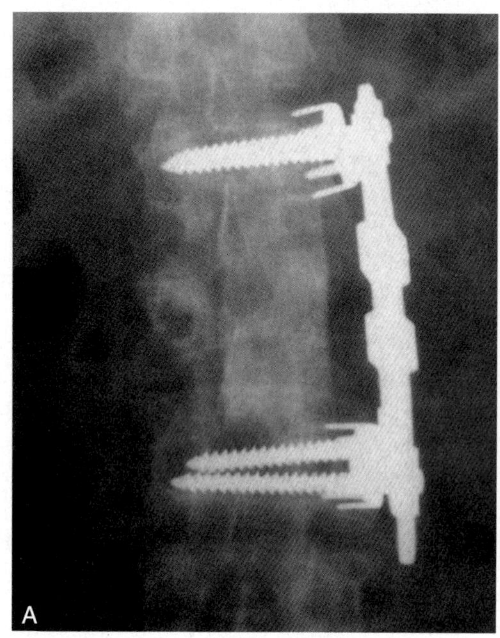

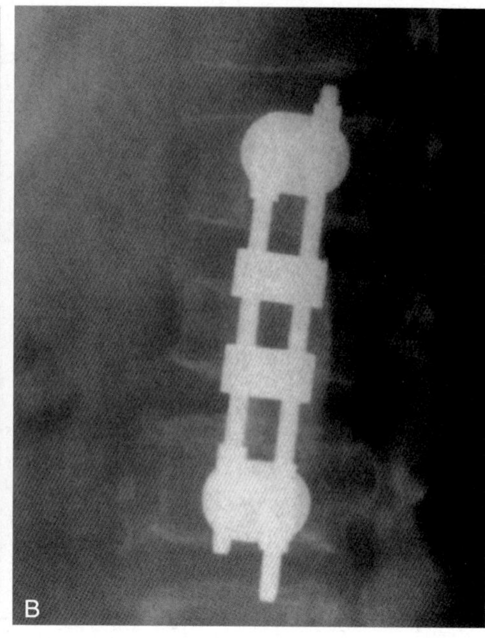


图 12-22 Kaneda 内固定装置。

A 前后位片显示 Kaneda 装置的四角带尖的椎体 U 形钉。

B 侧位片显示从前路放置的成对连杆。图中可见椎体次全切术后植入的大块柱状髂骨移植骨。

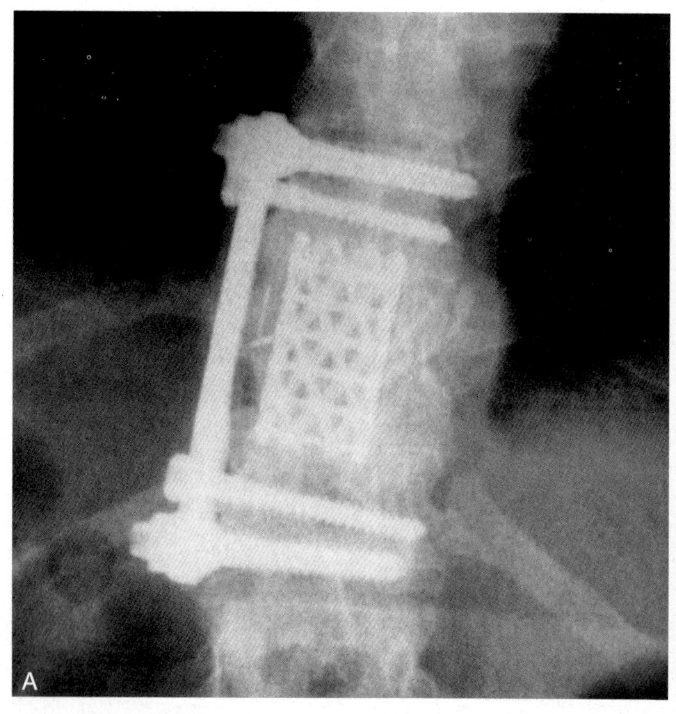

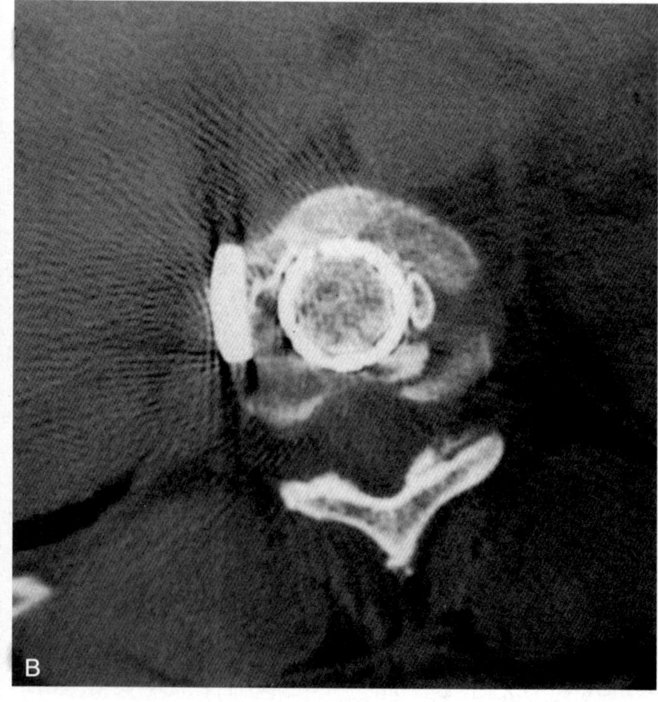


图 12-23 前路内固定装置。

A 胸椎前后位 X 线片显示垂直放置的 Harm 内固定笼和 T11 前侧的低断面固定钢板。

B CT 横断扫描显示固定钢板定位于椎体右侧，远离血管结构。

面的钢丝栓系仍是常用于低位颈段的唯一固定方法。钢丝栓系在限制屈曲方面最有效，在控制伸展方面效果稍差，而在控制旋转方面则效果最差[163]。钢丝是后路置入低位颈段最常用的内固定类型。大部分新型颈椎内固定装置都是由用于低位脊柱节段的内固定装置改良而来，能提供更坚强的内固定，因而其应用越来越多。所有的后侧结构，包括棘突、椎板、椎小关节和侧块都可用来置入固定装置。

低位颈段的棘突可以用多种方法来进行钢丝栓系。衍生出当今大多数方法的最初钢丝栓系技术是1942年首次提出的Rogers融合术[161, 162]。Rogers融合术通过将不锈钢丝穿过在棘突和椎板结合处钻出的横向小孔来固定邻近椎体的棘突[162]。在其许多改良术式中，钢丝穿入到椎板上方的移植骨内，然后缠牢或穿入不稳定节段上下方的棘突基底部[95]。只要棘突的骨质完整，就可以联合应用骨移植采用各种改良术式，如Dewar术式(结合应用Kirschner钢丝)、“8”字形钢丝栓系以及Bohlman三钢丝拴系术[162]。Songer钢缆是由编成麻花状的钛丝或不锈钢丝制成的，末端有卷边金属圈用以收紧缆端，可替代棘间融合术用的钢丝[95]。

当棘突骨质有缺损或不足时必须采用椎板下或椎小关节融合术。现在应用的椎板下和椎小关节融合术有多种术式。Alexander椎板下融合术是将两个邻近的椎板用不锈钢线丝系结在一起[95]。Mayer术式是用单根钢丝将多个连续的椎板相连接[95]。颈椎段的椎板下钢丝拴系术，同用于脊柱其他节段的一样，容易给患者带来神经受损的危险，因此在伴有椎管狭窄或脊髓水肿的节段应尽量避免使用[2]。因为低位颈段几乎不允许有任何误差，因此椎板下钢丝拴系术通常专门用于C1和C2水平的内固定。椎小关节融合术一般用于行多层面椎板切除术后已不能再行棘突融合术的患者(图12-26)，椎小关节融合术是1960年首次提出的，此后又进行过多次完善和改进[162, 163]。斜行钢丝拴系和钢丝环扎技术也可使用。Yale融合术是在需要进行融合的节段用钢丝来拴系单个椎小关节[95]，连接多个椎小关节的单钢丝技术可结合柱状骨移植来使用，以增加融合的坚固性[3]。

此外还研制出其他一些用于颈椎后路内固定的

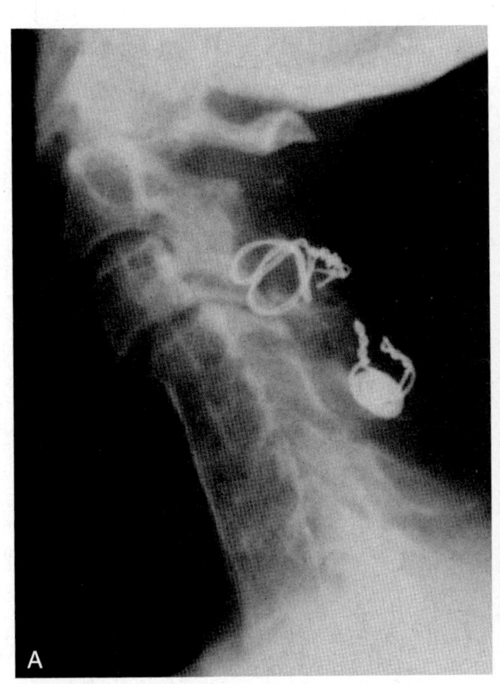


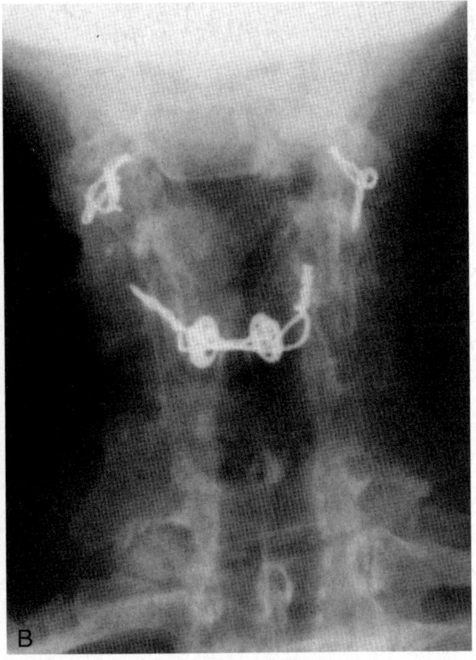


**图 12-26**　后路颈椎融合术。

A　侧位X线片显示出C4-C7的后路融合。C2-C3水平做了椎板切除术。C2-C3节段存在有椎小关节间栓系钢丝。C5处也用Drummond扣进行了棘突钢丝栓系。C3到C5间的后路移植骨保持完好。

B　前后位X线片显示C2-C3的椎小关节钢丝拴系和C5上的Drummond吻合扣。

装置，以便提供比单独使用钢丝栓系更大的稳定性和更坚强的制动。钢丝栓系可联合内固定针一起使用，以达到节段性坚强制动[161]。已使用的其他固定装置还包括：Magerl 于 1979 年研制的 AO 钩－板装置，1984年首次报道的椎板间(Halifax)固定夹，以及钢板－螺钉内固定装置[2, 111, 161, 162]。钩－板装置使用螺钉内固定和椎板间固定夹，将钩置于下方椎板之下，将螺钉穿入上方融合节段的椎小关节内，并补充以骨移植[162]。用来抵抗屈曲力而设计的Halifax固定夹，每端都设有 C 形钩，由穿过钩后方的螺钉进行连接。Halifax 椎板间固定夹可单侧或双侧放置于椎板上方，然后收紧直至两个节段之间不可能有任何屈曲为止[161, 162]。其也可用于C1–C2节段，用在此处可避免发生椎板下穿过钢丝的相关风险。

后路颈椎内固定钢板的应用是由 Roy-Camille 等人于 20 世纪 60 年代早期首次提出的[139]。将 1cm 宽的钢板放置于侧块的后方，并将螺钉穿入到侧块内[138]。最初曾推荐过两种放置螺钉的方法(Roy-Camille 和 Magerl 方法)。用 Roy-Camille 方法置入螺钉比用Magerl方法置入螺钉更容易将螺钉放置于准确的解剖部位，而且损伤神经根的风险也较低 [162]。此外，还可以使用其他一些后路钢板–螺钉装置，如 AO 管状重建装置、钛板、Haid 板、Harm 板和 Axis 后路颈椎内固定板[111, 161]。应用后路颈椎内固定装置在技术上要求较高，而且还伴发有多种并发症，包括椎动脉、神经根和脊髓的损伤[161]。也会发生植入物松动和内固定失败。

因为颈椎后侧结构失稳的患者采用前路骨移植术难以达到颈椎融合效果，所以研制了颈椎前路内固定装置。虽然外伤性失稳仍是前路术式的一个重要指征，但是颈椎关节强直、后凸畸形、椎管狭窄和肿瘤的减压也同样是需要使用前路内固定术的常见适应证。关于使用前路内固定术的确切适应证目前尚存在争议。前路术式一般不用于单层面椎间盘切除；它主要用于需对颈椎硬化性脊髓病行多层面减压或行多层面融合术的患者[3]。

20 世纪 70 年代早期首次在欧洲文献上报道了颈椎前路金属内固定术，当时用的AO小节段固定钢板，随后又报道了 AOH 形及双 H 形(Orozco)内固定钢板[65, 170]。早期研究者们发现的优点是这种装置能同时进行减压和稳定，从而避免了长期的制动。其他早期的前路钢板固定装置还包括 Roy-Camille 和 Louis 研制的装置[3]。

AO钢板通过与骨质紧密结合的螺钉来固定。将螺钉置入到椎盘间隙内容易造成椎弓根螺钉的退出、内固定松动和继发的内固定断裂[170]。标准型 AO 不锈钢板需要螺钉与双层皮质紧密结合，必须穿透椎体的后方皮质才能达到稳固的内固定[170]。1986年引入的 Morscher AO 钢板是用钛制造的，因为新加了锁紧螺钉，因此可以仅穿透椎体前方皮质进行单层皮质内固定 [65, 170](图 12–27)。最初，Morscher 螺钉插有套管，上面有小孔，并涂有血浆以促进骨质生长[2, 111]。现在这种开有孔、涂有血浆的螺钉已不再使用，而目前正在使用的Morscher螺钉是带锁紧的、插有套管的、表面无生物活性物质的单层皮质螺钉。Caspar 钢板是一种不锈钢梯形钢板，上面有两排椭圆孔用以穿过双层皮质螺钉[111]。这种钢板的头端稍宽，并略呈凹面以适应椎体的曲度(图 12–28)。目前正引入几种新型钢板，如 Orion 钢板，但应用这些钢板的经验十分有限。

## 第四节 并发症

脊柱手术失败综合征是由一系列以难治性术后疼痛和不同程度功能丧失为特征的疾病所引起的。这种综合征发生于约 15% 的脊柱术后患者中[11, 12, 171, 172]。患者选择不当和心理学因素很可能是导致手术失败的最重要的单独原因[173]。在大多数患脊柱手术失败综合征的患者中很难分辨出具体的解剖结构损伤。引起这种综合征的最常见结构损伤是复发性或持续性椎间盘突出、椎管减压不足、蛛网膜炎和硬膜外纤维化[11, 171, 172]。较少见的病因包括椎小关节失稳、假关节形成、神经损伤以及手术部位不当[11]。CT扫描和MR成像已广泛应用于这些患者的评估。在 MR 成像引入之前，一般主张仅用 CT 或用 CT 加静脉内注射对比剂作为鉴别后脊手术失败所伴发的各种疾病的最可靠方法[11, 174, 175]。最近，在静脉内注射钆对比剂后行 MR 成像已成为对脊柱手术失败综合征患者进行影像学检查的首选方法 [12,171,172,176,177]。对术后脊柱CT和MR成像的适应证、价值和影像学表现在本书其他章节加以论述(见第 10、11 和 35 章)。本章只简要介绍几种会导致手术失败的并发症。

### 一、假关节

脊柱骨移植的假关节或骨不连是导致脊柱手术

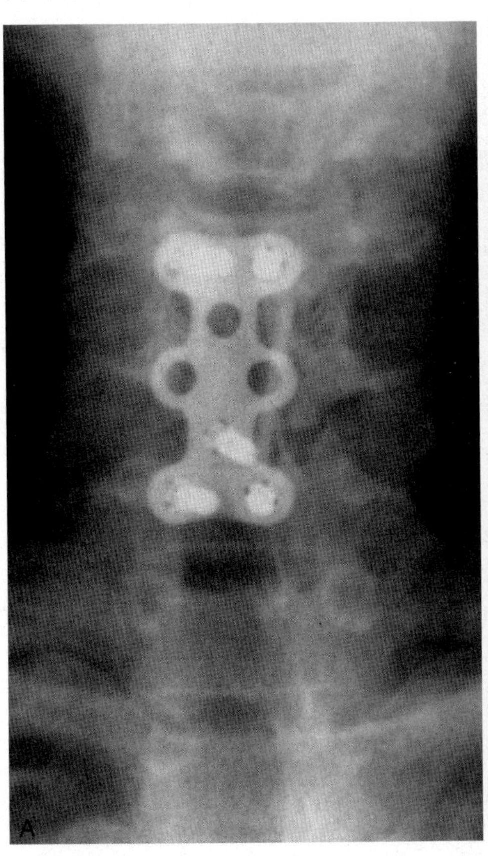


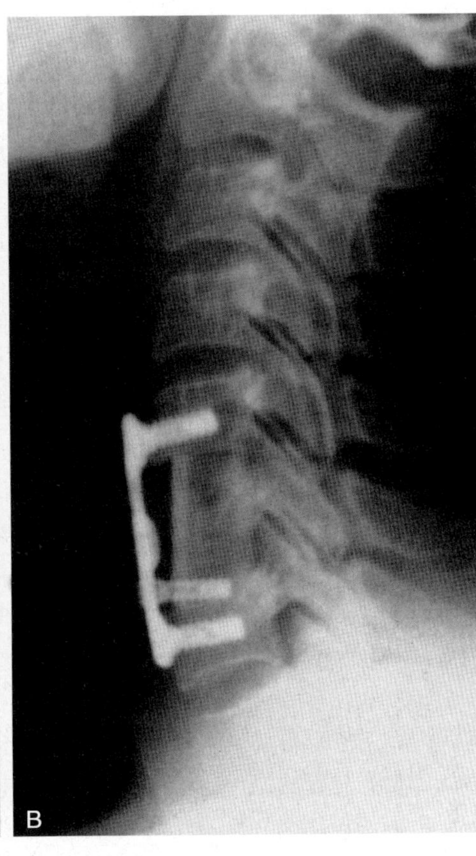


图12-27　Morscher AO 钢板。

A　前后位X线片显示呈双"H"形配置的AO钢板。

B　侧位X线片显示C6行椎体切除，C5-C7椎体间行柱状骨移植。该钢板用Morscher螺钉固定，螺钉上插有套管而且只需要在前侧皮质进行固定。

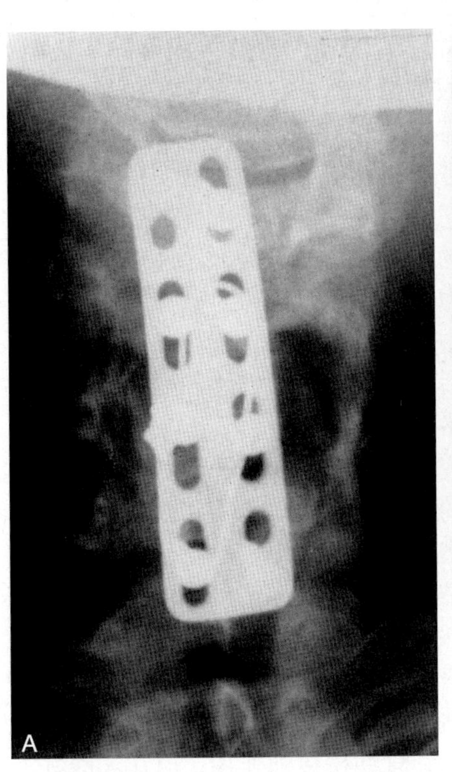


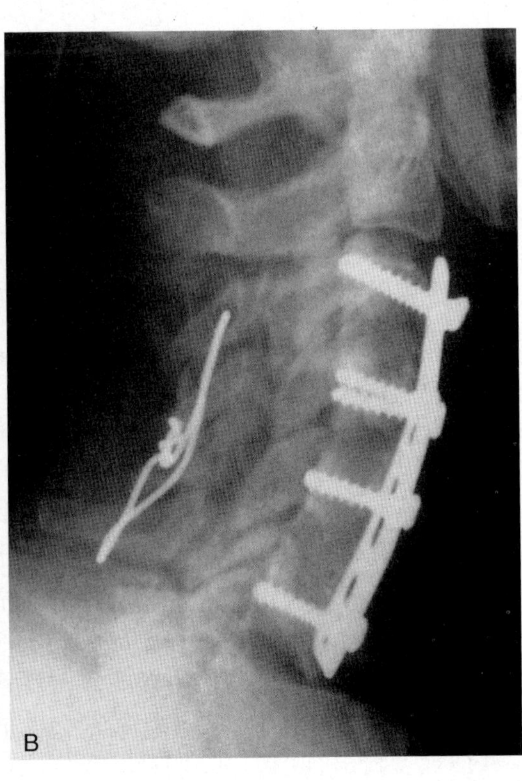


图 12-28　Caspar 钢板。

A　前后位X线片显示呈梯形配置的Caspar颈椎前路固定钢板。

B　螺钉穿透椎体后方边缘表明是双皮质内固定。该患者还做了后路骨移植及C3-C6的棘突钢丝栓系。

失败的主要原因之一[178-180]。据Frymoyer等人的报道，假关节是需要再次手术的最常见指征，而且再次手术后的临床和功能结果也相当差[179]。假关节的宽泛定义是，手术1年后未达到牢固的骨性连接[178]。假关节形成的最主要原因包括前期融合失败、术式选择不当、融合部位活动过度和应力过大、稳定不足、术后感染、吸烟以及不明原因的代谢性骨病[60, 93, 95, 178, 181]。骨不连可由纤维组织桥接骨间隙(纤维性骨不连)或由缺少牢固的连接组织所引起的异常过度活动所致[61, 182]。纤维性骨不连一般无症状，只要没有症状往往不需要进行手术干预。

因为没有统一的方法来诊断融合物是否发生骨不连，所以关于骨移植后假关节的发生率问题存在有很大分歧。已报道的融合术后假关节发生率为3%～30%[178, 183]。假关节较高的发生率常见于同时进行多层面融合的患者[99, 178, 182, 183]。当融合的层面增加时，假关节的发生率会明显升高。据Cleveland等人报道，单层面腰椎后外侧融合术的骨不连发生率为3%；当三个层面同时进行融合时骨不连的发生率便增加到33%[183]。在先前脊柱骨移植之后若要对骨移植融合失败的患者再行手术，则假关节的发生率往往最高[147]。

前路颈椎融合术骨不连的发生率为0%～26%[64, 99, 178]。前路椎体间融合术的骨不连发生率要高于后路融合术或后外侧融合术。据报道，在所用的各种后外侧融合术中，横突间融合术很少发生骨不连，且假关节的发生率一般在7%左右[10, 178]。但是，很难比较横突间融合术和椎板融合术的成功率，因为前者比后者更容易进行影像学评估。长条状移植骨的骨不连发生率最高，尤其是在治疗脊柱畸形和感染而植入时[61, 64]。总的来说，在不植入内固定装置的情况下后外侧脊柱融合术后的假关节发生率会随着关节固定术涉及的运动节段数量而增高[5]。髂骨移植骨比腓骨移植骨发生融合的概率高且速度快，后者出现不融合的概率高达50%。内固定装置是为了制动脊柱以促进骨性融合，但它们不一定都能成功。据报道，行椎弓根螺钉坚强内固定后的假关节发生率为0%～16%[5, 137, 147]。术前平移畸形大于4mm或在屈伸位与邻近节段相比成角畸形大于10°的患者发生融合失败相当常见[5]。

在一些研究中已经证实，直流电刺激可以增加脊柱骨性融合的速度[178, 184]。一些研究者指出，在初期腰椎融合术中可植入式直流电刺激器在影像学和组织学上均显示能促进骨性融合[184]。也可以使用外置式脉冲电磁线圈，其在刺激骨质生长方面的效果与可植入式刺激器相同。但是否必须进行常规电刺激尚未确定，而且对其作用尚有争议；在此阶段，电刺激仅在前期确诊有假关节的患者或者被认为是处于假关节形成高危状态的某些患者中作为骨移植术的辅助措施[178]。

许多成像方法可用于诊断假关节形成；这些方法可分为评估移植骨形态学结构的成像法和评估移植骨功能的成像法[178, 185]。结构学上的完整性可通过常规X线片、X线断层摄影、CT扫描和MR成像来评估。但用这些方法很难区分症状明显的假关节和纤维性骨不连。功能完整性可通过应力位X线片(一般是侧位过屈和过伸位片)、动态透视检查、立体摄影分析、闪烁扫描法和MR成像进行评估。这些方法中，过伸和过屈位X线摄片是最常用的功能检查方法，而X线片、常规X线断层摄影和CT平扫在评估脊柱骨移植物结构完整性方面应用最为广泛[178, 185]。

评估脊柱融合效果的早期诊断方法是常规X线片。骨性融合表现为连续且排列有序的骨小梁贯穿于整个骨移植部位[145, 178](图12-29)。为了充分观测移植物的状况，尤其是有金属内固定件时，往往需要采用多个X线投照位。一般来说，骨移植需要6～9个月时间才能在影像上表现为连续的骨性形态[95]。在术后早期，除非有明显的骨移植或内固定失败，否则很难发现假关节（图12-30）。在骨移植或内固定件的周围若持续出现晕环或透亮区，则提示融合失败，此时应进行屈伸位摄片做进一步评估。在术后长期随访时，成功的关节固定术会改变已融合脊柱节段上承受的生物力学应力分布。适应性骨重建主要表现为应力遮挡骨出现局限性骨质疏松，已在一些体外模型中得到证实[145]。在成功的后路内固定和关节固定术后6个月内，因椎体和椎间隙之间活动及受力的减小，椎体会发生骨质疏松[145]。

在多项研究中骨移植的X线征象和临床表现之间存在有明显的差异，因此对X线摄影评估脊柱融合的精确度提出了质疑[186]。骨移植复杂的解剖学特征及遮挡骨质结构通常会给评估带来困难，尤其是存在有内固定件的情况下。使用X线技术确定骨性融合的假阴性率可达29%，因此X线片与术中所见相比往往会低估融合的进展程度[186]。尚未发生钙化的骨基质可以起到骨性桥接的作用，但在X线片上不显影，从而导致X线片会低估手术部位的融合程

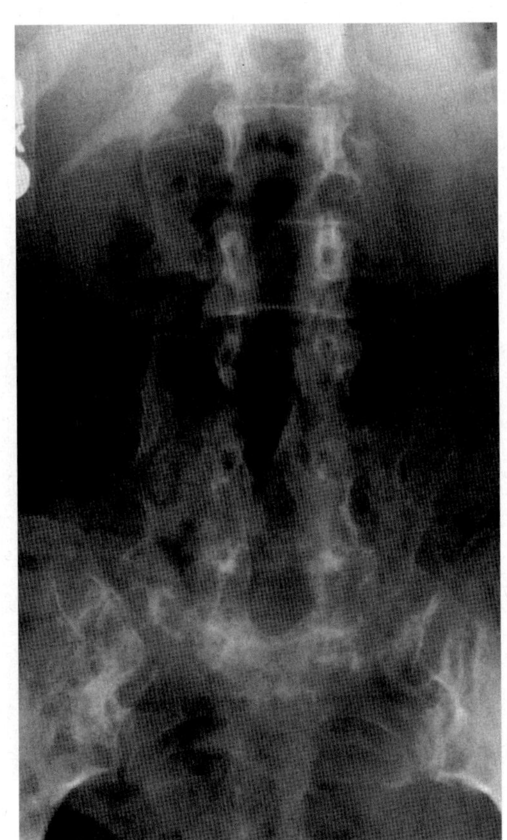

**图 12–29** 横突间融合术。在 L1–L2 和 L3–L5 节段形成牢固的骨性融合，有连续的骨小梁但横突的皮质边缘缺失。这个患者的L2–L3节段未发生融合。图中可见椎板切除术及椎间孔切除术所造成的广泛骨质缺损。移植部位的骨质疏松是由椎体的应力遮挡所造成的。

度。常规静态X线片可以评估已发生钙化的融合部位骨结构的完整性，但不能像屈伸位X线片那样对其功能完整性进行评估[186]。也可以用超声检查进行动态评估，以评价融合部位的连续性[187]。虽然超声一直用于评估骨切除部位的骨质形成情况，但一直未强调其在评估脊柱融合术方面的应用。在一项使用该方法的研究中，通过超声显示高回声融合骨质的不连续或融合骨块内的低回声骨裂隙曾精确地检测出假关节形成[187]。

常规断层摄影已广泛用于骨性融合的评估和脊柱融合部位骨移植相关并发症的检测[61, 180]。复合运动断层摄影，如内摆线或三维螺旋CT，是获得理想成像所必需的，尤其是存在有内固定件时。对于后外侧腰椎融合术，单独的前后位常规断层摄影或前后位及侧位常规断层摄影均要在层厚为 3 ~ 5mm 下拍摄。在该区域中，尤其是在进行了横突间骨移植之后，常规断层摄影的前后位投照通常比侧位投照更有用[180]。侧位断层摄影在评估颈段和腰段的前路椎体间融合中更为有用。利用常规断层摄影检测假关节形成的精确度较高，据报道可达98%[180]。存在有内固定件，特别是钢板固定装置，为骨融合的判定带来了困难。有报道显示，融合往往会发生在固定钢板下，并伴有移植骨的侧向吸收[149]。所以，即使用常规断层摄影也很难对融合区域进行评估。

现在，在移植骨融合情况的断层评估中CT已基本上替代了常规断层摄影。轴位CT扫描对发现移植骨与下方椎骨之间的不连续方面有很大帮助，但扫描层面一定要足够薄以确保评价的准确性。对骨移植进行CT扫描时层面厚度一般应为1mm或1.5mm，以确保能检测出非骨性连接处的细小间隙。在系列轴位像上，必须先确定移植骨的位置，然后进行多个层面扫描以确认存在连续的移植骨。必须在心里把多个层面组合在一起，才能确保某个节段融合的移植骨块与邻近节段相互连接。术后早期行CT扫描显示为多个不连续的移植骨块；术后几个月内都不会出现骨移植的骨性融合。在成功的关节固定术后，也会出现椎小关节僵硬的后期表现[4, 11]。

融合失败在移植骨过程中的CT重建图像上的显示要优于标准的横断图像[4, 178]。在判断骨移植连续性时，冠状位、矢状位、斜位及曲线重建图像都很有用(图 12–31)。腰椎的直接冠状位扫描时，可使用一种特殊设计的坐椅，使融合部位与CT台保持平行[185]。虽然直接冠状位扫描的图像质量要优于重建图像，但诊断的准确性只有在使用融合内固定针的患者中才能有明显的改进，对这些患者只有通过直接冠状位成像才能消除内固定件的影像及其所产生的条状金属伪影[185]。三维 CT 成像在显示融合组织的范围和融合牢固性方面要优于标准重建图像 [20]。

MR 成像很少用来评估移植骨的稳定性或融合情况。从现在可得到的有限数据中可发现，MR成像在评估骨性融合方面的准确性不如常规断层或 CT 扫描[65, 118]。铁磁性金属丝、内固定装置和固定支架都会产生金属伪影，因此这些装置的存在会极大地限制影像学评价的进行[12, 189–191]。现在使用的大部分脊柱内固定装置都是用不锈钢制成的，其所具有的铁磁性性能会在 MR 成像时产生明显的伪影。使用生物相容性钛内固定装置可消除这些伪影，从而不会使毗邻手术部位的椎管及脊髓组织的影像发生扭曲变形[189]。但是钛的磨损碎屑会限制这种材料与固定装置的结合。

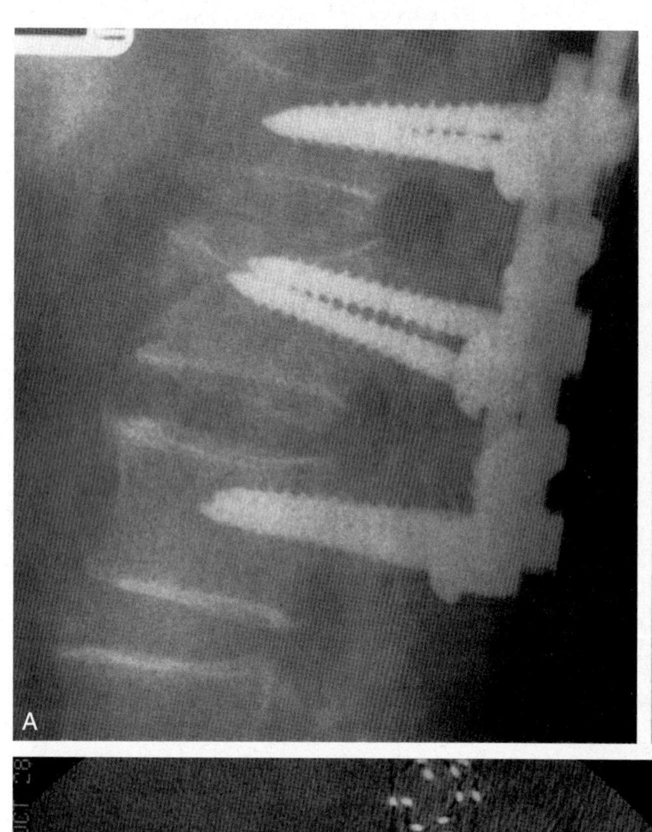


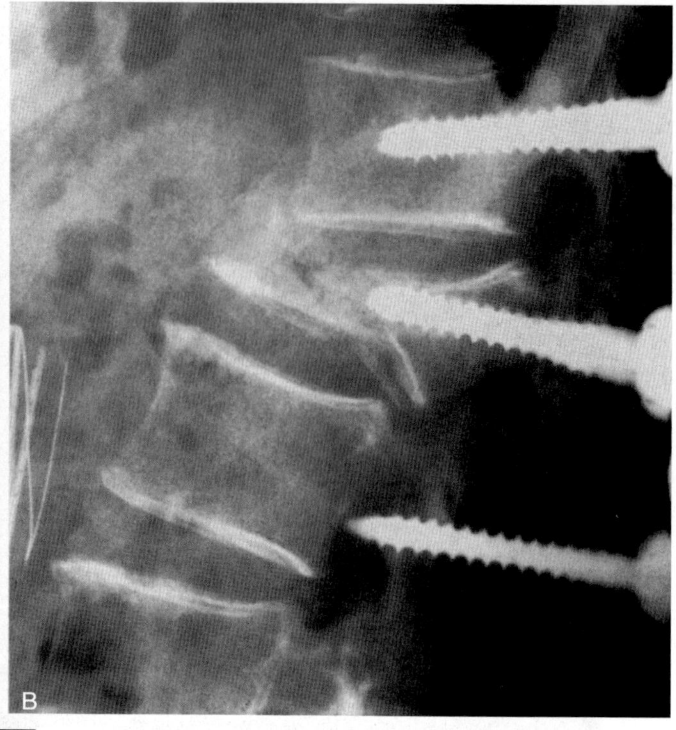


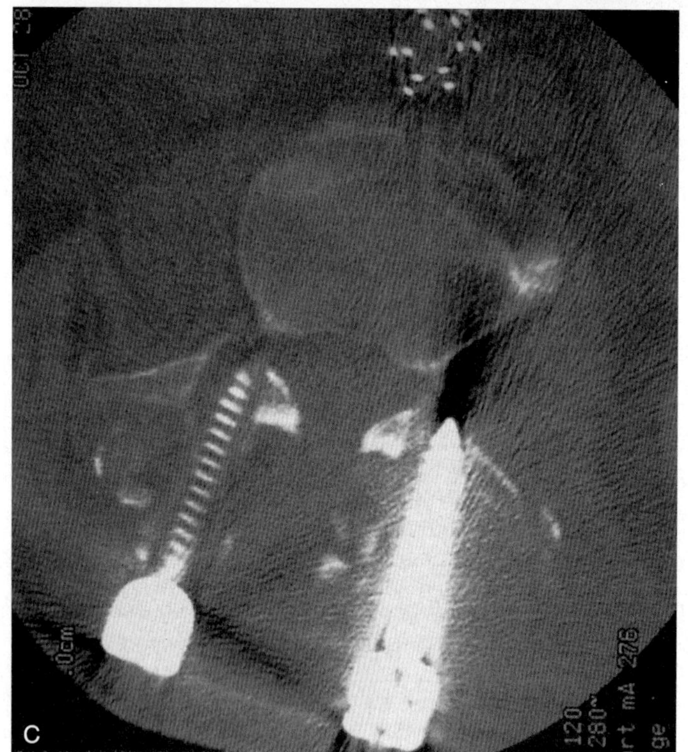


**图 12-30** 内固定失败。

A 对腰椎爆裂型骨折行椎弓根钉内固定术后拍摄的侧位 X 线片上未见与内固定放置有关的并发症。

B 术后几个月复查时拍摄的X线片显示骨折椎体的高度进行性变矮，伴下方椎弓根钉的后移位。螺钉的置入路线明显位于椎弓根下方。

C 经松动螺钉进行的横断位 CT 扫描显示，在椎弓根钉周围有一宽的异常透亮区，右侧尤为明显。

骨移植不融合的术后表现差异较大，取决于移植骨本身的初始性状、手术创口的大小、术后的受力情况以及血管重建的程度[65]。稳定的前路椎体融合术的 MR 成像表现为脂肪性质的高信号影贯穿前方移植的骨块，其是由融合部位两端有连续的骨髓组织所致[65,192]。前路骨移植术后的假关节形成的特征为在天然骨与植入骨之间有一裂隙，该裂隙在T1加权像上显示为低信号，而在T2加权像上表现为高

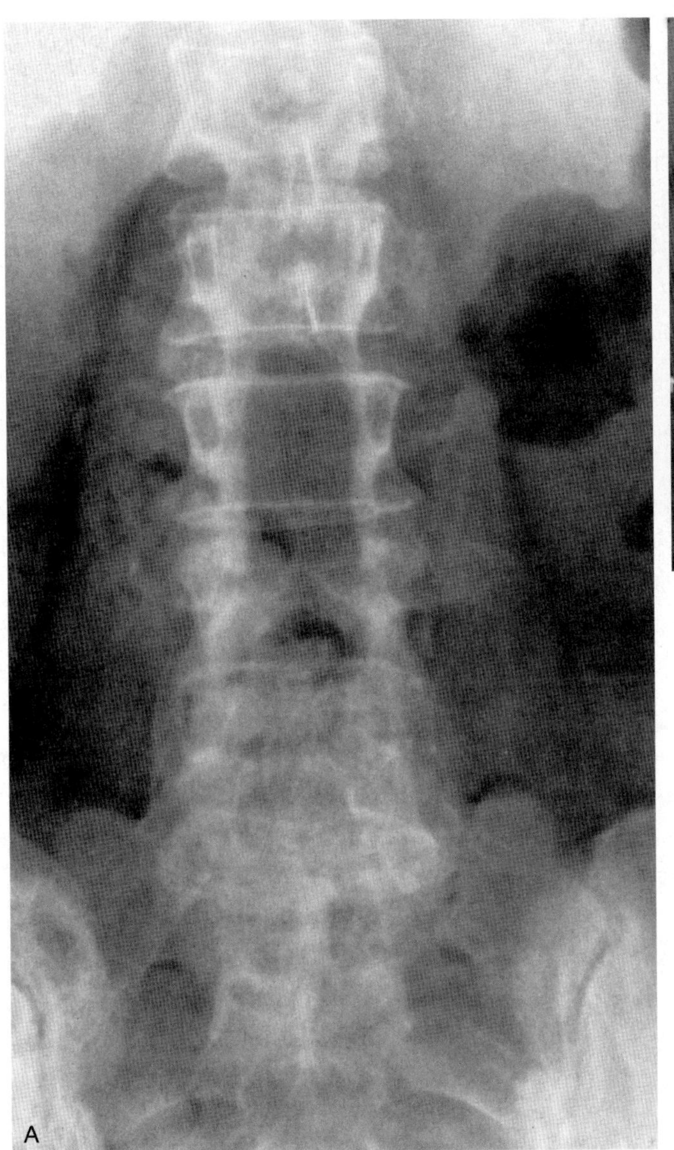

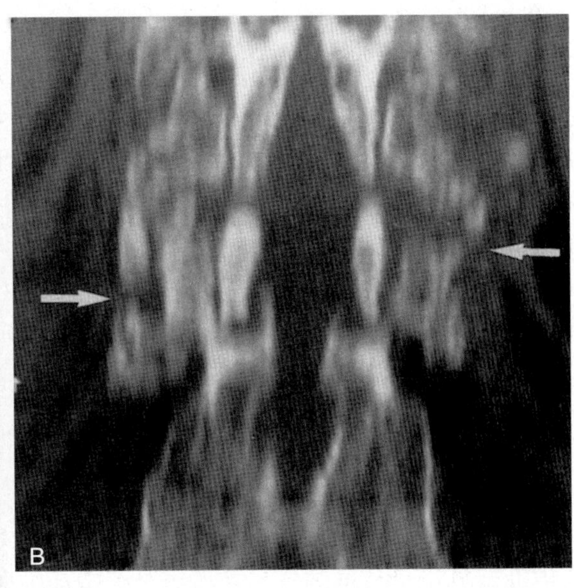

**图12-31**　假关节形成。

**A**　前后位X线片显示L1-L3的横突间移植物发生碎裂。L3水平做过椎板切除术，且L2和L3下方椎小关节水平有减压式椎间孔切除术造成的骨质缺失。

**B**　曲线冠状位重建CT扫描像证实邻近横突的移植物存在不连续（箭头）。

信号[192]。MR成像在评价脊柱骨移植的功能完整性方面也有一定作用。后路融合术成功的患者中，邻近终板的骨髓组织被脂肪所替代，这可能是因为椎体上所受的压力减小所致[188]。相反，若融合失败，在失败水平的椎体终板内出现一些提示有水肿、肉芽组织及炎症的信号改变则伴有假关节形成[188]。这些改变反映了该椎体水平的功能性改变，但在术后至少还需要12个月才会有所体现[12]。

对骨移植完整性进行功能评价时，以融合部位不存在明显活动作为融合术成功与否的判断标准。通常用屈曲位和伸展位出现节段性运动作为假关节形成的标准诊断依据[178，183]。功能运动位图像在鉴别异常运动和失稳方面要比常规静态X线片更为敏感[183]。一般来说，侧位弯曲图像是在充分屈曲和伸展状态下获得的。Cleveland等人认为，正确评价脊柱融合术必须要有双平面弯曲位图像，并有在屈曲和伸展位拍摄的斜位像以及在双侧最大侧向弯曲位拍摄的前后位像[183]。通过描记对比图像、通过胶片叠加或者通过测量相对于固定解剖学标记的椎间关系变化，可以对成角和平移运动做出影像学评价[193]。建议把X线片叠加在一起而不要单独进行观察，以便使这种技术的敏感性达到最大[183]。在摄片过程中必须避免患者体位旋转，否则椎体后部结构重叠的丧失以及椎骨形态的改变会使X线片间的比较变得极为困难。

尽管后路骨性融合而且后路内固定件完好无损，在椎间隙内仍然会有相当大的活动量[149]。前方椎间盘高度大于2mm、角位移大于10° 或椎体水平移动大于3mm，均可视为脊柱融合节段两端出现过度运动的可靠判定标准[178]。椎体间的轻微活动、伸展时椎间盘内真空现象的形成以及骨质疏松的发生，都不是假关节形成的可靠判断标准。如果融合术成功，术后3～6个月椎体间的平移通常就会减小，而且1年后可达到最大刚直度[181, 183]。

立体摄影术是一种主要用于脊柱融合术功能评估的研究方法。采用立体摄影术时，要在术中将一些金属小球植入到融合椎体的后方结构中[181, 185]。然后借助计算机化校准装置，按所有3个运动轴向的运动诱发平移来评价手术部位的数字化立体X线片[181]。虽然立体摄影术在评价椎体间运动方面比较精确，但其还未广泛使用，而且今后也只作为一种研究工具使用。

尽管可使用的成像技术相当多,但在相当多的病例中假关节形成的确诊仍是一个难题[178]。Steinmann和Herkowitz总结了五条诊断不融合的最可靠标准:（1）骨小梁没有连续性；（2）移植骨的高度塌陷且在骨移植与终板间存在有裂隙；（3）在预期发生愈合之后移植骨发生移动；(4)）在预期发生愈合之后内固定件发生移动或断裂；（5）融合部位产生不应有的疼痛。

## 二、感染

术后脊柱感染是一种可发生于任何类型脊柱手术后的非常严重的并发症,其发生率为1%～3%[78]。术后脊柱感染的危险因素有：患者年龄较大，长期卧床和住院治疗，肥胖，糖尿病，营养不良，免疫抑制，使用类固醇药物，以及远端部位存在有感染[68, 78]。手术的复杂程度和手术时间也与感染的发生率有关。椎板切除术和间盘切除术的感染发生率小于1%，不使用内固定的脊柱融合术感染风险为1%～5%，而使用内固定的融合术感染的平均发生率可达6%，甚至更多[1, 68, 78, 149]。最常见的致病微生物是金黄色葡萄球菌,约占术后脊柱感染全部病例的50%，不过也可出现其他多种微生物(一种或多种)引发的感染[68, 78]。术后感染一般在术后10～15天出现症状，不过更长时间后出现症状也不少见[68, 78]。

诊断性影像学检查对于检测表浅性伤口感染作用不大，主要得依靠临床表现做出诊断。但在可疑存在深部感染的患者中，影像学检查十分有用，尤其是硬膜外或椎间隙感染。椎间盘切除为感染的发生创造了极好的条件，例如存在有血肿、无血管的椎间盘组织和处于血供极差环境下的终板组织[78]。术后椎间盘炎是一种公认的脊柱术后并发症，其发生率为0.75%～2.8%[194]。术后1～4周内的临床疼痛表现没有任何特异性，而且往往不伴有发热或白细胞升高，且影像学检查也缺乏特异性表现，所以感染的诊断常会被延误[78, 194]。

椎间隙缺失、骨质减少和终板侵蚀的早期常规X线表现，往往很难与一些术后改变相鉴别。随着感染的加重会出现椎体骨破坏、骨质碎裂及反应性硬化(图12-32)。此时，若不及时通过清创、灌洗和抗生素治疗来控制感染，就会发生内固定丧失和脊柱固定件松动。感染早期阶段的CT表现同样不可靠，而且闪烁显像对此没有特异性，尤其在术后早期。行椎板切除和椎间盘切除的患者中有将近50%在术后3周内$^{99m}$Tc二磷酸盐骨扫描显示有活性轻中度增高[195]。89%的患者术后镓扫描也显示有异常[195]。骨扫描和镓扫描的活性增加与术后骨和软组织的改变有关，一般会持续数月；骨扫描异常表现在术后会持续一年的时间。在一些研究中所看到的活性正常增高,限制了此方法在检测术后脊柱感染中的应用。

术后椎间盘炎的MRI表现也显示有与无并发症手术相关的部分相同改变。Boden等人对15例无症状患者的MRI表现与一组椎间盘切除术后发生椎间盘炎的患者资料进行了比较[194]。术后感染性椎间盘炎在MRI上的最可靠表现是，在T1加权像上邻近终板脊髓内的信号强度减低，而且在静脉内注射钆对比剂后这些区域的信号增强[194]。T1加权像上髓内呈低信号见于所有7例感染病例中，但无症状患者中只有1例[194]。

术后硬膜外积脓是脊椎术后较少见的并发症，在择期手术患者中发生率少于1%[78, 196]。患者通常会有少量提示感染诊断的临床症状或体征[196]。由于经常会同时行椎板切除术，因此可通过分离的脊柱后方肌群从后路切开此脓肿，从而最大限度地减小了对邻近神经结构的压迫[196]。感染病灶的CT表现十分类似于外伤后假性脑脊膜突出的表现，但若存在气泡，感染病灶与硬膜囊或脊柱侧肌肉之间清晰

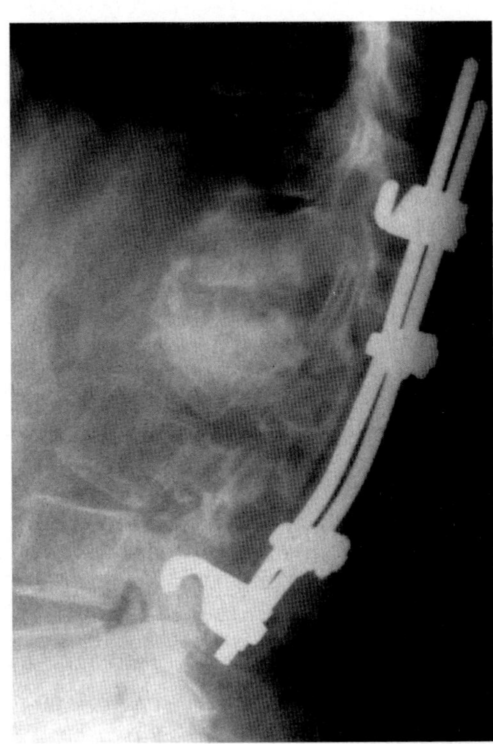

**图 12-32**　术后感染。在 L2 爆裂骨折行 TRSH 针内固定后 L1-L2 椎间盘和邻近椎体发生深部感染。终板受到侵蚀，且慢性化脓性感染造成脊柱后凸及骨质硬化。

的脂肪层出现缺失，而且增厚的灶壁有不规则增强，则提示有感染[196]。

## 小 结

脊柱手术是一个快速发展的领域，而且不断在研发新的手术技术和内固定装置。熟练掌握手术装置的概念和设计原理有助于更好地解释置入脊柱内固定装置的影响和与其相关的并发症。影像学诊断在确定合适的术式以及检测与脊柱手术相关的并发症中起着重要的作用。CT 扫描和 MR 成像的发展提高了监测脊柱手术治疗所带来的骨和软组织改变的能力。

（陈恩　王林森　译　　李世民　校）

## 参考文献


1. Garfin SR, Glover M, Booth RE, et al: Laminectomy: A review of the Pennsylvania hospital experience. J Spinal Disord *1*:116, 1988.
2. Hu SS, Pashman RS: Spinal instrumentation: Evolution and state of the art. Invest Radiol *27*:632, 1992.
3. Cotler JM, Simpson JM, An HS: Principles, indications, and complications of spinal instrumentation: A summary chapter. *In* HS An, JM Cotler (Eds): Spinal Instrumentation. Baltimore, Williams & Wilkins, 1992, p 435.
4. Mall HC, Kaiser JA: The usual appearance of the postoperative lumbar spine. Radiographics 7:245, 1987.
5. Garfin SR, Herkowitz HN, Mirkovic S: Spinal stenosis. J Bone Joint Surg Am *81*:572, 1999.
6. Grabias S: The treatment of spinal stenosis. J Bone Joint Surg Am *62*:308, 1980.
7. Wiesel SW: Neurologic complications and lumbar laminectomy: A standardized approach to the multiply operated lumbar spine. *In* SR Garfin (Ed): Complications of Spine Surgery. Baltimore, Williams & Wilkins, 1989, p 64.
8. Carroll SE, Wiesel SW: Neurologic complications and lumbar laminectomy: A standardized approach to the multiply-operated lumbar spine. Clin Orthop *284*:14, 1992.
9. Bosacco SJ, Berman AT: Surgical management of lumbar disc disease. Radiol Clin North Am *21*:377, 1983.
10. Risius B, Modic MT, Hardy RW Jr, et al: Sector computed tomographic spine scanning in the diagnosis of lumbar nerve root entrapment. Radiology *143*:109, 1982.
11. Teplick JG, Haskin ME: Computed tomography of the postoperative lumbar spine. AJR *141*:865, 1983.
12. Djukic S, Lang P, Morris J, et al: The postoperative spine: Magnetic resonance imaging. Orthop Clin North Am *21*:603, 1990.
13. Herkowitz HN, Kurz LT: Degenerative lumbar spondylolisthesis with spinal stenosis. J Bone Joint Surg Am 73:802, 1991.
14. Katz JN, Lipson SJ, Larson MG, et al: The outcome of decompressive laminectomy for degenerative lumbar stenosis. J Bone Joint Surg Am 73:809, 1991.
15. Spivak JM: Degenerative lumbar spinal stenosis. J Bone Joint Surg Am *80*:1953, 1998.
16. Lonstein JE: Post-laminectomy kyphosis. Clin Orthop *128*:93, 1977.
17. Nakai O, Ookawa A, Yamaura I: Long-term roentgenographic and functional changes in patients who were treated with wide fenestration for central lumbar stenosis. J Bone Joint Surg Am 73:1184, 1991.
18. Johnsson K, Willner S, Johnsson K: Postoperative instability after decompression for lumbar spinal stenosis. Spine *11*:107, 1986.
19. Rothman SLG, Glenn WV, Kerber CW: Postoperative fractures of lumbar articular facets: Occult cause of radiculopathy. AJR *145*:779, 1985.
20. Zinreich SJ, Long DM, Davis R, et al: Three-dimensional CT imaging in postsurgical "failed back" syndrome. J Comput Assist Tomogr *14*:574, 1990.
21. Pathria M, Sartoris DJ, Resnick D: Osteoarthritis of the facet joints: Accuracy of oblique radiographic assessment. Radiology *164*:227, 1987.
22. Hall S, Bartleson JD, Onofrio BM, et al: Lumbar spinal stenosis: Clinical features, diagnostic procedures, and results of surgical treatment in 68 patients. Ann Intern Med *103*:271, 1985.
23. Delamarter RB, Bohlman HH, Dodge LD, et al: Experimental lumbar spinal stenosis. J Bone Joint Surg Am 72:110, 1990.
24. Deyo RA, Cherkin DC, Loeser JD, et al: Morbidity and mortality in association with operations on the lumbar spine. J Bone Joint Surg Am 74:536, 1992.
25. Wang JC, Bohlman HH, Riew KD: Dural tears secondary to operations on the lumbar spine. J Bone Joint Surg Am *80*:1728, 1998.
26. Stambough JL, Simeone FA: Vascular complications in spine surgery. *In* SR Garfin (Ed): Complications of Spine Surgery. Baltimore, Williams & Wilkins, 1989, p 110.
27. Horowitz SW, Azar-Kia B, Fine M: Postoperative cervical pseudomeningocele. AJNR *11*:784, 1990.
28. Marshall LF: Complications of surgery for degenerative cervical and lumbar disc disease. *In* SR Garfin (Ed): Complications of Spine Surgery. Baltimore, Williams & Wilkins, 1989, p 75.
29. Edwards CC, Levine AM: Complications associated with posterior instrumentation in the treatment of thoracic and lumbar injuries. *In* SR Garfin (Ed): Complications of Spine Surgery. Baltimore, Williams & Wilkins, 1989, p 164.
30. Teplick JG, Peyster RG, Teplick SK, et al: CT identification of postlaminectomy pseudomeningocele. AJR *140*:1203, 1983.
31. Stambough JL, Booth RE Jr: Complications in spine surgery as a consequence of anatomic variations. *In* SR Garfin (Ed): Complications of Spine Surgery. Baltimore, Williams & Wilkins, 1989, p 89.
32. Kelly JJ, Reuter KL, Waite RJ: Vascular injury complicating lumbar diskectomy: CT diagnosis. AJR *153*:1233, 1989.
33. Gower DJ, Culp P, Ball M: Lateral lumbar spine roentgenograms: Potential role in complications of lumbar disc surgery. Surg Neurol *27*:316, 1987.
34. Malcolm BW, Bradford DS, Winter RB, et al: Post-traumatic kyphosis: A review of forty-eight surgically treated patients. J Bone Joint Surg Am *63*:891, 1981.
35. Court-Brown CM, Gertzbein SD: The management of burst fractures of the fifth lumbar vertebra. Spine *12*:308, 1987.
36. McEvoy RD, Bradford DS: The management of burst fractures of the thoracic and lumbar spine: Experience in 53 patients. Spine *10*:631, 1985.
37. Benson DR: Unstable thoracolumbar fractures, with emphasis on the burst fracture. Clin Orthop *230*:14, 1988.

38. Bohlman HH: Treatment of fractures and dislocations of the thoracic and lumbar spine. J Bone Joint Surg Am *67*:165, 1985.
39. DeWald RL: Burst fractures of the thoracic and lumbar spine. Clin Orthop *189*:150, 1984.
40. Willen J, Lindahl S, Irstam L, et al: Unstable thoracolumbar fractures: A study by CT and conventional roentgenology of the reduction effect of Harrington instrumentation. Spine *9*:214, 1984.
41. McAfee PC, Yuan HA, Lasda NA: The unstable burst fracture. Spine 7:365, 1982.
42. McAfee PC, Bohlman HH: Complications following Harrington instrumentation for fractures of the thoracolumbar spine. J Bone Joint Surg Am *67*:672, 1985.
43. Kostuik JP: Anterior Kostuik-Harrington distraction systems. *In* HS An, JM Cotler (Eds): Spinal Instrumentation. Baltimore, Williams & Wilkins, 1992, p 359.
44. McAfee PC, Bohlman HH, Yuan HA: Anterior decompression of traumatic thoracolumbar fractures with incomplete neurological deficit using a retroperitoneal approach. J Bone Joint Surg Am *67*:89, 1985.
45. Vazquez-Seoane P, Gertzbein SD, Yuan HA: AO internal fixator. *In* HS An, JM Cotler (Eds): Spinal Instrumentation. Baltimore, Williams & Wilkins, 1992, p 297.
46. Bohlman HH, Zdeblick TA: Anterior excision of herniated thoracic discs. J Bone Joint Surg Am *70*:1038, 1988.
47. Bohlman HH, Emery SE: The pathophysiology of cervical spondylosis and myelopathy. Spine *13*:843, 1988.
48. Sim FH, Svien HJ, Bickel WH, et al: Swan-neck deformity following extensive cervical laminectomy. J Bone Joint Surg Am *56*:564, 1974.
49. Aronson DD, Kahn RH, Canady A, et al: Instability of the cervical spine after decompression in patients who have Arnold-Chiari malformation. J Bone Joint Surg Am *73*:898, 1991.
50. Emery SE, Bohlman HH, Bolesta MJ, et al: Anterior cervical decompression and arthrodesis for the treatment of cervical spondylotic myelopathy. J Bone Joint Surg Am *80*:941, 1998.
51. Trojan DA, Pouchot J, Pokrupa R, et al: Diagnosis and treatment of ossification of the posterior longitudinal ligament of the spine: Report of eight cases and literature review. Am J Med *92*:296, 1992.
52. McAfee PC, Bohlman HH: One-stage anterior cervical decompression and posterior stabilization with circumferential arthrodesis. J Bone Joint Surg Am *71*:78, 1989.
53. Anderson PA, Bohlman HH: Anterior decompression and arthrodesis of the cervical spine: Long-term motor improvement. Part II—Improvement in complete traumatic quadriplegia. J Bone Joint Surg Am *74*:683, 1992.
54. Bohlman HH, Anderson PA: Anterior decompression and arthrodesis of the cervical spine: Long-term motor improvement. Part I—Improvement in incomplete traumatic quadriplegia. J Bone Joint Surg Am *74*:671, 1992.
55. Bick EM: An essay on the history of spine fusion operations. Clin Orthop *35*:9, 1964.
56. Hadra BE: Wiring of the vertebrae as a means of immobilization in fracture and Pott's disease. Med Times Register *22*:423, 1891. (Reprinted in Clin Orthop *112*:4, 1975.)
57. Albee FH: Transplantation of a portion of the tibia into the spine for Pott's disease. JAMA *57*:885, 1911.
58. Hibbs RA: An operation for progressive spinal deformities. N Y Med J *93*:1013, 1911.
59. Hanley EN, David SM: Lumbar arthrodesis for the treatment of back pain. J Bone Joint Surg Am *81*:716, 1999.
60. Berchuck M, Garfin SR, Bauman T, Abitbol JJ: Complications of anterior intervertebral grafting. Clin Orthop *284*:54, 1992.
61. Karasick D, Huettl EA, Cotler JM: Value of polydirectional tomography in the assessment of the postoperative spine after anterior decompression and vertebral body autografting. Skeletal Radiol *21*:359, 1992.
62. Brown MD, Malinin TI, Davis PB: A roentgenographic evaluation of frozen allografts versus autografts in anterior cervical spine fusions. Clin Orthop *119*:231, 1976.
63. Kurz LT, Garfin SR, Booth RE Jr: Iliac bone grafting: Techniques and complications of harvesting. *In* SR Garfin (Ed): Complications of Spine Surgery. Baltimore, Williams & Wilkins, 1989, p 323.
64. Bauman T, Garfin SR: Complications associated with anterior grafting. *In* SR Garfin (Ed): Complications of Spine Surgery. Baltimore, Williams & Wilkins, 1989, p 248.
65. Karasick D: Anterior cervical spine fusion: Struts, plugs, and plates. Skeletal Radiol *22*:85, 1993.
66. Burns BH: An operation for spondylolisthesis. Lancet *1*:1233, 1933.
67. Watkins RG: Anterior lumbar interbody fusion—surgical complications. *In* SR Garfin (Ed): Complications of Spine Surgery. Baltimore, Williams & Wilkins, 1989, p 278.
68. Massie JB, Heller JG, Abitbol J, et al: Postoperative posterior spinal wound infections. Clin Orthop *284*:99, 1992.
69. Watkins R: Anterior lumbar interbody fusion surgical complications. Clin Orthop *284*:47, 1992.
70. Sartoris DJ, Gershuni DH, Akeson WH, et al: Coralline hydroxyapatite bone graft substitutes: Preliminary report of radiographic evaluation. Radiology *159*:133, 1986.
71. Holmes RE, Bucholz RW, Mooney V: Porous hydroxyapatite as a bone-graft substitute in metaphyseal defects. J Bone Joint Surg Am *68*:904, 1986.
72. McAfee PC, Bohlman HH, Ducker T, et al: Failure of stabilization of the spine with methylmethacrylate. J Bone Joint Surg Am *68*:1145, 1986.
73. Kaneda K: Kaneda anterior spinal instrumentation for the thoracic and lumbar spine. *In* HS An, JM Cotler (Eds): Spinal Instrumentation. Baltimore, Williams & Wilkins, 1992, p 413.
74. Kricun R, Chovanes GI, Shoemaker EI: CT and MR appearance of cervical acrylic struts. J Comput Assist Tomogr *15*:519, 1991.
75. Georgis T Jr, Rydevik B, Weinstein JN, et al: Complications of pedicle screw fixation. *In* SR Garfin (Ed): Complications of Spine Surgery. Baltimore, Williams & Wilkins, 1989, p 200.
76. Eismont FJ, Bohlman HH: Posterior methylmethacrylate fixation for cervical trauma. Spine *6*:347, 1981.
77. Zindrick MR, Wiltse LL, Widell EH, et al: A biomechanical study of intrapeduncular screw fixation in the lumbosacral spine. Clin Orthop *203*:99, 1986.
78. Gepstein R, Eismont FJ: Postoperative spine infections. *In* SR Garfin (Ed): Complications of Spine Surgery. Baltimore, Williams & Wilkins, 1989, p 302.
79. Burkus JK, Lonstein JE, Winter RB, et al: Long-term evaluation of adolescents treated operatively for spondylolisthesis. J Bone Joint Surg Am *74*:693, 1992.
80. Briggs H, Milligan PR: Chip fusion of the low back following exploration of the spinal canal. J Bone Joint Surg Br *26*:125, 1944.
81. Vaccaro AR, An HS, Cotler JM: Transpedicular fixation of the spine using the variable screw placement system. *In* HS An, JM Cotler (Eds): Spinal Instrumentation. Baltimore, Williams & Wilkins, 1992, p 197.
82. Ray CD: The threaded fusion cage: A new method for posterior lumbar interbody fusions. Spine Surgeon *1*:12, 1991.
83. Bohlman HH, Cook SS: One-stage decompression and posterolateral and interbody fusion for lumbosacral spondyloptosis through a posterior approach. J Bone Joint Surg Am *64*:415, 1982.
84. Smith MD, Bohlman HH: Spondylolisthesis treated by a single-stage operation combining decompression with in situ posterolateral and anterior fusion. J Bone Joint Surg Am 72:415, 1990.
85. Hensinger RN: Spondylolysis and spondylolisthesis in children and adolescents. J Bone Joint Surg Am *71*:1098, 1989.
86. Esses SI, Natout N, Kip P: Posterior interbody arthrodesis with a fibular strut graft in spondylolysis. J Bone Joint Surg Am 77:173, 1995.
87. Ray CD: Threaded titanium cages for lumbar interbody fusions. Spine *22*:667, 1997.
88. McAfee PC: Interbody fusion cages in reconstructive operations on the spine. J Bone Joint Surg Am *81*:859, 1999.
89. Bagby GW: Arthrodesis by the distraction-compression method using a stainless steel implant. Orthopedics *11*:931, 1988.
90. Hsieh P, Chen W, Chen L, et al: An unusual complication of anterior spinal instrumentation: Hemothorax contralateral to the side of the incision. J Bone Joint Surg Am *81*:998, 1999.
91. Faciszewski T, Winter RB, Lonstein J, et al: The surgical and medical perioperative complications of anterior spinal fusion surgery in the thoracic and lumbar spine in adults. A review of 1223 procedures. Spine *20*:1592, 1995.
92. Watkins RG: Cervical, thoracic, and lumbar complications—anterior approach. *In* SR Garfin (Ed): Complications of Spine Surgery. Baltimore, Williams & Wilkins, 1989, p 211.
93. An HS: Surgical exposure and fusion techniques of the spine. *In* HS An, JM Cotler (Eds): Spinal Instrumentation. Baltimore, Williams & Wilkins, 1992, p 1.
94. Colletta AJ, Mayer PJ: Chylothorax: An unusual complication of anterior thoracic interbody spinal fusion. Spine 7:46, 1982.
95. Foley MJ, Lee C, Calenoff L, et al: Radiologic evaluation of surgical cervical spine fusion. AJR *138*:79, 1982.
96. Robinson RA, Smith GW: Anterolateral cervical disk removal and interbody fusion for cervical disk syndrome. Johns Hopkins Hosp Bull *96*:223, 1955.
97. Cloward RB: The anterior approach for removal of ruptured cervical disks. J Neurosurg *15*:602, 1958.
98. Zdeblick TA, Hughes SS, Riew KD, et al: Failed anterior cervical diskectomy and arthrodesis. J Bone Joint Surg Am *79*:523, 1997.
99. Whitecloud TS, LaRocca H: Fibular strut graft in reconstructive surgery of the cervical spine. Spine *1*:33, 1976.
100. White AA, Jupiter J, Southwick WO, et al: An experimental study of the immediate load bearing capacity of three surgical constructions for anterior spine fusions. Clin Orthop *91*:21, 1973.
101. Zdeblick TA, Bohlman HH: Cervical kyphosis and myelopathy: Treatment by anterior corpectomy and strut-grafting. J Bone Joint Surg Am *71*:170, 1989.
102. Stauffer ES, Kelly EG: Fracture-dislocations of the cervical spine: Instability and recurrent deformity following treatment by anterior interbody fusion. J Bone Joint Surg Am *59*:45, 1977.
103. Hunter LY, Braunstein EM, Bailey RW: Radiographic changes following anterior cervical fusion. Spine *5*:399, 1980.
104. Gore DR, Gardner GM, Sepic SB, et al: Roentgenographic findings following anterior cervical fusion. Skeletal Radiol *15*:556, 1986.
105. Hilibrand AS, Carlson GD, Palumbo MA, et al: Radiculopathy and myelopathy at segments adjacent to the site of a previous anterior cervical arthrodesis. J Bone Joint Surg Am *81*:519, 1999.
106. Fielding JW: Complications of anterior cervical disk removal and fusion. Clin Orthop *284*:10, 1992.

107. Smith MD, Bolesta MJ, Leventhal M, et al: Postoperative cerebrospinal-fluid fistula associated with erosion of the dura. J Bone Joint Surg Am *74*:270, 1992.
108. Emery SE, Smith MD, Bohlman HH: Upper-airway obstruction after multilevel cervical corpectomy for myelopathy. J Bone Joint Surg Am *73*:544, 1991.
109. Tartaglino LM, Flanders AE, Vinitski S, et al: Metallic artifacts on MR images of the postoperative spine: Reduction with the fast spin-echo technique. Radiology *190*:565, 1994.
110. Herndon WA, Sullivan JA, Yngve DA, et al: Segmental spinal instrumentation with sublaminar wires: A critical appraisal. J Bone Joint Surg Am *69*:851, 1987.
111. Slone RM, MacMillan M, Montgomery WJ: Spinal fixation: Part 1. Principles, basic hardware, and fixation techniques for the cervical spine. Radiographics *13*:341, 1993.
112. Slone RM, MacMillan M, Montgomery WJ, Heare M: Spinal fixation: Part 2. Fixation techniques and hardware for the thoracic and lumbosacral spine. Radiographics *13*:521, 1993.
113. Slone RM, MacMillan M, Montgomery WJ: Spinal fixation: Part 3. Complications of spinal instrumentation. Radiographics *13*:797, 1993.
114. Slone RM, Heare MM, Griend RAV, et al: Orthopedic fixation devices. Radiographics *11*:823, 1991.
115. Albert TJ, An HS, Cotler JM, et al: Harrington instrumentation and modifications. *In* HS An, JM Cotler (Eds): Spinal Instrumentation. Baltimore, Williams & Wilkins, 1992, p 67.
116. Harrington PR: Treatment of scoliosis: Correction and internal fixation by spine instrumentation. J Bone Joint Surg Am *44*:591, 1962.
117. Harrington PR: The history and development of Harrington instrumentation. Clin Orthop *93*:110, 1973.
118. Byrd JA, Scoles PV, Winter RB, et al: Adult idiopathic scoliosis treated by anterior and posterior spinal fusion. J Bone Joint Surg Am *69*:843, 1987.
119. Wenger DR, Mubarak SJ, Leach J: Managing complications of posterior spinal instrumentation and fusion. Clin Orthop *284*:24, 1992.
120. Wenger DR, Mubarak SJ: Managing complications of posterior spinal instrumentation and fusion. *In* SR Garfin (Ed): Complications of Spine Surgery. Baltimore, Williams & Wilkins, 1989, p 127.
121. Foley MJ, Calenoff L, Hendrix RW, et al: Thoracic and lumbar spine fusion: Postoperative radiologic evaluation. AJR *141*:373, 1983.
122. Rubenstein JD, Gertzbein S: Radiographic assessment of Harrington rod instrumentation for spinal fractures. J Can Assoc Radiol *35*:159, 1984.
123. Flesch JR, Leider LL, Erickson DL, et al: Harrington instrumentation and spine fusion for unstable fractures and fracture-dislocations of the thoracic and lumbar spine. J Bone Joint Surg Am *59*:143, 1977.
124. Edwards CC: Edwards instrumentation: A modular spinal system. *In* HS An, JM Cotler (Eds): Spinal Instrumentation. Baltimore, Williams & Wilkins, 1992, p 303.
125. Cerabona FP, Montesano PX: Jacobs locking hook spinal rod instrumentation. *In* HS An, JM Cotler (Eds): Spinal Instrumentation. Baltimore, Williams & Wilkins, 1992, p 83.
126. Hales DD, Dawson EG, Delamarter R: Late neurological complications of Harrington-rod instrumentation. J Bone Joint Surg Am *71*:1053, 1989.
127. Dickson JH, Harrington PR, Erwin WD: Harrington instrumentation in the fractured, unstable thoracic and lumbar spine. Texas Med *69*:91, 1973.
128. Knodt H, Larrick RB: Distraction fusion of the spine. Ohio State Med J *12*:1140, 1964.
129. Luque ER: The anatomic basis and development of segmental spinal instrumentation. Spine 7:256, 1982.
130. Luque ER: Interpeduncular segmental fixation. Clin Orthop *203*:54, 1986.
131. Thometz JG, An HS: Luque instrumentation with sublaminar wiring. *In* HS An, JM Cotler (Eds): Spinal Instrumentation. Baltimore, Williams & Wilkins, 1992, p 93.
132. Luque ER: Luque semirigid segmental spinal instrumentation of the lumbar spine. *In* HS An, JM Cotler (Eds): Spinal Instrumentation. Baltimore, Williams & Wilkins, 1992, p 219.
133. Puno RM, Byrd JA III: The Puno-Byrd (PWB) spinal system for transpedicular fixation of the lumbar spine. *In* HS An, JM Cotler (Eds): Spinal Instrumentation. Baltimore, Williams & Wilkins, 1992, p 281.
134. Drummond DS: Segmental spinal instrumentation with spinous process wires. *In* HS An, JM Cotler (Eds): Spinal Instrumentation. Baltimore, Williams & Wilkins, 1992, p 105.
135. Balderston RA: Spinal cord injury during surgery for spinal deformity. *In* SR Garfin (Ed): Complications of Spine Surgery. Baltimore, Williams & Wilkins, 1989, p 144.
136. King D: Internal fixation for lumbosacral fusion. J Bone Joint Surg Am *30*:560, 1948.
137. Weinstein JN, Rydevik BL, Rauschning W: Anatomic and technical considerations of pedicle screw fixation. Clin Orthop *284*:34, 1992.
138. Roy-Camille R, Mazel C, Laville C: Roy-Camille posterior screw plate fixation for cervical, thoracic, lumbar spine and sacrum. *In* HS An, JM Cotler (Eds): Spinal Instrumentation. Baltimore, Williams & Wilkins, 1992, p 167.
139. Roy-Camille R, Saillant G, Mazel C: Plating of thoracic, thoracolumbar, and lumbar injuries with pedicle screw plates. Orthop Clin North Am *17*:147, 1986.
140. Yuan HA, Garfin SR, Dickman CA, et al: A historical cohort study of pedicle screw fixation in thoracic, lumbar, and sacral spinal fusion. Spine *19*(Suppl 20):2279, 1994.
141. Yahiro MA: Comprehensive literature review: Pedicle screw fixation devices. Spine *19*(Suppl 20):2274, 1994.
142. Vaccaro AR, Rizzolo SJ, Allardyne TJ, et al: Placement of pedicle screws in the thoracic spine. Part 1: Morphometric analysis of the thoracic vertebrae. J Bone Joint Surg Am 77:1193, 1995.
143. Vaccaro AR, Rizzolo SJ, Allardyne TJ, et al: Placement of pedicle screws in the thoracic spine. Part 1: An anatomic and radiographic assessment. J Bone Joint Surg Am 77:1200, 1995.
144. Krag MH: The Vermont spinal fixator. *In* HS An, JM Cotler (Eds): Spinal Instrumentation. Baltimore, Williams & Wilkins, 1992, p 237.
145. McAfee PC, Farey ID, Sutterlin CE, et al: Device-related osteoporosis with spinal instrumentation. Spine *14*:919, 1989.
146. Roy-Camille R, Saillant G, Mazel C: Internal fixation of the lumbar spine with pedicle screw plating. Clin Orthop *203*:7, 1986.
147. West JL III, Bradford DS, Ogilvie JW: Results of spinal arthrodesis with pedicle screw-plate fixation. J Bone Joint Surg Am *73*:1179, 1991.
148. Louis R: Spinal internal fixation with Louis instrumentation. *In* HS An, JM Cotler (Eds): Spinal Instrumentation. Baltimore, Williams & Wilkins, 1992, p 183.
149. Sasso RC, Cotler HB, Thalgott JS: Transpedicular fixation with AO dynamic compression plates. *In* HS An, JM Cotler (Eds): Spinal Instrumentation. Baltimore, Williams & Wilkins, 1992, p 257.
150. Peek RD, Wiltse LL, Hambly MF: The Wiltse system. *In* HS An, JM Cotler (Eds): Spinal Instrumentation. Baltimore, Williams & Wilkins, 1992, p 227.
151. Kakiuchi M: Repair of the defect in spondylolysis. J Bone Joint Surg Am *79*:818, 1997.
152. Bauer HCF: Posterior decompression and stabilization for spinal metastases. J Bone Joint Surg Am 79:514, 1997.
153. Johnston CE II, Herring JA, Ashman RB: Texas Scottish Rite Hospital (TSRH) universal spinal instrumentation system. *In* HS An, JM Cotler (Eds): Spinal Instrumentation. Baltimore, Williams & Wilkins, 1992, p 127.
154. Balderston RA: Cotrel-Dubousset instrumentation. *In* HS An, JM Cotler (Eds): Spinal Instrumentation. Baltimore, Williams & Wilkins, 1992, p 113.
155. Lenke LG, Bridwell KH, Blanke K, et al: Radiographic results of arthrodesis with Cotrel-Dubousset instrumentation for the treatment of adolescent idiopathic scoliosis. J Bone Joint Surg Am *80*:807, 1998.
156. Asher MA, Strippgen WE, Heinig CF, et al: Isola spinal implant system: Principles, design, and applications. *In* HS An, JM Cotler (Eds): Spinal Instrumentation. Baltimore, Williams & Wilkins, 1992, p 325.
157. Ogilvie JW: Zielke instrumentation of the spine. *In* HS An, JM Cotler (Eds): Spinal Instrumentation. Baltimore, Williams & Wilkins, 1992, p 353.
158. Bayley JC, Yuan HA, Fredrickson BE: The Syracuse anterior I-plate. *In* HS An, JM Cotler (Eds): Spinal Instrumentation. Baltimore, Williams & Wilkins, 1992, p 397.
159. Kaneda K, Taneichi H, Abumi K, et al: Anterior decompression and stabilization with the Kaneda device for thoracolumbar burst fractures associated with neurological deficits. J Bone Joint Surg Am *79*:69, 1997.
160. Armstrong GWD, Chow D: The contoured anterior spinal plate. *In* HS An, JM Cotler (Eds): Spinal Instrumentation. Baltimore, Williams & Wilkins, 1992, p 379.
161. An HS: Posterior instrumentation of the cervical spine. *In* HS An, JM Cotler (Eds): Spinal Instrumentation. Baltimore, Williams & Wilkins, 1992, p 33.
162. Abdu WA, Bohlman HH: Techniques of subaxial posterior cervical spine fusions: An overview. Orthopedics *15*:287, 1992.
163. Stauffer ES: Wiring techniques of the posterior cervical spine for the treatment of trauma. Orthopedics *11*:1543, 1988.
164. McAfee PC, Bohlman HH, Riley LH, et al: The anterior retropharyngeal approach to the upper part of the cervical spine. J Bone Joint Surg Am *69*:1371, 1987.
165. Smith MD, Kotzar G, Yoo J, et al: A biomechanical analysis of atlantoaxial stabilization methods using a bovine model: C1/C2 fixation analysis. Clin Orthop *290*:285, 1993.
166. Wertheim SB, Bohlman HH: Occipitocervical fusion: indications, technique, and long-term results in thirteen patients. J Bone Joint Surg Am *69*:833, 1987.
167. Southwick WO: Management of fractures of the dens (odontoid process). J Bone Joint Surg Am 62:482, 1980.
168. Segal LS, Drummond DS, Zanotti RM, et al: Complications of posterior arthrodesis of the cervical spine in patients who have Down syndrome. J Bone Joint Surg Am 73:1547, 1991.
169. Paramore CG, Dickman CA, Sonntag VKH. The anatomical suitability of the C1–C2 complex for transarticular screw fixation. J Neurosurg *85*:221, 1996.
170. Meyer PR Jr, Rusin JJ, Haak MH: Anterior instrumentation of the cervical spine. *In* HS An, JM Cotler (Eds): Spinal Instrumentation. Baltimore, Williams & Wilkins, 1992, p 49.
171. Ross JS, Masaryk TJ, Modic MT, et al: Lumbar spine: Postoperative assessment with surface-coil MR imaging. Radiology *164*:851, 1987.
172. Boden SD, Davis DO, Dina TS, et al: Contrast-enhanced MR imaging performed after successful lumbar disk surgery: Prospective study. Radiology *182*:59, 1992.
173. Rothman RH, Wisneski RJ: Errors in decision making as a cause for failure

of lumbar surgery. *In* SR Garfin (Ed): Complications of Spine Surgery. Baltimore, Williams & Wilkins, 1989, p 1.
174. Schubiger O, Valavanis A: Postoperative lumbar CT: Technique, results and indications. AJNR *4*:595, 1983.
175. Firooznia H, Kricheff II, Rafii M, et al: Lumbar spine after surgery: Examination with intravenous contrast-enhanced CT. Radiology *163*:221, 1987.
176. Mirowitz SA, Shady KL: Gadopentetate dimeglumine–enhanced MR imaging of the postoperative lumbar spine: Comparison of fat-suppressed and conventional T1-weighted images. AJR *159*:385, 1992.
177. Murray JG, Stack JP, Ennis JT, et al: Digital subtraction in contrast-enhanced MR imaging of the postoperative lumbar spine. AJR *162*:893, 1994.
178. Steinmann JC, Herkowitz HN: Pseudarthrosis of the spine. Clin Orthop *284*:80, 1992.
179. Frymoyer JW, Matteri RE, Hanley EN, et al: Failed lumbar disc surgery requiring second operation: A long-term follow-up study. Spine *3*:7, 1978.
180. Clader TJ, Dawson EG, Bassett LW: The role of tomography in the evaluation of the postoperative spinal fusion. Spine *9*:686, 1984.
181. Johnsson R, Stromqvist B, Axelsson P, et al: Influence of spinal immobilization on consolidation of posterolateral lumbosacral fusion: A roentgen stereophotogrammetric and radiographic analysis. Spine *17*:16, 1992.
182. DePalma AF, Rothman RH: The nature of pseudarthrosis. Clin Orthop *59*:113, 1968.
183. Cleveland M, Bosworth DM, Thompson FR: Pseudarthrosis in the lumbosacral spine. J Bone Joint Surg Am *30*:302, 1948.
184. Kahanovitz N, Arnoczky SP: The efficacy of direct current electrical stimulation to enhance canine spinal fusions. Clin Orthop *251*:295, 1990.
185. Chafetz N, Cann CE, Morris JM, et al: Pseudarthrosis following lumbar fusion: Detection by direct coronal CT scanning. Radiology *162*:803, 1987.
186. Blumenthal SL, Gill K: Can lumbar spine films accurately determine fusion in postoperative patients? Spine *18*:1186, 1993.
187. Jacobson JA, Starok M, Pathria MN, Garfin SR: Pseudarthrosis: US evaluation after posterolateral spinal fusion. Radiology *204*:853, 1997.
188. Lang P, Chafetz N, Genant HK, et al: Lumbar spinal fusion: Assessment of functional stability with magnetic resonance imaging. Spine *15*:581, 1990.
189. Mirvis SE, Geisler F, Joslyn JN, et al: Use of titanium wire in cervical spine fixation as a means to reduce MR artifacts. AJNR *9*:1229, 1988.
190. Clayman DA, Murakami ME, Vines FS: Compatibility of cervical spine braces with MR imaging: A study of nine nonferrous devices. AJNR *11*:385, 1990.
191. Lyons CJ, Betz RR, Mesgarszadeh M, et al: The effect of magnetic resonance imaging on metal spine implants. Spine *14*:670, 1989.
192. Ghazi J, Golimbu CN, Engler GL: MRI of spinal fusion pseudarthrosis. J Comput Assist Tomogr *16*:324, 1992.
193. Hanley EN, Matteri RE, Frymoyer JW: Accurate roentgenographic determination of lumbar flexion-extension. Clin Orthop *115*:145, 1976.
194. Boden SD, Davis DO, Dina TS, et al: Postoperative diskitis: Distinguishing early MR imaging findings from normal postoperative disk space changes. Radiology *184*:765, 1992.
195. Silberstein EB, Schneider HJ, Khodadad G, et al: Laminectomy: Effects on postoperative technetium and gallium scintigraphy. Radiology *151*:785, 1984.
196. Spiegelmann R, Findler G, Faibel M, et al: Postoperative spinal epidural empyema: Clinical and computed tomography features. Spine *16*:1146, 1991.

第三篇

# 术后患者的影像学检查

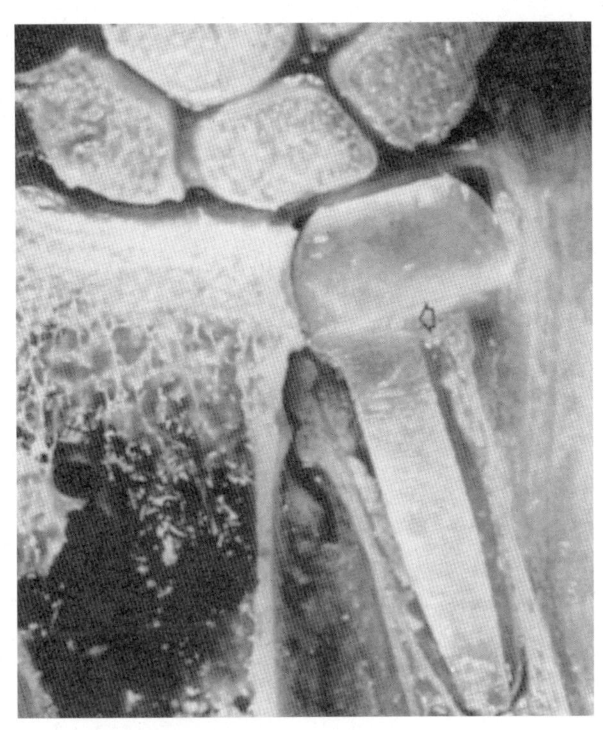

**术后患者的影像学检查**：类风湿性关节炎患者的尺骨头硅胶假体：图中可见假体骨折（箭头）。

# 第 13 章

# 脊柱外部位手术后的影像学检查

Barbara N. Weissman

这一章描述了一些常见的骨科手术器械和手术技术。对每一种器械和技术都提供了其基本原理，这对正确解释相关影像学检查结果是极其重要的，但是由于情况十分复杂，感兴趣的读者还可查阅其他资料。

## 第一节 骨折的固定

骨折固定是指在骨折愈合过程中保持骨折块的正确对位。可在骨折部位直接放置固定装置，或者通过对邻近骨骼进行石膏外固定或器械固定（外固定）对骨折部位进行制动。

### 一、内固定器

内固定器通常在骨折碎块切开复位后置入。但在某些病例中，也可在骨折闭合复位后经皮植入内固定器。

**（1）内固定针**。内固定钢丝、针、钉和杆通常依据其大小进行分类。内固定钢丝最细。Kirschner 钢丝的端头呈药刀状，较细（约 0.7~1.6mm），用以降低针道感染的发生率。内固定钢丝的软组织端可在皮下剪断或者将其突出的一端弯折或覆盖以防损伤。Steinmann 针比 Kirschner 钢丝稍粗。Kirschner 钢丝和 Steinmann 针表面可以是光滑的也可以呈编织状，编织型在取出时常需全麻[1, 2]。Kirschner 钢丝一般用于累及手和足小骨骼骨折的经皮或切开固定[2]。内固定钢丝应相对于骨折线斜行插入。由于其较细而且光滑，因此可以穿过骺板置入而不会引起明显的损伤[178]。Kirschner 钢丝也可用作置入带套管螺钉的引导装置。

**（2）髓内钉和棒**[3-7]。髓内钉比针粗，而棒通常又比钉粗。但在临床上，这些名称常互相通用[178]。髓内棒主要用于治疗长骨中段骨干的闭合性横断骨折或短斜行骨折。其可按顺行或逆行方式插入骨干。髓内棒应具有足够大的强度，足以能矫正成角畸形，但其抗旋转（扭力）的能力有限，除非在设计中加入交锁机制。同样，除非在骨折近、远端应用交锁内固定螺钉，否则骨折断端间可产生压力并沿内固定棒传递。

髓内棒的植入会损伤骨内膜的血供；因此骨折愈合将完全来自骨折周围形成的血肿机化和骨膜新骨形成（图 13-1）。带槽的内固定棒有助于早期血管再生。一旦出现愈合（即下肢骨折后大约 18 个月），便可将固定棒取出。

Rush 针横截面呈圆形，尖端稍弯曲，另一端弯曲呈钩状方便拔除并防止内固定针向远端移位[5, 6]（图 13-2）。

已研制出多种类型的内固定钉。Kuntscher钉比较坚固，横断面呈三叶草形，末端局部纵形劈开，使其在周围出现骨质疏松时能够扩张[7]。

Ender 钉呈轻度弯曲状，横断面呈圆形，有一定弹性。当应用多枚 Ender 钉时，可增加旋转稳定性[8, 9]（图 13-3）。这些内固定钉可用于治疗股骨、肱骨或胫骨的骨折。对于转子间骨折，在骨折断端复位后，将 3 ~ 5 枚内固定钉偏向股骨内髁侧逆行插入。

髓内针、钉、棒固定后的并发症包括：骨干纵形劈裂，内固定钉不能推进或拔出，骨折块分离，固定针穿入邻近关节，固定件突出端导致疼痛，骨折制动不充分（导致骨不连），固定钉折断、弯曲或松动，固定钉移位，Ender钉插入部位骨折，脂肪栓塞，固定钉侵蚀，以及沿骨干的感染蔓延。其中的某些并发症在图 13-4 至 13-6 中示出。

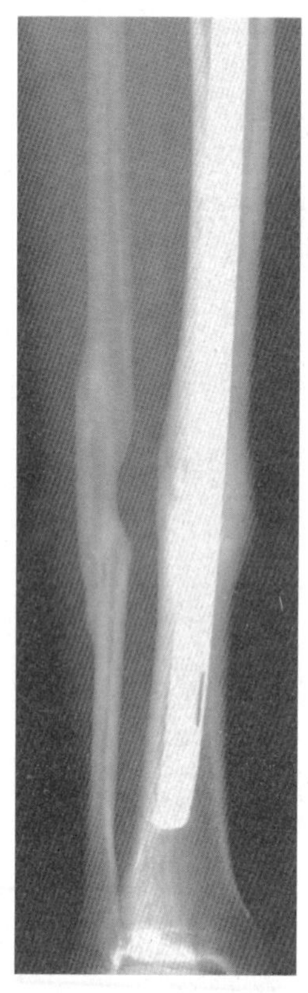

图 13-1 愈合中的胫骨骨折。髓内棒使胫骨在愈合过程中保持了正常的解剖对位。由于骨内膜血供受损，愈合主要依赖骨膜的骨痂形成。

当髓内针松动时，骨膜骨痂形成较多并可沿整个骨干蔓延[1]。这种骨膜反应被认为是由骨折块相对于内固定钉移动所致，此时液体被挤入Volkmann管内从而使骨膜抬起。当骨折块无移位且固定牢固时，骨膜骨痂会局限于骨折部位的附近区域。

通过髓内固定治疗的骨折通常是原位骨干骨折以及外形呈横行或短斜行的骨折。这种形式内固定通常禁忌用于开放性或复合性创伤[1]。带锁髓内针上有孔，可供穿行螺钉（横行内固定螺钉）以便将内固定针固定于骨内。固定于骨折部位近、远端的交锁螺钉可防止断端间压缩和旋转，其主要用于治疗股骨干和胫骨干的粉碎性骨折[179，180]。

仅髓内钉一端插入螺钉可提供一种“动态”固定，此时骨折断端间可产生压缩，但髓内钉在髓腔旋转受横行固定螺钉制约。第二代股骨带锁固定钉可在近端放置一枚大直径可调方头螺钉，远端放置多枚横行固定螺钉，可用于治疗同侧股骨颈或转子间骨折以及股骨干的粉碎性骨折[180]（图 13-7）。

Gamma 钉（Howmedica，Rutherford，NJ）是一种可调节髋关节螺钉，带有一根短的髓内棒，可供拧入交锁螺钉。从理论上讲，这种内植入物与传统

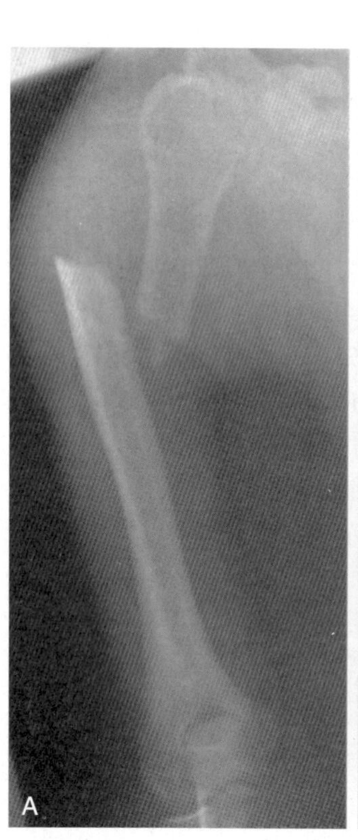



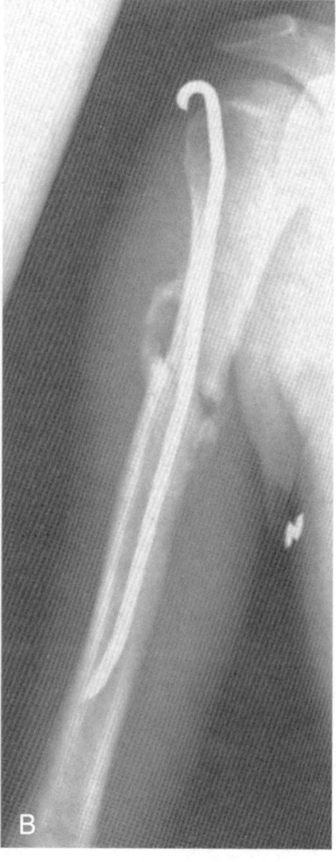



图 13-2 Rush 针。

A 外伤后即刻前后位显示肱骨干骨折，伴成角畸形、移位和断端重叠。

B 闭合复位后，用 Rush 针骨折进行固定。可见中等量骨痂形成。

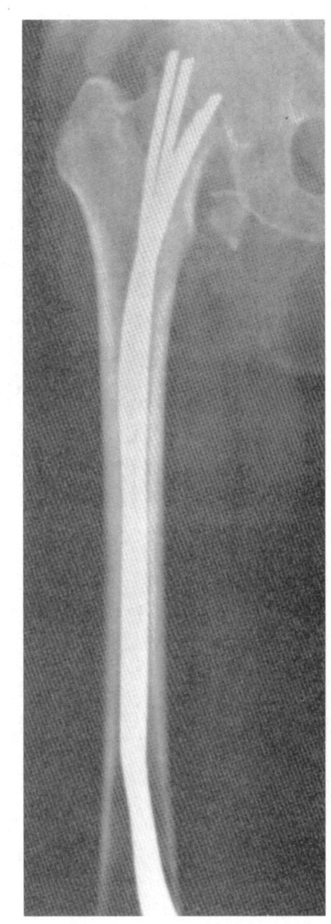

图13-3　植入Ender钉后正在愈合的粗隆间骨折。4枚Ender针在粗隆间骨折部位之间交织插入。内固定钉充满了骨髓腔，其近端在股骨头内呈扇形散开。

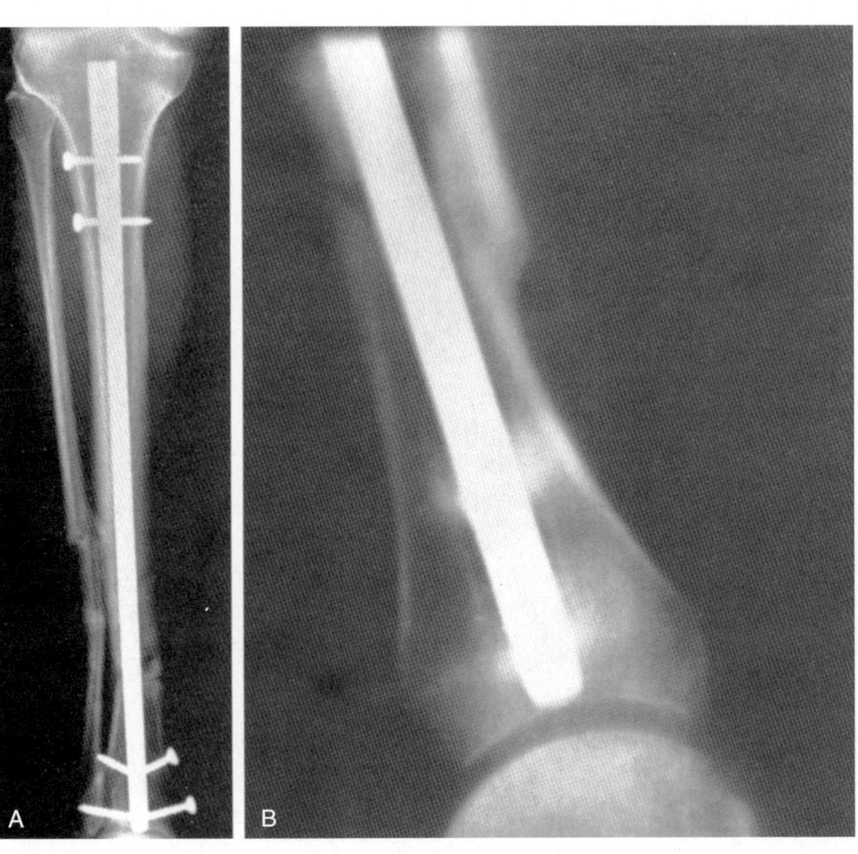


图13-4　髓内固定破坏。

A　前后位X线片显示，胫骨骨折部位已发生短缩，伴远端横行固定螺钉断裂及内固定棒向远端移位。

B　传统断层像证实胫骨的软骨下骨仍保持完整。

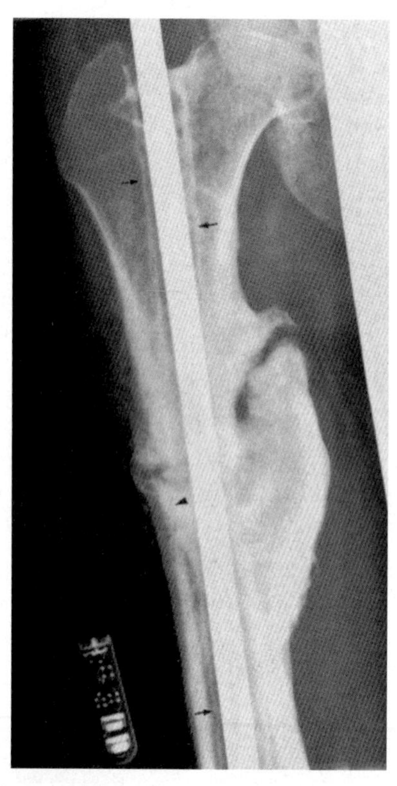

图 13-5 肥大性骨不连。内固定棒移位表现为其周围可见透亮带（箭头）。内侧虽可见大量反应性骨膜骨痂，但骨折仍未愈合。可见带螺旋形阴极（三角箭头）的电刺激器。（From Weissman BN,Sledge CB:Orthopedic Radiology. Philadelphia,WB Saunders,1986.）

可调节髋关节螺钉相比具有以下优点：由于其位于股骨干偏内侧，因此与滑动钢板相比可通过股骨距更有效地传递载荷；它的力臂较短，可降低内植入物失败的风险；保留有压缩螺钉的特点，可以对骨折部位的嵌塞进行控制；插入Gamma钉过程为一种闭合手术。

**（3）内固定钢丝**。内固定钢丝可置于骨折断端周围（环扎法）来进行加压。放置环扎钢丝所需的手术暴露会干扰骨膜的血液循环和骨折愈合[3]。手术并发症包括钢丝断裂、钢丝下骨质吸收以及钢丝的扭绞端刺激邻近软组织。

张力带拴结术的理论依据是由Pauwels提出的，其可抵消骨上所受的张力，使骨折部位只产生压力。其工作原理是，偏心承重的骨在其凸侧易承受折弯力（张力），而在其凹侧易承受压力。沿凸侧的钢板或钢丝用于吸收张力并使压力反作用于骨折部位[10]。Steinmann针可用于保持张力带并提供旋转稳定性（图 13-8 和 13-9）。

**（4）内固定螺钉**。皮质骨螺钉全长均有螺纹。它们主要用于将钢板或钉板固定装置固定于骨上，而且应穿通近侧和远侧骨皮质（图 13-10）。

松质骨拉力螺钉的远端有螺纹而近端是光滑的钉杆（图 13-10和13-11）。其螺纹间距比皮质骨螺

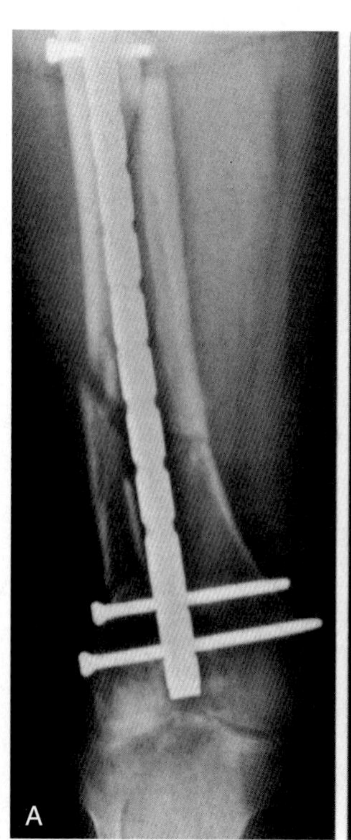


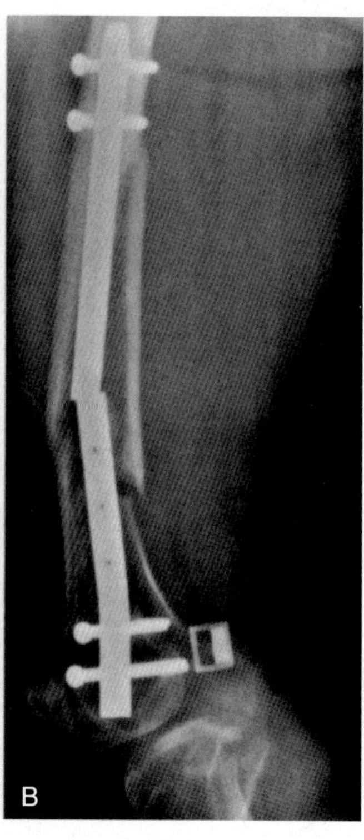


图 13-6 多发性创伤后 10 个月的 X 线片。髓内棒断裂，骨折断端不愈合。

A 前后位X线片显示髓内棒逆行插入骨干，其近、远端带交锁螺钉。骨折未愈合。在本片上内固定棒断裂显示不清。

B 内固定棒明显断裂。断裂发生在一个螺钉孔处。

钉宽，以使其能更好地固定于松质骨内。当用松质骨螺钉在骨折两端产生压力时，螺钉的螺纹部分应完全进入远端骨折块内，但螺纹部分不应跨过骨折线。通过在近侧皮质钻出埋头孔，皮质骨螺钉也可当拉力螺钉使用，此时只有远端的螺纹部分啮合骨质。套管螺钉有一中央套管，可以通过内固定钢丝或内固定针来插入以达到精确定位。置入定位针，如果需要可重复定位。当到达适当位置时，插入套管螺钉，然后将定位针拔出（图 13-12）。

Herbert螺钉是一种套管螺钉，近、远端均有螺纹，但中央部分无螺纹[11]。近、远端的螺距不同，以便在拧紧螺钉后将骨折块牵拉在一起[179]。这种螺钉主要用于治疗腕舟状骨的骨不连，并可将移植骨把持在骨折块之间（图 13-13）。

干预螺钉较短，是一种全螺纹螺钉，螺纹形状与松质骨螺钉相同，埋入式螺钉帽[181]。这种螺钉主要用于交叉韧带的重建，并可将骨 - 肌腱 - 骨移植单元的骨块楔紧到髓腔壁上[178]（图 13-14）。

可调节螺钉钢板系统[12-15]（动态加压螺钉，动态髋关节螺钉）主要用于固定股骨转子间骨折，也可用于固定股骨颈和粗隆下骨折。这种装置在提供固定的同时还可以在骨折愈合期间和承重状态下在骨折部位产生压紧作用。应用可调节螺钉钢板的关键特点是能达到稳定复位（稳定骨折可通过解剖对位来实现，不稳定的粉碎性骨折中可通过移植技术

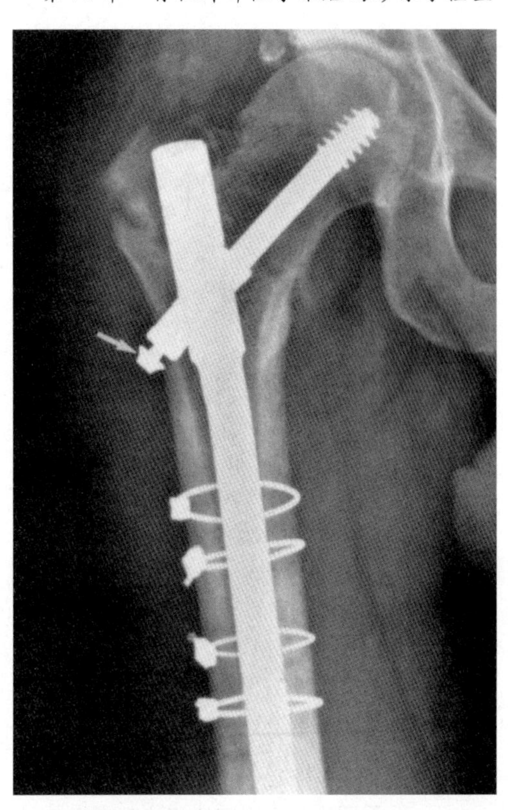

**图 13-7** 用于固定转子间粉碎性骨折的髓内钉和动态髋关节螺钉。该患者由于高速车祸造成多处创伤。用带一枚动态髋关节螺钉的髓内钉对转子间骨折进行了内固定。可见压缩螺钉（箭头）。用Cerclage钢丝对股骨干中段的一处无移位纵行骨折进行了固定。

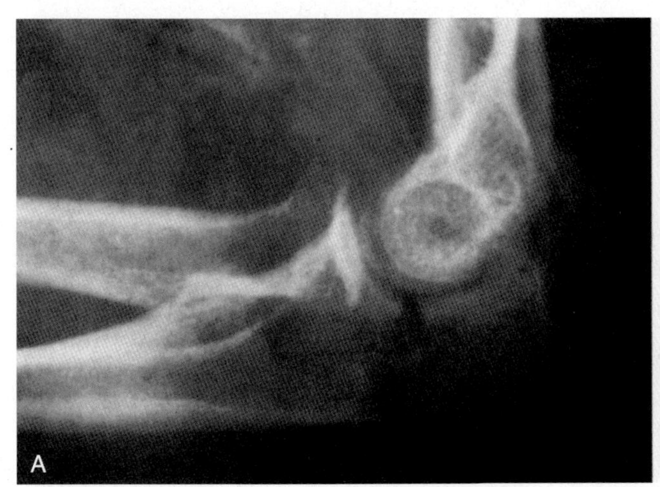


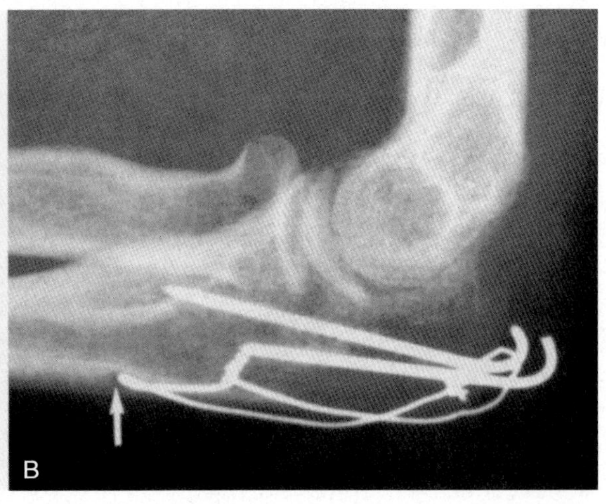


**图 13-8** 张力带拴结术。

A 初始侧位X线片显示尺骨鹰嘴骨折，伴骨折断缘有几毫米分离。

B 术后侧位X线片显示张力带钢丝远端从尺骨的一个钻孔（箭头）内穿过，近端绕过Kirschner钢丝。Kirschner钢丝的突出端引起症状，此后将内固定件取出。

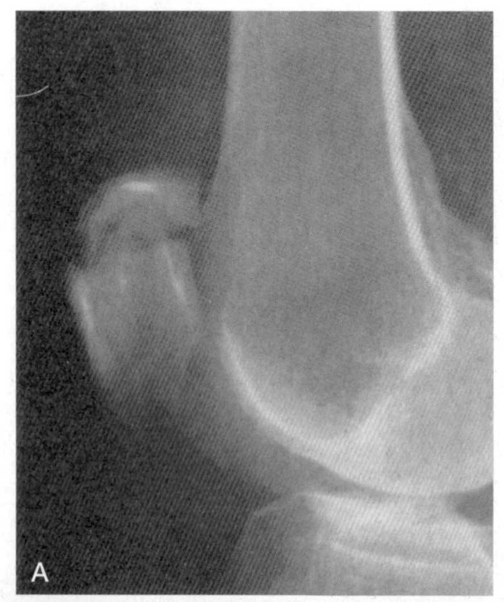


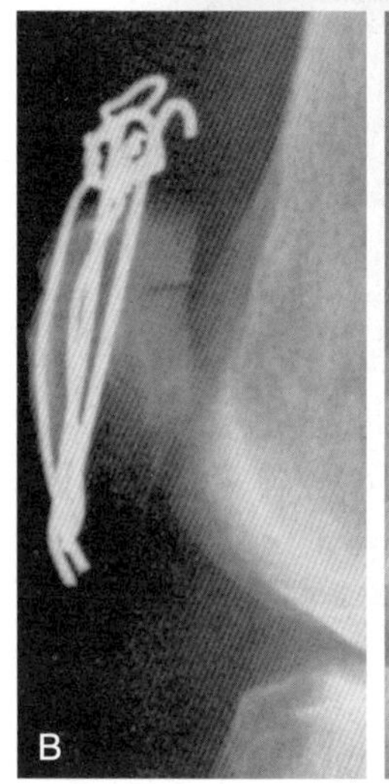


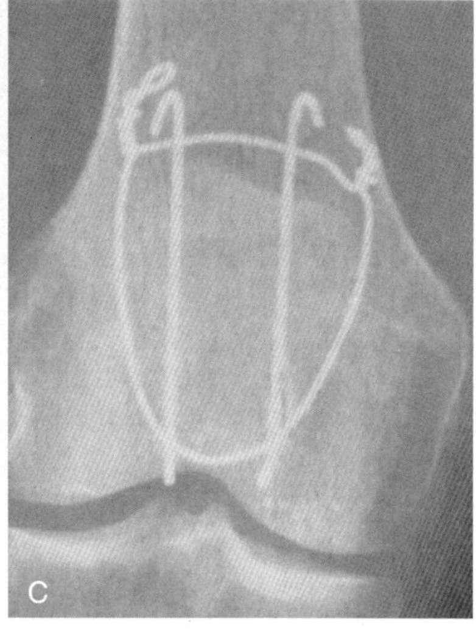


图 13–9 张力带拴结术。

A 侧位 X 线片显示髌骨上极有一处移位的横行骨折，另一处无移位的骨折累及髌骨下极。

B，C 侧位（B）和前后位（C）X 线片显示张力带拴结后使断端对位得到明显改善。

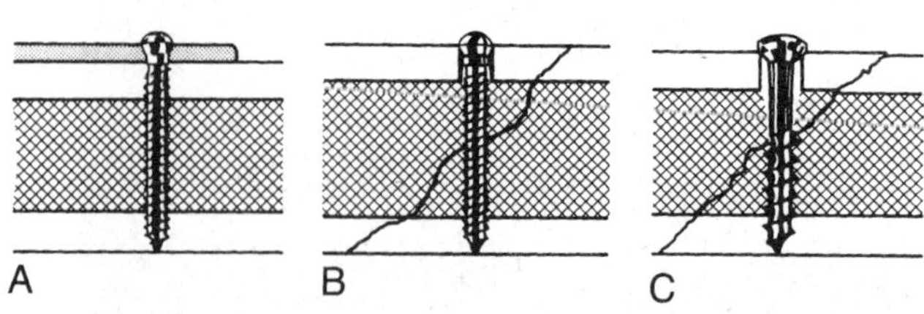


图 13–10 皮质骨和松质骨螺钉。

A 皮质骨螺钉常用于钢板与骨的固定。

B 皮质骨螺钉的功能类似于拉力螺钉，通过在近侧皮质钻出埋头孔使得仅有远端螺纹啮合骨质。

C 松质骨螺钉（拉力、螺钉）的远端有螺纹，近端是光滑的钉杆。其螺距比皮质骨螺钉的螺距宽。

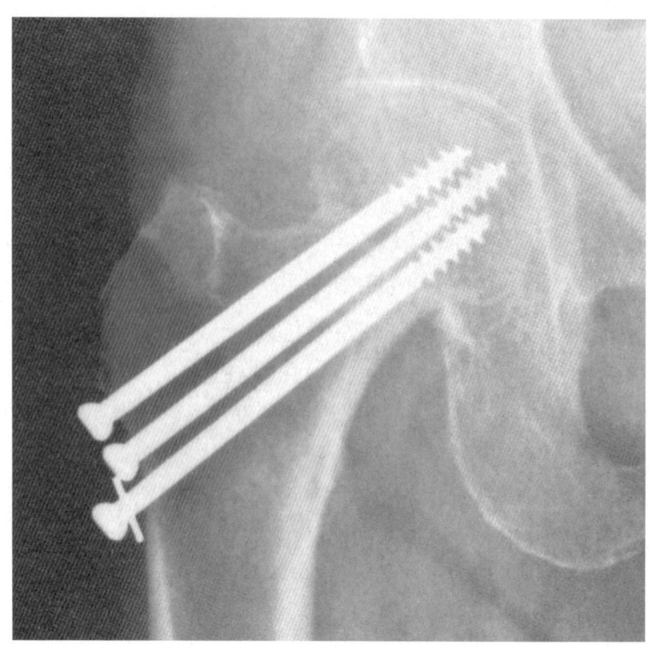

图 13–11 松质骨螺钉。这些 Knowles 针可对股骨头下骨折部位产生压力。

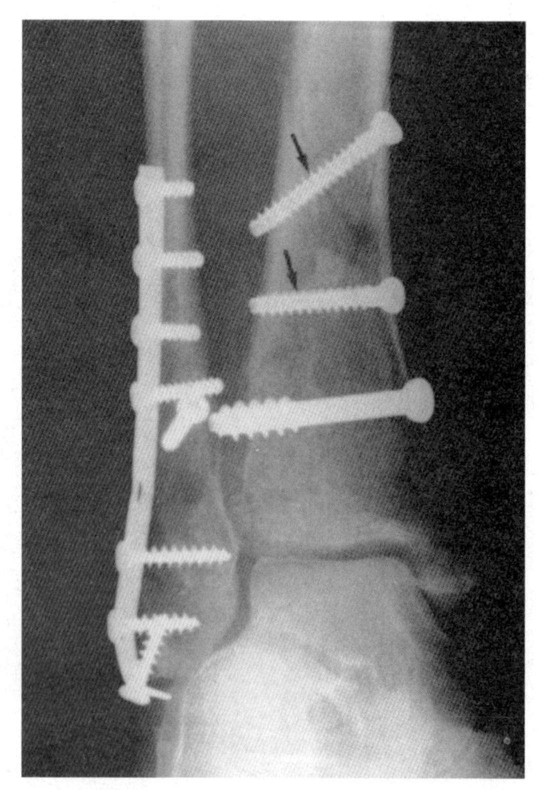

图 13–12 套管螺钉。套管螺钉（箭头）用于骨折断端间加压力。

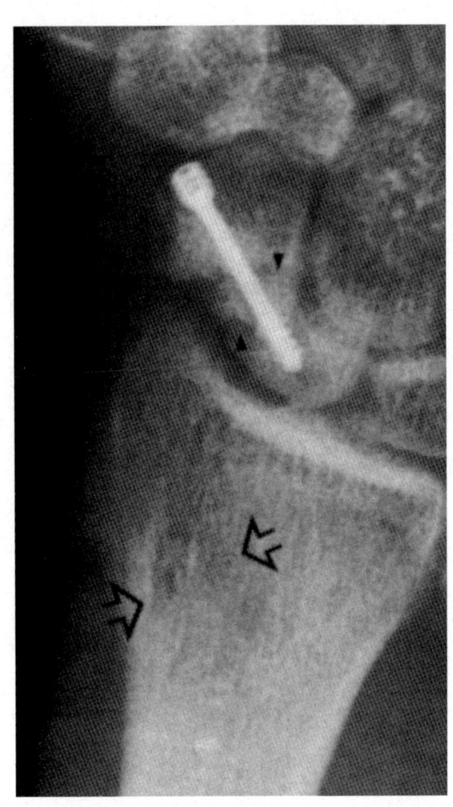

图13-13 舟状骨骨折骨不连用的移植骨。移植骨（三角箭头）用Herbert螺钉固定就位。桡骨供体移植部位可见，但模糊不清（空心箭头）。

来实现）。骨折的最终稳定性取决于骨折的复位而非吸收应力的螺钉和钢板。

可调节螺钉钢板系统由一枚拉力螺钉和一块带套管的侧向钢板组成（图13-15）。螺钉的螺纹部分植入股骨头内，螺钉杆插入在侧向钢板的套管内。在其某些设计结构中使螺钉和套管的一侧齐平，从而可防止套管和侧面钢板之间发生旋转。也可以使用小的加压螺钉，当将其插入到拉力螺钉杆内并拧紧时，可在骨折部位提供额外的压紧作用。

拉力螺钉尖应位于股骨头的中心。在一项对接受可调节螺钉钢板固定的转子间骨折患者的正位和侧位X线片的综述中，Mulholland和Gunn[13]将螺钉尖的位置分为大致在中心的中心型（位置1）和偏心型（位置2和3）。在位置2中，螺钉尖位于偏离股骨头中心外半个螺钉直径和一个螺钉直径之间；在位置3中，螺钉尖的中心偏离股骨头中心线一个螺钉直径以上。位置3的螺钉在这两个投照位的X线片上始终在股骨头内移动。位置1和2的螺钉，其螺钉尖偏离关节面在13mm以内，因此不会发生移动。让螺钉位置略偏向后下方可减少螺钉脱开的发生率。

拉力螺钉的螺纹应置于软骨下骨内，螺钉尖最好距关节面大约13mm(图13-16)。侧面钢板应紧贴股骨干，而将其固定于皮质的螺钉应仅穿过远侧骨皮质。侧面钢板的套管不应接触到近端骨折块，以便在骨折部位压紧骨折块[12]。可调节螺钉的缩短程度可通过记录初始X线片和最近X线片上，螺钉的第一个螺纹至套管末端之间的距离改变来进行测量。这一测量结果还需要应用考虑到患者体位改变的校正系数进行校正，不过在临床上这种校正一般没有必要[16]。螺钉的缩短一般平均为7mm[12]。

可调螺钉钢板内固定术后会发生一些并发症。通过正确定位螺钉可限制固定钉的脱开（图13-17）。但要注意的是，由于在精确的切线位投照时看不到螺钉尖和相邻的骨皮质，因此用正位和侧位X线片难以精确地判定螺钉尖的位置。这种局限性在螺钉尖位于股骨头周围时特别明显[17]。螺钉穿入关节内可因固定件不能缩短所致（图13-18）。若拉力

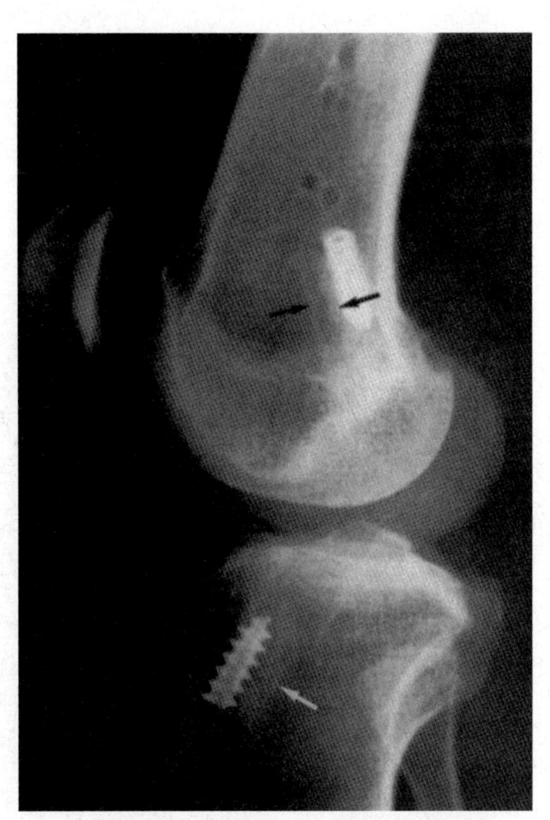

图13-14 干预螺钉。前交叉韧带重建术后的膝关节侧位X线片显示，干预螺钉将骨-肌腱，骨移植单元的移植骨块（箭头）固定于手术开凿的髓腔内。（Courtesy of A.Newberg, M.D., Boston, Massachusetts.）

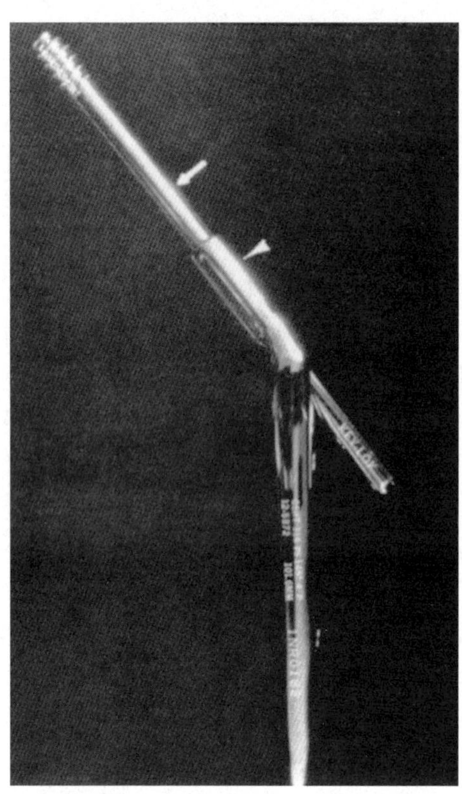

图 13-15 加压螺钉钢板（动态髋关节螺钉）。拉力螺钉（箭头）在骨折部位发生骨质吸收时可在侧向钢板的套管（三角箭头）内缩短。

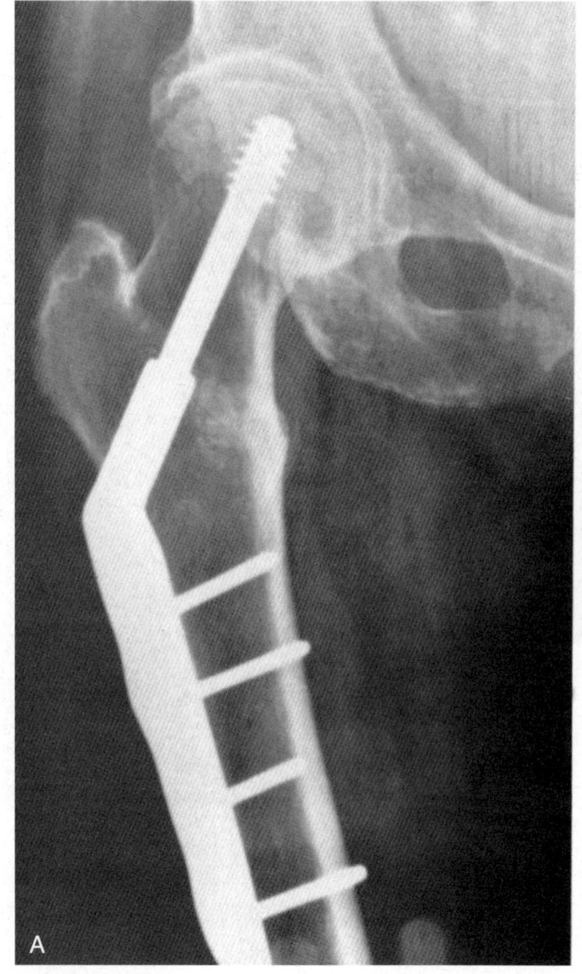

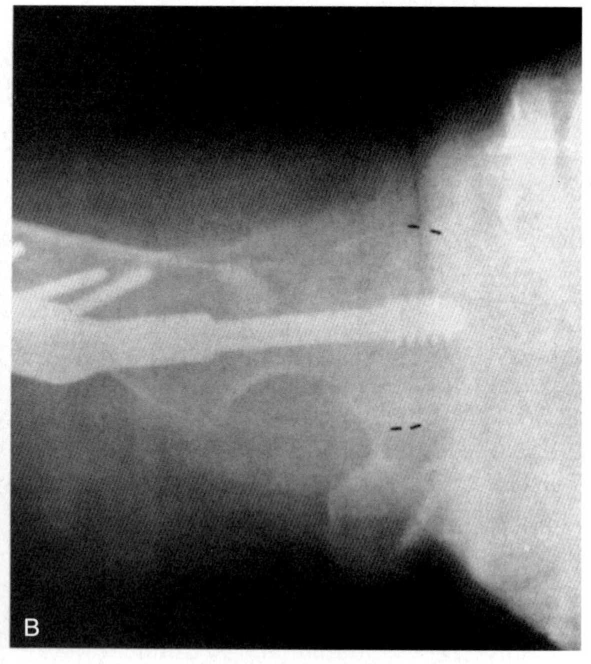

图 13-16 加压螺钉钢板。前后位（A）和侧位（B）X线片显示加压螺钉定位良好，在两张X线片上螺钉尖均位于股骨头中心。粗隆间骨折已愈合。B图中用虚线标出股骨头的一部分表面。

螺钉太短，由于螺钉的螺纹部分和套管之间相互接触，使可调螺钉钢板系统几乎成为一个单部件装置，因此会限制螺钉的缩短。不能缩短的其他原因包括套管和固定钉之间摩擦力过大，或者近端骨折块和侧面钢板的套管之间相互接触[12]。固定钉的弯曲或断裂常因骨折不愈合使固定钉承受的应力增高所致。螺钉偶尔会与套管相脱离（图13-19）甚至突入到骨盆内[12]。股骨在螺钉附近的应力骨折、侧钢板弯曲或断裂以及股骨头在拉力螺钉上旋转是可调螺钉钢板固定术的另外几种并发症。

**（5）内固定钢板**[1,10,18-20]。钢板可提供如下一种或多种功能：静态或动态加压，中和作用和支撑作用[10]（图13-20）。

静态加压系指沿骨折部位施加轴向压力，其潜在的优势是：更固定坚强，要桥接的骨折裂隙更小，而且可在所需的外制动范围内保持复位。可采用下述方式来实现加压：在内固定时给钢板上附加一个拉紧装置，或者采用一种特殊钢板，即动态加压钢板（见下一段描述）。采用拉紧装置时，用螺钉将加压钢板固定在骨折的一侧，然后用螺钉将拉紧装置固定于钢板对侧端邻近的骨质上。将此装置钩在钢板上，然后拉紧便可沿骨折部位产生加压作用。当加压达到合适的程度时，用多枚螺钉将钢板固定于骨质上，再将拉紧装置取出，其与骨质的固定部位可由螺钉孔记录下来，其可在随后X线片上显示出来。加压钢板固定的不足之处包括：使用拉紧装置时需要更长的手术切口，而且在取出钢板后钢板下方常发生骨萎缩因而有再骨折的可能。

动态加压钢板上有螺钉孔，两侧呈斜面，与螺钉下表面的斜度是一致的。螺钉拧紧时，螺钉头沿螺钉孔的斜度向下滑至钢板的中心。插入螺钉的骨折块向钢板中心移位，从而在骨折线处产生加压作用。动态加压钢板可在相邻螺钉孔之间对骨折线产生加压作用，因此可用于治疗粉碎性和多段性骨折以及简单骨折。

起中和作用的钢板可用于连接粉碎性骨折，并可将弯曲或扭转作用力从近端骨折块传递至远端骨折块，因此可防止中间的骨折碎块承受这类作用力。

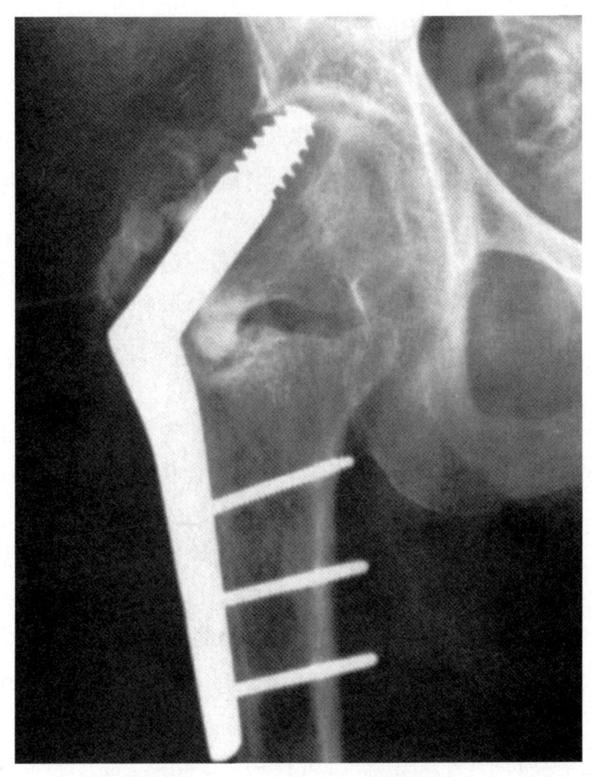

**图13-17** 转子间骨折骨不连伴加压螺钉脱出。加压螺钉尖端位于股骨头外半侧。由于螺钉螺纹紧靠套管因此螺钉不能产生压力。由于把持侧钢板的皮质骨螺钉过长，故引起软组织损伤。骨折已塌陷在内翻位且发生骨不连，因此使螺钉尖向外侧脱出。

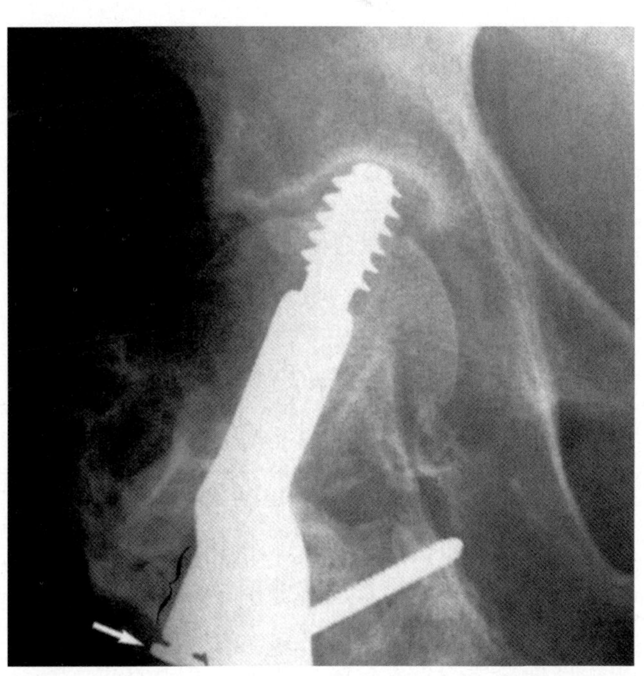

**图13-18** 股骨头被可调节螺钉穿透。股骨颈在骨折部位出现轻度嵌插，表现为可调螺钉从套管中突出（括号）。骨折已塌陷在内翻位且螺钉穿出股骨头，使髋臼受到侵蚀。可见小的加压螺钉（箭头）。

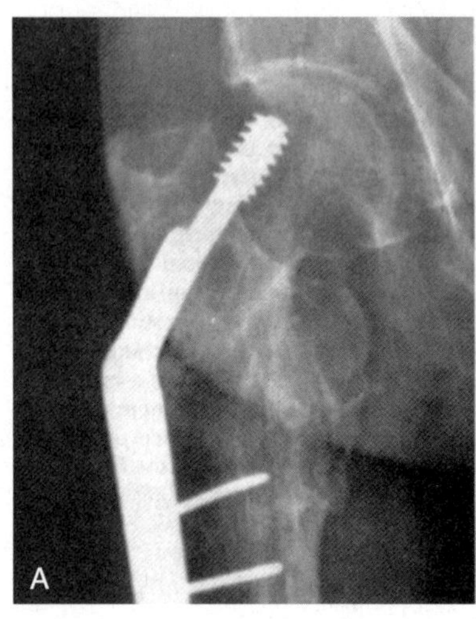


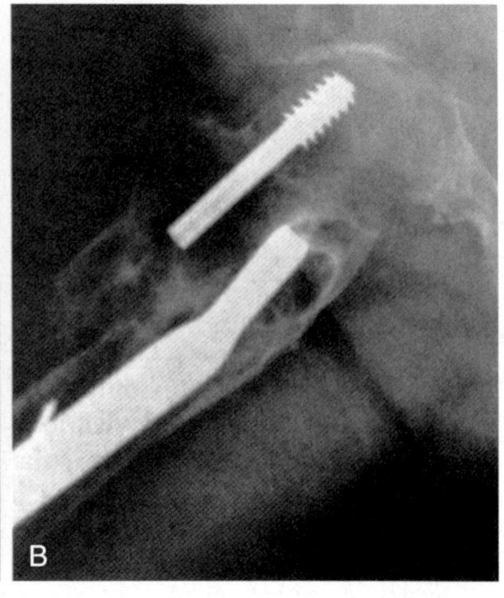


**图 13-19**　加压螺钉脱离。

A　前后位X线片显示螺钉位于股骨头外侧部分。转子间骨折已愈合，出现了明显的骨膜反应和内翻畸形。

B　蛙腿位侧位X线片显示，加压螺钉实际上已脱离至套管外（在A图上表现不明显）。

当放置于凹面的皮质表面时，要将钢板稍微弯曲，使其中心部位不与骨质接触。在放置钢板之前，先要将骨折块复位并用拉力螺钉固定就位。首先将钢板两端固定于骨质上，然后再插入中间的螺钉，以便在骨折部位产生挤压或加压作用[1]。

起支撑作用的钢板用于支持较薄的皮质或松质骨移植区并可防止其发生塌陷。这些钢板承受的是压力（而非张力），而且用在关节的附近，如胫骨干骺端，用以防止在骨折固定后以及骨移植后发生畸形。

钢板分为直形钢板和特形钢板[178]。直形钢板包括带圆孔的钢板、动态加压钢板、管状钢板和重建钢板。动态加压钢板由于有椭圆形孔在X线片上容易识别。管状钢板内表面呈凹形以适应下方骨质的曲度。重建钢板可以弯曲以贴合其下方骨质的形状（图 13-21）。叶片状髁钢板具有U形叶片板，可固定于侧钢板上。其主要用于固定股骨近端或远端的骨折。动态髁螺钉可替代95° 叶片状髁型钢板（图 13-22）。它在螺钉和侧钢板之间有相同的95° 角（用于校直外翻），侧面钢板上钻有AO动态加压螺钉孔。这种螺钉与AO动态加压髋关节螺钉相同。动态加压髁螺钉优于叶片状钢板的一个优点在于，螺钉有导丝定位，因此易于定位并且可以调整。一旦螺钉定位后，可以转动螺钉以便于沿股骨干定位侧钢板。这种装置用于固定高位股骨转子下骨折、累及转子下的转子周骨折以及股骨远端骨折。

加压钢板固定术后发生骨折有多种原因。钢板下的骨质可发生萎缩，在某些病例中，这些骨骼容易发生骨折，因此在钢板取出后必须采取措施保护患肢。由于钢板与骨质之间有强度差异，因此在钢板端头附近容易发生骨折，只要使端部螺钉仅穿过一侧皮质即可降低这种倾向（图 13-23）。取出钢板后，螺钉孔两端之间可发生骨折，不过这些孔在术后6周左右一般会被编织骨填充。钢板固定还可见另外一些并发症（图 13-24 和 13-25）。

## 二、外固定器

骨折外固定[21-26]是在20世纪30～40年代引入的，用于为骨折提供制动同时还可以调整骨折断端的位置。此外，外固定还可用于为试图融合的部位施加压力（图 13-26）以及为试图进行的肢体延长术提供牵拉力。可供使用的几种外固定器都可包括有一个或多个固定架，可用固定针固定在骨上。

骨折外固定的一些适应证包括：出现骨粉碎的开放性骨折，特别是有节段性骨缺失和软组织损伤的病例；存在有需要修复的大血管损伤病例；严重骨质疏松病例；以及干骺端和骨骺广泛粉碎的骨折。外固定器也可用于治疗感染性不愈合的骨折以及带血管游离骨块移植的愈合期。

外固定的优点是伤口护理和皮肤保护都很容易，而且在装有外固定器时患者可以活动。当其用于治疗骨盆骨折时，可缓解疼痛并减轻血肿[22, 25, 26]（图 13-27）。

在使用外固定器后可伴发多种并发症。针道感染最常见于固定针穿越大量软组织的病例。应用更坚固的固定针并在骨-针界面实施更好的固定可降低这种感染的发生率[21]，但在一项系列研究中观察到4%的胫骨骨折在用外固定治疗后出现了这种感

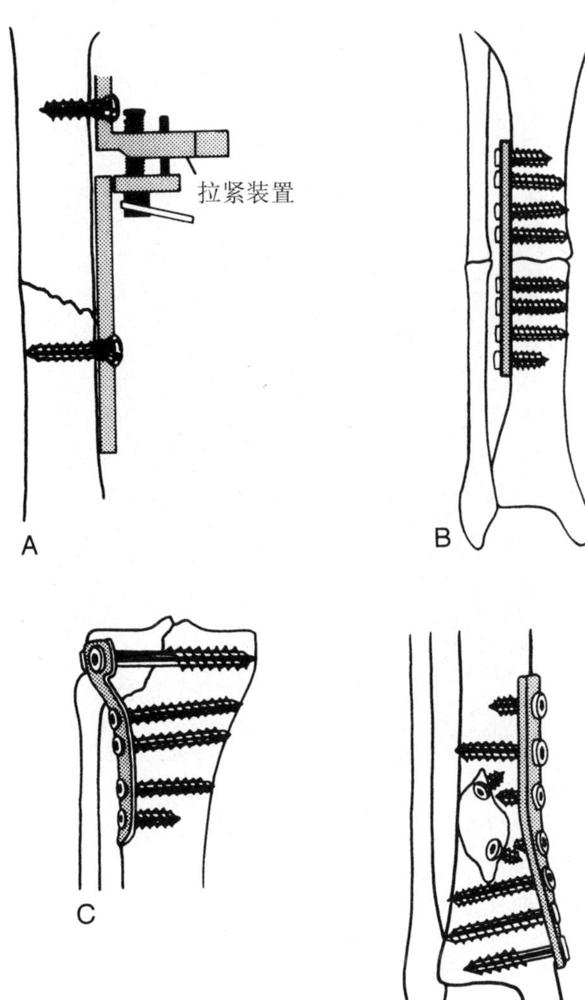


图 13-20　钢板的功能。

A　静态加压。

B　矫正骨不连伴内翻畸形后的动态加压。

C　支撑作用

D　中和作用。

（Redrawn after Muller ME, et al:Manual of Internal Fixation. Technique Recommended by the AO Group. J Schatzker, et al, Transl. New York, Springer-Verlag, 1979.）

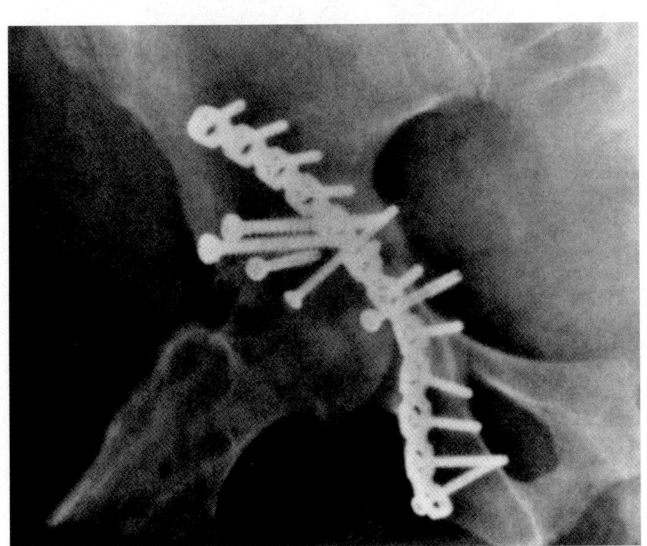

图 13-21　重建钢板。此患者遭受髋臼横断骨折和髋臼后缘骨折。对重建钢板进行了塑形，以便贴合髋臼的后柱。

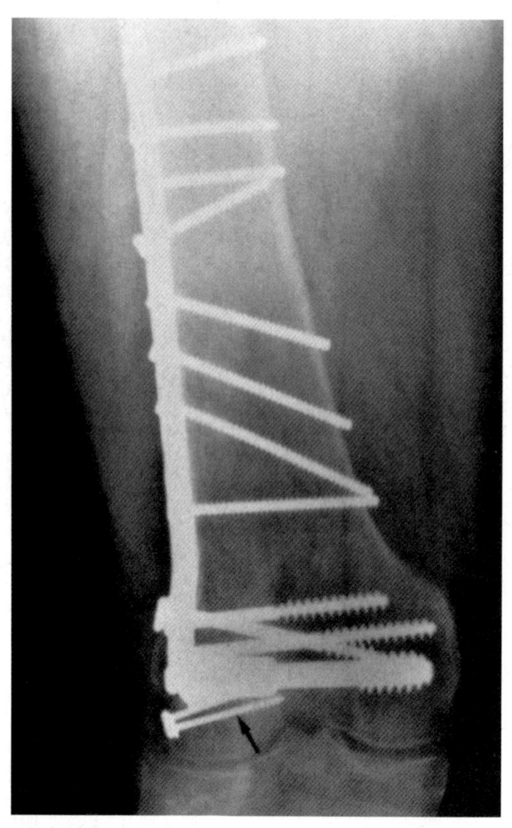

**图13-22** 髁螺钉（动态加压螺钉）。这位男性患者遭受股骨髁上关节内粉碎性骨折。术后6个月的这张X线片显示出把持外髁骨折块的松质骨螺钉（箭头）、以拉紧方式放置的骨折块间皮质骨螺钉以及髁螺钉钢板。骨折线已大部分消失。

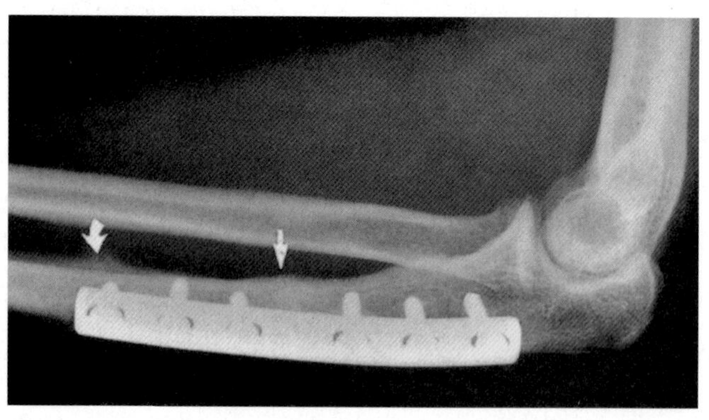

**图13-23** 加压钢板端头的骨折。加压钢板固定后10个月以及新损伤后1个月时，原有尺骨骨折已愈合（直箭头）。在钢板端头附近发生一处新骨折（弯箭头）。（From Weissman BN, Sledge CB:Orthopedic Radiology. Philadelphia,WB Saaunders, 1986.）

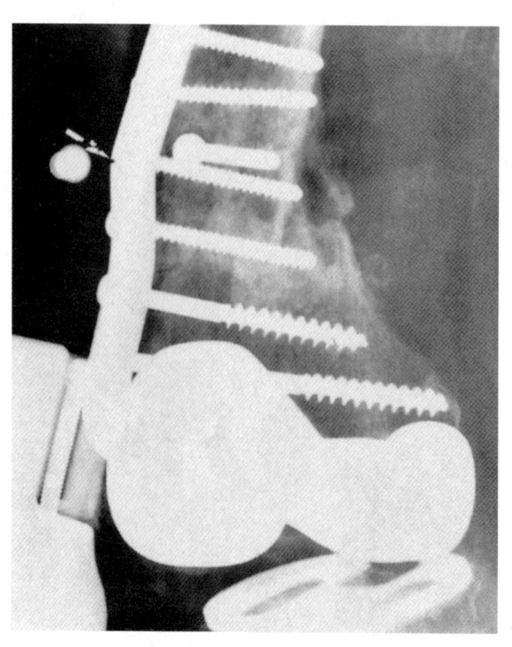

**图13-24** 钢板断裂。叶片状钢板用于固定骨折。膝关节再次损伤后的前后位X线片显示钢板成角畸形。这张斜位X线片证实钢板出现断裂（箭头）。图中还可见全膝关节假体和韧带松弛。

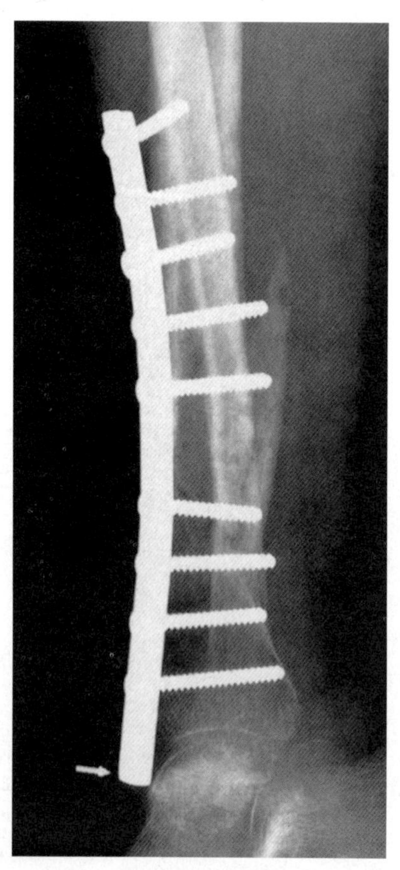

**图13-25** 钢板固定后的力学并发症。此钢板是在为不愈合的胫骨骨折进行骨移植时置入的。钢板端头（箭头）与距骨相互撞击。

染[21]。针道感染的X线片表现包括针道周围的骨质吸收、环状死骨以及周围骨膜反应。软组织损伤可引起疼痛和挛缩。骨折延迟愈合或骨不连可因骨折块间分离以及在应用外固定器时长期不负重而导致。因此有文献建议，外固定时间应适当短一些（胫骨骨折为5～10周），此后最好用石膏管型逐渐负重[21]。

Ilizarov外固定架自从1951年引入后一直在美国应用[182，183]。这种外固定架由多个围绕肢体的圆环组成，圆环通过一系列带有可调螺纹和螺帽牵拉点的纵向杆相互连接。牵引钢丝提供与骨质的固定。此系统坚固并可进行调节。它最常用于肢体延长术或用于治疗骨折畸形愈合、骨不连或先天性疾病所伴发的肢体畸形。切除干骺端骨质的“皮质切除术”，主要用于在不破坏骨髓内营养血管的前提下将骨质分离[183]。X线片检查在评估疗效方面起着重要作用。Young和同事们强调指出，必须拍摄整块骨的X线片才能评价骨折的对位情况，而且常需要对中牵引部位附加摄片才能评价骨折端的愈合情况[182]。牵引部位的骨质形成发生在15周之内，早期表现为骨裂隙内出现模糊的不透明阴影。超声检查比X线片可以更早地发现骨裂隙内的骨质形成[184]，而且可以发现偶尔发生的囊肿样病灶。

## 三、聚甲基丙烯酸甲酯

聚甲基丙烯酸甲酯[27-36]（PMMA）随着Charnley将其引入矫形手术，用PMMA骨水泥将金属-塑料全髋关节假体固定于骨上，在20世纪60年代已被广泛应用[34]。此后PMMA的其他用途也有了长足的发展。在长骨或骨盆转移瘤患者中，PMMA一直作为内固定的辅助措施在使用，以促进肢体负重并可缓解疼痛（图13-28）。Harrington和其同事们[30]对他们的375例即将出现或已经出现病理性骨折病例

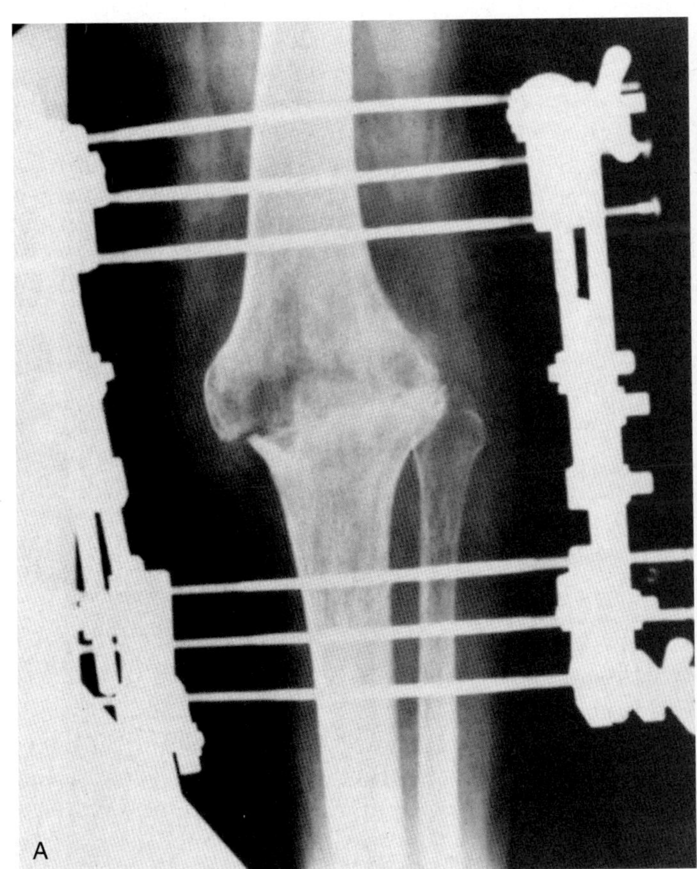


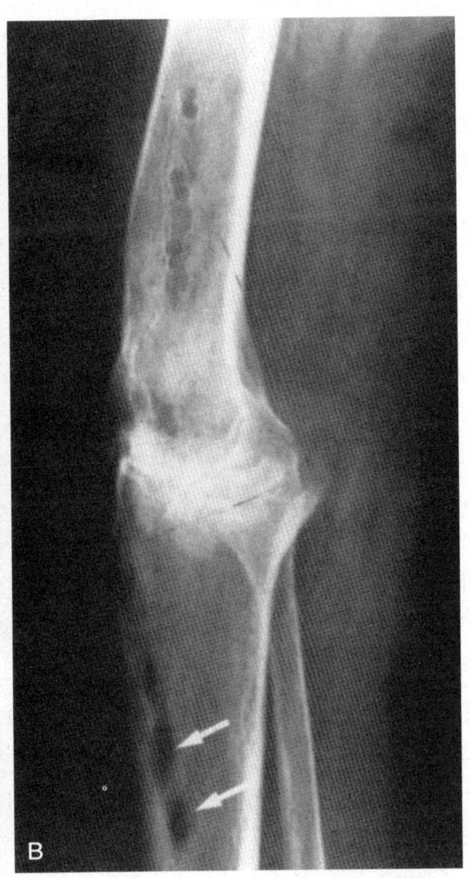


**图13-26**　用于加压的外固定器。

A　感染的假体已拆除。外固定器（Hoffman）保持对融合部位加压。

B　融合部位愈合后的侧位X线片显示胫骨针道周围呈透亮区（箭头），提示有感染。未感染的股骨针道部位边界清晰。

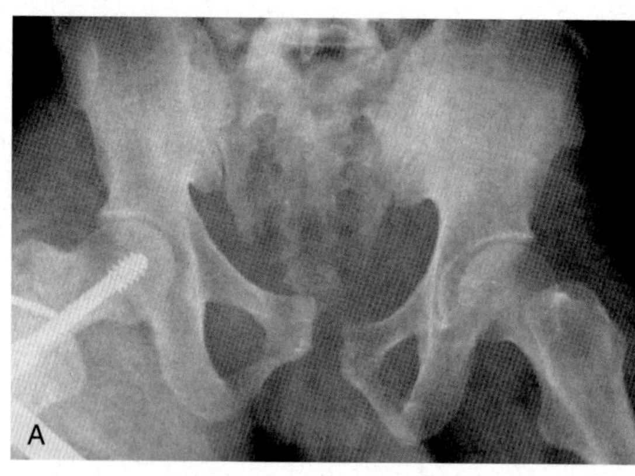


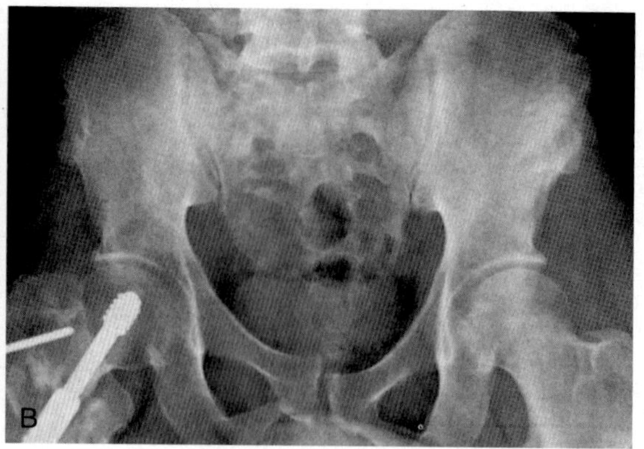


**图13–27** 用外固定治疗骨盆骨折。

A 骶骨右翼纵形骨折，伴右侧神经孔断裂。可见耻骨联合分离。

B 应用外固定器后解剖对位有所改善。可见髂骨针造成的骨质缺损。感染导致在至少一处针道周围出现了骨质吸收（箭头）。

的治疗经验进行了综述，他们的治疗方法包括局部肿瘤切除、内固定（或假体置换）以及髓内PMMA固定。需进行预防性固定的判断标准为：边界清楚直径大于3cm的溶骨性病灶，骨皮质至少有50%受到破坏的溶骨性病灶，或者溶骨性病灶区内持久疼痛。用这种方法治疗的患者中85%的患者疼痛明显减轻或缓解，94%的患者恢复了行走能力。

向皮质破坏区内注入PMMA可增加该处骨骼的强度（图13–29）。Ryan和Begeman[33]在股骨标本上创建了一处2.5cm大小的骨皮质缺损，然后比较了完好股骨、有骨质缺损股骨和骨质缺损区已注入PMMA的股骨的机械强度。研究发现，骨缺损内注入PMMA的股骨比骨缺损区未做注入股骨的轴位负重强度增加了大约50%；骨质完好的股骨比骨质缺损做过注入的股骨标本的强度高44%。研究还表明，做过注入的股骨标本比未做注入的股骨抗扭矩强度也有所增加。

对PMMA在骨折愈合中所起作用的研究出现了相互矛盾的结果。Harrington和其同事们发现，髓腔内充填PMMA骨水泥不会影响骨折愈合[30]。即使在很大骨质裂隙内填充了骨水泥，仍可见骨膜新骨形成，表明正在进行愈合。但在一项对狗的骨折愈合试验性研究中发现，骨髓腔内填充PMMA的髓内固定或者沿骨膜填充PMMA的钢板固定术后，8例动物中有6例愈合情况不佳[28]。

放射治疗常与刮除术和内固定术联合应用来治疗病理性骨折。填充PMMA显然不会影响局部的放射治疗[30]。

除了用于PMMA来治疗病理性骨折外，PMMA骨水泥还可用于提高骨质疏松患者的骨折固定强度。在这方面，Bartucci和其同事[27]注意到，对于不稳定

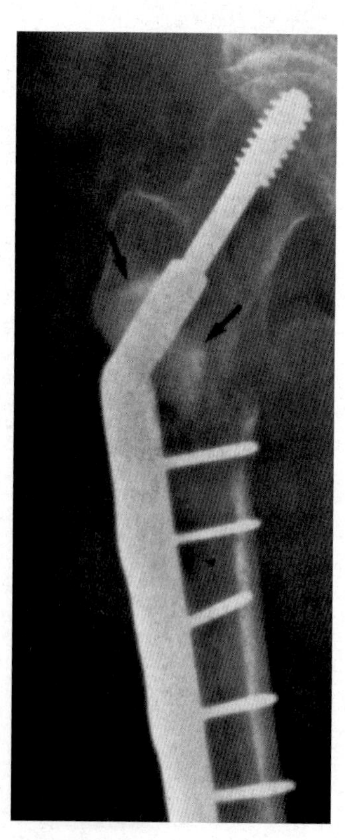

**图13–28** 作为骨折治疗辅助措施的聚甲基丙烯酸甲酯。该患者在肾癌所引起的转移性病灶处发生了病理性骨折。植入一块滑动螺钉钢板，并将PMMA注入髓腔（箭头）内。仍可见几处溶骨性破坏灶（有一处用三角箭头标出）。

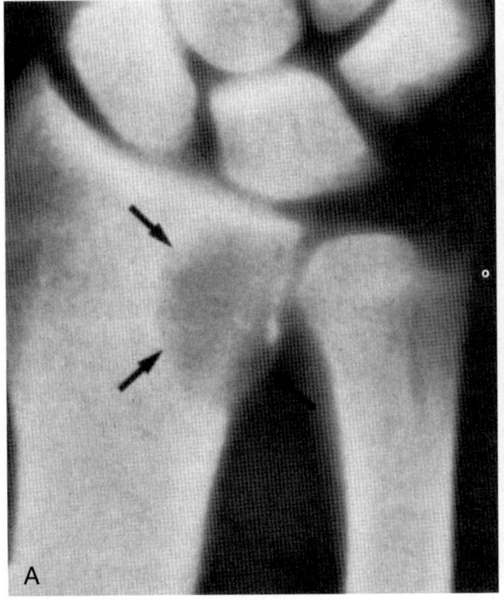


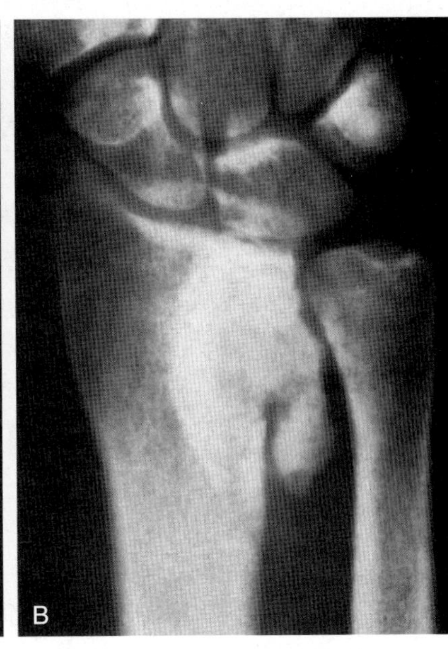


**图 13-29**　聚甲基丙烯酸甲酯注入到肿瘤切除所形成的骨质缺损区。

A　传统断层正位摄片显示桡骨远端有一溶骨性病灶（箭头），经证实为巨细胞瘤。

B　进行了肿瘤病灶刮除，并在病灶区内填充了 PMMA。

（Courtesy of P. Cochran, M.D., West Roxbury, Massachusetts.）

的粉碎性股骨转子间骨折，在骨折断端大致解剖复位后用PMMA骨水泥填充股骨头和股骨颈的固定术比不做 PMMA 填充的病例并发症发生率有所降低。在初始稳定的股骨转子间骨折患者中，固定术后并发症的发生率基本相同，与做不做PMMA填充无关。这些研究者认为，近端骨折块内的骨水泥会将内翻作用力分布于近端骨折块内更大的区域内，因此可增强螺钉固定。可使挤入到骨折部位的骨水泥维持在最低限度。

可以先给聚合物粉末加入一些抗生素粉末，然后再在手术时将其与液态单体相混合[185]（图13-30）。经骨水泥洗脱的抗生素浓度要高于全身性给予的浓度，而且这种治疗形式在给予适当总量的抗生素时也没有任何危险[185, 186]。

近些年来，PMMA一直用于与骨质疏松和其他疾患相关的椎体塌陷患者的椎体成形术中（见第11章）。

## 第二节　电刺激

研究表明施加5～20μA电流可促进阴极部位的骨形成[37-45]。一般来说，目前可应用两种电刺激方法来促进骨形成：直流电刺激和脉冲式电磁场。

直流电刺激需要在骨折或骨不连部位放置阴极。Brighton 和同事们使用除尖端以外均绝缘的不锈钢Kirschner钢丝，将其经皮插入到骨不连部位[39]。阳极放置在皮肤上。Paterson和同事们使用一种带螺旋状钛阴极的手术植入式装置来进行电刺激[42, 43]（图 13-31）。

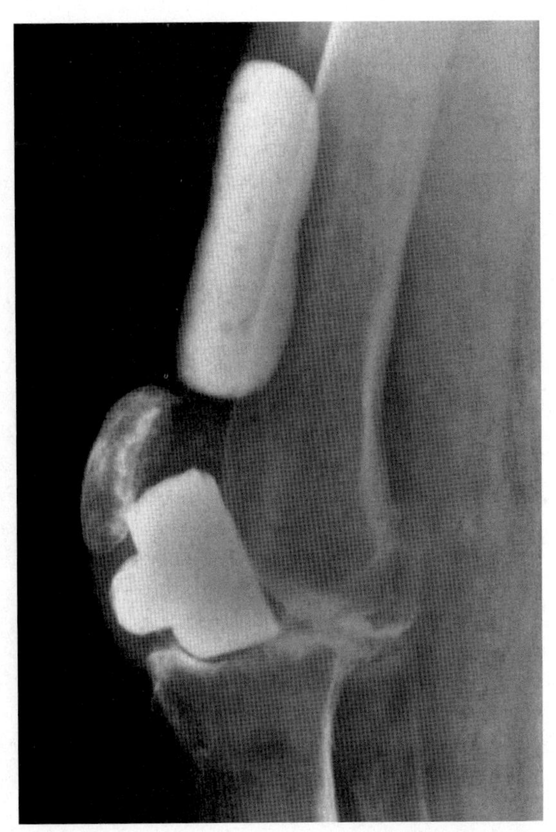

**图 13-30**　抗生素隔离块。该患者的全膝关节置换假体因感染而拆除。植入了充满抗生素的PMMA。胫股隔离块已随胫骨半位从原位向前移出，使后方软组织处于紧张状态。

应用脉冲式电磁场来刺激骨形成需要用外固定器来 固定骨折部位(图13-32)。外固定器与家用电每天连接10~12个小时。无需手术，而且这种治疗无常见风险。

电刺激后约80%的病例会出现骨折愈合，愈合速度与骨移植术相似。电刺激的禁忌证包括存在有带充液腔的假关节形成，骨折部位裂隙较大，或者有活动性感染。

# 第三节 骨移植

## 一、相关术语

骨移植依据其来源、用于移植的骨类型和骨移植方法来进行描述[46-74]。

下述术语用于明确移植骨的来源。

(1)**自体移植物**：移植骨来自患者自身骨骼。

(2)**同种异体移植物**：移植物来自同种类其他个体。

(3)**异种移植物**：移植物来自不同种类生物体。

可用于植骨的骨质类型包括皮质骨、松植骨或者皮质骨加松质骨。松质骨移植物主要用于促进骨生成，而皮质骨移植物用于提供结构的稳定性。当使用皮质松质骨移植物时，植入中要使松质骨表面紧贴软组织以促进血管生成[55]。

移植物也可依据其成分、位置和形状来进行描述。高嵌体移植物由皮质骨组成，将其横跨放置在骨缺损（例如骨不连处）的两端，用螺钉将其固定在受主骨的手术剥露出的或钻出的表面上。滑动式高嵌体移植物所用的骨质先在近端骨折块上切取然后向远端滑过骨缺损区。钉销移植物由松质骨核组成，将其植入到手术创建的骨腔内以刺激骨生成。肌肉蒂移植物主要用于治疗股骨颈骨折和发生骨不连的骨折[75, 76]。如用包括有股四头肌起点部的植骨块从股骨粗隆间处分离，然后移入到准备好部位以连接骨折断端。用螺钉把移植物固定就位。支撑性移植物常使用肋骨或腓骨，可提供稳定性并刺激骨生成；这种移植物最常用于脊柱手术（图13-33）。

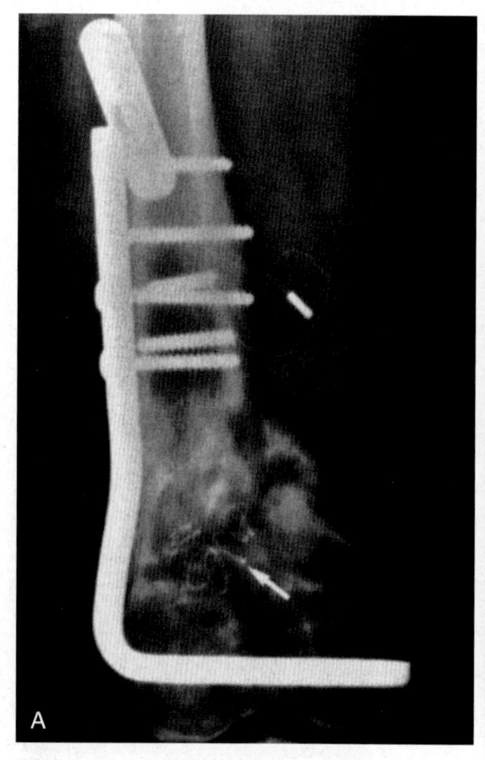


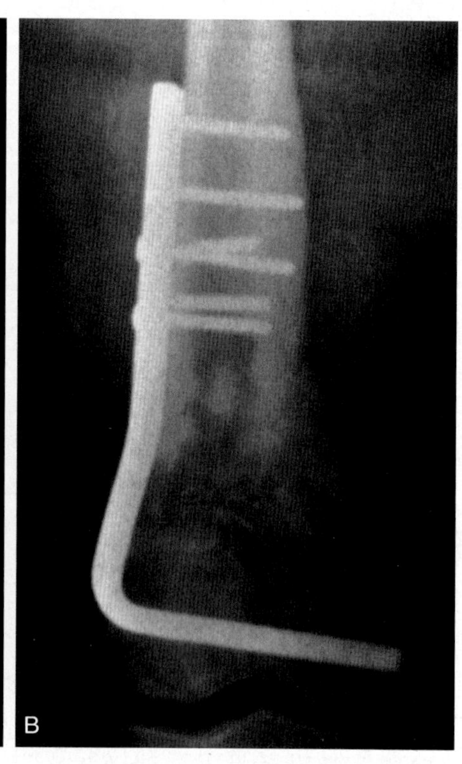


图13-31 电刺激后的骨折愈合。

A 股骨骨质切除术后发生不愈合。开始用螺旋状阴极（箭头）进行电刺激。

B 完全愈合。除了阴极以外其他器械均已拆除。

(From Weissman BN, Sledge CB:Orthopedic Radiology. Philadelphia, WB Saunders,1986.)

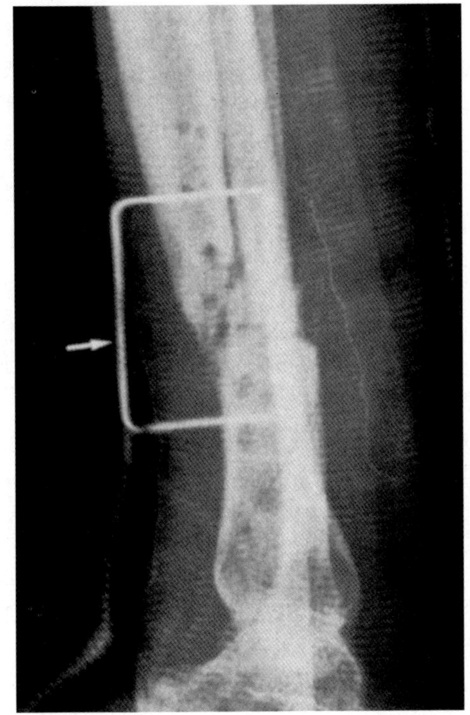

图 13–32 脉冲式电磁区。此患者胫骨骨折发生不愈合。侧位 X 线片显示胫骨支具已去除，并行腓骨切除术。图中可见用于定位电刺激器中心的定位块（箭头）覆盖在骨折部位上。

H 形移植物形如其名，可楔入棘突之间。

## 二、适应证

骨移植物一般用于促进骨折愈合和（或）提供稳定性。可采用骨移植的可能场合包括：填充骨质缺损或空腔（图 13–34 和 13–35），桥接进行关节固定术的关节，桥接长骨内的较大骨质缺损[66]，促进骨不连病例的愈合，在延迟愈合、畸形愈合、新鲜骨折或骨切除术病例中促进愈合或填充骨质缺损[4]。

## 三、植骨后的骨形成

松质骨移植比皮质骨移植诱发新骨形成的能力更强[49]。如果移植的松质骨是固定的，可发生“匍匐性骨置换”过程，此时新生骨将沉积在坏死骨小梁的构架上。对这种新生骨的来源尚有争议，其来源包括移植骨本身或受主骨母细胞分化。骨诱导系指一种在正常情况下无生骨性组织接受刺激后产生新骨的过程。根据 Brow 和 Cruess 的总结[49]，骨诱导需要有三种因素：刺激物（如存在有脱钙的骨基质）[63]，潜在的成 骨细胞，以及适宜的环境[49]。新骨形成的刺激物可以是一种可扩散的“骨形态形成蛋白”，其可见于骨基质中，可刺激间充质细胞分化为成骨细胞[60]。

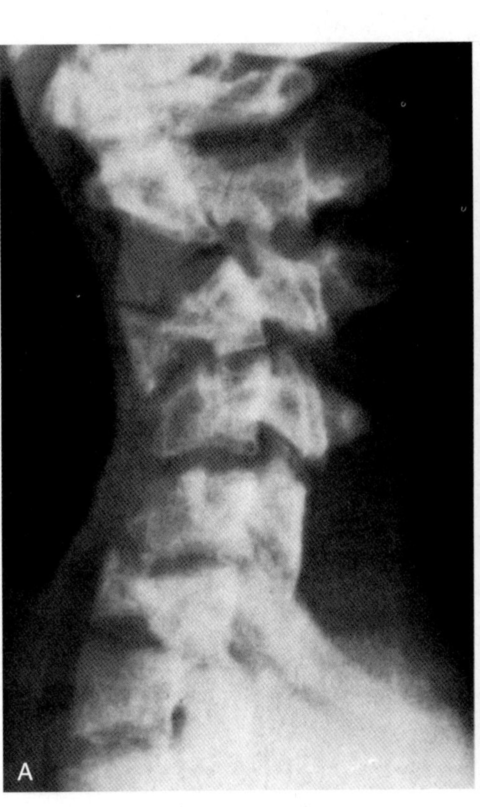



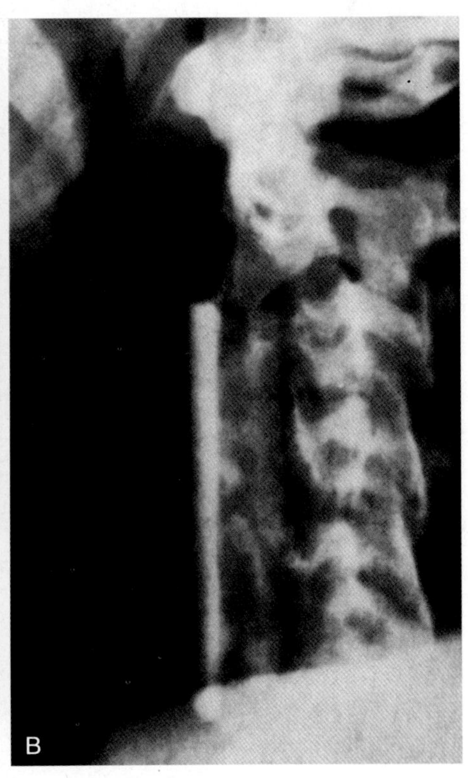



图 13–33 支撑性移植。

A 此患者因损伤而继发明显的脊柱后凸，伴多个椎体骨折。进行了后路减压（可见 C5 棘突和椎板缺失以及 C4 的部分棘突）。

B 植入尸体腓骨异体移植物进行了前路融合。椎体对位得到了改善。

（Courtesy of T. Cochran, M.D., West Roxbury, Massachusetts.）

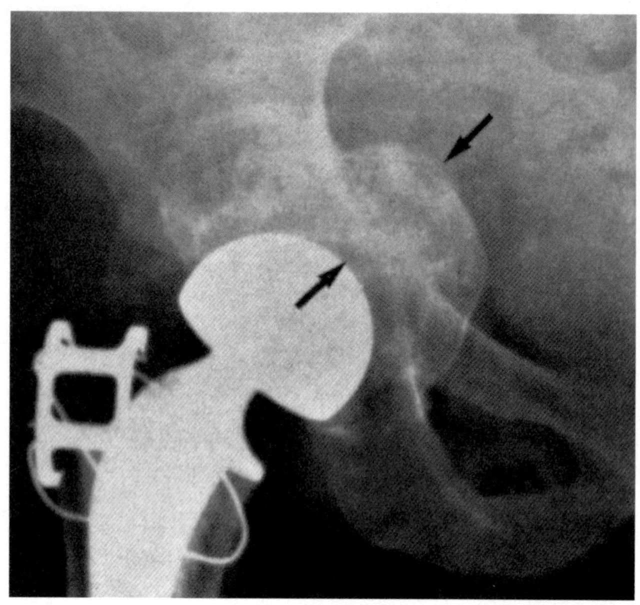

图 13–34 髋臼骨移植。患者出现严重的双侧髋臼前突畸形。置入了双极内置假体，并在髋臼缺损处填充了骨移植物（箭头）。

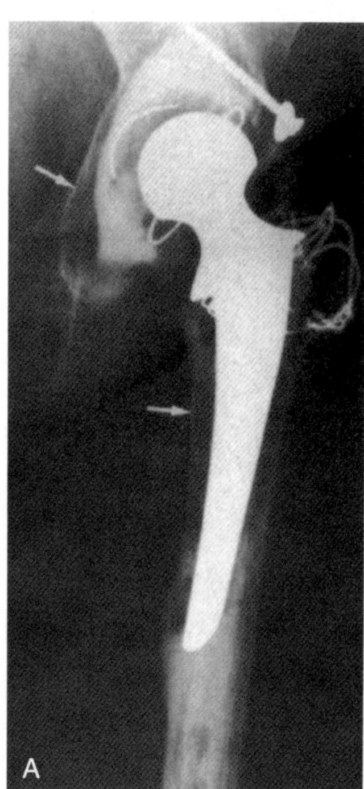


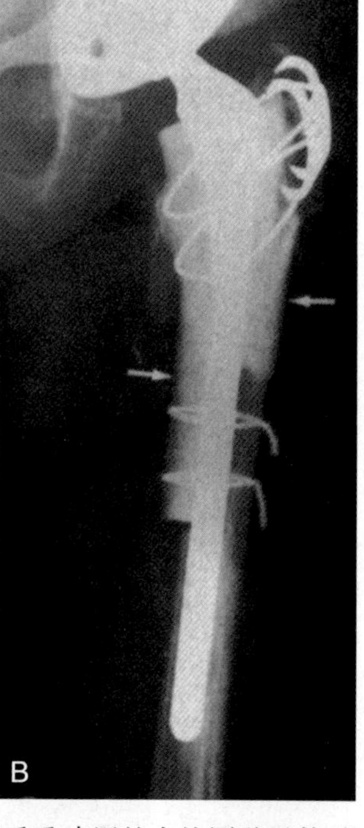


图13–35 全髋关节置换术失败后重建用的大块同种异体移植骨。

A 骨水泥固定髋臼和股骨假体周围出现明显的骨质吸收（箭头）。金属的股骨头位置偏移中心提示髋臼衬垫磨损。

B 尸体同种异体植骨块（箭头）用于替代股骨近端骨质。并植入了新的假体。

同种异体移植骨的效果一般不如自体移植骨，其新骨形成较慢，血管穿透较慢且稀疏，同时骨替代趋向于表面化。由于受体对同种异体移植物内的抗原敏感，因而会产生排斥反应，这是将其放在自体移植之后考虑的主要原因。将同种异体移植骨进行冰冻处理或冰干处理可以减低其抗原性，但冰干处理同时也降低了移植骨的抗扭转强度和抗弯曲强度[67]。同种异体移植骨并不能增加新的成骨细胞只能诱导受主体内的新骨生成。动物中新鲜骨移植术后，可出现两个生骨期：骨形成的早期发生于移植骨内，以新生骨坏死为结局，之后为宿主的骨形成期。

皮质骨和松质骨移植物的组织学修复过程初始时是相似的[55]。除了移植骨的表层细胞外所有细胞均会由于缺乏血供而坏死。坏死发生于骨髓和哈弗管内并会引起巨噬细胞反应。肉芽组织出现向内生长，其内包含有小毛细血管和原始间叶组织。松质骨移植物中，新骨沿坏死骨小梁表面沉积（表 13–1）。坏死骨中心区被吸收。最后，骨髓间隙重新被活性骨髓组织填充。皮质骨移植物沿哈弗管发生的骨吸收持续时间更长。重吸收过程之后出现新骨沉积。骨质吸收和骨质生成时期都主要见于周围区域，而深部皮质则非常局限甚至缺乏。

皮质骨移植物在中央骨管周围发生骨质吸收，随后出现同位新骨的沉积。在骨排除过程中，皮质骨移植物的多孔性和强度减弱会引起骨折或固定松动[50,51]。Enneking和其同事们[53] 在对狗的实验中发现，皮质骨移植物在 6 周时因其内部的多孔性而使

**表 13–1 松质骨移植物与皮质骨移植物的一些比较**

| 松质骨移植物 | 皮质骨移植物 |
|---|---|
| 由于其结构有利于扩散和微血管的早期吻合，因此成骨细胞能更好的存活 | 致密骨成为扩散的屏障 |
| 大面积骨内膜表面可提供骨母细胞 | 骨内膜表面小 |
| 丰富的红骨髓可提供大量骨母细胞 | 骨母细胞极少 |
| 通过匍匐性骨置换实现愈合；新骨沉积于坏死的骨小梁上，并伴有坏死基质的清除 | 坏死基质先从中央骨管周围被清除，随后出现新骨形成 |
| 强度相对较弱 | 强度相对较强 |

强度明显减弱，而且将持续6个月，但到1年后可重新恢复到接近正常强度。到那时，略超过一半的移植物已被新骨所替代。对人类相似的研究也显示，移植物以相同的方式进行修复，但所需时间约为动物（狗）研究的两倍[52]。

## 四、带血管的骨移植物

在20世纪70年代，显微外科技术的发展使得骨移植物可以连同其附带的血管一起移植，从而使移植物保持活性[46, 58, 73]。目前，这种手术的成功率已超过90%[72]。尽管早期可发生移植骨愈合及骨肥大（图13-36），但据文献报道，其愈合率与对狗的实验中行传统骨移植的愈合率并无差别[50]。在对狗的实验中进行了不同类型移植物的另一项比较，结果显示带血管的自体移植物在早期融合、骨肥大和最大机械强度方面均最佳[74]。

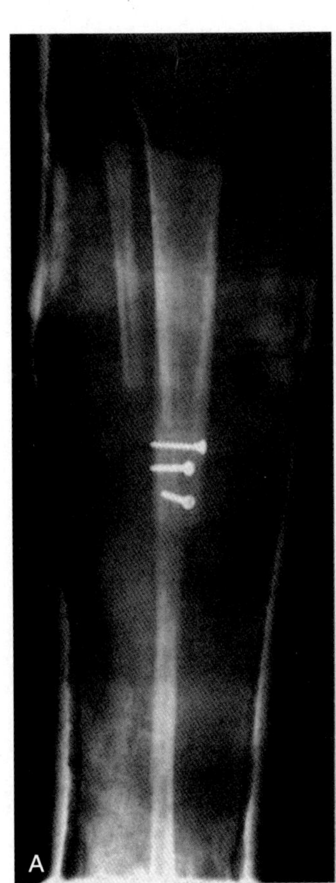


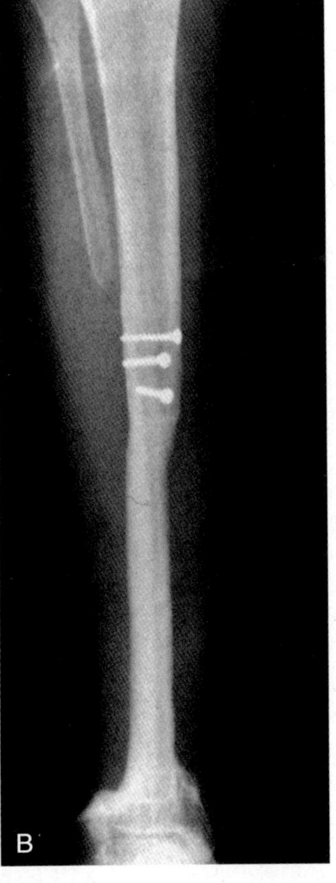


**图13-36**　带血管的腓骨移植物。

A　因肿瘤而切除了胫骨远端的长段骨质之后，用一段带血管的腓骨桥接了骨质缺损区。

B　移植骨与胫骨之间的近端和远端均出现了骨性愈合；此后植骨物发生骨肥大。

带血管骨移植术需要数小时才能完成，因此要由技术高超的手术人员来完成。因此这种手术通常用于大块骨缺损（例如超过12cm）的病例、多次传统手术失败的患者[49]或者软组织床不充分的患者[50]。

## 五、大块尸体异体骨移植

大块尸体异体骨移植用于原发性骨肿瘤的保肢治疗以及关节置换术失败后严重骨缺损患者的重建治疗[187-192]（见图13-35B）。对于选择的病例，例如侵袭性良性骨肿瘤或骨肉瘤截骨后，可通过植入大块含骨、关节软骨及其附属肌腱或韧带的骨移植物来进行重建。宿主-移植骨结合处会发生骨形成（匍匐性骨置换），但整块移植物重新塑形需要许多年。因此移植物主要起填充物的作用。关节软骨的改变尚不清楚。有文献称，软骨表面最终会被纤维软骨所替代而且随后会发生继发性骨关节炎[190]。

Mnaymneh和其合作者们评价了70例肿瘤切除术后为重建肢体而进行的骨关节移植病例[190]。85%的患者手术结果令人满意无肿瘤复发。但Mankin和其同事发现，在骨关节异体移植术后随访2年或2年以上的62例患者中，仅65%的功能结果良好[189]。这一结果不如接受插入式植骨术（骨移植物植入于宿主两块节段之间）的患者好。

大块异体植骨失败的最常见原因为感染或骨折[188]。在Mankin和助手们的研究中（62例骨关节移植物、19例插入式移植物和7例带假体的异体移植物），并发症发生率较高，其中13%发生感染，16.5%出现异体移植骨骨折，11%发生骨不连[189]。Mnaymneh及其同事搜集的病例中4.3%发生感染，Lord及其同事综述的病例中感染率为11.7%，而且在一项研究中手术失败病例的82%是由感染所致[188, 190]。在Berrey及其同事研究的274例骨肿瘤患者中，将近16%出现了大块异体移植骨骨折[187]。骨折分为3种类型：（1）在没有肿瘤复发或感染的情况下，以移植骨迅速破坏为特征的骨折；（2）贯穿异体移植骨骨干发生的骨折；（3）累及关节面的骨折。1型骨折不常见，2型较常见于男性，3型更常见于女性而且认为是因骨坏死所致。骨折发生于手术后6～100个月。

## 六、供骨部位

最常用于骨移植的供骨部位是髂骨翼、胫骨、腓骨、大转子、桡骨远端和脊柱后部结构。

髂骨是松质骨移植物的最佳供骨来源。患者取仰卧位，从髂前上棘的下方切取松质骨。该骨的内面保持完整的防止形成肌肉疝。如果还需要更多的松质骨，截骨处可向后延伸，但要注意以免损伤坐骨神经或骶髂关节。

腓骨移植物取自腓骨干中段1/3至1/2，因为切除这个部位没有负面影响。胫骨远端1/4和近段应保持完整以保证踝关节和膝关节的稳定性[55, 72]。

移植供体部位的并发症很少见。McGrath和Watson[62]回顾性研究了桡骨远端和尺骨近端以及掌骨、腕骨和指骨的供骨部位，发现22个月后无任何并发症。虽然如此，皮质移植骨（如从胫骨）切取后仍可发生骨折，而且髂嵴活检后可出现术中出血及术后疼痛。Laurie和合作者们[59]评价了髂骨（60例）或胸廓（44例）移植骨切除后的患者。9%的患者在切除一根以上肋骨后出现了胸膜撕裂，6.8%的患者术后2年胸部仍持续疼痛。与髂骨供骨部位相关的早期发病率比肋骨切除术要高，包括术中和术后失血、髂嵴正上方切口的愈合延迟以及疼痛。此后还可出现骨畸形和疼痛性瘢痕。10%的患者在髂嵴骨切除后2年仍有疼痛，但疼痛不如肋骨切除后严重。应力性骨折、髂骨供体缺损处的突出以及步态问题也见于其他报道[59]。

## 七、X线片检查

随访检查中，髂骨供骨部位的愈合表现为骨缺损边缘骨质硬化。供骨部位可形成骨赘并伴有疼痛[193]。用X线片对18处肋骨和8处髂骨移植供骨部位进行了评价，结果显示儿童和30岁以内的成年人均出现完全性骨质再生，而30岁以上的成人中无骨质再生[68]。

植骨的愈合一般表现为植骨和宿主骨之间的界限变得不再分明，最终出现骨性连接而且移植骨–宿主骨结合处两端会形成骨质连续性。纤维性连接表现为在移植骨和宿主骨之间有一残留的窄透亮区[48]。

愈合所需的时间取决于移植骨的大小和类型、局部条件以及手术部位。治疗胫骨骨折不愈合用的移植骨需要3～6个月才能完全愈合[48]。与此类似，带血管的移植骨通常到6个月时可实现愈合[73]。下颌骨带血管的移植骨通常在4～6周内愈合，前臂植骨在8～12周内愈合，腿部植骨在4～6个月内愈合[72]。

皮质骨移植的X线片系列检查显示移植骨的密度和大小均有改变。自体皮质移植骨在术后的头6～10个月间放射密度会减低此后会出现增高。据报道，32%的自体皮质移植骨会出现骨肥大，9%会出现骨萎缩，58%的病例无变化[52]。

## 八、闪烁显像检查

对狗的传统自体移植骨进行的组织学和闪烁显像评价显示，尽管移植骨无活性，但骨膜新骨形成可使移植骨骨扫描呈阳性[47]。对于带血管的骨移植物，移植术后第1周内植骨区内的骨扫描剂聚集提示骨的血循环良好且具有代谢活性；相反，在连续放射性核素检查时若无这种骨扫描剂聚集则提示部分移植组织无活性[47, 61]（图13–37）。但是第1周后亲骨性放射性核素聚集可能是由于新生骨沉积在坏死骨小梁表面所致，并不能提示血管开放或存在存活移植骨。血流灌注和血池扫描有助于明确术后前2周时的血管开放。骨髓闪烁显像[194]一直成功地用于股骨颈内带血供髂嵴移植成活性的研究[195]。与植骨区相关的示踪剂摄取提示植骨的活性。

## 九、磁共振成像

Manaster及其同事用MR成像评价了带血供腓骨移植骨术前的小腿部血管[196]。所有病例均通过术前MRI动脉解剖关系。并认为无需通过MR成像进行随访评价。由于MRI具有三维成像的特点，所以MRI一直用于确定矫正脊柱后凸畸形所需的舟状骨移植骨的长度[202]。同时还可评价舟状骨的血供和邻近韧带的完整性。

## 十、并发症

Enneking和同事[52]把皮质骨移植物的延迟愈合定义为术后12个月仍未发生愈合（图13–38）。移植失败可伴发进行性骨质吸收，导致移植骨的大小和密度减小并最终完全消失[48]（图13–39）。类似的移植骨吸收可源于复发性肿瘤或感染（图13–40）。感染常有明显的临床表现，X线片表现为存在有软组织肿胀、相邻宿主骨的侵蚀和骨质疏松。

皮质移植骨内的应力性骨折并不少见，在一项22例下肢带血供、植骨长度大于10cm的病例研究中曾发现了6例[72]。4周内在这些骨折周围都发现有骨痂形成。应力性骨折也曾见于自体皮质移植骨的患者中[52]。应力性骨折通常仅发生于移植骨与宿主骨愈合之后，而且若不行手术治疗这种骨折则无法愈合。

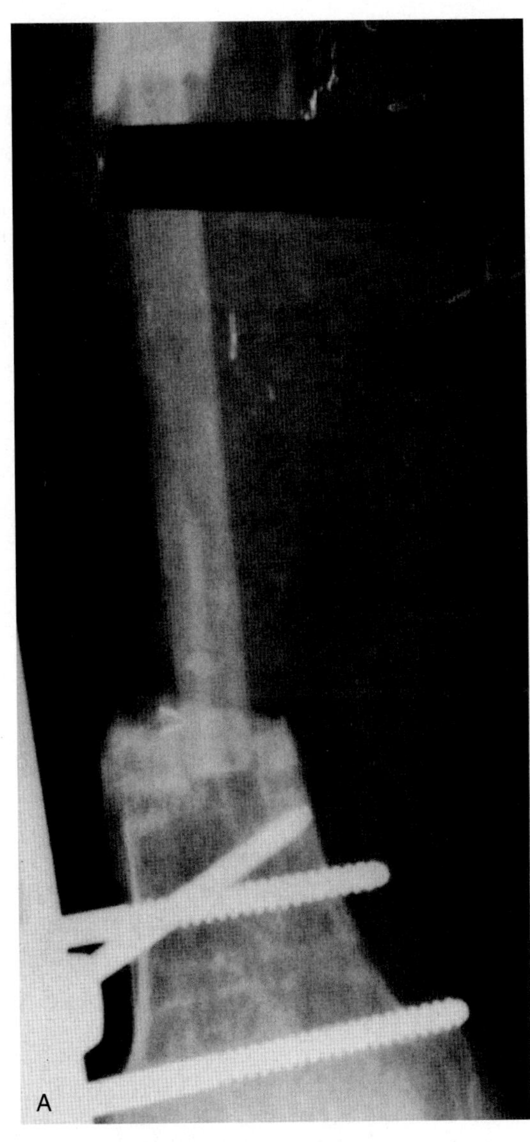


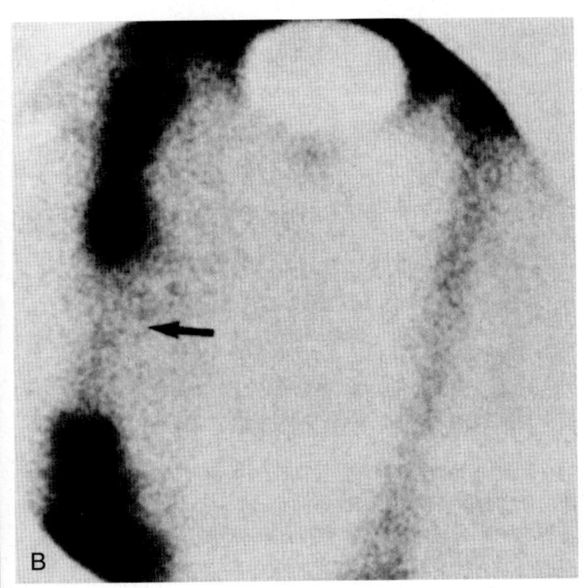


**图13-37**　带血管的移植骨缺乏血供。

A　带血管的骨移植物用于桥接受慢性骨髓炎累及的长段骨切除所形成的缺损。

B　骨扫描像显示植骨处无同位素吸收（箭头），此表现提示植骨未成活。

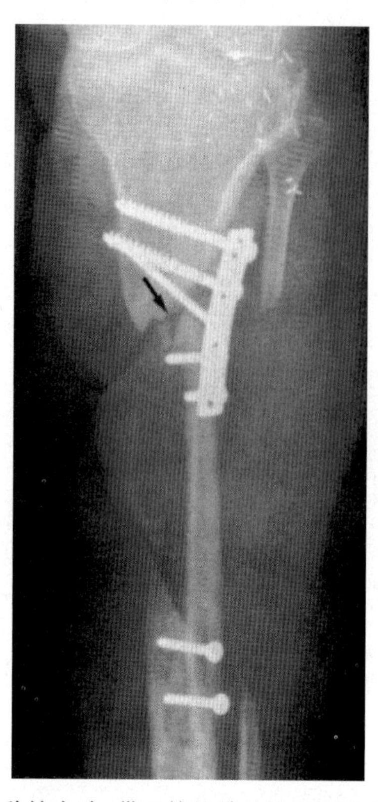

图13-38 骨移植失败。带血管的腓骨移植物用于桥接切除受感染的骨不连骨折部位所形成的胫骨缺损区。之前有过血管损伤并进行了修复。尽管做过多次补充性植骨尝试，但近端仍未出现骨性愈合（箭头），因此患者最终进行了截肢。

# 第四节 关节截骨成形术

关节截骨成形术需切除一侧或双侧关节面。目前，这些技术主要用于全关节置换术失败后的保肢治疗。

## Girdlestone 关节成形术[77，91]

在无抗生素的年代里（1921），G.R. Girdlestone开展了一种关节截骨成形术用于治疗继发性髋关节结核，以便对感染组织进行清创及充分引流[83]。1943年，有人对这一技术进行了详细报道，用于治疗对当时可用的抗生素（磺胺和青霉素）治疗及引流和制动均无效的髋关节急性化脓性感染[83]。但目前，这一手术主要用于切除感染的全髋关节假体之后的保肢治疗。也用于一些优选行髋关节融合术的感染性关节炎病例[91]。

正如Girdlestone所述，这项手术将全部切除“关节软骨、病骨、坏死组织和坏死间隙”[83]。通过垂直于肌肉平面的侧入路，将臀部肌肉、大转子、髋臼侧面、髋臼软骨、股骨头和脱骨颈以及关节囊全部切除。如Girldlestone所述，如果发现骨盆内脓肿，还要切除髋臼底。所形成的漏斗状大空腔填充以纱布和导管，在随后的几个月内会发生愈合。采用夹板固定或牵引来防止股骨向近端移位，而近端移位会使伤口闭合。在这项操作的随后描述中，闭合了伤口进行了股骨切除术以提高非感染性关节炎患者行骨切除术后的稳定性[81,85,87]。“Girdlestone关节成形术”这一术语目前按其广泛含义用于任何髋关节切除术。

Girdlestone关节成形术可用于全髋关节置换术后感染的治疗。1%～2%全髋关节置换术病例会出现深部感染[79]。在选择的病例中，抗生素治疗一直与全髋关节假体早期翻修术联合应用[88]。在其他一些病例中，Girdlestone关节成形术（有时联合进行全髋关节置换的再植术）则是必要的。据报道，全髋关节置换术后只要出现如下任一表现均为Girdlestone关节成形术的适应证：致病性强的耐药

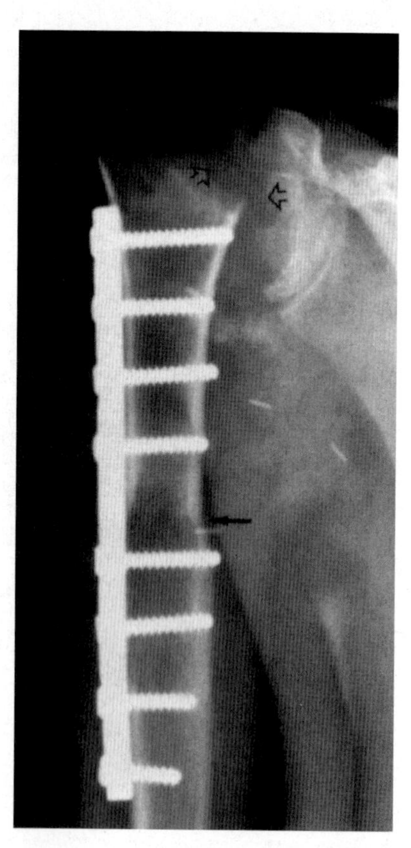

图13-39 经同种异体移植骨的骨折。这例患者在3年前软骨肉瘤切除后进行了同种异体植骨。移植骨与宿主骨已发生愈合（箭头）。在植骨处发生骨折（空心箭头），始于邻近软组织附着处的血管再生区。同种异体骨切除后病理学检查显示有坏死骨。

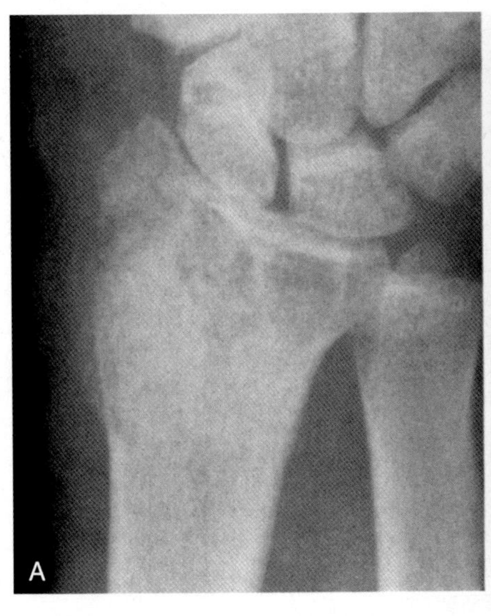
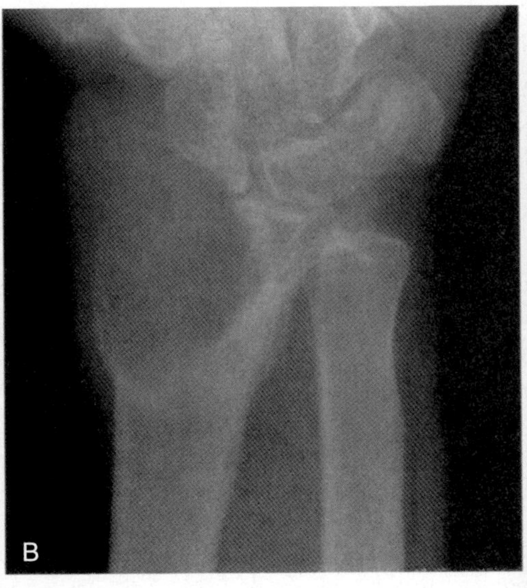
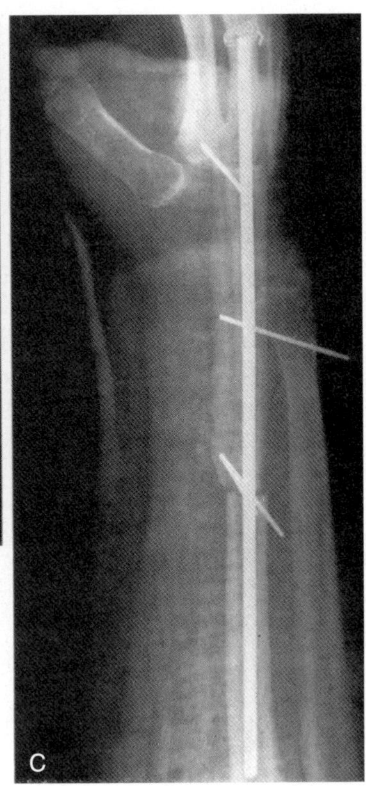

图 13-40　复发性肿瘤使植骨区骨质受到破坏。
A　桡骨巨细胞瘤用刮除术进行了切除，缺损区填充了骨移植物。
B　复发肿瘤破坏了植骨区、桡骨远端和部分腕舟骨。
C　对桡骨远端和腕骨进行了切除，用腓骨移植物桥接了缺损区。图中可见髓内钉及几枚钢针。

性致病菌，革兰阴性菌，两种或多种致病菌，未愈的水肿性软组织，引流窦道，X 线片证实有骨髓炎伴骨侵蚀，以及骨质严重缺损[88]。感染的髋关节假体切除后行 Girdlestone 关节成形术的效果并不像想象的那样悲观。80% 以上的患者可使疼痛缓解并使感染得到控制[79, 80, 86, 90, 209-211]。常见的后遗症为感染患肢的短缩、Trendelenburg 步态和关节失稳，造成行走困难且易疲倦[79]。X 线片可证实股骨颈、髋臼缘和 PMMA 骨水泥已完全去除（图 13-41）。尽管最佳结果是将所有骨水泥全去除，但残留的骨水泥并不一定会引起持续的感染[77, 79, 80]。因此，Bourne 和合作者们注意到在 11 例有残留骨水泥的病例中，仅 1 例需要再次手术来控制感染[79]。应注意观察股骨与髋臼的相对位置。

Girdlestone 关节成形术后行针吸穿刺关节造影的方法是由 Swan 及其合作者们描述的[197]。

## 第五节　关节固定术（关节融合）

关节固定术（由希腊语“arthron”和“desis”衍生而来，意为“关节”和“结合在一起”）系指关节的手术强直术[92]。进行这种手术常可提供稳定性或者缓解前期感染、外伤或关节置换术失败而导致的关节损伤所引起的疼痛。骨性融合可在关节内和（或）关节外进行。

### 一、踝关节

即使在全关节置换术已很普及的现代，踝关节固定术在缓解关节炎所致疼痛、治疗麻痹性关节失稳以及全踝关节置换失败后的保肢治疗中仍有很大价值[93-110]。踝关节融合后的效果令人惊喜[102-104]。由于同侧足部各小关节的活动代偿、对侧踝关节为使步态对称的活动改变以及应用适当后跟高度的矫形鞋，可使踝关节融合后的关节功能保持完整[102]。尽管一直认为跗骨间关节的代偿活动对于维持踝关节融合后的功能起着重要作用，但 Jackson 和 Glasgow[98]发现，踝关节融合后足部背屈和跖屈的正常范围与对（健）侧相比实际上平均减小了 75%。Stewart 及其合作者们[109]注意到，仅有 17% 的患者术后跗骨间关节的活动度与对侧相比有所增加，53% 的患者跗骨间关节活动度有所减小，30% 的患者无变化。显然，灵活的足中部并不是踝

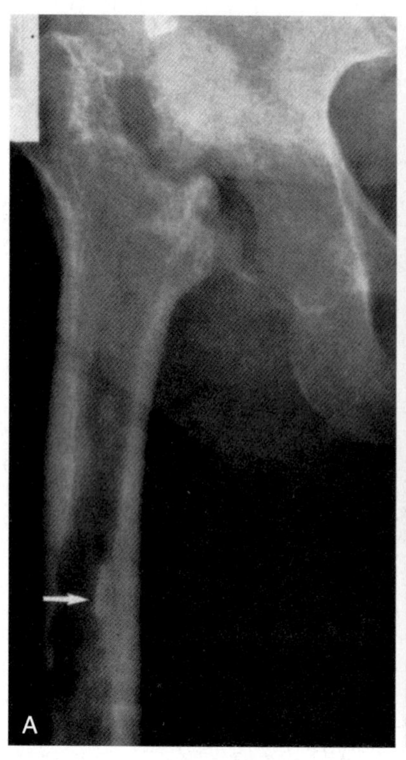


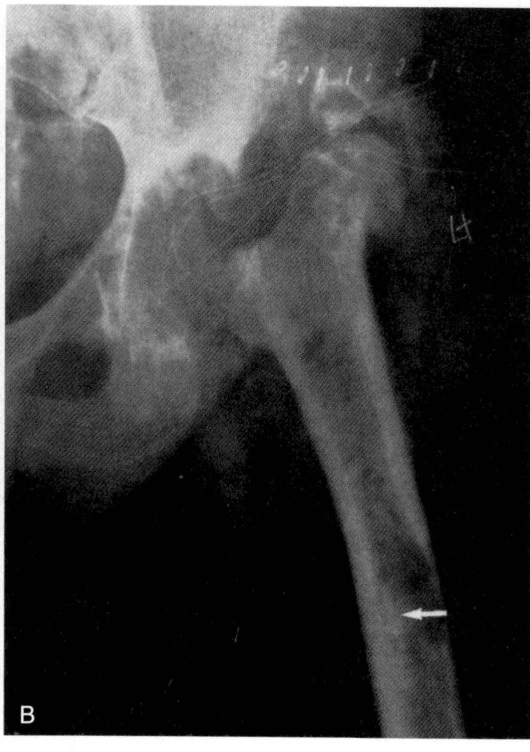


图13-41 Girdlestone关节成形术。该患者双侧全髋关节假体均发生感染，需行双侧 Girdlestone 关节成形术。每侧股骨髓腔内均留有少量骨水泥（箭头）。右侧股骨（A）在残留骨水泥处再次发生感染，而左髋（B）感染没有复发。

关节融合后获得理想效果的必要条件。

自从1878年引入踝关节融合术以来，已研发出30多种实现胫距融合的技术[96, 203]。手术技术的明显进步包括：足部后移可提高稳定性，增加了移植骨，以及融合部位的加压[95]。近来，关节镜下关节固定术和“小切口”关节固定术也已进入临床。Abidi及其同事认为，一般情况下关节镜下关节固定术或“小切口”关节固定术适用于轻度畸形的患者[204]。当潜在疾病是关节脓毒症或患者有严重骨质疏松时应使用外固定，而当患者有踝关节畸形而且踝和足排列不齐时，最好行开放性关节固定术。

Charnley 加压关节固定术需将胫骨和距骨的关节面切除然后对残端表面加压，以消除断面间的剪切力并保持骨性对合（图 13-42）。将 Steinmann 针插入到胫骨远端，并从距骨前面插入距骨，以便将关节固定术的前部压合在一起，而跟腱的拉力将使后缘组织对合[95]。

现在还可使用其他一些外固定方法。关节镜下关节固定术需将关节面彻底清创至出血的软骨下骨，然后在关节镜下将骨性表面进行塑形，随后将带套管螺钉置于踝关节两端[205]。这种技术似乎比开放式关节固定术的骨不连发生率低[205]。“小切口”关节固定术从扩大的关节镜入口进行关节面清创。这种技术与开放式手术相比，可减少软组织的剥离量[204]。开放式关节固定术要通过较大切口和较大软组织剥离才能暴露关节进行清创以及骨质切除和器械固定。

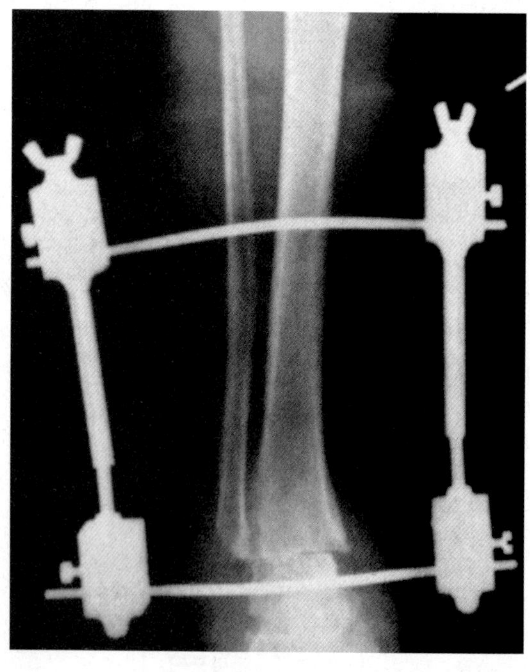

图 13-42 Charnley 加压式关节固定术。正位 X 线片显示胫骨和距骨经过切除的边缘由Charnley加压装置保持对合。钢针弯曲成弓形提示加有压力。内外踝已切除。

但采用这种手术便于矫正畸形[204]。

对进行踝关节固定术的足部最佳位置一直存在争议，一些研究指出，男性和女性进行踝关节融合时均应使足部处于中立位[97]。研究发现，跖屈超过10° 是最容易伴发术后疼痛的足部位置[104]。可通过在X线片上测量胫骨长轴与距骨长轴（通过距骨头中部）之间的夹角来评价足部的屈曲程度（图13-43）。Abidi及其同事建议距骨应呈5° 外翻[204]。尽管在X线片上测量内、外翻角度可能不容易甚至不可靠[103]，但一些作者仍用前后位X线片上胫骨长轴与距骨外侧缘之间的夹角来进行这项评价[104]。距骨可以向后移位。建议将5° ~10° 外旋位的踝关节融合作为一项重要特征，此时通过使足部旋前可完成推离。外旋角度一般在临床上评价。

踝关节融合术后可在X线片上发现的并发症包括：假关节形成，畸形愈合，感染，距下关节受内固定体撞击，以及足部小关节的骨关节炎。假关节形成据报道可达病例的41%[204]。一般说来，术后平均18.6周临床上可发生愈合[105]，但当融合术为保肢治疗而非一期手术时愈合较慢。患肢的外周感觉异常、严重骨折、开放性损伤、局部感染、距骨坏死、吸烟、嗜酒或吸毒、精神疾病以及糖尿病[204,206]，常预示会出现骨折不愈合。Morrey和Wiedemaan[104]把延迟愈合定义为术后6个月X线片检查时无明显骨性愈合表现或临床上发现手术部位仍有活动。若上述表现在术后12个月时仍可见则称其为骨不连。在一项研究中发现12%的患者在融合术后发生异位融合[104]（图13-44）。术后应仔细评价足部位置和融合处的对合情况，以确保正确对位。用内固定针进行加压或固定融合部位时，沿这些针道可发生感染。Morrey和Wiedeman发现在他们评价的患者中有23%出现了感染；14例中的6例，感染发生于胫骨内固定针周围；14例中的10例发生于融合部位[104]。在4例患者中发生了骨不连。在一些病例中，踝关节融合术后的疼痛是因足部各关节发生骨关节炎所致。尽管X线片上表现为骨关节炎，但几项研究显示跗骨间关节炎的发生或进展与临床表现之间并无相关性[102,104,108]。Mazur及其同事[102]发现，融合术后跖屈明显的患者其距下关节和跗骨间关节出现骨关节炎性改变更为严重。

## 二、髋关节[111-121]

全髋关节置换术所取得的惊人成功以及结核性关节炎的有效治疗大大限制了髋关节融合术的应用。但是一些报道指出年轻患者中全髋关节置换术后失败率较高，这使人们重新对髋关节融合术产生了兴

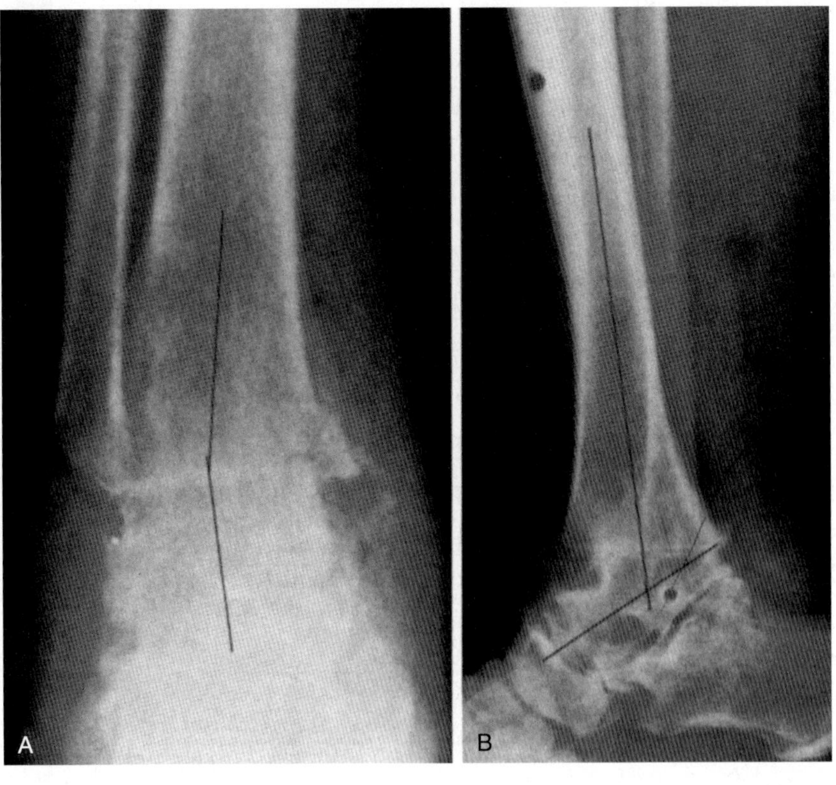


**图 13-43**　踝关节融合术。

A　前后位X线片显示沿胫距关节面无残留透亮区，提示愈合。在胫骨长轴与距骨长轴之间有对线内翻。

B　侧位X线片未包括足底缘。胫骨长轴与距骨长轴（过中部）之间的夹角用于确定跖屈程度。

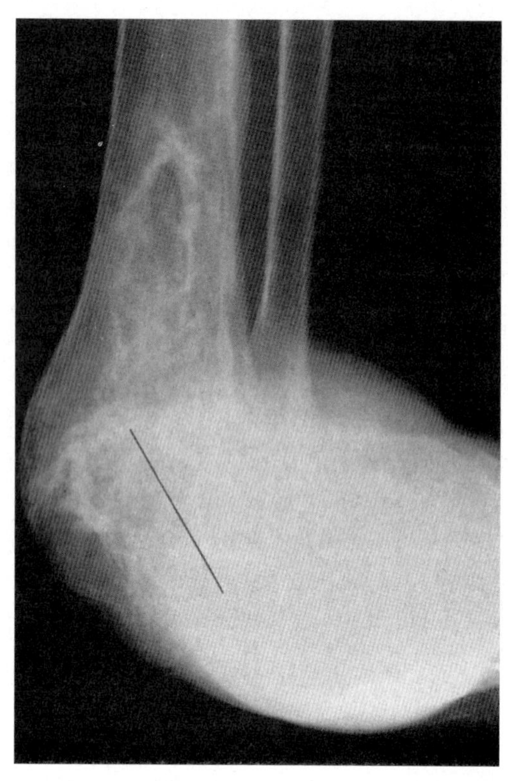

图13-44 踝关节融合伴外翻畸形。将失败的全踝关节假体去除后尝试行踝关节融合。踝关节融合在外翻位。腓骨与足外侧面相互碰撞，需进行翻修手术。黑线表示距骨的大致轴线。

趣，旨在将其用作一期手术以及全髋关节置换术失败后的保肢手术[122]。成功的髋关节固定术可使髋关节稳定且无疼痛并可获得从事繁重活动的稳定性。因此对于单侧髋关节受损后疼痛难忍的年轻患者可考虑这种手术。这种手术可以“争取时间”以便日后进行全髋关节置换术。

髋关节固定术是在1908年由Albee引入美国的[119]。从那时起又相继引入了大量方法来实现关节内融合、关节内外联合融合以及单纯关节外融合。关节内关节固定术需切除股骨头和髋臼的表面然后通过固定和（外固定）使股骨头与髋臼保持接触。也可使用移植物。

融合术后发生的髋关节外展程度可在X线片用一条水平参考线（沿骶髂关节或坐骨底缘）和一条沿股骨干画的线之间的夹角进行测量[119]；同样，髋关节的屈曲位置也可以在侧位X线片上进行评价[113]。研究显示，髋关节屈曲约30° 可使患者感觉最舒适；屈曲大于30° 可改善坐下的能力但会使行走更加困难；而髋关节屈曲小于30° 则使行走容易、坐下困难[113,121]。髋关节外展的合适角度取决于小腿短缩的程度；Stinchfield和Cavallaro[121]研究表明，当小腿无短缩时，融合后的髋关节轻度内收可使步态最为正常。对于成年人，腿部通常在外旋5° ~15° 位置进行融合[120]。

髋关节的融合效果一般良好。Stinchfield和Cavallaro[121]观察发现，所有坚固融合的患者术后均无髋关节疼痛。Sponseller及其同事们[119]回顾了53例35岁之前行髋关节手术融合的患者并对他们进行了20年以上的随访；78%的患者手术效果令人满意，绝大多数可以进行正常的活动。

髋关节固定术的主要并发症与未能达到坚固融合以及手术对其他关节的长期影响有关。一些大病例系列研究表明，假关节形成的发生率相对较高（图13-45）。因此，Lipscomb和McCaslin[116]检查了347例患者，发现假关节发生率达22%，而Stinchield和Cavallaro[121]发现假关节发生率为23%，但一半以上受累患者并无功能丧失。内收或外展角度超过15° 或屈曲大于或等于60° 定义为异位融合，在这些患者中也有发生。背部疼痛往往很明显，而且在一项随访10年以上的研究[114]中发现所有患者均有表现。全髋关节置换术后疼痛常可得到缓解[117]。45%的患者出现同侧膝关节疼痛而且26%的患者可出现对侧膝关

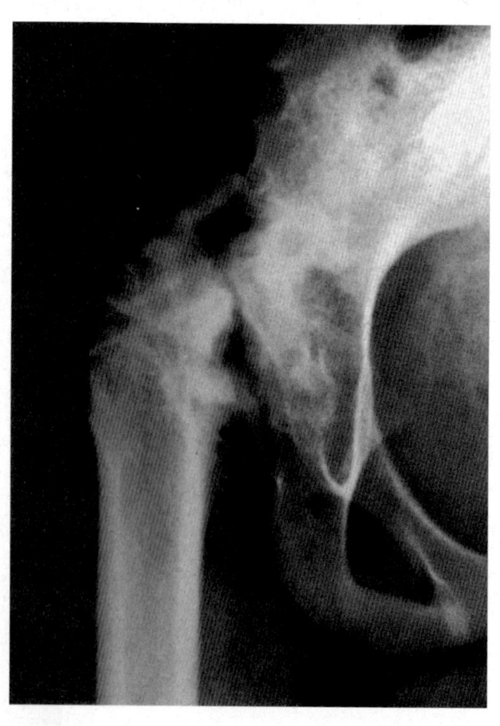

图13-45 髋关节融合失败。这名患者在儿童曾行髋关节融合术。骨缺损与前期曾多次尝试内固定有关。图中可见股骨头骨质溶解、骨质硬化、髋臼浅平以及髂骨较小。未实现骨性愈合。

节疼痛[119]（图 13-46）。此外，还可出现对侧髋关节疼痛而且在融合侧行全髋关节置换术后并不一定能得到缓解。

## 第六节 切骨术

“切骨术”系指骨质的手术切除。切骨术常用于矫正或复位畸形。闭合楔形切骨术系指从骨的一侧切除三角形的骨楔块再将截骨断缘对合；一个典型实例是转子间内翻切骨术。开放式楔形切骨术是将骨按一定角度切除从而使一侧开放。然后在缺损区充填植骨。旋转式切骨术需沿其长轴旋转远端骨块。移位切骨术需将远端骨块相对于近端骨块产生移位（如，McMurray转子间内移位切骨术）。串式切骨术用于矫正长骨严重的弯曲畸形，如成骨不全中所发生的畸形。骨干上要行多处切骨，然后将各段骨块用髓内针内固定[141]。

### 一、胫骨高位切骨术[142-152]

正常情况下，膝关节60%的负重经内侧股胫间室传递，40%经外侧股胫间室 传递[143]。当膝关节内翻或外翻畸形时上述间室之一的负重应力将增加，而这种增加可导致骨关节炎伴进行性软骨缺失。这种软骨缺失将进一步把应力转移到受累间室。进行胫骨高位切骨术主要是为了矫正这种成角畸形并将应力（按较为正常的比率）转移到其他间室[143]。当最初发生的是内翻畸形而非外翻畸形时，切骨术的效果一般较好[145]。

胫骨高位切骨术一般用于因骨关节炎引起膝部疼痛的65岁以下爱活动的患者中。切骨术可使患者继续进行剧烈活动，包括体育活动，并可用作需行全膝关节置换术之前的过渡性手术。存活率分析发现，术后5年近一半接受胫骨高位切骨术的患者需要行全膝关节置换术[207]。膝关节会具有良好的活动范围和稳定性，而且疼痛会局限于在X线片上显示有缩窄的股胫间室。当患者取直立位拍摄的X线片上内翻畸形小于10° 时临床效果会有所提高[145]。

术后评价建议用36英寸胶片拍摄包括从髋到踝关节整个腿部的站立位系列X线片。正常情况下，在股骨头、膝关节和踝关节中心画出的三点应在一条直线（机械轴线）上（图 13-47）。膝内翻（图 13-48）或膝外翻的患者此轴线会发生改变。通过胫骨高位切骨术来手术矫正成角畸形，其目的在于恢复正常的机械轴线，可有约 3° ~ 5° 的矫正过度[146]。

若直立位 X 线片没有包括髋和踝关节，X 线片至少应包括足够长的股骨干和胫骨干，以便测量有无内翻或外翻畸形。这些测量有利于进行手术矫正，

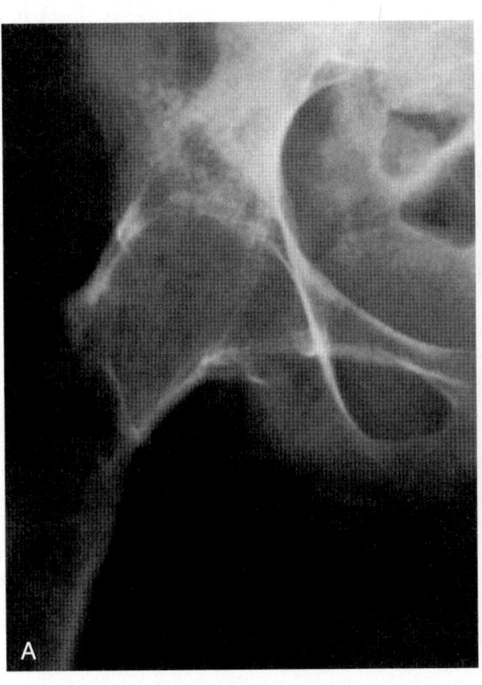

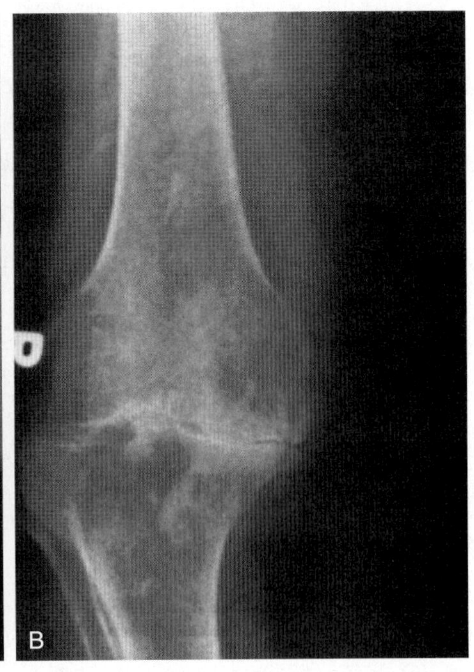

**图13-46** 髋关节融合伴同侧骨关节炎。

A 正位X线片显示右髋已坚固融合。骨质减少和肌肉萎缩较明显。

B 患侧膝关节正位X线片显示有严重的骨关节炎。患者需行全髋关节和膝关节置换术。

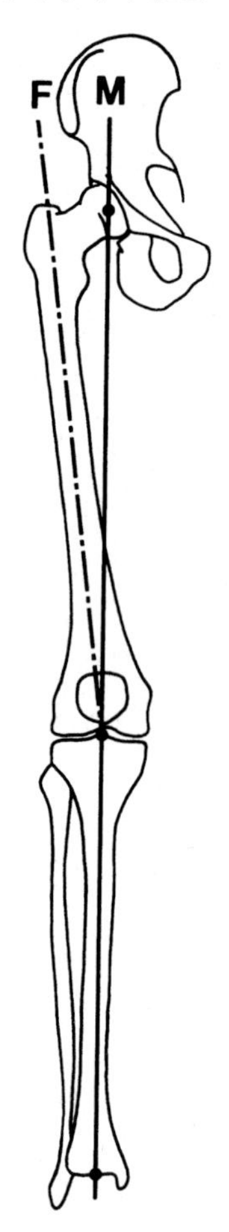


图13-47 机械轴线。正常情况下，从股骨头的中心穿过膝关节中心到踝关节中心的一条直线。此线即为机械轴线（M）。股骨干轴线（F）正常情况下会偏离机械轴线。

以获得10° 左右的生理性外翻。

Coventry高位胫骨切骨术需从膝关节和胫骨结节之间的胫骨干骺端切除一块楔形骨块。通常进行的是闭合式楔形切骨术。对于膝内翻患者，要使待切的楔形骨块较厚部分位于外侧（外翻切骨术），以便在将切骨缘对合在一起时达到膝关节总体的外翻对位。矫正的角度和待切除的骨质多少由术前X线片确定[143]（图13-49）。由于胫骨切骨术可导致腿部缩短，所以还需行腓骨干切骨、腓骨头切除或近侧胫腓关节分离（使腓骨头向近端滑移）。

Maquet倡导用一种筒形穹顶切骨术来治疗骨关节炎伴膝内翻畸形[146]。用这种手术方法，可以矫正较大程度的内翻畸形。这项手术需要在胫骨结节近端行曲线切骨。然后将截骨块旋转以获得所要求的矫正，并将远侧截骨块向前移位。

股骨远端髁上切骨术可用于治疗伴有外翻畸形的骨关节炎[146]。将一对Steinmann针插入股骨髁，再将另一根针插入股骨干，以形成矫正畸形所需的角度加上1° ~2° 的矫正过度。切骨术后，将近端骨块压入远端骨块直到固定针相互平行。然后设置加压装置。

胫骨高位切骨术后2年随访检查的患者中有97%效果良好[145]，但此后效果良好的比例在逐渐降低。术后的特定对位效果未发现与成功的最后结果有统计学相关性，内翻畸形的复发也不一定与不理想的手术效果有关。高位胫骨切骨术的平均愈合时间需要9周。

这种手术后发生的并发症并不常见。近端胫骨骨块可发生骨折或缺血性坏死，但感染[143]和骨不连（图13-50）少见。

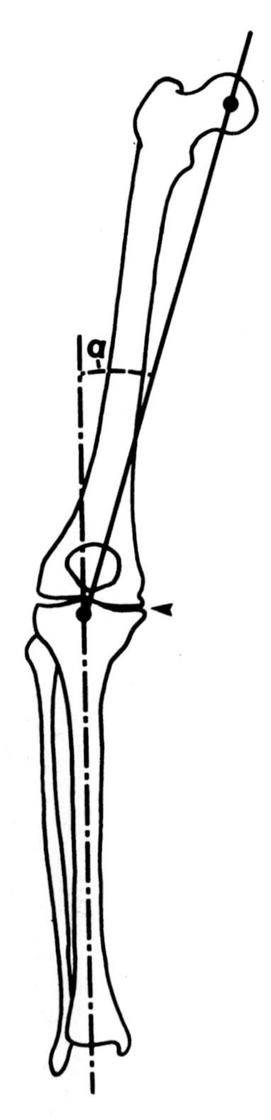


图13-48 骨关节炎所致的畸形。在患者取直立位拍摄的包括髋、膝、踝关节的X线片上可确定骨关节炎所致的畸形。股骨头和膝关节的叫中心连线与胫骨长轴延长线之间的夹角（a）是衡量畸形的尺度。可见内侧软骨间隙缩窄（三角箭头）伴内翻畸形。（Redrawn after Maquet P: Treatment of osteoarthritis of the knee by osteotomy.In UH Weil [ Ed ]: Progress in Orthopedic Surgery. Vol 4. New York, Springer-Verlag, 1980.）

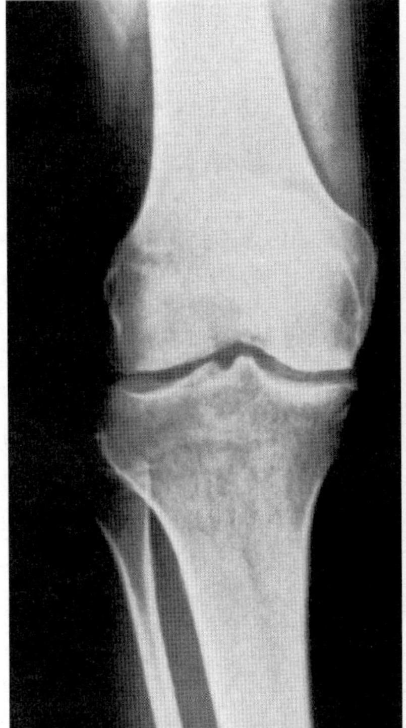

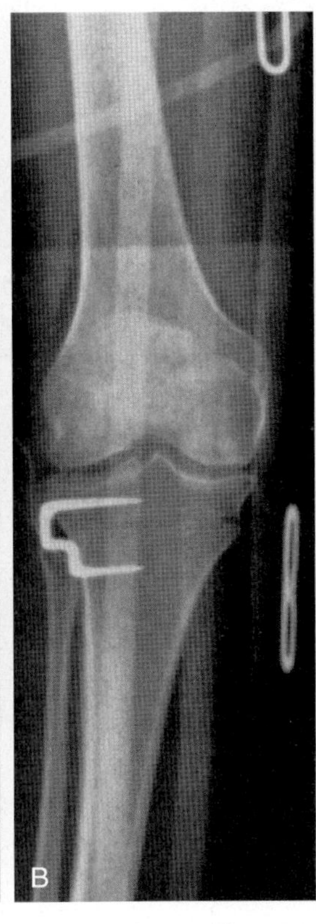

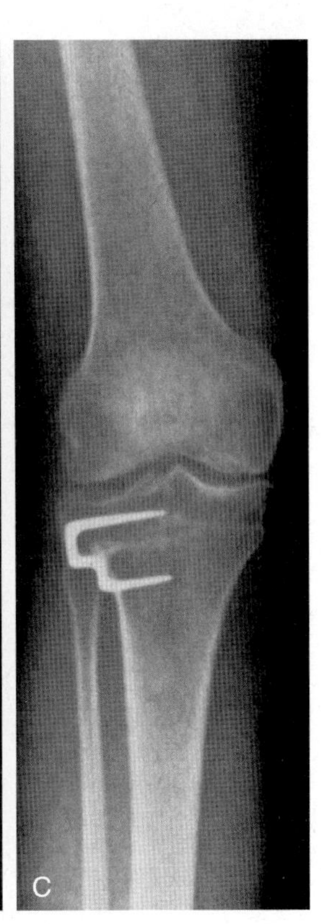


**图13-49**　胫骨高位切骨术。

A　骨关节炎伴内侧胫股间隙软骨缺失、骨赘形成以及内翻畸形。疼痛局限于内侧间室。

B　胫骨高位切骨术后，即刻可见外翻对位畸形。

C　术后4年随访X线片显示切骨部位已愈合。仍保持有外翻成角畸形。

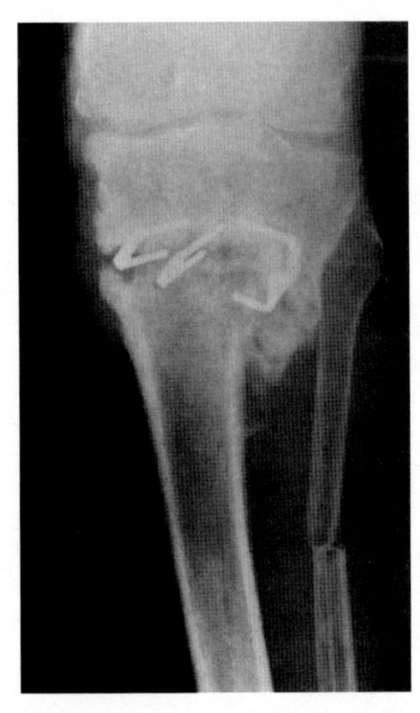

**图13-50**　胫骨高位切骨术后的骨不连。切骨术是在比通常更远端的部位进行的。切骨部位已发展为肥大性骨不连，伴明显骨质硬化和骨膜反应。还进行了腓骨干切除术。

## 二、股骨近端切骨术[153-172]

1925年，Lorenz引入了高位股骨切骨术，用于治疗髋关节骨关节炎[165]。McMurray[163, 164]在此后描述了治疗这种病的一种内侧股骨移位切骨术，在19世纪50年代Pauwels将成角切骨术进行了推广[169]。现在，成角切骨术主要用于因单位负重增加而导致髋关节骨关节炎的相对年轻患者。

为说明切骨术对髋关节骨关节炎患者有良好疗效曾提出过许多种理论。单足站立时，该髋关节正常承受的压力为体重的3~4倍[170]。这个压力等于通过骶骨中心至股骨头中心之间距离作用的体重矢量和加上通过股骨大转子至股骨头中心之间距离作用的髋关节外展肌力的矢量和（图13-51）。当该关节的关节面和谐一致时，这个作用力的承受表面积要比不和谐一致时大。过大的单位负重是骨关节炎的病因之一，例如其可以源自体重增加或关节面不和谐（当仅有部分关节面可传递负重时）。Pauwels发现，在关节面不和谐的患者中，可通过外展（外翻）或内收（内翻）切骨术增加负重面积来降低关节上所受的压力[169]。除了增加负重面积以外，可在截骨术时通过松弛相邻

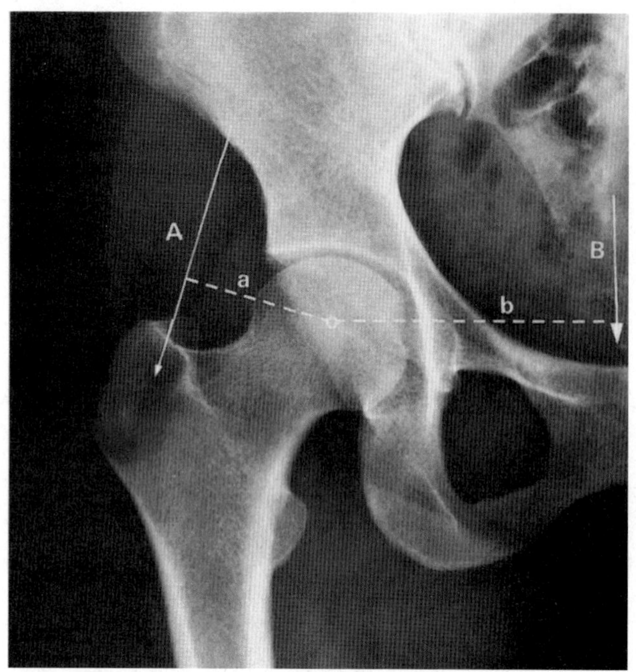


图13-51 单足站立位时髋关节的受力。正常情况下，通过距离a作用的外展肌力（A）与通过距离b作用的体重（B）（不包括站立下肢的重量）之间保持平衡。o为股骨头中心。

肌肉的张力而相应地降低髋关节承受的压力。

准备行股骨近端切骨术的患者都会有髋关节骨关节炎引起的疼痛，而且一般比准备行全髋关节置换术的患者年轻[170]。肥胖者和从事重体力劳动者并不适于做这种手术。其髋关节屈曲至少有80° 而且外展或内收至少有15° 。

### 1.内移位切骨术

转子间斜行切骨术联合远端切骨块的最大内移位（Lorenz切骨术）是由McMurray引入的，用于治疗骨关节炎[163, 164]。据认为，体重是直接从骨盆传递至股骨远端骨块的。在某些病例中无意间会发生近端骨块旋转，其临床效果要好于不伴发旋转的移位效果。移位切骨术伴无意间近端旋转类似于内翻切骨术伴远端骨块内移位（见下文的讨论）。

### 2.外展（外翻）和内收（内翻）切骨术

当股骨头基本呈半球形，关节外上缘软骨缺损明显以及在髋关节在外展位关节更为和谐一致时，可进行内翻切骨术（图13-52）[170]。在这项手术中，将切除一块经过仔细测量的、内侧稍宽的楔形骨块，并将股骨头内旋（15° ~ 40° ）直至关节面和谐一致。松开内收肌，并通过改变大小转子的位置使外展肌和髂腰肌群松弛。使股骨远端骨块向侧移位，以使其与腿部机械轴线对正。如果不进行这种移位，膝关节的内侧股胫间室将承受过大负荷[159]。

当股骨头不为半球形而且髋关节内收可改善和谐性时应考虑行外翻切骨术（见图13-52）[170]。切除的楔形骨块外侧较宽。切除的骨块下缘应位于小转子水平并与股骨干垂直。把股骨头向外侧旋转并要有一定的过度矫正量，以便使外侧髋臼缘处的软骨间隙比中央部分大约宽2mm[169]。将远端骨块向外侧移位。Bombelli和同事[154]指出，股骨头应充分旋转以使关节囊处于紧张状态，从而引发骨赘形成，从而增加关节面积。

髋臼与股骨头包容不良的患者可进行一个平面以上的矫正（即，外翻伸展切骨术）。伸展和屈曲手指股骨头的向后（伸展）或向前（屈曲）旋转。

### 3. X线片检查

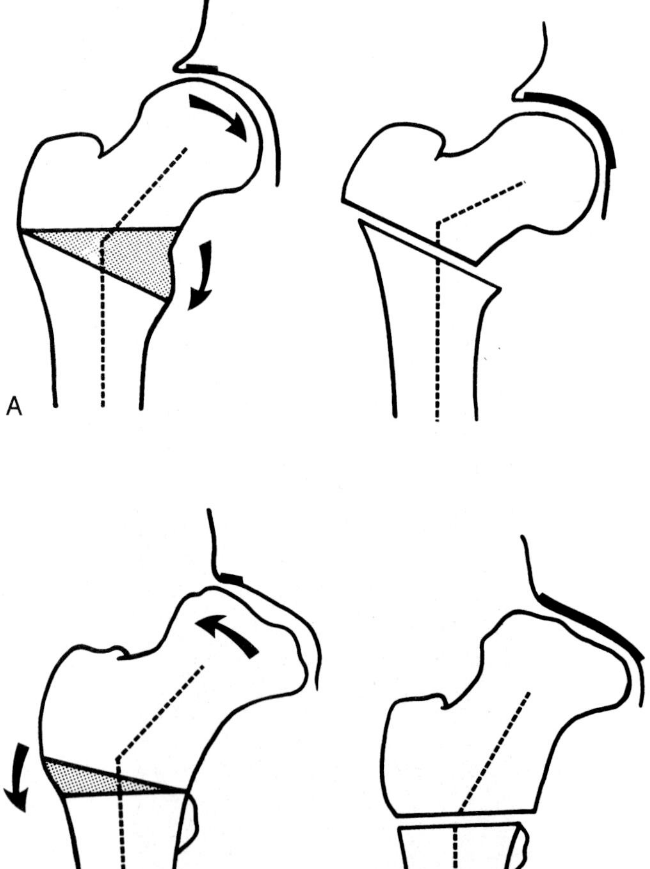


图13-52 股骨切骨术。
A 内翻切骨术。
B 外翻切骨术。
（From Weissman BN, Sledge CB: Orthopedic Radiology. Philadelphia, WB Saunders, 1986.）

骨小梁形态和软骨下骨板的形态反映出关节上受力的大小和分布。在髋臼内，软骨下骨板正常情况下厚度均匀，因此该部位关节面的受力分布也是均匀的[169]。在偏侧负重的患者（如髋臼发育不良患者）中，可发生局部软骨下骨质硬化（图13-53）。随着应力的明显增加,会出现骨质吸收和囊肿形成。因此在X线片上表现为应力分布不均，如果术后负重有所改善，这些异常表现会有所减退。

术前X线片不仅可用于发现异常的单位负荷而且可明确所需的手术矫正程度。在腿部处于不同程度的内收、外展和屈曲下进行透视检查，可明确为最大限度改善软骨间隙所需的旋转角度。侧位像或CT扫描加重建图像可显示髋臼前缘的缺损。

术后X线片可显示切骨术所提供矫正角度、切骨部位的愈合情况以及术前骨关节炎病变的消退情况[153, 167]（图13-54）。切骨部位会逐渐愈合，在术后4个月左右骨小梁可恢复正常的连续性[171]。

异常活动或感染可引起内固定装置周围明显的骨质吸收（图13-55）。沿切骨表面出现骨质硬化和不规则的骨质吸收提示为骨不连。

**4.结果**

股骨近端切骨术后疼痛常立即缓解，而且可持续很长时间。对50例至少在9.3年前行移位切骨术的髋关节进行了评价发现，87%的病例术后效果保持良好[166]。10年后，74%的髋关节休息时无疼痛，96%的髋关节在负重时疼痛有所改善。软骨下囊肿和骨质硬化的减退见于46%的病例，而且常伴有疼痛的明显减轻[166]。软骨间隙可有增宽，可能与纤维软骨增生有关。

与已发表的长期疗效相反，Reigstad和Gronmark[171]回顾性检查了103例内移位股骨切骨术连续病例，发现术后1年仅有70%的病例效果良好，术后5年则为51%，而术后10年则为30%。因此认为:“切骨术的临床疗效不可预测，而且不像以前认为的那样持久。”[171]Miegel和Harris[165]发现，内移位切骨术后12～15年，66%的患者需要行杯状或全关节成形术。

## 第七节　股骨头缺血性坏死的手术治疗

股骨头缺血性坏死一般发生于年轻成年人。约75%的病例可找出诱因。尽管症状首发于一侧，但

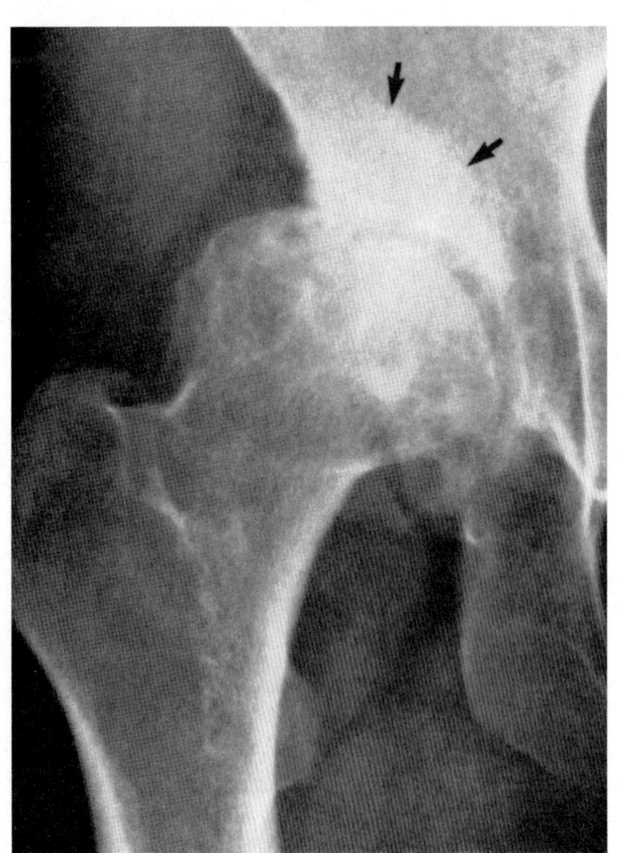

**图13-53**　髋臼发育不良伴继发性骨关节炎。严重软骨缺失伴发于肥大性唇状突出。骨质硬化区（箭头）的出现说明髋臼上的应力异常。

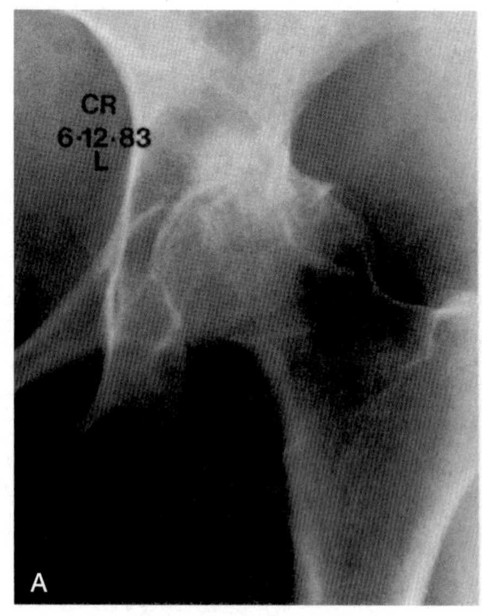


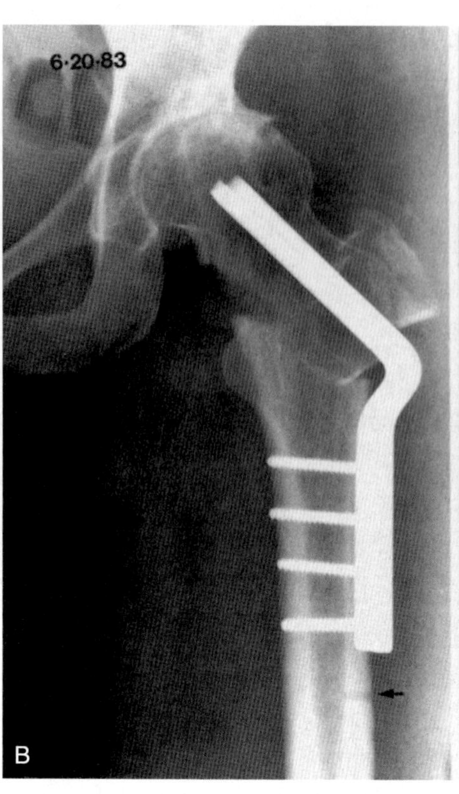


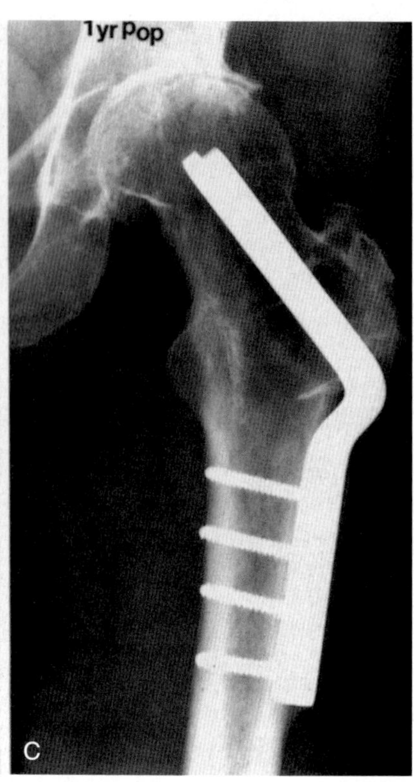


图 13-54 成功的转子间切骨术。

A 术前X线片显示有严重的骨关节炎伴软骨缺失、骨质硬化和骨赘。

B 外翻切骨术后的即刻X线片。可见张力器留下的螺钉缺损区（箭头）。

C 一年后，已形成一个窄的软骨间隙，患者疼痛得到缓解。

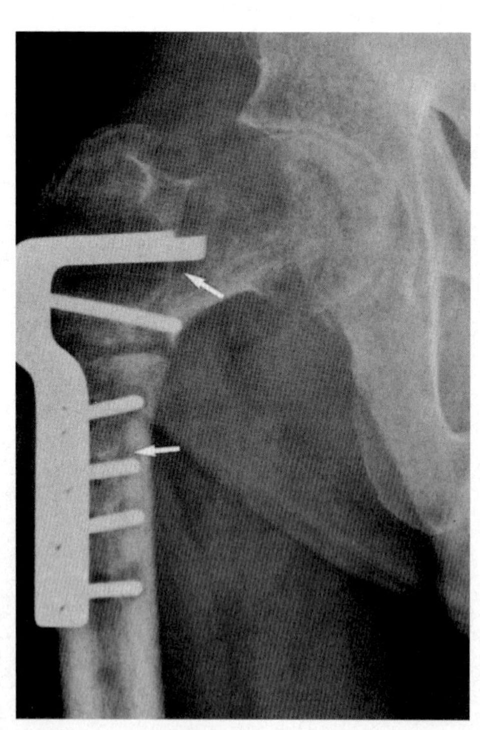

图 13-55 转子间切骨术后的延迟愈合。转子间切骨术后，发生内固定钢板松动，随后出现了多处明显的骨质吸收区（箭头）。未发现感染，二次手术和制动后实现愈合。

患侧髋部确定股骨头缺血性坏死的诊断后一半以上的病例对侧髋关节也会受累，而在术后 2 年内，几乎无一例外[173]。如不治疗，股骨头的进行性塌陷几乎无法避免。骨质塌陷之前所用的治疗策略包括股骨中心减压、骨移植、旋转切骨以及成角切骨术[174]。

股骨中心减压术需将股骨内核部分骨质切除，切除范围始于靠近大转子远端的股骨外侧皮质，止于股骨头的前外侧部分（图 13-56）。术后持杖，部分负重至少持续 6 周。股骨中心减压的理论依据是疑有缺血性坏死的患者即使X线片表现正常但有骨髓内压力升高的表现[208]。这种压力升高（例如）可能与感染有关，或者与骨髓内存在有肿瘤细胞或戈谢细胞进而引起骨内毛细血管压缩从而减小了髓内血液循环有关[175]。从股骨头和股骨颈内切除中心骨质，便可降低骨髓内压力。在疾病早期（I期和II期）这种治疗可有持久效果。

MR 成像一直用于量化中心减压术的效果[198-201]。对骨髓呈水肿样形态（可能为骨坏死的早期阶段）的患者进行的评价表明，在中心减压术后骨髓信号恢复正常[199, 200]。在一项研究中对 32 例骨坏死髋关节在中

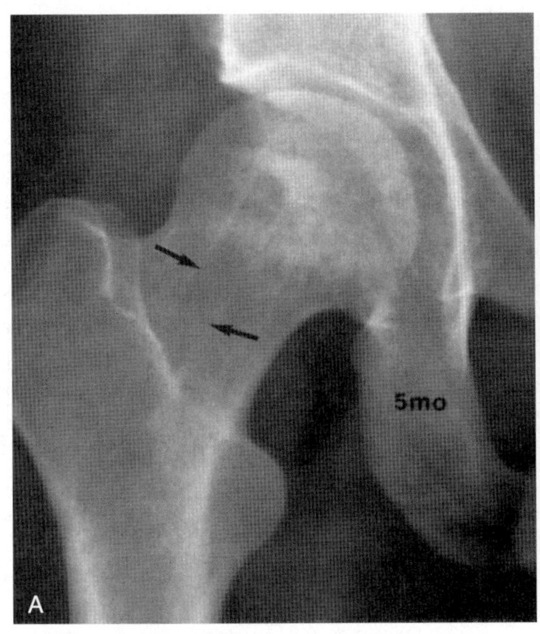


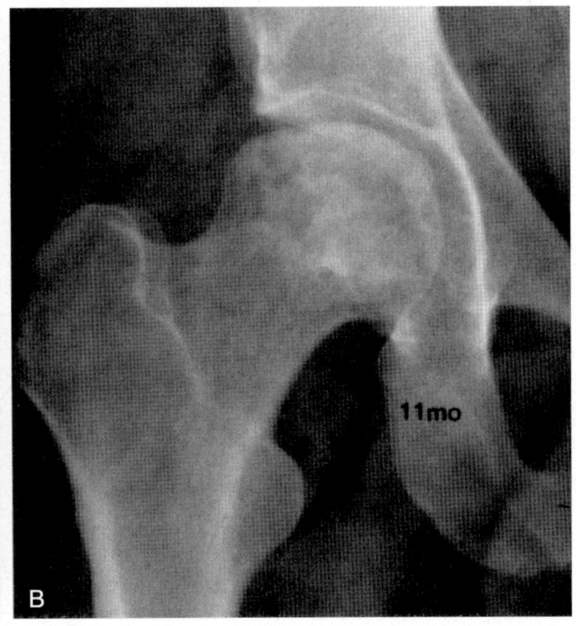


图 13-56　骨质塌陷时的中心减压术。
A　股骨头缺血坏死行中心减压（箭头）术后5个月，未见明显的骨质塌陷。
B　A后6个月，股骨头出现塌陷。

心减压手术前后进行了MR成像检查，研究发现病灶大小是预计股骨头塌陷的最重要因素[199]。因此，9例大病灶中有4例发生了进行性股骨头塌陷，而中小病灶的病例无一例塌陷。绝大多数病例的信号特点仍保持不变。与此类似，Saito及其同事们也证实病灶大小与II期和III期骨坏死病例的手术疗效之间有相关性[198]。

骨移植先要将中心骨质切除（与中心减压术相同）然后在骨质缺损区内填充移植骨[174]。可用带血管的髂骨或腓骨移植物来使坏死的股骨头重新血管化[196]。将股骨头内骨质拓展后再填充以松质骨移植物。然后把腓骨移植物尽可能深地植入到股骨头和股骨颈上为减压和刮除钻出的隧道内。带血管的腓骨移植物、其血供和周围肌袖都要植于隧道内，因此仅移植物并不能完全充满隧道。通常术后平均6个月时，随访X线片应显示近端腓骨移植物已融为一体，表现为其边缘变模糊。股骨头移植骨的愈合一般不能显示，但要对股骨头轮廓进行评价。Manaster[196]注意到，移植物的融合与股骨头的塌陷之间似乎有一定相关性，因此移植物的融合和股骨头正常形态轮廓的保持往往会同时发生。

Sugioka切骨术是一种旋转式切骨术，需将股骨头向前下方旋转，以使骨质受累及区移至非负重位置[176, 177]。进行成角切骨时需向内（内翻）和向后（伸展）旋转股骨头以便将骨质受累及区移至非负重位置。

# 小　结

准确解释术后X线片表现必须了解矫形器械和技术方面的知识。各种内固定器械，包括内固定针、钉、棒、螺钉和钢板，以及外固定器械和PMMA骨水泥，均可用于骨折的固定。电刺激可用来促进骨折愈合，并主张采用各种骨移植技术来治疗多种骨骼疾病。关节切骨成形术、关节固定术和切骨术提供了一些附加的矫形方法。

（蔡琳　王林森　译　李世民　校）

# 参考文献


1. Sisk TD: Fractures. *In* AS Edmonson, AH Crenshaw (Eds): Campbell's Operative Orthopedics. St Louis, CV Mosby, 1980, p 509.
2. Meals RA, Meuli HC: Carpenter's nails, phonograph needles, piano wires, and safety pins: The history of operative fixation of metacarpal and phalangeal fractures. J Hand Surg [Am] *10*:144, 1985.
3. Johnson KD, Johnston DWC, Parker B: Comminuted femoral-shaft fractures: Treatment by roller traction, cerclage wires and an intramedullary nail, or an interlocking intramedullary nail. J Bone Joint Surg Am *66*:1222, 1984.
4. Edmonson AS: Surgical techniques. *In* AS Edmonson, AH Crenshaw (Eds): Campbell's Operative Orthopedics. St Louis, CV Mosby, 1980, p 19.
5. Rush LV, Rush HL: Evolution of medullary fixation of fractures by the longitudinal pin. Am J Surg *78*:324, 1949.

6. Rush LV, Rush HL: Intramedullary fixation of fractures of the humerus by the longitudinal pin. Surgery *27*:268, 1950.
7. Kuntscher GBG: The Kuntscher method of intramedullary fixation. J Bone Joint Surg Am *40*:17, 1958.
8. Ender GH: Treatment of pertrochanteric and subtrochanteric fractures of the femur with Ender pins. *In* The Hip: 6th Open Scientific Meeting of the Hip Society. Proceedings. Vol 6. St Louis, CV Mosby, 1978, p 187.
9. Harris LJ: Condylocephalic nailing of proximal femoral fractures. *In* CM Evarts (Ed): AAOS Instructional Course Lectures. St Louis, CV Mosby, 1983, p 292.
10. Müller ME, Allgower M, Schneider R, et al: Manual of Internal Fixation: Technique Recommended by the AO Group. New York, Springer-Verlag, 1991.
11. Faithfull DK, Herbert TJ: Small joint fusions of the hand using the Herbert bone screw. J Hand Surg [Br] *9*:167, 1984.
12. Sartoris DJ, Kerr R, Georgen T, et al: Sliding-screw plate fixation of proximal femoral fractures: Radiographic assessment. Skeletal Radiol *14*:104, 1985.
13. Mulholland RC, Gunn DR: Sliding screw plate fixation of intertrochanteric femoral fractures. J Trauma *12*:581, 1972.
14. Ecker ML, Joyce JJ III, Kohl EJ: The treatment of trochanteric hip fractures using a compression screw. J Bone Joint Surg Am *57*:23, 1975.
15. Laros GS, Moore JF: Complications of fixation in intertrochanteric fractures. Clin Orthop *101*:110, 1974.
16. Doppelt SH: The sliding compression screw—today's best answers for stabilization of intertrochanteric hip fractures. Orthop Clin North Am *11*:507, 1980.
17. Walters R, Simon SR: Joint destruction, a sequel of unrecognized pin penetration in patients with slipped capital femoral epiphyses. *In* The Hip: 8th Open Scientific Meeting of the Hip Society. Proceedings. Vol 8. St Louis, CV Mosby, 1980, p 416.
18. Sarmiento A, Mullis DL, Lata LL, et al: A quantitative comparative analysis of fracture healing under the influence of compression plating vs. closed weight-bearing treatment. Clin Orthop *149*:232, 1980.
19. Terjesen T, Benum P: Mechanical effects of metal plate fixation. In vitro investigation of intact and osteotomized human and rabbit tibiae. Acta Orthop Scand *54*:256, 1983.
20. Terjesen T: Bone healing after metal plate fixation and external fixation of the osteotomized rabbit tibia. Acta Orthop Scand *55*:69, 1984.
21. Mears DC: External Skeletal Fixation. Baltimore, Williams & Wilkins, 1983.
22. Seligson D, Pope M: Concepts in External Fixation. New York, Grune & Stratton, 1982.
23. Slatis P, Karaharjo EO: External fixation of unstable pelvic fractures: Experiences in 22 patients treated with a trapezoid compression frame. Clin Orthop *151*:73, 1980.
24. Wild JJ Jr, Hanson GW, Tullos HS: Unstable fractures of the pelvis treated by external fixation. J Bone Joint Surg Am *64*:1010, 1982.
25. Aho AJ, Nieminen SJ, Nylamo DI: External fixation by Hoffman-Vidal-Adrey. Osteotaxis for severe tibial fractures. Treatment scheme and technical criticism. Clin Orthop *181*:154, 1983.
26. Mears DC, Fu GH: Modern concepts of external skeletal fixation of the pelvis. Clin Orthop *151*:65, 1980.
27. Bartucci EJ, Gonzalez MH, Cooperman DR, et al: The effect of adjunctive methylmethacrylate on failures of fixation and function in patients with intertrochanteric fractures and osteoporosis. J Bone Joint Surg Am *67*:1094, 1985.
28. Enis JE, McCollough NC III, Cooper JS: Effects of methylmethacrylate in osteosynthesis. Clin Orthop *105*:283, 1974.
29. Harrington KD, Johnston JO, Turner RH, et al: The use of methylmethacrylate as an adjunct in the internal fixation of malignant neoplastic fractures. J Bone Joint Surg Am *54*:1665, 1972.
30. Harrington KD, Sim FH, Enis JE, et al: Methylmethacrylate as an adjunct in internal fixation of pathological fractures. J Bone Joint Surg Am *58*:1047, 1976.
31. Lewallen RP, Pritchard DJ, Sim FH: Treatment of pathologic fractures or impending fractures of the humerus with Rush rods and methylmethacrylate. Experience with 55 cases in 54 patients; 1968–1977. Clin Orthop *166*:193, 1982.
32. Ohashi T, Inoue S, Kajikawa K: External skeletal fixation using methylmethacrylate. Current technique, clinical results, and indications. Clin Orthop *178*:121, 1983.
33. Ryan JR, Begeman PC: The effects of filling experimental large cortical defects with methylmethacrylate. Clin Orthop *185*:306, 1984.
34. Owen R, Goodfellow J, Bullough P: Scientific Foundation of Orthopaedics and Traumatology. Philadelphia, WB Saunders, 1980.
35. Clark CR, Keggi KJ, Penjabi MM: Methylmethacrylate stabilization of the cervical spine. J Bone Joint Surg Am *66*:40, 1984.
36. Asnis SE, Lesniewski P, Dowling T Jr: Anterior decompression and stabilization with methylmethacrylate and a bone bolt for treatment of pathologic fractures of the cervical spine. A report of two cases. Clin Orthop *187*:139, 1984.
37. Bassett CAL: The development and application of pulsed electromagnetic fields (PEMFs) for ununited fractures and arthrodeses. Orthop Clin North Am *15*:61, 1984.
38. Bassett CAL, Mitchell SN, Gaston SR: Pulsing electromagnetic field treatment in ununited fractures and failed arthrodeses. JAMA *247*:623, 1982.
39. Brighton CT, Black J, Friedenberg ZB, et al: A multicenter study of the treatment of non-union with constant direct current. J Bone Joint Surg Am *63*:2, 1981.
40. Day L: Electrical stimulation in the treatment of ununited fractures. Clin Orthop *161*:54, 1981.
41. Esterhai JL Jr, Brighton CT, Heppenstall RB, et al: Detection of synovial pseudarthrosis by $^{99m}$Tc scintigraphy: Application to treatment of traumatic nonunion with constant direct current. Clin Orthop *161*:15, 1981.
42. Paterson DC, Lewis GN, Cass CA: Treatment of delayed union and nonunion with implanted direct current stimulator. Clin Orthop *148*:117, 1980.
43. Paterson DC, Lewis GN, Cass CA: Treatment of congenital pseudarthrosis of the tibia with direct current stimulation. Clin Orthop *148*:129, 1980.
44. Steinberg ME, Brighton CT, Steinberg BR, et al: Treatment of avascular necrosis of the femoral head by a combination of bone grafting, decompression, and electrical stimulation. Clin Orthop *186*:137, 1984.
45. Weber BG, Brunner C: The treatment of nonunions without electrical stimulation. Clin Orthop *161*:24, 1981.
46. Berggren A, Weiland AJ, Dorfman H: Free vascularized bone grafts: Factors affecting their survival and ability to heal to recipient bone defects. Plast Reconstr Surg *69*:19, 1982.
47. Berggren A, Weiland AJ, Ostrup LT: Bone scintigraphy in evaluating the viability of composite bone grafts revascularized by microvascular anastomoses, conventional autogenous bone grafts, and free non-revascularized periosteal grafts. J Bone Joint Surg Am *64*:799, 1982.
48. Bowerman JW, Hughes JL: Radiology of bone grafts. Radiol Clin North Am *13*:467, 1975.
49. Brown KLB, Cruess RL: Bone and cartilage transplantation in orthopaedic surgery. J Bone Joint Surg Am *64*:270, 1982.
50. Dell PC, Burchardt H, Glowczewskie FP Jr: A roentgenographic, biomechanical, and histologic evaluation of vascularized and non-vascularized segmental fibular canine autografts. J Bone Joint Surg Am *67*:105, 1985.
51. Enneking WF, Burchardt H, Puhl JJ, et al: Physical and biological aspects of repair in dog cortical-bone transplants. J Bone Joint Surg Am *57*:237, 1975.
52. Enneking WF, Eady JL, Burchardt H: Autogenous cortical bone grafts in the reconstruction of segmental skeletal defects. J Bone Joint Surg Am *62*:1039, 1980.
53. Frame JW, Browne RM, Brady CL: Biologic basis for interpositional autogenous bone grafts to the mandible. J Oral Maxillofac Surg *40*:407, 1982.
54. Frame JW, Edmondson HD, O'Kane MM: A radio-isotope study of the healing of mandibular bone grafts in patients. Br J Oral Surg *21*:277, 1983.
55. Heppenstall RB: Bone grafting. *In* RB Heppenstall: Fracture Treatment and Healing. Philadelphia, WB Saunders, 1980, p 89.
56. Heppenstall RB: The present role of bone graft surgery in treating nonunion. Orthop Clin North Am *15*:113, 1984.
57. Kandel RA, Pritzker KPH, Langer F, et al: The pathologic features of massive osseous grafts. Hum Pathol *15*:141, 1984.
58. Lau RSF, Leung PC: Bone graft viability in vascularized bone graft transfer. Br J Radiol *55*:325, 1982.
59. Laurie SWS, Kaban LB, Mulliken JB, et al: Donor-site morbidity after harvesting rib and iliac bone. Plast Reconstr Surg *73*:933, 1984.
60. Lindholm TS, Urist MR: A quantitative analysis of new bone formation by induction in compositive grafts of bone marrow and bone matrix. Clin Orthop *150*:288, 1980.
61. Lisbona R, Rennie WRJ, Daniel RK: Radionuclide evaluation of free vascularized bone graft viability. AJR *134*:387, 1980.
62. McGrath MH, Watson HK: Late results with local bone graft donor sites in hand surgery. J Hand Surg [Am] *6*:234, 1981.
63. Mellonig JT, Bowers GM, Cotton WR: Comparison of bone graft materials. Part II. New bone formation with autografts and allografts: A histological evaluation. J Periodontol *52*:297, 1981.
64. Mendes DG, Roffman M, Silbermann M: Reconstruction of the acetabular wall with bone graft in arthroplasty of the hip. Clin Orthop *186*:29, 1984.
65. Mullikan JB, Kaban LB, Glowacki J: Induced osteogenesis—the biological principle and clinical applications. J Surg Res *37*:487, 1984.
66. Noellert RC, Louis DS: Long-term follow-up of nonvascularized fibular autografts for distal radial reconstruction. J Hand Surg [Am] *10*:335, 1984.
67. Pelker RR, Friedlaender GE, Markham TC: Biomechanical properties of bone allografts. Clin Orthop *174*:54, 1983.
68. Psillakis JM, Woisky R: A study of regeneration of donor areas of bone grafts. Ann Plast Surg *10*:391, 1983.
69. Roffman M, Silbermann M, Mendes DG: Incorporation of bone graft covered with methylmethacrylate onto acetabular wall. An experimental study. Acta Orthop Scand *54*:580, 1983.
70. Salama R: Xenogeneic bone grafting in humans. Clin Orthop *174*:113, 1983.
71. Smith TF: Bone graft physiology. Survival and incorporation of the graft. J Am Podiatr Assoc *73*:70, 1983.
72. Taylor GI: The current status of free vascularized bone grafts. Clin Plast Surg *10*:185, 1983.
73. Weiland AJ: Vascularized free bone transplants. J Bone Joint Surg Am *63*:166, 1981.
74. Weiland AJ, Phillips TW, Randolph MA: Bone grafts: A radiologic, histo-

logic and biomechanical model comparing autografts, allografts, and free vascularized bone grafts. Plast Reconstr Surg *74*:368, 1984.
75. Meyers MH, Harvey JP Jr, Moore TM: Delayed treatment of subcapital and transcervical fractures of the neck of the femur with internal fixation and a muscle pedicle bone graft. Orthop Clin North Am *5*:743, 1974.
76. Meyers MH, Harvey JP Jr, Moore TM: The muscle pedical bone graft in the treatment of displaced fractures of the femoral neck: Indications, operative technique, and results. Orthop Clin North Am *5*:779, 1974.
77. Ahlgren S-A, Gudmundsson G, Bartholdsson E: Function after removal of a septic total hip prosthesis. Acta Orthop Scand *51*:541, 1980.
78. Bittar ES, Petty W: Girdlestone arthroplasty for infected total hip arthroplasty. Clin Orthop *170*:83, 1982.
79. Bourne RB, Hunter GA, Rorabeck CH, et al: A six-year follow-up of infected total hip replacements managed by Girdlestone's arthroplasty. J Bone Joint Surg Br *66*:340, 1984.
80. Canner GC, Steinberg ME, Heppenstall RB, et al: The infected hip after total hip arthroplasty. J Bone Joint Surg Am *66*:1393, 1984.
81. Batchelor JS: Excision of the femoral head and neck in cases of ankylosis and osteoarthritis of the hips. Proc R Soc Med *38*:689, 1945.
82. Fenelon GCC, Von Foerster G, Engelbrecht E: Disarticulation of the hip as a result of failed arthroplasty. A series of 11 cases. J Bone Joint Surg Br *62*:441, 1980.
83. Girdlestone GR: Acute pyogenic arthritis of the hip. An operation giving free access and effective drainage. Lancet *1*:419, 1943.
84. Girdlestone GR: Acute pyogenic arthritis of the hip. An operation giving free access and effective drainage. Clin Orthop *170*:4, 1982.
85. Gruca A: The treatment of quiescent tuberculosis of the hip joint by excision and "dynamic" osteotomy. J Bone Joint Surg Br *32*:174, 1950.
86. McElwaine JP, Colville J: Excision arthroplasty for infected total hip replacements. J Bone Joint Surg Br *66*:168, 1984.
87. Milch H: Resection-angulation operation for arthritis of hip. Bull Hosp Jt Dis *9*:187, 1948.
88. Miley GB, Scheller AD Jr, Turner RH: Medical and surgical treatment of the septic hip with one-stage revision arthroplasty. Clin Orthop *170*:76, 1982.
89. Murray WR, Lucas DB, Inman VT: Femoral head and neck resection. J Bone Joint Surg Am *46*:1184, 1964.
90. Parr PL, Croft C, Enneking WF: Resection of the head and neck of the femur with and without angulation osteotomy. A follow-up of thirty-eight patients. J Bone Joint Surg Am *53*:935, 1971.
91. Tuli SM, Mukherjee SK: Excision arthroplasty for tuberculous and pyogenic arthritis of the hip. J Bone Joint Surg Br *63*:29, 1981.
92. Stedman's Medical Dictionary. 22nd Ed. Baltimore, Williams & Wilkins, 1972.
93. Barr JS, Record EE: Arthrodesis of the ankle joint. Indications, operative technique and clinical experience. N Engl J Med *248*:53, 1953.
94. Boobbyer GN: The long-term results of ankle arthrodesis. Acta Orthop Scand *52*:107, 1981.
95. Charnley J: Compression arthrodesis of the ankle and shoulder. J Bone Joint Surg Br *33*:180, 1951.
96. Davis RJ, Millis MB: Ankle arthrodesis in the management of traumatic ankle arthrodesis: A long-term retrospective study. J Trauma *20*:674, 1980.
97. Hefti FL, Baumann JU, Morscher EW: Ankle joint fusion—determination of optimal position by gait analysis. Acta Orthop Trauma Surg *96*:187, 1980.
98. Jackson A, Glasgow M: Tarsal hypermobility after ankle fusion—fact or fiction? J Bone Joint Surg Br *61*:470, 1979.
99. Kennedy JC: Arthrodesis of the ankle with particular reference to the Gallie procedure. A review of fifty cases. J Bone Joint Surg Am *42*:1308, 1960.
100. King HA, Watkins TB Jr, Samuelson KM: Analysis of foot position in ankle arthrodesis and its influence on gait. Orthop Trans *3*:347, 1979.
101. Lance EM, Paval A, Fries I, et al: Arthrodesis of the ankle joint: A follow-up study. Clin Orthop *142*:146, 1979.
102. Mazur JM, Schwartz E, Simon SR: Ankle arthrodesis. Long-term follow-up with gait analysis. J Bone Joint Surg Am *61*:964, 1979.
103. Morgan CD, Henke JA, Bailey RW, et al: Long-term results of tibiotalar arthrodesis. J Bone Joint Surg Am *67*:546, 1985.
104. Morrey BF, Wiedeman GP Jr: Complications and long-term results of ankle arthrodesis following trauma. J Bone Joint Surg Am *62*:777, 1980.
105. Rothacker GW Jr, Cabanela ME: External fixation for arthrodesis of the knee and ankle. Clin Orthop *180*:101, 1983.
106. Scranton PE, Fu FH, Brown TD: Ankle arthrodesis: A comparative clinical and biomechanical evaluation. Clin Orthop *151*:234, 1980.
107. Scranton PE Jr: Use of internal compression in arthrodesis of the ankle. J Bone Joint Surg Am *67*:550, 1985.
108. Stewart M: Arthrodesis. *In* AS Edmonson, AH Crenshaw (Eds): Campbell's Operative Orthopedics. St Louis, CV Mosby, 1980, p 1100.
109. Stewart MJ, Beeler, TC, McConnell JC: Compression arthrodesis of the ankle. Evaluation of a cosmetic modification. J Bone Joint Surg Am *65*:219, 1983.
110. Verhelst MP, Mulier JC, Hoogmartens MJ, et al: Arthrodesis of the ankle joint with complete removal of the distal part of the fibula. Experience with the transfibular approach and three different types of fixation. Clin Orthop *118*:93, 1976.
111. Brewster RC, Coventry MB, Johnson EW Jr: Conversion of the arthrodesed hip to a total hip arthroplasty. J Bone Joint Surg Am *57*:27, 1975.
112. Fulkerson JP: Arthrodesis for disabling hip pain in children and adolescents. Clin Orthop *128*:296, 1977.
113. Core DR, Murray MP, Sepic SB, et al: Walking patterns of men with unilateral surgical hip fusion. J Bone Joint Surg Am *57*:759, 1975.
114. Greiss ME, Thomas RJ, Freeman MAR: Sequelae of arthrodesis of the hip. J R Soc Med *73*:497, 1980.
115. Kostuik J, Alexander D: Arthrodesis for failed arthroplasty of the hip. Clin Orthop *188*:173, 1984.
116. Lipscomb PR, McCaslin FE Jr: Arthrodesis of the hip. Review of 371 cases. J Bone Joint Surg Am *43*:923, 1961.
117. Lubahn JD, McCollister K, Evarts C, et al: Conversion of ankylosed hips to total hip arthroplasty. Clin Orthop *153*:146, 1980.
118. Price CT, Lovell WW: Thompson arthrodesis of the hip in children. J Bone Joint Surg Am *62*:1118, 1980.
119. Sponseller PD, McBeath AA, Perpich M: Hip arthrodesis in young patients. A long-term follow-up study. J Bone Joint Surg Am *66*:853, 1984.
120. Stewart M: Arthrodesis. *In* AS Edmonson, AH Crenshaw (Eds): Campbell's Operative Orthopedics. St Louis, CV Mosby, 1980, p 1113.
121. Stinchfield FE, Cavallaro WU: Arthrodesis of the hip joint. J Bone Joint Surg Am *32*:48, 1950.
122. Chandler HP, Reineck FT, Wixson RL, et al: Total hip replacement in patients younger than thirty years. J Bone Joint Surg Am *63*:1426, 1981.
123. Brown MD: Lumbar spine fusion. *In* BE Finneson (Ed): Low Back Pain. Philadelphia, JB Lippincott, 1980.
124. Calabrese AS, Freiberger RH: Acquired spondylolysis after spinal fusion. Radiology *81*:492, 1963.
125. Calenoff L, Hendrix RW, Schafer MF: Surgical fusion of the posttraumatic spine: A radiologic assessment. CRC Crit Rev Diagn Imaging *23*:269, 1985.
126. Dawson EG, Clader TJ, Bassett LW: A comparison of different methods used to diagnose pseudarthrosis following posterior spinal fusion for scoliosis. J Bone Joint Surg Am *67*:1153, 1985.
127. DePalma AF, Marone PJ: Spondylosis following spinal fusion. Report of a case. Clin Orthop *15*:208, 1959.
128. Dwyer AF: Experience of anterior correction of scoliosis. Clin Orthop *93*:191, 1973.
129. Eismont FJ, Simeone FA: Bone overgrowth (hypertrophy) as a cause of late paraparesis after scoliosis fusion. A case report. J Bone Joint Surg Am *63*:1016, 1981.
130. Foley MJ, Lee C, Calenoff L, et al: Radiologic evaluation of surgical cervical spine fusion. AJR *138*:79, 1982.
131. Foley MJ, Calenoff L, Hendrix RW, et al: Thoracic and lumbar spine fusion: Postoperative radiologic evaluation. AJR *141*:373, 1983.
132. Hall JE: Current concepts review. Dwyer instrumentation in anterior fusion of the spine. J Bone Joint Surg Am *63*:1188, 1981.
133. Harrington PR, Dickson JH: An eleven-year clinical investigation of Harrington instrumentation. A preliminary report of 578 cases. Clin Orthop *93*:113, 1973.
134. Kestler OC: Overgrowth (hypertrophy) of lumbosacral grafts, causing a complete block. Bull Hosp Jt Dis *27*:51, 1966.
135. Macnab I, Dall D: The blood supply of the lumbar spine and its application to the technique of intertransverse lumbar fusion. J Bone Joint Surg Br *53*:628, 1971.
136. Simmons JW: Posterior lumbar interbody fusion with posterior elements as chip grafts. Clin Orthop *193*:85, 1985.
137. Swank S, Lonstein JE, Moe JH, et al: Surgical treatment of adult scoliosis. J Bone Joint Surg Am *63*:268, 1981.
138. Vanden Brink KD, Edmonson AS: *In* AS Edmonson, AH Crenshaw (Eds): Campbell's Operative Orthopedics. St Louis, CV Mosby, 1980, p 1939.
139. Wang GJ, Reger SI, Shao ZH, et al: Comparative strength of anterior spinal fixation with bone graft or polymethylmethacrylate. Experimental operations and observations on dogs. Clin Orthop *188*:303, 1984.
140. Wilkinson RH, Willi UV, Gilsanz V, et al: Radiographic evaluation of the spine after surgical correction of scoliosis. AJR *133*:703, 1979.
141. Ford LT: Osteotomies. Nomenclature and uses. Radiol Clin North Am *13*:79, 1975.
142. Coventry MB: Osteotomy about the knee for degenerative and rheumatoid arthritis. Indications, operative technique, and results. J Bone Joint Surg Am *55*:23, 1973.
143. Coventry MB: Current concepts review. Upper tibial osteotomy for osteoarthritis. J Bone Joint Surg Am *67*:1136, 1985.
144. Coventry MB, Bowman PW: Long-term results of upper tibial osteotomy for degenerative arthritis of the knee. Acta Orthop Belg *48*:139, 1982.
145. Insall JN, Joseph DM, Msika C: High tibial osteotomy for varus gonarthrosis. A long-term follow-up study. J Bone Joint Surg Am *66*:1040, 1984.
146. Maquet P: Treatment of osteoarthritis of the knee by osteotomy. *In* UH Weil (Ed): Progress in Orthopedic Surgery. Vol 4. Joint Preserving Procedures of the Lower Extremities. New York, Springer-Verlag, 1980, p 57.
147. Myrnerts R: Optimal correction in high tibial osteotomy for varus deformity. Acta Orthop Scand *51*:689, 1980.
148. Schatzker J, Burgess RC, Glynn MK: The management of nonunions

following high tibial osteotomies. Clin Orthop *193*:230, 1985.
149. Tjornstrand B, Svensson K, Thorngren KG: Prediction of long-term outcome of tibial osteotomy in medial gonarthrosis. Arch Orthop Trauma Surg *103*:396, 1985.
150. Tjornstrand B, Selvik G, Egund N, et al: Roentgen stereophotogrammetry in high tibial osteotomy for gonarthrosis. Arch Orthop Trauma Surg *99*:73, 1981.
151. Vainionpää S, Läike E, Kirves P, et al: Tibial osteotomy for osteoarthritis of the knee. A five- to ten-year follow-up study. J Bone Joint Surg Am *63*:938, 1981.
152. Wagner H: Principles of corrective osteotomies in osteoarthrosis of the knee. *In* UH Weil (Ed): Progress in Orthopedic Surgery. Vol 4. Joint Preserving Procedures of the Lower Extremities. New York, Springer-Verlag, 1980, p 75.
153. Adam A, Spence AJ: Intertrochanteric osteotomy for osteoarthritis of the hip. A review of fifty-eight operations. J Bone Joint Surg Br *40*:219, 1958.
154. Bombelli R, Gerundini M, Aronson J: The biomechanical basis for osteotomy in the treatment of osteoarthritis of the hip: Results in younger patients. *In* The Hip: 12th Open Scientific Meeting of the Hip Society. St Louis, CV Mosby, 1984, p 18.
155. Brand RA, Pedersen DR: Computer modeling of surgery and a consideration of the mechanical effects of proximal femoral osteotomies. *In* The Hip: 12th Open Scientific Meeting of the Hip Society. St Louis, CV Mosby, 1984, p 193.
156. Conforty B: Femoral osteotomy for correction of sequelae of conservative treatment of congenital dislocation of the hip. Isr J Med Sci *16*:284, 1980.
157. Day B, Shim SS, Leung G: Effect of the high femoral osteotomy upon the vascularity and blood supply of the hip joint. Surg Gynecol Obstet *158*:443, 1984.
158. Ferguson AB Jr: High intertrochanteric osteotomy for osteoarthritis of the hip. J Bone Joint Surg Am *46*:1159, 1964.
159. Fidler M: Planning an intertrochanteric femoral osteotomy. Acta Orthop Scand *55*:501, 1984.
160. Harris NH, Kirwan E: The results of osteotomy for early primary osteoarthritis of the hip. J Bone Joint Surg Br *46*:447, 1964.
161. Malkin SAS: Femoral osteotomy in treatment of osteoarthritis of the hip. BMJ *1*:304, 1936.
162. Maquet P, Radin EL: Osteotomy as an alternative to total hip replacement in young adults. Clin Orthop *123*:138, 1977.
163. McMurray TP: Osteo-arthritis of the hip joint. Br J Surg *22*:716, 1935.
164. McMurray TP: Osteo-arthritis of the hip joint. J Bone Joint Surg *21*:1, 1939.
165. Miegel RE, Harris WH: Medial-displacement intertrochanteric osteotomy in the treatment of osteoarthritis of the hip. A long-term follow-up study. J Bone Joint Surg Am *66*:878, 1984.
166. Mogensen A, Zoega H, Marinko P: Late results of intertrochanteric osteotomy for advanced osteoarthritis of the hip. Acta Orthop Scand *51*:85, 1980.
167. Osborne GV, Fahrni WH: Oblique displacement osteotomy for osteoarthritis of the hip joint. J Bone Joint Surg Br *32*:148, 1950.
168. Parr PL, Croft C, Enneking WF: Resection of the head and neck of the femur with and without angulation osteotomy. A follow-up study of thirty-eight patients. J Bone Joint Surg Am *53*:935, 1971.
169. Pauwels F: Biomechanics of the Normal and Diseased Hip. Theoretical Foundation, Technique and Result of Treatment. An Atlas. New York, Springer-Verlag, 1976, p 146.
170. Poss R: Current concepts review. The role of osteotomy in the treatment of osteoarthritis of the hip. J Bone Joint Surg Am *66*:144, 1984.
171. Reigstad A, Gronmark T: Osteoarthritis of the hip treated by intertrochanteric osteotomy. A long-term follow-up. J Bone Joint Surg Am *66*:1, 1984.
172. Wardle EN: Displacement osteotomy of the upper end of the femur. J Bone Joint Surg Br *37*:568, 1955.
173. Lotke PA, Steinberg ME: Osteonecrosis of the hip and knee. Bull Rheum Dis *35*:1, 1985.
174. Enneking WF: The choice of surgical procedures in idiopathic aseptic necrosis. *In* The Hip: 7th Open Scientific Meeting of the Hip Society. St Louis, CV Mosby, 1979, p 238.
175. Hungerford DS, Zizic TM: Pathogenesis of ischemic necrosis of the femoral head. Hip, p 249, 1983.
176. Sugioka Y: Transtrochanteric anterior rotational osteotomy of the femoral head in the treatment of osteonecrosis affecting the hip: A new osteotomy operation. Clin Orthop *130*:191, 1978.
177. Sugioka Y: Transtrochanteric rotational osteotomy in the treatment of idiopathic and steroid-induced femoral head necrosis, Perthes' disease, slipped capital femoral epiphysis and osteoarthritis of the hip. Indications and results. Clin Orthop *184*:12, 1984.
178. Slone RM, Heare MM, Vander Griend RA, et al: Orthopedic fixation devices. Radiographics *11*:823, 1991.
179. Weissman BN, Reilly DT: Diagnostic imaging evaluation of the postoperative patient following musculoskeletal trauma. Radiol Clin North Am *27*:1035, 1989.
180. Browner BD, Mast J, Mendes M: Principles of internal fixation. *In* Browner BD, Jupiter JB, Levine AM, et al (Eds): Skeletal Trauma. Philadelphia, WB Saunders, 1992, p 243.
181. Manaster BJ: Imaging knee ligament reconstructions. *In* Syllabus: A Categorical Course in Musculoskeletal Radiology. Advanced Imaging of Joints: Theory and Practice. Presented at the 79th Scientific Assembly and Annual Meeting of the Radiological Society of North America, 1993.
182. Young JWR, Kovelman H, Resnik CS, et al: Radiologic assessment of bones after Ilizarov procedures. Radiology *177*:89, 1990.
183. Green S: The Ilizarov method. *In* BD Browner, et al (Eds): Skeletal Trauma. Philadelphia, WB Saunders, 1992, p 543.
184. Young JWR, Kostrubiak IS, Resnik CS, et al: Sonographic evaluation of bone production in the distraction site for Ilizarov limb lengthening procedures. AJR *154*:125, 1990.
185. Buchholz HW, Elson RA, Heiner K: Antibiotic-loaded acrylic cement: Current concepts. Clin Orthop *190*:96, 1984.
186. Murray WR: Use of antibiotic-containing bone cement. Clin Orthop *190*:89, 1984.
187. Berrey BH, Lord CF, Gebhardt MC, et al: Fractures of allografts. Frequency, treatment and end results. J Bone Joint Surg Am *72*:825, 1990.
188. Lord CF, Gebhardt MC, Tomford WW, et al: Infection in bone allografts. J Bone Joint Surg Am *70*:369, 1988.
189. Mankin HJ, Doppelt S, Tomford W: Clinical experience with allograft implantation. The first ten years. Clin Orthop *174*:69, 1983.
190. Mnaymneh W, Malinin TI, Makley JT, et al: Massive osteoarticular allografts in the reconstruction of extremities following resection of tumors not requiring chemotherapy and radiation. Clin Orthop *197*:76, 1985.
191. Musculo DL, Petracchi LJ, Ayerza MA, et al: Massive femoral allografts followed for 22 to 36 years. J Bone Joint Surg Br *74*:887, 1992.
192. Parrish FF: Allograft replacement of all or part of the end of a long bone following excision of a tumor. J Bone Joint Surg Am *55*:1, 1973.
193. Fern ED, Saleh M: Bone spurs: A symptomatic complication of iliac crest bone harvesting. J Orthop Rheumatol *6*:103, 1993.
194. Itoh K, Minami A, Sakuma T, et al: The use of three-phase bone imaging in vascularized fibular and iliac bone grafts. Clin Nucl Med *14*:494, 1989.
195. Cheung HS, Steward IET, Ho KC, et al: Vascularized iliac crest grafts: Evaluation of viability status with marrow scintigraphy. Radiology *186*:241, 1993.
196. Manaster BJ, Coleman DA, Bell DA: Pre- and postoperative imaging of vascularized fibular grafts. Radiology *176*:161, 1990.
197. Swan JS, Braunstein EM, Capello W: Aspiration of the hip in patients treated with Girdlestone arthroplasty. AJR *156*:545, 1991.
198. Saito S, Ohzono K, Ono K: Joint-preserving operations for idiopathic avascular necrosis of the femoral head. Results of core decompression, grafting and osteotomy. J Bone Joint Surg Br *70*:78, 1988.
199. Chan TW, Dalinka MK, Steinberg ME, et al: MRI appearance of femoral head osteonecrosis following core decompression and bone grafting. Skeletal Radiol *20*:103, 1991.
200. Hofmann S, Engel A, Neuhold A, et al: Bone-marrow oedema syndrome and transient osteoporosis of the hip. J Bone Joint Surg Br 75:210, 1993.
201. Neuhold A, Hofmann S, Engel A, et al: Bone marrow edema of the hip: MR findings after core decompression. J Comput Assist Tomogr *16*:951, 1992.
202. Topper SM: Magnetic resonance imaging of the humpback scaphoid: The technique and a mathematical performance evaluation. Am J Orthop *11*:639, 1999.
203. O'Brien S, Hart TS, Shereff MJ et al: Open versus arthroscopic ankle arthrodesis: A comparative study. Foot Ankle Int *20*:368, 1999.
204. Abidi NA, Greun GS, Conti SF: Ankle arthrodesis: Indications and techniques. J Am Acad Orthop Surg *8*:200, 2000.
205. Cameron Se, Ullrich P: Arthroscopic arthrodesis of the ankle joint. Arthroscopy *16*:21, 2000.
206. Perlman MH, Thordarson DB: Ankle fusion in a high risk population: An assessment of nonunion risk factors. Foot Ankle Int *20*:491, 1999.
207. Naudie D, Bourne RB, Rorabeck CH, et al: Survivorship of the high tibial valgus osteotomy. Clin Orthop *367*:18, 1999.
208. Hungerford DS: Response: The role of core decompression in the treatment of ischemic necrosis of the femoral head. Arthritis Rheum *32*:801, 1989.
209. Schröder J, Saris D, Besselaar PP, et al: Comparison of the results of the Gridlestone pseudoarthrosis with reimplantation of a total hip replacement. Int Orthop *22*:215, 1998.
210. Castellanos J, Flores X, Llusà M, et al: The Girdlestone pseudarthrosis in the treatment of infected hip replacements. Int Orthop *22*:178, 1998.
211. Grauer JD, Amstutz HC, O'Carroll PF, et al: Resection arthroplasty of the hip. J Bone Joint Surg Am *71*:669, 1989.

# 第14章

# 关节置换术影像学检查

Barbara N.Weissman

将金属－塑料材质的髋关节假体镶嵌在甲基丙烯酸甲酯骨水泥内的现代全关节置换术开始于20世纪60年代早期[1]。多年来这一技术有了长足的发展，包括：髋臼假体构件的金属支撑、组合式结构件和双极假体的研发，以及改良型骨水泥固定加上各种辅助性内固定的引入。对于其中每一种技术的改进，X线片检查均可作为这种技术的永久性记录并可作为判断其成功或失败的一项重要指征。本章综述了各种类型全髋关节置换术后的预期X线表现以及各种方法主要并发症的影像学表现。其他关节的置换术也略作提及。关节置换领域一直处于动态发展中，因此随之而来的是一些新的手术技术和影像学检查方法的研发。这些综述旨在为读者了解这些技术的发展以及正确应用和解释影像学表现提供一些基础知识。

## 第一节　全髋关节置换术

### 一、X线影像技术

X线片对于鉴别全髋关节置换术患者极为重要。但遗憾的是，标准的X线片不易摄取。应用假体内置标记法可提高术后评价的准确性，但实际操作并不容易[2, 3]。标准X线片系列包括以耻骨联合为中心的骨盆前后位像以及患侧髋关节的前后位像和蛙腿式侧位像。术前评价髓腔大小的摄片范围必须包括足够长的股骨干，术后摄片范围必须包括完整的股骨假体及其邻近骨骼。在某些病例中还要加摄标准侧位像来评价假体的位置。

### 二、假体的位置

在标准X线片上，可以对髋臼和股骨侧假体的位置及相互关系进行多项测定[4, 5]。

**1. 髋臼倾角**

髋臼倾角表示髋臼假体相对于水平基线的倾斜程度（图14-1A）。在骨盆前后位X线片上测量时系指通过髋臼假体中纬线标记环的内侧极和外侧极的连线与沿双侧坐骨结节、双侧泪滴线或双侧骶髂关节下缘所画的一条基线之间的夹角。倾斜角为40°~50°视为正常，测量出的角度偏低提示髋臼假体向水平方向倾斜，角度偏大提示假体向垂直方向倾斜。Herrlin及其同事[6, 7]认为，由于这种测量方法是二维的，因此它并不能提供横断面上髋臼假体角度的准确信息。此外，尽管可以测定假体中金属支撑件的倾斜度，但在标准X线片上并不能明确加金属支撑假体的透X线髋臼衬垫有无倾斜。

**2. 髋臼上下位置**

髋关节中心位置用股骨头中心至双侧髋关节泪滴影之间的连线（泪滴间连线）的垂直距离来测定（见图14-1B）。如果加金属支撑的髋臼假体遮挡了股骨头，则用髋臼杯中心作为髋关节中心点[8]。若系列片投照位置相似，应用这种方法可以比较系列X线片上髋关节的垂直位置。

Ranawat三角形测量法要组成一个由骨性标志定位的基准三角形[9]。三角形的上边标出了正常骨盆内髋臼顶的软骨下骨的位置，并可作为术后比较假体位置的一条参考线。

**3. 髋臼内外侧位置**

沿泪滴间连线，从其与通过股骨头中心的垂线的交点至泪滴的距离可用于术后比较髋关节的内外侧位置（见图14-1B）。在放大系数为10%的情况下改变量超过2mm则认为有临床意义。也可以用Ranawat三角形来作为假体内外侧位置的基准。Kohler

线（髂坐骨线）会受骨盆旋转的影响，因此这个基准的应用有一定局限性。Müller基金会设计的模板（M.E. Müller全髋关节置换模板，Berne，Switzerland，1988）有助于进行这些测量（见图14–1C）。

### 4. 髋臼前倾

正如Herrlin[7]以及Massin及其同事[8]所强调的，对髋臼前倾有多种不同的定义。Herrlin指出，真正的前倾应作为围绕垂直于身体横断面的轴线的旋转角来进行测量。临床上，前倾通常是在髋关节标准侧位片上测定的。冠状面上以检查床或胶片边缘的平行线作为基线。基线的垂线与髋臼标志环的中轴线之间的夹角即为前倾角[7]（图14–2）。正位X线片也可用来评价前倾。将髋臼标记环的最大直径除以其最小直径，然后将所得的商与参考表上的数值进行比较[10]。前倾或后倾增大都会使该环看起来更圆。还有一些其他方法可以使用[11, 12]。如果使用伪影减小软件，横断面CT扫描也可用于明确前倾的角度[13]（见图14–2）。CT扫描后旁矢状面重建可直接观察髋臼假体的前倾或后倾。正确的倾斜角度尚未达成一致，不过前倾角范围应在0°～25°之间。

### 5. 股骨侧假体的位置

股骨干假体远端在正位像上应位于髓腔中心或偏内侧（外翻）。股骨侧假体的前倾可在透视下测量，其方法与未经手术的髋关节测量方法相同。患者应在伏卧位接受透视检查。在透视下旋转腿部直至股骨颈达到最长位置。垂线与股骨干之间的夹角代表前倾或后倾的角度。若将腿部向内旋转，则会出现前倾[11]。

### 6. 腿长

通过分别测量双侧股骨小转子近端与通过坐骨结节的基线之间的距离来比较双腿的长度。

## 三、假体的固定

目前主要有4种方法来固定假体与骨质：加压

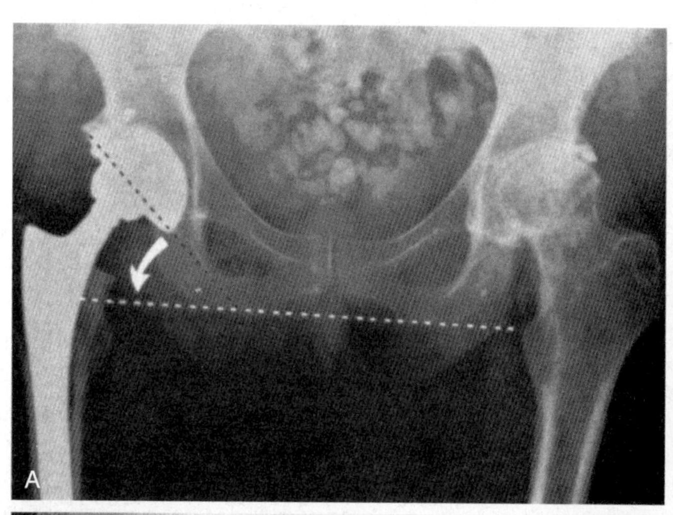


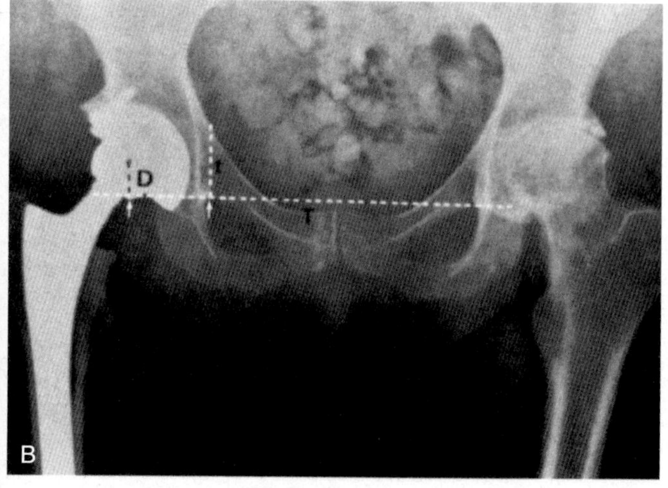


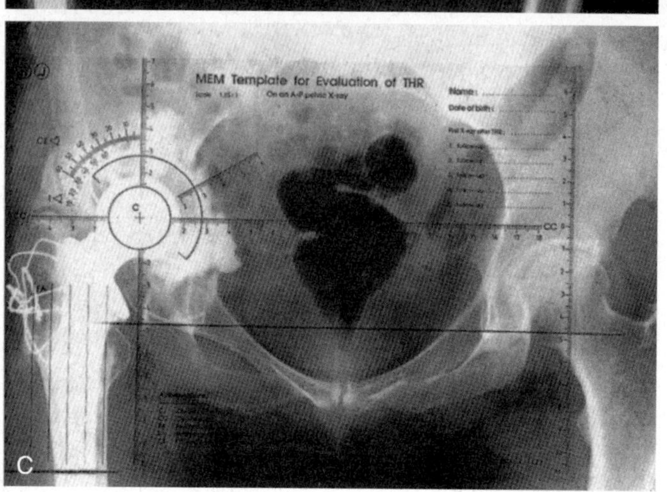


图14–1 假体的位置。

A 髋臼倾角。基线与髋臼孔连线间的夹角（弯箭头）描绘出髋臼假体相对于水平方向的倾斜度。

B 垂直和内外侧位置。髋关节垂直位置用股骨头中心至泪滴间连线（T）之间的垂直距离（D）来测量。髋关节内外侧位置（箭头之间）用泪滴间连线上从泪滴（t）至经过股骨头中心的垂线与其相交点之间的距离来测量。

C ME Müller 模板。模板对正胶片时，其直尺（CC线）将平行于胶片上泪滴间连线（T），十字线将对中于股骨头中心。可在模板上画出泪滴线。随访平片上测量出新老泪滴线间的距离即可确定出假体的头侧移位。假体向内侧移位要从C点测量至过泪滴的一条垂线。

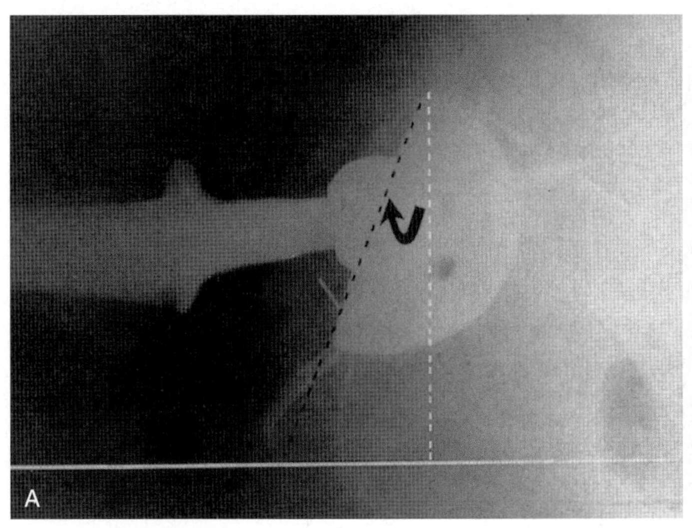


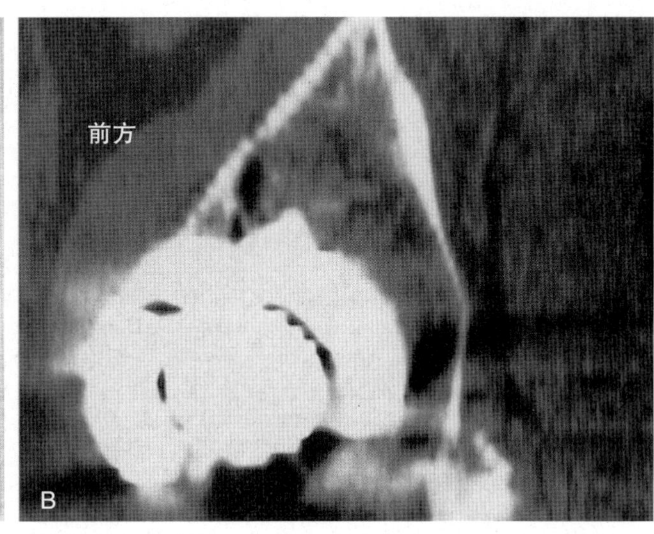


图 14-2　髋臼前倾。
A　髋臼标志环轴线与基线（平行于胶片边缘）的垂线之间的夹角（弯箭头）为髋臼的前倾角。
B　CT 扫描重建图像显示另一患者髋臼假体的后倾。

固定法，聚甲基丙烯酸甲酯（PMMA）骨水泥固定法，假体多孔表面内生骨固定法，以及羟磷灰石涂层[14]。下面综述每种固定方法的正常表现和并发症。在骨水泥固定的讨论中将介绍一些常见的并发症。

### 1. 加压固定

假体的加压固定主要应用于20世纪50年代。采用这种固定方法时手术形成的假体床要比假体本身小，然后将假体压入到骨质缺损内[14]。在某些病例中可发生松动，而在另一些病例中，当压力负载主要通过假体传至骨质远端时会形成“应力屏蔽”，随后可在股骨近端发生骨质吸收而在远端发生骨形成。

### 2. 聚甲基丙烯酸甲酯（PMMA）骨水泥固定

1961 年，Charnley 首次报道了在全髋关节假体内应用 PMMA 骨水泥固定的方法[1]。骨水泥可提供即刻的坚强固定并可将压力更均匀地分散至骨骼上。总的来说，在20世纪70年代进行的全髋关节骨水泥置换术中临床成功率大约为 90%[15]。但令人失望的是，年轻和活动量大的患者其假体松动率较高[15-17]。骨水泥技术的改进有效降低了股骨侧假体的松动率[18]。例如 Harris 及 McGann[18]发现，手术后平均 3.3 年时仅 1.7% 的病例出现无菌性松动。但在髋臼侧，文献报道的髋臼松动率几乎呈线性增加[15]，而且骨水泥技术的改进很少可用于髋臼假体。因此，目前对于年龄较大、活动量较小的患者，常把多孔表面的髋臼假体与骨水泥固定的股骨假体配合使用[19,20]。对于年轻患者，股骨侧也可以使用多孔表面假体。

#### （1）骨水泥与骨界面的正常 X 线表现

**1）透亮线**。甲基丙烯酸甲酯骨水泥经由其与骨质的紧密结合，将压力均匀地传递至下方骨骼上[21]。实际上，在假体置入加骨水泥固定后多年，对功能良好的股骨干侧假体进行的病理学检查显示，股骨干侧假体已与骨水泥的紧密结合面直接接触，而且其间通常无纤维膜形成[22]。在骨水泥周围已形成致密的骨壳而且已长入不规则的骨水泥表面。骨小梁把这种内生骨面连接到外侧原来疏松的骨皮质上。因此，这种骨水泥与骨的界面“处处完整而优良”。在对收回的假体进行病理学检查中，曾发现有骨水泥折断以及骨水泥与骨质分离，但骨水泥与骨的界面的完整性大都保持完好。在 X 线片上，辨认不出邻近骨水泥表面的这种新骨形成的边缘。

但在X线片上沿骨水泥与骨的界面常可见一些细的透亮线（图 14-3）。这些透亮线通常代表坏死和修复过程的终末阶段，其已导致纤维膜的形成但不伴炎症[23]。这种表现到2年时常变为具有稳定性，表现为 0.1~1.5mm 宽的可见透亮带[24]。由于这些透亮线与邻近骨之间有一条细的反应性硬化线，因此可与骨质疏松区或残留的小梁骨相鉴别。如果没有这些硬化性分界线，这些透亮线将难以鉴别并会误诊为假体松动[25]。

**2）X 线检查报告的标准化**。对假体范围区域的

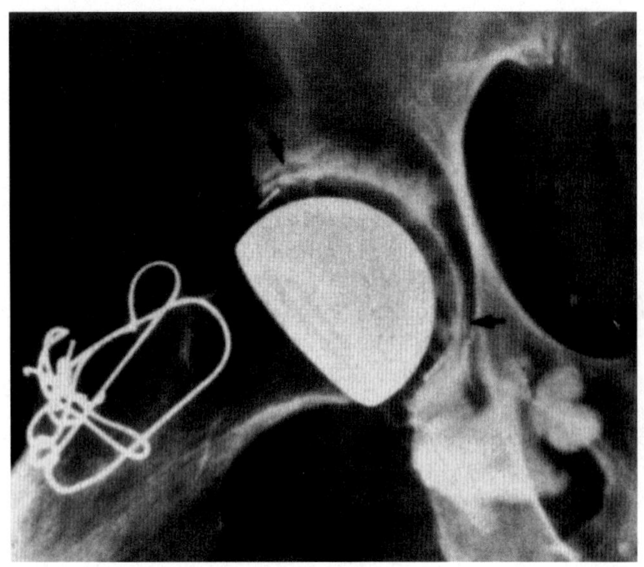

**图 14–3** 透亮线。正常情况下沿髋臼假体与骨水泥表面可见一条窄的透亮带（箭头）。

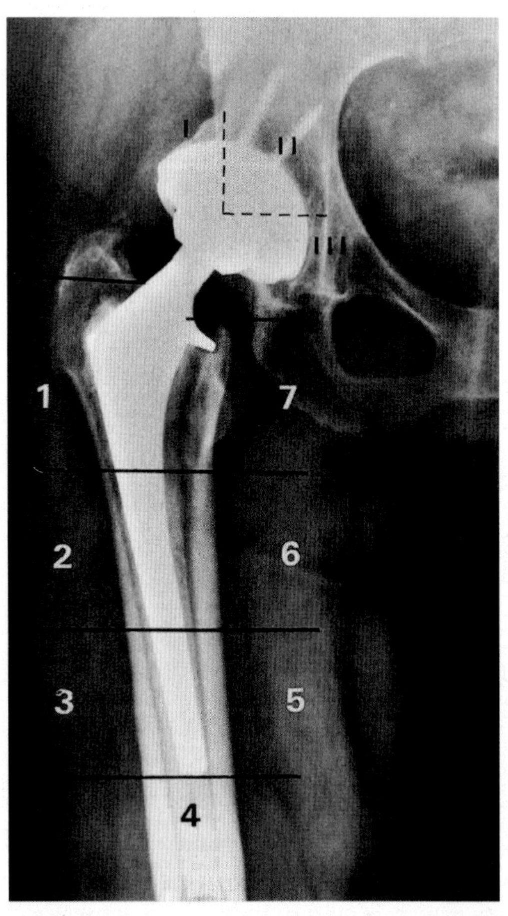


**图 14–4** 参考分区。髋臼侧的分区是按照 DeLee 和 Charnly[26] 的分类系统划分的，股骨侧分区是按照 Gruen 及其同事[27]提出的分类系统划分的。侧位片评价时还附加有其他分区。

描述一直沿用一些传统的术语（图14–4）。髋臼的界面区按 Delle 和 Charnley 分类系统被分为三个区域[26]。股骨区被 Gruen 及其同事划分为 7 个区域[27]。其他一些区域可在侧位X线片上进行评价。多年来人们一直在试图使临床与影像学检查结果的报告标准化[28]。

**（2）关节造影**

关节造影最常用于确定关节穿刺时关节内穿刺针的位置，而非专门用于鉴别假体松动。当穿刺针进入关节腔内时，应尽量抽取关节内积液。腿部内旋有助于抽取积液。Cone 及其同事指出，穿刺针的位置对能否抽出积液十分关键[29]。当穿刺针位于假体颈部前面时，积液不易被抽出；而当穿刺针尖位于头颈交界区的内缘时，常易抽出积液。当无积液可抽出时，可注射无菌盐溶液然后再重新抽吸。一些作者建议注射对比剂后再重新抽吸，但对这种方法仍有争议。Kim 和 Lachman[30]评价了不同对比剂对金黄葡萄球菌的杀菌效果。泛影葡胺（Renografin–60，Renografin–76或Reno–60）具有杀菌或抑菌效果，而脑影葡胺（Vascoray,Conray）和泛影酸钠（50% Hypaque Sodium）并不能抑制细菌生长。抑菌效果取决于细菌接种物的大小以及对比剂类型和对比剂稀释度。因此，如果要重新抽吸对比剂的话，最好不用高浓度泛影葡胺（Renografin）而用最少量的对比剂或其稀释液。遗憾的是，如果还要成功检查假体松动的话，这种方法不可行。与上述发现相反，Melson 及其同事发现用实验过的对比剂（包括Renografin–76）进行关节造影并不影响随后的细菌培养[31]。值得注意的是，当实验性关节穿刺无明显关节积液时并不能完全排除感染的诊断，因为在Barrack 和 Harris 所报道的6例感染病例中有 2 例并未抽出关节积液[32–34]。

抽出关节积液后，常向其内注射对比剂直至出现下列情况：患者感觉不适，淋巴系统出现充盈，或者沿骨水泥与骨的界面可见对比剂[25, 36]。应摄取手术前后的X线片。后面将讨论发现假体松动的其他技术的应用价值。

**1 )Girdlestone关节翻修成形术后的关节穿刺。** 在行 Girdlestone 关节翻修成形术将感染的假体去除后，常进行关节穿刺以便在重新置入假体之前获取细菌培养的材料（图 14–5）。Suan 及其同事描述了穿刺针置入的部位[37]。患者取仰卧位，在股骨大小转子间画出的连线中点略偏头侧处选择一个穿刺进针点。将一枚20号针垂直于进针点竖直刺入，针道

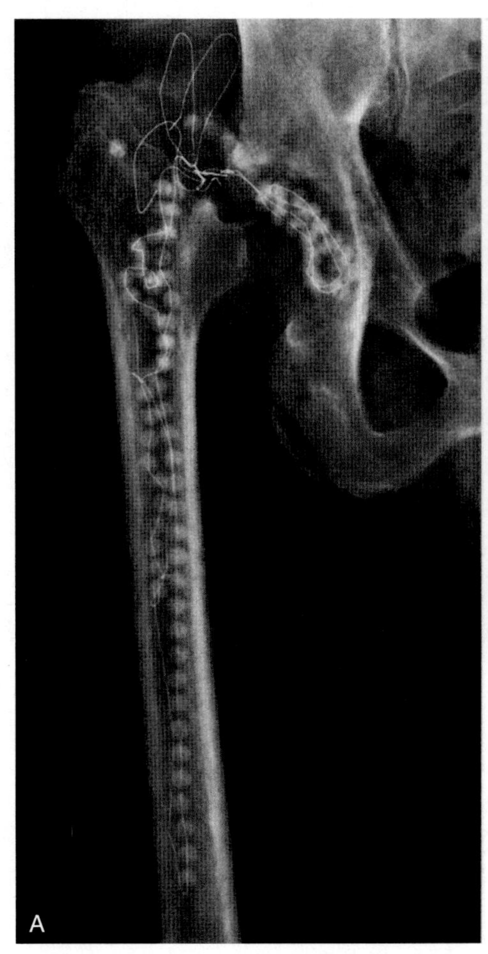


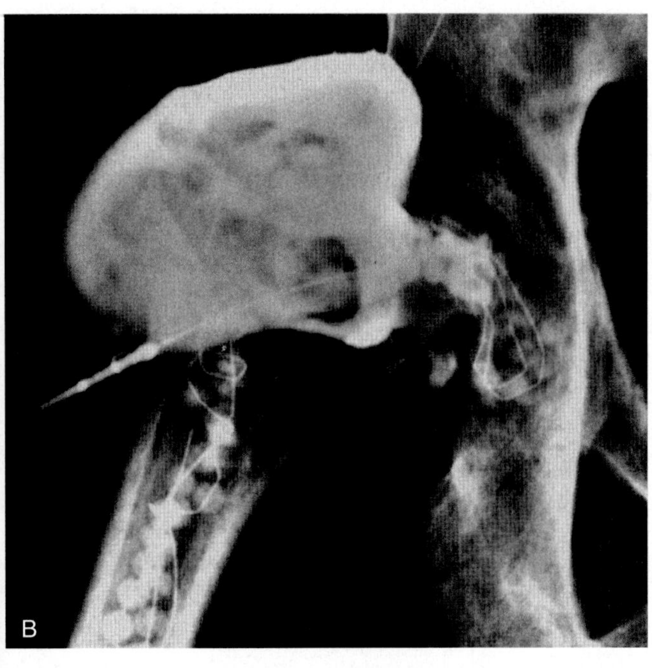


**图 14-5**　改进型 Girdlestone 关节成形术。

A　感染的全髋关节置换假体已手术去除，然后植入了加有抗生素的甲基丙烯酸甲酯串珠。股骨近端向外上方半脱位。

B　进行了关节穿刺和关节造影。在此病例中穿刺针是斜行刺入髋臼的。罕见的巨大关节假囊内充满了对比剂。

要位于股骨和髋臼的切骨残缘之间。穿刺针一直要推进到抵达髋臼后缘为止。在其他病例中，假膜的深度常不确定因此必须进行估算，边拔出穿刺针边尝试地注入液体。

**2）关节造影表现**。手术后 4 ~ 5 个月，新的关节囊逐渐形成，其边缘光滑但相对较小[38]。理论上讲，注射的对比剂仍应持续局限于此间隙的范围内（图 14-6）。然而 Berquist 及其同事检查了 178 例全髋关节置换术后疼痛的关节造影片，发现其中 43% 有关节囊扩张，表现为黏液囊和空腔[39]。黏液囊最常位于股骨大转子旁（32 例）、髋臼旁（18 例）或髂腰肌及肌腱下（12 例）。未感染的灶区（黏液囊）常有较大的关节囊扩张，囊壁光滑，而感染的囊腔一般不规则，并有滑膜增生以及一条不规则窄线与关节相交通。1/3 有髋臼上缘黏液囊肿的患者可出现复发性关节脱位[39]。髂腰肌黏液囊可变得非常大[40]，类似于腹股沟肿物，并会压迫腹股沟血管或膀胱。大转子黏液囊常伴发于既往手术切除术、转子骨不

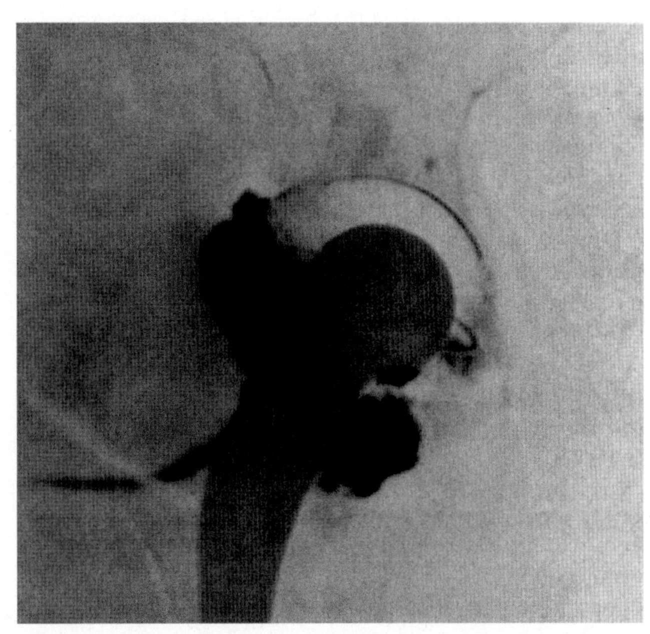

**图 14-6**　关节造影剪影像。髋臼和股骨侧假体周围的骨水泥与骨的界面上未见造影剂。关节囊比正常时稍大。

连、假体松动、感染或黏液囊炎。Steinbach及其同事指出，转子黏液囊在既往未行转子切除术的情况下也可发生，可伴发于转子间骨不连或转子间钢丝内固定术后[41]。在腹直肌鞘内也曾报道发现过囊肿[42]。

（3）骨扫描

Utz及其同事评价了全髋关节置换术假体周围同位素摄取的预期顺序[43]。最先摄取的部位很可能是骨水泥填充的假体周围，但其细节并未详述。一般情况下，髋关节周围的吸收活性会随时间而逐渐降低。然而有10%的无症状患者3年后仍显示髋臼区域摄取增加。术后一年，在小转子处或股骨侧假体干周围没有一例患者的放射性核素活性在轻度以上。到10～12个月时，股骨干侧假体远端放射性药物摄取量趋于稳定，但有9%的患者在12个月后仍持续有明显的吸收。因此当股骨干假体尖端放射性核素摄取增加时一般即认为出现了无症状假体松动。总体上讲，研究者们得出的结论是："绝大多数患者在术后一年左右骨扫描图像将表现正常。但是约有20%的患者放射活性较正常上限稍高并会持续1年以上……而且有10%的患者骨扫描活性会有持续的明显增高……最常见于大转子和假体远端，这一征象表明正在进行骨质重塑或出现了无症状假体松动。"[43]

（4）并发症

**1）假体松动。**假体松动是用骨水泥固定假体失败的最常见原因[200]。其原因可能是假体固定不充分、"假体微粒性"疾病或感染。假体松动率在不同系列的报道文献中不尽相同，而且由于其定义缺乏统一因此难以进行比较[44, 45]（表14–1）。骨水泥技术的改进已有效降低了股骨侧假体松动的发生率[18]。与此相反，髋臼侧假体松动的发生率却在不断增加，而且为提高骨水泥固定术所做的努力也成效不大。据报道机械性松动可见于46%的病例[46, 47]。

**A. X线片表现：**骨水泥固定的全髋关节假体松动在X线片上的表现列于表14–2中[5]。下文对此做一简要讨论。

**a）骨水泥与骨间界面透亮带大于2mm。**骨水泥与骨间界面透亮带宽度大于2mm或该透亮带在不断增宽，提示存在假体松动（图14–7）。若在多个投照位摄片，可更好地显示髋臼透亮带。例如，Cain及其同事发现，加摄的斜位（Judet）像比标准前后位像提高了发现假体松动的敏感性，因此提出，在评价髋臼透亮带时应加摄骨盆前后位像和髋关节前后位像。

**表14–1 全髋关节置换术后假体松动的定义**

| 股骨侧假体松动 | 髋臼侧假体松动 |
|---|---|
| Brand | Brand |
| ≥2mm的任何连续透亮区，或≥4mm的任何假体位置改变，或骨水泥的任何折断 | ≥2mm的任何连续透亮区，或≥4mm或≥4°的任何假体位置改变 |
| Stauffer | Stauffer 1 |
| 骨水泥与假体间的任何透亮区，或完整的骨水泥与骨间的透亮区，或假体位置的任何改变 | 任何髋臼透亮带，或任何假体位置改变 |
| | Stauffer 2* |
| | 任何髋臼侧透亮带，或任何≥4mm或≥4°的位置改变 |
| McBeath | McBeath 1 |
| 股骨侧假体位置的任何改变 | 任何假体位置改变 |
| | McBeath 2 |
| | ≥4mm或≥4°的任何假体位置改变 |
| Cotterill | Cotterill 1 |
| 进行性增宽的任何透亮带 | 任何进行性增宽的透亮带 |
| Gruen | |
| 进行性增宽的任何透亮带，或假体位置的任何改变，或骨水泥的任何折断 | |
| Harris | |
| 假体或骨水泥移位，或骨水泥折断，或金属与骨水泥间透亮带增宽 | |

*定义修改自Brand RA, Pedersen DR, YoderSA: Clin Orthop 210:185, 1986。

**表14–2 骨水泥固定全髋关节假体的松动和（或）感染的X线片表现**

| |
|---|
| 骨水泥与骨间的透亮带≥2mm |
| 骨水泥与骨间的透亮带增宽 |
| 假体移位 |
| 金属与骨水泥间透亮带的形成或增宽 |
| 骨水泥折断 |
| 骨膜反应 |
| 应力位像或透视下可见假体移动 |

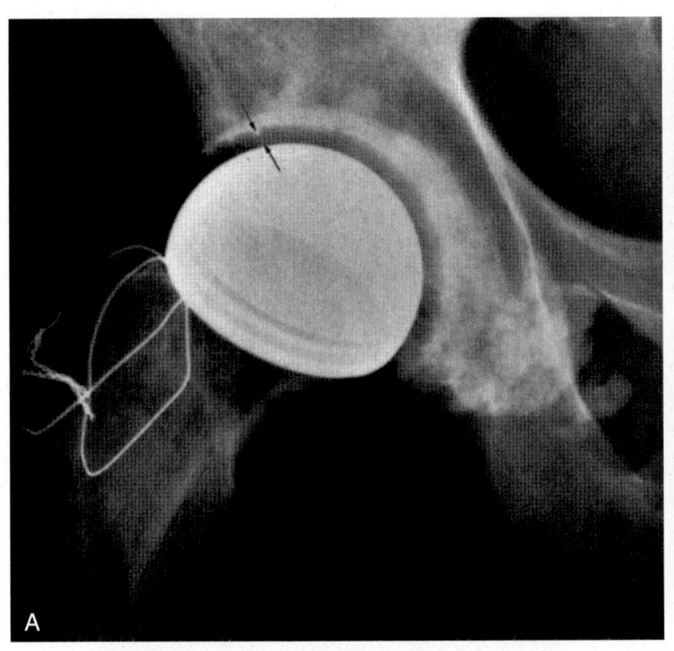


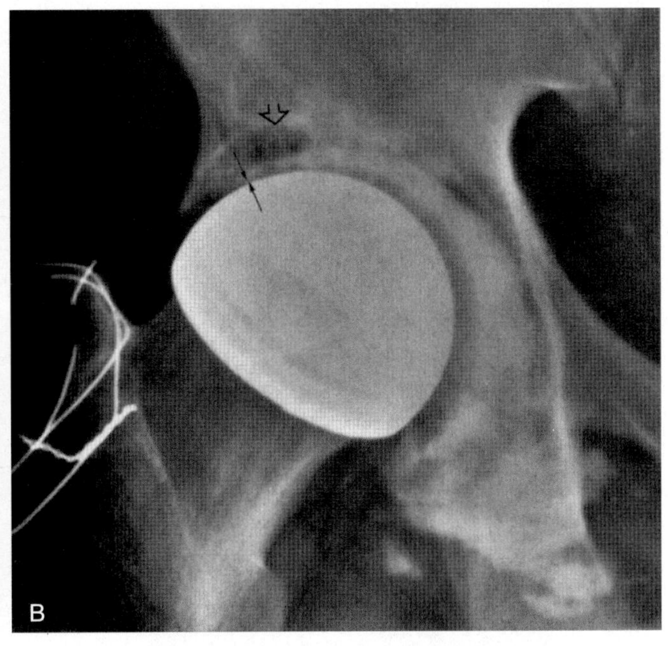


**图14-7** 髋关节表面置换术后的松动伴骨水泥与骨间界面增宽。

A 髋臼假体周围有一较宽的不透光骨水泥带。股骨侧假体通过骨水泥固定，但其界面因重叠的金属的遮挡而看不见，髋臼假体的厚度由箭头标示。

B 13年后，髋臼假体出现磨损，表现为厚度变薄（箭头），髋臼骨水泥周围可见一处宽的骨水泥与骨间界面透亮带伴邻近骨质硬化（空心箭头）提示髋臼假体松动。

假体周围透亮带较宽这一表现在诊断假体松动时的准确性，有关文献认为股骨侧比髋臼侧要高[48-52]。Hodgkinson和其同事[32, 33]发现，在94%的病例中当髋臼假体周围出现连续的透亮带时则提示为假体松动。O' Neil和Harris[51]发现，所有髋臼窝均应依据假体移位来确认假体松动，或者是当在某一部位测出的骨水泥与骨间界面完整的透亮带宽度大于或等于2mm时，手术时均可证实有假体松动。但是有许多本来预计固定良好的病例实际上已有松动。在本次样本研究中，髋臼假体松动敏感性仅为37%。股骨侧假体与此类似，在X线片上诊断为松动的每一个股骨侧假体手术时均证实为松动，但有5个X线片表现为固定良好的假体实际上发生了松动（敏感性为89%；特异性为100%）。X线片上出现的透亮带类似于一种滑膜样膜层，其成分复杂，可产生骨吸收作用[53-61]。

**b）假体与骨水泥界面透亮线。**最初，由于手术时股骨侧假体的金属与骨水泥接触不良，高达24%的患者会沿股骨侧假体近端外侧缘出现一条窄的透亮线[24]。这一部位稳定的透亮细线可能由于Mach效应所引起[62]。但透亮线继续发展则说明假体活动并因此而出现松动（图14-8）。假体松动的这种表现称之为假体沉降；表明股骨侧假体在向内下方沉降。Charnley认为，这一沉降过程最终会达到一种新的稳定状态[1]，而且实际上，尽管所有这些假体在技术上发生了松动，但许多带这种假体的患者无任何症状[62]。

**c）骨水泥折断。**在Weber和Charnley[63]研究的病例中，约有1.5%出现了骨水泥折断，通常发生在第一年（图14-9）。在绝大多数病例中，骨水泥折断还伴有其他沉降特点。尽管出现了假体松动，但患者常无症状。

尽管可用这些熟知的征象来判断骨水泥假体的松动，但对松动的判断标准仍存有争议。髋臼假体松动的判断标准不尽相同。Yoder及其同事[64]把髋臼假体松动定义为假体位置改变大于4mm或4°或者沿整个假体界面的骨水泥与骨间透亮带达2mm。Harris和Penenbery[46]把明确的假体松动定义为存在髋臼移位，把假体即将松动定义为有一2mm宽的连续透亮带。发生较早（10年以内）的髋臼假体松动常认为是骨骼支撑不佳所致，而发生较晚的松动则可能为假体磨损所致[47]。通过上文所述的一些方法

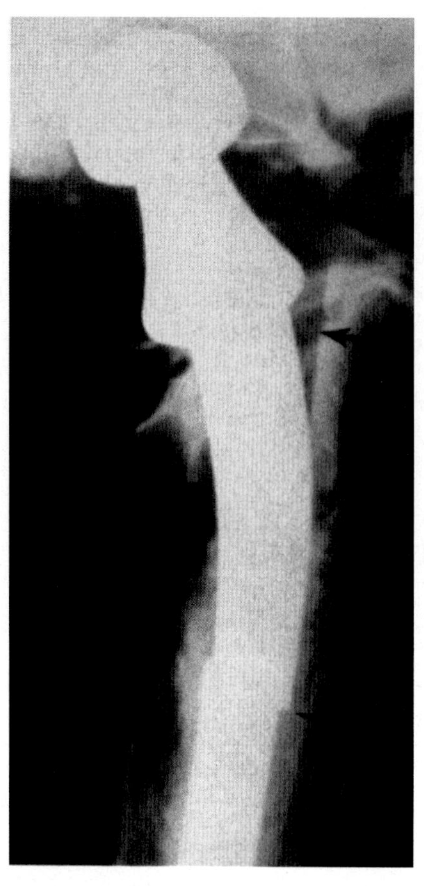

**图 14-8** 金属股骨假体干的疲劳骨折（三角箭头）伴近端金属与骨水泥界面分离（箭头）。

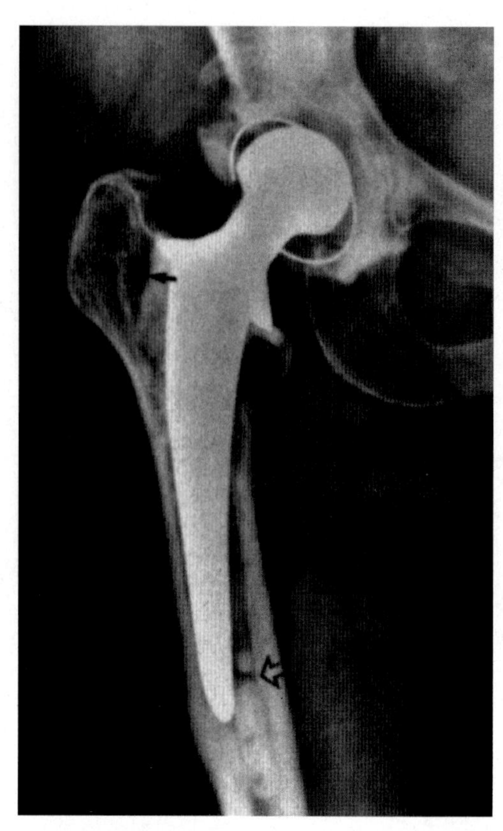

**图 14-9** 骨水泥固定的股骨侧假体松动伴骨水泥折断。股骨干发生沉降，同时伴有：脱骨干下沉至内翻位、外侧出现增宽的骨水泥与骨间界面（实心箭头），远端骨水泥折断（空心箭头），以及假体尖端附近股骨皮质的增厚和重塑。

可以评价髋臼假体的移位。

当X线片显示有假体或骨水泥移位表现时，将股骨侧假体松动称之为明确松动；当出现完整的透亮带时称之为极可能假体松动；而当骨水泥与骨间界面出现透亮线并累及界面50%~100%时则称之为可能假体松动[18]。

**B. 关节造影表现：** 关节造影是1971年由Salvati及其同事们引入的，用于评价全髋关节置换术[65]。注射对比剂后骨与骨水泥界面的表现被认为是假体松动的可靠判断依据（图14-10和14-11），而且未发现一例假阳性病例。但曾发现一例股骨侧假体的假阴性病例。随后的一些研究报道使最初的这股热情冷了下来，特别是Murray和Rodrigo的报道[66]。

关注这种技术的细节对于提高假体松动的诊断准确度十分重要。例如，关节灌注不足可导致不能为诊断假体松动提供充分的证据。这一点在Hendrix及其同事们进行的关节造影研究中得到了证实[36]，他们向髋关节内注入了相当大量的对比剂，直至其充满了整个骨水泥与骨的界面或者患者主诉疼痛时才停止。在仅注射5mL对比剂后，假体松动的诊断准确性为51%（低于普通X线片的准确性），而高压注射检查结果的准确率可达92%。Tehranzadeh及其同事发现，关节造影对发现股骨侧假体松动具有高敏感性，而对发现髋臼假体松动的敏感性则较低[50]。当假囊较大或有黏液囊并充有注入的造影剂时，关节造影像上骨水泥与骨界面往往不能渗入造影剂，从而导致假阴性表现[35]。

减影技术可以鉴别对比剂与不透光的骨水泥影，因此容易明辨注射对比剂后的分布情况[71-79]。减影技术的不足之处包括：需要患者在注射前后绝对保持不动，整个过程耗时较长，而且在患者锻炼之后不能应用此技术。数字减影关节造影优于摄影减影技术的几项优势在于：它可对经过减影的图像进行及时的动态观察，操作快捷且容易，而且可以对

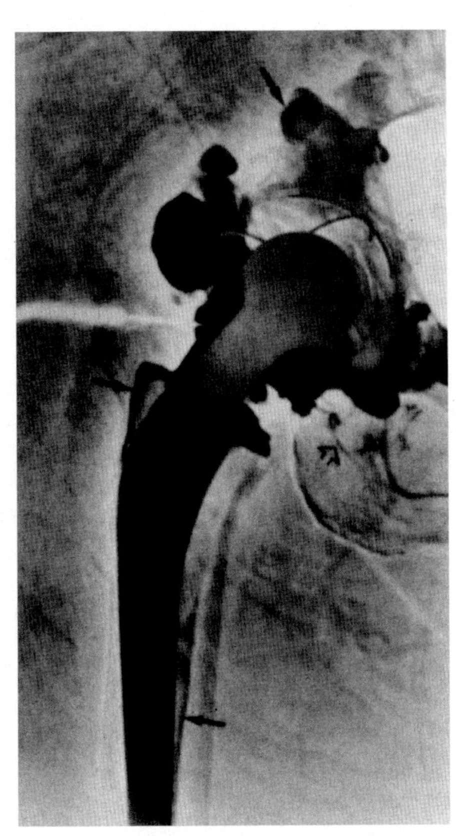

**图14-10**　在关节造影上显示的骨水泥固定髋臼和股骨侧假体松动。关节造影剪影像显示对比剂（黑影）沿股骨和髋臼侧假体周围的骨水泥蔓延（实心箭头）。还可以见浅淡的淋巴系统充盈（空心箭头）。

图像进行调节[77, 79]。Walker和同事[78]通过评价53例全髋关节置换术后疼痛需进一步行翻修术的患者对摄影减影技术与数字减影技术进行了比较。数字减影技术提高了股骨干侧假体松动的检出率（摄影减影技术的敏感性为79%；数字减影的敏感性为90%，两种方法的特异性均为100%）。数字减影技术在检出髋关节髋臼侧假体松动方面的改进不太显著。数字减影图像也有利于显示血管及淋巴管的充盈。

减影技术的改进包括计算机处理方法[74]和彩色减影技术的应用[73]。另一种方法（K边缘数字减影）依赖于在碘K缘上方和下方X线束形成的两幅数字图像的减影[76]。这种技术可减少患者移动带来的问题并可以在患者锻炼之后以及在常规前后位平面以外的其他成像平面进行减影检查。

患者行走后获得的关节造影图像可以显示不做截肢无法看到的假体松动表现。Hardy和其同事们[80]发现，假体松动的关节造影特征在42%的研究病例中截肢之后更为显著。在24例受检患者中有3例（12.5%），只能依据截肢后的X线片才能确诊为假体松动。

文献中报道的关于骨水泥假体松动的关节造影

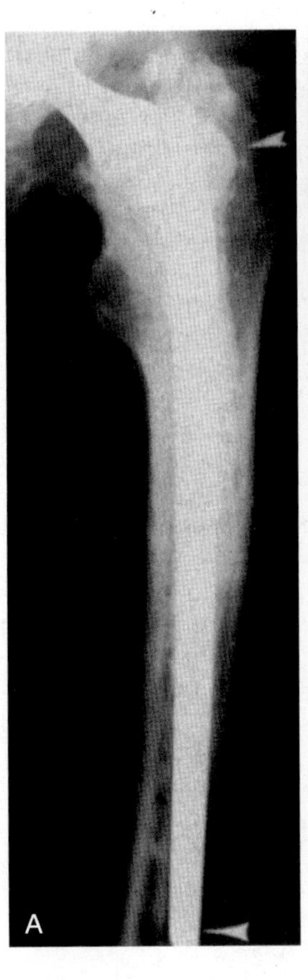



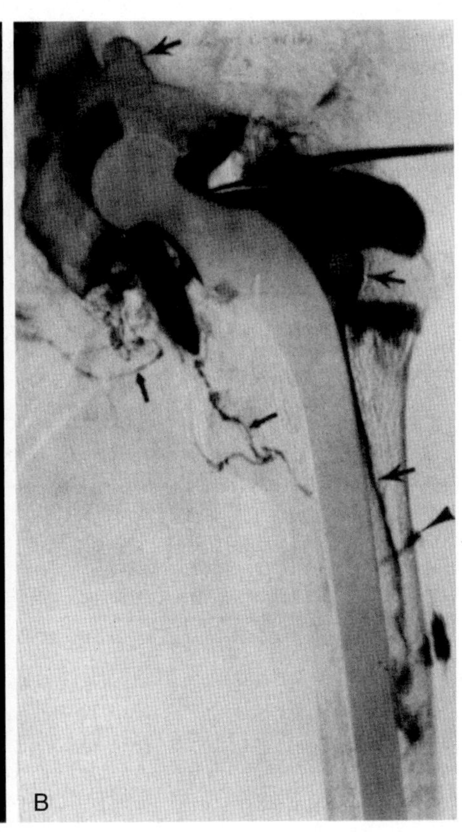



**图 14-11**　关节造影上显示的假体松动。

**A**　翻修的全髋关节成形术的X线片，带长骨干股骨假体。远端骨水泥量较少，伴股骨假体干向外侧偏出（下方的三角箭头）。近端骨与骨水泥界面出现透亮带（1.5mm）（上方的三角箭头）。

**B**　关节造影剪影像显示沿髋臼和股骨侧假体的骨与骨水泥界面渗入对比剂（大箭头）。可见造影剂经皮质窗部位已渗入软组织内（三角箭头）。同时可见淋巴充盈（小箭头）。（Courtesy of S. KIelman, M.D., La Jolla, California.）

判断标准不尽相同。1987年Maus及其同事们[35]重新评价了假体松动的判断标准，现在他们的结果已得到了广泛应用（表14–3和14–4）。这些作者复查了97例后期需进行手术翻修或手术探查的髋关节的关节造影片。通过注射对比剂直至淋巴系统充盈或产生疼痛感觉而产生较高的关节内压力，然后再进行关节造影。这项检查还可以辅助进行斜位摄片、胶片减影、运动后摄片和麻醉剂注射。联合进行关节造影与X线片检查可使股骨侧假体松动的诊断敏感度达到96%，并使其特异性达到92%。在关节造影显示黏液囊充盈的病例中，联合无造影剂增强的X线片松动表现进行诊断特别重要，这样可以避免关节内出现压力增高。

在髋臼侧，制定了经过修改的假体松动关节造影判断标准，其敏感度为97%，特异性为68%。对髋臼侧假体的特异性明显偏低在解释关节造影时值得注意，而且是一项重要的考虑因素。这似乎证实了Murray和Rodrigo[66]的发现，他们对42例无症状全髋关节置换患者进行了关节造影，发现髋臼假体的松动率为22.6%。这些结果表明，髋臼假体松动并不一定会出现症状。此外，这些研究者还发现，12例关节造影提示髋臼假体松动的患者中，仅有7例证实为髋臼假体松动。总之，关节造影易于产生髋臼假体松动的假阳性结果，而对股骨侧假体松动则易于产生假阴性结果[68]。

Coren及其同事们[81]将关节造影时的淋巴系统造影剂充盈称之为炎症的非特异性指征。Dussault及其同事们[70]发现，假体松动和感染的患者、没有假体松动或感染的患者以及只有假体松动的患者均可见淋巴系统充盈。但Bloom及其同事[82]发现，在30例松动的假体（伴或不伴感染）中有21例出现淋巴系统充盈，而在22例无松动的假体中无一例出现淋巴系统充盈。他们的结论是，在关节造影评价全髋关节假体时出现的淋巴系统充盈是假体松动的一种辅助性征象（见图14–11）。这种表现对假体松动的敏感性为70%，特异性为100%。

对术后髋关节疼痛的患者注射麻醉剂有助于鉴别疼痛是源自髋关节还是源自关节外[83]。关节腔内注射麻醉剂最常用作关节造影的辅助手段。应在抽吸出关节内积液培养之后，再向关节内注射麻醉剂，如丁哌卡因或利多卡因。无疼痛缓解没有特异性，但疼痛明显减轻则提示疼痛为关节内原因[35]。Guercio及其同事[84]发现，关节内注射麻醉剂可减轻髋臼侧假体松动所引起的或者由滑膜炎式囊炎所引起的疼痛，但与股骨侧假体松动无关。Burton及其同事[85]发现，95%的病例，对关节内利多卡因有反应，提示疼痛为关节内原因所引起，需行翻修手术。在2个病例中，尽管对关节内注射利多卡因无有助于诊断的反应（8%的假阴性率）但髋关节翻修术仍对患者有疗效。与Guercio及其同事的发现不同，许多有反应的患者仍出现了股骨侧假体松动。

**C. 关节闪烁扫描的表现[85–88]**：在强化关节造影时向关节内注射放射性同位素（如，$^{99m}$锝标记的硫胶体）一直被视为是提高股骨侧假体松动检出准确性的有效方法。髋臼假体则不能用这种放射性核素方法进行评价。股骨侧假体松动表现为同位素沿股骨干弥散到关节囊边界以外。Resnik及其同事[330]发现，联合应用关节闪烁扫描和强化关节造影检测假体松动的敏感性和特异性均为100%。

Maxon及其同事[67]采用了一种复合的同位素技术，可以同时评价股骨侧和髋臼侧假体。在强化关节造影时将放射性核素（100 μ Ci的$^{111}$In标志的二乙烯三胺五醋酸）注入关节腔内。开始前3小时，静脉内注射了10 μ Ci的$^{99m}$Tc标志的亚甲基双磷酸。现

**表14–3 髋臼假体松动的关节造影判断标准**

| |
|---|
| 对比剂充盈所有分区(90%)* |
| 对比剂充盈I区和II区或II区和III区 |
| 对比剂充盈I区和III区伴中至巨大假囊或黏液囊(57%) |
| 任一分区内对比剂厚度超过2mm（95%） |
| 出现中至巨大假囊或黏液囊的患者X线片上有阳性征象 |

*括号内的数字为手术证实假体松动在具有这一表现的病例中所占的比例。

From Maus TP, et al:Radiology 162:721, 1987.

**表14–4 股骨侧假体松动的关节造影判断标准**

| |
|---|
| 转子间连线下方假体与骨水泥界面内充盈造影剂（95%）* |
| 骨与骨水泥界面内充盈的造影剂延伸至正规假体上的转子间连线下方或长骨干假体的中部（98%） |

*括号内的数字为手术证实假体松动在这例假体中所占的比例。

From Maus TP, et al:Radology 162:721, 1987.

已证实，放射性核素研究比对比剂强化关节造影的特异性高（100% 对 58%），但关节造影的敏感性高（100% 比 64%）。强化关节造影出现了 5 例假阳性，而放射性核素造影出现了 5 例假阴性。每种试验的准确性均为 81%，放射性核素检查的阳性预测值偏高，而关节造影的阴性预测值偏高。关节核素扫描也有助于瘘管的显示[87]。

**2）感染**。一般来说，所有骨水泥固定的髋关节置换术后疼痛的病例在排除了疼痛源自关节外原因之后都应考虑到可能存在感染或假体松动。感染和假体松动往往难以鉴别，但进行这种鉴别对治疗意义重大。在临床上，活动时突发的疼痛常提示假体松动，而休息或夜间出现的疼痛则倾向于提示感染（或转移性疾病）[32-34, 89]。骨水泥固定的髋关节假体置换术后出现的持续性疼痛或有术后血肿史或伤口延迟愈合史提示为感染性引起的疼痛[32-34]。

当无明确的临床或实验室检查异常时，诊断假体感染往往很困难；例如，患者体温和白细胞计数不一定会有升高。正常情况下，血沉在手术后 6 个月时应恢复至30mm/h，而持续升高则提示可能有感染[32-34]。然而在评价手术已证实的感染病例时，用红细胞沉降率检查结果预示感染存在的诊断敏感性仅为 60%，特异性为 65%，阳性预测值为 25%，阴性预测值为 90%。

术后一年内X线片上出现骨水泥与骨界面透亮带的迅速弥漫增宽、骨内膜花边样改变以及骨膜反应，均可能提示存在感染[32-34, 91, 153]，3 ~ 6个月后可将疼痛发作和这些 X 线异常表现的出现相区分。Barrack 及 Harris[34]回顾了他们经治的关节翻修成形术病例，但发现所有感染病例在X线片上均出现了局部溶骨、弥漫性非局部溶骨、骨膜外花边样增生、骨膜反应或这些表现的不同组合。

**A. 关节穿刺造影**：全髋关节翻修成形术中感染的发生率约为首次髋关节置换术的 4 倍[92]。因此在许多医院里，假体翻修术之前几乎所有病例均要进行关节穿刺造影检查。然而这种检查并不完全有必要。关节穿刺造影检查的结果需要按检出率和所需费用与闪烁显像结果进行对比。对全髋关节置换术后行关节穿刺的适应证曾做过广泛研究。Tigges 及其同事[93]回顾了他们经治的 147 例髋关节穿刺的临床经验，并将穿刺培养结果与手术翻修时获得的培养结果进行了比较。在这 147 个病例中，122 例为真阴性，13 例为真阳性，11 例假阳性，1 例的术前穿刺结果为假阴性。因此，如果术前穿刺结果为阴性，假体感染的概率很小（阴性预测值为 99.2%），而如果其为阳性，则这一结果的可靠性较差（阳性预测值为 54.2%）。由于关节穿刺造影费用较低，所以相对于较为昂贵的核素扫描来说，进行关节穿刺造影较为合算。当首次结果不确定时，可重复进行髋关节穿刺。但就临床意义而言，从髋关节穿刺吸出的积液内培养出的生物体并不会有助于鉴别是真正的关节内感染还是附带污染物引起的感染。表皮葡萄球菌是这两种病例中最常检出的生物体。

Barrack 和 Harris[34]回顾了 270 例在翻修术之前进行的髋关节穿刺，结果发现有 32 例假阳性。在 6 例感染的髋关节中，仅有 2 例首次穿刺结果为阳性（4 例穿刺结果为假阴性）。在每一例感染的病例中，患者都有提示感染诊断的病史和 X 线片表现，包括局部或弥漫性溶骨或（和）骨膜反应。因此作者得出的结论是，由于关节穿刺的假阳性率较高、感染的假阴性检出率较高而且关节穿刺和关节造影的价格较高，故关节穿刺只应在临床或 X 线片表现提示有感染的选择病例中进行[34]。Evants 和 Cuckler[89]以及 Harris 与 Barrack[32, 33]曾提出过评价全髋关节置换术后出现疼痛的多种规范化程序（图14-12）。Gould 及其同事[94]在翻修术之前对患者进行了关节穿刺造影检查。感染的临床怀疑率较很低的所有病例关节穿刺结果均为阴性。因此他们建议，除非怀疑存在感染的病例，一般应省略关节造影检查。然而，通过对三相骨扫描、血沉和关节穿刺术诊断感染的价值进行比较，Levitsky 及其同事得出的结论是，关节穿刺术是唯一最好的检测方法[90]。由于治疗时常需要进行二期翻修，所以假体感染的诊断非常重要[111]。Cuckler 及其同事[111]发现，综合考虑血沉异常（大于 30mm/h）、关节穿刺异常发现和铟扫描的异常表现可对所有的假体感染做出明确诊断。如果这三项检查有两项为阳性，可能就需要进行二期翻修术；若仅有一项为阳性，则需要重复进行髋关节穿刺。

提示有感染的关节造影特征表现包括关节囊边缘不规则以及非囊性空腔、窦道和脓肿的造影剂充盈[35, 69]（图 14-13）。感染腔一般比非感染性黏液囊灶的边界更不规则，常通过一条细颈与关节囊相交通[39]。在 Berquist 及其同事们[39]研究的178例有症状的全关节假体患者中，发现有 12 例出现不规则腔。这 12 例关节造影片中有 9 例经证实髋关节发生感染。为确定诊断需分别对这些囊腔中的一个或多个

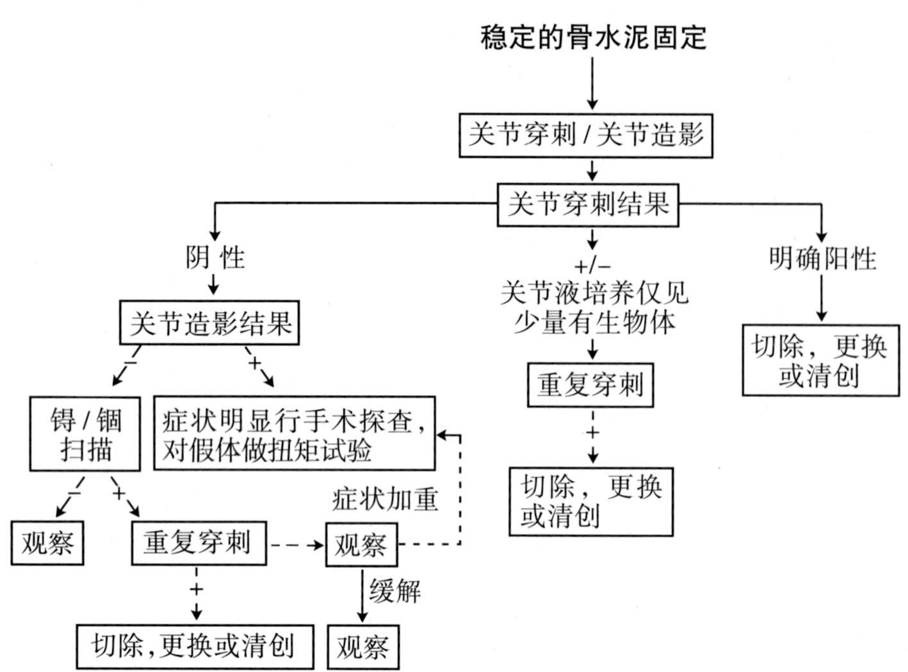


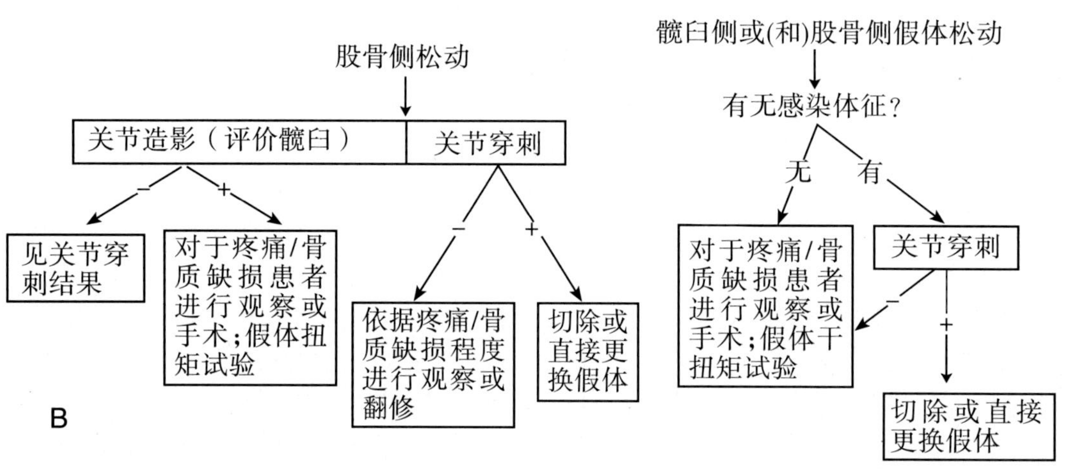


**图14–12** 疼痛性全髋关节置换的评价流程。CRP，C反应蛋白；DJD，退行性关节病；EMG，肌电图；ESR，红细胞沉降率；THA，全髋关节成形术；WBC，白细胞计数。（A,B, From Harris WH, Barrack RL: Orthop Rev 22:531, 1993；C, From Evans BG, Cuckler JM: Orthop Clin North Am 22:303, 1992.）

进行穿刺,特别是当交通管道比较狭窄或者这些囊腔在关节充盈后充盈较慢时[41]。淋巴系统充盈在有无感染时均可发生[35]，黏液囊充盈对感染没有诊断意义。

**B. 超声检查**：由于超声检查可发现液体积聚，所以超声检查有助于确诊髋关节置换术后感染[95, 96]。用超声检查可明确假体旁的积液并可以在超声导引下进行关节穿刺[96]。如果积液未与关节相交通,关节造影就不会显影,此时超声的这一功能特别有价值。

**C. 骨闪烁显像**[97–109]：在评价全髋关节置换术的并发症中，尽管开始对骨扫描法很热中，但近期的一些研究已表明这种检查方法的作用很有限[52]。例如，对骨扫描正常的患者建议只进行监测，因为其临床症状有消退的趋势[32, 33, 108]。Tehranzadeh及其同事[50]也认为，只要骨扫描结果正常即可排除感染或假体松动。其他一些研究则指出骨扫描正常并不一定能排除存在并发症。Lieberman及其同事[52]发

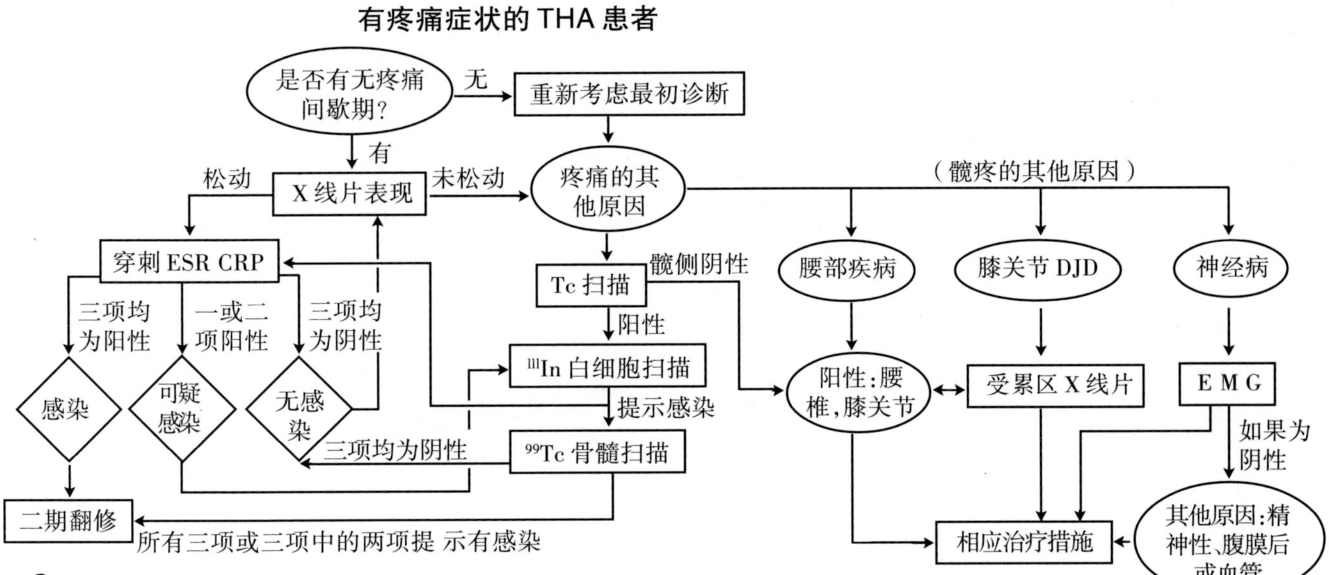

有疼痛症状的 THA 患者
是否有无疼痛间歇期?
无
重新考虑最初诊断
有
松动
X 线片表现
未松动
疼痛的其他原因
（髋疼的其他原因）
穿刺 ESR CRP
三项均为阳性
一或二项阳性
三项均为阴性
感染
可疑感染
无感染
Tc 扫描
髋侧阴性
阳性
111In 白细胞扫描
提示感染
99Tc 骨髓扫描
三项均为阴性
二期翻修
所有三项或三项中的两项提 示有感染
腰部疾病
膝关节 DJD
神经病
阳性:腰椎,膝关节
受累区 X 线片
E M G
如果为阴性
其他原因:精神性、腹膜后或血管
相应治疗措施

C

**图 14–12**　（续）

现，10例感染患者中有3例骨扫描结果为假阴性，44例股骨侧假体松动病例中有3例为假阴性，并有4例髋臼假体松动（X 线片已证实）的骨扫描结果为假阴性。Aliabadi 及其同事[106]发现，即使联合应用 X 线片和骨闪烁显像也不能确诊所有的假体松动病例。因此，骨扫描结果阴性并不能排除感染或松动。此外，虽然 Aliabadi 和同事[106]以及 Tehranzadeh 和同事[50]都认为骨扫描结果为阳性强烈提示有松动或感染，但其他作者则发现阳性检查结果并不具有特异性[32，33]。

骨扫描上的核素摄取形式也并不像原先认为的那样有较高的诊断价值。Williamson和同事[103]发现，局灶性的核素摄取（在股骨侧假体的近端和远端摄取）高度怀疑存在假体松动，而弥漫性摄取则提示有感染（图 14–14）。Mountford 和 Coakley[104]发现，在所有骨扫描显示正常或局灶性摄取的病例中均无感染，而6例弥漫性摄取的病例中有 5 例存在感染。然而在 Aliabadi 和同事[206]评价的患者中，所有感染的假体均显示为局灶性同位素浓聚，因此这种表现并不能鉴别无菌性松动。另外要注意的是，骨扫描阳性并不一定是此前行髋关节造影所致[110]。

**D. 镓扫描：**镓首先引入临床是用于评价淋巴瘤，此后发现它也有助于评价其他肿瘤和化脓性感染[98]。这种同位素的正常分布与亲骨性放射性核素的分布相平行，因此正确解释镓扫描表现必须比较镓扫描和锝扫描上的同位素聚积形式[101]。镓在感染区内的聚积主要取决于白细胞和细菌的摄取以及影响示踪剂积聚的其他因素，如局部血流增加。

尽管人们希望镓闪烁显像能提高假体感染的诊断准确性，但这种检查的应用有其局限性，如在某些研究中认为其敏感性低[106]，而其他一些研究则认为其特异性不高。Aliabadi 和同事[106]所做的评价表明，尽管镓扫描的阴性检查结果并不排除感染，但阳性检查结果却可高度怀疑有感染。

**E. 111 铟白细胞扫描[112–122]：**初始的一些报道都希望能用111铟标记的白细胞扫描来提高感染病例的诊断准确度。例如，Merkel 及其同事[119]发现，铟标记的白细胞扫描图像准确率为 94%，而锝–镓组合研究的准确性仅为 75%。所有白细胞扫描结果阳性的患者在手术时均证实存在感染。在关节置换术后骨髓分布可发生变化。但骨髓分布的改变是由假体植入引起的还是由假体附近黄骨髓向红骨髓的转换引起的尚不明确[97]。有些人建议同时用放射性胶质（用来评价骨髓分布）和 111 铟标记的白细胞进行扫描，用这种方法即使在存在有这些骨髓改变的情况下也可以明确感染[118，120]。Seabold 及其同事[118]进行的一项研究表明，铟扫描的特异性有所提高（从不附加骨髓成像时的 59% 增加至附加骨髓成像时的 92%），而其敏感性却有所降低（从 94% 降至 88%）。Palestro 及其同事[120]的研究发现，组合放射性核素

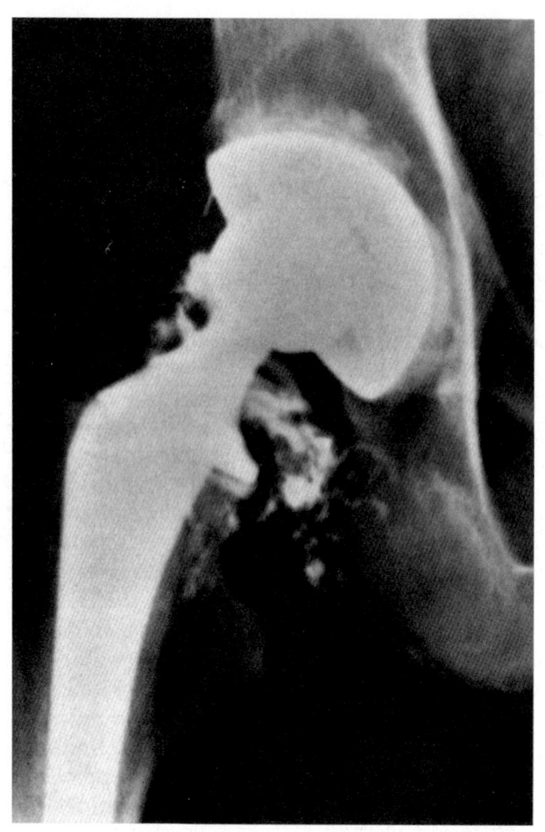

图14–13 全髋关节假体感染。注射造影剂后显示从关节延伸出的多条不规则窦道均有充盈。依据这些窦道基本上可以诊断为感染。

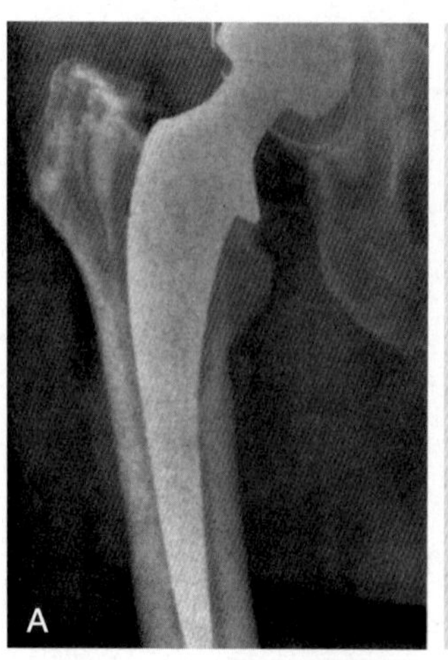


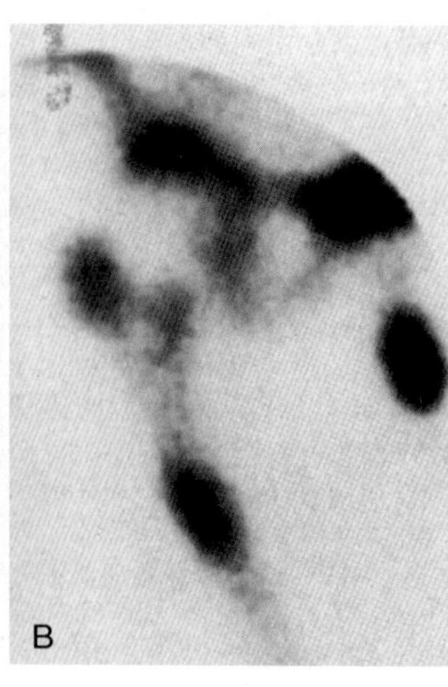


图 14–14 骨扫描上的局灶性摄取。

A 股骨侧假体松动在X线片上表现为金属与骨水泥界面间有一宽的透亮带。

B 骨扫描像显示股骨侧假体近端和远端以及髋臼假体周围有局灶性同位素摄取。(From Weissmman BN: Radiol Clin North Am 28:1111, 1990.)

检查的敏感性为100%，特异性为97%，准确性为98%。

$^{111}$铟标记的白细胞扫描比较费时而且价格昂贵[115]。其他缺点还包括操作中会出现医源性误差（而且有人类免疫缺陷病毒感染的微弱风险）[102, 121]。此外，Zilkens和同事[109]发现，$^{111}$铟标记的白细胞扫描在全髋关节假体有松动但无感染的患者中有较高的阳性检出率。Wellman和同事[86]发现，用$^{111}$铟标记的白细胞扫描不能鉴别蜂窝织炎和假体感染。白细胞对$^{111}$铟摄取的增高可见于急性骨髓炎、慢性骨髓炎急性恶化、脓毒性关节炎、类风湿性关节炎、脓肿、骨折、近期手术创伤、异位骨形成、骨肉瘤、Paget病、嗜酸粒细胞性肉芽肿以及色素沉着绒毛结节性滑膜炎[123, 124]。这项检验的敏感性会随着感染时间的延长而降低[86, 117]。联合行骨扫描和$^{111}$铟标记的白细胞扫描可提高铟扫描的特异性但降低了其敏感性[121, 124]。此外，累及中轴骨骼感染，其显示敏感性要比累及周围部位的感染有所减低[102]。Alazraki在回顾了骨髓炎的$^{111}$铟标记的白细胞扫描的现状后得出结论，尽管铟标记的白细胞扫描是可得到的最佳检验方法，但从其附带的多种问题来看，应该继续寻找能更好显示感染的其他可替代放射性核素检验方法[102]。

$^{99m}$Tc-HMPAO（6甲基丙烯胺羟喹啉）也曾用作标记白细胞的一种方法。它比$^{111}$铟标记的白细胞检查方法的优势在于放射性辐射量低、图像分辨率较高并可同时成像[115, 125]。标记的白细胞扫描最适于检测伴有粒细胞而非淋巴细胞反应的感染。这一特点在用纯粒细胞制备而不是用混合的白细胞制备时特别明显[125]。Tc-HMPAO可产生一种更纯的粒细胞标记物，而且对慢性感染不太敏感。Roddie及其同事[115]发现，其对骨髓炎、脓毒性关节炎或假体感染的检出敏感度（100%）和特异性（93%）均很高。然而Glithero及其同事们[125]发现，用$^{111}$铟羟喹啉或$^{99m}$Tc-HMPAO标记的白细胞扫描来检测隐匿性感染的敏感性均有所降低。用铟羟喹啉评价的8例全髋关节置换术患者中仅有3例确诊为感染。对其他5例感染的髋关节用HMPAO进行了成像显示，在这5例中均未发现感染的证据。全膝关节假体的检查结果较好一些，5例感染的膝关节都是由Tc-HMPAO扫描预测的。报道的结果无一例假阳性。这些扫描方法令人失望的敏感性，据认为是由感染的慢性病程所致；从手术至成像的平均间隔时间真阳性病例显

著短于假阴性病例。Click 和同事[334]发现，用 $^{99m}$Tc-二价锡胶体标记的白细胞核素扫描可以提高骨闪烁显像在评价疼痛性假体关节的特异性。其阳性结果高度提示存在感染[334]。

**F. 其他放射性核素检查:** 其他一些同位素也曾用于检查感染，包括关节置换术后感染。$^{99m}$Tc-微小胶体可渗入感染区内细胞外间隙内，曾用于检测骨科感染和关节置换术后的脓毒性松动[116]。相对于 $^{111}$In-标记的白细胞闪烁显像而言，微小胶体检查的特异性与其相同（93%），而敏感性稍高（87%）。

单克隆抗体也曾用于评价感染。Sciuk 和同事们[121]直接针对 $^{99m}$Tc或 $^{132}$I标记的粒细胞表面抗原应用了单克隆鼠抗体，发现其比标记白细胞扫描具有更易于制备且使用方便的优势。当结合骨扫描来解释这些扫描结果时，其敏感性为 89%，特异性为 84%，准确性为 86%。血肿、挫伤或炎症的无感染区内非特异性白细胞沉积会给诊断带来一定困难[126]。此外，慢性感染可出现假阴性结果。Oyen 及其同事[127]曾用 $^{111}$In标记的非特异性人类免疫球蛋白 G 扫描来评价感染。在所评价的 31 例全髋关节置换术中，报道了 7 例真阳性、21 例真阴性、2 例假阳性和 1 例假阴性。假阳性的结果归因于其他炎症性病程。

**3）进行性肉芽肿性疾病（骨水泥病）**。Harris 和同事[128]首先描述了4例骨水泥全髋关节置换术患者的股骨干周围出现广泛的局灶性骨质吸收区。翻修术时发现假体仅有轻度松动。组织学检查显示有大片的巨噬细胞、双折射细胞内及细胞外物质、异体巨细胞，但没有无急性或慢性炎症细胞。双折射细胞物质被认为更符合 PMMA 骨水泥而非聚乙烯。Santavirta 及其同事[129]描述了这些病灶在组织学上（以及X线片表现上）不同于假体松动伴发的常见表现，但对这一点仍存在争议。随后Jasty 和同事[331]注意到在固定良好的髋关节假体附近也可见相同的反应。出现了大量 PMMA 骨水泥颗粒，并讨论了因微动而导致颗粒脱落的可能性。Santavirta 和同事们注意到，多核巨细胞及单核巨噬细胞的免疫组织学表现证实为异体反应[129]。这种病症被认定为“骨水泥病”，因此仅当骨水泥消失时这种反应才有可能消失[130]。但无骨水泥的假体固定并没有缓解这个问题。据报道，这种疾病在下述情况下均可发生：甲基丙烯酸甲酯和聚乙烯假体出现磨损[131]，有或无假体松动，采用或不采用骨水泥固定[132-135]，仅存在有聚乙烯颗粒[138]，既没有用骨水泥又没有用聚乙烯[136]。Maguire 及其合作者[131]假设，如果颗粒产生的大小、表面积和速率适宜，PMMA 骨水泥或聚乙烯均可刺激一种巨细胞反应。Boynton 和同事们[137]研究了用或不用聚乙烯及骨水泥植入的不同松动假体周围的膜层，他们发现巨细胞的存在主要与聚乙烯磨损碎屑有关。

几位作者曾提出，在假体周围的良性纤维膜或与假体松动有关的活性膜和这些局灶性骨质破坏区之间有一定相关性[137]。Boynton 和同事[137]假设，使相对良性膜内的巨噬细胞转化成一种活性骨质吸收病灶的原因显然是发生了某种生物学和力学组合事件从而导致颗粒物质达到了临界水平。这些作者认为，是聚乙烯碎屑引起了颗粒物质超过了临界水平[137]。Schmalzried 及其同事[132]发现，尽管有不同的 X 线片表现（即，弥漫的线样透亮带或局灶性溶骨性病灶），但骨质吸收均与聚乙烯碎屑所含的巨噬细胞有关。这些作者认为，关节积液（以及小颗粒）甚至可广泛渗透到固定良好的假体周围（“有效的关节间隙内”）。通常这种渗透的实际程度要比 X 线片上显示的范围大。局灶性骨病灶与线样骨水泥与骨间的透亮带之间的区别可能与颗粒物质的分布和浓集程度有关。碎屑激活的巨噬细胞和巨细胞会释放出前列腺素 $E_2$、白介素-1和破坏骨组织的破骨细胞激活因子；最终在其中的一小部分病例中会形成局限性肉芽肿性病灶或更为常见的一种缓慢形成的膜性结构伴最终的假体松动[139]。关于骨水泥固定失败与假体松动之间关系的一项研究表明，PMMA 骨水泥的小颗粒（大小为 1 ~ 12μm）会被巨噬细胞吞噬，而较大的颗粒则不会。组织培养显示，这些颗粒的吞噬作用引起巨噬细胞生成肿瘤坏死因子（一种细胞素）的增加，这将会导致骨质吸收和假体松动。因此，骨水泥外皮的机械性磨损可形成会被巨噬细胞吞噬的微小颗粒（1~12μm）。这些颗粒的吞噬作用引起了细胞死亡和骨质吸收介质的释放，包括肿瘤坏死因子，随之在骨水泥与骨界面便发生骨质吸收。关于是内植物首先发生松动从而使磨损的碎屑进入有效关节间隙内还是磨损碎屑造成了初始松动仍有争议[133, 140]。曾有报道，聚乙烯碎屑可转移至局部淋巴结内[141]。

溶骨性病灶在 X 线片上表现为边界清晰的局限性骨质吸收区，其与假体形状不相符[142-144]（图 14-15）。其最常发生于股骨侧假体远端周围或沿其内侧缘走行[142]。Scott及其同事们[142]在对至少随访10年的79例骨水泥固定假体的检查中发现有5例出现局部骨质吸收。Santavirta及其同事[61]指出，在5%因假体松动而进行翻修术的患者中出现了这种骨质吸收；而且在所有病例中松动似乎早于溶骨性病灶11～48个月。

**4）髋臼磨损。**目前应用的绝大多数假体由金属和高密度聚乙烯组合构成。目前认为聚乙烯衬垫的磨损率为0.2mm/年[145]，但在经常运动的年轻男性人群中磨损率会加快[146]。这种平均磨损率每年可产生几亿至几十亿个磨损颗粒[139]。因为聚乙烯磨损颗粒碎屑可导致骨质吸收和假体松动，所以研究项目一直针对如何提高假体表面。采用陶瓷股骨头配合聚乙烯髋臼假体主要是为了降低假体的磨损[147,148]（图14–16）。现在正在进行在制造与聚乙烯髋臼假体相关节的股骨头中所用金属的研究[149]以及达到理想的股骨头假体大小的研究[150]，以便确定哪种假体内植物产生的磨损最小。

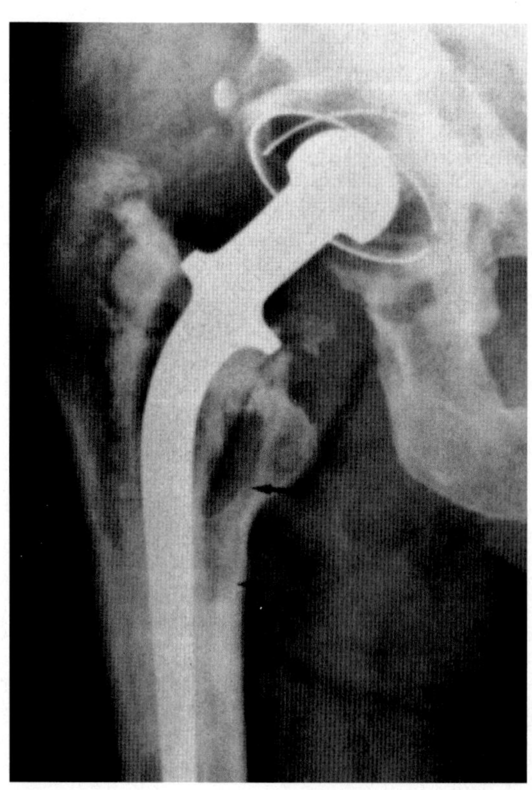

**图14–15** 侵袭性肉芽肿病。骨水泥固定的股骨侧假体干出现松动，表现为金属与骨水泥间宽的透亮带。局部边界清晰的骨破坏区（箭头）表明为侵袭性肉芽肿病。（From Weissman BN: Radiol Clin North Am 28:llll, 1990.）

X线片上所见的髋臼聚乙烯假体变薄提示同时存在有假体磨损、缓慢移位及塑性变形[149]。然而聚乙烯假体变薄通常认为是假体出现磨损的指征[149]，因此也是磨损碎屑形成的一项指征[344]。当髋臼假体内股骨头位置出现偏移时，则提示髋臼衬垫存在明显磨损（图14–17；也见图14–7）。更轻微的磨损需进行仔细的测量。Charnley和Cupic[151]首先应用X线片测量来评价磨损，其报道的9～10年间磨损率平均为1.3mm/年。后来有人对他们的测量方法提出了质疑[152]。此后应用改良方法测量出的假体磨损率平均为0.15mm/年。磨损率随着时间的进展而降低[145]。Griffith和合作者[146]讨论了影响测量结果的几种定位变量。一些研究把X线上测定的磨损量同直接测量的髋臼假体厚度进行了比较。Livermore及其同事[150]使用的测量技术包括有早期和晚期的X线片测量，并按放大率进行了校正。与真实样品相比较后显示其平均差值为0.075mm（范围是0～0.4mm）[150]。因此X线片测量值在评价聚乙烯磨损时似乎是一种准确的方法。

这些磨损测量值依据的是在前后位X线片上所测定的股骨头在髋臼内的移位量，即所谓二维线性磨损[335]。目前应用数字化图像的计算机评价来辅助完成磨损的测定[335, 336]。也可以通过进行股骨头的三维移位计算来确定“容积”磨损率[337]。

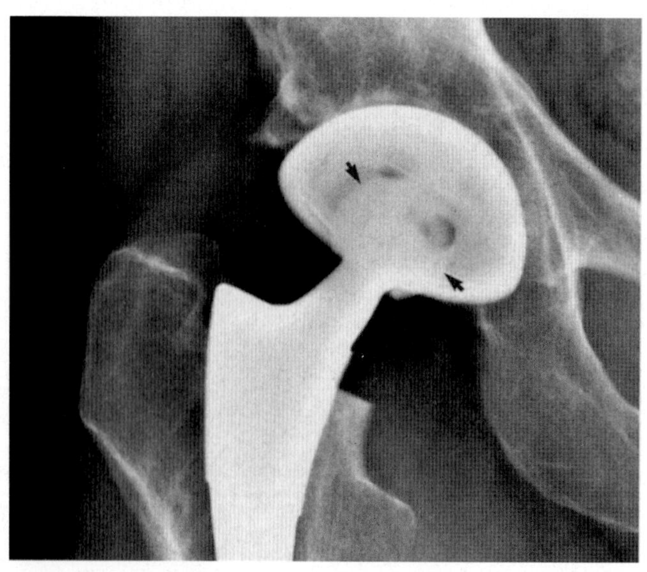

**图14–16** 陶瓷股骨头。陶瓷股骨头（箭头）曾用于试图减小髋臼的磨损。

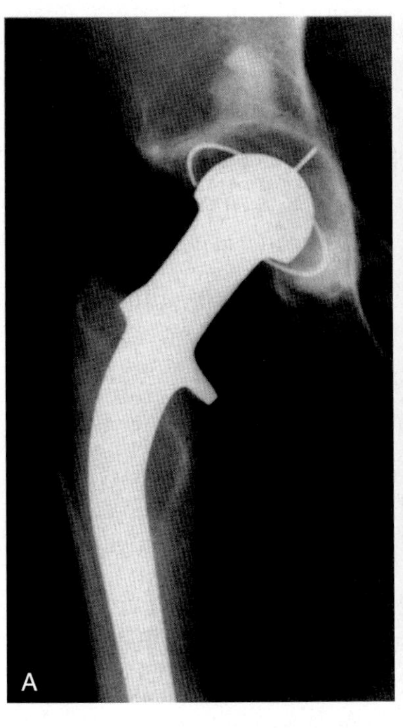


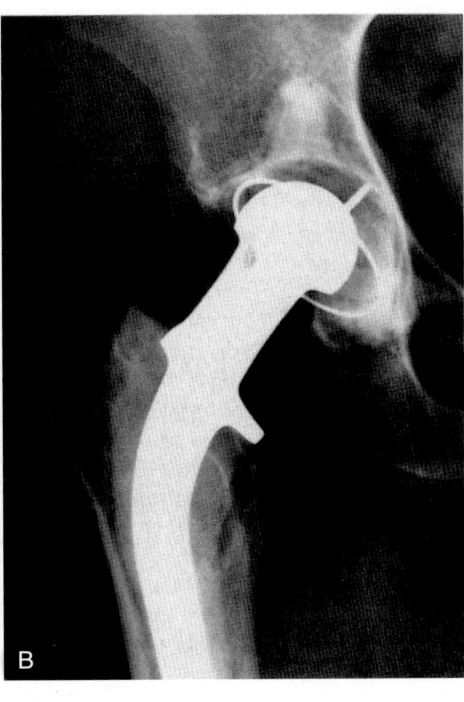


**图 14-17**　髋臼磨损。

A　全髋关节置换术后不久拍摄的正位 X 线片。

B　13年后随访检查显示股骨头相对于髋臼标志环发生了移位，提示已出现髋臼假体磨损。

**5）假体脱位。** X 线片对于证实假体脱位、明确潜在病因和发现并发症或影响复位的其他疾病都是必不可少的。一般来说假体脱位的诊断都十分明确[153, 344]。这种脱位可见于 0.3% ~ 5.8% 的全髋关节或双极假体[152]，而且最常发生于术后很短的时间内。当术后 3 个月以上发生假体脱位时，则应怀疑存在潜在的假体错位[11]。Fackler 和 Poss[11]发现，44 例假体脱位患者有假体错位（错位定义为髋臼或股骨侧假体后倾或髋臼前倾角大于 25°），而无假体脱位的患者仅有 6% 出现类似表现。在 X 线片上应能发现大转子脱离、骨水泥碎片或金属丝移位至关节内[154]以及假体部件分离。

**6）假体部件分离。** Charley 最初设计的全髋关节假体包括有高密度聚乙烯髋臼假体以及与其配合的单件股骨头股骨干假体[1]。改良设计包括有：髋臼假体的金属衬（引进于 20 世纪 70 年代，用以替代易于磨损的髋臼衬垫），固定金属衬假体的螺钉，组装式的股骨头和股骨颈 - 股骨干假体构件，可配置的假体扣圈，近端和远端假体套和多孔涂层表面[154]。在每个组装界面均可出现并发症。例如，螺钉磨损产生的金属碎屑，应用不同金属时股骨头颈移行区的腐蚀，股骨头与股骨颈分离[156, 158, 159]，聚乙烯衬垫表面的开裂，以及髋臼衬垫的分离及向下旋转[157]。Quale 及其同事[160]曾报道，有 3 例髋关节置换术后髋臼衬垫与金属衬相分离并向下旋转，使股骨头金属假体（铬钴合金）与髋臼的金属衬（钛）相关节并引起磨损（图 14-18）。X 线片（包括放大技术或软组织技术、传统的体层摄影或磷板像）能够可靠地显示聚乙烯衬垫的旋转，表现为关节内有一新月形透亮带。曾发现股骨头向外测移位。关节内的金属沉积物，形成了一条与关节囊形状相一致的不透光的曲线样致密影。这种断裂的易感因素包括曾有脱位[155]、假体的某些设计特点以及髋臼假体的垂直位置[154]。准确的诊断需要仔细观察复位后的 X 线片上是否可见表明衬垫移位的透亮区，观察髋臼壳内股骨头位置是否居中，以及是否可见提示有金属碎屑的致密线。在一些衬垫移位的病例中，股骨头在髋臼壳内的位置往往会更深。关节造影有助于诊断假体构件的分离（见图 14-18）。

**7）异位骨形成。** 全髋关节置换术后异位骨形成的原因尚不明确。其发生率为 5% ~ 90%[161]，而且在患有骨关节炎[161]、肥大性骨关节炎、既往异位骨化或对侧骨化史[164]、强直性脊柱炎[163]、弥漫性特发性骨肥厚[164]、创伤后关节炎、既往手术史或广泛手术性创伤的男性患者中[165]以及进行过不同手术治疗患者中[167]发病率会有增高。用内生骨型股骨假体的患者与用骨水泥固定股骨假体的患者相比，异位骨形成的发生率及严重程度均有增加[167]。推测其原因是，使用无骨水泥固定的假体时股骨骨髓内成分的渗出和颗粒状骨碎屑的渗出都更多[161]。形成异位骨化的细胞源自何处也尚不明确。Thomas[164]发现，血管周围组织的多能间充质细胞可分化为成骨细胞进而形成异位骨。由于这种分化发生在术后16小时内[164]，所以必须在术前或术后即刻采取必要的预防措施。

在X线片上，于术后2～4周通常便可看到这种骨化[5, 161]。Brooker及其同事提出的分类方法是量化骨形成程度的简便方法[166]（表14-5）。虽然其简单易用，但这种分类并不能区分假体大小和位置，因此会影响各骨化区域的空间划分[167]。Maloney和同事[161]提出在Brooker的III级和IV级上增加一个修饰字母来表示骨化对功能的影响（A表示无功能受限，B表示有功能受限）。

少数异位骨化患者（10%或更低）表现出活动受限或（和）疼痛的症状[168]。异位骨形成可通过非类固醇类抗炎药或放射治疗来预防[162]。研究表明，这种药物治疗不仅可防止异位骨化形成，而且可抑制在多孔涂层假体周围的骨形成[164, 169]。同样，放射治疗后发生异位骨化的风险可降低至10%以下[167]。由于辐射也会影响骨的内生，多孔涂层区域应进行遮蔽，以避开主要的辐射线束[164, 169]。粗隆截骨部位同样也应进行遮蔽。这些病例中预防性辐射的并发症包括辐射遮蔽物的错误放置，导致关节周围区域被误遮挡或使内生骨区域受到辐射。采用这种治疗方案时未见辐射诱发骨肉瘤的报道。

**8）肿瘤**。极少情况下，全髋关节置换术曾伴发恶性肿瘤[170–174]。Brien及其同事[171]注意到，1990年之前曾报道过11例在髋关节假体周围发生恶性肿瘤，报道的其他一些肿瘤发生于其他类型的矫形器具。骨和软组织内均可发生肿瘤，其中包括骨肉瘤、纤维肉瘤、恶性纤维组织细胞瘤、高恶性度骨肉瘤、上皮样肉瘤和滑膜肉瘤。在X线片上，这些肿瘤必须与对碎屑的异物反应所形成的假肿瘤相鉴别。由

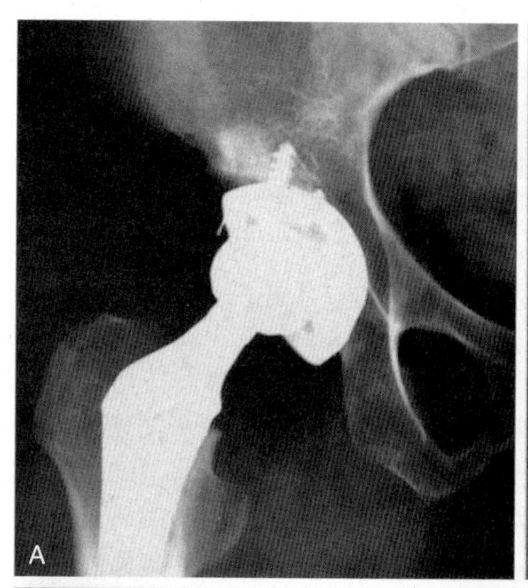


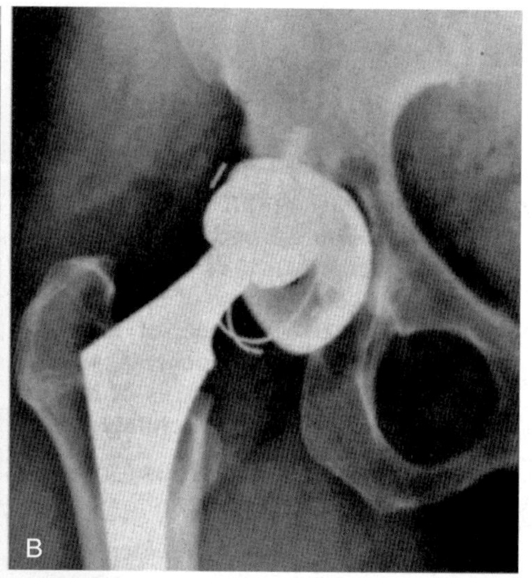


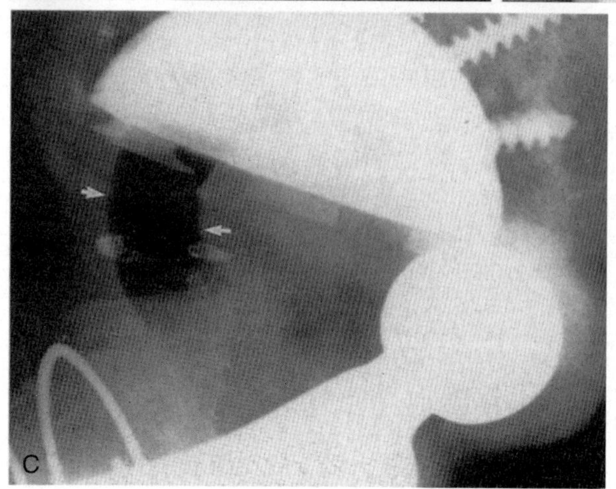


图14–18 髋臼破坏。

A 前后位X线片显示内生骨型髋臼假体无松动。可以看到髋臼衬垫的标志环。

B 随访X线片显示内生骨型髋臼假体从骨质处移位以及髋臼衬垫移位（如标志环所示）。

C 另一名患者，髋关节造影时显示股骨侧假体脱位以及髋臼衬垫移位（箭头）。

**表 14-5　髋关节周围异位骨化的分级**

| | |
|---|---|
| I级 | 软组织内形成骨岛 |
| II级 | 股骨近端或骨盆周围的骨，并置骨性表面之间至少相隔 1cm |
| III级 | 股骨近端或骨盆周围的骨，并置骨性表面之间的间距减小到小于 1cm |
| IV 级 | 明显的骨性关节强直 |

From Brooker AF, et al: J Bone Joint Surg Am 55:1629, 1973.

于金属、聚乙烯或甲基丙烯酸甲酯可能有致癌效应，因此要特别注意全髋关节置换术患者的恶性病灶。应用内生骨假体时，由于其与组织接触面积较大，因此要给以额外的关注，并要提供严密审查的机会。

**3. 内生骨型（多孔涂层，生物性）固定技术[175-195]**

由于骨水泥假体无菌性松动报道的发生率较高，为此于 20 世纪 70 年代研发了无骨水泥型固定技术[14]。采用多孔涂层假体内植物的手术，目的在于提供一种耐用的关节成形术，同时获得持久满意的临床结果、避免使用骨水泥以及维持骨贮备[15]。最初应用陶瓷和多聚体多作内植物的多孔涂层，目前已被在实心金属假体上应用金属多孔涂层所取代[178]（图 14-19）。应用这些技术是希望骨质能长入到多孔表面内。但一些回顾性研究发现，骨的向内生长有局限性，而且在髋关节内常在股骨侧假体（而非髂臼假体）内生骨，而在全膝关节置换中长入股骨假体内要比长入胫骨假体内更多[183]（图14-20）。在一项综述中，Haddad 及其同事[178]得出的结论是，局限性内生骨及广泛性内生纤维组织的组合足以达到充分的固定。

新型股骨侧假体近端设计有供内生骨的区域，现已替代了内生骨表面覆盖全部或几乎全部假体长度的早期设计类型。这种仅在近端区域加涂层类型，其优势包括：侵蚀和金属释放表面积更小，远端骨干固定时近端松动和随后骨干骨折的发生率有所降低，而且在需要时更容易取出内植物[190]。

多孔涂层假体周围的内生骨取决于特定假体的设计特点、宿主骨与多孔表面的紧密对合以及通过加压配置或使用其他固定件（如螺钉或固定钉）所达到的假体初始稳定性[178, 184]。术后 4[181] ~ 6 周[187]应出现内生骨，因此在术后 6 周之前患者通常要保持不全负重。在平均随诊约 4 年的期间内比较骨水泥与无骨水泥假体，结果显示无骨水泥患者组的功能评分更高一些[196]，不过疼痛缓解程度两组相同。

Engh和同事规定了在评价多孔涂层假体时必须进行的两种评价：观察有无“骨整合”（假体直接与骨结合而无纤维层）以及评价假体的“稳定性”（在手术室内可施加的负重状态下内植物与骨之间无明显移动）[184]。当存在骨整合时，假体总是稳固的。

内生骨型假体的稳固是由于骨或纤维组织的内生所致。内生骨是最理想的状态。但即使在手术时，也不可能区分稳固的假体是由骨还是由纤维固定所致。评价多孔涂层假体的稳固性在很大程度上依赖于X线片的判读。Engh 及 Massin[192]依据初始X线片及 2 年后的 X 线片表现描述了三种类型的生物学固定及其稳定性。显示有内生骨固定的表现为最佳，欠佳但稳定的表现为纤维组织生成但稳定是延期实现的，而在不稳定的固定中，术后 1 年内假体周围既无内生骨也无致密纤维组织生成。由内生骨达到的稳定表现为内植物多孔部分的周围无反应性线样影以及在骨内膜表面和内植物多孔部分之间充填有新生骨[184]（图14-21）。当由纤维组织实现稳定时，术后 1 年拍摄的 X 线片上会出现明显的硬化细线（分界线），其平行于内植物的多孔表面但二者之间有一窄的透亮带相隔。在这些病例中只有通过进一步随访才能评价假体的稳定性，Engh 和 Massin[192]认为，

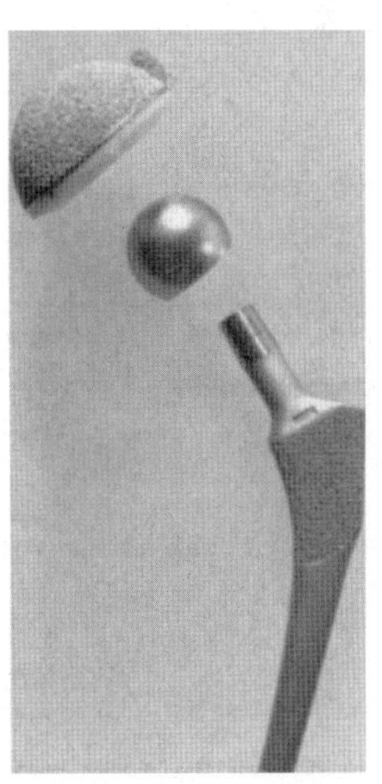

**图 14-19**　内生骨型假体。聚乙烯髋臼假体表面覆盖有金属帽。可见髋臼和股骨侧假体的不规则涂层。股骨头假体可更换，因此可以调节股骨假体的颈部长度。

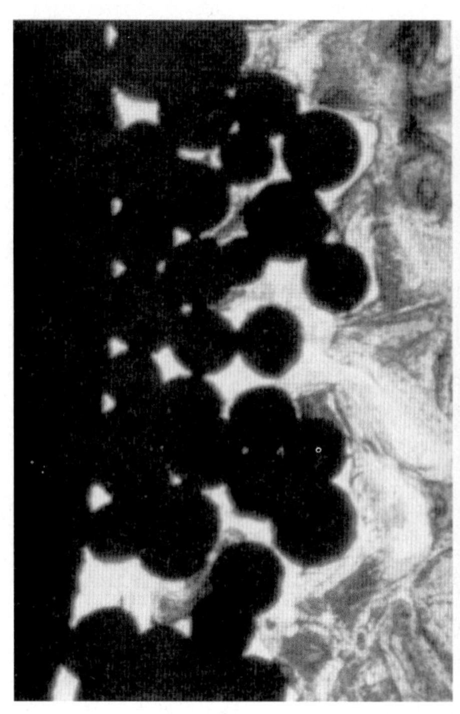
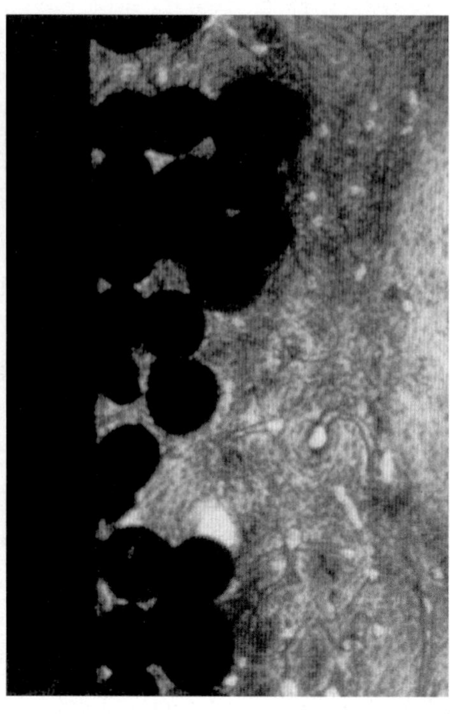

**图14-20** 多孔涂层内植物周围的内生骨。

A 术后6.5个月显微照片显示表面孔径下深处的骨细胞(20×)。(From Bobyn JD, Engh CA: Orthopedics 7:1410, 1984.)

B 术后3年显微照片显示孔间成熟的内生骨并充填于内植物表面深处的间隙内。(From Engh CA, Bobyn JD: Biological Fixation in Total Hip Arthroplasty. Thorofare, NJ, Slack, 1985.)

如果这一界面保持不变而且术后2年内假体位置未发生作何改变，假体则可能通过假体扣圈方及假体干端头周围牢固的纤维组织内生及骨形成而保持稳固。相反，如果假体发生了进一步移位，则假体会失稳。用这些征象可以制定一种评分系统，用以反映假体的固定及其稳定性(表14-6)。

在评价内生骨假体时应参考几种X线片征象，包括：(1)骨或纤维组织内生的征象(点状融合及分界线)；(2)稳定或移位的征象；(3)应力改变所致的重塑征象(股骨内侧骨皮质的增厚、骨质吸收或皮质网状化，骨内生表面边缘处的骨内膜网状骨的肥大，假体干远端周围的骨皮质肥大)。如上文所述，延假体的多孔涂层表面会出现窄的透亮带且附近伴有窄的硬化线(分界线)。即使在无症状患者中也曾发现透亮带在长度或宽度上的渐进性增大[187]。Callaghan及其同事[175]发现，41%的无症状患者中伴有窄硬化缘的透亮带出现渐进性增大。髋臼的透亮带不常见但绝大多数沿第3区走行，其在不同样本中的发生率为18%[186]～52%[175, 188]。需要进行长期随访才能全面理解这些较窄但逐渐增宽的透亮带的临床意义。

当内生骨沿多孔表面生长时，在宿主骨和串珠样表面之间见不到透亮带。髋臼假体周围内生骨的X线片特点与尸体组织学检查结果的相关对照表明，

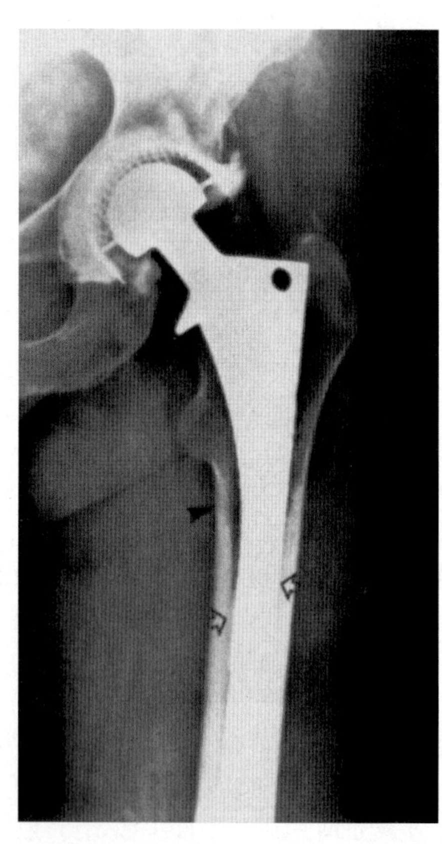

**图14-21** 稳定的多孔涂层股骨干假体伴骨内生。术后4.5年的随访X线片显示，新生骨充填于骨皮质至骨内生区端部的间隙内(箭头)。近端可见骨质缺损，伴骨皮质变薄、股骨内侧皮质骨缺损以及内侧 骨皮质密度缺失(三角箭头)(即皮质网状化病变)。

X线片常会高估骨对合的发生，而低估间隙区的存在[177]。内生骨平均为可生长表面的1/3左右，而排列整齐的纤维组织占据了功能良好假体的绝大多数剩余表面。

（1）稳定或移动的X线片表现

有骨内生证据或无假体松动征象提示假体构件稳定。但即使是固定良好的假体，在假体和骨之间也会发生相对移动，因为假体材料与骨在刚度上有差异。因此对于给定的负荷，假体的变形要比假体远端皮质骨的变形小，正是由于这种差别引起了二者之间的相对移动[186]。这种移动表现为沿假体干光滑部分出现一条窄的透亮线。透亮线（其边缘可见窄的硬化线）多见于沿内生骨假体光滑的无涂层部分以及在股骨侧假体近端偏外侧的大转子区（图14-22）。

假体设计结构的改变会使假体远端部分刚度减小，从而减小了这种相对移动。使用由钛合金制成的假体，因为其弹性系数比钴合金低，所以有助于减小相对移动。将假体干远端分裂开可使其更具柔韧性。但柔韧性太大会导致假体干承受力减弱或植入骨的剪切应力增高，从而易于引起假体松动[190]。

Engh及其同事[184]通过比较初始和后期X线片的表现对假体干远端的稳固性进行了分级。当初始X线片显示假体远端完全填充髓腔而可比的后期X线片显示假体干不再与骨内膜表面接触时，则视为存在假体失稳。当假体干持续充填髓腔，未出现反应线，并且未发生假体下沉时，则表明假体固定稳固。当假体在初始期未充填髓腔而且随访期间也未发生任何变化，则视为假体干稳定。若髓腔填充较少或在假体干远端出现反应线，则认为假体干不稳定。

**表14-6　骨内生型假体固定和稳固性的X线片征象**

| | 主要征象 | 次要征象 |
|---|---|---|
| 骨整合 | 沿多孔表面无反应线<br>内生骨把间隙桥接至多孔表面（"点状融合"） | |
| 无骨整合 | 沿多孔表面有延长的反应线（占该区1/2） | 无点状融合 |
| 假体失稳 | 进行性假体移位 | 光滑的假体干周围有反应线<br>髓腔增宽<br>支持垫形成并有反应线<br>后期进行性串珠链散落<br>透亮带增宽或透亮带分离<br>假体距肥大 |

**1）假体移位**。用所建立的基线、Ranawat三角或上文所述的模板，很容易测量出髋臼的移位。股骨侧假体随时间的位置变化往往更难以确定。Engh和同事[177]把假体移位定义为假体外侧肩部与大转子上端之间距离的改变等于或大于2mm。Callaghan和同事[175]把假体垂直下沉称之为多孔涂层内上缘与小转子顶端之间的距离减小5mm或5mm以上。股骨假体干垂直下沉超过5mm见于14%经过平均3年监测的多孔涂层解剖型（PCA）假体[179]。当假体充填髓腔不完全时，假体易发生明显垂直下沉。Kattapuram和同事[185]测量了从PCA假体多孔涂层内上缘至股骨内侧皮质最上端之间的下沉幅度[185]。这种X线片表现证明是临床结果的主要指征；下沉幅度越大临床

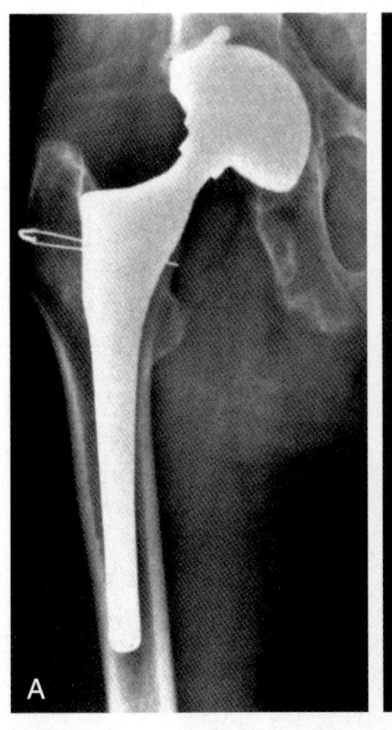


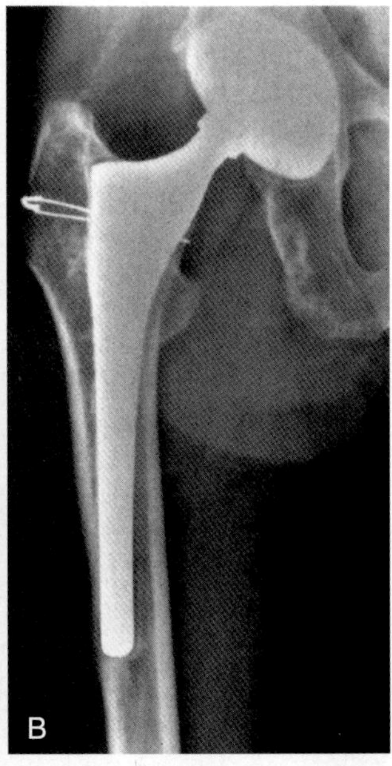


图14-22　可疑假体松动的透亮线。

A　内生骨型股骨侧假体处于内翻位。沿假体干的光滑部分可见薄的透亮区，但在骨内生区无透亮带。

B　3年后，股骨假体干发生下沉，伴假体干内翻加重以及假体与大转子之间近端透亮带的进展。骨内生内侧表面无透亮区。

结果越差，特别是第一年后下沉幅度增加时。下沉超过10mm或第一年后继续下沉则提示预后不良。

2)**串珠丢失**。串珠向邻近软组织内移位的临床意义取决于移位发生的时间顺序。Engh及Massin[192]发现，在343例解剖髓腔闭锁（AML）假体中有4%发生了表面串珠移位。13例中有5例这一表现出现于初始X线片上，但在随访的X线片上无明显进展。据推测，在这些病例中串珠是在插入假体构件时移位的。在所有这些患者中，通过早期内生骨固定或延期纤维组织固定都实现了稳定固定。有5例发生了串珠进行性移位；2例的股骨假体失稳，3例表现为延期纤维组织稳定。因此串珠的进行性移位提示假体失稳（图14-23）。这种表现并非少见，在一项2年期的随访研究中发现股骨侧假体失稳约为28%，而髋臼侧假体失稳为18%[175]。Kattapuram及其同事[185]发现，5例失败假体中有4例周围有移位的串珠，但也可见于稳定的假体周围[185]。

3)**骨皮质增厚**。股骨的骨皮质局灶性增厚可由许多机制引起。它可能表明假体近端及内侧固定不良，并伴有假体内翻移位。内外侧假体柄松动可产生一种风挡雨刷效应,从而导致内外侧骨皮质增厚，通常会伴有假体松动的其他表现。骨皮质增厚也可见于固定的股骨侧假体，是由骨质相对更为坚硬的假体干发生相对弯曲变形所致[187]。

4)**髓腔充填**。股骨侧假体干相对于股骨干的大小对预后有重要意义。Engh和Massin[192]发现二者之间的关系是影响内生骨型固定的最重要因素：当髓腔内充满假体时，随诊检查中常易见到稳定的内生骨固定。令人遗憾的是，髓腔充填往往也更容易伴发近端的骨质吸收（应力遮挡作用）[190]。Callaghan及其同事[175]认为，如果正位X线片显示假体干与皮质骨在内侧或外侧至少有一个部位紧密接触，而且侧位片显示假体表面在假体的近端和远端与前缘皮质相距在2mm以内，以及在假体后弓部位与后缘骨皮质相距在2mm以内，则股骨假体干处于最佳固定位置。Engh和Bobyn[190]把髓腔充填定义为植入物在峡部内同一水平与内侧和外侧骨内膜皮质相接触。

5)**应力遮挡**。应力遮挡是指当应力从该区域转移时邻近假体的骨质缺失。这种表现与假体的硬度（铬钴合金假体的硬度比钛合金假体大）以及固定的类型与位置有关。如果界面接触良好，应力将通过此系统最硬的部位传递[181]。因此，如果假体与骨相连接,应力将从假体的一端传入然后从另一端传出，因此应力将从周围骨处转移。因此存在应力遮挡则表明内生骨已形成[192]。造成更严重应力遮挡作用的因素包括：假体干较大（≥13.5mm），2/3或全部假体干表面有多孔涂层，假体干充满整个髓腔，X线片上有内生骨表现，以及患者年龄为50岁或50岁

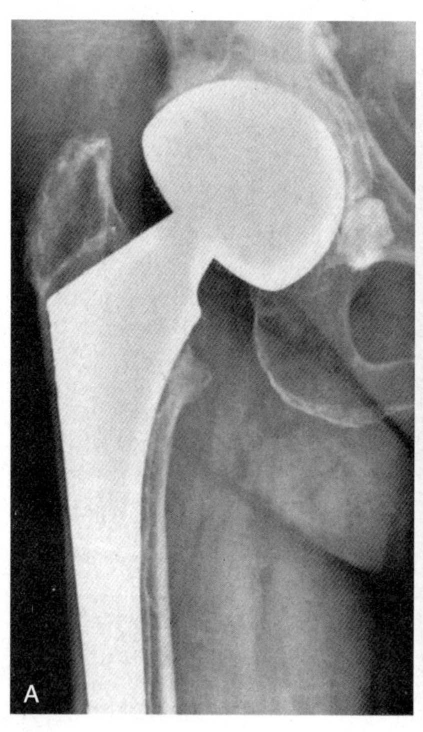


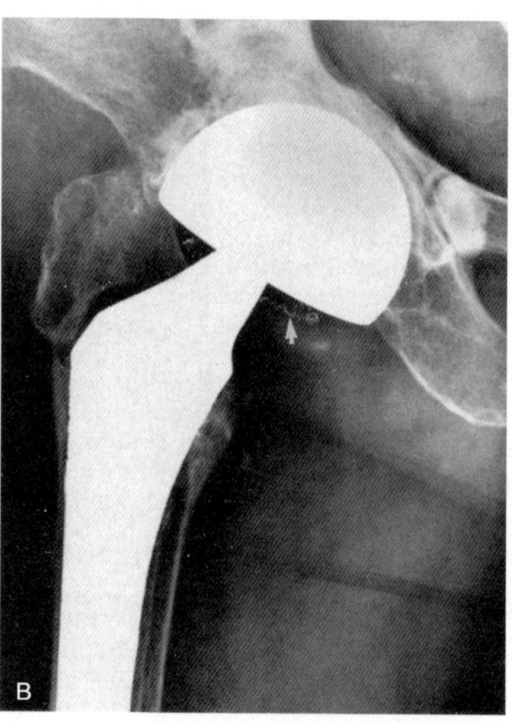


图14-23 内生骨型股骨侧假体松动伴假体移位和串珠移位。

A 在对前期松动的假体行翻修术中植入了内生骨型双极假体。3年后，股骨侧假体出现下沉伴假体与骨的交 界处透亮带增宽。宽的透亮带沿内生骨表面走行并沿假体干光滑部分蔓延，同时移位的串珠数量增多，这些表现也提示假体松动。

B 一年后,可见股骨侧假体松动更为明显而且有大量串珠移位至关节内（箭头）。

以上[190]。

应力遮挡引起的骨质缺失在 X 线片上表现为：骨皮质内形成隧道（皮质网状化），股骨颈内侧弯曲或骨吸收，以及骨膜萎缩[184]，通常在股骨内侧皮质处最为明显。Engh 和 Massin[192]发现，在植入 AML 股骨假体干的患者中，术后 5 年有 14% 的患者出现了应力遮挡。Callaghan 及其同事[175]在 2 年的随诊检查中发现，66% 的患者显示有股骨近端密度丢失，70% 的假体距变圆。Wixson 和同事[20]发现 67% 的患者股骨颈弯曲，20% 的患者股骨颈有骨质吸收，70% 的患者出现骨皮质网状化。应力遮挡引起的骨质丢失，和其他因素（包括磨损碎屑生成的颗粒）引起的骨质丢失，在出现时间上是不同的。磨损碎屑和肉芽肿形成继发的骨质吸收发生得较晚并且常为进展性，而应力遮挡则发生于术后第 1 年内并在术后第 2 年会稳定下来[190]。骨质吸收可通过双能 X 线吸收测定法（DXA 扫描）测量假体周围的骨密度进行量化测定[338]。但是在10年期的随访回顾中并未发现应力遮挡有什么不良的临床后果[339]。

**6）骨性支柱。**“支柱”是指在股骨干侧假体远端由于该部位负重增加而反应性形成的新生骨架。其可伴或不伴假体失稳。当假体稳定时，在假体干尖端处不会出现新生透亮带或反应性硬化线。

**7）髓腔直径扩大。**插入股骨侧假体后骨干内会发生重塑改变。骨干直径以及骨髓内腔会扩大。髓腔增大在不稳定内生骨假体干患者中更为严重[192]。

**（2）闪烁显像表现[193-195]**

即使在无症状的患者中，由于预期内生骨假体可能会伴发骨质重塑过程，因此在骨扫描像上可检测到放射性同位素的摄取。在无症状的 AML 骨内生假体患者中骨扫描的定量评估显示，假体干周围与对侧正常股骨内或骶髂关节内的放射性核素积聚的比率在术后 1 年或 1 年以上较为稳定。但是依据假体设计类型不同，同位素摄取的方式可有不同[193]。在 Oswald 及其同事[194]所检测的所有内生骨型假体病例中，延期骨扫描像上均可见放射性核素摄取。假体末端内侧部位的摄取量往往会保持稳定或者随时间而减少，而且少于或等于假体末端外侧的放射性核素摄取量。在前 24 个月内，$^{111}$In 标记的白细胞扫描像上常见股骨侧假体周围摄取增加[194]。在绝大多数病例中，这种摄取少于或等于骨扫描像上的摄取，并在6～24个月的研究期内保持稳定或减少。这项研究所得出的数据表明，当三相骨扫描中流动相的放射性核素摄取增加或出现局部血池活性时，当假体末端内侧的这种摄取大于外侧的摄取或随时间（3～24 个月）而增加时，或者当股骨假体末端的这种摄取大于髂嵴内的摄取时，均提示存在有并发症（图 14-24）。当 $^{111}$In 标记的白细胞扫描像上放射性核素的摄取大于髂嵴的摄取时，以局灶性或弥漫线性方式以外的某种方式发生摄取时，或者在术后 6 个月或 6 个月以上获得的系列扫描像上表现为摄取增高时，应怀疑存在感染[195]。

**（3）关节造影和关节内闪烁显像表现[197，198]**

内生骨型假体的多孔表面周围的不完全内生骨会形成一些通道，使造影剂或同位素积聚，因此在关节造影或关节内闪烁显像上会被误诊为内生骨型假体的假体松动[198]。Harris 及其同事[199]曾描述过这样一个病例，其表现为在内生骨假体周围出现大量造影剂并有引流静脉充盈，但手术时发现固定牢固。实际上一直存在有假阳性和假阴性的检查结果。Harris 和 Barrack[32]以及 Barrack 及其同事[332]曾对关节造影在评价疼痛性非骨水泥固定髋关节假体中的效用进行过研究。共复查了 24 例非骨水泥固定股骨侧假体干的关节造影像。4 例出现了假体松动的假阳性结果，6 例为假阴性结果（敏感性为 57%，特异性为 60%，准确性为 58%）。Swan 及其同事[197]对随后做过补救手术的12例疼痛性骨内生型假体患者进行了采用不透 X 线造影剂的标准关节造影和核素关节造影。标准关节造影之前 3 小时，静脉内注射了 $^{99m}$Tc- 亚甲基二磷酸。关节内注射了造影剂后又补充在关节内注射了含 0.1mCi $^{111}$In 标记氯化物的盐溶液。然后让该关节被动活动。仅对股骨侧假体进行了评价。就检测假体松动而言，注射造影剂的关节造影结果的敏感性为 50%，特异性为 100%。核素关节造影检查的敏感性为 70%，特异性为 100%。同时分析两种检查结果发现，对于确诊股骨侧假体松动其敏感性增加至 90%，而特异性仍为 100%。为了评价造影剂关节造影和放射性核素关节造影在评估非骨水泥假体中的作用，尚需做一些进一步的研究。

**（4）其他表现**

**1）大腿疼痛。**骨水泥固定关节成形术之后很少出现大腿疼痛，但在非骨水泥固定全髋关节置换术后却并不少见。有一项报道曾提到，25% 的非骨水泥固定股骨侧假体患者出现了大腿疼痛，而经过至少 2 年随诊的骨水泥固定假体患者同类群体中未见一例[19]。Bands 及其同事[179]发现，43% 的 PCA 假体

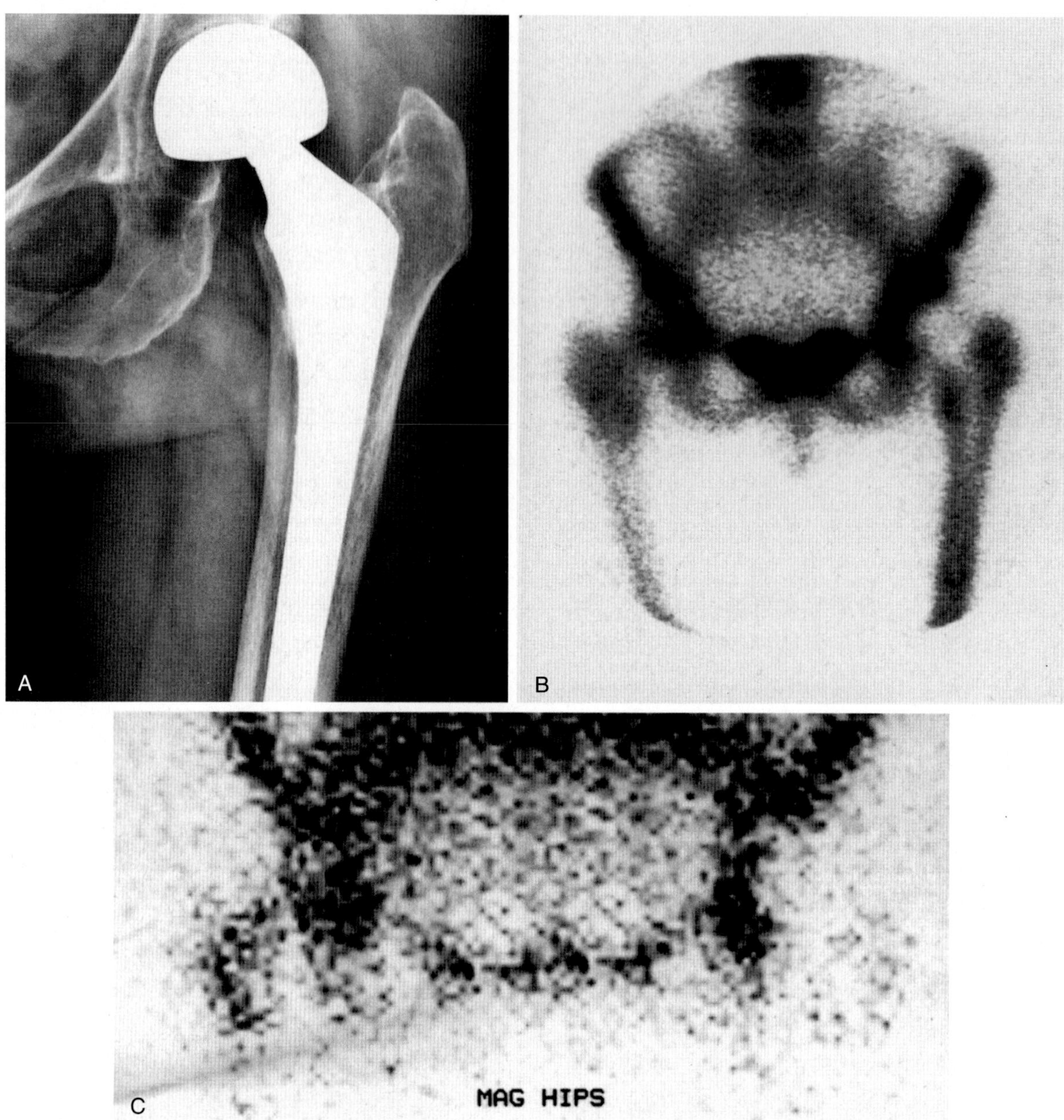


**图 14-24** 植入内生骨型假体后异常的骨扫描表现。

A X线片显示双极假体的股骨侧假体有轻度下沉。骨内生区邻近可见骨质硬化区。髋臼上部出现骨质硬化。临床上表现有疼痛及可疑感染。

B 骨扫描像显示同位素摄取增加，特别是股骨侧假体的转子区和一末端周围，这种表现提示松动。摄取增加还见于髋臼周围。

C $^{111}$In 标记的白细胞扫描显示炎症侧髋臼处同位素摄取轻度增加。手术时并未发现股骨干假体松动。

置入患者在术后某个时期出现了大腿疼痛。术后早期，这种疼痛可能是因假体构件的微小移动所致；当假体固定后这种疼痛会减轻[179]。手术第一年后持续的大腿疼痛提示假体尚未达到稳定的固定。Hedley及其同事[188]发现，手术6个月后患者出现大腿疼痛的占30%，术后1年占8%，术后2年占4%。在大腿疼痛和骨与假体界面透亮区的范围、股骨侧假体干的适配度[179]、髓腔被假体的充填量或骨内膜新生骨之间未发现有任何相关性。但股骨侧假体干处于内翻位则容易发生大腿疼痛[186]。大腿疼痛患者中于术后2.5年曾在假体干末端周围发现放射性同位素摄取增加以及骨肥大[340]。

**2）骨折**。为了促进内生骨，手术时必须将假体稳定地固定于骨内。在髋臼侧，可用螺钉或固定钉来维持固定的稳定性，而在股骨侧，可通过将假体压配到股骨内来维持稳定性。由于这种方法配合紧密，而且为了使假体与股骨皮质达到最大限度的接触而使用了相对较大的股骨侧假体，因此可能会发生股骨骨折。术后X线片必须能显示出假体末端以外的骨骼，以便对此并发症做出适当的评价。发生骨折时可能会有局灶性溶骨区（见下面的讨论）。

**3）局部骨量减少及假体松动**。如上所述，局部骨质吸收首先见于骨水泥固定的假体中，随后曾见于非骨水泥固定的假体中，包括内生骨型假体（图14-25）。1990年Maloney和合作者描述了稳定的非骨水泥固定假体附近发生的局灶性溶骨[176]。这种表现可见于约3%的患者，一般情况下发生于假体置入后3年以上。2例的组织学标本显示有巨噬细胞积聚伴颗粒状聚乙烯和金属碎屑。对154例非骨水泥固定Harris-Galante多孔涂层内植物患者进行了20～77个月的随诊发现，有20例（13%）出现骨内膜皮质缘侵蚀[135]。在12～66个月时X线片上显示有溶骨性病灶。这些病灶最常累及股骨侧假体干远端光滑部分附近的股骨。对于骨水泥固定的假体，溶骨性病灶的范围通常会随时间而扩大。

骨质溶解曾见于内生骨型髋臼假体的边缘[177]。Engh及其同事[177]发现，术后8年以上的患者约有20%在髋臼假体周围出现了骨质溶解，而随访不足5年的患者则不到5%。这些病灶常伴有髋臼假体松动[341]。

病理学检查显示，骨水泥固定的假体往往沿内生骨型假体表面形成膜层（图14-26）。在松动的内生骨型假体中，这些界面膜主要由血管化良好的疏松结缔组织以及活性大纤维细胞和编织骨岛组成[57]。此外还可见含有含铁血黄素和金属碎屑的巨噬细胞，而且在肥大细胞内发现有金属碎屑。由于这些细胞可能参与了慢性炎症和病理性骨质吸收，因此具有一定的临床意义。

**4）金属颗粒释放**[201-207]。金属碎屑可由熔结颗粒的松动和磨损、钛股骨头的磨损或者与骨相接触的股骨干假体的磨损或腐蚀而产生[135]。钛假体更常见此种碎屑，特别当其应用于关节表面时[203-205]。金属碎屑在假体松动和骨质溶解中所起的作用不如PMMA骨水泥和聚乙烯那么确定[134]。但人们仍然关注假体释放出的金属碎屑可能会有什么影响。在假体置换患者的血和尿液中曾发现金属物浓度有所升高。Jacobs及其同事[201]发现，松动的钛合金髋关节假体患者的血清钛浓度约为对照组的两倍。有文献曾提出，对金属敏感可视为假体松动的原因之一[108]。

**4. 双极假体**

双极髋关节假体是作为半关节成形术的替代方法而引入的（如，Moore和Thompson假体）。从理论上讲，髋臼假体与股骨头之间关节的活动增加会使假体与髋臼关节处的活动减少，因此可降低髋臼的磨损[208, 209]。双极假体的其他理论上优势包括：假体脱位的发生率较低，并且在需要时能将髋臼假体改为全髋关节置换术。但一些研究显示，假体内承座处活动会进行性减少[209]。

双极假体的并发症包括同侧股骨的骨折[210]、假体骨折和分离、髋臼假体的异常磨损以及髋臼衬的磨损[209]（图14-27和14-28）。髋臼衬变形可由动态

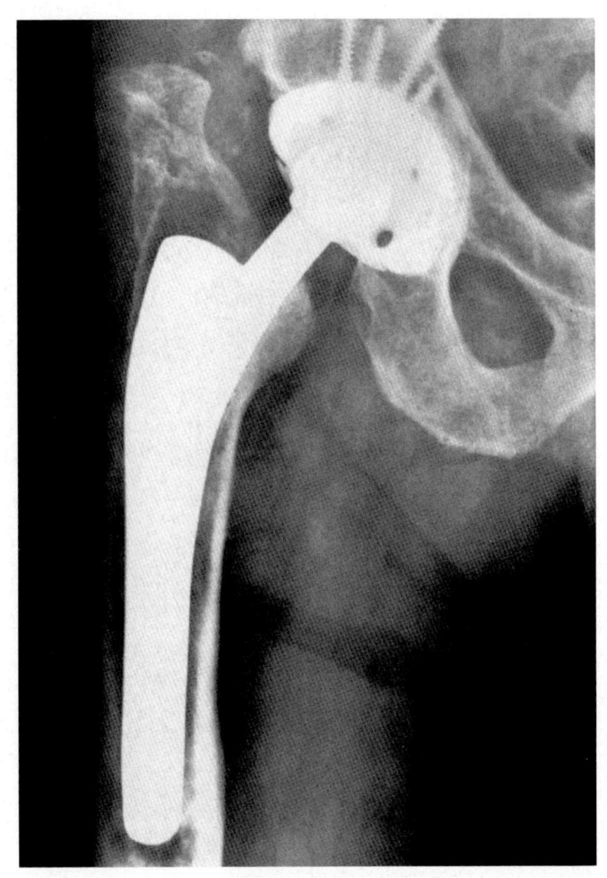

**图14-25**　非骨水泥固定假体周围的局部骨质缺损。可见压配合股骨假体干松动伴明显下沉，而且假体末端有一局部扩大的透亮区。

或静态负重或者水分被吸收所致。髋臼假体外上部承受应力可导致髋臼衬磨损和髋臼外壳倾斜至内翻位置。Incavo及其同事[209]曾报道，有3例患者由于聚乙烯内衬磨损而导致髋臼内缘和股骨假体内侧面相接触，从而在其表面形成一条沟痕。这一沟痕只有在髋臼翻修术后拍摄的X线片上才可见到。

在某些病例中曾用"单极"假体来替代双极假体。单极假体的作用与半关节成形术相同，但其采用组装构件，因此可调节股骨颈长度（图14-29）。

**5. 羟磷灰石涂层的假体[211-215]**

假体的羟磷灰石涂层可与邻近骨形成化学结合[211]，因此可促进骨的对合。这种涂层在X线片上不显影，用等离子法喷涂于股骨侧假体的近端。髋臼侧假体也可按类似方式处理。羟磷灰石涂层无毒，并随时间会被逐渐吸收[212]。

羟磷灰石涂层可使骨直接对合，其间不夹杂纤维膜[213]，因此X线片上显示为骨与假体表面直接对合，其间无透亮线。羟磷灰石涂层假体植入2年或更长时间后的随访X线片显示，在假体有涂层与无涂层部分的交界处周围有多处新骨形成区[211, 212]。在绝大多数病例中，这种涂层与非羟基磷灰石涂层的假体相比具有相同或更好的早期生物性固定[342]。然而一些回顾性研究显示的结果并不太理想[342]。Bloebaum及其同事发现，羟磷灰石涂层的髋臼假体伴发的颗粒碎屑量（取自骨质溶解患者）比多孔涂层假体或骨水泥固定假体的多[343]。Jaffe和Scott在一项回顾性文献中指出，对翻修时取出的植入物进行的分析显示羟磷灰石涂层出现了溶解和分层，但尸检的回顾性研究并未证实这些发现[342]。由于植入物的硬度与骨的硬度不同，并因此而产生微小移动，所以窄的透亮带常与假体干的无涂层部分平行。可发生假体的轻度下沉。在D'Antono及其合作者所评价的近一半病例中，由于应力遮挡而出现了假体距的吸收[212]。股骨皮质增厚最常见于3区和5区。通

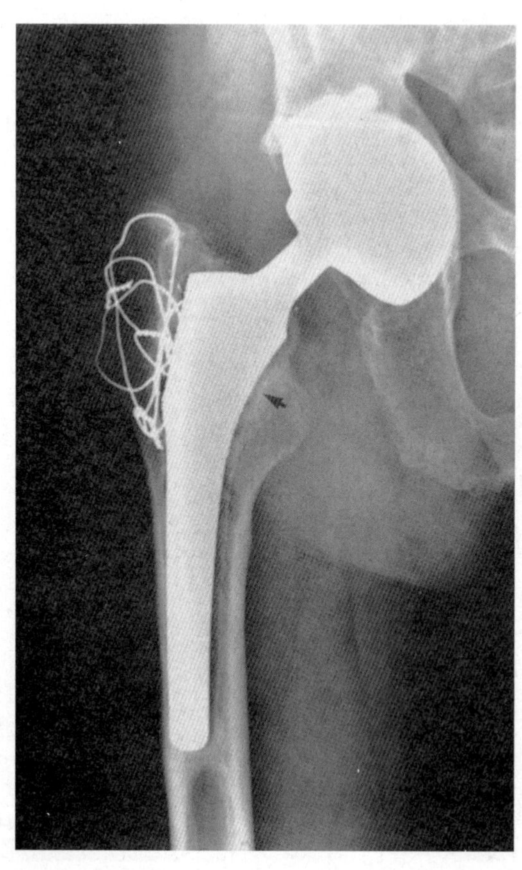

**图14-26** 松动的内生骨型股骨假体。沿内生骨区和股骨假体干光滑部分可见宽的透亮带（箭头）。软组织内可见数枚串珠。

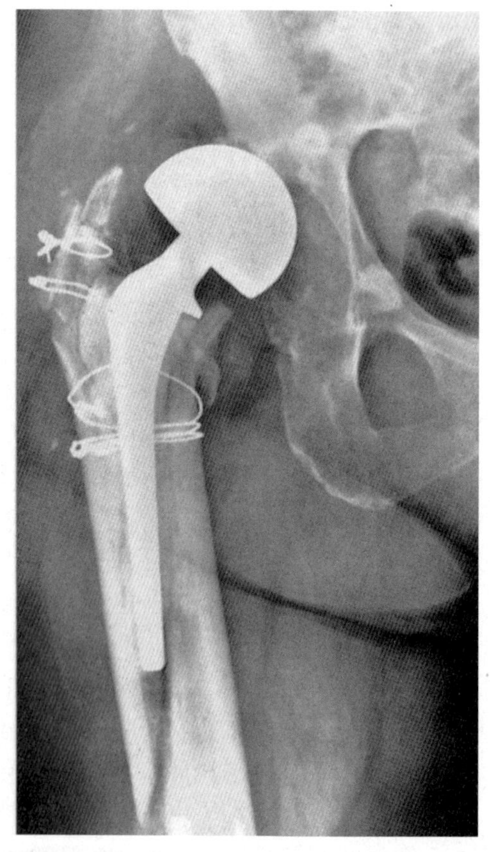

**图14-27** 双极假体半脱位和股骨骨折。双极髋臼假体向外上方移位至髋臼处。髋臼外上部分出现骨质缺损，可见此前全髋关节置换术残留下的骨水泥。股骨已骨折。

常在术后第一年内发生骨质重塑（图14-30）。

## 第二节　全膝关节置换术

全膝关节置换术用于缓解对保守治疗无反应的膝关节疼痛和功能受限，特别是类风湿性关节炎和骨关节炎患者（尤其是老年患者）[216]。对于不满60岁的骨关节炎患者、体力劳动者、运动员或严重肥胖者，通常首选骨切除术而非全关节置换术。

全膝关节置换术系指胫股各间室表面的重新处理或者胫股及髌股各间室表面的重新处理。全膝关节假体依据其所提供的稳定性（或对膝关节活动的限制）分为三种类型[217]。无限制型假体不能提供固有稳定性，允许膝关节有相当大的活动。假体的稳定性依赖于软组织的完整性或修复程度。早期表面处理类型的假体，如几何学和多中心假体，均为无限制型假体。限制型假体可提供固有稳定性，因此膝关节的交叉韧带或侧副韧带不需要保持完整。这些假体限制了关节的活动。早期的铰链假体（如，Guepar铰链，Walldius铰链）均为这种类型。遗憾的是，这些早期限制性假体并发假体松动和感染的概率较高[218]（图14-31）。新型的限制型假体具有金属-聚乙烯关节，可允许关节进行一定程度的滑动和转动（如，动态旋转铰链，限制型后期稳定的假体[218]）（见图14-31）。大多数假体为半限制型。这种类型的假体有两种：一种是保留交叉韧带型假体（例如，双髌骨、动态加压配合髁状膝关节假体），其后方有一切口，以使完整的后侧交叉韧带保持原位；另一种是牺牲交叉韧带型假体（例如全髁状假体）（图14-32）。

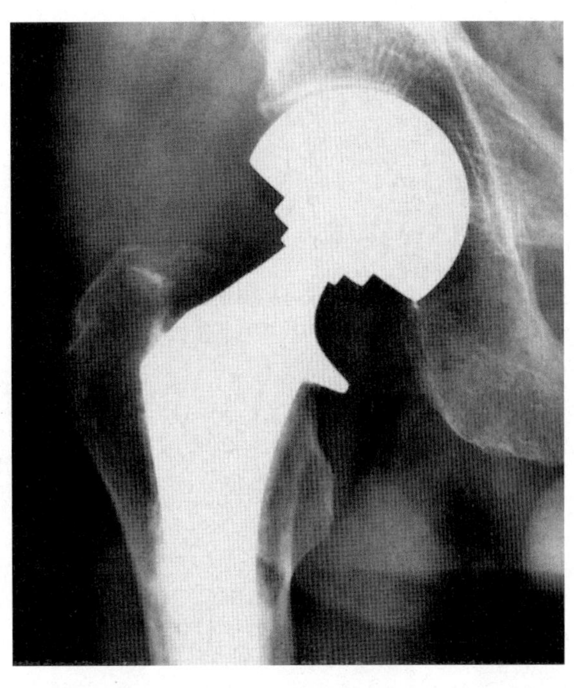

图14-29　单极假体。组装式的股骨和髋臼假体可相互连接，其作用与半关节成形术相同。移动仅发生在骨性髋臼和假体之间。

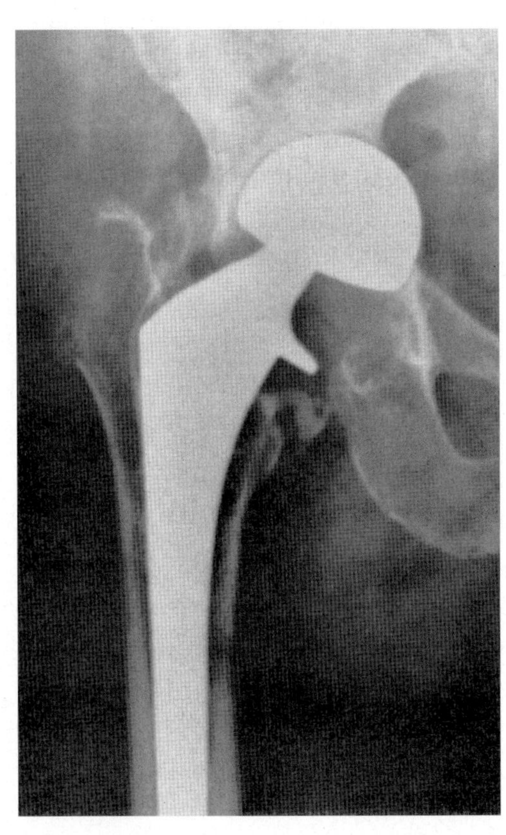

图14-28　髋臼前突时的双极假体。双极假体已向内上方移位。

单间室假体（单髁状假体）对损坏的间室的股侧和胫侧关节面都要进行重新处理（图14-33）。单间室假体仅用于损坏局限于单个间室而各韧带保持完整的骨关节炎病例。由于炎症性疾病（如类风湿性关节炎）一般会累及膝关节的所有三个间室，因此单髁状假体不能用于这类疾病。半关节成形术仅对关节的一侧关节面重新进行处理，因此极少应用。

全膝关节成形术是一项要求极严格的手术，需要关注假体定位的细节和软组织结构的平衡。膝关节的最终胫股成角应为外翻7°～9°[216]。这种成角应重建小腿的正常机械轴线（由股骨头中心经膝关

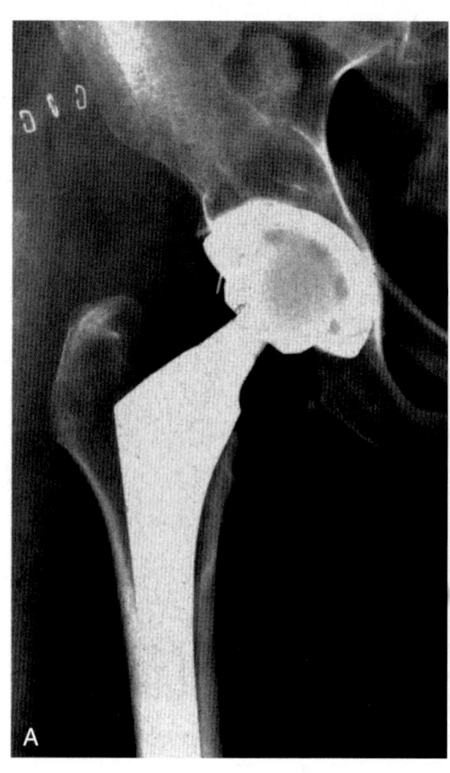


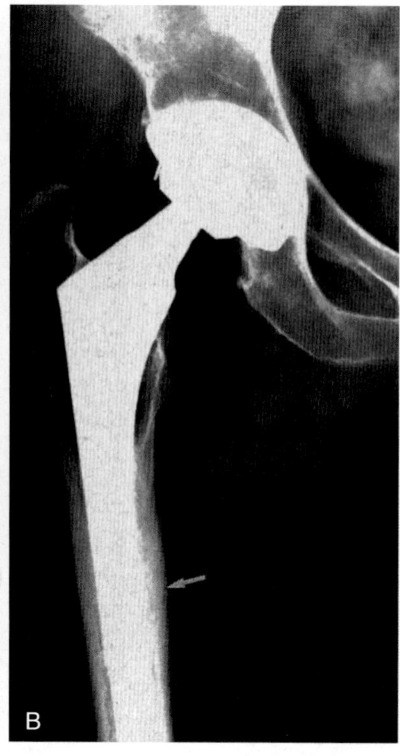


图 14-30 羟磷灰石涂层假体。

A 初始检查。羟磷灰石涂层不可见。

B 几年后，发生重塑，伴远端骨皮质增厚（箭头）及近端吸收。（Courtesy of A. Newberg, Bosston, Massachusetts.）

节中心和踝关节中心画一条线来确定）。股骨和胫骨截除后残留的骨缺损处可充填以骨水泥、移植骨、定制的假体或楔形块。一直应用骨水泥固定或内生骨固定。Windsor和Insall[216]建议在手术时重新处理髌骨关节面，但对这种方法仍有争议[219-223]。膝关节受累的类风湿性关节炎患者通常需进行髌骨关节面重新处理，以降低因残留软骨而伴发炎症的复发率。

## 一、术后表现

全膝关节置换术患者随访时要例行拍摄仰卧位和站立位膝关节前后位像以及髌骨侧位像和切线位像。小腿全长站立位像有助于制定术前计划以及术后了解假体位置。通常建议进行X线透视检查，以观察骨水泥与骨界面的形态，但应用并不广泛。由于可复制的X线片是对患者进行随访观察的理想手段，所以一直在尝试进行标准化定位。例如Sin和同事[222]就曾应用了一种定位框仪器。对X线片进行数字化处理并对视差进行校正，而且用计算机可得出许多角度测量值。由于这项技术需要用一种特殊的仪器，因此其不太可能得到广泛应用。

在正常情况下，前后位X线片显示胫股对合呈7°～9° 外翻。如果拍摄了膝关节的站立位像，则膝关节的中心应位于小腿的机械轴线上。恢复正常对合可使植入物与骨界面上承受的应力明显降低。胫骨假体应与胫骨干垂直或不超过2° 的内翻[224]。应测定胫骨假体边缘至胫骨缘之间的距离，并评价骨水泥与骨以及假体与骨之间有无透亮带及其厚度。胫骨假体内翻指的是假体向内侧的相对倾斜。Lee及其同事[224]发现，透亮线的出现与胫骨假体向内侧移位大于4mm或胫骨假体内翻倾角大于2° 有关。当用髓内而非髓外对位固定系统来定位假体时，可在术后即时X线片上观察到该系统留下的束带状影。

在侧位像上进行的评估通常应包括：测量胫骨假体与胫骨前后缘之间的距离，胫骨与股骨假体相对于胫骨干和股骨干的倾斜角，胫骨假体中心至胫骨中心的距离，以及关节线的高度[225]（图14-34）。在术前和术后检查时可对这些参数进行比较。关节线的水平可在侧位片上进行测量，系指从胫骨结节至胫骨假体关节面最低位置之间的距离，或者将腓骨小头作为参考点[226]。Figgle及其同事[225]发现，术后膝关节达到最高功能评分时胫骨假体的后缘位置与胫骨中心线相关，髌骨植入物的下极保持在关节线的近端，而且关节线变化最小。测量范围与膝关节的优良评分值（“中性”范围）相关：胫骨假体前后位置大于或等于0，关节线变化为8mm或更小，髌

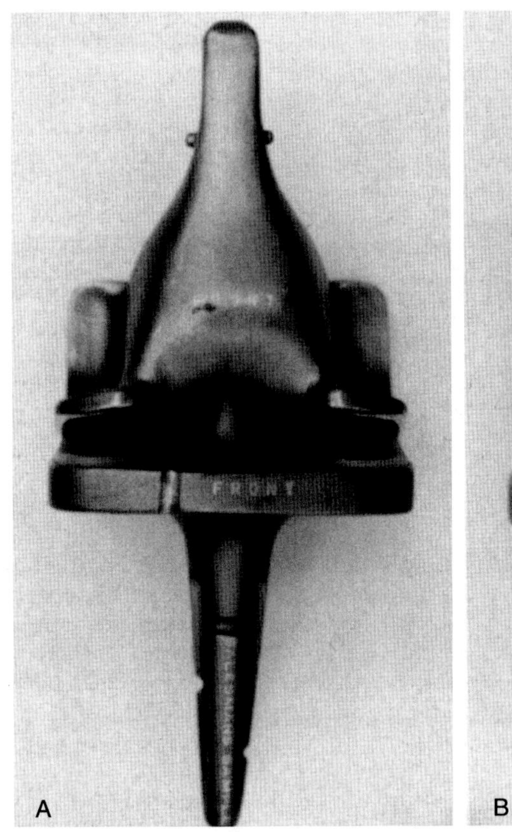

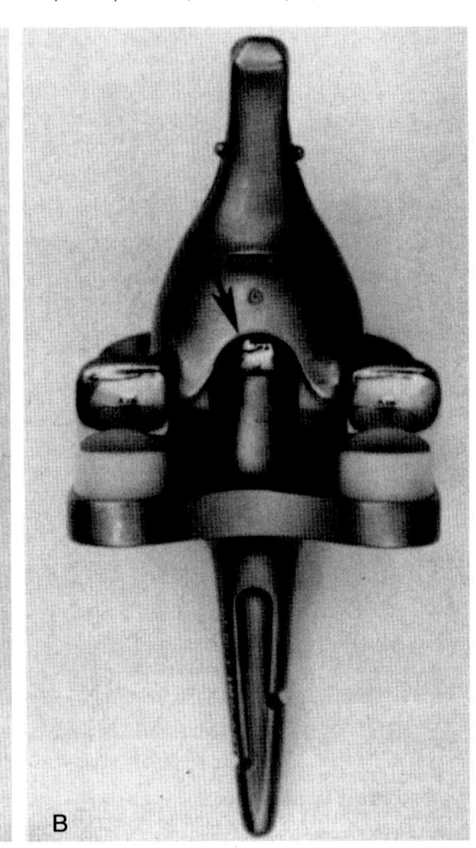


**图 14-31**　限制型全膝关节假体。球心型假体（Howmedica Inc.）。前面观（A）和后面观（B）。胫骨侧假体上装有聚乙烯衬垫以便与股骨侧金属假体相关节。全面限制是由中心位的球窝关节（箭头）提供的。

骨高度为 10 ~ 30mm[225]。

髌骨假体的位置可在髌骨侧位像和切线位像上确定。在侧位像上髌骨假体的高度按关节线至髌骨关节面下缘的垂直距离来测量[227]。髌骨高度的推荐范围为 10 ~ 30mm[225]。在髌骨切线位像上，假体应与股骨侧假体对称地接触。Gomes 及其同事曾描述过其他一些测量方法[227]。

正常的骨质稀疏区可见于股骨前方部位的股骨假体下方，约发生于全膝关节成形术后的 2/3 病例[228]。这种骨量减少代表应力遮挡引起的反应性骨

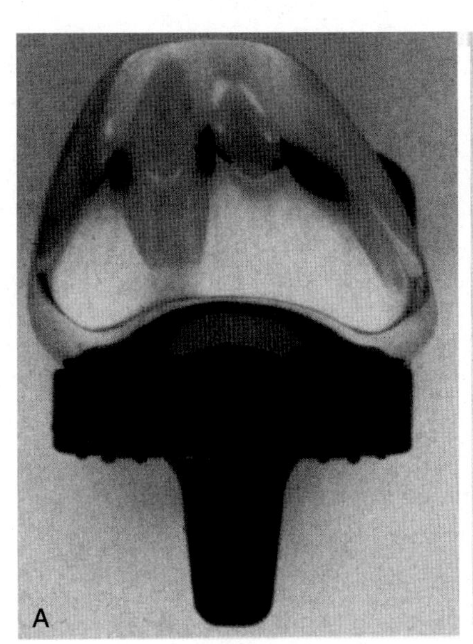

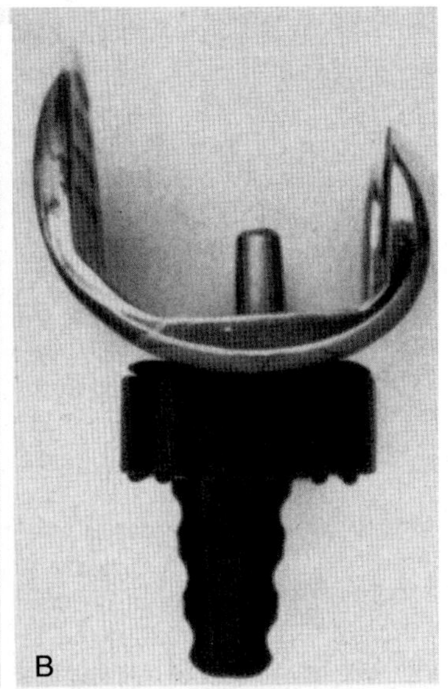


**图 14-32**　半限制型假体。多范围假体（Zimmer, USA）。前面观（A）和后面观（B）。这一装置为部分限制型全膝关节成形术，可保留后交叉韧带和侧副韧带。单件的股骨侧金属假体与单件的胫骨侧聚乙烯假体相关节。

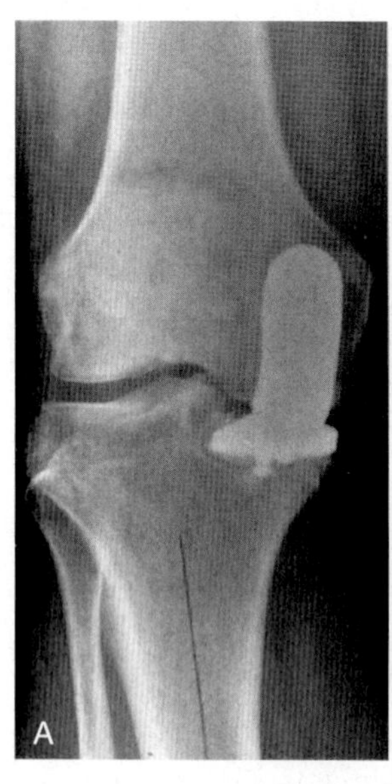


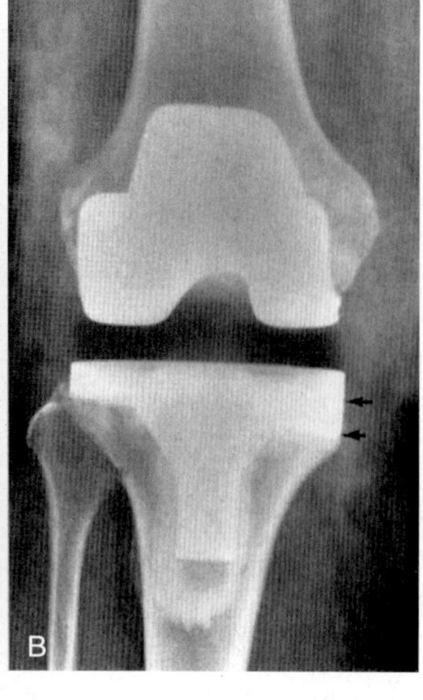


图 14–33 单髁状假体的松动。

A 膝关节 X 线片（患者取直立位）显示出在膝关节完全处于内翻位的单髁置换假体。胫骨假体已下沉至胫骨内，而且在胫骨假体的骨水泥下有一条 1mm 宽骨水泥 – 骨间透亮带。胫骨关节面可疑有磨损。

B 全膝关节假体置换翻修术恢复了关节的生理性外翻。金属楔状物内侧较厚（箭头），已将其插入胫骨平台内侧下，以利于填充骨质缺损区。

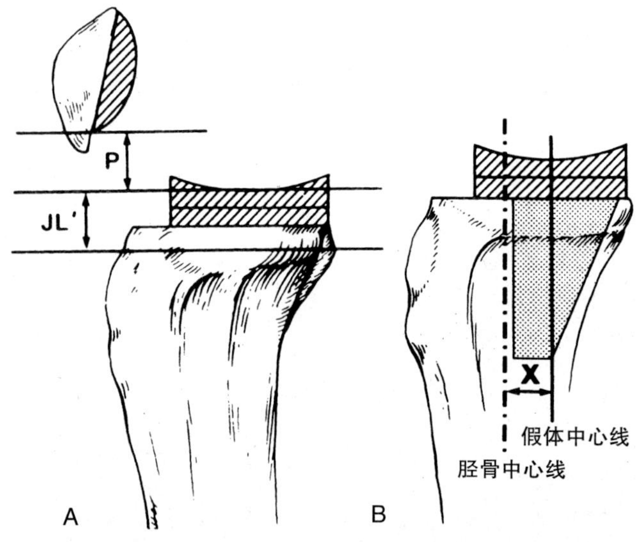


图14–34 关节线高度、髌骨高度和胫骨假体中央位置的测量。

A 在侧位像上胫骨结节至关节面的间距代表关节线（JL）的高度。髌骨高度（P）为关节线至髌骨假体的间距。

B 可对胫骨假体中心与胫骨中心线的关系进行比较。（From Figgie HE, et al: J Bone Joint Surg AM 68:1035, 1986.）

量丢失而非提示假体松动（图 14–35）。这种骨量丢失与提示有松动的透亮线的区别在于它不伴有骨质硬化线（分界线）。

应注意透亮线的宽度和位置。Wright 和同事[226]回顾了植入保留交叉韧带型假体（Kinematic 全膝关节假体）后 5 ~ 9 年的 X 线片。他们发现，40% 的胫骨假体和 30% 的股骨侧假体出现非进展性透亮带，宽度小于 1mm。膝关节学会曾提出一种记录这种 X 线片特征的标准化记录系统[229]（图 14–36）。每一种假体的最后评分级等于每一透亮带内每条透亮线厚度（以 mm 为单位）之和。

## 二、临床结果

全膝关节置换术的临床结果良好。例如，Buechel 和 Pappas[230]的长期随访评价显示，90% 以上骨水泥假体保持在原有位置，而且术后10年以上膝关节评分比较满意（良好）。非骨水泥固定假体 6 年随访显示几乎均很成功。Lee 及其同事[224]发现，至少随访观察 7 年的保留后交叉韧带髁状假体有 95% 的结果为优秀；Wright 和同事[226]发现，90% 随访 5 ~ 9 年的病例预后良好或优秀。Rand 和 Ilstrup[231]评价了 9200 例全膝关节成形术的病例，并发现了 4 个独立变量，如果这些变量存在，在 10 年随访检查时会有 97% 的植入假体保持在原有位置。这些因素为：初次行全关节置换术，确诊为类风湿性关节炎，年龄为 60 岁或 60 岁以上，以及带金属垫胫骨假体件的髁状假体。5 年随访结果显示，用或不用骨水泥固定的假体具有类似的存在率[231]。

## 三、并发症

### 1. 髌骨并发症

全膝关节成形术后需行翻修术的病例大多数与髌骨并发症有关[226]。髌骨的应力性骨折、髌骨假体的松动以及髌骨假体的脱位或半脱位是最常见的并发症。髌股关节活动受限越明显的假体，髌骨假体松动的发生率也越高。

据报道，高达 21% 的病例中可出现髌骨应力性骨折[232]。这些骨折常在 X 线片上被偶然发现（图 14–37）。老年人以及应用较复杂假体时，髌骨应力性骨折的发生率会增高。根据 Brick 和 Scott[232]所述，如果骨折移位超过 2mm，出现明显的伸肌迟滞并引起失稳，或者发生假体移位，则提示需进行骨折固定。Goldberg 和同事[233]得出的结论是，不伴有髌骨脱位、假体松动或伸肌机构完全断裂的骨折可进行保守治疗。尽管膝关节外侧松弛被认为可提示髌骨骨折，但对有和没有外侧松弛的患者进行比较显示，髌骨骨折更常见于无此表现的患者。

髌骨假体松动与其他假体松动类似，也可以无症状。髌骨骨坏死被认为可提示存在假体松动和应力性骨折。

在X线片上髌骨错位很容易辨认。Brick和Scott所评价的2887例全膝关节置换术病例中发现24例有症状的髌骨半脱位或脱位[232]。髌骨半脱位源于软组织失衡、假体位置不正、对位不齐、关节积血和创伤。

最初使用无金属垫的聚乙烯髌骨假体。新型假体在设计上加有金属垫，其目的是：把负荷更均匀地传递至骨骼上，减少聚乙烯变形的可能性，以及为内生骨增加一个多孔表面[234]。尽管胫骨[216]和髋臼假体加金属垫取得了成功，但髌骨假体加金属垫要求用的聚乙烯表面较薄因而最终会引起聚乙烯磨损。Bayley 和 Scott[237]在 25 例髌骨假体失败的病例中发现有16例聚乙烯在金属垫锐缘处向外侧断裂[237]。聚乙烯的磨损或分裂，或者其从金属垫上移位[238]，会使股骨假体的金属件与髌骨假体的金属件相摩擦，从而产生金属碎屑并形成滑膜炎。在某些患者中，这种滑膜炎可伴有关节抽出液的黑色变[239]。

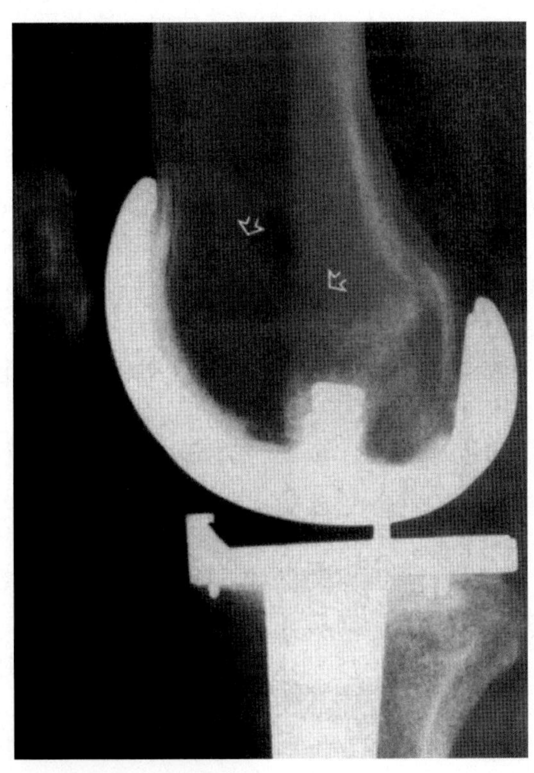

**图14-35**　全膝关节置换术后股骨上的应力改变。无硬化边缘、边界不清的骨质减少区见于股骨的前部（箭头）。

X 线片检查通常可在术前确诊髌骨假体的断裂。聚乙烯关节面的变薄或移位一般可显示在X线片上[235]。X 线片上还可发现其他异常：固定钉与金属垫结合处的疲劳骨折，多孔涂层与其下方金属的分离，以及金属垫移位伴固定钉与钢板结合部位骨折[235]。X 线片上常可见金属性滑膜炎，通常表现为一条高密度线勾勒出肿胀的关节轮廓（称之为“金属线”征），或表现为弥漫性关节积液不透光影[240]（图 14-38）。由于存在这些并发症，在新型髌骨假体中淘汰了金属垫。

**2. 关节失稳**

当软组织限制不充分时，关节失稳可能是全膝关节置换术的一项并发症（图 14-39）。

**3. 假体松动**

一般认为，胫骨假体松动是全膝关节置换术后行全关节翻修术的最常见原因[224]。但Wright及其同事[226]未发现一例股骨或胫骨假体松动。Insall[337]发现，1.8% 的全髁型假体可发生松动。因此，假体松动的发生率似乎小于全髋关节置换术后的发生率。胫骨侧假体最常被累及，松动最常发生于骨水泥与骨的界面处。骨水泥假体松动的指征为：透亮带宽（2mm或以上）或逐渐增大，下方骨小梁塌陷，下方骨水泥碎裂，假体位置改变，金属与骨水泥间出现透亮带，以及在负重位 X 线片上膝关节成角改变[5]（图 14-40 和 14-41）。此外，术后头 3 ~ 6 个月之后内生骨型假体表面出现连续的串珠脱落也提示存在假体松动[241]。

全膝关节置换术数年后骨扫描像上常显示放射性同位素活性轻至中度增加[242]。骨扫描正常便可排除假体松动或感染。

在关节造影像上若骨水泥与骨界面间有造影剂渗入便可确诊假体松动（图 14-42）。一般情况下应采用不透 X 线的造影剂并要注射至髌上囊完全充盈为止。应在活动膝关节和行走之后摄前后位、斜位和侧位 X 线片，摄片时肢体加不加牵引均可。

**4. 假体磨损[240，243-254]**

全膝关节置换术后关节内的金属物沉积可能是由于金属与金属铰链的磨损或聚乙烯关节面磨损使股骨假体金属面与胫骨假体金属垫或髌骨假体金属

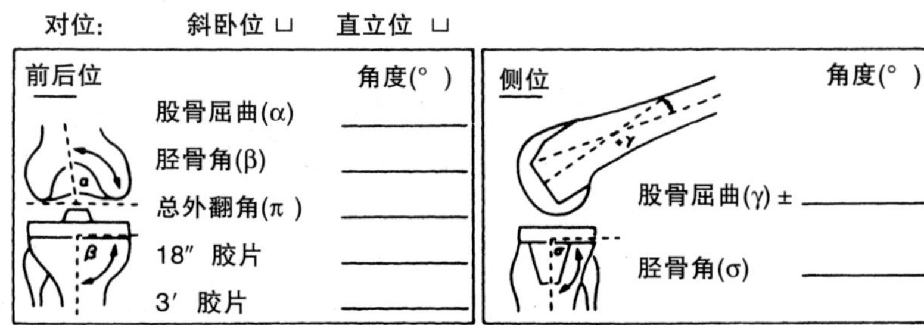

对位：　斜卧位 ☐　直立位 ☐

前后位　角度(°)
股骨屈曲(α) ______
胫骨角(β) ______
总外翻角(π) ______
18″ 胶片 ______
3′ 胶片 ______

侧位　角度(°)
股骨屈曲(γ) ± ______
胫骨角(σ) ______

植入物 / 骨的表面积
植入物覆盖的胫骨面积百分数
透亮带：指出每个区的深度（单位 mm）

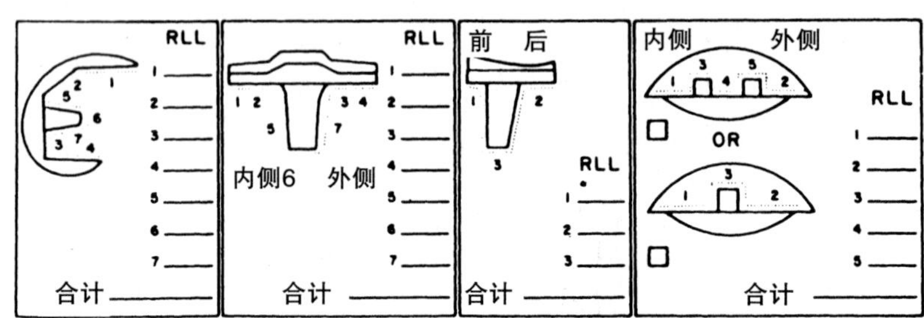

RLL 1 ___ 2 ___ 3 ___ 4 ___ 5 ___ 6 ___ 7 ___ 合计 ___

内侧6　外侧　RLL 1 ___ 2 ___ 3 ___ 4 ___ 5 ___ 6 ___ 7 ___ 合计 ___

前　后　RLL 1 ___ 2 ___ 3 ___ 合计 ___

内侧　外侧　OR　RLL 1 ___ 2 ___ 3 ___ 4 ___ 5 ___ 合计 ___

髌骨问题表
假体角度______　半脱位______
移位：内外向______　脱位______
上下向______

**图 14-36**　膝关节成形术的标准化记录系统。（From Ewald FC: Clin Orthop 248:9, 1989.）

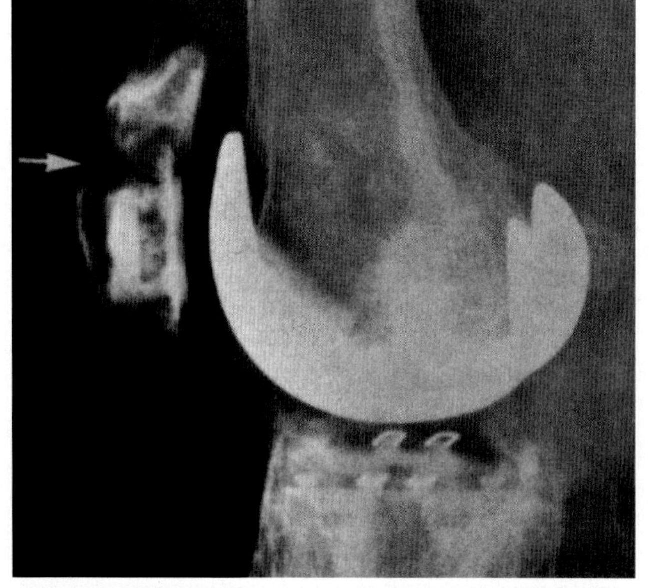

**图 14-37**　髌骨骨折。在骨与假体界面上发生一处横行骨折。（From Weissman BN: In Sledge CB, Ruddy S, Harris ED Jr, et al [Eds]: Arthritis Surgery. Philadelphia, WB Saunders, 1994.）

垫相关节而引起的。在Weissman及其同事报道的金属性滑膜炎系列病例中[240]，有2例是由于铰链磨损所致，有10例是由于髌骨假体金属垫磨损所致，还有6例是由于胫骨假体表面磨损所致。散落在关节内的金属碎屑在X线片上表现为沿关节囊轮廓的致密线状影（即“金属线”征）或弥漫性关节液致密影（图14-43）。钛是极易引起这种磨损的金属物质。Breen和Stoke[243]报道过3例肿瘤切除后在膝关节内植入钛合金大型假体的病例；沿胫骨假体前缘均形成了多个大的充液囊肿，而且这些患者的伸肌功能都不佳。

假体磨损问题受到研究者的广泛关注[244-247]。包含有聚乙烯和（或）金属的磨损碎屑可导致一种肥大性滑膜样膜的形成，其会产生引发骨质吸收的物质。这种膜样结构往往会导致甚至在无感染、稳定的非骨水泥固定全膝关节假体周围出现骨质溶解（可能会很明显），而且其往往与松动假体周围出现的膜性结构相类似或完全相同[252]（图14-44）。这一过程与髋关节中的过程相类似。释放出的颗粒大小及其数量可影响组织反应类型和程度。较小的颗粒可伴发组织细胞反应和骨量丢失，而较大颗粒则可伴发巨细胞反应[249]。

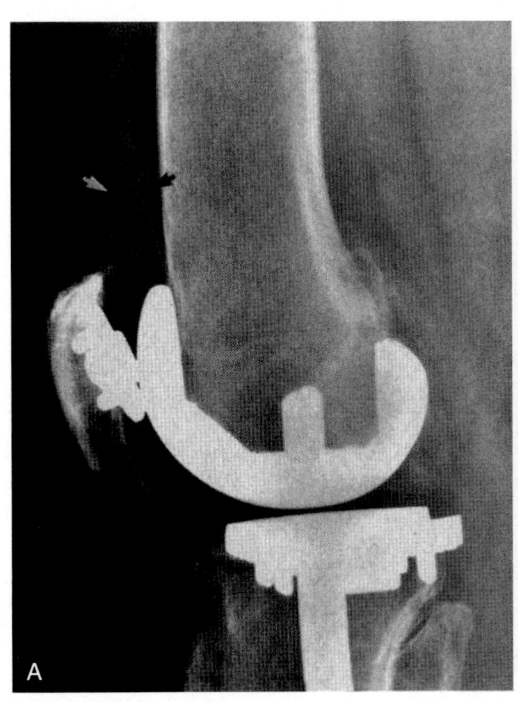

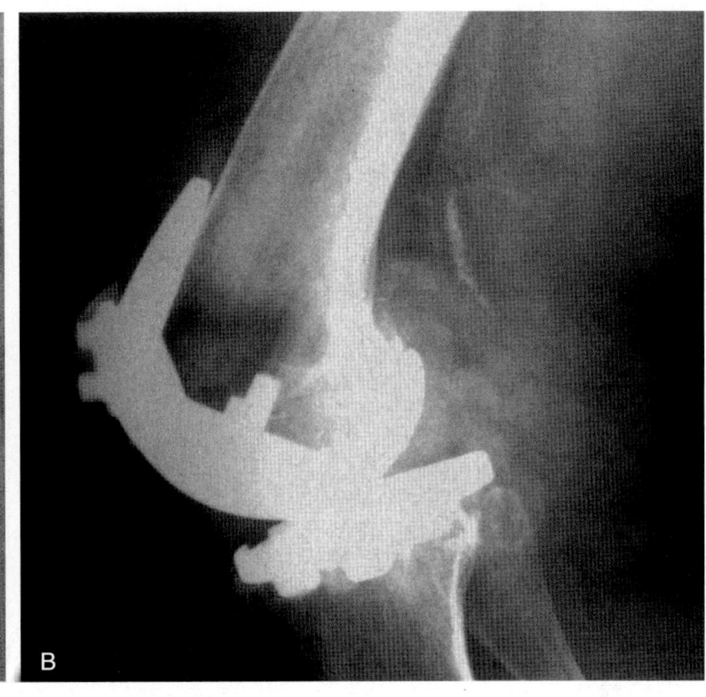

**图 14–38**　髌骨磨损伴金属性滑膜炎。

A　随访时发现该患者膝关节髌上囊出现白色轮廓影（箭头）（“金属线”征）。这一征象强烈提示为金属性滑膜炎。在这一病例中，可见髌骨假体异常倾斜，提示髌骨假体磨损为金属碎屑来源。

B　第 2 例金属性滑膜炎。X 线片显示高密度积液和髌骨半脱位。

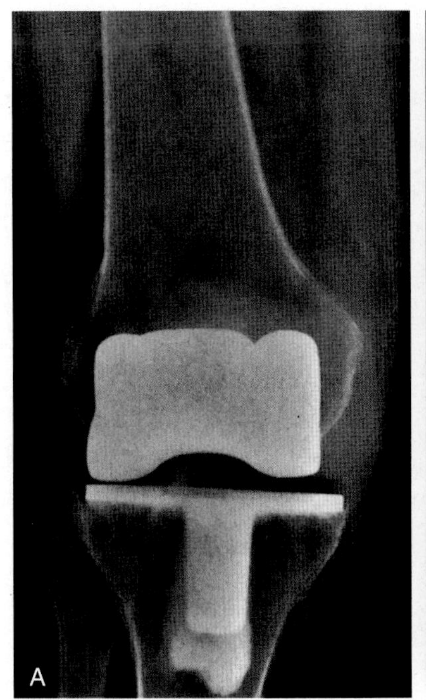

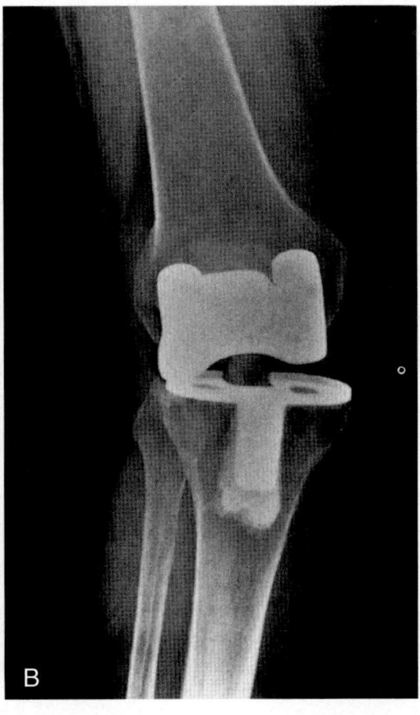

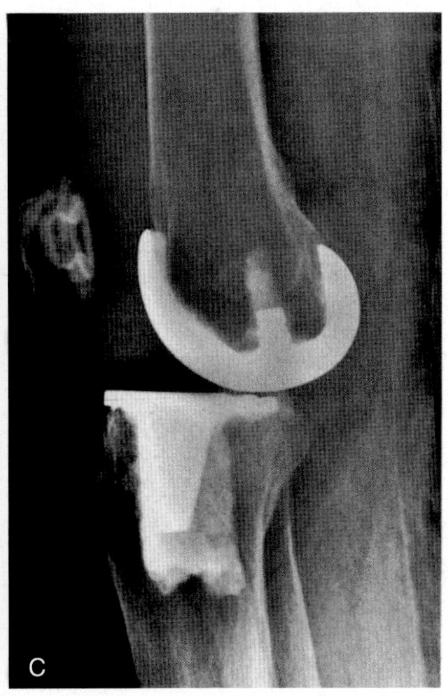

**图 14–39**　关节失稳。

A　仰卧位 X 线片显示半限制型假体处于膝关节外翻位。

B　外翻角在直立像上明显增大。

C　侧位像显示胫骨向前半脱位，是软组织失衡所致。

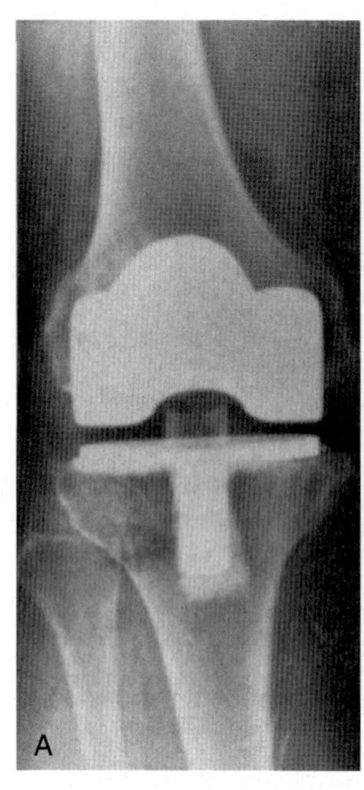


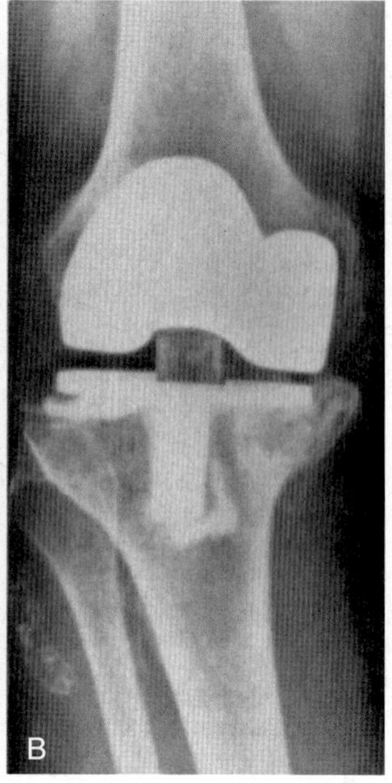


**图 14-40** 胫骨假体松动。

A 初始直立位X线片显示膝关节处于轻度内翻位。胫骨假体相对于胫骨平台的宽度而言偏小。

B 7年后的直立位X线片显示胫骨假体发生移位，伴假体内侧部分下沉、外侧和胫骨假体干区可见金属与骨水泥间透亮区、内翻角增大以及内侧聚乙烯衬垫变薄（与假体磨损相符）。

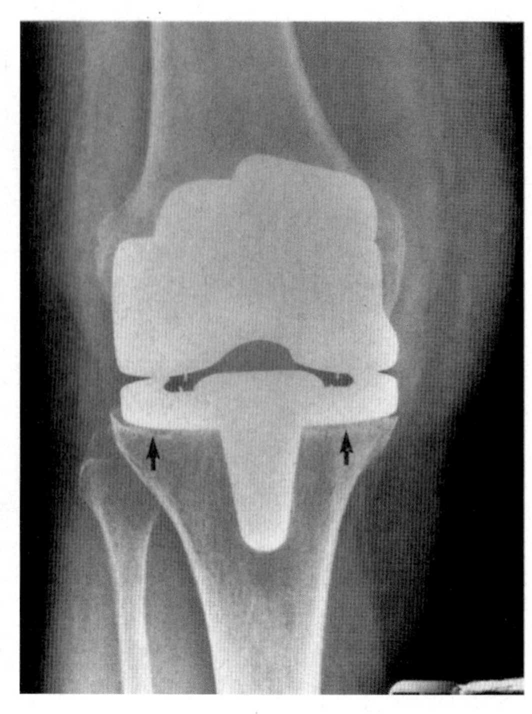

**图14-41** 内生骨型胫骨假体松动。胫骨内外平台假体下方（箭头）可见1～2mm宽的透亮线，伴胫骨假体干周围较薄透亮带。

文献曾报道过多例非骨水泥固定膝关节假体周围出现的骨质溶解病例[248, 249, 253]。在Peters及其同事对174例连续内生骨型全膝关节成形术所做的回顾性研究中[249]，16%的植入物出现了骨质溶解，最常见于胫骨内侧干骺端，并在胫骨基板周围和内侧固定螺钉沿途不断扩展。在所有出现骨质溶解的患者中均可发现大量小颗粒。在其他一些病例中还曾见股骨大块骨质溶解。通过在站立位X线片上仔细观察关节间隙的缩窄或膝关节机械轴的改变可发现胫骨假体的早期磨损[245]。立体摄影测量术对这项评价很有价值。

通过碳纤维加固来改进聚乙烯关节面强度的多种尝试均未取得成功[251]。据文献报道，碳纤维和聚乙烯曾见于膝关节假体功能良好且无明显松动的患者的外侧髂骨淋巴结内[250]。膝关节未见明显的滑膜炎。假体置换术后9年拍摄的X线片显示聚乙烯层逐渐变薄，特别是髌骨假体，但未见假体松动。

总之，膝关节和髋关节一样，骨水泥并不一定会形成异物膜或引起骨质溶解。这种情况（称之为"无骨水泥疾病"）可引起聚乙烯磨损和金属颗粒沉积。

**5. 感染**

感染是全膝关节假体置换术失败的最常见原因[236]（图14-45至14-47）。全膝关节成形术后感染的发生率为1.1%～12.4%[255]。对1973～1987年间所做的4000多例全膝关节置换术进行评价后发现了67例感染（1.6%），并发现在类风湿性关节炎、皮肤溃疡和既往膝关节手术患者中感染的风险有所增大[256]。尽管感染可出现于术后早期，但其表现可延迟若干年后再出现，特别是类风湿关节炎患者。

对诊断全膝关节置换术后感染所用的各种放射性核素方法的有效性进行了评价，结果表明联合应用白细胞标记和硫化物胶体扫描可提供最佳的准确性（95%）[257-260]。

## 第三节 全肩关节置换术

全肩关节置换假体[262-283]在理论上应能使肩关节恢复正常解剖对位关系并可提供功能稳定性。但最早的假体多采用活动受限型设计，其中的关节盂假体和肱骨假体要在固定的旋转中心附近连接在一起。

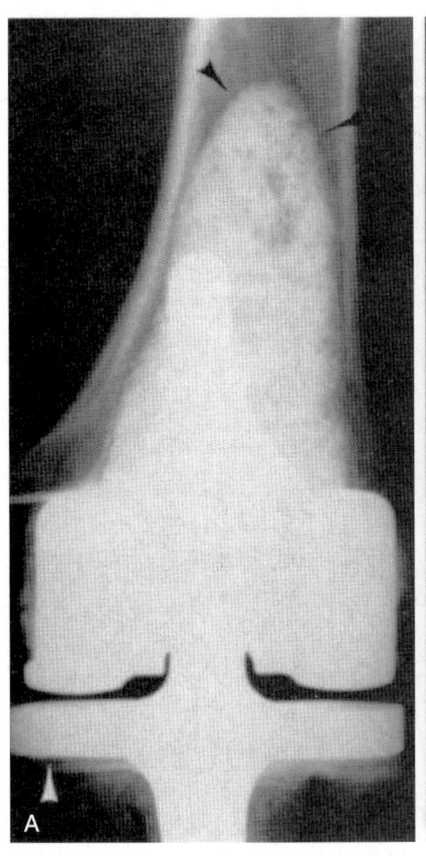

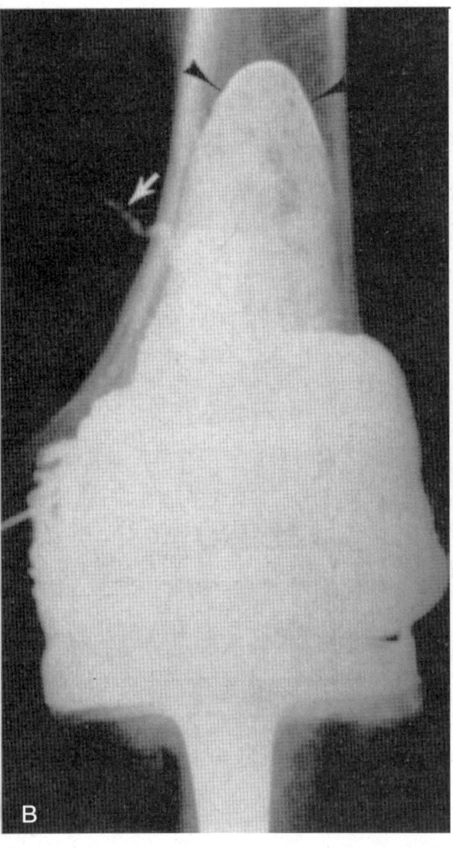

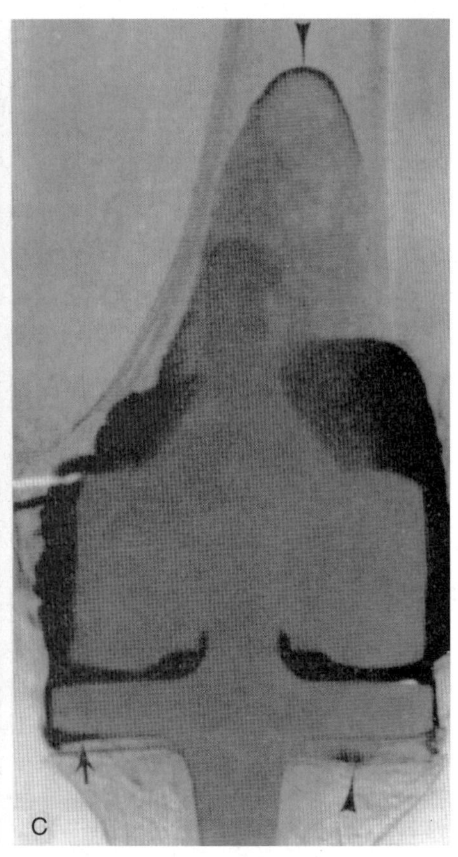


图14-42　关节造影像上显示的假体松动。

A　球心型全膝关节成形术的X线片。股骨假体的骨与骨水泥界面上和胫骨假体的金属与骨水泥界面上可见窄的（1mm）透亮区（三角箭头）。

B　关节造影像显示淋巴系统（白箭头）和股骨假体的骨与骨水泥界面内（三角箭头）造影剂充盈 。在剪影像（C）上更易显示沿胫骨假体的金属与骨水泥界面内造影剂充盈。

C　关节造影剪影像显示对比剂填充于胫骨假体的金属与骨水泥界面（箭头）以及这两个假体的骨与骨水泥界面（三角箭头）。

这些假体稳固性好，可防止肱骨假体向上移位，因此可用于严重旋转套缺损的患者，例如Stanmore、Michael Reese和Gristina假体。活动无受限型假体在关节盂假体与肱骨假体之间没有实体连接，因此需要周围软组织完整无损以保持稳定性（如Neer II型假体）。半受限型假体在关节盂假体上方有一延伸部，用以限制肱骨向上半脱位（如McNab-English假体）。和髋关节一样，也曾为肩关节研发过一种双极关节成形术。这种双极假体关节杯与肩峰和关节盂相关节。正如其名，在肱骨头和关节盂杯之间以及在杯与骨性关节盂之间这两个平面上均可出现移动。

## 一、并发症

对全肩关节置换术的回顾性研究曾显示，关节盂假体松动及假体失稳是两种最常见的需进行翻修术的并发症[277]。据报道关节盂假体松动的发生率各有不同；无类风湿性关节炎患者的无限制型全肩关节置换术为2.7%，类风湿性关节炎患者的限制性全肩关节置换术为10.4%。假体失稳最常见于无类风湿性关节炎患者的限制性假体（10.2%）。肱骨头向上半脱位经常发生，特别是类风湿性关节炎患者及无限制性假体（9%），但其并不一定导致临床预后不良[277]。

## 二、X线片表现

肱骨外旋位的后斜位X线片是术后提供信息量最多的唯一X线片检查方法[262, 266]（图14-48）。在完成常规检查时常加摄肩关节内旋位X线片。

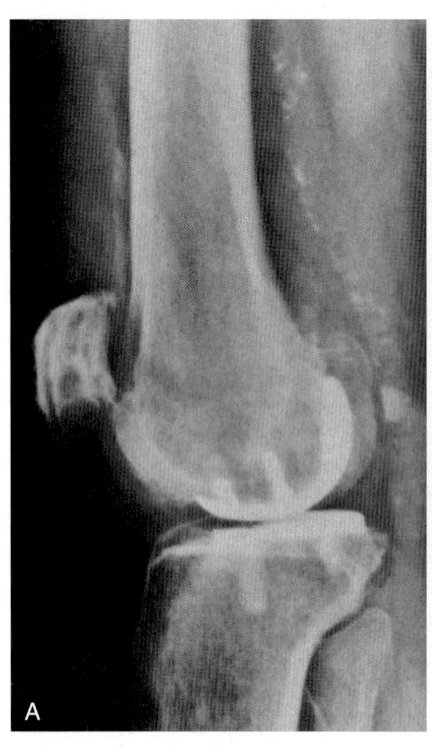


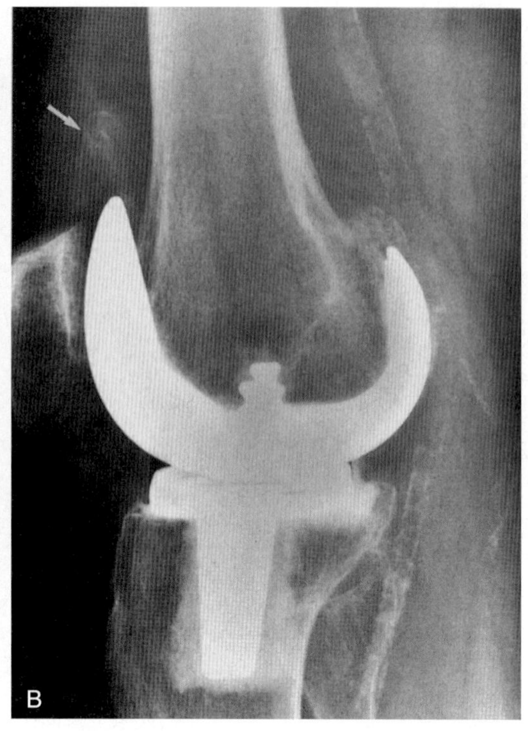


**图 14–43** 金属性滑膜炎。

A 内侧单髁型假体患者的侧位 X 线片显示髌上囊内有一条致密白色线影，提示为金属性滑膜炎（“金属线”征）。该征象是由于胫骨假体磨损所致。

B 另一例目前无症状的患者，X线片显示沿髌上囊轮廓有一条白线影（箭头），提示为金属性滑膜炎。

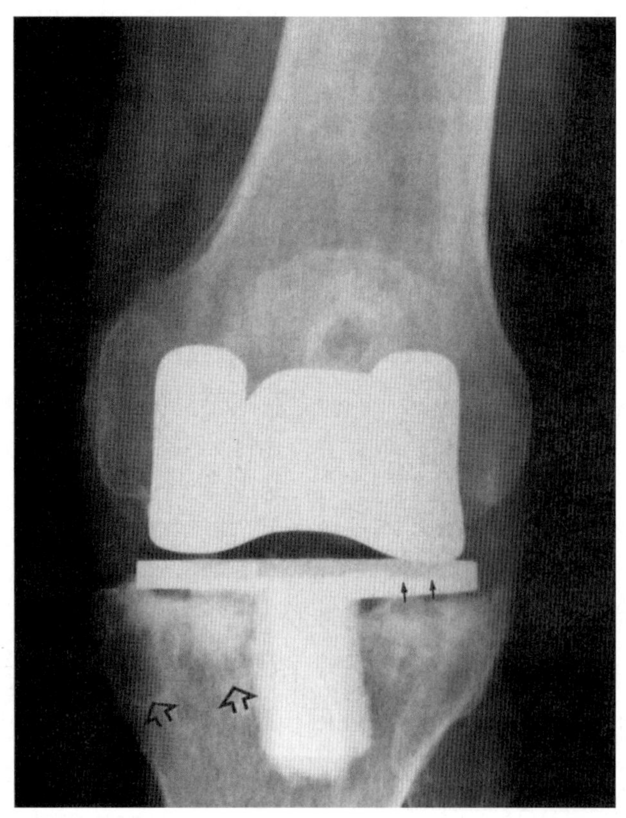

**图14–44** 组织细胞反应。由于失稳，这位患者在手术时发现有金属性滑膜炎伴胫骨假体外侧平台的磨损（实心箭头）。在骨水泥与骨界面处可见一宽的金属与骨水泥透亮带和多个边界清楚的透亮区（空心箭头）。

笔者的经验大部分来自Neer无限制型假体。肱骨假体定位时后斜 30° ~ 35° ，因此当肱骨外旋且患者转向后斜位时，两个假体均可显示在X线片。假体后斜位像一般也可显示肱骨假体下缘和肩胛盂假体下缘是否对合良好。假体头上缘的位置应高于肱骨大结节。肩胛盂假体在正位投照时的走向，可通过测量仰角（即肩胛盂假体的长轴与肩胛骨内缘之间的夹角）来评价。当肩胛盂假体向下倾斜时（闭合角），通常认为可降低肱骨向上半脱位的可能性。

肱骨假体后倾可在 X 线片上直接进行测量（Mukherjee-Sivaya[263]法）或在前臂内旋35° 拍摄的肱骨前后位像上用几何法测定[274]。后倾角可用公式确定，也可通过与标准表格比较来确定，或者从测出的肱骨椭圆头垂线与肱骨干垂线之间夹角减去40°而近似得出。在绝大多数情况下，这些估算结果与实际数值之间相差在 5° 以内。

由硬化细线所勾勒出的透亮带通常在全肩关节假体的关节盂假体附近较肱骨假体附近更常见。当骨水泥与骨间的透亮带大于2mm时，则可疑存在假体松动（见图14–48）。关节盂假体可从其下方骨中完全脱出，从而游离于关节内（图14–49）。内生骨型假体依据所传导的应力会使邻近骨质产生改变。McElwain 及 English[270]研究了 13 例内生骨型半限

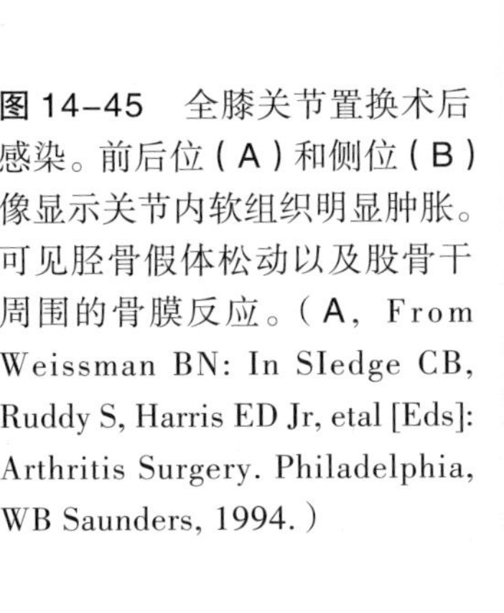

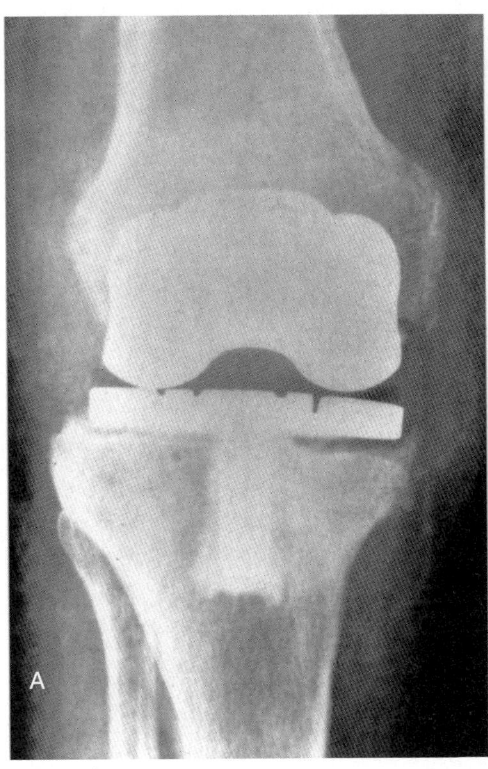


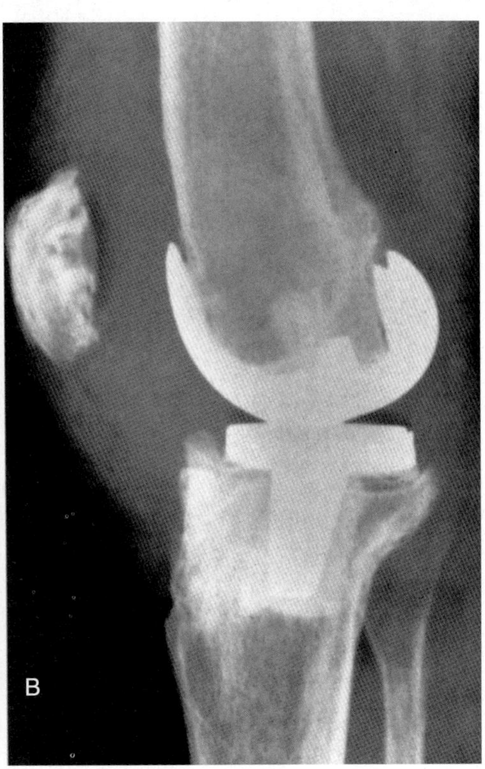


**图 14–45** 全膝关节置换术后感染。前后位（A）和侧位（B）像显示关节内软组织明显肿胀。可见胫骨假体松动以及股骨干周围的骨膜反应。（A，From Weissman BN: In SIedge CB, Ruddy S, Harris ED Jr, etal [Eds]: Arthritis Surgery. Philadelphia, WB Saunders, 1994.）

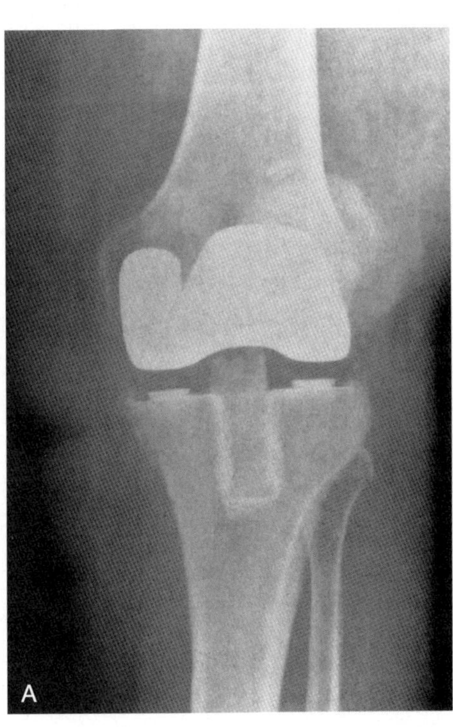


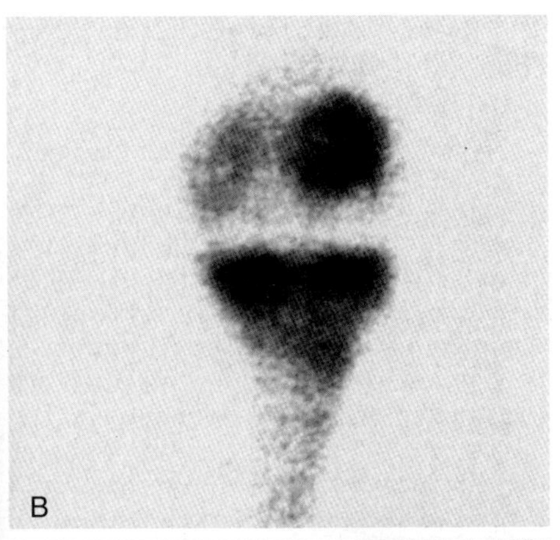


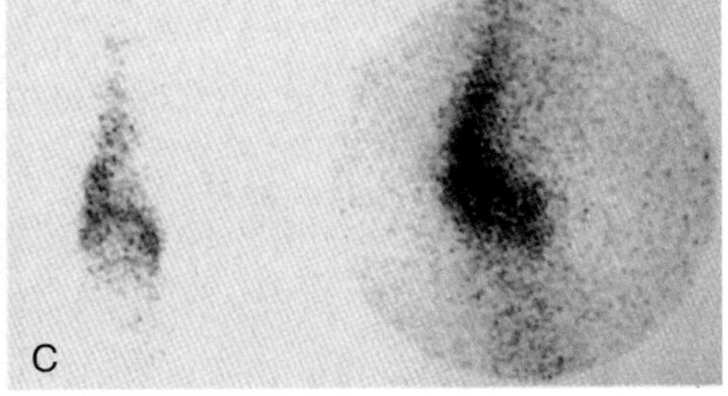


**图 14–46** 全膝关节置换术后感染。

A X线片显示无明显假体松动、骨质破坏或提示感染的骨膜反应。

B 骨扫描显示胫骨假体和髌骨附近同位素摄取增加。

C $^{111}$In标记白细胞扫描发现关节内摄取增加，提示关节感染或炎症。

（A, From Weissman BN: Radiol Clin North Am 28:llll, 1990.）

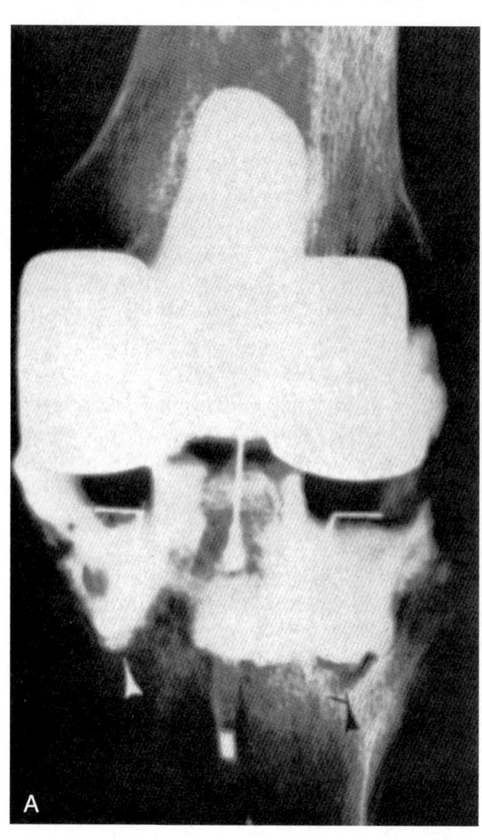


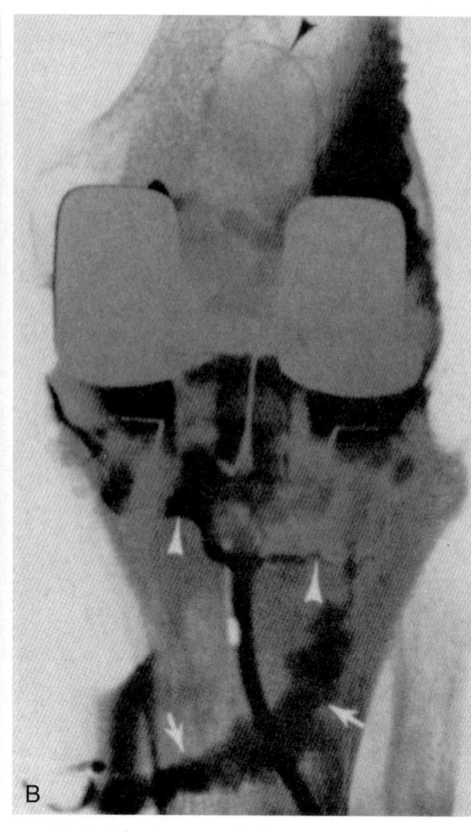


**图 14–47** 经关节造影证实的全膝关节置换术后感染。

A 穿刺针刺入后造影前的前后位X线片(几何型全膝关节成形术，髌骨切除)。胫骨假体的骨与骨水泥界面周围可见一宽的透亮带(2.5mm)(三角箭头)。

B 前后位关节造影剪影像显示沿这两个假体的骨与骨水泥界面造影剂充盈(三角箭头)。有一窦道从胫骨假体基底延伸至皮肤(箭头)。

制全肩关节假体，发现有9例患者肱骨近端皮质出现吸收，7例有网状新骨形成，5例出现肱骨近端重塑。

术后早期或晚期可出现关节半脱位或全脱位。Moeckel及其同事[284]将无限制型全肩关节置换术后发生的失稳分为上方、下方、前方或后方四种类型。上方的失稳最常见，表现为肱骨相对于肩胛盂的位置偏高(图14–50)。通常情况下，这种表现提示旋转套缺损，而假体错位(例如关节盂假体向上倾斜或肱骨相对增长)可导致或加重这种失稳[284]。Boyd及其同事[268]指出，这种情况常发生在肱骨头靠近肩胛盂旋转中心时。对术后并发症的一项综述指出，失稳最常见于限制型假体置换术后而很少见于半关节成形术后[277]。

向下半脱位的最常见原因是肱骨的残留短缩，短缩通常是肱骨骨折所致。三角肌薄弱也可引起肱骨的向下半脱位。肱骨向前半脱位或脱位可源于软组织失衡或假体错位。肱骨或肩胛骨的前倾加重提示出现了这种并发症。肱骨假体的向后半脱位或脱位也与软组织失衡和关节解剖结构改变有关。关节盂或肱骨假体的前倾可引起这种并发症。对关节盂后缘骨缺损不能进行充分矫正预示有关节盂假体前倾。因此在术后必要时要通过X线片或CT扫描来评价关节盂的状态。

Aliabadi及Weissman[262]把骨水泥假体的松动定义为沿骨水泥与骨的整个界面出现2mm或更宽的透亮带或者在假体与骨水泥界面出现某种透亮带。对于其他关节的假体，这些表现可不伴有任何症状。松动也可表现为假体位置随时间的改变。在5%的压配合Neer型肱骨假体中曾发现有非骨水泥肱骨假体的下沉[269]。关节盂假体的移位可造成假体游离于关节内。在每次X线片随访检查时一定要仔细观察关节盂假体与邻近肩胛骨的位置关系，以避免漏诊这种移位。

目前尚未对骨内生型全肩关节假体的影像特征进行过全面评价。当假体的不规则表面与骨之间出现2mm或更宽的透亮带时，特别当这种透亮带随时间而增大时，很可能存在有内生骨型假体的松动。在髋关节大概还有肩关节中，若2年后透亮带未发生改变，则提出稳定的纤维组织界面已形成。假体

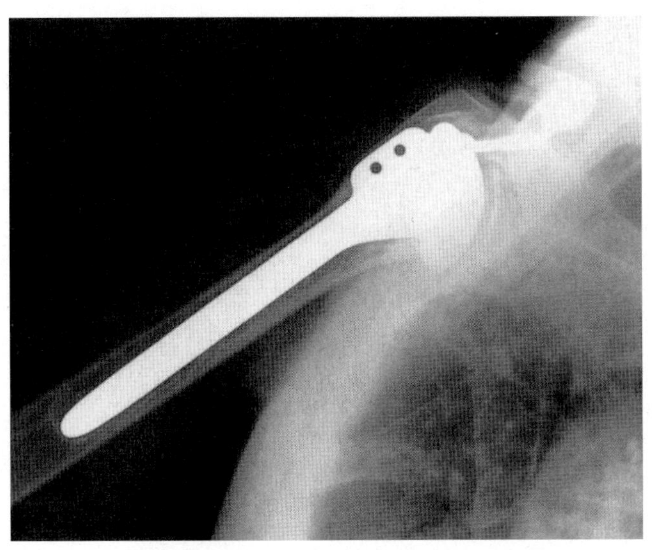

**图14-48**　Neer型全肩关节置换后的肱骨外旋的后斜位X线片。此投照位可显示出假体的轮廓。肱骨假体无骨水泥固定（压配合固定）。无金属垫的肩胛盂假体在关节面下有一标志环，是用骨水泥固定的。金属与骨以及骨水泥与骨之间的透亮带较宽。喙突切除后在喙突内植入一枚螺钉。（From Aliabadi P, Weissman BN: In RJ Friedman[Ed]: Arthroplasty of the Shoulder. New York, Thieme, 1994.）

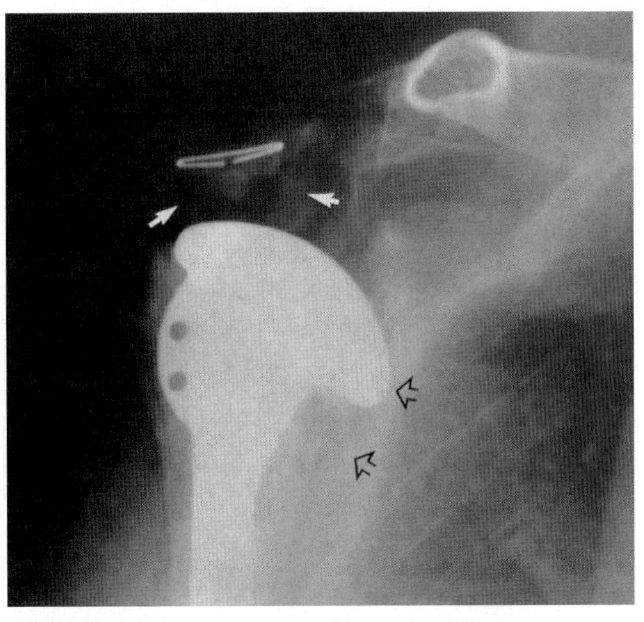

**图14-49**　肩胛盂假体移位。肩关节外旋位像显示肩胛盂假体（实心箭头）已移出关节盂窝（空心箭头）。（From Aliabadi P, Weissman BN: In RJ Friedman[Ed]: Arthroplasty of the Shoulder. New York, Thieme, 1994.）

的进行性显著下沉、串珠的渐进性脱落以及假体位置的改变则表明出现松动（图 14-51）。

感染是一种比关节失稳或假体松动较为少见的并发症。回顾有关文献发现，这种并发症见于1%的类风湿性关节炎患者行无限制型全肩关节成形术病例，以及2.4%的无类风湿性关节炎患者植入限制型全肩关节假体的病例[277]，边缘不整的骨质破坏区、骨膜反应以及骨与骨水泥与界面或假体与骨界面处的宽透亮带（特别是不伴有硬化边界带时）提示有感染。X 线片无异常改变时也可能存在感染。

假体断裂，包括扣接配合的关节盂衬垫的分离、组件头的分离以及假体骨折，均曾有所报道[275]。2.5%的类风湿性关节炎患者行无限制型全肩关节置换术时曾发生术中骨折[277]。在 127 例无类风湿性关节炎患者行限制型全肩关节置换术中有2.4%出现了术后骨折。这些骨折可发生于肱骨假体尖远端，因此要求所有术后 X 线片均应包括这一区域。

## 第四节　全腕关节置换术

腕关节融合会导致关节功能丧失，特别是双侧或严重近端关节病的患者，例如最常见于类风湿性关节炎患者。疼痛是主要症状但仍保持有主要活动范围的患者不宜进行腕关节融合术。在这些病例中，最好考虑行关节成形术而非融合术。关节成形术的禁忌证包括关节明显畸形或失稳、广泛的骨量丢失以及存在有多处肌腱断裂。

目前应用的腕关节置换术有几种类型。在第一代关节置换术中，Swanson 型硅胶假体的形状与硅胶手指假体相似。腕月骨、舟状骨近端、三角骨的桡侧段及桡骨茎突均要切除。尺骨远端常要切除，而尺骨假体植入不植入均可。腕关节假体植入后，要使远端假体干位于腕头状骨和第 3 掌骨内，并使近端假体干位于桡骨内。

X 线片上可发现的并发症包括骨髓炎、远端假体干未植入到第 3 掌骨髓腔内、畸形矫正失败或复发、头状骨在假体周围塌陷以及假体骨折。假体骨折一般位于假体柄与远端干之间。曾在假体上增加了钛质垫圈。

在第二代内植物中，曾研制成金属塑料型假体，其中的各假体件是用甲基丙烯酸甲酯骨水泥固定的。Meuli 假体包括两个金属假体件，其间由一个

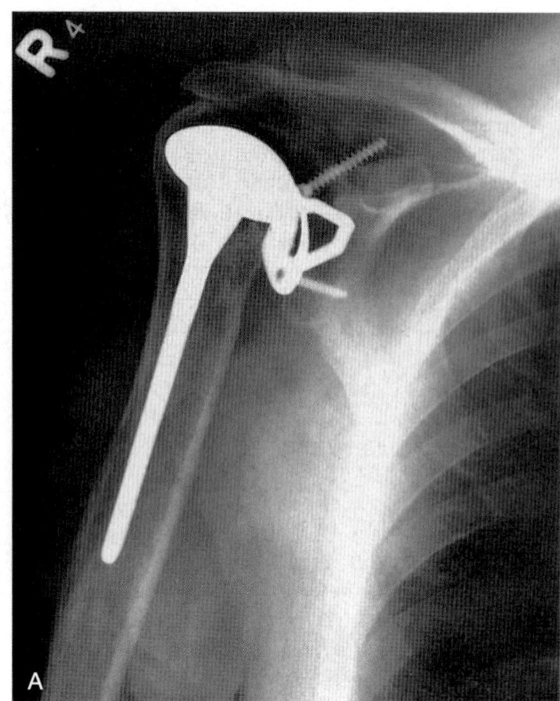


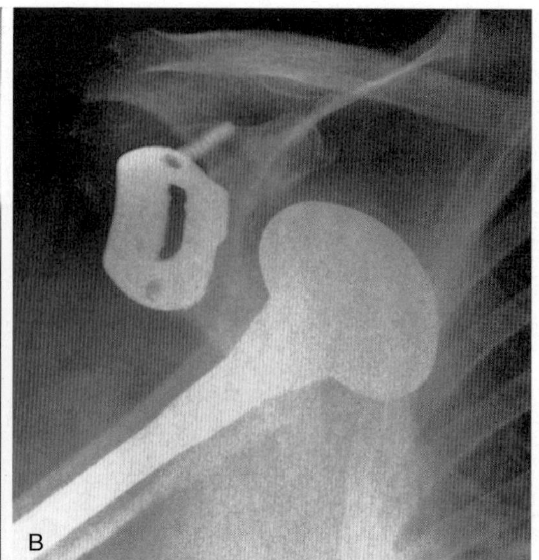


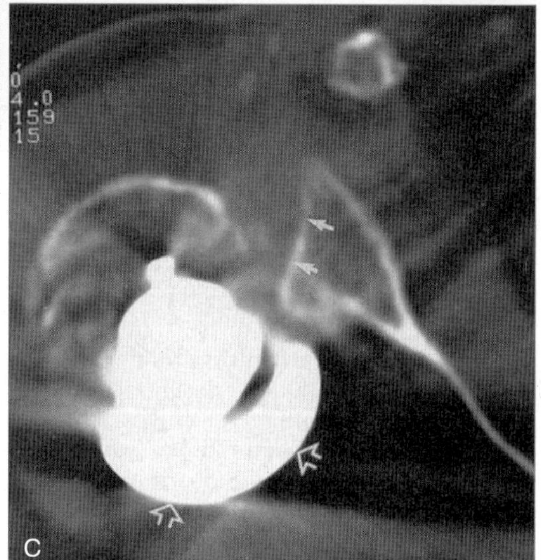


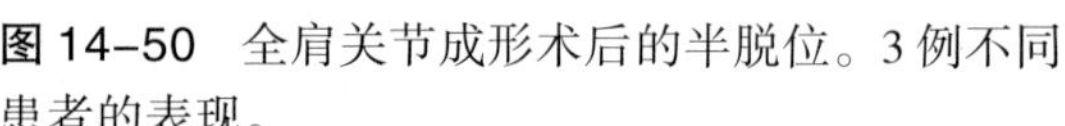

**图 14–50** 全肩关节成形术后的半脱位。3 例不同患者的表现。

A 肱骨头相对于关节盂向上半脱位。

B 肱骨假体向内脱位。其他投照位证实肱骨头向前方移位。

C 肱骨头半关节假体（空心箭头）相对关节盂（箭头）向后明显示脱位。

（From Alabadi P, Weissman BN:In RJ Friedman [Rd]: Arthroplasty of the Shoulder. New York, Thieme, 1994.）

可自由活动的聚乙烯球分隔开。远端的金属假体有一个杯形关节面和两个假体干，假体干用骨水泥固定在头状骨及第 2 和第 3 掌骨内。近端的金属假体干用骨水泥固定于桡骨内。腕关节可在3个平面上活动（屈曲、伸展以及桡尺侧偏）。其并发症包括感染、假体植入的技术难度大、假体脱位、假体干断裂以及双手休息位置异常而必须进行假体设计调整[345]。Volz假体也应用桡骨和掌骨干以及中间支承件[345]。因为它是一种非限制性设计，故曾报道有脱位现象[345]。假体也可出现松动，并常累及假体的远端（腕侧）部位[346]。

第三代假体（如双轴型和通用型全腕关节假体）对关节面进行了平衡补偿，以便更好地再造腕关节屈伸平面和尺桡侧偏平面的即对运动中心[345]。双轴型腕关节假体是一种无限制型假体。可能出现的并发症有假体松动、术中骨折、假体脱位、碰撞和尺骨远端失稳[347]。通用型全腕关节假体是一种无限制型假体，以内生骨物或骨水泥固定[348]。假体的桡侧部分与桡骨在侧位片上呈20° 角[348]。桡骨切除端在正位X线片上与尺侧关节面相平行[348]。在一项系列研究中发现，通用型腕关节成形术的最常见并发症是腕关节在桡骨上掌侧脱位[348]。

## 第五节 全肘关节置换术

全肘关节成形术主要应用于疼痛症状用药物治疗无效的类风湿性关节炎患者[285]。最初研发的假体为铰链型在 20 世纪 70 年代早期应用很广泛。和所

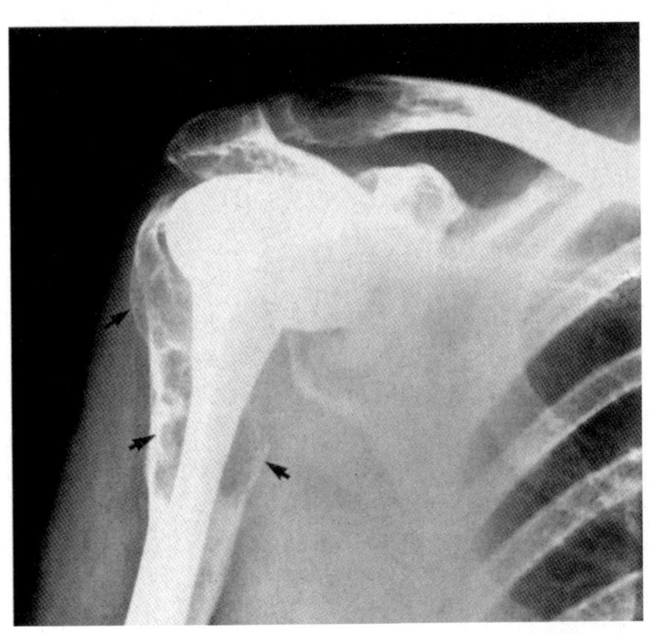

图14-51 关节盂磨损引起的肩胛盂假体松动伴组织细胞反应。一位年轻家庭主妇的肱骨内旋位像显示在肱肌假体周围有多个边界清楚的透亮区(箭头)。肩胛盂假体已出现磨损。

有限制型假体一样，假体松动是手术失败的最常见原因。半限制型铰链假体中假体间的金属与塑料之间是松动的，从而产生了一种限制性小的假体（如三轴型假体），从而降低了松动率。无限制型表面重新处理的假体（如肱骨小头髁假体）在假体件之间无铰链。其松动率低于限制型假体，但在关节周围软组织不充足时可发生脱位[285-292]。

肱骨小头髁假体的侧位X线片应显示尺骨假体干大致平行于尺骨近端前侧骨皮质（图14-52）。肱骨假体干应与肱骨体相平行，而且假体旋转中心应与于肱骨前缘骨皮质一致[290]。前后位像上，关节面应位于肱骨远端的中心。假体的肱骨小头部分与软组织或含硅胶的桡骨头假体相关节。骨水泥应延伸至肱骨和尺骨假体干的远端。Briggs和Smith[287]描述了两种前后位X线片，可用来明确假体构件的轴向旋转。和其他关节一样，在每次随访复查时都应仔细评价骨水泥与骨的界面。可利用一种标准化格式来进行假体的随访检查[286]。

Ewald及其同事[288]发现，进行了肱骨小头髁型肘关节置换术的患者，其疼痛、功能状态和关节活动范围（伸展活动除外）均有所改善。与此类似，Morrey和Adams[289]也曾报道，植入半限制型经过改进的Conrad假体后91%的患者疼痛有所减轻。

全肘关节置换术的并发症包括假体松动或脱位、感染以及骨折（图14-53）。非限制型假体可出现脱位，例如，Ruth及Wilde[286]所复查的桡骨小头髁型假体中有6%出现脱位，而Ewald及其同事[288]所检查的这类假体中发生率为3.5%。假体的外侧移位可在X线片进行观察，但并不将其视为一种临床问题[288]。一般认为，非限制型假体比限制型假体的假体松动发生率低，但在Ewald及其同事所检查的202例非限制型假体中有1.5%的病例需要进行翻修术[288]。感染发生率相对较高（1.5%~8%）[286,288,292]。

## 第六节 全踝关节置换术

全踝关节置换术[293-304]用于提供一种无痛、稳定、能让患者进行日常活动的功能性踝关节[293]。这种手术最常用于多关节受累的类风湿性关节炎患者[295, 296, 301]（图14-54）。创伤性关节炎的老年患者或衰弱患者也适于进行此种手术[297]，但对于活动较多的年轻患者，踝关节融合术常是首选手术。遗憾的是，这种手术的成功率不如全髋关节置换术那样高。长期随访发现其假体松动率较高（例如限制性假体10年时的松动率为90%[303]），而且疼痛缓解情况很有限，由此Jensen及Kroner[304]得出结论：踝关节置换术的整体结果不佳，因此只能用于经过仔细挑选的病例。

假体可采用限制型，其主要允许踝关节做屈伸活动（如Oregon、Mayo、Buchholz和TPR型假体）；或采用非限制型，以允许踝关节进行多平面活动（如Wangh、Smith型假体）；或采用半限制性型，以允许踝关节进行屈伸活动以及某些多轴旋转[298]。植入假体部件后，要在患足处于中立位时使胫骨侧假体垂直于胫骨长轴并使距骨侧假体平行于距骨的长轴和胫骨截骨面的平面[298]。全踝关节置换术的并发症主要有假体松动和感染[297]。

### X线片表现

X线检查包括对下述特征表现的评价[294]（图14-55）。

**1. 旋转中心**

距骨上表面的曲线在侧位像上确认，而旋转中心用同心圆膜板来确定。然后可对术前与术后的旋转中心进行比较。

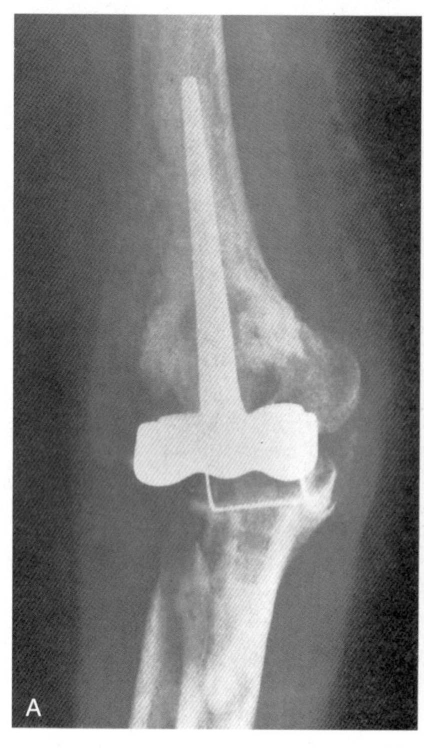


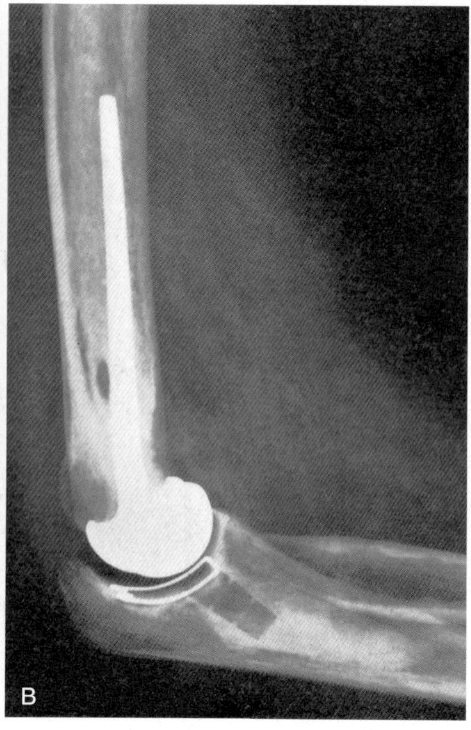


图 14-52 无限制型肱骨小头髁假体。此病例中，假体的肱骨小头部分与软组织相关节。两个假体均为骨水泥固定。(From Weissman BN:In Sledge CB, Ruddy S, Harris Ed Jr, et al[Eds]: Arthritis Surgery. Piladelphia, WB Sarmders, 1991.)

2. 假体移位

在Unger及其同事研究的15个病例中，有14例出现了距骨假体移位[294]。距骨的前后向移位距离按旋转中心至胫骨干中轴线的垂直距离来测算。距骨假体的向下移位（下沉）量按旋转中心至跟骨基线的垂直距离改变来测算。距骨假体的成角按距骨假体与跟骨基线的垂线间夹角来测算。

胫骨假体的前后向移位可按侧位像上胫骨假体前后缘至胫骨相应前后缘的距离变化来测算。胫骨假体的角度变化是相对于前后位像上胫骨中轴线的垂线进行测量的。胫骨可相对于胫骨假体发生下沉（假体的垂直向半脱位），不过对这种表现很难进行量化评估。

3. 透亮区

透亮区最常见于胫骨侧假体沿线。在一项研究中，术后平均5.6年的随访检查时发现，15例胫骨假体中有14例出现了骨水泥与骨间的透亮带，其中12例可见胫骨假体倾斜[294]。

4. 应力位像上假体移位

透视检查或应力位投照时可观察到假体松动，表现为假体相对于邻近骨的位置改变。在平均只进行了36个月随访观察的18例关节置换术病例中有4例出现了上述改变[299]，在平均只进行了14.7个月随访观察的全踝关节置换术病例中有10%出现了上述表现[301]。

5. 其他表现

其他异常表现包括内外踝的术中骨折（不要与前路手术暴露中造成的胫骨前缘缺损相混淆）、外侧踝与距骨间的撞击以及畸形复发[300]。

## 第七节 硅胶假体

硅胶弹性假体[305-329]一直应用于掌指关节及指间关节[309, 322, 323]、桡腕关节[307, 308, 320]、腕骨（特别是腕舟骨、月骨、三角骨[319, 326, 327]）、尺骨茎突、桡骨头、颞下颌关节盘以及第一跖趾关节[328]的置换术中（图 14-56 至 14-58）。

### 一、X线片表现

在X线片上，硅胶假体的密度仅比软组织稍高一点，因此难以辨认假体。由于Swanson型掌指关节假体的中心有铰链作用而且假体干可在骨内做活塞式运动，因此这种假体允许关节有一定范围活动。在掌指关节处，假体的中心长方形铰链部分在后前位X线片上应与掌骨截骨缘相平行[5]。假体铰链部分的前缘凹面可显示在侧位像上。沿髓腔内假体干通常会形

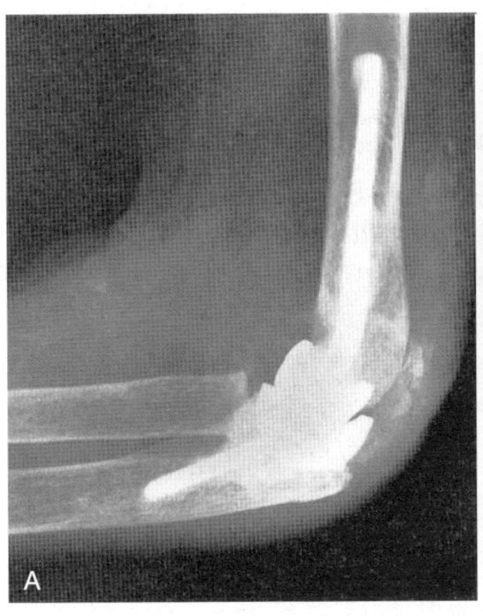

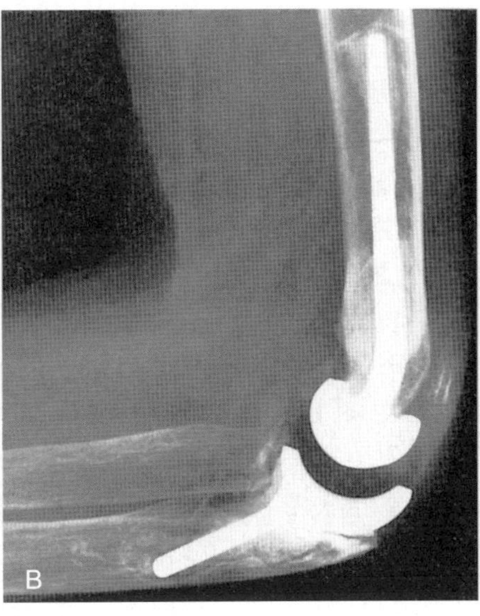

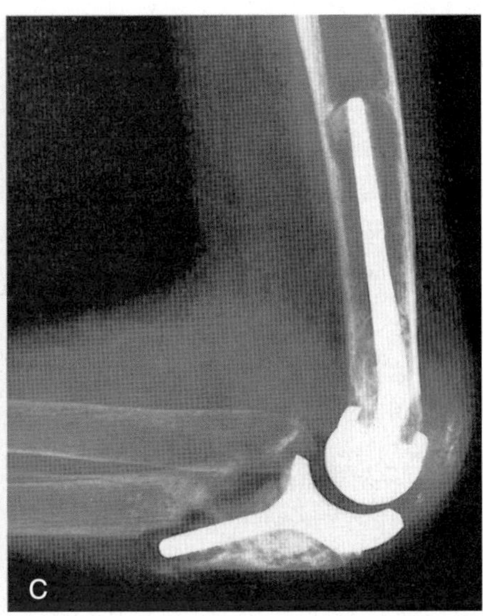


**图 14-53**　肱骨小头髁型假体松动伴骨折。

A　植入了带金属垫的肱骨小头髁型假体。

B　术后 1.5 年随访检查显示尺骨假体的骨水泥与骨界面增宽，提示假体松动。

C　术后将近 3 年的随访检查发现经松动区出现骨折。用限制性更强的假体进行了翻修。

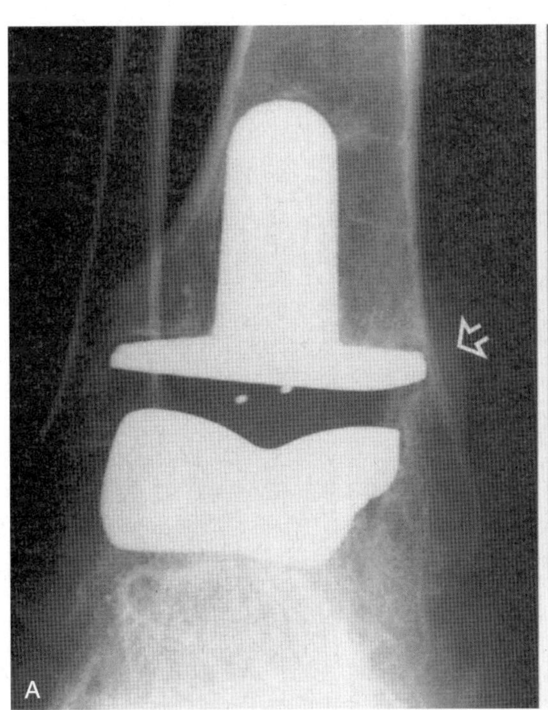

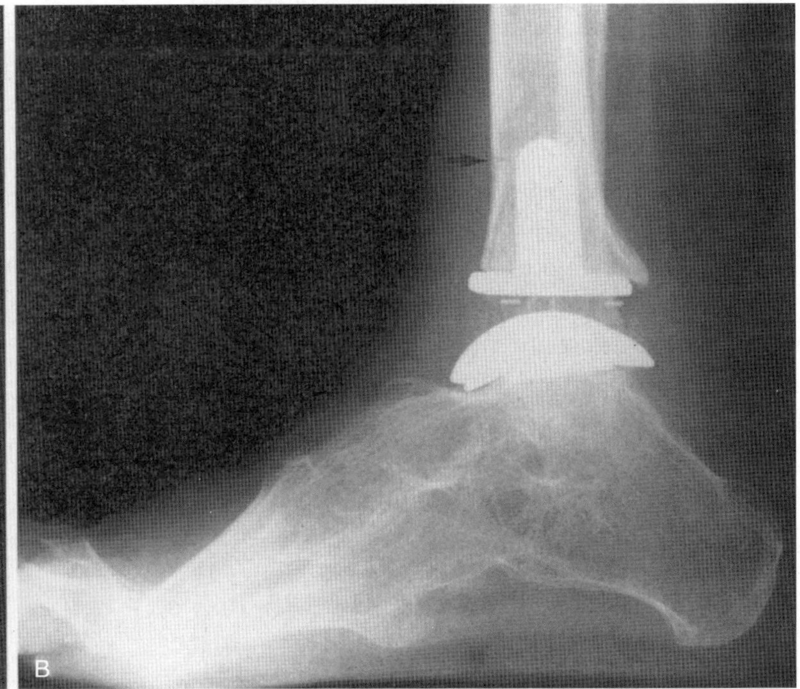


**图 14-54**　全踝关节置换术 。严重类风湿性关节炎和中后足广泛融合的一名患者的踝关节前后位（A）和侧立位（B）像显示出内生骨型踝关节置换假体。胫骨前缘骨皮质破裂（实心箭头）为手术缺损。在内踝骨折处可见骨膜反应（空心箭头）。

成一条窄的硬化缘，因此使其在X线片上更加明显。

## 二、并发症

长期随访结果强调指出了这些假体所伴发的并发症，特别是骨折和硅胶诱发的滑膜炎。其他并发症还包括感染（约1%）、植入物脱位（小于1%）及复发性畸形。当X线片上出现骨质疏松、骨破坏、骨膜反应及软组织肿胀时，则提示有感染。由于这些假体主要起一种衬垫的作用，所以在其周围会形成关节囊，其即使在出现假体骨折时也可提供稳定性。

### 1. 假体骨折

硅胶假体骨折特别常见于某些部位（见图14-58）。一项研究表明，一半以上腕关节假体发生了骨折[307]。另一项研究发现，26%的Swanson掌指关节假体出现了骨折[322]。研究发现，当出现关节畸形复发、指骨短缩、指骨位置改变或假体断裂时，则提示关节假体骨折[313]。

### 2. 硅胶性滑膜炎

硅胶性滑囊炎是人体对从剪切力和压力作用所损坏的假体上脱落的硅胶颗粒的一种生理反应[312]。这种并发症发生于腕骨假体术后要比发生于掌指关节、近节指间关节及桡腕关节置换术后更常见[312]，也许部分原因是因为手指各关节处出现的压力比较低。Carter及其同事[321]发现，75%的腕舟状骨植入物、55%的腕月骨植入物及75%的腕舟月关节植入物出现了硅胶性滑囊炎的X线表现。Fatti及其同事[308]对一组Swanson腕关节假体的研究显示，尽管对随访2.5年多的患者首次复查时，未发现一例硅胶性滑囊炎，但在术后平均5.6年进行再次检查时都发现35例腕关节中有10例可疑存在硅胶性滑囊炎。Jolly及其同事[307]发现，在至少观察了44个月的患者中有30%的患者出现了硅胶性滑囊炎。临床上疼痛性滑囊炎常发生于数月或数年后而无明显诱因。尽管这种异常会出现典型的X线片改变，但一些患者仍无任何临床症状。有文献推断，假体的纤维化会导致硅胶颗粒物脱落，嵌入在滑膜内，从而引起滑膜肥大、滑膜的炎症性和巨细胞慢性浸润、邻近骨的受累以及最终的骨折或塌陷[318]。病理学检查发现髓内和髓外有硅胶颗粒，其可在偏光下发生折射[312]，但非双折射性，直径在6～100μm范围内[324]。这些颗粒

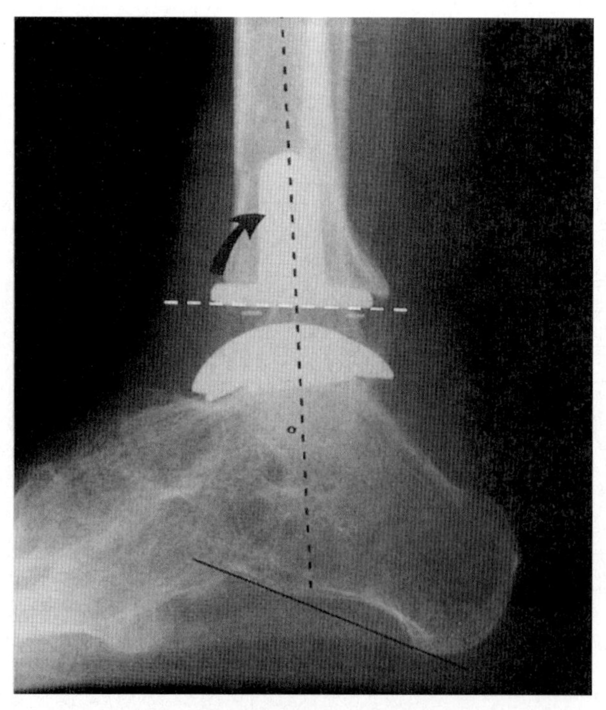

图14-55 测量踝关节假体的位置。图中示出胫骨轴线（黑虚线）、胫骨假体轴线（白色虚线）和二者的夹角（箭头）。并标出跟骨基线（实线）和假体的近似旋转中心（圆圈）。这些参考点用于评价假体的位置变化。（After Unger AS, et al: Foot Ankle 8:173, 1988.）

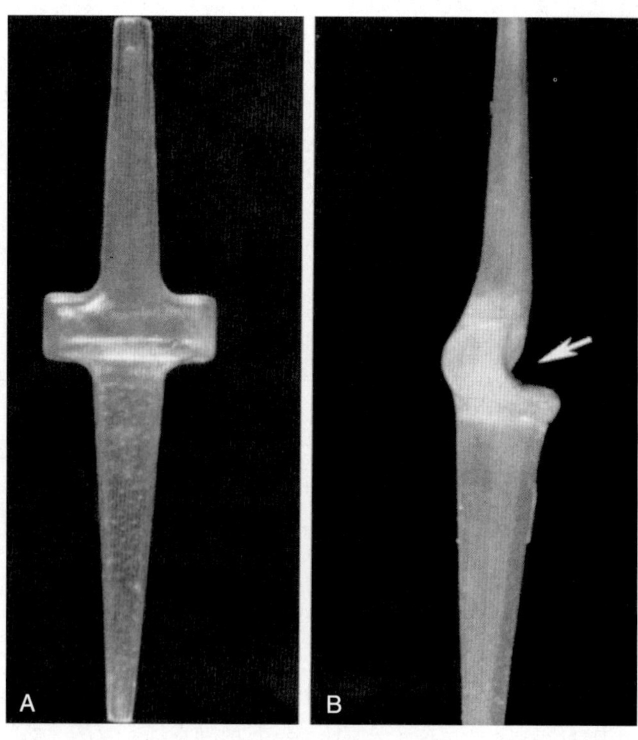


图14-56 Swanson掌指关节假体：背侧（A）和侧面（B）观。掌骨假体干较长。掌侧凹陷的以允许关节屈曲（箭头）。

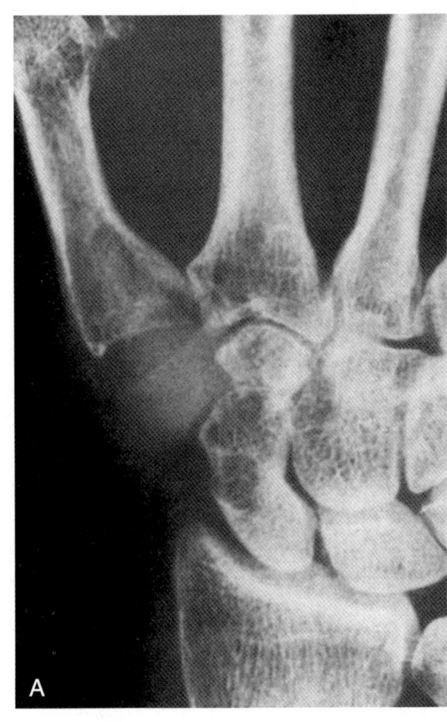


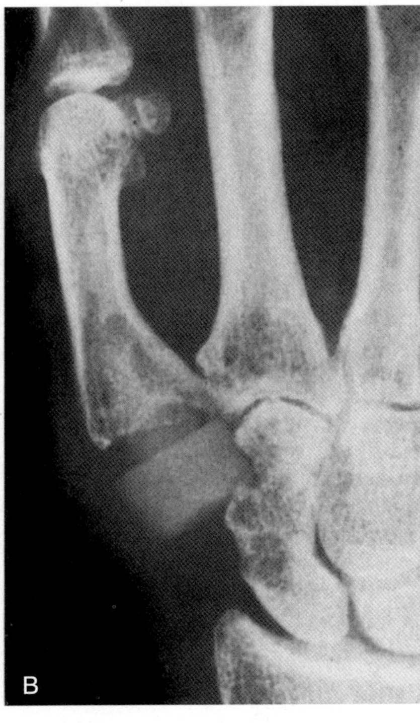


图 14-57 大多角骨假体的半脱位。

A 术后初始 X 线片显示大多角骨已切除并行假体置换，假体借硅胶衬垫植入第一掌骨基底内。

B 4 个月后随访 X 线片显示假体相对于舟骨半脱位。

循环至局部淋巴结节内可产生淋巴结肿大，肿大可相当明显以致会被误诊为恶性病变[310, 311, 315, 329]。硅胶颗粒也曾见于远离植入物的骨髓内[324]。

硅胶性滑囊炎的X线片表现十分典型（图 14-59）。假体的骨折或变形可有显示但并不十分明显。其典型的特征表现有：软骨下出现边界明确的透亮缺损区和骨质破坏区，（常伴有窄的硬化边缘[312, 317]），仍保留有软骨间隙，以及软组织肿胀[314, 317]。

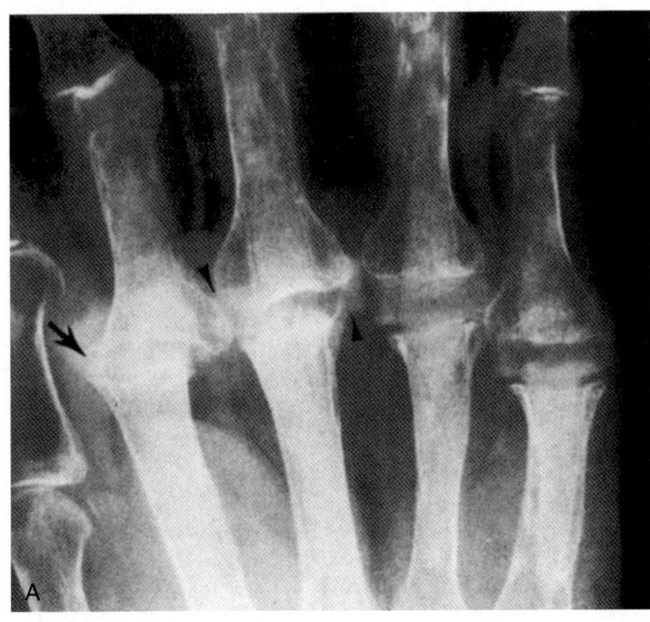


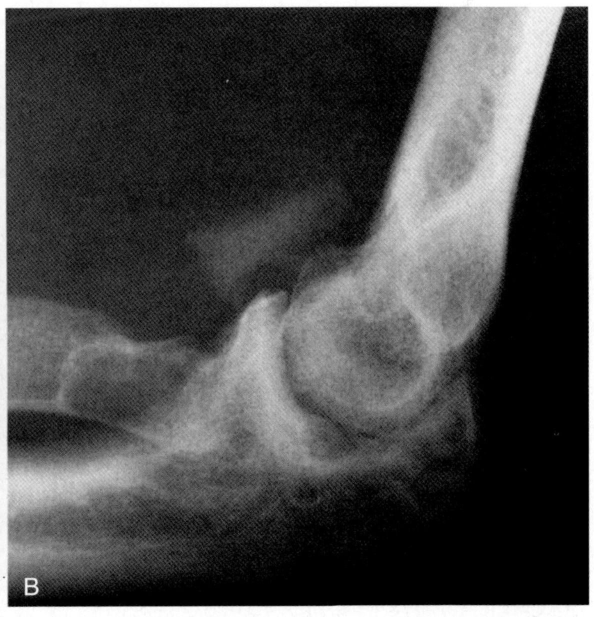


图 14-58 硅胶假体骨折。

A 掌指关节硅胶植入物。第二掌指关节假体骨折表现为半脱位（箭头）。第三掌指关节假体骨折表现为关节间隙狭窄伴硅胶碎片外凸（三角箭头）。残余的植入物似乎完整。

B 可见桡骨小头假体骨折及脱位。

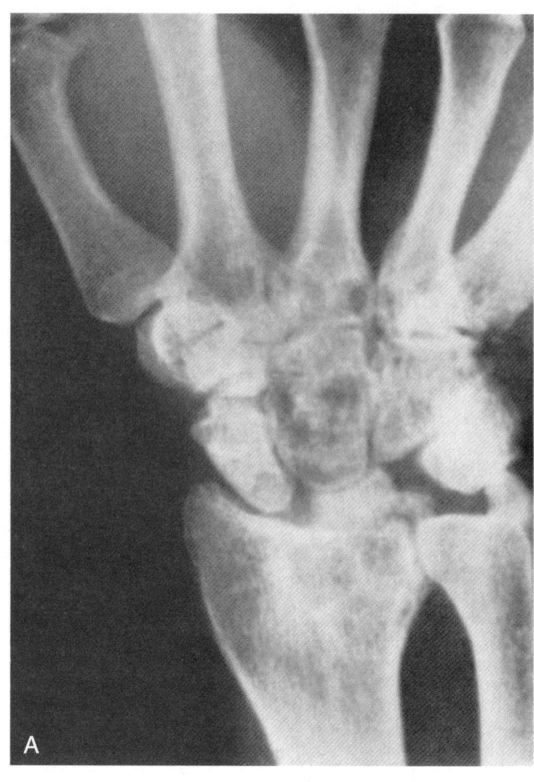


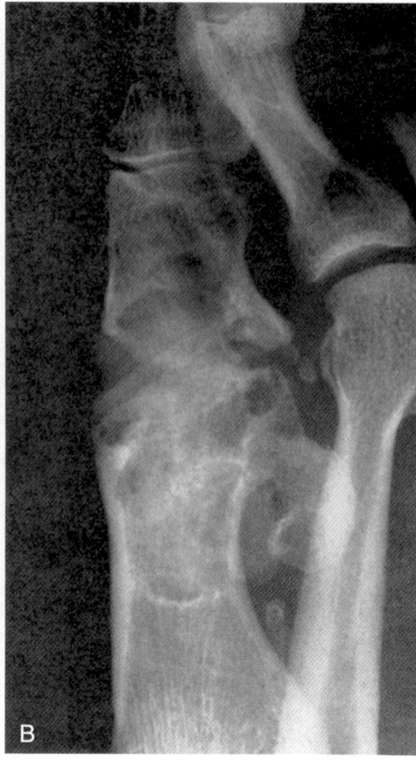


图 14-59 硅胶性滑膜炎。

A 植入的月骨假体仍在原位但已变薄。桡骨远端及头状骨内出现边界清楚的透亮区，是对硅胶颗粒的巨细胞反应所致。软骨间隙轻度狭窄。骨密度保持不变。（From Weissman BN:Radiol Clin North Am *28*:llll, 1990.）

B 该病例中，第一跖趾关节周围出现滑膜炎伴骨质囊性变，并可见硅胶假体碎片。

骨质疏松不是一种主要表现，这一点可与感染相鉴别。如果未进行治疗，病灶可逐渐增大。X 线片诊断一般不困难，但鉴别诊断项目应包括色素性绒毛滑膜炎、淀粉样变性以及结核感染或真菌性感染。MRI 理论上有助于诊断；这种假体及其颗粒在 T1 及 T2 加权像上表现为低信号强度（图 14-60）。

## 小 结

随着关节置换术和手术技术的提高和改进，影

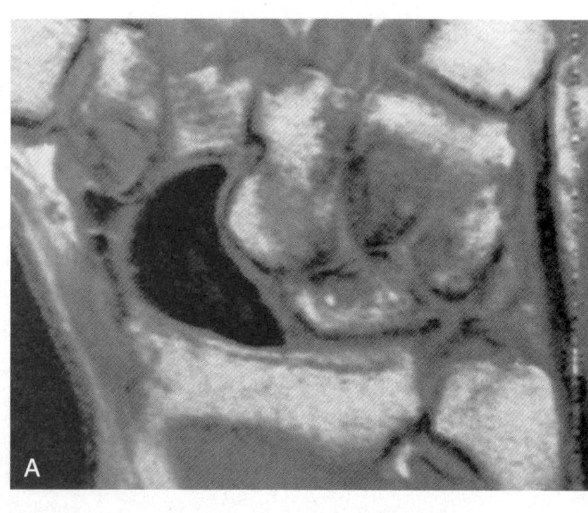


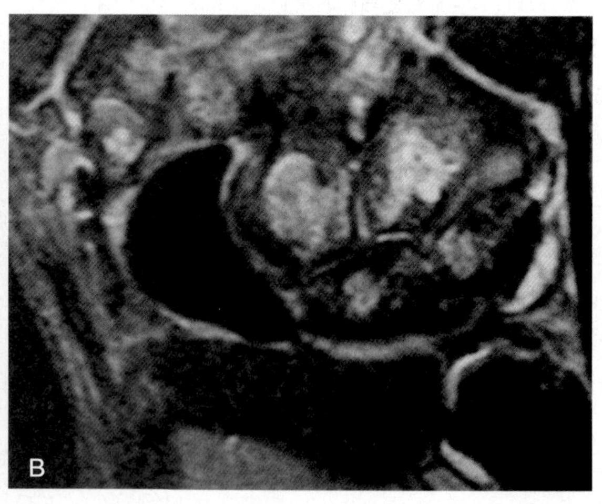


图 14-60 硅性滑膜炎。硅胶植入物用以置换骨折后的腕舟骨。

A 冠状位 T1 加权（TR/TE，733/20）自旋回波 MR 像显示腕舟骨假体无信号。可见腕部多块骨呈中等信号强度区，提示囊状病灶内充有液体。月头关节间隙缩窄。

B 冠状位 STIR MR 像（TR/TE，2000/30; 反转时间，140ms）显示内植物呈低信号强度而腕骨囊性变和关节液呈高信号强度。腕部桡侧可见硅胶小颗粒。

（A, B, Courtesy of S. Eilenberg, M.D., San Diego, California.）

像学检查仍然是随访监测患者术后改变以及确认术后并发症的一种重要手段。X线片可永久记录手术过程并可判断手术是否成功。这一章为应用各种固定装置和骨水泥材料后准确判读X线片提供了所需的信息。此外本章还回顾了全髋关节置换术后以及膝、肩、肘、腕和踝关节置换术后的预期正常和异常表现。讨论了每种手术的并发症以及各种成像方法的相对敏感性和特异性。

（蔡琳 王林森 译 李世民 校）

# 参考文献


1. Charnley J: Arthroplasty of the hip. A new operation. Lancet *1*:1129, 1961.
2. Mulroy RD Jr, Sedlacek RC, O'Connor DO, et al: Technique to detect migration of femoral components of total hip replacements on conventional radiographs. J Arthroplasty *6*(Suppl):1, 1991.
3. Baldursson H, Hansson LI, Olsson TH, et al: Maturation of acetabular socket after bone hip replacement determined with roentgen stereophotogrammetry. Acta Orthop Scand *51*:535, 1980.
4. Weissman BN: Current topics in the radiology of joint replacement surgery. Radiol Clin North Am *28*:1111, 1990.
5. Weissman BN: Radiographic evaluation of total joint replacement. *In* WN Kelley, ED Harris, S Ruddy, CB Sledge (Eds): Textbook of Rheumatology. 4th Ed. Philadelphia, WB Saunders, 1993, p 1881.
6. Herrlin K, Selvik G, Pettersson H: Space orientation of total hip prosthesis. A method for three-dimensional determination. Acta Radiol *27*:618, 1986.
7. Herrlin K: Radiology of the total hip prosthesis. Prosthetic position, orientation, design, component interaction and dislocation [thesis]. Lund, Sweden, University Hospital Lund, 1988.
8. Massin P, Schmidt L, Engh CA: Evaluation of cementless acetabular component migration. An experimental study. J Arthroplasty *4*:245, 1989.
9. Ranawat CS, Dorr LD, Inglis AE: Total hip arthroplasty in protrusio acetabuli of rheumatoid arthritis. J Bone Joint Surg Am *62*:1059, 1980.
10. McLaren RH: Prosthetic hip angulation. Radiology *107*:705, 1973.
11. Fackler CD, Poss R: Dislocation in total hip arthroplasties. Clin Orthop *151*:169, 1980.
12. Ghelman B: Radiographic localization of the acetabular component of a hip prosthesis. Radiology *130*:540, 1979.
13. Mian SW, Truchly G, Pflum FA: Computed tomography measurement of acetabular cup anteversion and retroversion in total hip arthroplasty. Clin Orthop *276*:206, 1992.
14. Szivek JA: Bioceramic coatings for artificial joint fixation. Invest Radiol *27*:553, 1992.
15. Mehloff MA, Sledge CB: Comparison of cemented and cementless hip and knee replacements. Arthritis Rheum *33*:293, 1990.
16. Halley DK, Charnley J: Results of low friction arthroplasty in patients 30 years of age or younger. Clin Orthop *112*:180, 1975.
17. Callaghan JJ: Results of primary total hip arthroplasty in young patients. J Bone Joint Surg Am 75:1728, 1993.
18. Harris WH, McGann WA: Loosening of the femoral component after use of the medullary-plug cementing technique. Follow-up note with a minimum five-year follow-up. J Bone Joint Surg Am *6*:1064, 1986.
19. Maloney WJ, Harris WH: Comparison of a hybrid with an uncemented total hip replacement. J Bone Joint Surg Am 72:1349, 1990.
20. Wixson RL, Stulberg SD, Mehlhoff M: Total hip replacement with cemented, uncemented, and hybrid prostheses. J Bone Joint Surg Am *73*:257, 1991.
21. Freitag TA, Cannon SL: Fracture characteristics of acrylic bone cements. I. Fracture toughness. J Biomed Mater Res *10*:805, 1976.
22. Jasty M, Malone WH, Bragdon CR, et al: Histomorphological studies of the long-term skeletal responses to well fixed cemented femoral components. J Bone Joint Surg Am 72:1220, 1990.
23. Willert H-G, Ludwig J, Semlitsch M: Reaction of bone to methacrylate after hip arthroplasty. A long-term gross, light microscopic, and scanning electron microscopic study. J Bone Joint Surg Am *56*:1368, 1974.
24. Beckenbaugh RD, Ilstrup DM: Total hip arthroplasty. A review of 333 cases with long follow-up. J Bone Joint Surg Am *60*:306, 1978.
25. Kwong LM, Jasty M, Mulroy RD: The histology of the radiolucent line. J Bone Joint Surg Br 74:67, 1992.
26. DeLee JG, Charnley J: Radiological demarcation of cemented sockets in total hip replacement. Clin Orthop *121*:20, 1976.
27. Gruen MS, McNeice GM, Amstutz HC: "Modes of failure" of cemented stem-type femoral components. Clin Orthop *141*:17, 1979.
28. Johnston RC, Fitzgerald RH, Harris WH, et al: Clinical and radiographic evaluation of total hip replacement. J Bone Joint Surg Am 72:161, 1990.
29. Cone RO, Yaru N, Resnick D, et al: Intracapsular pressure monitoring during arthrographic evaluation of painful hip prostheses. AJR *141*:885, 1983.
30. Kim KS, Lachman R: In vitro effects of iodinated contrast media on the growth of staphylococci. Invest Radiol *17*:305, 1982.
31. Melson GL, McDaniel RC, Southern PM, et al: In vitro effects of iodinated arthrographic contrast media on bacterial growth. Radiology *112*:593, 1974.
32. Harris WH, Barrack RL: Developments in diagnosis of the painful total hip replacement. Orthop Rev *22*:439, 1993.
33. Harris WH, Barrack RL: Contemporary algorithms for evaluation of the painful total hip replacement. Orthop Rev *22*:531, 1993.
34. Barrack RL, Harris WH: The value of aspiration of the hip joint before revision total hip arthroplasty. J Bone Joint Surg Am *75*:66, 1993.
35. Maus TP, Berquist TH, Bender CE, et al: Arthrographic study of painful total hip arthroplasty: Refined criteria. Radiology *162*:721, 1987.
36. Hendrix RW, Wixson RL, Rana NA, et al: Arthrography after total hip arthroplasty: A modified technique used in the diagnosis of pain. Radiology *148*:647, 1983.
37. Swan JS, Braunstein EM, Capello W: Aspiration of the hip in patients treated with Girdlestone arthroplasty. AJR *156*:545, 1991.
38. Gelman MI: Arthrography in total hip prosthesis complications. AJR *126*:743, 1976.
39. Berquist TH, Bender CE, Maus TP, et al: Pseudobursae: A useful finding in patients with painful hip arthroplasty. AJR *148*:103, 1987.
40. Matsumoto K, Hukuda S, Nishioka J, et al: Iliopsoas bursal distention caused by acetabular loosening after total hip arthroplasty. Clin Orthop *279*:144, 1992.
41. Steinbach LS, Schneider R, Goldman AB, et al: Bursae and abscess cavities communicating with the hip. Radiology *156*:303, 1985.
42. Fritz P, Mariette X, Clerc D, et al: Rectus femoris sheath: A new localization of hip synovial cyst. J Rheumatol *16*:1575, 1989.
43. Utz JA, Lull RJ, Galvin EG: Asymptomatic total hip prosthesis: Natural history determined using Tc-99m MDP bone scans. Radiology *161*:509, 1986.
44. Brand RA, Pedersen DR, Yoder SA: How definition of "loosening" affects the incidence of loose total hip reconstructions. Clin Orthop *210*:185, 1986.
45. Mjöberg B, Brismar J, Hansson LI, et al: Definition of endoprosthetic loosening. Comparison of arthrography, scintigraphy and roentgen stereophotogrammetry in prosthetic hips. Acta Orthop Scand *56*:469, 1985.
46. Harris WH, Penenberg BL: Further follow-up on socket fixation using a metal-backed acetabular component for total hip replacement: A minimum ten-year follow-up study. J Bone Joint Surg Am *69*:1140, 1987.
47. Garcia-Cimbrelo E, Munuera L: Early and late loosening of the acetabular cup after low-friction arthroplasty. J Bone Joint Surg Am *74*:1119, 1992.
48. Cain TM, Fon GT, Brumby S, et al: Plain film and arthrographic findings in painful total hip arthroplasties with surgical correlation. Australas Radiol *34*:211, 1990.
49. Gelman ME, Coleman RE, Stevens PM, et al: Radiography, radionuclide imaging, and arthrography in the evaluation of total hip and knee replacement. Radiology *128*:677, 1978.
50. Tehranzadeh J, Gubernick I, Blaha D: Prospective study of sequential technetium-99m phosphate and gallium imaging in painful hip prostheses (comparison of diagnostic modalities). Clin Nucl Med *13*:229, 1988.
51. O'Neill DA, Harris WH: Failed total hip replacement: Assessment by plain radiographs, arthrograms, and aspiration of the hip joint. J Bone Joint Surg Am *66*:540, 1984.
52. Lieberman JR, Huo MH, Schneider R, et al: Evaluation of painful hip arthroplasties. J Bone Joint Surg Br *75*:475, 1993.
53. Goldring SR, Schiller AL, Roelke M, et al: The synovial-like membrane at the bone-cement interface in loose total hip replacements and its proposed role in bone lysis. J Bone Joint Surg Am *65*:575, 1983.
54. Goldring, Jasty MJ, Roelke MS, et al: Formation of a synovial-like membrane at the bone-cement interface. Arthritis Rheum *29*:836, 1986.
55. Spector M, Shortkroff S, Hsu H-P, et al: Tissue changes around loose prostheses. A canine model to investigate the effects of an antiinflammatory. Clin Orthop *261*:140, 1990.
56. Johanson NA, Bullough PG, Wilson PD, et al: The microscopic anatomy of the bone-cement interface in failed total hip arthroplasties. Clin Orthop *218*:123, 1987.
57. Lennox DW, Schofield BH, McDonald DF, et al: A histologic comparison of aseptic loosening of cemented, press-fit and biologic ingrowth prostheses. Clin Orthop *225*:171, 1987.
58. Ohlin A, Johnell O, Lerner UH: The pathogenesis of loosening of total hip arthroplasties. Clin Orthop *253*:287, 1990.
59. Horowitz SM, Doty SB, Lane JM, et al: Studies of the mechanism by which the mechanical failure of polymethylmethacrylate leads to bone resorption. J Bone Joint Surg Am *75*:802, 1993.
60. Jiranek WA, Machado M, Jasty M, et al: Production of cytokines around loosened cemented acetabular components. J Bone Joint Surg Am *75*:863, 1993.

61. Santavirta S, Sorsa T, Konttinnen YT, et al: Role of mesenchymal collagenase in the loosening of total hip prosthesis. Clin Orthop *290*:206, 1993.
62. DeSmet AA, Kramer D, Martel W: The metal-cement interface in total hip prostheses. AJR *129*:279, 1977.
63. Weber FA, Charnley J: A radiological study of fractures of acrylic cement in relation to the stem of a femoral head prosthesis. J Bone Joint Surg Br *57*:297, 1975.
64. Yoder SA, Brand RA, Pendersen DR, et al: Total hip acetabular component position affects component loosening rates. Clin Orthop *220*:79, 1988.
65. Salvati EA, Freiberger RH, Wilson PD: Arthrography for complications of total hip replacement: A review of thirty-one arthrograms. J Bone Joint Surg Am *53*:701, 1971.
66. Murray WR, Rodrigo JJ: Arthrography for the assessment of pain after total hip replacement. J Bone Joint Surg Am *57*:1060, 1975.
67. Maxon HR, Schneider HJ, Hopson CN, et al: A comparative study of indium-111 DTPA radionuclide and iothalamate meglumine roentgenographic arthrography in the evaluation of painful total hip arthroplasty. Clin Orthop *245*:156, 1989.
68. Phillips WC, Kattapuram SV: Prosthetic hip replacements: Plain films and arthrography for component loosening. AJR *138*:677, 1982.
69. Brown CS, Knickerbocker WJ: Radiologic studies in the investigation of the causes of total hip replacement failure. J Can Assoc Radiol *24*:245, 1973.
70. Dussault RG, Goldman AB, Ghelman B: Radiologic diagnosis of loosening and infection in hip prostheses. J Can Assoc Radiol *28*:119, 1977.
71. Anderson LS, Staple TW: Arthrography of total hip replacement using subtraction technique. Radiology *109*:470, 1973.
72. Firooznia H, Baruch H, Seliger G, et al: The value of subtraction in hip arthrography after total hip replacement. Bull Hosp Jt Dis *35*:36, 1974.
73. Drinker H, Turner RH, Mckenzie JD, et al: Color subtraction arthrography in the diagnosis of component loosening in hip arthroplasty. Orthopedics *1*:224, 1978.
74. Bassett LW, Loftus AA, Mankovich NJ: Computer-processed subtraction arthrography. Radiology *157*:821, 1985.
75. Salvati EA, Ghelman B, McLaren T, et al: Subtraction technique in arthrography for loosening of total hip replacement fixed with radiopaque cement. Clin Orthop *101*:105, 1974.
76. Kelcz F, Peppler WW, Mistretta CA, et al: K-edge digital subtraction arthrography of the painful hip prosthesis: A feasibility study. AJR *155*:1053, 1990.
77. van der Lande BAE, van Helmond EPM, Scholten ET, et al: Digital subtraction arthrography of hip joint prostheses. Diagn Imaging Clin Med *55*:228, 1986.
78. Walker CW, FitzRandolph RL, Collins DN, et al: Arthrography of painful hips following arthroplasty: Digital versus plain film subtraction. Skeletal Radiol *20*:403, 1991.
79. Resnick D, Kerr R, André M, et al: Digital arthrography in the evaluation of painful joint prostheses. Invest Radiol *19*:432, 1984.
80. Hardy DC, Reinus WR, Totty WG: Arthrography after total hip arthroplasty: Utility of postambulation radiographs. Skeletal Radiol *17*:20, 1988.
81. Coren GS, Curtis J, Dalinka M: Lymphatic visualization during hip arthrography. Radiology *115*:621, 1975.
82. Bloom RA, Gheorghiu D, Krausz Y: Lymphatic opacification in the prosthetic hip. Skeletal Radiol *20*:43, 1991.
83. Daum WJ: Use of local anesthetic with the hip arthrogram as a diagnostic aid. Orthop Rev *27*:123, 1988.
84. Guercio N, Orsini G, Broggi S, et al: Arthrography of the prosthesetized painful hip: The importance of imaging and functional testing. Ital J Orthop Traumatol *16*:93, 1990.
85. Burton DS, Propst-Proctor SL, Schurman DJ: Anesthetic hip arthrography in the diagnosis of postoperative hip pathology. Contemp Orthop 7:17, 1988.
86. Wellman HN, Schauwecker DS, Capello WN: Evaluation of metallic osseous implants with nuclear medicine. Semin Nucl Med *28*:126, 1988.
87. Jain CU, Yang DC, Patel DM, et al: Cutaneous fistula communicating with the hip in a patient with a painful total hip prosthesis demonstrated by radionuclide arthrography. Clin Nucl Med *11*:820, 1988.
88. Abdel-Dayem HM, Bardowala YM, Papademitrio T, et al: Loose hip prosthesis appearance in radionuclide arthrography. Clin Nucl Med *11*:713, 1986.
89. Evans BG, Cuckler JM: Evaluation of the painful total hip arthroplasty. Orthop Clin North Am *22*:303, 1992.
90. Levitsky KA, Hozack WJ, Balderston RA, et al: Evaluation of the painful prosthetic joint. J Arthroplasty *6*:237, 1991.
91. Bergstrom B, Lidgren L, Lindberg L: Radiographic abnormalities caused by postoperative infection following total hip arthroplasty. Clin Orthop *99*:95, 1974.
92. Dupont JA: Significance of operative cultures in total hip arthroplasty. Clin Orthop *211*:122, 1986.
93. Tigges S, Stiles RG, Meli RJ, et al: Hip aspiration: A cost-effective and accurate method of evaluating the potentially infected hip prosthesis. Radiology *189*:485, 1993.
94. Gould ES, Potter HG, Bober SE: Role of routine percutaneous hip aspirations prior to prosthesis revision. Skeletal Radiol *19*:427, 1990.
95. Foldes K, Gaal M, Balint P, et al: Ultrasonography after hip arthroplasty. Skeletal Radiol *21*:297, 1992.
96. Graif M, Schwartz E, Strauss S, et al: Occult infection of hip prosthesis: Sonographic evaluation. J Am Geriatr Soc *39*:203, 1991.
97. Rosenthall L: Radionuclide investigation of osteomyelitis. Curr Opin Radiol *4*:62, 1992.
98. Kirchner PT, Simon MA: Radioisotopic evaluation of skeletal disease. J Bone Joint Surg Am *63*:673, 1981.
99. Horoszowski H, Ganel A, Kamhin M, et al: Sequential use of technetium 99m MDP and gallium 67 citrate imaging in the evaluation of painful total hip replacement. Br J Radiol *53*:1169, 1980.
100. Williams F, McCall IW, Park WM, et al: Gallium-67 scanning in the painful total hip replacement. Clin Radiol *32*:431, 1981.
101. Rosenthall L, Lisbona R, Hernandez M, et al: $^{99m}$Tc-PP and $^{67}$Ga imaging following insertion of orthopedic devices. Radiology *133*:717, 1979.
102. Alazraki NP: Diagnosing prosthetic joint infection. J Nucl Med *31*:1955, 1990.
103. Williamson BRJ, McLaughlin RE, Wang G-J, et al: Radionuclide bone imaging as a means of differentiating loosening and infection in patients with painful total hip prosthesis. Radiology *133*:723, 1979.
104. Mountford PJ, Coakley AJ: Role of technetium-99m phosphonate bone and indium-111 leukocyte scanning for detecting the infected hip prosthesis. J Nucl Med *30*:562, 1989.
105. Weiss PE, Mall JC, Hoffer PB, et al: $^{99m}$Tc-methylene diphosphonate bone imaging in the evaluation of total hip prostheses. Radiology *133*:727, 1979.
106. Aliabadi P, Tumeh SS, Weissman BN, et al: Cemented total hip prosthesis: Radiographic and scintigraphic evaluation. Radiology *173*:203, 1989.
107. Chafetz N, Hattner RS, Ruarke WC, et al: Multinuclide digital subtraction imaging in symptomatic prosthetic joints. AJR *144*:1255, 1985.
108. Reing CM, Richin PF, Kenmore PI: Differential bone-scanning in the evaluation of a painful total joint replacement. J Bone Joint Surg Am *61*:933, 1979.
109. Zilkens KW, Wicke A, Zilkens J, et al: Nuclear imaging in loosening of hip-joint endoprostheses. Arch Orthop Trauma Surg *107*:288, 1988.
110. Traughber PD, Manaster BJ, Murphy K, et al: Negative bone scans of joints after aspiration or arthrography: Experimental studies. AJR *146*:87, 1986.
111. Cuckler JM, Stark AM, Alavi A, et al: Diagnosis and management of the infected total joint arthroplasty. Orthop Clin North Am *22*:523, 1991.
112. Magnuson JE, Brown ML, Hauser MF, et al: In-111–labeled leukocyte scintigraphy in suspected orthopedic prosthesis infection: Comparison with other imaging modalities. Radiology *168*:235, 1988.
113. Mountford PJ, Hall FM, Wells CP, et al: $^{99m}$Tc-MDP, $^{67}$Ga-citrate and $^{111}$In-leucocytes for detecting prosthetic hip infection. Nucl Med Commun 7:113, 1986.
114. Gómez-Luzuriaga MA, Galán V, Villar JM: Scintigraphy with Tc, Ga and In in painful total hip prostheses. Int Orthop *12*:163, 1988.
115. Roddie ME, Peters AM, Osman S, et al: Osteomyelitis. Nucl Med Commun *9*:713, 1988.
116. Streule K, De Schrijver M, Fridrich R: $^{99m}$Tc-labelled HSA-nanocolloid versus $^{111}$In oxine-labelled granulocytes in detecting skeletal septic process. Nucl Med Commun *9*:59, 1988.
117. McAfee JG, Samin A: In-111 labeled leukocytes: A review of problems in image interpretation. Radiology *155*:221, 1985.
118. Seabold JE, Nepola JV, Marsh JL, et al: Postoperative bone marrow alterations: Potential pitfalls in the diagnosis of osteomyelitis with In-111–labeled leukocyte scintigraphy. Radiology *180*:741, 1991.
119. Merkel KD, Brown LM, Dewanjee MK, et al: Comparison of indium-labeled-leukocyte imaging with sequential technetium-gallium scanning in the diagnosis of low-grade musculoskeletal sepsis. J Bone Joint Surg Am *67*:465, 1985.
120. Palestro CJ, Kim CK, Swyer AJ, et al: Total-hip arthroplasty: Periprosthetic indium-111–labeled leukocyte activity and complementary technetium-99m–sulfur colloid imaging in suspected infection. J Nucl Med *31*:1950, 1990.
121. Sciuk J, Puskas C, Greitemann B, et al: White blood cell scintigraphy with monoclonal antibodies in the study of the infected endoprosthesis. Eur J Nucl Med *19*:497, 1992.
122. Oyen WG, van Horn JR, Claessens RAMJ, et al: Diagnosing prosthetic joint infection. J Nucl Med *32*:2195, 1991.
123. Johnson JA, Christie MJ, Sandler MP, et al: Detection of occult infection following total joint arthroplasty using sequential technetium-99m HDP bone scintigraphy and indium-111 WBC imaging. J Nucl Med *29*:1347, 1988.
124. Wukich DK, Abreu SH, Callaghan JJ, et al: Diagnosis of infection by preoperative scintigraphy with indium-labeled white blood cells. J Bone Joint Surg Am *69*:1353, 1987.
125. Glithero PR, Grigori P, Harding LK, et al: White cell scans and infected joint replacements. J Bone Joint Surg Br *75*:371, 1993.
126. Reuland P, Winker KH, Heuchert T, et al: Detection of infection in postoperative orthopedic patients with technetium-99m–labeled monoclonal antibodies against granulocytes. J Nucl Med *32*:2209, 1991.
127. Oyen WG, van Horn JR, Claessens RAMJ, et al: Diagnosis of bone, joint, and joint prosthesis infections with In-111–labeled nonspecific human immunoglobulin G scintigraphy. Radiology *182*:195, 1992.
128. Harris WH, Schiller AL, Scholler JM, et al: Extensive localized bone resorption in the femur following total hip replacement. J Bone Joint Surg Am *58*:612, 1976.

129. Santavirta S, Konttinen YT, Bergroth C, et al: Aggressive granulomatous lesions associated with hip arthroplasty. J Bone Joint Surg Am *72*:252, 1990.
130. Jones LC, Hungerford DS: Cement disease. Clin Orthop *225*:192, 1987.
131. Maguire JK, Coscia MF, Lynch MH: Foreign body reaction to polymeric debris following total hip arthroplasty. Clin Orthop *216*:213, 1987.
132. Schmalzried TP, Jasty M, Harris WH: Periprosthetic bone loss in total hip arthroplasty. J Bone Joint Surg Am *74*:849, 1992.
133. Hodge WA, Collier JP, Supernant BA, et al: Failure of a well-fixed bone-ingrown titanium hip prosthesis. Orthop Rev *22*:719, 1993.
134. Maloney WJ, Peters P, Engh CA, et al: Severe osteolysis of the pelvis in association with acetabular replacement without cement. J Bone Joint Surg Am *75*:1627, 1993.
135. Tanzer M, Maloney WJ, Jasty M, et al: The progression of femoral cortical osteolysis in association with total hip arthroplasty without cement. J Bone Joint Surg Am *74*:404, 1992.
136. Borssén B, Kärrholm J, Snorrason F: Osteolysis after ceramic-on-ceramic hip arthroplasty. Acta Orthop Scand *62*:73, 1991.
137. Boynton E, Waddel JP, Morton J, et al: Aseptic loosening in total hip implants: The role of polyethylene wear debris. Can J Surg *34*:599, 1991.
138. Howie DW, Vernon-Roberts B, Oakeshott R, et al: A rat model of resorption of bone at the cement-bone interface in the presence of polyethylene wear particles. J Bone Joint Surg Am *70*:257, 1988.
139. Bobyn JD: Polyethylene wear debris. Quill on scalpel [editorial]. Can J Surg *34*:530, 1991.
140. Franzé H, Mjöberg B: Wear and loosening of the hip prosthesis. Acta Orthop Scand *61*:499, 1990.
141. Gray MH, Talbert ML, Talbert WM, et al: Changes seen in lymph nodes draining the sites of large joint prostheses. Am J Surg Pathol *13*:1050, 1989.
142. Scott WW, Riley LH, Dorfman HD: Focal lytic lesions associated with femoral stem loosening in total hip prosthesis. AJR *144*:977, 1985.
143. Chew FS, Lev MH: Polyethylene osteolysis. AJR *159*:1254, 1992.
144. Reinus WR, Gilula LA, Kyriakos M, et al: Histiocytic reaction to hip arthroplasty. Radiology *155*:315, 1985.
145. Charnley J, Halley DK: Rate of wear in total hip replacement. Clin Orthop *112*:170, 1975.
146. Griffith MJ, Seidenstein MK, Williams D: Socket wear in Charnley low friction arthroplasty of the hip. Clin Orthop *137*:37, 1978.
147. Mahoney OM, Dimon JH: Unsatisfactory results with a ceramic total hip prosthesis. J Bone Joint Surg Am *72*:663, 1990.
148. Winter M, Griss P, Scheller G, et al: Ten-to-14-year results of a ceramic hip prosthesis. Clin Orthop *282*:73, 1992.
149. Bankston AB, Faris PM, Keating EM, et al: Polyethylene wear in total hip arthroplasty in patient-matched groups. J Arthroplasty *8*:315, 1993.
150. Livermore J, Ilstrup D, Morrey B: Effect of femoral head size on wear of the polyethylene acetabular component. J Bone Joint Surg Am *72*:518, 1990.
151. Charnley J, Cupic Z: The nine and ten year results of the low-friction arthroplasty on the hip. Clin Orthop *95*:9, 1973.
152. Clark IC, Black K, Rennie C, et al: Can wear in total hip arthroplasties be assessed from radiographs? Clin Orthop *121*:126, 1976.
153. Mullins MF, Sutton RN, Lodwick GS: Complications of total hip replacement. A roentgen evaluation. AJR *121*:55, 1974.
154. Collier JP, Major MB, Jensen RE, et al: Mechanisms of failure of modular prostheses. Clin Orthop *285*:129, 1992.
155. Kitziger JK, Delee JC, Evans JA: Disassembly of a modular acetabular component of a total hip-replacement arthroplasty. J Bone Joint Surg Am *72*:621, 1990.
156. Pellicci PM, Haas SB: Disassembly of a modular femoral component during closed reduction of the dislocated femoral component. J Bone Joint Surg Am *72*:619, 1990.
157. Brien WW, Salvati EA, Wright TM, et al: Dissociation of acetabular components after total hip arthroplasty. J Bone Joint Surg Am *72*:2548, 1990.
158. Woolson ST, Pottorff GT: Disassembly of the modular femoral prosthesis after dislocation of the femoral component. J Bone Joint Surg Am *72*:624, 1990.
159. Barrack RL, Burke DW, Cook SD, et al: Complications related to modularity of total hip components. J Bone Joint Surg Br *75*:688, 1993.
160. Quale JS, Murphey MD, Huntrakoon M, et al: Titanium-induced arthropathy associated with polyethylene-metal separation after total joint replacement. Radiology *182*:855, 1992.
161. Maloney WJ, Krushell RJ, Jasty M, et al: Incidence of heterotopic ossification after total hip replacement: Effect of the type of fixation of the femoral component. J Bone Joint Surg Am *73*:191, 1991.
162. Sumner DR, Tuerner TM, Pierson RH, et al: Effects of radiation on fixation of non-cemented porous-coated implants in a canine model. J Bone Joint Surg Am *72*:1527, 1990.
163. Wilde AH, Collins RH, Mackenzie AH: Reankylosis of the hip joint in ankylosing spondylitis after total hip replacement. Arthritis Rheum *15*:493, 1972.
164. Thomas BJ: Heterotopic bone formation. *In* CA Harlan (Ed): Hip Arthroplasty. New York, Churchill Livingstone, 1991, p 405.
165. Seegenschmiedt MH, Goldmann AR, Martus P, et al: Prophylactic radiation therapy for prevention of heterotopic ossification after hip arthroplasty: Results in 141 high-risk hips. Radiology *188*:257, 1993.
166. Brooker AF, Bowerman JW, Robinson RA, et al: Ectopic ossification following total hip replacement. J Bone Joint Surg Am *55*:1629, 1973.
167. Velasco AD, Allan DB, Wroblewski BM: Psoas tenotomy and heterotopic ossification after Charnley low-friction arthroplasty. Clin Orthop *291*:193, 1993.
168. Schmidt SA, Kjaersgaard-Andersen P, Pedersen NW, et al: The use of indomethacin to prevent the formation of heterotopic bone after total hip replacement. J Bone Joint Surg Am *70*:834, 1988.
169. Konski AA, Pellegrini VD: Postoperative irradiation for prevention of heterotopic bone after total hip arthroplasty. Int J Radiol Oncol Biol Phys *19*:809, 1990.
170. Martin A, Bauer TW, Manley MT, et al: Osteosarcoma at the site of total hip replacement. J Bone Joint Surg Am *70*:1561, 1988.
171. Brien WW, Salvati EA, Healey JH, et al: Osteogenic sarcoma arising in the area of a total hip replacement. J Bone Joint Surg Am *72*:1097, 1990.
172. Lamovec J, Zidar A, Cucek-Plenicar M: Synovial sarcoma associated with total hip replacement. J Bone Joint Surg Am *70*:1558, 1988.
173. Svensson O, Mathiesen EB, Reinholt FP, et al: Formation of a fulminant soft-tissue pseudotumor after uncemented hip arthroplasty. J Bone Joint Surg Am *70*:1238, 1998.
174. Ryu RKN, Bovill EG, Skinner HB, et al: Soft tissue sarcoma associated with aluminum oxide ceramic total hip arthroplasty. Clin Orthop *216*:207, 1987.
175. Callaghan JJ, Dysart SH, Savory CG: The uncemented porous-coated anatomic total hip prosthesis. J Bone Joint Surg Am *70*:337, 1988.
176. Maloney J, Jasty M, Harris WH, et al: Endosteal erosion in association with stable uncemented femoral components. J Bone Joint Surg Am *72*:1025, 1990.
177. Engh CA, Zeittl-Schaffer KF, Kukita Y, et al: Histological and radiographic assessment of well functioning porous-coated acetabular components. J Bone Joint Surg Am *75*:814, 1993.
178. Haddad RJ, Cood SD, Thomas KA: Biological fixation of porous-coated implants. J Bone Joint Surg Am *69*:1459, 1987.
179. Bands R, Pelker RR, Shine J, et al: The noncemented porous-coated hip prosthesis. Clin Orthop *269*:209, 1991.
180. Sielewicz M, Scholz J, Hanslik L: A five year follow-up of 605 cases of the MCCL (metal-cancellous cementless Lubeck) total hip prosthesis. Ital J Orthop Traumatol *15*:433, 1989.
181. Cameron HU: Six-year results with a microporous-coated metal hip prosthesis. Clin Orthop *208*:81, 1986.
182. Boyes C: Norwich cementless total hip replacement. Radiogr Today *56*:17, 1990.
183. Barbos MP: Bone ingrowth into Madreporic prostheses. J Bone Joint Surg Am *70*:85, 1988.
184. Engh CA, Massin P, Suthers KE: Roentgenographic assessment of the biologic fixation of porous-surfaced femoral components. Clin Orthop *257*:107, 1990.
185. Kattapuram SV, Lodwick GS, Chandler H, et al: Porous-coated anatomic total hip prostheses: Radiographic analysis and clinical correlation. Radiology *174*:861, 1990.
186. Dodge BM, Fitzrandolph R, Collins DN: Noncemented porous-coated anatomic total hip arthroplasty. Clin Orthop *269*:16, 1991.
187. Kaplan PA, Montesi SA, Jardon OM, et al: Bone in-growth hip prostheses in asymptomatic patients: Radiographic features. Radiology *169*:221, 1988.
188. Hedley AK, Gruen TA, Ruoff DP: Revision of failed total hip arthroplasties with uncemented porous-coated anatomic components. Clin Orthop *235*:75, 1988.
189. Schmalzried TP, Finerman GAM: Osteolysis in aseptic failure. *In* R Fitzgerald (Ed): Non-cemented Total Hip Arthroplasty. New York, Raven, 1988, p 303.
190. Engh CA, Bobyn JD: The influence of stem size and extent of porous coating on femoral bone resorption after primary cementless hip arthroplasty. Clin Orthop *231*:7, 1988.
191. Perner HS, Voth E, Reith HG, et al: Cementless implantation of Zweymueller-Endler total endoprostheses of the hip. Clinical, radiological and scintigraphic follow-up for 2 years. Nucl Med *25*:55, 1986.
192. Engh CA, Massin P: Cementless total hip arthroplasty using the anatomic medullary locking stem. Clin Orthop *249*:141, 1989.
193. Rosenthall L, Ghazal ME, Brooks CE: Quantitative analysis of radiophosphate uptakes in asymptomatic porous-coated hip endoprostheses. J Nucl Med *32*:1391, 1991.
194. Oswald SG, Van Nostrand D, Savory CG, et al: Three-phase bone scan and indium white blood cell scintigraphy following porous coated hip arthroplasty: A prospective study of the prosthetic tip. J Nucl Med *30*:1321, 1989.
195. Oswald SG, Van Nostrand D: Atlas of normal bone scan and $^{111}$In white blood cell findings in porous-coated hip prostheses. *In* SH Abreu, D van Nostrand, HH Zeissman (Eds): Selected Atlases of Bone Scintigraphy. New York, Springer-Verlag, 1992.
196. Hozack WJ, Rothman RH, Booth RE, et al: Cemented versus cementless total hip arthroplasty. A comparative study of equivalent patient populations. Clin Orthop *289*:161, 1993.
197. Swan JS, Braunstein EM, Wellman HN, et al: Contrast and nuclear arthrography in loosening of the uncemented hip prosthesis. Skeletal Radiol *20*:15, 1991.
198. Oswald SG, Herzwurm PJ: False-positive radionuclide arthroscintigraphy with a porous-coated total hip prosthesis. Clin Nucl Med *16*:815, 1991.

199. Harris WH, Mulroy RD, Maloney WJ, et al: Intraoperative measurement of rotational stability of femoral components of total hip arthroplasty. Clin Orthop *266*:119, 1991.
200. Hedley AK: The Hip. Proceedings of the 14th Open Scientific Meeting, St Louis, CV Mosby, 1987, p 225.
201. Jacobs JJ, Skipor AK, Black P, et al: Release and excretion of metal in patients who have a total hip-replacement component made of titanium-base alloy. J Bone Joint Surg Am *73*:1475, 1991.
202. Lalor PA, Gray AB, Wright S: Contact sensitivity to titanium in a hip prosthesis? Contact Dermatitis *23*:193, 1990.
203. Salvati EA, Betts F, Doty SB: Particulate metallic debris in cemented total hip arthroplasty. Clin Orthop *293*:160, 1993.
204. Cameron HU: Failure of a titanium endoprosthesis—a case report. Can J Surg *34*:625, 1991.
205. Spector M: Biomaterial failure. Orthop Clin North Am *23*:211, 1992.
206. Haynes DR, Rogers SD, Hay S, et al: The differences in toxicity and release of bone-resorbing mediators induced by titanium and cobalt-chromium alloy wear particles. J Bone Joint Surg Am *75*:825, 1993.
207. Maloney WJ, Smith RL, Castro F, et al: Fibroblast response to metallic debris in vitro. J Bone Joint Surg Am *75*:835, 1993.
208. Lockie K, Binns M, Fisher J, et al: Assessment of the deformation of the Bateman bipolar hip prosthesis inner bearing due to moisture absorption and creep. Injury *23*:116, 1992.
209. Incavo SJ, Ninomiya J, Howe JG, et al: Failure of the polyethylene liner leading to notching of the femoral component in bipolar prostheses. Orthop Rev *22*:728, 1993.
210. Overgaard S, Jensen TT, Bonde G, et al: The uncemented bipolar hemiarthroplasty for displaced femoral neck fractures. Acta Orthop Scand *62*:115, 1991.
211. Geesink RGT: Experimental and clinical experience with hydroxyapatite-coated hip implants. Orthopedics *12*:1239, 1989.
212. D'Antonio JA, Capello WN, Crothers OD, et al: Early clinical experience with hydroxyapatite-coated femoral implants. J Bone Joint Surg Am *74*:995, 1992.
213. Soballe K, Gotfredsen K, Brockstedt-Rasmussen H, et al: Histologic analysis of a retrieved hydroxyapatite-coated femoral prosthesis. Clin Orthop *272*:255, 1991.
214. Abrahams TG, Crothers OD: Radiographic analysis of an investigational hydroxyapatite-coated total hip replacement. Invest Radiol *27*:779, 1992.
215. Bauer TW, Geesink RCT, Zimmerman R, et al: Hydroxyapatite-coated femoral stems. J Bone Joint Surg Am *73*:1439, 1991.
216. Windsor RE, Insall JN: Surgery of the knee. *In* CB Sledge, Ruddy S, Harris ED Jr, et al (Eds): Arthritis Surgery. Philadelphia, WB Saunders, 1994, p 794.
217. Peterson LFA: Current status of total knee arthroplasty. Arch Surg *112*:1099, 1977.
218. Scuderi GR, Insall JN, Windsor RE, et al: Survivorship of cemented knee replacements. J Bone Joint Surg Br *71*:798, 1989.
219. Rand JA: Patellar resurfacing in total knee arthroplasty. Clin Orthop *260*:110, 1990.
220. Picetti GD, McGann WA, Welch RB: The patellofemoral joint after total knee arthroplasty without patellar resurfacing. J Bone Joint Surg Am *72*:1379, 1990.
221. Enis JE, Gardner R, Robledo MA, et al: Comparison of patellar resurfacing versus nonresurfacing in bilateral total knee arthroplasty. Clin Orthop *260*:38, 1990.
222. Siu D, Cooke TDV, Broekhoven LD, et al: A standardized technique for lower limb radiography: Practice, applications, and error analysis. Invest Radiol *26*:71, 1991.
223. Abraham W, Buchanan JR, Daubert H, et al: Should the patella be resurfaced in total knee arthroplasty? Clin Orthop *236*:128, 1986.
224. Lee JG, Keating EM, Ritter MA, et al: Review of the all-polyethylene tibial component in total knee arthroplasty. Clin Orthop *260*:87, 1990.
225. Figgie HE III, Goldberg VM, Hieple KG: The influence of tibial-patellofemoral location on function of the knee in patients with the posterior stabilized condylar knee prosthesis. J Bone Joint Surg Am *68*:1035, 1986.
226. Wright J, Ewald FC, Walker PS: Total arthroplasty with the kinematic prosthesis. J Bone Joint Surg Am *72*:1003, 1990.
227. Gomes LSM, Bechtold JE, Gustilo RB: Patellar prosthesis positioning in total knee arthroplasty. Clin Orthop *236*:72, 1998.
228. Mintzer CM, Robertson DD, Rackemann S, et al: Bone loss in the distal anterior femur after total knee arthroplasty. Clin Orthop *260*:135, 1990.
229. Ewald FC: The Knee Society total knee arthroplasty. Roentgenographic evaluation and scoring system. Clin Orthop *248*:9, 1989.
230. Buechel FF, Pappas MJ: Long-term survivorship analysis of cruciate-sparing versus cruciate-sacrificing knee prostheses using meniscal bearings. Clin Orthop *260*:162, 1990.
231. Rand JA, Ilstrup DM: Survivorship analysis of total knee arthroplasty. J Bone Joint Surg Am *73*:397, 1991.
232. Brick GW, Scott RD: The patellofemoral component of total knee arthroplasty. Clin Orthop *231*:163, 1988.
233. Goldberg VM, Figgie HE III, Inglis AE, et al: Patellar fracture type and prognosis in condylar total knee arthroplasty. Clin Orthop *236*:115, 1988.
234. Ritter MA, Campbell ED: Postoperative patellar complications with or without lateral release during total knee arthroplasty. Clin Orthop *219*:163, 1987.
235. Piraino D, Richmond B, Freed H, et al: Total knee replacement: Radiologic findings in failure of porous-coated metal-backed patellar component. AJR *155*:555, 1990.
236. Rand JA: Comparison of metal-backed and all-polyethylene tibial components in cruciate condylar total knee arthroplasty. J Arthroplasty *8*:307, 1993.
237. Bayley JC, Scott RD: Further observations on metal-backed patellar component failure. Clin Orthop *236*:82, 1988.
238. Lombardi AV, Engh GA, Volz RG, et al: Fracture/dissociation of the polyethylene in metal-backed patellar components in total knee arthroplasty. J Bone Joint Surg Am *70*:675, 1988.
239. Bayley JC, Scott RD, Ewald FC, et al: Failure of the metal-backed patellar component after total knee replacement. J Bone Joint Surg Am *70*:668, 1988.
240. Weissman BN, Scott RD, Brick GW, et al: Radiographic detection of metal-induced synovitis as a complication of arthroplasty of the knee. J Bone Joint Surg Am *73*:1002, 1991.
241. Dodd CAF, Hungerford MD, Karckow KA: Total knee arthroplasty fixation. Comparison of the early results of paired cemented versus uncemented porous coated anatomic knee prostheses. Clin Orthop *260*:66, 1990.
242. Schneider R, Hood RW, Ranawat CS: Radiologic evaluation of knee arthroplasty. Orthop Clin North Am *13*:225, 1982.
243. Breen DJ, Stoker DJ: Titanium lines: A manifestation of metallosis and tissue response to titanium alloy megaprostheses at the knee. Clin Radiol *47*:274, 1993.
244. Plante-Bordeneuve P, Freeman MAR: Tibial high-density polyethylene wear in conforming tibiofemoral prostheses. J Bone Joint Surg Br *75*:630, 1993.
245. Goodman S, Lidgren L: Polyethylene wear in knee arthroplasty. Acta Orthop Scand *63*:358, 1992.
246. Lindstrand A, Stenström A: Polyethylene wear of the PCA unicompartmental knee. Acta Orthop Scand *63*:260, 1992.
247. Blunn GW, Joshi AT, Lilley PA, et al: Polyethylene wear in unicondylar knee prostheses. 106 retrieved Marmor, PCA, and St Georg tibial components compared. Acta Orthop Scand *63*:247, 1992.
248. Gross TP, Lennox DW: Osteolytic cyst-like area associated with polyethylene and metallic debris after total knee replacement with an uncemented Vitallium prosthesis. A case report. J Bone Joint Surg Am *74*:1096, 1992.
249. Peters PC, Engh GA, Dwyer KA, et al: Osteolysis after total knee arthroplasty without cement. J Bone Joint Surg Am *74*:864, 1992.
250. Bauer TW, Saltarelli M, McMahon JT, et al: Regional dissemination of wear debris from a total knee prosthesis. J Bone Joint Surg Am *75*:106, 1993.
251. Wright TM, Rimnac CM, Faris PM, et al: Analysis of surface damage in retrieved carbon fiber–reinforced and plain polyethylene tibial components from posterior stabilized total knee replacements. J Bone Joint Surg Am *70*:1312, 1988.
252. Berry DJ, Wold LE, Rand JA: Extensive osteolysis around an aseptic, stable, uncemented total knee replacement. Clin Orthop *293*:204, 1993.
253. Kilgus DJ, Funahashi TT, Campbell PA: Massive femoral osteolysis and early disintegration of a polyethylene-bearing surface of a total knee replacement. J Bone Joint Surg Am *74*:770, 1992.
254. Rhoads DD, Noble PC, Reuben JD, et al: The effect of femoral component position on patellar tracking after total knee arthroplasty. Clin Orthop *260*:43, 1990.
255. Schoiff SC, Morrey BF: Treatment of infection after total knee arthroplasty by debridement with retention of the components. J Bone Joint Surg Am *72*:1383, 1990.
256. Wilson MG, Kelley K, Thornhill TS: Infection as a complication of total knee-replacement arthroplasty. J Bone Joint Surg Am *72*:878, 1990.
257. Minoves M, Garcia JR, Mane S, et al: Infected knee prosthesis: Visualization of the fistulous tract by Tc-99m HMPAO leukocyte scintigraphy. Clin Nucl Med *17*:593, 1992.
258. Hunter JC, Hattner RS, Murray WR, et al: Loosening of the total knee arthroplasty: Detection by radionuclide bone scanning. AJR *135*:131, 1980.
259. Schneider R, Soundry M: Radiographic and scintigraphic evaluation of total knee arthroplasty. Clin Orthop *205*:108, 1986.
260. Rosenthall L, Lepanto L, Raymond F: Radiophosphate uptake in asymptomatic knee arthroplasty. J Nucl Med *29*:1546, 1987.
261. Palestro CJ, Swyer AJ, Kim CK, et al: Infected knee prosthesis: Diagnosis with In-111 leukocyte, Tc-99m sulfur colloid, and Tc-99m MDP imaging. Radiology *179*:645, 1991.
262. Aliabadi P, Weissman BN: Radiology of total shoulder arthroplasty. *In* RJ Friedman (Ed): Arthroplasty of the Shoulder. New York, Thieme, 1994, p 53.
263. Saha AK: Dynamic stability of the glenohumeral joint. Acta Orthop Scand *42*:491, 1971.
264. Neer CS, Watson KC, Stanton FJ: Recent experience in total shoulder replacement. J Bone Joint Surg Am *64*:319, 1982.
265. Cofield RH: Total shoulder arthroplasty with Neer prosthesis. J Bone Joint Surg Am *66*:899, 1984.
266. Aliabadi P, Weissman BN, Thornhill T, et al: Evaluation of a nonconstrained total shoulder prosthesis. AJR *151*:1169, 1988.
267. Amstutz HC, Sew Hoy AL, Clarke IC: UCLA anatomic total shoulder arthroplasty. Clin Orthop *155*:7, 1981.

268. Boyd AD, Aliabadi P, Thornhill TS: Postoperative proximal migration in total shoulder arthroplasty. Incidence and significance. J Arthroplasty *6*:31, 1991.
269. Gristina AG, Roman RL, Kammire GC, et al: Total shoulder replacement. Orthop Clin North Am *18*:445, 1987.
270. McElwain JP, English E: The early results of porous-coated total shoulder arthroplasty. Clin Orthop *218*:217, 1987.
271. Post M, Jablon M: Constrained total shoulder arthroplasty. Long-term follow-up observations. Clin Orthop *173*:109, 1983.
272. Sledge CB, Kozinn SC, Thornhill TS, et al: Total shoulder arthroplasty in rheumatoid arthritis. Rheumatology *12*:95, 1989.
273. Ovesen J, Nielsen S: Prosthesis position in shoulder arthroplasty. Acta Orthop Scand *56*:330, 1985.
274. Frich LH, Moller BN: Retroversion of the humeral prosthesis in shoulder arthroplasty. Measurements of angle from standard radiographs. J Arthroplasty *4*:277, 1989.
275. Driessnack RP, Ferlic DC, Wiedel JD: Dissociation of the glenoid component in the Macnab/English total shoulder arthroplasty. J Arthroplasty *5*:15, 1990.
276. Groh GI, Rockwood CA Jr: Surgical anatomy and technique. *In* RJ Friedman (Ed): Arthroplasty of the Shoulder. New York, Thieme, 1994, p 80.
277. Silliman JF, Hawkins RJ: Complications following shoulder arthroplasty. *In* J Friedman (Ed): Arthroplasty of the Shoulder. New York, Thieme, 1994, p 242.
278. Brukhead WZ: Cementless shoulder arthroplasty. *In* J Friedman (Ed): Arthroplasty of the Shoulder. New York, Thieme, 1994, p 281.
279. Cofield RH: Unconstrained total shoulder prostheses. Clin Orthop *173*:97, 1983.
280. Post M, Haskell SS, Jablon M: Total shoulder replacement with a constrained prosthesis. J Bone Joint Surg Am *62*:327, 1980.
281. Coughlin MJ, Morris JM, West WF: The semiconstrained total shoulder arthroplasty. J Bone Joint Surg Am *61*:574, 1979.
282. Frich LH, Moller BN, Sneppen O: Shoulder arthroplasty with the Neer Mark-II prosthesis. Arch Orthop Trauma Surg *107*:110, 1998.
283. Thornhill TS, Karr MJ, Averill RM, et al: Total shoulder arthroplasty: The Brigham experience. Orthop Trans 7:497, 1983.
284. Moeckel BH, Warren RF, Dines DM, et al: The unstable shoulder arthroplasty. *In* RJ Friedman (Ed): Arthroplasty of the Shoulder. New York, Thieme, 1994, p 254.
285. Weiss AA, Berman AT, O'Brien J: What are the current indications for total elbow arthroplasty? Report of a case using allograft for TEA. Orthopedics *16*:237, 1993.
286. Ruth JT, Wilde AH: Capitellocondylar total elbow replacement. J Bone Joint Surg Am *74*:95, 1992.
287. Briggs PJ, Smith SR: Radiographic assessment of component orientation in elbow arthroplasty. Acta Orthop Scand *64*:212, 1993.
288. Ewald FC, Simmons ED, Sullivan JA, et al: Capitellocondylar total elbow replacement in rheumatoid arthritis. J Bone Joint Surg Am *75*:498, 1993.
289. Morrey BF, Adams RA: Semiconstrained arthroplasty for the treatment of rheumatoid arthritis of the elbow. J Bone Joint Surg Am *74*:479, 1992.
290. Weissman BN: Prosthetic replacement of the elbow. Semin Roentgenol *21*:66, 1986.
291. Pritchard RW: Total elbow joint arthroplasty in patients with rheumatoid arthritis. Semin Arthritis Rheum *21*:24, 1991.
292. Wolfe SW, Figgie MP, Inglis AE, et al: Management of infection about total elbow prostheses. J Bone Joint Surg Am 72:198, 1990.
293. Spaulding JM, Megesi RG, Figgie HE, et al: Total ankle arthroplasty. AORN J *48*:201, 1988.
294. Unger AS, Inglis AE, Mow CS, et al: Total ankle arthroplasty in rheumatoid arthritis: A long-term follow-up study. Foot Ankle *8*:173, 1988.
295. Takakura Y, Tanaka Y, Sugimoto K, et al: Ankle arthroplasty: A comparative study of cemented metal and uncemented ceramic prostheses. Clin Orthop *252*:209, 1990.
296. Newton SE: An artificial ankle joint. Clin Orthop *142*:141, 1979.
297. McGuire MR, Kyle RF, Gustilo RB, et al: Comparative analysis of ankle arthroplasty versus ankle arthrodesis. Clin Orthop *226*:174, 1988.
298. Scholz KC: Total ankle arthroplasty using biological fixation components compared to ankle arthrodesis. Orthopedics *10*:125, 1987.
299. Herberts P, Goldie IF, Korner L, et al: Endoprosthetic arthroplasty of the ankle joint. Acta Orthop Scand *53*:687, 1982.
300. Dini AA, Bassett FH: Evaluation of the early result of Smith total ankle replacement. Clin Orthop *146*:228, 1980.
301. Demottaz JD, Mazur JM, Thomas WH: Clinical study of total ankle replacement with gait analysis. J Bone Joint Surg Am *61*:976, 1979.
302. Saltzman CL, Johnson KA: Surgery of the ankle and foot. *In* CB Sledge, Ruddy S, Harris ED Jr, et al (Eds): Arthritis Surgery. Philadelphia, WB Saunders, 1994, p 818.
303. Wynn AH, Wilde AH: Long-term follow-up of the Conaxial (Beck-Steffee) total ankle arthroplasty. Foot Ankle *13*:303, 1992.
304. Jensen NC, Kroner K: Total ankle joint replacement: A clinical follow-up. Orthopedics *15*:236, 1992.
305. Smahel J, Meyer V: Structure of capsules around silicone implants in hand surgery. Hand *15*:47, 1983.
306. Lagier R: Case report 719. Skeletal Radiol *21*:137, 1992.
307. Jolly SL, Ferlic DC, Clayton ML, et al: Swanson silicone arthroplasty of the wrist in rheumatoid arthritis: A long-term follow-up. J Hand Surg [Am] *17*:142, 1992.
308. Fatti JF, Palmer AK, Greensky S, et al: Long-term results of Swanson interpositional wrist arthroplasty. Part II. J Hand Surg [Am] *16*:432, 1991.
309. Swanson AB, de Groot Swanson G: Flexible implant resection arthroplasty: A method for reconstruction of small joints in the extremities. Instr Course Lect *27*:27, 1978.
310. Kircher T: Silicone lymphadenopathy: A complication of silicone elastomer finger joint prostheses. Hum Pathol *11*:240, 1908.
311. Sammarco GJ, Tabatowski K: Silicone lymphadenopathy associated with failed prosthesis of the hallux: A case report and literature review. Foot Ankle *13*:273, 1992.
312. Atkinson RE, Smith RJ: Silicone synovitis following silicone implant arthroplasty. Hand Clin *2*:291, 1986.
313. Ferlic DC, Clayton ML, Holloway M: Complications of silicone implant surgery in the metacarpophalangeal joint. J Bone Joint Surg Am *57*:991, 1975.
314. Bansal M, Goldman AB, Bullough PG, et al: Case report 706. Skeletal Radiol *21*:49, 1992.
315. Groff GD, Schned AR, Taylor TH: Silicone-induced adenopathy eight years after metacarpophalangeal arthroplasty. Arthritis Rheum *24*:1578, 1981.
316. Rosenthal DI, Rosenberg AE, Schiller AL, et al: Destructive arthritis due to silicone: A foreign-body reaction. Radiology *149*:69, 1983.
317. Schneider HJ, Weiss MA, Stern PJ: Silicone-induced erosive arthritis: Radiologic features in seven cases. AJR *148*:923, 1987.
318. Smith RJ, Atkinson RE, Jupiter JB: Silicone synovitis of the wrist. J Hand Surg [Am] *10*:47, 1985.
319. Pellegrini VD, Burton RI: Surgical management of basal joint arthritis of the thumb. Part I. Long-term results of silicone implant arthroplasty. J Hand Surg [Am] *11*:309, 1986.
320. Comstock CP, Louis DS, Eckenrode JF: Silicone wrist implant: Long-term follow-up study. J Hand Surg [Am] *31*:201, 1988.
321. Carter PR, Benton LJ, Dysert PA: Silicone rubber carpal implants: A study of the incidence of late osseous complications. J Hand Surg [Am] *11*:639, 1986.
322. Beckenbaugh RD, Dobyns JH, Linscheid RL, et al: Review and analysis of silicone-rubber metacarpophalangeal implants. J Bone Joint Surg Am *58*:483, 1976.
323. Bieber EJ, Weiland AJ, Volenec-Dowling S: Silicone-rubber implant arthroplasty of the metacarpophalangeal joints for rheumatoid arthritis. J Bone Joint Surg Am *68*:206, 1986.
324. Gordon M, Bullough PG: Synovial and osseous inflammation in failed silicone-rubber prostheses. J Bone Joint Surg Am *64*:574, 1982.
325. Westesson P-L, Eriksson L, Lindström C: Destructive lesions of the mandibular condyle following diskectomy with temporary silicone implant. Oral Surg *63*:143, 1987.
326. Hofammann DY, Ferlic DC, Clayton ML: Arthroplasty of the basal joint of the thumb using a silicone prosthesis. J Bone Joint Surg Am *69*:993, 1987.
327. Swanson AB, de Groot Swanson G, Maupin BK, et al: Failed carpal bone arthroplasty: Causes and treatment. J Hand Surg [Am] *14*:417, 1989.
328. Broughton NS, Doran A, Meggitt BF: Silastic ball spacer arthroplasty in the management of hallux valgus and hallux rigidus. Foot Ankle *10*:61, 1989.
329. Christie AJ, Weinberger KA, Dietrich M: Silicone lymphadenopathy and synovitis: Complications of silicone elastomer finger joint prostheses. JAMA *237*:1463, 1977.
330. Resnick CS, Fratkin MJ, Cardea JA: Arthroscintigraphic evaluation of the painful total hip prosthesis. Clin Nucl Med *11*:242, 1986.
331. Jasty MJ, Floyd WE III, Schiller AL, et al: Localized osteolysis in stable, non-septic total hip replacement. J Bone Joint Surg Am *68*:912, 1986.
332. Barrack RL, Tanzer M, Kattapuram SV, et al: The value of contrast arthrography in assessing loosening of symptomatic uncemented total hip components. Skeletal Radiol *23*:37, 1994.
333. Insall JN: Presidential address to the Knee Society. Choices and compromises in total knee arthroplasty. Clin Orthop *226*:43, 1988.
334. Chik KK, Magee MA, Bruce WJ, et al: TC-99m stannous colloid-labeled leukocyte scintigraphy in the evaluation of the painful arthroplasty. Clin Nucl Med *219*:838, 1996.
335. Shih CH, Lee PC, Chen JH, et al: Measurement of polyethylene wear in cementless total hip arthroplasty. J Bone Joint Surg Br *79*:361, 1997.
336. Shaver SM, Brown TED, Hillis SL, et al: Digital edge-detection measurement of polyethylene wear after total hip arthroplasty. J Bone Joint Surg Am *79*:690, 1997.
337. Devane PA, Robinson EJ, Bourne RB, et al: Measurement of polyethylene wear in acetabular components inserted with and without cement: A randomized trial. J Bone Joint Surg Am *79*:682, 1997.
338. Nishii T, Sugano N, Masuhara K, et al: Longitudinal evaluation of time related bone remodeling after cementless total hip arthroplasty. Clin Orthop *339*:121, 1997.
339. Bugbee WD, Culpepper WJ, Engh CA: Long-term clinical consequences of stress-shielding after total hip arthroplasty without cement. J Bone Joint Surg Am 79:1007, 1997.
340. Herzwurm PJ, Simpson SL, Duffin S, et al: Thigh pain and total hip. Arthroplasty *336*:156, 1997.
341. Engh CA Jr, Culpepper WJ, Engh CA: Long-term results of use of

anatomic medullary locking prosthesis in total hip arthroplasty. J Bone Joint Surg Am *79*:177, 1997.
342. Jaffe WL, Scott DF: Total hip arthroplasty with hydroxyapatite-coated prostheses. J Bone Joint Surg Am *78*:1918, 1996.
343. Bloebaum RD, Zou L, Bachus KN: Analysis of particles in acetabular components from patients with osteolysis. Clin Orthop *338*:109, 1997.
344. Goodman L, McGee JW, Grant D: Eccentric femoral heads in total hip prosthesis [letter]. Radiology *111*:235, 1974.
345. Costi J, Krishnan J, Pearcy M: Total wrist arthroplasty: A quantitative review of the lst 30 years. J Rheumatol *25*:451, 1998.
346. Menon J: Total wrist replacement using the modified Volz prosthesis. J Bone Joint Surg Am *69*:998, 1997.
347. Courtman NH, Sochart DH, Trial IA, et al: Biaxial wrist replacement. Initial results in the rheumatoid patient. J Hand Surg [Br] *24*:32, 1999.
348. Menon J: Universal total wrist implant experience with a carpal component fixed with three screws. J Arthroplasty *3*:515, 1998.

第四篇

# 肌肉骨骼疾病的理论基础

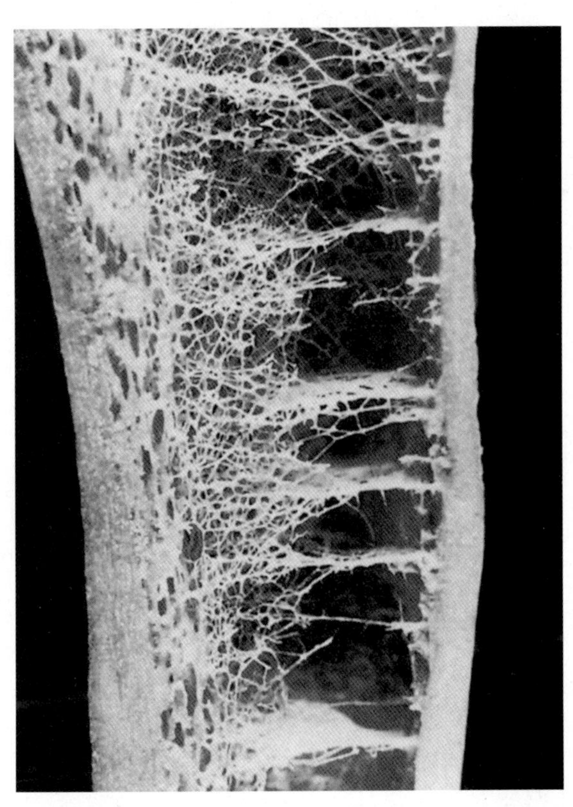

**骨质疏松症：**信号增强线（即骨小梁），从胫骨近端后缘平行向前延伸。

# 第 15 章

# 骨的组织生成，解剖学及生理学

Donald Resnick
Stavros C. Manolagas
Michael D. Fallon

骨是一种值得关注的组织。虽然从 X 线片上看，骨往往会被误认为是不活跃的组织，但骨是在不断变化的。不仅在未成熟的骨骼中会出现骨的生成和发育过程，而且在成熟的骨骼中变化也会贯穿骨生成和吸收的整个平衡过程。当这些过程发生改变使一方占据优势时，便会发生骨的病理改变。在某些情况下，所导致的骨生成与吸收的失衡容易在X线片上检测到。然而在其他情况下往往存在一些更微细的失衡，只有在组织学水平下才能被发现。

骨组织的初始结构具有不规则胶原网的特征，称之为纤维编织骨，这是一种临时性物质，既可能被清除而形成骨髓腔，也可能随后被层状骨性组织所取代，后者称之为平行纤维骨或板层骨。骨作为一种结缔组织具有高度的特殊性，其刚度和硬度完全不同于其他结缔组织，其刚度和硬度主要与沉积在骨基质上的无机盐有关。对于保持人体形态、保护内脏以及通过把各种肌肉收缩所产生的力从一个部位传递到另一个部位从而形成运动的骨组织来说，这些特性是极其重要的。骨骼也是人体维系正常体液平衡所必需的离子（主要是钙）的贮器；对这些离子的需求是人体对多种激素（特别是甲状旁腺激素、降钙素和维生素 D）所产生的刺激做出的生理反应。

本章主要分析骨的组织生成、解剖学和组织学，并综述了骨骼生理学和病理学。更多的相关信息请参阅第 46、47 和 48 章。

## 第一节　组织生成

### 一、骨的发生

关于骨的组织生成，Jaffe 等人做过完备的综述[1, 2, 89, 90]。骨的生成是通过膜内成骨过程（通过致密的间充质组织转化）和（或）通过软骨内成骨过程（通过中间软骨模式的间接转变）而发生的。在某些部位，如颅顶诸骨（额骨和顶骨以及部分枕骨和颞骨）、上颌骨和颚骨以及锁骨中段，可检测到膜内（间充质）成骨。而在其他部位，如肢体骨骼、脊柱、骨盆和颅底，膜内成骨和软骨内成骨均可检测到。骨组织形成的实际过程在膜内成骨和软骨内成骨中是基本相同的，主要包括：（1）间充质细胞分化为成骨细胞；（2）成骨细胞沉积成骨基质，随后发生矿化；（3）骨质最初沉积为不成熟的（编织）小梁，即初级松质骨；（4）初级松质骨被次级骨取代，或被清除形成骨髓，或者通过充填骨小梁间隙而转化成初级皮质骨[3]。各种先天性疾病，如锁骨头颅发育不良（图 15–1），可能会导致膜内成骨或（和）软骨内成骨异常。

#### 1.膜内成骨

膜内成骨开始于毛细血管网周围的间充质细胞增殖。在此部位，间充质细胞的转化伴随有胶原纤维网和无定形基质的出现。原始细胞在数量、形状和大小上都会发生改变。它们会增殖、变大并成簇地聚集在一起，呈条索状延伸至周围组织内。这些细胞即所谓成骨细胞，密切参与了胶原组织中嗜酸性基质的形

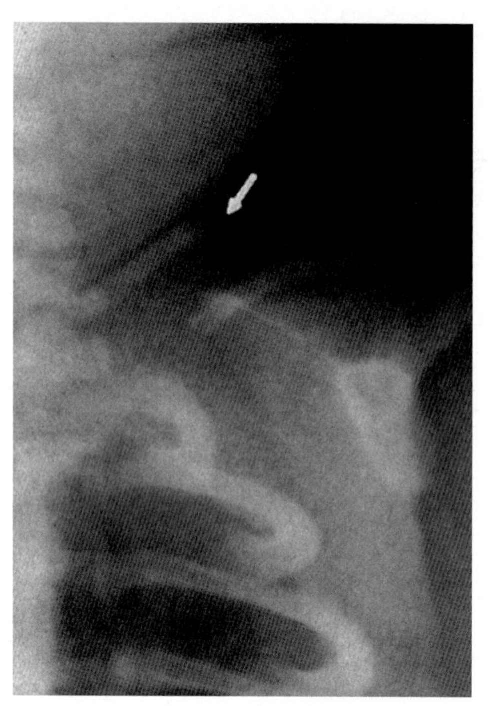

图15-1 骨生成障碍：锁骨头颅发育不良。图中可见锁骨骨化异常（箭头），这是这种疾病的典型特征。

成。此顺序反映了骨化过程的初始阶段，当类骨质随着钙盐沉积而钙化时，这种过程会变得更加活跃和广泛。类骨质和编织骨表面的一些成骨细胞会陷入基质的陷窝中。这些细胞此时即成为骨细胞，虽然就某些方面而言，这些骨细胞与周围增殖的间充质组织是隔离的，但其通过发出的延长突（即突出）经骨基质延伸的小管仍与这些前体细胞保持一定的联系。被包埋的骨细胞主要用来维持周围基质的完整性，而不直接参与骨形成。通过间充质细胞不断转变为成骨细胞、类骨基质的合成以及基质内成骨细胞的捕获，原始的间充质逐渐转化为骨组织。这些组织的最终特性取决于它们在骨内的位置：在骨的多孔部位，骨组织网包含介入血管的结缔组织，这是骨髓的前体物质；在骨的致密部位，骨组织变得越来越紧密，并形成多个圆柱状结构，中央含有血管沟，即哈弗系统。在密质骨的内外表面上，纤维血管层发育形成（骨膜和骨外膜），其内包含有残余的成骨细胞，使骨骼永远具有更新能力。在进一步的发育过程中，粗纤维的非层状原始骨（即编织骨）（图15-2）最终转变为精细纤维的成熟层状骨（图15-3）。

### 2.软骨内成骨

软骨内骨化主要见于四肢骨、中轴骨及颅底。在此过程中，从间充质演变而来的软骨组织起着横板的作用，而不被骨所替代（图15-4 和15-5）。骨形成的最初部位称为骨化中心，其在骨内的精确位置因不同骨骼而异。在管状骨，初始骨化中心位于软骨雏形的中心部位，而后期出现的骨化中心（次级中心）位于骨骺和骨突内的软骨雏形端部。深层包含有成骨能力细胞的血管间充质组织或软骨膜，则围绕在软骨雏形周围。

初级骨化中心内的初始变化有软骨细胞变肥大、糖原聚积和介入基质的减少。随后，这些细胞

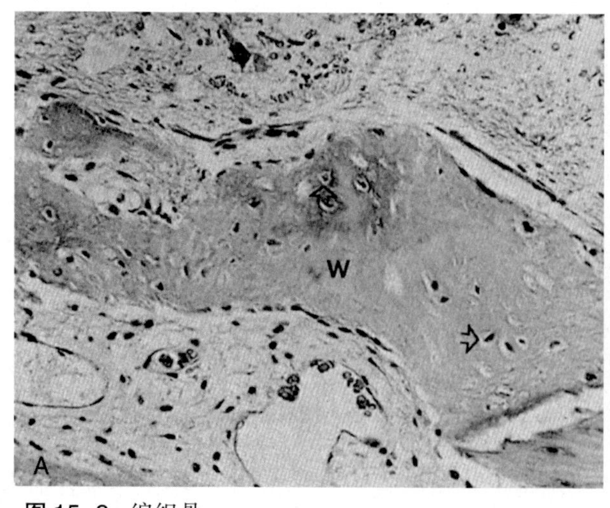


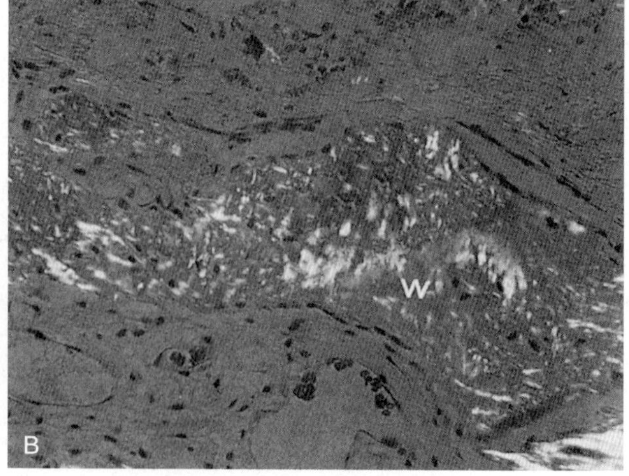


图15-2 编织骨。

A 幼稚的编织骨（W）。可见大的骨细胞陷窝（空心箭头）。

B 偏振光下的同一视野，显示不规则胶原的双折射图形。

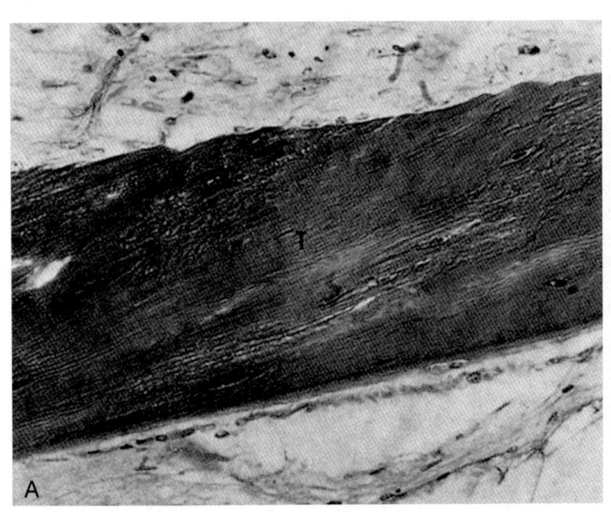


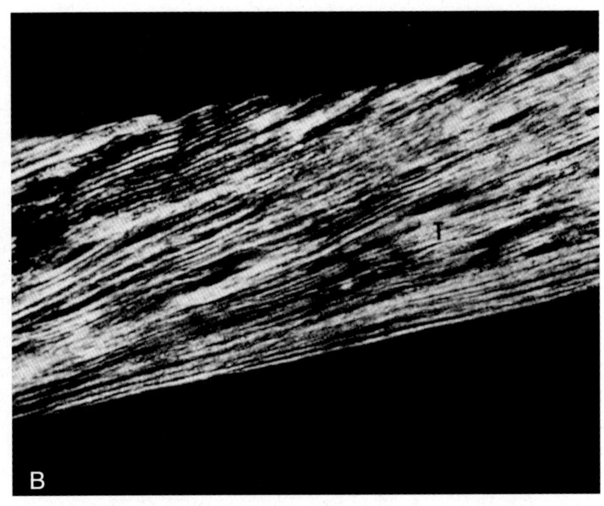


**图 15–3** 板层骨。
A 成熟的层状小梁骨（T）。
B 偏振光下的同一视野，显示层状胶原的双折射图形。

便发生变性、凋亡和钙化，同时，更深层或软骨膜下的细胞便转化为成骨细胞，此后的过程与膜内成骨相同，这些成骨细胞会形成一个骨膜下骨环或骨套，将软骨组织的中心部位围住。骨膜转化为血管通道，这些通道将穿透骨壳进入退化的软骨中心。侵袭性血管组织会使软骨细胞陷窝分裂，形成管腔而被胚胎骨髓所充填。成骨细胞在软骨基质出现后，清除残留的类骨质，使出现退化和死亡的软骨细胞部位转化成骨化中心。随后，成骨细胞转变为骨细胞，便陷入发育中的骨内，其过程与膜内成骨的骨细胞演化过程大体相似。

管状骨的成骨从中心部位开始，逐渐向骨端延伸，在此过程中临近软骨区的细胞会变肥大、死亡和钙化，同时伴有血管侵入、成骨细胞转化以及向骨的转化。同样，积极参与膜内成骨的骨膜环，在软骨内成骨带的稍前沿向骨端延伸。通过最初形成的小梁不断被吸收，形成骨髓间隙；通过骨膜下的骨沉积，骨皮质逐渐变得明显、增厚，并转变为纵向排列的密质骨，包绕在哈弗管周围。向骨端延伸的软骨内成骨前沿逐渐完善，形成一个细胞活动板层。此板层最终定位于管状骨的骨骺和骨干之间，形成作为管状骨纵向生长主要部位的生长板(软骨板或长骨体生长部)。生长板具有明显的分界区：生长板骨骺面的静止区，由扁平的未成熟细胞构成；生长板骨干面的细胞生长和肥大区，以及细胞转化区，伴有暂时性的钙化和骨化。

最新形成的管状骨干骺端的大小和形状取决于环绕的纤维 – 软骨 – 骨结构（称之为长骨体生长部外周）的影响，这种结构由郎飞区、La Croix 环和它们生成的骨外皮组成[91]（图 15–6）。长骨体生长部附近的外周部分为郎飞区（或沟）;干骺端附近的部分是 La Croix 环。这些部位通过膜内成骨的方式一起生成一层连续的薄层骨，称之为骨外皮[91]。在骨骼发育的最初几年，由生长部外周包绕的干骺端部位是扁平、纵向排列的，故称其为干骺端环[92]。此外，骨外皮是呈线性延伸的，可在长骨体生长部边缘看到。这种正常的骨突必须与儿童受虐待所引起的干骺端骨折相鉴别[91]。

在骨干渐进性骨化向骨端纵向延伸的过程中，骺部会出现特征性改变（图 15–7）。骺部血管的侵入后便会开始软骨内成骨,后者形成次级骨化中心。此过程的特征仍然为软骨细胞的肥大和死亡，继之发生钙化。血管间充质侵入这些骺部中心，成骨细胞便会出现，并使骨组织在钙化的基质上沉积。这样便会形成一个扩大的骨化核，其四周边缘包含有细胞肥大区、变性区、钙化区和骨化区。骺部骨化中心最初生成的非常迅速，不过后期会变得越来越慢。虽然关节面上的软骨层会保持不变并最终演变为临近关节的关节软骨，但骺部软骨将转化为骨。随着骨骺和骨干的不断成熟，生长板会变得越来越薄（图 15–8 和 15–9）。生长板内的细胞活性会逐渐降低，并在其骨干表面形成一层骨组织。不久，生

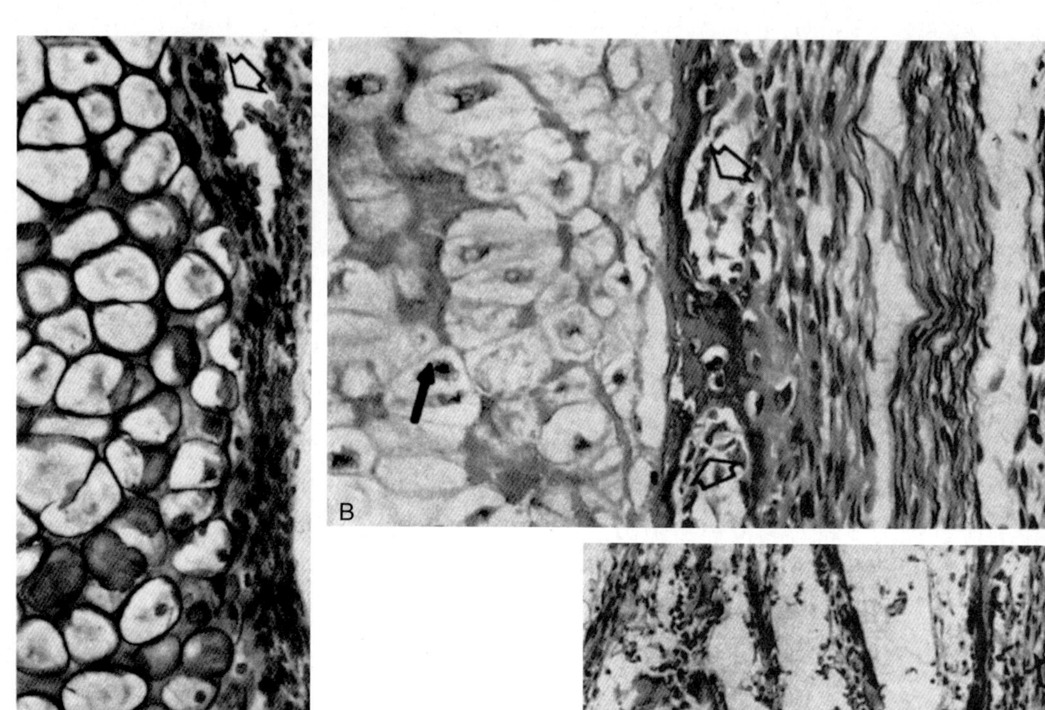

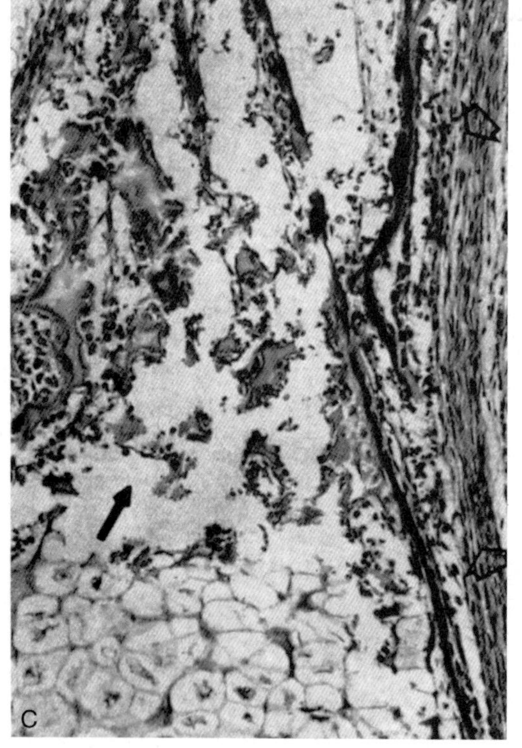

图 15-4 管状骨内骨化的初始阶段。

A 骨膜下（空心箭头）软骨细胞变肥大，并可能分泌磷酸酪酶，后者可引发细胞间质钙化。（胎儿趾骨，100 ×）

B 显示骨膜下骨形成（空心箭头）和部分钙化的肥大软骨（黑箭头）。（胎儿股骨，200 ×）

C 生骨细胞和骨膜生出的小血管（空心箭头）已长入退化的软骨间隙内，此处的生骨细胞已开始分化为成骨细胞，且已定位于剩余有钙化软骨基质的骨上（黑箭头）。（胎儿桡骨，100 ×）

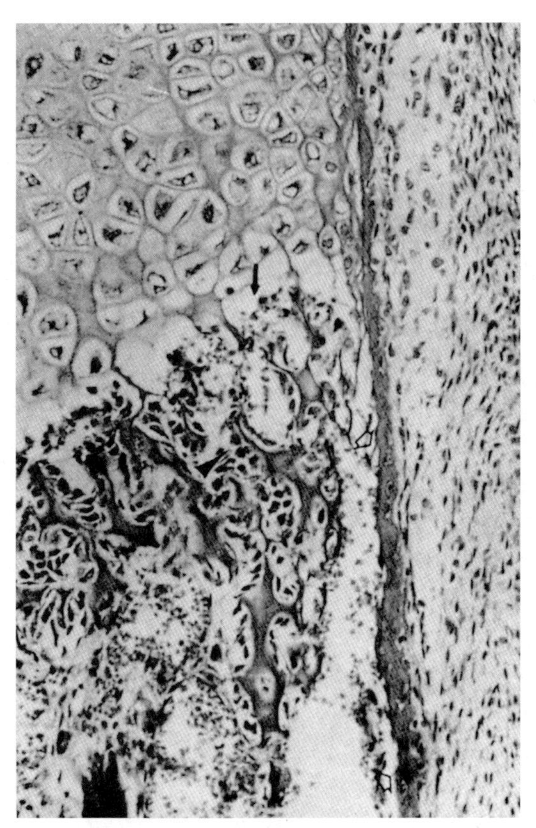

图 15–5　管状骨的软骨内成骨和膜内成骨：4.5 月龄胎儿的桡骨。巨大、融合的软骨细胞陷窝正在被血管穿透（黑箭头），因此露出了钙化软骨基质的介入核。成骨细胞使骨性组织沉积在软骨基质核上（三角箭头）。可见骨膜下骨形成（空心箭头）。

长板剩余软骨细胞的血管侵入将通过匍匐性骨置换过程而伴发骨化。在骺部关节软骨深处的软骨内成骨中止和软骨下骨板形成之后，生长板便以这种方式消失了，从而使骨骺和骨干的骨化中心融合。虽然此时的生长板已停止成骨，但仍有一条水平走向的小梁会持续存在，并在 X 线片上以一条横行不透 X 线的融合线标出生长板原有位置。

长骨体生长部内软骨内成骨的异常在许多疾病中都有明确表现，也是诊断佝偻病的基本条件（图 15–10 A,B）。这种骨化的暂时性畸变会导致生长恢复线的生成（图 15–10 C）。

在四肢管状骨以外的其他骨骼内，软骨内成骨的过程与其极为相似。在发育中腕骨与踝内可检测到扩大的骨化中心，而在脊柱内，椎体和椎弓处可出现多个骨化中心，并通过骨化中心的扩大与融合形成具有成熟骨骼特征的脊柱结构（图 15–11）。

## 二、关节的形成

存在于发育中两骨端之间的间充质内最终会形成关节。在此中间区内间充质不会转化为软骨或骨，而是按即将形成的关节类型而发生相应的改变。在纤维关节内，中间区的间充质会发生改变而形成纤维组织，以连接相邻的骨骼；在软骨结合内，间充质将转化为透明软骨；在联合内，间充质将转化为纤

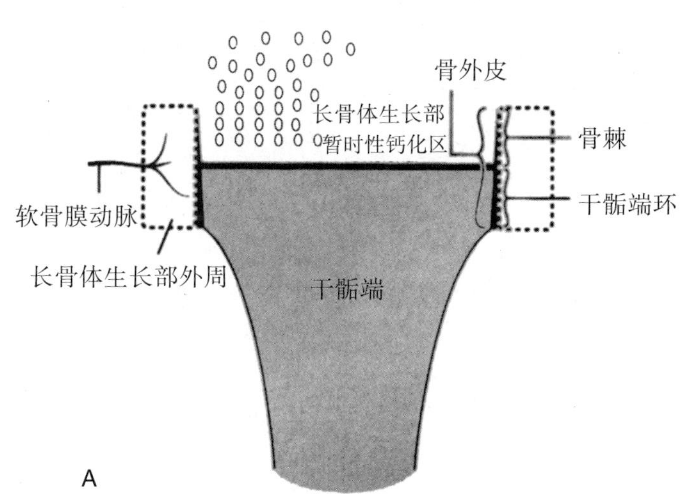


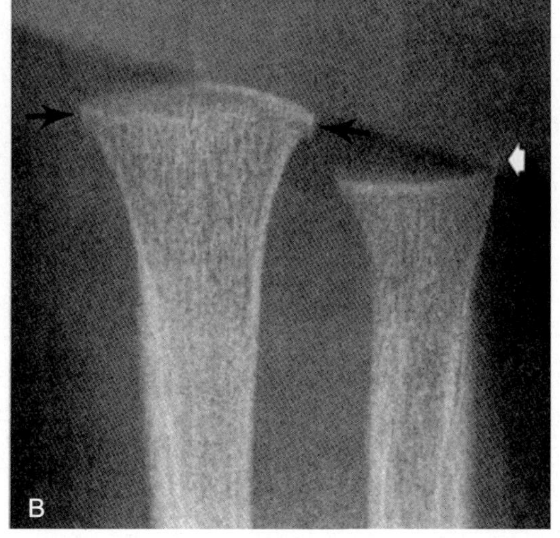


图 15–6　管状骨的膜内成骨和软骨内成骨：生长部外和干骺端环。

A　在此图上可见长生部外周（虚线方框）、干骺端环和棘骨。并标出了骨外皮。

B　正常儿童的桡骨远端，可见直行的干骺端边缘（黑箭头），其形成干骺端环的边缘，并可见尺骨体生长部内缘上清晰的骨外皮（白色箭头）。（From Oestrich AE, Ahmad BS: Skeletal Radiol *21*:283, 1992.）

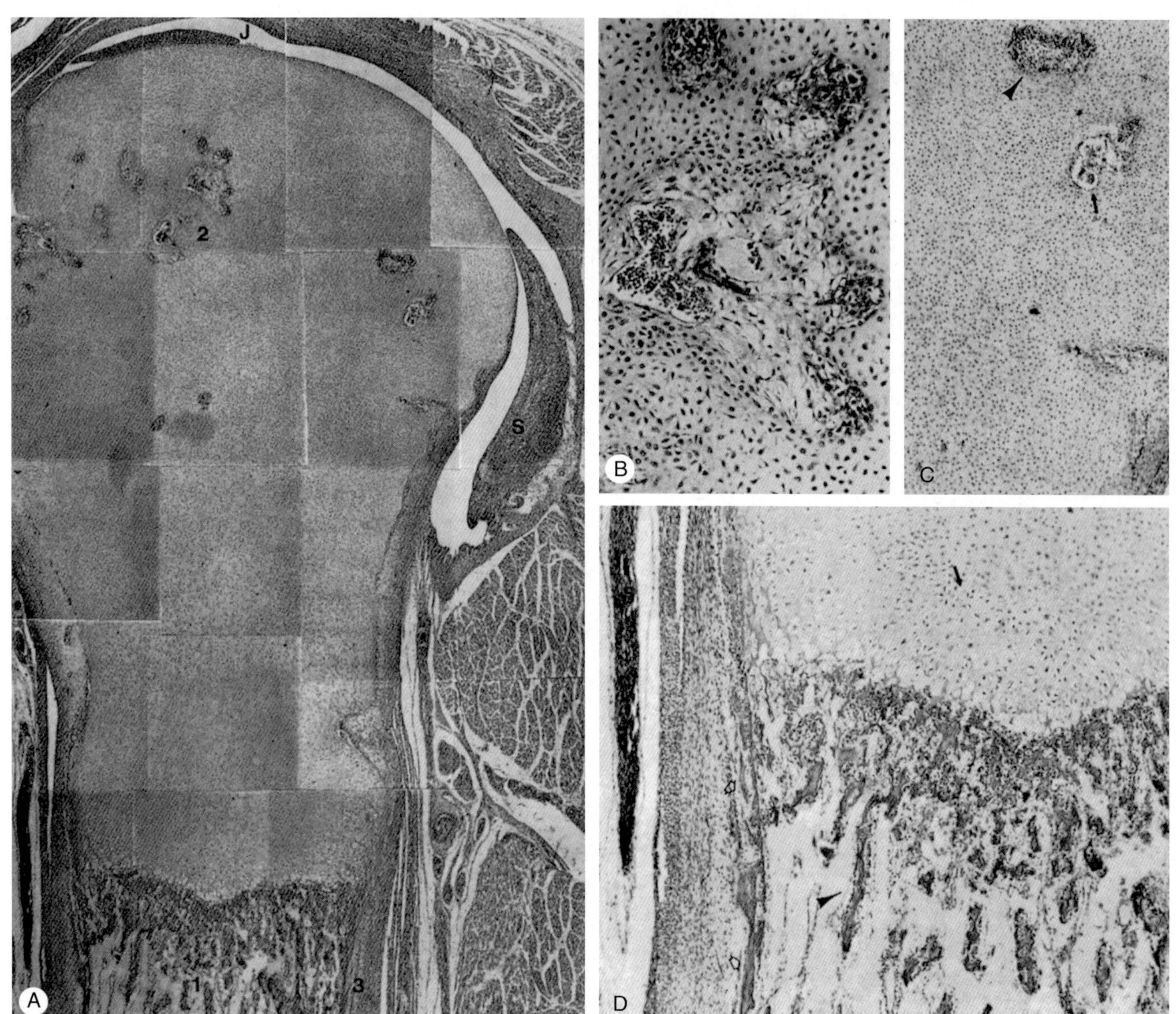


图 15–7 管状骨内的软骨内成骨和膜内成骨：4.5 个月龄胎儿的肱骨近端。

A 合成的显微照片（25 ×）。可见骨干内软骨内成骨的位置（1）、骨骺内的多个骨化点（2）以及与骨膜相关的膜内成骨部位（3）。J，盂肱关节腔；S，滑膜。

B 高倍光镜照片（15 ×）显示正在形成的骺部骨化中心以及富含血管的发育中的成骨细胞团。

C 肱骨近端骨骺的高倍光镜照片（86 ×）。显示出一个小的骨化中心周围（三角箭头）的血管（箭头）。

D 高倍光镜照片（86 ×）显示出在软骨（黑箭头）与骨干（三角箭头）之间软骨内成骨带的特征。经膜内成骨形成的骨膜下可见一层骨组织（空心箭头）。

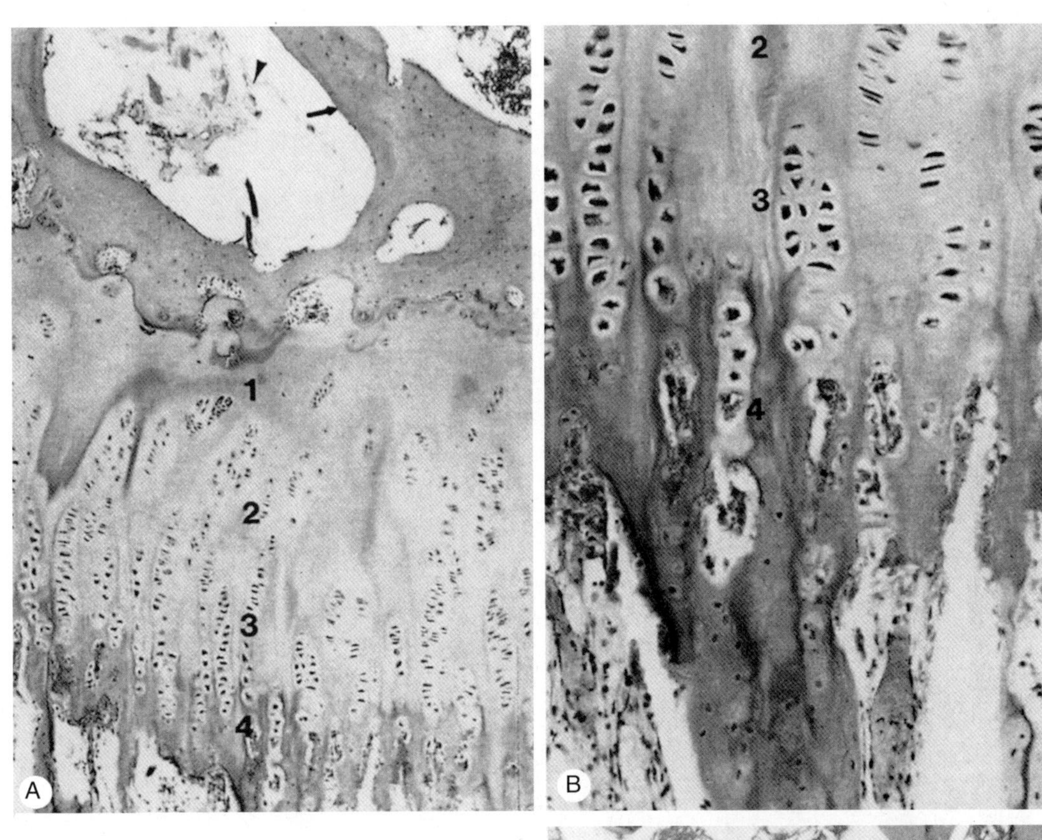


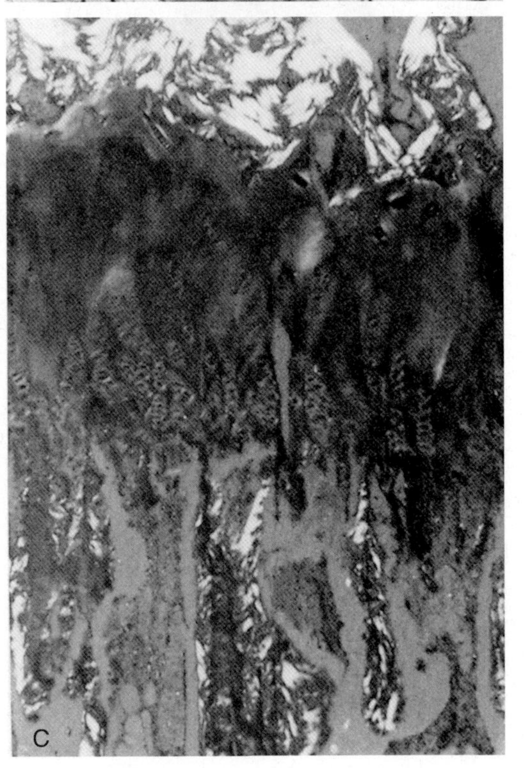


图 15-8　一名 16 岁患者的软骨生长面。

A,B　可见骨骺的骨（箭头）和骨髓（三角箭头）。生长板的区域包括一条软骨静息区（1）、增生软骨区（2）、成熟软骨区（3）和钙化软骨（4）。（A，86 ×；B，215 ×）

C　同一年龄段的另一名患者，偏振光下照片显示骨骺的板层骨（上部）、长骨体生长部的软骨区（中间）及骺部正生成的非板层骨小梁（底部）。（66 ×）

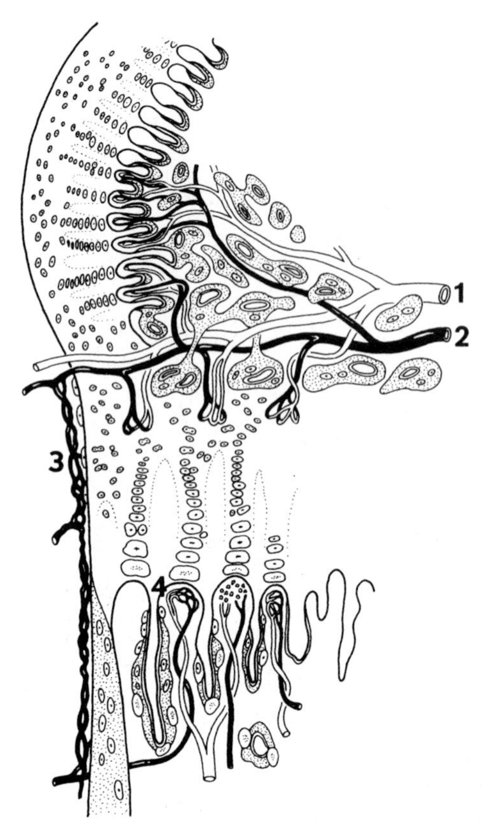


图15-9 软骨生长板和邻近的干骺端及骨骺。(1)骺静脉;(2)骺动脉;(3)软骨膜血管环;(4)干骺端内滋养动脉的末端血管襻,还可见长骨体生长部和骺部正在进行的软骨内骨化。(Redrawn from Warwick R, Williams PL [Eds]: Gray's Anatomy. 35th Br Ed. Philadelphia, WB Saunders,1973, p 227.)

维软骨,在滑膜关节部位,中央部位的间充质会变成疏松的网状,并且与其周围正在血管化的间充质紧密延续(图 15-12 至 15-14)。所产生的滑液间充质后期会形成滑膜以及关节内的一些附属结构,而中央部位的间充质会发生液化,形成空腔,并由此而形成关节腔。外周间充质的缩合导致关节囊的形成。

## 三、骨质塑形与重建

中间机化这一术语曾用于描述活体人类(或动物)中发生的细胞协调活动的控制与调节[93]。中间机化依赖于多种骨细胞,如成骨细胞和破骨细胞,它们的活动紧密结合或同时进行(见下文的讨论)。因此,骨的生成和吸收过程是交织在一起进行的,很难认定参与的是哪个过程。中间机化可细分为四个独立的功能部分:生长、塑形、重建、骨折愈合[93]。在每个部分中,同一种骨细胞各自发挥其特定的功能,但这些细胞的机化对所要完成的任务而言是独一无二的[89]。下面要讨论的是其中的两个功能部分:骨质塑形与重建。

在胎儿的逐步演变过程中,其未成熟的松质骨(即纤缝编织骨)中包含一种把管腔连接至同心性束状平行纤维非板层骨(称之为非典型哈弗系统或初

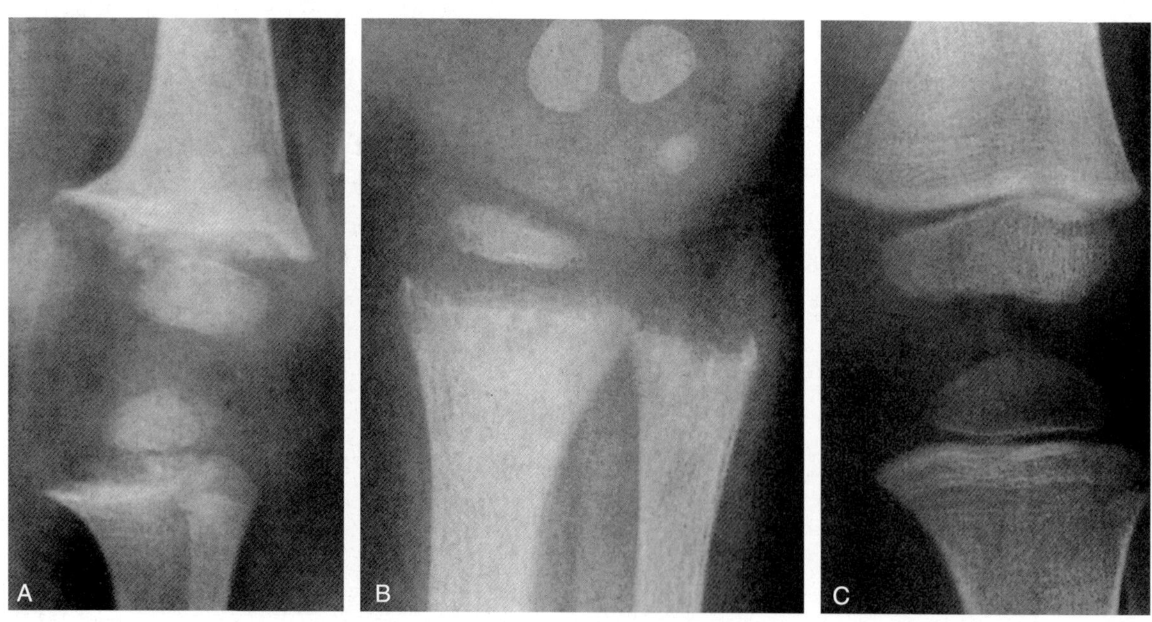


图 15-10 生长板内软骨内成骨的异常。

A ,B 佝偻病。长骨体生长部的增宽以及干骺端的不规则和扩大均是该病的特征表现。

C 生长恢复线。在胫骨和股骨的干骺端可见多条不透 X 线的波纹线。这些线的构型类似于邻近长骨体生长部的形状。

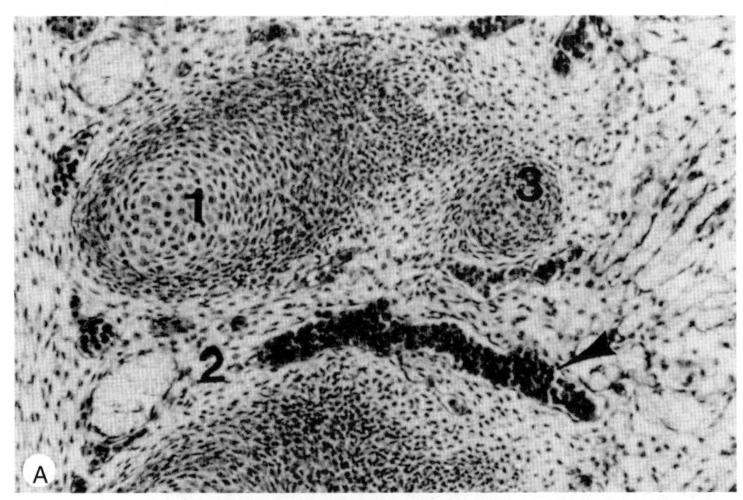


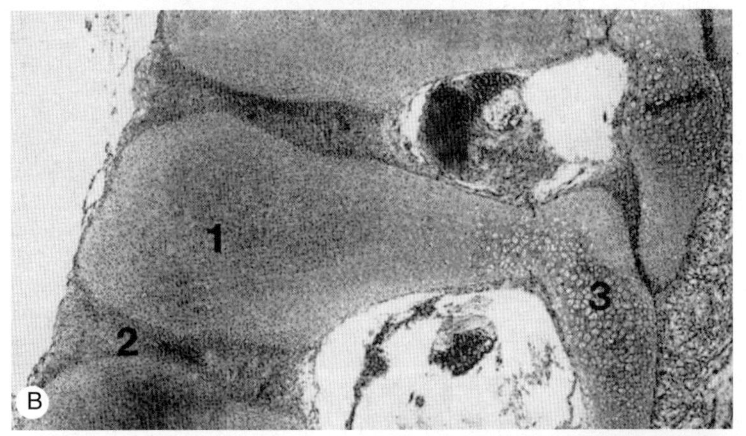


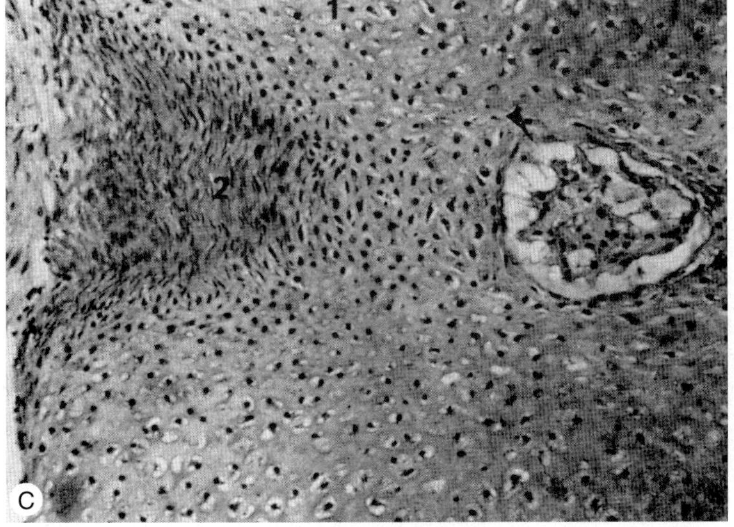


图 15–11　椎体与椎间盘的生成。

A　早期胚胎的矢状切面显微照片。可见原始椎体（1）、椎间盘（2）和椎体后方结构（3）的所在部位。血管清晰可见（三角箭头）。（56 ×）

B　在原始脊柱的间充质软骨化的这个阶段，软骨细胞的增殖在后方结构件（3）中表现最为明显。1，椎体；2，椎间盘。（56 ×）

C　椎间盘内，可见一簇聚合的脊索细胞（三角箭头）。这些细胞与合胞体之间被裂隙分隔开，其内含有黏液样物质。1，椎体；2，椎间盘。（250 ×）

级骨单位）上的迷宫样组织，随后初级骨单位转变为典型的哈弗系统或次级骨单位（由平行纤维板层骨组成），这一过程在许多文献中都有描述[1, 3, 4]。这种由纤维编织骨向平行纤维骨的转变在出生时就容易被观察到，并且此后会持续终生。虽然成年人以板层骨为主，但在某些部位（如牙槽内面）或某些情况下（如骨折愈合），编织骨也很显著。在任何年龄，骨骼都处于不断的变化当中。骨骼在大小和形状上的重大调整是婴儿、儿童及青少年未成熟骨骼的显著特点，这种调整即称为塑形；骨质量方面不太明显的改变，如婴儿中所见的结构较弱的纤维编织骨被成人中强壮的有机板层骨所替换，则称之为重建。

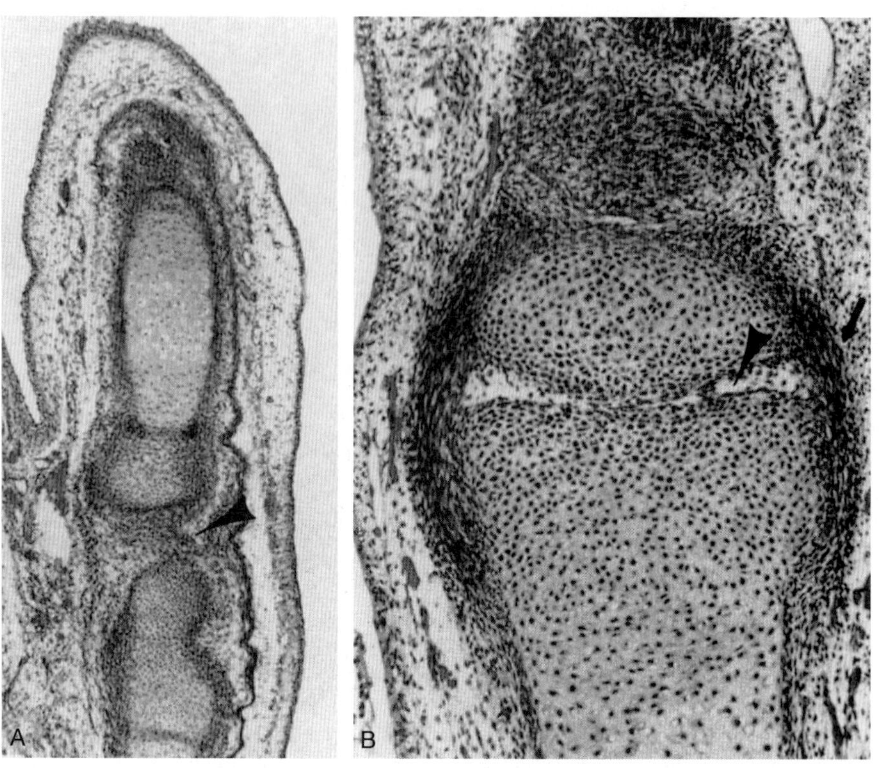


图 15-12 滑膜关节的形成。

A 原始关节的位置（三角箭头）显示为指骨间的间隙。（56 ×）

B 在此阶段，中间区内的空腔（三角箭头）已形成原始的关节腔（140 ×）。关节外围的缩合（箭头）将导致关节囊的形成。

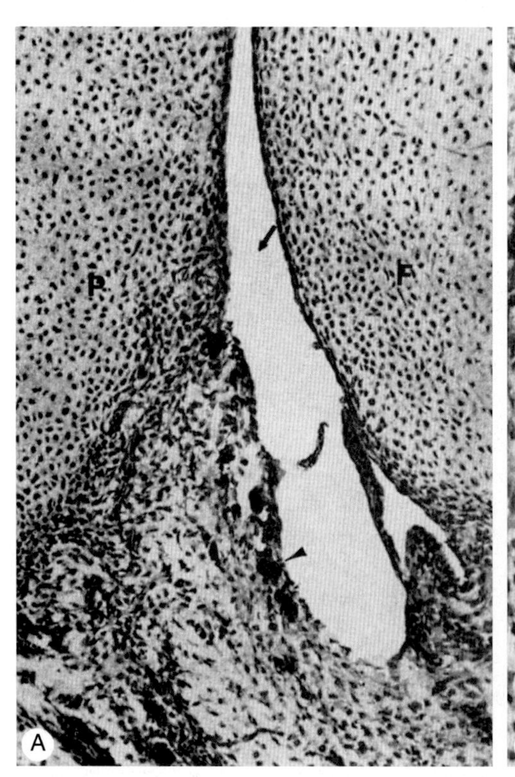


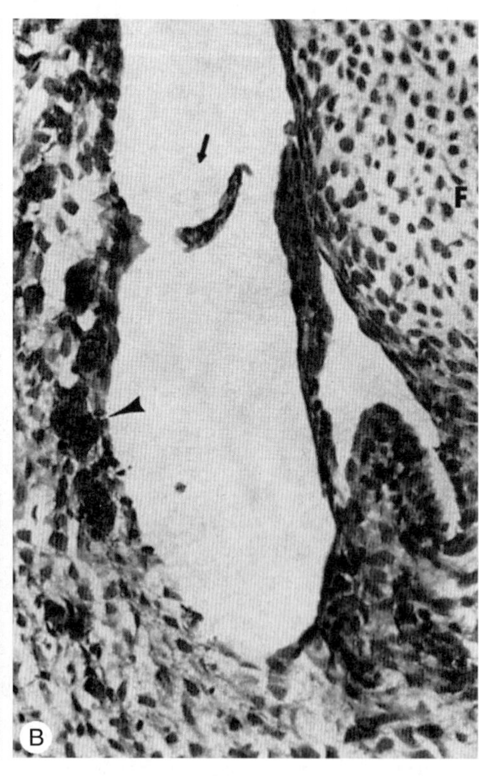


图 15-13 滑膜的形成。在此膝关节内，可识别出以滑膜为衬里的髌骨（P）和股骨（F）之间的间隙（箭头）。这些滑膜由扁平的滑膜细胞和高度分化的血管沟（三角箭头）组成。（A, 215 ×； B, 430 ×）

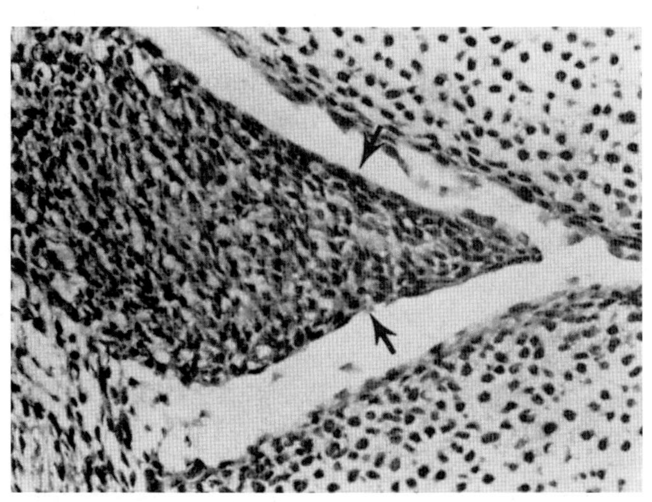

**图15-14**　膝关节半月板的生成。即使在胎儿早期，将要成为膝关节半月板的未分化的间充质组织也呈半月形（箭头）。（100 ×）

### 1.骨质塑形

骨质塑形过程会明显改变骨骼的大小与形状。骨骼的塑形（或称塑建）是为了适应骨骼所受的机械作用力。此过程会以不同的速率贯穿整个生长期，并涉及所有的骨表面。塑形过程的典型示例为：（1）管状骨骨干的漂变；（2）管状骨骨端的外张；（3）颅骨穹隆的增大和颅骨曲度的改变[3]。与中间机化的其他部分一样，骨的正确塑形依赖于成骨细胞和破骨细胞的协调性活动，但是由于塑形过程会导致骨组织数量的净增，所以此过程以成骨细胞的活动为主[89]。文献中还强调指出了骨塑形的其他两个特征。首先，此过程具有年龄依赖性，人类在青春期后，塑形潜力就会大大降低，到20多岁塑形就几乎消失了；其次，骨质增加主要在骨膜下。

尽管管状骨的延长和增大在父母和医生看来都容易觉察到，父母见证了儿童的成长，医生则能通过比较儿童肢体的前后X线片来了解儿童的发育，但骨骼沿外侧或内侧方面同心性连续变异来满足机械力需求的能力尚不明确。对管状骨、肋骨及其他骨性结构的正常发育来说，这种塑形是至关重要的，它是靠主宰骨骼两个方面的对合和吸收来完成的。在四肢的长管状骨内，靠近身体中心的一侧骨表面以吸收为主，而对侧骨面则以对合为主，这种特征使整块骨骼向侧面偏移。其结果是，最初出现在骨膜表面上的某点最终可能会定位在骨髓腔内[5]。利用长骨的连续X线片并让骨性标记相重叠进行检查，便可准确记录侧向漂移的速率和方向，研究表明，除了极少数成角以外，这种偏移基本上与骨骼的长轴相平行[5,6]。这种塑形现象曾用来解释儿童及成人[7]中持续生长恢复线的形态和不完整性（参见第70章）。

骨质塑形的第二个示例是长管状骨端部的外张（通常会很明显）（图15-15）。随着骨骼长度的增加，由生长板生成的较宽的干骺端区域随后会被窄骨干所占据，这种改变需要有骨质对合和骨质吸收的密切协调[3]。在干骺端的缩小以及干骺端漏斗状的形成过程中，破骨细胞的吸收发生在骨膜表面，而骨质形成则发生在干骺端皮质的骨内膜。随后，随着干骺端沿着长轴纵向迁移，骨髓腔通过小梁骨的破骨细胞吸收和骨的内膜吸收而逐渐增大，而整个骨体的直径则随着骨膜的不断成骨而增大[3]。诸多因素，包括某些药物（如二磷酸盐）和疾病，都可能打乱骨质生成和骨质吸收的这种精细平衡。过度管状化主要与骨膜骨沉积不良有关，可见成骨不全（图15-16A）；而管状化不足可见于颅骨干骺端发育不全和颅骨骨干发育不全[8]。然而，导致这些骨骼形状异常改变的诱发因素非常复杂，并且还包括长骨体生长部内软骨内成骨紊乱和骨髓成分的改变，如在某些贫血和贮积病中所见（图15-16B）。

在生长过程中，预防的某些成分，如顶骨，正常情况下不仅会显示有厚度和表面积的增加，而且会有曲度的减小，使骨的形状变得凸度减小（图15-17）。凸面的变化需要沿骨的内缘有骨膜吸收，而外缘有骨膜对合，同时伴有邻近骨缝的骨生成。

### 2.骨质重建

为了产生和保持具有生物力学和代谢活性的组织，需要使幼稚的编织骨转化成致密的板层骨。这种重建过程通常在年轻人中最为突出，但重建过程会以较低的速率持续终生。在任何年龄的异常情况下或存在有各种疾病时，代谢刺激物可导致骨质重建的增强。骨的重建需要一系列高特化细胞的协同作用，每种细胞都有限定的寿命；这些细胞随着骨量的变化而变更，统称为骨质重建单位或基本多细胞单位[3]。这些单位在皮质骨和松质骨中都有活性，它们最初依赖于破骨细胞的活动，随后则依赖于成骨细胞的活动。这些细胞活动受体内代谢产物和激素（如甲状旁腺激素、降钙素及1,25-维生素D）水平的严密调控。其顺序大体为：开始时原始细胞（造血干细胞）激活，增殖分化为破骨细胞；随后，破

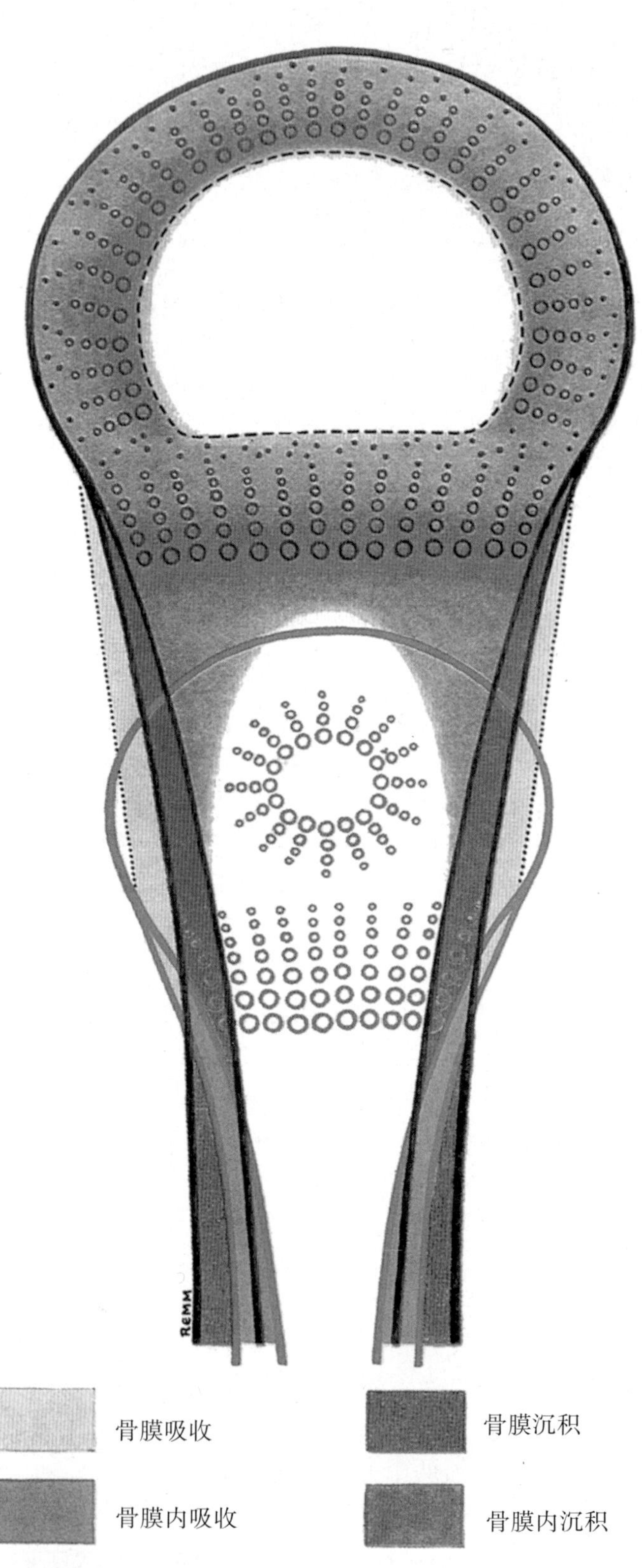


**图15–15** 骨质塑形：管状骨的生长。图中可见正在改变形状的骺部骨化中心、变更后的生长板组织以及正在发生改变的骨沉积和骨吸收区。( From Warwick R, Williams PL [Eds]: Gray's Anatomy. 35th Br Ed. Philadelphia, WB Saunders, 1973, p 230. )（参见卷后彩图）

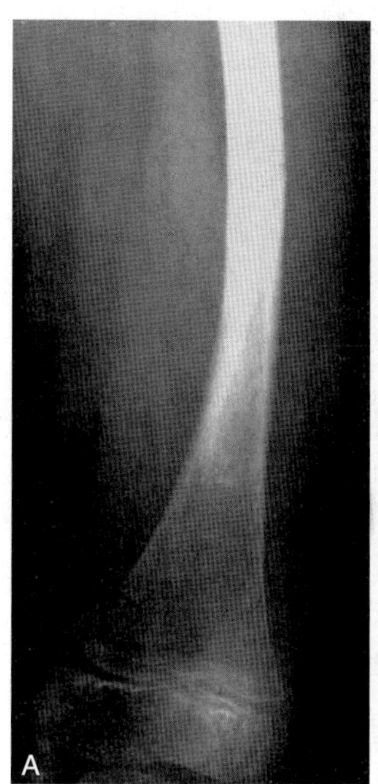


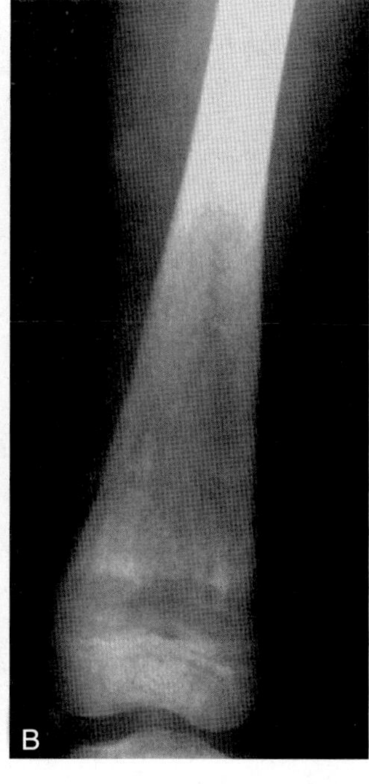


**图 15–16**　骨的塑形：骨状化的异常表现。

A　过度管状化。这名成骨不全的儿童，图中可见与较宽的干骺端和骨骺外形相比骨干外形相对狭窄。

B　管状化不足。这名Gaucher病患儿的干骺端异常变宽。

骨细胞使一定数量的陈旧骨形成陷凹，破骨细胞消失，随着反转区的产生和沉积线的出现，吸收区域变得平滑；然后出现成骨细胞，并开始产生新骨[3]。骨的吸收和生成是紧密相连的，成骨紧紧跟随吸收在骨吸收部位，而不是在其他区域而发生，并且生成的骨量总是几乎与破坏的骨量相等[89]。骨质重建过程使衰老或损伤的骨组织被新生骨组织所取代；随着时间的推移，日常活动中发生的骨骼组织的反复应变导致骨组织微观损坏，如果未被修复最终会导结构失败[89]。

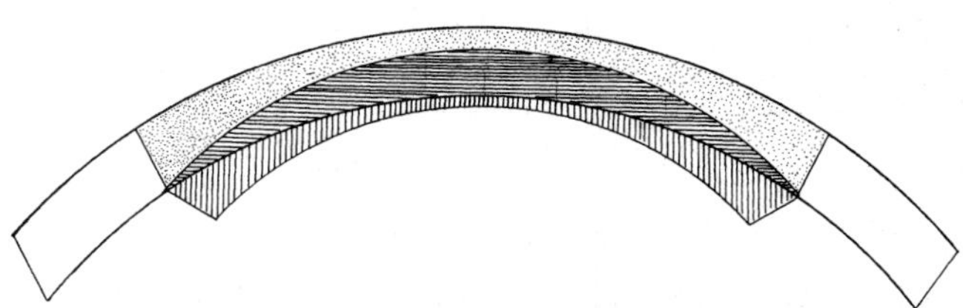

**图 15–17**　骨的塑形：颅顶大小和形状的正常改变。图中示出骨骼在正常发育某阶段发生的表面积、厚度和屈曲度的改变。水平线阴影为原始骨的保留部分；点状阴影为骨膜骨质沉积的部位；竖线阴影为骨膜骨吸收的部位；白色区域为骨缝生长的区域。( Redrawn after Warwick R, Williams PL [Eds]: Gray's Anatomy. 35th Br Ed. Philadelphia, WB Saunders, 1973, p224. )

在皮质的内外膜表面上，破骨细胞的吸收作用会导致管状隧道形成( 称之为再吸收管 )[4]。起初，此隧道的走向近似与骨表面垂直的，其位置与Volkmann管相符。随后，通过蠕行方式，破骨细胞生成纵向的管道，先在一个方向继而在相反形成空洞，使骨细胞从其陷窝中释放出来，并取代血管沟。这些演变之后便出现成骨细胞对合，并沿线性血管沟形成圆柱状骨组织，即哈弗系统的基本组成单位或称骨单位[4]。在纵向观( 图 15–18 )，一个成熟的皮质重建单位包括三部分：切割带，其内形成吸收管，内衬有破骨细胞；反转区，主要内衬有骨祖细胞，其内完成骨吸收但尚未开始成骨；闭合带，内衬有成骨细胞，在其内通过形成同心圆状的薄层骨而重新充填吸收管[3]。因为薄层骨在不断沉积，管道的直径会进行性减小，并最终达到只能容纳血管的程度[4]。最初的骨单位，即初级骨单位，最终被次级或三级骨单位所取代，直到成熟的哈弗系统完全形成为止。

在小梁骨，类似的事件发生在骨质表面，而不像皮质重建那样发生在骨的内部。因此，小梁骨重建单位的特征是由破骨细胞形成凹陷或空洞，随后被成骨细胞生成的新骨所填充。

必须强调的一点是，骨重建并不仅局限于非成熟骨骼，而是会持续终生，而且会依据提示骨代谢速率高低的细胞活性进行相应的调整。吸收与生成过程主要发生在骨表面，其四种类型上文曾做过重点讨论。皮质骨表面存在三层表面结构：骨膜（皮质的外层 )，哈弗系统或骨单位( 在皮质内，沿哈弗管和 Volkmann 管排列 )，骨内膜（皮质的最内层 )。小梁骨表面是一层，即骨内膜（位于小梁骨板和弓与骨髓的交界处 )。在任何特定的时间，这些层面可能处于静止阶段( 没有成骨细胞或破骨细胞 )、成骨阶段（包含有类骨质和一层成骨细胞 ）或骨质吸收阶段（包含破骨细胞和扇贝样腔隙，即 Howship 陷窝 )[3]。任何具体骨质点的新陈代谢活性都直接取决于其所在的相应节段骨表面。虽然小梁骨的数量仅占全部骨骼量的20% ~ 25%，但其表面积却占整个骨表面的60%以上，相反，皮质骨的特征是表面积相对较小[3]（表 15–1 )。与小梁骨的改变相比，在常规X线下，即使利用放大技术，检测皮质骨的骨膜下或骨膜内吸收或皮质内“隧道”形成这种形式的改变也远远不够灵敏。正是这种不足，促进了辅助

**表 15-1 成人的骨表面（骨膜）**

| 表面 | 表面积（ × $10^6mm^2$ ） |
|---|---|
| 皮质表面 | |
| 骨膜 | 0.5 |
| 哈弗系统（骨单位） | 3.5 |
| 皮质内膜 | 0.5 |
| 松质表面 | |
| 骨内膜 | 7 |
| 总面积 | 11.5 |

Reprinted by permission of the publisher from Jee WSS:The skeletal tissues. In L Weiss, L Lansing (Eds): Histology: Cell and Tissue Biology. 5th ed. New York, Elsevier, p 221. Copyright 1983 by Elsevier Science Publishing Co. Inc.

检查（如CT扫描）技术的发展，后者可用来评估代谢更为活跃的小梁骨的变化（见第47章）。

## 第二节 解剖学

### 一、骨的总体结构

成熟骨主要由三层结构组成：外层致密骨，即皮质骨，皮质骨下为较疏松的小梁网（以网状骨或海绵骨为代表），以及两者之间的连接空间，含红骨髓或（和）黄骨髓。皮质骨被覆一层骨膜，包含有穿透骨皮质并进入髓腔的小动脉和毛细血管[94]（图15-19）。这些小血管连同进入一个或多个滋养孔的较大血管，一起为骨骼供血。除关节内节段以及被覆滑膜或软骨的部位以外，骨膜在骨骼周围是连续

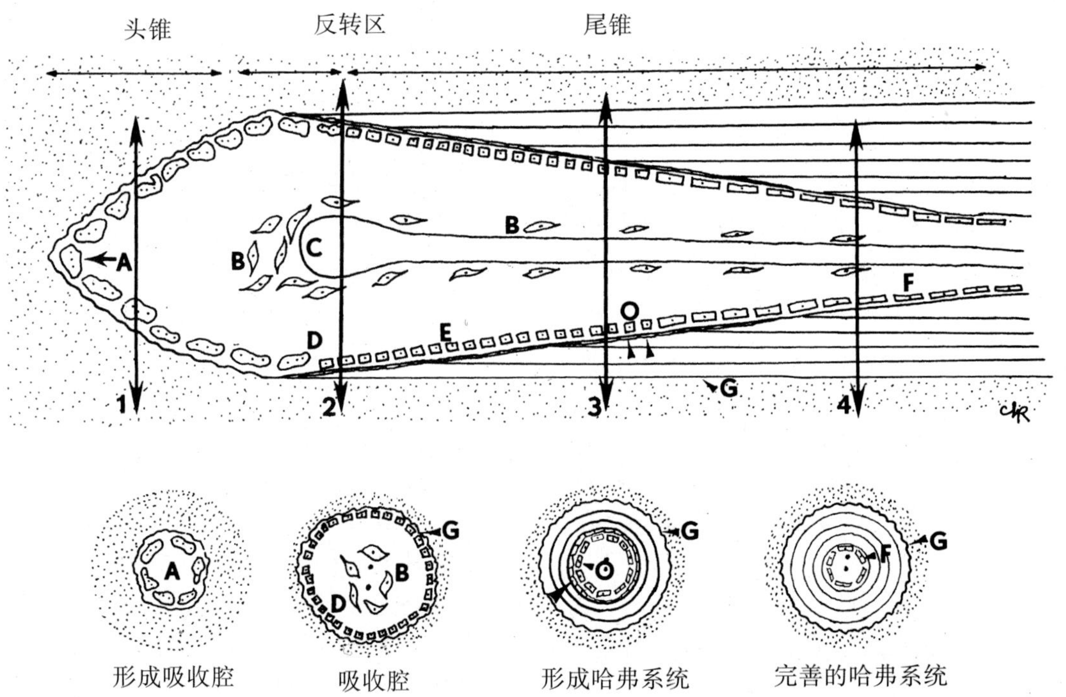


**图15-18** 骨质重建：皮质重建单位。图中示出皮质重建单位的纵向剖面，下面是相应的横向剖面（1~4）。A，吸收腔隙内的多核破骨细胞从右向左纵向延伸，并放射状扩大成吸收腔；B，血管周围纺锤状前体细胞；C，毛细血管襻；D，内衬于反转区的单核细胞；E，成骨细胞同心性沉积成骨；F，变平细胞，内衬于成熟的哈弗系统的哈弗管内。

不同发育阶段的横向剖面：1，衬有破骨细胞的吸收腔；2，衬有多核细胞的完善的吸收腔，反转区；3，形成中的哈弗系统（或骨单位），衬有成骨细胞，新近形成三层骨板；4，腔内衬有扁平骨细胞的完善哈弗系统；G，沉积线；类骨质（三角箭头）位于成骨细胞(O)和矿化骨之间。

（Redrawn after Parfitt AM: Metabolism *25*:809, 1976.）

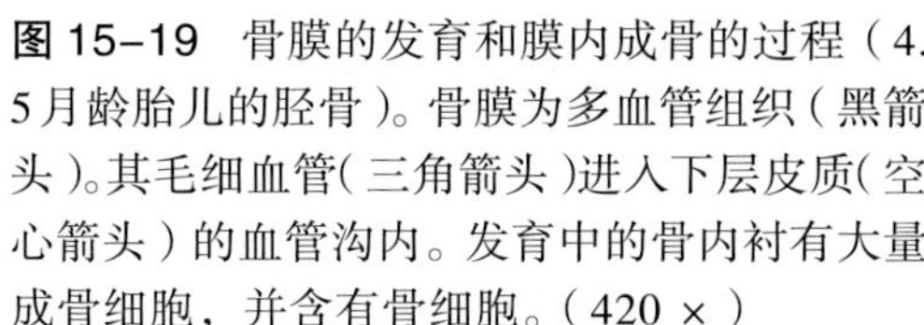

图 15–19　骨膜的发育和膜内成骨的过程（4.5月龄胎儿的胫骨）。骨膜为多血管组织（黑箭头）。其毛细血管（三角箭头）进入下层皮质（空心箭头）的血管沟内。发育中的骨内衬有大量成骨细胞，并含有骨细胞。（420 ×）

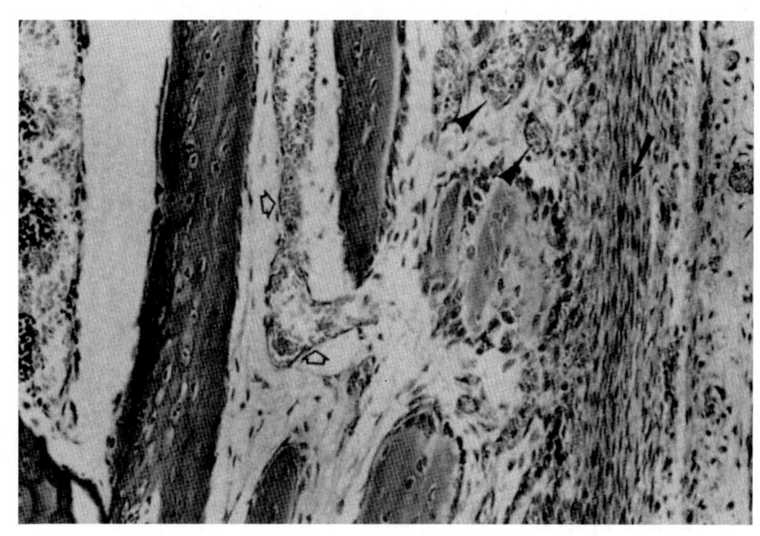

的。在骨的附着点，肌腱或韧带的纤维与骨膜（起止点）是混在一起的（图 15–20）。骨膜的结构随着人年龄的增长而改变：婴幼儿和儿童的骨膜较厚，富含血管，较为活跃而且附着较为松弛；成人的骨膜较薄，不活跃，并且附着较为紧密。由于这个原因，未成熟骨的骨膜包括两个界限较为明确的层面，即外面的纤维层和内面的成骨层；而成熟骨骼的特征是，由于纤维层和成骨层融合而只有一层骨膜。这些结构特征强调说明，婴幼儿和儿童骨膜的功能高于其父母的骨骼，因此有利于形成骨组织。虽然有时为了强调在皮质内表面上所检测到的这层膜与骨膜的相似性而将其称为骨内膜，但这层膜不如骨膜那么边界分明，仅在胎儿期才参与重要的正常骨形成，而且到成人期便会消失。

对骨皮质的近距离观察可发现其错综复杂的结构（图 15–21 和 15–22）。圆柱形骨单位（即哈弗系统）由含神经血管供应的中央哈弗管构成，外周围绕有同心状骨组织板层。哈弗管大体呈纵向走行，并发出侧支与邻近的哈弗管相连。这些侧支是骨内的正常结构，不应与 Volkmann 管相混淆，后者为额外的管腔，其形成由伴有新血管形成和骨吸收的病理状态激发。间质的薄层骨板存在于哈弗系统之间的间隙内。哈弗系统及大多数的间质系统都是由嗜碱性平滑弯曲或锯齿状线（即沉积线）与其邻近系统相分隔的。在每个哈弗管周围及各个薄骨板中都含有骨细胞，每个骨细胞都位于单独的陷凹中，并通过辐射状小管与相邻的骨细胞以及中央管相连。在单个薄骨板中，胶原纤维束和羟基磷灰石结晶均呈一种复杂而特定的方式走向，其与相邻骨板中同类物质的走向不同。

松质骨在结构上与皮质骨有所不同。交叉状或蜂巢状排列的各个骨小梁较容易辨别，其将骨髓腔分隔为相互连通的多个间室（图 15–23）。各骨小梁的具体分布、走向和大小随骨髓部位的不同而异，不过在正交应力部位骨小梁的数量众多极其明显，在此部位其与生理性应变的方向是一致的。因而，松质骨与皮质骨之间的主要区别是其骨组织具有多孔性。在皮质的致密骨内，空隙不像松质骨那么多，后者的特征是间隙大且骨质少。

## 二、骨的细胞成分

骨组织中共发现有 5 种类型的细胞：骨祖细胞，成骨细胞，骨细胞，破骨细胞和骨衬细胞。

### 1. 骨祖细胞

未分化的间质细胞具有通过有丝分裂增殖的能力，并可发育为成骨细胞（即骨形成细胞）[9]。对骨祖细胞的确切间质来源目前存在多种争议，这些细胞可能与毛细血管的外皮细胞、内皮细胞或网状细胞有关[95, 96]。关于成骨细胞、成软骨细胞和成纤维细胞是来自同一细胞系还是不同的细胞系，目前也尚不清楚[97]。骨祖细胞一般聚集在骨表面附近，呈细长或纺锤状，细胞核为卵圆形，细胞质色淡或着色不显。直到最近，人们仍普遍认为类似的骨祖细胞也能通过同样或类似的过程分化成为破骨细胞，不过对这种细胞变异的具体步骤尚存在相当多的争议[10-12]。目前尚不明确破骨细胞是否来源于另一种不同的组织，即造血系统的细胞[120]。破骨细胞的前体细胞来源于粒细胞和巨噬细胞的克隆形成单位，后者受激素、生长因子和细胞素的共同调控[120]。

### 2. 成骨细胞

成骨细胞起源于可能是骨和骨髓间质系统组成成分的细胞[97]。成骨细胞与膜内成骨和软骨内成骨的过程密切相关（图15-24）。事实上，在骨骼生长、塑形、重建或骨折愈合期间形成骨质的任何细胞都统称为成骨细胞[89]。前体细胞的活性直接受供需关系的调控。在需要新骨时，如骨折愈合期间，前体细胞就会被激活而生成成骨细胞。成骨细胞为多核细胞，其形状取决于其活性水平：在参与骨基质生成时，成骨细胞的形态为长方体或柱状；而在静止期，成骨细胞呈扁平状并伸长。虽然在骨骼发生时成骨细胞的数量众多且体积较大，但骨骼成熟时，其数量和大小都会减少。尽管其大小和数量在减少，但处于休眠状态的成骨细胞仍能对病理过程产生的刺激做出反应，表现出与胎儿期成骨细胞同等水平的细胞活性。成骨细胞在骨内胶原和黏多糖的生成过程中具有极其重要的作用。成骨细胞的功能寿命不是固定的，在骨质重建部位。其寿命可以从3、4个月到18个月不等[89]；在其与骨组织结合以一种新的细胞（即骨细胞）的形式存在时，成骨细胞的寿命可能会突然终止。

成骨细胞的超微结构特征显示，它非常适合起一种蛋白质的合成和分泌细胞的作用；这些细胞内具有大量、广泛分布的内质网和高度发达的高尔基体，后者含有许多分泌小泡。随着细胞活性的增加，胞浆内的许多线粒体会显得越来越重要，这表明它

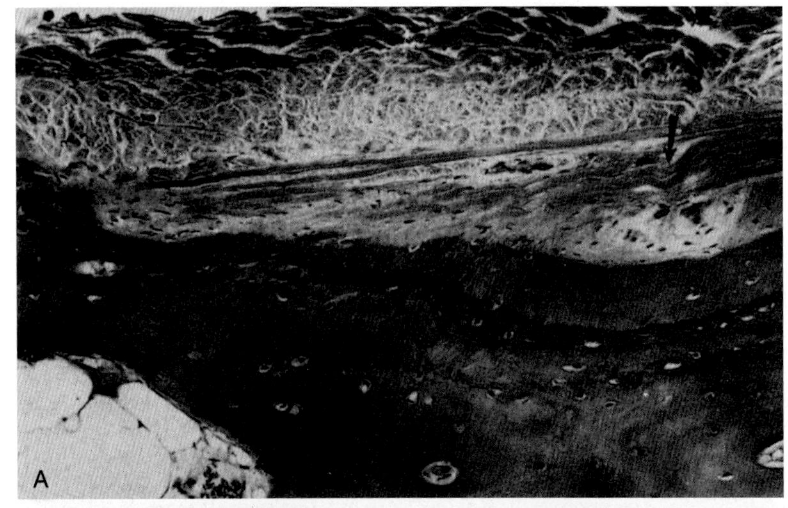


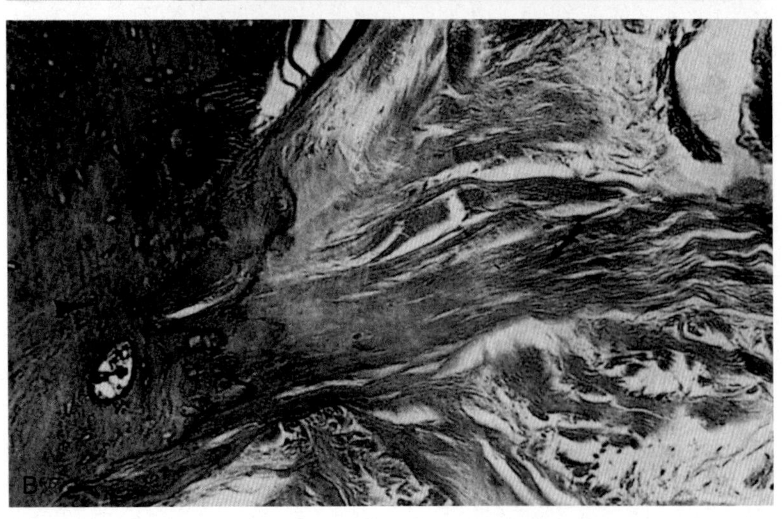


**图15-20** 骨的韧带附着点（起止点）。韧带（黑箭头）和骨骼（三角箭头）可以明显区分开。图中可见，韧带的纤维正与骨组织结合在一起（空心箭头）。（A，210 ×；B，420 ×）

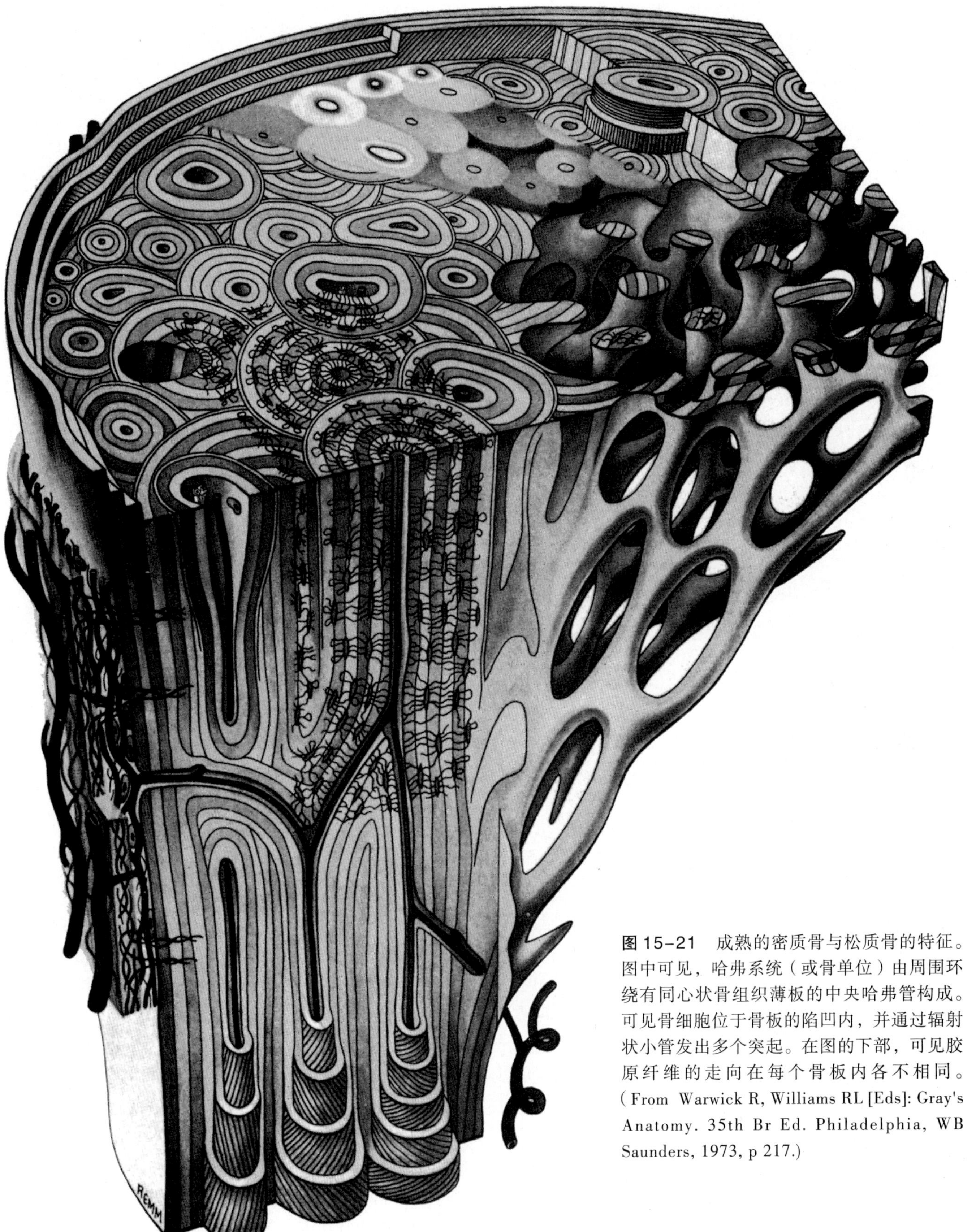

**图 15-21**　成熟的密质骨与松质骨的特征。图中可见，哈弗系统（或骨单位）由周围环绕有同心状骨组织薄板的中央哈弗管构成。可见骨细胞位于骨板的陷凹内，并通过辐射状小管发出多个突起。在图的下部，可见胶原纤维的走向在每个骨板内各不相同。（From Warwick R, Williams RL [Eds]: Gray's Anatomy. 35th Br Ed. Philadelphia, WB Saunders, 1973, p 217.）

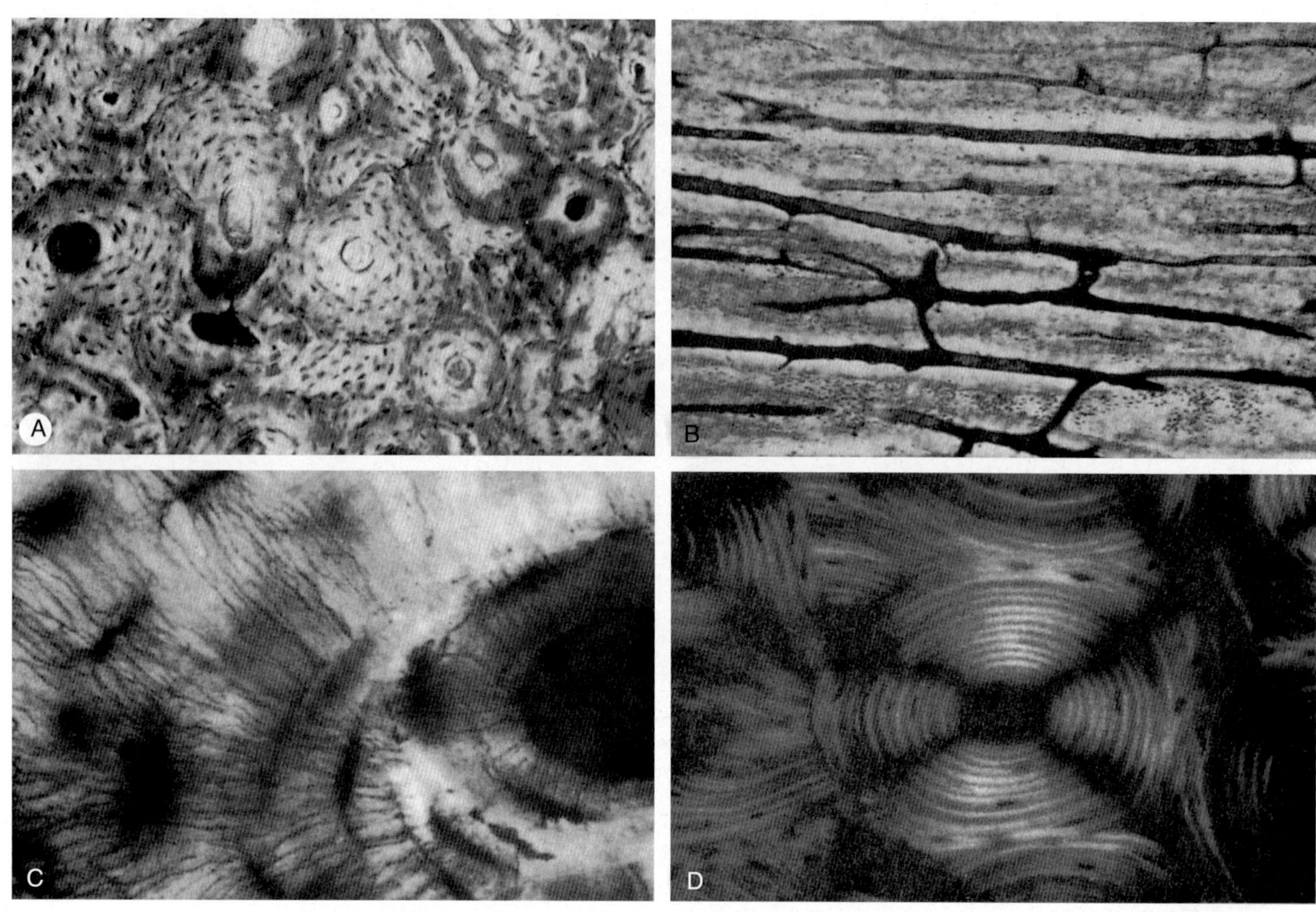


图 15–22 成熟密质骨的特征。

A, B 人体股骨干密质骨的横切面(A)和纵切面(B)。可见骨单位及其中央管的大小和形状变异以及 A 图中陷凹分布的不同。

C 发射光下可见骨单位横断面的部分高倍镜图像。注意骨细胞陷凹及其小管彼此之间以及与哈弗管的关系。

D 高倍偏振光投照的一个独立的次级骨单位,显示出其板层结构。( From Warwick R, Williams PL [Eds]: Gray's Anatomy. 35th Br Ed. Philadelphia, WB Saunders, 1973, pp 218, 219.)

们在骨的矿化中起着重要作用。成骨细胞的指状突起内聚集成束微丝期间可能会伴有钙质从成骨细胞向骨基质的转移[13－15]。成骨细胞表达为多种因子的受体,包括甲状旁腺激素、甲状旁腺激素相关蛋白、维生素 D 代谢产物、性腺和肾上腺类固醇以及某些细胞素和淋巴因子。对这些受体的应答使成骨细胞启动破骨细胞的骨质吸收，其过程为成骨细胞通过释放胶原酶和其他金属蛋白酶以及纤溶酶原激活物来使骨基质被破骨细胞作用。

### 3. 骨细胞

骨细胞来自幼成骨细胞和成骨细胞。成骨细胞首先出现在骨的表面，随后，一部分（但非全部）成骨细胞被周围的骨组织包围成为骨细胞（见图 15–24）。此时，骨细胞位于一个骨陷窝内并通过一些互联小管发出分支。由于骨细胞自身不能分裂，所以每个陷窝内只有一个骨细胞。它们的寿命随其周围骨组织的寿命而变化; 当周围骨组织被吸收时它们就会受到破坏[89]。文献描述的骨细胞演变分为三个时期：形成期，重吸收期，退化期[15]。在形成期,骨细胞有较活跃的分泌功能并显示出成骨细胞的许多结构特征：较大的胞核，丰富的内质网，巨大的高尔基复合体，以及大量的线粒体。在吸收期，内质网和线粒体不太明显，而在退化期，细胞质、线粒体和高尔基复合体都会出现空泡化。骨细胞与维持适当的骨基质有关,这一过程被通过骨小管运输的原料和液体所推进。这种交换通常只发生在骨内沉积线所限定的空间内。骨细胞具有合成骨基质的能力，不过其这种能力不如成骨细胞明显。

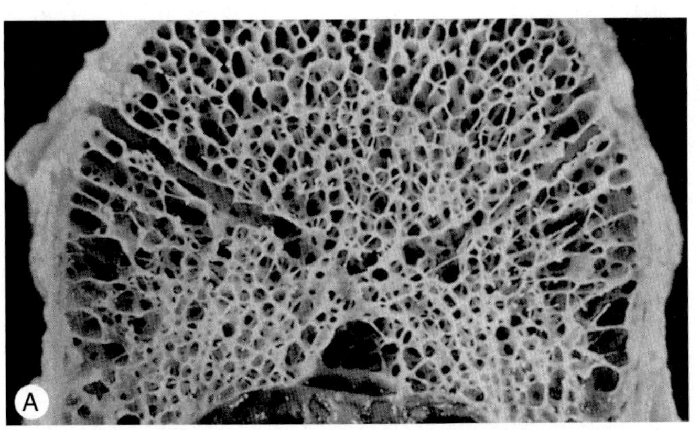


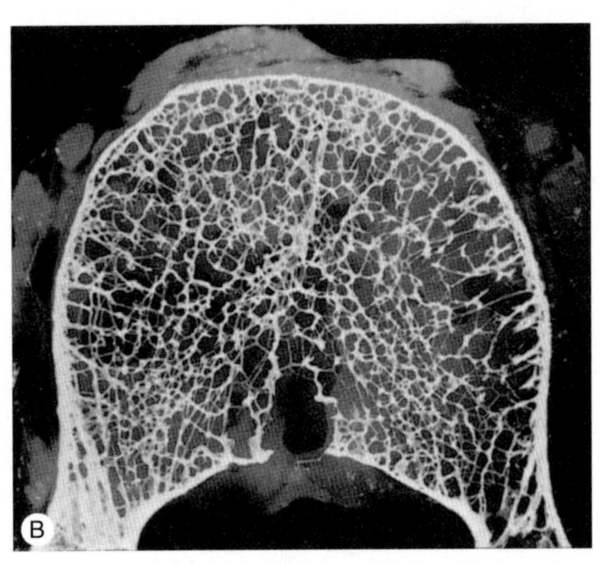


**图15-23**　成熟松质骨的特征。一块浸渍过的椎体中部横断面的光镜照片（A）和X线片（B），显示松质骨呈精细的蜂窝状结构。图中可见周围较薄的致密骨边缘和正常的血管沟。

有人认为（但有争议），骨细胞也可能参与骨质吸收，即所谓的骨细胞性骨质溶解。骨细胞积极参与的这一过程，通过调节特异性离子的渗出而改变周围的骨基质。以下证据表明骨细胞具有定时清除和替换少量陷窝周骨组织的能力：陷窝大小的改变；在陷窝周围骨中出现类似反转线的易渗骨板；陷窝周围骨中掺和一种荧光骨标记（四环素）；以及反映骨形成和骨吸收典型活动的超微结构形态学改变[3]。然而，不能用扫描电镜证实骨细胞性骨质溶解的事实却对骨细胞的这种作用提出了质疑，并给反对这一观点的人提供了支持。其中所关注的相关问题是，在给予甲状旁腺素（缩短骨细胞寿命的

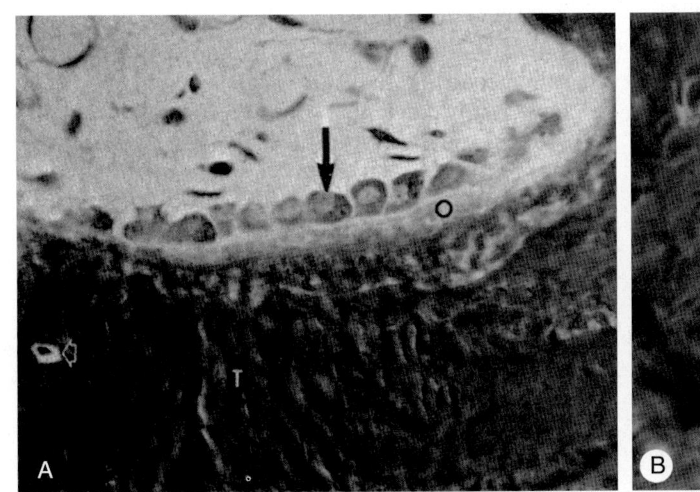


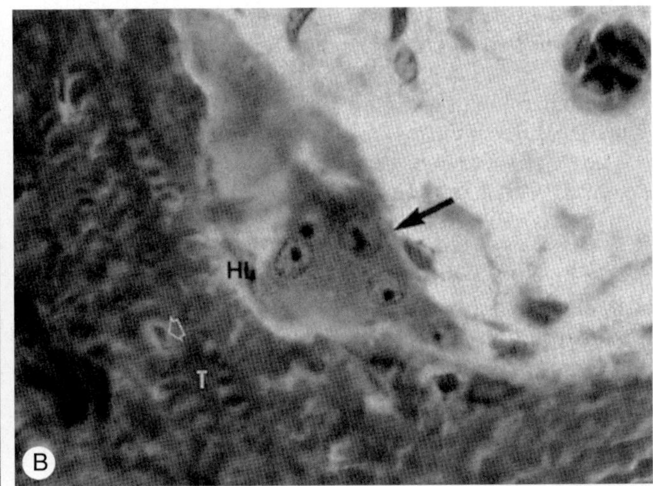


**图15-24**　骨的细胞成分：成骨细胞、骨细胞和破骨细胞。

A　清晰可见的成骨细胞（箭头）分泌出骨样基质（O）。可见核周的透亮区，其为高尔基体。空心箭头，骨细胞；T，矿化的松质骨。（三色染色，340 ×）

B　多核破骨细胞（箭头）位于吸收陷窝（即吸收腔隙）（HL）。空心箭头，骨细胞；T，矿化的松质骨。（三色染色，340 ×）。

一种方法)后对骨细胞形态学和邻近的骨基质产生了明显的影响[3]。

**4. 破骨细胞**

另一种细胞，即破骨细胞，一直是各种研究所关注的焦点[16-20,98]。这种多核细胞（2 ~ 100 个细胞核）寿命较短，和骨质吸收过程密切相关（图 15-24）。破骨细胞的大小为 20 ~ 100μm。

人们对破骨细胞的来源已进行过深入的研究。一开始，人们以为破骨细胞和成骨细胞有关，因为它们的来源相同[13]。根据这一只有间接证据支持的观点，间充质细胞可以在变成破骨细胞后去分化成间充质细胞，然后再变成成骨细胞。后来的证据表明这种观点是不正确的，破骨细胞和成骨细胞在组织发生上来自不同的细胞系[65]。成骨细胞来自骨和骨髓间质系统中的细胞成分(间质干细胞)，而破骨细胞可能是一种造血细胞系的产物，来自造血干细胞（单核吞噬细胞系）。

破骨细胞在骨质吸收中发挥着积极的作用。破骨细胞进行骨质吸收的确切方式还不完全清楚，不过有两种不同的机制可能起着重要作用：溶解酶(如胶原酶)的分泌，其可导致胶原和黏多糖类结构的改变，以及游离基质和矿物成分的结合和消化。测量羟脯氨酸（几乎是胶原特有的氨基酸）的血尿水平是骨基质周转程度的有用指标。人们普遍认同，骨基质的改变必须发生在破骨细胞吸收骨组织之前。这一过程常伴有吸收腔隙的出现。位于吸收腔隙内的破骨细胞有明显的细胞核和细胞质颗粒以及可能含有退化骨细胞的空泡。活跃的破骨细胞在贴近骨基质的部位通常有细纹状刷(即皱褶缘)。皱褶缘附近的亮区（或丝状区）可能是破骨细胞附着于骨表面的部分[3]。这个附着部位或密封部明显集中于有利于骨质吸收的强酸性微环境[89]。当侵蚀过程结束且破骨细胞离开骨表面时，亮区和皱褶缘便会消失，而且破骨细胞数量减少甚至完全消失。但是，这些细胞的最终命运还不清楚。它们的寿命可长达 7 周；在人类骨质吸收过程平均大约持续 4 周[89]。

众所周知，骨调节激素对破骨细胞的形态和功能有着明显的影响，给予外源性甲状旁腺激素会导致皱褶缘迅速发育或扩大（图 15-25），而给予降钙素则会使这些边缘迅速消失[3]。此外，1，25 二羟维生素D会促使前体细胞分化成破骨细胞，从而增加破骨细胞的数量及其活性。由于多核破骨细胞来自单核吞噬细胞系统的细胞融合，值得特别关注的是，血液单核细胞也能通过合成有效的骨吸收因子(如前列腺素和白介素-1)直接或间接地吸收骨质[66]。事实上，白介素-1β 可能就是破骨细胞激活因子。

**5. 骨衬细胞**

这种又长又扁的细胞人所共知，其具有纺锤状胞核，沿骨表面分布，但其确切性质尚不清楚，不过人们一般认为它来自无活性的破骨细胞[3]。骨衬细胞通过骨细胞小管与骨细胞合胞体相交通[89]。它们的功能也还不清楚，不过可能包括维持矿物质平衡、控制骨结晶的生成或者能分化成别的细胞（如成骨细胞）。

## 三、骨的非细胞成分

水占骨组织湿重的大约 20%。骨组织的主要细

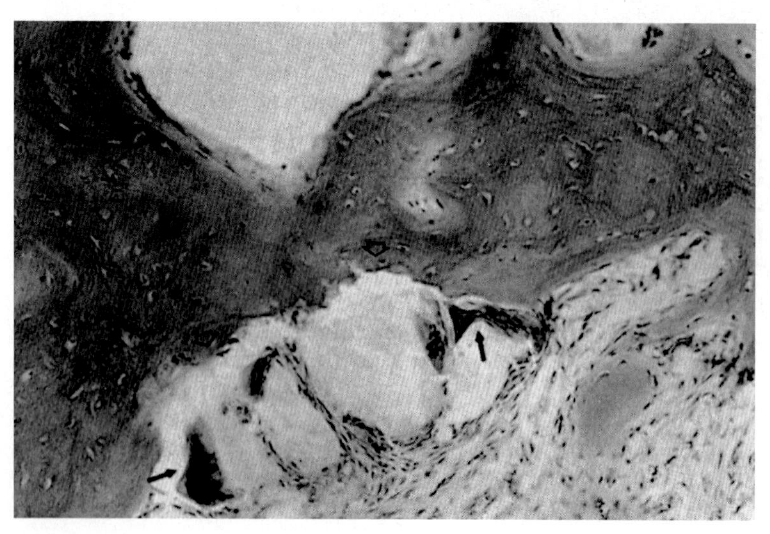

**图 15-25** 慢性肾脏疾病和继发性甲状旁腺功能亢进。在吸收腔隙(空心箭头)内有大量破骨细胞(黑箭头)。可见新骨形成和骨膜纤维化。(420 ×)

胞成分（成骨细胞、骨细胞和破骨细胞）只占骨质总重的很少一部分。骨组织的其他成分包括：残留的有机基质(胶原和黏多糖类)，约占骨组织干重的20%～30%；以及无机物，约占骨组织干重的70%～80%。正是这几种成分按生理份额构成了骨组织，使其具有生理活性以及提供人体所需支承的独特能力。

**1. 有机基质**

骨的有机基质包绕在细胞成分的周围[3]。主要由蛋白质、糖蛋白和多糖组成。胶原（Ⅰ型）是骨的有机基质的主要成分(90%)，胶原包埋在胶状的黏多糖（基质）中。骨的黏多糖主要由硫酸软骨素A、硫酸角质以及其他的硫酸化和非硫酸化物质组成。骨中最重要的非胶原蛋白是由成骨细胞产生的γ-羟基谷氨酸，即BCP。尽管黏多糖类只占骨组织结构很小的一部分，但它们可能在骨基质的成熟和矿化中起着很重要的作用。胶原纤维由杆状原胶原亚单位组成，每个亚单位又由3条互相缠绕的多肽链组成[21]。骨胶原的特征是有两条氨基酸组成相同的多肽链和一条不同的多肽链；其中重要的氨基酸成分是羟赖氨酸和羟脯氨酸。与胶原氨基酸成分相连接的是糖类，其中主要是半乳糖羟赖氨酸。相邻胶原分子的特征性重叠方式会在一个分子的尾端和下一个分子的头端之间形成一个小孔，其大小约为40nm；这些小孔就是羟基磷灰石晶体在骨上的最早沉积部位。

**2. 无机物质**

骨中的无机物是以晶体状形式存在的，类似于羟磷灰石——$Ca_{10}(PO_4)_6OH_2$；这种矿物质有规律地沿胶原纤维分布，并被基质包围。很显然，这种矿物质的结构特点在骨形成和溶解过程中会发生一些变化，这一点从钙和磷酸盐摩尔浓度比的变化上可反映出来[22]。此外，骨的晶体是不纯的。骨矿物质中含有大量的碳酸盐、柠檬酸盐及镁[3]。氟化物的含量是可变的。同时还有微量的铁、锌、铜、铅、锰、锡、铝、锶、硼和硅[3]。

## 四、骨髓

骨髓是一种柔软的果肉样组织，位于所有骨的小梁之间空隙内以及大的哈弗管内[105]。作为人体分布最广的器官之一，成人的骨髓重量为2600～3000g[106]。它的功能包括源源不断地提供红细胞、白细胞和血小板以满足人体氧合、免疫和凝血的需求[106]。复杂的血供主要依靠滋养动脉，长管状管内该动脉以一定角度穿入骨干皮质，穿过皮质后到达髓骨，然后沿管状骨的长轴线延伸到管状骨的末端[107]。滋养动脉的分支进入骨皮质的内膜表面成为毛细血管并和骨膜的穿骨血管融合[106]。当它们再次穿出骨内膜后，这些血管会变粗形成最初的收集窦状隙[107]。这些窦状隙网在骨髓的脂肪细胞之间形成一个非常广泛的吻合复合体[106]。髓骨中的一个中央静脉窦收集血液，血液最终通过皮质骨中的营养孔离开。骨髓的神经由交感和传入神经纤维组成，其走行类似于动脉血管[108]。

**1. 骨髓成分**

骨髓的基本成分包括矿化的骨基质、结缔组织及各种细胞。正如上文所述，髓腔中的骨小梁代表骨髓的骨性成分。骨髓本身占满了小梁骨（网状骨或海绵状骨）之间及其周围的空隙，并被细的纤维组织网固定就位，该网附着在骨皮质层和骨小梁的内壁面上[89]。包于皮质外壳内的网状结构起支持作用并作为矿物质的储存所[106]。骨髓和小梁骨之间的界面（即骨内膜）的代谢比其他的骨膜活跃（见上文的讨论)，并有一系列对代谢刺激极其敏感的储备细胞，如成骨细胞和破骨细胞[89]。

骨髓的细胞包括各个发育阶段的红细胞和白细胞以及脂肪细胞和网状细胞。这些细胞被血管网或窦状隙分成几组。提供祖细胞和前细胞的骨髓微环境必须能保证血细胞正常稳定的更新率[109]。血细胞中的祖细胞可分为干细胞池以及红细胞、骨髓细胞和巨核细胞池[110]。包括红细胞生成素（主要在肾内也在肝内分泌)、血小板生成素和菌落刺激因子(巨噬细胞和T淋巴细胞的产物）在内的一些激素调控造血祖细胞的扩增和分化[109]。在体内平衡条件下，造血细胞的生成率和破坏率是精确相等的。人类红细胞的平均寿命约为120天，血小板是7～10天，白细胞的寿命变化较大，粒细胞较短(6～12小时)，而淋巴细胞较长（数月甚至数年）[109]。

脂肪细胞也是骨髓的主要成分。虽然骨髓脂肪细胞的体积小于骨髓外的脂肪细胞，但其代谢活跃并可通过大小的改变对造血活动做出响应[106]。当血细胞生成减少时，骨髓中脂肪细胞的体积和数量都会增加，而当血细胞生成增加时，骨髓脂肪细胞就会发生萎缩。在骨髓中还发现有吞噬型和未分化非吞噬型两种网状细胞。它们的具体作用还不清楚。

骨髓分为两种类型，不过在任一明确的解剖部位两种骨髓常混合存在。红骨髓有积极的造血作用，含有约40%的水、40%的脂肪和20%的蛋白质；黄骨髓造血作用不活跃，含有大约15%的水、80%的脂肪及5%的蛋白质[106]。红骨髓中有网状结缔组织构成的框架，该框架由网状纤维及附于其上的吞噬细胞构成，在其网眼中有各种血细胞及其前体细胞以及少量脂肪细胞[105]。红骨髓中还散在分布有小的淋巴组织，但没有淋巴管。黄骨髓中包括有结缔组织，用以支撑大量的血管和细胞（大部分是脂肪细胞）[105]。

**2.骨髓的转化**

红骨髓与黄骨髓含量的比例在任何给定时间都取决于人的年龄、骨髓的取样部位以及人的健康状况。在刚出生时，红骨髓存在于所有骨骼，随着年龄的增长，由于造血骨髓向黄骨髓的正常转化，造血骨髓的比例会逐渐降低。在儿童中黄骨髓大约占总骨髓量的15%，而到80岁时却占到60%。椎体中的红骨髓量在10岁前平均占58%，而到80岁时就降为29%[111]。高龄时黄骨髓与造血骨髓比例的进一步升高是因脂肪细胞增多所致，脂肪细胞的增多是替代因老年性和绝经后骨质疏松所引起的小梁骨丢失所必需的[106]。在红骨髓向黄骨髓转化过程中，虽然温度、血液供应和低氧张力都可能很重要[112-114]，但是引起或调控这种转化的许多因素尚不清楚[106]。

在生长和发育过程中发生的红骨髓向黄骨髓的转化是有顺序且可预知的，Vogler和Murphy对此已有全面的综述[106]。在出生后不久，这一转化首先出现在四肢骨，特别是手和足的末节指（趾）骨[115]。大约在5岁以后，管状骨中的红骨髓就会逐渐被替代（图15-26）。这一替代过程开始较早，并且在四肢的远端骨内更为显著；此外，在每一块骨中向黄骨髓的这种转化都是自远端向近端进展，不过有的学者坚持认为它始于骨干中央，逐渐向两端延伸，只是向远端延伸比较快[105]。软骨骺和骨突在其骨化之前没有骨髓。尽管这种骨化中心最初可能含有造血骨髓[116]，但快速转化为黄骨髓却是不可避免的。因此作为一般规律，在管状骨的骨骺和骨突内以及骨干内的骨髓转化都发生在头10年内，而管状骨远端干骺端内的转化则发生10～20岁期间。到20～25岁时，骨髓转化一般已完成。此时，成人骨髓型的特征表现为红骨髓只出现在椎骨、胸骨、肋骨、锁骨、肩胛骨、颅骨以及一些无名骨的局部中，此外还出现在股骨和肱骨的骨骺端。不过其在分布上会有微小的变异。在老年人，部分骨髓可发生胶状退化，例如在颅骨内[105]。

尽管红黄骨髓的显示信号强度与其解剖部位不完全一致，但磁共振成像仍是一种间接却很有效的骨髓细胞特性测定方法[117-119,121-125]。骨髓中能在MRI上显示自身信号强度的基本成分是脂肪、水和矿物质[106]。其中，矿物质由于以下两个原因会产生负面影响：首先，由于矿物质缺少可移动的质子因而产生很少或不产生信号；其次，由于其敏感性不均一，因而在矿物质与水或脂肪交界处会产生局部场梯度[106]。尽管在正常儿童和成年中，骨髓的MRI表现与解剖学一般缺乏相关性[118]，但红黄骨髓的表现并不一样，因为它们的成分不同。主要由脂肪组成的黄骨髓，显示为脂肪组织的T1和T2弛豫信号；而含有大量水、蛋白质和脂肪的红骨髓则显示为不同于脂肪骨髓的T1和T2弛豫信号[106]。尽管主要影响两种骨髓信号强度的是脂肪，但红骨髓中水和蛋白质较长的T1和T2弛豫时间也会明显影响其最终的信号强度[106]。因此在标准的T1加权自旋回波系列中，红骨髓显示的信号强度比黄骨髓低。

应用这样的序列，Ricci和他的同事[117]详细描述了骨盆、股骨近端、颅骨及脊柱各部位红骨髓向黄骨髓在与年龄相关的正常转化中的MRI特征表现。关于椎体、骨盆和股骨的MRI表现在图15-27至15-29中示出，这些表现表明其MRI表现具有可变性，其特征是红骨髓正常而有序地向黄骨髓转化。其他一些研究也证实了这种可变性[124]，并将这种可变性扩展到了其他解剖部位（例如颅面骨[121]），并证实骨髓转化与年龄增长相关[122]，而且男性和女性也有不同[123]。

每当人体造血需求增大时，黄骨髓会重新转化为红骨髓。再转化的程度取决于刺激的强度和持续时间，引发或调控这一过程的因素可能有温度、低氧张力、血红蛋白水平以及红细胞生成素水平的升高[106,123]。再转化的过程与转化过程一样，只是顺序相反。最初的改变发生在中轴骨骼，随后由近到远发生在四肢骨骼中。

尽管众所周知红骨髓和黄骨髓在标准MRI上的表现有着根本性的区别，但其他的一些MR成像方法还能用来评价正常骨髓并区分正常和异常骨髓。当静脉注入钆造影对比剂后，正常骨髓可显示出明显的信号增强，不过这种增强取决于年龄是可变的，在这方面儿童比成人更显著[125-127]。有关骨髓成分的定量信息也可通过各种MRI方法收集，即分别测定

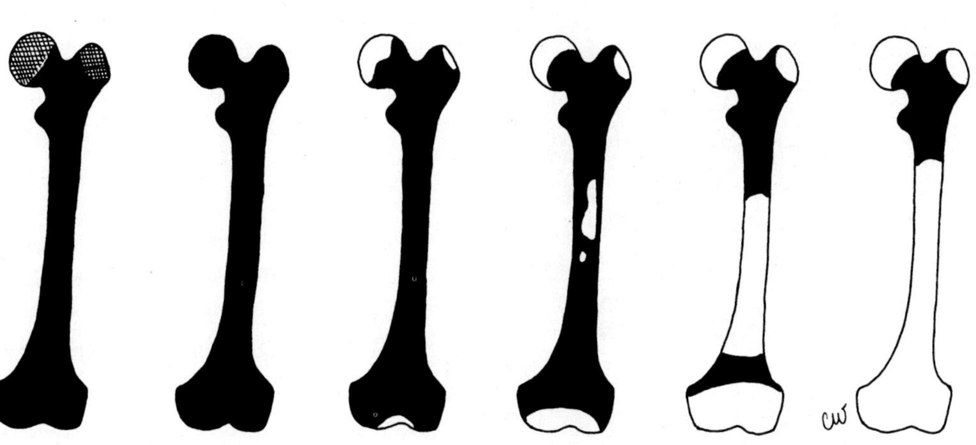

图 15-26　骨髓的转化：长管状骨（股骨）。图中示出股骨中红骨髓（黑）和黄骨髓（白）在各年龄段的分布：（A）新生儿，（B）5岁时，（C）10岁时，（D）15岁时，（E）20岁时，（F）24岁时，A中交叉线区域代表软骨。（From Moore SG,Dawson KL:Radiology *175*:219,1990.）

是水或脂肪相关的弛豫时间，这一过程可能需要采用化学位移成像[125]。

# 第三节　生理学

## 一、骨的矿化

尽管对这一过程的某些方面已经有了较为深刻的认识，但目前对骨的矿化机制还没有统一的认识。根据电子显微镜下所见，无机钙和磷酸盐最初的核晶形成或沉积是按规则的间隔发生在胶原纤维纵向轴的沿线间，即胶原纤维的表面或里面的一些特定部位[23]。这些结晶物可能是通过胶原线性聚合物重叠形成的一些正常间隙或空眼进入胶原纤维的。事实上，胶原的精密结构也可能在钙沉积过程中起着重要的作用，因此，如果由于胶原在体外的化学变化影响了这一过程而使核晶作用开始则必须维持这种精密结构。沉积晶体的轴线和胶原纤维的轴线是平行的，这种走向有助于矿物质和胶原以及与其相关的某些非胶原蛋白的相互作用。晶体的大小和排列是通过同其他非胶原大分子的相互作用而决定的，这些非胶原大分子包括含γ-羟基谷氨酸蛋白、磷蛋白或糖蛋白[24,25]。晶体的形成可能因存在有碳酸盐、焦磷酸盐、蛋白聚糖、核苷三磷酸盐或其他结晶毒素而受到抑制[24]。核晶作用一旦开始，钙和磷酸离子的进一步沉淀会导致晶体形成，最终具有一种和羟磷灰石类似的化学结构。然而，最初沉积的矿物成分尚不清楚。一部分学者认为，最初沉积的矿物是透钙磷石[26]，它可能是羟磷灰石沉积的前身[27]。

生物学钙化过程非常复杂，在这一过程中，羟磷灰石或一些类似的矿物会沉积在有机基质内[24]。形成结晶单位必不可少的离子是 $Ca^{2+}$ 和 $PO_4^{3-}$，因此

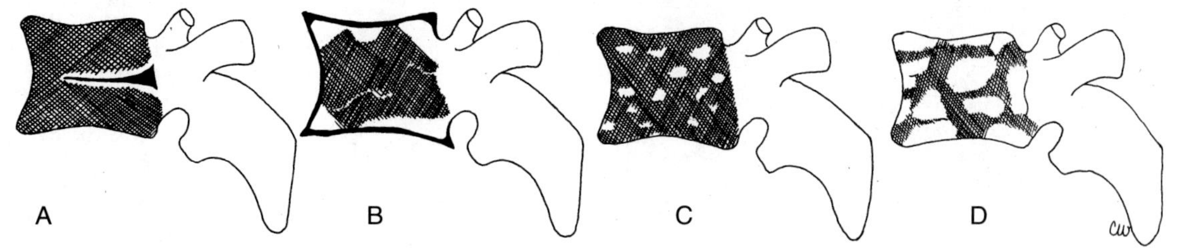


图 15-27　骨髓的转化：椎体。T1 加权自旋回波图像上的 MRI 表现。可见四种模式。模式 1（A）的特征表现是局限于沿椎骨体静脉线性区呈现脂脉骨髓高信号强度。模式 2（B）的特征是在外围出现脂肪骨髓的带状和三角状区域。模式 3（C）的特征是出现许多小块的脂肪骨髓高信号强度区，模式 4（D）特征是出现许多大块的脂肪骨髓区。模式 1 常见于 10 ~ 30 岁脊柱的所有节段，而在 30 或 40 多岁以后模式 2、3 和 4 将占主导地位，尤其是胸椎和腰椎。（From Ricci C,et al：Radiology *177*:83,1990.）

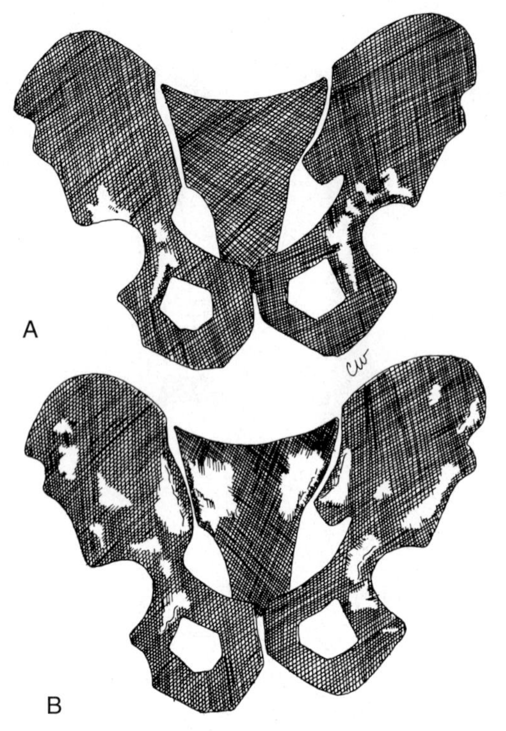


**图 15-28** 骨髓的转化：骨盆。在T1加权自旋回波像上的MRI表现。可见两种模式。模式1（A）的特征是髋臼旁区域出现小的脂肪骨髓高信号强度区。模式2（B）的特征是出现更广泛的高信号强度区，累及髋臼旁骨骼、髂骨和骶髂关节周围的软骨下区域。模式1常见于20～30岁，模式2常见于30岁以后。（From Ricci C, et al：Radiology *177*:83,1990.）

最初对钙化过程的解释强调的是动态沉淀，在此过程中，骨组织独特的有机基质环境为这些离子的沉积提供了所需的特殊的条件（例如，碱性磷酸酶的活性增加了磷酸盐的局部浓度，局部pH值的升高导致了钙盐溶解度的降低）[28]。现在已知其他一些因素同样很重要，包括调控离子活动的一些特异性活性系数。在研究骨矿化期的性质中，Neuman和Neuman[29]在1953年提出了外延附生核理论，这一理论的基础是晶体外延附生或种植。按照这一观点，具有类似于羟磷灰石样晶体结构的结晶核的形成引起了钙和磷酸根离子的最初聚集。这种核晶过程的结果是出现了能持续溶解的最小的稳定离子结合物，

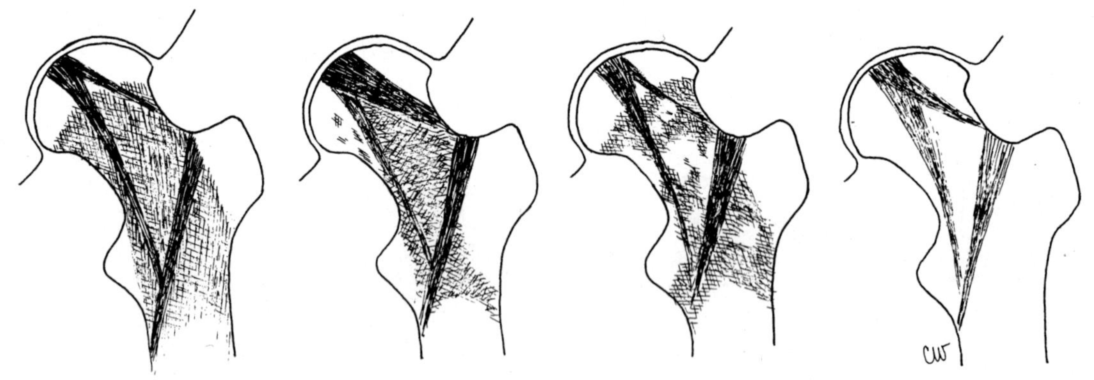

**图 15-29** 骨髓的转化：股骨近端。在T1加权自旋回波像上的MRI表现。有四种模式。模式1（A）的特征是脂肪骨髓高信号强度区局限于股骨头骨骺和大小转子。模式2（B）和模式1相似，只是在股骨头中部和转子间外侧面也有脂肪骨髓。模式3（C）和模式1相似，只是在转子间区域内多了许多小的有时甚至融合的脂肪骨髓区。模式4（D）的特征是股骨的整个近端表现为均一脂肪骨髓高信号强度，主要小梁组区域除外。模式1和2在30岁以前占主导地位，模式3在40～50岁有时在30～40岁占主导地位，模式4在50或60岁后占主导地位。（From Ricci C,et al:Radiology *177*:83,1990.）

其需要相当多的能量，其后是晶体成长，此过程需要的能量较少[24]。人们试图找出核晶过程最初开始的部位，却引出了牵涉到胶原纤维、基质和蛋白聚糖的多种不同意见[28]。后来的研究提出，核晶过程的最初部位是在成骨细胞的细胞突起内，而邻近胶原纤维的参与则是一种继发现象[30]。

尽管人们对核晶形成部位还没有达成共识，但普遍认同的是：某些细胞产物，包括诸如碱性磷酸酶和无机焦磷酸酶之类的酶，可能通过去除溶液中的抑制因子来调控钙化过程，因为这些抑制因子会与溶液中的离子争夺关键胞核，结合溶液中的离子，或者以别的方式来妨碍核晶形成和生长[24]。基质小泡是成骨细胞（以及成软骨细胞和成齿质细胞）的产物，它含有很小的膜被小球，其中富含各种酶类，能促进钙和磷离子的浓聚从而促进结晶过程[28]。虽然另外的假说强调在这一过程中还有别的机制，但大部分人认为细胞自身是导致晶体沉积的中心或主导因素，而结晶体沉积对骨结构是至关重要的。

## 二、钙的体内平衡

骨骼中包含有人体99%的钙，因此是维持稳定的血钙水平的基本贮器。血浆中的钙浓度正常情况下大约是10mg/dL，且波动范围很小。大约70%的血钙是通过骨组织和细胞外液之间的连续钙离子交换来维持的；这种交换发生于所有骨表面的羟基磷灰石晶体之间，而且不管骨量发生任何变化（即骨形成和吸收）交换会继续进行[3]。低钙血症会引起钙离子从骨矿物中释放到细胞外液；相反，高钙血症会促进钙离子从细胞外液流回到骨矿物质中。其余30%的血钙可能是通过甲状旁腺素和其他激素的作用来调控维持的（见后面的讨论）。

对这种钙交换过程（也叫骨血钙转移或骨血钙平衡失调）Jee已进行了详细的描述[3]，在此仅做简要论述。在钙离子在骨和血浆液体间隙之间的转移中，起着重要作用的是骨的液体间隙。该间隙与有效骨性表面密切相关，位于成骨细胞和（或）骨衬细胞与骨内膜之间以及骨细胞及其陷窝和小管壁之间。骨的液体间隙被一种血管周液体间隙包绕，该间隙还包绕着哈弗管、福尔克曼管、骨髓及其他脉管间隙中的血管组织。钙离子在血管组织的周边和血浆之间的交换显然是通过骨液和血管周围液体间隙的离子排出实现的，不过调控这些事件的确切机制还不明了；通过这些间隙的液体循环是必不可少的并且可能依赖于泵送机制、膜的间隙作用、胞饮作用的钙转移、局部酸性生成、局部助溶剂、稳定的调控状态或这些因素的任何联合作用。毫无疑问，在钙离子从骨中动员并转移到血浆内的过程中，甲状旁腺素是一个关键成分，它不仅影响控制骨液和血管周围液间隙中液体流动的泵，还会影响细胞自身。因为很少有证据表明破骨细胞拥有甲状旁腺激素受体或者破骨细胞对该激素能直接做出反应，所以有人提出骨吸收是通过甲状旁腺激素对成骨细胞的作用调控的[67]。甲状旁腺激素（以及前列腺素）可引起成骨细胞形状的变化，使骨基质暴露给破骨细胞的突出部。所导致的基质消化可通过释放胶原和骨钙素以及吸引单核破骨细胞前体和可能无用的破骨细胞而进一步促进骨质吸收[67]。激素作用于成骨细胞而释放出的产物可直接激活破骨细胞。

## 三、骨的吸收和形成

在正常的骨中，骨的形成和吸收一直就没有停止过（图15-30）。这些过程主要发生在未成熟骨中未成熟骨的塑形引起骨组织正常生长和发育所需要的骨的大小和形态的重大变化；在成熟骨中，这些过程不明显，但对维持组织的生物活性和钙的体内平衡也是必不可少的。

如上文所述，吸收和沉积主要发生于皮质骨和松质骨的表面。骨骼有4个或5个大的表面，其功能各不相同[89]（图15-31）。这些表面通常称之为包膜。第一种表面是骨外膜，和骨皮质外表面有关，由外面的纤维结缔组织和内部的一层未分化细胞构成。这两种不同的组织层次不是各部位都有；在关节内部位（如股骨颈）、肌腱和韧带在骨上的附着点以及籽骨周围都没有。骨外膜主要参与骨的形成，不过在以侵袭性骨吸收为特征的某些疾病（如甲状旁腺功能亢进）中，骨外膜还参与骨的清除。第二种膜，即哈弗膜，位于骨皮质内并包围着各个哈弗系统（各自都包含有血管和神经）。尽管哈弗膜不一定和伴有慢性或低周转骨丢失的疾病有明显关系，但它可能参与伴有高周转骨丢失的病变过程并在骨皮质内形成纵向条纹或间隙。皮质内膜与骨皮质的内表面有关，因此成为髓质骨的最外层。它在髓腔骨小梁与骨皮质的连接处被阻断[89]。这层膜的主要功能是作为骨的吸收表面，并会引起成年人随年龄增长而发生的骨皮质变薄。第四种膜是骨内膜，即髓质骨和骨髓的交界面。正如上文所述，该膜的特征是表面积非常大，而且主要是骨丢失膜[89]。在它的外面发现有一层过渡膜，该膜和骨皮质的内缘紧密相连并在骨质重建中发挥着积极的作用。

这些骨膜（尤其是骨内膜）包括有三种表面，Recker已对其做过详细描述[89]。静止表面处于休眠状态不参与骨形成和骨吸收。这种表面很光滑，上面覆盖有一层很薄的骨衬细胞。这种表面对能导致骨细胞从其前体中进行分化的骨重建所引起的刺激，对重建活动特定部位的选择，以及对重建程度的调控都能做出反应。形成表面（也叫类骨质表面）的特征是拥有未矿化的类骨质，含有或不含有成骨细胞。活跃的骨形成间歇性地发生在这些表面。形成表面的活动程度可用四环素标记来定量测定。最后一种骨表面即所谓的再吸收表面。该表面由于有吸收腔隙而出现锯齿状边缘。活跃的重吸收表面以存在有破骨细胞为特征，不活跃的再吸收表面也称其为处于休眠期，其内没有破骨细胞。

因此在任何时间，这些表面正常情况下或者处于休眠状态，或者（较少见）积极地参与骨合成或骨吸收。它们的细胞成分随其功能状态而不同，休眠的表面通常没有成骨细胞或破骨细胞，而那些参与重吸收或骨形成的表面则分别含有破骨细胞或成骨细胞。由于骨表面的功能状态和细胞的类型及细胞的有无有着密切的关系，人们曾对以下问题进行了大量研究：引起骨形成和骨吸收的细胞机制；甲状旁腺素、1-25二羟维生素D（骨化三醇）、降钙素、前列腺素 $E_2$、白介素-1、二磷酸盐复合物和光辉霉素等对该机制的影响。

正是骨吸收和骨形成的结合随时调控着骨量。

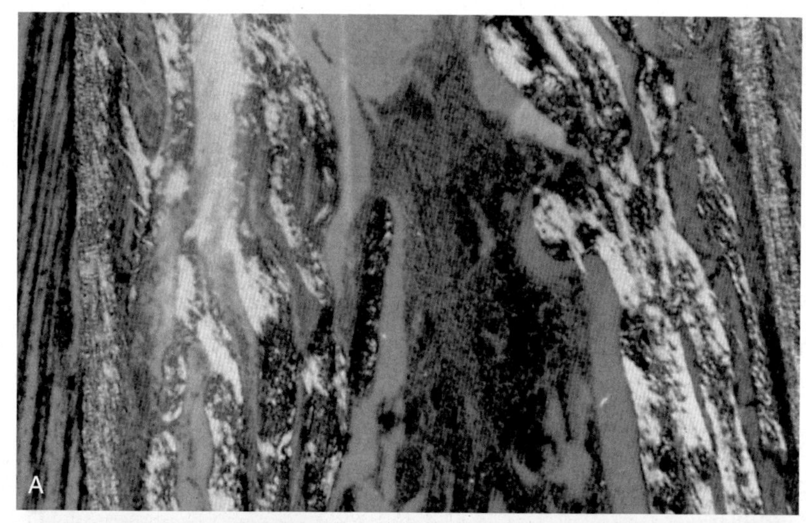


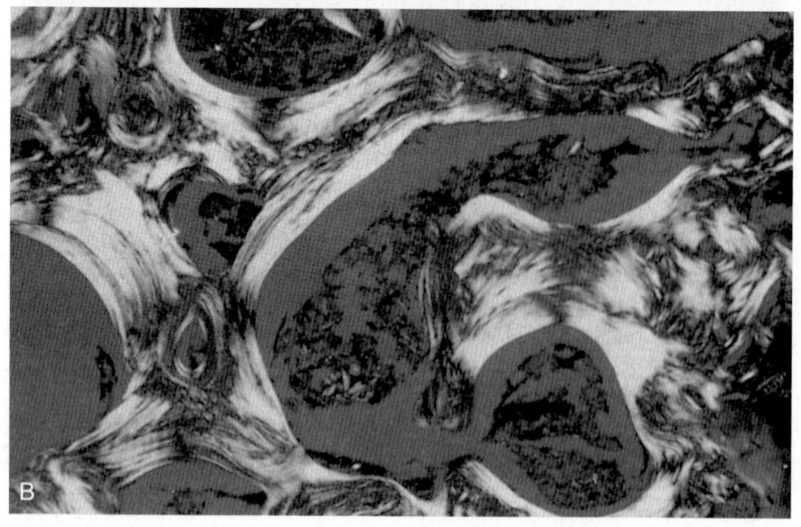


**图 15-30** 骨组织结构的变化。

A 偏振显微照片（84 ×）显示，4.5月龄胎儿的股骨干中没有板状皮质结构。

B 偏振显微照片（210 ×）显示出成人骨骼中皮质的有机化结构。

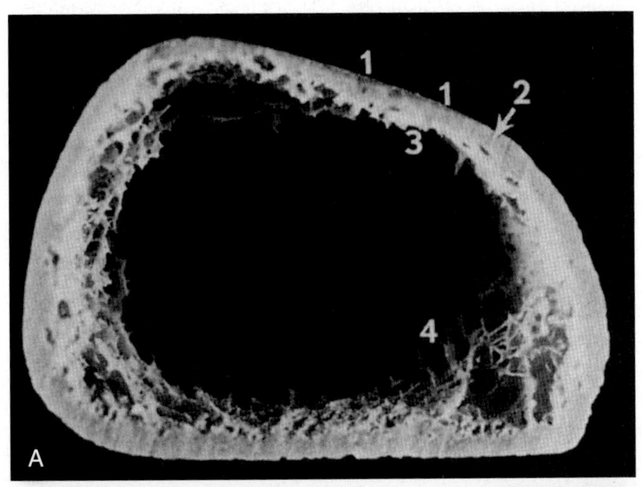


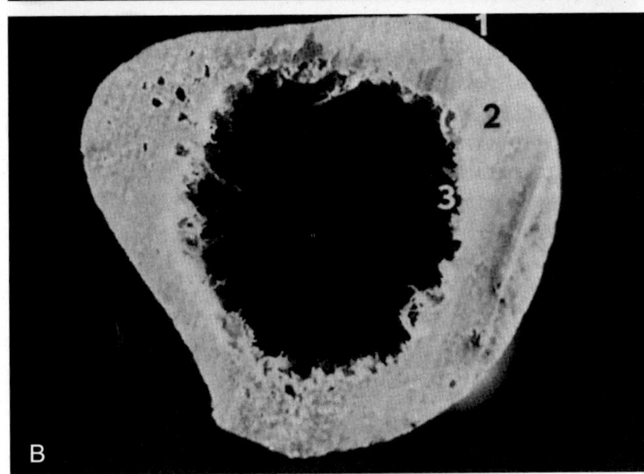


**图15-31**　骨吸收和骨形成：有效的骨外膜。管状骨干骺端（A）和骨干（B）的横切面照片显示出参与吸收和沉积过程的骨外膜。在皮质中它们分别是骨膜（1）、哈弗或骨单位膜（2）和皮质骨内膜（3）；在松质骨则有骨内膜或过渡性膜（4）。

引进这种结合的机制很可能是骨的内在特性（即这种结合是局部事件）。尽管这种机制对保持成骨和破骨活动之间的平衡极为重要，但是生成部位（如破骨细胞，骨基质）及结合因子的确切性质尚不清楚。但已经搞清楚的是，要使骨量保持不变，骨吸收增加时骨形成也必须有相应的增加。

**1.骨吸收**

尽管长期以来人们一直认为破骨细胞是参与骨的有机基质降解和骨矿物质释放的主要细胞，但这种骨细胞在清除（至少）微量陷窝周围骨质中的潜在作用已引起了人们的关注（尽管还存在争论），而且越来越多的证据表明单核吞噬细胞（包括外周单核细胞和组织巨噬细胞）也参与了骨的吸收[10,31,32]。正如Coccia所综述的那样，单核细胞和组织巨噬细胞都拥有和破骨细胞类似的细胞器和酶系统[31]；并且在体外发现它们会重吸收骨并分泌一系列刺激骨吸收的物质。被吸收的骨所释放出的产物似乎对拥有骨化三醇特异性受体的单核细胞具有趋化性；骨化三醇在细胞分化为能重吸收骨质的多核巨噬细胞的过程中有重要作用。

肥大细胞是许多有效化学介质的真正储藏库，也同样对骨吸收产生一定影响[33]。肥大细胞的某些产物，如前列腺素或肝素（刺激胶原酶的释放），对某些因骨质吸收而消失的骨有着极大的影响[34]。肥大细胞增殖是甲状旁腺功能亢进和某些骨质疏松的公认特征[35]。

参与广泛的骨吸收的骨表面是位于吸收腔隙中的多核破骨细胞聚集的部位。破骨细胞的细纹状（刷状）边缘和邻近骨相接触并处于旺盛的活动状态。破骨细胞的表面有被细胞外裂隙分隔开的不规则细胞突起或叶状伪足，在突起或伪足内可发现有骨矿物质微晶体和胶原的碎片[28]。

上述的所有观察结果和特征有力地支持了下述这一观点：破骨细胞在骨吸收中起着积极作用。但是这一过程（包括其他细胞的参与）的确切机制还不清楚。Vaes[100]指出，骨吸收需要三个接连的阶段。第一阶段包括破骨祖细胞在造血组织中的生成，随后在骨中沿血管散布并产生静止的破骨细胞前体和破骨细胞。第二阶段包括破骨细胞接触矿化骨后的激活。成骨细胞可通过将矿物暴露给破骨细胞和前破骨细胞或（和）通过释放能激活这些细胞的因子来控制第二阶段。在第三步，活化的破骨细胞通过它们在刷状缘下隔离带内分泌的因子的活动重吸收矿化骨的矿物和有机成分。Raisz[99]同样强调了成骨细胞系的细胞在引发骨吸收中的重要性。骨表面上蛋白质和蛋白聚糖的清除是通过成骨细胞中原胶原酶和纤溶酶原活化因子的释放而完成的。纤溶酶原活化因子同样存在于破骨细胞。

破骨细胞似乎是骨骼调控血钙浓度的主要细胞[99,100]；所有能提高血钙浓度的体内因子都同样能提高破骨细胞的活性，而且能降低血钙浓度的激素和药物都能抑制破骨细胞的活性[99]。能直接或间接刺激现有破骨细胞或（和）能增加新破骨细胞生成的物质有甲状旁腺素、维生素D活性代谢物、前列腺素$E_2$、甲状腺素、肝素和白介素-1；能抑制吸收的物质有降钙素、糖皮质激素、二磷酸盐、胰高血糖素、磷酸盐和碳酸酐酶抑制剂[3]。破骨性吸收在一系列骨病的发病机制中起着主要作用，这些骨病包括代谢性骨病，如骨质疏松、伴有骨质溶解的骨肿瘤和炎症性疾病、Paget病和骨硬化症[99]。

**2.骨的形成**

参与骨形成的主要细胞是成骨细胞。成骨细胞源自间充质的骨祖细胞(即前成骨细胞)，它参与骨基质的合成，随后变为内部骨细胞或无活性的骨衬细胞。新骨形成可能是骨衬细胞活化的结果，也可能是前成骨细胞增殖和分化的结果，或者是两者共同参与的结果。

骨形成的发生包括两个阶段，即基质形成和矿化。基质形成发生在矿化之前，发生部位是成骨细胞和现有类骨质的交界面；矿化发生在类骨质和新生矿化骨的结合处，这个区域被称为矿化前沿[3]。未矿化的基质层，即所谓类骨质缝，成人约为8～10μm，这是由于基质生成和矿化的间隔期通常是10天[3]。在某些疾病状态，如骨软化症(图15-32)，类骨质缝的厚度会增大。

新生基质不会立即矿化这一事实支持基质在初期需要发生一系列变化的观点。正如Jee所指出[3]，这些变化包括：(1)胶原纤维铰链的增加；(2)磷脂类结合到胶原纤维上；(3)非胶原基质蛋白浓度的增加，特别是γ-羧基谷氨酸(BGP)浓度的增加；(4)钙结合到这些基质蛋白上；(5)硅和锌的聚集；(6)氨基葡萄糖的先增加后减少。

经修饰后的骨基质才适合矿化，对此以前已有描述但并尚未完全明确。现已明确的是，各种激素、骨形成蛋白、细胞因子和生长因子都会直接影响这一过程，而且通过改变钙和磷酸盐的供应间接影响着这一过程。尽管分类系统尚不一致，但骨形成的一些主要调节因素可分为五组：(1)钙调节激素(甲状旁腺素、1,25二羟维生素D和降钙素)；(2)其他一些激素(糖皮质激素、胰岛素、甲状腺素、性激素和生长激素)；(3)生长因子(生长调节素、表皮生长因子、成纤维细胞生长因子和血小板来源生长因子)；(4)局部因子(前列腺素$E_2$、白介素和骨来源生长因子)；(5)离子(钙和磷酸盐)[36](表15-2)。

## 四、骨代谢的体液调节

骨代谢和钙的体内平衡与骨骼、肠道和肾的相互作用密切相关，也和一些化学因素的存在密切相关，其中最重要的是甲状旁腺素、降血钙素和1,25二羟维生素D(见第48章)。

**1.甲状旁腺素**

骨骼代谢的一个重要调节因子是甲状旁腺素，它有两个主要功能：刺激并调节骨质重建的速度；影响调控血钙浓度的机制[3]。该激素是由四个甲状旁腺腺体的主细胞分泌的，由一个84个氨基酸的单链多肽组成；进入血液循环后，该激素被代谢为无活性的多肽小片段。84个氨基酸的确切排列顺序和该分子的第三个氨基末端对生物学活性的重要意义已得到阐明[37-39]。现已明确甲状旁腺激素的合成和

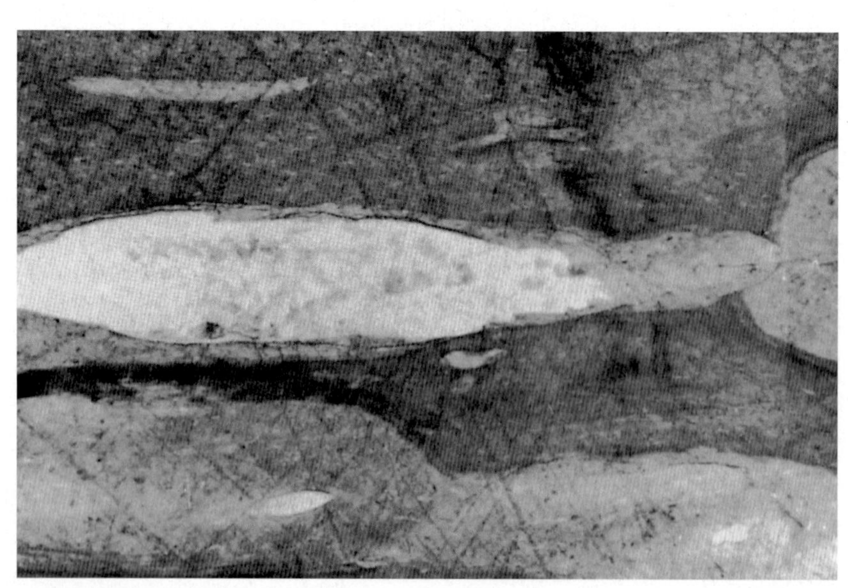

图15-32 骨缝的厚度增加：骨软化症。未脱钙骨的显钙染色显微照片显示，一层厚的未染色类骨质浅表层以及邻近的深染的骨质。(50×)

**表 15-2　组织形态测定参数**

| 测定 | 缩写 | 定义 | 计算 | 单位 |
|---|---|---|---|---|
| 骨小梁体积，体积骨密度 | TBV,V | 活检组织中矿化和非矿化的骨组织所占的百分比 | （总骨点数＋总类骨质点数）/ 总点数 | % |
| 相对骨小梁体积 | OV,ROV | 未矿化骨基质中小梁骨所占的百分比 | 总类贩质点数 /（总骨点数＋类骨质点数） | % |
| 类骨质表面，总的类骨质表面 | OS,TOS | 被类骨质缝覆盖的小梁骨所占的百分比 | 与类骨质缝交叉点数 / 总交叉点数 | % |
| 平均类骨质缝的宽度，类骨质缝的厚度 | MOSW,S | 类骨质缝的厚度 | 直接测量的或总的类骨质体积 / 类骨质表面 | μm |
| 成骨细胞的类骨质表面，活性类骨质 | OB,AO | 被衬有立方形成骨细胞的类骨质覆盖的小梁骨表面所占的百分比 | 与成骨细胞的交叉点数 / 与类骨质的总交叉点数 | % |
| 破骨性吸收表面，活性吸收表面 | OCS,ARS | 被破骨细胞覆盖的小梁骨表面所占百分比 | 与破骨细胞的总交叉点数 / 总交叉点数 | % |
| 每平方毫米的破骨细胞数 | OC | 每平方毫米小梁骨的破骨细胞数 | 直接测量 | 数 /$mm^2$ |
| 小梁周围纤维化 | FIB | 被纤维组织覆盖的小梁骨表面的百分比 | 与纤维的总交叉点数 / 总交叉点数 | % |
| 骨生成的线性程度，分次标记的表面 | LEBF,fractLAB | 四环素标记的小梁表面的范围 | 四环素标记表面交叉 / 总的骨小梁表面交叉 | $\mu m^2/\mu m^2$ |
| 矿化前沿活性，钙化前沿 | MF,CF | 四环素标记的矿化骨－类骨质界面的百分比 | 标记界面点数 / 总界面点数 | % |
| 对合率，钙化率，矿物沉积率 | AR,CR,MAR | 四环素标记期新沉积和矿化的基质的平均数量 | 两条四环素标记带中点间的平均距离 | μm/d |
| 骨形成率——组织水平基准 | BFR- 组织 | 每天每单位面积小梁骨形成的骨量 | LEBF × AR | $\mu m^3/(\mu m^2 \cdot d)$ |

分泌是受细胞外液中离子钙水平严密调控的，血钙水平升高则抑制甲状旁腺素的分泌，血钙水平降低则刺激其分泌；但这种调控的确切机制尚不完全清楚。

甲状旁腺素对骨和肾脏都有直接效应（促进钙从骨骼进入血液，以及刺激从肾小球液中吸收钙）；并对肠道有间接效应（影响钙的吸收率）。这些活动协同作用来增加细胞外液中的钙水平，不过对各种靶组织（骨、肾和肠道）的影响程度和快慢各不相同：对肾脏的影响最快，对骨的影响是分期发生的，而对肠道的影响相对较慢且受1,25二羟维生素D的调节[39]。

**（1）对骨的影响**。甲状旁腺素可直接影响骨（图15-33），这一影响的结果可能是骨质吸收也可能是骨形成。甲状旁腺素的即时效应是促进破骨性吸收过程，这对钙的体内平衡是极为重要的；其长期效应是对骨质重建的影响[3,39]。甲状旁腺素对骨骼的影响是通过成骨细胞来调节的（该细胞含有甲状旁腺素受体并且直接受甲状旁腺素血液循环水平的影响），因为破骨细胞本身不能表达甲状旁腺素受体。但是，成骨细胞却能和破骨细胞相互作用。因此在细胞层面上，甲状旁腺素会影响破骨细胞、成骨细胞、骨细胞和骨表面细胞。注射该激素后几小时内就可引起破骨细胞数量及其相对于成骨细胞比率的增加[40]。这一效应提示，甲状旁腺素至少可以间接地激活现有的破骨细胞（可能与

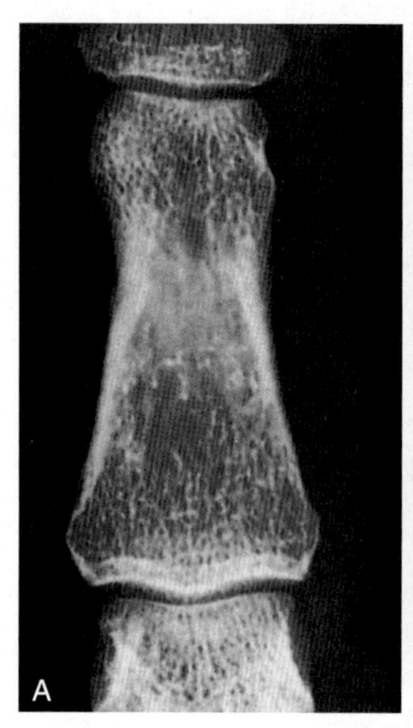

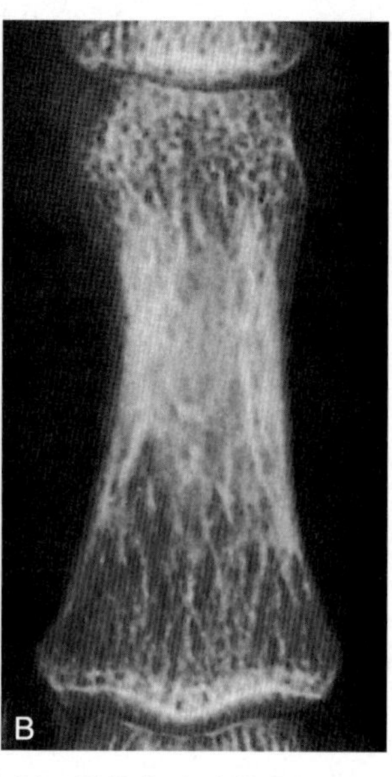


图15-33 甲状旁腺素对骨的作用：甲状旁腺功能亢进。正常人（A）和甲状旁腺功能亢进患者（B）指骨的放大X线片显示出甲状旁腺素对骨的作用。B中可见骨量减少、骨小梁模糊和明显的骨膜下骨吸收。

其对暴露于骨表面的成骨细胞的直接作用有关）或增加新破骨细胞的补充量（可能与骨外移行祖细胞在骨中的聚集有关）。研究还发现，破骨细胞形态的变化提示这些细胞的活性增强，包括细胞内核数量的增加[41,42]。成骨细胞功能开始下降，从而抑制了骨形成。注入甲状旁腺素后不久，聚集在骨表面上的成骨细胞就会分散开形成纺锤状，而且胶原合成也开始下降[36]。然而，随后刺激成骨细胞却会导致骨形成的增加[43]。

甲状旁腺素在不同时期对不同骨细胞的这些已知影响与其在维持钙体内平衡中的重要作用是一致的。血钙水平的下降会导致甲状旁腺素的释放，从而促进骨的吸收和钙从骨骼进入血液。进入循环中的钙可供细胞代谢所用。而后，由于甲状旁腺素对肾脏的附加影响和对肠道的间接影响，补充钙源便可被人体利用，从而减少了对源自骨的钙质需求。此时对成骨细胞的刺激可导致钙结合进骨内，这一点通过骨合成的增加可反映出来。

**（2）对肠道的影响。**甲状旁腺功能亢进伴发的肠道对钙吸收的增加是该激素的一种间接影响，该作用通过肾脏对1,25二羟维生素D（维生素D的一种代谢产物）合成的调节来调控（见第48章）。此外，甲状旁腺素还直接刺激胃泌素的释放并对胃肠平滑肌有松弛作用。

**（3）对肾脏的影响。**肾脏对钙、磷酸盐、碳酸氢盐和其他离子的排泄都是由甲状旁腺素直接调控的。尽管钙的重吸收主要发生在肾的近端小管，但甲状旁腺素在提高钙从肾小球液中重吸收中的作用则发生在更远端肾小管。受甲状旁腺素影响的钙吸收在肾脏的确切部位是亨勒袢粗的上升支、远端曲小管和皮质集合管的起始部分[101]。然而，尿钙排泄水平的升高是甲状旁腺功能亢进公认的表现，但要除外高钙血症的继发效应。显然，由于存在有血钙过多状态，肾小球中过滤的钙量甚至会超过肾小管增强的储钙能力[101]。

甲状旁腺素引起的肾脏对磷酸盐吸收的抑制作用（即磷酸盐沉着效应）主要发生在近端肾小管，但在较小程度上也发生在远端肾小管。该激素对肾脏的附加影响包括：抑制碳酸氢盐的重吸收，从而导致尿液碱化；刺激1α羟化酶的活性，从而引起1,25二羟胆钙化醇（维生素D的活性代谢物）生成的增加[39]。

**2.降钙素**

降钙素是由人类甲状腺的滤泡旁细胞或C细胞分泌的一种包含有32个氨基酸的肽。降钙素典型的化学特征是一个含有由7个二硫化物环的氮基端和一个含有脯氨酰胺的羧基端[44]。降钙素的分泌由循环钙水平控制：当血钙水平升高时，降钙素从甲状腺分泌出来，随后由于滤泡旁细胞中分泌粒的排出，使降钙素血浆浓度升高并使甲状腺中降钙素含量降低。动物实验显示，胃肠激素和趋钙激素之间存在有明显相关性，尽管缺少足够的证据，但在人类这种相关性可能和多发性内分泌腺瘤形成综合征的临床表现有关[39]。就降钙素从甲状腺分泌出来后的代谢过程而言，其清除似乎发生在肾脏以及其他组织（清除量较少），包括肝、骨和甲状腺[45]。

降钙素可抑制骨的吸收并可导致明显的低钙血症和低磷酸盐血症。研究数据还表明降钙素对体内骨的生长有刺激作用[46,47]。然而降钙素作为人类钙代谢调节剂的重要性现在还不清楚。事实上，在甲状腺功能缺失的人中，只要外源性给予甲状腺激素骨骼生长就能正常进行[48]。相反，甲状腺髓样癌患者的降钙素水平虽然很高，但并不会使骨吸收受到明显抑制或使体内钙平衡发生明显紊乱[49]。

在细胞层面，降钙素对成骨细胞没有直接影响[36]；相反，它可能通过使破骨细胞失活而减少骨的吸收[50,51]。在接触到降钙素数分钟之内，破骨细胞就会变小并从骨表面上缩回[120]。降钙素也会干扰钙从骨向细胞外液的转移，并会抑制肾脏对磷酸盐的重吸收。

**3.维生素 D**

维生素D是参与调节骨代谢的最有活力的体液因子之一。尽管在第48章中对其生物化学和作用机制已进行了详细的描述，但在此还将对它的生物学作用做一下简述。维生素D泛指维生素$D_2$和维生素$D_3$；维生素$D_2$即麦角骨化醇，它源自植物，可从饮食中获得；维生素$D_3$即胆骨化醇，存在于皮肤中，在人类，这两种形式的维生素D具有极相似的效能，所以将它们分开讨论几乎没有任何临床意义。

维生素D的主要生物作用是调节肠道对矿物质的吸收以及维持骨骼生长和矿化[68]。目前大家已普遍认同，这些功能是通过1,25二羟维生素D对肠道、骨和肾脏的作用介导的。然而，最近在许多组织中发现了1,25二羟维生素D的受体（而以前认为这些组织中不存在），说明该激素的生物作用远不止是单纯和矿物代谢有关的作用。

**（1）对肠道的影响。**1,25二羟维生素D是使机体从食物中吸收钙质的主要激素。缺乏该激素则会引起钙吸收不良并导致钙的负平衡。1,25二羟维生素D可能对肠道生长产生萎缩性效应，而且对该器官的多种功能有刺激作用[69]。然而，1,25二羟维生素D调控钙吸收的确切生化机制还不是很清楚。现已发现1,25二羟维生素D能在肠道中诱发一种高亲和力的钙结合蛋白(CaBP)的形成[70]。另外，该激素还可增加黏膜细胞中碱性磷酸酶和钙依赖性腺苷三磷酸酶的活性，并可促进高分子量的刷状缘膜蛋白的磷酸化。这些效应在注入$1,25(OH)_2D$几小时后就可显示出来，并能被蛋白合成抑制剂所阻滞。根据这些发现有人指出，$1,25(OH)_2D$担负着调控钙吸收（包括蛋白合成）过程中主动转运成分的任务[71]。但$1,25(OH)_2D$是否也能促进通过简单扩散进行的不太重要的被动钙转运尚不清楚。

除了其对钙吸收的影响外，$1,25(OH)_2D$还能增加主动磷酸盐转运，但其机制还不太清楚。磷酸盐的转运似乎不依赖于钙的转运，而且与钙转运相比其对$1,25(OH)_2D$的依赖性要小得多。

**（2）对骨的影响。**维生素D内分泌系统对骨的正常形成和矿化是必不可少的；维生素D缺乏时这些过程就会发生严重紊乱。但是因为骨组织十分复杂，存在有多种不同的骨细胞，每种细胞又具有独特的细胞功能，而且在$1,25(OH)_2D$和其他一些也参与骨质调控的体液因子之间存在有复杂的相互作用，因此对维生素D在骨代谢中的具体作用尚不完全清楚。

现在大量的证据表明，$1,25(OH)_2D$直接作用于成骨细胞以调节它的功能。在这些细胞里确实发现了$1,25(OH)_2D$的特异性受体[72,73]。研究表明，该激素能诱导含酸的γ-羟基谷氨酸蛋白(BGP)的合成[74]，并刺激碱性磷酸酶的骨特异性同工酶[75]以及成骨细胞中胶原的合成[76]。$1,25(OH)_2D$对胶原（骨基质的一种主要成分）合成及碱性磷酸酶（一种与矿化过程密切相关的酶）的具体作用还不太清楚，因为实验数据并不一致。有证据表明，成骨细胞对这种激素的反应取决于细胞分化的状态，而且$1,25(OH)_2D$可促进成骨细胞从不成熟向成熟的转变[77,78]。

尽管维生素D对骨基质矿化是必不可少的，但它也参加骨的再吸收，这是一个有意思但自相矛盾的观点。生物化学和放射自显影研究所得到的数据结论性地表明，破骨细胞与成骨细胞不同，它不含有$1,25(OH)_2D$的受体；因此，该激素在刺激骨吸收中不大可能对破骨细胞有直接影响。相反，$1,25(OH)_2D$在骨吸收中的主导作用可能是受其具有促进造血祖细胞分化成能吸收骨质的细胞的功能介导的。因为有证据表明，$1,25(OH)_2D$与血性淋巴细胞的相互作用可调节这些细胞的功能[79]，而且因为现已明确血性淋巴组织的细胞可生成能吸收骨质的体液因子，如白介素和前列腺素，所以维生素D对血淋巴细胞系统细胞的作用可能是它在骨吸收中发挥作用的基础。

**（3）对肾脏的影响。**维生素D内分泌系统对肾脏的影响还不太清楚。尽管对患佝偻病的动物注射维生素D能增加肾小管对磷酸盐和钙的重吸收，但在维生素D缺乏状态下，磷酸盐和钙的肾消耗并不是严重的临床问题。因为$1,25(OH)_2D$对肾脏的作用有急性和慢性之分[81]，因此使得对维生素D影响肾脏的确切方式的研究更加困难。

**（4）对血液淋巴细胞生成的影响。**近年来，基于体外观察积累的证据表明，$1,25(OH)_2D$对血液单核细胞和免疫系统有重要的调节作用。人类单核细胞和其他细胞（如巨噬细胞前体细胞系）上存在有$1,25(OH)_2D$的受体。单核细胞自身能重吸收骨质，并且能调节破骨细胞活化因子的生成[82]，现已明确该因子具有和白介素-1p一样的特性。因此，维生素D

的骨吸收能力可能是通过对单核细胞的作用介导的；现已证明1,25$(OH)_2$D能促使单核巨噬细胞（破骨细胞的前体）的多核化并能增强巨噬细胞介异的骨吸收[83]。事实上，1,25$(OH)_2$D现已被有效用于骨硬化症的治疗，这是一种先天性疾病，伴有破骨细胞功能不全相关的骨吸收紊乱[84]。

此外还有一些证据表明，1,25$(OH)_2$D在胸腺内的淋巴细胞分化中起着重要作用。与人类单核细胞相反，外周静止的T和B淋巴细胞都没有1,25$(OH)_2$D受体。然而，激活T和B淋巴细胞可引起1,25$(OH)_2$D受体的表达[79]。激活淋巴细胞可触发淋巴因子的释放（包括白介素-2）以及T淋巴细胞中白介素-2受体的表达。在白介素-2的影响下，对初始抗原有反应的T淋巴细胞便开始增殖和细胞分化，分化成的细胞可调节效应因子的作用（包括细胞毒性）并促进或抑制抗体的产生。现已一致认为，1,25$(OH)_2$D是白介素-2非常有活力的抑制剂[85]。通过它对白介素-2的作用以及其他一些可能的作用，1,25$(OH)_2$D抑制淋巴细胞的增殖，抑制B淋巴细胞产生抗体以及细胞毒性淋巴细胞的生成[86]。

目前尚不明确，有关1,25$(OH)_2$D免疫调节作用的这些实验数据到底在临床上有什么意义，不过维生素D缺乏常会伴有复发性感染以及粒细胞吞噬性和移动性的降低。

**（5）其他影响。**在动物和人的各种组织中都曾检出1,25$(OH)_2$D的受体。有人认为，1,25$(OH)_2$D可能抑制甲状旁腺素的分泌，促进促甲状腺激素的分泌，并抑制或刺激催乳素的分泌[87,88]。

**4.其他体液因素**

参与调控骨代谢的其他激素和体液因子，Raisz和Kream已做过详细的综述[36,52,99]。这些物质包括糖皮质激素[52-57]、胰岛素[52,58-60]、甲状腺激素[61,62]、性激素[63,64,69]和生长激素[52]。

## 五、代谢性骨病

**1.组织学技术**

最近几十年间，多项技术的进步使得人们能对骨的结构进行精确的评价。现已研发出多种生化技术，用以测量影响骨组织的循环激素和维生素，如甲状旁腺素、降钙素和维生素D代谢物。新的非侵入性成像方法，如单光子和双光子液体吸气测定法、双能X线吸收测定法、CT扫描和MR成像，现在已能检测常规X线摄片所不能检测的骨质改变（见第47章）。但是，这些诊断技术只能间接显示骨组织的形态。而制备骨组织切片却能直接检测骨组织。对骨的微观结构研究不仅能确定骨矿化的状态还能了解骨重建活动的水平（即骨形成和骨吸收）。

由于两种主要的骨代谢病（骨质疏松和骨软化症）之间的区别一部分在于骨中矿物质质量和数量的不同，因此正确区分钙化和非钙化的骨基质（类骨质）就显得尤为重要。骨的传统处理操作（酸脱钙和石蜡包埋）要求去除无机基质以利于组织切片，因此这些操作之后就不可能再对骨矿化程度进行测定。由于传统组织学技术存在有这些不足，因此人们便采用了其他一些方法，包括在显微镜下定性和定量测定未脱钙样品以及在活体内应用四环素之类的骨标记。髂嵴常用作制备未脱钙组织切片的活组织检查部位。

骨的组织形态测定是对未脱钙骨的定量分析方法，采用这种方法时，骨骼重建的参数用体积、面积和细胞数来表示（见表15-2）。为了从二维格式中得到这类信息，要用立体学原理来重建第三维。这种方法是法国矿物学家Celesse在1848年描述的，其理论基础是，如果测量是在极薄的组织切片上随机进行的，那么面积之比就等于体积之比。面积是通过数出在位置上和组织学关注特征相重叠的交叉点数来测定的。这些点阵通过显微镜目镜上的网格投射在组织切片上（图15-34）。落在关注成分上的平均点数（是总点数的一部分）等于该成分在总的单位体积内所占的体积。通过数出骨边界和平行波浪线相交的点数便可得到骨的表面积和边界长度的数值。两个目标之间的距离，例如两个四环素标记之间的距离可通过校准过的线性分线板测出。可数出单位视野内破骨细胞数、破骨细胞核数或骨细胞数，然后表示成每平方毫米的数量。

在未脱钙骨切片中，骨软化症通常以骨样聚集为特征，这是骨矿化过程有缺陷的结果。然而，过量类骨质可能不仅可由矿化率减低所致，而且可由骨基质合成增加所致。在常规的未脱钙骨切片中，这两种类骨质过量的表现完全相同。鉴别这两种状态要依据矿化率的测定，测定时需用四环素作为体内骨标记。

荧光四环素抗生素对未成熟矿物质沉积的亲和力（而不是对成熟矿物晶体的亲和力），可以辨认出钙化病灶，因此可以对骨矿化率进行测定[102]。结合

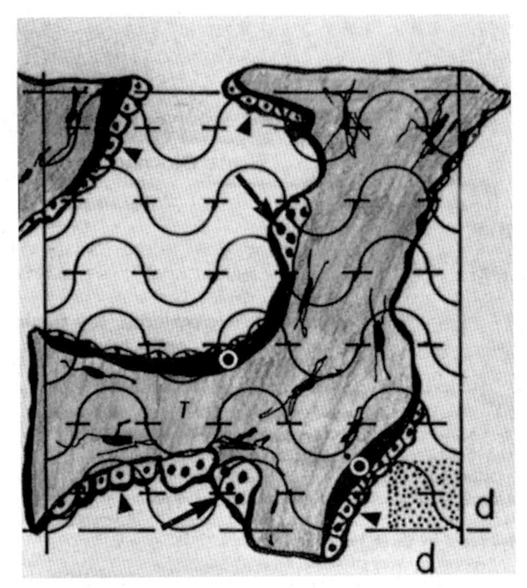


**图15–34**　组织形态测定。图中示出显微镜目镜上加Merz-Schenk滤线捆在矿化骨（阴影区）、类骨质（黑色区）和骨髓（无阴影区）上的投照视野。在滤线捆的36个交叉点或采样数中，落在矿化骨、类骨质、骨髓、破骨细胞及成骨细胞上的点数分别是13、3、16、2、2。因此，44.4%的区域是骨组织。因为骨组织16个点中有3个落在类骨质上，所以类骨质的相对体积是18.8%。因此被网格完全占有的绝对面积是交点间距离（d）平方值（斑点区）的36倍（面积$=36d^2$）。在250倍下观察时，d可用校准后的目镜测微计测出（每格占$0.155mm^2$）。要获得统计学上有效的结果，大约需要测出200个区域（$30mm^2$）。

6条波状平行线有助于补偿非随机走向的骨小梁的随机性，此线间的距离（d）与点间距离相等。这些平等线和小梁边界之间有18个交叉点。7个交点在类骨质的表面，5个交点在静止的矿化表面，4个交点填充有破骨细胞的吸收腔隙。因此，在所有与骨边界的交叉点中类骨质表面占38.9%，静止表面占27.8%，活跃吸收表面占22.2%。箭头，破骨细胞；三角箭头，衬在类骨质缝内的成骨细胞；O，类骨质；T，小梁骨。

的四环素于是便结合到骨组织成熟的结晶格内并留下来作为矿物质沉积的标记，直到它被脱钙或破骨性吸收除去为止（图15–35）。结合后形成了两个被无荧光可测量的标记间距离分开的荧光四环素带（表15–3）。可获得一系列四环素标记的复合物及标记方案。二甲金霉素、土霉素或脱甲金霉素（去甲基四环素）也同样能达到这样的目的。大部分标记方案采用“3–14–3”方案：在标记的第一阶段，连续给予3天四环素（1g/d，分次给予）；间隔14天后，第二阶段给予3天四环素。最后一剂四环素给予之后3～4天进行骨组织活检。

在紫外线照射下对非脱钙未染色的组织切片上进行四环素荧光评价。在给予四环素第一阶段（见图15–35）矿化骨中呈现出一条单独的荧光带。第二阶段，即后期注入四环素位于新形成的矿化前沿（即矿化骨和类骨质的交界面）。两个条带之间的距离代表不用药期间新骨合成和矿化的数量。

**2.正常和异常的组织学表现**

正常情况下，外部皮质边缘的轮廓是光滑的。骨膜下骨样沉积以及包含破骨细胞的被侵蚀骨表面通常观察不到。骨膜下骨吸收是破骨细胞活动的证据，见于骨周转率高的状态或加速重建状态，例如甲状旁腺功能亢进。

骨皮质厚度减少时就说明皮质骨量发生丢失（图15–36）。正常骨皮质的平均宽度并不一致，从不到500μm到1600μm以上。骨皮质的多孔性可由正常或异常血管沟（哈弗管和福尔克曼管）来测定。皮质骨内多孔性程度会随骨周转率的升高而增加。破骨细胞的激活可导致骨吸收增加，因而会加大现有的血管沟。在纵向血管内的骨吸收可导致所谓头锥的腔隙形成。皮质骨和髓状骨小梁之间的结合部（正常情况下边界清晰）称之为骨内膜。由于皮质成骨性吸收的增加，皮质骨的孔越来越多，皮质骨和髓腔之间的界限就会消失，如像严重的甲状旁腺功

**表15–3　骨活检中的四环素标记方案**

| 天 | 方案 |
|---|---|
| 1,2,3 | 盐酸四环素，250mg口服，每日4次；或500mg口服，每日两次[1),2)] |
| 4～17 | 间隔期（不用四环素）[3)] |
| 18,19,20 | 盐酸四环素，250mg口服，每日4次或500mg口服，每日两次[2)] |
| 24 | 骨组织活检[4)] |

1) 四环素应在饭前1小时或饭后2小时服用。严重的骨软化症或吸收不良时剂量加大；肠改道手术后的患者剂量需要达到3g/d。

如果患者最近服用过盐酸四环素，应服用等剂量的地霉素或脱甲氯四环素，这样有助于把新的四环素骨标记和旧的区别开来，因为不同的四环素所产生的荧光色是不同的。

2) 在第1、2、3、18、19、20天时禁服所有奶制品、抗酸剂和含铁药物。

3) 两个四环素疗程之间的间隔时间最少要10天。

4) 活检宜晚不宜早，可晚几天进行。

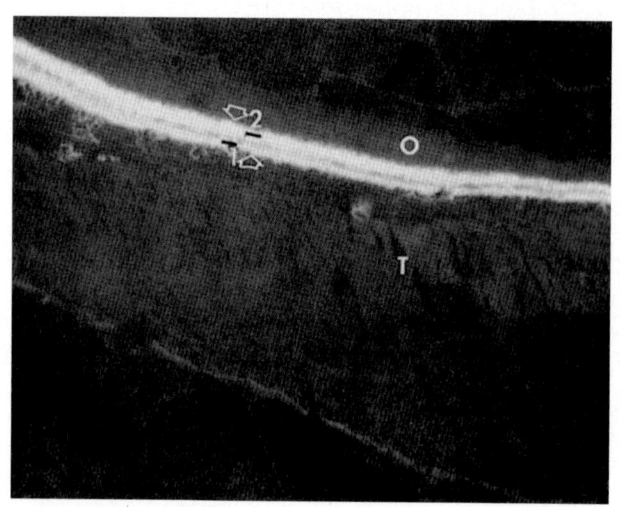


**图 15–35** 正常的双重荧光四环素标记（空心箭头）。第一个标记(1)位于矿化的骨小梁(T)。第二个标记(2)，即后注入的标记物，位于现在的矿化前沿，即类骨缝(O)的交界面。(紫外线，未染，125 ×）

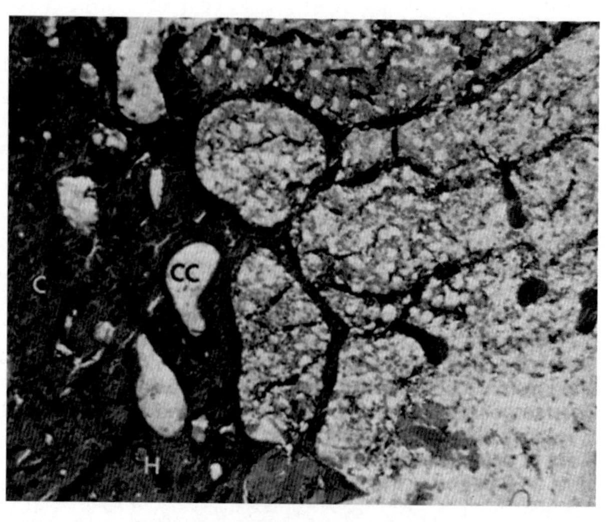


**图15–36** 取自正在重建的髂嵴活检样本的皮质骨(C)。锥切面（CC）内的破骨细胞重吸收内膜骨，从而导致皮质骨网状化（即原来的皮质骨形成网状小梁骨）。最终出现皮质骨宽度减少。H，激活前的正常哈弗管。(三色染色，25 ×）

能亢进所见。骨膜内吸收腔的深度和数量都会增加，直到先前的固态皮质骨削弱成像新的厚实骨小梁样，这一过程被叫做皮质骨的网状化或梁状化（图 15–36）。

两层皮质骨之间的小梁骨的总量和质量反映出骨骼的承重特性。通常，小梁骨占髓腔的 15% ~ 25%。小梁骨的体积低于 15% 是骨量减少的组织学证据。正常时，各个骨小梁呈连续的互相连接或分支；萎缩的骨小梁呈杆状、棒状或点状（图 15–37）（即小梁板平均密度的减少）。

类骨质的相对体积（小梁骨的百分比）正常时为0.6%~4%，类骨质表面（表示为占小梁骨的百分比）为4% ~ 20%，平均骨样缝宽度为8 ~ 16μm。过量的类骨质可能源于类骨质包埋的小梁骨表面所占百分比的增加或（和）源于平均骨样缝宽度的增加。正常时，大约35% ~ 40% 的类骨质表面衬有丰满的立方形成骨细胞，因此叫做成骨细胞性类骨质表面（占骨小梁表面的 2% ~ 8%）。

通过测定破骨细胞的数量及破骨性吸收表面的大小（占骨小梁表面的百分比）可反映出骨吸收的程度。但是，有吸收隐窝的骨小梁表面所占的百分比是破骨性吸收表面的10倍，因为90%的吸收腔隙正常时没有破骨细胞。这些空的吸收隐窝称之为反转表面，因为它们的存在表明在骨吸收期和形成期（二者相伴发生）之间有一中间期。

取自骨中心的脱钙组织切片应在偏光灯下检测其编织胶原的结构。成人髂嵴样本中的编织骨是一种异常表现，表明骨周转加速。荧光灯下检测时，矿化骨和类骨质之间80% ~ 90%的界面会显示出两条平等的四环素荧光带，每条荧光带都表现为狭窄而分离的线性标记（即钙化前沿活动）。带有四环素标记的小梁表面所占百分比应单独记录，因为它代表了骨形成的线性范围。最后用线性分线板测出两条四环素标记中点间的平均距离。这一距离除以两个四环素给予期之间的天数即为平均每天的矿物沉积率，正常时其值为 0.4 ~ 0.9μm(平均为 0.65μm)。随着骨沉积率的升高，标记间的距离将变宽。相反，随着矿化率的减低，平行谱带会变窄，并可能融合成一条标记带。

异常形式的荧光标记沉积是骨软化症的特征标志，是矿化不足的形态学表现[103]。四环素荧光的量和沉积在类骨质骨缝矿化中心的未成熟无定性磷酸钙的量成比例。有时，骨样缝中缺乏矿物质因而不能结合四环素，所以会导致荧光缺失。其结果是，矿化前沿活动性（占带有四环素标记骨样缝的百分比）降低（图 15–38）。另一个骨软化症常见的特征性异

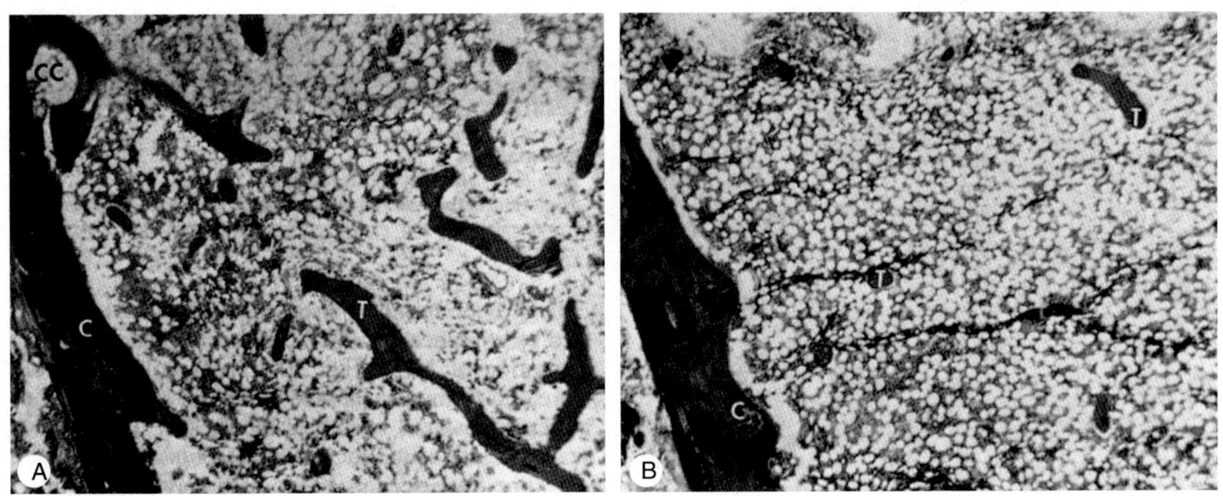


**图 15–37**　正常和异常的小梁骨结构。

A　低倍镜下的髂嵴活检标本。由于皮质锥切面（CC）进行性侵蚀作用导致皮质厚度减小。但是，小梁骨（T）仍然显示正常的板样连接结构。（三色染色，25 ×）

B　骨小梁（T）的体积减少。不仅是骨小梁体积减小，而且由于存在有宽间隔的萎缩性细骨杆（T），小梁骨结构也不正常。（三色染色，25 ×）

常表现是整个骨样缝中弥散着不规则的荧光。未成熟骨矿质的聚集则表明是成熟的无定型磷酸钙未能转变为羟基磷灰石晶体，因此能结合过量的四环素（图 15–39）。

骨清除和沉积的部位及程度决定着骨骼的生理解剖和矿物代谢的生理学状态。骨重建的活动性受外力、内分泌激素的血液水平和营养与代谢因素的影响。正常时，骨形成和骨吸收是平衡的。骨组织的净丢失可能是由于骨吸收过度、骨形成不足或者是在这种相连过程中二者的某种组合所致。骨重建活动异常所导致的骨病，其特点是骨骼不能起到支持结构的作用，通常继发于骨量不足。当骨质不能

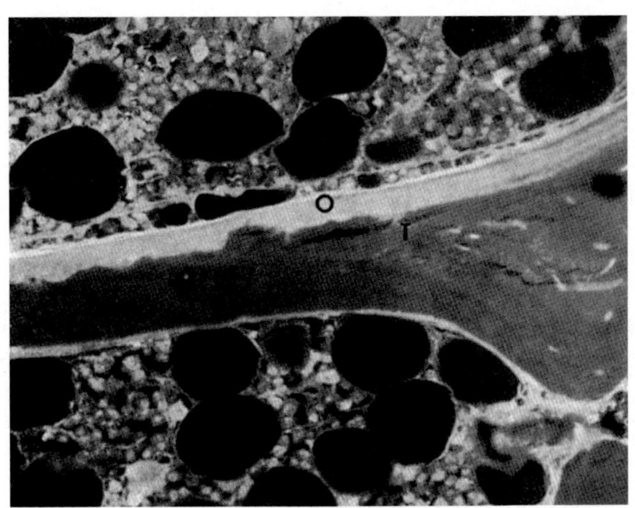


**图 15–38** 骨软化症：异常的四环素荧光图案。矿化不足表现为类骨缝（O）不吸收四环素。在组织形态测定中，这种不足被称为矿化前沿指数异常。T，小梁骨。（紫外线；未染 98 ×）

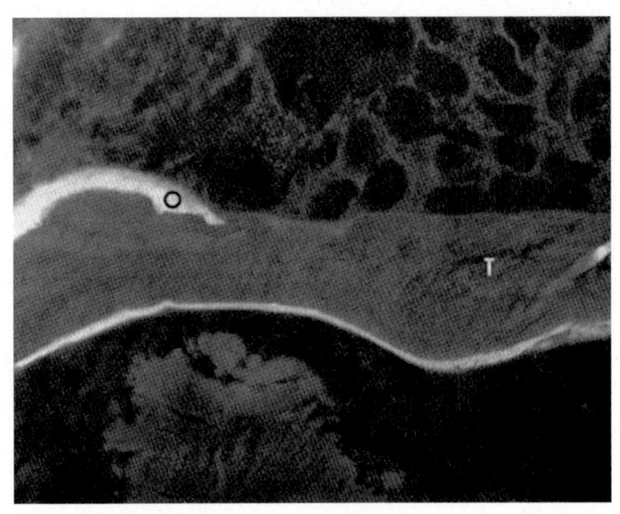


**图 15–39** 骨软化症：异常的四环素荧光图案。类骨缝（O）显示出不规则的弥散性荧光，而不是两条细的线状带，同时可见类骨缝矿化前沿活性减少（见图 15–35）。T，小梁骨。（紫外线；未染 98 ×）

再承受正常作用力时就可能发生骨折并引起疼痛和变形。代谢性骨病泛指任何全身性骨骼疾病，不论何种原因；大部分代谢性骨病都源于骨重建不平衡或基质矿化紊乱。

骨量减少指的是在X线片上表现为骨骼透X线增加的全身性骨质减少。骨质疏松和骨软化症是骨量减少的两大原因。在组织学上，骨质疏松性疾病常伴有骨周转率的增加或减少。骨软化性综合征特征是组织学上出现矿化不足（表15-4）。

**表15-4 代谢性骨病的一般形态学分类**

| |
|---|
| **骨质疏松** |
| 高度重建：活跃的骨转化 |
| 低度重建：不活跃的骨转化 |
| **骨软化症** |
| 低度重建：单纯骨软化症 |
| 高度重建：骨软化症和囊状纤维性骨炎 |

高骨周转疾病（表15-5）的特点是骨形成和骨吸收都明显增加（图15-40）。骨加速周转状态下尽管骨形成增加，但骨量仍会减少。骨形成增加的组织学相关表现包括有类骨质数量的增加、类骨质表面的增加、类骨缝厚度的中度增加以及成骨细胞表面的增加。通过四环素荧光，可见到带有双重标记的那部分小梁骨有所增加，这表明骨形成的线性范围增加。线性范围参数与附加成骨细胞的活动有关。矿化率（两个标记间的距离）可能增加并反映出个体细胞活性的增加。吸收活性增加表现为：破骨细胞数量的增加，以及参与骨吸收的那部分骨表面的增加，因此也表现为充有破骨细胞的腔隙形成的增加。有时可发现有编织骨沉积，提示纤维性骨炎的小梁周围纤维组织沉积吸收，是间充质细胞活性普遍增加的一种表现。这一特征并不是甲状旁腺功能亢进的特异性表现，因为它可能和导致骨周转加快的某种疾病有关。

伴有骨周转减少的状态（表15-5）几乎显示不出骨形成或骨吸收的改变（图15-41）。其结果是，类骨缝变薄且稀疏，成骨细胞变扁平，破骨细胞数

**表15-5 与特定骨代谢病相关的骨形态学**

| |
|---|
| **增强的骨重建活动（快速周转的骨质疏松）** |
| 与抗惊厥药相关 |
| 钙缺乏状态，慢性（继发性甲状旁腺功能亢进） |
| 小肠疾病（早期，代偿性矿物质吸收不良） |
| 胃切除术后（矿物质吸收不良） |
| 部分绝经后或老年性骨质疏松 |
| 红细胞系统增生 |
| 血色素沉着病 |
| 甲状旁腺功能亢进 |
| 甲状腺功能亢进 |
| 青年男性骨质疏松 |
| 肥大细胞增生病 |
| **骨重建活动的减少（周转减少性骨质疏松）** |
| 与糖皮质激素相关 |
| 肝病 |
| 酒精相关性 |
| 胆汁淤积性 |
| 甲状腺功能减退 |
| 严重的全身性疾病 |
| 饥饿，营养不良 |
| 部分绝经后或老年性骨质疏松 |
| 完全胃肠外营养（营养过剩） |
| **骨软化症（单纯性）** |
| X连锁低磷酸盐血症（抗维生素D性佝偻病） |
| 散发性低磷酸盐血症 |
| 抗酸剂诱导的骨软化症 |
| 致瘤性骨软化症 |
| 原发性维生素D缺乏 |
| 慢性胰腺炎 |
| 慢性肝外阻塞 |
| 代谢性酸中毒 |
| 肾性骨营养不良（铝相关性骨软化症） |
| **骨软化症（骨软化症和囊性纤维性骨炎）** |
| 原发性维生素D缺乏（营养性，日光照射不足） |
| 小肠疾病（维生素D和钙吸收不良） |
| 胃切除术后（维生素D和钙吸收不良） |
| 肾性骨营养不良（混合性） |
| 儿童钙缺乏 |
| 维生素D依赖性佝偻病 |

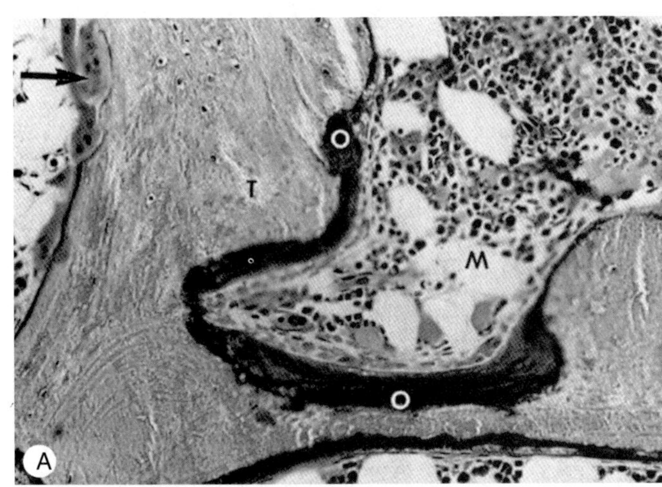


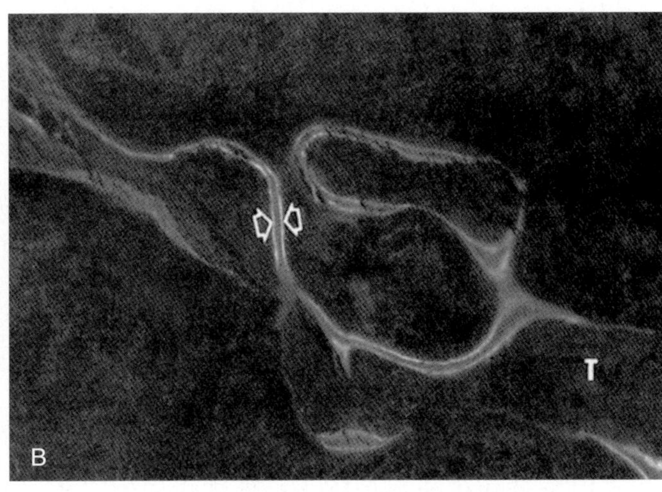


图 15–40 骨周转加速。

A 非脱钙骨活检标本中加速骨周转或活跃骨重建的组织学表现。破骨细胞的骨吸收（箭头）伴有成骨细胞的类骨质沉积（O）增多，其导致整个类骨质表面的增加和成骨细胞性类骨质量的增加。M，骨髓；T，小梁骨。（三色染色，98 ×）

B 尽管在光镜下类骨质数量增加，但动态四环素标记法发现双重荧光标记（空心箭头）的表面范围增大（即骨形成线性程度增加），说明大量含有成骨细胞的活性塑形单位进行着正常的骨基质合成。（紫外线，未染，25 ×）

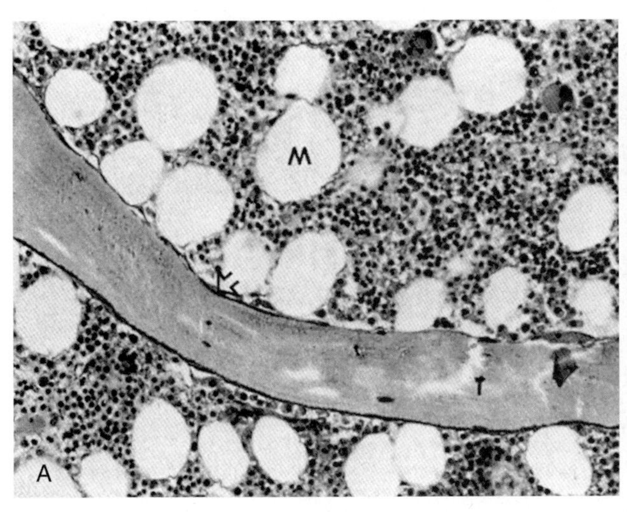


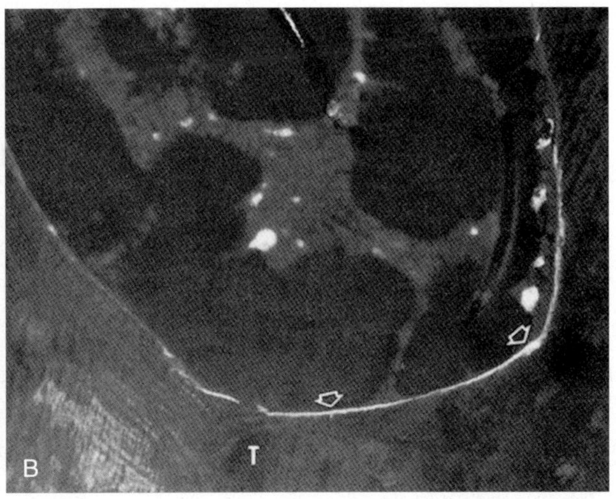


图 15–41 骨周转。

A 小梁骨（T）衬有薄的无活性类骨缝（箭头）。骨表面光滑，没有吸收腔隙。M，骨髓。（三色染色，98 ×）

B 由于成骨细胞活性降低，类骨缝只显示有单个不连续的线性标记（空心箭头）。基质对合率很低，使其无法在空间上分开此前两次注入的四环素。因为类骨缝如果出现最少也要有一条线性标记，所以矿化前沿的活性只有少量降低，因此不会出现矿化不足。T，小梁骨（紫外线，未染，125 ×）

量减少。很少有明显的四环素标记，这与显微镜下所见的少量类骨质是一致的。因此，保存了矿化前沿（四环素标记的骨缝部分）的活动性，但此时前沿的特征是骨形成的线性范围（骨小梁表面标记的那部分）有所减少。大部分是单荧光标记，因为骨基质沉积率非常低以至于无法区别给予四环素的两个阶段。

骨软化症的常见特征是过量类骨质形成，这是由于基质未能钙化所致，尽管成骨细胞一直在合成基质（表15-6）。类骨缝厚度的显著增加是其特征，但骨软化症时也可能出现类骨质量正常甚至减少[104]（图15-42A，B）。描述骨软化症特征的常用静态和动态参数分别是类骨质量的增加以及矿化率的互补性减少（图15-42C）。利用这两个成分可以把骨软化症和骨质疏松性疾病区别开来，在后者中，骨重建活动性水平会影响类骨质的生成量，例如在低周转状态，矿化率可能很低，但类骨质的量也会适当减少（图15-41）。在基质对合加速的高周转状态，尽管有过量的类骨质，也不可能发生矿化减少。

尽管单纯性骨软化症通常和骨重建活动性减少相联系，但可能出现表明骨周转加速的所有征象，即成骨细胞激活、破骨细胞增殖和小梁周围纤维化（表15-5）。因此骨软化症可能和囊性纤维性骨炎（甲状旁腺功能亢进）同时存在（图15-43）。

## 小 结

骨是唯一的一直在变化的组织。它通过软骨内骨化和膜内骨化而发生，随后通过塑形和重建过程而修改和完善，形成一种结构和代谢都十分完美的组织。它的细胞，包括破骨细胞、骨细胞和成骨细胞都位于有机基质（主要是胶原）内，而无机物则以类似于羟磷灰石的形式沉积下来。矿化的过程很复杂，尚未得到充分的阐述。

骨在维持体内钙平衡或血钙水平稳定方面起着关键作用。骨细胞对很多体液因素所产生的刺激高度敏感，这些因素中最重要的是甲状旁腺素、降钙素和1,25二羟维生素D。骨的合成和吸收正常时终生都保持精细的平衡，就是通过这些因素的活动来调控的，这些活动过程包括刺激成骨细胞造骨和刺激破骨细胞清除骨。多种疾病的存在均可导致特征性改变，这些改变可用X线片和其他成像方法检测到。本书所阐明的正是这些改变。

（赵力 译　李世民 校）

**表15-6 骨软化症的组织学特征**

| 骨形成参数 | 骨重建参数 | | |
|---|---|---|---|
| | 参数 | 单纯骨软化症（低重建状态） | 骨软化症和囊状纤维性骨炎（高重建状态） |
| 类骨质体积增加 | 成骨细胞表面 | 减少 | 正常到增加 |
| 类骨质表面增加 | 破骨细胞数量 | 正常到减少 | 正常到增加 |
| 类骨缝厚度显著增加 | 活性吸收表面 | 正常到减少 | 正常到增加 |
| 骨膜下类骨质集聚 | 骨形成的线性范围 | 减少（可为0） | 可能减少、正常或增加 |
| 骨皮质类骨质的沉积 | 对合率 | 减少（常为0） | 减少 |
| | 四环素标记 | 明显异常（弥漫，未标记） | 明显异常（弥漫，未标记） |
| | 矿化前沿活动性 | 接近0 | 减少 |
| | 小梁周围纤维化 | 缺如 | 通常有 |
| | 骨膜下吸收 | 缺如 | 可能出现 |
| | 皮质网状化 | 缺如 | 可能出现 |

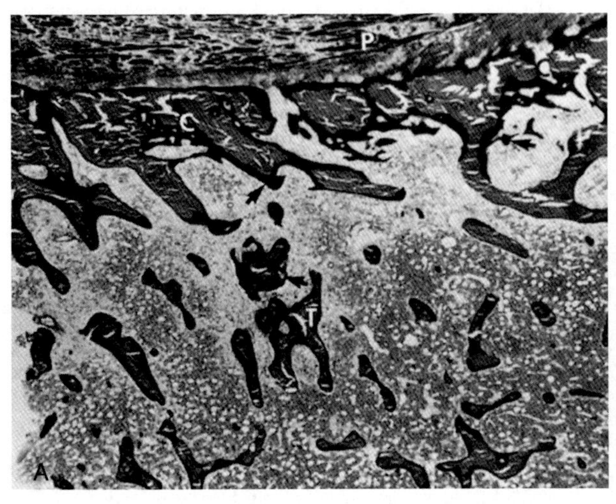


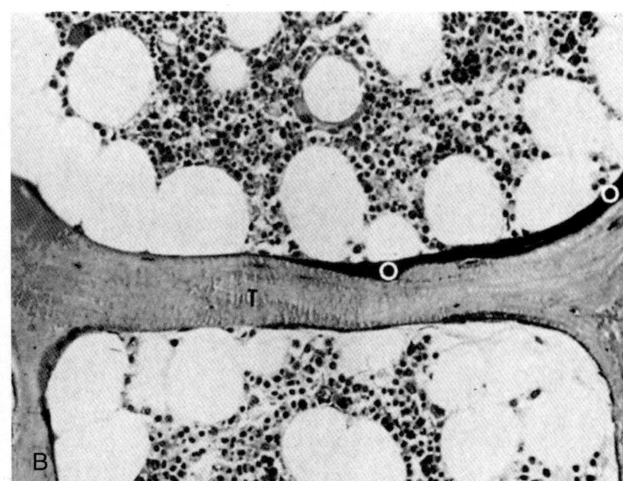


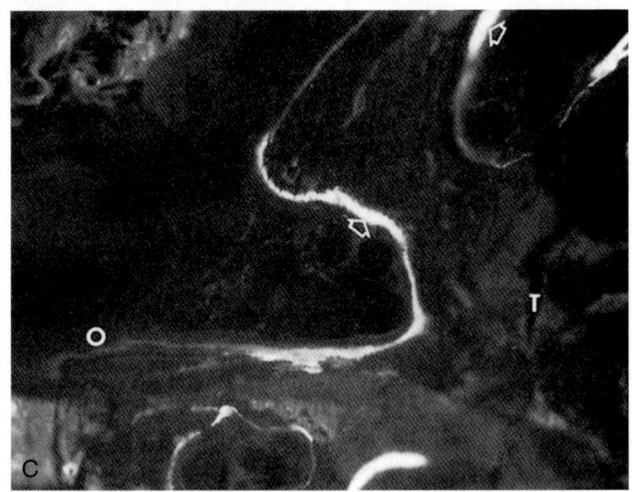


图 15–42 骨软化症。

A 骨软化症的典型组织学表现。矿化不足导致未矿化骨基质的聚集。这些类骨缝（箭头）均变厚且沿大部分小梁骨（T）和皮质骨表面分布（即总的类骨质表面增大）。P，骨外膜。（三色染色，25 ×）

B 但是在不存在过量类骨质时，仍然可能发生矿化不足。只有少量小梁骨（T）针状体沿线有正常宽度的类骨缝（O）。（三色染色，125 ×）

C 但是通过检测四环素标记的未脱钙骨活检切片证实有矿化不足。矿化前沿活动性降低表明有骨软化症，表现为未标记的类骨缝（O）或分散的荧光骨缝（空心箭头）（紫外线，未染色，125 ×）

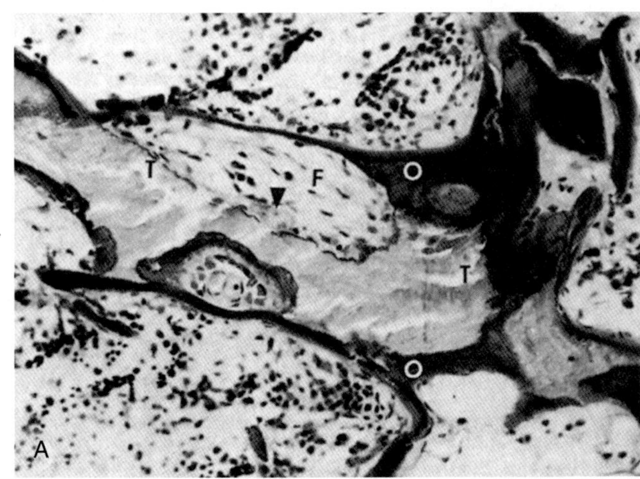


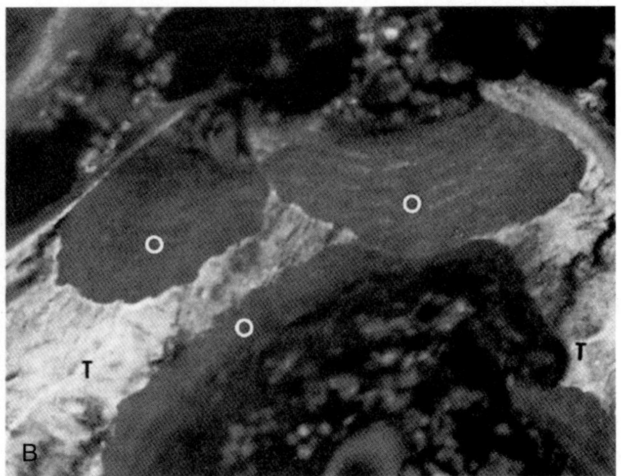


图 15–43 伴周转的加速骨软化症：活性特征。

A 类骨质（O）数量的增加可能和高周转性疾病共存，包括小梁周围纤维化（F）和破骨吸收增强（三角箭头）。这种混合型组织学特征，包括矿化不足和囊性纤维性骨炎的特征，表面上可能和活跃的重建性骨质疏松的组织学特征相似 O，T，小梁骨。（三色染色，125 ×）

B 在这里，是否有矿化不足只能通过检测四环素荧光标记的模式来确定。在此病例中，如果在增宽类骨缝（O）上未摄取荧光色素即可诊断为骨软化症。T，小梁骨。（紫外线，未染，125 ×）

# 参考文献


1. Jaffe HL: Metabolic, Degenerative, and Inflammatory Diseases of Bones and Joints. Philadelphia, Lea & Febiger, 1972, p 1.
2. Warwick R, Williams PL: Gray's Anatomy. 35th Br Ed. Philadelphia, WB Saunders, 1973, p 207.
3. Jee WSS: The skeletal tissues. *In* L Weiss, L Lansing (Eds): Histology: Cell and Tissue Biology. 5th Ed. New York, Elsevier, 1983.
4. Warshawsky H: Embryology and development of the skeletal system. *In* RL Cruess (Ed): The Musculoskeletal System. Embryology, Biochemistry, Physiology. New York, Churchill Livingstone, 1982, p 33.
5. Garn SM: Contributions of the radiographic image to our knowledge of human growth. AJR *137*:231, 1981.
6. Garn SM, Goodspeed G, Hertzog KP: A longitudinal test of angular remodeling in the tibia. Am J Phys Anthropol *30*:311, 1969.
7. Garn SM, Silverman FN, Herzog KP, et al: Lines and bands of increased density: Their implication to growth and development. Med Radiogr Photogr *44*:58, 1968.
8. Kirkpatrick JA Jr: Bone and joint growth—normal and in disease. Clin Rheum Dis *7*:671, 1981.
9. Young RW: Cell proliferation and specialization during endochondral osteogenesis in young rats. J Cell Biol *14*:357, 1962.
10. Teitelbaum SL, Kahn AJ: Mononuclear phagocytes, osteoclasts, and bone resorption. Miner Electrolyte Metab *3*:2, 1980.
11. Owen M: The origin of bone cells. Int Rev Cytol *28*:213, 1970.
12. Ash P, Loutit JF, Townsend KMS: Osteoclasts derived from haematopoietic stem cells. Nature *283*:669, 1980.
13. Marie PJ: Structure, organization, and healing. *In* RL Cruess (Ed): The Musculoskeletal System. Embryology, Biochemistry, and Physiology. New York, Churchill Livingstone, 1982, p 109.
14. Salomon CD: A fine structural study on the extracellular activity of alkaline phosphatase and its role in calcification. Calcif Tissue Res *15*:201, 1974.
15. Jande SS, Bélanger LF: The life cycle of the osteocyte. Clin Orthop *94*:281, 1973.
16. Hanaoka H: The origin of the osteoclast. Clin Orthop *145*:252, 1979.
17. Göthlin G, Ericsson JLE: The osteoclast: Review of ultrastructure, origin and structure-function relationship. Clin Orthop *120*:201, 1976.
18. Bonucci E: New knowledge on the origin, function and fate of osteoclasts. Clin Orthop *158*:252, 1981.
19. Ash P, Loutit JF, Townsend KMS: Osteoclasts derive from hematopoietic stem cells according to marker, giant lysosomes of beige mice. Clin Orthop *155*:249, 1981.
20. Marks SC Jr: Congenital osteopetrotic mutations as probes of the origin, structure, and function of osteoclasts. Clin Orthop *189*:239, 1984.
21. Glimcher MK, Krane SM: Organization and structure of bone and the mechanism of calcification. *In* BS Gould, GN Ramachandran (Eds): Treatise on Collagen. New York, Academic Press, 1965, p 68.
22. Potts JT Jr, Deftos LJ: Parathyroid hormone, calcitonin, vitamin D, bone and bone mineral metabolism. *In* PK Bondy, LE Rosenberg (Eds): Duncan's Diseases of Metabolism. 7th Ed. Vol II. Endocrinology. Philadelphia, WB Saunders, 1974, p 1225.
23. Glimcher MJ: Composition, structure and organization of bone and other mineralized tissues and the mechanism of calcification. *In* RO Greep, EB Astwood (Eds): Handbook of Physiology—Endocrinology. Baltimore, Williams & Wilkins, 1976, p 25.
24. Boskey AL: Current concepts of the physiology and biochemistry of calcification. Clin Orthop *157*:225, 1981.
25. Posner AS: The mineral of bone. Clin Orthop *200*:87, 1985.
26. Roufosse AH, Landis WJ, Sabine WK, et al: Identification of brushite in newly deposited bone mineral from embryonic chicks. J Ultrastruct Res *68*:235, 1979.
27. Francis MD, Webb NC: Hydroxyapatite formation from a hydrated calcium monohydrate phosphate precursor. Calcif Tissue Res *6*:335, 1971.
28. Williams PL, Warwick R (Eds): Gray's Anatomy. 36th Br Ed. Philadelphia, WB Saunders, 1980, p 259.
29. Neuman WF, Neuman M: The nature of the mineral phase of bone. Chem Rev *53*:1, 1953.
30. Bernard GW, Pease DC: An electron microscopic study of intramembranous osteogenesis. Am J Anat *125*:271, 1969.
31. Coccia PF: Cells that resorb bone. N Engl J Med *310*:456, 1984.
32. Mundy GR: Monocyte-macrophage system and bone resorption. Lab Invest *49*:119, 1983.
33. McKenna MJ, Frame B: The mast cell and bone. Clin Orthop *200*:226, 1985.
34. Avioli LV: Heparin-induced osteopenia: An appraisal. Adv Exp Med Biol *52*:375, 1975.
35. Fallon MD, Whyte MP, Craig RB, et al: Mast-cell proliferation in postmenopausal osteoporosis. Calcif Tissue Int *35*:29, 1983.
36. Raisz LG, Kream BE: Regulation of bone formation. N Engl J Med *309*:29, 1983.
37. Habener JF, Potts JT Jr: Biosynthesis of parathyroid hormone. Part 1. N Engl J Med *299*:580, 1978.
38. Keutmann HT: Chemistry of parathyroid hormone. *In* LJ Degroot, GF Cahill Jr, L Martini, et al (Eds): Endocrinology. New York, Grune & Stratton, 1980, p 593.
39. Aurbach GD, Marx SJ, Spiegel AM: Parathyroid hormone, calcitonin, and the calciferols. *In* RH Williams (Ed): Textbook of Endocrinology. 6th Ed. Philadelphia, WB Saunders, 1981, p 922.
40. Tatevossian A: Effect of parathyroid extract on blood calcium and osteoclast counts in mice. Calcif Tissue Res *11*:251, 1973.
41. Feldman RS, Krieger NS, Tashjian AJ: Effects of parathyroid hormone and calcitonin on osteoclast formation in vitro. Endocrinology *107*:1137, 1980.
42. Addison WC: The effect of parathyroid hormone on the number of nuclei in feline osteoclasts in vivo. J Anat *130*:479, 1980.
43. Howard GA, Bottemiller BL, Turner RT, et al: Parathyroid hormone stimulates bone formation and resorption in organ culture; evidence for a coupling mechanism. Proc Natl Acad Sci U S A *78*:3204, 1981.
44. Deftos LJ: The thyroid gland in skeletal and calcium metabolism. *In* LV Avioli, S Krane (Eds): Metabolic Bone Diseases. New York, Academic Press, 1978, p 447.
45. Deftos LJ: Calcitonin secretion. *In* F Bronner, J Coburn (Eds): Disorders of Mineral Metabolism. New York, Academic Press, 1982, p 433.
46. Weiss RE, Singer FR, Gorn AH, et al: Calcitonin stimulates bone formation when administered prior to initiation of osteogenesis. J Clin Invest *68*:815, 1981.
47. Raisz LG, Kream BE: Hormonal control of skeletal growth. Annu Rev Physiol *43*:225, 1981.
48. Glorieux FH: Hormonal control of mineral homeostasis. *In* RL Cruess (Ed): The Musculoskeletal System. Embryology, Biochemistry, and Physiology. New York, Churchill Livingstone, 1982, p 171.
49. Melvin KE, Miller MH, Tashjian AH Jr: Early diagnosis of medullary carcinoma of the thyroid gland by means of calcitonin assay. N Engl J Med *285*:1115, 1971.
50. Holtrop ME, Raisz LG, Simmons HA: The effect of parathyroid hormone, colchicine and calcitonin on the ultrastructure and the activity of osteoclasts in organ culture. J Cell Biol *60*:346, 1974.
51. Deftos LJ: Medullary Thyroid Carcinoma. New York, S Karger, 1983.
52. Raisz LG, Kream BE: Regulation of bone formation. N Engl J Med *309*:83, 1983.
53. Bringhurst FR, Potts JT Jr: Calcium and phosphate distribution, turnover and metabolic actions. *In* LJ De Groot (Ed): Endocrinology. New York, Grune & Stratton, 1979, p 551.
54. Lubert BP, Stanbury SW, Mawer EB: Vitamin D and intestinal transport of calcium: Effects of prednisolone. Endocrinology *93*:718, 1973.
55. Jee WSS, Park HZ, Roberts WE, et al: Corticosteroid and bone. Am J Anat *129*:477, 1970.
56. Dietrich JW, Canalis EM, Maina DM, et al: Effects of glucocorticoids on fetal rat bone collagen synthesis in vitro. Endocrinology *104*:715, 1979.
57. Raisz LG: Effect of corticosteroids on calcium metabolism. Prog Biochem Pharmacol *17*:212, 1980.
58. Peck WA, Messinger K: Nucleoside and ribonucleic acid metabolism in isolated bone cells: Effects of insulin and cortisol in vitro. J Biol Chem *245*:2722, 1975.
59. Henry HL: Insulin permits parathyroid hormone stimulation of 1,25-dihydroxyvitamin $D_3$ production in cultured kidney cells. Endocrinology *108*:733, 1981.
60. Hahn TJ, Downing SJ, Phang JM: Insulin effect on amino acid transport in bone: Dependence on protein synthesis and $Na^+$. Am J Physiol *220*:1717, 1971.
61. Burch WM, Lebowitz HE: Triiodothyronine stimulates maturation of porcine growth-plate cartilage in vitro. J Clin Invest *70*:496, 1982.
62. Mundy GR, Shapiro JL, Bandelin JG, et al: Direct stimulation of bone resorption by thyroid hormones. J Clin Invest *58*:529, 1976.
63. Gallagher JC, Riggs BL, DeLuca HF: Effect of estrogen on calcium absorption and serum vitamin D metabolites in postmenopausal osteoporosis. J Clin Endocrinol Metab *51*:1359, 1980.
64. Riggs BL, Jowsey J, Goldsmith RS, et al: Short- and long-term effects of estrogen and synthetic anabolic hormone in postmenopausal osteoporosis. J Clin Invest *51*:1659, 1972.
65. Owen M: Lineage of osteogenic cells and their relationship to the stromal system. *In* WA Peck (Ed): Bone and Mineral Research. New York, Elsevier, 1985, p 1.
66. Provvedini DM, Deftos LJ, Manolagas SC: 1,25-Dihydroxyvitamin $D_3$ promotes in vitro morphologic and enzymatic changes in normal human monocytes consistent with their differentiation into macrophages. Bone 7:23, 1986.
67. Rodan GA, Martin TJ: Role of osteoblasts in hormonal control of bone resorption—a hypothesis. Calcif Tissue Int *33*:349, 1981.
68. DeLuca HF: The vitamin D hormonal system: Implications for bone diseases. Hosp Pract *15*:57, 1980.
69. Bikle DD, Morrissey RL, Zolock DT: The mechanism of action of vitamin D in the intestine. Am J Clin Nutr *32*:2322, 1979.
70. Wasserman RH, Taylor AN: Vitamin $D_3$–induced calcium binding protein in chick intestinal mucosa. Science *152*:791, 1966.
71. Pansu D, Bellaton C, Bronner F: Effect of Ca intake on saturable and non-saturable component of duodenal Ca transport. Am J Physiol *240*:632, 1981.

72. Kream BE, Jose M, Yamada S, et al: A specific high affinity binding macromolecule for 1,25-dihydroxyvitamin $D_3$ in fetal rat bone. Science *197*:1086, 1977.
73. Manolagas SC, Haussler MR, Deftos LJ: 1,25-Dihydroxyvitamin $D_3$ receptor–like macromolecules in rat osteogenic sarcoma cell lines. J Biol Chem *255*:4417, 1980.
74. Price PA, Baukol SA: 1,25-Dihydroxyvitamin $D_3$ increases synthesis of the vitamin K–dependent bone protein by osteosarcoma cells. J Biol Chem *255*:928, 1981.
75. Manolagas SC, Burton DW, Deftos LJ: 1,25-Dihydroxyvitamin $D_3$ stimulates the alkaline phosphatase activity of osteoblast-like bone tumor cells. J Biol Chem *256*:7115, 1981.
76. Rowe DW, Kream BE: Regulation of collagen synthesis in fetal rat calvaria by 1,25-dihydroxyvitamin $D_3$. J Biol Chem *257*:8009, 1982.
77. Rodan GA, Rodan SB: Expression of the osteoblastic phenotype. *In* WA Peck (Ed): Bone and Mineral Research Annual 2. New York, Elsevier, 1984, p 244.
78. Spiess YH, Price PA, Deftos LJ, et al: Phenotype-associated changes in the effects of $1,25(OH)_2D_3$ on alkaline phosphatase and bone GLA-protein of rat osteoblastic cells. Endocrinology *118*:1340, 1986.
79. Provvedini DM, Tsoukas CD, Deftos LJ, et al: 1,25-Dihydroxyvitamin $D_3$ receptors in human leukocytes. Science *221*:1181, 1983.
80. Bijvoet OLM: Kidney function in calcium and phosphorus metabolism. *In* LV Avioli, SM Krane (Eds): Metabolic Bone Disease. Vol 1. New York, Academic Press, 1977.
81. Bonjour JP, Preston C, Fleish H: Effect of 1,25-dihydroxyvitamin $D_3$ on the renal handling of phosphate in thyroparathyroidectomized rats. J Clin Invest *60*:1419, 1977.
82. Yoneda T, Mundy GR: Monocytes regulate osteoclast-activating factor production by releasing prostaglandins. J Exp Med *150*:338, 1979.
83. Bar-Shavit Z, Teitelbaum SL, Reitsma P, et al: Induction of monocytic differentiation and bone resorption by 1,25-dihydroxyvitamin $D_3$. Proc Natl Acad Sci U S A *80*:5907, 1983.
84. Key L, Carnes D, Cole S, et al: Treatment of congenital osteopetrosis with high-dose calcitriol. N Engl J Med *310*:409, 1984.
85. Tsoukas CD, Provvedini DM, Manolagas SC: 1,25-Dihydroxyvitamin $D_3$: A novel immunoregulatory hormone. Science *224*:1438, 1984.
86. Manolagas SC, Provvedini DM, Tsoukas CD: Interactions of 1,25-dihydroxyvitamin $D_3$ and the immune system. Mol Cell Endocrinol *43*:113, 1985.
87. Haussler MR, Manolagas SC, Deftos LJ: Evidence for a 1,25-dihydroxyvitamin $D_3$ receptor–like macromolecule in rat pituitary. J Biol Chem *255*:5007, 1980.
88. Rose SD, Holick MF: Effects of 1,25-dihydroxyvitamin $D_3$ on the function of rat anterior pituitary cells in primary culture. *In* AW Norman, et al (Eds): Vitamin D: Chemical, Biochemical and Clinical Update. New York, de Gruyter, 1985, p 253.
89. Recker RR: Embryology, anatomy, and microstructure of bone. *In* FL Coe, MJ Favus (Eds): Disorders of Bone and Mineral Metabolism. New York, Raven Press, 1992, p 219.
90. Robey PG, Bianco P, Termine JD: The cellular biology and molecular biochemistry of bone formation. *In* FL Coe, MJ Favus (Eds): Disorders of Bone and Mineral Metabolism. New York, Raven Press, 1992, p 241.
91. Oestrich AE, Ahmad BS: The periphysis and its effect on the metaphysis. I. Definition and normal radiographic pattern. Skeletal Radiol *21*:283, 1992.
92. Laval-Jeantet M, Balmain N, Juster M, et al: Les rapports de la virole périchondrate et du cartilage en croissance normale et pathologique. Ann Radiol *11*:327, 1968.
93. Frost HM: Intermediary Organization of the Skeleton. Boca Raton, Fla, CRC Press, 1986.
94. Campos FF, Pellico LG, Alias MG, et al: A study of the nutrient foramina in human long bones. Surg Radiol Anat *9*:251, 1987.
95. Diaz-Flores L, Gutierrez R, Lopez-Alfonso A, et al: Pericytes as a supplementary source of osteoblasts in periosteal osteogenesis. Clin Orthop *275*:280, 1992.
96. Brighton CT, Lorich DG, Kupcha R, et al: The pericyte as a possible osteoblast progenitor cell. Clin Orthop *275*:287, 1992.
97. Wlodarski KH: Properties and origin of osteoblasts. Clin Orthop *252*:276, 1990.
98. Hanaoka H, Yabe H, Bun H: The origin of the osteoclast. Clin Orthop *239*:286, 1989.
99. Raisz LG: Mechanisms and regulation of bone resorption by osteoclastic cells. *In* FL Coe, MJ Favus (Eds): Disorders of Bone and Mineral Metabolism. New York, Raven Press, 1992, p 287.
100. Vaes G: Cellular biology and biochemical mechanism of bone resorption: A review of recent developments on the formation, activation and mode of action of osteoclasts. Clin Orthop *231*:239, 1988.
101. Fitzpatrick LA, Coleman DT, Bilezikian JP: The target tissue actions of parathyroid hormone. *In* FL Coe, MJ Favus (Eds): Disorders of Bone and Mineral Metabolism. New York, Raven Press, 1992, p 123.
102. Frost HM: Tetracycline-based histological analysis of bone remodeling. Calcif Tissue Res *3*:211, 1969.
103. Fallon MD, Teitelbaum SL: The interpretation of fluorescent tetracycline markers in the diagnosis of metabolic bone disease. Hum Pathol *13*:416, 1982.
104. Teitelbaum SL: Osteomalacia and rickets. Clin Endocrinol Metab *9*:43, 1980.
105. Warwick R, Williams PL: Gray's Anatomy. 35th Br Ed. Philadelphia, WB Saunders, 1973, p 49.
106. Vogler JB III, Murphy WA: Bone marrow imaging. Radiology *168*:679, 1988.
107. De Bruyn PH, Breen PC, Thomas TB: The microcirculation of the bone marrow. Anat Rec *168*:55, 1970.
108. DePace DM, Webber RH: Electrostimulation and morphologic study of the nerves of the bone marrow of the albino rat. Acta Anat *93*:1, 1975.
109. Nathan DG: Introduction. Hematologic and hematopoietic diseases. *In* JB Wyngaarden, LH Smith Jr (Eds): Cecil Textbook of Medicine. 16th Ed. Philadelphia, WB Saunders, 1982, p 824.
110. Erslev AJ: Medullary and extramedullary blood formation. Clin Orthop *52*:25, 1967.
111. Dunnill MS, Anderson JA, Whitehead R: Quantitative histological studies on age changes in bone. J Pathol Bacteriol *94*:275, 1967.
112. Piney A: The anatomy of the bone marrow. BMJ *2*:792, 1922.
113. Tribukait B: Experimental studies on the regulation of erythropoiesis with special reference to the importance of oxygen. Acta Physiol Scand *58*:1, 1963.
114. Huggins C, Blocksom BH Jr: Changes in outlying bone marrow accompanying a local increase of temperature within physiologic limits. J Exp Med *64*:253, 1936.
115. Emery JL, Follett GF: Regression of bone-marrow haematopoiesis from the terminal digits in the foetus and infant. Br J Haematol *10*:485, 1964.
116. Jaramillo D, Laor T, Hoffer FA, et al: Epiphyseal marrow in infancy: MR imaging. Radiology *180*:809, 1991.
117. Ricci C, Cova M, Kang YS, et al: Normal age-related patterns of cellular and fatty bone marrow distribution in the axial skeleton: MR imaging study. Radiology *177*:83, 1990.
118. Dawson KL, Moore SG, Rowland JM: Age-related changes in the pelvis: MR and anatomic findings. Radiology *183*:47, 1992.
119. Moore SG, Bisset GS III, Siegel MJ, et al: Pediatric musculoskeletal MR imaging. Radiology *179*:345, 1991.
120. Deftos LJ: Clinical Essentials of Calcium and Skeletal Disorders. Caddo, Okla, Professional Communications, 1998.
121. Yamada M, Matsuzaka T, Vetani M, et al: Normal age-related conversion of bone marrow in the mandible: MR imaging findings. AJR *165*:1223, 1995.
122. Koo K-H, Dussault R, Kaplan P, et al: Age-related marrow conversion in the proximal metaphysis of the femur: Evaluation with T1-weighted MR imaging. Radiology *206*:745, 1998.
123. Vande Berg BC, Lecouvet FE, Moysan P, et al: MR assessment of red marrow distribution and composition in the proximal femur: Correlation with clinical and laboratory parameters. Skeletal Radiol *26*:589, 1997.
124. Levine CD, Schweitzer ME, Ehrlich SM: Pelvic marrow in adults. Skeletal Radiol *23*:343, 1994.
125. VandeBerg BC, Malghem J, Lecouvet FE, et al: Magnetic resonance imaging of the normal bone marrow. Skeletal Radiol *27*:471, 1998.
126. Saifuddin A, Bann K, Ridgway JP, et al: Bone marrow blood supply in gadolinium-enhanced magnetic resonance imaging. Skeletal Radiol *23*:455, 1994.
127. Baur A, Stabler A, Bartl R, et al: MRI gadolinium enhancement of bone marrow: Age-related changes in normals and in diffuse neoplastic infiltration. Skeletal Radiol *26*:414, 1997.

第 16 章

# 关节的解剖学和组织学

Donald Resnick

骨骼结构彼此间以多种方式相连；这些连接被称做关节( articulations, arthroses, juncturae, joints )。关节分类常用方法包括根据（1）关节运动范围和（2）关节组织学的形式来划分。但这两种分类方法都不理想。

根据关节运动范围的关节分类如下：

（1）不动关节：不动的或僵硬的关节。

（2）微动关节：可稍微活动的关节。

（3）可动关节：可自由活动的关节。

该分类不能揭示如下事实：两个固定骨结构之间的运动可由两个滑动面的对合而产生（如滑膜关节中所见）,也可由关节中间组织的改变和畸形而产生（可见于纤维性关节或软骨性关节）。因此，任何一种仅根据关节运动范围进行的分类，将把组织学成分完全不同的一些关节分类在一个类别。

根据组织学的关节分类强调关节连接区的特征性组织类型[1,2]。下面是其公认的关节类型：

（1）纤维性关节：由纤维性结缔组织把相对合的骨面连接在一起。

（2）软骨性关节：相对合的骨面在最初或最终是由软骨组织连接的。

（3）滑膜性关节：相对合的骨面由滑膜做衬的关节腔分隔开。

第二种分类法，因为组织学上相同的关节可能在功能和可运动度方面有明显不同，因而在应用上有一定困难。例如，有些纤维性关节（骨缝）的位置基本上是固定的，而另外一些纤维性关节（韧带联合）却可有一定移动度。此外，某些关节混合含有各种组织，如纤维组织和软骨组织，而且在它们形成时其他一些因素也会改变其成分。

尽管现行分类方法有这些明显缺点，下面的讨论仍将应用这些分类方法的一种——根据关节组织学的分类法，而不是抛开这些通行的分类表(表16-1）采用新的分类方法。

## 第一节　纤维性关节

在纤维性关节中，相对合的骨面由中间纤维组织拉紧在一起。纤维性关节可细分成3型：骨缝，韧

**表 16-1　关节类型**

| | |
|---|---|
| **纤维性** | |
| 骨缝 | 颅骨 |
| 韧带联合 | 远端胫腓骨骨间膜 |
| | 桡尺骨骨间膜 |
| | 骶髂关节骨间韧带 |
| 钉状关节 | 牙齿 |
| **软骨性** | |
| 联合 | 耻骨联合 |
| | 椎间盘 |
| | 胸骨柄关节 |
| | 下颌骨中心 |
| 软骨结合 | 骨骺板（生长板） |
| | 髓椎体关节 |
| | 蝶枕关节 |
| **滑膜性** | |
| | 四肢大小关节 |
| | 骶髂关节 |
| | 骨突关节 |
| | 肋椎关节 |
| | 胸锁关节 |

带联合和钉状关节。

## 一、骨缝关节

骨缝（图16-1）仅限于颅骨，不允许主动性运动，有宽大的骨面，仅由结缔组织层隔开。这些结缔组织层连同骨缝关节联结骨的内面和外面，被称为骨缝膜或韧带。Pritchard及其同事[3]综述了骨缝关节的精确结构。在颅骨的两端之间夹有5层组织：新生层，被膜层，中间层，被膜层，和新生层。新生层是一层扁平的骨发生细胞，由被膜覆盖。中间层由厚度不同的疏松纤维结缔组织构成，含有与头颅穹窿板障血管相交通的血管。

虽然传统上将骨缝视为纤维性关节，但在生长过程中仍可看到继发性软骨形成区，在人的后半生骨缝可发生骨性愈合或骨性联接。颅骨骨缝的骨性消失发生时间以及在颅骨上的分布也有所不同[4-8]。人颅骨骨缝的消失，深内面出现于30岁和40岁之间，浅外面出现于大约10岁之后。骨缝消失的顺序通常开始于前囟点，然后依次延伸到矢状缝、冠状缝和三角缝。也可按颅骨两个骨面相互靠近和镶嵌在一起的方式发生微小的变化。骨缝骨面很少是光滑的。当骨面呈现轻微粗糙或不规则时，称这种骨缝关节为平骨缝。锯齿状骨缝含有不规则的骨突，与邻近骨相似的骨性外生物交错连接，然而齿状表面却含有更精细的类似骨性赘生物。当一块骨的边缘与其相邻骨的边缘有一定重叠时，即会形成鳞状骨缝。

尽管颅骨骨缝在发生和闭合时可出现正常变异，但是在诊断阻塞性脑积水以及头颅的骨性联结时对其进行评估是十分重要的。目前已制定出儿童的颅骨X线检查指数[41,42]，但通过常规X线检查准确地描述颅骨骨缝的宽度，特别是应用于颅骨基底时，往往难以达到目的。CT扫描在颅骨测量中可能是最好的方法。

## 二、韧带联合关节

韧带联合（图16-2）是一种由骨间韧带（如远端胫腓关节）或骨间膜（如桡骨、尺骨、胫骨和腓骨的骨干）联接相邻二骨面的纤维性关节。韧带联合的另外一个例子是骶骨上面和髂骨之间的骨间韧带。其实，韧带联合这个术语几乎可用于人体所有的韧带，例如具有“骨间”性质的韧带。韧带联合可显示有与骨间韧带伸展或骨间膜屈曲有关的少量运动。

以骶髂关节为例来说明，其他关节类型可转变为含纤维组织的关节（与韧带联合关节几乎没有不同），于人生最后几十年时骶髂关节滑膜组织被纤维组织所取代[2]。

## 三、钉状关节

钉状关节是位于牙齿和上颌骨或下颌骨之间的一种特殊的纤维性关节（图16-3）。在这些部位，关

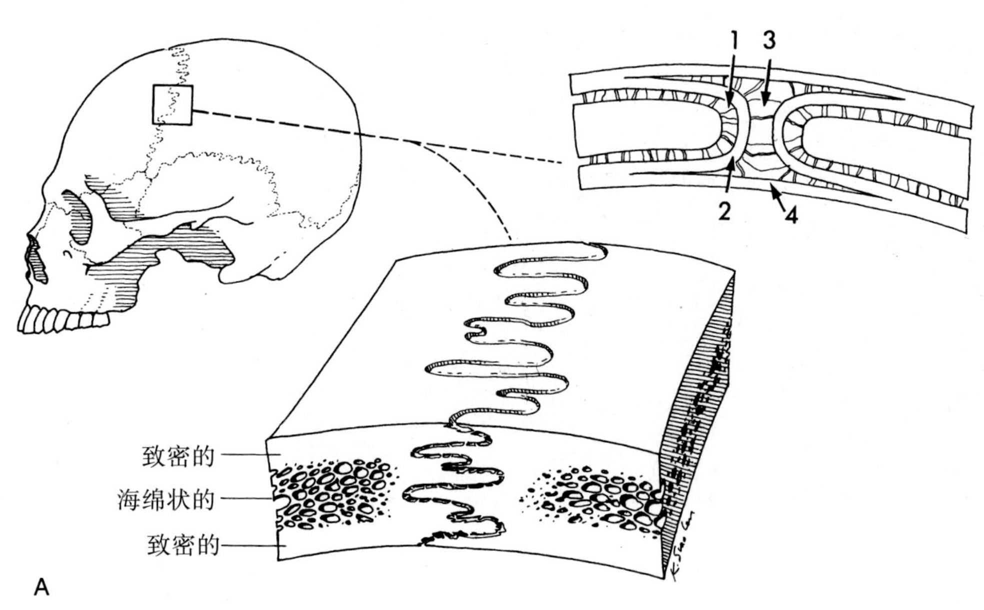


**图16-1**　纤维性关节：骨缝。A 图中示出颅骨典型骨缝的结构。可见颅骨骨面间的指状突起。右上角图中示出两骨端间嵌合的特定组织层。这些层面包括新生层（1）、被膜层（2）和中间层（3）。另外还示出联结层（4）。（Reproduced in part from Pritchard JJ, Scott JH, Girgis FG: The structure and development of cranial and facial sutures. J Anat 90:73, 1956. Courtesy of Cambridge University Press.）

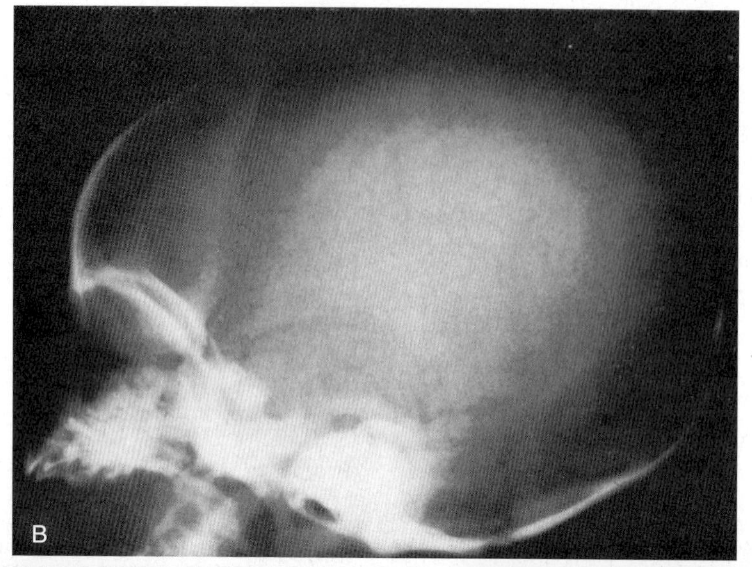

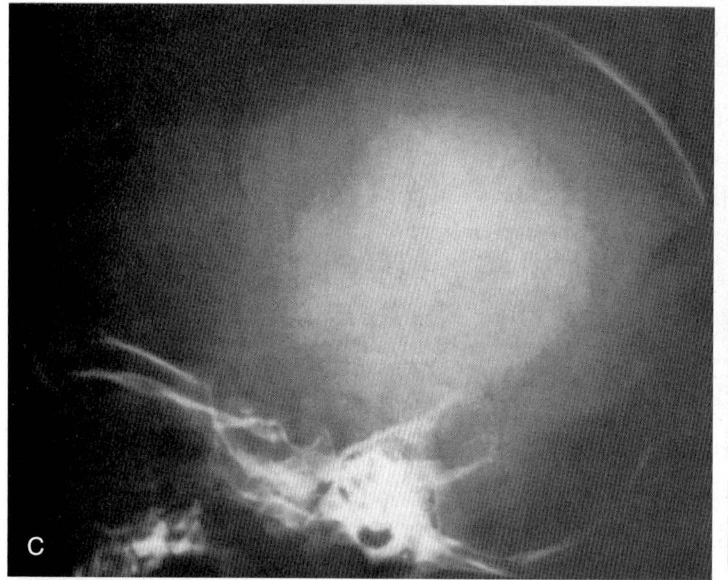

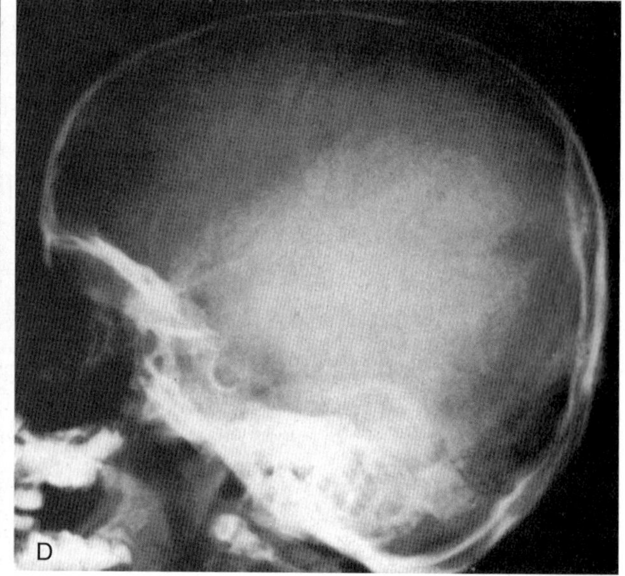

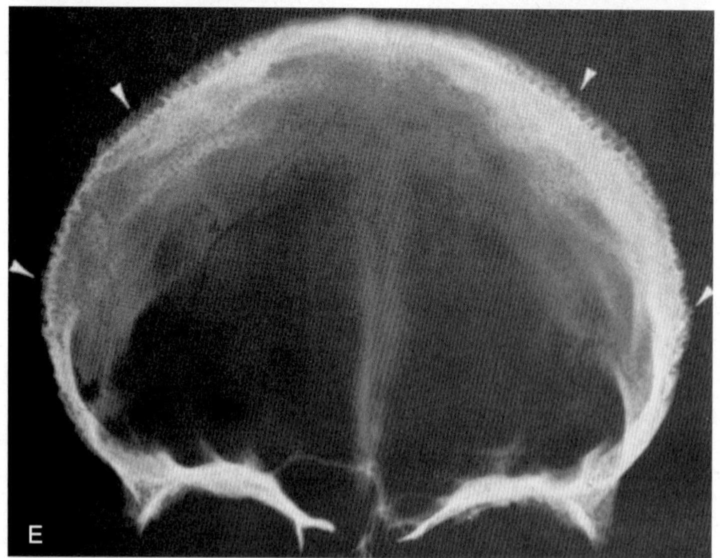

图 16–1 （续）

B–D 4周龄小儿颅骨缝的表现（B），14月龄儿童的颅骨缝更窄一些（C），而7岁儿童颅骨缝窄得更多（D）。

E 一个幼儿额骨的X线片显示颅骨呈不规则的锯齿状（三角箭头），其与接近骨缝闭合时邻近骨长出的相似赘生物交错连接。

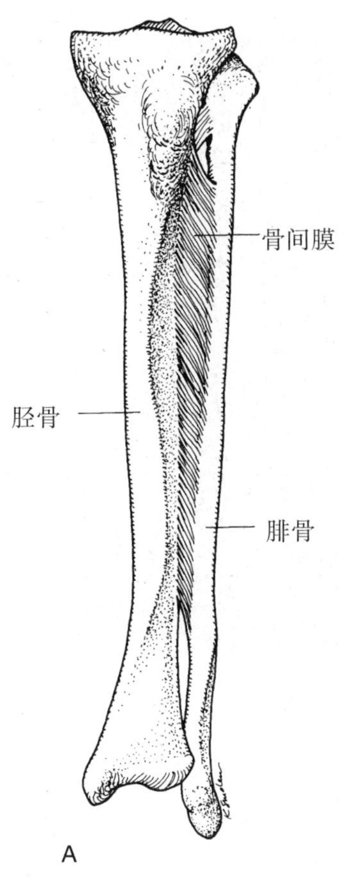


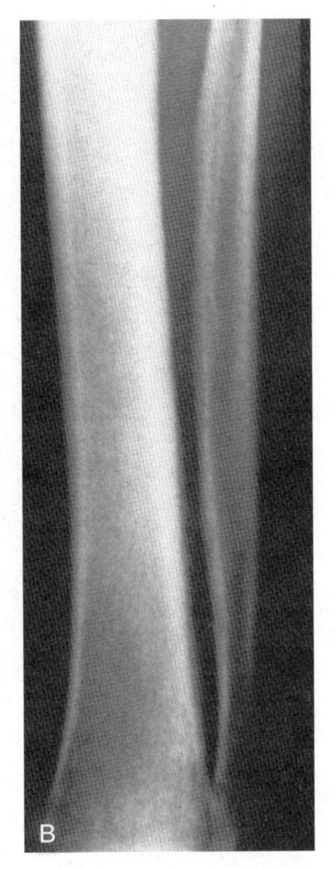


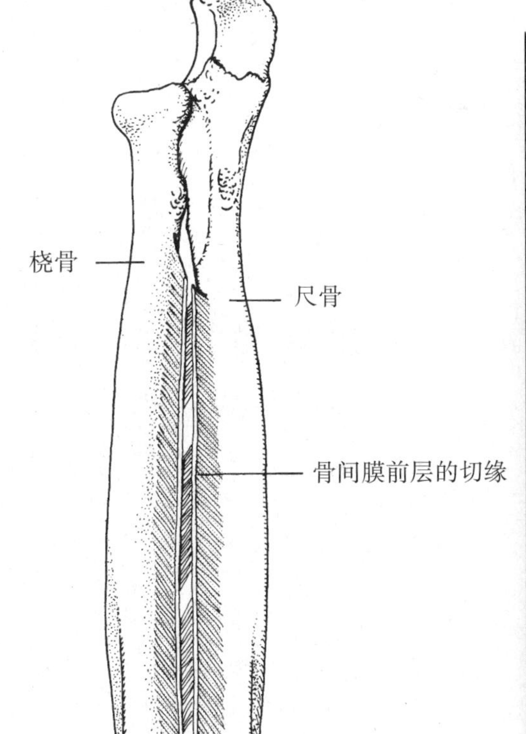


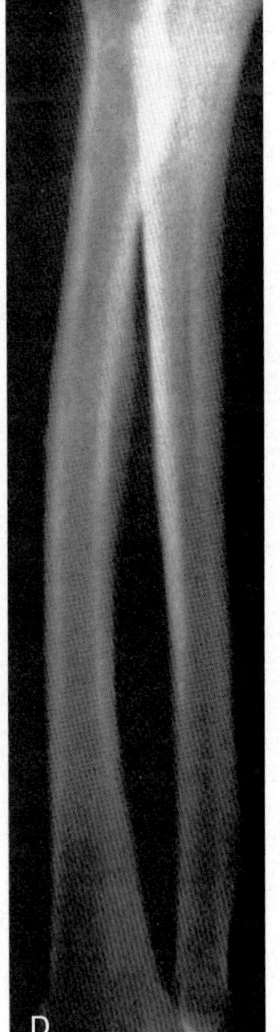


**图16–2**　纤维关节：韧带联合。

**A,B**　在胫骨外侧缘和腓骨内侧缘之间有一层骨间膜。可见骨间膜纤维的方向，在X线片上可看到相对合骨面略有不规则。

**C,D**　桡骨内侧面和尺骨外侧面之间的骨间膜起始于桡骨粗隆下大约3cm处，延伸到含有各种骨间血管孔的腕部。X线片显示在相对合骨面上有一骨嵴。

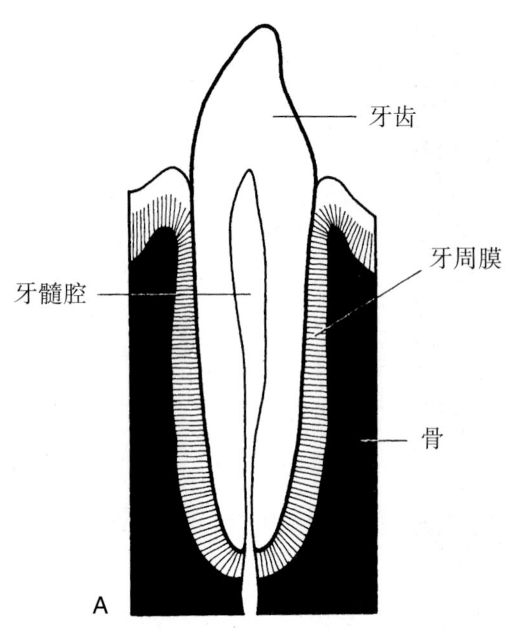


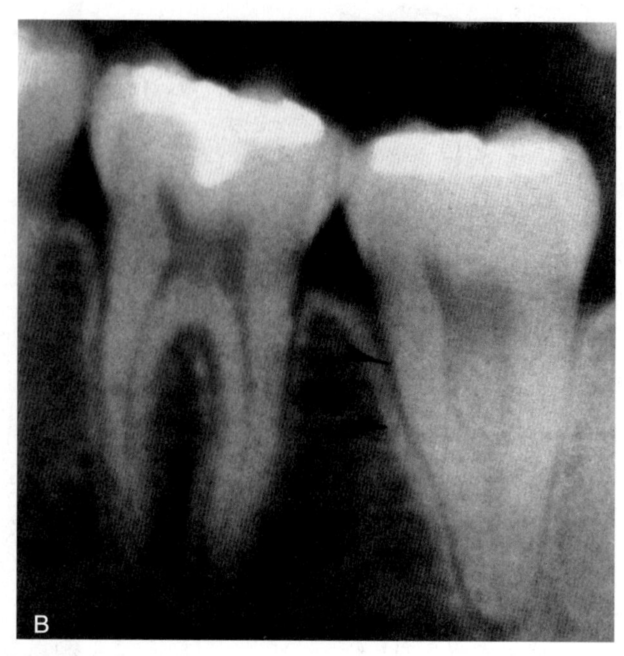


图 16-3 纤维性关节：钉状关节。

A 图中示出位于牙齿和上颌骨或下颌骨之间的这种特殊类型的关节。可见牙周膜的位置。

B X线片显示可透X线的牙周膜（三角箭头）和不透X线的牙龈板硬膜（箭头）。

节好像一枚钉子一样镶嵌到一个窝里或槽里。介于牙齿和颌骨之间的膜叫做牙周韧带。该韧带宽度不同，从0.1mm到0.3mm，其厚度随年龄增长而加大。虽然其韧带结构允许牙齿轻微移动，但其内不含有弹性纤维。

## 第二节 软骨性关节

软骨性关节有两型：联合关节和软骨结合关节。

### 一、联合关节

在联合关节（图16-4和16-5）中，由软骨盘连接相邻的两个骨面，软骨盘是由介入间充质组织软骨化形成的。虽然相邻骨的关节面上通常仍覆盖有一层薄的透明软骨，但这种组织最后是由纤维软骨性或纤维性结缔组织构成的。透明软骨有助于相邻骨组织的生长。联合关节典型的例子是耻骨联合和椎间盘，可允许有少量的运动，运动是通过介入结缔组织的受压或变形而发生的。

有些联合关节，如耻骨联合和胸骨柄关节，显示有一个小裂隙样中央腔，腔内含有液体，而且可随年龄加大而增长，在X线检查时由于其内有气体（真空现象）可以显示出来。这种特点令人想起滑膜关节内的腔，可能暗示为关节进化的中间状态。此外，在联合关节周围区域的纤维韧带，与滑膜关节周围的关节囊有几分相似。

联合关节位于人体中央矢状面内，是永久性结构，不像软骨结合关节，其为暂时性关节。关节内强直或骨性联合偶尔可使联合关节消失，例如可见于胸骨柄关节。

### 二、软骨结合关节

软骨结合关节（图16-6）是暂时性关节,存在于骨骼生长期间，由透明软骨构成。小梁骨的骨骺和干骺端之间的软骨生长板、胚胎期髓椎体的椎骨关节和软骨颅中的未骨化软骨即环枕软骨结合，是典型的软骨结合关节。随着骨骼成熟，软骨结合关节会逐渐变薄，最后由于骨愈合或骨结合而消失。一直持续到成人期的两个软骨结合关节是第一胸肋关

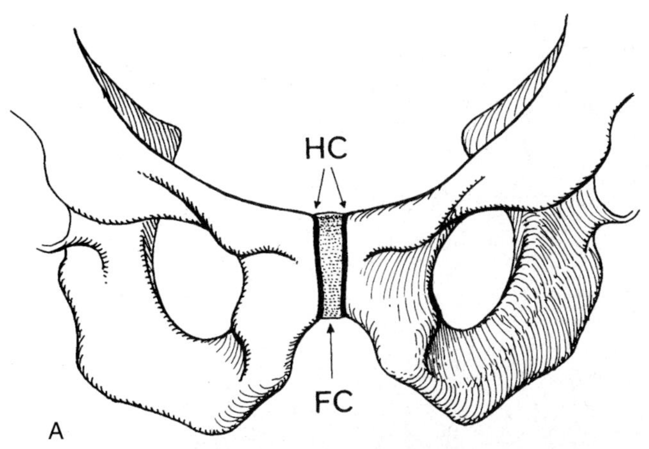


图 16–4　软骨性关节：联合关节（耻骨联合）。

A　线条图上可见中心性纤维软骨（FC），邻近耻骨骨面有一层薄的透明软骨（HC）。

B　部分浸化耻骨联合的照片显示出中心性纤维软骨（FC）、周边透明软骨（HC）和软骨下骨的结构（三角箭头）。

C　耻骨联合显微照片（8 ×）显示出中心纤维软骨、周边透明软骨和软骨下骨小梁。

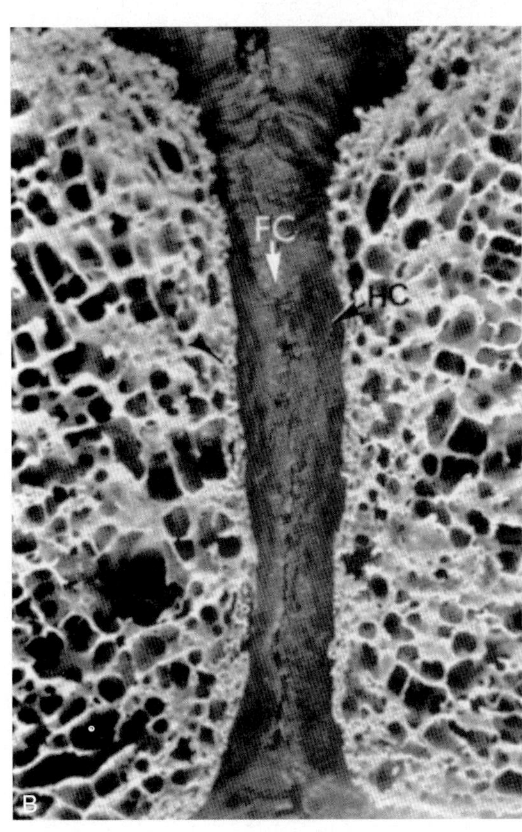


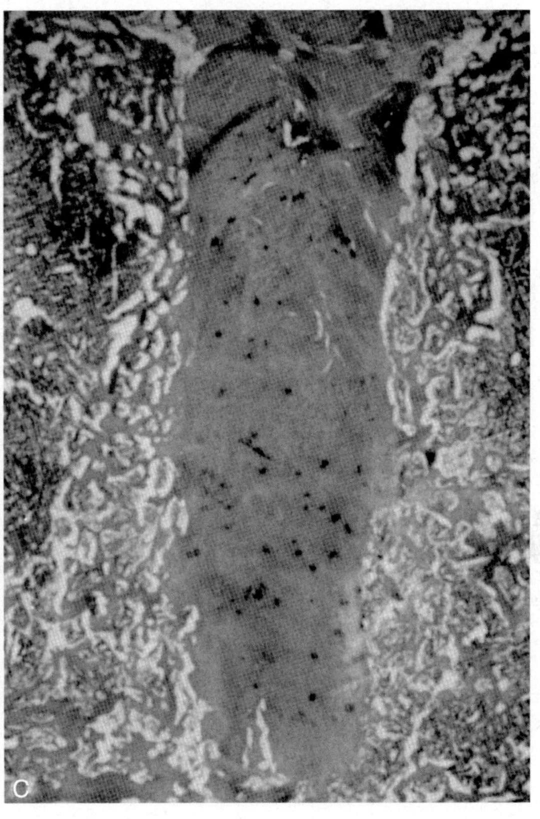


节和岩部颅底关节。

## 第三节　滑膜关节

滑膜关节，是一种特殊类型的关节，主要位于四肢骨骼（图 16–7）。滑膜关节通常可自由运动[9]。滑膜关节的结构与纤维性和软骨性关节有着根本的不同；其两个骨面由纤维囊连接在一起，并由副韧带加强。两个对合骨关节面的内部由间隙（连接腔或关节腔）分开。关节软骨覆盖在关节的两个骨端；两骨端软骨面之间运动的突出特点是摩擦系数低。滑膜形成关节囊的里面，其分泌滑液到关节腔里。滑液既是润滑剂有利于关节运动，又是一种营养物质，对邻近关节软骨提供营养。在某些滑膜关节中，关节内纤维软骨盘把关节腔部分或完全分隔开。关节内可看见一些辅助结构，包括脂肪垫和唇缘。

滑膜关节的重要成分是关节软骨、软骨下骨板、关节囊（纤维囊和滑膜）、关节内软骨盘、脂肪

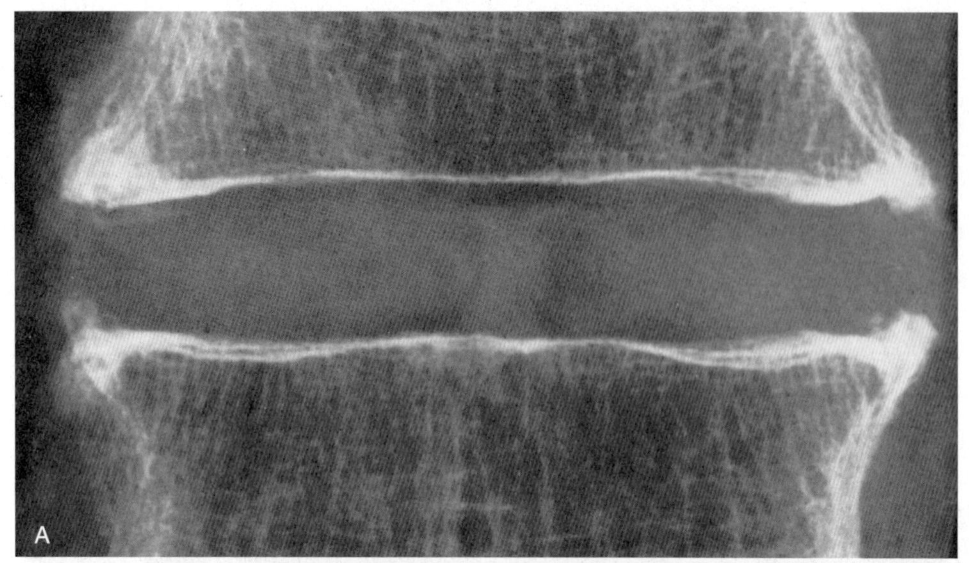


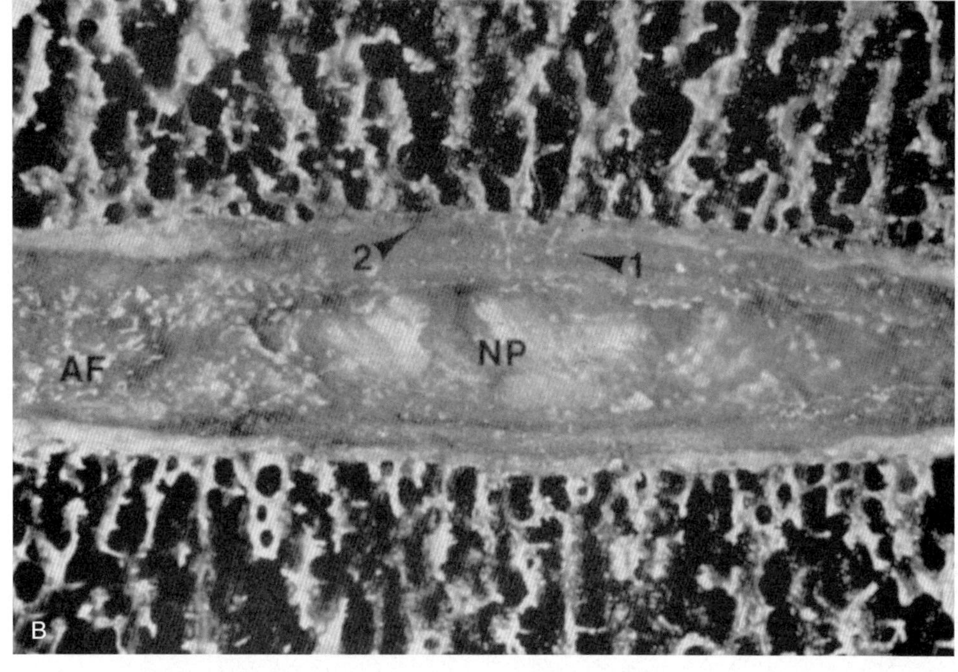


图 16-5 软骨性关节：联合关节（椎间盘）。

A 间盘椎骨连合的放大X线片显示出由两个椎体包围的椎间盘透X线区。可见边界清楚的各椎骨的骨板。

B 间盘椎骨连合的照片显示出髓核（NP）、纤维环（AF）、软骨终板（1）和软骨下骨板（2）。

垫和唇缘以及滑液。关节周围结构包括有腱鞘、滑囊和小的副骨或籽骨。

## 一、关节软骨

骨的关节面由一层闪亮的结缔组织（关节软骨）覆盖（图16-8）。其独特的性质包括：高负荷的传递和分配，使接触应力保持在可接受的低水平，微摩擦力运动，以及吸收震动[45]。大多数滑膜关节，关节软骨类型是透明软骨；例外的滑膜关节包括脊柱的骨突关节、肩锁关节、胸锁关节和颞颌关节[45]。关节软骨的深层经由软骨内骨化而参与软骨下骨的生长。在生长停止时，会出现一处狭长的钙化区，即关节软骨钙化区，其与下面的软骨下骨板相合并。在其周围关节软骨与关节囊和骨膜相结合。

关节软骨没有淋巴管、血管和神经。关节软骨通过滑膜腔液体的扩散获取其大部分营养。关节软骨与滑液的这个界面是一个动态区；在运动过程中滑液可由关节软骨挤压进关节腔，而当关节运动停止时滑液则被关节软骨再吸收[10]。这种渗出润滑方法使关节运动具有极低的摩擦力[46]。关节软骨营养物质的第二个来源实际上是血管[11]。小血管仅由软骨下骨板进入关节软骨的最深层，为关节软骨的该

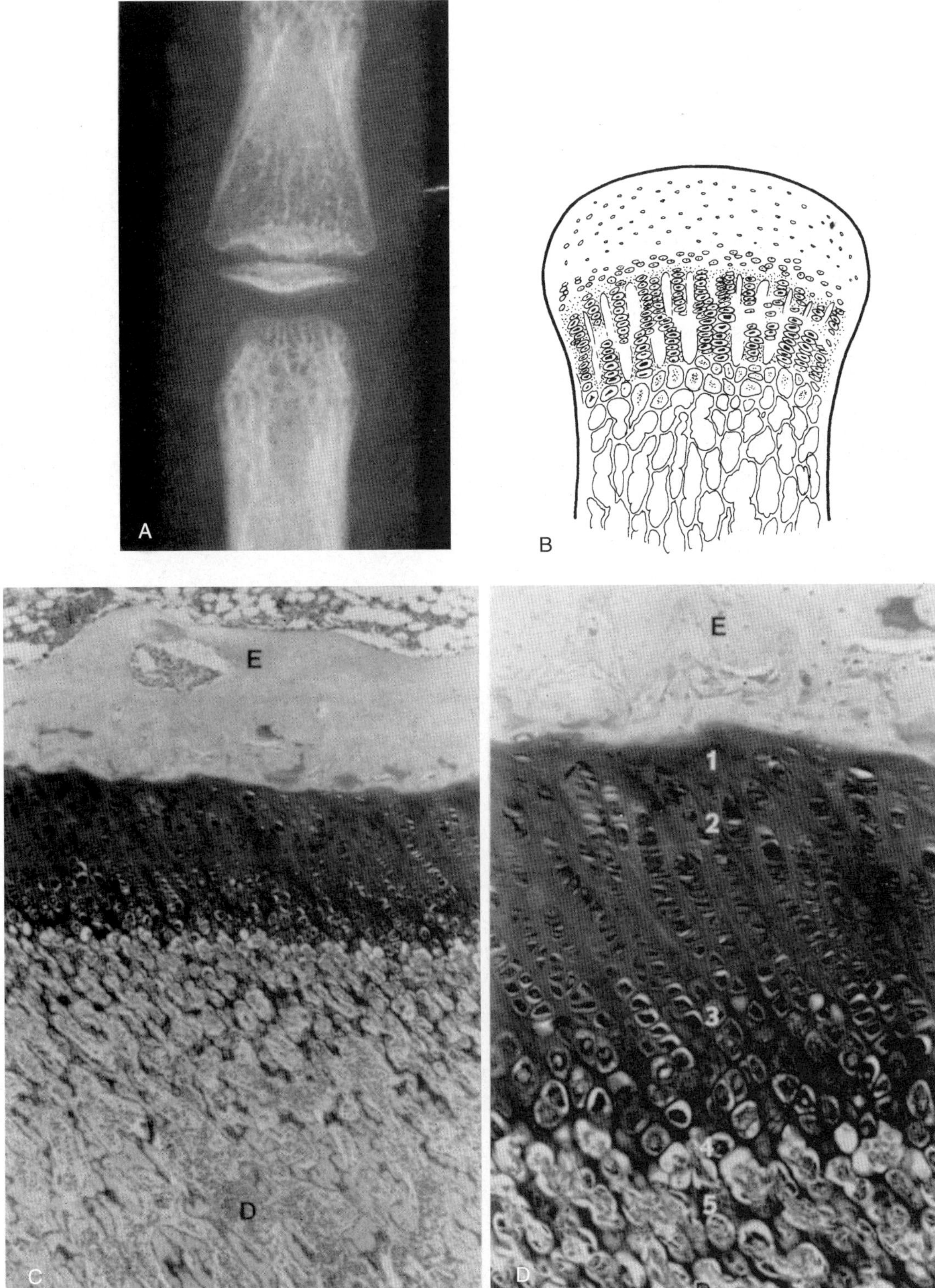


**图16–6**　软骨性关节：软骨结合关节。

**A**　成长中儿童指骨的X线片，通过生长板的透X线区显示出典型的骨骺与干骺端和骨干的分离。

**B**　软骨性骨骺和长骨骨化骨干之间生长板的示意图。可见透明软骨过渡到各种软骨区，包括静止期软骨区、细胞增殖区、细胞肥大区、细胞钙化区和骨形成区。

**C，D**　兔股骨生长板的显微照片。低倍（20×）和高倍（50×）显微照片显示生长板中的各软骨层将骨骺（E）和骨干（D）分开。这些软骨区包括静止期软骨区（1）、细胞增殖区（2）、细胞肥大区（3）、细胞钙化区（4）和骨化区（5）。

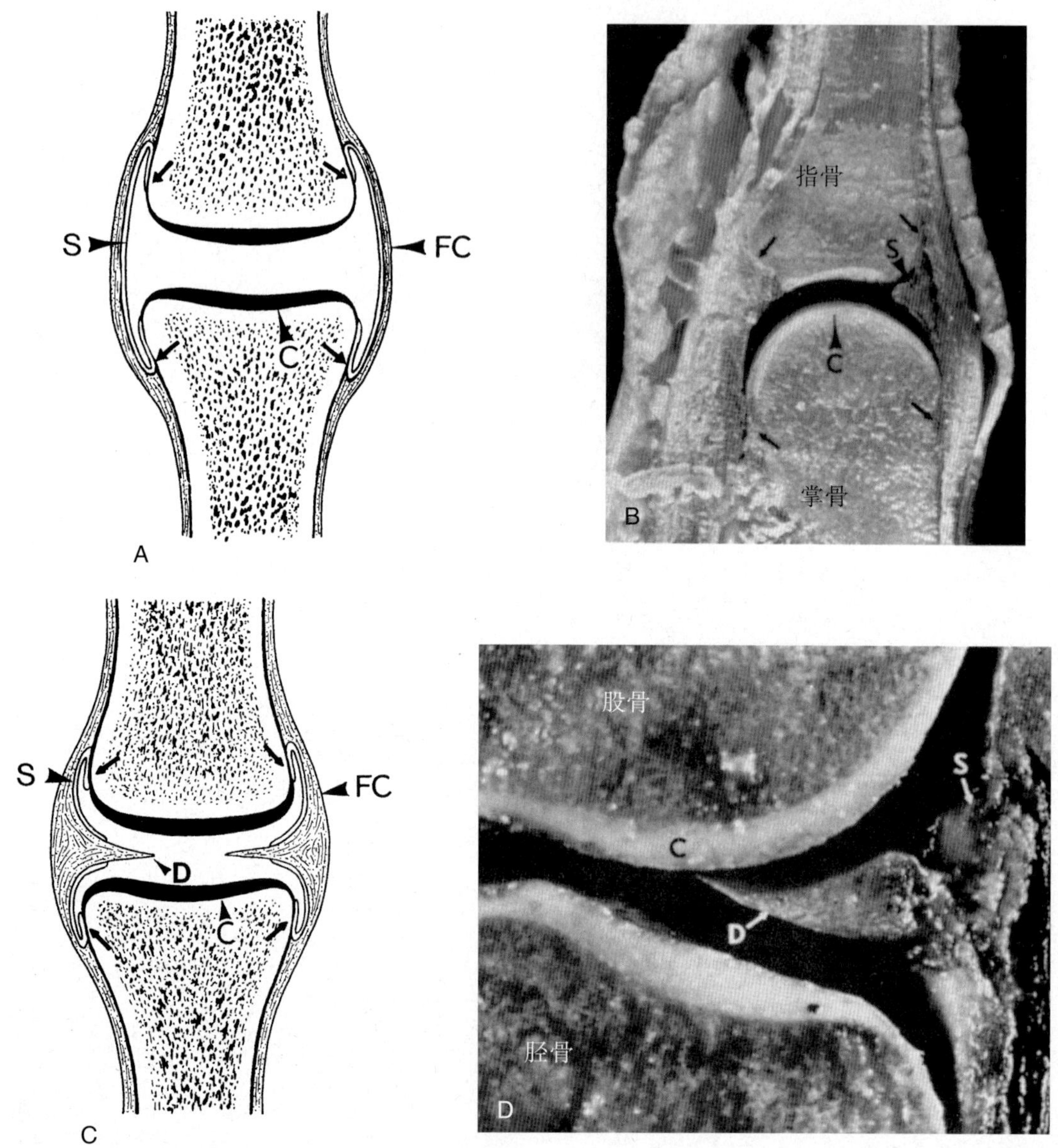


图 16–7 滑膜关节：一般特点。

A,B 没有关节内软骨盘的典型滑膜关节。经掌指关节切面的线条图和照片，显示出其重要结构，包括纤维囊（FC）、滑膜（S）和关节软骨（C）。在靠近没有保护软骨的骨的滑膜处可见关节边缘区（箭头）。

C,D 含有把关节腔部分分隔开的关节盘的典型滑膜关节。经膝关节切片的线条图和照片，显示出关节纤维囊（FC）、滑膜（S）、关节软骨（C）和关节盘（D）。用箭头指示出关节的边缘区。

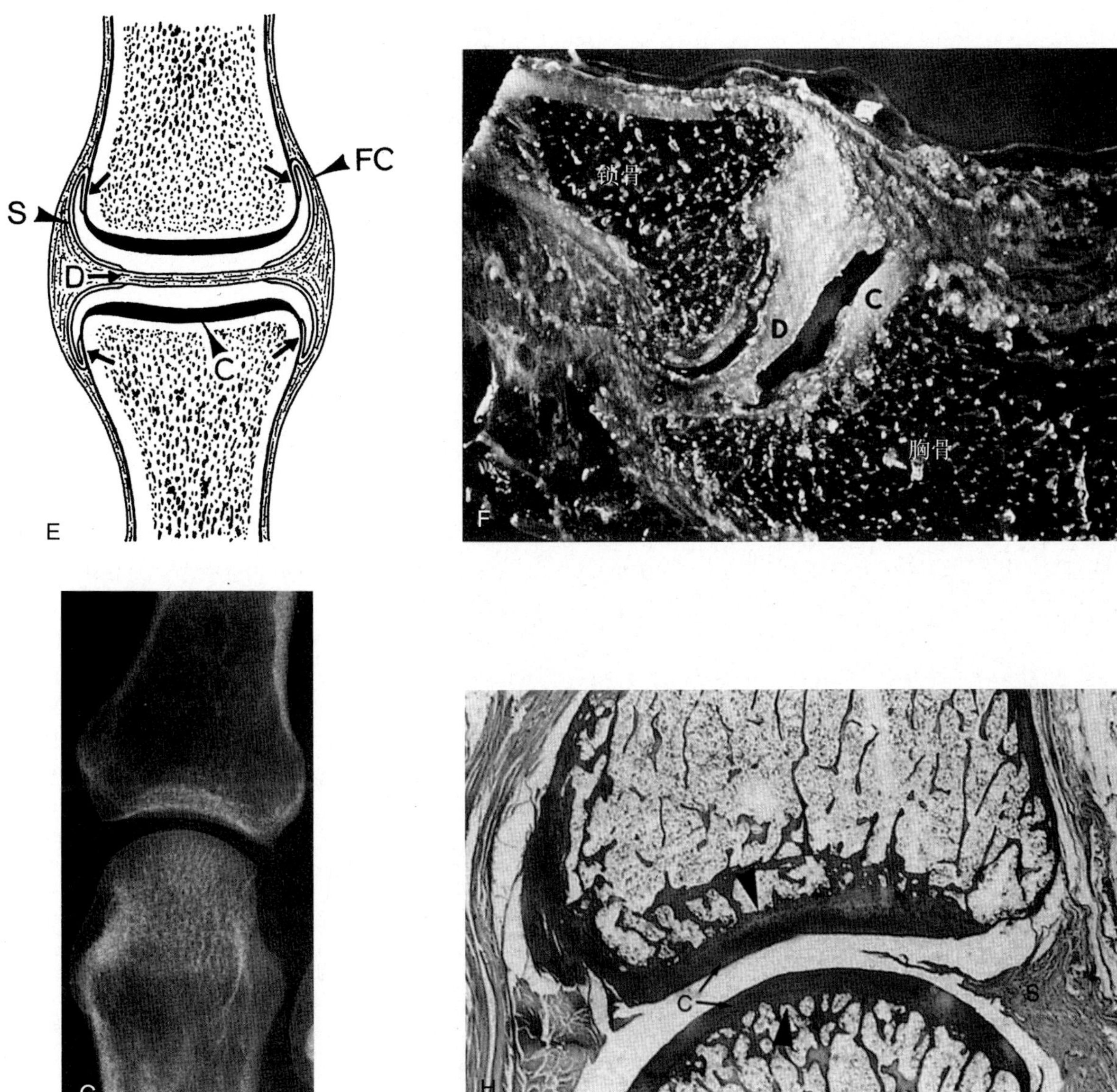


**图 16–7** （续）

E,F 关节盘完全分隔开关节腔的典型滑膜关节。经胸锁关节切片的线条图和照片，显示出纤维囊（FC）、关节软骨（C）、滑膜（S）和关节内软骨盘（D）。用箭头指示出关节边缘区。

G 掌指关节的 X 线片，显示出掌骨头和近节指骨的光滑关节面被关节腔分隔开。

H 掌指关节的显微照片（10 ×）。可见滑膜（S）、关节软骨（C）和软骨下骨板（三角箭头）。（参见卷后彩图）

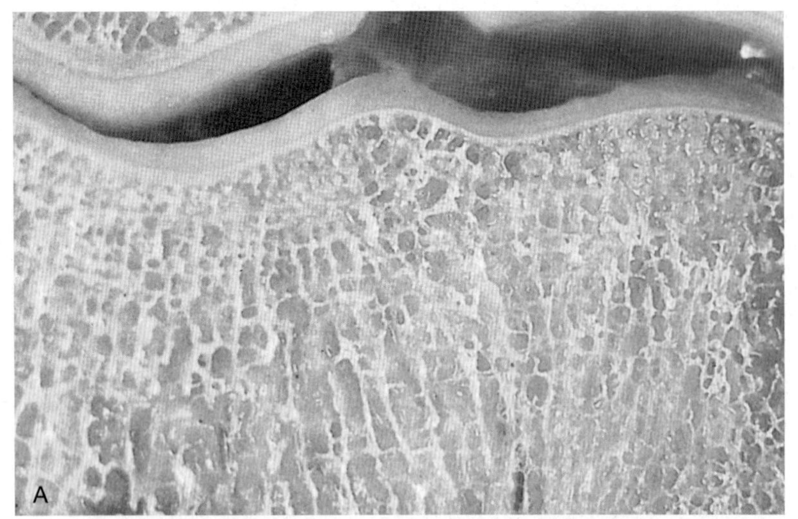


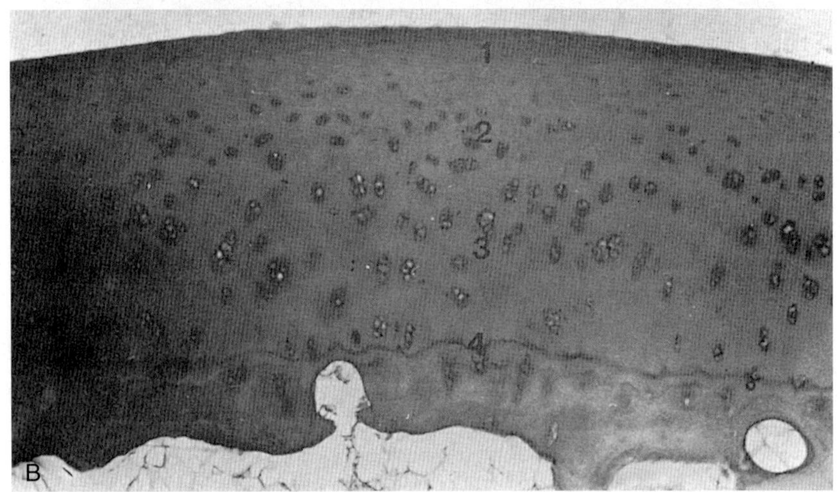


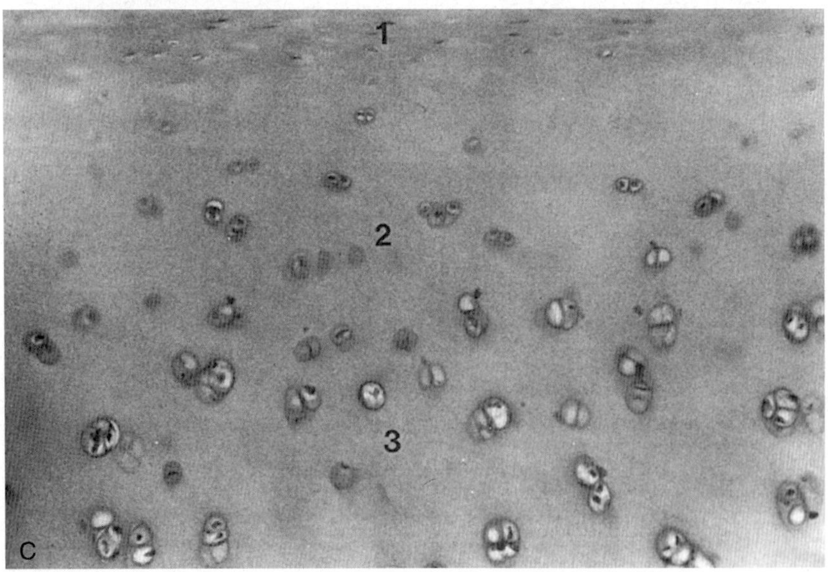


**图 16–8** 滑膜关节：关节软骨和软骨下骨板。

A 一个浸化关节标本的照片，显示出关节软骨、软骨下骨板和邻近的骨小梁。（参见卷后彩图）

B，C 低倍（80 ×）和高倍（200 ×）显微照片。可看到有扁平软骨细胞的切线层（1）、有许多分布不规则细胞的过渡层（2）、细胞呈柱状排列的放射层（3）和靠近骨面的钙化层（4）。

区域提供营养。另外，在关节软骨周围的滑膜内还有一个血管环。于此处，滑膜的大血管形成一个血管环。这个血管环的终末分支覆盖在关节软骨的边缘上[12]。关节软骨周边血管供应的后面这个来源，可解释关节软骨边缘的新骨形成(即骨赘)，骨赘是骨关节炎一类关节疾病的特征表现。

关节软骨的厚度是可变的。一个关节骨上的关节软骨可能比另一个关节骨上的厚。此外，关节软骨在整个骨面上的厚度也不一定一致。通常，关节软骨的厚度为1～7mm，平均为2mm或3mm。Jaffe[11]发现了影响关节厚度的其他一些原则：(1)大关节软骨厚于小关节；(2)那些有明显功能压力或应力的关节和关节区域(如下肢的那些部位)软骨较厚；(3)有广泛摩擦力或剪切力部位的软骨较厚；(4)与光滑配合关节相比，配合不良的关节(即不太协调的关节)其软骨较厚；(5)中青年人的关节软骨比老年人的要厚。其他一些研究者也证实了上述许多观察结果，例如不太协调的关节(如膝关节)的关节软骨要比协调较好的关节(如踝关节)的厚[61]。关节不使用可导致关节软骨变薄，而关节在锻炼中过度使用，可引起关节软骨的暂时性肿胀，其与软骨细胞和基质的吸液有关。

关节软骨的颜色随年龄而不同；儿童的关节软骨为白色或蓝白色，青年人的为白色有光泽；中年人的为黄白色；老年人的为黄棕色[13]。虽然肉眼观察时关节软骨显得非常光滑，但是显微镜检查，特别是用电子显微镜检查，则显示由于正常生活磨损和撕裂，关节面有细微不规则[1]。关节面这些不规则的起伏不平在$76.2 \times 10^{-6}$cm和$508 \times 10^{-6}$cm之间。随着年龄的增长，关节软骨面起伏凹凸会变得更不规整。滑液可汇集于凹凸不平的软骨面之间，从而降低了摩擦系数，而这正是关节软骨的特殊表现[46]。

关节软骨的组织学检查显示，细胞成分(软骨细胞)嵌入于均一基底物质里由胶原纤维构成的细胞间基质内。基底物质中含有水和黏多糖，特别是硫酸软骨素。关节软骨的浅表切线层由密集的胶原纤维束构成，胶原纤维直径为20～32nm[14]。这些胶原纤维束的许多纤维与关节面相平行。在浅表层下面，胶原纤维束的走向更无规则，各胶原纤维的直径约为80nm。可看到一些细胶原纤维交叉联接的网格结构。

关节软骨这些不同层次的软骨细胞表现各不相同。浅表层软骨细胞一般较小，呈扁平状，平行于关节面排列。位于关节软骨较深部的过渡层和放射层，软骨细胞外形不太扁平，可分组或柱状排列[13]。放射层是关节软骨最大一层，其下是关节软骨钙化层，它把透明软骨与软骨下骨连接起来。

关节软骨水分含量高，约占关节软骨重量的70%～75%。水分分布在软骨基质的细胞内[15,16]。透明软骨干重成分大约一半是胶原，另一半是与蛋白结合的硫酸软骨素[9]。硫酸软骨素以两种形式(A型和C型)存在，其对调节软骨基质的稠度和弹性非常重要[15,17,18]。在老年人中还可发现有少量硫酸角质。

## 二、软骨下骨板和潮标

骨性或软骨下终板，是一层位于关节软骨下方厚度可变的骨性组织层(图16-8)。Jaffe曾详尽地描述了它的特点[13]。在大多数关节内，由骨小梁构成的软骨下骨板，形成环绕关节软骨下面的一条曲线。偶尔，软骨下骨板包含有较粗骨小梁，类似于软骨下骨皮质，在其一些区域内可出现穿孔，软骨下骨伸出的血管可穿入到下面的关节软骨内。

紧接软骨下骨板浅表层的是关节软骨的钙化层，称做潮标[19-21]。从这一层伸出的突起与骨性表面上的切迹犬牙交错，把钙化的软骨牢固地固定到软骨下骨上。此外，非钙化软骨最深层内的纤维也被连接到软骨的钙化层上。因此，潮标起到一种机械作用；它用于固定软骨非钙化部分的胶原纤维，反过来又被固定到软骨下骨板上。这些坚强的连接可抵抗剪切力所产生的断裂。

软骨的钙化层可能还有一些其他功能。有些研究者认为，该层可限制水和溶质在骨与软骨之间的有害扩散[22,23]。此外，钙化层还形成了增大的骨骺的一个有机部分[24]，因此在骨生长和骨重建过程的软骨内骨化中起着重要作用。

## 三、关节囊

关节囊是包裹关节腔的结缔组织。它由一层厚而坚韧的外层纤维囊和一层较精细而薄的内层(滑膜层)构成。

### 1.纤维囊

纤维囊由平行交织的白色致密纤维组织构成。在关节的每一端，纤维囊牢固地与相关节骨的骨膜相黏着。纤维囊与骨膜附着的部位是可变的：在某些关节有一大段骨处于关节囊内，而在另一些关节只一小段骨出现在关节囊内。

纤维囊的厚度并不是均匀一致的。韧带和肌腱可附着于纤维囊上，产生一个局部厚度增加区。其实在某些部位，纤维囊已被邻近肌肉伸出的肌腱或腱性结构所取代。也可以看到纤维囊外的副韧带（如胸锁关节的副韧带）和纤维囊内韧带（如膝关节的十字韧带）。这些韧带是坚韧的结缔组织索，可抵挡住关节过大或异常运动。虽然它们可以显示出小的弹性，但是通常没有弹性[25]。

纤维囊有丰富的血供以及淋巴管和神经，它们可穿过纤维囊向下延伸到滑膜。纤维囊的血管在关节软骨边缘部特别明显且数量较多。在纤维囊内可发现有附加的开口，能以窝或囊的形式使滑膜伸出。

纤维囊显微镜检查显示出不同的细胞组织[13]。有些区域由于缺少细胞分布，看起来像是腱性结构，而另外一些区域却是由富含细胞的结缔组织构成的。

**2.滑膜**

滑膜是关节囊的一层柔软的血管丰富的内膜（图16–9）。滑膜内衬于滑膜关节的非关节部分和关节内的任何韧带或肌腱。滑膜还覆盖于关节囊内的骨性表面上，这些表面上覆盖有骨膜或软骨膜，但没有软骨面。这些区域常见于关节的周边部分，被称做关节的“边缘区”或“裸区”。滑膜组织的套袖样延伸部可在软骨覆盖的各骨之间呈短距离延伸[26]，但关节中央软骨组织和关节内软骨盘无滑膜组织。滑膜组织也内衬于滑囊和腱鞘。

虽然于滑膜内面可有一些小的指样突起，叫做滑膜绒毛，但滑膜通常呈粉红色，湿润且光滑[27,28]。这些绒毛在显微镜下能看见，有血管，形状和大小可有不同，而且包含有胶原纤维。在关节的一些特殊区域，例如滑膜覆盖疏松的蜂窝组织的部位，可以发现绒毛。滑膜绒毛可作为滑膜的发育外生物或（和）由于滑膜表面组织的蜕变和分离而形成[47]。滑膜炎症或刺激可引起广泛的滑膜绒毛形成，而且在病理状态下绒毛突起可覆盖滑膜的整个内面。

除滑膜绒毛外，还可见滑膜有增厚的皱襞扩展到关节腔内（例如，膝关节的翼状皱襞和黏膜韧带）。此外，脂肪组织也可蓄积在滑膜里，形成关节脂肪垫。这种脂肪蓄积起着可弯曲、可压缩缓冲垫的作用，伸进关节腔的不规则区域里。有些关节，如肘关节，脂肪垫占据骨性表面的低凹处，在关节运动过程中可移位。

在关节的不同部分，滑膜显示有不同的结构特点。通常，滑膜有两层，一层薄的细胞层（内膜）和一层深的血管下层（内膜下）。内膜下层在其深面与纤维囊合并。在关节某些部位，滑膜变薄，因而不能表现为不同的两层。在滑膜衬于关节内韧带或肌腱的部位，如十字韧带和股四头肌腱，可能不具有明显的内膜下层，因为纤维组织已与相邻关节囊或肌腱微妙地合并为一体。

**（1）滑膜内膜层。**滑膜内膜层由1～4排滑膜细胞构成，这些滑膜细胞包埋在颗粒状无纤维的细胞间基质中[2]。这些细胞形状可有不同，可呈扁平、细长或多面体形[29]。内膜层细胞可密集于关节腔的某些区域，而其他区域则并非如此，使内膜层下组织散露于内膜层表面细胞之间，处于直接与关节滑膜腔接触之中。已鉴别出的滑膜衬细胞有两种类型：A型细胞类似于巨噬细胞并在吞噬细胞功能方面有重要作用；而B型细胞数量不多，形态上可有些不同，并可分泌透明质酸盐[9,48]。这种分类方法不够精确，因为细胞通常是按A型细胞和B型细胞的特征加以识别的[49]。虽然一般认为，A型细胞起源于巨噬细胞而B型细胞起源于成纤维细胞，但实际上这两种

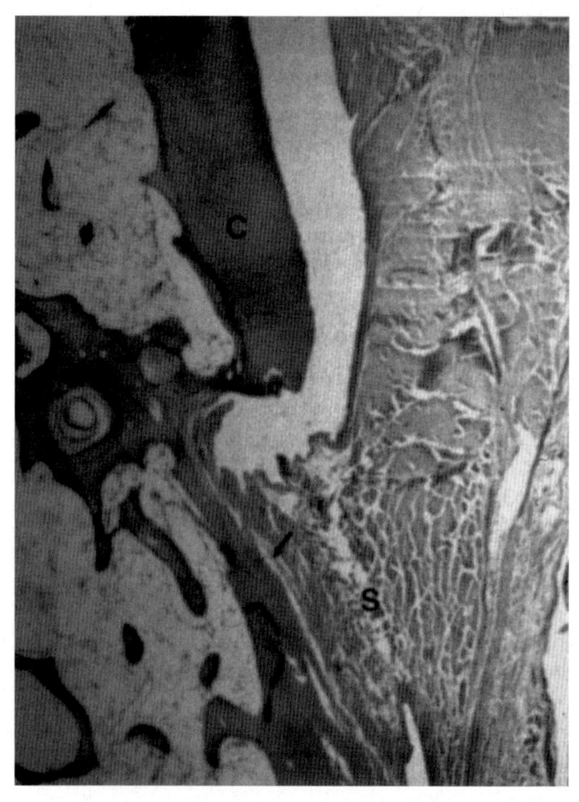


**图16–9** 滑膜关节：滑膜。掌指关节周围骨软骨结合部的低倍（80×）显微镜照片，显示出滑膜（S）和关节软骨（C）。清楚地显示出关节滑膜毗连骨的边缘区（箭头）。

细胞都可能源自一种细胞类型。

**（2）滑膜内膜下层。**滑膜内膜下层通常含有蜂窝组织。有时它是由疏松的或更具纤维性的结缔组织组成的[30]。细胞成分包括有脂肪细胞、成纤维细胞、巨噬细胞和肥大细胞。由平行于滑膜表面的弹性蛋白纤维构成的弹性成分可防止形成过多的滑膜皱襞，在关节运动过程中滑膜皱襞会受到损伤。

滑膜有几种作用（表16-2）。第一，滑膜参与分泌黏性的黏液样物质到滑液中。最近的科研资料表明，润滑素是一种黏蛋白状糖蛋白，是由一种特殊基因（一种巨核细胞刺激基因）刺激滑膜的成纤维细胞而分泌的[62]。润滑素连同其他润滑剂一起，有助于在相对的两个关节面之间形成一层光滑的膜层，以减少摩擦和磨损。这种存在于滑膜液中的润滑剂，在关节一个面接触其相邻面时被挤出[63]。如果润滑剂的产生有障碍，临床上表现为明显捻发音的摩擦就会发生。第二，由于滑膜本身固有的柔软性、松散的滑膜皱襞、绒毛和边缘陷窝，滑膜适应且有助于正常关节运动所需要的关节腔形状改变，在粘连性关节囊炎时将伴有滑膜柔软性的减小，这种作用将丧失[49]。此外，滑膜还有助于从关节腔里清除一些物质。关节内这些物质排出的通路取决于颗粒物的大小，小颗粒物可直接穿过滑膜进入滑膜内膜下层的小静脉和毛细血管，而大颗粒物可经淋巴管清除。

## 四、关节内软骨盘（半月板），唇缘和脂肪垫

在某些关节里可发现有纤维软骨盘或半月板，例如膝、腕、颞颌、肩锁、胸锁和肋椎等关节（图16-10）。关节盘的周围部分附着于关节纤维囊上。在软骨盘的周围区域可发现血管和传入神经。不过大多数关节盘没有血管分布。关节盘可将关节腔部分或完全分隔开；完整关节盘可见于胸锁关节和腕关节，而部分关节盘可见于膝关节和肩锁关节。在颞颌关节，关节盘可以是部分的，也可以是完整的。即使是完整的关节盘也可发现有小的穿孔。虽然，关节内关节盘的组织一般认为是纤维软骨，但更精确地说是成纤维弹性结缔组织[13]。胶原纤维结缔组织散布有弹性纤维。弹性纤维特别集中于关节盘的中央部分。细胞构成也很明显。

关节内关节盘的确切功能尚不明确。已提出的功能有：吸收冲击，将负重分散在大的表面上，促进各种运动（如旋转）而限制其他一些运动（如平移），以及保护关节面[31]。有文献认为，关节内关节盘在关节的有效润滑中起着重要作用[32]。例如在膝关节，插入的半月板把滑液分成两个楔形润滑剂浓集区。这两个浓集区提供了有效的润滑，使一个关节面能在相邻关节面上滚动。证明关节盘在关节运动中起重要作用的另一个证据是，在显示有平移运动的关节中存在有这种关节结构[2]。在这些关节中，例如颞颌关节，关节内软骨盘可提高关节面协调一致性并使介入滑液呈均匀分布。

有些关节，如髋关节和盂肱关节，包含有周缘软骨皱襞，称之为唇缘（图16-10）。这些软骨唇横切面通常呈三角形，附着于关节面的周边部分，因此起扩大或加深关节腔的作用。它们也有利于增加与相邻关节面的接触和协调性，特别是在关节运动的极端位置。

脂肪垫是关节内可能出现的另一种结构（见图16-10）。这种结构具有丰富的血管和神经供应，淋巴管很少，并覆盖有一层扁平的滑膜细胞。脂肪垫起缓冲垫作用，可吸收在关节两端所产生的力，因此可保护邻近的骨突。它们还能在关节腔里均匀分布润滑剂。

## 五、滑液

在健康关节里可存在有少量清亮、无色到淡黄色、pH值稍呈碱性的高黏性液体。其精确的成分、黏度、容量和颜色在不同关节可稍有不同。这种液体为血浆透析液加上由滑膜细胞分泌的类黏蛋白物质。在滑液内有少量细胞，包括单核细胞、淋巴细胞、巨噬细胞、多形核白细胞和游离的滑膜细胞[33]。红细胞有时见于正常滑液，很可能是由于关节穿刺创伤出现的滑液污染所致。因为关节面的撕裂和磨损，滑液里也可看到颗粒、细胞片段和纤维组织。在滑液里可见各种酶（如碱性磷酸酶）。

**表16-2　滑膜**

| 作用 | 部位 |
|---|---|
| 滑液的黏蛋白成分 | ?B型细胞 |
| 滑液的透析液成分 | 毛细血管 |
| 吞噬作用 | A型细胞 |
| 从关节腔排出废物 | 淋巴管 |
| | 毛细血管 |
| 调节营养物质进入 | 整个滑膜 |

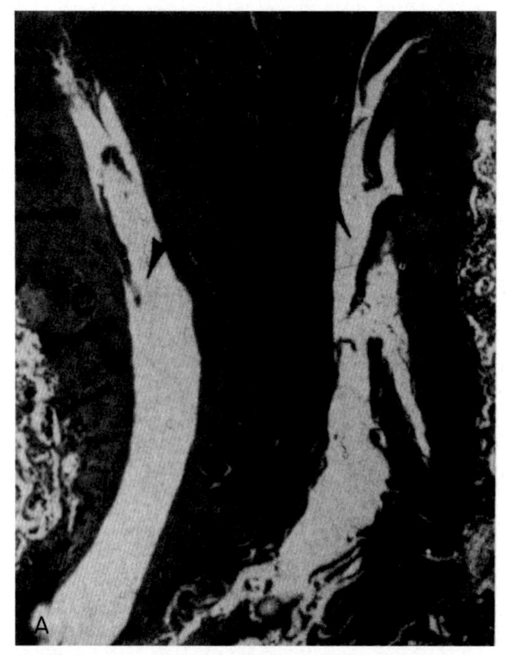

图 16–10 滑膜关节：关节内软骨盘、唇缘和脂肪垫。

A 显微镜照片（10 ×）显示出胸锁关节的关节内软骨盘（D）的结构。图中可见胸骨和锁骨的两个关节腔（三角箭头）和关节软骨（C）。

B 经盂肱关节上面冠状切面的照片显示沿关节盂上分布的软骨唇缘（三角箭头）。可见相邻的肩袖肌腱（箭头）。

C 经肘关节肱尺侧的矢状切面照片，可见关节内的前、后方脂肪垫（三角箭头），脂肪垫被关节内大量空气顶起。

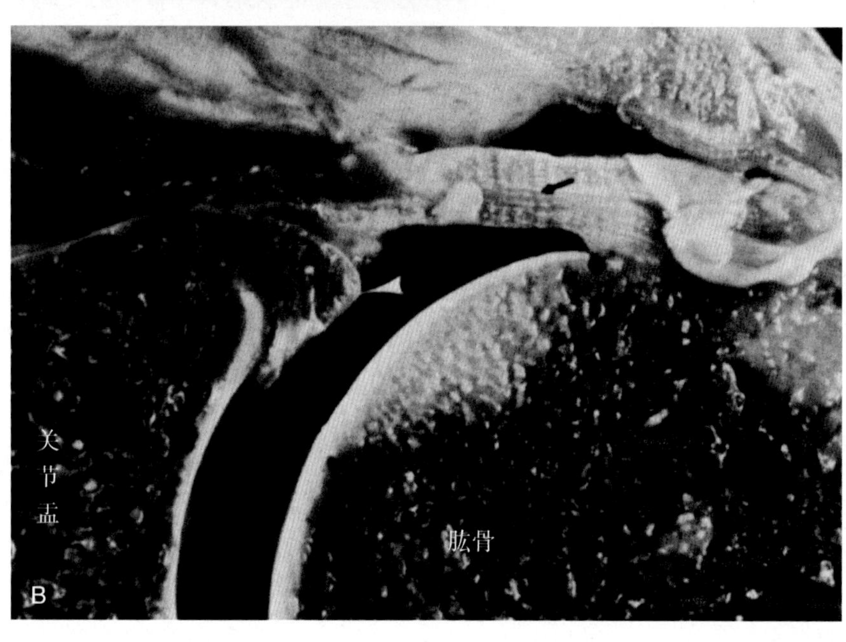


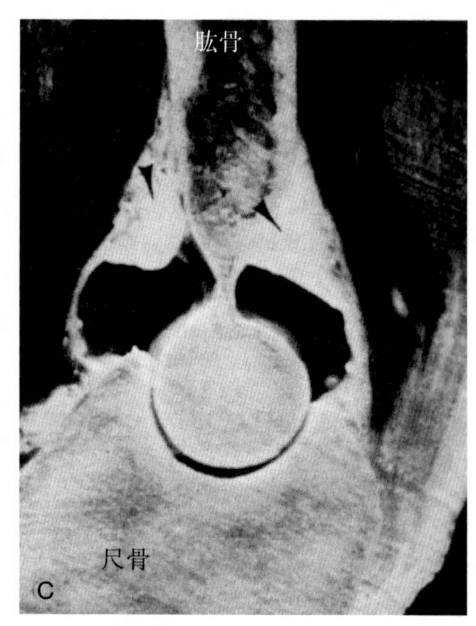


滑液的功能是营养邻近的关节软骨和关节盘以及润滑关节面，从而减小关节摩擦并增加关节效率。滑液里的细胞有重要的吞噬作用，可清除微生物和关节碎屑。

## 六、滑膜鞘和滑囊

在各种肌腱鞘和滑囊也可发现有滑膜组织（图 16–11）。这种滑膜组织位于存在有相互紧密并置且相对运动的结构的那些部位。典型的例子包括有在骨面附近成角或折回的肌腱以及将皮肤与下面骨隆突相分隔开的滑囊。

在肌腱穿过筋膜索骨纤维管和韧带束的部位，部分或完全覆盖有腱鞘。腱鞘起促进肌腱滑动和为肌腱腱鞘内部分提供营养的作用[50]。腱鞘包括有被滑液薄膜分隔开的两层薄膜。腱鞘内膜或脏层疏松的附着于肌蜂窝组织腱表面；外膜或壁层附着于相邻的结缔组织或骨膜上。内折肌腱以腱系膜形式使腱鞘的脏层和壁层相对并置。腱系膜有血管，沿肌腱非摩擦面附着于血管纵向通路或进入处。腱鞘也有神经和淋巴管。腱鞘的微观结构类似于滑膜[13]。

有些区域有细胞，而有些区域没有细胞。少量的蜂窝组织局灶性散布于腱鞘的两层膜之间。

滑囊是一种由滑膜衬构成的扁平状封闭囊，在有些部位尚有一层薄的滑液膜，以提供滑润并为滑膜细胞提供营养。介于中间的滑囊有利于相对并置组织之间的运动。在皮肤和下面的骨隆起之间可发现有皮下滑囊，例如鹰嘴和髌骨；在深筋膜和骨之间可有筋膜下滑囊；在肌腱相互重叠的部位可有肌腱下滑囊；黏膜下滑囊位于肌肉和骨、肌腱或韧带之间；韧带间滑囊用于把两个韧带分隔开。当滑囊位置靠近关节时，滑囊的滑膜可与关节腔相延续，产生相互交通的滑囊。这种滑囊正常时发生在髋关节附近（髂腰肌滑囊）和膝关节附近（腓肠肌半膜肌滑囊），异常时由于肩袖缺损发生在盂肱关节附近（肩峰下滑囊）。在关节积液病例中，交通性滑囊的膨胀可起到降低关节内压的作用。在皮肤易受到压迫和侧向移位的某些部位，可出现异位性滑囊，以增加运动的自由度。异位性滑囊的例子包括有：发生于踇外翻畸形的异位性滑囊，发生于棘突隆起附近的异位性滑囊，以及位于骨赘附近的异位性滑囊[50]。位于深部的异位性滑囊可见于假关节和内固定器的区域[50]。

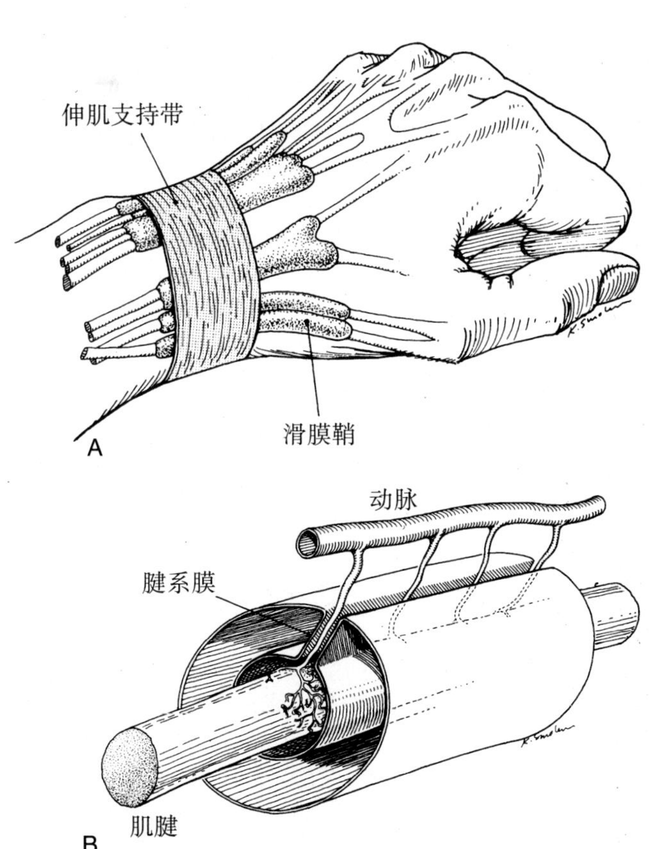


**图 16–11**　肌腱和肌腱鞘。

A 有滑膜鞘包绕的伸肌腱于腕背侧伸肌支持带下通过。

B 肌腱和肌腱鞘精细结构的线条图，显示出与肌腱表面相邻的内膜或脏层和外膜或壁层。图中可见内折肌腱以腱系膜的形式使脏层和壁层相对并置。后一种结构为邻近血管提供了通道。

正常情况下，深部滑囊存在有液体，其与关节液相似，但在鹰嘴和髌骨前部位的那些表浅滑囊却不是这样[51]。在表浅部位，有一种润滑膜（可能是透明质酸）为滑囊两面之间的运动提供滑动作用[50,51]。

## 七、籽骨

籽骨通常是包埋在肌腱里体积不大的卵圆形结节（图 16–12）。曾在骨骼系统的两个特殊部位发现了籽骨。

### 1. A 型

籽骨位于关节附近，其肌腱合伴入关节囊内。籽骨结节和邻近骨构成关节的延伸部分。这种类型籽骨的例子有髌骨以及踇趾和拇指籽骨。

### 2. B 型

籽骨位于肌腱在骨性表面附近成角的部位。籽骨由衬有滑膜的滑囊与下面的骨分隔开。这种类型籽骨的例子是腓骨长肌的籽骨。

在 A 型和 B 型籽骨中，籽骨结节和外周组织的排列均类似于滑膜关节。骨面由软骨覆盖，并与衬有滑膜的关节腔关系密切。这种排列形式曾使许多研究者认为籽骨为关节的原始状态，它们与肌腱的关系是一种继发性现象。在手部，与关节邻近的籽骨结节（A 型）最常见存在于掌指关节的掌侧，特别是第一掌指关节[60]。在这一部位的拇指内收肌和拇短屈肌的肌腱里发现有两块籽骨，其与掌骨头掌面上的关节面相关节。另外一些籽骨最常见于第 2 和第 5 掌指关节以及拇指的指间关节附近[34]。手部籽骨的这种分布并非一成不变。籽骨数目增加和减少的实例均曾有报道[35]。

足部籽骨分布与手部籽骨分布类似。有两个籽骨位于踇短屈肌肌腱的第一跖趾关节的跖侧。籽骨结节也可存在于其他跖趾关节和踇趾的趾间关节。与滑膜关节无关的籽骨（B 型籽骨）在下肢比上肢更为多见。足部的 B 型籽骨可见于：邻近舟骨结节面的腓骨长肌的肌腱里，与内侧楔状骨内侧面相接触的胫前肌的肌腱里，以及与距骨内侧面邻近的胫后肌的肌腱里。

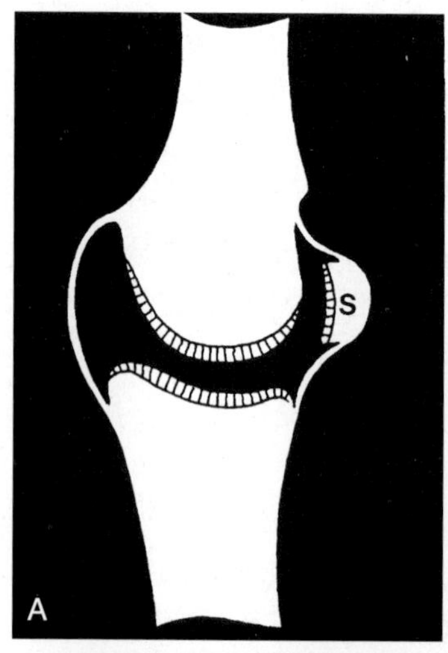


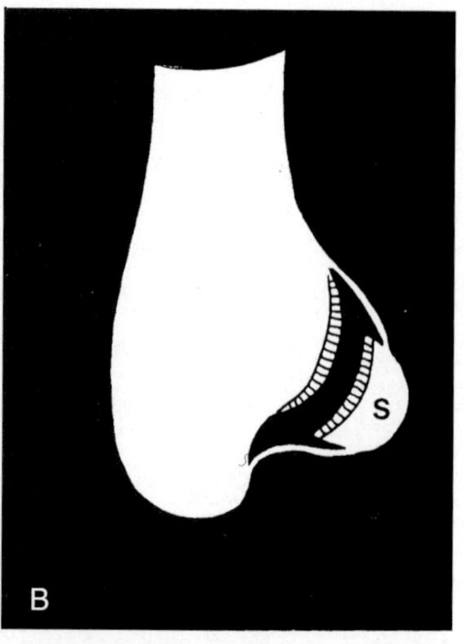


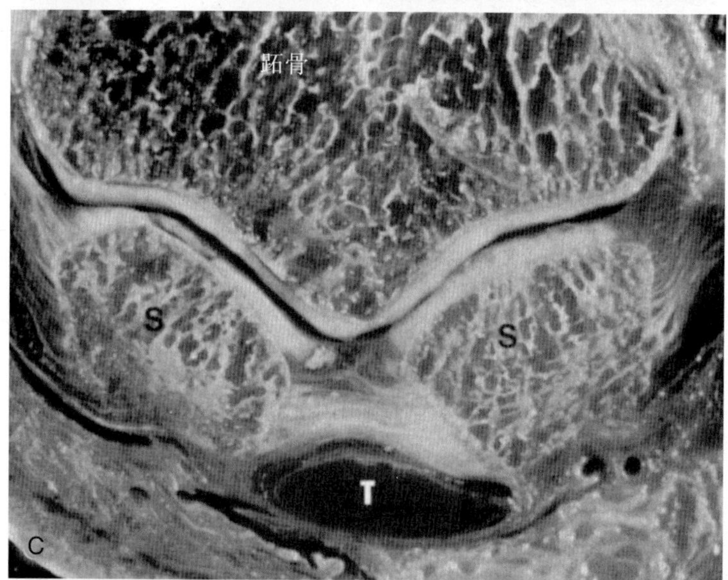


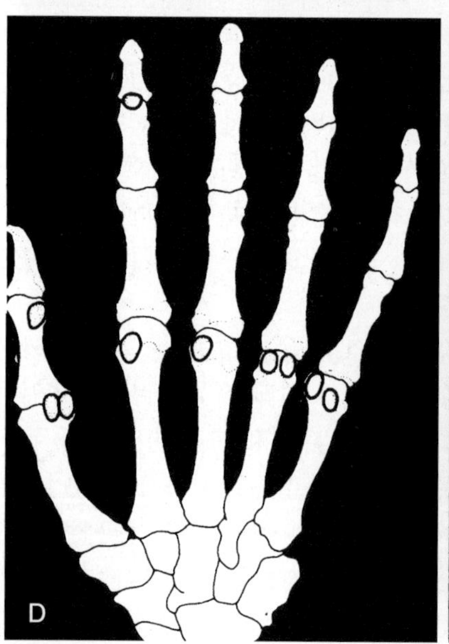


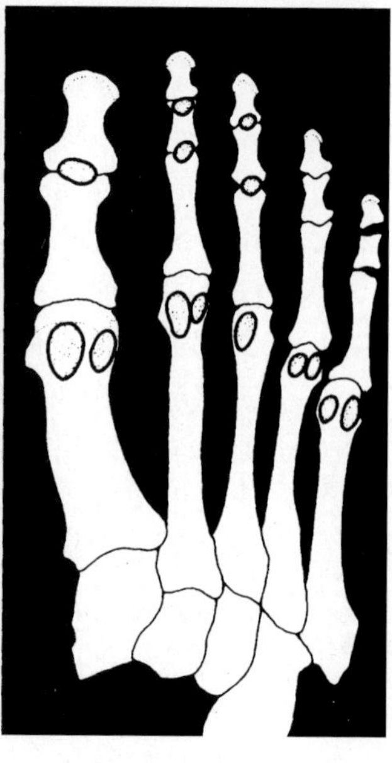

图 16–12 籽骨。

A,B 籽骨有两种类型：A 型（A），籽骨位于关节邻近部位；B 型（B），籽骨由滑囊与其下面的骨分隔开。在这两种类型中，籽骨都与滑膜衬和关节软骨（图上影线区）密切相关。

C 第一跖趾关节籽骨（S）的照片。该关节有内侧和外侧籽骨（S），包埋在屈踇短肌肌腱内的关节囊跖骨基底部。也可看到屈踇长肌腱（T）。图中可见籽骨上的关节软骨和邻近的跖骨。

D 图中示出手和足部的籽骨分布情况。A 型籽骨最常见于第一手指的掌指关节和指间关节以及第一足趾的跖趾关节和趾间关节附近。在任何掌指关节、跖趾关节和指（趾）间关节附近也可出现不定的籽骨。

（A–D，From Resnick D，Niwayama G, Feingold ML, Radiology *123*:57, 1997.）

籽骨的改变包括：关节积液时的籽骨移位[52]、骨折和脱位[53]，参与各种关节疾病[54,60]，先天性异常，以及可能的特发性炎症（籽骨炎）。

# 第四节　支持结构

多种支持结构存在于关节周围，或者分布于全身更广泛的范围;这些结构影响着关节疾病的表现。在某些关节疾病中，支持结构自身也受累及。这里只选出几种重要支持结构加以详述，而不是对所有支持结构进行深入的综述。

## 一、肌腱

肌腱是肌肉的一部分，长度不变，由胶原纤维构成，其作用是把肌肉张力传递到人体的能动部位。肌腱是能屈曲的索带，白色，质地光滑，于骨隆凸处可成角以改变肌肉的牵拉方向。肌腱表面覆盖有疏松结缔组织（腱纤维鞘），便于通过血管和神经。部分肌腱周围可包绕有滑膜鞘。在有些部位，如踝关节附近的屈肌腱，正常时在这些滑膜鞘里可发现有液体。

肌腱的附着部位尤其值得特殊关注[50]。在肌肉部位，肌腱的胶原纤维包埋在每条肌肉纤维末端处肌肉细胞膜的内隔里。关于肌腱的骨性附着部（起止点），可分出四个组织学区域（图16-13）；肌腱本身，由胶原纤维和软骨细胞构成的非矿化纤维软骨，在胶原原纤维之间和胶原原纤维之内出现晶体的矿化纤维软骨，以及在矿化纤维软骨与骨基质胶原纤维之间无可辨认分隔的骨[50,55]。这些纤维组织连接通常（虽然并非一成不变）称之为Sharpey（穿通性）纤维。起止点是由腱鞘、软骨膜和骨膜内的吻合血管提供营养的。起止点具有代谢活性，有重要的神经供给，并参与许多退变、创伤和炎症过程[56,57]。

## 二、腱膜

腱膜由几层扁平的致密胶原纤维层构成，与肌肉紧密结合。一层腱膜内的腱膜束相互平行，且与相邻层各束的方向不同。

## 三、筋膜

筋膜是用于描述结缔组织局部汇聚的总称。浅筋膜由真皮下厚度不同的疏松蜂窝组织层构成。浅筋膜在下腹部、会阴和四肢最明显。深筋膜与腱膜相似，由排列规则紧密的胶原纤维构成。同一筋膜层的平行纤维相对于相邻层的纤维成一定角度。深筋膜在四肢特别明显，而且在这些部位肌肉起于深筋膜内面。在深筋膜与骨接触的部位，筋膜与骨膜相融合。筋膜非常适合传递相邻肌肉系统的牵拉力。肌间隔从各肌肉群间的深筋膜内伸出，形成多个功能性间室。这些间室在感染和肿瘤的蔓延方式方面起着重要作用。支持带是深筋膜附着于骨隆凸上的横向增厚，形成一个能通过肌腱的通道。一个例子是腕部的背侧支持带，其下通过伸腕肌腱及其滑膜鞘。

## 四、韧带

韧带是联接各块骨的纤维束。它们主要起控制

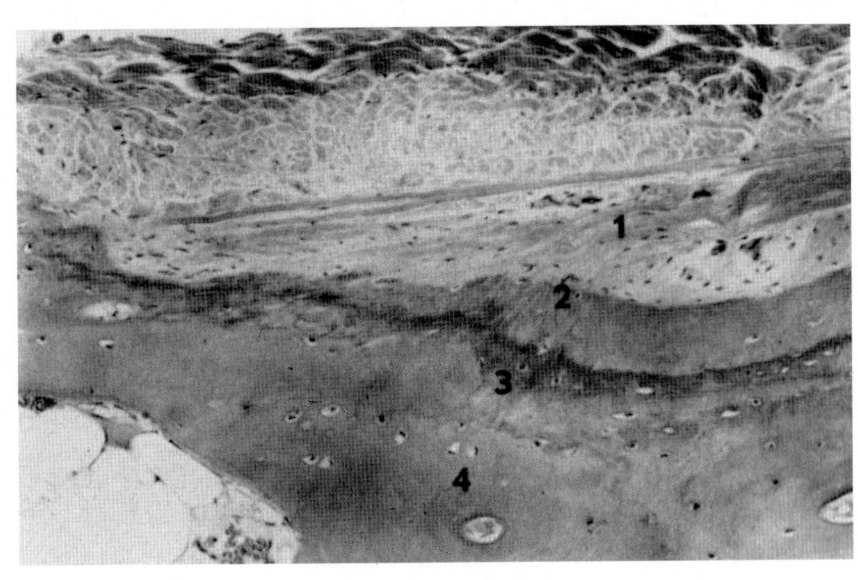


**图16-13**　肌腱的骨附着点：起止点。显微照片示出起止点的四个区域：1，肌腱；2，非矿化纤维软骨；3，矿化纤维软骨；4，板层骨。（苏木精和伊红染色，210×）

体位和维持关节稳定性的作用，而不直接传递肌肉活动[50]。韧带可根据其成分（胶原性纤维或弹性纤维）或部位（关节的、关节外的以及椎骨的）进行分类[50]。在组织学上和生物力学上，韧带类似于肌腱，韧带的骨性附着点（起止点）的部位与肌腱相似。

韧带也可分为连接关节骨骼元素的韧带和连接其他软组织的韧带[58]。前一类韧带的确切名称反映出韧带的骨附着点部位（如喙锁韧带）、韧带的功能（如关节囊韧带）、韧带与关节的关系（如副韧带）以及韧带的形状（如三角韧带）[58]。

## 第五节 血管，淋巴和神经供给

关节的血供由关节周围动脉丛发出，进入关节囊，分支于滑膜上，并形成丰富和纵横交错的毛细血管网。许多血管位于滑膜浅表，这正好说明关节甚至在比较轻微创伤后常会出血的原因[36]。滑膜内的血管环（关节血管网）靠近关节软骨周缘。

淋巴管在滑膜内膜下层形成淋巴管丛。输出管通向关节屈侧，然后随血管通向局部深层淋巴结。

可动关节的神经供给，一般起于供给邻近肌肉系统的相同神经[59]。关节纤维囊和滑膜（较少些）都有神经供给。各神经供给关节囊的某一特定部位，但在神经支配上有许多重叠。关节纤维囊内的某些神经具有被包裹的神经末梢，另外一些神经则为游离神经末梢。有人认为包裹的神经末梢是本体感觉性[37,38]，而游离神经末梢（大多数在关节纤维囊和韧带的附着点上）被认为是传递疼痛感觉的[39]。这正好能说明为什么在关节韧带损伤后常有剧烈疼痛的原因。滑膜本身对疼痛感觉比较迟钝[40]。

（李世民 王学谦 译 李世民 校）

## 参考文献


1. Walmsley R: Joints. *In* GJ Romanes (Ed): Cunningham's Textbook of Anatomy. 11th Ed. London, Oxford University Press, 1972, p 207.
2. Warwick R, Williams PL: Arthrology. *In* Gray's Anatomy. 35th British Ed. Philadelphia, WB Saunders Co, 1973, p 388.
3. Pritchard JJ, Scott JH, Girgis FG: The structure and development of cranial and facial sutures. J Anat *90*:73, 1956.
4. Todd TW, Lyon DW Jr: Endocranial suture closure: Its progress and age relationship. Part I. Adult males of white stock. Am J Phys Anthropol 7:325, 1924.
5. Todd TW, Lyon DW Jr: Cranial suture closure. Part II. Ectocranial closure in adult males of white stock. Am J Phys Anthropol *8*:23, 1925.
6. Todd TW, Lyon DW Jr: Suture closure. Part III. Endocranial closure in adult males of negro stock. Am J Phys Anthropol *8*:47, 1925.
7. Todd TW, Lyon DW Jr: Suture closure: Its progress and age relationship. Part IV. Ectocranial closure in adult males of negro stock. Am J Phys Anthropol *8*:149, 1925.
8. Abbie AA: Closure of cranial articulations in the skull of the Australian aborigine. J Anat *84*:1, 1950.
9. Hamerman D, Rosenberg LC, Schubert M: Diarthrodial joints revisited. J Bone Joint Surg Br *52*:725, 1970.
10. Barnett CH, Cobbold AF: Lubrication within living joints. J Bone Joint Surg Br *44*:662, 1962.
11. Ingelmark BE: The nutritive supply and nutritional value of synovial fluid. Acta Orthop Scand *20*:144, 1951.
12. Hunter W: On the structure and diseases of articular cartilage. Phil Trans B *42*:514, 1743.
13. Jaffe HL: Metabolic, Degenerative and Inflammatory Diseases of Bones and Joints. Philadelphia, Lea & Febiger, 1972, p 80.
14. Weiss C, Rosenberg L, Helfet AJ: An ultrastructural study of normal young adult human articular cartilage. J Bone Joint Surg Am *50*:663, 1968.
15. Linn FC, Sokoloff L: Movement and composition of interstitial fluid of cartilage. Arthritis Rheum *8*:481, 1965.
16. Eichelberger L, Akeson WH, Roma M: Biochemical studies of articular cartilage. I. Normal values. J Bone Joint Surg Am *40*:142, 1958.
17. Linn FC, Radin EL: Lubrication of animal joints. III. The effect of certain chemical alterations of the cartilage and lubricant. Arthritis Rheum *11*:674, 1968.
18. Sokoloff L: Elasticity of articular cartilage: Effect of ions and viscous solutions. Science *141*:1055, 1963.
19. Redler I, Mow VC, Zimny ML, et al: The ultrastructure and biomechanical significance of the tidemark of articular cartilage. Clin Orthop *112*:357, 1975.
20. Green WT Jr, Martin GN, Eanes ED, et al: Microradiographic study of the calcified layer of articular cartilage. Arch Pathol *90*:151, 1970.
21. Fawns HT, Landells JW: Histochemical studies of rheumatic conditions; observations on the fine structures of the matrix of normal bone and cartilage. Ann Rheum Dis *12*:105, 1953.
22. Maroudas A, Bullough P, Swanson SAV, et al: The permeability of articular cartilage. J Bone Joint Surg Br *50*:166, 1968.
23. Ishido B: Gelenkuntersuchungen. Virchows Arch Pathol Anat *244*:424, 1923.
24. Mankin HJ: The calcified zone (basal layer) of articular cartilage of rabbits. Anat Rec *145*:73, 1963.
25. Smith JW: The elastic properties of the anterior cruciate ligament of the rabbit. J Anat *88*:369, 1954.
26. Grant JCB: Interarticular synovial folds. Br J Surg *18*:636, 1931.
27. Palmer DG: Synovial villi: An examination of these structures within the anterior compartment of the knee and metacarpo-phalangeal joints. Arthritis Rheum *10*:451, 1967.
28. Sigurdson LA: The structure and function of articular synovial membranes. J Bone Joint Surg *12*:603, 1930.
29. Barland P, Novikoff AB, Hamerman D: Electron microscopy of the human synovial membrane. J Cell Biol *14*:207, 1962.
30. Davies DV: The structure and functions of the synovial membrane. Br Med J *1*:92, 1950.
31. Barnett CH, Davies DV, MacConaill MA: Synovial Joints; Their Structure and Mechanics. Springfield, Ill, Charles C Thomas, 1961.
32. MacConaill MA: The function of intra-articular fibrocartilages, with special reference to the knee and inferior radio-ulnar joints. J Anat *66*:210, 1932.
33. Bauer W, Ropes MW, Waine H: The physiology of articular structures. Physiol Rev *20*:272, 1940.
34. Gray DJ, Gardner E, O'Rahilly R: The prenatal development of the skeleton and joints of the human hand. Am J Anat *101*:169, 1957.
35. Jacobs P: Multiple sesamoid bones of the hand and foot. Clin Radiol *25*:267, 1974.
36. Davies DV: Anatomy and physiology of diarthrodial joints. Ann Rheum Dis *5*:29, 1945.
37. Stopford JSB: The nerve supply of the interphalangeal and metacarpophalangeal joints. J Anat *56*:1, 1921.
38. Mountcastle VB, Powell TPS: Central nervous mechanisms subserving position sense and kinesthesis. Bull Johns Hopkins Hosp *105*:173, 1959.
39. Gardner ED: Physiology of movable joints. Physiol Rev *30*:127, 1950.
40. Kellgren JH, Samuel EP: The sensitivity and innervation of the articular capsule. J Bone Joint Surg Br *32*:84, 1950.
41. Cronqvist S: Roentgenologic evaluation of cranial size in children. Acta Radiol Diagn 7:97, 1968.
42. Austin JHM, Gooding CA: Roentgenographic measurement of skull size in children. Radiology *99*:641, 1971.
43. Furuya Y, Edwards MSB, Alpers CE, et al: Computerized tomography of cranial sutures. Part 1. Comparison of suture anatomy in children and adults. J Neurosurg *61*:53, 1984.
44. Furuya Y, Edwards MSB, Alpers CE, et al: Computerized tomography of cranial sutures. Part 2. Abnormalities of sutures and skull deformities in craniosynostosis. J Neurosurg *61*:59, 1984.
45. Ghadially FN: Structure and function of articular cartilage. Clin Rheum Dis 7:3, 1981.
46. McCutchen CW: Joint lubrication. Clin Rheum Dis 7:241, 1981.
47. Edwards JCW, MacKay AR, Sedgwick AD, et al: Mode of formation of synovial villi. Ann Rheum Dis *42*:585, 1983.
48. Edwards JCW, Willoughby DA: Demonstration of bone marrow derived cells in synovial lining by means of giant intracellular granules as genetic markers. Ann Rheum Dis *41*:177, 1982.

49. Hasselbacher P: Structure of the synovial membrane. Clin Rheum Dis 7:57, 1981.
50. Canoso JJ: Bursae, tendons and ligaments. Clin Rheum Dis 7:189, 1981.
51. Canoso JJ, Stack MT, Brandt KD: Hyaluronic acid content of deep and subcutaneous bursae of man. Ann Rheum Dis *42*:171, 1983.
52. Friedman AC, Naidich TP: The fabella sign: Fabella displacement in synovial effusion and popliteal fossa masses. Normal and abnormal fabello-femoral and fabello-tibial distances. Radiology *127*:113, 1978.
53. Feldman F, Pochaczevsky R, Hecht H: The case of the wandering sesamoid and other sesamoid afflictions. Radiology *96*:275, 1970.
54. Resnick D, Niwayama G, Feingold ML: The sesamoid bones of the hands and feet: Participators in arthritis. Radiology *123*:57, 1977.
55. Cooper RR, Misol S: Tendon and ligament insertion: A light and electron microscopic study. J Bone Joint Surg Am *52*:1, 1970.
56. Ball J: Enthesopathy of rheumatoid and ankylosing spondylitis. Ann Rheum Dis *30*:213, 1970.
57. Resnick D, Niwayama G: Entheses and enthesopathy: Anatomical, pathological, and radiological correlation. Radiology *146*:1, 1983.
58. Frank C, Amiel D, Woo S L-Y, et al: Normal ligament properties and ligament healing. Clin Orthop *196*:15, 1985.
59. Wyke B: The neurology of joints: A review of general principles. Clin Rheum Dis 7:223, 1981.
60. Goldberg I, Nathan H: Anatomy and pathology of the sesamoid bones: The hand compared to the foot. Int Orthop (SICOT) *11*:141, 1987.
61. Shepherd DET, Seedhom BB: Thickness of human articular cartilage in joints of the lower limb. Ann Rheum Dis *58*:27, 1999.
62. Jay GD, Britt DE, Cha C-J: Lubrican is a product of megakaryocyte stimulating factor gene expression by human synovial fibroblasts. J Rheumatol *27*:594, 2000.
63. Simkin PA: Friction and lubrication in synovial joints. J Rheumatol *27*:567, 2000.

# 第 17 章

# 各关节的解剖

Donald Resnick

与关节和关节周围软组织以及骨性结构有关的解剖学特征影响着各种病变过程在X线片上的表现形式。这一章综述人体各关节骨与软组织的基本解剖。对关节内部紊乱极为重要的那些解剖学特征将在第65章做进一步的详细讨论。

## 第一节 腕关节

### 一、骨性解剖

腕关节周围的骨性结构包括有桡骨和尺骨的远端部分、远近两排腕骨和掌骨（图17–1和17–2）[1, 2]。

桡骨和尺骨的远端与近排腕骨相关节。桡骨最远端的外侧面突出形成桡骨茎突，是腕关节桡侧副韧带的起点。微小的中间桡骨嵴将桡骨的关节面分为尺部和桡部。尺侧部与月骨相关节，桡侧部与舟骨相关节。关节面在内侧与三角纤维软骨相连。桡骨远端内侧面包含凹陷的尺切迹，与尺骨远端相关节。远端桡骨的后侧面在外观上呈凸形有沟槽或不规则状，以允许肌腱和腱鞘通过。此表面中央的突起嵴是背侧的桡骨粗隆。桡骨远端前表面可供掌侧桡腕韧带附着。

尺骨的远侧端有一小圆头和尺骨茎突。侧方包括有关节面，与桡骨的尺切迹相接触。尺骨也有远端关节面，邻近三角纤维软骨，是三角纤维软骨复合体的一个组成部分。尺骨茎突是尺骨后内侧向远侧的延伸，构成尺侧副韧带的起点。在尺骨茎突和尺骨下关节面之间，尺骨有一个三角纤维软骨复合体的附着区域和一个供腕尺侧腕伸肌腱和腱鞘通过的背侧沟。

近排腕骨包括舟骨、月骨、三角骨和尺侧腕屈

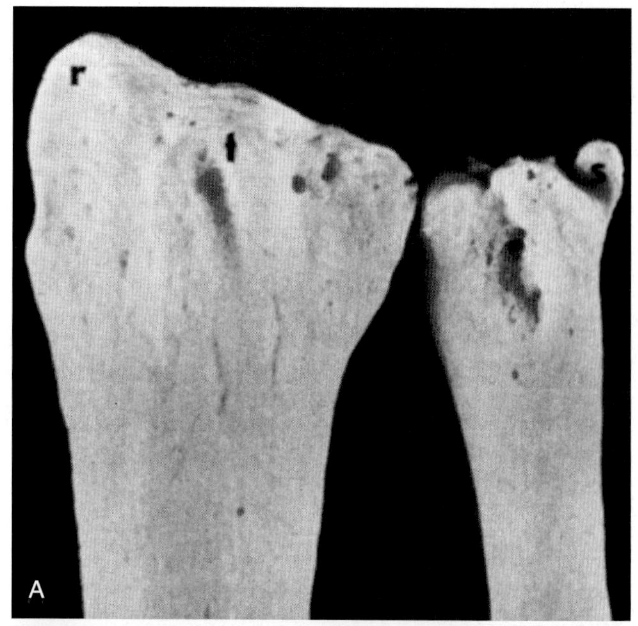


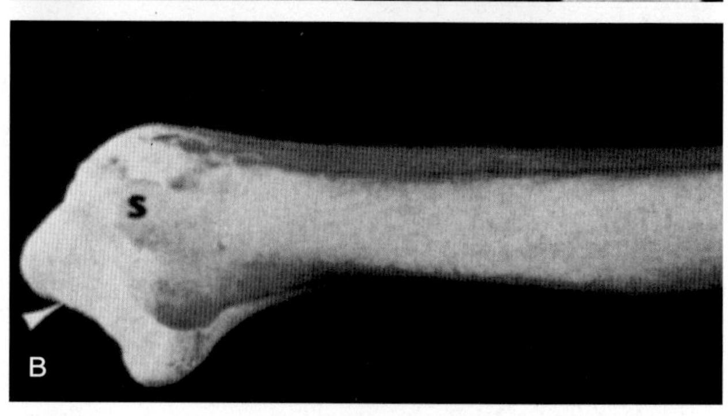


图 17–1 桡骨和尺骨的远端部分：骨性解剖。

A 后面观。图中可见：桡骨远端凸面及桡骨茎突（r），背侧结节（t）及可供各肌腱和腱鞘走行的沟槽，以及尺骨远端表面及尺骨茎突（s）和可供尺侧腕伸肌腱和腱鞘走行的沟槽。

B 尺侧面观。可见尺骨茎突（s）和桡骨远端关节面（三角箭头）。

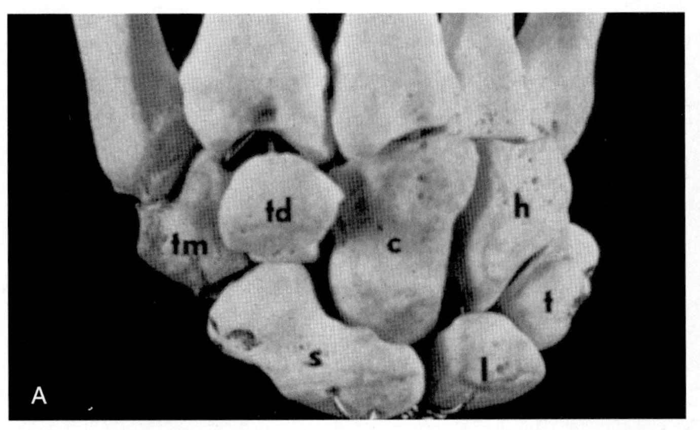


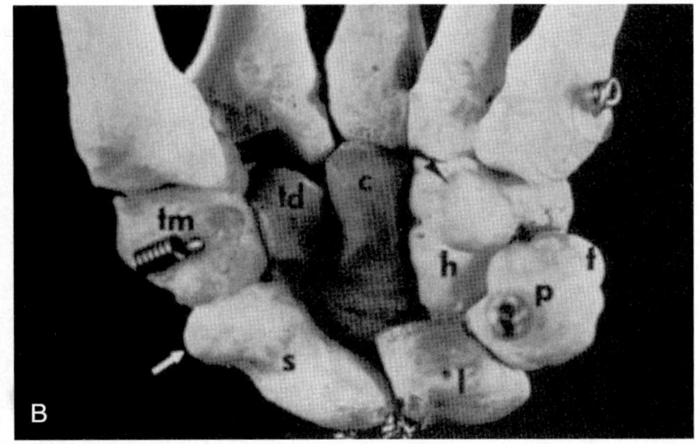


**图17-2**　腕骨：骨性解剖。背侧面（A）和掌侧面（B）观。腕骨包括舟骨（s）、月骨（l）、三角骨（t）、豌豆骨（p）、钩状骨（h）、头状骨（c）、小多角骨（td）和大多角骨（tm）。图中可见钩状骨的钩（三角箭头）与舟骨结节（箭头）。

肌腱内的豌豆骨。远排腕骨包括大多角骨、小多角骨、头状骨和钩状骨。腕的背侧面从一边到另一边呈弧形突出，掌侧面呈深的凹陷，称之为腕沟或腕管。掌侧腕沟的中央壁包含豌豆骨和钩状骨的钩。其侧壁包含舟骨和大多角骨的结节。坚韧的纤维系带附着于腕的掌侧面，将腕沟变为腕管，有正中神经和屈肌腱从中通过。正中神经受隔夹时，最好用CT和MRI来评价腕管[230-232]（见第71章）。

远排腕骨与掌骨基底部相关节。大多角骨有一个鞍状关节面，与第一掌骨相关节[233, 315]。小多角骨嵌入第二掌骨的深切迹内。头状骨主要与第三掌骨相关节，但也与第二和第四掌骨相关节。钩状骨与第四和第五掌骨相关节。各掌骨基底部不仅与远排腕骨相关节，而且彼此之间也相关节。

尺骨的变异指相对桡骨而言的尺骨长度。正向尺骨变异（即尺骨偏长）是指相对较长的尺骨，此时尺骨的关节面伸向桡骨的远端；这种变异与尺腕受压综合征或尺腕嵌压综合征有关（见第65章）。负向尺骨变异系指相对较短的尺骨，与Kienböck病有关（见第65章和第74章）。

腕关节各骨的线性排列随着腕部位置不同而有所变化（图17-3）。当腕处于中立位，没有背侧或掌侧屈曲时，桡骨远端与舟骨以及大约50%的月骨相关节。桡腕关节处腕部的桡偏程度取决于两个腕关节桡骨远端的中轴线和桡骨茎突远端之间的相对距离[294]。有一些方法可用来测量桡腕关节腕部的尺侧移位[294]。桡腕间室的桡偏程度可在中立位腕关节的后前位X线片上测量。在腕关节的桡皮质上，通过第二掌骨的纵轴画一条线[3]。第二条线从桡骨远端的尺骨缘画到桡骨茎突的尖端。第二条线与第一条线相交，形成一个钝角，正常平均值为112°（92°～127°）[4]。正常腕关节中立位时，各腕骨间的间隙大致相等。舟月骨间隙的异常增宽称之为舟月分离。在正常腕关节的后前位X线片上，从桡骨茎突的远端经尺骨茎突基底部画出的一条线，与沿桡骨中轴画出的第二条线相交，形成平均为83°（72°～95°）的交角[5]。

在正常腕关节处于中立位没有掌屈或背屈的侧位像上，通过桡骨、月骨、头状骨和第三掌骨的纵轴可画出一条连续线[6]。通过舟骨的纵轴画出的第二条线与第一条线相交，形成一个30°～60°的舟月角。舟月角＜30°或＞60°表明腕关节失稳，可将其分为：（1）背屈失稳或背侧嵌入节段失稳，此时月骨背屈并向掌侧移位，而舟骨则垂直向移位；（2）掌屈失稳或掌侧嵌入节段失稳，此时月骨向掌侧屈曲（见第63章）。从侧面看，沿桡骨远端关节面画出的一条切线，与通过桡骨中轴画的第二条线相交成平均为86°（79°～94°）的角[5]。

腕关节的桡偏和尺偏以及腕关节的屈曲和伸展均可引起腕骨对线的改变[7, 216, 294]。桡偏中，当舟骨远端旋入掌内时可见近排腕骨的掌屈。尺偏时，可见舟骨完整的外形，月骨和三角骨靠得更近，而豌豆骨与尺骨茎突的尖端也更靠近。腕关节背屈在头月间隙特别明显，而掌屈则在月桡间隙更明显[7]。屈腕时，豌豆骨在三角骨上翘起，向掌侧移动2～3mm[8]。伸腕时，豌豆骨滑向远端，并

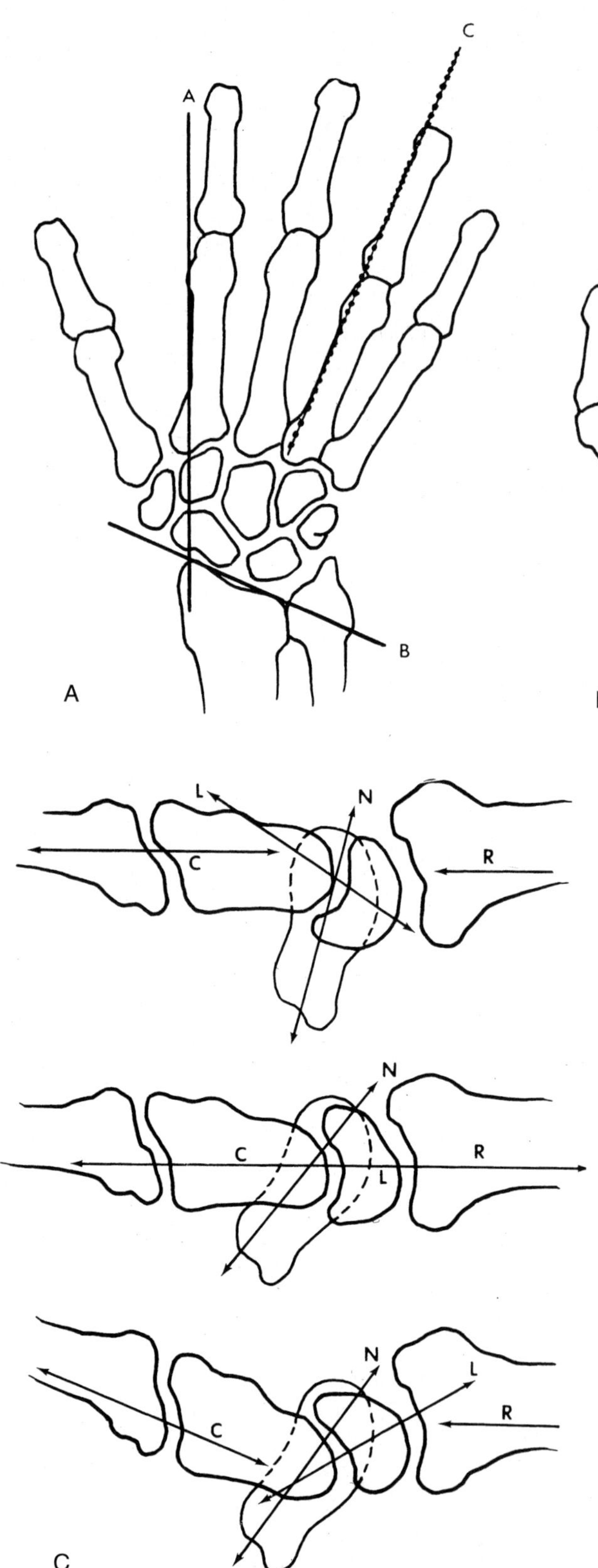


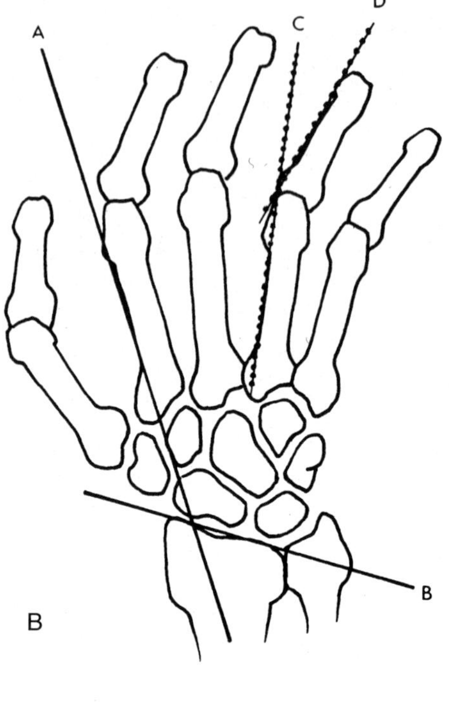


图 17–3 手与腕关节：正常与异常排列。

A,B 前面观。A 线与 B 线相交而成的角，可测量桡腕关节的桡侧偏移，正常平均值为 112°（A），类风湿性关节炎时此角度增大（B）。C 线与 D 线可测量掌指关节的尺侧偏移。（From Resnick D:Med Radiogr Phorogr 52:50,1976.）

C 侧面观。在沿第三掌骨纵轴线的三幅线条图上，舟骨（N）、月骨（L）、头状骨（C）和桡骨（R）分别处于背屈失稳（上图）、正常位置（中图）和掌屈失稳（下图）。当腕关节位置正常时，通过头状骨、月骨和桡骨的纵轴线可画出一条连续线，这条线与穿过舟骨纵轴线的第二条线相交，形成一个30° ~ 60°的角。背屈失稳时，月骨向手背侧屈曲，舟骨沿垂直向移位。两条纵轴线相交而成的角将大于60°。掌屈失稳时，月骨向掌侧屈曲，两条纵轴线相交而成的角将小于30°。（From Linscheid RL,et al:J Bone Joint Surg Am *54*:1612,1972.）

有一些旋转。

腕关节运动的复杂性产生了不同的功能骨性解剖概念[234]。一些人认为腕关节由两排腕骨组成，舟骨将腕骨分为远近两排。另一些人认为腕关节由垂直排列的三列骨组成。可移动的外侧列包括舟骨、大多角骨和小多角骨，骨关节炎最常见于此列。中间一列包括月骨和头状骨，与屈曲和伸展运动有关[295]，是大多数腕关节失稳中主要受累部位。内侧列包括三角骨和钩状骨，前臂的旋转运动沿此列的轴线扩展至腕关节。第三种观点认为，腕关节是一个动力环，远侧一半是固定的，近侧一半是可移动的。可移动部分相对于固定部分的扭转或破裂既可以解释关节失稳，又可以解释关节脱位（见第63章）[234]。

## 二、软组织解剖

腕关节不是单一关节，而是包含有一系列关节或间室[1, 2, 9–12]（图17–4）。

（1）桡腕间室

（2）下桡尺间室

（3）腕中间室

（4）豌豆骨三角骨间室

（5）总腕掌间室

（6）第一腕掌间室

（7）掌骨间间室

**（1）桡腕间室**。桡腕间室（图17–5 A和B）近端由桡骨远端面和三角软骨复合体组成，远端由近排腕骨组成（不包括豌豆骨）。冠状面上，桡腕间室

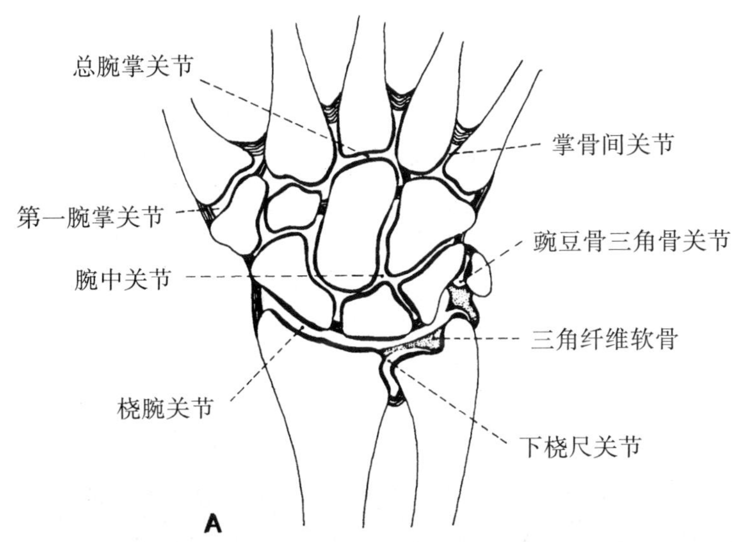


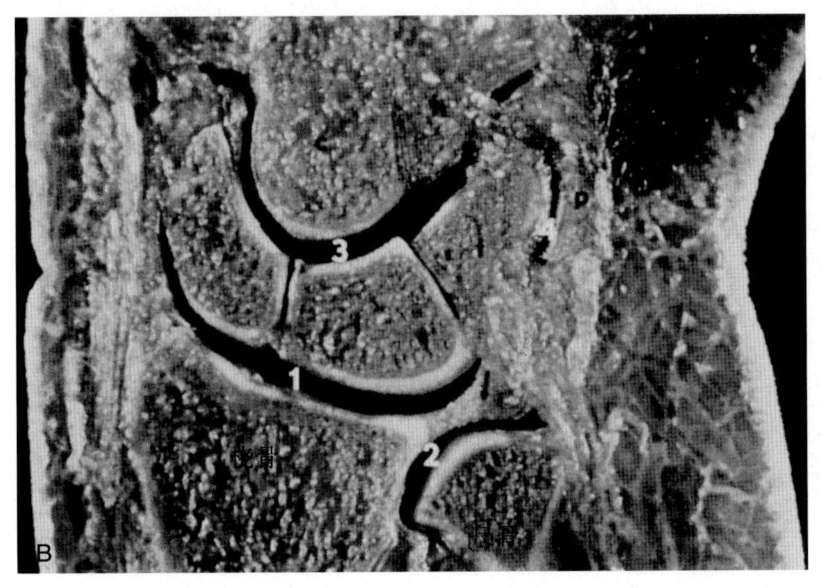


图17–4　腕关节：总体解剖。在示意图（A）和冠状切面照片（B）中可见腕关节的各个间室。这些间室包括桡腕间室（1）、下桡尺间室（2）、腕中间室（3）和豌豆骨三角骨间室（4）。图中可见三角纤维软骨（箭头）。s，舟骨；l，月骨；t，三角骨；p，豌豆骨；h，钩状骨；c，头状骨。

是一C形腔，其曲线光滑而且较浅，其远端呈凹面。矢状面上，桡腕间室也呈C形，但曲线更锐。骨间韧带（即舟月韧带和月骨三角骨韧带）延伸至近排腕骨之间，并阻止桡腕间室与腕中间室相通。三角纤维软骨阻止了桡腕间室和下桡尺间室相通，而半月板附着于三角骨上，阻止了桡腕间室和豌豆骨三角骨间室相通。三角纤维软骨、半月板、背侧和掌侧的桡尺韧带、尺侧副韧带、尺腕韧带和（有时）尺侧腕伸肌腱鞘是腕关节三角纤维软骨复合体的组成部分，是保持下桡尺关节稳定的重要因素（见第65章）[235]。

桡侧副韧带位于桡腕间室的桡侧缘，桡腕间室的尺侧缘是半月板牢固附着于三角骨的附着点。这一尺侧区域呈Y字形，近侧支（憩室）称之为茎突前隐窝，靠近尺骨茎突[10]，远侧支与三角骨近端关节面的2/3相连。手掌桡侧隐窝近端从桡腕间室延伸至桡骨远端关节面的下方[13]。这些隐窝在数量和大小上会有差异。

半月板有时会抑制骨化，称为弧影[10]，形成一个靠近尺骨茎突、大小不同的不透X线环形影。这种变化主要的鉴别诊断项目是尺骨茎突的陈旧性未连接骨折。

**（2）下桡尺间室**。下桡尺间室（图17-5 C）是

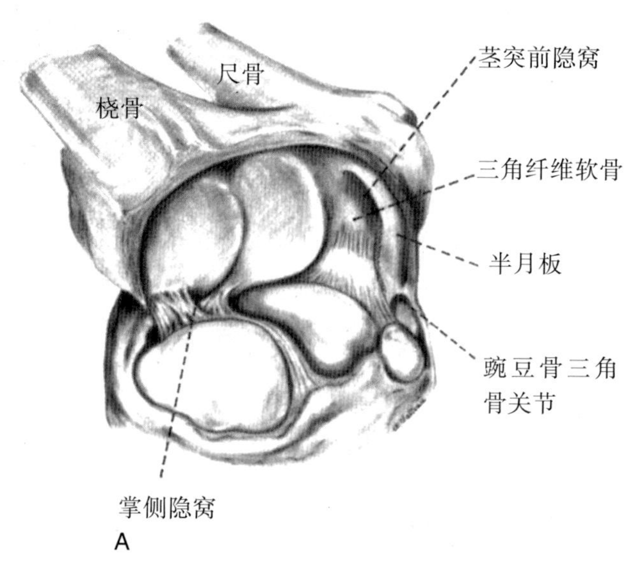


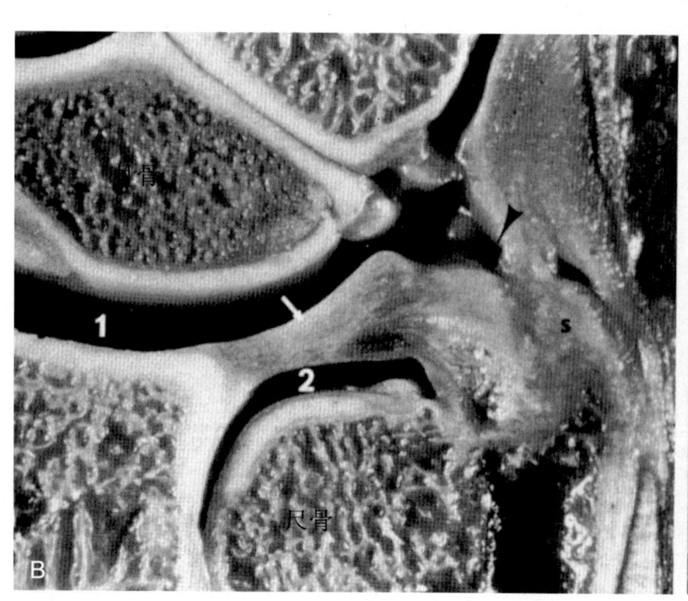


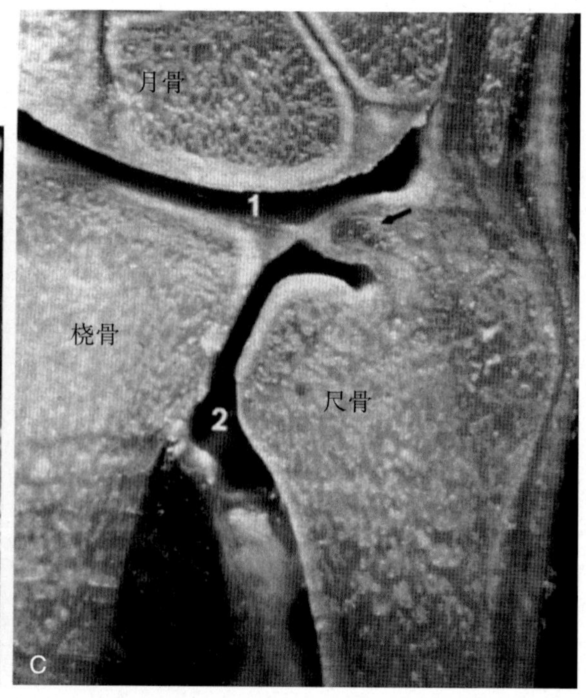


图17-5 腕部关节：特殊间隙。

A 桡腕间室，开放，屈曲位。茎突前隐窝靠近尺骨茎突。图中可见手掌桡侧隐窝和豌豆骨三角骨关节，在此图中其与桡腕间室相通。（From Lewis OJ,et al:The anatomy of the wrist joint. J Anat *106*:539,1970.Courtesy of Cambridge University Press.）

B 桡腕间室的尺侧缘（冠状切面）。图中示出桡腕间室的范围（1）、其与下桡尺间室（2）的关系、其间的三角纤维软骨（箭头）以及与尺骨茎突（S）相邻的茎突前隐窝（三角箭头）。

C 下桡尺间室（冠状切面）。这一L形间室（2）延伸于桡尺骨远端之间，被三角纤维软骨（箭头）与桡腕间室（1）分隔开。图中示出下桡尺间室的囊样近端轮廓。

一个L形关节，其近侧缘是有软骨覆盖的尺骨头和桡骨的尺骨切迹。其远侧缘是三角纤维软骨。三角纤维软骨韧带是一束坚韧的纤维组织，从桡骨远端的尺侧关节面延伸到尺骨茎突的基底部[235, 236]。

**（3）腕中间室**。腕中间室（图17-5 D）延伸于近排腕骨和远排腕骨之间。在腕中间室的尺侧面，头状骨的头和钩状骨与舟骨、月骨和三角骨所形成的凹陷相关节。其尺侧在三角骨和钩状骨之间增宽。在腕中间室的桡侧面，大多角骨和小多角骨与舟骨的远端相关节。腕中间室的桡侧边被称之为大多角骨舟骨间隙。

**（4）豌豆骨三角骨间室**。豌豆骨三角骨间室（图17-5 E）位于三角骨掌侧面和豌豆骨背侧面之间。有一个大的近端滑膜囊隐窝。豌豆骨三角骨间室周围有松弛的纤维关节囊包绕。豌豆骨和三角骨之间一定程度的屈曲和伸展正常运动不应视为异常。

**（5）总腕掌间室**。总腕掌间室位于四块内侧掌骨的基底部和远排腕骨之间。这个滑膜腔近端延伸于远排腕骨之间，远端延伸于掌骨基底部之间，形成三个小的掌骨间关节。偶尔，钩状骨和第四及第五掌骨之间的关节是一个独立的滑膜腔，它是由附着于钩状骨和第四掌骨之间的韧带分隔而成的（图17-4A）。

**（6）第1腕掌间室**。拇指的腕掌间室是一个位于大多角骨和第一掌骨基底部之间的独立的鞍状腔隙[14]。它有一个松弛的纤维关节囊，在外侧和背侧最厚。

**（7）掌骨间间室**。三个掌骨间间室分别延伸于第二和第三掌骨、第三和第四掌骨以及第四和第五掌骨的基底部之间。这些间室通常彼此之间相交通，并与总腕掌间室相交通。

尽管腕部各间室有独特的结构，但这些间室之间的相通在解剖[10, 15]和关节造影[13, 16, 17]上都得到证实（图17-6）。

**1）桡腕间室和下桡尺间室之间相通**。这些间室之间的直接相通已在7%[16]的活体和16%[17]的尸体的

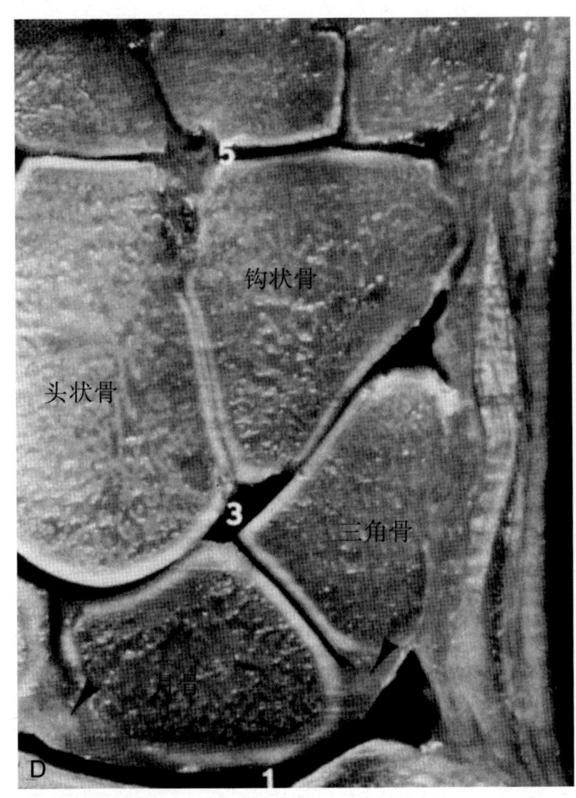


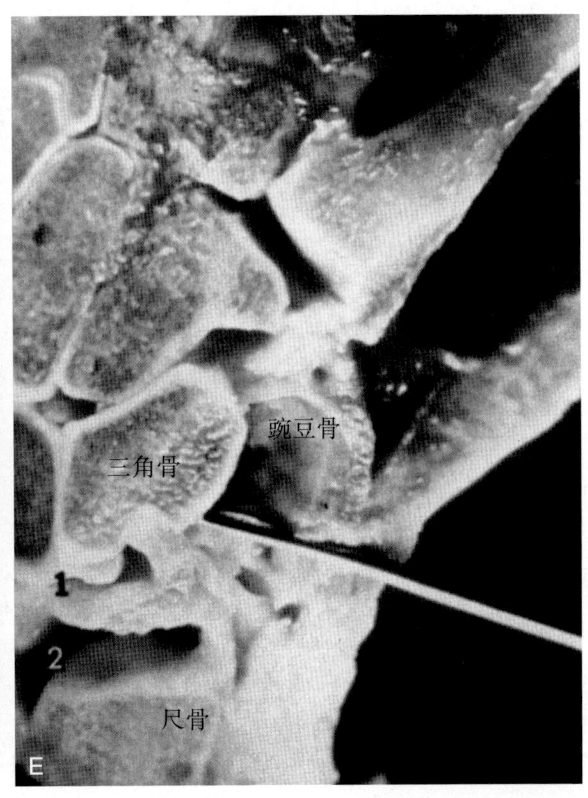


**图17-5**　（续）

D　腕中间室（冠状切面）。图中清晰显示出腕中间室（3）的尺侧缘。腕中间室与桡腕间室（1）由近排腕骨间走行的骨间韧带（三角箭头）分隔开。图中可见位于远排腕骨与第四尺侧掌骨之间的总腕掌间室（5）。

E　豌豆骨三角骨间室（冠状切面）。这一间室（PTQ-9）位于三角骨与豌豆骨之间。图中还示出桡腕间室（1）和下桡尺间室（2）。

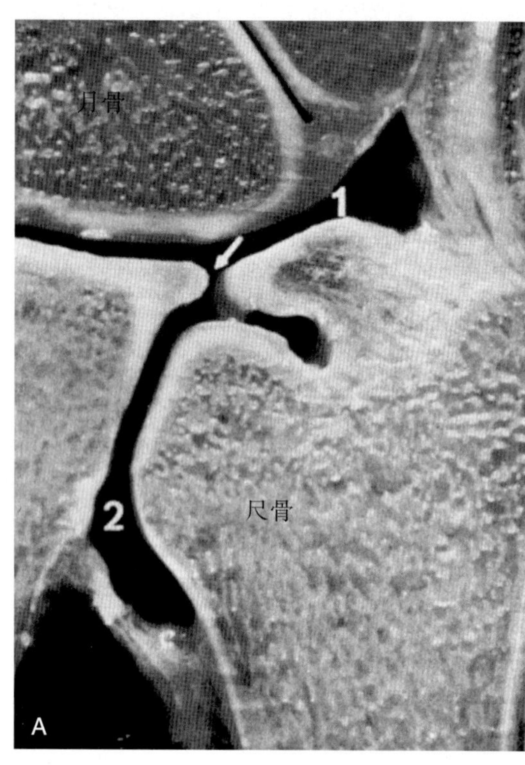


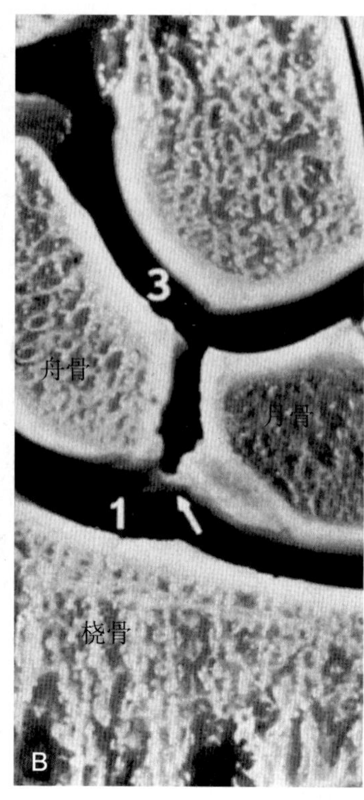


**图 17-6** 各间室的相通。

A 在老年人，三角纤维软骨的穿孔（箭头）使桡腕间室（1）与下桡尺间室（2）相通（冠状切面）。

B 在老年人，近排腕骨之间的骨间韧带的穿孔（箭头）使桡腕间室（1）与腕中间室（3）相通（冠状切面）。

桡腕间室X线造影片上得到证实。在30%[15]和60%尸体[10]的解剖标本切片上也得出相似的结果。这种相通源于三角纤维软骨的全厚度缺陷，这在老年人中更常见，与软骨的退化有关。在腕关节造影检查中往往不能发现这种结构内的小缺陷。

**2) 桡腕间室和腕中间室之间相通。**这两个间室之间的相通源于在近排腕骨之间走行的骨间韧带的全厚度缺陷。对老年人尸体腕关节的解剖研究发现舟月韧带的相通缺陷占40%，月骨三角骨韧带的相通缺陷占36%[10]。关节造影证实，13%尸体在桡腕间室和腕中间室之间存在相通[17]。

**3) 桡腕间室和豌豆骨三角骨间室之间相通。**34%的尸体腕关节解剖切片显示这两个间室之间相通[10]，这种相通可在关节造影片上证实[8,13,18,19]。

**4) 腕中间室、腕掌间室和掌骨间间室之间相通。**关节造影证实，腕中间室、总腕掌间室和掌骨间间室之间常见相通。与第一腕掌关节相通并不常见。

腕关节的运动是复杂的，与其中许多间室的相关改变有关[1,2,11-14,20-26,234,237]。腕关节屈曲发生在桡腕关节和腕中关节，特别是桡腕关节[295]。腕关节伸展时运动也发生在桡腕关节和腕中关节，而且桡腕关节运动较大[295]。手的内收或尺偏主要发生在桡腕间室，而外展或桡偏主要发生在腕中间室。总腕掌间室和掌骨间间室的运动差不多只限于一个关节面在邻近关节面上的轻微滑动。这种运动在第四和第五指最明显。第一腕掌关节的运动包括拇指的屈曲、伸展、外展、内收、旋转和环动[14, 22, 23, 233]。手的旋前和旋后源于下桡尺关节和上桡尺关节的运动。

从桡骨和尺骨向腕骨走行的各种韧带使腕关节的关节囊得到增强[238]。尽管目前还没有对这些结构的标准命名，但背侧和掌侧的桡腕韧带和尺腕韧带已得到证实（见第65章）。副韧带，特别是桡侧副韧带和尺侧副韧带的近侧或桡骨舟骨部分，也增强了腕关节的关节囊，不过它们的作用不如肘关节和膝关节的副韧带那么重要。尺侧副韧带从尺骨茎突向三角骨和豌豆骨延伸。尺骨茎突的尖端没有韧带附着。豌豆骨钩状骨韧带和豌豆骨掌骨韧带连接豌豆骨、钩状骨的钩和第五掌骨的基底部。

伸肌腱横越腕关节背侧，有滑膜鞘包绕（图17-7）。背侧腕韧带附着于邻近的桡骨和尺骨，形成了6个独立的间室或腱鞘束。屈肌腱有滑膜鞘包绕，在腕关节的掌面通过腕管（图17-8）。

腕关节附近的某些组织平面在文献中已引起重

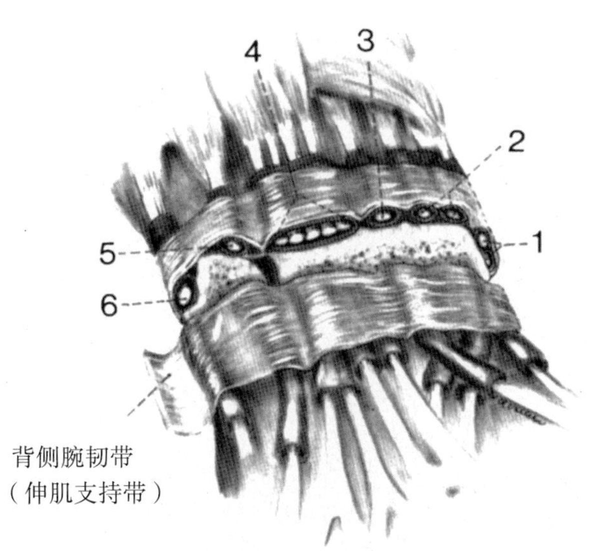


**图 17-7** 伸肌腱及其腱鞘。图上示出有滑膜鞘包绕的背侧腕韧带和伸肌腱，滑膜鞘在腕关节背侧的6个独立的间室内走行。这些间室是由背侧腕韧带在桡骨和尺骨的后面和侧面的孤立附着形成的。尺侧腕伸肌腱及其腱鞘在内侧间室（6）内，紧靠尺骨的后表面。（From Resnick D:Med Radiogr Photogr *52*:50,1976.）

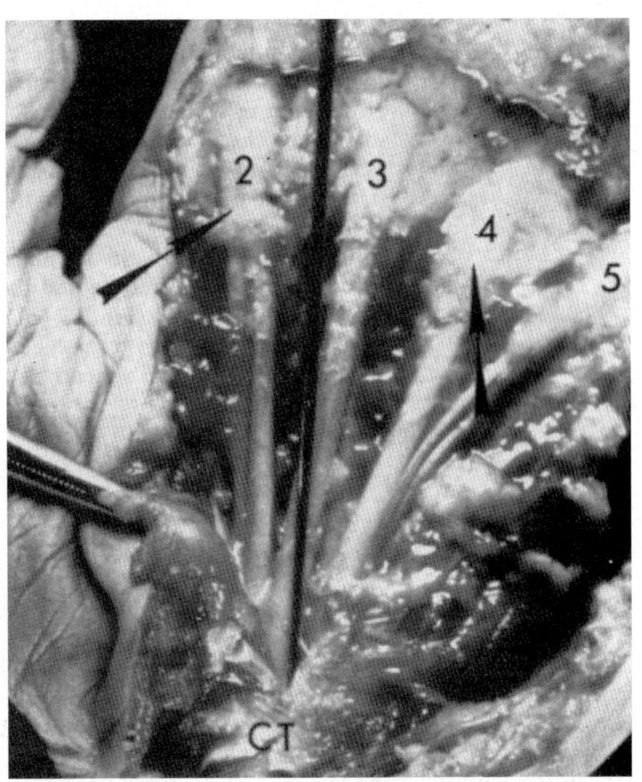


**图 17-8** 屈肌腱及其腱鞘。腕关节掌面的解剖图片显示出屈肌健在腕管（CT）内于屈肌支持带下方走行。当它们进入掌指关节（2～5）时，肌腱有滑膜鞘（箭头）包绕。（From Resnick D:Med Radiogr Photogr *52*:50,1976.）

视。舟骨脂肪垫[27]是桡侧副韧带与拇长展肌和拇短伸肌滑膜鞘之间的脂肪聚集，呈三角形或线形（图17-9）。在X线片上，这个脂肪垫可产生一条透光的细线或三角形，与舟骨外侧面相平行。在小于11或12岁的儿童中辨认起来更为困难。据报道，这一脂肪平面的消失、变淡或移位常见于舟骨、桡骨茎突和第一掌骨近端的急性骨折[27, 239]。

第二个重要的软组织界标是位于旋前方肌与指深屈肌腱之间的脂肪平面[28]（图17-10）。在侧位X线片上，几乎所有人，从婴儿到老年，这一脂肪垫在腕关节的掌面均会产生一个透光区，在桡骨和尺骨的远端下方呈现一条微凸的曲线。旋前方肌脂肪垫的移位、旋转或消失见于桡骨和尺骨远端骨折、骨髓炎以及腕关节和脓毒性关节炎的报道[28, 29]。

# 第二节　掌指关节

## 一、骨性解剖

在掌指关节，掌骨头与近节指骨相关节（图17-11）。内侧的4块掌骨并行排列，第一掌骨位于比较偏前的平面，沿其长轴可向内侧旋转90°[1]。以这种方式，拇指的背侧面朝向桡侧，而尺侧面则朝上。这个位置可以使拇指在屈曲和旋转时与其他4块掌骨相对合[22, 23]。

掌骨头光滑、圆润，在掌侧面比背侧面延伸得更远[30]。在掌侧面，掌骨头的关节面以与踝关节类似的方式被分割开。与其他掌骨相比，第一掌骨的头不那么凸，它有两个掌侧关节隆起，与籽骨相关。所有的掌骨头都有结节，这些结节位于掌骨头的两侧，在此处掌骨体背侧面扩展至掌骨头上。副韧带附着于掌骨结节上。指骨的基底部有凹面、卵圆形关节面，与掌骨头相关节。

## 二、软组织解剖

掌骨和指骨的骨性表面上有关节软骨覆盖[30]，掌骨头的关节缘有滑膜附着[31]（图17-12）。这层滑膜在掌骨头和掌骨颈的掌侧面特别显著。掌指关节的关节囊有些松弛，以允许近节指骨活动。关节囊一端附着于隆起的骨嵴上，包绕着掌骨头的光滑关节面；另一端附着于指骨基底部关节面周围的骨缘

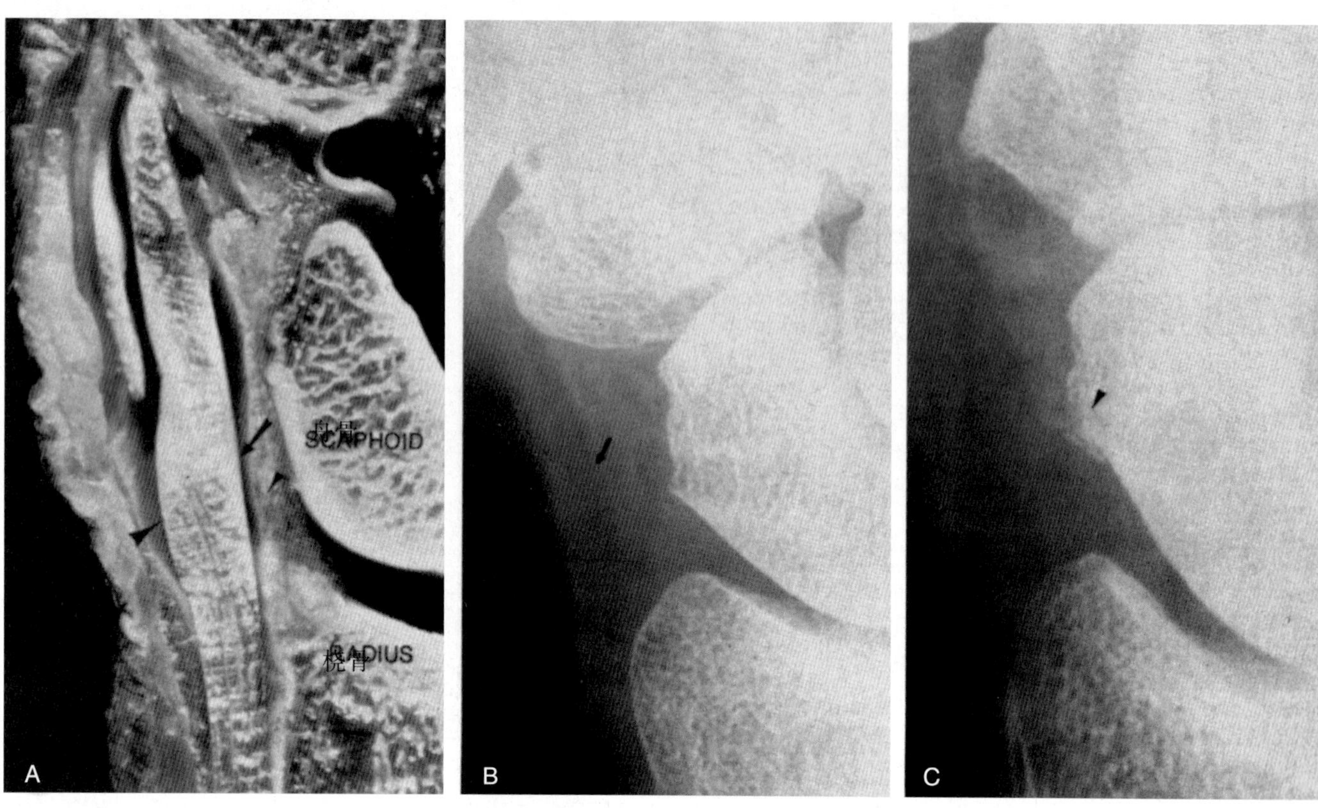


图 17-9 舟骨脂肪垫。

A 腕关节桡侧的冠状切面。图中可见位于桡侧副韧带（小三角箭头）与滑膜鞘之间的脂肪平面（箭头）以及拇长展肌腱和拇短伸肌腱（大三角箭头）的位置。

B 在正常 X 线片上，舟骨脂肪垫（箭头）形成一个与舟骨侧面平行的三角形或线形的透亮区。

C 这一脂肪平面可能会被邻近骨的急性骨折所掩遮，在这个病人，舟骨的微小骨折（三角箭头）导致了舟骨脂肪垫的消失。

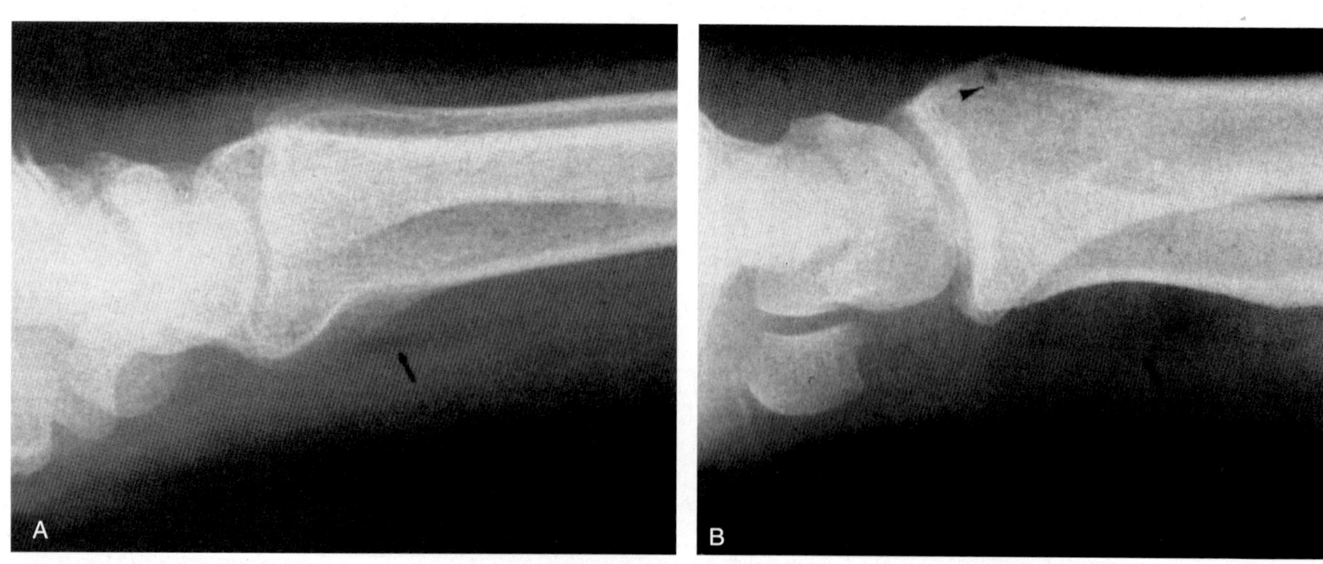


图 17-10 旋前肌脂肪垫。

A 正常情况下，位于旋前方与指深屈肌腱之间的脂肪平面在腕关节掌面会形成一个透亮区（箭头）。

B 骨折时，如桡骨远端的微小骨折（三角箭头），这一脂肪平面可能变得模糊或移位（箭头）。

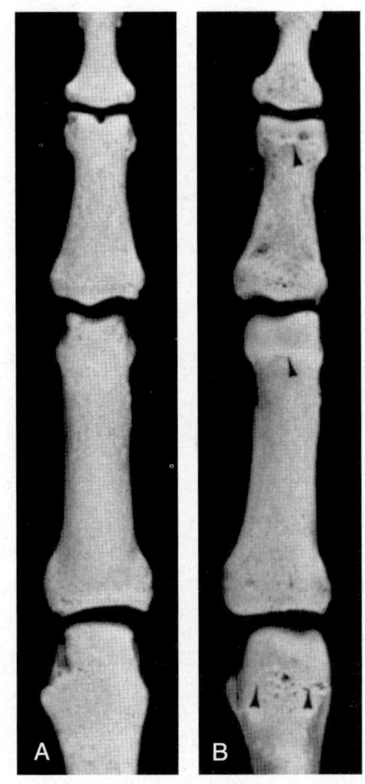


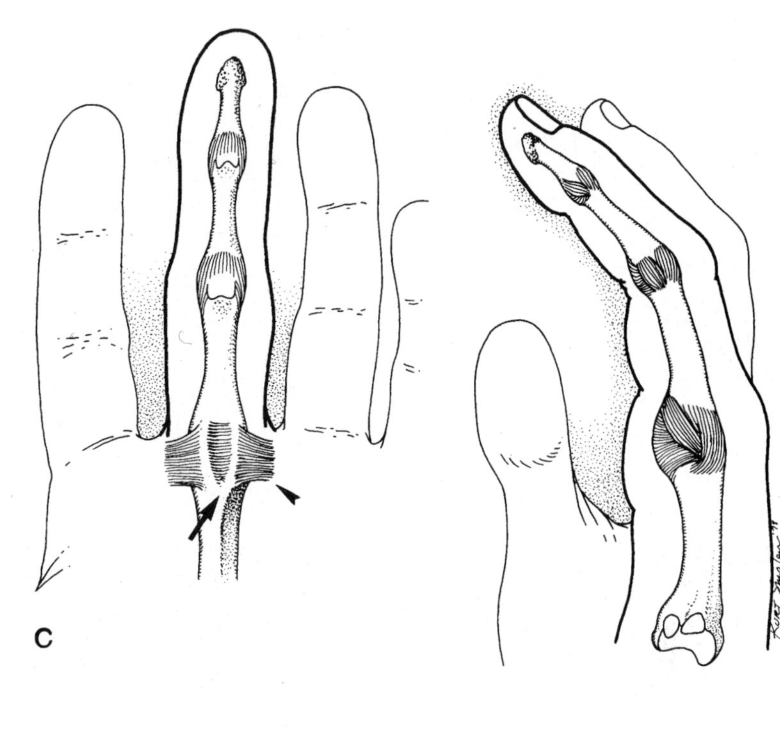


**图 17–11**　掌骨与指骨：骨性解剖。

**A，B**　第三掌骨与指骨的背侧面观（A）和掌侧面观（B）。图中可见在掌骨头和指骨（三角箭头）的掌侧关节面更宽大。

**C**　第三指的掌指关节与指骨间关节的掌侧面和内侧面观。示出深部走行的掌骨韧带（三角箭头）及其供屈肌腱走行的中央沟（箭头）以及指骨间关节的关节囊。

上。在掌指关节的背侧面，纤维关节囊较薄；在这个部位，滑膜囊将关节囊与伸肌腱分隔开。

每一个掌指关节都有一条掌侧韧带和两条侧副韧带[1, 2, 12]。掌侧韧带位于该关节的掌侧面，牢固地附着于近端指骨基底部，并松弛的与掌骨颈相连。掌侧韧带侧方与副韧带融合，掌侧与深部横行的掌骨韧带融合，与第二到第五掌指关节的指骨韧带相连。掌侧韧带也呈沟状，供屈肌腱通过，屈肌腱的纤维鞘附着于沟的边缘。侧副韧带在侧方增强了纤维关节囊。这些韧带从所附着的掌骨的桡尺关节面上的后结节和陷凹处向近节指骨的基底部斜向走行。

掌指关节的主动运动，包括屈曲、伸展、内收、外展、环动和有限的转动。从属运动包括旋转、滑动和分离。通常情况下，与其他掌指关节相比，拇指的掌指关节伸展运动较少；拇指的运动发生在两个平面上，一个与手平面平行，另一个与第一个平面垂直[22, 23, 240]。

# 第三节　指骨间关节

## 一、骨性解剖

指骨间关节包括4个远侧指骨间关节、4个近侧指骨间关节和一个拇指的指骨间关节。

在近侧指骨间关节，近节指骨的头与邻近的中节指骨基部相关节。指骨头的关节面较宽（从一边到另一边），有中间沟，两侧的边缘供副韧带附着。中节指骨的基部有隆起，可嵌入近节指骨头上的沟内。

在远侧指骨间关节，中节指骨的头与远节指骨的基部相关节。中节指骨头与近节指骨头相似，在构型上为滑轮样，适应于相邻指骨的基底部。此指骨基底部相对较大。

拇指的指骨间关节分隔开拇指的近节和远节。

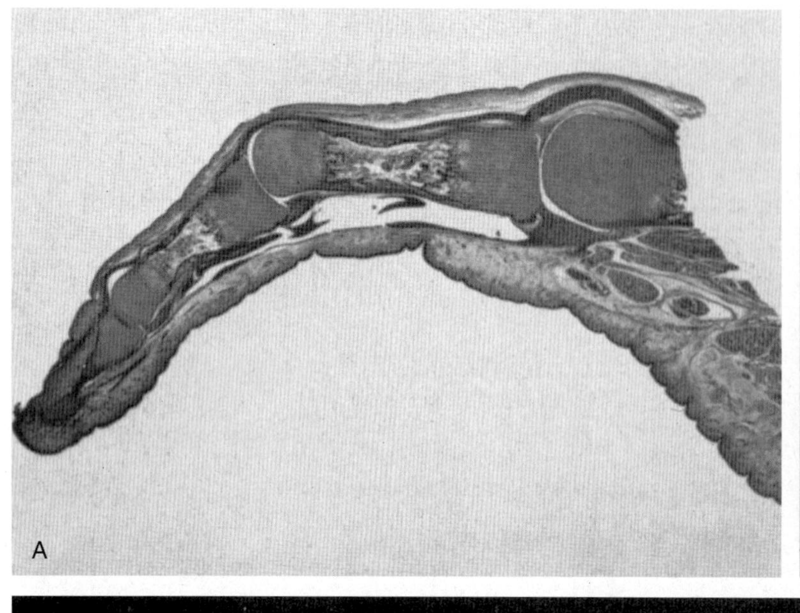


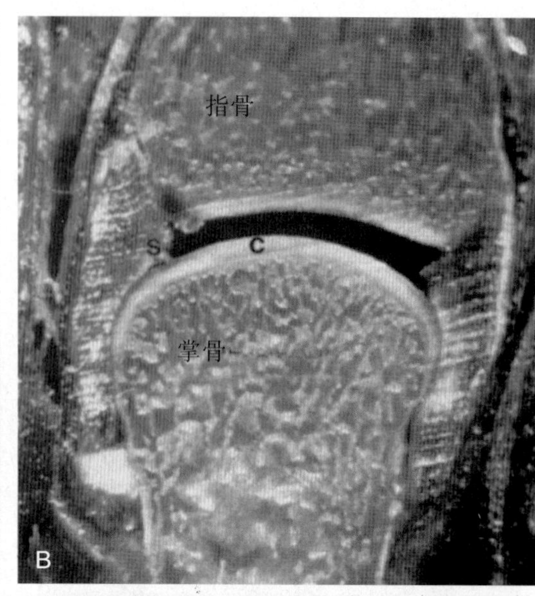


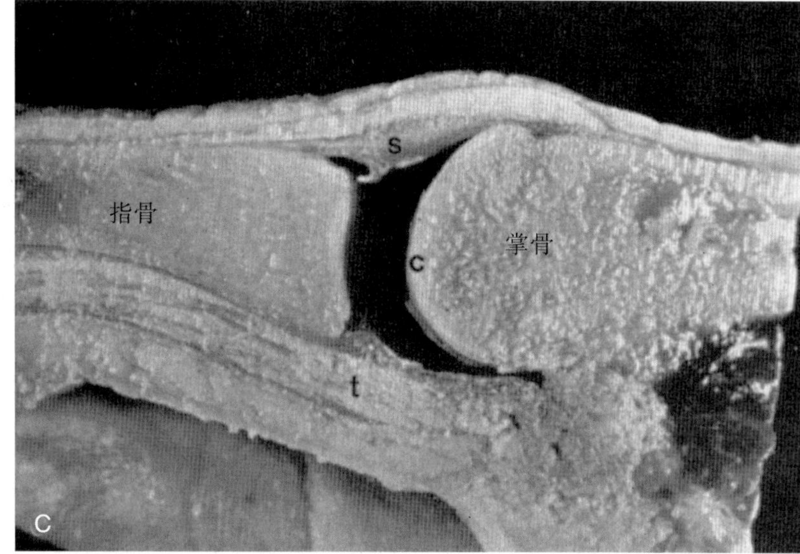


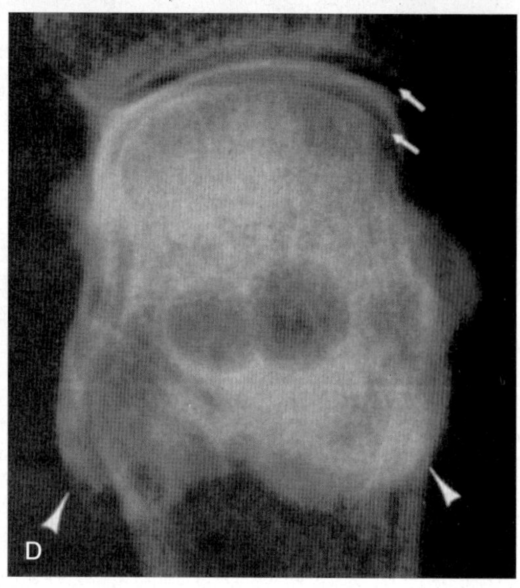


图 17–12 掌指关节与指骨间关节：正常发育及解剖。

A 发育阶段，这根手指的矢状切面（20 ×）清晰地示出这些关节位于未骨化的掌骨与指骨骨骺之间。

B，C 掌指关节。冠状切面（B）和矢状切面（C）。图中可见关节腔、软骨（c）、膜（s）和屈肌腱（t）。

D 在掌指关节的 X 线造影片上，造影剂充盈的关节腔近端（三角箭头）清晰可见。图中可见掌骨头与近节指骨的透 X 线软骨（箭头）。

拇指的指骨与其他手指的指骨在结构上类似，但总的来说比其他指骨短且宽。

## 二、软组织解剖

对合的骨表面有关节软骨覆盖。有纤维关节囊包绕着关节，纤维关节囊的内表面有滑膜，滑膜延伸至囊内无关节软骨覆盖的骨上[31, 32]。在指骨间关节，关节的背侧和掌侧关节面的近端均有滑膜囊[32, 33]。指骨间关节有一条掌侧韧带和两条副韧带，在解剖上与掌指关节的韧带类似。指骨间关节的主动运动包括屈曲和伸展，屈伸运动都伴有小幅度的旋转运动，从属运动包括旋转、外展、内收和滑动[1, 2, 12, 32, 34]。

# 第四节 桡尺骨韧带联合（中桡尺关节）

桡骨干和尺骨干由骨间膜连接，骨间膜的纤维从桡骨到尺骨沿内下方走行。该膜起自桡骨粗隆下约3cm，延伸至腕部，有供各种骨间血管通过的孔道[229]。在桡骨与尺骨间隙两侧的骨上可找到骨嵴。

## 第五节　肘关节

肘关节有三个组成部分:（1）肱桡关节——肱骨头和桡骨头关节面之间的区域；（2）肱尺关节——肱骨滑车和尺骨滑车切迹之间的区域；（3）上桡尺关节或近侧桡尺关节——桡骨头及尺骨桡切迹与环状韧带之间的区域。尽管通常认为上桡尺关节或近侧桡尺关节是一个独立的关节，但一起讨论肘部的三个关节更方便。

### 一、骨性解剖

肘关节的骨结构包括桡骨和尺骨的近端以及肱骨的远端[1, 2]（图17–13）。

尺骨的近端有两个突起，尺骨鹰嘴和冠突。尺骨鹰嘴的后表面光滑，肱三头肌腱在此附着。其前表面是肘关节关节囊的附着位置。尺骨冠突有桡切迹，切迹下方为尺骨粗隆。

桡骨近端包括桡骨头、桡骨颈和桡骨粗隆。桡骨头呈盘状，有一个浅的碟形关节面，与肱骨头相关节。桡骨头环形关节面在内侧最大，与尺骨桡切迹相关节。桡骨颈光滑，是桡骨头下方的狭窄部分。桡骨粗隆位于桡骨颈的内侧面的下方。

肱骨远端关节面较宽大、平坦。关节面的内侧

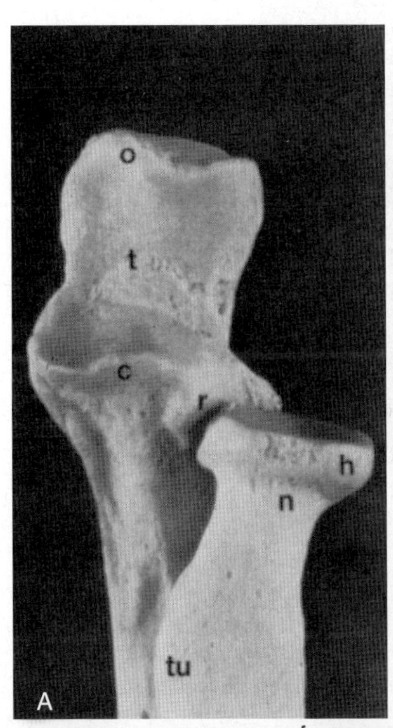


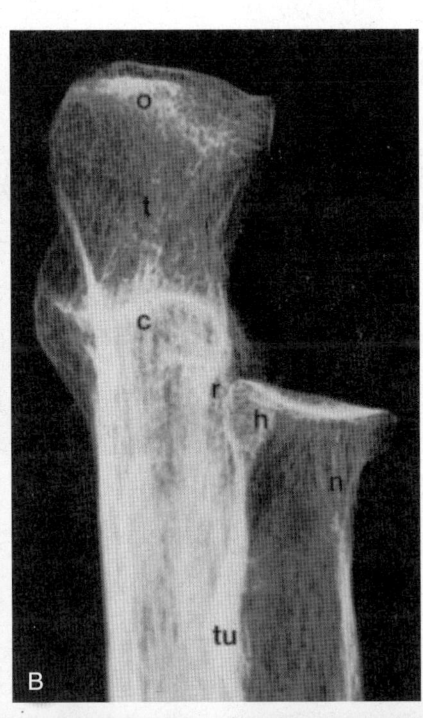


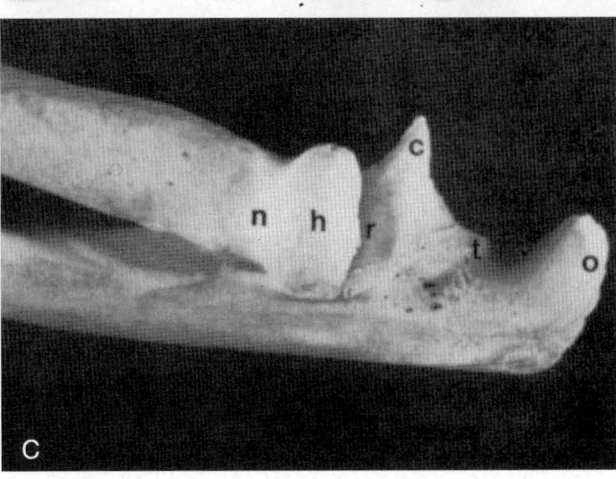


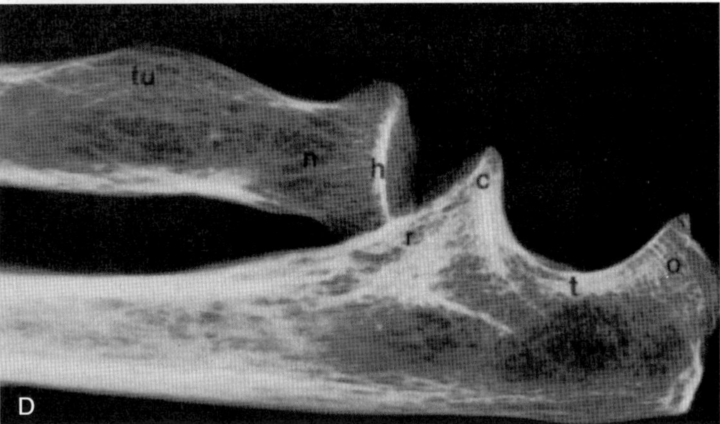


图17–13　肘关节：骨性解剖。

A,B　桡骨和尺骨前面观。图中示出尺骨鹰嘴(o)、尺骨冠突（c）、尺骨滑车切迹（t）、桡切迹（r）、桡骨头（h）、桡骨颈（n）和桡骨粗隆（tu）。

C,D　桡骨和尺骨侧面观。

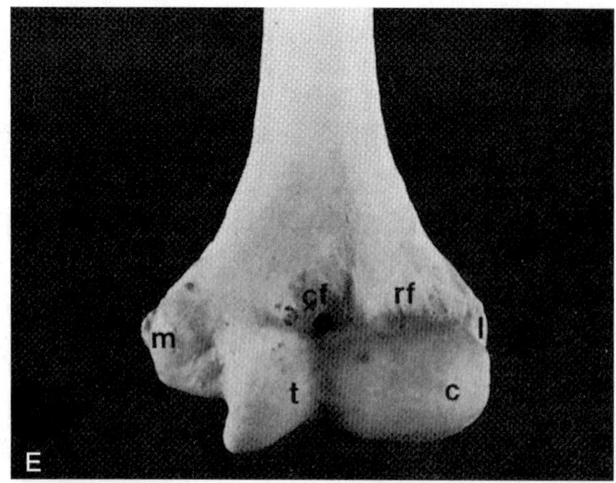


图 17–13 （续）

E–G 肱骨远端前面与后面观。前面观（E）显示出肱骨滑车（t）、肱骨头（c）、内上髁（m）、外上髁（l）、冠突窝（cf）与桡窝（rf）。后面观（F）（同样的构型）显示出同样的某些结构，还显示有鹰嘴窝（of）。前后位的X线片（G）显示出相关的骨性解剖。

H,I 肱骨远端侧面观。图中示出肱骨头（c）、外上髁（l）和外上髁缘（r）。尽管在侧面片上有结构的重叠，但也显示出冠突窝（cf）和鹰嘴窝（of）。

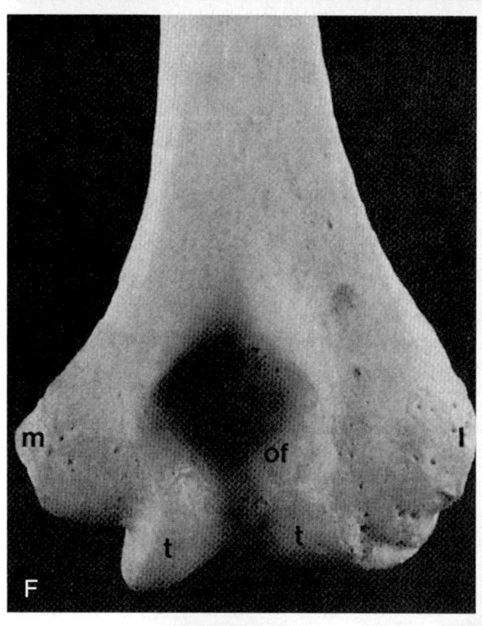


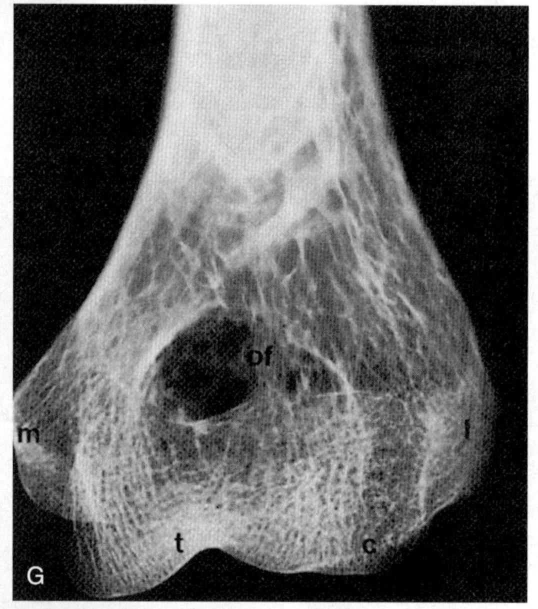


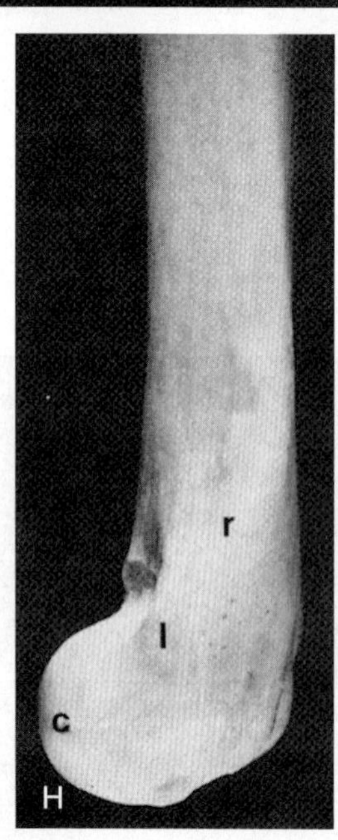


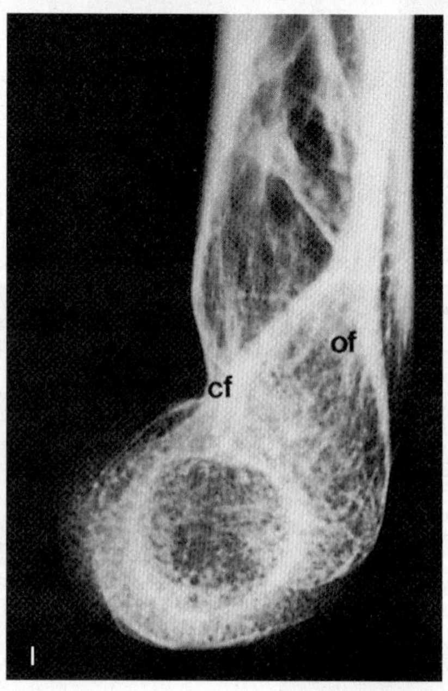

三分之一称为肱骨滑车，与尺骨相关节。肱骨滑车的外侧是肱骨头，与桡骨相关节。此沟位于肱骨滑车与肱骨头之间。在滑车上方，肱骨的后表面有一个凹陷区，称为鹰嘴窝；关节囊在肱骨后方的附着处位于此鹰嘴窝上方。冠突窝较小，位于肱骨的前表面的滑车上方，桡窝与冠突窝邻近，位于肱骨头上方。关节囊在肱骨前方的附着处位于桡窝与冠突窝上方。肘关节完全伸展时，鹰嘴的尖端位于鹰嘴窝内；而肘关节屈曲时，尺骨冠突位于冠突窝内，桡骨头的边缘位于桡窝内。

肱骨远端钝的骨性突起为肱骨内上髁。内上髁的后方光滑表面有尺神经斜行通过。内上髁的前表面是前臂屈肌浅层的附着处。肱骨外上髁位于肱骨远端的外侧面。外上髁的外侧面和前面是前臂伸肌浅层的起始部。

桡骨、尺骨和肱骨的对合关节面的和谐程度随肘关节处于不同的位置而改变。当前臂处于完全旋后和完全旋前之间的中立位置而且肘关节屈曲成直角时[2]，最为和谐。伸肘时，滑车的下后关节面与尺骨接触；屈肘时，尺骨滑车切迹在尺骨的前表面向前滑动，露出尺骨的后关节面。肱骨头和桡骨头呈相补曲线状，中立位时，桡骨头和肱骨头会广泛相互接触。

X线片上，肘关节轴位的解剖关系已有描述[5]。肘关节的臂外偏角是肱骨干的纵轴和尺骨干的纵轴在桡侧测量时相交而成的钝角。男性臂外偏角的平均值为169°（154°～178°）；女性为167°（158°～178°）。肱骨角是由沿肱骨纵轴的直线与沿肱骨滑车和肱骨头关节面的切线方向画的第二条线相交而成。男性肱骨角的平均值为85°（77°～95°）；女性为83°（72°～91°）。尺骨角是由沿尺骨纵轴的直线与沿肱骨滑车和肱骨头关节面的切线方向画的第二条线相交而成。男性尺骨角的平均值为84°（74°～99°）；女性为84°（72°～93°）。

## 二、软组织解剖

肱骨的关节面包含滑车、球形的肱骨头以及它们之间的沟[1, 2]（图17-14）。其上有连续的关节软骨层覆盖。尺侧的关节面是尺骨滑车切迹。此切迹有软骨覆盖，软骨横行穿越其最深部表面。尺骨滑车切迹和肱骨滑车相关节。桡侧的关节面是桡骨头，桡骨头有关节软骨覆盖。软骨与沿桡骨头边缘的软

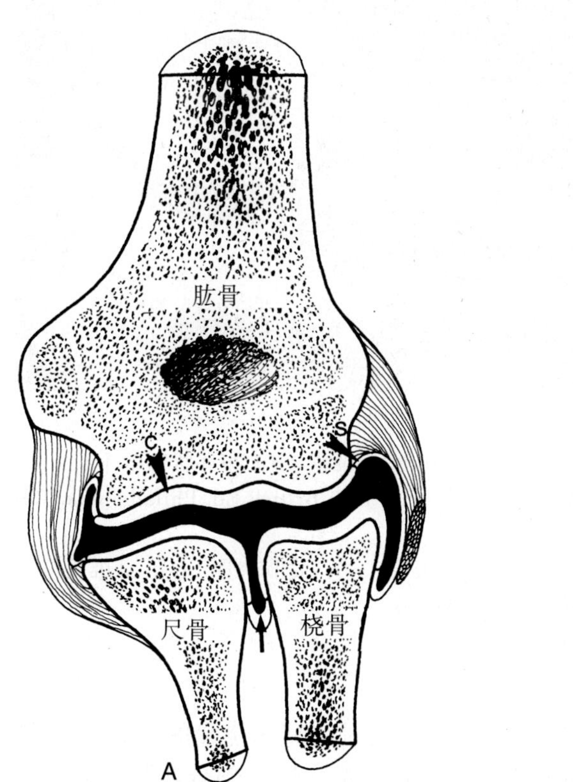


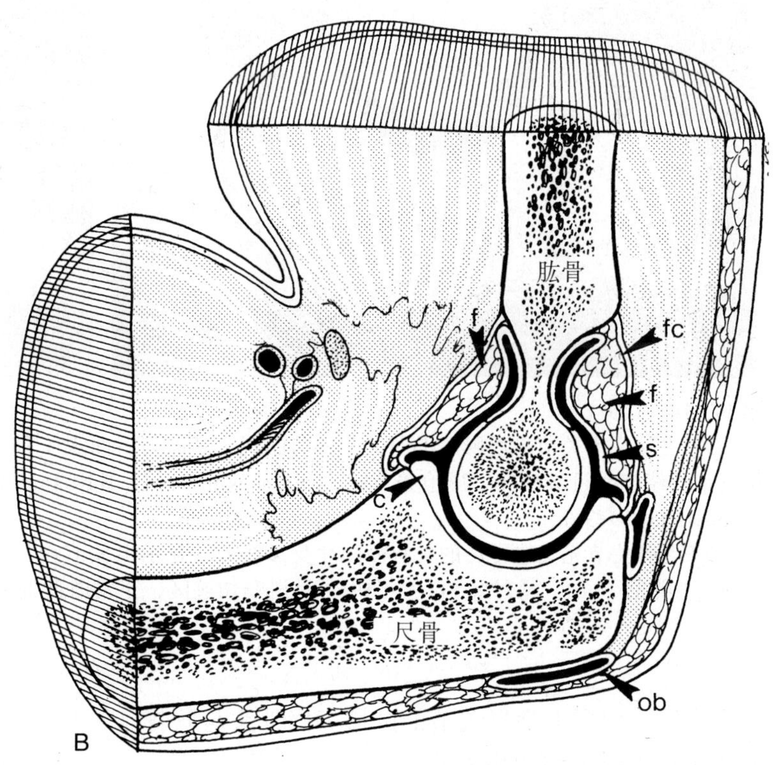


**图17-14** 肘关节：正常解剖。冠状切面（A）与矢状切面（B）。图中示出滑膜（s）、关节软骨（c）、纤维关节囊（fc）、前后脂肪垫（f）和鹰嘴滑膜囊（ob）。肘关节在桡骨和尺骨之间的延伸部即为上桡尺关节（箭头）。

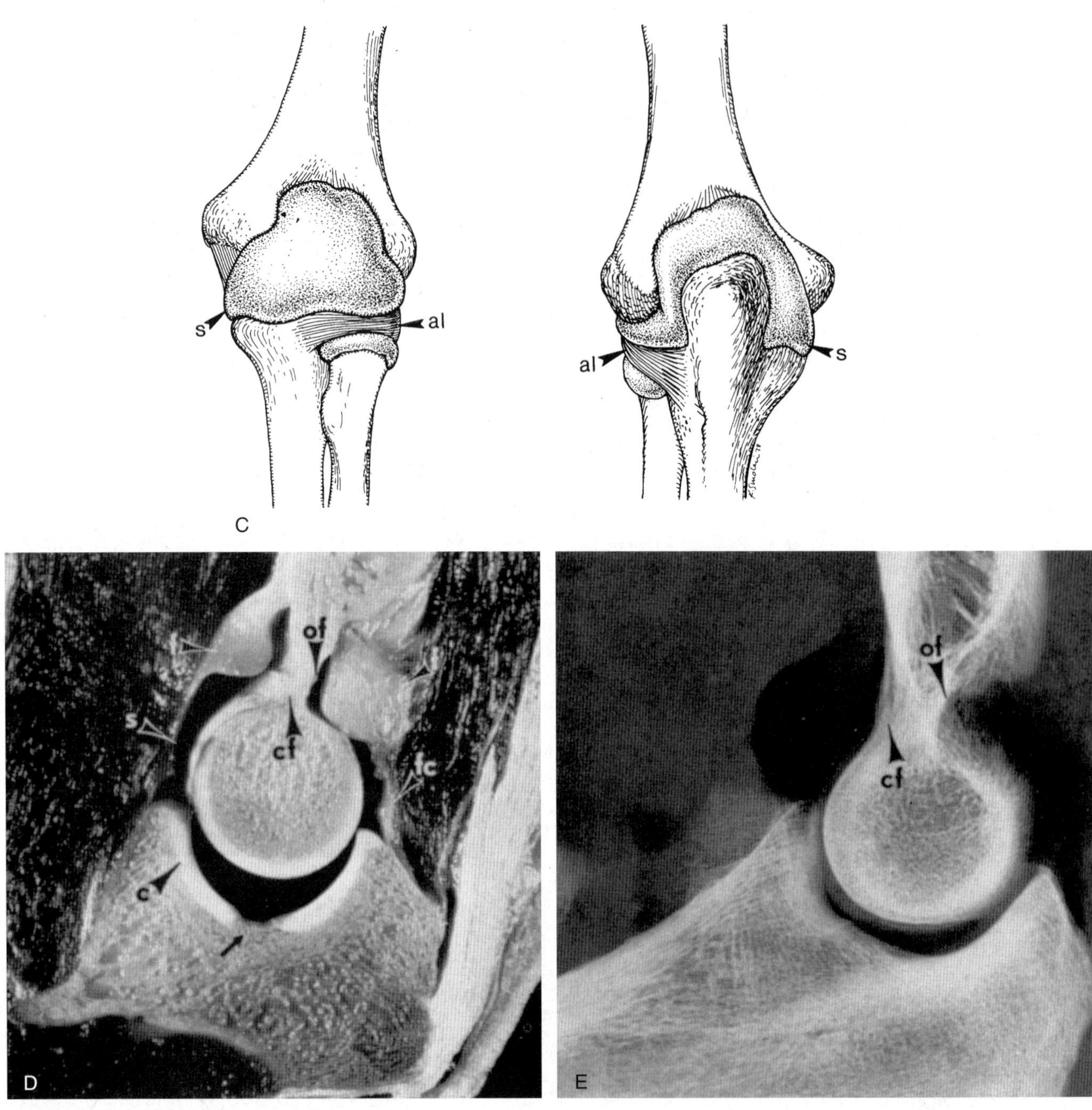


图 17–14 （续）

C 去除纤维关节囊后膨胀的肘关节的前面观（左）与后面观（右）示意图。图中示出滑膜（s）和环状韧带（al），环状韧带环绕桡骨近端延伸，压迫关节腔。（From Warwick R, Williams P: Gray's Anatomy. 15th British Ed. Philadelphia, WB Saunders Co.1973.）

D,E 肘关节充气造影后的矢状面图片及 X 线片，显示出关节腔、脂肪垫（f）、滑膜（s）、关节软骨（c）、纤维关节囊（fc）、鹰嘴窝（of）、冠突窝（cf）。图中可见滑车切迹区，正常时此处浸有软骨（箭头）。

骨相连续，包含上桡尺关节的区域。桡骨头与肱骨头和肱骨头滑车间沟相关节。

一个纤维关节囊完整地包绕着肘关节。纤维关节囊的前面部分较宽、薄且弱，附着处包括肱骨前面（沿肱骨内上髁以及冠突窝和桡窝的上方）、尺骨冠突的前表面和环状韧带。后面部分薄且弱，向上附着于肱骨的后表面（在肱骨头的后方、鹰嘴窝和内上髁。其下内侧部分附着于鹰嘴的上外侧缘。其外侧部分与上桡尺关节的关节囊相延续。纤维关节囊在关节的两侧由桡侧和尺侧副韧带增强。

肘关节的滑膜内衬于纤维关节囊和环状韧带的深面。其起自肱骨的关节面，并于尺骨鹰嘴、桡窝、冠突窝和滑车内表面相接触。滑膜皱襞突入到桡骨与尺骨之间的关节内，部分地将关节分为肱尺部分和肱桡部分[1]。

纤维关节囊与滑膜之间有一些脂肪垫（图17–15）。脂肪垫邻近桡骨和尺骨之间的滑膜皱襞，并覆盖于尺骨鹰嘴窝、冠突窝和桡窝的上方。这些脂肪垫在滑膜外但在纤维关节囊内，是X线片上的标志[35–40]。在侧位像上，前方的透亮区代表桡窝和冠突窝脂肪垫的总和。肘关节伸展时，这些脂肪垫被前臂的肌肉压入到相应的窝内。后方的透亮区代表鹰嘴窝脂肪垫。肘关节屈曲时，其被肱三头肌压入到鹰嘴窝内。肘关节屈曲大约90° 时的侧位像上，前方的脂肪垫通常呈泪滴状，位于肱骨远端前方。正常时在屈曲位肘关节的X线片上看不到后方的脂肪垫，其偶然出现在X线片上可能表明脂肪垫的异常增大或影像投照时稍有倾斜[37]。任何关节内的突起如伴有团块状物质或液体则会产生一种“脂肪垫阳性征”，其特征是前后方脂肪垫抬高并移位。很多疾病可有这种表现[40]。

桡侧和尺侧副韧带增强了纤维关节囊[290]。桡侧或外侧副韧带上方附着于肱骨外上髁，下方附着于尺骨桡切迹和环状韧带。它有尺侧副韧带的一些组成成分，最近强调这是肘关节的一个重要稳定因素（见第65章）。尺侧或内侧副韧带由三束不同的纤维束组成，彼此之间相连续。前束（在功能上最为重要）起自肱骨内上髁的前面，止于冠突的内缘（即异形结节）；后束起自肱骨内上髁的后面，止于尺骨鹰嘴的内缘；薄的中间束起自肱骨内上髁，在冠突和鹰嘴通过横的或斜的纤维束与前束和后束融合。

上桡尺关节位于肱骨头与骨纤维环之间，骨纤维环由环状韧带和尺骨桡切迹形成。尺骨桡切迹衬有关节软骨，此软骨与尺骨滑车切迹下方的软骨相连续。桡骨头也有软骨覆盖。环状韧带前方附着于尺骨桡切迹的前缘，它环围桡骨头，后方有一些纤维束，附着于桡切迹后缘附近的尺骨上。环状韧带的上部衬有纤维软骨，其与桡骨头的环状关节面相对合。环状韧带的下部有滑膜覆盖，其向下延伸至桡骨颈。方形韧带为薄的纤维层，覆盖在滑膜上[41]。

在肘关节的X线片上可发现多个关节囊外脂肪平面。关节囊外脂肪在前后位像上可呈现为一条透亮线，紧靠肱骨头的外侧面，向下延续至桡骨头和桡骨颈的外侧面上方[42]。在这一脂肪平面的外侧，于旋后肌的上方可在此投照位看到另一个脂肪平面。侧位像上，旋后肌上方的正常脂肪平面可表现为一条透亮线，长为4～5cm，与桡骨头、桡骨颈及上段桡骨干相平行[43]。这一脂肪平面的改变在多种肘关节疾病中均有报道。

沿肘关节的后面，一个皮下的滑膜囊即鹰嘴囊将皮肤和尺骨鹰嘴分开（图17–16）。这一滑膜囊有滑膜内衬，可通过造影剂显示，它就像鹰嘴突上的一个帽[44]。

肘关节的主动运动包括屈曲和伸展。从属运动包括轻微的旋转运动、尺骨的外展和内收以及桡骨头在肱骨头上的前后运动。旋前和旋后部分是由上桡尺关节运动引起的。

## 第六节　盂肱关节

盂肱关节位于大致半球形的肱骨头和肩胛骨关节盂的浅腔之间。盂肱关节的稳定性有限，主要有两个原因：与相邻的肱骨头相比肩胛骨的“窝”比较小，这就造成对合骨表面的内在稳定性较差；盂肱关节的关节囊很松弛，对稳定关节只提供很小的额外支持[241]。盂肱关节的稳定由周围的肌腱、肌肉、韧带和盂唇维持（见第65章）[45, 46]。

### 一、骨性解剖

肱骨上端由肱骨头、大结节、小结节组成（图17–17）。当上肢位于体侧时，肱骨头朝向内上，稍向后方，与肩胛骨的关节盂相接触。肱骨头的下方为肱骨解剖颈，它为环绕肱骨的稍狭窄部分，将肱骨头与大小结节分隔开。肱骨解剖颈是盂肱关节关节囊韧带的附着部位。大结节位于肱骨近端外侧部。冈上肌和冈下肌的肌腱附着于它的上部，而小圆肌的肌腱附着于其后侧。小结节位于肱骨近端的前侧，解剖颈的正下方。肩胛下肌腱附着于此结构的内侧及小结节下方的肱骨颈上。大小结节之间是结节间沟（肱二头肌腱沟），其中走行有肱二头肌长头腱，表面覆盖有滑膜鞘，由大小结节间的一条横行韧带部分固定[242]。结节间沟粗糙的外侧缘有胸大肌肌腱

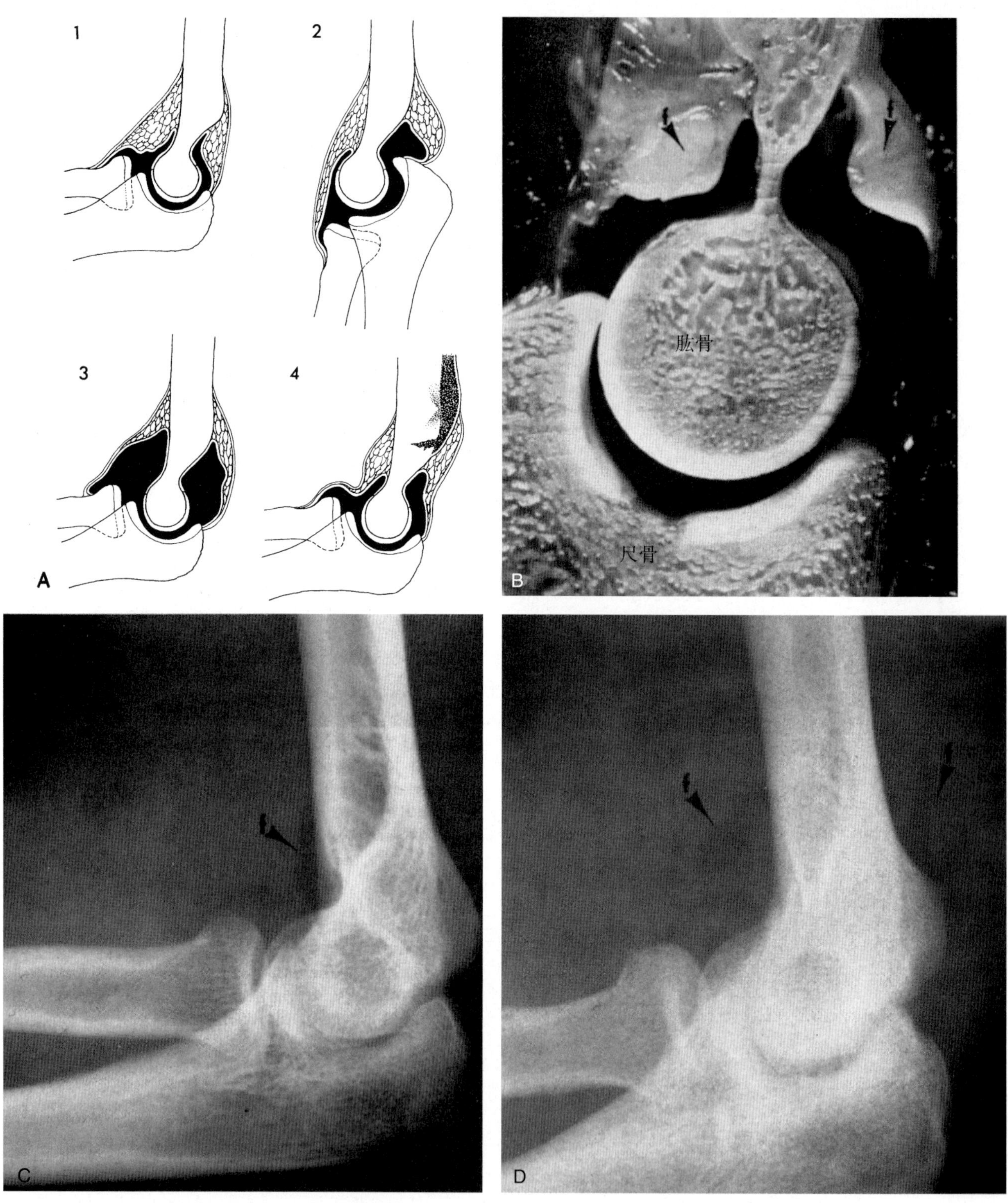


图 17–15 肘关节：脂肪垫的正常和异常表现。

A 正常和异常情况下前后脂肪垫的简图。正常时（1），滑膜外的前后脂肪垫紧靠肱骨远端。伸肘时（2），前方脂肪垫被紧紧压向肱骨，而肱骨和鹰嘴相接触使后方脂肪垫位置升高。关节内有渗出时（3），关节内的液体使前后脂肪垫位置都升高。肱骨远端骨折时（4），后方脂肪垫的位置会异常升高。（From Marphy WA, Siegel MJ: Radiology *124*:659,1977.）

B 充气后的肘关节矢状切面，显示出前后脂肪垫（f）的位置升高。

C 正常肘关节屈曲约 90° 时的 X 线片，前方脂肪垫（f）呈泪滴状，看不到后方脂肪垫。

D 关节内有渗出时，前后脂肪垫（f）位置都升高。前方脂肪垫呈帆状，但可看到后方脂肪垫。

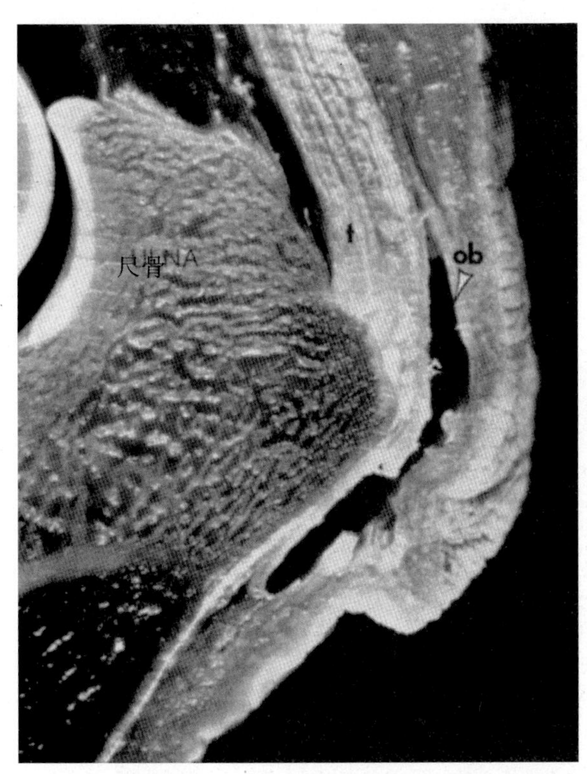


**图17-16**　鹰嘴滑膜囊。经过尺骨的矢状切面显示出内衬滑膜的鹰嘴囊（ob）位于皮肤和尺骨鹰嘴之间。图中可见三角肌腱（t）。

附着；结节间沟底部是背阔肌肌腱的起点；结节间沟内侧缘是大圆肌肌腱的附着部位。

浅的关节盂位于肩胛骨的外侧缘（图17-18）。尽管关节盂的骨性深度可有不同[45]，但有纤维软骨性的盂唇相环绕，稍微增加了关节盂的深度[243]。关节盂为近似平面或稍凹陷，有时为深的窝状外观。盂上结节位于关节盂上方，其上附着有肱二头肌长头腱。关节盂下方的骨性边缘增厚，为盂下结节，它是肱三头肌长头腱的附着部位。

盂肱关节在X线片上的标志已有描述[47]。当上肢外旋时，可估算出两条线的交角。第一条线沿肱骨纵轴线画出。第二条线为大结节顶点与肱骨干和肱骨头远端关节面结合处之间的连线。这两条线的交角男性平均值为60°(52°～70°)，女性平均值为62°(50°～70°)。盂肱关节面的宽度在关节盂中部通常小于6mm[48，244]。肩峰下间隙通常指肱骨头与肩峰下关节面之间的距离，成人为9～10mm；中年人如果这一间隙小于6mm则提示肩袖萎缩或撕裂[245]。肱骨扭转角度指肱骨上、下关节面之间的角度[1]。这个角度大约为164°，男性比女性大，成人比儿童大。

## 二、软组织解剖

关节盂与肱骨头的关节面有透明软骨覆盖（图17-19）。肱骨头上的软骨在中心部最厚，在周边部较薄，而关节盂处正好相反[1]。附着于关节盂边缘的纤维软骨性结构，即盂唇，增加了盂肱关节的稳定性（见第65章）[49]。

松弛纤维关节囊从关节盂唇环形关节面内侧或肩胛颈前面发出[241]。其在远端止于肱骨解剖颈与肱骨干骨膜。在特定部位，纤维关节囊可被与其紧密连接的肌腱和韧带增强；上方由冈上肌腱增强，下方由肱三头肌长头腱增强，前方由肩胛下肌腱增强，后方由冈下肌腱和小圆肌腱增强。冈上肌、冈下肌、小圆肌与肩胛下肌的肌腱组成一个套袖即肩袖，与纤维关节囊融合，并增强纤维关节囊[246]。喙肱韧带可增强关节囊上部，它位于（沿肱二头肌长头腱和上盂肱韧带）冈上肌腱与肩胛下肌腱之间的空隙内，此为旋转间隙。喙肱韧带起自喙突外侧缘，越过肱骨头，止于肱骨大结节。关节囊在前侧增厚，以组成上、中、下盂肱韧带[1，46]。这些韧带的末端部分融合成下盂肱韧带复合体。这些韧带及它们之间的隐窝在形态上可有不同（见第65章）。此外，纤维关节囊也被胸大肌腱和大圆肌腱的扩张部所增强。

纤维关节囊有三个开口部位[1]。前方开口位于喙突下方，使关节与肩胛下肌腱后方的滑膜囊（即肩胛下隐窝）相交通。第二处开口位于大小结节之间，以使肱二头肌长头腱通过。第三处开口位置易变，可位于后方，以使关节腔与冈下肌腱下方的滑膜囊相交通。

在纤维关节囊内表面衬有一层滑膜。它覆盖肱骨解剖颈，并延伸至肱骨头上的关节软骨。此滑膜向远端延伸，内衬于肱二头肌腱沟，并在肱二头肌腱处反折。

在盂肱关节周围存在有一些内衬滑膜的隐窝或滑膜囊。

**（1）肩胛下隐窝**。这个滑膜囊位于肩胛下肌腱与肩胛骨之间，通常通过一个位于上、中盂肱韧带之间的开口（但有时有变化）与关节相交通。这个滑膜囊在肩关节造影时显示比较明显，表现为造影剂在喙突下方的盂肱间隙的内侧呈舌状聚集[50]。当上肢内旋时其比较明显，外旋时则不太明显，因为外旋时肩胛下肌收缩会挤压此滑膜囊。

**（2）冈下肌腱滑膜囊**。此滑膜囊位置易变，将冈下肌腱与关节囊分开，并可与关节腔相交通。

**（3）肩峰下滑膜囊或三角肌下滑膜囊**。这是位于三角肌和关节囊之间重要的滑膜囊[51]。它在肩峰和喙肩韧带下延伸。肩袖将肩峰下滑膜囊与关节腔分开，它不与关节相交通，除非肩袖上有穿孔。这一滑膜囊周围的脂肪组织层在正常肩关节的X线片上已得到证实[52]，从肩峰下端和锁骨远端沿肱骨上端外缘延伸，表现为一处的新月形透亮区。这一脂肪层被定义为滑膜囊周边脂肪平面，在常规X线片、

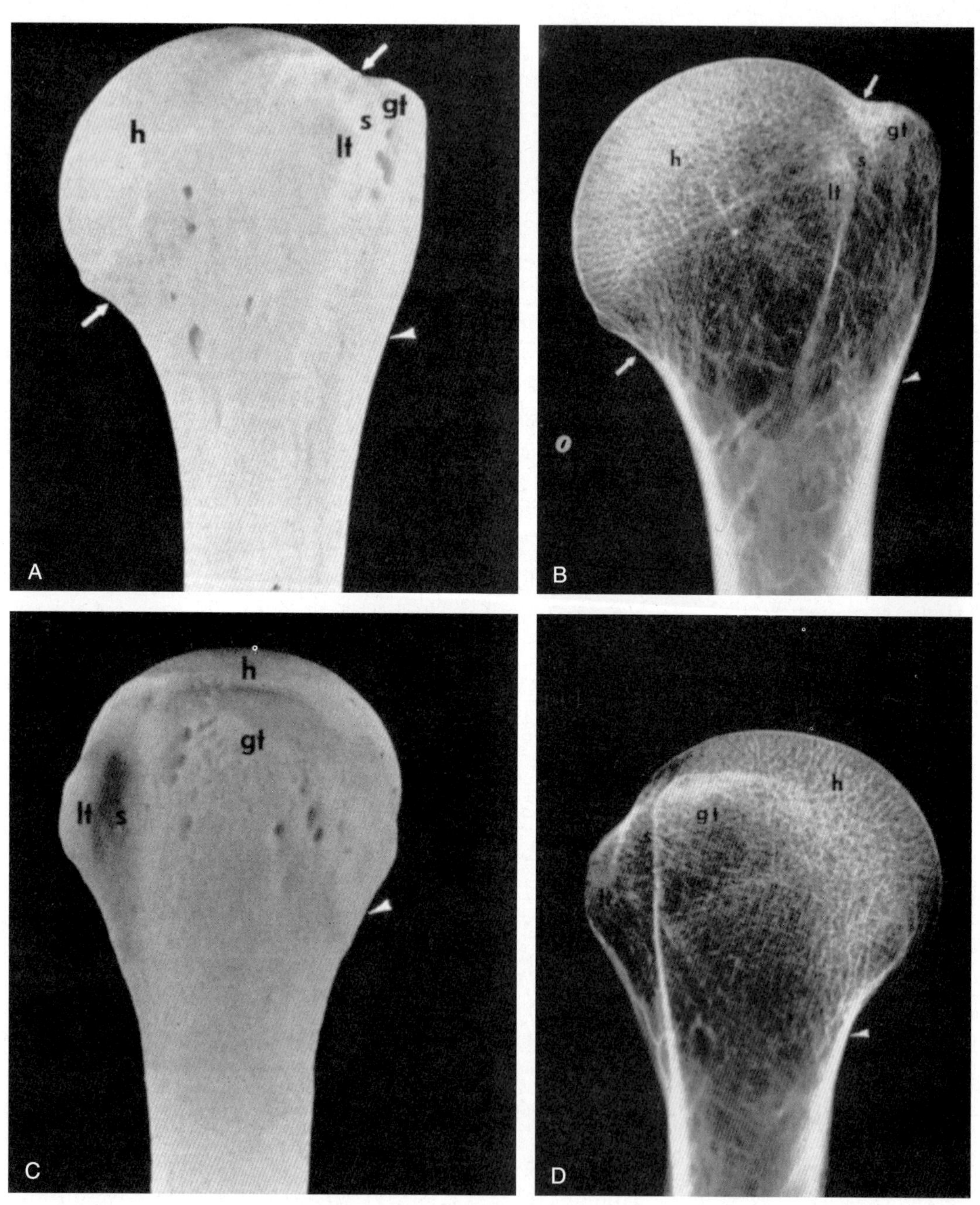


图 17–17 肱骨的近端：骨性解剖。

A，B 外旋位前面观。图中示出肱骨头（h）的关节面、大结节（gt）、小结节（lt）、结节间沟（s）、解剖颈（箭头）和外科颈（三角箭头）。

C，D 内旋位前面观。图中示出与图A和B相同的结构。小结节位于肱骨头内侧面，大结节位于肱骨头正面。

CT或MRI检查中这一脂肪层影的消失，可能是肩关节病理改变的继发指征[296]。

（4）**喙突下滑膜囊**。这个滑膜囊位于喙突下前方。它的大小可有变化，但通常不与盂肱关节相交通。喙突下滑膜囊可单独存在，或者与肩峰下（三角肌下）滑膜囊相交通。

（5）**肩峰上滑膜囊**。这个滑膜囊位于肩胛骨的肩峰上表面。

（6）**其他滑膜囊**。其他滑膜囊[1]可见于喙突与关节囊之间、喙肱肌后方、大圆肌与肱三头肌长头腱之间以及背阔肌周围。

盂肱关节在各种运动中都是主动运动，包括屈

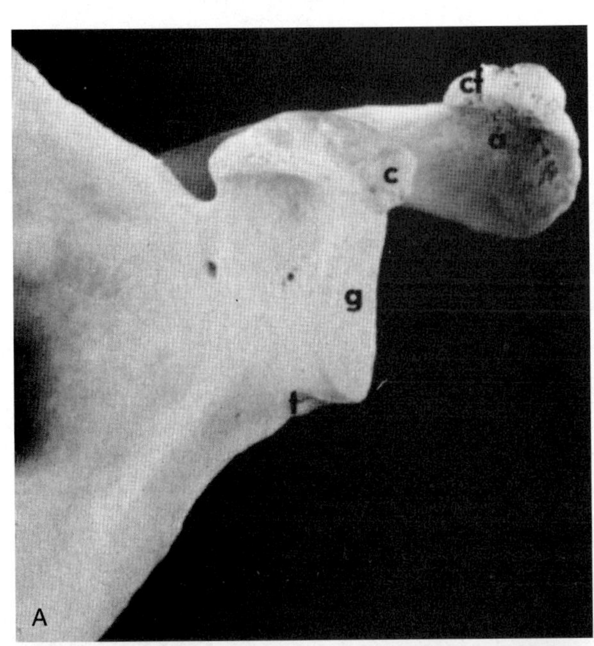


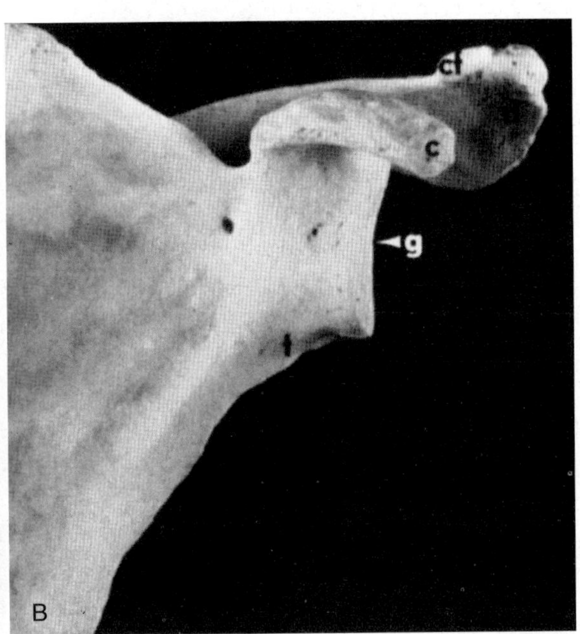


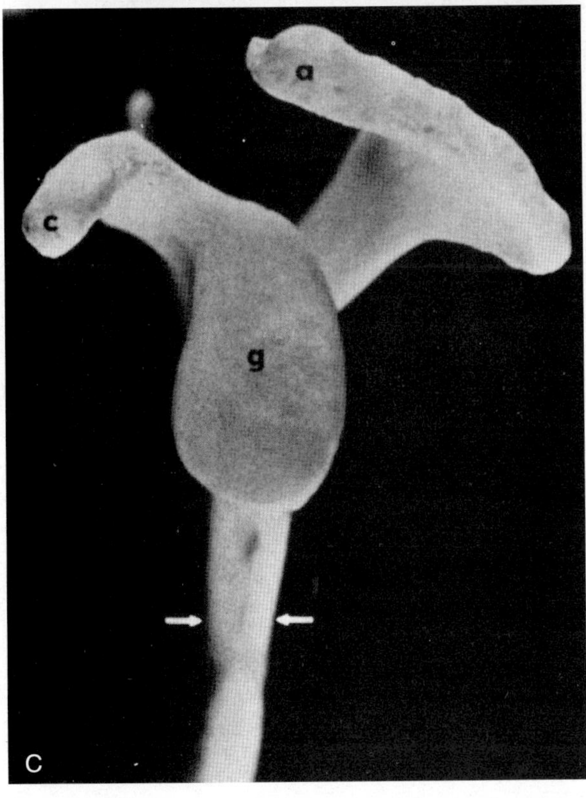


**图17–18**　肩胛骨：骨性解剖。

**A**　前面（肋骨面）观。肩关节前后位X线片摄片时保持位置不变所观察的肩胛骨所处位置。可见肩峰（a）、锁骨关节面（cf）、喙突（c）、关节盂（g）和盂下结节（t）。注意切线位不能显示关节盂。

**B**　前面（肋骨面）观。肩胛骨此时位于正前方投射位。可辨认出与图**A**相同的结构。此时切线位可显示关节盂。

**C**　外侧面观。显示出Y形肩胛骨，由外缘（箭头）、关节盂（g）、喙突（c）和肩峰（a）组成。

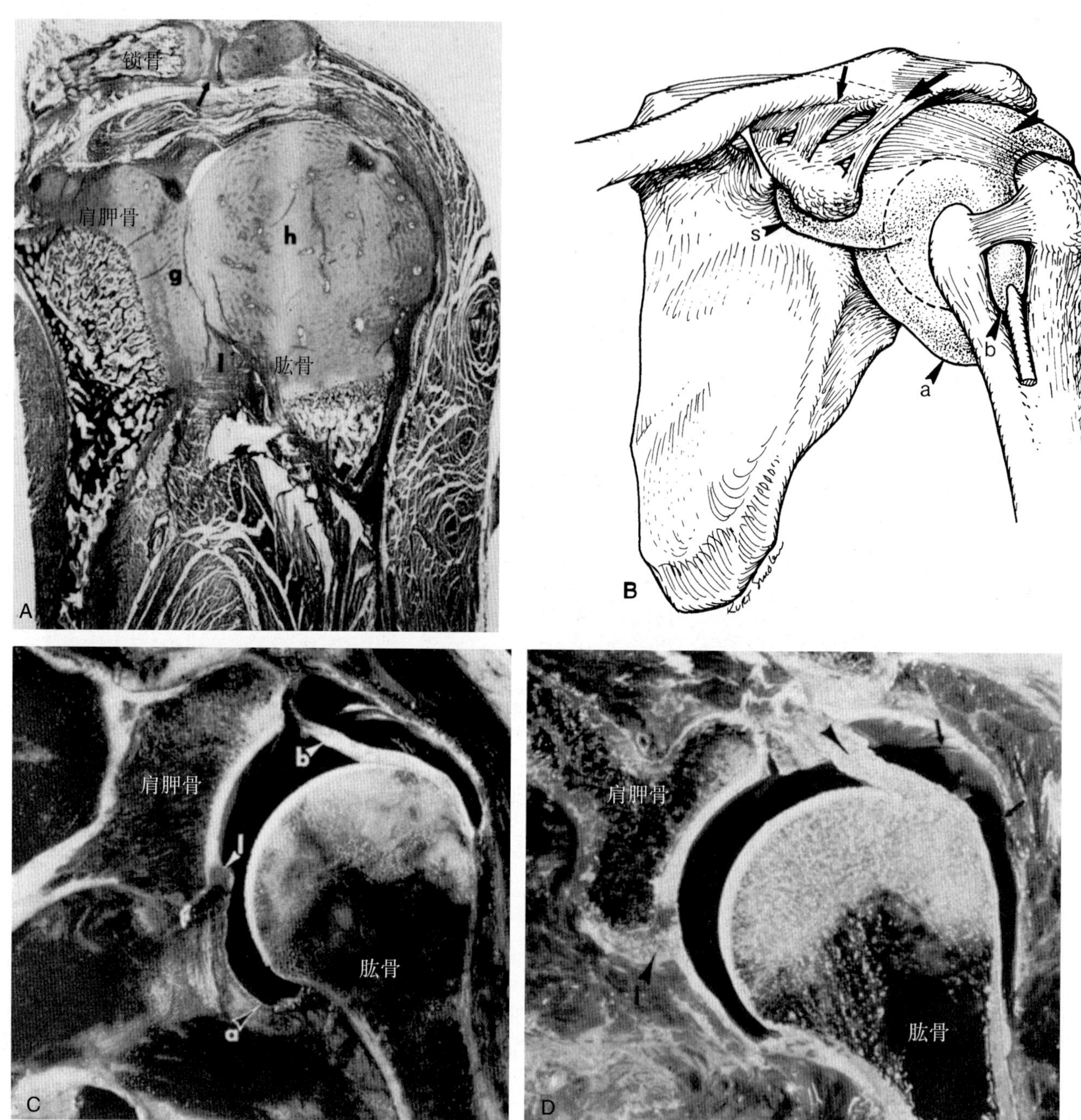


图 17-19 盂肱关节：正常发育和解剖。

A 一个发育中的盂肱关节冠状切面（20 ×），显示出位于未骨化肱骨头（h）和关节盂（g）之间的关节。其他结构还有位于肩峰和锁骨远端之间的肩锁关节（箭头）及盂唇（l）。

B 膨胀的盂肱关节前面观图片，显示出腋窝（a）、肩胛下隐窝（s）和肱二头肌腱表面的滑膜（b）。图中可见肩袖（三角箭头）、喙肩韧带（大箭头）和喙锁韧带（小箭头）。

C,D 盂肱关节充气后经不同部位的两张冠状切面图，显示出关节腔、腋窝（a）、肱二头肌长头腱（b）、盂唇（l）、肩袖（三角箭头）和肩峰下（三角肌下）滑膜囊（箭头）。

曲、伸展、外展、内收、环动以及内旋和外旋。盂肱关节的从属运动包括向上、向下、向前及向后的运动[1, 46, 53–55]。

## 第七节　肩锁关节

肩锁关节是位于锁骨外侧关节面与肩峰内侧关节面之间的滑膜关节[1, 2, 56]。

### 一、骨性解剖

锁骨外侧端或肩峰端是一种扁平结构，有一个小的卵圆形关节面，朝向外侧并轻微朝下（图 17–20）。这个关节面与肩胛骨的肩峰关节面相关节，是肩锁关节关节囊的附着点。锁骨肩峰端的下表面有一个粗糙的骨嵴，称为斜方线。锁骨外侧端的后面有一个锥形结节。斜方线和锥形结节是斜方肌和喙锁韧带锥状部的附着处。

肩峰是肩胛骨外侧的向前凸起。肩峰关节面位于肩峰的内侧缘，比较小，呈卵圆形，朝向内上方。肩峰下表面在倾斜度和形状上可有不同，这可能是一些在肩关节撞击综合征发病机制和肩袖病理学中起着重要作用的因素（见第 65 章）。

### 二、软组织解剖

肩锁关节周围的关节面覆盖有纤维软骨（图 17–21）。在关节中央部分为关节盘[56, 57]，其可部分或完全（更少见）将关节腔分隔开。纤维关节囊环绕关节边缘，并在其上下表面得到增厚。周围韧带包括肩锁韧带和喙锁韧带。肩锁韧带位于关节上方，在锁骨与肩峰之间延伸。喙锁韧带附着于肩胛骨的喙突与锁骨上，由斜方部和锥形部组成。斜方部从喙突上表面发出，止于锁骨下关节面的斜方线；锥形部从喙突发出，止于锁骨下表面的锥形结节。喙锁韧带的斜方部和锥形部可被脂肪或滑膜囊分隔开。

有 0.1% ~ 1.2% 人群在锁骨与喙突之间可发现有一处关节[220–223, 293]。在这些人群中，从锁骨下表面（即锥形突）向喙突背内侧面，形成一个三角形或四边形的骨性突起（图 17–22）。在解剖时可发现此关节包括有关节囊、滑膜及软骨盘[218]。

肩锁关节的常规前后位 X 线片上可发现一处关节周围的软组织平面，其与斜方肌和三角肌相关腱膜有关[58, 59]。当上肢水平伸展时，关节对比造影显示在锁骨远端下表面下方有一个 L 型关节腔[59]。

肩锁关节允许肩峰向前和向后滑动以及在锁骨上旋转。这些运动取决于胸锁关节的其他运动[1]。

## 第八节　胸锁关节

在胸锁关节，锁骨的内侧端与胸骨柄的锁骨切迹以及第一肋软骨相关节[1, 56]（图 17–23 至 17–25）。

### 一、骨性解剖

锁骨内侧端或胸骨端增大，向上凸出于胸骨柄上缘，并朝向内侧、下方和前方（见图 17–20）。胸

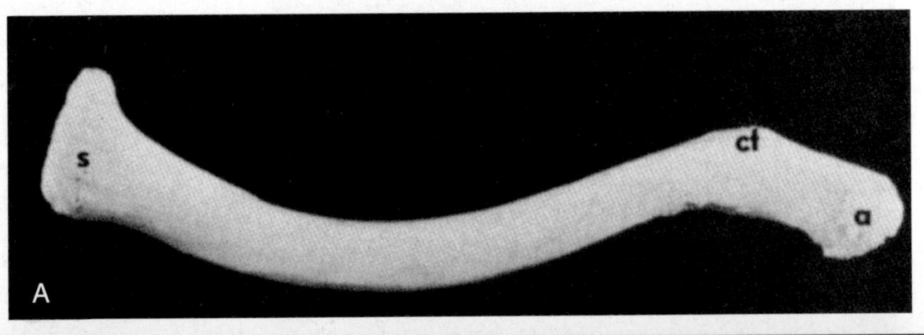


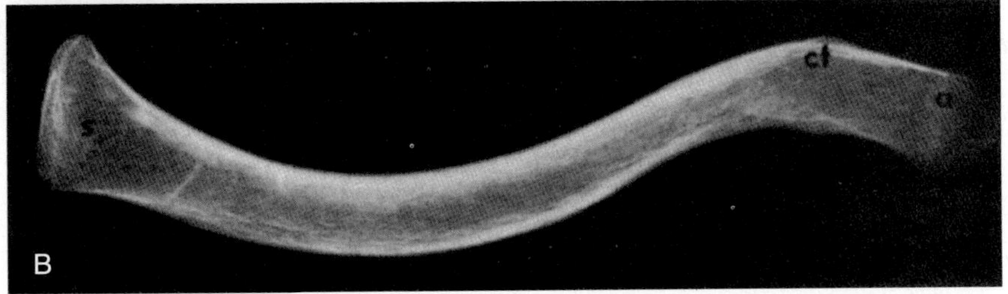


图 17–20　锁骨：骨性解剖。上面观。照片（A）和 X 线片（B）显示出锁骨的胸骨端（s）和肩峰端（a）。图中可见锁骨远端后表面上的锥形结节（ct）。

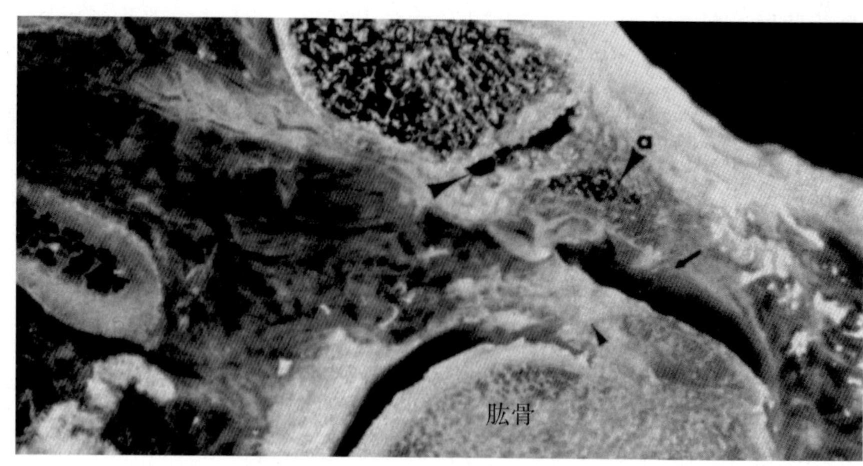


**图 17-21** 肩锁关节：正常解剖。在此冠状切面上可看到的结构是锁骨的远端和肩峰（a）之间的关节间隙（大三角箭头）（没有看见关节盘），肩袖（小三角箭头），以及肩峰下（三角肌下）滑膜囊（箭头）。

锁关节面除了上方部分以外均比较光滑，上方粗糙部分可供关节盘的附着。关节面的下方部分延长，以便与第一肋软骨相关节。锁骨下表面的内侧部有一个粗糙的压迹，可供肋锁韧带相附着。

胸骨柄的上外部分有卵圆形的关节面，即锁骨关节面或锁切迹，其朝向上方、后方和侧方。在两侧的锁切迹下方有一粗糙突出，用于接纳第一肋软骨。

## 二、软组织解剖

锁骨的关节面覆盖有一层纤维软骨，其比胸骨上的软骨要厚。在胸骨和锁骨的关节面之间有一扁平的环形关节盘；它向上附着于锁骨的后侧缘，向下附着于第一肋软骨，其他部位附着于纤维关节囊，而且它将胸锁关节分成两个关节腔[227]。关节盘像一

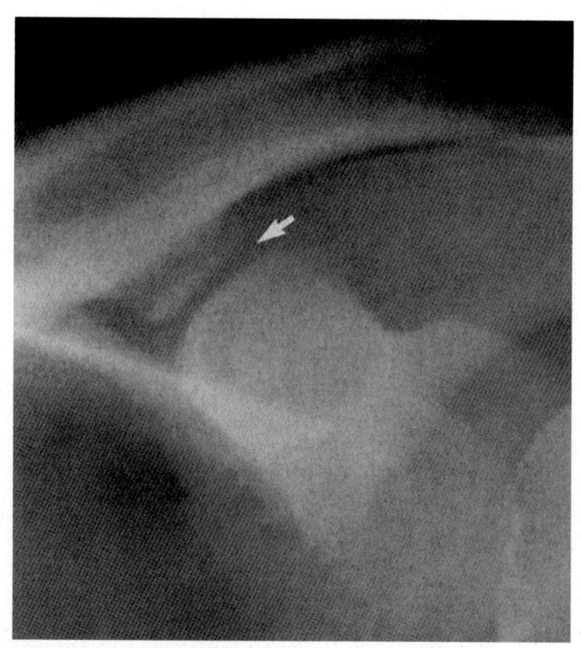

**图 17-22** 附属喙锁关节。图中可见在喙突与锁骨下表面的锥形突之间有一间隙（箭头）。

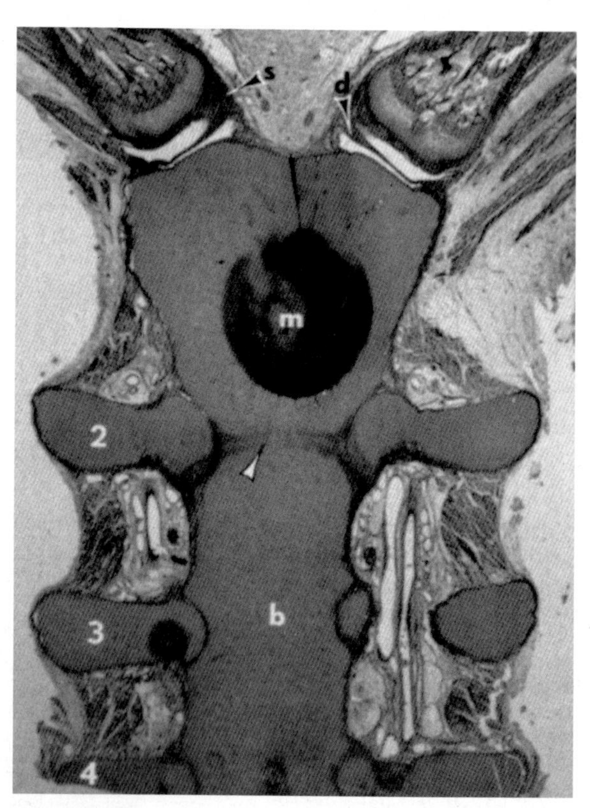


**图 17-23** 胸骨和锁骨：发育解剖。经胸骨和锁骨的冠状切面显微镜下照片（20 ×）显示出：未骨化的胸骨柄（m）和胸骨体（b），部分骨化的锁骨内侧端，以及第二（2）、第三（3）和第四（4）肋软骨。图中可见胸锁关节及其滑膜囊（s）和关节盘（d）以及胸骨柄胸骨体关节（三角箭头）。

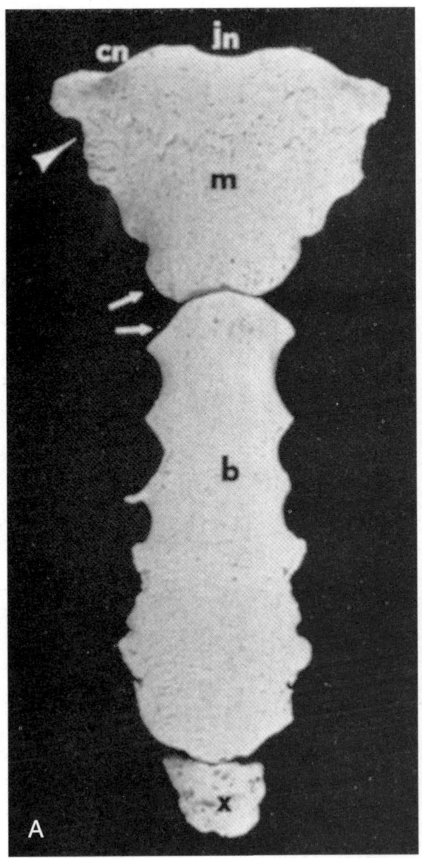


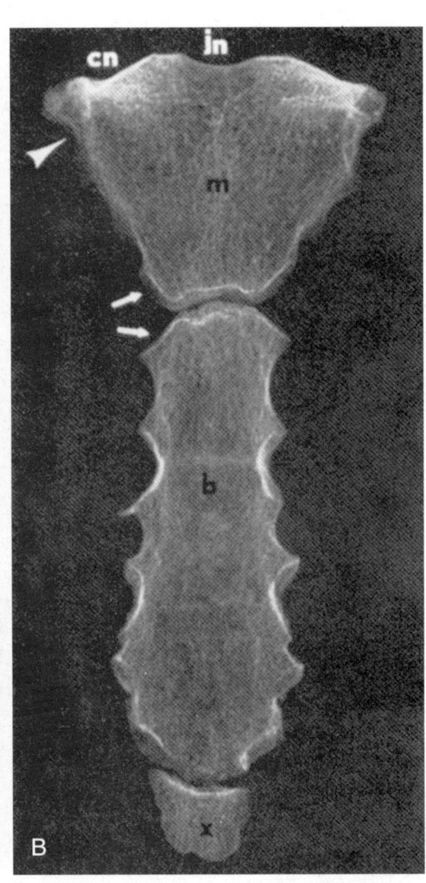


**图17-24** 胸骨：骨性解剖。前面观。胸骨的三个节段是胸骨柄（m）、胸骨体（b）和剑突（x）。其他标记还有锁切迹（cn）和颈静脉切迹（in）。图中示出与第一肋软骨相关节的胸骨关节面（三角箭头）以及与第二肋软骨相关节的半关节面（箭头）。也可见胸骨体上的其他关节面。

根缰绳，可阻止内侧锁骨向内侧移位。老年人的关节盘常出现穿孔。纤维关节囊包绕关节[60]，附着于锁骨与胸骨柄的关节面。关节囊的下部分比较薄弱，它在锁骨与第一肋软骨上表面之间走行。其他部位的关节囊比较坚韧，由前、后胸锁韧带和锁骨间韧带增强。在此附近，肋锁韧带向下附着于第一肋及相邻软骨的上表面，向上附着于锁骨内侧端的下表面。肋锁韧带由前后两部分组成，两部分之间有一滑膜囊[61]。肋锁韧带可阻止锁骨内侧端向前、向后、向上或向侧方移位。

胸锁关节可自由活动。它参与上肢的运动，包括上举、下垂、旋前、旋后和环动[54, 62]。

# 第九节 胸骨间关节

## 一、骨性解剖

胸骨由三部分组成，近端为胸骨柄，中间为胸骨体，远端为剑突（见图17-24）。胸骨发育过程中的骨化方式可有不同[63-65, 226]。在成人，胸骨柄与胸骨体结合部通常不骨化。青春期后不久，胸骨体下部各节段间的骨化过程便开始了；胸骨体上部各节段间的骨化过程发生在青春期至25岁之间。胸骨体与剑突之间的骨化大约发生在40岁时。

胸骨柄是胸骨最宽的部分，呈四边形。颈静脉切迹或胸骨上切迹位于胸骨柄上缘的中部。胸骨体的长度大约是胸骨柄的两倍。胸骨体的前表面有三条横行的骨嵴，这是胸骨各节段之间融合的部位。胸骨体后表面与前表面相似，但骨嵴不明显。剑突是胸骨最小的部分，外形上变化比较大。在其中心部位可有穿孔。

## 二、软组织解剖

在胸骨各节段之间存在两个关节：胸骨柄胸骨体关节和剑突胸骨体关节（见图17-24）。

**（1）胸骨柄胸骨体关节**。这个关节位于胸骨柄和胸骨体之间，为纤维软骨联合；对合骨表面覆盖着透明软骨，并由纤维软骨盘所分隔。在25%～30%的人群中软骨盘中部会形成空洞；在10%～15%超过30岁的人群中，软骨盘可完全骨化，在

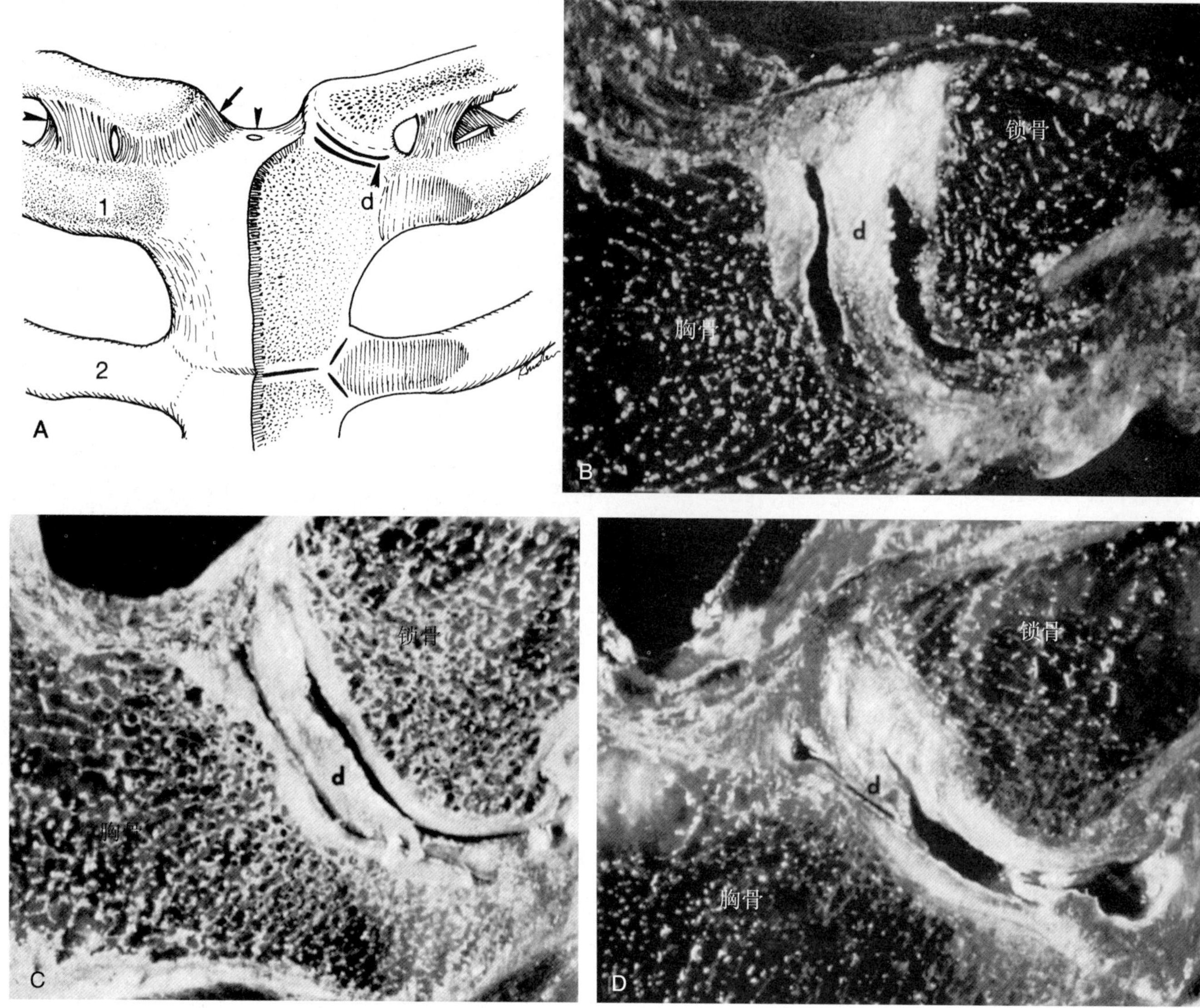


图 17–25 胸锁关节：正常解剖。

A 上部胸骨和锁骨内侧端前面的图解说明。图的右边，浅表骨质已除去，显露出胸锁关节、胸骨柄胸骨体关节和第二胸肋关节。标出的结构有前胸锁韧带（箭头）、肋锁韧带（左侧三角箭头）、锁骨间韧带（中央三角箭头）和关节盘（d）。图中示出第一（1）和第二（2）肋软骨。（From Warwick R, Williams P: Gray's Anatomy. 35th British Ed. Philadelphia, WB Saunders Co, 1973.）

B–D 三具尸体经胸锁关节的冠状切面照片显示出关节内盘（d）的特征。图中示出相对正常的关节盘（B）、轻度不规则的关节盘（C）和穿孔的关节盘（D）。在最后的一张照片上，两个关节腔是相通的。

胸骨的这两个节段之间形成骨性连接，此过程随着年龄的增长而增加[66, 67, 217]。这一关节的骨性连接与持续的透明软骨结合有关，而与纤维软骨结合无关[68]。

**（2）剑突胸骨体关节。**这个关节是位于胸骨体与剑突之间的纤维软骨联合。尽管老年人中这一纤维软骨联合可能仍未骨化，但通常在30 ~ 40岁时会变成骨性连接[1]。

## 第十节 胸肋关节与肋骨间关节

在肋骨与软骨结合处，每根肋骨的前面都牢固附着于一列透明软骨（即肋软骨）上[69, 316]。第一肋软骨与胸骨相融合，第二至第七肋软骨与胸骨关节面相关节，下位的肋软骨（第十一和第十二肋软骨除外）彼此之间相关节。随着年龄增长，肋软骨会发生钙化，且男性和女性的骨化方式可有不同[70-74]。成年前发生的肋软骨钙化称之为正常变异，其与恶性肿瘤、内分泌紊乱（如Graves病）、慢性肾脏疾病以及家族性羟磷灰石结晶沉积病有关[316]。

### 一、骨性解剖

胸骨柄在两侧的锁骨切迹下方有一粗糙关节面，其与第一肋软骨相关节（见图 17-24）。在胸骨柄胸骨体结合处存在一个半关节面，其与第二肋软骨相关节。在胸骨体各节段之间存在有其他一些关节面，可与第三至第五肋软骨相关节，胸骨体的第四节段上的关节面与第六肋软骨相关节，在剑突胸骨体结合处上的关节面与第七肋软骨相关节。

### 二、软组织解剖

肋软骨参与两种类型的关节（图 17-26）。

**（1）胸肋（胸肋软骨）关节**。第一肋软骨与胸骨间的关节是透明软骨结合[228, 297]。其他部位的胸肋关节为滑膜关节[298]。这些结合处的滑膜腔均被关节内韧带分割成两部分。第二肋软骨胸骨结合处一直存在有这种滑膜腔，而其他部位的滑膜腔一般会随着年龄增长而消失，其覆盖有纤维软骨的关节面会骨化，将肋软骨与胸骨融合[75]。这些关节的纤维关节囊的前后方由放射状纤维（称之为前、后辐状韧带）增强。胸肋关节可有轻微滑动，这对呼吸极为重要[1, 76]。

**（2）肋骨间（软骨间）关节**。某些肋软骨相邻边缘彼此之间通过被滑膜腔分开的关节面形成关节，有纤维关节囊包绕，在内侧和外侧由软骨间韧带所增强。肋骨间关节在第六和第七、第七和第八以及第八和第九肋软骨之间最常出现。偶尔，在第五和第六以及第九和第十肋软骨之间也形成关节，但第九和第十肋软骨间更常见韧带联合。

## 第十一节　肋椎关节

肋骨与脊柱在两个部位相关节：一处为肋头与椎体之间，一处为肋骨颈和肋骨结节与椎体横突之间[77-82, 247, 299]（表 17-1）。

### 一、 骨性解剖

典型肋骨后端有一个增大的头，头上有两个斜行关节面，其间有骨性隆起，即骨嵴（图17-27）[317]。肋骨颈是扁平结构，与肋头相邻，位于相应椎体的横突前方。斜行的肋骨颈的前表面朝向前上方。肋骨颈上缘是锋利的肋骨颈骨嵴。肋骨颈的下缘比较圆滑。肋结节位于肋骨颈和肋骨体结合处的后表面。肋骨结节有关节部分和非关节部分。关节部分有一个小的卵圆形关节面，与椎体横突相关节；非关节部分较粗糙，是外侧肋横突韧带的附着点。

**表 17-1　脊柱的关节**

| |
|---|
| 滑膜关节 |
| 　关节突（关节面）关节 |
| 　寰枢齿实 |
| 　齿突横韧带 |
| 　肋椎关节 |
| 　　肋头关节 |
| 　　肋横突关节 |
| 　Luschka 关节 * |
| 纤维软骨结合 |
| 　椎间盘 |
| 韧带联合 |
| 　椎体间韧带连接 |
| 　椎弓间韧带连接 |

* 与滑膜关节类似。

第一肋的肋骨头较小，只有一个关节面。其肋骨颈细长，肋骨结节较大，结节内侧有一个卵圆形关节面，可与第一胸椎横突相关节。第十肋的肋骨头上只有一个关节面。第十一肋和第十二肋的肋骨头上也有关节面，但没有肋骨颈和肋骨结节。

典型的胸椎在椎体两侧各有两个肋骨关节面。大的上关节面位于椎弓根前方椎体的上缘。小的下关节面位于椎体的下缘，椎体切迹的前方。此外，在横突尖端有一个卵圆形关节面。此关节面与相应的肋骨结节相关节。

第一胸椎椎体的上肋骨关节面呈环形，它们与第一对肋骨的整个关节面相关节。第九胸椎椎体不能与第十肋的关节面相关节；第九胸椎没有下关节面。同样，它的横突有时有（有时没有）关节面。第十一和第十二胸椎的横突同样没有关节面。

### 二、软组织解剖

**（1）肋骨头关节**（图 17-28）。从第二至第九肋骨的骨嵴到邻近的椎间盘之间有一条短而厚的关节内韧带，它将关节腔分成两部分，每一部分都含有滑

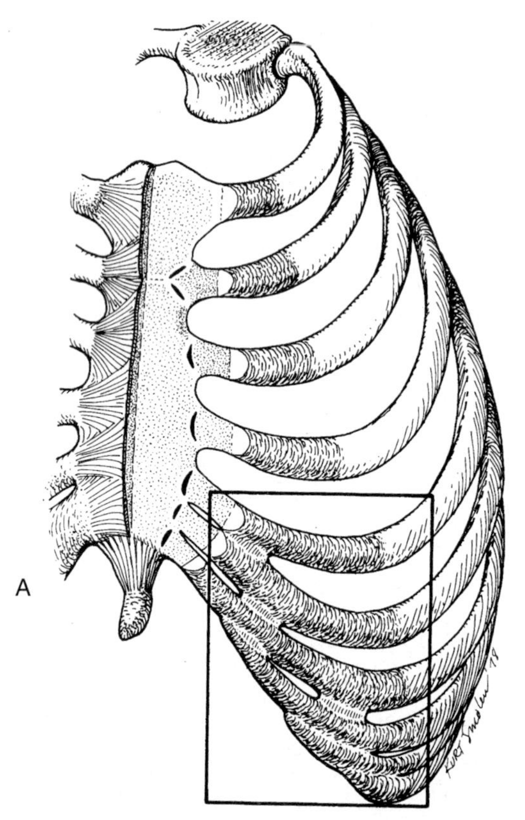


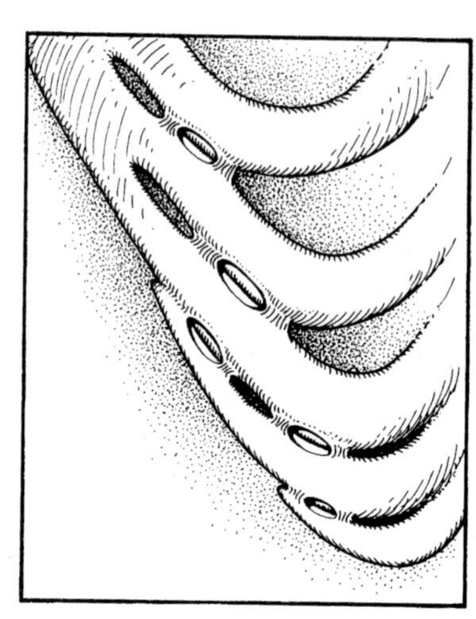

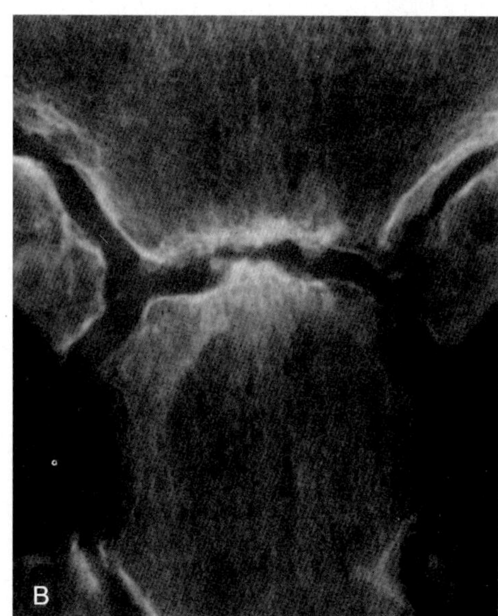


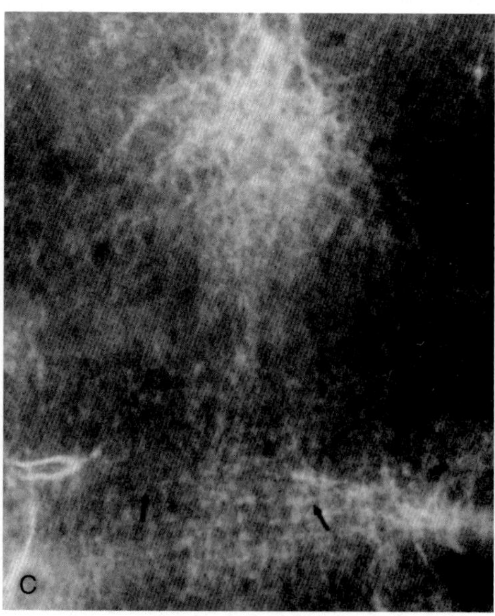


**图17–26** 胸骨间关节、胸肋关节和肋骨间关节：正常解剖。

A 胸壁前面观的简图，显示出胸骨柄胸骨体关节和胸肋关节。在胸骨柄胸骨体关节，胸骨的半关节面与第二肋软骨相关节。在第一肋软骨与胸骨之间存在有透明软骨结合。第三至第七肋软骨也与胸骨相关节。肋骨间关节的特写简图（右侧图）显示出其关节面被滑膜囊分隔开。（From Warwick R, Williams P: Gray's Anatomy. 35th Br Ed. Philadelphia, WB Saunders Co, 1973.）

B,C 两具尸体的胸骨柄胸骨体关节的正位X线片，显示出导致胸骨柄和胸骨体之间骨性连接（箭头）的相应骨化阶段。

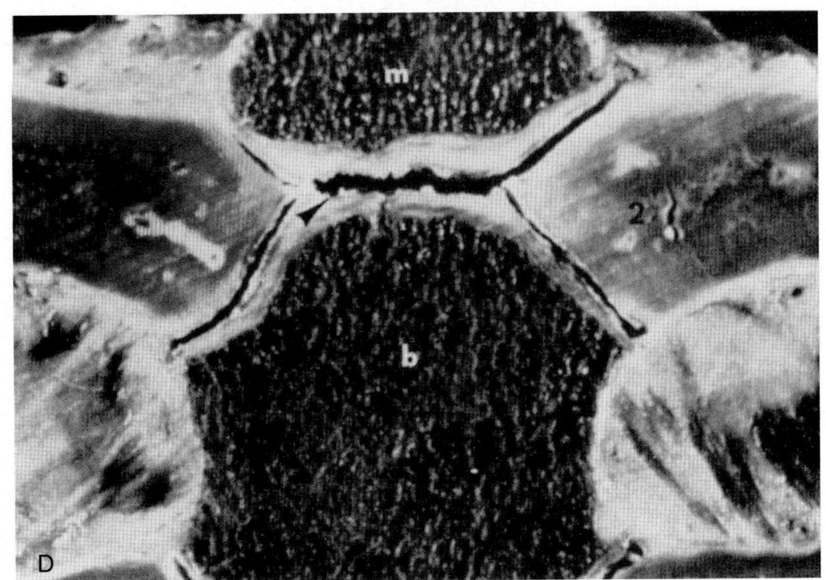


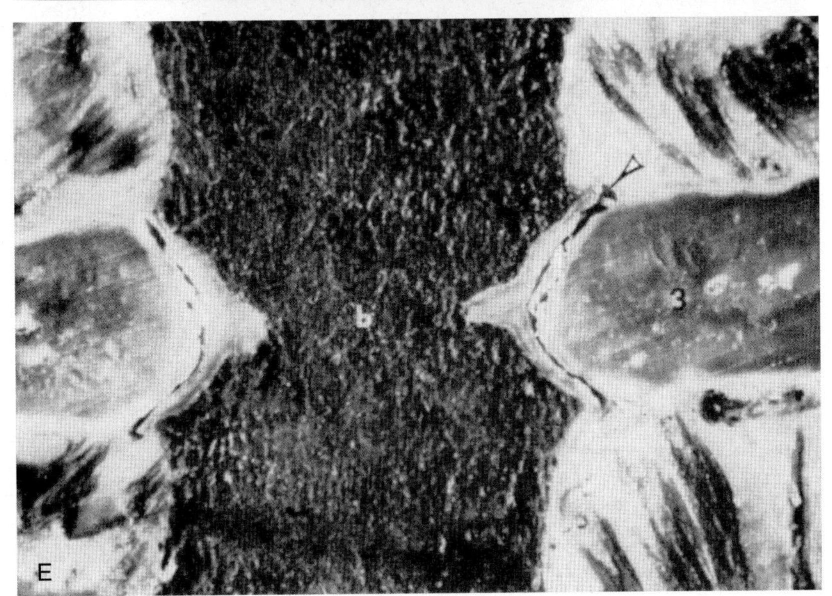


**图 17-26** （续）

D 胸骨柄胸骨体关节和第二胸肋关节（冠状切面）。在这具尸体上，胸骨柄胸骨体关节已形成腔隙（三角箭头）。这个关节与第二胸肋关节相交通（m，胸骨柄；b，胸骨体；2,第二肋软骨）。

E 第三胸肋关节（冠状切面）。图中可见胸骨体（b）、第三肋软骨（3）和其间的滑膜关节（三角箭头）。

膜。第一、第十、第十一和第十二肋骨只与一个椎体相关节，形成一个滑膜关节。这些关节有纤维关节囊包绕，前方增厚部分称为肋骨头的辐射状韧带。

**（2）肋横突关节**（见图 17-28）。肋横突关节为滑膜关节，有纤维关节囊包绕。侧方的肋横突韧带增强了关节的后外侧部分。此韧带也将肋骨和相邻横突相连接，而上方的肋横突韧带将肋骨与上方椎体的横突相连接。最下方两根肋骨的肋横突韧带很难确定或缺失，在肋骨结节与这些椎体的横突之间也没有滑膜关节。

在肋横突关节和肋骨头关节，关节面之间可有小的滑动。这两处关节上的运动是同时进行的。由于这些肋骨结节关节面的形状不同，所以上下位肋骨间的运动方向可有不同[1]。上方6根肋骨的关节面呈卵圆形，从上往下凸起；它们嵌入在横突前表面的凹陷内，以允许肋骨结节上下运动和肋骨颈在其纵轴线上旋转。第七至第十肋骨结节上的关节面相对扁平，朝向下方、后方和内侧。它们与横突的上关节面相关节。在这些关节中，肋骨头与肋骨颈可向上、向后和向内侧活动，或者向下、向前和向外

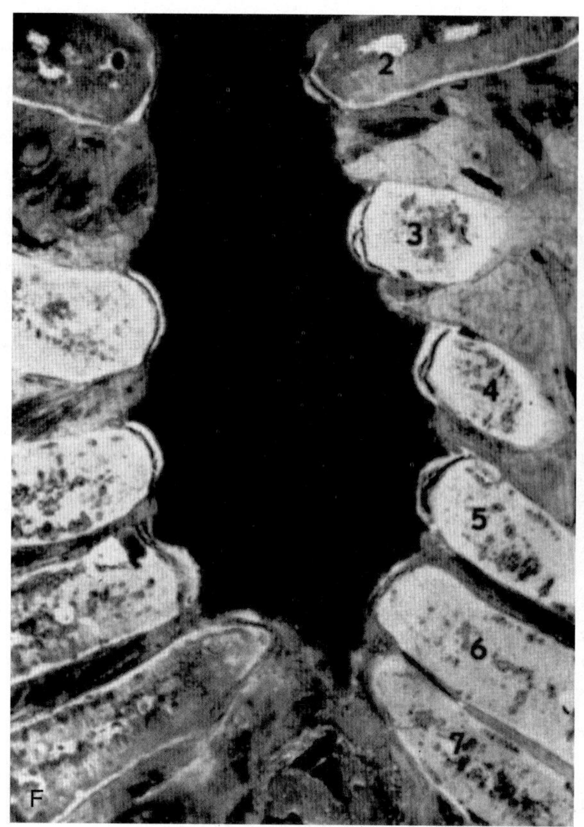


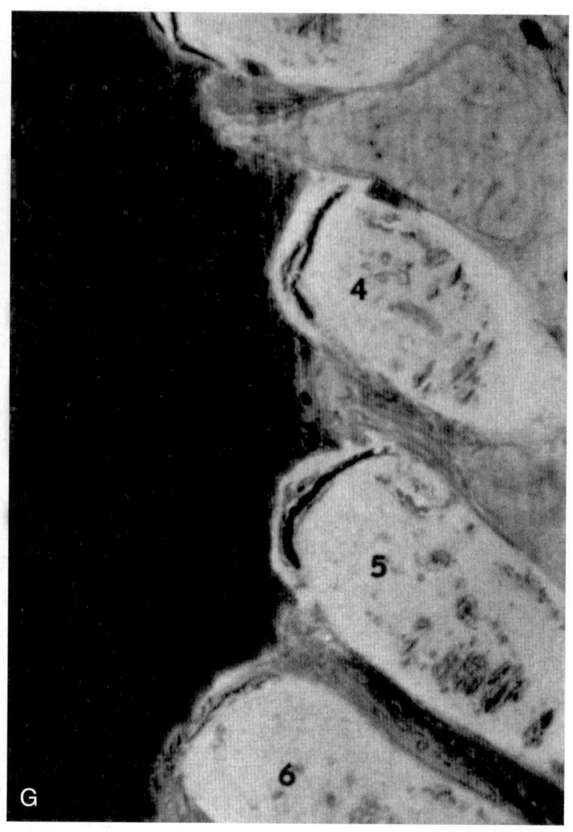


图 17-26 （续）

F,G 胸肋关节。尸体胸骨的冠状切面，显示出第二至第七（2～7）胸肋关节。

侧活动。

## 第十二节 椎体间关节

### 骨与软组织解剖

椎体间的关节有两种类型：一种椎体间关节有椎间盘，为纤维软骨结合；另一种椎体间关节由前、后纵韧带组成，为韧带联合[1, 2, 83, 84]（图 17-29）。

**（1）椎间盘**（见图 17-29）。椎间盘将从枢椎至骶椎的各椎体分隔开。椎间盘附着部包括前、后纵韧带和关节内韧带（其延伸至一些肋骨的肋骨头）。在脊柱的不同节段椎间盘的形状和厚度各不相同。腰部的椎间盘最厚，上胸部的最薄。在颈部和腰部，椎间盘前方厚后方薄，而在胸部则前后部厚度一致。

颈椎的椎间盘没有延伸到椎体的外侧边缘（图 17-30）。颈椎的椎间盘两侧可见关节变型，在一个椎体钩突的上表面与上位椎体的下关节面外缘之间有裂隙样腔。对称之为Luschka关节的这种关节变型还有争议[2, 83-86, 248]。胎儿没有Luschka关节。这些关节为出生后纤维环周边纤维变性并形成裂缝，或松弛的纤维组织缓慢吸收所致，通常到4岁时出现，14岁时完全形成[85]。它们不可能存在于所有人群或每个颈椎节段。偶尔它们也出现在第一胸椎，但不该在椎体尾侧出现。Luschka关节的内衬由椎体的软骨终板提供。在裂隙内常存在有血清漏出液，这种方式与滑膜关节相似。但没有明确的滑膜内衬。

各个椎间盘与透明软骨的终板相连，覆盖于椎体上下关节面的中心凹陷区（图 17-31）。软骨终板深面含有钙化的软骨。椎体的软骨下骨在外形上各不相同。在某些部位可识别出厚层的软骨下骨和钙化软骨；而在其他部位软骨下骨较薄，有大量孔道以使骨髓与非矿化软骨直接接触[87]。在椎间盘与椎体结合处，可见软骨与骨质连接处的孔道内填充有血管[87]。在年幼儿童嵌入软骨终板内的血管通道非常明显，它们可使骨髓内的液体向椎间盘扩散[88]。

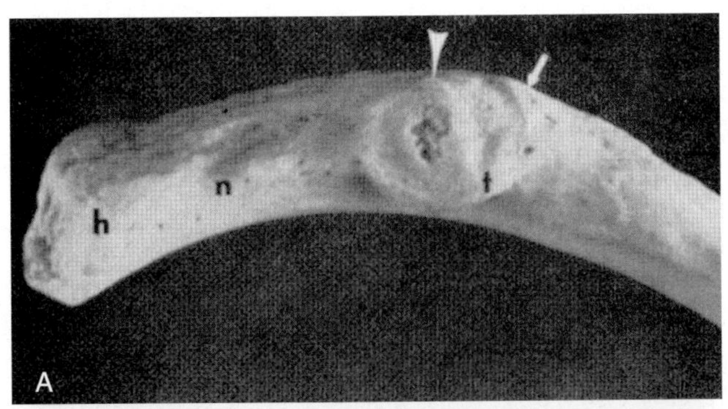


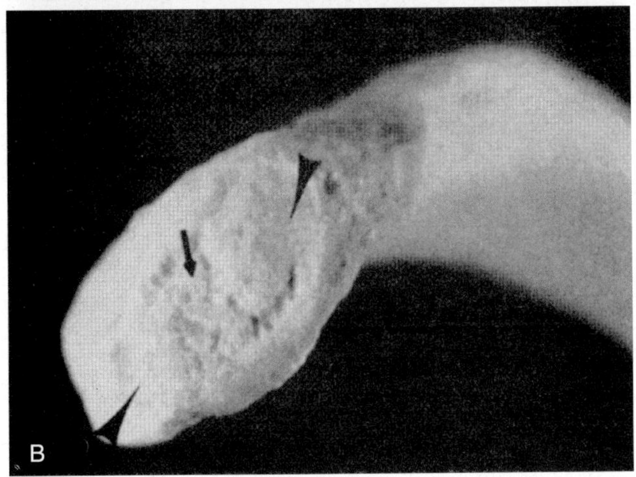


**图17–27**　后肋：骨性解剖。

A　典型肋骨的下面观。图中可见肋骨头（h）、肋骨颈（n）和肋骨结节（t）。肋骨结节由关节部分（三角箭头）和非关节部分（箭头）组成。

B　内侧面观。典型肋骨头的照片显示出两个关节面（三角箭头）及其中间的骨嵴（箭头）。

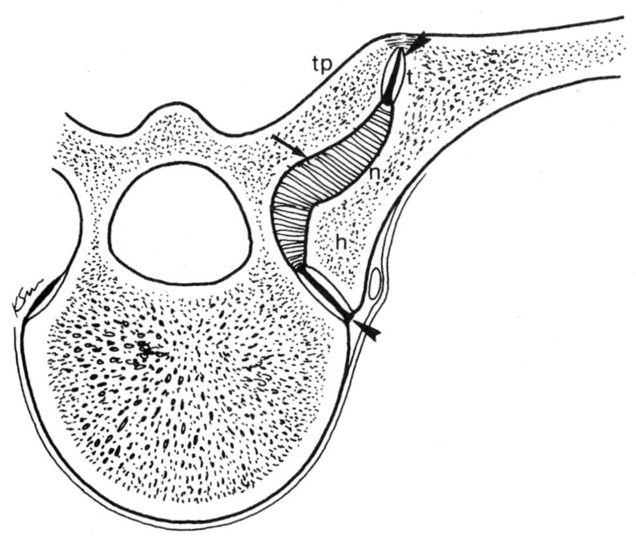


**图17–28**　肋椎关节：正常解剖（横断面）。两个滑膜腔（三角箭头）被肋横韧带（箭头）相分隔。图上示出肋骨头（h）、肋骨颈（n）和肋骨结节（t）。肋骨头与椎体相关节，肋骨结节与椎体横突（tp）相关节。

每个椎间盘由中央部（髓核）及周边部（纤维环）组成。在颈椎和腰椎段髓核发育比较好。其位置呈偏心性状，更靠近椎间盘的后部。年轻人的髓核软，呈胶冻状，但随着年龄增长，它逐渐被纤维软骨所替代。在老年人，髓核变得无定形，褪色，脱水，而且难以与椎间盘的其余部分相鉴别[89–92]。

纤维环环绕髓核，与椎体牢固结合。纤维环由胶原纤维周边区和纤维软骨中央区组成。背侧纤维环的板层比较薄，紧密地挤在髓核与椎间盘之间。前方纤维环的板层结构比较坚韧，也更清晰。不同部位的纤维环在椎间盘内的走向不同[83]。在中央部，纤维环的板层结构向内弯曲，凸面朝向髓核。靠近外周部，纤维束方向是垂直的。在椎间盘的最外层，纤维环板层再次变得弯曲，凸面朝向椎间盘的外周。

纤维环以两种方式附着于相邻椎体上。在软骨内骨化部位，如软骨终板和边缘的骨缘，附着处主要包括穿透软骨终板和软骨下骨结节的纤维组织。在膜内骨化部位，如椎体前表面，纤维环与椎体的连接更坚韧。在这里，非常结实的外板层束的纤维（即Sharpey纤维），以不同角度进入骨质内，并延伸出椎间盘的边缘以外，与椎体骨膜和前纵韧带相融合。

椎间盘的两种组成成分（纤维环与髓核），除大部分外层纤维环接受相邻血管的血供以外，基本上没有血管[93]。这些穿通血管在儿童比成人更明显[87]，不过在老年人椎间盘退变时可继发血管长入[87，94]。椎间盘的营养取决于：（1）椎体骨髓内的液体通过上下椎体终板中央部位的孔道扩散入椎间盘，（2）周围血管内的液体通过纤维环扩散入椎间盘[95]。

椎管外和椎管内静脉丛都与脊柱相关联[95]（见图17–29）。椎管外静脉丛由前方和后方的一系列静脉组成。椎管内静脉丛是一系列不规则的无瓣膜硬膜外窦，从尾骨延伸至枕骨大孔。椎管内静脉丛由前后交叉相连的汇集血管构成。前方血管沿椎体后表面紧贴椎弓根的内侧走行，与大的不成对椎体静脉窦相连接，椎体静脉窦起自松质骨内并对骨内窦状迷路进行引流。由于椎管内静脉丛无瓣膜，所以随着腹腔内和胸腔内压力的变化，血液可向任意方向流动。Batson[96]曾强调指出，血液从静脉系统向骨盆内器官的逆向流动，为病灶向脊柱和躯干部位转移提供了一条重要通路（见第78章）。

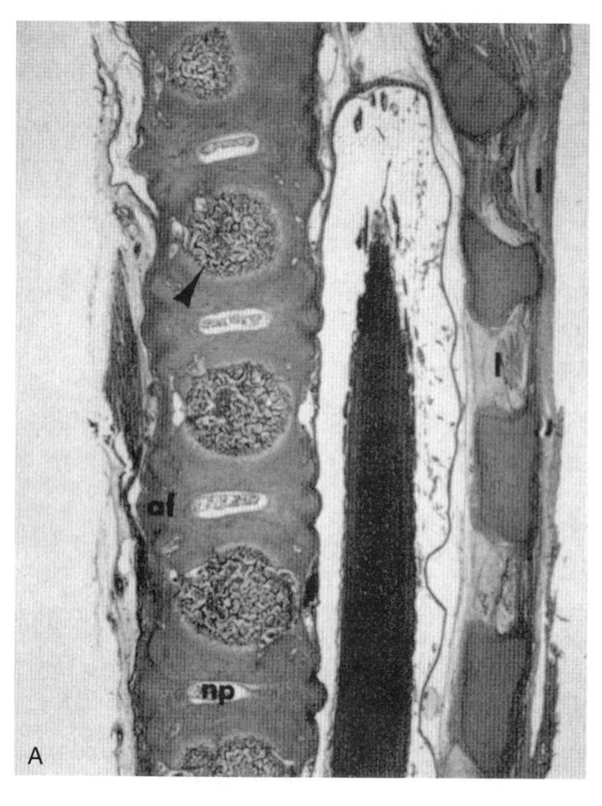


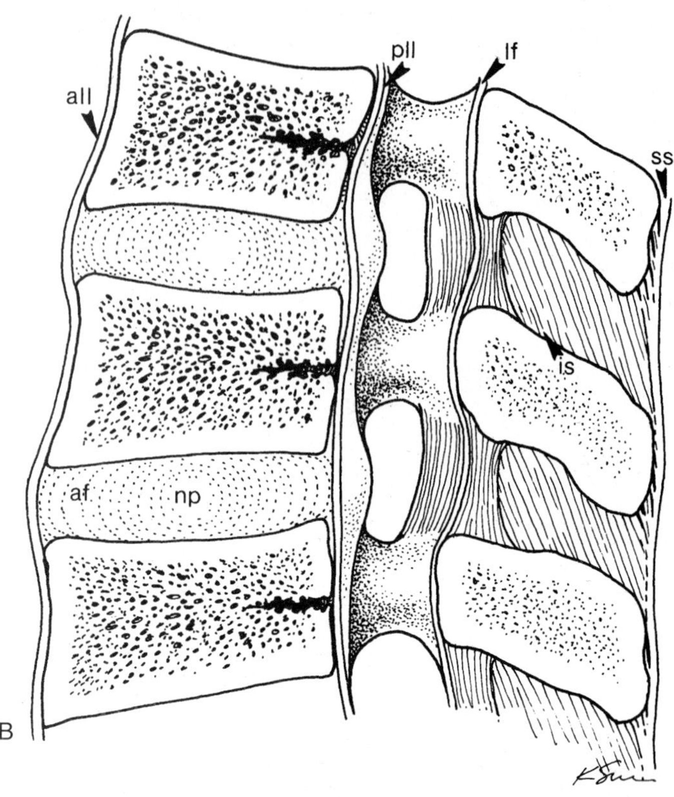


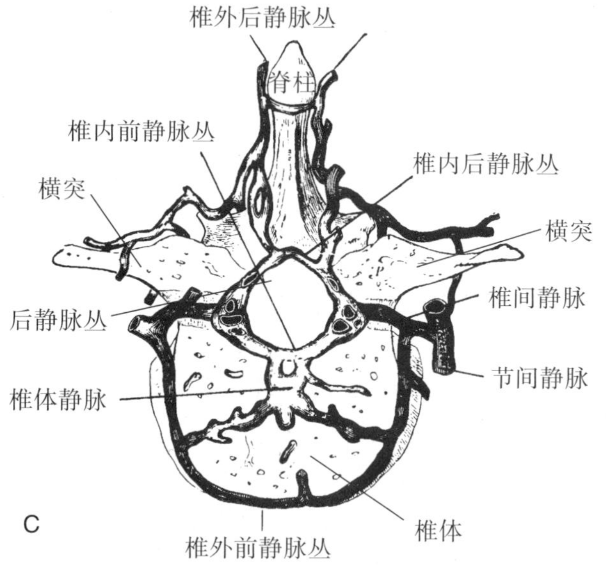


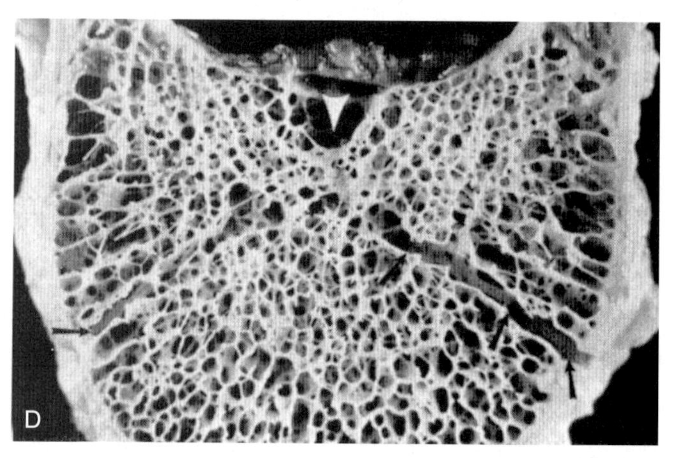


图 17-29 脊柱：正常发育和解剖。

A 胎儿脊柱的矢状切面（20 ×）。图中可发现椎体内的骨化（三角箭头）。可见发育中的椎间盘由纤维环（af）、髓核（np）、脊索、棘间和棘上韧带（l）组成。

B 成人脊柱的矢状切面示图，显示出椎体被椎间盘分隔开，椎间盘由纤维环（af）和髓核（np）组成。图中示出前纵韧带（all）、后纵韧带（pll）、黄韧带（lf）、棘间韧带（is）和棘上韧带(ss)。

C 胸椎椎体的横断切面图，显示出椎静脉丛和椎体静脉。(From Warwick R, Williams P: Gray's Anatomy. 35th British Ed. Philadelphia, WE Saunders Co, 1973.)

D 浸渍后椎体的横断切面照片，显示出骨沟（箭头）和大的后方穿孔（三角箭头），从而标示出椎体静脉的位置。

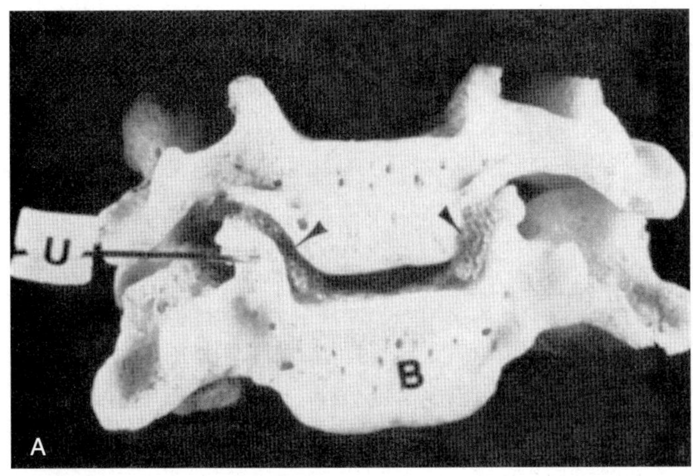


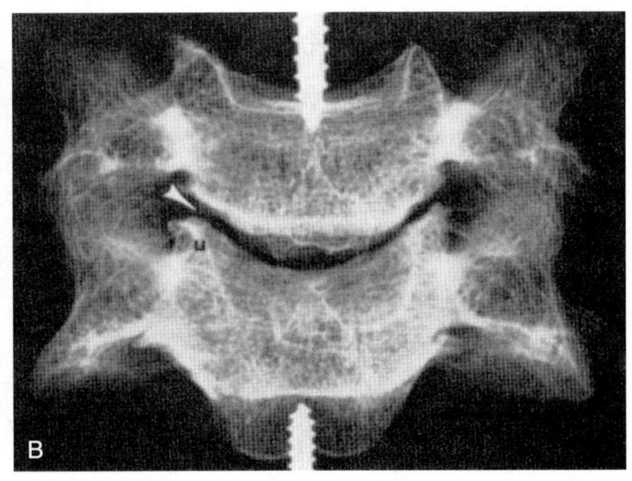


**图 17–30**　颈椎：Luschka 关节。

A　在颈椎前面观的照片上，可以看到 Luschka 关节（三角箭头）位于一个椎体（B）的钩状突（U）的上表面与上位椎体的下关节面的外缘之间。

B　A 中所示标本椎体的 X 线片，显示出 Luschka 关节（三角箭头）的结构和钩状突（u）。

**（2）前纵韧带和后纵韧带。**前纵韧带是一条坚韧的纤维束，沿脊柱的前表面下行。在颈部相对窄，在胸部和腰部逐渐增宽，而且胸部和腰部前纵韧带覆盖了椎体和椎间盘的前外侧面的大部分。前纵韧带由三层纤维构成：深层纤维仅跨越一个椎间关节，中层纤维跨越 2 ~ 3 个椎体，浅层纤维跨越 4 ~ 5 个椎体[83]。前纵韧带固定在椎间盘和椎体上。在每个椎体边缘其与关节缘连接紧密，在椎体中间部位连接松弛。在椎间盘的中间部位，前纵韧带与椎间盘纤维环松弛连接，前纵韧带往往与间盘组织相分离或因椎体的牵拉而抬高。

后纵韧带沿椎体和椎间盘的后表面走行，从颅骨延伸至骶骨。后纵韧带的纤维仅附着于椎间盘和椎体的边缘，不与椎体中后面相连。在椎体中后面，后纵韧带坚韧如弓，跨过椎体后表面的凹隔，使静脉在其纤维下方进出髓状窦。在颈部和上胸部，后纵韧带宽阔且宽度一致，在下胸部和腰部，后纵韧带在椎体处较狭窄，在椎间盘处较宽。

脊柱前柱的正常骨与软组织X线表现曾受到相当大的关注。胸椎和腰椎的椎体和椎间盘的垂直径

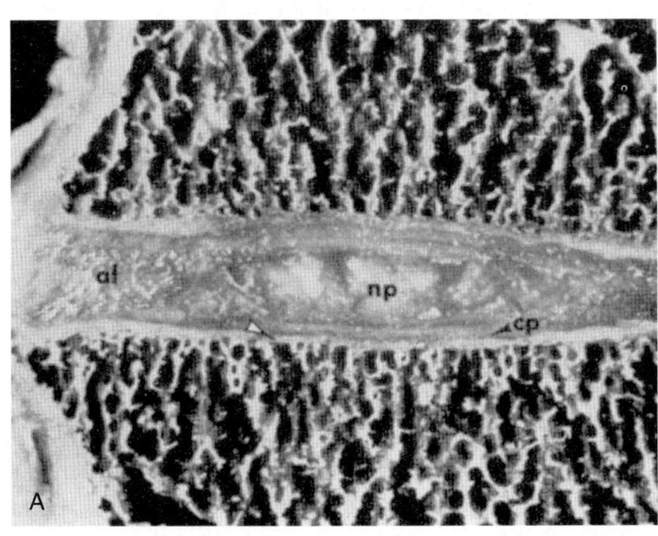


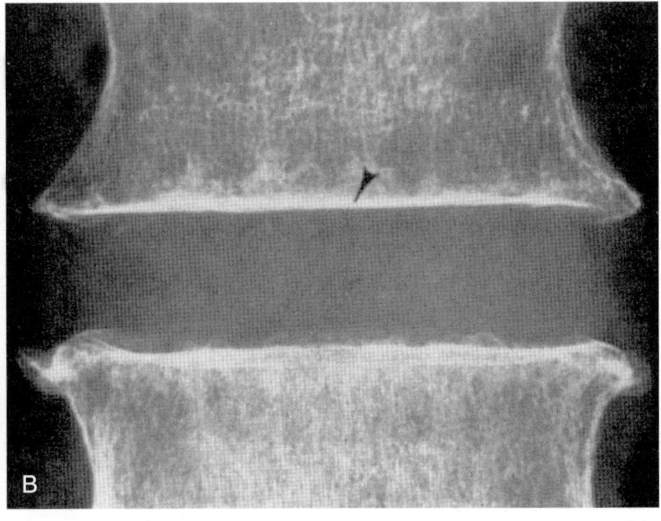


**图 17–31**　椎间盘椎体结合部：正常解剖（冠状切面）。照片（A）和 X 线片（B）。标出的结构是髓核（np）、纤维环（af）、软骨终板（cp）和软骨下骨（三角箭头）。

和矢状径的正常值均已建立[97, 98]。另外，颈椎体前的脂肪影已有描述，表现为与颈椎椎体前表面平行的透亮线[99]，作为颈部疾病的提示信号，它的改变可能比颈前其他软组织改变更可靠[100]。这一透亮线与咽后和食管后空隙内的蜂窝组织相对应，在第六颈椎体水平向前倾斜，与斜角肌后方的蜂窝组织相连续。其在X线片上成人比儿童更容易辨认。这一脂肪平面的移位或变得模糊可能与骨折、感染或肿瘤有关。

## 第十三节　椎弓间关节

椎弓之间的关节包括滑膜关节（椎体关节突之间的关节）和韧带联合（黄韧带、棘间韧带、棘上韧带、横突间韧带与项韧带）。

### 一、骨性解剖

椎弓包括两个椎弓根与两个椎弓板，两个椎弓板在后方融合为棘突。横突与两个关节面源于椎弓板与椎弓根结合处的骨性结构。一个关节面朝上，另一个朝下，分别与相应的上方和下方椎体的关节面形成关节。

在脊柱的不同部位，锥体关节突的走向和外观可有不同。在颈椎（C3～C7），关节突大，形成柱状关节块的一部分（图 17-32A）。这些关节突上平滑的卵圆形关节面，位于倾斜的冠状平面内。枢椎（C2）的下关节面具有相同的大体走向。在胸椎，上关节突朝后，稍向侧上方，与朝向相反方向的下关节突相对（图 17-32B）。在腰椎，上关节突朝向内后方，而下关节突朝向侧前方（图 17-33）。不同部位关节突的走向不同，因此为使其在X线片上显影，需要使用不同的投照位[101-104]。侧位像能最好地显示颈椎和胸椎的关节，而显示腰椎则需要使用斜位投照。常需要使用常规 X 线断层成像或 CT 扫描。

不同部位的椎体横突也有不同。在典型的颈椎，横突有前后结节，二者由肋横突板相连。相邻的横突孔内有椎动脉、静脉和神经通过。枢椎（C2）的横突较小，没有前结节。寰椎（C1）的横突与枢椎非常相似。第7颈椎的横突可向前移行为颈肋[317]。胸椎的横突有结节，可与相应的肋结节形成关节。腰椎的横突较平坦，第3腰椎横突可能是最长的。

在颈椎，第2～5颈椎的棘突通常有分叉。寰椎没有棘突。胸椎的棘突长而倾斜，而腰椎的棘突宽而水平。

### 二、软组织解剖

椎弓间关节附近有滑膜关节与韧带联合。

**（1）关节突关节（滑膜关节）**。一个椎体的上关节突与上位椎体的下关节突被一个滑膜关节分开，称之为关节突关节。该关节突关节周围有松弛的、薄的关节囊包绕，关节囊附着于邻近关节突的骨上。关节囊的纤维在颈部长且疏松，在沿脊柱下行过程中变得较致密。在关节内，半月板样结构由关节囊的背侧和腹侧退化纤维内陷而形成，并可看到充满脂肪和纤维组织的滑膜反折[249, 250, 300]。

**（2）韧带联合**。椎弓之间的韧带联合由成对的黄韧带、横突间韧带、棘间韧带和不成对的棘上韧带组成[1, 2, 83]。

黄韧带连接第 2 颈椎至腰骶水平的相邻椎板。黄韧带附着处从关节突关节的关节囊延伸到椎板融合形成棘突的部位。这个部位的两条黄韧带之间的一条小裂隙使椎内静脉丛的静脉通行，到椎外静脉丛。黄韧带主要由垂直走向的黄色弹性纤维组成，在颈部薄而宽阔，在胸腰部较厚。黄韧带是人体弹性最好的弹力韧带，脊柱屈曲时它使椎板分离，脊柱恢复直立位时黄韧带不会形成过多的皱褶，以免损伤邻近的神经组织。

横突间韧带在横突间延伸，不同部位的横突外观可有不同：在颈椎，横突间韧带缺如或者只包含有少量不规则的分散纤维；在胸椎，横突间韧带呈条索状，与后背深部的肌肉相连接；在腰椎，横突间韧带较薄并呈膜状。

棘间韧带连接相邻的棘突，其附着处从棘突根到棘突顶。棘间韧带位于前方的黄韧带和后方的棘上韧带之间，其在腰部最长且最坚韧。棘间韧带的对比剂检查常有描述[105]。

棘上韧带从第 7 颈椎到骶骨沿棘突尖端走行。其与棘间韧带的后缘融合。棘上韧带的最浅层纤维跨越 3～4 个椎体。其深层纤维跨越 2～3 个椎体。棘上韧带在腰部比胸部宽且厚。颈部的棘上韧带与三角形项韧带融合。项韧带从枕外隆凸延伸至第 7 颈椎。项韧带的深层纤维止于颈椎棘突和寰椎的后结节。项韧带的功能或作用可能是帮助保持和控制头部位置[106]。项韧带中常见类似籽骨的小骨。

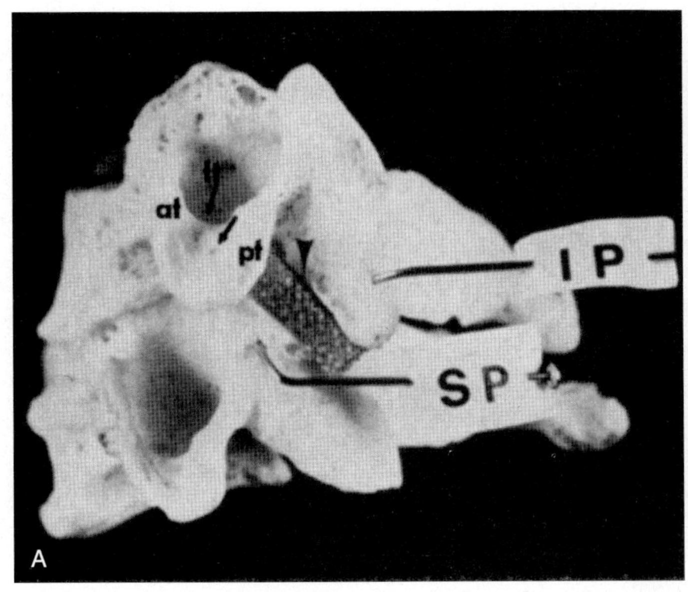


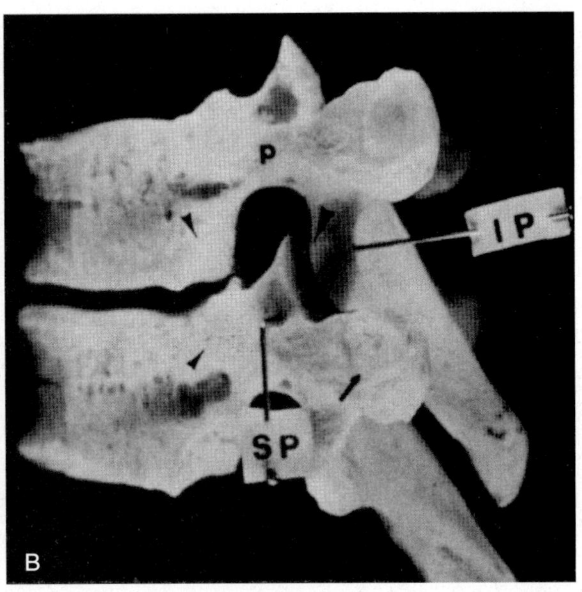


**图 17-32**　关节突：颈椎和胸椎。

A　两个颈椎椎体的侧面观照片，显示出下关节突（ip）和上关节突（sp），二者被一个滑膜关节（三角箭头）分隔开。图中可见横突的前结节（at）和后结节（pt）、脊神经中央支通过的沟（箭头）以及横突孔（ft）。

B　两个胸椎椎体的侧面观照片，显示出下关节突（ip）和上关节突（sp），二者被一个滑膜关节（大三角箭头）分隔开。图中可见椎弓根（p）、与肋骨头相关节的半关节面（小三角箭头）以及与肋骨结节相关节的关节面（箭头）。

## 第十四节　脊柱的运动

直立位的成人脊柱有4个前后生理曲线，其中两个被认为是原发的。有一条伸长的、腹面为凹形的曲线延伸过整个胸椎。第二条原发生理曲线腹面也是凹形的，位于骶尾部。继发的生理曲线包括后凹的颈椎曲线和腰椎曲线。

因为椎间盘的变形程度有限，所以任何两个相邻椎体间的运动范围都很轻微，但是整个脊柱的运动范围却很可观[1,2,83]。脊柱的运动包括屈曲、伸展、侧弯、旋转和环动。屈曲时，前纵韧带松弛，椎间盘前部受压。椎间盘的后部纤维、后纵韧带和后脊柱韧带（黄韧带、棘间韧带和棘上韧带）伸展，不过屈曲运动的主要限制因素是后背肌肉的张力。屈曲时，相邻椎板间的距离增宽，椎体的下关节突在其下方椎体的上关节突向上运动。

伸展时，椎体彼此之间向后运动，尤其在颈椎和腰椎节段。在此运动过程中，前纵韧带收紧，而脊柱的其他韧带松弛。侧弯主要涉及颈椎和腰椎节段，此时椎间盘的侧方受压明显。

旋转运动在上胸部最明显，随着其间椎间盘的扭转变形，会导致椎体相对于其他椎体产生扭曲。

脊柱不同部位的运动幅度和类型可有不同。在颈椎，上关节面向上倾斜，使颈部能进行相当大的屈曲和伸展。由于颈部的椎间盘与椎体的长度相比相对较大，因为增大了屈伸运动的自由度。颈部椎体的侧屈和旋转可同时发生。在胸椎，因为椎间盘相对较薄，上关节面没有向上倾斜，而且相邻的骨结构（如肋骨和胸骨）产生了附加的稳定性，所以其运动范围有限。但旋转运动是自由的，因为关节突位于某一圆弧上，而圆弧的中心在椎体中心或其附近[107]。在腰椎，椎间盘是突起的，因此可有相当程度的屈伸运动。旋转运动一定程度上受关节突的限制。

## 第十五节　寰枢关节

### 一、骨性解剖

环状的第1颈椎（寰椎），没有椎体和棘突（图17-34）。其前弓较小，有结节，后弓较大，有相应的结节，它还有两个庞大的侧块。每个侧块的下表面都有一个平坦或稍凹的环形关节面。这个关节面

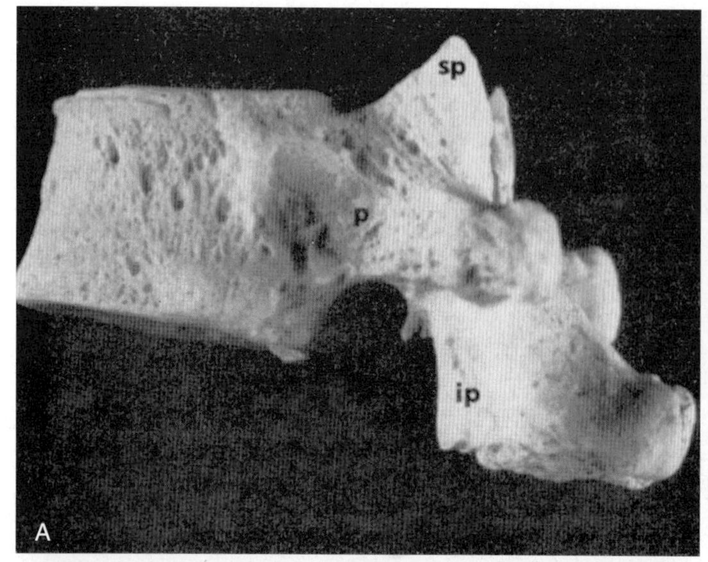


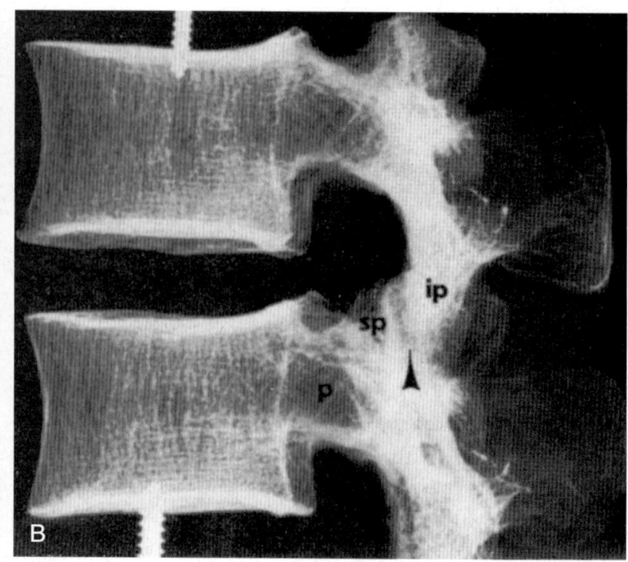


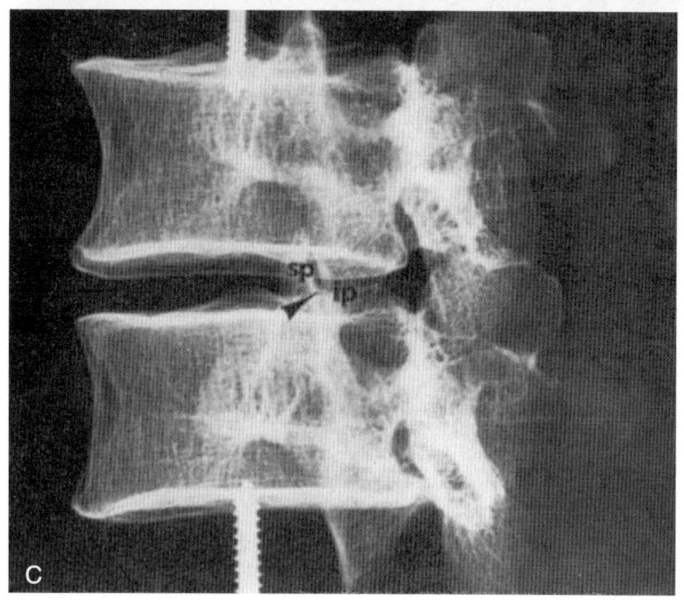


图 17–33 关节突：腰椎。

A，B 腰椎的侧位观照片和X线片，显示出上关节突（sp）和下关节突（ip），二者被一个滑膜关节（三角箭头）分隔开。还显示出椎弓根（p）。

C 腰椎斜位投照 X 线片，较好地显示出上关节突（sp）和下关节突（ip）之间的滑膜关节（三角箭头）。

与枢椎上关节突的相应关节面相关节。寰椎的关节面朝向下内方，稍偏后。侧块的内侧部分因寰椎横韧带的附着而变得粗糙。寰椎的横突较长。

第 2 颈椎（枢椎），有一个向上的钉状骨，即齿突或齿状突，齿突上有一个小的卵圆形关节面，可与寰椎前弓后表面上的关节面相关节。齿突的后表面有沟槽，以容纳寰椎的横韧带。齿突的长度为 1.3 ~ 1.5cm，边缘平坦，顶部突起。枢椎还有两个稍凸的上关节面，朝向上侧方，靠近寰椎的类似关节面。上关节面的后方为下关节面，其与第3颈椎相关节。枢椎的横突较小，有单个结节。

在颈椎的侧位X线片上，寰椎前弓与枢椎齿突之间的正常间距，成年女性为1.238mm –（0.0074mm × 年龄）± 0.90 mm，成年男性为2.052mm –（0.0192mm × 年龄）± 1.00 mm[108]。比较实用的规则是，这一距离在成人不应超过 2.5mm。在儿童，脊柱伸展时寰椎前弓与枢椎齿突之间的平均距离为 2.0 ~ 2.5mm，屈曲时为 2.0 ~ 3.0mm[109]。在儿童这一距离不应超过 4.5mm。9 岁以下的儿童齿突尚未发育完全，所以在X线片上很难评价寰椎前弓与枢椎齿突之间的距离[301]。第一颈椎的前弓与齿突之间距离的增加常见于各种疾病，包括关节错位和炎性疾病。

## 二、软组织解剖

寰椎与枢椎之间有四个滑膜关节：两边各有一个寰枢外侧关节，位于寰椎侧块的下关节面与枢椎

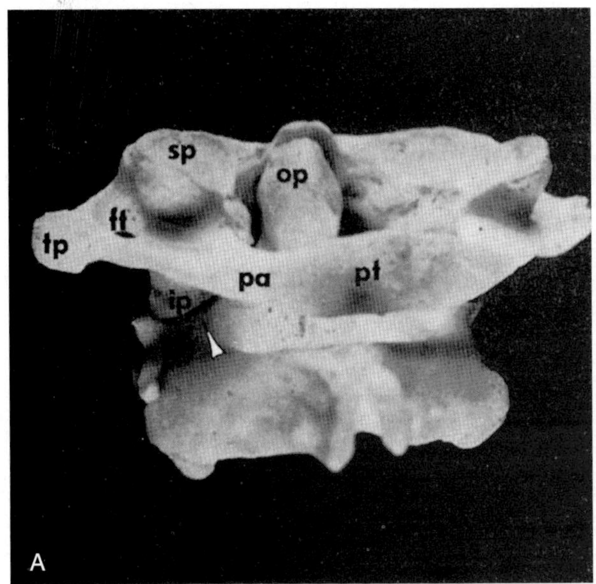


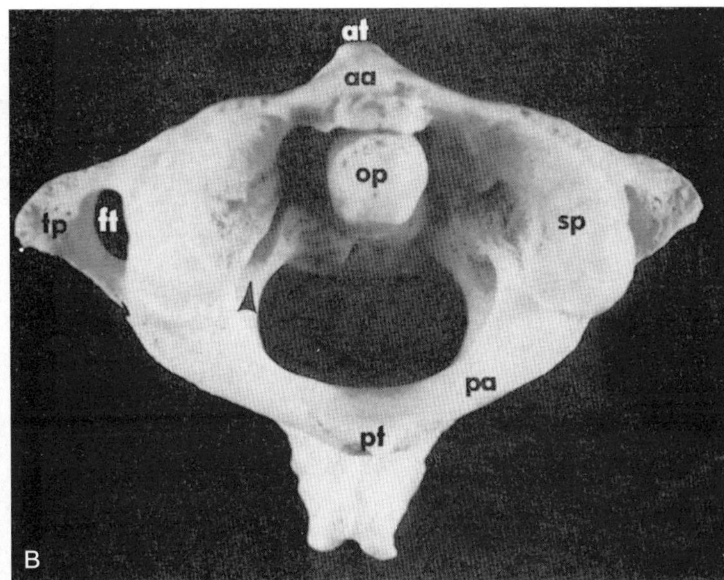


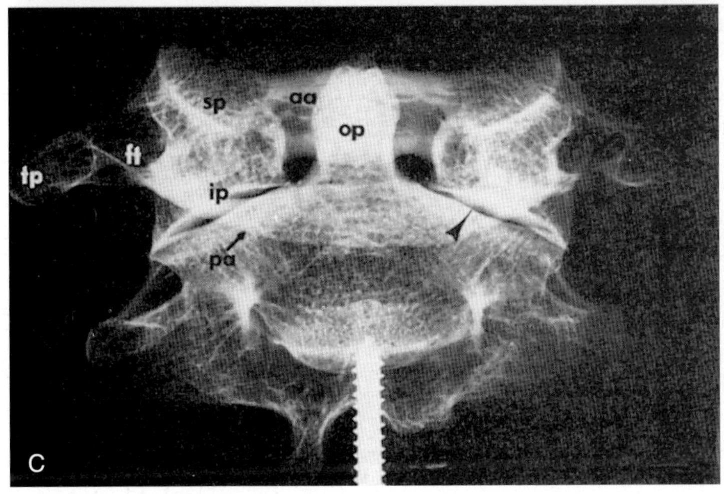


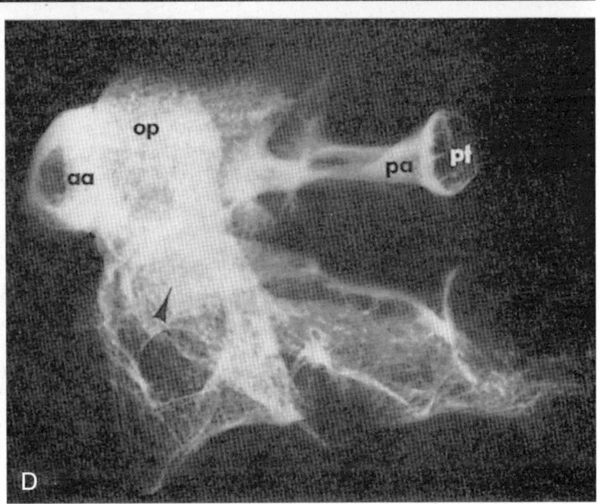


**图17-34** 寰椎和枢椎：骨性解剖。

A,B 后面观（A）和上面观（B）。图中示出寰椎的前弓（aa）、后弓（pa）、前结节（at）、后结节（pt）、上关节突（sp）、下关节突（ip）、横突（tp）和横突孔（ft）以及枢椎的齿突（op）和上关节突（三角箭头）。

C,D 寰枢椎的正位（C）和侧位（D）X线片，显示的是同一结构。

的上关节面之间；两个内侧的滑膜关节，一个位于寰椎前弓与枢椎齿突之间，另一个位于齿突与寰椎横韧带之间（图17-35）。除了这些滑膜关节，寰椎与枢椎之间的韧带联合包括前纵韧带的前方延续部和黄韧带的后方延续部。

**（1）寰枢外侧关节**。这两个滑膜关节位于两边，介于互成曲线的有软骨覆盖的寰椎和枢椎的侧块之间，周围有薄而松弛的纤维关节囊包绕。每个关节囊的后内侧由从枢椎体向寰椎侧块走行的副韧带增强。

**（2）寰枢正中关节**。这两个滑膜关节位于枢椎齿突和由寰椎前弓与寰椎横韧带形成的环状结构之间。这两个关节中较小的一个位于齿突前表面的关节面与寰椎前弓后表面的第二关节面之间，有薄而松弛的纤维关节囊包绕在这一关节周围。另外一个较大的关节位于有软骨覆盖的寰椎横韧带前表面与齿突的沟状后表面之间。这一关节周围也有松弛的纤维关节囊包绕，可与一侧或双侧寰枕关节的关节腔相连[1, 110]。

寰枢关节的运动在所有位置同时发生。这种运动可引起头颅和寰椎相对于枢椎的旋转。寰椎侧块可在枢椎的上关节面上滑动。旋转时可伴有头部垂直向的轻微下降，这与关节面的倾斜有关。

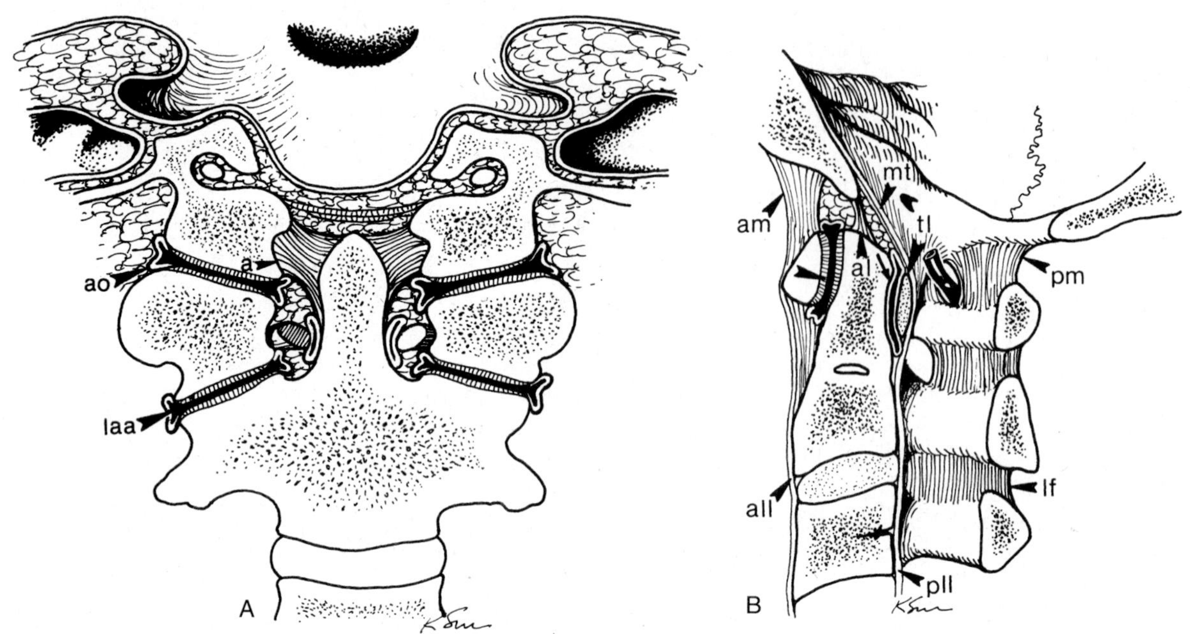


图17-35 寰枢关节和寰枕关节：解剖。颅底和上颈椎的冠状切面（A）和矢状切面（B）示意图。显示出寰枢外侧关节（laa）、寰枕滑膜关节（ao）、齿突和寰椎前弓之间的前方正中关节（三角箭头）以及齿突和寰椎横韧带（tl）之间的后方正中关节（箭头）。其他的结构是前纵韧带（all）、后纵韧带（pll）、覆膜（mt）、寰枕前膜（am）、寰枕后膜（pm）、齿突尖韧带（al）、翼状韧带（a）和黄韧带（lf）。

过度旋转受翼状韧带限制（翼状韧带起自齿突，止于枕骨髁），而且在较低程度上也受寰枢副韧带的限制。

# 第十六节　寰枕关节

## 一、骨性解剖

每一个寰椎侧块的上表面都有一个凹面、肾形关节面，其与相应的枕骨髁形成关节，这一寰椎关节面朝向内上方。枕骨髁呈卵圆形，位于枕骨大孔的前侧方。

## 二、软组织解剖

寰枕关节包含一对位于寰椎关节面与枕骨髁之间的滑膜关节以及由寰枕前膜和寰枕后膜形成的韧带联合（见图17-35）。

**（1）寰枕滑膜关节**。有纤维关节囊包绕的滑膜关节将相互成曲线的寰椎侧块的上关节面[111]与枕骨髁分隔开[112]。此纤维关节囊的后面和侧面特别厚，而内侧缺如，这样可使寰枕滑膜关节与齿突和横韧带之间的滑膜关节相互交通[110]。

**（2）寰枕膜**。寰枕前膜向上附着于枕骨大孔的前缘，向下附着于寰椎的前弓。其中心部分的纤维与前纵韧带的纤维相连续。寰枕后膜向上附着于枕骨大孔的后缘，向下附着于寰椎的后弓。寰枕后膜的游离缘弓形跨过椎动脉和第一颈神经。游离缘有时可骨化。

寰枕关节的运动包括屈曲、伸展和侧弯，并可引起颈椎其他部位的改变[113–115]。枕骨和寰椎之间没有明显的旋转运动。

# 第十七节　寰枕部韧带联合

连接枢椎与枕部的韧带结构包括覆膜、成对翼状韧带和一条齿突尖韧带。覆膜是后纵韧带向上的延续部，从枢椎延伸至枕骨部。翼状韧带从两侧齿突的上表面向枕骨髁内侧走行。齿突尖韧带位于两条翼状韧带之间，从齿突尖向枕骨大孔的前缘走行。它与寰枕前膜和寰椎十字韧带相融合。

# 第十八节　颈颅底结合部的骨性关系

颈颅底结合部的关系曾受到广泛的关注（图17-36）。在侧位X线片上，从硬腭的后缘到枕骨大孔的后缘可画出一条Chamberlain线[219]。正常情况下，齿突在此线上方不应该超过5mm。McGregor线[224]是对Chamberlain线的改进，用枕骨的下表面取代枕骨大孔的后缘。正常人，齿突尖在此线上方不应该超过7mm。在前位X线片上，连接两个乳突尖的线与齿突尖的偏差在2mm以内[225]，而连接两个颞骨乳突切迹的线位于齿突上方，近似于枕骨大孔的水平。用于评价颅底与上颈椎之间关系的其他方法还包括Ranawat和同事[302]以及Redlund-Johnell和Petersson[303]所描述的方法。其中的第一种方法是依据颈椎侧位像上所看到的枢椎根部到寰椎前后弓中心连线之间的距离。男性的这一距离通常≥15mm，女性通常≥13mm。第二种方法依据的是在颈椎侧位像上测定出的McGregor线到枢椎体下缘中点之间的距离。男性的这一距离通常≥34mm，女性通常≥29mm[304]。

基底角是两条线相交而成的角，一条线从鼻根点到蝶鞍，另一条线从蝶鞍到枕骨大孔的前缘。基底角正常情况下不应超过140°。在前位X线断层照片上，寰枕关节角是沿寰枕关节两侧所画的两条线的交角，正常情况下不应超过150°。

# 第十九节　骶尾部关节

这一部分包括腰骶关节、骶尾关节和尾骨间关节。骶髂关节将另行讨论。

## 一、骨性解剖

第5腰椎与其他腰椎类似，但第5腰椎横突和椎体较大，棘突较小（图17-37）。尽管上部腰椎的上关节突比下关节突宽，但是第5腰椎的上下关节突大小基本相等。

骶骨是一块大的三角形骨（图17-37）。它含有骶孔，孔的大小随着向尾部延伸逐渐减小。每个骶孔均呈Y字形，Y的基底部或干部代表骶前孔，Y的枝代表骶后孔和椎间孔[251]。骶骨基底部向上与第5腰椎连接，形成腰骶角。腰骶角是脊柱线性排列分离最明显的改变，因此易受剪切力的损伤。在正常和异常情况下腰骶角均进行过测量。在脊柱与检查床平行的侧位投照时，沿第1骶骨表面的倾斜度所作的线与水平线相交所成的角，正常情况下＜34°[116]。

骶骨凹陷的上关节突向上突出，与第5腰椎的下关节突相关节。骶骨的关节突均朝向后内方。

腰骶结合部的椎体过渡性变异并不少见。第5腰椎的横突膨大可与单侧或双侧的骶骨顶部相关节，或者整个第5椎体融合为骶骨。这种横突称之为第5腰椎骶化。同样，骶椎腰化是指第1骶椎不与下方骶椎融合，因而在外形上类似于腰椎。在X线片上，腰椎骶化和骶椎腰化的表现类似，准确的诊断可能需要研究整个脊柱。文献报道的腰骶结合部椎体变异的发生率占人群的0.6%～25%[84]。过渡性椎体的横突与骶骨侧块连接，形成真关节，其关节表面有软骨覆盖，有关节囊、支持韧带甚至有滑膜囊。

骶骨尖指的是第5骶骨体的下表面。与尾骨相关节的关节面呈卵圆形。尾骨由3～5块退化的椎体组成。其上表面或基底部有一个卵圆形关节面，与骶骨相关节。这个关节面的两侧有两个突起，即尾骨角（类似于靠近上关节突）和更近头侧椎体的根部。尾骨角向上与骶骨角相关节。

## 二、软组织解剖

**（1）腰骶关节**。第5腰椎和第1骶椎由一系列关节相连接，这些关节与其他水平椎体的关节类似。这些关节包括纤维软骨结合（椎间盘）、韧带联合（前纵韧带、后纵韧带、黄韧带、棘间韧带和棘上韧带）以及滑膜关节（关节突）。另外，髂腰韧带是这个部位的一条特别的韧带联合[291]。髂腰韧带坚韧，起自其在第5腰椎横突附着处的内侧（有时起自其在第4腰椎横突附着处的内侧），止于骨盆。两个骨盆附着处很明显。上带附着于髂骨嵴，下带附着于骶骨的前上面，与腹面骶髂韧带相融合。

腰骶结合部的滑膜关节，由第5腰椎和骶椎的关节而构成，适应一定角度的旋转运动，不过髂腰韧带限制了这一运动。这些滑膜关节必须能阻止第5腰椎相对骶椎的向前和向后移位。

**（2）骶尾关节**。骶尾关节包括连接骶骨尖和尾骨基底的纤维软骨结合，周围由腹面、背面和外侧骶尾韧带包绕。中心的纤维软骨盘在前后方较厚，两侧较薄。随着年龄增长，骶尾关节可能部分或完

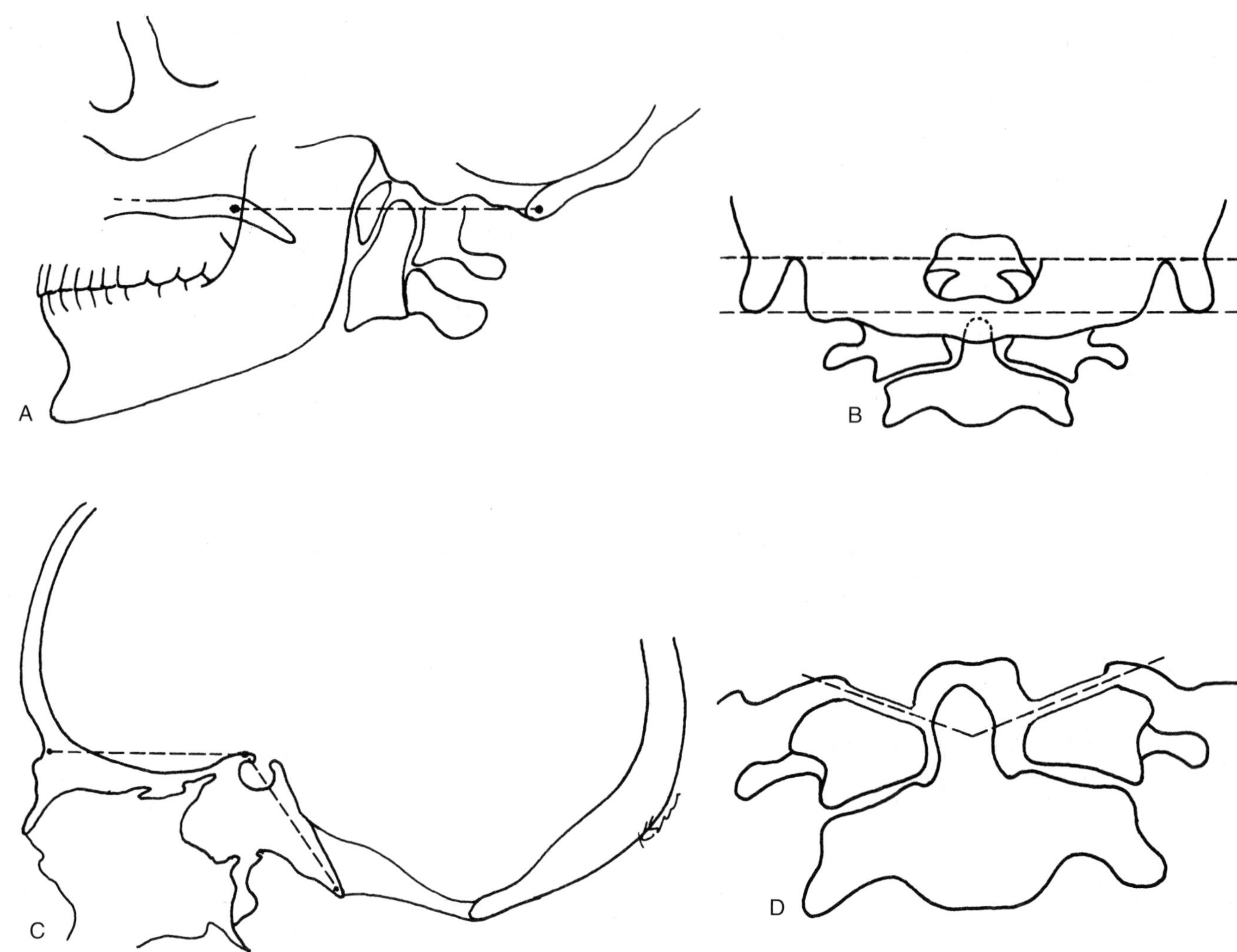


图 17-36 颈颅底结合：正常骨性关系。

A Chamberlain 线从硬腭的后缘到枕骨大孔的后缘。正常情况下齿突在此线上方不应该超过 5mm。

B 连接两个乳突尖的乳突线（下方的线），正常情况下与齿尖的偏差在 2mm 以内。连接两个颞骨乳突切迹的线（上方的线）正常情况下应位于齿突的上方。

C 基底角正常情况下不 > 140°，它是由两条线相交而成的角，一条线从鼻根点到蝶鞍，另一条线从蝶鞍到枕骨大孔的前缘。

D 寰枕关节角，在前位 X 线断层照片上由这些关节的轴线相交而成，正常情况下不应超过 150°。

全消失，这一表现与尾骨痛有关[252]。可自由活动的尾骨偶尔会与骶骨由滑膜关节相连接[1]。

**（3）尾骨间关节**。在年轻人，尾骨节段之间存在有由薄纤维软骨盘组成的纤维软骨联合。男性的这些纤维软骨联合比女性的消失得早。第 1 与第 2 尾骨节段间的关节偶尔为滑膜关节。尾骨各节段间终生有腹面和背面骶尾韧带相连接。在尾骨各节段间可见不同角度的成角，当这一角度明显时可能易患尾骨痛[252]。

# 第二十节 骶髂关节

## 一、骨性解剖

骶骨与髂骨的对合骨表面不规则，因此有利于骶骨和髂骨的交叉连接，从而增强关节强度并限制

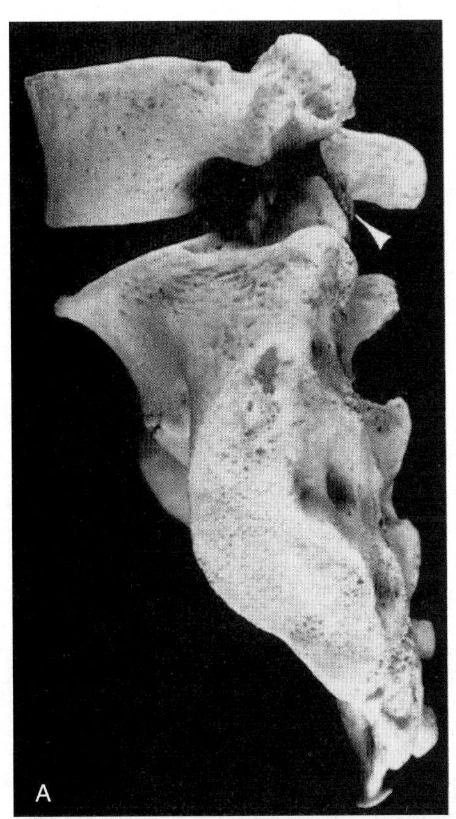


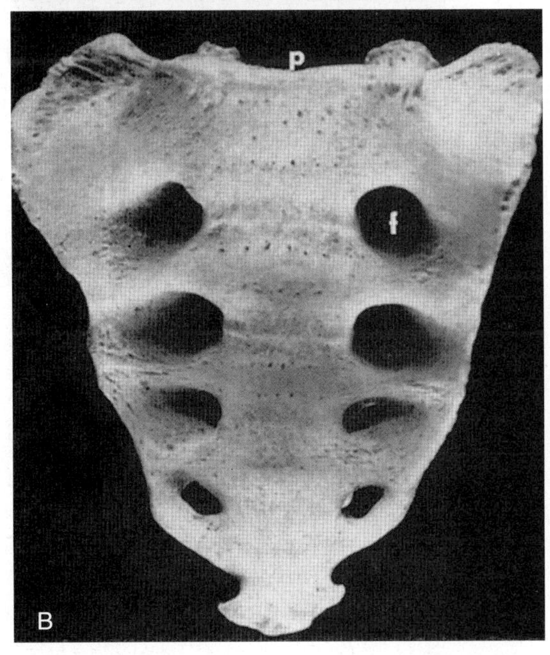


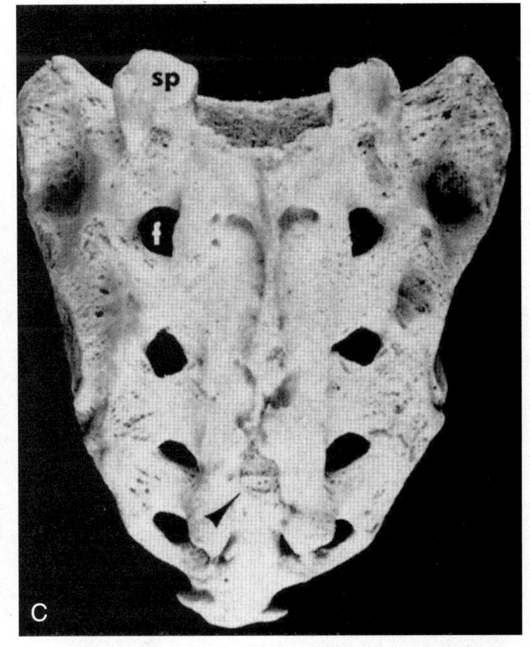


图17–37　骶骨：骨性解剖。

A　腰骶关节。图中可见第5腰椎的下关节突和骶椎上关节突之间的滑膜关节（三角箭头）。

B，C　骶骨：前面观和后面观。前面观（B）显示出骶骨结节（p）和骶前孔（f）。后面观（C）显示出上关节突（sp）和骶孔（f）。图中可见一个偶然发现的骶骨棘突的不完全骨化（三角箭头）。

其运动（图17–38）[305]。骶骨侧方的L形耳状面与髂骨相关节。此关节面的后方有一个不规则的骨窝，为各种韧带的附着部位。有报道称，骶髂关节前方小的骨碎片代表正常骨骺的骨化中心[318]。髂骨的关节面位于髂骨粗隆的前下方、髂骨的内侧面。此关节面的前尖端是腹侧骶髂韧带的附着点。腹侧骶髂韧带还附着于耳前沟（即髂骨的下骨盆面的沟槽），这在女性更显著。

## 二、软组织解剖

骶骨和髂骨的耳状面之间的关节为滑膜关节（图17–39）。骶骨的关节表面覆盖有一层厚的透明软骨，髂骨的关节表面覆盖有一层薄的纤维软骨[117, 118, 253]。关节两侧的胶原纤维的形态也不同[254]。关节周围有一完整的纤维关节囊，紧密附着于骶骨和髂骨相邻表面的边缘，内衬有滑膜。年轻人的关节腔较明显，但随着年龄的增长，纤维粘连和纤维软骨粘连可能使此关节腔消失[119–122, 255, 256]。

腹侧骶髂韧带薄而宽阔，位于该关节前方（图17–40）[319]。在后方，深部厚的骶髂骨间韧带，在关

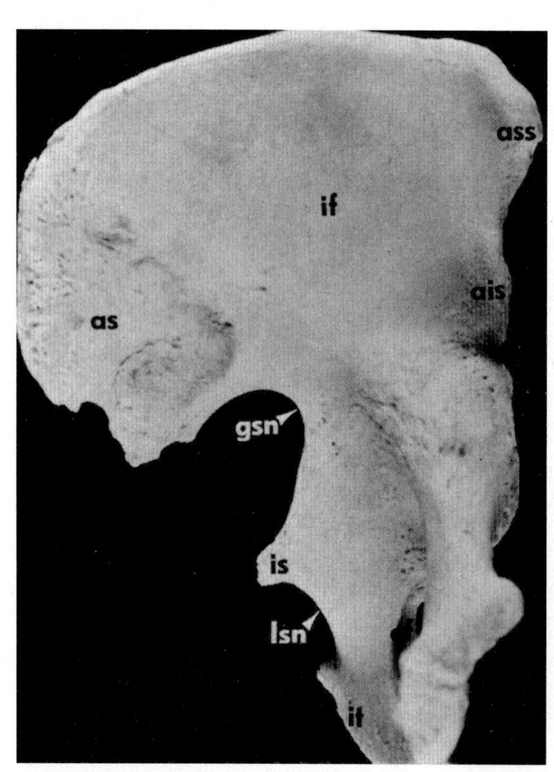


图17–38 髋骨：骨性解剖——内侧面。标出的结构有髂骨的耳状面（as）、髂窝（if）、髂前上棘（ass）、髂前下棘（ais）、坐骨棘（is）、坐骨小切（lsn）、坐骨大切迹（gsn）、坐骨结节（it）和坐骨孔（of）。

节面上方走行，以填充骶骨和髂骨之间的上方裂隙。背侧骶髂韧带位于骶髂骨间韧带前方，向内下方延伸，一些纤维从髂骨后上方到达第3和第4骶椎。这些纤维可能与骶结节韧带的一部分相融合[123]。

附属滑膜关节在骶骨外侧嵴与髂骨结节和髂骨棘突的后方或上方之间并不少见[124, 257, 306]。

骶髂关节的运动范围有限，受其波浪状关节面和厚的背侧骶髂韧带的限制[125, 126, 258, 305]。可以有轻度的前后旋转运动[123]。妊娠期激素的影响可使骶髂韧带和耻骨联合软化和松弛，会使这种运动增大[127, 128]。

骶髂关节的X线片评价较为困难[129, 130]。重要的是必须认识到骶骨和髂骨之间只有下1/2至2/3的间隙形成滑膜关节，这一间隙的上关节面为韧带组织。在年轻成人中，骨间关节间隙为2～5mm，这反映了骶骨和髂骨软骨的总厚度[122, 131]。关节间隙变窄在40岁以上人群中常见，此后的发生率还会有增加[117]。老年人中骨性关节强直已有报道[117, 120, 122]。

# 第二十一节 骨盆椎体间韧带

除了髂腰韧带以外，连接骨盆和椎体的其他重要韧带包括骶结节韧带和骶棘韧带（图17–41）。骶结节韧带起自后方髂骨棘、骶骨和尾骨，止于坐骨结节，一些纤维还会沿坐骨支走行。骶棘韧带起自坐骨棘，止于骶骨和尾骨，在此与骶结节韧带的一些纤维相融合。这些韧带稳定了骶骨下部，并将坐骨切迹转变为坐骨大孔和坐骨小孔。

# 第二十二节 耻骨联合

## 一、骨性解剖

耻骨的内侧面，即耻骨联合面，与其对侧的相应关节面形成关节（图17–42）。耻骨联合面通常为卵圆形，其对合的骨边缘稍不规则[132, 133]。

## 二、软组织解剖

耻骨联合是耻骨之间的内侧软骨关节（图17–42）。每个耻骨关节表面均覆盖有一层薄的透明软骨，通过厚的纤维软骨盘（即耻骨间盘）与其相应的关节面相连接[292]。这一纤维软骨盘可含有腔隙，可能与软骨的软化和变形有关。此腔隙起自纤维软

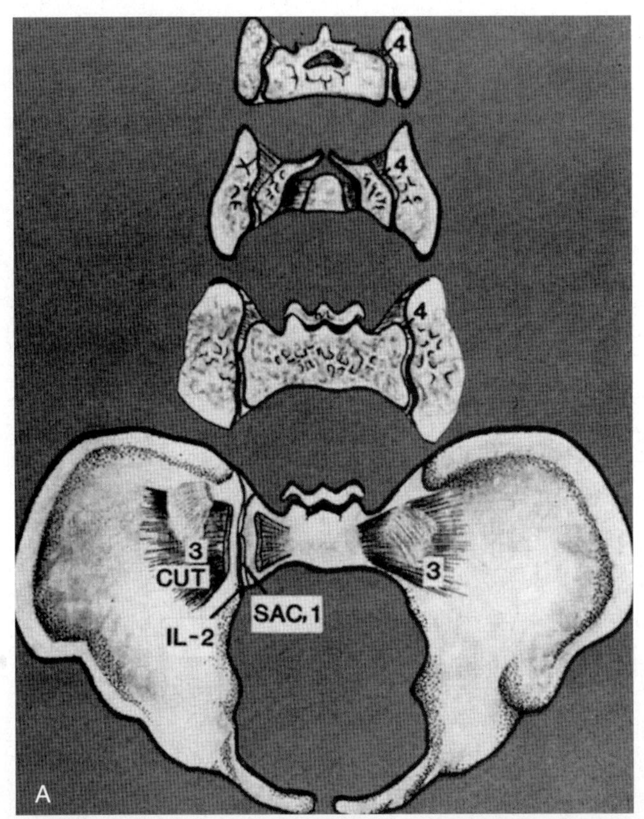


图 17–39　骶髂关节：解剖。

A　该关节的前面观和冠状切面示图。显示出腹侧骶髂韧带（3）和骶髂骨间韧带（4）。当腹侧骶髂韧带被切断时，厚的骶骨软骨（1）和薄的髂骨软骨（2）便显露出来。（From Resnick D, Niwayama G, Goergen TG: Invest Radiol *10*:608,1975.）

B，C　冠状切面。两个相似标本的照片和X线片显示出滑膜关节的范围（两个大三角箭头之间）、厚的骶骨软骨（小三角箭头）和薄的髂骨软骨（箭头）。图中示出滑膜关节上方的骶髂骨间韧带（il）。

D　冠状切面的显微镜照片（2 ×），显示出滑膜关节（两个大三角箭头之间）、厚的骶骨软骨（小三角箭头）、薄的髂骨软骨（箭头）和骶髂骨间韧带（il）。

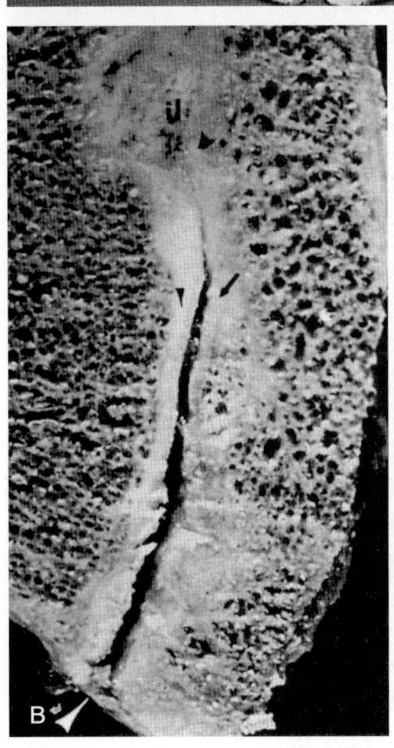


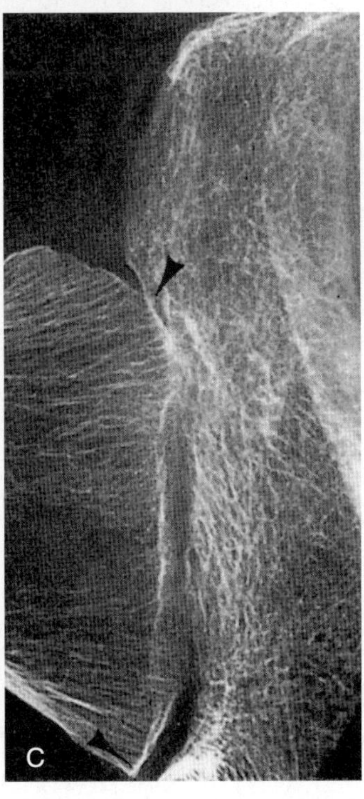


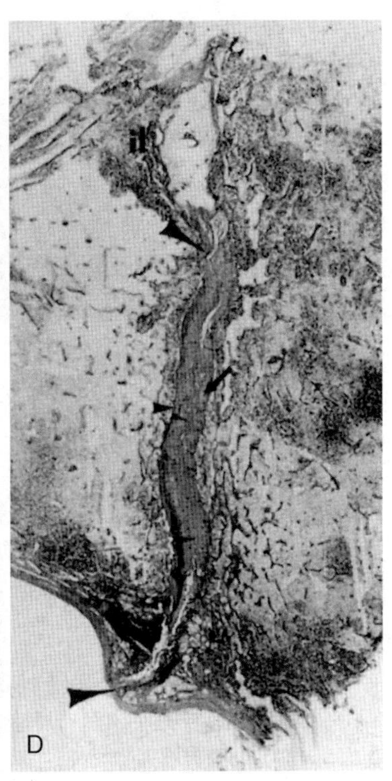

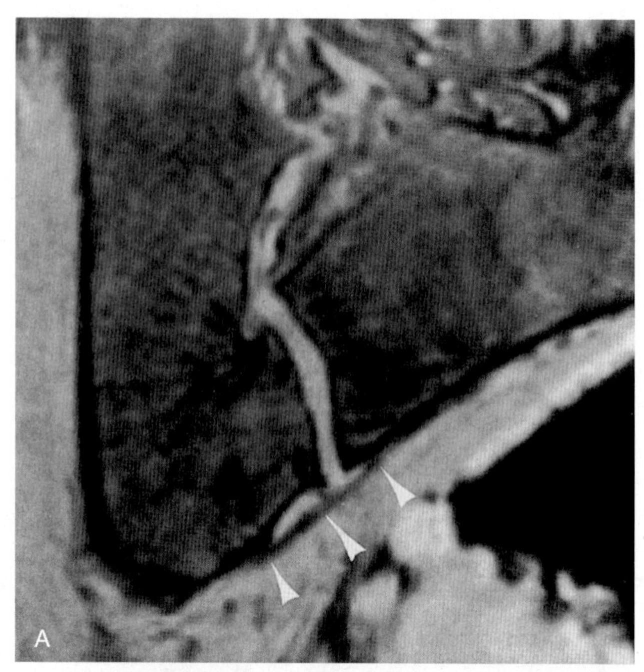


图 17-40 腹侧骶髂韧带：解剖。

A 冠状面体积SPGR（TR/TE，60/10；翻转角，30° ）MR图像，显示出穿起该关节的前下关节面的腹侧骶髂韧带（三角箭头）。

B 横轴位T1加权（TR/TE，500/20）自旋回波MRI，显示出腹侧骶髂韧带（三角箭头），其在脂肪面的下方，后方到达髂肌（箭头）。

C 横断面的显微镜照片（4 ×）显示出在关节囊（c）上方的腹侧骶髂韧带（三角箭头）。

（Reproduced with Permission from S. Jaovisidha et al: Invest Radiol *31*:532, 1996）

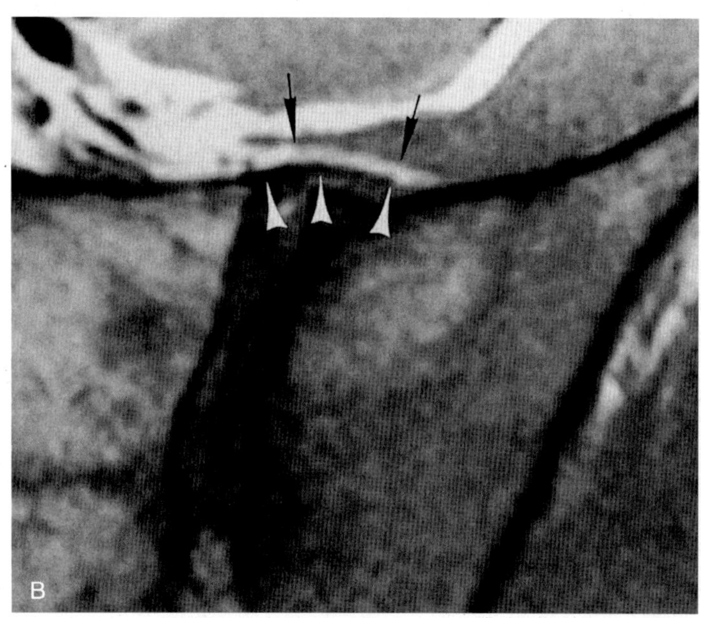


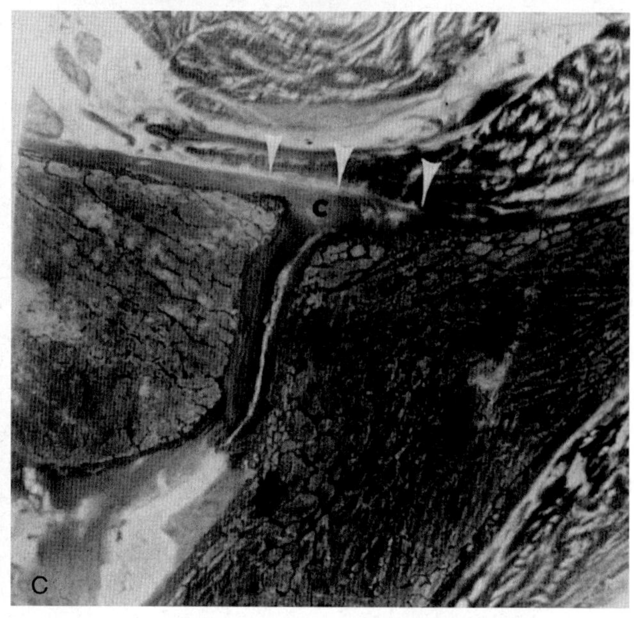


骨盘的后上部，10岁之前少见，最终可能贯穿整个软骨[1, 2]。女性中软骨腔更显著，且没有滑膜内衬。这可以解释在X线片上的真空现象，即腔内透亮的气体条纹变得明显[134, 135]。

耻骨上韧带附着于两侧的耻骨嵴和耻骨结节上，增强了耻骨联合的前面。耻骨弓状韧带连接耻骨的下部。

用X线片评价，成人耻骨联合的横向宽度，男性大约为6mm，女性大约为5mm[136]。妊娠时耻骨联合的宽度可增加，平均为7mm[135]。妊娠时宽度的明显增加可能与骨盆韧带的软化和松弛有关，以适应各骨盆关节运动的增加[127-128]，也可能对生产有小的帮助[137]。一些附加因素允许女性骨盆有较大的活动度，以利于生产：骶髂关节周围各骨的互补性不规则可减少交锁，骶髂关节很少有纤维性关节强直，尾骨节段的骨性连接发生率很低[2]。

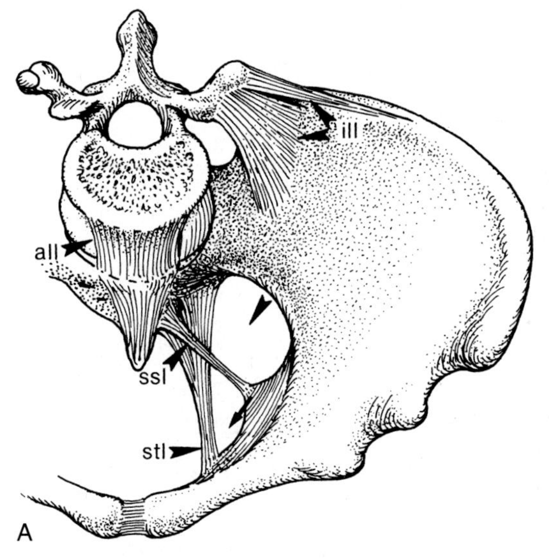


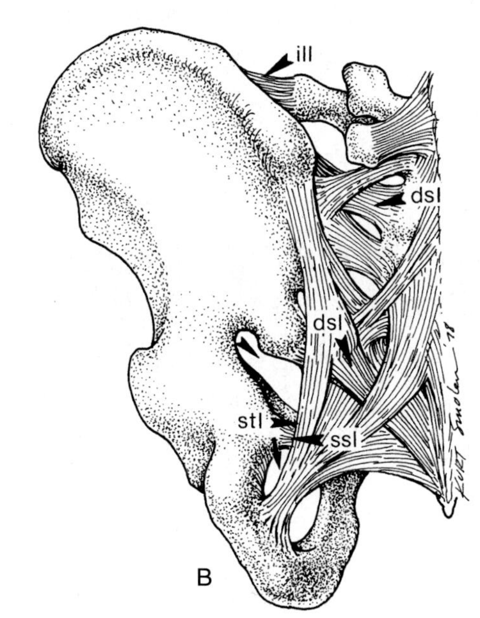


**图 17-41**　骨盆椎体间韧带：解剖。

A　前面观。可以看到的结构有髂腰韧带（ill）及其两个骨盆附着点、骶棘韧带（ssl）、骶结节韧带（stl）、前纵韧带（all）、坐骨大孔（三角箭头）和坐骨小孔（箭头）。

B　后面观。图中示出髂腰韧带（ill）、短和长背侧骶髂韧带（dsl）、骶结节韧带（stl）、骶棘韧带（ssl）、坐骨大孔（三角箭头）和坐骨小孔（箭头）。

（From Warwick R, Williams P: Gray's Anatomy. 35th Br Ed. Philadelphia, WB Saunders Co, 1973.）

# 第二十三节　髋关节

## 一、骨性解剖

在髋部，球形的股骨头与杯状髋臼窝形成关节。髋臼窝在胎儿时期通过髂骨、坐骨和耻骨的骨化形成。出生时，髋臼为软骨性的，三条放射状线从其深部沿内侧延伸，在髂骨、坐骨和耻骨之间形成一个 Y 形生长板[1]。接下来的骨化导致这三块骨的最终融合。

完全发育好的髋臼窝呈半球形，边缘突起为骨缘（图 17-43）。骨缘下方缺如，称之为髋臼切迹。纤维软骨唇附着于骨缘，加深了髋臼窝。髋臼切迹上方的髋臼底部（即髋臼窝）受压且不规则。髋臼骨缘与髋臼窝之间为光滑的马蹄形的月状面。

髋臼顶部的内侧面有一断续部分，称之为顶部的髋臼上切迹，似乎是髋臼的顶部的一个附属陷窝[259]。

半球形股骨头的向上部、内侧和前部延伸（图 17-44）。除中间有一粗糙的陷凹外，股骨头在其他地方是光滑的，陷凹处附着有股骨头的韧带（即圆韧带）。股骨颈的前表面在关节囊内，关节囊的边线一直延至转子间线；股骨颈后表面仅有一半位于关节囊内，由于髋关节囊的后方附属结构没有延伸至转子间嵴。大转子由股骨颈与股骨干结合处的后上方隆起，此处为众多肌肉的附着点，其中包括臀小肌、臀中肌和梨状肌。小转子位于股骨的颈干结合处的后中部。腰大肌和髂肌附着于此。

有关髋关节正常骨性结构的 X 线片检查曾受到广泛的关注，并已经确立了多种测量方法。髋臼角、髂骨角和股骨颈的前倾角是常用的几种测量，尤其是未成熟骨骼[138-142, 307, 320]。Wiberg 中心边缘（CE）角[143]是测量髋臼深度的一个指标（图 71-45）。它是由一条过股骨头中心的垂线与一条从股骨头中心点至髋臼外上缘的连线所形成的夹角。据报道，正常CE角在20°~40°之间，平均值为36°[144]。此角度在女性和老人中可能略大一些[145]。其他一些参数是根据髋关节的正位、斜位和侧位X线片上的表现得出的（见图 17-45）[320-322, 326]。

骨盆X线片在描述某些正常界线与结构上也非常有价值[145, 146]（图 17-46）。髋臼缘显示为包绕髋臼外侧面的一个骨性环。髋臼后缘可在多种斜位拍摄的X线上加以识别，但15°~30°的前斜位投照提供的观测效果最佳。髋臼前缘最好在30°~45°后斜位投照下观测。在X线片上，髂骨坐骨连线是由与X线束相切的那部分髂骨四边形表面形成的；髂耻骨连线就是髂骨的内侧缘，其与耻骨内上面形成一条连接线。两个骨柱形成一个弓形结构，髋臼位于此弓状

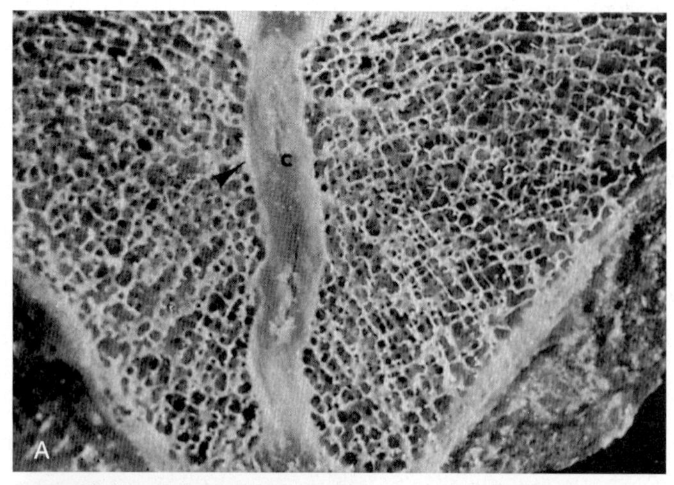


图 17-42 耻骨联合：解剖。

A 冠状切面。图中可见中央软骨(c)和界线清楚的软骨下骨板（三角箭头）。

B-D 冠状切面。在 X 线片（B）上可见中央软骨盘（箭头）上有一明显的弧形透亮带(真空现象)。大体标本照片（C）显示有一个引起真空现象的空腔或裂隙(箭头)。镜下照片（20×）(D)清楚显示出纤维软骨内的裂隙(箭头)。内腔无滑膜覆盖。

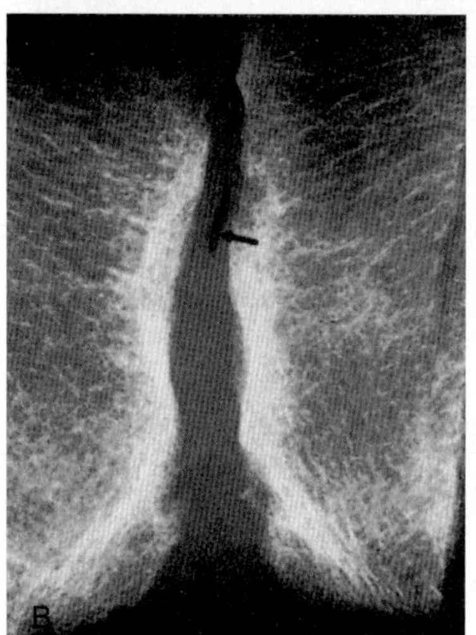


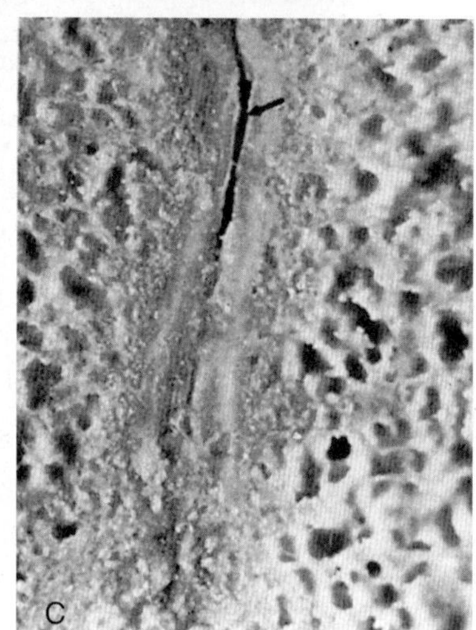


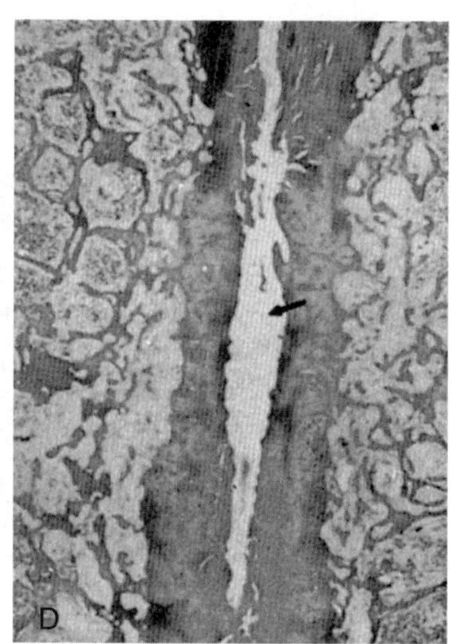


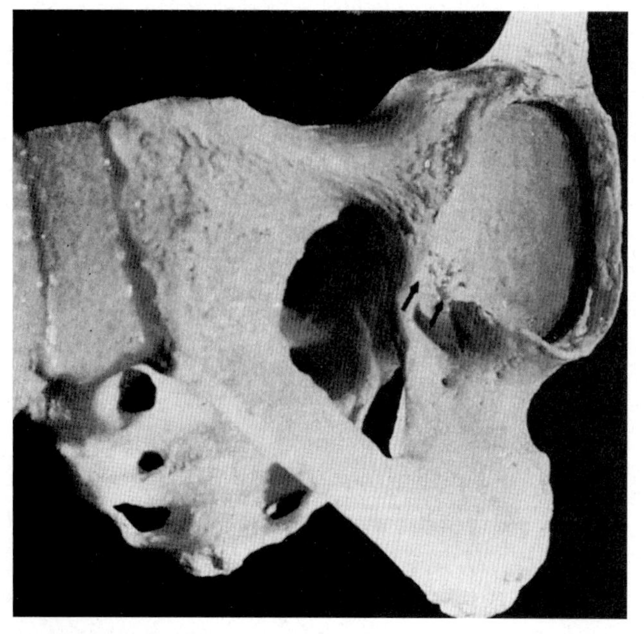

图 17-43 髋臼腔：骨性解剖(前面观)。用一金属标志物(黑带)标示出髋臼的后缘。这一连续边缘于下方髋臼切迹(箭头)处中断。(From Armbuster TG, et al: Radiology, *128*:1, 1978.)

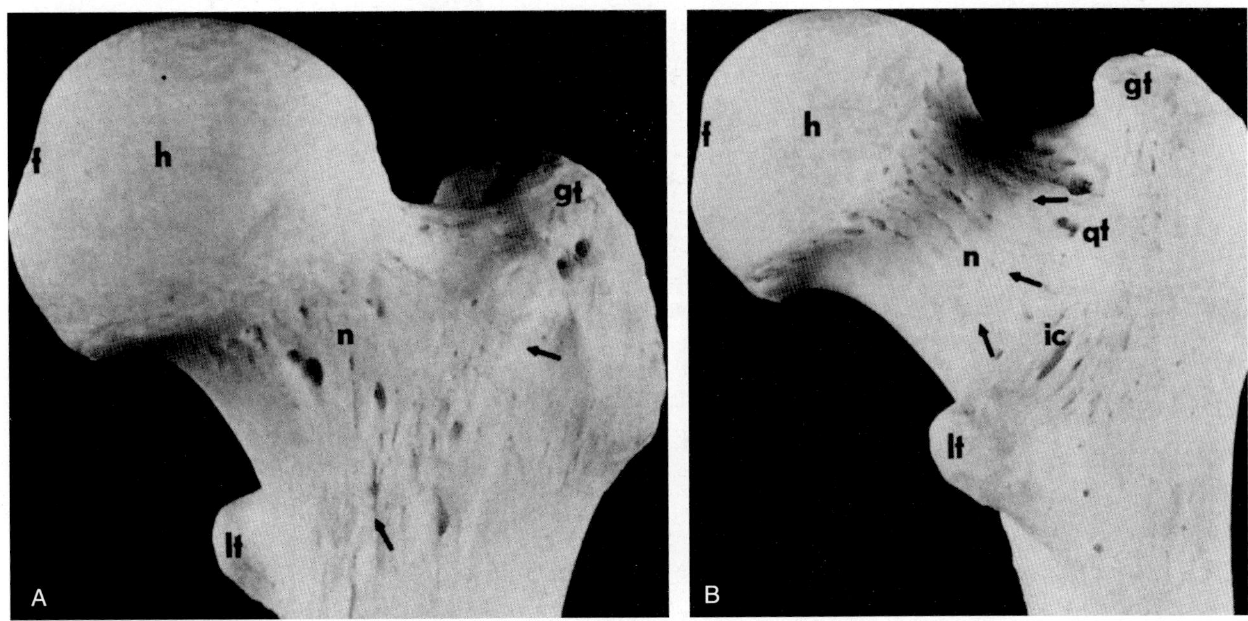


**图 17-44**　股骨近端：骨性解剖。

A　前面中立位观。可见光滑的股骨头（h）、股骨小窝（f）、股骨颈（n）、大转子（gt）和小转子（lt）。髋关节囊前面附着于转子间线（箭头）。

B　后面中立位观。除同A图所示的解剖结构。此外还可见转子间嵴（ic）和方形结节（qt）。箭头所指为关节囊附着部位。

结构的凹陷面。髂坐骨柱（即后柱）是较厚的结构，包括髂骨的一部分并延伸到坐骨结节。髂耻骨柱（即前柱）包括髂骨和耻骨的一部分，并一直向上外侧延伸至髂前下嵴。

"泪滴"影是位于髋关节内侧的一个U字形影，曾用来检测髋臼深度异常[308]，以此来做出髋臼前突的诊断（图17-47）。曾将其与椎弓根相比，它的消失即可明确已发生严重的骨组织结构破坏。泪滴的外侧面是髋臼窝的壁，其内侧面是髂骨四边形表面的前下边缘。在骨盆常规前后位X线片上，后者的表面与X线束相平行，因而投影出一个典型的"泪滴"影。但泪滴的形态在正常人群中常有变异。此外，在斜位投照时通过改变病人的体位也可显著影响其形态[145,325]；在略微前斜位照时，泪滴位于髂坐骨连线的前面，形成一种"交叉"的外形而不是较为常见的"开口"或"闭口"位。加大前斜位角度，泪滴便位于髂坐骨连线内侧，形成一种"反向"形态。在后斜位投照X线片上，泪滴位于髂坐骨连线的外侧。

在成年人，鉴别正常髋臼深度和髋臼前突可通过仔细分析平片做出诊断[145]。在以往的文献中，有多种关于髋臼前突的定义（表17-2）：（1）在髋臼内侧面有骨性膨出；（2）股骨头制造髂坐骨连线；（3）中心边缘（CE）角大于40°~50°；（4）泪滴呈"交叉"形态；（5）髋臼线接触或交叉于髂坐骨连线。

上述定义常有一定的局限性：

（1）当髋臼前突不断发展使髋臼突入骨盆内时，诊断容易明确。但轻度髋臼前突时这个指标就不一定可靠了。

（2）用股骨头与髂坐骨连线之间的关系作为诊断髋臼前突的指标并不恰当，因为这会引入另一个变量，即关节间隙的完整性。如果关节间隙减小，那么股骨头就会在比关节间隙"正常"时更早期到达髂坐骨连线。

（3）CE角本来是用于评价先天性髋关节发育不良的[143]，此后被用来衡量髋臼前突，但动机和效果很不一致[144，149-152]。有一项研究发现CE角的变异范围非常大[145]。尽管以前认为40°是CE角的正常上限值[144]，但40岁以上女性的CE角的平均值要大于40°[145]。

（4）因为泪滴的形态在投照位轻度旋转时也会影响，所以轻度前斜位投照就可导致泪滴出现交叉，

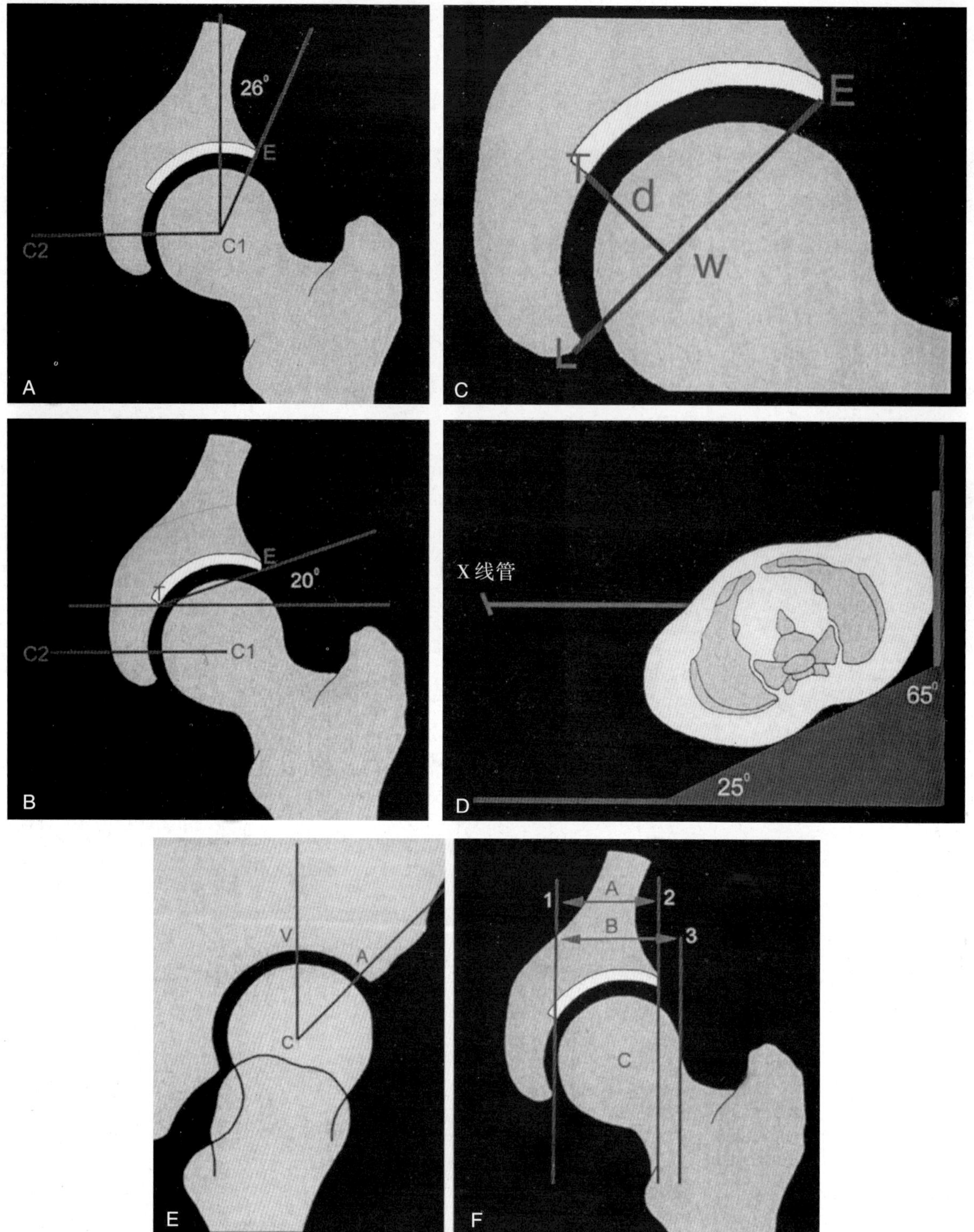


图 17-45 髋关节：X 线片参数。

A Wiberg 中心边缘角（CE）。画一条连接每一股骨头中心的水平线（C2-C1）。从股骨头中心向上画一条垂线。确定出髋臼边缘（E），然后画一条连线（C1-E）。在这一病例中，26° 为正常值。

B Wiberg 水平外倾角（HTE）。通过髋臼承重面的最内端（T）画一条平行于 C2-C1 线的水平线，然后通过 E 画一条连线。两条线之间的夹角正常时不超过 10° 。

C 髋臼深度（d）与宽度（w）指数。如图所示建立两条连线。计算出比值（d/w）× 100 的数值。正常时测量出的髋臼指数大于 38。

D 伪侧位 X 线片。足的轴线平行于检查床，骨盆相对于胶片盒旋转 65° 。

E Lequesne 垂直中心角（VCA）。在伪侧 X 线片上测量，VCA 为垂线（V）和股骨头中心（C）与髋臼缘（A）之间连线的夹角。正常值大于 25° 。

F 股骨头被髋臼覆盖的百分值。这一数值为髋臼承重面相对宽度（A）（用线段 1-2 表示），与股骨头承重面相对宽度（用线段 1-3 表示）之比。在测定出线段 1-2/1-3 之比后，正常髋臼覆盖百分值为大于或等于 75%。

（A-F，Modified from Delaunay S.，et al；Skeletal Radiol 26:75, 1997.）

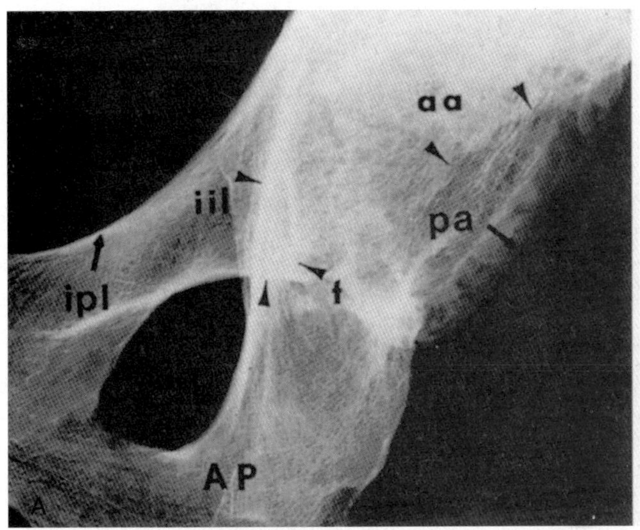


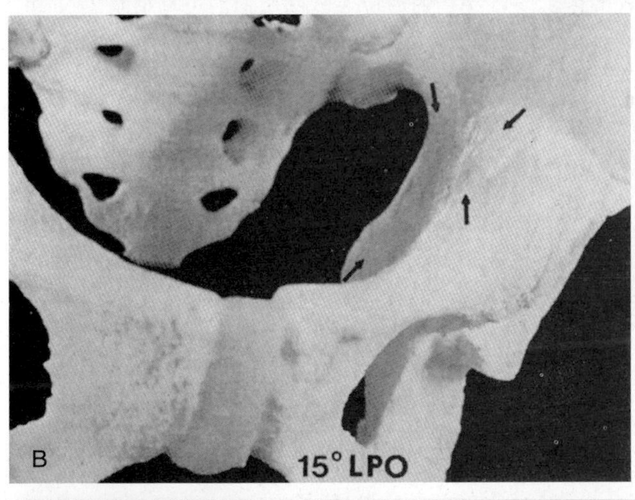


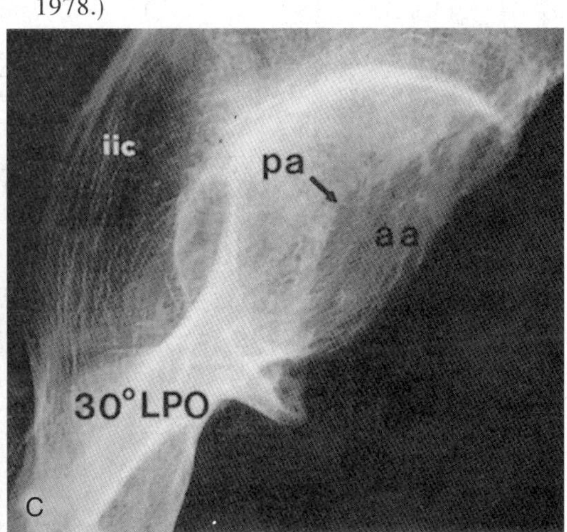


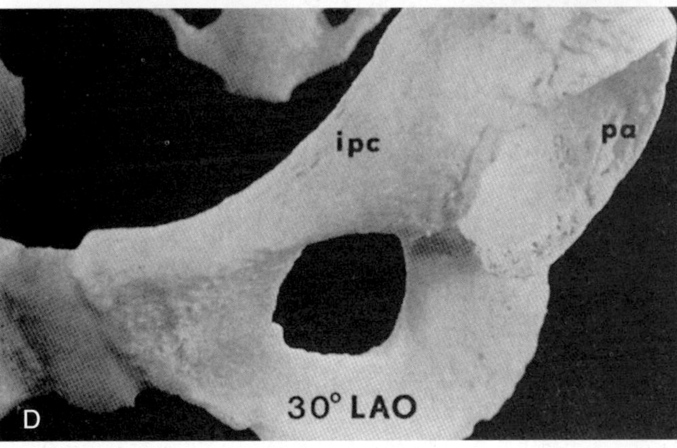


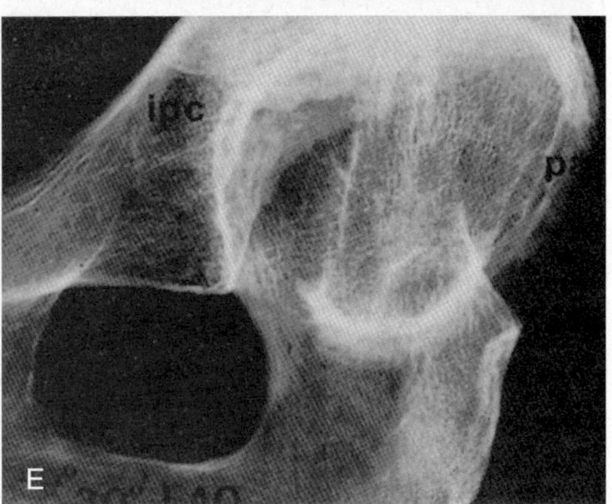


图 17–46　骨盆的正常骨性标志。

A　前后位像。髋臼后缘（pa）位于髋臼前缘（aa）的外侧。髂坐线（iil）由与 X 线束相切的那部分髂骨四边形表面形成。髂耻线（ipl）是髂骨的内缘，其与耻骨内上面形成一条连续线。同时还可见"泪滴"影（t）。

B　15° 左后斜位像（LPO）。可见四边形表面（箭头）。

C　30° 左后斜位像（LPO）。后斜30° ~ 45° 投照可很好地显示髂坐柱（iic）和髋臼前缘（aa）。同时可见髋臼后缘（pa）。

D,E　30° 左前斜位像（LAO）。可清晰地显示髂耻柱（ipc）和髋臼后缘（pa）。

（From Armbuster TG, et al: Radiology 128:1, 1978.）

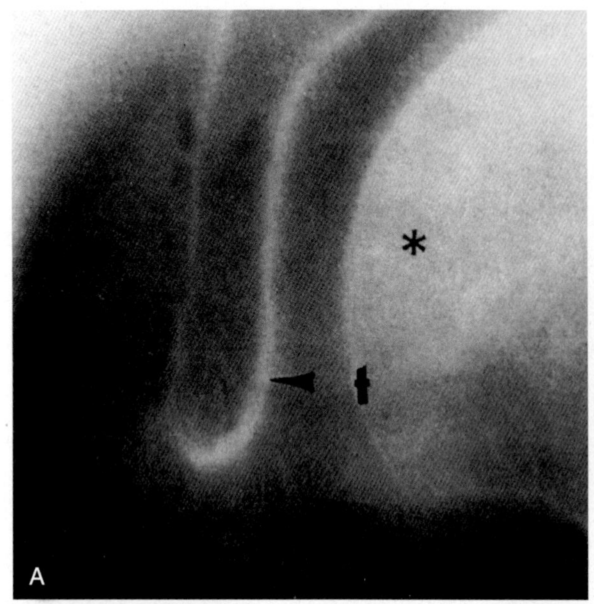


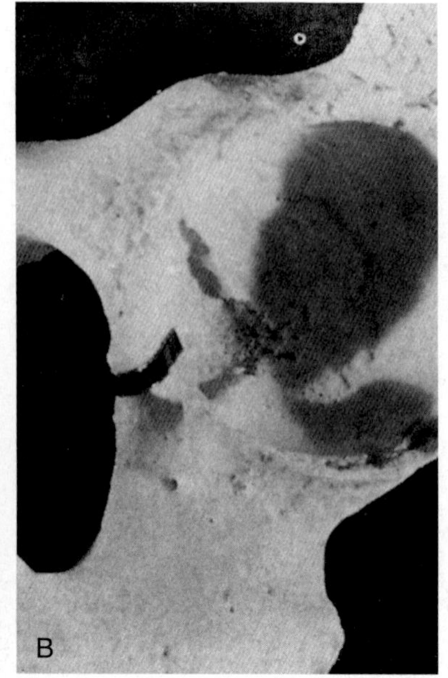


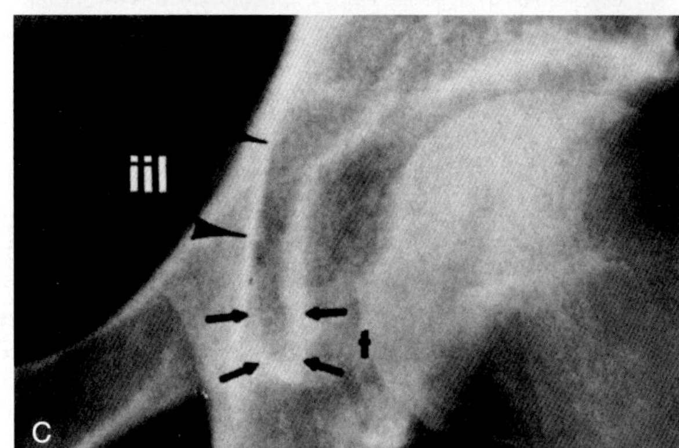


图 17–47 “泪滴”影。

A 前后位 X 线断层像。可见泪滴（t）和股骨头（星号）；泪滴的外侧壁为髋臼窝的壁。内侧壁为髂骨四边形表面的前下缘。

B 尸体标本中，在泪滴上放置有一个金属标记。此投照位见不到四边形表面。

C 正位像可见泪滴（箭头）和髂坐线（三角箭头）。显示为一种“开口”形泪滴。

（From Armbuster TG, et al: Radiology 128:1, 1978.）

表 17–2 髋臼前突

| 发表时间 | 作者 | 判断标准 |
|---|---|---|
| 1932 | Pomeranz[147] | 髋臼顶突出至骨盆内 |
| 1935 | Overgaard[148] | 髋臼间隙连线与髂坐骨连线接触或交叉 |
| 1953 | Friedenberg[149] | CE 角在 40° ~70° 之间 |
| 1965 | Alexander[150] | 在正确对中片上泪囊出现交叉；股骨头达到髂坐骨连线；骨盆上口膨出 |
| 1969 | Hubbard[151] | 髋臼间隙连线在髂坐骨连线内侧 |
| 1971 | Hooper & Jones[144] | 泪囊出现交叉 |
| 1971 | MacDonald[152] | CE 角大于 45° |

前斜程度加大甚至可导致反向泪滴。所以泪滴形态并不是评价髋臼前突的可靠指标。

用髋臼线与髂坐骨连线之间的关系作为评价髋臼前突的指标更为适合（图 17–48）。作为髋臼的内侧壁的髋臼线，和作为髂骨四边形表面一部分的髂坐骨连线，是极少受投照位轻度旋转影响的中心结构。此外，因为髋臼前突累及这一中心结构，所以最好用二者之间的相对位置来诊断髋臼前突。尽管髋臼深度是一个从“浅”至“正常”到“深”再至“髋臼前突”的连续过程，报道文献的数据[145]已得出了以下结论：

（1）当男性的髋臼线突出于髂坐线大于等于 3cm，女性大于等于 6 cm 时即可诊断为髋臼前突。在儿童，男孩大于 1mm、女孩大于 3mm，即为相应的诊断值[309]。

（2）轻度旋转就会影响泪滴的形态，所以泪滴形态不能作为诊断髋臼前突的指标。

（3）测量 Wiberg 的 CE 角对髋臼前突的诊断意义不大。

在正位 X 线片上，可通过将关节间隙分为侧、轴向和内侧3段关节间隙来分析正常成人的关节间隙[145]（图 17–49）。

上侧和轴向关节间隙的测量值通常非常相似，但内侧关节腔间隙的测量值通常较大，因为它包括髋臼窝[262, 263]，其内包含有滑膜和脂肪组织。虽然如此，但内侧关节间隙的测量值比较有意义，因为在所有髋关节的情况大致相同。内侧关节间隙的平均值，男性为 9 mm，女性为 8 mm 。上侧和轴向关节间隙的平均值不论是男女性均为 4 mm[261]。随着年龄的增长这些测量结果会有轻微的变化[310]。在正常情况下，上侧和轴向关节间隙应该是相等的，约等于内侧关节间隙值的一半。在病理状态下，上侧、轴向或内侧关节间隙的选择性变窄或增宽有助于做出特异性诊断。

## 二、软组织解剖

股骨头表面有关节软骨覆盖，不过其表面有一小部分没有软骨覆盖，上面附着有股骨头韧带（或称为圆韧带）（图 17–50）。这个半月形表面上覆盖

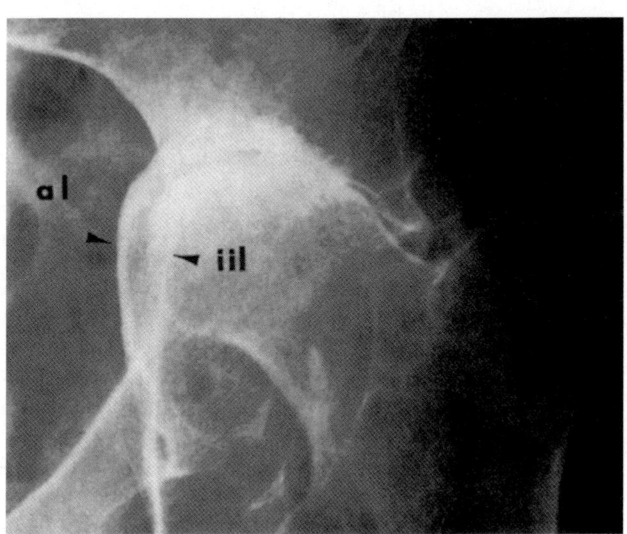


**图17–48**　髋臼前突。当男性髋臼线（al）突出于髂坐线（iil）内侧 3mm 或 3mm 以上，女性为 6mm 或 6mm 以上时即存在髋臼前突变形。（From Armbuster TG, et al: Radiology *128*:1, 1978.）

有关节软骨；这个表面内的髋臼窝底没有软骨但有一个被覆滑膜的纤维弹性脂肪垫。

一个纤维性关节囊环绕着髋关节和大部分股骨颈。关节囊近侧附着于髋臼、髋臼唇和髋臼横韧带。其在远侧环绕股骨颈，前面附着于股骨颈和干结合处的转子线上；上部和下部附着于股骨颈靠近大小转子结合部的部位；在后方，关节囊一直延伸到股骨颈的中间2/3处。由于关节囊有这些附着部位，所以股骨的生长板位于关节囊内，而转子的生长板位于关节囊外。尽管关节囊的纤维沿纵向从骨盆向股骨走行，但在深部也有一部分被称为轮匝带的环形纤维 。关节囊被外周韧带加固，其中包括髂股韧带、耻股韧带和坐股韧带。关节囊的外表面覆盖有肌肉组织，前部被黏液囊将其与腰大肌和髂肌分开。在这个区域，髋关节可通过位于耻股韧带和髂股韧带之间的开口与腰大肌腱下方的髂腱下囊（髂腰肌囊）相交通[1,2]。

髋关节的延伸滑膜从股骨头的软骨缘一直延伸到股骨颈的关节囊内部分。其在纤维关节囊下方反折并覆盖髋臼唇、股骨头韧带以及髋臼窝内的脂肪垫。

主要的韧带和纤维软骨包括髂股韧带、耻股韧带、坐股韧带、股骨头韧带、髋臼横韧带和髋臼缘。粗大的髂股韧带近端附着于髂前下嵴与髋臼缘毗邻部分，远端附着于股骨的转子间线上。当髋关节完全伸展时这条韧带会被拉紧。耻股韧带从髋臼缘的耻骨部和上耻骨支一直延伸到股骨颈的底面，其中某些纤维与纤维、关节囊相融合。当髋关节伸展时这条韧带也会被拉紧。坐股韧带附着于髋臼下面和后面的坐骨上并越过股骨颈的后面沿上外侧方向延伸，其纤维与轮匝带的纤维相连续或附着于大转子上。与上两条韧带一样，此韧带当髋关节伸展时也被拉紧。股骨头韧带（即圆韧带）是一条较弱的关节内韧带，附着于髋臼窝边缘和髋臼横韧带上，其延伸至股骨头上的一个陷窝外。在这些附着部位之间，这条韧带被一滑液鞘所包裹。在某些人中，只有此滑液鞘而没有韧带，而在另一些人中，既没有滑液鞘也没有韧带。当下肢屈曲、内收和外旋时，此韧带会被伸长。髋臼横韧带是髋臼唇的一部分，其纤维越过髋臼切迹向外延伸。髋臼唇，即髋臼的纤维软骨缘，牢固地附着于骨缘和横韧带上，其横截面呈三角形，有游离的边缘（或称之为顶端），形成一个紧紧包裹股骨头的小环。

髋关节的主动运动包括屈曲、伸展、内收、外

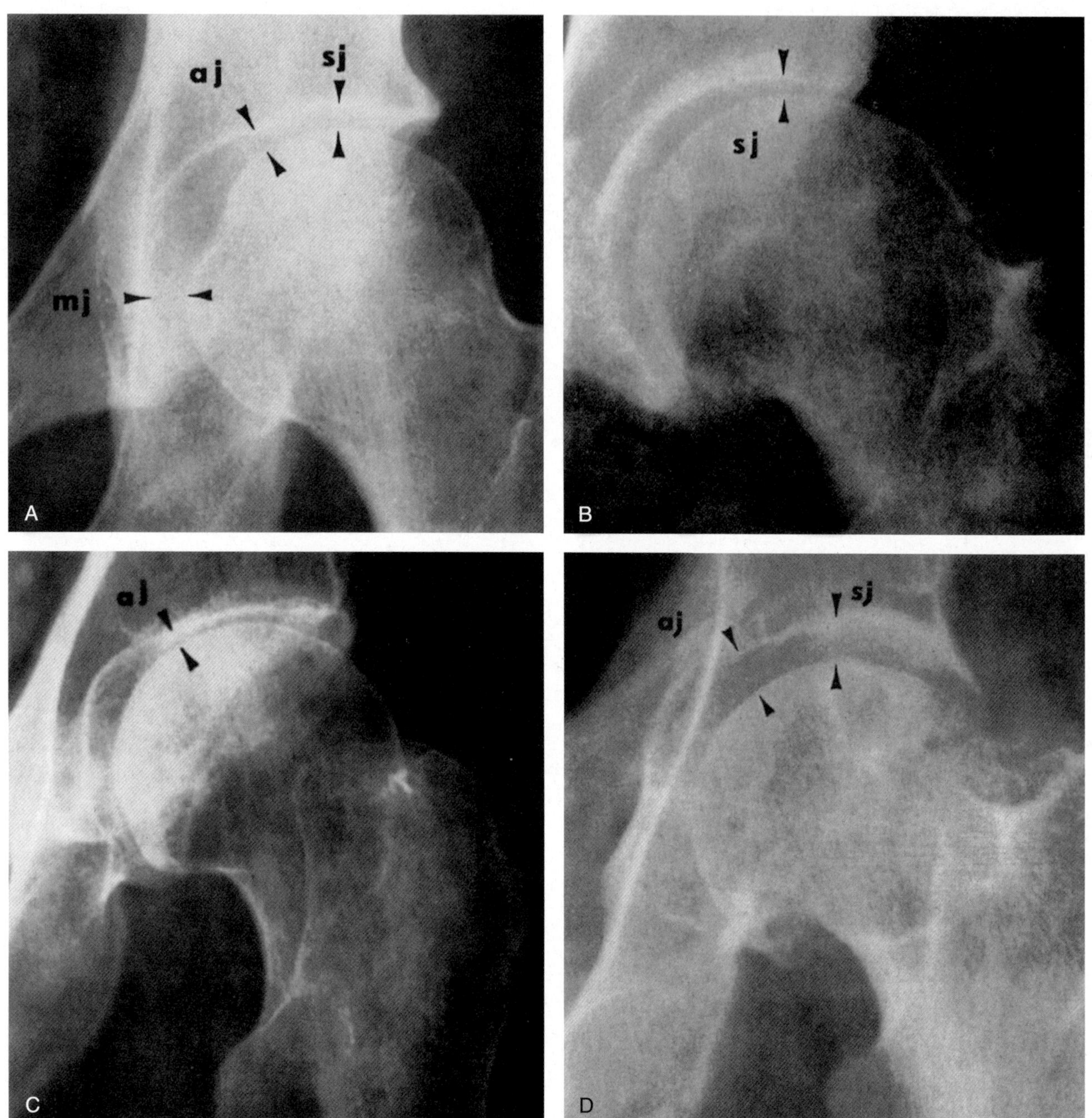


图 17–49 正常和异常关节间隙。

A 关节间隙测量包括关节内间隙以及髋臼和股骨头软骨厚度的测量。轴向关节间隙（aj）及上侧关节间隙（sj）约为内侧关节间隙（mj）的一半。

B 上例关节间隙（sj）变窄常见于退行性关节病。

C 轴向关节间隙（aj）变窄可见于麻痹后的失用性软骨萎缩。

D 轴向关节间隙（aj）及上侧关节间隙（sj）的增宽可见于肢端肥大症。

（From Armbuster TG, et al: Radiology, 128:1, 1978.)

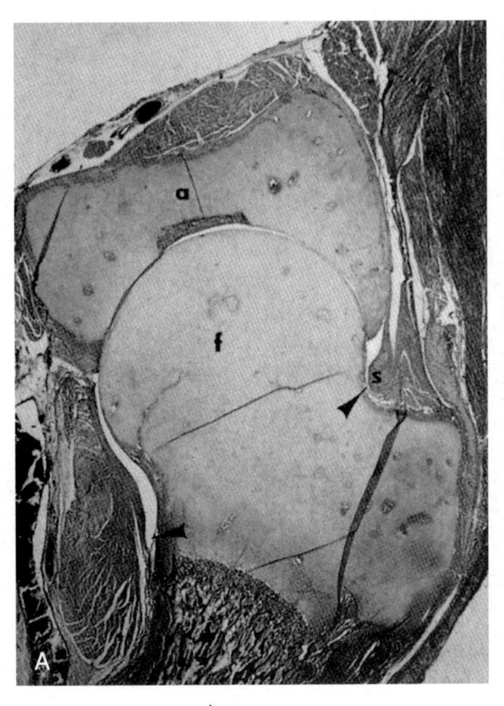


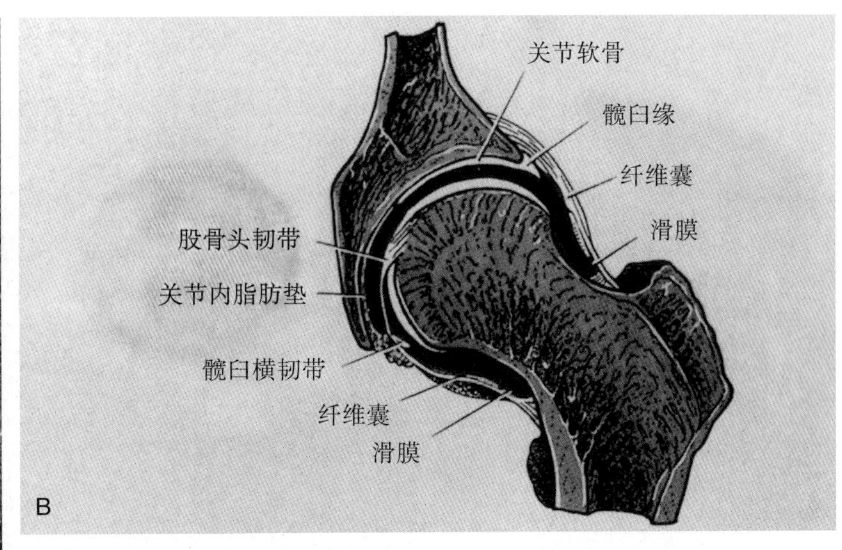


**图17–50** 髋关节：正常发育和解剖。

A 经髋关节冠状切面显微照片显示未骨化的髋臼（a）和股骨头（f）、滑膜（s）以及关节腔远侧部分（三角箭头）。

B 经髋关节冠状切面示意图。

展、环动、内旋和外旋。因为髋臼与股骨和股骨之间是紧配合而且髋臼唇十分紧密，所以髋关节的运动与盂肱关节相比相对受限。髋关节没有任何从属性运动。

髋关节的软组织解剖曾受到广泛的关注。文献中曾描述过许多关节周围脂肪平面，可在X线片识别，而且当关节紊乱时据报道这些脂肪平面往往表明存在有严重的关节内疾病[153－158]（图17–51）。

Reichmann[159]综述了髋关节的软组织解剖。描述了4种可在前后位X线片上识别出的脂肪层（图17–52）：

脂肪平面1：位于髋臼和耻骨的骨盆面上。

脂肪平面2：位于股骨颈内侧，延伸至小转子。

脂肪平面3：位于髋关节外侧，延伸至大转子。

脂肪平面4：位于髋关节外侧和脂肪平面3的内侧，延伸至大转子。

解剖研究证实，脂肪平面1位于闭孔内肌的内侧[153，160]，脂肪平面2位于髂腰肌的内侧[160，161]，脂肪平面3位于臀中肌（外侧）和臀小肌内侧之间[159-161]。脂肪平面4被称为“梨状”脂肪平面[161]，然而最近有文献认为这个脂肪垫与关节囊无关[159，160]。这一脂肪平面的大部分位于肌间，介于股直肌和阔筋膜张肌之间。这一区域完全在髋关节囊的前面。这一脂肪平面在从肌间层变为髋关节囊外上端和臀小肌内侧部之间的关节囊周围部分时，背侧会变薄。这一脂肪平面的关节囊周围部分在常规髋关节X线片上分辨不清，因此通常在前后位X线片所见的“梨状”脂肪平面，是这一脂肪平面肌间部分，与髋关节囊并没有密切相关性。因此预计关节内液不会使这一脂肪平面产生明显的改变。

脂肪层2，即髂腰肌脂肪平面，走行于髋关节周围[160]。它位于髂腰肌肌腱部分的内侧，它的前部与股三角区相融合，正好在股骨血管的外侧。其后部延伸至髋关节囊的内上侧和髋臼的内下缘。在向后延伸中，它在髂腰肌腱的后部向外侧发出一个脂肪平面。在此部位它与髋关节囊邻近股骨颈的内侧部形成紧密接触。这个部位是髋关节囊内髂肌韧带和髂耻韧带之间的薄弱点。它正是髂腰囊的起始处，在关节内压升高时它可以潜在的使关节减压[160]。在X线片上，只有髂腰脂肪平面最宽的部分能在前后位换照时显示出来，这一部分位于髋关节内侧面的后侧。因此，虽然大量关节内液体会使其改变，但中少量的关节内液体不会使髂腰脂肪平面产生移位。

髂腰脂肪平面和“梨状”脂肪平面（脂肪平面2和4）可在大多数髋关节X线片上显示出来，但这两个脂肪平面至骨盆内骨标记点的距离测量值是可

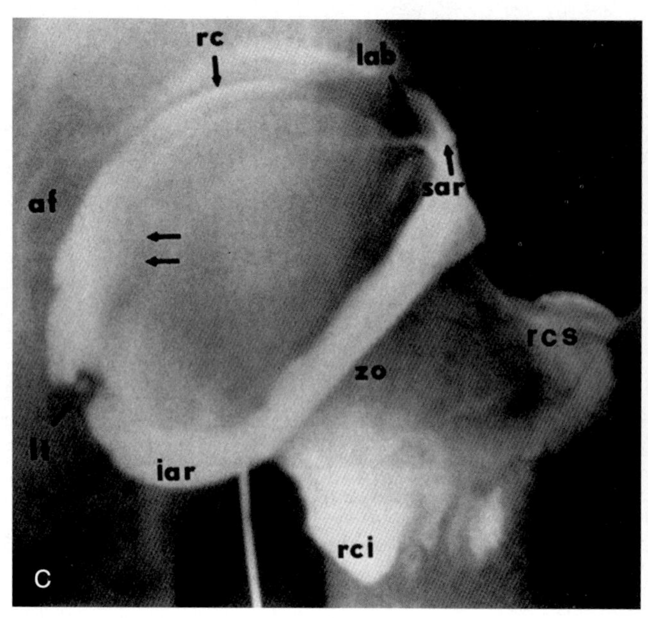


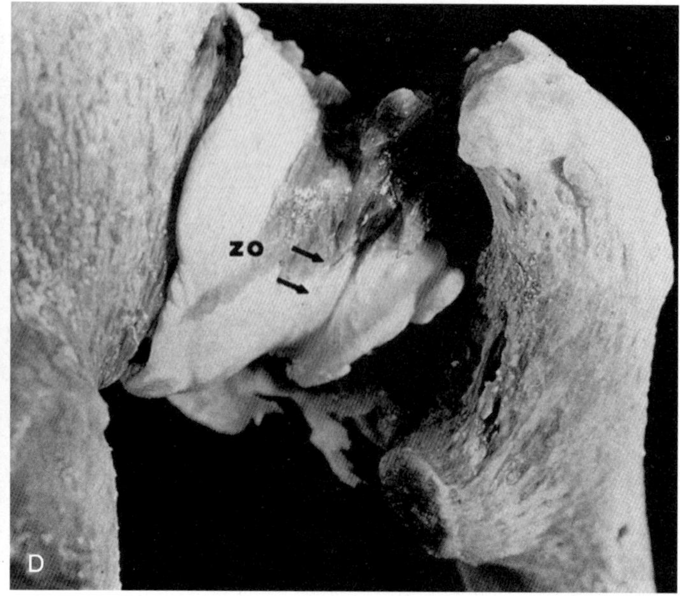


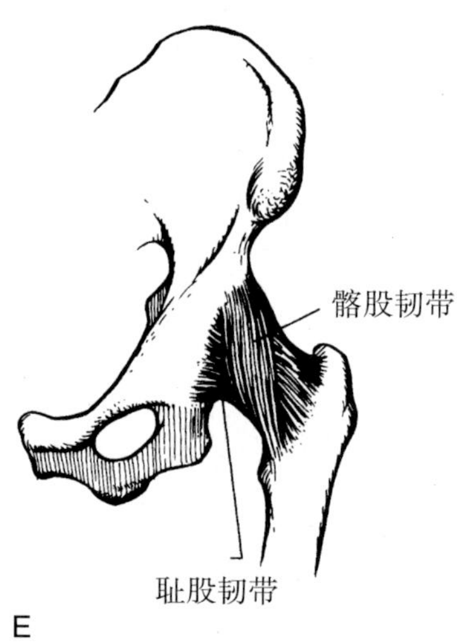


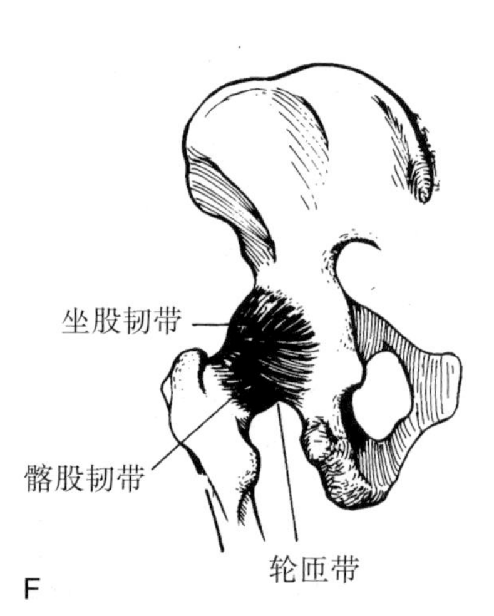


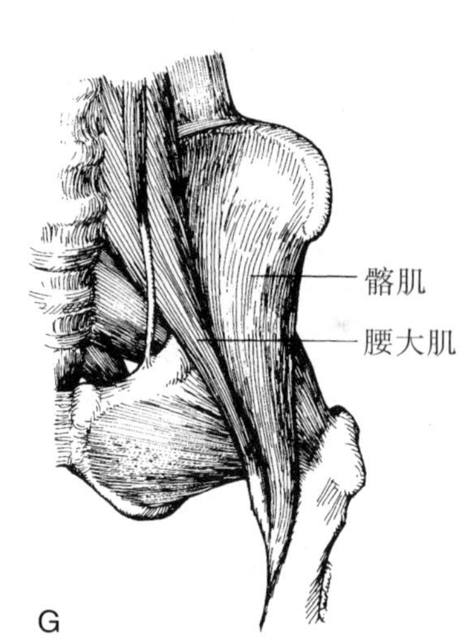


**图 17-50** （续）

C 正常左髋关节造影。股骨头隐窝（rc）是位于对合关节面之间的一处薄而光滑造影剂浓集带，仅在圆韧带（双箭头）进入股骨头中央凹处才有中断。横韧带（lt）表现为一处邻近髋臼下缘的透亮缺损区。圆韧带横跨髋臼切迹，从而有效地加深了髋臼。关节下隐窝（iar）在股骨头下基底部髋臼切迹和横韧带（lt）的下方形成一小囊。关节上隐窝（sar）围绕髋臼唇（lab）向头侧延伸。髋臼唇表现为一处邻近髋臼外上缘的三角形透亮区。轮匝带（zo）表现为围绕股骨颈的一条环形透亮带，其将随股骨旋转而改变形态。颈上隐窝（rcs）和颈下隐窝（rci）为转子间线顶端和基底处的造影剂聚集池，是滑膜的最尾侧延伸部。

D 浸渍处理后标本的后面观（事先注射了钡浸透甲基丙烯酸甲酯），轮匝带（ZO）显示为由髋关节囊上坐股韧带和髂股韧带形成的一处压迹。

E 髋关节囊韧带前面观。髂股韧带向前延伸至耻股韧带。二者相交处可存留一处间隙，以使髂腰肌囊和髋关节相互交通。

F 髋关节囊韧带后面观。髂股韧带和坐股韧带的后缘较厚，无内在薄弱区。轮匝带由诸髋关节韧带交叉而形成。

G 髋关节前方肌肉系统。可见髂肌和腰大肌。

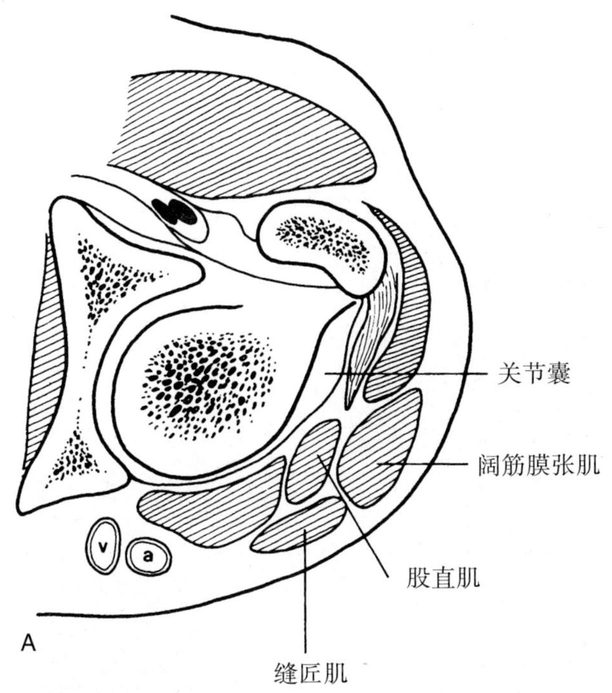


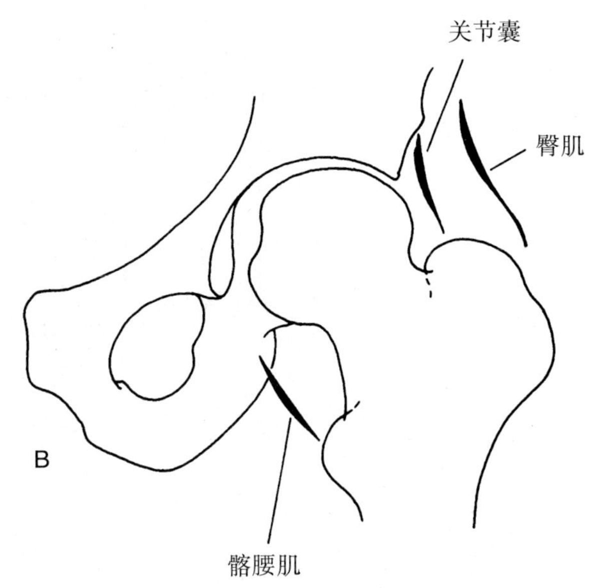


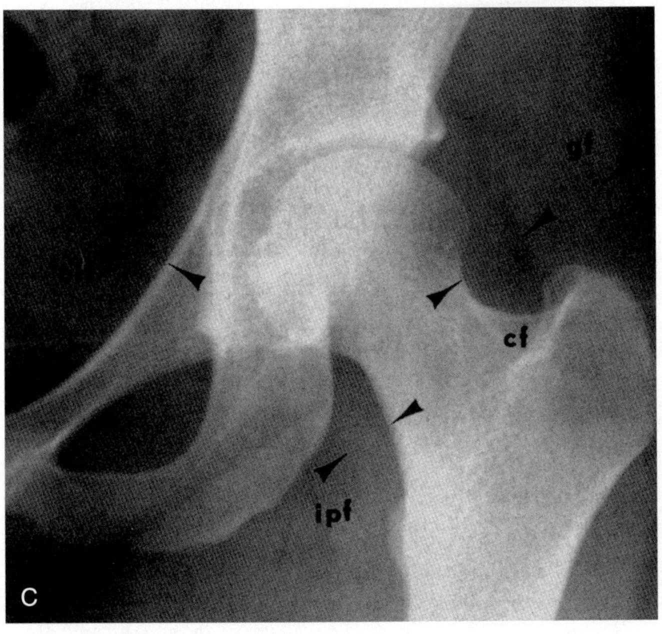


图 17–51　关节周围脂肪平面。

A　髋关节横断面简化示意图。

B　曾描述的 4 个脂肪平面中的 3 个脂肪平面草图。

C　髋关节周围脂肪平面，包括脂肪平面 1（闭孔内肌脂肪平面，oif）、脂肪平面 2（髂腰肌脂肪平面，ipf）、脂肪平面 3（臀肌脂肪平面，gf）和脂肪平面 4（“囊状”脂肪平面，cf）。每一脂肪平面两侧用3角箭头标出脂肪平面与相邻骨结构之间的距离。（C，From Guerra J Jr, et al: Radiology 128: 11, 1978.）

变的[160]。闭孔内脂肪平面（脂肪平面 1）往往不容易显示出来，而且其与骨盆的距离也是可变的。臀肌脂肪平面（脂肪平面 3）既不容易显示，位置也不恒定。

这些因素降低了利用X线片来了解脂肪平面异常在预测髋关节病变中的可靠性，尤其是成年人。在儿童，关节内液体可导致股骨头和髋臼内壁之间关节间隙宽度的增大。这项指征可能比关节周围脂肪平面的位置和形态改变更有价值。

髂腰囊是髋关节周围最大和最重要的黏液囊。此囊在髋关节的出现率达 98%，位于关节囊的前面[162]。髂腰囊可向近端延伸，而且在大约 15% 的正常髋关节中可与髋关节关节腔相交通[1,2,163 - 165]。髋关节疾病都累及此黏液囊曾在多种关节病得到确认，有时可在髂腹股沟区形成局部肿块[166]，并可导致股静脉梗阻。这个部位也是髋关节囊的内在薄弱点，可使囊内积液外渗到闭孔外肌的脂肪

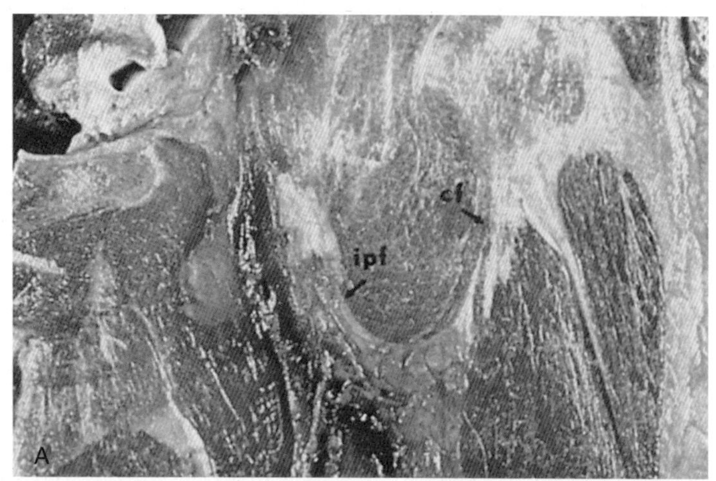


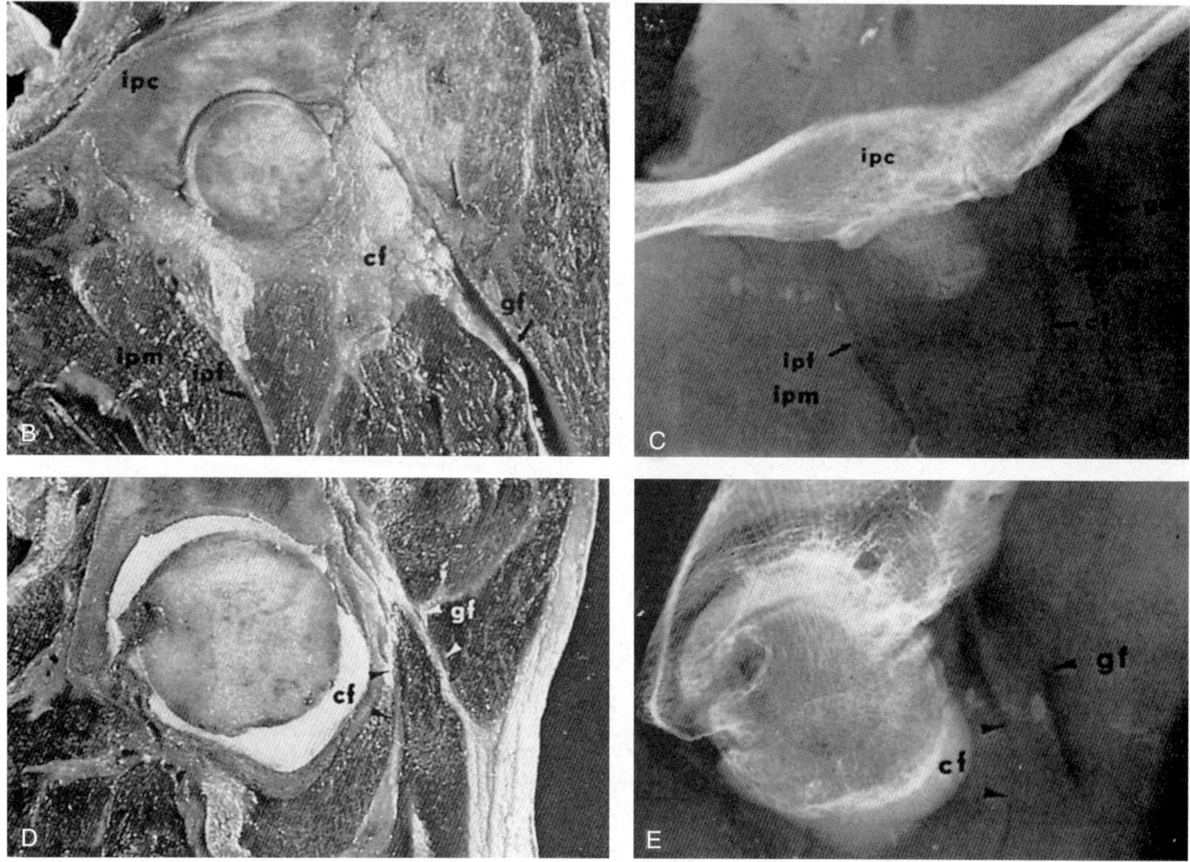


**图 17–52** 关节周围脂肪平面：标本检查。ipf，髂腰肌脂肪；cf，囊状脂肪；ipm，髂腰肌；gf，臀肌；ipc，髂耻柱；oif，闭孔内肌脂肪；oim，闭孔内肌；oem，闭孔外肌；af，髋臼窝；gme，臀中肌；gmi，臀小肌。

A~I 髋关节腔内事先注入钡浸透甲基丙烯酸甲酯后髋关节 1cm 层厚冠状切片的照片和 X 线片。A 至 I 图的切片方向依次从前至后。闭孔内肌脂肪（oif）位于骨盆内闭孔内肌（oim）内侧（F、G、H、I 图）。闭孔内肌（oim）经髋臼与髋关节分隔，经闭孔膜（星号）与闭孔外肌（oem）分隔（F、G 图）。可见髂腰肌脂肪（ipf）（B、C 图）和髂腰肌（ipm）。髂腰肌在前方与股三角脂肪层（A 图）（箭头）混合，位于股骨血管的外侧。其在后方分出一脂肪层，外侧紧邻髋关节囊与股骨颈内侧相邻（H、I 图）。这是髂股韧带和耻股韧带之间的内在薄弱点，可使髂腰肌囊与髋关节相交通。前后位 X 线片上仅见到髂腰肌脂肪（ipf）的最宽部分（B、C 图），其在髂腰肌囊的前面。最外侧脂肪平面为臀肌脂肪（gf）。它位于臀小肌与臀中肌之间，其在股骨头冠状切面上最为明显（B 至 E 图）。其主要沿矢状面走行，于背侧处变薄且不显著。它与紧邻的关节囊周围区不相连。“囊状”脂肪（cf）位于两外侧脂肪平面更内侧，不直接与关节囊相连。这个脂肪平面的大部分位于肌肉间，在股直肌和阔筋膜张肌之间，髋关节囊的前面（A 至 C 图）。其在该位置处脂肪平面最宽。髋关节常规前后位 X 线片上其呈斜向走形。当其从肌间层变为髋关节囊外上端和臀小肌（gmi）内侧之间的关节囊周围部分时，这一脂肪层在背侧变薄（F、G 图）。这一真正的关节囊周围脂肪（弯曲箭头）在冠状切片上可见，但在髋关节常规前后位 X 线片上难以看到。此外，其走向也与关节囊脂肪平面不同。

(From Guerra J Jr, et al: Radiology 128:11, 1978.)

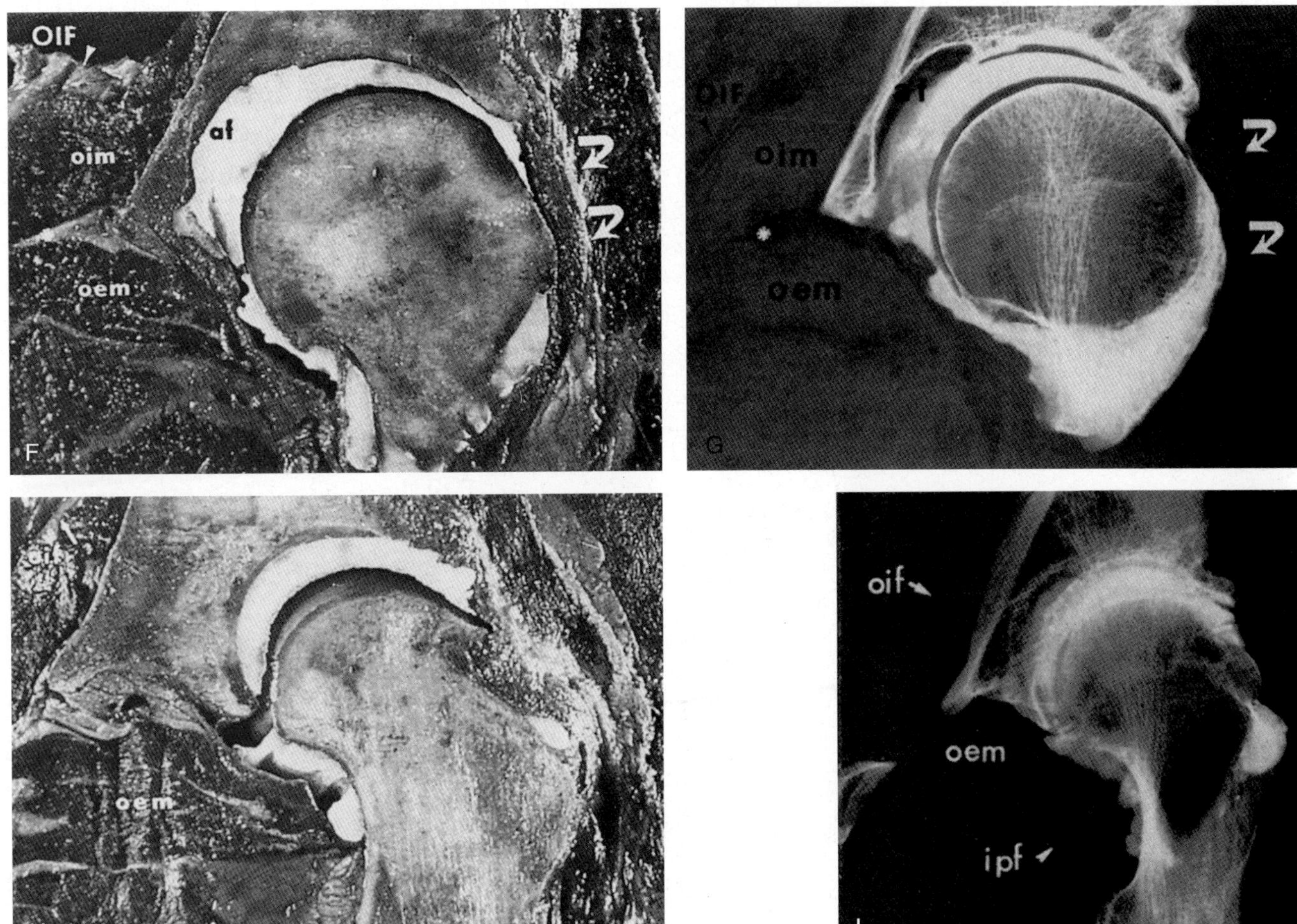


图 17–52 （续）

平面内[160]。

臀部肌肉周围的囊也可进行解剖学和X线影像学描述[167]。臀中肌深部的囊比臀小肌深部的囊大。两个囊都与大转子关系密切，而且其滑囊炎可导致该区域疼痛和软组织钙化。

## 第二十四节　膝关节

膝关节是人体中最大和最复杂的关节[1, 2, 168]。膝关节有三个功能间隙：内侧股胫间隙，外侧股胫间隙和髌股间隙。

### 骨和软组织解剖

股骨的下端为股骨内、外髁，在后侧二者被股骨髁间窝（或切迹）分隔开（图 17–53）。内侧髁比外侧髁大，并且有一个上方突起，称之为内收肌结节，可供大收肌肌腱附着。此节的下方是嵴状的内上髁。外侧髁有一个类似突起，即外上髁。内部髁之间为髁间窝，髁间窝从后方的髁间线延伸至前方的髌骨面下缘。髌骨是人体最大的籽骨，嵌入在股四头肌腱内。髌骨外形呈椭圆形，它的下表面有一突出的尖端。髌韧带（即髌腱）是股四头肌腱的延续部，附着于髌骨顶端和邻近骨上。

股骨、胫骨和髌骨的关节面并不十分匹配。股骨的关节面包括股骨髁部分（股胫间隙）和髌骨面（髌股间隙）。在每个股骨髁表面和髌骨面之间都有一条浅沟。从下面看，股骨髁表面的外形与胫骨关节面的基本相符。股骨外侧髁的表面呈环形；而胫骨内侧髁的表面较大，呈椭圆形，前后向较大，呈凹形向外侧扩展。

胫骨关节面是有软骨覆盖的胫骨髁，每个髁都有中心凹陷和外周平坦区（图 17–54）。在内外胫骨髁之间是髁间区。胫骨内侧髁的关节面是椭圆形的，其矢状面上为它的长轴，而胫骨外侧髁的关节面是环状的，比内侧髁小。

胫骨和股骨的相邻关节面因为有内、外侧半月板的充填而变得更为紧密（图 17–55）。内侧半月板近似为半圆形，有一宽大的后角。内侧半月板的前端附着在胫骨髁间区，位于前交叉韧带附着点的前方。内侧半月板的后端附着于后交叉韧带附着点和外侧半月板之间的胫骨髁间区。内侧半月板的外周部分附着在纤维囊和胫骨侧副韧带。外侧半月板从头至尾宽度相对一致，像一个环。外侧半月板的前端附着于胫骨的髁间隆起处，位于前交叉韧带的后方和外侧。外侧半月板的后端附着于胫骨髁间隆起处，位于内侧半月板附着点的正前面。外侧半月板后方有一浅沟，有腘肌腱及其腱鞘通过。板股韧带包括板膜前、后韧带，都附着在外侧半月板的后角。有一条横韧带连接两个半月板的前方凸面部分。

髌骨关节面为椭圆形，包括有一条垂直向骨嵴，将髌骨分为较小的内侧区和较大的外侧区[169]（图 17–56）。这个髌骨嵴适配于股骨前表面的相应

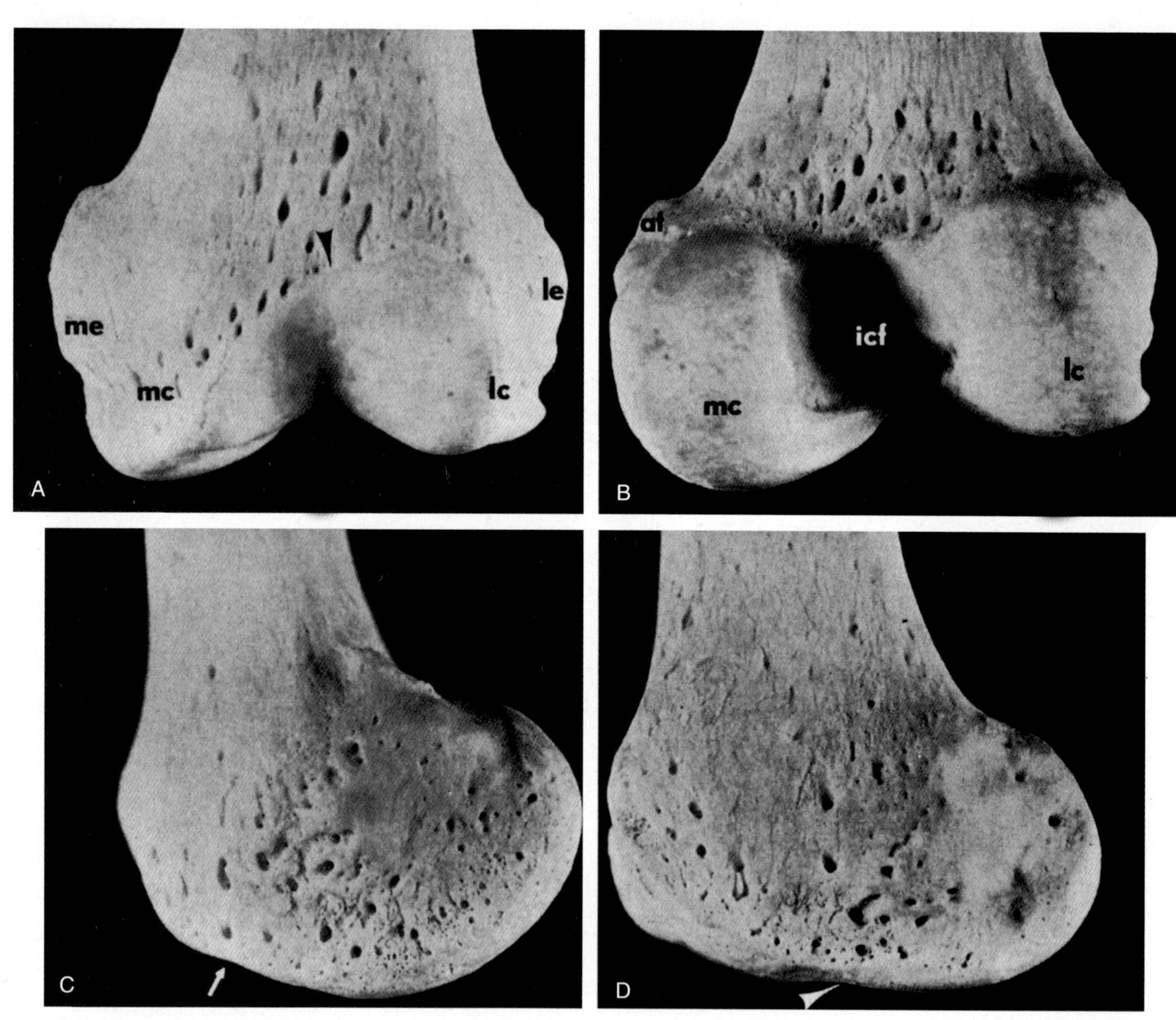


图 17–53 股骨远端：骨性解剖。

A,B 前面观（A）和后面观（B）。图中可见内侧髁（mc）、外侧髁（lc）、内上髁（me）、外上髁（le），内收肌结节（at）、髌骨面（三角箭头）和髁间窝（icf）。

C,D 内侧观（C）和外侧观（D）。在内侧观，可见将股骨远端前 1/3 和中 1/3 分隔开的槽沟（箭头）。在外侧观上，有一槽沟（三角箭头）将股骨表面大致分为两半。

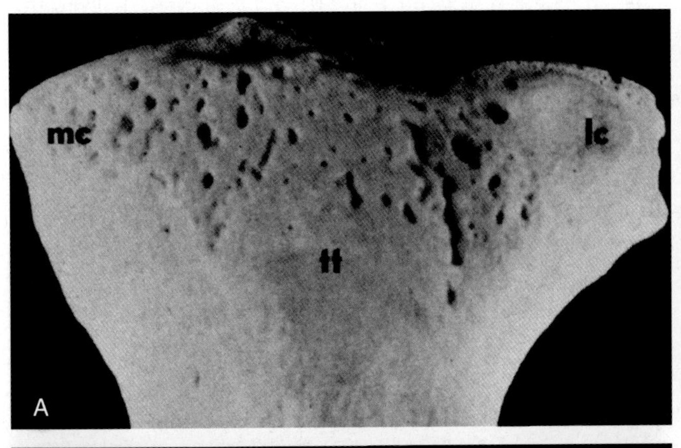


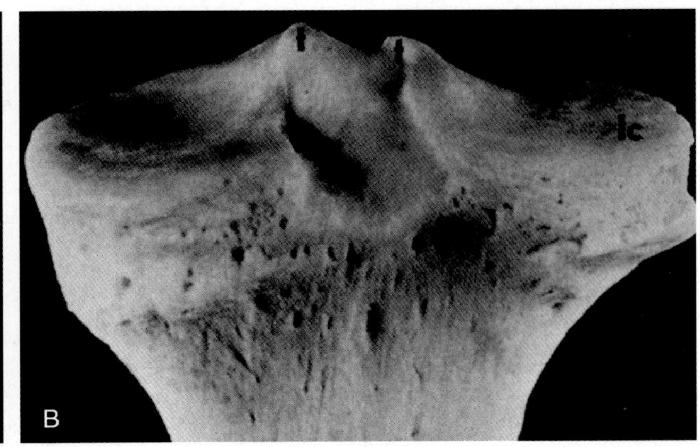


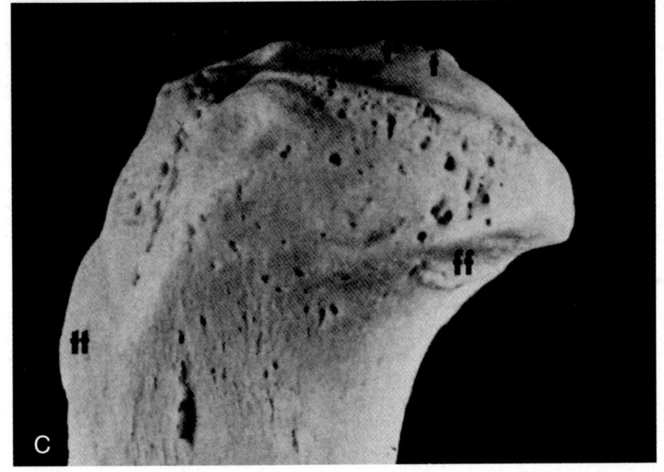


**图 17–54**　胫骨近端骨性解剖。

**A，B**　前面观（A）面和后面观（B）。骨性结构包括胫骨结节（tt）、髁间嵴（t）、内侧髁（mc）和外侧髁（lc）。

**C**　外侧观。图中可见胫骨结节（tt）、髁间嵴（t）和腓骨小头（ff）。

浅槽内，即股骨滑车面内。髌骨关节表面被两条不太明显的水平骨性嵴进一步分成三个关节面。另有一垂直向骨性嵴把关节面的内侧缘分隔出一个狭长的关节面。这些髌骨关节面与股骨之间的接触依据膝关节的位置而改变。当膝关节完全屈曲时，最内侧的髌骨关节面与股骨内侧髁的外侧面相接触，而髌骨外侧关节面的上部与外侧髁的前部相接触。在膝关节伸展时，髌骨的中间关节面与股骨髌面的下部接触得更为紧密，而当膝关节完全伸展时只有髌骨最下部的关节面与股骨接触[1]。在膝关节被强制伸展时，髌骨倾向于向外侧移位，但会被邻近的肌肉系统作用和股骨外侧髌面的突起所阻挡。

膝关节的纤维关节囊并不是一个完整的结构，而膝关节则被延伸的肌腱所包绕，起到加强关节囊的作用。在关节囊或延伸的肌腱和滑膜衬之间具有多种关节内结构，包括韧带和脂肪垫。

在前方，纤维关节囊的上方缺如，被髌骨表面所替代。此区域内的韧带鞘主要由股直肌和阔筋膜张肌的肌腱延伸部组成，向下附着于髌骨的上半部分的周围。其浅表纤维继续向下延伸至粗大的髌韧带上。这个结构是股四头肌的延续，它的上部附着于髌骨顶，而下部附着于胫骨粗隆。其两侧的纤维，即内外侧髌骨支持带，从髌骨的骨性缘一直延续到胫骨髁。这些肌腱结构的浅表层是阔筋膜的延伸部。在髌骨的上方，纤维关节囊的缺失形成了一个髌上囊，可与关节腔自由交通。

在后部，关节囊纤维从股骨髁上表面和髁间线一直延伸到胫骨的后缘。这一部分关节囊被半膜肌腱衍生来的腘斜韧带所加强。关节囊的后方还有腘弓状韧带加强，此韧带起自腓骨头向上与关节囊纤维相融合。

在外侧，关节囊纤维从股骨延伸到胫骨髁。在这一区域可发现腓侧副韧带，其上端附着于股骨外髁上，下端附着于腓骨头。它与股二头肌的肌腱关系密切。在关节囊纤维和腓侧副韧带之间有一间隙，其内有膝部血管和神经走行。

在内侧，关节囊被缝匠肌和半膜肌的肌腱延伸部所加强。这些纤维向上延伸到胫骨（即内侧）副

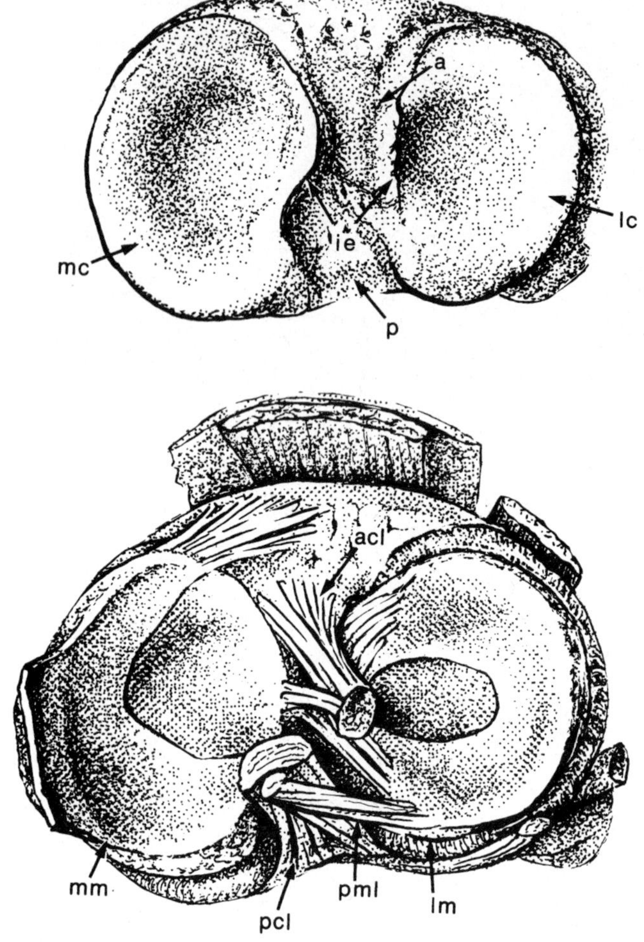


图 17–55 半月板解剖。胫骨关节面不包括（上图）和包括（下图）软组织结构的线条图。图中示出内侧髁（mc）、外侧髁（lc）、髁间嵴（ie）、髁间前区（a）和髁间后区（p）。软组织结构包括内侧半月板（mm）、外侧半月板（lm）、后交叉韧带（pcl）、板股后韧带（pml）和前交叉韧带（acl）。

韧带，此韧带上部附着于股骨内上髁，下部附着于胫骨内侧髁和胫骨干。胫骨侧副韧带具有浅表纤维与深部纤维：浅表纤维包括平行和斜行（即后斜韧带）两部分，深部纤维包括有板股部分和板胫（即冠状韧带）部分。有一个或多个黏液囊将胫骨侧副韧带同纤维关节囊分开[170]。

胫骨和腓骨侧副韧带增强了膝关节的内外侧。当膝关节伸展时，这两条韧带被拉紧，而且在此位置它们可防止膝关节旋转。

膝关节的滑膜是人体最宽大的滑膜，为方便起见可将其分为几个部分[2]（图 17–57）。

**（1）中间部分。**中间部分从髌骨和股骨的髌面之间扩展至交叉韧带。这部分位于股骨和胫骨髁之间，并且在半月板的上下侧。髌骨下的髌下脂肪垫，位于髌韧带深处，后部紧压在滑膜上。在此区内，有一垂直向髌下滑膜襞或皱襞，从脂肪垫的滑膜表面走行至髁间窝。翼状的水平向滑膜襞走行在髌下滑

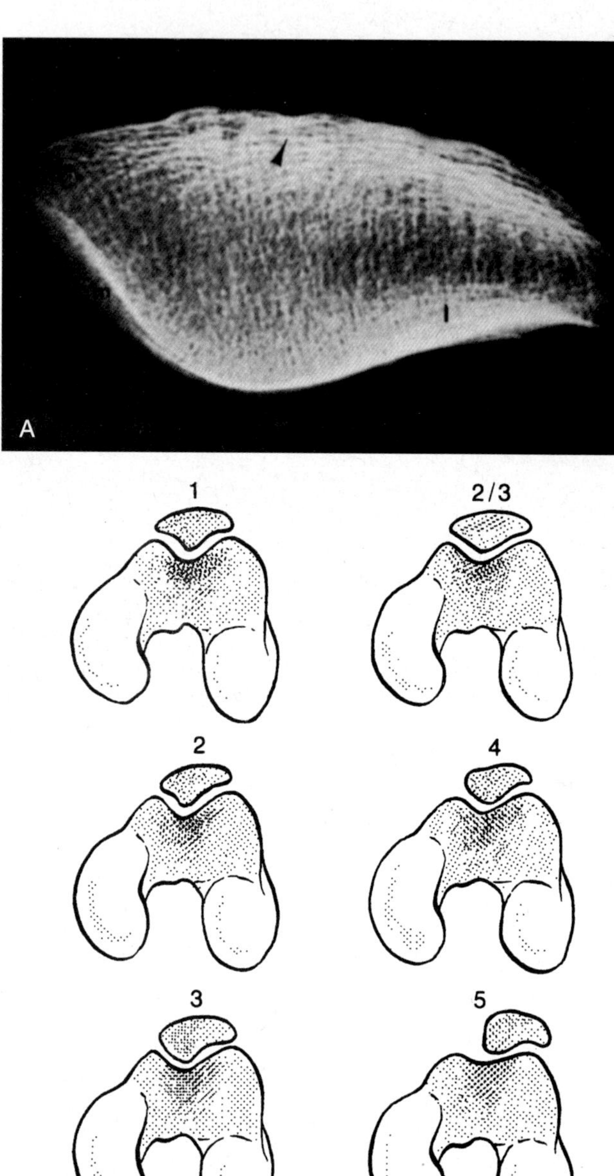


图 17–56 髌骨解剖。

A 髌骨轴位 X 线片显示较厚的前侧骨皮质（三角箭头）和光滑的关节面。图中可见内侧（m）和外侧（l）关节面。

B Wiberg、Baumgarten 和其他研究者所描述的髌骨形态，本图将其汇总在一起。每幅图上，内侧髁均居左侧，外侧髁均居右侧。1 型髌骨的关节面两侧相同，呈轻度凹面。2 型髌骨与 1 型外形类似，但关节面呈凹面且内侧略小。3 型髌骨的内侧关节面较小且呈凸面。2/3 型髌骨的内侧关节面较平。4 型髌骨的内侧关节面小或缺如。5 型（Jagerhut）髌骨无内侧关节面，无中央嵴且有外侧半脱位。

膜襞的每一侧。

**（2）髌上滑液囊**。此腔隙是与膝关节分开发育的，但最终与膝关节相交通。它在前方股四头肌和后方股骨之间的髌骨上方垂直延伸。

**（3）股骨后隐窝**。股骨后隐窝位于每个股骨髁的后侧部分之后，深达腓肠肌的内、外侧头。单一或多个黏液囊可位于肌肉部分和纤维关节囊之间，并可与关节腔相交通[171-173,267]。股骨内、外侧后隐窝被可与髌下滑膜襞相延续的十字韧带周围的宽阔滑膜襞所形成的厚中隔分隔开[174]。

**（4）腘肌下隐窝**。腘肌下隐窝是一个小的滑液穹隆，位于外侧半月板和腘肌肌腱之间，成年人中有10%的腘肌下隐窝可与上胫腓关节腔相交通[175]。

**（5）其他黏液囊**。膝关节周围可发现有多个其他黏液囊[2,172,176-178]。其中包括：髌骨前面的髌前皮下囊和髌前筋膜囊，上段胫骨与髌韧带之间的深部髌下囊，浅表髌下囊，在胫侧副韧带与缝匠肌、股薄肌及半膜肌之间的鹅趾囊，以及半膜肌腱与胫侧副韧带之间的黏液囊和股二头肌腱与腓侧副韧带之间的黏液囊。

在膝关节内可发现一些关节内韧带[179-181]。前后十字韧带在股骨和胫骨之间延伸。前十字韧带（包括前内侧纤维束和后外侧纤维束）下方附着于胫骨髁间前区，上方附着在股骨外侧髁的内侧。后十字韧带（至少包括两束纤维）从胫骨的髁间后区延伸到股骨内侧髁的外侧。这些韧带可阻止股骨在胫骨上过度向后移位（前十字韧带）或过度向前移位（后十字韧带）。

文献曾对膝关节周围的骨结构进行过影像解剖学综述。在前后位X线片上，沿股骨干中轴线画的一条线，与股骨关节面相切画的第二条线相交，形成一个平均为81°的夹角（范围是75°～85°，称为股骨角）[5]。同样，沿胫骨干中轴线画的一条线，与胫骨平台相切画出的第二条线相交，形成一个平均为93°的夹角（范围是85°～100°，称为胫骨角）[5]。另外还可以用多种附加线来评价下肢的轴向对位[311]。

股骨远端关节面的浅沟容易被辨认出来[182-184,264]。在侧位X线片上，内侧髁上的此浅沟显示为沟状，位于关节面前1/3和中1/3的接合处。在相同投影位上，外侧髁上的此浅沟位于关节面的中央，且通常更为明显。外侧髁上此沟的加深被视为前十字韧带功能不全或断裂的指征（见第65章）。用于在侧位X线片上鉴别每个胫骨髁的界标也有文献做过综述[183]。对膝关节周围的小梁结构曾做过研究报道[185]，Blumensaat线在侧位X线片上显示为致密的线性影，是髁间隐窝的外周骨界[186-187]。Blumensaat线的位置和形态对膝关节位置的变化非常敏感[183]。在过去，Blumensaat线被用来作为侧位X线片上辨别髌骨相对位置的标志。在膝关节屈曲30°时髌骨远端极升高到此线以上被认为是高位髌骨（髌骨位置升高）的指征。

最近有文献提出，用侧位X线片上的其他测量值可作为髌骨位置的更可靠指标（图17-58）[265]。测定髌腱长度与髌骨最大对角线长度之比曾发现，在正常情况下二者测量结果大致相等，变化量约为20%[188,189]。对此种测量技术的一种改进方法，用的是髌骨下关节面至髌腱起点间的距离与膑骨关节面长度之比；此比值大于2便可确诊为高位髌骨[312]。另一种方法是测量髌骨下关节面和胫骨平台线之间的距离。这个测量值与髌骨关节面长度之比，在正常人群中据报道大约为0.8[190]。最后这种测量方法也存在一定的变化范围[313]。高位髌骨的诊断也许临床症状更为显著，例如在髌软骨软化症和髌骨半脱位或脱位中曾见髌骨异常高位，而髌骨位置偏高或偏低曾见于Osgood-Schlatter病[191,314]。

曾利用轴位X线片（图17-58）和CT扫描[266]，对股骨前表面和髌骨之间的正常关系进行研究。曾提出过多种X线摄片投照技术和测量方法。

膝关节相对于软组织影的影像解剖学也曾有文献描述。在膝关节轻度屈曲侧位投照时，萎陷的髌上囊在髌骨上方的前侧脂肪垫（前侧髌上脂肪垫）和股骨远端髁上区前面的后脂肪垫（股前脂肪垫）之间产生一条高反差的垂直向不透X线的阴影线（图17-59）。这条阴影线的宽度一般小于5 mm，但也可在5～10 mm之间。这一阴影线的增粗提示存在关节内积液[192,268,269]。各软组织平面的变形[192,193]伴在此投照位梨状团块影的产生[194]和正位投照时髌上囊周围脂肪平面的移位[195]，是膝关节积液的另一指征，但其敏感性较低。在这种病例中，轴位X线片可显示在内侧髌股间室内有放射密度异常[269]。膝关节内积液也可引起骨化的腓肠豆移位[196]。

在侧位投照时，一层薄的滑膜外脂肪在后方环绕于股骨髁周围[177]。这一脂肪平面从股骨髁延伸

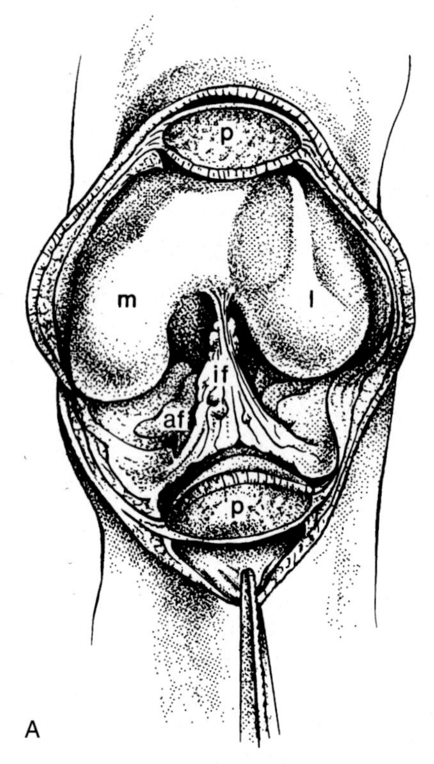


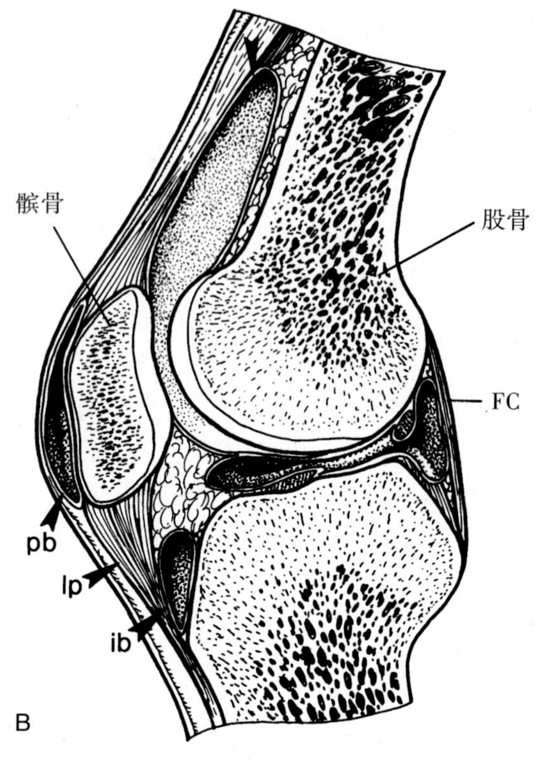


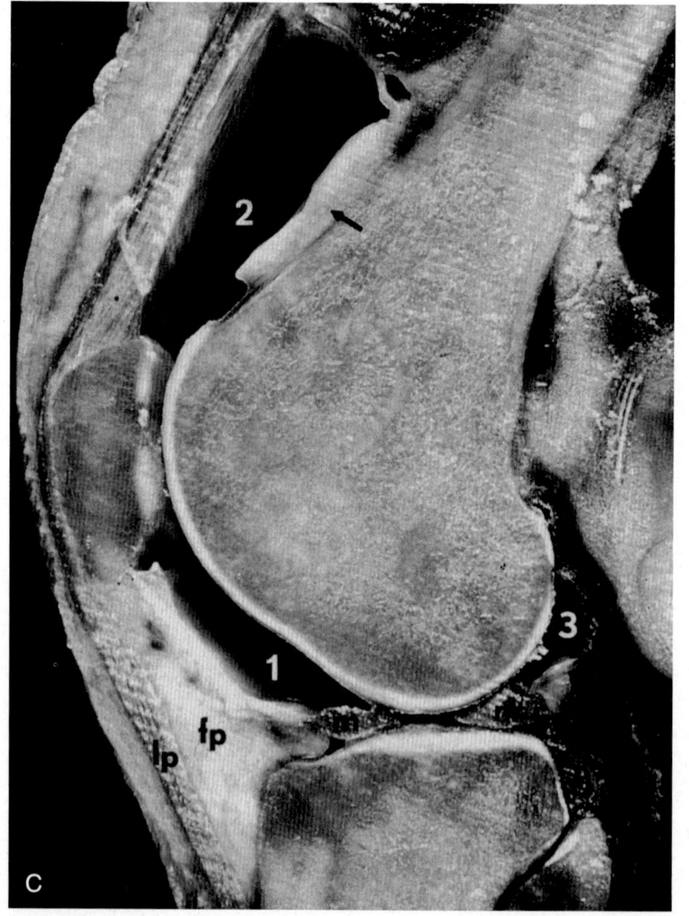


**图 17–57** 膝关节：正常解剖。

A 前面观：髌骨（p）已被分开，以显露关节内部。图中可见股骨内侧髁（m）和外侧髁（1）以及滑膜翼状皱襞，后者汇集形成髌下皱襞（if）或黏膜韧带。

B 矢状切面：图中显示出股骨、髌骨、胫骨、纤维关节囊（FC）、髌前囊（pb）、深部髌内囊（ib）、髌韧带（lp）和髌上囊（三角箭头）。

C 矢状切面。膝关节充气照片显示髌韧带（lp）、髌下脂肪垫（fp）和外侧半月板（m）。膝关节可分为中央部（1）、髌上囊（2）和股骨后隐窝（3）。可见脂肪组织紧压在股骨的前表面上。

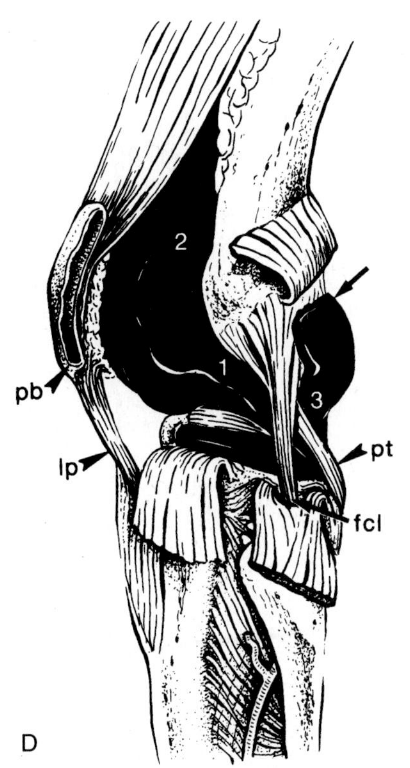


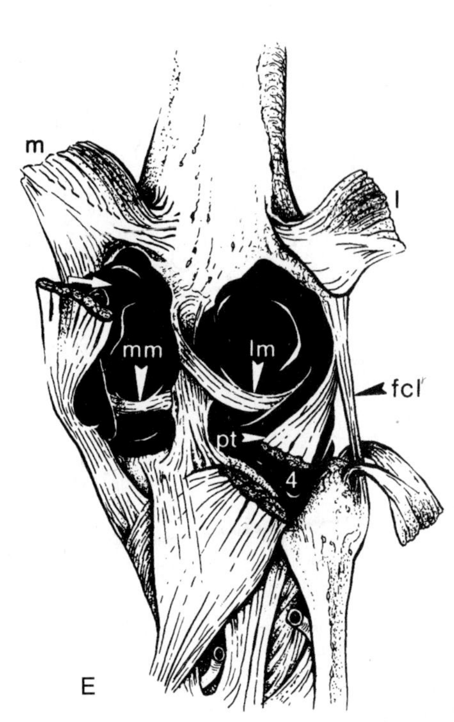


**图 17–57** （续）

D 外侧面观。黑色区为扩张的关节。图中可见中央部(1)、髌上囊(2)和股骨后隐窝(3)。还可见髌前囊（pb）、髌韧带（lp）、腓骨侧副韧带（fcl）和腘肌腱（pt）。腓肠肌的外侧头向上方翻转，以显露相交通的黏液囊（箭头）。

E 后面观。黑色为扩张的关节。已将腓肠肌的内侧头（m）和外侧头（l）横断切开。图中可见抬高的内侧头下方的黏液囊（箭头）、内侧半月板(mm)、外侧半月板(lm)、腘肌腱(pt)、腓侧副韧带（fcl）和腘肌下隐窝（4）。

F,G 经膝关节后面的矢状切面的照片和X线片，显示出腓肠肌半膜囊（箭头）与膝关节相交通。

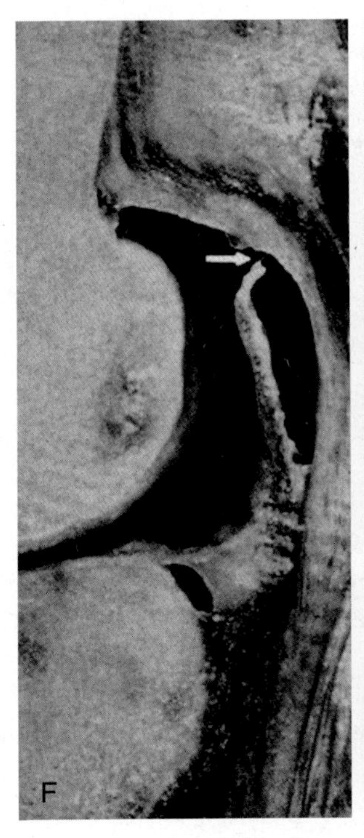


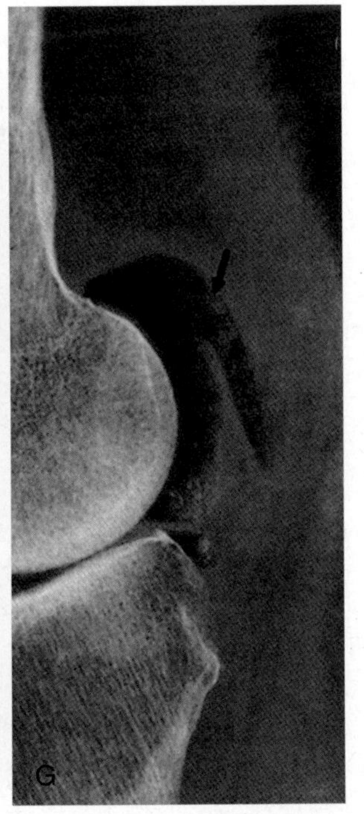

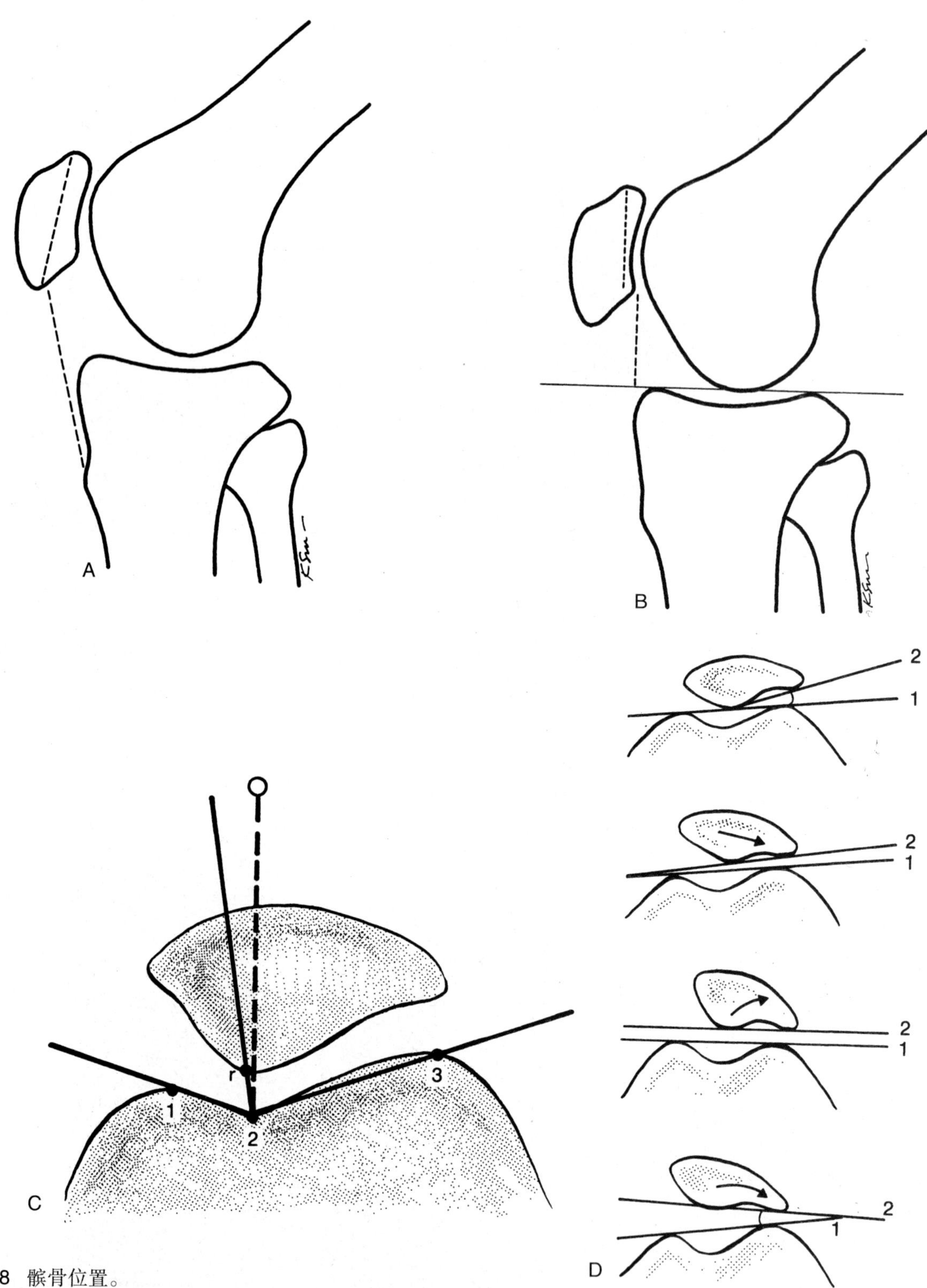


图 17-58 髌骨位置。

A 髌腱长度与髌骨最大对角线长度之比可用于诊断高位髌骨。

B 髌骨下关节面至胫骨平台线间的距离与髌骨关节面长度之比也曾用于诊断高位髌骨。

C Merchant 和其同事 ( Merchant AC, et al: J Bone Joint Surg Am 56:1391, 1974)曾提出，在膝关节轴位 X 线片上，髌骨内侧嵴（1）和滑车最深处（2）的连线应位于角 1-2-3 的角平分线（o）的内侧或轻度偏外。此处若第一条线位于角平分线 o 的内侧，则为正常表现。

D Laurin 和其同事曾指出一些其他测量值可能提示更为适用。上面两个图显示的是正常情况；下面两个图显示的是异常情况。在轴位 X 线片上，正常情况下股骨髁前缘连线（1）与沿髌骨外侧关节面的两条线（2）之间形成的夹角向外侧开口。髌骨半脱位或异常倾斜的患者，这两条线平行或二者的夹角向内侧开口。

(D，From Laurin CA, et al: J Bone Joint Surg Am 60:55, 1978.)

至胫骨外侧髁的后面，形成一个类似于数字“3”形状的双曲线。在后十字韧带周围也可见一个脂肪平面。在出现关节内积液时，这些脂肪平面均会发生变形。

膝关节的主动运动度有屈曲、伸展、内旋和外旋。从属运动包括加大旋转、向前和向后滑动、外展、内收以及胫骨与股骨分离。

## 第二十五节 胫腓关节

### 骨和软组织解剖

连接胫骨和腓骨的关节包括近端（上端）胫腓关节（滑膜关节）、小腿骨间膜（韧带联合）和远端胫腓关节（韧带联合）。这些关节使腓骨相对于胫骨只能进行有限的运动。例如在负重时，腓骨下降，从而增加了踝穴关节的稳定性[271-273]；尽管据估计，腓骨承受的重量只占6%～16%（取决于踝关节的位置），但对腓骨的负重功能尚有争议[271, 272]。当踝关节背屈时腓骨会轻度外旋[200]。

**（1）近端胫腓关节。**腓骨头有一个环状关节面，朝向上部、前部和内侧。腓骨头的茎突足位于腓骨后部外侧面上的一个向上隆凸。胫骨外侧髁上的腓侧关节面朝向下方、后方和外侧。腘肌腱在腓骨上形成一条浅沟位于腓侧关节面的上方和内侧。

有文献曾对胫骨近端关节的正常影线解剖做过描述[175](图17-60)。两种类型关节中的某一种可能比较多见[197]：一种是水平向关节（关节倾斜角度小于20°），另一种是斜向关节（关节倾斜度超过20°），不过也可见中间变异型。水平型关节的旋转活动度较大而且比倾斜型关节具有更大的关节表面积。近端胫腓关节的主要功能是分散作用于踝关节上的扭转应力，提供的是抗张强度而非重要的承重强度[197]。

在前后位X线片上，腓骨头内侧面（它是实际的关节面）与胫骨的外侧缘相互交叉。在侧位X线片上，腓骨头覆盖在胫骨后缘上面。在此投照位上腓骨头的正确位置可通过确认其与胫骨外侧髁的关系来确定。在膝关节侧位X线片上，定位腓骨头确切位置的一个重要标志是由胫骨外侧髁的后内侧部分构成的[183]。如果按前后方向沿胫骨外侧棘画一条线，并沿胫骨后面一直向下延长，沿这条线即可发现一条将胫骨干中部与在后侧形成胫骨外侧髁支撑结构的骨膨隆分隔开的浅沟。在膝关节侧位X线片上所观察到的高密度斜部影线，首先向后方和下方延伸，形成一个向后的锐角，利用这一锐角可确认胫骨外侧髁的最后内侧部分，然后这条高密度影线在上述浅沟内从这一点向下方和前方延伸。在胫腓关节脱位的膝关节侧位X线片判读中，了解这条影线的确切位置很有帮助[270]（图17-61）。

在膝关节处于内旋45°～60°的位置上摄片，是胫腓近端关节的最佳观察位[175]（图17-62）。在这个投照位上，可看清关节的轮廓，通常也无重叠的骨性结构，而且可评价关节间隙的宽度和软骨下骨的形态。

在胎龄12周之前，胫腓近端关节尚没有关节腔[198]。随后出现狭窄的关节腔，这一关节腔与外侧股胫关节由少量松散的纤维组织或蜂窝组织相分隔。膝关节与胫腓近端关节之间的交通可见于某些胎儿以及约10%的成人。胫腓近端关节的随后发育包括关节软骨、滑膜组织、滑液囊和纤维关节囊的形成。

发育完善的胫腓近端关节近似于平面关节，位于胫骨外侧髁和腓骨头之间（图17-63）。对合骨表面有关节软骨覆盖，骨间由纤维关节囊和前后韧带连接。纤维关节囊附着于胫骨缘和腓骨小关节面，其前部较后部厚得多。前韧带从腓骨头前面斜行向上至胫骨外侧髁的前面；后韧带从腓骨头的后面斜行向上至胫骨外侧髁的后面。后韧带上有腘肌腱覆盖。由腓侧副韧带提供上部支持，此韧带从腓骨头的外侧一直延伸至股骨外上髁。

**（2）小腿骨间膜。**小腿骨间膜紧张牵拉于胫骨和腓骨的骨间缘之间[191]。其上端位于胫腓近端关节的正下方，其下端所含的纤维与胫腓远端关节周围的纤维相融合。小腿骨间膜的斜行纤维从胫骨向下和向外延伸至腓骨。此骨间膜的上方有一较大的椭圆形开口，可供胫前血管通过；远端较小的开口可供腓动脉的分支从中穿过。

**（3）胫腓远端关节。**此关节为纤维连接关节，包含一条粗大的骨间韧带，这条韧带将腓骨远端内侧的凸面和胫骨靠近腓骨切迹的凹面连接在一起。此外还有前、后侧胫腓韧带来加强此关节[274]。在这一韧带关节的下方，踝关节（距骨小腿关节）滑膜的

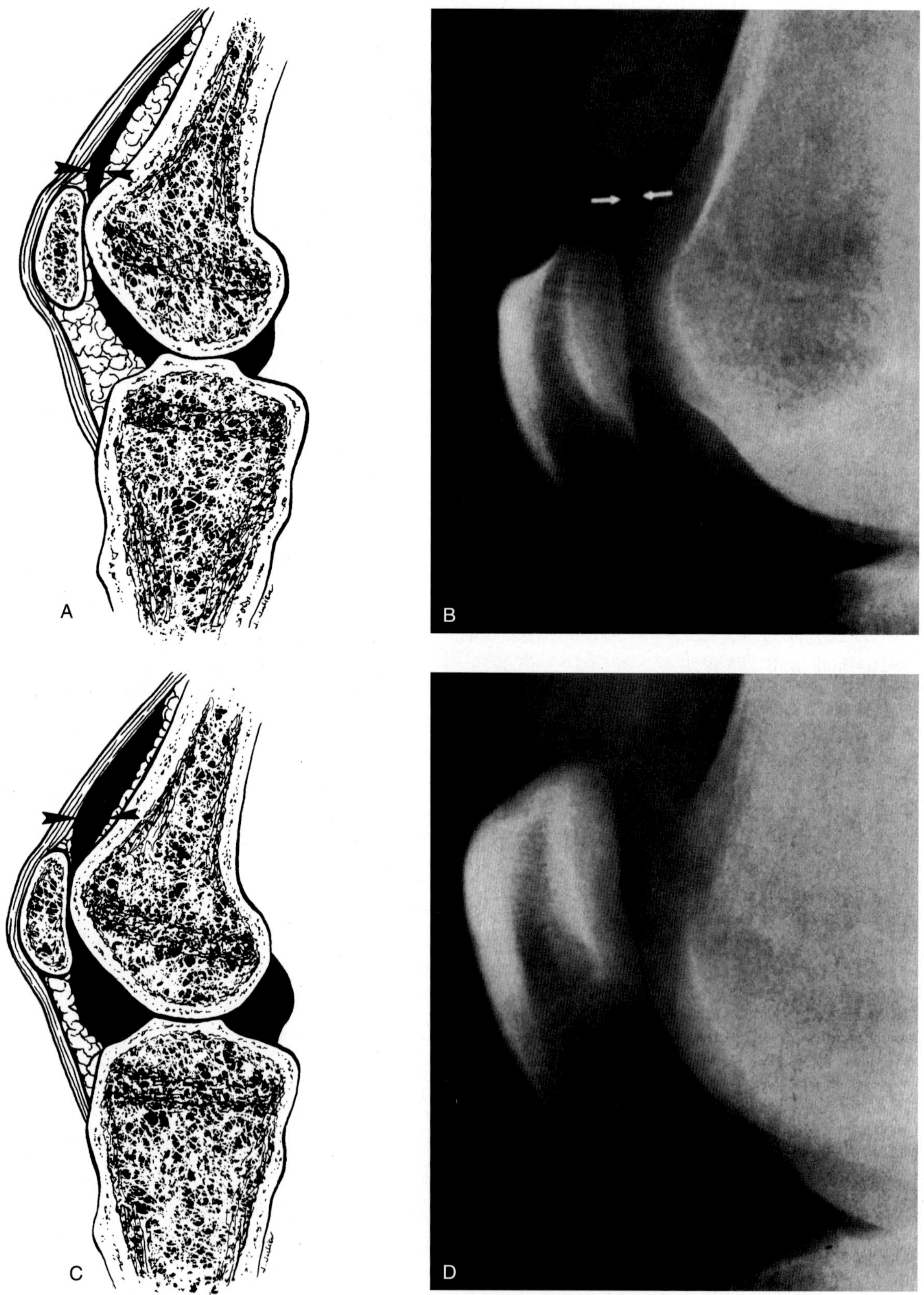


图 17-59 膝关节积液的诊断。

A,B 正常情况下，萎陷的髌上囊塌陷（三角箭头）产生一处不透 X 线的区域（箭头），其宽度一般小于 5mm，但也可为 5~10mm 宽。

C,D 关节内积液时，髌上囊扩张（三角箭头）产生的不透 X 线区增厚，且边缘模糊不清（箭头）。

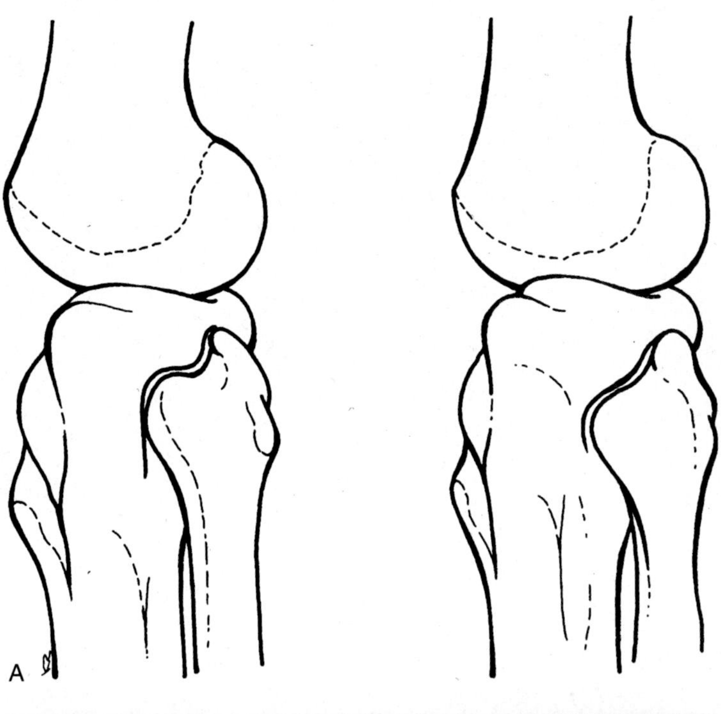

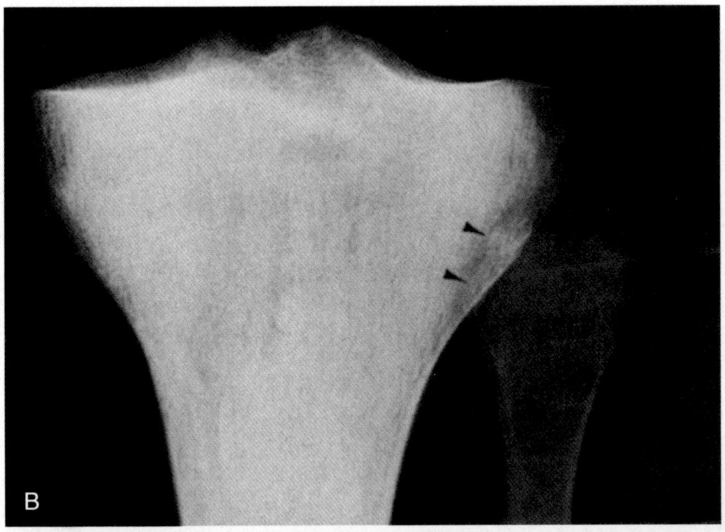

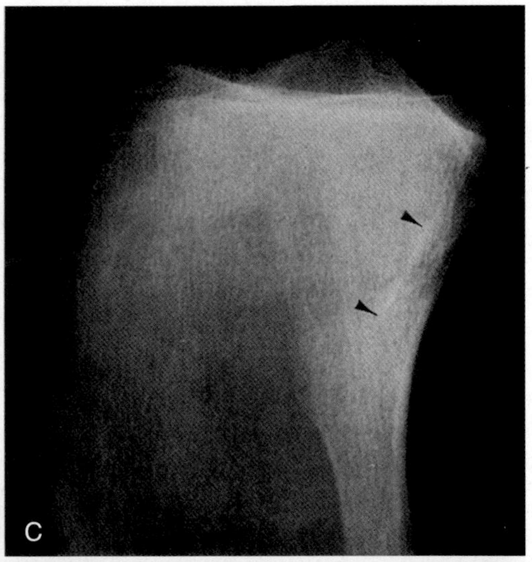

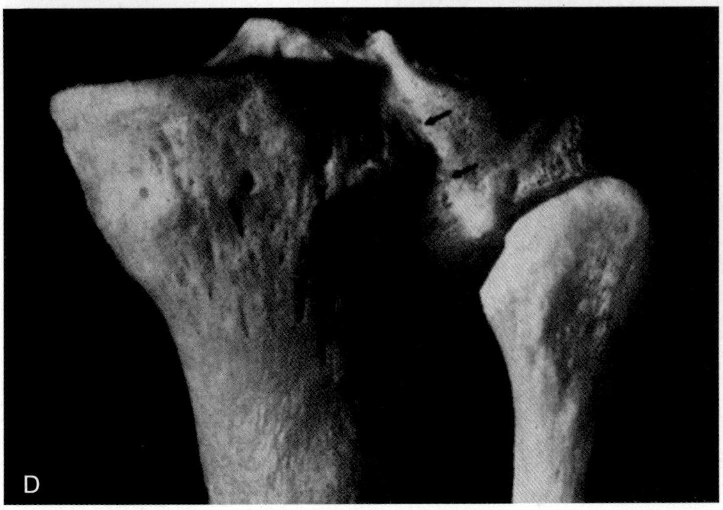

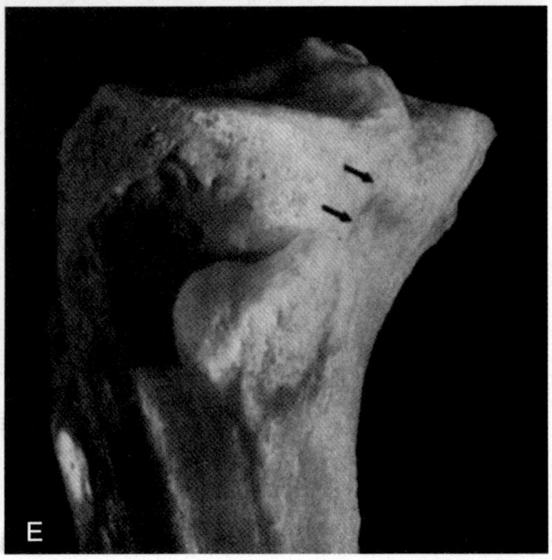

**图 17–60**　近端胫腓关节骨性解剖。

A　关节的类型。水平型（左）或斜型（右）关节比较多见。

B　显示胫腓骨近端正常关系的前后位 X 线片。腓骨头内侧面与胫骨外侧缘相互重叠（三角箭头）。

C　侧位 X 线片显示腓骨头与胫骨后缘相重叠。可见斜行致密线样影（三角箭头），其可确定胫骨外侧髁的最后内侧部分。该致密线样影投照在腓骨头的中部。

D　胫腓骨近端后面观显示出腓骨头与胫骨后缘之间的解剖关系。可见胫骨浅沟（箭头）将胫骨干中部与形成胫骨外侧髁支持结构的骨膨隆分隔开。此沟在膝关节侧位X线片上表现为斜形致密线样影。

E　陡斜位像显示胫腓骨近端的解剖关系。再次可见胫骨浅沟（箭头）。

(B–E, From Resnick D, et al: AJR 131:133, 1978. Copyright 1978, American Roentgen Ray Society.)

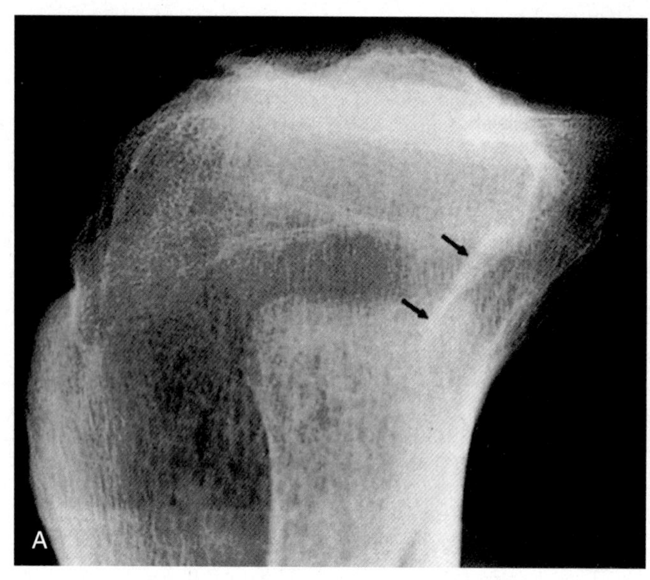

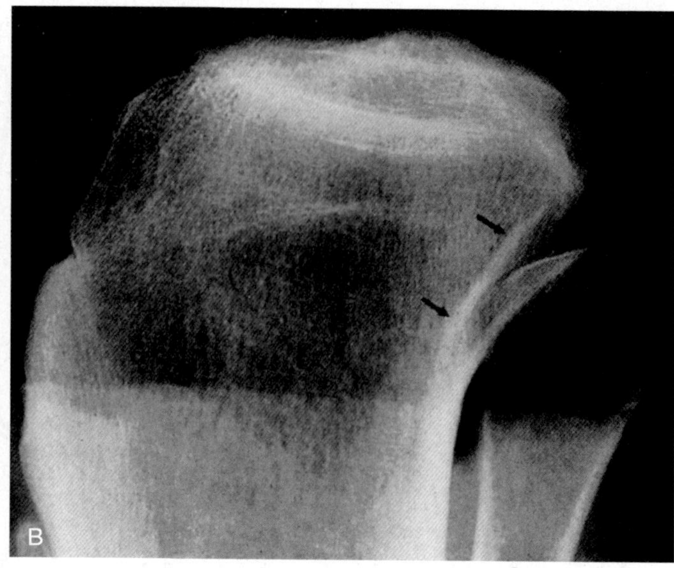

图 17-61 尸体标本中近端胫腓关节的脱位。
A 前外侧脱位。整个腓骨头几乎全部突出于斜行致密影线的前方（箭头）。
B 后内侧脱位。在胫腓骨的近端之间几乎无重叠。腓骨头完全突出于斜行致密影线的后方（箭头）。
(From Resnick D, et al: AJR 13I:133, 1978. Copyright 1978, American Roentgen Ray Society.)

向上延长部可延伸 3 ~ 5mm。这个滑液囊可与胫骨和腓骨的关节软骨表面相关联。

## 第二十六节 踝关节（距骨小腿关节）

踝关节属于滑膜关节，在此处距骨与胫骨和腓骨的下端以及胫腓下端横向韧带相关节。

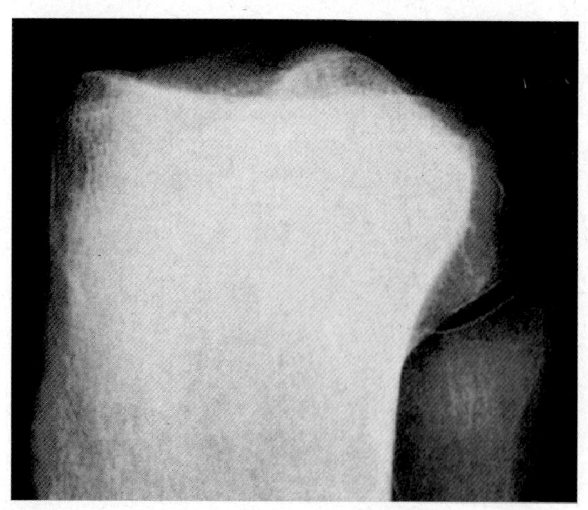

图17-62 胫腓近端关节形态的最佳观察位。在膝关节内旋 45° ~ 60°时摄片。(From Resnick D, et ,al: AJR 131:133, 1978. Copyright 1978, American Roentgen Ray Society.)

### 一、骨性解剖

胫骨远端包含有胫骨内踝和胫骨下关节面（图 17-64）。粗大的内踝外侧面有一个弧形关节面，形似逗号。胫骨远端的后表面上有一凹槽，恰好位于内踝的外侧，与胫后肌的肌腱相关联。胫骨的下表面是与距骨相关节的部位。其表面光滑，前面比后面宽大，从前向后呈凹面，从内侧向外侧呈轻微凸起。下端胫骨的关节面与内踝的关节面相连续。三角形的腓骨切迹位于胫骨的外侧。这一切迹是连接胫腓骨远端部位的多种韧带的附着点。

腓骨远侧端包含有外踝（图 17-64）。外踝比内踝向下延伸得更低，并且在其与距骨相关节的内侧面上有一三角形的小关节面，在此小关节面上方有一不规则的表面可供骨间韧带附着。在此凸形关节面的后方是一凹窝，即踝小窝。

距骨背侧面包含有滑车状关节面（图 17-65）。这个关节面从前向后呈凸面，从一侧到另一侧呈凹面。距骨体的内侧面有一小关节面，与内踝相关节，距骨体的外侧面有一三角形关节面，同外踝紧密相连。

在这一关节的创伤后评价中，用 X 线片评价踝

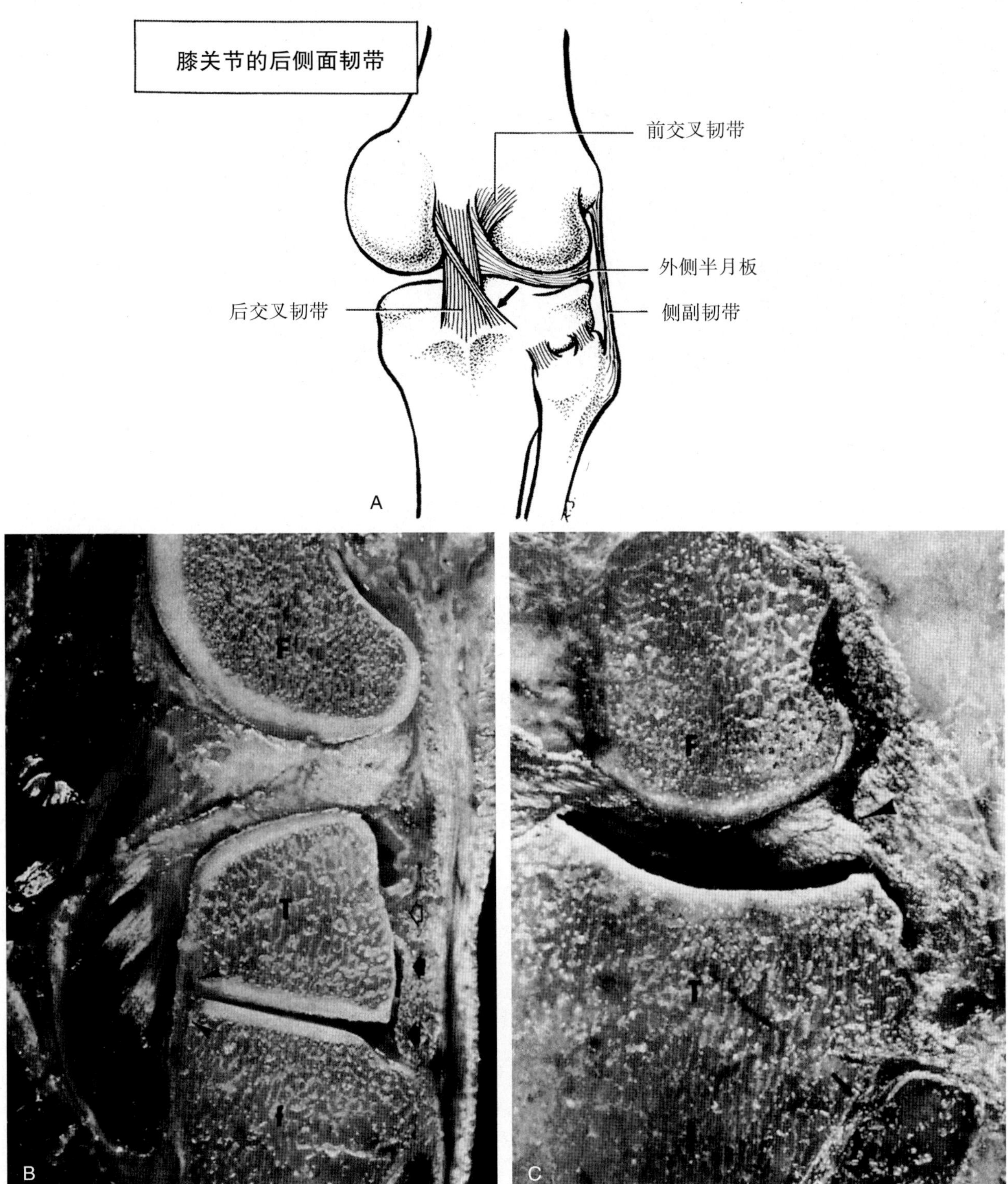


**图 17-63**　近侧胫腓关节：关节解剖。

A　发育完善的近侧胫腓关节的解剖特点。在股骨和胫骨的后方，有两条粗的韧带从腓骨头斜行通向胫骨外侧髁的后面。胫腓关节的前方也有类似的韧带加强（未示出）。腓侧副韧带从腓骨头延伸至股骨外上髁。此外还示出前、后交叉韧带和外侧半月板。此外还可见 Wrisberg 韧带，即板股后韧带（箭头）。

B，C　通过成人的两个胫腓关节的冠状切面。F，股骨；T，胫骨；f，腓骨。水平向关节（B）包括发育良好的关节软骨和关节间隙。外侧隐窝（粗箭头）发育特别好，如同关节囊。内侧滑囊窝部分消失（三角箭头）。纤维束和蜂窝组织（空心箭头）分隔开股胫关节和近侧胫腓关节。C 图中显示的关节呈斜行走行（箭头）。偶尔发现外侧半月板退行性改变（三角箭头）。

(B,C, From Resnick D, et al: AJR 131:133, 1978. Copyright 1978, American Roentgen Ray Society.)

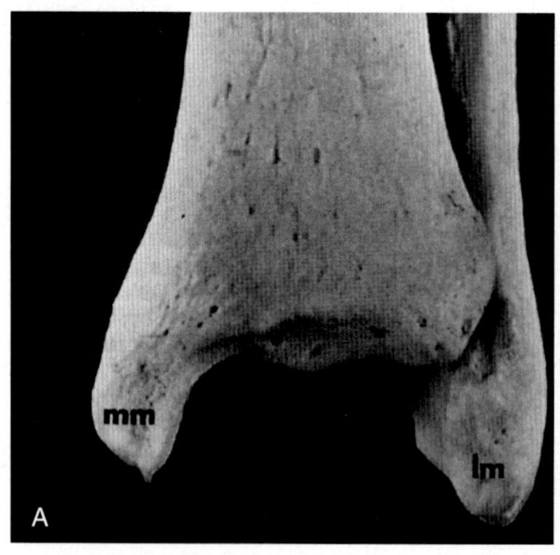

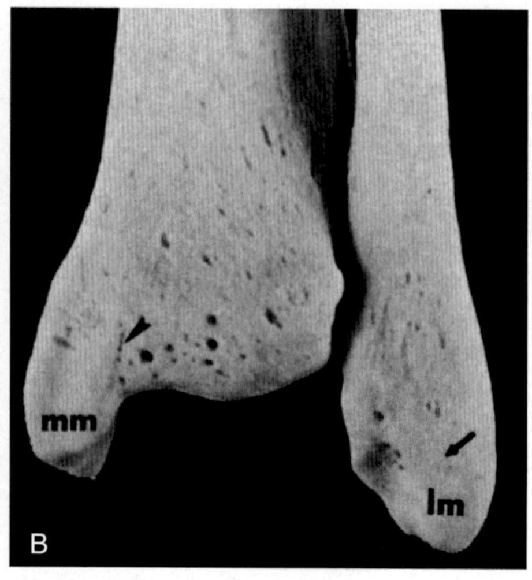


**图17-64** 胫腓骨的远端：骨性解剖。前面观（A）和后面观（B）。图中示出内踝（mm）、外踝（lm）、胫骨后肌腱的沟槽（三角箭头），及腓侧肌腱的沟槽（箭头）。

关节的对位情况极为重要。即使距骨与胫骨间有轻度侧移位也可导致继发性退行性关节炎的迅速进展。有研究证实，距骨侧方移位1mm，可使胫距接触面积减少42%[201]。不完全性韧带撕裂可导致轻度移位，但在X线片上很难发现。因此促使相关学者提出了评估胫距对位的X线判断标准[202]。

一些学者曾用一条短的凹面皮质线来表示距骨的后内侧面，以测定胫距间的移位[203]（见图17-65）。但是这条线实际上描述的是深三角形纤维的插入点，并不能代表真正的内侧关节面。此外，这条线在距骨有中度内旋或外旋时也不能进行准确的确定，因而在旋转位X线片上不能进行准确的测量。一些研究者利用0～3mm移位的踝关节标本通过测定所谓的内侧净空或通过测定距骨的承重中心线试图应用这些易变的影像学特征来确定胫距间移位[202,203]，得出的结果却明显不一致。早期报道的这些测量技术的主要缺陷包括：（1）不能在距骨极端旋转时准确确定距骨的后内侧边缘；（2）距骨没有可识别的后外侧标志；（3）胫骨的承重线在旋转时会改变，因为胫骨本身即使在干骺端上方也非真正的圆柱体。

在成人中，踝关节的额状面相对于膝关节的额状面存在有15°～20°的外旋[204]，所以外踝相对于内踝略微靠后。要拍摄真正的胫距关节前后位X线片，踝关节必须处于使内外踝平行于检查床的位置，即踝关节内旋约15°～20°，或称之为踝穴投照位[205]（图17-66）。在这一投照位上，踝关节的内侧关节面与X线束相切，代表距骨后内侧关节面的短凹形皮质线落在内侧关节面的稍外侧。在此投照位上，内侧的X线净空代表内侧关节间隙的实际宽度。成人正常的这一骨间间隙约为2.5～3.5 mm[275]。

踝关节的轴向关系文献上已做过描述[5]。胫骨的纵轴线与踝关节的水平面垂直，并与距骨的纵轴线相连续。胫骨角，即与内踝关节面相切的线和距骨关节面延长线相交形成的夹角，平均值为53°（范围是45°～61°）。在外踝（而非内踝）使用相同方法画出的腓骨角，平均值为52°（范围是45°～63°）。

## 二、软组织解剖

踝关节表面均有软骨覆盖，各骨间由关节囊以及三角肌韧带、前后距腓韧带和跟腓韧带相连接（图17-67）。纤维关节囊上端附着于内外踝和胫骨，下方附着于距骨。除前面以外，此关节囊的距骨附着点均靠滑车状关节面的边缘处，在前面附着点距关节边缘有一定距离，位于距骨颈处。此关节囊的前后部部分比较薄弱，但内外侧有多条韧带加以增强。关节囊内衬有一层滑膜，其在胫腓骨之间延伸一短段垂直距离。在后面所述的这一区域，骨表面可能覆有软骨，并与踝关节的软骨相连续。

周围的韧带[206]包括三角韧带、前后距腓韧带和跟腓韧带。

距骨小腿关节的软组织解剖影响着关节积液的X线表现。在侧位X线片上，踝关节积液会在其前方产生一个泪滴样致密影，沿距骨颈延伸[276]，在踝关节背屈时这一表现最明显[277]。踝关节后面出现类似的高密度影，或在这一区域内出现分叶状影（提示其与后距下关节相交通），是踝关节积液的另一项

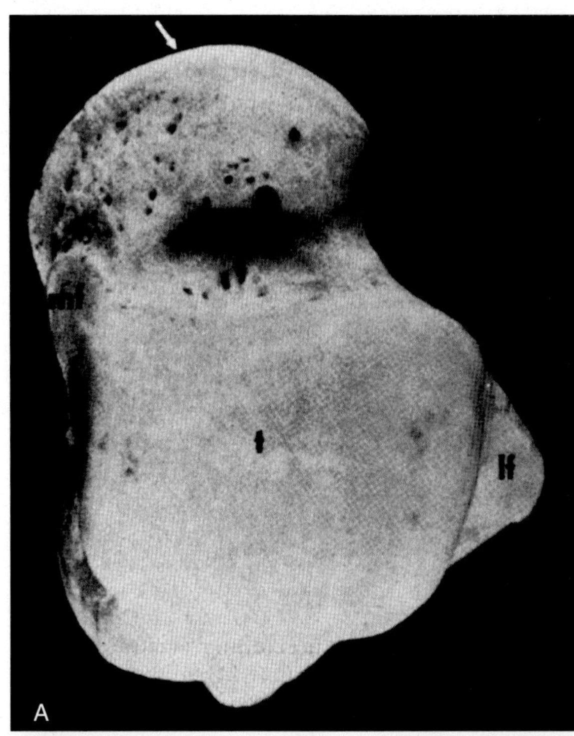


图 17-65　距骨：骨性解剖。

A　背面观。骨性结构包括滑车状关节面（t）、与内踝相关节内侧关节面（mf）和与外踝相关节的外侧关节面（lf）。距骨远端关节面（箭头）与副骨的舟骨面相关节。

B-D　距骨内旋 20°（B）、无旋转（C）和外旋 15°（D）的前后位 X 线片。20° 内旋（B）时，切线位可见内侧关节面覆盖有铅箔（箭头）。铅条覆盖于后内侧凹面（大三角箭头）和后外侧关节面（小三角箭头）。无旋转（C）时，后内侧关节面在切线位，形成一条边缘线，内侧关节面不在切线位且掩盖了后内侧关节面，而后外侧关节面也不在切线位。在外旋（D）时，显示的结构均不在切线位。

(B-D,From Goergen TG, et al: J Bone Joint Surg Am 59:874, 1977.)

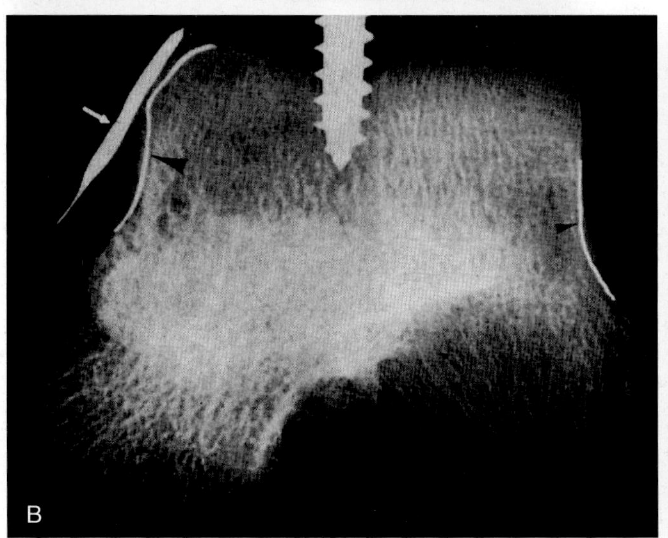

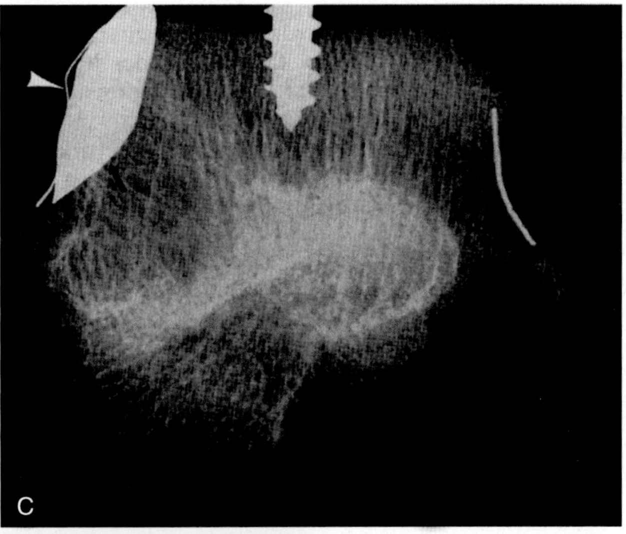

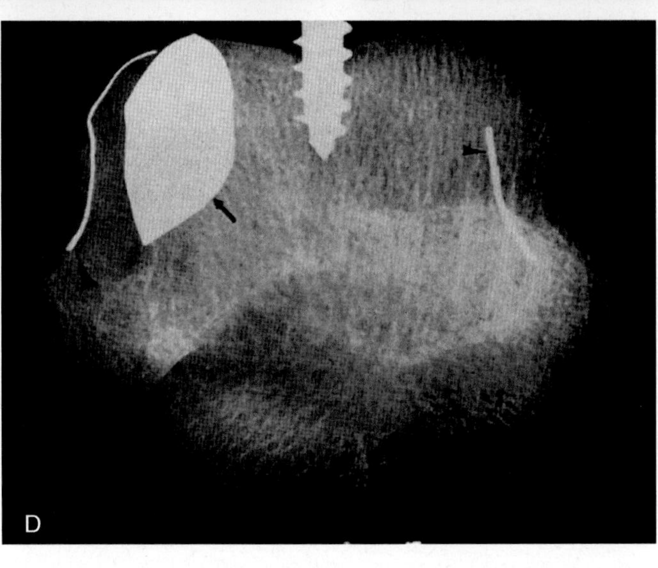

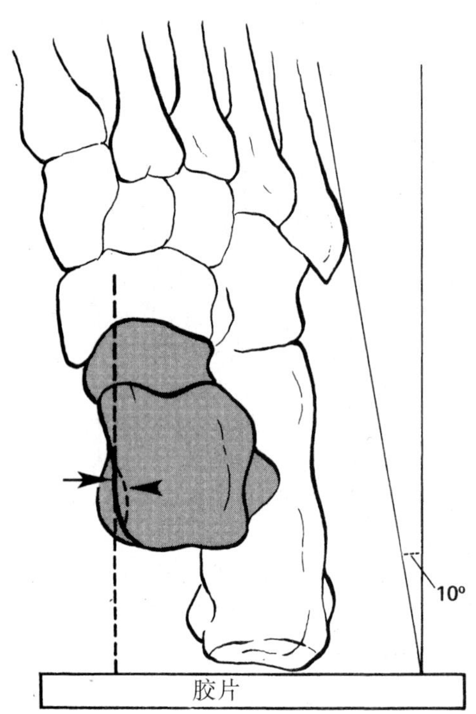


**图17-66** 踝关节的踝穴位X线片。在股骨相对于第五跖骨内旋10°～15°拍摄X线片时，距骨内侧关节面（箭头）与X线束相切，代表深部三角韧带（三角箭头）插入点的凹面线落在内侧关节面稍外侧。(From Goergen TG, et al: J Bone Joint Surg Am 59:874, 1977.)

指征（但不太可靠）。

**（1）三角韧带**。这一内侧韧带呈三角形，上方附着于内踝的顶端和前后缘（即前丘、后丘、丘间沟）。有些描述将这条韧带分为浅层纤维、中层纤维和深层纤维。浅层纤维向前走行至跗舟骨的粗隆并与跟舟足底韧带相融合。中层纤维附着于跟骨的载距突，而深层纤维则走行至距骨内侧面，包括距骨结节。另一些描述只分为浅层纤维（胫舟韧带、胫跟舟足底韧带、胫跟韧带和胫距韧带）和深层纤维（后胫距韧带）（见第65章）。

**（2）距腓前韧带**。距腓前韧带是关节囊韧带，从外踝的前缘一直延伸至距骨颈上的外侧关节面。

**（3）距腓后韧带**。距腓后韧带也是关节囊韧带，附着于外踝窝，水平延伸至距骨的外侧结节和内踝。

**（4）跟腓韧带**。跟腓韧带是关节囊外韧带，跨越踝关节和后距下关节，从外踝延伸至跟骨的外侧面。它与腓骨长肌腱和腓骨短肌腱相交叉。

踝关节的主动运动为背屈和跖屈。从属运动为侧向滑动、旋转、外展和内收。

## 第二十七节 踝和跟骨周围的腱鞘与黏液囊

多条肌腱及其伴随腱鞘与踝关节关系密切[207,278-280]。前方有胫骨前肌腱、踇长伸肌腱、趾长伸肌腱和第三腓骨肌腱的各个腱鞘。内侧有胫骨后肌腱、趾长屈肌腱和踇长屈肌腱的腱鞘。外侧常见腓骨长肌腱和腓骨短肌腱的总腱鞘[208]。

在跟骨附近有许多重要的肌腱、腱膜和黏液囊。足底腱膜由坚韧的纤维构成，附着在跟骨的后下方表面。它分为中间、内侧和外侧三部分。跟腱是人体最粗大、最坚强的肌腱，附着于跟骨后表面，在跟骨上表面下方约2cm处。跖肌肌腱位于跟腱的内侧。跟骨后黏液囊位于跟腱和跟骨后上表面之间[209-212]（图17-68）。此黏液囊腔内衬有滑膜，延伸于跟腱和向跟腱前脂肪垫下界的上方。跟骨的背侧面覆盖有软骨。

跟骨周围的这些软组织标志具有如下一些X线片正常特征[209]:

（1）跟骨水平，跟腱的粗细为4～8 mm，在跟骨顶上方粗细为1～2 cm（图17-69）。

（2）有一条长度至少为2 mm的垂直透亮区（即跟骨后隐窝）从跟骨的后表面延伸至跟骨后部之后，其显示的是邻近正常跟骨后黏液囊的脂肪层（图17-70）。过度足背屈或跖屈会影响跟骨后隐窝的形态。

多种关节疾病均可导致跟腱增粗和变模糊以及跟骨后隐窝的模糊不清（图17-71）。

正常情况下在踝关节侧位X线片上可见到一个三角形透亮区，即跟骨颈后三角或跟腱前脂肪垫。此三角的后缘为跟腱，前缘为踇长屈肌及肌腱[281]。跟腱断裂病例可出现部分跟腱前脂肪垫的影像变模糊[282]，但小腿下部的附属或异常肌肉也可产生类似的影像表现（见第65章）[283,284]。

## 第二十八节 跗骨间关节

### 骨和软组织解剖

在跗骨与跗骨之间存在有众多滑膜关节。

**（1）距跟关节**。距跟关节[213,28]（图17-72至17-76）是两个关节：距下关节（距跟后关节或距下后关节）和距跟舟关节（距下前关节）。这些关节被跗

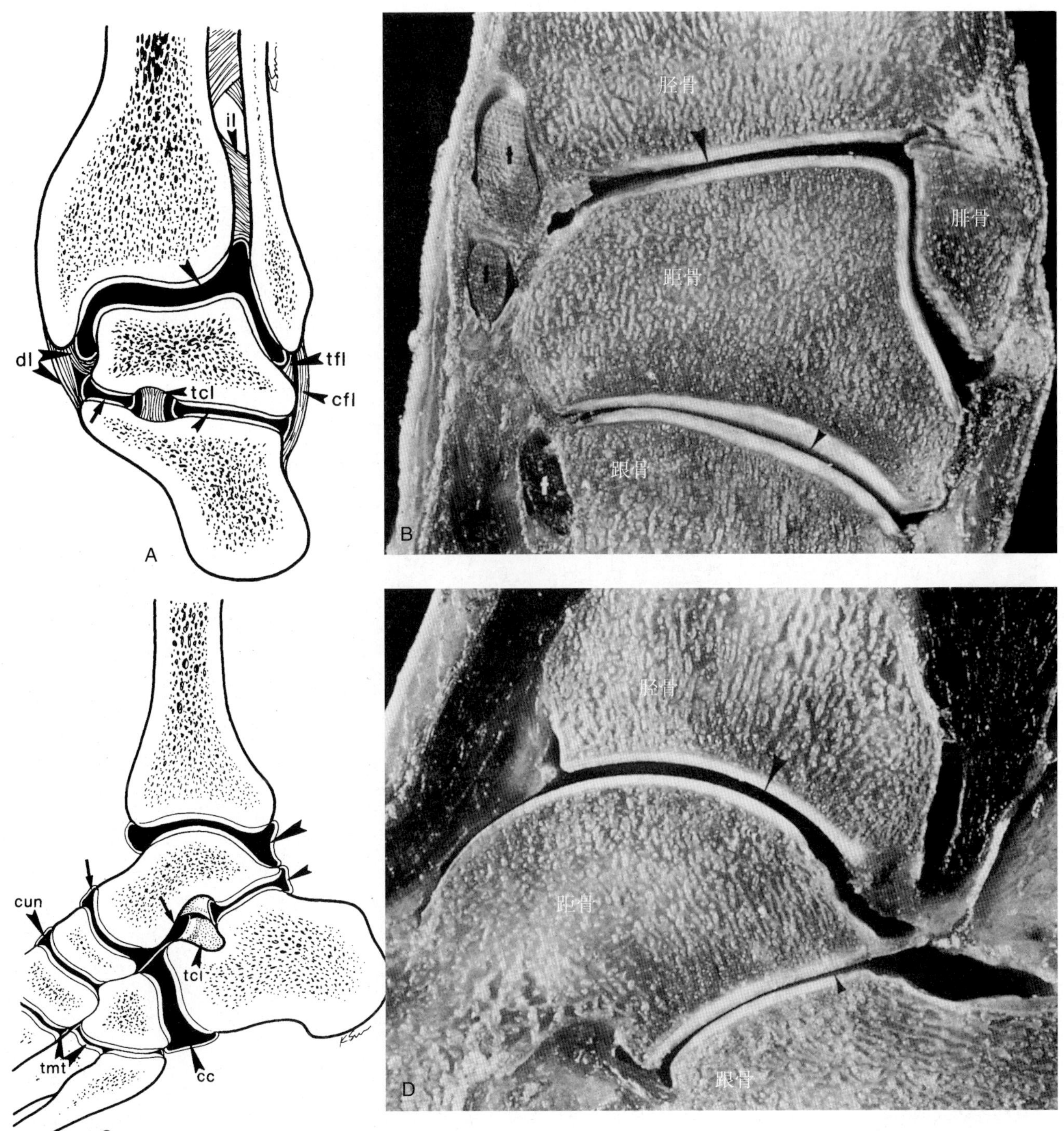


**图 17-67** 踝关节解剖。

A,B 通过胫骨、腓骨和距骨远端的冠状切面线条图和照片，示出踝关节（大三角箭头）、胫腓韧带联合的骨间韧带（il）、距跟骨间韧带（tcl）、部分三角韧带（dl）、距腓后韧带（tfl）、跟腓韧带（cfl）、周围肌腱（t）、距下关节（小三角箭头）和距跟舟关节（箭头）。

C,D A 和 B 图中的一些相同结构可在踝关节矢状切面的线条图和照片上找到。显示出的其他关节还有跟骰关节（cc）、楔舟关节（cun）和跖跗关节（tmt）。

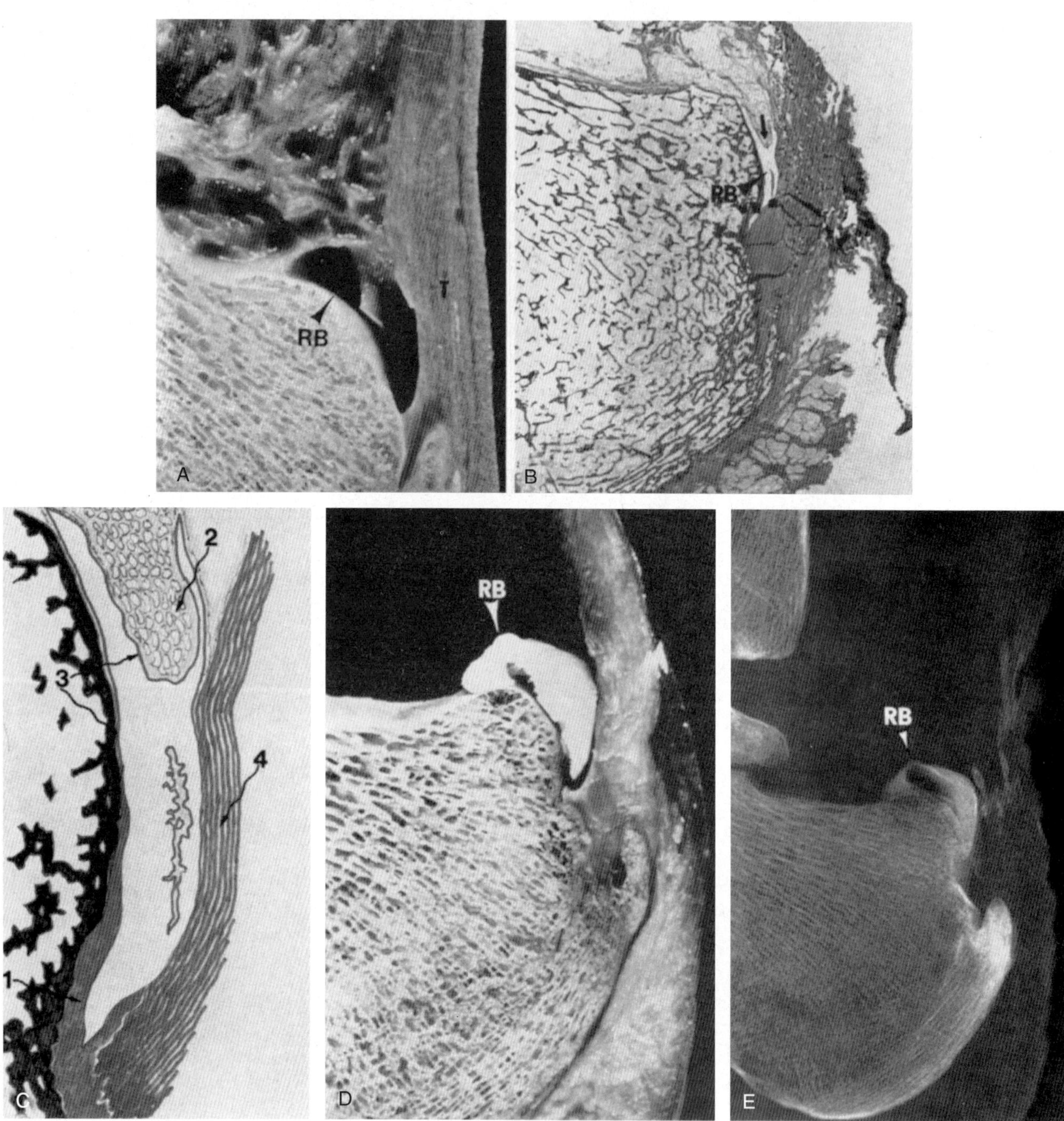


图 17-68 跟骨后黏液囊：解剖。

A 矢状切面可见跟骨后黏液囊（RB），其位于跟腱（T）和跟骨上缘之间。在其上方可见跟腱前脂肪垫。

B 在此显微照片（4 ×）上跟骨后黏液囊（RB）周围包绕有滑膜，滑膜延伸于跟腱前脂肪垫的下界（箭头）的上方。

C 这幅显微照片简图示出跟骨软骨（1）、跟腱前脂肪垫的末端（2）、囊的内衬滑膜（3）和跟腱（4）。

D,E 通过跟骨后黏液囊（RB）矢状切面的照片和X线片（事先经皮下注射混钡的甲基丙烯酸甲酯）显示出此黏液囊与跟骨之间紧密关系。

(From Resnick D, et al: Radiology 125:355, 1977.)

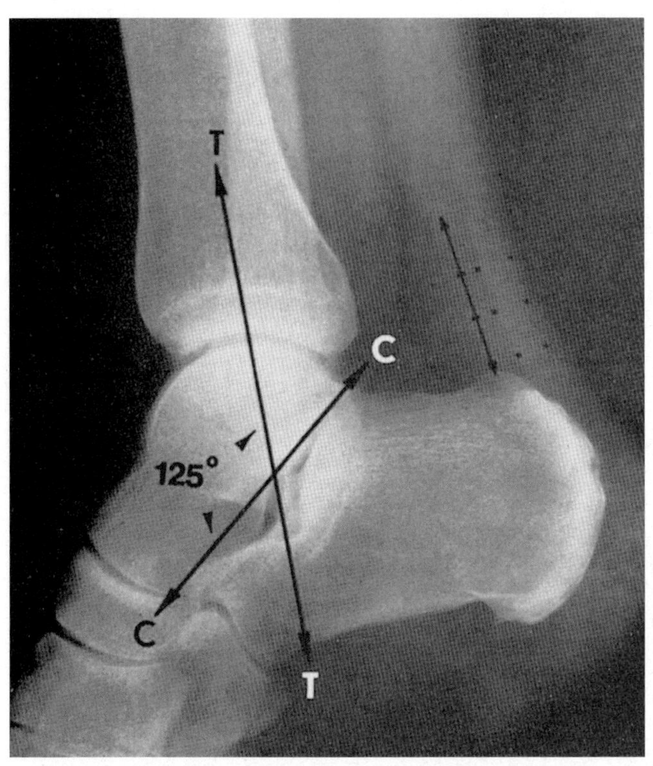


**图 17–69** 跟腱：X线片正常测量参数。跟腱的粗细在跟骨水平及其上方1cm和2cm层面测定。确定跟距角可确保X线片是在中立位拍摄的。跟距角是由两条线相交形成的，一条线是胫骨（T）纵轴的延长线，另一条线是沿跟骨（C）的顶部画出的。正常人正确定位后，此角的范围是90°～140°。(From Resnick D, et al: Radiology 127:355, 1977.)

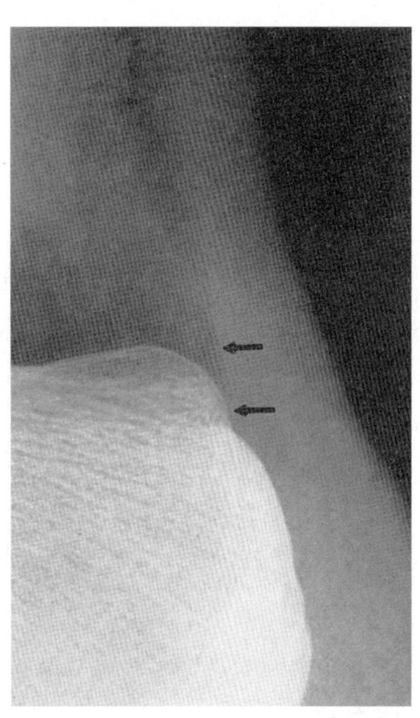

**图 17–70** 跟骨后隐窝：正常形态。此隐窝表现为位于跟腱和跟骨之间的三角形透亮区。其正常长度至少为2mm（两箭头之间）。(From Resnick D, et al: Radiology 125:355, 1977.)

骨管和跗骨窦及其内容物所分隔。

距下关节位于跟骨后方距骨侧关节面和距骨后方跟骨侧关节面之间。距骨关节面为椭圆凹面形，向远侧和外侧与矢状面成大约45°角延伸[1]。跟骨后关节面也为椭圆形，前后向呈凸面。这一滑膜衬里关节在大约10%～20%的人群中可与距骨小腿关节或踝关节相交通[213–215]，它有一个关节囊，有助于距跟骨间韧带（它是跟骨与距骨间的主要连接结构）的走行。连接距骨与跟骨的其他结构还有距跟前韧带（从距骨外侧结节延伸至跟骨内侧近端）、距跟内侧韧带（从距骨内侧结节延伸至载距突）和距跟外侧韧带（从距骨外侧面延伸至跟骨外侧面）。在跗骨窦和跗骨管内还有颈韧带和部分伸肌下支持带。

距跟舟关节也是一个滑膜衬里关节，位于距骨头、足舟骨后表面、跟骨前关节面和跟舟足底韧带近端关节面之间。距骨头的远侧关节面为椭圆形，向下内方呈凸面，与足舟骨的椭圆形凹面相关

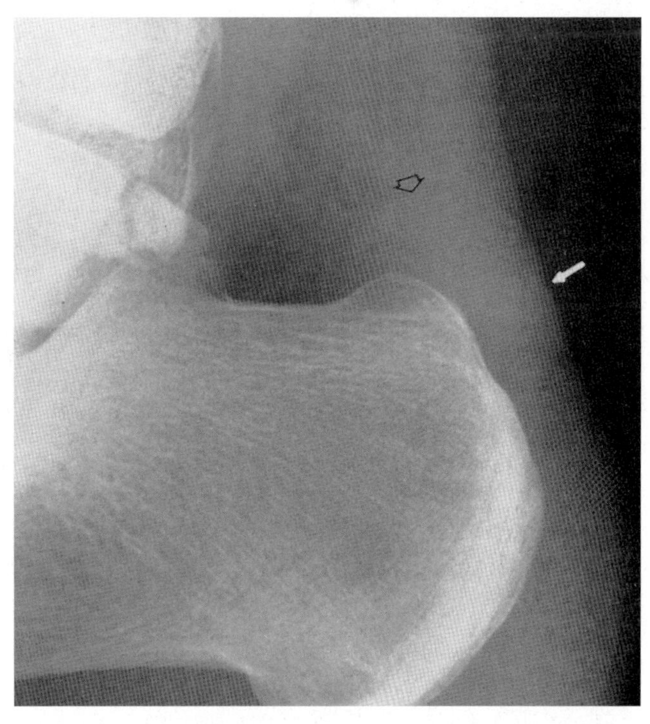

**图 17–71** 跟骨后隐窝：异常形态。炎症、滑囊增生肥大和滑液渗出均可引起跟骨后黏液囊的充液增大，其可扩展至跟骨上方形成一处致密影（空心箭头）。跟腱和周围组织也会有增厚（实心箭头）。

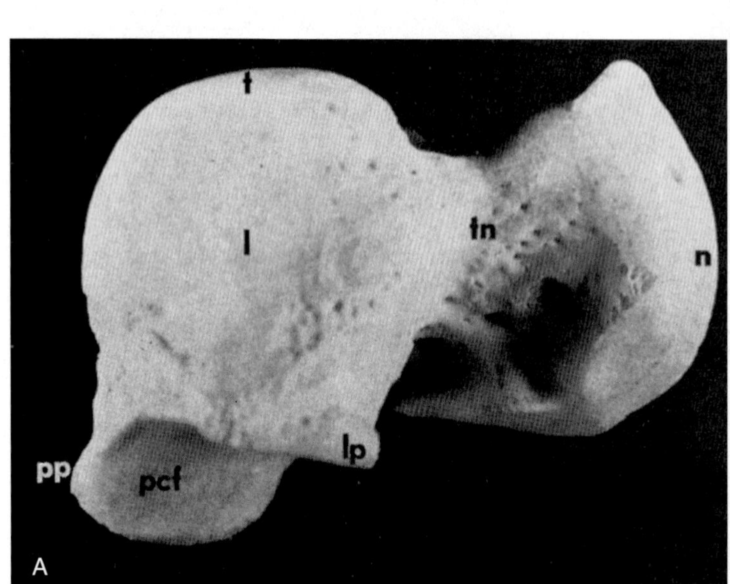


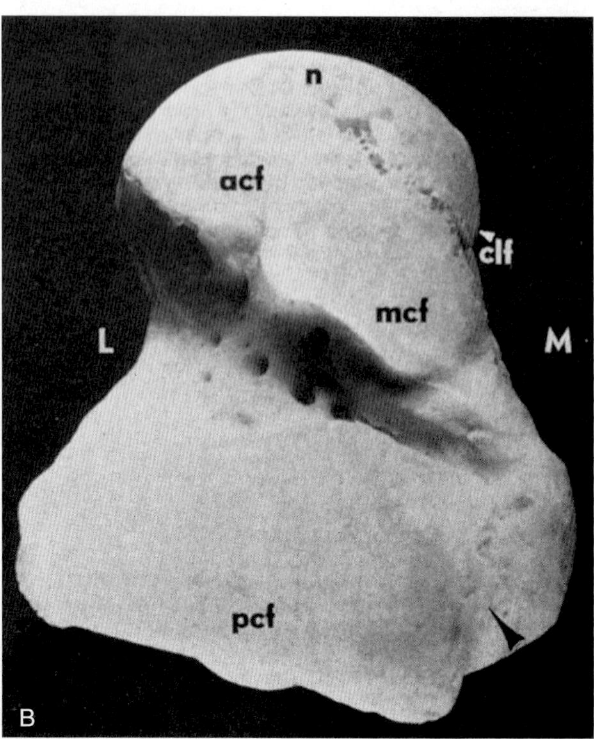


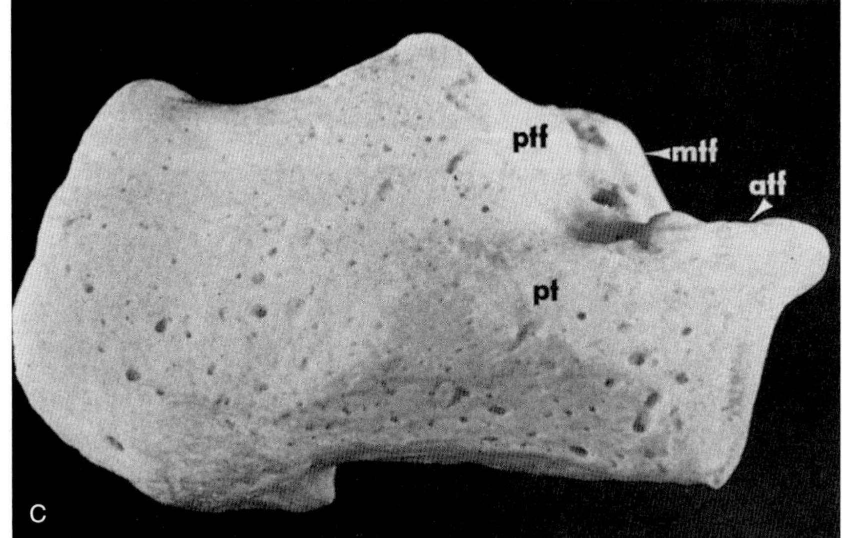


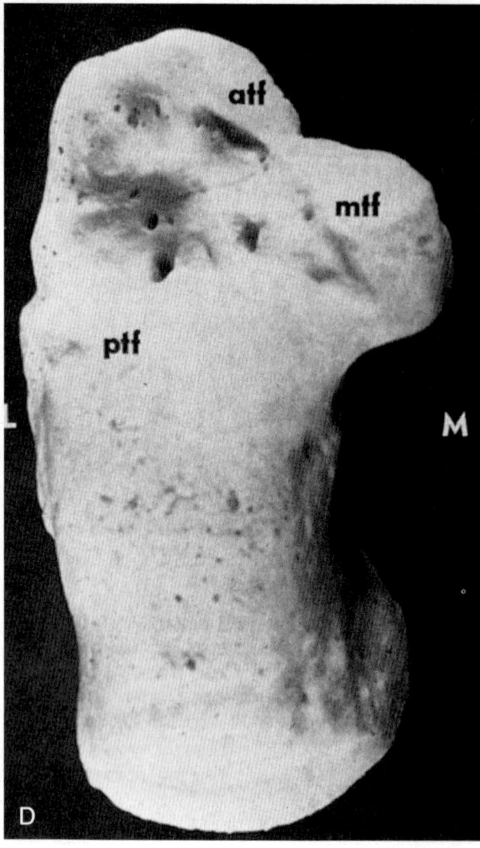


图 17-72 距骨和跟骨：骨性解剖。

A 距骨：侧位观。骨性结构包括胫骨的滑车面（t）、外踝关节面（l）、后突（pp）、侧突（lp）、距骨颈（tn）、足舟骨关节面（n）和跟骨后关节面（pcf）。

B 距骨：跖面观。内侧（M），外侧（L）。图中示出跟骨后关节面（pcf）、跟骨中关节面（mcf）、跟舟足底韧带的关节面（clf）、跟骨前关节面（acf）和舟骨关节面（n）。可见蹋屈长肌腱的沟槽（三角箭头）。

C 跟骨：侧位观。骨性结构包括距骨后关节面（ptf）、腓骨滑车（pt）、距骨中关节面（mtf）和距骨前关节面（atf）。

D 跟骨：上面观。内侧（M），外侧（L）。可见与C中相同的骨性结构。

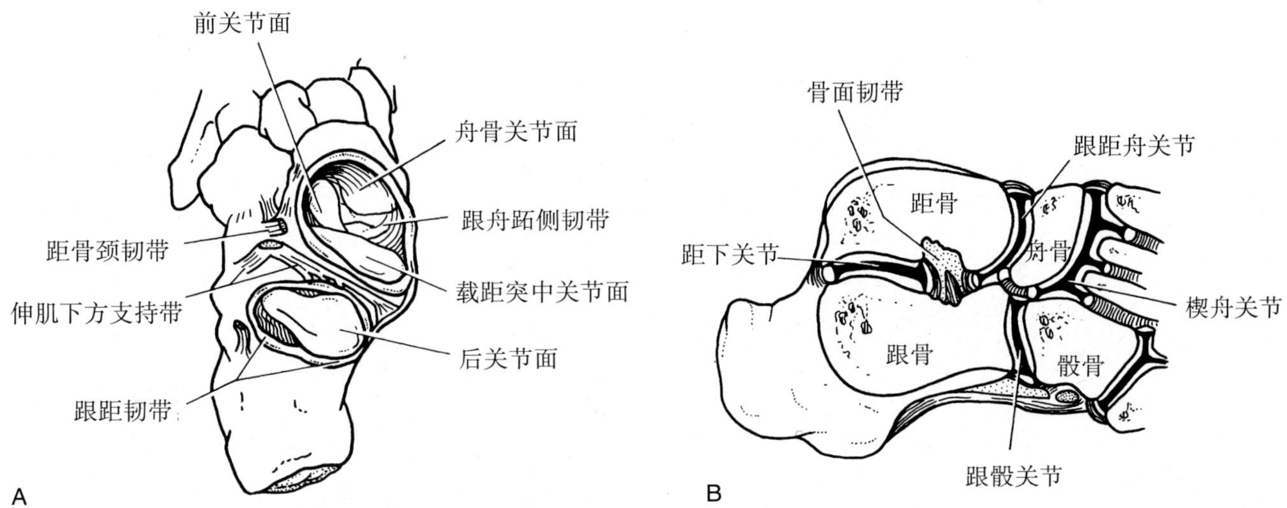


图17-73 距跟关节：正常解剖。

A 跟骨上表面。可见跗骨管及其韧带结构将宽阔的距骨后凸关节面与距骨前和中关节面分隔开。形成两个完全独立的滑膜衬里关节。

B 足斜位切面。跟骨和距骨之间的骨间韧带显示很清楚，并显示出两个相互分离的跟距关节。可见相互独立的跟骰关节腔和舟楔关节腔。

(From Resnick D: Radiology 111:581, 1974.)

节。距骨头的跖关节面有三个被不明显的骨嵴分隔开的关节区：后区较大为椭圆形，呈凸面，与跟骨的载距突相关节；第二个区位于后区的前外侧，呈扁平状，与跟骨的上表面相关节；舟状区面向远端，椭圆形，呈凸面，与足舟骨相关节。距骨的前关节面也与跟舟足底韧带相接触。这条韧带有一个由纤维软骨构成的中心区，并跨接在跟骨的前中距侧关节面和足舟骨之间的三角形区间上。关节囊的后表面可供骨间韧带走行。在其内侧，此关节被部分三角韧带扩大或加深，三角韧带附着于跟舟足底韧带。足部的各种运动均在距跟舟关节和距下关节之间进行协调，而且还包括足的外翻和内翻[323]。

**（2）跟骰关节**。跟骰关节（图17–77）形成于跟骨和骰骨上并置四边形关节面之间，其关节囊由周围的韧带来加强，这些韧带包括足底长韧带（从跟骨的跖面延伸至骰骨以及第三至第五跖骨）和跟跖足底韧带（从跟骨延伸至骰骨）。为了评价这一关节曾设计了多种专门的摄片投照方法[324]。跟骰关节和距跟舟骨关节合在一起通常被称为横向跗骨关节。跟骰关节的运动仅限于滑动和旋转。

**（3）楔舟关节、楔间关节、楔骰关节和骰舟关节**。楔舟关节（图17–77）形成于3块楔形骨后部凹形关节面和舟状骨远侧凸形表面之间。其关节囊同两个楔间关节（楔形骨近端之间的小关节腔）、楔骰关节（位于骰骨和外侧楔骨对应关节面之间）和骰舟关节（骰骨和舟状骨之间的易变关节腔）。所有这些关节上的运动均同时发生，包括骨与骨之间的轻微滑动和旋转。

# 第二十九节 跗跖和跖间关节

## 骨和软组织解剖

内侧楔骨和第一跖骨具有一个独立的跗跖关节（见图17–77）。中间的跗跖关节位于第二和第三跖骨以及中间与外侧楔骨之间。这个关节可能与楔间关节及楔舟关节相交通。外侧跗跖关节位于骰骨远侧面和第四与第五跖骨的基底部之间。跗骨和跖骨之间可发生有限的滑动，内侧跗跖关节的滑动较明显。跗跖关节向远端延伸于跖骨基底之间，成为跖间关节。后面所述的这些关节可有轻微的滑动[286]。

跗跖关节周围的骨性标志已经确定，因此可准确识别此处各关节的脱位和半脱位(见第63章)。

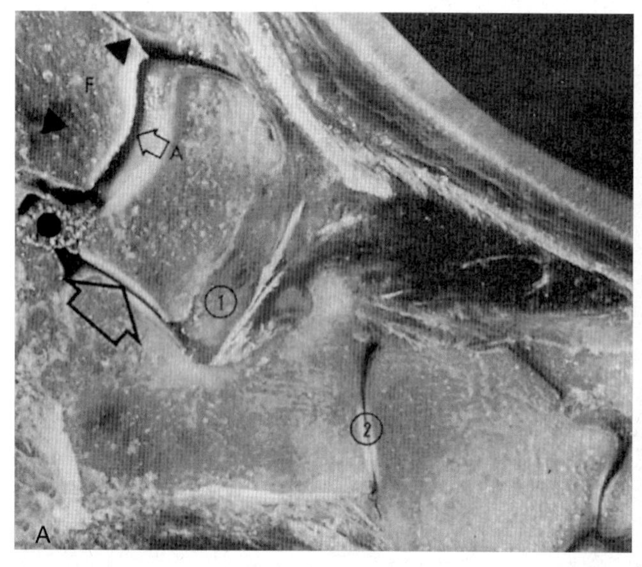


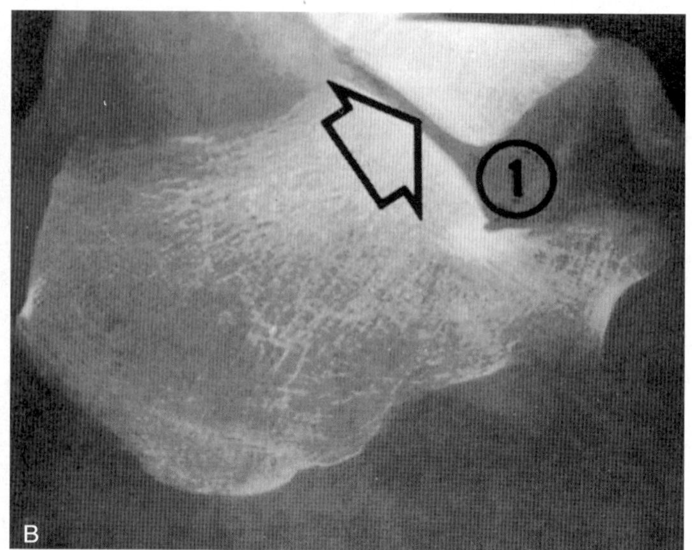


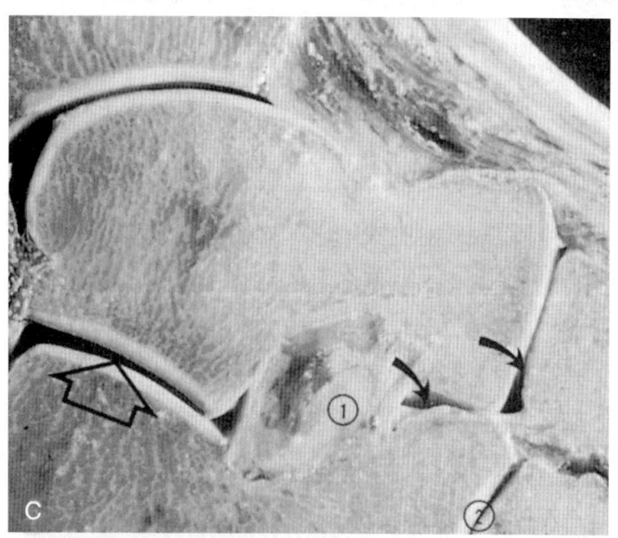


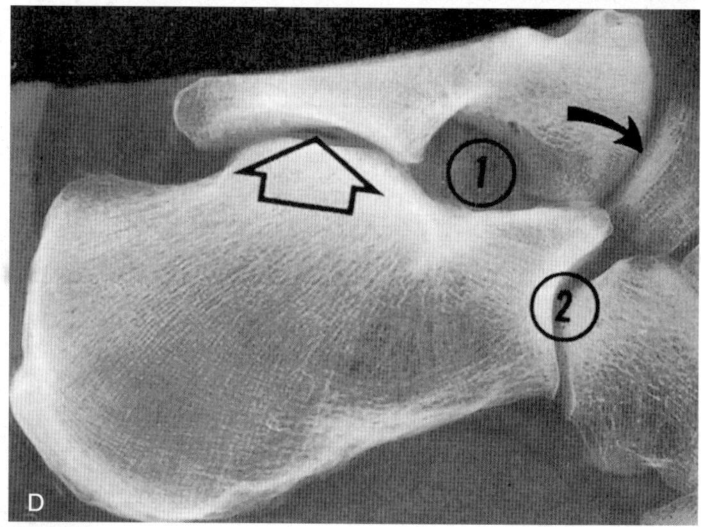


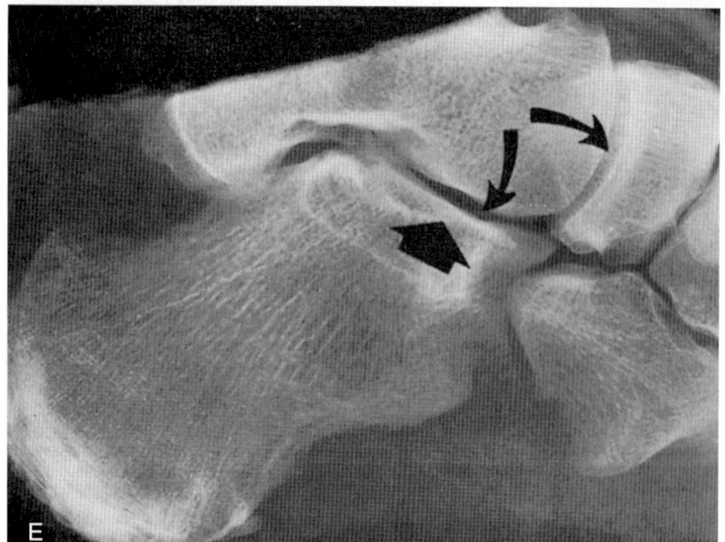


**图 17–74** 距跟关节：矢状面横断解剖图和 X 线片。

A 通过腓骨（F）和踝关节（A）的外侧矢状切面显示出位于距骨和跟骨的后关节面间的距下关节（空心箭头）。图中示出跗骨窦（1）和距腓后韧带（黑点）。分离的跟骰关节（2）显示明显。

B A 图中切面的 X 线片更好地显示出距骨后关节面、距下关节（空心箭头）和跗骨窦（1）。

C,D 偏内侧矢状切面和 X 线片显示出距跟舟关节腔（弯箭头）和距下关节腔（空心箭头），二者被跗骨窦（1）的内容物完全分离。还可见跟骰关节（2）。

E 偏内侧矢状切面的 X 线片显示出载距突（宽箭头）和前距下关节（弯箭头）。

(From Resnick D: Radiology 111:581, 1974.)

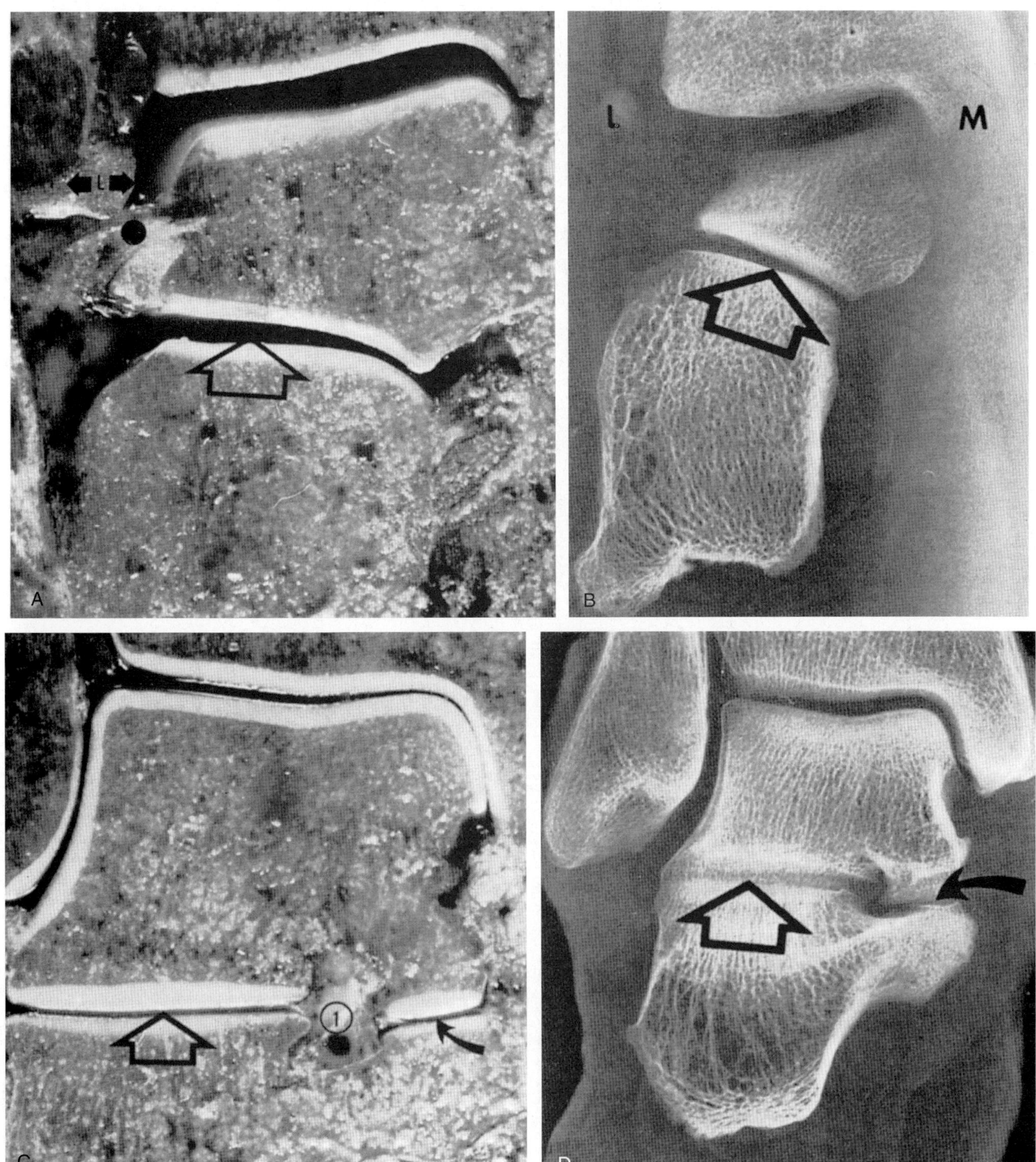


图17–75 距跟关节：冠状面横断解剖图和X线片。

A,B 通过距下关节（空心箭头）的切面照片和X线片。图中示出外踝（L）和内踝（M）以及距腓后韧带（黑点）。

C,D 偏前切面照片和X线片显示出分离的距下关节（空心箭头）和距跟舟关节（弯箭头）。并标出了骨间韧带（1）。

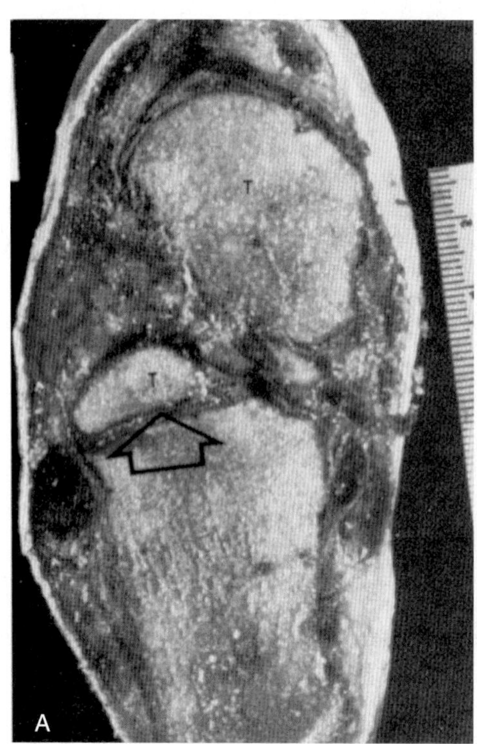


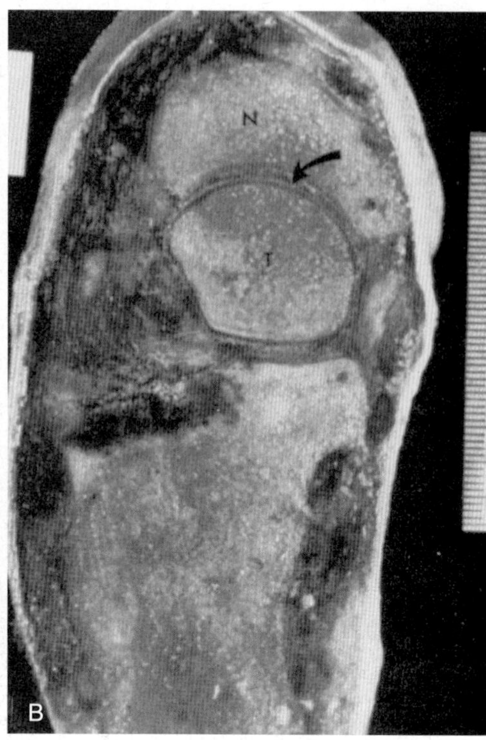


图 17-76 距跟关节：横断解剖。

A 通过跗骨管和跗骨窦的背侧切面。可见跗骨窦是跗骨管扩张后的前外侧部分。距骨（T）已被分为两半，其后关节面踝下关节（空心箭头）与跟骨分离。

B 偏足底面的断层照片显示距骨（T）的前面和足舟骨（N），可见距跟舟关节的距舟介入部分（弯箭头）。

(From Resnick D: Radiology 111:581, 1974.)

图 17-77 足中部关节：解剖。

A,B 足中部斜横切面的线条图和照片，示出如下关节：距下关节（st），距跟舟关节（tcn），楔舟关节（cn），跟骰关节（cc），骰舟关节（cum），骰楔关节（cuc），楔间关节（ic）和跗跖关节（tmt）。

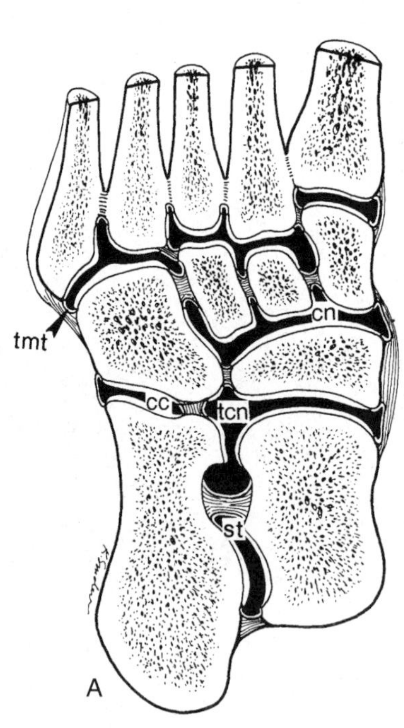


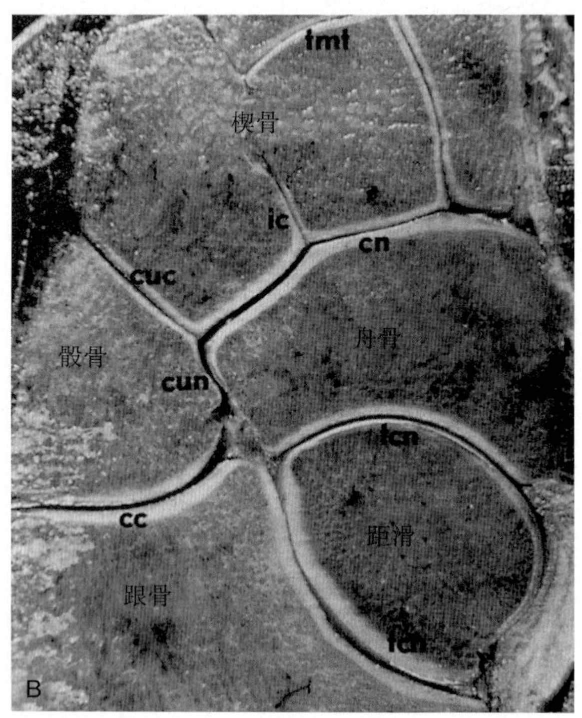

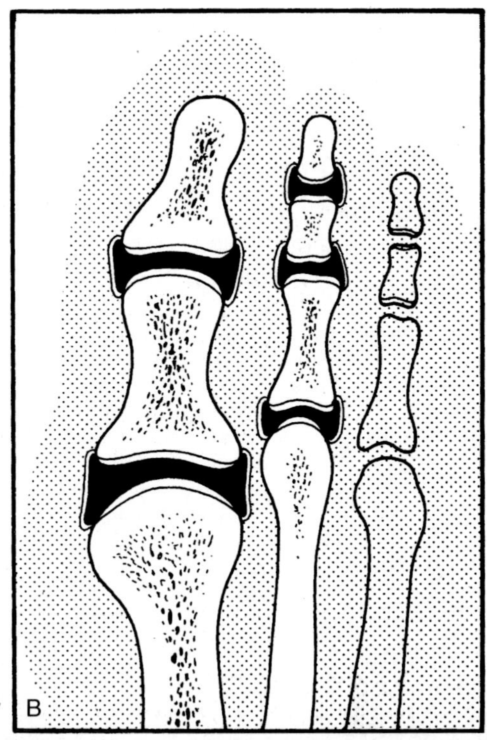


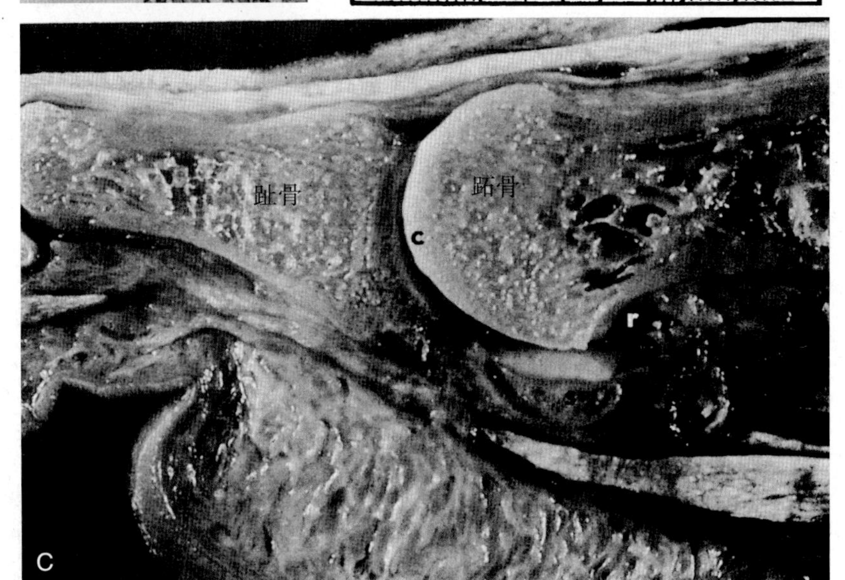


**图 17-78**　跖趾关节和趾间关节：正常发育和解剖。

A　第一趾骨的显微照片（20 ×）显示，第一跖趾关节（三角箭头）形成于跖骨头和近节趾骨之间。还可见蹈趾的部分趾间关节（箭头）。

B　足断面线条图显示出跖趾关节和趾间关节的关节囊附着处。

C　第一跖趾关节矢状切面照片显示出关节软骨（c）、近侧隐窝（r）和一个足底籽骨（s）。

# 第三十节　跖趾关节

## 骨和软组织解剖

跖趾关节是一些滑膜关节,存在于跖骨圆头紧靠近节趾骨杯状面的部位(图17-78)。跖骨头构成关节的部分包括跖骨的远端面和跖面而不包括其背侧面。第一跖骨的跖面较独特，有两条被骨嵴分开的纵向浅沟。每条浅沟均与一块籽骨相关节[287–289]。纤维囊环绕在这些关节周围。纤维囊的背侧较薄弱，通常与将其同伸肌腱分隔开的小黏液囊紧密相连。这些关节周围的韧带包括足底韧带、跖骨深横韧带（它与邻近跖趾关节的足底韧带相连）和侧副韧带（位于关节的两侧，从跖骨头的背侧结节延伸至趾骨基底部）。跖趾关节的主动运动包括屈曲、伸展、外展和内收。从属运动包括有趾骨的滑动和旋转。

# 第三十一节 趾间关节

## 骨和软组织解剖

每只足有9个趾间关节(跗趾有一个趾间关节,其余四趾各有两个趾间关节),分隔开各块趾骨,而且都环绕有关节囊和两条侧副韧带(见图17-78)。足底韧带是关节囊跖面上的纤维板。趾间关节的主动运动包括屈曲和伸展。其从属运动包括旋转、外展和内收。

(于顺禄 译 李世民 孙志明 校)

## 参考文献


1. Warwick R, Williams PL: Gray's Anatomy. 35th British Ed. Philadelphia, WB Saunders Co, 1973, p 407.
2. Walmsley R: Joints. *In* GJ Romanes (Ed): Cunningham's Textbook of Anatomy. 11th Ed. London, Oxford University Press, 1972, p 214.
3. Shapiro JS: A new factor in the etiology of ulnar drift. Clin Orthop *68*:32, 1970.
4. Resnick D: Inter-relationship between radiocarpal and metacarpophalangeal joint deformities in rheumatoid arthritis. J Can Assoc Radiol *27*:29, 1976.
5. Lusted LB, Keats TE: Atlas of Roentgenographic Measurement. 2nd Ed. Chicago, Year Book Medical Publishers, 1967, p 122.
6. Linscheid RL, Dobyns JH, Beabout JW, et al: Traumatic instability of the wrist. Diagnosis, classification and pathomechanics. J Bone Joint Surg Am *54*:1612, 1972.
7. Arkless R: Cineradiography in normal and abnormal wrists. AJR *96*:837, 1966.
8. Weston WJ, Kelsey CK: Functional anatomy of the pisi-cuneiform joint. Br J Radiol *46*:692, 1973.
9. Lewis OJ: The development of the human wrist joint during the fetal period. Anat Rec *166*:499, 1970.
10. Lewis OJ, Hamshere RJ, Bucknill TM: The anatomy of the wrist joint. J Anat *106*:539, 1970.
11. Vesely DG: The distal radio-ulnar joint. Clin Orthop *51*:75, 1967.
12. Kaplan EB: Functional and Surgical Anatomy of the Hand. 2nd Ed. Philadelphia, JB Lippincott Co, 1965, p 114.
13. Resnick D: Arthrography in the evaluation of arthritic disorders of the wrist. Radiology *113*:331, 1974.
14. Kuczynski K: Carpometacarpal joint of the human thumb. J Anat *118*:119, 1974.
15. Liebolt FL: Surgical fusion of the wrist joint. Surg Gynecol Obstet *66*:1008, 1938.
16. Kessler I, Silberman Z: An experimental study of the radiocarpal joint by arthrography. Surg Gynecol Obstet *112*:33, 1961.
17. Harrison MO, Freiberger RH, Ranawat CS: Arthrography of the rheumatoid wrist joint. AJR *112*:480, 1971.
18. Resnick D: Rheumatoid arthritis of the wrist. The compartmental approach. Med Radiogr Photogr *52*:50, 1976.
19. Resnick D: Early abnormalities of the pisiform and triquetrum in rheumatoid arthritis. Ann Rheum Dis *35*:46, 1976.
20. Backdahl M: The caput ulnae syndrome in rheumatoid arthritis. A study of morphology, abnormal anatomy, and clinical picture. Acta Rheumatol Scand (Suppl) *5*:1, 1963.
21. MacConaill MA: The mechanical anatomy of the carpus and its bearings on some surgical problems. J Anat *75*:166, 1941.
22. Duparc J, De la Caffinière JY: A propos des mouvements du premier métacarpien. Presse Med *78*:833, 1970.
23. Harris H, Joseph J: Variation in extension of the metacarpophalangeal and interphalangeal joints of the thumb. J Bone Joint Surg Br *31*:547, 1949.
24. Johnston HM: Varying positions of the carpal bones in the different movements of the wrist. Part I. J Anat Physiol *41*:109, 1907.
25. Johnston HM: Varying positions of the carpal bones in the different movements of the wrist. Part II. J Anat Physiol *41*:280, 1907.
26. Arkless R: Rheumatoid wrists. Cineradiography. Radiology *88*:543, 1967.
27. Terry DW Jr, Ramin JE: The navicular fat stripe. A useful roentgen feature for evaluating wrist trauma. AJR *124*:25, 1975.
28. MacEwan DW: Changes due to trauma in fat plane overlying pronator quadratus muscle: Radiologic sign. Radiology *82*:879, 1964.
29. MacEwan DW, Dunbar JS: Early radiologic recognition of pus in joints of children. J Can Assoc Radiol *12*:72, 1961.
30. Yeh HC, Wolf BS: Radiographic anatomical landmarks of the metacarpophalangeal joint. Radiology *122*:353, 1977.
31. Gad P: The anatomy of the volar part of the capsules of the finger joints. J Bone Joint Surg Br *49*:362, 1967.
32. Kuczynski K: The proximal interphalangeal joint. Anatomy and causes of stiffness in the fingers. J Bone Joint Surg Br *50*:656, 1968.
33. Weston WJ, Palmer DG: Soft Tissues of the Extremities. New York, Springer-Verlag, 1978, p 61.
34. Smith RJ: Balance and kinetics of the fingers under normal and pathological conditions. Clin Orthop *104*:92, 1974.
35. Bledsoe RC, Izenstark JL: Displacement of fat pads in diseases and injury of the elbow. Radiology *73*:717, 1959.
36. Bohrer SP: The fat pad sign following elbow trauma. Its usefulness and reliability in suspecting "invisible" fractures. Clin Radiol *21*:90, 1970.
37. Kohn AM: Soft tissue alterations in elbow trauma. AJR *82*:867, 1959.
38. Jackman RJ, Pugh DG: The positive elbow fat pad sign in rheumatoid arthritis. AJR *108*:812, 1970.
39. Norell HG: Roentgenologic visualization of the extracapsular fat: Its importance in the diagnosis of traumatic injuries to the elbow. Acta Radiol *42*:205, 1954.
40. Murphy WA, Siegel MJ: Elbow fat pads with new signs and extended differential diagnosis. Radiology *124*:659, 1977.
41. Martin BF: The annular ligament of the superior radio-ulnar joint. J Anat *92*:473, 1958.
42. Weston WJ: The synovial changes at the elbow in rheumatoid arthritis. Australas Radiol *15*:170, 1971.
43. Rogers SL, MacEwan DW: Changes due to trauma in the fat plane overlying the supinator muscle. A radiologic sign. Radiology *92*:954, 1969.
44. Weston WJ: The olecranon bursa. Australas Radiol *14*:323, 1970.
45. Saha AK: Dynamic stability of the glenohumeral joint. Acta Orthop Scand *42*:491, 1971.
46. Rothman RH, Marvel JP Jr, Heppenstall RB: Anatomic considerations in the glenohumeral joint. Orthop Clin North Am *6*:341, 1975.
47. Keats TE, Teeslink R, Diamond AE, et al: Normal axial relationships of the major joints. Radiology *87*:904, 1966.
48. Arndt JH, Sears AD: Posterior dislocation of the shoulder. AJR *94*:639, 1965.
49. Moseley HF, Overgaard B: The anterior capsular mechanisms in recurrent anterior dislocation of the shoulder. J Bone Joint Surg Br *44*:913, 1962.
50. Killoran PJ, Marcove RC, Freiberger RH: Shoulder arthrography. AJR *103*:658, 1968.
51. Weston WJ: Subdeltoid bursa. Australas Radiol *17*:214, 1973.
52. Weston WJ: The enlarged subdeltoid bursa in rheumatoid arthritis. Br J Radiol *42*:481, 1969.
53. Freedman L, Munro R: Abduction of the arm in the scapula plane: Scapular and glenohumeral movements. J Bone Joint Surg Am *48*:1503, 1966.
54. Inman VT, Saunders JB, Abbott LC: Observations on function of the shoulder joint. J Bone Joint Surg *26*:1, 1944.
55. Lucas DB: Biomechanics of the shoulder joint. Arch Surg *107*:425, 1973.
56. DePalma AF: Surgical anatomy of acromioclavicular and sternoclavicular joints. Surg Clin North Am *43*:1541, 1963.
57. DePalma AF: Degenerative Changes in the Sternoclavicular and Acromioclavicular Joints in Various Decades. Springfield, Ill, Charles C Thomas, 1957.
58. Weston WJ: Soft tissue signs in recent subluxation and dislocation of the acromioclavicular joint. Br J Radiol *45*:832, 1972.
59. Weston WJ: Arthrography of the acromioclavicular joint. Australas Radiol *18*:213, 1974.
60. Bearn JG: Direct observations on the function of the capsule of the sternoclavicular joint in clavicular support. J Anat *101*:159, 1967.
61. Cave AJE: The nature and morphology of the costoclavicular ligament. J Anat *95*:170, 1961.
62. Moseley HF: Shoulder Lesions. 3rd Ed. Edinburgh, E & S Livingstone Ltd, 1969, p 207.
63. Klima M: Early development of the human sternum and the problem of homologization of the so-called suprasternal structures. Acta Anat *69*:473, 1968.
64. Kozielec T: A roentgenometric study of the process of ossification of the human sternum. Folia Morphol *32*:125, 1973.
65. Spencer RP: Radiographically determined sternal ossification. An approach to skeletal maturity. Biol Neonat *14*:341, 1969.
66. Cameron HU, Fornasier VL: The manubriosternal joint—an anatomicoradiological survey. Thorax *29*:472, 1974.
67. Trotter M: Synostosis between manubrium and body of the sternum in whites and negroes. Am J Phys Anthropol *18*:439, 1934.
68. Ashley GT: The morphological and pathological significance of synostosis at the manubrio-sternal joint. Thorax *9*:159, 1954.
69. Jones DR, Bahn RC, Randall RV, et al: The human costochondral junction. I. Patients without primary growth disturbances. Mayo Clin Proc *44*:324, 1969.
70. Semine AA, Damon A: Costochondral ossification and aging in five populations. Hum Biol *47*:101, 1975.
71. Sanders CF: Sexing by costal cartilage calcification. Letter to the editor. Br J Radiol *39*:233, 1966.
72. King JB: Calcification of costal cartilages. Br J Radiol *12*:2, 1939.
73. Elkeles A: Sex differences in calcification of costal cartilages. J Am Geriatr Soc *14*:456, 1966.

74. Navani S, Shah JR, Levy PS: Determination of sex by costal cartilage calcification. AJR *108*:771, 1970.
75. Gray DJ, Gardner ED: The human sternochondral joints. Anat Rec *87*:235, 1943.
76. Haines RW: Movements of the first rib. J Anat *80*:94, 1946.
77. Meyer PR: Contribution à l'étude des cavités articulaires costo-vertebrales. Arch Anat Histol Embryol Norm Exp *55*:283, 1972.
78. Gloobe H, Nathan H: The costovertebral joint. Anatomical observation in various mammals. Anat Anz *127*:22, 1970.
79. Nathan H, Weinberg H, Robin GC, et al: The costovertebral joints. Anatomical-clinical observations in arthritis. Arthritis Rheum 7:228, 1964.
80. Goldthwait JE: The rib joints. N Engl J Med *223*:568, 1940.
81. Jones MD: Limitation of hypertrophic spur formation by the costovertebral articulations. Radiology *75*:584, 1960.
82. Hohmann D, Gasteiger W: Zur röntgendiagnostik der Costotransversalgelenke. ROFO *112*:783, 1970.
83. Rothman RH, Simeone FA: The Spine. Philadelphia, WB Saunders Co, 1975, p 19.
84. Schmorl G, Junghanns H: *In* EF Besemann (Ed): The Human Spine in Health and Disease. 2nd Ed. New York, Grune & Stratton, 1971.
85. Hall MC: Luschka's Joint. Springfield, Ill, Charles C Thomas, 1965.
86. Compere EL, Tachdjian MO, Kernahan WT: The Luschka joints. Their anatomy, physiology and pathology. Orthopedics *1*:159, 1959.
87. François RJ, Dhem A: Microradiographic study of the normal human vertebral body. Acta Anat *89*:251, 1974.
88. Nachemson A, Lewin T, Maroudas A, et al: In vitro diffusion of dye through the end-plates and the annulus fibrosus of human lumbar intervertebral discs. Acta Orthop Scand *41*:589, 1970.
89. Peacock A: Observations on the postnatal structure of the intervertebral disc in man. J Anat *86*:162, 1952.
90. Walmsley R: The development and growth of the intervertebral disc. Edinburgh Med J *60*:341, 1953.
91. Inman VT, Saunders JB de CM: Anatomicophysiological aspects of injuries to the intervertebral disc. J Bone Joint Surg Am *29*:461, 1947.
92. Hendry NGC: Hydration of nucleus pulposus and its relation to intervertebral disc derangement. J Bone Joint Surg Br *40*:132, 1958.
93. Walmsley R: The development and growth of the intervertebral disc. Edinburgh Med J *60*:341, 1953.
94. Coventry MB: Anatomy of the intervertebral disc. Clin Orthop *67*:9, 1969.
95. Crock HV, Yoshizawa H, Kame SK: Observations on the venous drainage of the human vertebral body. J Bone Joint Surg Br *55*:528, 1973.
96. Batson OV: The function of the vertebral veins and their role in the spread of metastases. Ann Surg *112*:138, 1940.
97. Brandner ME: Normal values of the vertebral body and intervertebral disk index in adults. AJR *114*:411, 1972.
98. Brandner ME: Normal values of the vertebral body and intervertebral disk index during growth. AJR *110*:618, 1970.
99. Whalen JP, Woodruff CL: The cervical prevertebral fat stripe. A new aid in evaluating the cervical prevertebral soft tissue space. AJR *109*:445, 1970.
100. Wholey MH, Bruwer AT, Baker HL Jr: Lateral roentgenogram of the neck. Radiology *78*:350, 1958.
101. Reichmann S: Tomography of the lumbar intervertebral joints. Acta Radiol *12*:641, 1972.
102. Hadley LA: Anatomico-roentgenographic studies of the posterior spinal articulations. AJR *86*:270, 1961.
103. Morton SA: Value of the oblique view in the radiographic examination of the lumbar spine. Radiology *29*:568, 1937.
104. Reichmann S: The postnatal development of form and orientation of the lumbar intervertebral joint surfaces. Z Anat Entwicklungsgesch *133*:102, 1971.
105. Kohler R: Contrast examination of the lumbar interspinous ligaments. Preliminary report. Acta Radiol *52*:21, 1959.
106. Fielding JW, Burstein AH, Frankel VH: The nuchal ligament. Spine *1*:3, 1976.
107. Davis PR: The medial inclination of the human thoracic intervertebral articular facets. J Anat *93*:68, 1959.
108. Hinck VC, Hopkins CE: Measurement of the atlanto-dental interval in the adult. AJR *84*:945, 1960.
109. Jackson H: The diagnosis of minimal atlanto-axial subluxation. Br J Radiol *23*:672, 1950.
110. Cave AJE: Anatomical Notes: On the occipito-atlanto-axial articulations. J Anat *68*:416, 1934.
111. Singh S: Variations of the superior articular facets of atlas vertebrae. J Anat *99*:565, 1965.
112. Dirheimer V, Ramsheyi A, Reolon M: Positive arthrography of the craniocervical joints. Neuroradiology *12*:257, 1977.
113. Jirout J: The dynamic dependence of the lower cervical vertebrae on the atlanto-occipital joints. Neuroradiology 7:249, 1974.
114. Jirout J: Patterns of changes in the cervical spine on lateroflexion. Neuroradiology *2*:164, 1971.
115. Jirout J: The motility of the cervical vertebrae in lateral flexion of the head and neck. Acta Radiol *13*:919, 1972.
116. Ferguson AB: Roentgen Diagnosis of Extremities and Spine. New York, Paul B Hoeber Inc, 1939.
117. Resnick D, Niwayama G, Goergen TG: Degenerative disease of the sacroiliac joint. Invest Radiol *10*:608, 1975.
118. Schunke GB: Anatomy and development of sacro-iliac joint in man. Anat Rec 72:313, 1938.
119. Brooke R: The sacro-iliac joint. J Anat *58*:299, 1924.
120. Sashin D: A critical analysis of the anatomy and the pathologic changes in the sacro-iliac joints. J Bone Joint Surg *12*:891, 1930.
121. Carter ME, Loewi G: Anatomical changes in normal sacro-iliac joints during childhood and comparison with the changes in Still's disease. Ann Rheum Dis *21*:121, 1962.
122. Macdonald GR, Hunt TE: Sacro-iliac joints. Observations on the gross and histological changes in the various age groups. Can Med Assoc J *66*:157, 1952.
123. Weisl H: The articular surfaces of the sacro-iliac joint and their relation to the movements of the sacrum. Acta Anat *22*:1, 1954.
124. Trotter M: Accessory sacro-iliac articulations. Am J Phys Anthropol *22*:247, 1937.
125. Colachis SC Jr, Worden RE, Bechtol CO, et al: Movement of the sacroiliac joint in the adult male: A preliminary report. Arch Phys Med *44*:490, 1963.
126. Frigerio NA, Stowe RR, Howe JW: Movement of the sacro-iliac joint. Clin Orthop *100*:370, 1974.
127. Abramson D, Roberts SM, Wilson PD: Relaxation of the pelvic joints in pregnancy. Surg Gynecol Obstet *58*:595, 1934.
128. Thorp DJ, Fray WE: The pelvic joints during pregnancy and labor. JAMA *111*:1162, 1938.
129. Cohen AS, McNeill JM, Calkins E, et al: The "normal" sacro-iliac joint. Analysis of 88 sacro-iliac roentgenograms. AJR *100*:559, 1967.
130. Wilkinson M, Meikle JAK: Tomography of the sacro-iliac joints. Ann Rheum Dis *25*:433, 1966.
131. Casuccio C: Studio anatomico e radiografico sull'articolazione sacroiliaco normale nell'adulto. Chir Organi Mov *20*:353, 1934.
132. Todd TW: Age changes in the pubic bone. Am J Phys Anthropol *4*:1, 333, 1921.
133. Brooks ST: Skeletal age at death: The reliability of cranial and pubic age indicators. Am J Phys Anthropol *13*:567, 1955.
134. Camiel MR, Aaron JB: Gas or vacuum phenomenon in pubic symphysis during pregnancy. Radiology *66*:548, 1956.
135. Williams JL: Gas in symphysis pubis during and following pregnancy. AJR *73*:403, 1955.
136. Vix VA, Ryu CY: The adult symphysis pubis: Normal and abnormal. AJR *112*:517, 1971.
137. Young J: Relaxation of the pelvic joints in pregnancy: Pelvic arthropathy of pregnancy. J Obstet Gynaecol Br Emp *47*:493, 1940.
138. Caffey J, Ames R, Silverman WA, et al: Contradiction of the congenital dysplasia-predislocation hypothesis of congenital dislocation of the hip through a study of the normal variation in acetabular angles at successive periods in infancy. Pediatrics *17*:632, 1956.
139. Caffey J, Ross S: Pelvic bones in infantile mongoloidism. AJR *80*:458, 1958.
140. Astley R: Chromosomal abnormalities in childhood, with particular reference to Turner's syndrome and mongolism. Br J Radiol *36*:2, 1963.
141. Budin E, Chandler E: Measurement of femoral neck anteversion by a direct method. Radiology *69*:209, 1957.
142. Billing L: Roentgen examination of the proximal femur end in children and adolescents. Acta Radiol Suppl *110*:5, 1954.
143. Wiberg G: Studies on dysplastic acetabula and congenital subluxation of the hip joint—with special reference to the complication of osteoarthritis. Acta Chir Scand Suppl *58*:1, 1939.
144. Hooper JC, Jones EW: Primary protrusion of the acetabulum. J Bone Joint Surg Br *53*:23, 1971.
145. Armbuster TG, Guerra J Jr, Resnick D, et al: The adult hip: An anatomic study. Part I. The bony landmarks. Radiology *128*:1, 1978.
146. Judet R, Judet J, Letournal E: Fractures of the acetabulum: Classification and surgical approaches for open reduction—preliminary report. J Bone Joint Surg Am *46*:1615, 1964.
147. Pomeranz MM: Intrapelvic protrusion of the acetabulum (Otto pelvis). J Bone Joint Surg *14*:663, 1932.
148. Overgaard K: Otto's disease and other forms of protrusio acetabuli. Acta Radiol *16*:390, 1935.
149. Friedenberg ZB: Protrusio acetabuli. Am J Surg *85*:764, 1953.
150. Alexander C: The aetiology of primary protrusio acetabuli. Br J Radiol *38*:567, 1965.
151. Hubbard MJS: The measurement of progression in protrusio acetabuli. AJR *106*:506, 1969.
152. MacDonald D: Primary protrusio acetabuli: Report of an affected family. J Bone Joint Surg Br *53*:30, 1971.
153. Hefke HW, Turner VC: The obturator sign as the earliest roentgenographic sign in the diagnosis of septic arthritis and tuberculosis of the hip. J Bone Joint Surg *24*:857, 1942.
154. Jorup S, Kjellberg SR: The early diagnosis of acute septic osteomyelitis, periostitis and arthritis and its importance in the treatment. Acta Radiol (Diagn) *30*:316, 1948.
155. Drey L: A roentgenographic study of transitory synovitis of the hip joint. Radiology *60*:588, 1953.
156. Bartley O, Chidekel N: Roentgenologic changes in postoperative septic osteoarthritis of the hip joint. Acta Radiol (Diagn) *4*:113, 1966.
157. Lewis MS, Norman A: The earliest signs of postoperative hip infection. Radiology *104*:309, 1972.

158. Brown I: A study of the "capsular" shadow in disorders of the hip in children. J Bone Joint Surg Br *57*:175, 1975.
159. Reichmann S: Roentgenologic soft tissue appearances in hip disease. Acta Radiol (Diagn) *6*:167, 1967.
160. Guerra J Jr, Armbuster TG, Resnick D, et al: The adult hip: An anatomic study. Part II. The soft-tissue landmarks. Radiology *128*:11, 1978.
161. Lange M: Die Erleichterung der Frühdiagnose der Koxitis durch bisher wenig beachtete Veränderungen im Röntgenbild. Z Orthop Chir *48*:90, 1927.
162. Armstrong P, Saxton H: Iliopsoas bursa. Br J Radiol *45*:493, 1972.
163. Chandler SB: The iliopsoas bursa in man. Anat Rec *58*:235, 1934.
164. Staple TW: Arthrographic demonstration of the iliopsoas bursa extension of the hip joint. Radiology *102*:515, 1972.
165. Last RJ: Anatomy. Regional and Applied. 5th Ed. London, Churchill Livingstone, 1972, p 211.
166. Warren R, Kaye JJ, Salvati EA: Arthrographic demonstration of an enlarged iliopsoas bursa complicating osteoarthritis of the hip—a case report. J Bone Joint Surg Am *57*:413, 1975.
167. Weston WJ: The bursae deep to gluteus medius and minimus. Australas Radiol *14*:325, 1970.
168. Smillie IS: Injuries of the Knee Joint. 4th Ed. Baltimore, Williams & Wilkins, 1970, p 23.
169. Ficat RP, Hungerford D: Disorders of the Patello-Femoral Joint. Baltimore, Williams & Wilkins, 1977, p 3.
170. Brantigan OC, Voshell AF: The tibial collateral ligament: Its function, its bursae, and its relation to the medial meniscus. J Bone Joint Surg *25*:121, 1943.
171. Doppman JL: Baker's cyst and the normal gastrocnemiosemimembranosus bursa. AJR *94*:646, 1965.
172. Wilson PD, Eyre-Brook AL, Francis JD: A clinical and anatomical study of the semimembranosus bursa in relation to popliteal cyst. J Bone Joint Surg *20*:963, 1938.
173. Wolfe RD, Colloff B: Popliteal cysts. An arthrographic study and review of the literature. J Bone Joint Surg Am *54*:1057, 1972.
174. Dalinka MK, Garofola J: The infrapatellar synovial fold: A cause for confusion in the evaluation of the anterior cruciate ligament. AJR *127*:589, 1976.
175. Resnick D, Newell JD, Guerra J Jr, et al: Proximal tibiofibular joint: Anatomic-pathologic-radiographic correlation. AJR *131*:133, 1978.
176. Weston WJ: The deep infrapatellar bursa. Australas Rad *17*:212, 1973.
177. Weston WJ: The extrasynovial and capsular fat pads on the posterior aspect of the knee joint. Skeletal Radiol *2*:87, 1977.
178. Lindgren PG, Willén R: Gastrocnemio-semimembranosus bursa and its relation to the knee joint. Acta Radiol *18*:497, 1977.
179. Kennedy JC, Weinberg HW, Wilson AS: The anatomy and function of the anterior cruciate ligament. J Bone Joint Surg Am *56*:223, 1974.
180. Brantigan OC, Voshell AF: The mechanics of the ligaments and menisci of the knee joint. J Bone Joint Surg *23*:44, 1941.
181. Robichon J, Romero C: The functional anatomy of the knee joint with special reference to the medial collateral and anterior cruciate ligaments. Can J Surg *11*:36, 1968.
182. Harrison RB, Wood MB, Keats TE: The grooves of the distal articular surface of the femur—a normal variant. AJR *126*:751, 1976.
183. Jacobsen K: Landmarks of the knee joint on the lateral radiograph during rotation. ROFO *125*:399, 1976.
184. Ravelli A: Zum Roentgenbild des menschlichen Kniegelenkes. ROFO *71*:614, 1949.
185. Takechi H: Trabecular architecture of the knee joint. Acta Orthop Scand *48*:673, 1977.
186. Blumensaat C: Die Lageabweichungen und Verrenkungen der Kniescheibe. Ergebn Chir Orthop *31*:149, 1938.
187. Jacobsen K, Bertheussen K, Gjerloff CC: Characteristics of the line of Blumensaat. Acta Orthop Scand *45*:764, 1974.
188. Insall J, Salvati E: Patella position in the normal knee joint. Radiology *101*:101, 1971.
189. Jacobsen K, Bertheussen K: The vertical location of the patella. Fundamental views on the concept of patella alta, using a normal sample. Acta Orthop Scand *45*:436, 1974.
190. Blackburne JS, Peel TE: A new method of measuring patellar height. J Bone Joint Surg Br *59*:241, 1977.
191. Lancourt JE, Cristini JA: Patella alta and patella infera. J Bone Joint Surg Am *57*:1112, 1975.
192. Hall FM: Radiographic diagnosis and accuracy in knee joint effusions. Radiology *115*:49, 1975.
193. Lewis RW: Roentgenographic study of soft tissue pathology in and about the knee joint. AJR *65*:200, 1951.
194. Bachman AL: Roentgen diagnosis of knee-joint effusion. Radiology *46*:462, 1946.
195. Harris RD, Hecht HL: Suprapatellar effusions. A new diagnostic sign. Radiology *97*:1, 1970.
196. Friedman AC, Naidich TP: The fabella sign: Fabella displacement in synovial effusion and popliteal fossa masses. Radiology *127*:113, 1978.
197. Ogden JA: The anatomy and function of the proximal tibiofibular joint. Clin Orthop *101*:186, 1974.
198. Gray DJ, Gardner E: Prenatal development of the human knee and superior tibiofibular joints. Am J Anat *86*:235, 1950.
199. Minns RJ, Hunter JAA: The mechanical and structural characteristics of the tibiofibular interosseous membrane. Acta Orthop Scand *47*:236, 1976.
200. Barnett CH, Napier JR: The axis of rotation at the ankle joint in man. Its influence upon the form of the talus and the mobility of the fibula. J Anat *86*:1, 1952.
201. Ramsey PL, Hamilton W: Changes in tibiotalar area of contact caused by lateral talar shift. J Bone Joint Surg Am *58*:356, 1976.
202. Skinner EH: The mathematical calculation of progress in fractures at the ankle and wrist. Surg Gynecol Obstet *18*:238, 1914.
203. Joy G, Patzakis MJ, Harvey JP Jr: Precise evaluation of the reduction of severe ankle fractures. Technique and correlation with end results. J Bone Joint Surg Am *56*:979, 1974.
204. Hunter CG Jr, Scott W: Tibial torsion. J Bone Joint Surg Am *31*:511, 1949.
205. Goergen TG, Danzig LA, Resnick D, et al: Roentgenographic evaluation of the tibiotalar joint. J Bone Joint Surg Am *59*:874, 1977.
206. Kaye JJ, Bohne WHO: A radiographic study of the ligamentous anatomy of the ankle. Radiology *125*:659, 1977.
207. Palmer DG: Tendon sheaths and bursae involved by rheumatoid disease at the foot and ankle. Australas Radiol *14*:419, 1970.
208. Resnick D, Goergen TG: Peroneal tenography in previous calcaneal fractures. Radiology *115*:211, 1975.
209. Resnick D, Feingold ML, Curd J, et al: Calcaneal abnormalities in articular disorders. Rheumatoid arthritis, ankylosing spondylitis, psoriatic arthritis and Reiter syndrome. Radiology *125*:355, 1977.
210. Bywaters EG: Heel lesions of rheumatoid arthritis. Ann Rheum Dis *13*:42, 1954.
211. Sutro CJ: The os calcis, the tendo-achillis and the local bursae. Bull Hosp Joint Dis *27*:76, 1966.
212. Weston WJ: The bursa deep to the tendo achillis. Australas Radiol *14*:327, 1970.
213. Resnick D: Radiology of the talocalcaneal articulations. Anatomic considerations and arthrography. Radiology *111*:581, 1974.
214. Mehrez M, el-Geneidy S: Arthrography of the ankle. J Bone Joint Surg Br *52*:308, 1970.
215. Olson RW: Arthrography of the ankle: Its use in the evaluation of ankle sprains. Radiology *92*:1439, 1969.
216. Youm Y, McMurthy RY, Flatt AE, et al: Kinematics of the wrist. I. An experimental study of radial-ulnar deviation and flexion-extension. J Bone Joint Surg Am *60*:423, 1978.
217. Candardjis G, DeBosset PH, Saudan Y: L'articulation manubriosternale normale. Technique d'examen et étude des variantes. J Radiol Electrol *59*:89, 1978.
218. Cockshott WP: The coracoclavicular joint. Radiology *131*:313, 1979.
219. Chamberlain WE: Basilar impression (platybasia). Yale J Biol Med *11*:487, 1939.
220. Gradoyevitch B: Coracoclavicular joint. J Bone Joint Surg *21*:918, 1939.
221. Nutter PD: Coracoclavicular articulations. J Bone Joint Surg *23*:177, 1941.
222. Liberson F: The role of the coracoclavicular ligaments in affections of the shoulder girdle. Am J Surg *44*:145, 1939.
223. Wertheimer LG: Coracoclavicular joint. J Bone Joint Surg Am *30*:570, 1948.
224. McGregor M: The significance of certain measurements of the skull in the diagnosis of basilar impression. Br J Radiol *21*:171, 1948.
225. Eischgold H, Metzger J: Etude radiotomographique de l'impression basilaire. Rev Rhum Mal Osteoartic *19*:261, 1952.
226. Ogden JA, Conlogue GJ, Bronson ML, et al: Radiology of postnatal skeletal development. II. The manubrium and sternum. Skeletal Radiol *4*:189, 1979.
227. Ogden JA, Conlogue GJ, Bronson ML: Radiology of postnatal skeletal development. III. The clavicle. Skeletal Radiol *4*:196, 1979.
228. Brower AC, Woodlief RM: Pseudarthrosis at the first sternocostal synchondrosis. AJR *135*:1276, 1980.
229. Küsswetter W: Die Membrana interossea antebrachii—das gemeinsame Gelenkband der Radioulnargelenke. Z Orthop *117*:767, 1979.
230. Robbins H: Anatomical study of the median nerve in the carpal tunnel and etiologies of the carpal tunnel syndrome. J Bone Joint Surg Am *45*:953, 1983.
231. Zucker-Pinchoff B, Hermann G, Srinivasan R: Computed tomography of the carpal tunnel: A radioanatomical study. J Comput Assist Tomogr *5*:525, 1981.
232. Cone RO, Szabo R, Resnick D, et al: Computed tomography of the normal soft tissues of the wrist. Invest Radiol *18*:546, 1983.
233. Cooney WP III, Lucca MJ, Chao EYS, et al: The kinesiology of the thumb trapeziometacarpal joint. J Bone Joint Surg Am *63*:1371, 1981.
234. Fisk GR: The wrist. J Bone Joint Surg Br *66*:396, 1984.
235. Palmer AK, Werner FW, Eng MM: The triangular fibrocartilage complex of the wrist—anatomy and function. J Hand Surg *6*:153, 1981.
236. Palmer AK: The distal radioulnar joint. Orthop Clin North Am *15*:321, 1984.
237. Berger RA, Crowninshield RD, Flatt AE: The three-dimensional rotational behaviors of the carpal bones. Clin Orthop *167*:303, 1982.
238. Taliesnik J: The ligaments of the wrist. J Hand Surg *1*:110, 1976.
239. Curtis DJ, Downey EF Jr, Brower AC, et al: Importance of soft-tissue evaluation in hand and wrist trauma: statistical evaluation. AJR *142*:781, 1984.
240. Kapandji A: Anatomic funtionnelle et biomecanique de la metacarpophalangienne du pouce. Ann Chir *35*:261, 1981.

241. Uhthoff HK, Piscopo M: Anterior capsular redundancy of the shoulder: Congenital or traumatic? An embryological study. J Bone Joint Surg Br *67*:363, 1985.
242. Cone RO, Danzig L, Resnick D, et al: The bicipital groove; a radiographic, anatomic and pathologic study. AJR *141*:781, 1983.
243. Sarrafian SK: Gross and functional anatomy of the shoulder. Clin Orthop *173*:11, 1983.
244. Petersson CJ, Redlund-Johnell I: Joint space in normal glenohumeral radiographs. Acta Orthop Scand *54*:274, 1983.
245. Petersson CJ, Redlund-Johnell I: The subacromial space in normal shoulder radiographs. Acta Orthop Scand *55*:57, 1984.
246. Greenway GD, Danzig LA, Resnick D, et al: The painful shoulder. Med Radiogr Photogr *58*:22, 1982.
247. Sutro DJ, Sutro WH: Articulations of the ribs: A pictorial review. Bull Hosp Joint Dis *41*:1, 1981.
248. Hayashi K, Yabuki T: Origin of the uncus and of Luschka's joint in the cervical spine. J Bone Joint Surg Am *67*:788, 1985.
249. Bogduk N, Engel R: The menisci of the lumbar zygapophyseal joints. A review of their anatomy and clinical significance. Spine *9*:454, 1984.
250. Giles LGF, Taylor JR: Intra-articular synovial protrusions in the lower lumbar apophyseal joints. Bull Hosp Joint Dis *42*:248, 1982.
251. Jackson H, Burke JT: The sacral foramina. Skeletal Radiol *11*:282, 1984.
252. Postacchini F, Massobrio M: Idiopathic coccygodynia. Analysis of fifty-one operative cases and a radiographic study of the normal coccyx. J Bone Joint Surg Am *65*:1116, 1983.
253. Bellamy N, Park W, Rooney PJ: What do we know about the sacroiliac joint? Semin Arthritis Rheum *12*:282, 1983.
254. Paquin JD, Van der Rest M, Marie PJ, et al: Biochemical and morphologic studies of cartilage from the adult human sacroiliac joint. Arthritis Rheum *26*:887, 1983.
255. Bowen V, Cassidy JD: Macroscopic and microscopic anatomy of the sacroiliac joint from embryonic life until the eighth decade. Spine *6*:620, 1981.
256. Stewart TD: Pathologic changes in aging sacroiliac joints. A study of dissecting-room skeletons. Clin Orthop *183*:188, 1984.
257. Bakland O, Hansen JH: The "axial sacroiliac joint." Anat Clin *6*:29, 1984.
258. Wilder DG, Pope MH, Frymoyer JW: The functional topography of the sacroiliac joint. Spine *5*:575, 1980.
259. Johnstone WH, Keats TE, Lee ME: The anatomic basis for the superior acetabular roof notch. "Superior acetabular notch." Skeletal Radiol *8*:25, 1982.
260. Bowerman JW, Sena JM, Chang R: The teardrop shadow of the pelvis: Anatomy and clinical significance. Radiology *143*:659, 1982.
261. Pogrund H, Bloom R, Mogle P: The normal width of the adult hip joint: The relationship to age, sex, and obesity. Skeletal Radiol *10*:10, 1983.
262. Stein MG, Barmeir E, Levin J, et al: The medial acetabular wall. Normal measurements in different population groups. Invest Radiol *17*:476, 1982.
263. Rubenstein J, Kellam J, McGonigal D: Cross-sectional anatomy of the adult bony acetabulum. J Can Assoc Radiol *33*:137, 1982.
264. Danzig LA, Newell JD, Guerra J Jr, et al: Osseous landmarks of the normal knee. Clin Orthop *156*:201, 1981.
265. Norman O, Egund N, Ekelund L, et al: The vertical position of the patella. Acta Orthop Scand *54*:908, 1983.
266. Martinez S, Korobkin M, Fondren FB, et al: Computed tomography of the normal patellofemoral joint. Invest Radiol *18*:249, 1983.
267. Guerra J Jr, Newell JD, Resnick D, et al: Gastrocnemio-semimembranosus bursal region of the knee. AJR *136*:593, 1981.
268. Butt WP, Lederman H, Chuang S: Radiology of the suprapatellar region. Clin Radiol *34*:511, 1983.
269. Engelstad BL, Friedman EM, Murphy WA: Diagnosis of joint effusion on lateral and axial projections of the knee. Invest Radiol *3*:188, 1981.
270. Veth RPH, Kingma LM, Nielsen HKL: The abnormal proximal tibiofibular joint. Arch Orthop Trauma Surg *102*:167, 1984.
271. Lambert KL: The weight-bearing function of the fibula. A strain gauge study. J Bone Joint Surg Am *53*:507, 1971.
272. Takebe K, Nakagawa A, Minami H, et al: Role of fibula in weight-bearing. Clin Orthop *184*:289, 1984.
273. Sutro CJ, Sutro WH: The clinical importance of articulations of the fibula. Bull Hosp Joint Dis *42*:68, 1982.
274. Rasmussen O, Tovborg-Jensen I, Boe S: Distal tibiofibular ligaments. Analysis of function. Acta Orthop Scand *53*:681, 1982.
275. Jonsson K, Fredin HO, Cederlund CG, et al: Width of the normal ankle joint. Acta Radiol Diagn *25*:147, 1984.
276. Towbin R, Dunbar JS, Towbin J, et al: Teardrop sign: Plain film recognition of ankle effusion. AJR *134*:985, 1980.
277. Hall FM: Pitfalls in the diagnosis of ankle joint effusion. AJR *136*:637, 1981.
278. Teng MMH, Destouet JM, Gilula LA, et al: Ankle tenography: A key to unexplained symptomatology. Part I. Normal tenographic anatomy. Radiology *151*:575, 1984.
279. Gilula LA, Oloff L, Caputi R, et al: Ankle tenography: A key to unexplained symptomatology. Part II. Diagnosis of chronic tendon disabilities. Radiology *151*:581, 1984.
280. Meurman KOA: Bursa tendinis musculi flexoris hallucis longi. ROFO *136*:27, 1982.
281. Lieber GA, Lemont H: The posterior triangle of the ankle. Determination of its true anatomical boundary. J Am Podiatr Assoc 72:363, 1982.
282. Goodman LR, Shanser JD: The pre-Achilles fat pad: An aid to early diagnosis of local systemic disease. Skeletal Radiol *2*:81, 1977.
283. Nidecker AC, von Hochstetter A, Fredenhagen H: Accessory muscles of the lower calf. Radiology *151*:47, 1984.
284. Percy EC, Telep GN: Anomalous muscle in the leg: Soleus accessorium. Am J Sports Med *12*:447, 1984.
285. Rhea JT, De Luca SA, Sheehan J: Radiographic anatomy of the tarsal bones. Med Radiogr Photogr *59*:2, 1983.
286. Faure C: The Skeletaleton of the anterior foot. Anatomia Clin *3*:49, 1981.
287. de Britto SR: The first metatarso-sesamoid joint. Int Orthop (SICOT) *6*:61, 1982.
288. Scranton PE Jr, Rutkowski R: Anatomic variations in the first ray. Part II. Disorders of the sesamoids. Clin Orthop *151*:256, 1980.
289. McCarthy DJ: The surgical anatomy of the first ray. Part I. The distal segment. J Am Podiatr Assoc 73:111, 1983.
290. Morrey BF, An K-N: Functional anatomy of the ligaments of the elbow. Clin Orthop *201*:84, 1985.
291. Luk KDK, Ho HC, Leong JCY: The iliolumbar ligament. A study of its anatomy, development and clinical significance. J Bone Joint Surg Br *68*:197, 1986.
292. Gamble JG, Simmons SC, Freedman M: The symphysis pubis. Anatomic and pathologic considerations. Clin Orthop *203*:261, 1986.
293. Redlund-Johnell I: The costoclavicular joint. Skeletal Radiol *15*:25, 1986.
294. Mann FA, Wilson AJ, Gilula LA: Radiographic evaluation of the wrist: What does the hand surgeon want to know? Radiology *184*:15, 1992.
295. Gellman H, Kauffman D, Lenihan M, et al: An in vitro analysis of wrist motion: The effect of limited intercarpal arthrodesis and the contributions of the radiocarpal and midcarpal joints. J Hand Surg Am *13*:378, 1988.
296. Mitchell MJ, Causey G, Berthoty DP, et al: Peribursal fat plane of the shoulder: Anatomic study and clinical experience. Radiology *168*:699, 1988.
297. Taddei A, Sick H: Contribution,a l'etude des articulations antérieures de la cage thoracique. Arch Anat Hist Embr Norm Exp *66*:3, 1983.
298. Schills JP, Resnick D, Haghighi P, et al: Sternocostal joints. Anatomic, radiographic and pathologic features in adult cadavers. Invest Radiol *24*:596, 1989.
299. Burguet JL, Sick H, Wackenheim A: CT-anatomic correlations of the normal capsulo-ligamentous bands of the extrinsic joints of the thoracic spine. Surg Radiol Anat *9*:217, 1987.
300. Taylor JR, McCormick CC: Lumbar facet joint fat pads: their normal anatomy and their appearance when enlarged. Neuroradiology *33*:38, 1991.
301. Elliott S: The odontoid process in children—is it hypoplastic? Clin Radiol *39*:391, 1988.
302. Ranawat CS, O'Leary P, Pellicci P, et al: Cervical spine fusion in rheumatoid arthritis. J Bone Joint Surg Am *61*:1003, 1979.
303. Redlund-Johnell I, Petersson H: Radiographic measurements of the craniovertebral region, designed for evaluation of abnormalities in rheumatoid arthritis. Acta Radiol Diagn *25*:23, 1984.
304. Kawaida H, Sakou T, Morizono Y: Vertical settling in rheumatoid arthritis. Diagnostic value of the Ranawat and Redlund-Johnell methods. Clin Orthop *239*:128, 1989.
305. Vleeming A, Volkers ACW, Snijders CJ, et al: Relation between form and function in the sacroiliac joint. P II. Biomechanical aspects. Spine *15*:133, 1990.
306. Ehara S, El-Khoury GY, Bergman RA: The accessory sacroiliac joint: A common anatomic variant. AJR *150*:857, 1988.
307. Broughton NS, Brougham DI, Cole WG, et al: Reliability of radiological measurements in the assessment of the child's hip. J Bone Joint Surg Br *71*:6, 1989.
308. Goodman SB, Adler SJ, Fyhrie DP, et al: The acetabular teardrop and its relevance to acetabular migration. Clin Orthop *236*:199, 1988.
309. Gusis SE, Babini JC, Garay SM, et al: Evaluation of the measurement methods for protrusio acetabuli in normal children. Skeletal Radiol *19*:279, 1990.
310. Gregorczyk A, Pospula W, Golda W: Radiological and computed tomographic studies of the width of the normal hip joint in men aged 30–60 years. Rontgen Blatt *43*:141, 1990.
311. Moreland JR, Bassett LW, Hanker GJ: Radiographic analysis of the axial alignment of the lower extremity. J Bone Joint Surg Am *69*:745, 1987.
312. Grelsamer RP, Meadows S: The modified Insall-Salvati ratio for assessment of patellar height. Clin Orthop *282*:170, 1992.
313. Egund N, Lundin A, Wallengren NO: The vertical position of the patella. A new radiographic method for routine use. Acta Radiol *29*:555, 1988.
314. Kannus PA: Long patellar tendon: Radiographic sign of patellofemoral pain syndrome—a prospective study. Radiology *185*:859, 1992.
315. Bettinger PC, Linscheid RL, Berger RA, et al: An anatomic study of the stabilizing ligaments of the trapezium and trapeziometacarpal joint. J Hand Surg Am *24*:786, 1999.
316. Ontell FK, Moore EH, Shepard JO, et al: The costal cartilages in health and disease. Radiograpics *17*:571, 1997.
317. Kurihara Y, Yakushi YK, Matsumoto J, et al: The ribs: Anatomic and radiologic considerations. Radiographics *19*:105, 1999.
318. Götz W, Funke M, Fischer G, et al: Epiphyseal ossification centers in iliosacral joints: Anatomy and computed tomography. Surg Radiol Anat *15*:131, 1993.
319. Jaovisidha S, Ryu KN, De Macseneer M, et al: Ventral sacroiliac ligament. Anatomic and pathologic considerations. Invest Radiol *31*:532, 1996.

320. Delavnay S, Dussault RG, Kaplan PA, et al: Radiographic measurements of dysplastic adult hips. Skeletaletal Radiol *26*:75, 1997.
321. Lequesne M: Coxometrie. Mesure des angles fondamentaux de la hanche radiographique de l'adulte par un rapporteur conbiné. Rev Rhum *30*:479, 1963.
322. Lequesne M, de Seze S: Le faux-profil du bassin. Rev Rhum *28*643, 1961.
323. Pearce TJ, Buckley RE: Subtalar joint movement: Clinical and computed tomography study. Foot Ankle Intl *20*:428, 1999.
324. Ebraheim NA, Haman SP, Lu J, et al: Radiographic evaluation of the calcaneocuboid joint: A cadaver study. Foot Ankle Intl *20*:178, 1999.
325. Samani DJ, Weinstein SL: The pelvic tear-figure: A three-dimensional analysis of the anatomy and effects of rotation. J Pediatr Orthop *14*:650, 1994.
326. Crockarell JR Jr, Trousdale RT, Guyton JL: The anterior centre-edge angle. A cadaver study. J Bone Joint Surg Br 82:532, 2000.

# 第 18 章

# 关节软骨：形态，生理和功能

Wayne H.Akeson
Constance R.Chu
William Bugbee

本章概述关节软骨的构成、代谢和功能方面的相关知识。如有可能，还将描述正常和病理状态下这些因素之间的关系。

关节软骨在很多方面都是一种独特的组织，尤其是在其结构、代谢和功能的相互作用方面。关节软骨具有优良的功效。这种功效源于其结构特征，医生和工程师们在设计病变关节的置换物时惊奇地发现了这些结构特征。例如，关节软骨的润滑功效显著优于现代工程学界所知道的最好的负重表面的润滑功效。尽管关节软骨受到种种严格的限制，如供血不足及组织厚度最多只有几毫米，但它仍能达到如此功效。关节软骨有这些严格的限制条件，修复能力又有限，而且要终生使用，结合这些我们提出的问题应该是“滑膜关节怎么能使用这么长时间？”而不是“这些关节为什么不能用了？”这章的首要任务是通过描述软骨基质的形态、生化和生理方面的相互作用，来回答第一个问题。

## 第一节　软骨功能的综述

在详细研究关节软骨基质的形态和生化性质之前，对于那些关节生理功能的初学者或间断了一段时间重新又学习这一领域的人们来说，先简单描述一下这些因素之间的相互关系是非常有用的。对关节软骨的一个形象比喻是帐篷，就像某些娱乐场地，如游泳池和网球场的顶子，或者是为展览而临时搭建的帐篷（图 18–1）。这个帐篷的必要条件包括膜（帐篷顶）、膨胀介质（空气）和保持帐篷膨胀的能源（充气泵）。这些因素是相互关联的，其中任何一个因素的缺陷都会导致系统的失败，即帐篷的坍塌。如果帐篷顶有裂口，就会出现漏气，如果泵不能补偿漏气，帐篷就会坍塌。或者，如果泵发生故障，随着空气从帐篷的织物孔隙漏出，帐篷也会逐渐坍塌。很明显，在月球上不能使用帐篷，因为月球上没有大气，不能使帐篷顶下的空间膨胀起来。

关节软骨在很多方面类似于充气帐篷。在软骨表面有一层类似于织物的结构，由紧密缠结的精细胶原原纤维构成，其与软骨深层很不相同，深层的纤维变粗，垂直走向，且纤维间的间隙增大。软骨表面的“织物”有微小的孔隙，允许液体和小分子出入软骨表面组织，但阻止大分子的移动。当然，关节软骨的膨胀介质是液体而不是气体。关节软骨的

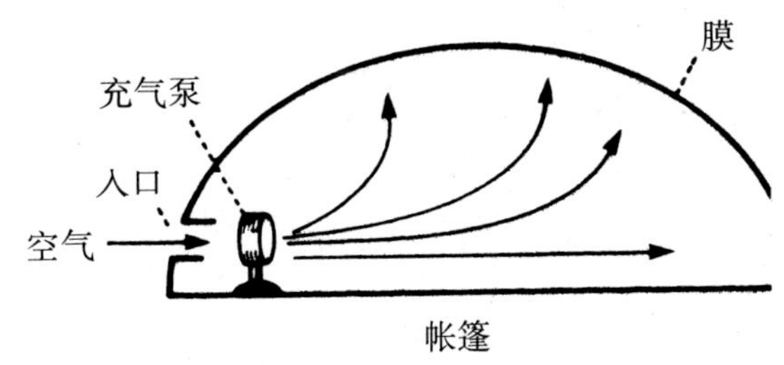


**图 18–1**　关节软骨的帐篷类比。用帐篷作比喻有助于理解软骨是一个加压的结构系统。这个系统需要一个泵，泵必须持续工作来保持系统的膨胀，因为帐篷织物会漏气。软骨表面的膜是浓缩在表面上的精细胶原原纤维网。保持膨胀的泵是蛋白多糖分子，膨胀介质是超滤滑液。当然，软骨没有膨胀介质的单独入口，而使组织膨胀的液体通过软骨表面的膜孔进入软骨，其在受压时会从孔中退出（见正文）。

液体与滑液处于均衡状态，滑液主要是血浆超滤液。关节软骨内的液体受到明显的压力。Ogston[1]通过计算得出的结论是，关节软骨被膨胀至“汽车轮胎压力”。虽然不能直观地看到这个加压系统的泵，但是通过现代流变学和生物物理学技术已毫无疑问地证实了它的存在。

关节软骨系统的泵是蛋白多糖聚合分子提供的。这些巨大的大分子，因为其体积太大而被固定在关节软骨的原纤维基质内。由于这些分子体积太大，所以不能在胶原的原纤维之间移动，而且也不能通过关节软骨缠结的囊样表面的微孔而离开。这些分子的侧支带有许多表面负电荷，彼此之间互相排斥，使这些分子在软骨内试图展开和扩大其所占空间。此外，蛋白多糖含有大量羟基团，能通过氢键结合现象吸附水分子。这些作用共同使液体通过基质微孔进入关节软骨，并使软骨的胶原基质膨胀。这种吸水倾向在密闭的软骨间隙内形成一个膨胀压力。因此随着液体压力的增加，胶原纤维会承受张力。这样，软骨便受到压力，胶原“织物”便膨胀起来。所达到的这种平衡状态可被外界施加的压力打破。一旦外界压力超过内压，液体将会流出，直至达到新的平衡。已经从理论上分析了在各种负荷条件下液体的流动方式及其黏弹性[133]，以及蛋白多糖分子所带电荷对软骨力学特性的影响[134]。软骨内液体的流动很值得关注，因为它解释了关节软骨系统的一些必不可少因素（如润滑、负重和营养）的作用机制。

下面的章节将在形态、生化、代谢和功能方面详细描述软骨的胶原基质、蛋白多糖及其聚合体以及软骨内的液体流动。

# 第二节 胶 原

## 一、胶原框架的形态

关节软骨内胶原原纤维在形态上很适应该组织功能需要。在帐篷的比喻中，要求受压的内部介质被一层膜所包裹而不膨胀。软骨表层缠结的胶原原纤维提供了这种膜样功能。

软骨表层与深层的胶原在形态上有很大不同。1925年Benninghoff[2]描述了关节软骨胶原的拱顶样构型（图18-2）。随后，有人对这种构型方案的准确性提出了质疑[3]。然而对于理解软骨的功能，这一概念是有用的，至少是部分正确的。表层纤维与深层纤维的特征确实不同。表层的胶原原纤维较细（直径为30~32nm），比中层和深层的原纤维聚合紧密[4]。关节软骨的主要成分（胶原和蛋白多糖）干重浓度的不均匀性见图18-3。软骨表层的胶原含量最高，此处小的原纤维与表面成切线方向紧密排列。这种排列方式形成了有效的孔径，据McCutchen[5]测量其孔径大约为6nm。可以通过这一孔径的最大分

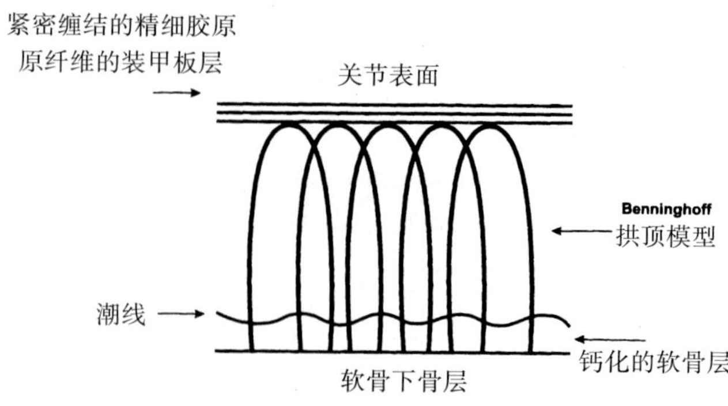


**图18-2** 关节软骨内胶原原纤维走向的示意图。原纤维在软骨表面紧密缠结形成切线层，称为装甲板层。深层的原纤维在其接近软骨下骨层时逐渐变大。软骨深层原纤维之间的间隙也更宽。深层纤维的走向由切线方向变为垂直方向，便形成了Benninghoff[2]提出的拱顶构型。虽然这是一种理想化的概念，而且软骨的原纤维也不是如此精确地排列，但这个概念有助于直观地看到原纤维与软骨其他成分之间的基本相互作用。胶原原纤维在穿过钙化的软骨后附着于软骨下骨层内，钙化的软骨有特殊的染色特征，称为“潮线”。这些原纤维在骨内的附着，类似于Sharpey纤维通过韧带在骨内的附着。

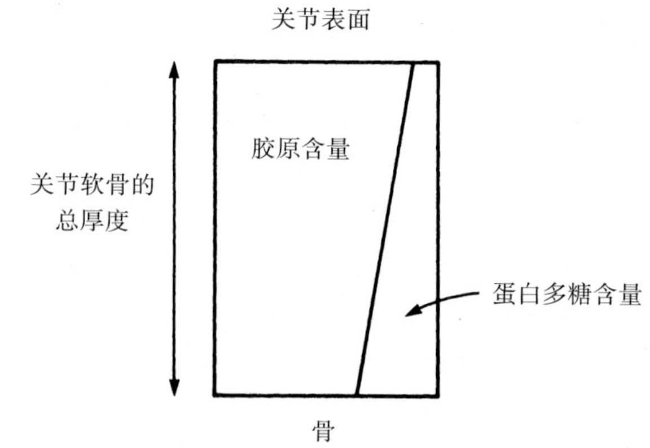


**图18-3** 软骨中胶原和蛋白多糖的相对含量。据重量计，胶原是关节软骨的主要成分，且在软骨表层含量最高。相反，软骨深层的蛋白多糖含量最高。这两种成分的功能比含量更重要，对维持正常软骨的功能都很重要。

子是血红蛋白。因此，软骨表面的微孔允许大多数滑液分子通过。例如，小的离子和葡萄糖很容易通过此微孔，但较大分子，如蛋白和透明质酸在正常情况下不能大量进入软骨。

中层的胶原纤维基本上不再与表面成切线方向排列，而是呈斜行或任意排列。中层的胶原原纤维比表层的粗，大部分为40~100nm[4]。最深层的原纤维是软骨中最大的。它们与关节表面垂直排列。最深层的原纤维穿过钙化的软骨基底层，通过潮线区，最后到达并牢固地附着于软骨下骨层，这与皮质骨的Sharpey纤维很相似。

这种解剖结构是软骨安全附着在骨上的关键。表层的胶原原纤维对液体的流动起着功能上的屏障作用。软骨表面胶原网上的微孔使液体流动的速率受限，然而，这又是防止液体全部流出的一个重要因素，例如，即使一个人一次站立数小时软骨内液体也不会全部流出来。

几十年来，人们一直将表层胶原框架的形态描述为“装甲板”，指的正是这种强韧而有弹性的软骨表面。临床上已经证实，承重区域的软骨表面缺乏紧密缠结的胶原，是原纤维形成、变薄和退行性关节炎的前兆。这种说法完全合乎逻辑，因为深层的原纤维彼此之间间隙大，主要是垂直于软骨表面排列，很难承受基质蛋白多糖所产生的膨胀压力。“原纤维形成”描述的是原纤维沿其到达软骨下附着处的所有垂直路径分裂的倾向，就像木头沿其纤维纹理开裂一样。绒毛样分支从总体上看就像一块毛毯，承受机械负载和承受剪切压力时各个分支易于从基底部被扯断。显然“装甲板”这个术语很好地描述了正常软骨表面的胶原原纤维，缺乏这一层结构软骨就不能再作为一个能承受压力的功能单位来承重。

胶原原纤维的形态学证据可以通过几种方式观察到，包括常规组织学技术、透射电子显微镜、扫描电子显微镜和Hultkrantz线的演示[6]。Hultkrantz线一般可在软骨表面观察到，与皮肤的Langer线类似[7]。用横截面为圆形的针在软骨表面刺孔时便可见Hultkrantz线，给软骨表面涂上印度墨水并将其擦干可使这一缺损更明显。很多年前Hultkrantz曾指出，用针刺出的孔呈细长的裂口而不是圆孔，而且裂口的轴线通常与关节运动的主轴方向垂直。所以人体各关节的Hultkrantz线是不同的。机械张力实验表明，Hultkrantz线指示出关节表面胶原原纤维的固有走向，

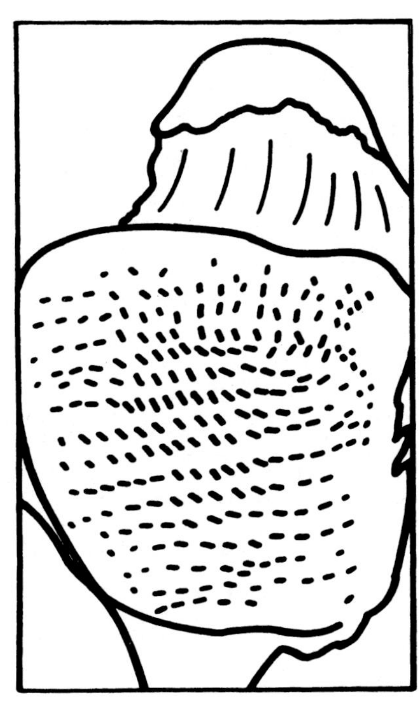

**图18–4**　Hultkrantz线。该图显示了人距骨表面裂口线的形态。裂口线是用针沿垂直方向刺穿软骨表面形成的。给软骨表面涂上印度墨水随后将其擦干可使这些线变得更明显。裂口呈细长状，而不是圆形，这取决于软骨表层的胶原原纤维的主要走向。裂口线现象类似于皮肤的Langer线。Hultkrantz线的走向绝大多数与特定关节的运动主轴线相垂直。(Redrawn after Bullough P, Goodfellow J:J Bone Joint Surg Br 50:852,1968.)

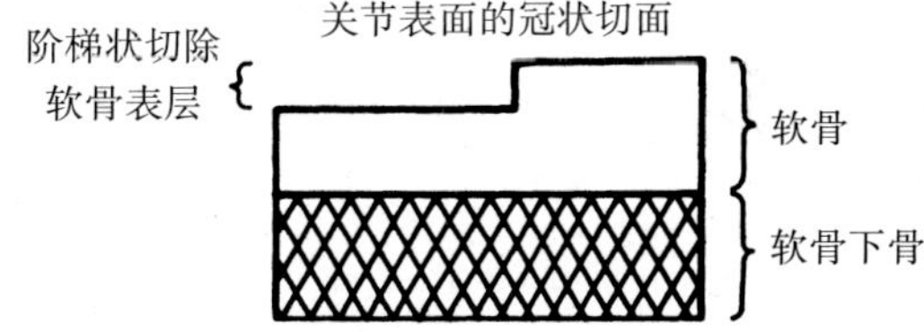


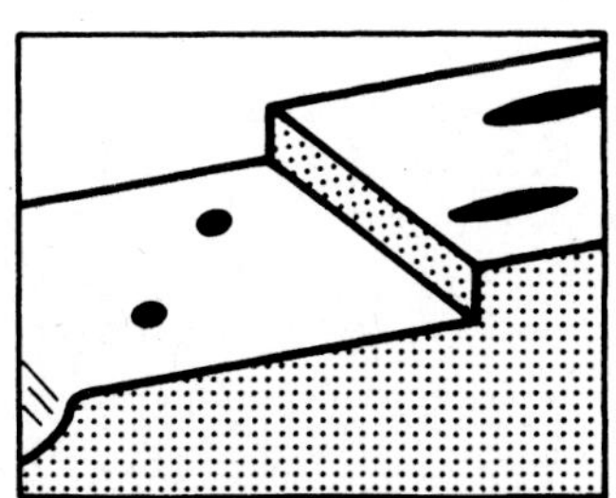

**图18–5**　Hultkrantz线。该图示出了软骨深层Hultkrantz裂线与表层相比形态上的变化。如果在软骨上切出一个台阶，确定了Hultkrantz线之后切除表层软骨，可以看到深层软骨的不同形态。用穿透针刺出典型孔形为圆形而不是细长形。这种差别的原因是软骨深层胶原原纤维的走向不像表层那样呈切线方向。(Redrawn after Bullough P, Goodfellow J:J Bone Joint Surg Br 50:852,1968.)

因为当软骨标本的长轴与Hultkrantz线平行时软骨最坚韧。Bullough和Goodfellow[8]通过图18–4和图18–5所做的实验证明了关节表面的这一特征。值得注意的是，软骨深层不会出现这种细长的裂口，表明深层原纤维的走向更随意或（和）更垂直。也曾用电子显微镜来观察软骨表面原纤维的固有走向和距表面不同深度原纤维的大小[4,8]，而且对Benninghoff关于纤维走向的学说提供了进一步的支持[9]。

常规组织学技术不能很好地显示软骨胶原原纤维，因为它们往往被大量缠绕在原纤维网格内的蛋白多糖所掩盖。蛋白多糖带有密集的负电荷，其可引起软骨的很多染色特征，如异染性。但是，可以用偏振光观察切片来推断胶原原纤维的形态，因为胶原原纤维的固有走向能特征性地改变偏振光。用偏振光观察软骨切片的例子如图18–6和18–7所示。Bullough和Goodfellow关于软骨胶原原纤维形态的论文解释了这种类型的显微照片[8]。

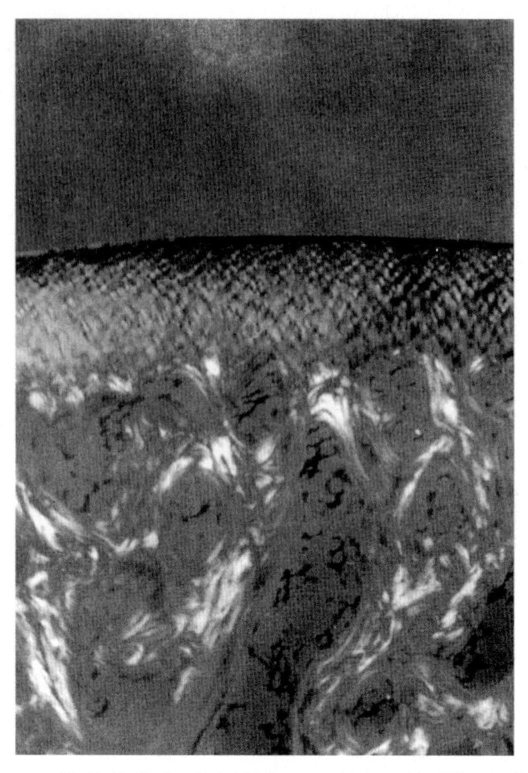

图18–7 关节软骨表面（与图18–6的切面相同，但偏振滤光片旋转了90°）。如果将偏振滤光片旋转90°，折射性会发生明显变化。因为软骨表层胶原原纤维的主要走向为切线方向，所以软骨表层此时会变暗，而不是变亮。滤光片在这个角度时还可以看出软骨深层胶原原纤维的拱顶样构型，与图18–6相比较。以这种方式应用偏振光技术可通过与原纤维随意走向相比较确认软骨组织中原纤维主导走向一致的区域。（参见卷后彩图）

## 二、胶原化学性质

因为从数量上来说胶原是所有哺乳动物的主要结构蛋白，所以一个多世纪以来人们对胶原的分子结构特别关注。胶原占诸如肌腱、韧带、皮肤、关节囊和软骨等这些特殊结缔组织干重的65%~80%。它是除弹性蛋白之外唯一具有明显抗张力性能的蛋白，相比较而言，弹性蛋白的功能作用却不明显。因此，胶原是保持肌肉骨骼稳定的主要蛋白：胶原提供了结缔组织具有“连接”能力所需的力学特性。

软骨的抗张力特性源于胶原大分子的精确分子

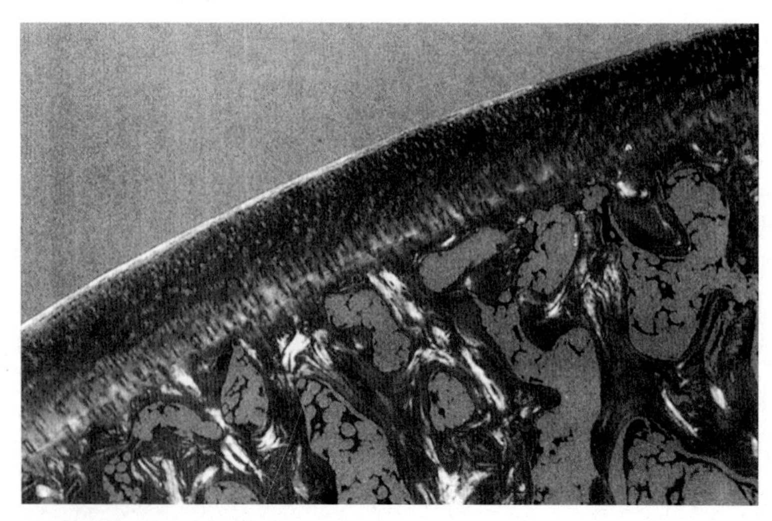

图18–6 偏振光下关节软骨表面的这张照片显示出关节软骨表层与深层折射度的不同。表面胶原原纤维的固有切线走向产生了折射差，显示为一条线（45×）。（与图18–7相比较）（参见卷后彩图）

构型。胶原分子是人体最大的分子之一，形成一种杆状结构，长为300nm，直径为1.5nm。这些杆状结构称之为“原胶原蛋白”。它们在细胞外组装成一个三维组织阵列，其在一定程度上受环境和其他生物学因素的影响，但影响的具体机制尚不清楚。细胞外的影响因素的总和以某种方式影响着原胶原蛋白单元所组装的原纤维的走向和大小。组装方式通常为四分列错开式(图18–8)，透射电镜下显示为64nm的分段结合。原胶原蛋白头至尾线性组装单位之间，出现的小间距可能在类骨质的基质矿化过程中对磷灰石结晶的骨中成核有重要作用[10]。

各个原胶原蛋白单位均由三条链组成，三条链是在细胞内独立合成的，与其他蛋白的合成方式相同（见图18–8）。因为每条链含有大约1000个氨基酸，所以合成所需的信使RNA特别长。大部分链(称为α链)是按照甘氨酸–脯氨酸–羟脯氨酸、甘氨酸–脯氨酸–X或甘氨酸–X–脯氨酸的常规序列精确排序的，其中X是另外一种氨基酸[11]。甘氨酸、脯氨酸和羟脯氨酸在氨基酸中所占比例较高是胶原特有的。甘氨酸是最小的氨基酸，能使三条α链紧密聚合成原胶原蛋白。脯氨酸和羟脯氨酸是环状氨基酸，这样的结构能使最终的3螺旋结构具有刚性。有些文献详细描述了胶原分子的排列[12–14]。胶原在核糖体内聚合后经过了很多修饰，修饰过程是由细胞内或细胞外的酶启动的。这些修饰过程的实例包括脯氨酸或赖氨酸的羟基化和赖氨酸的糖基化。为与直接编码合成的结构相区分，将这些修饰结构称之为“第二属性”（图18–9A）。

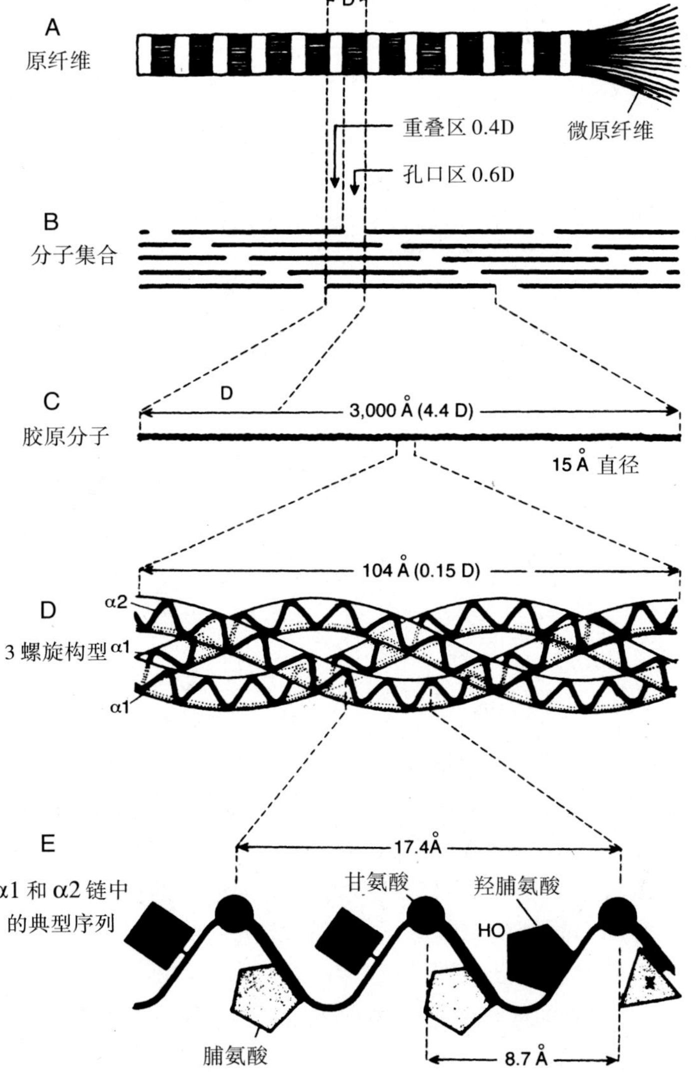


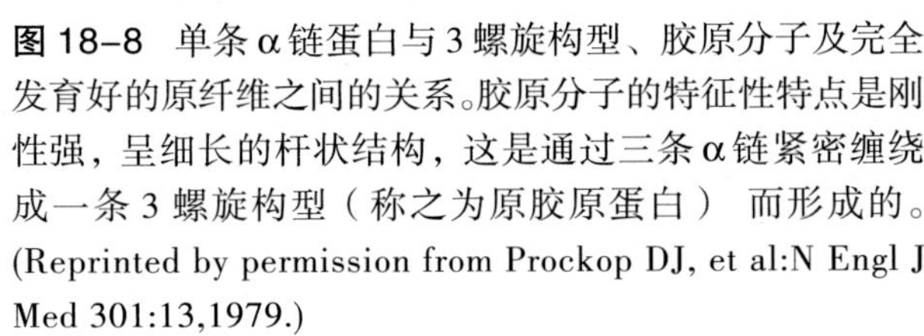
**图18–8** 单条α链蛋白与3螺旋构型、胶原分子及完全发育好的原纤维之间的关系。胶原分子的特征性特点是刚性强，呈细长的杆状结构，这是通过三条α链紧密缠绕成一条3螺旋构型（称之为原胶原蛋白）而形成的。(Reprinted by permission from Prockop DJ, et al:N Engl J Med 301:13,1979.)

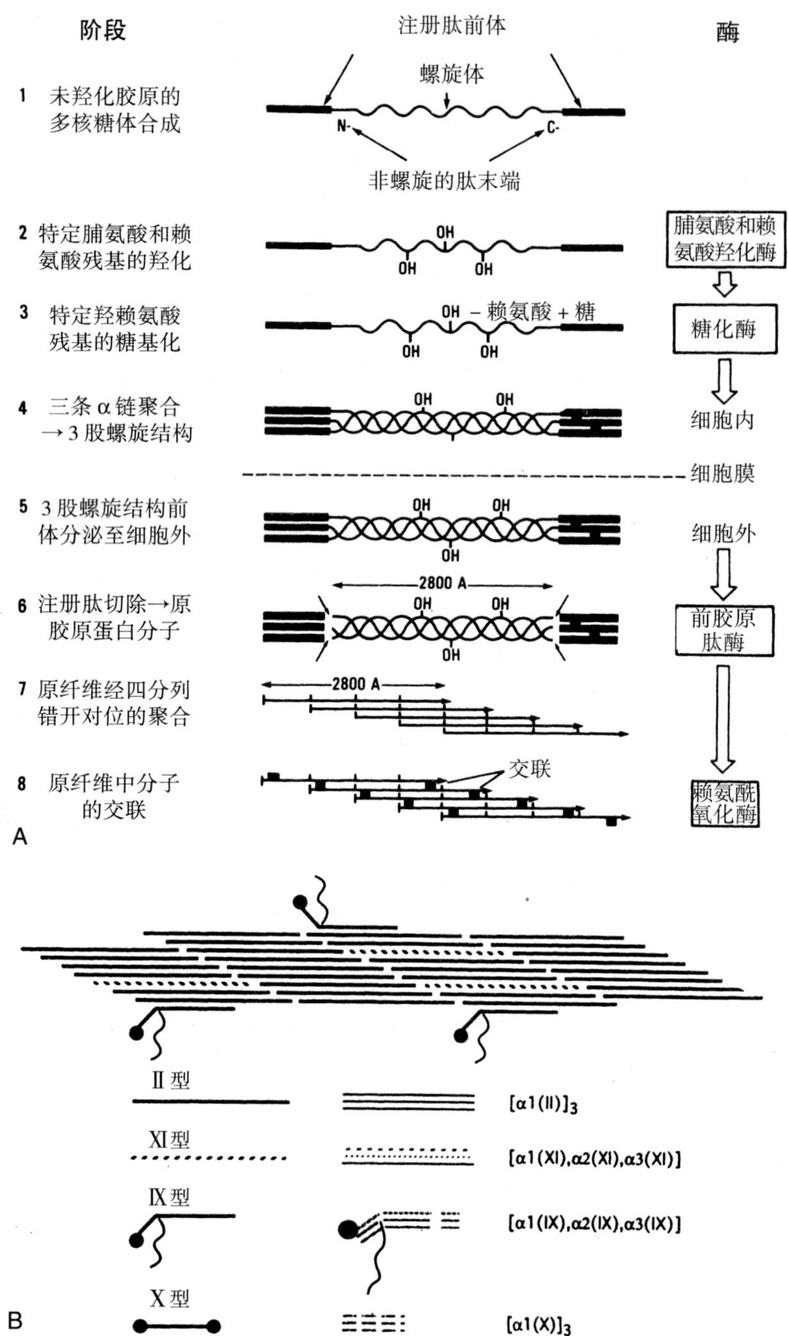


图 18-9

A 最终胶原分子的形成及其成熟为胶原原纤维所必需的一些酶促反应步骤。这些酶促反应步骤一部分发生在细胞内，一部分发生在细胞外。即使是发生在细胞内的那些步骤也是在翻译之后，即它们不直接接受基因的控制。然而，它们对最终结构的正常发育是必不可少的。在各种遗传性结缔组织紊乱中，曾发现其中许多步骤存在有缺陷。胶原最终聚合成一种相互交联的结构。对成熟结缔组织具有其所需的抗张力性质极为重要。(From Levene CI:J Clin Pathd Suppl 12:82,1978.)

B Ⅱ型原胶原蛋白单位聚合成软骨中的原纤维和纤维的过程部分受小胶原控制。Ⅸ型胶原是与Ⅱ型胶原及与其自身相连接的表面分子[166]。它的支链通过在空间中干扰更大的Ⅱ型胶原分子的增多而阻止纤维的进一步生长。Ⅺ型胶原位于纤维的核心，对决定最终的纤维大小也有很重要的作用。小纤维中Ⅺ型胶原的含量很高。在软骨生长板中发现有Ⅹ型胶原，但关节软骨中没有。

三条α链聚合成原胶原蛋白，是由每条α链末端的一组氨基酸，即所谓注册肽促成的。3股螺旋结构加上它的注册肽比原胶原蛋白分子大，因此称其为原胶原。一旦聚合成3股螺旋结构，注册肽就不再有用，而且在原胶原通过细胞膜进入细胞外空间时，被原胶原肽酶所清除。

不同种属间或同一种属内的α链并不完全相同。有关哺乳动物皮肤胶原的早期资料显示，有两种类型的α链，$\alpha_1$和$\alpha_2$，比例为2：1。在鳕鱼皮肤胶原中发现有三种类型的α链，$\alpha_1$、$\alpha_2$和$\alpha_3$[15]。随后又有许多关于胶原分型的研究。Miller和Matukas[16]首先发现，软骨的胶原成分与大多数纤维结缔组织不同。这种胶原含有一种不同类型的$\alpha_1$链，称之为$\alpha_1$Ⅱ型。大部分软骨中的胶原由3条相同的这种α链组成，目前用的简写名称为[$\alpha_1$(Ⅱ)]$_3$或Ⅱ型胶原。

**表 18-1 在结构和遗传上完全不同的胶原**

| 类型 | 组织分布 | 分子式 | 化学性质 |
|---|---|---|---|
| **原纤维胶原** | | | |
| I | 骨，肌腱，皮肤，牙本质，韧带，子宫和动脉 | $[\alpha_1(I)]_2\alpha_2(I)$ | 两种链构成的杂合物；羟赖氨酸和糖基化羟赖氨酸含量低；67nm小束状原纤维；与杂聚物相比 |
| | 胎盘组织，炎性和肿瘤组织 | $[\alpha_1(I)]_3$ | 其3、4羟脯氨酸和羟赖氨酸含量均高 |
| II | 透明软骨，玻璃体 | $[\alpha_1(II)]_3$ | 羟赖氨酸和糖基化羟赖氨酸含量比较高；67nm小束状原纤维 |
| III | 皮肤，动脉和子宫 | $[\alpha_1(III)]_3$ | 羟脯氨酸含量高而羟赖氨酸含量低；含链间二硫键，与I型胶原结合；67nm小束状原纤维 |
| V | 大鼠肺细胞培养 | $[\alpha_1(V)]_3$ | 与I型胶原结合；小纤维；67nm的小束状原纤维；与IV型胶原类似 |
| | 皮肤，骨，胎膜 | $[\alpha_1(V)]_2\alpha_2(V)$ | |
| | 滑膜，胎盘 | $\alpha_1(V)\alpha_2(V)$ | |
| | 大部分间质组织 | $\alpha_3(V)$ | |
| XI | 与II型胶原连接的透明软骨 | $\alpha_1(XI)\alpha_2(XI)$ $\alpha_3(XI)$ | 67nm束状原纤维 |
| **FACIT胶原** | | | |
| IX | 透明软骨，玻璃体液 | $\alpha_1(IX)\alpha_2(IX)$ $\alpha_3(IX)$ | 与II型胶原结合；小软骨蛋白；含附着的葡糖胺多糖；NF和FACIT成员；FACIT胶原1区 |
| XII | 胚胎肌腱和皮肤，牙周韧带 | $[\alpha_1(XII)]_3$ | 与I型胶原结合；NF和FACIT成员；FACIT胶原1区且与IX型胶原类似 |
| XIV | 胎儿肌腱和皮肤 | $[\alpha(XIV)]_3$ | NF和FACIT成员；FACIT胶原1区且与IX型胶原类似 |
| XVI | 皮肤成纤维细胞 表皮角质形成细胞 | $[\alpha(XVI)]_3$ $[\alpha_1(XIX)]_3$ | 分子的近65%由重复的甘氨酸-x-y序列组成；10个分离的胶原结构区，非胶原结构区含有大量胱氨酸且常见于胱氨酸-x-y胱氨酸序列中，其中x和y为某种氨基酸 |
| XIX | 仅少见于成人的一些组织 脑，眼和睾丸 | $[\alpha_1(XIX)]_3$ | 5个3股螺旋结构区，侧方嵌有6个非螺旋结构区 |
| **短链胶原** | | | |
| VIII | 角膜后界膜，内皮细胞 | $\alpha_1(VIII)$，$\alpha_2VIII)$，$\alpha_1(X)$ | NF；双键连接的小螺旋结构 |
| X | 雏鸡胚胎生长板软骨细胞增生的矿化软骨 | $[\alpha_1(X)]_3$ | NF；短链；羟脯氨酸和羟赖氨酸含量高，在非胶原结构区中25%氨基酸富含芳香族残基 |
| **基底膜胶原** | | | |
| IV | 基底膜，包括肾小球基底膜 | $[\alpha_1(IV)]_2\alpha_2(IV)$，4条附加链$\alpha_3(IV)$~$\alpha_6(IV)$是专化基底膜重要成分 | NF；富含羟赖氨酸和糖基化羟赖氨酸；可含有大的球状结构区 |
| **多重胶原** | | | |
| XV | 在许多组织中广泛表达，尤其是某些内脏器官 | $[\alpha_1(XV)]_3$ | 含有多重3股螺旋结构区，其间有许多间断 |
| XVIII | 在许多组织中广泛表达，尤其是某些内脏器官 | $[\alpha_1(XVIII)]_3$ | 含有多重3股螺旋结构区，其间有许多间断 |
| **MACIT：含有跨膜结构区的胶原** | | | |
| XIII | 一种新型细胞黏附分子；在人体组织中广泛表达，包括软骨和骨 | $[\alpha_1(XIII)]_3$ | 细胞表面分子，具有多重细胞外3股螺旋结构区和一个跨膜节段 |
| XVII | 一种新型细胞黏附分子；含有与基底膜相连接的细胞外结构区的一种半桥粒成 | $[\alpha_1(XVII)]_3$ | 细胞表面分子，具有多重细胞外3股螺旋结构区和一个跨膜节段 |
| **其他胶原** | | | |
| VI | 椎间盘，皮肤，血管 大部分间质组织 | $\alpha_1(VI)\alpha_2(VI)$ $\alpha_3(VI)$ | NF；100nm球状微原纤维；四聚体间以二硫键连接；精氨酸-甘氨酸-天冬氨酸序列 |
| VII | 固定原纤维的表皮结合区，由角质形成细胞产生 | $[\alpha_1(VII)]_3$ | NF；长链 |

NF：非原纤维（胶原）；FACIT：间断3股螺旋的纤维结合胶原。

引自多项资料[12-14,17-19,178]。

在脊椎动物中已发现了19种不同类型的胶原[165]。根据胶原的基本结构和超分子聚合可将胶原分为两大类：原纤维形成胶原和非原纤维形成胶原。原纤维形成胶原包括Ⅰ、Ⅱ、Ⅲ、Ⅴ和Ⅺ型胶原；所有这些类型的胶原都有一个长的中心3股螺旋结构区，甘氨酸-x-y序列没有任何间断，其中的x和y均为氨基酸。其他的胶原属于非原纤维形成胶原。尽管它们的大小不一，但它们的共同特征是其甘氨酸-x-y序列有缺陷。在这类胶原中，Ⅸ、Ⅻ和XIV型胶原构成一个亚群，称之为具有间断3股螺旋结构的原纤维结合胶原。它们与Ⅰ型或Ⅱ型胶原原纤维有关，在这些原纤维与其他基质成分的相互作用中起着重要作用。尽管它们的大小和基本结构可有不同，但它们具有一些共同的结构特征。XVI型胶原显然属于这一亚群[17]。从关节软骨中已分离出四种胶原：Ⅱ、Ⅵ、Ⅸ和Ⅺ型胶原[165]。目前普遍公认的几种主要胶原类型的组成和分布见表18-1[18]。关节软骨胶原的结构走向见图18-9B[166, 177]。

## 三、胶原的交联

在胶原组合或四分列错开陈列构成微丝、原纤维和纤维之后，胶原的稳定发生在细胞外。该结构的稳定和最终的抵抗张力强度主要是分子内和分子间相互交联的结果。分子内的交联发生在同一个原胶原蛋白分子的α链之间，而分子间的交联则发生在相邻的原胶原蛋白分子之间。交联过程主要是由赖氨酸和羟赖氨酸的酶促反应引起的。赖氨酸和羟赖氨酸分子有次级氨基，位于供交联反应用的那条α链侧向突出的末端。交联过程的初始反应是由赖氨酰氧化酶催化的使末端氨基形成醛的氧化脱氨基反应（图18-10）。这些反应与稳定弹性蛋白的反应基本相似。形成的赖氨酰醛基残端彼此之间进行缩合，形成分子内交联特征的[20, 21]醛醇缩合产物[19]（图18-11）。分子间的交联随后由ε-醛基赖氨酸与赖氨酸或羟赖氨酸之间的反应所形成，形成一种Schiff碱（δ半醛）（见图18-11）。这些醛醇缩合产物和Schiff碱反应产物含有双键，这些双键随着时间的推移显然会在体内被还原为更稳定的形式。在过去的15年中，关于胶原交联的大多数研究都凭借不饱和化合物双键的存在用氚来标记这种可还原的交联。其中典型的方法是，用氚标记的硼氢化钠来还原醛醇缩合产物或δ半醛。这样还原的产物加有氚标记，并可在酸性水解后用色谱柱检测到，所用

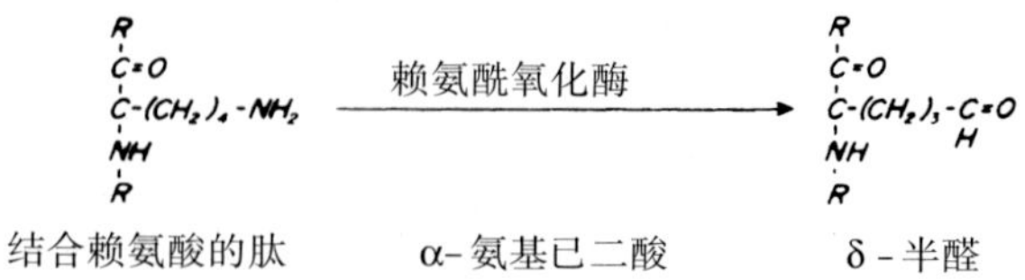


**图18-10** 该图更详细地示出了在图18-9中所示胶原交联形成之前所发生的反应。为了清除赖氨酸的末端（次级）氨基以及形成醛需要有赖氨酰氧化酶。反过来，醛将与另一个赖氨酸或赖氨酸衍生的醛产生反应形成一种交联（见图18-1）。

的分离系统类似于分析氨基酸时用的分离系统。这样检测到的双功能、三功能或四功能交联不在本章的讨论范围之内，但在一些文献中有报道[22,23]。

Ⅱ型胶原对软骨的作用尚不十分清楚。Ⅱ型胶原与纤维结缔组织中更常见的Ⅰ型胶原的差别在于，所含的羟赖氨酸分子的数量不同，并含有少量半胱氨酸残基。表18-1总结了Ⅰ型胶原和Ⅱ型胶原的主要差别。

成熟的Ⅱ型胶原原纤维中主要的交联残基是羟赖氨酰吡啶啉残基。原纤维的直径可从胎儿期的小于20 nm增加到成熟期的50 ~ 100 nm。关节表面或切线区附近的原纤维比较细。越来越多的证据表明，Ⅸ型胶原，可能还有Ⅺ型胶原，对Ⅱ型胶原原纤维网的构型和力学稳定性有很大作用[13,24]。

在哺乳动物的胚胎关节软骨中，Ⅸ型胶原大约占胶原蛋白的10%，而在成熟的组织中则下降至约1%。这种分子也是一种蛋白多糖。幼鸡中存在一个供硫酸软骨素附着的单一位点。但还没有证明是否所有哺乳动物的Ⅸ型胶原都以这种方式附着。

在牛的关节软骨中，Ⅸ型胶原至少与一个Ⅱ型胶原分子共价连接，连接发生在Ⅱ型胶原的表面。交联的位点位于Ⅸ型胶原的2区，其通过羟赖氨酸残基的共价连接附着于II型胶原的末端肽。Ⅸ型与Ⅱ型胶原呈反向平行。彼此间的交联类似于II型胶原分子之间的交联，可使氯胺酮长入到羟基吡啶残基内。这些证据表明，IX型胶原在II型胶原原纤维的表面和原纤维间的蛋白多糖区之间提供了一个共价结合的界面。IX型胶原分子与II型胶原分子之间广泛交联，也和其他IX型胶原分子广泛交联，增强了原纤维网的力学稳定性，并成为胶原纤维结构的

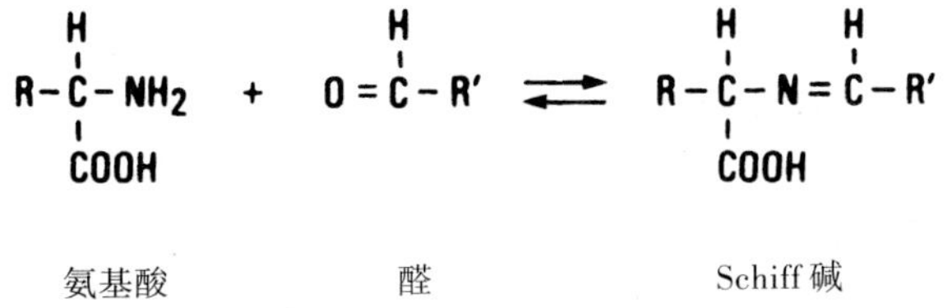

$$R-\underset{COOH}{\overset{H}{C}}-NH_2 + O=\overset{H}{C}-R' \rightleftharpoons R-\underset{COOH}{\overset{H}{C}}-N=\overset{H}{C}-R'$$

氨基酸 醛 Schiff碱

A

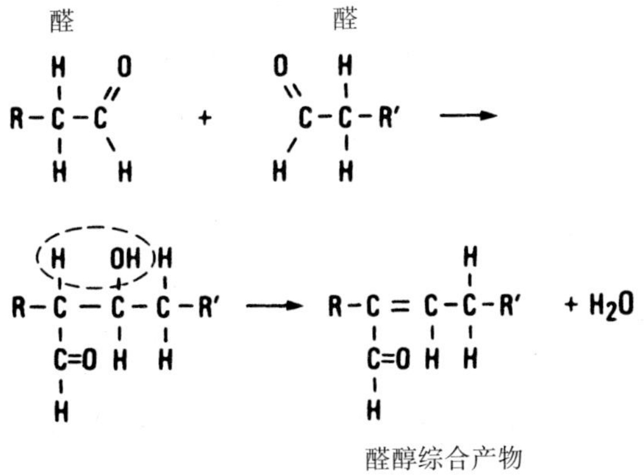

醛 醛

$$R-\underset{H}{\overset{H}{C}}-\overset{O}{\overset{//}{C}}\diagdown H + \overset{O}{\overset{\backslash\backslash}{}}\underset{H}{C}-\underset{H}{\overset{H}{C}}-R' \longrightarrow$$

$$R-\underset{\underset{H}{C=O}}{\overset{H}{C}}-\underset{H}{\overset{OH}{C}}-\underset{H}{\overset{H}{C}}-R' \longrightarrow R-\underset{\underset{H}{C=O}}{C}=\underset{H}{C}-\underset{H}{\overset{H}{C}}-R' + H_2O$$

B

醛醇综合产物

**图 18-11**

A 赖氨酸与赖氨酸醛反应形成Schiff碱，放出水，并在赖氨酸的次级赖氨和醛的末端碳之间形成一个双键。这是相邻原胶原蛋白分子之间的主要反应，由此形成分子间的交联。

B A 中反应的完成。此时，两个由赖氨酸衍生的醛相互间发生反应，放出水，并（通过一个中间步骤）形成醛醇缩合产物。一个双键结构产生于一个分子的末端碳和第二个分子末端碳的相邻碳之间。这是一个原胶原蛋白分子内 α 链之间的主要分子内交联。A 和 B 中所示的反应也可参与Tanzer[23]分类中更复杂的三分子和四分子交联。

介质[13,165]。

XI 型胶原约占成熟关节软骨胶原的 3%。在软骨成熟过程中，$\alpha_1$(V)链显然会取代 $\alpha_1$(XI)链[13]。在成熟组织中，这些交联往往还未成熟，含有二价的氯胺酮但没有形成明显的吡啶啉[25]。分子间的连接显然仅发生在 N 段位点和 C 螺旋位点之间。

目前在关节软骨中发现的其他胶原还有VI型和X 型胶原。两者均有一个短螺旋结构（见表 18-1）。VI 型胶原很特殊，没有醛基间交联，每条 α 链中均有精氨酸-甘氨酸-天冬氨酸（RGD）序列。因此，其可能在细胞黏附中起作用。X 型胶原仅见于软骨生长板的增生区。

成软骨细胞和软骨细胞形成胶原的基本过程似乎与成纤维细胞和纤维细胞的合成纤维过程几乎相同。其合成步骤如图 18-9A 所示。一些翻译后的变形值得注意。软骨中胶原的更新速度与纤维性结缔组织类似。因为成熟软骨中胶原合成明显，所以对合成产物的空间走行必须有严格的控制程序。

对医生和患者来说，试图完成软骨修复是遭受挫折的根源，因为在外科关节成形术中很少能达到十分满意的临床效果。这可能是因为关节成形术表面的胶原结构已受到破坏，而且关节成型术的表面缺乏关节软骨表层的膜样结构特征。详细的修复过程将在本章后面讨论。

## 第三节 关节软骨的蛋白多糖

1969 年发现，关节软骨的双糖多聚体（葡糖胺聚糖）与一个核心蛋白共价结合[30]。此后发现，通过细胞集合体分子超聚合到透明质烷分子形成一个称之为聚集体的复合体（很可能是人体最大的分子结构），便可达到更大的分子结构[29]。关节软骨的蛋白多糖是高压软骨系统的“泵”。蛋白多糖分子具有这种重要功能的结构特征包括：其体积特别大，因此被固定在胶原原纤维网格中；带有密集而固定的负电荷；而且含有大量的羟基。这些特征共同使其把水和小离子吸引到软骨内。这种吸引力的总和被称之为“膨胀压力”，包括渗透力、离子力和Donnan力。这一节的目的是简要描述有重要功能的蛋白多糖及其聚集体的化学结构，并阐明其化学结构发挥功能的作用方式。

### 一、葡糖胺聚糖

近年来，对糖胺聚糖的这一类分子的命名发生了彻底的变化。Mathews 较早提出了对该命名法的修改[26]。适用于这组分子的最初名称为酸性黏多糖，现在被广泛认可的是更准确的化学名称“葡糖胺聚糖”，不过某些文献偶尔还使用老的名称。此外，就这一名称也未达成完全统一的意见，“多阴离子葡聚糖”也指这些分子[2]。早期命名中的“酸性”指的是大量羧基和硫酸根基团，这些集团都带负电，并使组织在化学和染色反应方面具有很多可预见的特征。前缀“黏”指的是这类分子的物理性质像凝胶一样十分黏稠。最后，命名中的“多糖”指的是分子的化学结构，它由很多己糖单位线性聚合成长链，大致与葡萄糖聚合成糖原类似，但其长链没有分支。对其命名仍在继续改变。现在对透明质酸的首选命名是透明质烷。

大多数葡糖胺聚糖分子中，氨基己糖与另一个

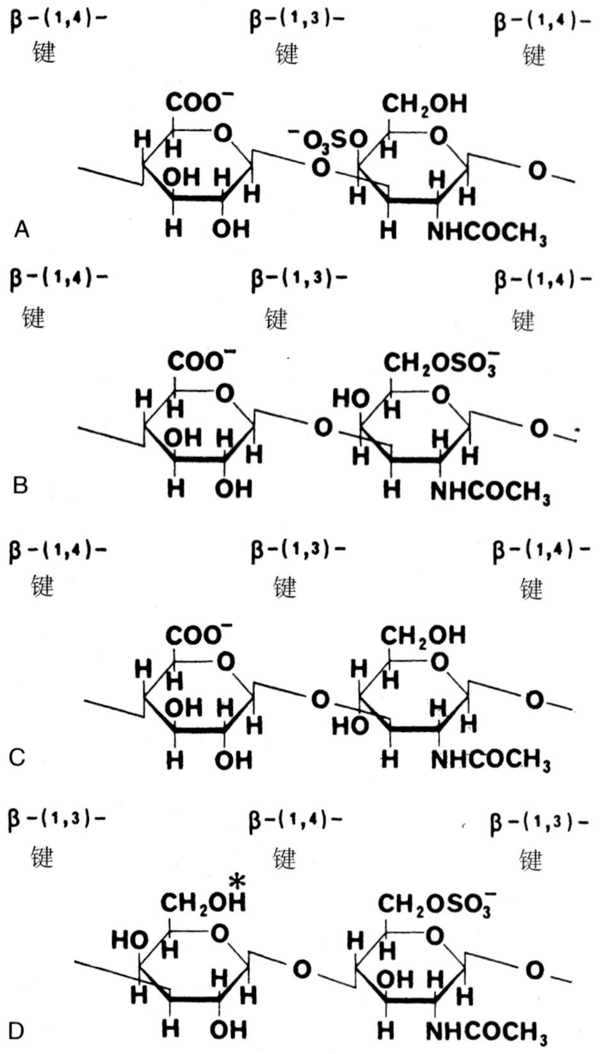

β-(1,4)-键 β-(1,3)-键 β-(1,4)-键

COO⁻ CH₂OH ⁻O₃SO H H O O OH H H H H H H OH H NHCOCH₃

A

β-(1,4)-键 β-(1,3)-键 β-(1,4)-键

COO⁻ CH₂OSO₃⁻ H H O HO H O O OH H H H H H H OH H NHCOCH₃

B

β-(1,4)-键 β-(1,3)-键 β-(1,4)-键

COO⁻ CH₂OH H H O H H O O OH H H HO H H H OH H NHCOCH₃

C

β-(1,3)-键 β-(1,4)-键 β-(1,3)-键

* CH₂OH CH₂OSO₃⁻ HO H O H H O O H H OH H H H H OH H NHCOCH₃

D

**图18-12** 关节软骨蛋白多糖成分的主要葡糖胺聚糖的双糖结构。

A 4-硫酸软骨素的分子构型。其与6-硫酸软骨素（B）的差别，只是氨基己糖分子上硫酸基的位置不同。两者都有交替的葡萄糖醛酸和2-氨基半乳糖。

B 6-硫酸软骨素。

C 透明质烷含有氨基葡萄糖与葡萄糖醛酸的交替分子，但没有硫酸基。

D 硫酸角质素的双糖结构中含有半乳糖而不是糖醛酸。它的氨基己糖是氨基葡萄糖，其在C6位置上含有硫酸基。

以重复的双糖形式聚合的糖交替出现。这一构型中的大量氨基就是葡糖胺聚糖命名中含有“胺”的原因。图18-12示出了关节软骨葡糖胺聚糖的重复双糖单位：4-硫酸软骨素，6-硫酸软骨素，透明质烷和硫酸角质素。这些基团的共同特征显而易见。特别是所有的双糖结构中氨基己糖2号碳（C2）上的N-乙酰胺基的位置是一样的。其中有3/4的氨基己糖是2-氨基半乳糖；硫酸角质素含有氨基葡萄糖以替代氨基己糖。除了透明质烷以外，其他氨基己糖的C4或C6上都有硫酸根。每个双糖至少含有3个羟基团。除了硫酸角质素以外，其他基团上都含有糖醛酸作为双糖的第二部分，且C6上含有羧基末端。硫酸角质素的第二半双糖是半乳糖而不是糖醛酸。

葡糖胺聚糖与核心蛋白共价结合，形成一种称之为聚集蛋白聚糖的结构。聚集蛋白聚糖结构位于相对较短的硫酸角质素侧臂，紧靠与透明质烷的连接区。硫酸角质素的特征是，其分子量比硫酸软骨素链的小，如图18-13所示。CS-1和CS-2区主要含有硫酸软骨素，每条链有40~50个双糖单位。这两个区域大约含有10 000个带负电荷的基团(见图18-12和18-13)。

核心蛋白的磷酸化发生于含硫酸软骨素的肽附近[27]。磷酸化累及核心蛋白的丝氨酸残基。此外，已从成熟牛的关节软骨中分离出硫酸皮肤素[28]。这些观察结果对了解关节软骨蛋白多糖的复杂结构有何实用意义还有待研究。

## 二、核心蛋白

核心蛋白分子含有一些高度专化的区域：G1，G2，G3，EGF样区域和卵磷脂样区域。G1区是将集合体与透明质烷连接的主要区域——是由连接蛋白（LP）完成的连接区（见图18-13）。核心蛋白其他专化区域的意义目前尚不清楚。

## 三、聚集体

Hardingham和Muir[29]最早描述了蛋白多糖可通过与透明质烷的结合进一步聚集的能力，并对Sajdera和Hascall[30]的分离和聚合实验作了详细的解释，以阐明聚集体形成的机制（图18-14）。从而证实了聚集体的形成是由一种被称为连接蛋白的小蛋白促进和稳定的[30, 33]。人们对各种组织中和不同病理情况下聚集体形成的程度给予了极大的关注。明确的是，蛋白多糖分子形成更大分子聚集体的能力增强了它作为该系统的“泵”的生理功能特性。形成的聚集体将产生更稳定的蛋白多糖分子，并将它们更安全地锁定在该组织的胶原框架小间隙内。从而确保了负电荷的固定，使软骨能形成足够大的膨胀压力来维持其基质的膨胀。

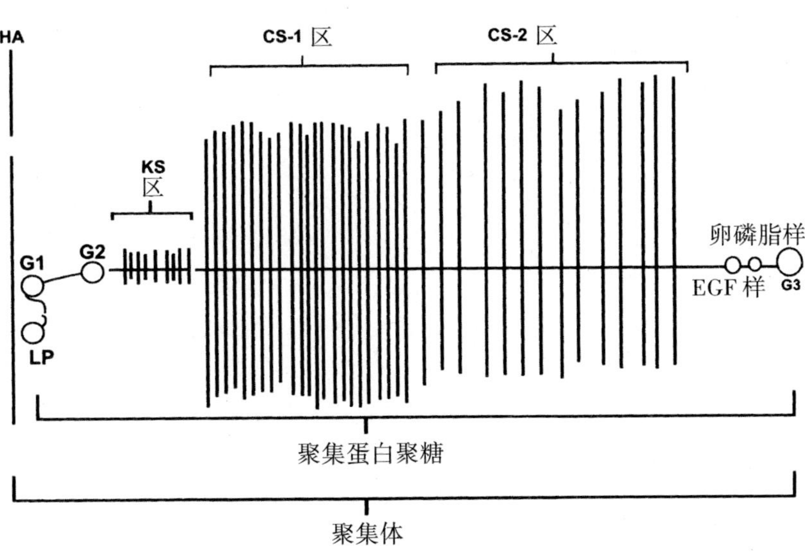


**图18-13**　蛋白多糖。蛋白多糖分子的这幅图示出了4-硫酸软骨素、6-硫酸软骨素和硫酸角质素与核心蛋白的聚合方式。图中所示的连接区域具有高度特异性分子构型(见正文)。透明质烷与核心蛋白形成聚合体的连接位点在图的最左边示出。在透明质烷与核心蛋白连接位点的附近，有高浓度的硫酸角质素，是一条短链葡糖胺聚糖，在此位置用短侧臂表示。(From Rosenberg L: Structure of Cartilage Proteoglycans. In WH Simon [Ed]: The Human Joint in Health and Disease. Philadelphia,University of Pennsylvania Press,1978.)

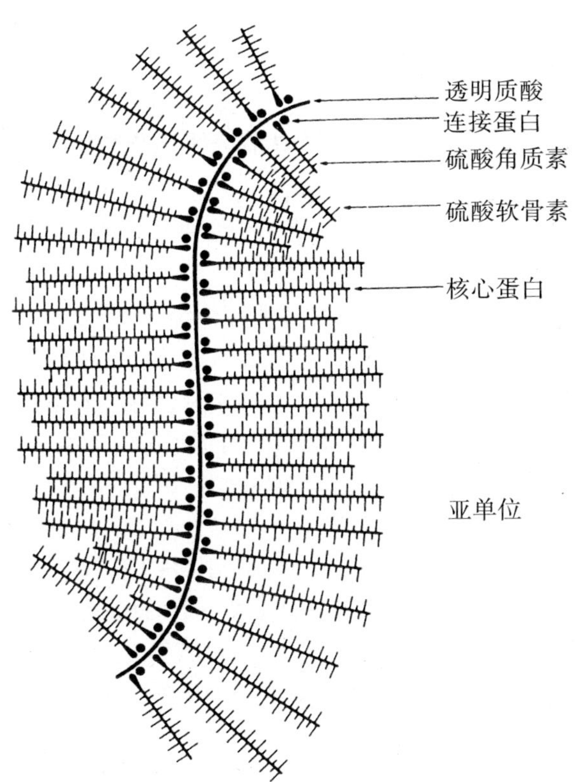


**图18-14**　蛋白多糖与透明质烷复合体形成的聚集体的构型。聚集体部分是由连接位点处被称为连接蛋白的一种糖肽来稳定的。该图清晰地示出分子量的显著增大，从最初的葡糖胺聚糖约为50 000道尔顿的分子量，到蛋白多糖已达到数百万道尔顿的分子量，由透明质烷的聚集体结构使分子量进一步增加，已达数千万道尔顿。(From Rosenberg L: Structure of Cartilage Proteoglycans.In WH Simon [Ed]: The Human Joint in Health and Disease. Philadelphia,University of Pennsylvania Press,1978.)

## 四、聚集体的连接性质

蛋白多糖亚单位（PGS）中葡糖胺聚糖与核心蛋白是共价连接，而PGS与透明质烷是非共价连接。这种连接是由低分子量的连接蛋白促进和加强的。在犬和人的关节软骨中已发现有三种连接蛋白，分子量分别为41 500、44 000和48 000道尔顿[34, 35]。在滑膜细胞的培养液提取物中也发现了连接蛋白，从而提出了这样的问题：连接蛋白是否在关节软骨以外的其他结缔组织中也具有广泛的生物学重要性[34]。在没有连接蛋白的情况下也能发生连接，但在目前检测过的所有软骨中都发现了连接蛋白[36]。高浓度的盐酸胍溶液、氯化钙溶液或氯化镁溶液可分离PGS与透明质烷的非共价链[30]。可通过降低分离液的浓度使分离后的产物可以重新结合。这一过程已成为解开PGS和聚集体的化学结构以及理解它们结合的本质和连接蛋白的作用的关键技术。Sajdera和Hascall[30]以及Hardingham和Muir[29]的实验结果的图解说明见图18-15和图18-16。正如图中所示，高浓度的（约4mol）盐酸胍能解除蛋白多糖吸引到透明质酸上的电荷。在这些条件下，密度梯度离心力使高分子量成分与低分子量成分相互分离。这一步使不同分子量的成分具有了不同的特征。在盐酸胍的浓度大约为0.5mol的条件下，三种成分（透明质烷、连接蛋白和蛋白多糖）又重新结合形成聚集体。不同来源的软骨具有不同的蛋白多糖聚合比例，但控制这一过程的因素尚不十分清楚。

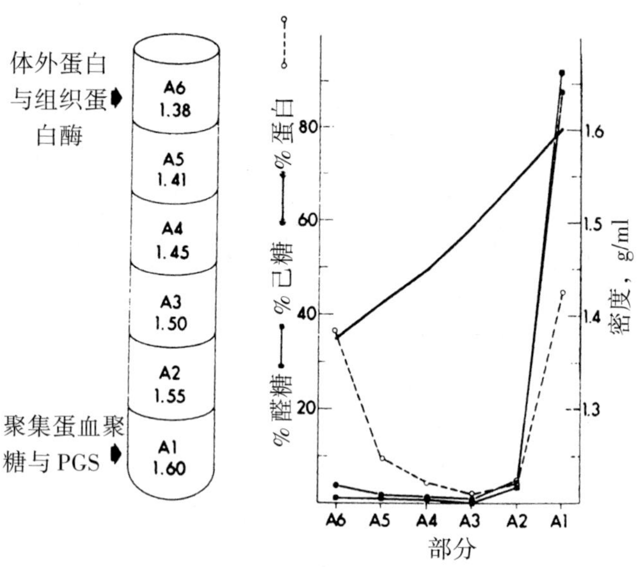


图18-15 用盐酸胍物分离从软骨中提取的（细胞）集合体的组成成分。当将其置于氯化铯溶液中的超速离心机内时，较重的分子，如聚集蛋白聚糖与蛋白多糖亚单位（PGS）将位于管底，而较轻的分子，包括体外蛋白与组织蛋白酶将留在上层。这样便可将管子的内容物分离成几部分，如图右侧所示。从中可见，构成葡糖胺聚糖(它是蛋白多糖与集合体的组成成分)的含醛糖物质几乎都位于A1部分。同样，已糖（硫酸角质素的半乳糖部分）也在A1部分。(From Rosenberg L: Structure of Cartilage Proteoglycans.In WH Simon [Ed]: The Human Joint in Health and Disease. Philadelphia,University of Pennsylvania Press,1978.)

## 第四节 关节软骨的液体

正如本章前面所述的帐篷比喻中所示，关节软骨的膨胀介质是滑膜液。其主要成分是血浆超滤液和透明质烷。透明质烷分子太大，因而不能透过软骨表面直径为6nm的微孔而进入软骨，但正常滑膜液中的大部分其他离子和分子（如水、钠、钾和葡萄糖）很小，很容易通过这些微孔。液体流出和流入软骨在一定程度上是通过扩散，但正如在后面的软骨营养中所提到的那样，光靠扩散并不足以保证软骨的健康。关节软骨的液体大部分是水，软骨中的水含量范围从大于60%到接近80%[37-39]。水分子通过各种弱的结合力（如氢键与蛋白多糖和胶原相结合，或者以简单的水化壳结构形式相结合，但这种结合相当不稳定，清除率实验表明标记的水和尿素之间性能基本均等[40]。尿素不带电荷，不会氢键结合，因此水和尿素分子的运动均等表明保持水的结合力很弱，分子间交换很容易发生。

Mankin 和 Thrasher[39]又做了其他一些实验，以证明关节软骨中有一小部分水（约6%）不容易发生交换。与氚标记的水平衡20天后，仍有一小部分水留在干燥后的软骨内。滑膜关节的正常负重可引起液体进出软骨净流动。根据Maroudas[41]的计算，对于正常关节软骨而言，负重状态（如行走）会使膨胀压力大大增加（10倍）。这似乎表明，负重状态下，软骨将被迅速而彻底地压缩，就像用重物挤压一块湿海绵一样。然后软骨表面的微孔大小和软骨微观结构所允许的液体流动速率很慢，所以软骨即使在负重数个小时之后也仅仅是被部分压缩。Linn 和 Sokoloff的实验对此做了很好的演示[42]。他们将所设计的装置放到一台能使液体从软骨流入到一个容器的离心机内[34]（图18-17）。将软骨放在一个篮子样的容器内，容器带有活塞和孔。再将整个装置放到离心机里，离心机转速越快，篮子里软骨受到的压力越大。这样就能评价在可变时间内改变负荷对液体从软骨内流出速率的影响。这些实验都表明，相对于软骨内水的总含量而言，能够挤出的液体量很少，只有30%（图18-18）。Linn随后又用动物关节做实验，更直接地显示了软骨内液体流动的过程[43]。为这个实验设计的装置被称为关节摩擦试验器（图18-19）。通过制定必要的设计标准可以在负荷大小以及静止与循环运动相对条件方面改变负重条件。在实验过程中关节要浸在滑膜液中。可见随时间的变形，静止负荷时要比循环负荷时大。对这一现象的解释是，由于环形负荷时软骨某些时候不受压，在膨胀压力作用下液体又流回软骨内，使变形的软骨得以部分恢复。这种独特的关节软骨承载系统，在效率上取决于软骨的功能完整性以及系统内每种结构因素、生物力学因素、生物化学因素之间具体的相互作用。

上面所述的在负重过程中出现的液体流动显然对关节表面的润滑和负重软骨十分重要。依据从复杂的数学模型所获得的计算结果，Mow及其同事提出，液体是从软骨接触面的前软骨内被挤出的[44]。这个过程形成了一层液膜，把软骨与软骨的接触减小到最低限度，从而也最大限度地减少了软骨的磨损。如果这份分析报告正确的话，那么我们行走的确离不开水。

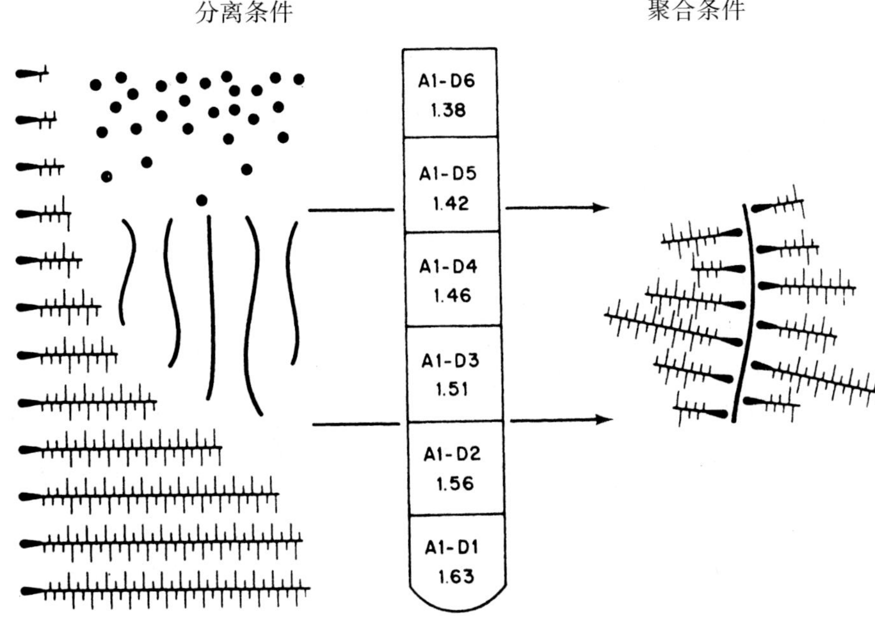


**图18–16** 如果应用分离技术把A1部分（见图18–15）分离出它的组成成分，那么这些组成成分可进一步随意分成六个部分，如图左侧所示。在最上层可发现一些很短的片段，由蛋白多糖和连接蛋白构成。中间几层是透明质烷和一些中等大小的蛋白多糖片段。样质底层是最重的蛋白多糖片段。这种集合体分离的条件是由高浓度的盐酸胍或氯化镁溶液实现的。在降低了盐酸胍或氯化镁溶液浓度的聚合条件下，蛋白多糖与透明质烷将再聚合，如图右侧所示。(From Rosenberg L: Structure of Cartilage Proteoglycans.In WH Simon [Ed]: The Human Joint in Health and Disease. Philadelphia,University of Pennsylvania Press,1978.)

# 第五节 营 养

液体流动不仅对负重软骨和润滑是必需的，而且对软骨细胞的营养也很重要。关节软骨的研究普遍认同这样的观点，成人软骨细胞的营养需求只有很小一部分来自于骨的软骨下血管。而软骨的营养几乎全部来自于滑膜液[45]。负重和不负重时液体出入软骨的泵送活动显然是这一过程的关键因素。不动的关节在许多重要方面受到的损坏都比较快。细胞的代谢活性受到明显的影响，此时很快就会出现蛋白多糖的缺乏以及水含量的增加[46]。正常的白色、有光泽的软骨会变成暗淡的淡蓝色，而且软骨的厚度也会减小。至于这个过程有多少是由营养缺乏造成的，有多少是由应力依赖性体内平衡的破坏引起的，尚不清楚。不管怎样，这个过程的意义是重大的，它支持了负重有利于受伤肢体早期恢复的论断。

承受不同压力程度的各软骨节段的代谢实验很好地显示了负重与代谢之间的量化关系。Lippiello及其同事[47]研究发现，75～300 psi（磅/平方英寸）的流体静压使标记底物的合成降低了50%，而375 psi的流体静压却使合成活性比正常增加了10%～15%。一些研究者发现，间歇性压力可刺激高密度鸡胚胎软骨细胞培养的合成活性[48]。

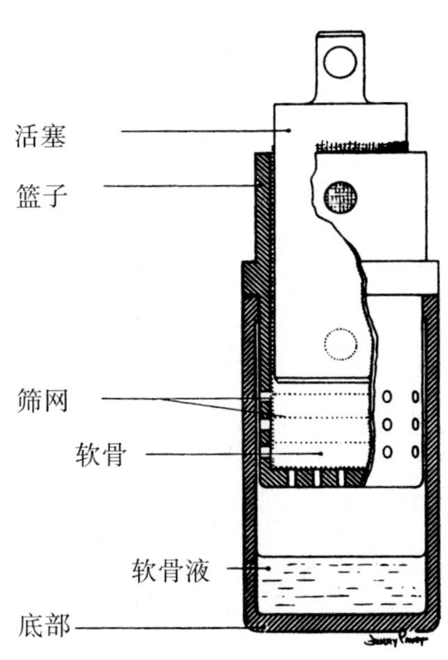


**图18–17** 该图示出Linn和Sokoloff用来挤出关节软骨中液体所使用的装置。该装置在离心收集装置内有一个带孔的篮子。篮子内的活塞在此系统在离心机内旋转时可有效地挤压篮底的软骨。通过控制离心机操作时间和速度可以控制挤压的时间和压力。应用这一技术可以挤出软骨内的液体，以分析其液体量以及成分（见图18–18）。(From Linn FC, Sokoloff LH: Arthritis Rheum 8:481,1965.)

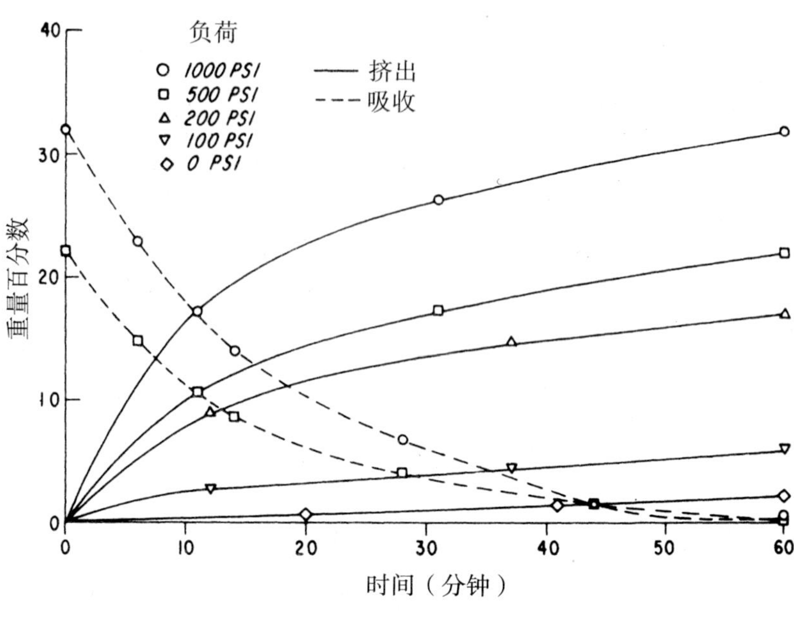


图18-18 肋软骨内液体的挤出和回吸收速率。从图中可见，即使用最大的压力作用60分钟，也只能挤出稍多于30%的组织重量，这个量约为组织含水量的一半。在较低的压力和较短的时间下，挤出的液体量只占软骨总的含水量的很小一部分。然而这种少量的液体流动对关节软骨的功能也具有重要意义。(From Linn FC, Sokoloff LH: Arthritis Rheum 8:481,1965.)

## 第六节 关节软骨的代谢

毫不奇怪，关节软骨作为一种高度专化、功能复杂的组织，理应具有代谢活跃性。软骨的专化功能结构、胶原结构和蛋白多糖泵，都需要不断的维护和更新。维持这些成分所必需的蛋白合成，需要有与人体其他细胞同样复杂的合成装置。与其他哺乳动物细胞类型相比，软骨细胞的代谢相似性比差异性更明显。

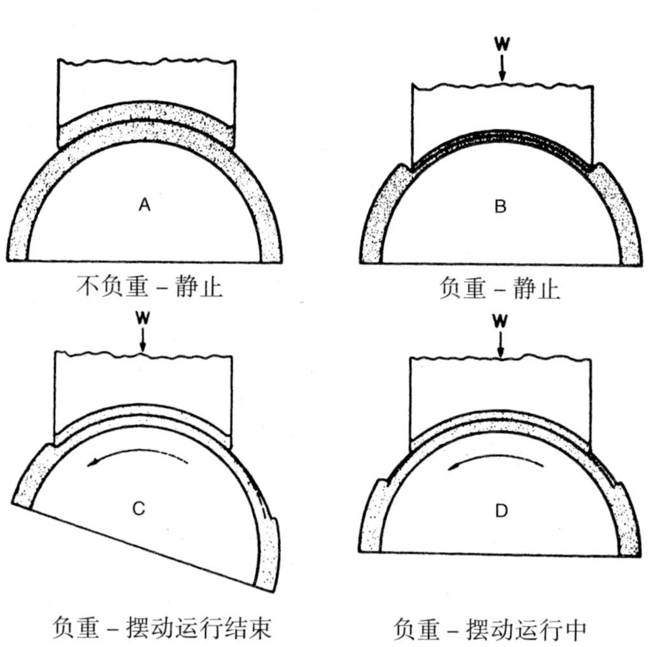


图18-19 负重对关节软骨的影响。B中所示的静止负重显示，在作用一段时间后软骨明显压缩。然而在相同负重条件下进行摆动运行对给定时间内的压缩效果明显减小。因为软骨有一段时间不负重，所以它吸收了负重时挤出的部分液体。(From Linn FC: J Bone Joint Surg Am 49:1079,1967.)

然而早期的解剖学家和生理学家却倾向于关节软骨具有较低的代谢率的观点。组织学研究发现，软骨组织没有血管且细胞数量少，从而支持了这一观点。此外，早期的代谢实验似乎也支持这一观点[49]。然而对细胞密度的校正，即相对于细胞体积来表示代谢活性，却改变了这一看法[50]。通过测定大多数细胞的代谢活性表明，软骨细胞的代谢活性与其他无血管组织的细胞的代谢活性基本一致[51]。

利用现代的代谢途径分析可了解软骨细胞的一些特有的代谢特征。软骨细胞的代谢大多数为无氧代谢途径[49, 52]，这种代谢途径适用于细胞相对分离、缺乏细胞间连接、且位于远离毛细血管床的细胞。Mankin[51]应用放射自显影技术证实，$^{3}$H-胞嘧啶核苷被合并进入细胞，而信使RNA抑制剂（放线菌素D）能显著抑制这一合并过程。这一证据说明了软骨细胞与哺乳动物细胞代谢的通用模式的另一个相似点。

蛋白多糖的聚合和胶原的交联都发生在细胞外。在这方面，软骨细胞能避免一个很大的麻烦：输出并正确定位的分子太大，不能通过软骨基质。实际上，蛋白多糖和原胶原是哺乳动物细胞需要合成的最大的分子之一。例如，原胶原的每条链都有

1000多个氨基酸。因此，信使RNA也必然是细胞蛋白合成装置中最大的。胶原和蛋白多糖的合成步骤如图 18-9 和 18-20 所示。每一步合成都是复杂的。蛋白多糖的常规合成模式是首先形成蛋白核心，然后加上多糖成分。通常认为这是通过核苷酸的糖基分步转移导致的，开始时先转移至一个特殊单糖（木糖），再转移至该蛋白的一种特殊的氨基酸序列。通常这个序列包括丝氨酸或苏氨酸。然后多糖链通过一系列的糖基转移步骤逐渐延长，在此期间糖基被转移至增长的多糖侧链的未被还原的末端单糖上。对软骨蛋白多糖生物合成的亚细胞定位研究表明，粗面内质网上所含的能催化邻近糖与蛋白连接位点的三个糖基发生转移的酶浓度最高。形成双糖重复单位所需的聚合酶更为均匀分布在粗面亚细胞膜部分和光面亚细胞膜部分之间。单糖只是一个一个地转移至多糖的延长链上，还是其部分过程以与糖蛋白合成步骤类似的方式，在转移至蛋白多糖分子之前先合成一个以脂质为中介的低聚糖链，目前还不清楚。可以肯定的是，参与合成步骤的酶是高度特异性的。例如，硫酸软骨素合成需要有六种特异性酶，所涉及的步骤如图 18-20 所示。胶原和蛋白多糖合成的详细步骤不属于本章的讨论范围，有兴趣的读者可参阅本课题的详细综述[53-56, 170, 171]。

## 第七节　关节软骨的酶

关节软骨正常功能的延续依赖于软骨基质成分的特殊性质以及它们在基质中正常浓度的维持。因此，软骨基质成分在不断更新。如果正常降解速率增高或者新基质的合成受阻，那么关节软骨各种成分的浓度将会改变，而且这会在特定疾病过程中表现出来。影响关节软骨的各种酶的产生、释放和作用在大多数关节软骨疾病中都起着非常重要的作用。天然产生的抑制剂存在于滑膜液或血清中，可改变基质降解酶的作用。然而，这些抑制剂大多数是比较大的分子，不能到达基质中酶的部位，除非酶从基质中扩散出来，或者基质降解使通透性增大到能让分子量超过大约50 000的分子（此抑制剂属于这类分子）通过的程度。然而从人的关节软骨中分离出的多肽类蛋白酶抑制剂比较小，分子量只有 7000 道尔顿[57]。它主要是丝氨酸蛋白酶抑制剂，但也可抑制细菌的胶原酶和胃蛋白酶。这种抑制剂可能位于软骨基质中蛋白多糖复合物的特定位点上，并通过基质蛋白酶来减慢降解。研究者们曾对从牛关节软骨[58]和人关节软骨[59]中分离出的胶原酶抑制剂进行过描述，也认为它们对调节细胞外基质的降解有一定作用。

作用于关节软骨基质上的酶可分为内源性酶和外源性酶，内源性酶是软骨特有的，外源性酶产生于滑膜、多形核粒细胞、巨噬细胞或血清。

### 一、内源性酶

溶酶体是由脂质蛋白膜包裹的胞浆内空泡，其内含有大量可水解关节软骨基质中蛋白多糖和胶原分子的酶[60]。软骨细胞受刺激后可将溶酶体酶释放到细胞外，启动大分子的降解。随后基质内的降解产物开始继发性扩散，以便扩散，在次级溶酶体或消化性溶酶体中进行细胞内水解[60]。这组酶中包括有组织蛋白酶，它在酸性pH环境中活性最大，在软骨基质的中性pH环境中活性很小或没有活性[61-64]。这里只描述了人体关节软骨中的组织蛋白酶。

组织蛋白酶 D（表 18-2）属于溶酶体天冬氨酸蛋白酶，在pH值为4.5 ~ 5.0时能降解蛋白多糖。电泳显示它有六种复合形状[65]。细胞外组织蛋白酶 D 主要见于软骨细胞的紧邻细胞周区域[66]，这个区域的pH值实际上比软骨基质的其他区域低。组织蛋白酶 D 可分裂蛋白多糖的多肽主链，不分裂多糖侧支链。这种分裂的产物，即结合有多糖链的肽片段，能扩散进入细胞内，以完成降解。虽然在酸性pH环境中组织蛋白酶 D 也不能降解胶原，但在数量上它是关节软骨中最重要的自溶酶。研究发现，豚鼠关节软骨中软骨细胞的组织蛋白酶 D 的活性在其生命早期和中期会有降低，而在后期会有增加[67]。动物的整个生命周期内组织蛋白酶D的活性变化范围很窄，这表明在正常软骨中，组织蛋白酶D所影响的降解过程的整个生命周期中是以相对一致的速度进行的。

组织蛋白酶B是一种溶酶体半胱氨酸蛋白酶(见表 18-2)[168]，pH 值为 6 时活性最大，此时能降解蛋白多糖[68]和胶原[69]。与组织蛋白酶 D 不同，它在中性pH环境下仍有活性[70, 71]，因此它对蛋白多糖的正常生理更新更为重要。关节软骨表层的组织蛋白酶 B 和组织蛋白酶 D 比深层的活性大[68, 72]，而且随着年龄增长组织蛋白酶 B 的活性会逐渐减低。

研究发现，胃酶抑素能抑制组织蛋白酶 D 的活性，这种作用曾用于解释其他酸性和中性蛋白酶降解蛋白多糖的能力[65]。已经从人体关节软骨中分离出了一种中性和两种酸性金属蛋白酶，并已显示其

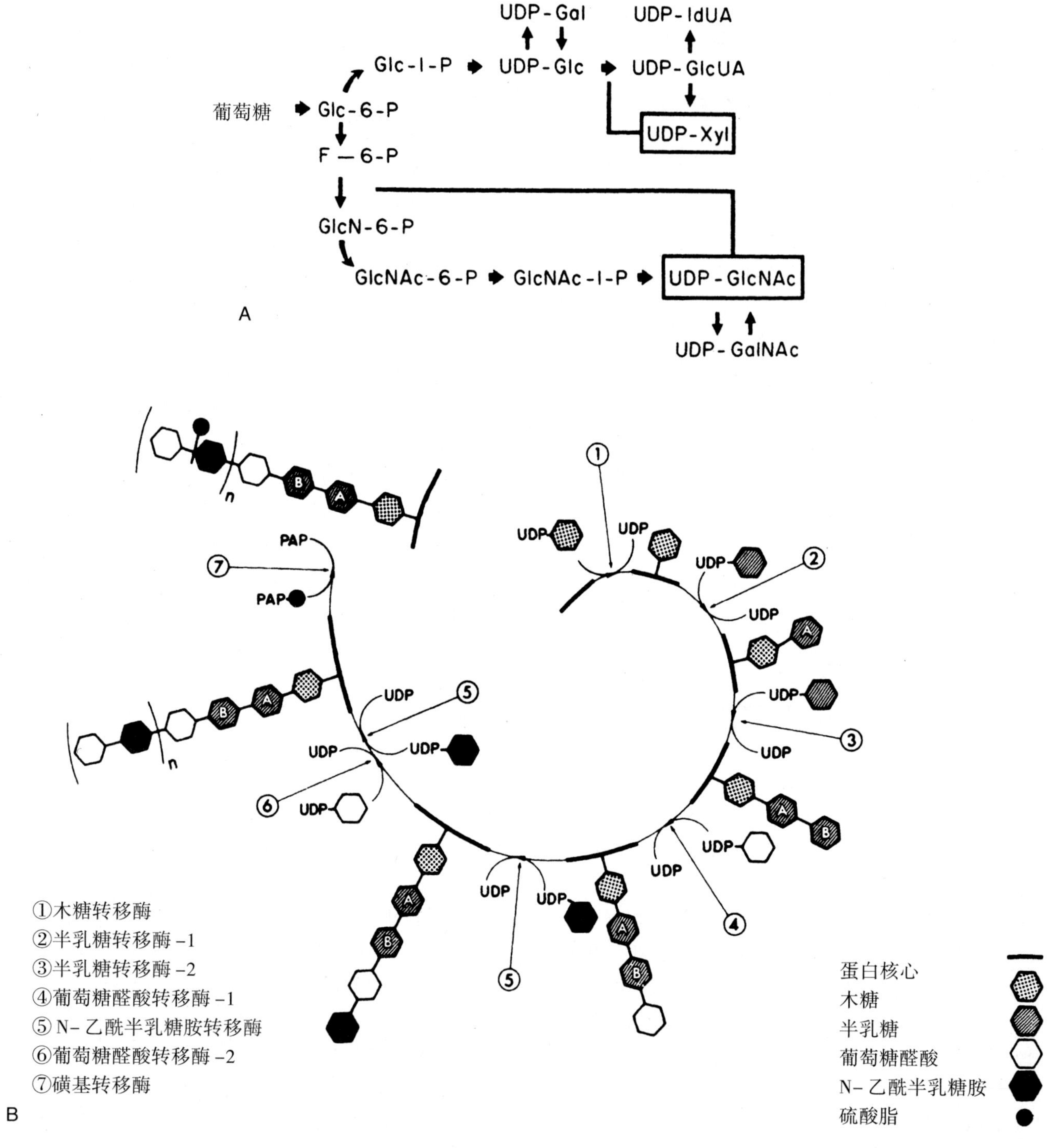

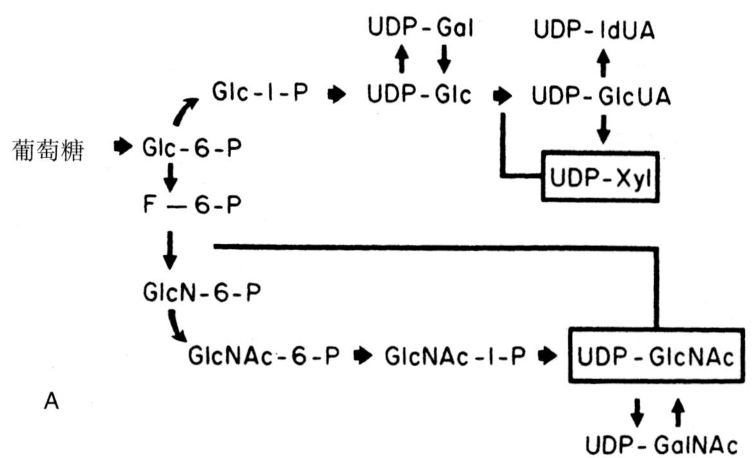


A

PAP
PAP
UDP
UDP
UDP
UDP
UDP
UDP
UDP
UDP
UDP
UDP
UDP
UDP
UDP
UDP

①木糖转移酶
②半乳糖转移酶-1
③半乳糖转移酶-2
④葡萄糖醛酸转移酶-1
⑤N-乙酰半乳糖胺转移酶
⑥葡萄糖醛酸转移酶-2
⑦磺基转移酶

蛋白核心
木糖
半乳糖
葡萄糖醛酸
N-乙酰半乳糖胺
硫酸脂

B

图18-20 蛋白多糖的合成。

A 尿嘧啶核苷参与黏多糖合成所占的途径。

B 一种典型的葡糖氨聚糖 (4-硫酸软骨素)的生物合成途径。

(From Dorfman A, Matlon R: The mucopolysaccharidoses. In JB Stanbury,et al: The Metabolic Basis of Inherited Disease. 3rd Ed, New York, McGraw-Hill, 1972.)

能降解纯化的鼻中隔蛋白多糖[73]。中性金属蛋白酶在 pH 值为 7.25 时活性最大。总的来说，组织蛋白酶B和组织蛋白酶D在细胞周正常为酸性的pH环境中活性最大。这就使中性金属蛋白酶能降解细胞区域间的蛋白多糖基质。酸性金属蛋白酶与组织蛋白酶 B、D 和 F 不同，它在 pH4.5 和 5.5 时可水解蛋白多糖亚单位。中性蛋白酶可作为介质参与基质的生理更新和病理过程（如骨关节炎）。这些酶的复杂命名法概述在表 18–2 中给出[168]。

芳香基硫酸酯酶也能启动蛋白多糖的降解[74]，而且在退行性关节疾病的实验模型中曾发现这种酶的含量会增加[75]，在类风湿性关节炎或骨关节炎患者的滑膜液中也有增加[76]。此外，维生素 E 在软骨细胞培养中可抑制芳香基硫酸酯酶[77]。

在溶酶体中还发现了酸性磷酸酶和碱性磷酸酶[78, 79]，碱性磷酸酶存在于细胞外基质的囊泡中。碱性磷酸酶仅见于关节软骨的深层细胞内[80, 81]，可能与骨软骨连接处的连续重构过程有关。有文献对豚鼠的酶活性随年龄的变化进行了检测[82]。研究发现，2 周龄以上至 5 岁零 9 个月，碱性磷酸酶的活性平稳下降，而各个软骨细胞内的糖酵解酶的活性则随年龄的增长而增加。酸性磷酸酶的活性随年龄的增长没有这样的变化。

胶原酶属于基质金属蛋白酶（MMP）。基质金属蛋白酶包括有 18 种脊椎动物类型以及 16 种人类同系物[167]。胶原酶（MMP-1、MMP-8、MMP-13和MMP-18）通常可分解Ⅱ型胶原和其他几种软骨基质蛋白（表 18-3）。在生理 pH 环境下它们能降解天然的胶原，将胶原分子的螺旋结构分解为 75% 的氨基片段和25%的羧基片段[83]。这两种小片段可自发变性，而且在其解螺旋状态下易于被细胞外蛋白酶水解。Ⅱ型胶原（关节软骨中常见的胶原类型）不如间质Ⅰ型胶原对胶原酶敏感[84–86]。交联的胶原对特异性胶原酶不那么敏感，而对非交联的胶原酶较敏感[87, 88]，这有助于解释清楚为什么新合成的胶原格外易于被降解[89]。相反，随着关节软骨的老化，胶原分子间交联的形成可使组织不易被酶分解[90, 91]。已经在骨关节炎患者的软骨[92]中发现了胶原酶，而且它可由

**表 18–2　溶酶体蛋白酶**

| 组织蛋白酶 | 别　称 | 活　性 |
|---|---|---|
| 丝氨酸蛋白酶 | | |
| 组织蛋白酶 A | 溶酶体羧肽酶 A | 清除单一 C 末端的广泛特异性残基 |
| 组织蛋白酶 G | | 糜蛋白酶样肽链内切酶 |
| 半胱氨酸蛋白酶 | | |
| 组织蛋白酶 B | 组织蛋白酶 B1 | 广泛特异性肽链内切酶，也可清除 C 末端二肽，分解位于包含有精氨酸的特殊序列后面的小肽链 |
| 组织蛋白酶 B2 | 溶酶体羧肽酶 B，组织蛋白酶Ⅳ | 清除单一 C 末端脯氨酸以外的其余残基 |
| 组织蛋白酶 C | 二肽基肽酶 1, 二肽基氨基肽酶 1, 二肽基转移酶, 组织蛋白酶 J | 清除 p–2–P1 和 P1' 之间的 N 末端二肽；激活溶酶体丝氨酸蛋白酶 |
| 组织蛋白酶 H | 组织蛋白酶 B3 | 活性弱的肽链内切酶；清除 N 末端残基 |
| 组织蛋白酶 K | 组织蛋白酶 O,O2,OC–2,X | 潜在的肽链内切酶 |
| 组织蛋白酶 L | 主要排泄蛋白（MEP） | 肽链内切酶 |
| 组织蛋白酶 O | | 肽链内切酶，对组织蛋白酶 B 和 L 的酶解物活性弱 |
| 组织蛋白酶 S | | 肽链内切酶，分裂弹性蛋白 |
| 组织蛋白酶 T | | 作用于酪氨酸氨基转移酶 |
| 天冬氨酸蛋白酶 | | |
| 组织蛋白酶 D | | 肽链内切酶，具有窄的胃蛋白酶样活性 |
| 组织蛋白酶 E | 红细胞膜天冬氨酸蛋白酶 | 非溶酶体肽链内切酶，具有胃蛋白酶样活性 |
| 金属蛋白酶 | | |
| 羧基组织蛋白酶 | 肽基二肽酶A, 血管紧张素1转换酶, 二肽基羧基肽酶 1 | 分裂 P1 和 P1'–P2' 之间的 C 末端二肽，除非 P1 或 P1' 是脯氨酸 |

兔的正常关节软骨细胞所形成[93]。尽管还没有被证实，但胶原酶可能也是人类软骨胶原正常的缓慢更新过程中的一种必需的介质。

间质溶解素1 (MMP3)和间质溶解素2( MMP10 )与明胶酶( MMP2和MMP9 )一样，可以分解蛋白多糖和一些小胶原（表 18-3 )[168]。

研究表明，组织蛋白酶D和胶原酶可影响关节软骨对水的通透性[94]。因此通过改变主要代谢产物流出软骨基质的流量或者使软骨细胞暴露在细胞正常排出的毒素和免疫球蛋白中，可以进一步促进关节软骨的降解。

溶菌酶是1922年由Fleming和Allison最先发现的 [95]，属于糖苷酶，可水解碳水化合物。它在人体内广泛分布，包括关节软骨。溶菌酶在软骨细胞内合成，合成后立即释放到该区域基质内，而不储存在溶酶体内[96, 97]。溶菌酶主要存在于关节软骨的最深层[98]。它可能在聚合物降解的最后阶段起重要作用。组织化学研究发现软骨中还存在有 β - 葡糖苷酸酶[99]和 β -N- 乙酰氨基半乳糖苷酶[100]，研究认为它们参与了多糖的解聚。理论上讲，透明质酸酶可分解蛋白多糖分子的透明质酸核心，但在正常或病变关节软骨中还没有发现它[101, 102]。

## 二、外源性酶

影响关节软骨基质的外源性酶，可能生成于关节滑膜，然后被分泌到来自 A 型和 B 型滑膜内衬细

**表 18-3 基质金属蛋白酶(MMP)**

| 基质金属蛋白酶 | 别 称 | 酶解物 |
|---|---|---|
| 胶原酶 | | |
| MMP-1 | 胶原酶 -1 | Ⅰ、Ⅱ、Ⅲ、X型胶原，明胶，巢蛋白，连接蛋白，聚集蛋白聚糖，韧黏素，L- 选择素，IGF- 连接蛋白，前 MMP2 和 9 |
| MMP-8 | 胶原酶 -2 | Ⅰ，Ⅱ，Ⅲ型胶原，明胶，聚集蛋白聚糖 |
| MMP-13 | 胶原酶 -3 | Ⅰ，Ⅱ，Ⅲ型胶原，明胶，聚集蛋白聚糖 |
| MMP-18 | 胶原酶 -4 | Ⅰ型胶原，弹性蛋白 |
| 明胶酶 | | |
| MMP-2 | 明胶酶 A | 明胶，Ⅰ、Ⅳ、Ⅴ、Ⅶ、X 型胶原，弹性蛋白，纤维结合素，层黏蛋白，连接蛋白，集合体，半乳凝素 -3，IGF- 连接蛋白，玻璃体结合蛋白，fibulin-2，FGF 受体 -1，前 MMP9 和 13 |
| MMP-9 | 明胶酶 B | 明胶，Ⅳ、Ⅴ、XI 型胶原，弹性蛋白，集合体，连接蛋白，玻璃体结合蛋白，半乳凝素 -3，前 MMP-2 |
| 间质溶解素 1 和 2 | | |
| MMP-3 | 间质溶解素 -1 | 蛋白多糖，层黏蛋白，纤维结合素，明胶，Ⅲ、Ⅳ、Ⅸ、X、XI 型胶原；连接蛋白，纤维蛋白（节略） |
| MMP-10 | 间质溶解素 -2 | 蛋白多糖，层黏蛋白，明胶，弹性蛋白，Ⅲ、Ⅳ、Ⅴ、Ⅸ型胶原，纤维结合素，连接蛋白，前 MMP-1 |
| 膜型 MMP | | |
| MMP-14 | MT1-MMP | Ⅰ、Ⅱ、Ⅲ型胶原，明胶，纤维结合素，层黏蛋白，玻璃体结合蛋白，蛋白多糖（只列出一部分） |
| MMP-15 | MT2-MMP | 未知 |
| MMP-16 | MT3-MMP | 前 MMP-2 |
| MMP-17 | MT4-MMP | 未知 |
| 基质溶解素 | | |
| MMP-7 | 基质溶解素 | 蛋白多糖，层黏蛋白，明胶，Ⅳ型胶原，纤维结合素，连接蛋白，玻璃体结合蛋白，弹性蛋白 |
| 其他 MMP | | |
| MMP-11 | 间质溶解素 -3 | 层黏蛋白，纤维结合素，集合体 |
| MMP-12 | 金属弹性酶 | 弹性蛋白，纤维蛋白原，纤维结合素，Ⅳ型胶原，蛋白多糖 |
| MMP-19 | | 未知 |
| MMP-20 | 釉质溶解素 | 釉质原素 |

胞的溶酶体的滑膜液中。这一类酶包括蛋白酶、胶原酶和透明质酸酶[65, 103]。此外在病理情况下，当多形核粒细胞和巨噬细胞进入关节腔时，它们会分泌出胶原酶[104]、溶菌酶[60]或中性蛋白酶[105-108]，其中的中性蛋白酶与滑膜中的蛋白酶不同。一些研究进一步表明，多形核粒细胞包含有3种酶：β－葡糖苷酸酶、β－N－乙酰氨基半乳糖苷酶和硫酸酯酶，三者协同作用将软骨产生的硫酸软骨素进一步降解为单糖和无机硫酸盐[109]。

几种类型的关节炎中都有胶原酶的参与，而且在类风湿性关节炎和非特异性滑膜炎症中也发现有胶原酶。所有的滑膜组织都能产生胶原酶；然而只有在慢性增生性滑膜炎和炎症状态下产生的胶原酶，数量大到足以引起关节组织破坏的程度。尽管胶原酶酶解物中Ⅱ型胶原比间质Ⅰ型胶原更少，但是把其温度升高至33℃～36℃的正常范围以上，3股胶原螺旋结构的分解会明显增加。由于类风湿性关节炎所累及的关节温度会升高[110]，所以其胶原酶降解软骨的速度也会加快。

这组外源性酶中包括有纤维蛋白溶酶，这是一种来自血液的蛋白水解酶。从纤维蛋白溶酶原中激活纤维蛋白溶酶有多种因素，其中包括链激酶和葡萄球菌激酶。正常情况下纤维蛋白溶酶起纤维蛋白溶解剂的作用，但是在过量时，理论上可分解软骨基质的蛋白[111, 112]。然而尚未证实纤维蛋白溶酶可在体内引起软骨降解[75, 113, 114]。

最后，应该提一下细胞因子，如白细胞介素和肿瘤坏死因子，它们能刺激和调节各种酶的活性，反过来可直接影响关节软骨的代谢。在器官培养中，如有白细胞介素-1β则可加快人类关节软骨细胞外基质的降解。伴随软骨的破坏，可检测出金属蛋白酶释放的增加。因此认为，白细胞介素-1可刺激金属蛋白酶的前体，最终导致软骨基质的降解[115]。反过来，细胞因子可能受伤口局部激素的调节；因此血小板源性生长因子可增强白细胞介素-1α对金属蛋白酶活性的影响[116]。由此可见，在通过作用于细胞因子而影响软骨代谢以及随后通过细胞因子对软骨的酶降解的作用而影响软骨代谢的各种局部组织激素之间，存在有复杂的相互作用。

软骨的酶学领域几乎每年都在改变，因此文献中的信息（包括本文）很快就会过时。在每年的学报上可找到这一领域的最新信息，如矫形外科研究学会的学报。

## 第八节　关节软骨疾病过程中的酶

成人的软骨没有血管，所以应对各种损伤的能力有限，不论是感染性损伤、机械性损伤，还是生物力学的损伤。因此，尽管成人的软骨有一定潜在修复能力，但是特定的损伤通常都会在各种内源性或外源性酶的介导下导致退行性病变。

### 一、骨关节炎

骨关节炎时关节软骨破坏的原因可能主要是机械性损伤，但是，部分基质的降解很可能是因为酶的作用。可能是由于参与基质正常更新的酶的活性有所增加，或者是由于特定酶的产生和释放增加而导致降解。正常关节软骨的次级溶酶体很少，而在骨关节炎软骨细胞中很容易找到次级溶酶体[117, 118]，这一事实也支持了这个理论。降解过程主要在细胞外进行，但最终在细胞内完成[119]。

在骨关节炎中已发现了前面提到的几种内源性酶。有文献认为，组织蛋白酶D对降解过程起着重要作用[62-64, 120]，但是它在pH4.5～5.0时活性最大，所以在关节软骨基质的中性pH环境中难以将这种酶视为主要因素。实际上，Hembry及其同事[121]提供了有力的实验证据，证明组织蛋白酶D与关节软骨的降解无关。不过，在骨关节炎时软骨细胞内和细胞外的组织蛋白酶D水平都有升高，但在一定程度上可通过骨关节炎软骨的细胞成分增加对它加以解释[64, 68, 122]。软骨细胞周围的微环境可能比软骨基质其他部分酸性更高，在这样的环境中存在和起作用的主要是组织蛋白酶D[60]。因为骨关节炎滑膜液中的组织蛋白酶D的活性仅是软骨中的1/50，所以认为软骨细胞是组织蛋白酶D的主要或唯一来源[64]。此外还曾证实关节软骨中的组织蛋白酶D活性增加具有局部性[122]。

组织蛋白酶B在引起更严重的骨关节炎病变中的重要性和可能的作用机制已作过描述。因此在骨关节炎的软骨组织中发现，组织蛋白酶B水平与其抑制因子水平是不平衡的。因此，如果过多的组织蛋白酶B被释放到细胞外组织中，超过了特异性抑制因子中和这种酶的能力，就会引起细胞外基质的降解[123]。

在骨关节炎患者的关节软骨中发现了中性蛋白酶，从而解释了中性pH条件下也可启动软骨降解[65, 124, 125]。芳香基硫酸酯酶A和B属于溶酶体酶，也可能参与骨关节炎软骨中蛋白多糖的降解[74, 126]。它们的活性有助于解释骨关节炎患者关节液中硫酸盐水平的升高以及受累及软骨中硫酸软骨素的减少。骨关节炎软骨中芳香基硫酸酯酶A和B的水平都有升高，但芳香基硫酸酯酶B升高的程度更大。可以通过Hurler病时芳香基硫酸酯酶B的活性升高来证明其在硫酸软骨素降解中所起的作用[127]。

尽管在正常软骨中还没有发现能够分解胶原分子的胶原酶，但是骨关节炎患者的软骨中的确存在有这种胶原酶，而且认为它来自溶酶体外。其含量可能很少，而且在清除抑制因子之前才有重要作用[92]。在骨关节炎累及的关节滑膜组织中确实存在有胶原酶[128]，而且是由受累关节的滑膜移出物产生的，但产生的量比类风湿性关节炎少[129]。骨关节炎不影响羟脯氨酸的含量和胶原的可提取性[101]。然而在严重骨关节炎中，关节软骨的总量会减少。

现已发现，骨关节炎软骨中酸性磷酸酶和碱性磷酸酶的活性均有升高[122]。另外，一些研究者发现酸性磷酸酶的水平与骨关节炎的严重程度之间有直接关系[78]。这些研究者还发现，骨关节炎时边缘骨赘软骨的磷酸酶活性比中心部位病变的更高[78]，而且发现骨关节炎软骨产生的软骨细胞培养物中酸性磷酸酶水平比同样条件下培养的正常软骨细胞的酸性磷酸酶水平有所升高[130]。此外还发现，骨关节炎软骨中碱性磷酸酶水平的升高与5'-腺苷一磷酸酶和腺苷三磷酸焦磷酸水解酶水平的增加有关，而且可能在骨关节炎软骨[131]和焦磷酸盐沉积病的软骨有时发生的钙化中起重要作用。

据Bollett和Nance[132]报道，骨关节炎关节软骨中的糖胺多糖链的长度会变短，表明透明质酸酶样酶参与了退行性改变。这一逻辑上的推理并没有通过在正常或关节炎软骨中发现透明质酸酶而得到证实[133]。Lack和Rogers[111]认为，关节损伤激活的纤维蛋白溶酶可分解软骨蛋白多糖，因此是退行性关节炎的一个致病因素。这个理论并未通过实验得到证明，在实验时向关节内注入大剂量纤维蛋白溶酶后并没有引起关节软骨的破坏。可能是因为正常关节滑膜液中存在有抗纤维蛋白溶酶的物质[134, 135]。

在骨关节炎累及的髋和膝关节软骨中溶菌酶显著升高，表明溶菌酶也参与了骨关节炎病变[136]。骨关节炎早期的溶菌酶水平比晚期更高。因此认为溶菌酶具有透明质酸酶样活性，并可分解连接蛋白。

各种细胞因子对骨关节炎的发展也有重要作用。一些研究显示白细胞介素-1[137-140]对蛋白多糖的代谢有影响。在切开犬的膝关节前交叉韧带做成的骨关节炎动物模型中，于实验性骨关节炎早期阶段的膝关节滑膜液中测出的白细胞介素-6的水平非常高。滑膜液中高水平白细胞介素-6可能直接作用于关节软骨的软骨细胞，而且在其对软骨损伤的响应中起介导作用[141]。肿瘤坏死因子[138, 139, 164]、间质溶解素[142]和纤维结合素[143]也参与骨关节炎的发展。

酶对骨关节炎过程的另一个影响是软骨细胞的基质合成对溶酶体酶的反应。因此，尽管骨关节炎软骨的胶原含量没有变化，但软骨除了合成通常的Ⅱ型胶原外还可合成Ⅰ型胶原。Deshmukh和Nimni[144]证明，溶酶体酶可对体内关节软骨产生相同的作用。因此，溶酶体酶便改变了软骨细胞的功能，使它们合成非特异的胶原分子，从而减弱了软骨的力学结构，继而导致了其力学结构的破坏。

奇怪的是，在骨关节炎早期，尽管用异染性或阳离子染料染色后软骨染色强度降低，但是聚集蛋白聚糖并没有数量上的改变。然而进入滑膜液中的蛋白多糖片段确实减少了。这表明，在骨关节炎早期软骨细胞加快了合成速度，但由于软骨膨胀使组织体积增大，聚集蛋白聚糖分子被稀释了。在最近的一份文献中有更详细的描述[169]。

## 二、类风湿性关节炎

类风湿性关节炎以关节软骨破坏为特征。类风湿性关节炎包括三个相互关联的过程：炎症，滑膜增生，组织破坏。对滑膜内衬细胞的自身免疫刺激参与了这种病变，并导致细胞的炎症、增生和肥大。在关节软骨上下所导致生成的炎性类风湿组织或血管翳试图释放出数量更多的细胞内溶酶体酶，这会使蛋白多糖和胶原受到不可逆性破坏，从而在软骨中形成侵蚀性病灶[66, 145-147]。许多溶酶体酶（如酸性磷酸酶、β-葡萄糖醛酸酶、β-乙酰基半乳糖苷酶、组织蛋白酶D和胶原酶）的活性显著增加，在类风湿性关节炎患者的滑膜和滑膜液中曾有发现，从而证明它们在类风湿性关节炎的软骨侵蚀中起一定作用[108, 128, 147-150]。

Woolley及其同事[147]用免疫荧光技术显示，胶原酶特异性分布在软骨血管翳界面的20%～60%长度上，而在远离侵蚀性前沿的部位仅有极少的胶原酶分布。Harris和McCrokery[85]曾对滑膜胶原酶一旦与软骨接触就会降解类风湿性关节炎关节软骨胶原的原因做了清楚的说明。在类风湿性关节炎的滑膜内衬细胞、血管翳和软骨中均发现有另外一种组织蛋白酶样酶，即亮氨酸氨基肽酶，它可能是引起软骨破坏的一个重要因素[151]。

在类风湿性关节炎的关节软骨中还发现，β-乙酰基半乳糖苷酶和组织蛋白酶D的水平均有升高，但其水平与滑膜中这些酶的水平不相关[152]。Poole及其助手[66]认为，组织蛋白酶D主要作用于滑膜组织和血管翳，但也不能排除软骨细胞可分泌这种酶的可能。Collins和Cosh[153]发现，类风湿性关节炎的活动性与酶的水平不相关，但Granda及其助手[154]发现组织蛋白酶D的活性与类风湿性病变严重程度增高密切相关。其他能释放溶酶体酶的细胞包括多形核粒细胞和淋巴细胞群，它们分别大量存在于类风湿性关节炎的滑膜腔和滑膜中[108, 155]。另外，在类风湿性关节炎患者的血清和滑膜液中溶菌酶水平也有升高，而且在本病中可能伴有软骨葡糖胺聚糖的缺失[97]。与此相反，在系统性红斑狼疮性关节炎中通常没有软骨的破坏，而且血清溶菌酶水平正常[156]。持续的炎症可加快软骨溶解这一事实表明，在治疗上通过抑制炎症反应可减少溶酶体蛋白酶的积聚以及滑膜胶原酶的产生。

尽管在猪的滑膜培养物中未发现可能参与类风湿性关节炎病理过程的分解代谢的酶，但在类风湿性关节炎滑膜培养物中曾分离出类似的酶。它们可激活软骨细胞介导的软骨基质降解，但其激活机制目前还不清楚。

酶对软骨的破坏只是类风湿性关节炎中关节软骨破坏的可能机制之一。免疫复合物的形成、补体的激活、自由基的形成和细胞因子的产生，可能也很重要。在T淋巴因子作用下单核细胞产生的白细胞介素-1，被认为是诱导关节软骨释放葡糖胺聚糖的细胞素。事实上，在类风湿性关节炎中白细胞介素-1可能是参与软骨分解的主要因子[157]。

最近，在对类风湿性关节炎的治疗中，人们开始关注肿瘤坏死因子（TNF）。TNF由巨噬细胞产生，可激活白细胞介素-1、氧化氮、前列腺素、金属蛋白酶和黏附分子[172–175, 178]。已经发现了两种TNF抑制剂[172]：infliximab，这是一种嵌合性抗体，和etanercept，这是一种可溶性受体[176, 177]。这些药物可有效阻断TNF的下游作用。初步研究显示它们的副作用很有限，具有较好的应用前景。预计这一领域的发展将会很快。

## 三、化脓性关节炎

化脓性关节炎不经治疗会导致关节软骨严重而迅速的破坏[103]，可发展为骨关节炎，并可导致纤维性或骨性关节强直。关节软骨蛋白多糖的过度降解可能是因由中性粒细胞产生的一些蛋白酶的作用所致。在有细菌时或者白细胞最终死后，白细胞可释放出溶酶体酶[108]。这些蛋白酶包括弹性蛋白酶、组织蛋白酶G和胶原酶，所有这些酶在中性pH环境中均有活性[106, 158, 159]。弹性蛋白酶和组织蛋白酶G往往先分解蛋白多糖分子，再分解胶原分子[106]。Lazarus及其同事[160]描述了胶原酶和在多形核粒细胞中发现的蛋白酶是如何协同作用，以达到最大限度的胶原分解。体内这种软骨破坏的最终模式还有待证实。在人体，会有各种抑制因子被分泌入滑液中，其可抑制上述这些酶的细胞外活性。然而在治疗化脓性关节炎时，理应通过手术或抽吸除去多形核粒细胞来最大限度地减少软骨破坏[161]。

溶解纤维蛋白的纤维蛋白溶酶在滑液中产生，是通过葡萄球菌和链球菌的激酶以及破裂的白细胞对纤维蛋白溶酶原的作用产生的。然后纤维蛋白溶酶便可降解关节软骨基质的蛋白多糖[111,112,162]。纤维蛋白溶酶可能是化脓性关节炎中软骨破坏的另一个因素，但与结核性关节炎无关，因为结核杆菌不能产生类似于葡萄球菌和链球菌的激酶的纤维蛋白溶酶原的激活剂。

慢性炎症环境中发生的软骨降解可能与金属蛋白酶中的明胶酶有关。一项研究显示，植入鼠关节腔中的软骨形成了肉芽组织，表明明胶酶是至今发现的最重要的降解酶，不过也发现有胶原酶和间质溶解素的作用[163]。

# 小　结

这一章概述了关节软骨与其特殊功能有关的结构。详细描述了软骨细胞所在软骨基质各成分的化学性质、合成、成熟以及能使关节软骨完成其特殊功能的独特相互作用。解释了软骨的负重、润滑和营养的具体机制以及它们之间的相互关系。描述了软骨细胞在维持软骨基质中的一些独特的代谢特点。最后讨论了关节软骨的内源性和外源性酶以及它们与细胞因子在维持组织健康和引发疾病中的作用。

（王毅 王媛媛 译 李世民 万瑜 校）

# 参考文献


1. Ogston AG: The biological functions of the glycosaminoglycans. *In* EA Balazs (Ed): Chemistry and Molecular Biology of the Intercellular Matrix. Vol 3. London, Academic Press, 1970, p 1231.
2. Benninghoff A: Form und Bau der Gelenkknorpel in ihren Beziehungen zur Funktion. Z Anat Entwicklungsgesch *76*:43, 1925.
3. Little K, Pimm LH, Trueta J: Osteoarthritis of the hip: An electron microscope study. J Bone Joint Surg Br *40*:123, 1958.
4. Weiss C, Rosenberg L, Helfet AJ: An ultrastructural study of normal young adult human articular cartilage. J Bone Joint Surg Am *50*:663, 1968.
5. McCutchen CW: The frictional properties of animal joints. Wear *5*:1, 1962.
6. Hultkrantz W: Über die Spaltrichtungen der Gelenkknorpel. Verhandl Anatom Gesellsch *12*:248, 1898.
7. Langer C: Zur Anatomie und Physiologie der Haut. Sitzungsb Acad Wissensch *45*:223, 1861.
8. Bullough P, Goodfellow J: The significance of the fine structure of articular cartilage. J Bone Joint Surg Br *50*:852, 1968.
9. Clark JM: The organization of collagen in cryofractured rabbit articular cartilage: A scanning electron microscopic study. J Orthop Res *3*:17, 1985.
10. Glimcher MJ, Krane SM: The organization and structure of bone, and the mechanism of calcification. *In* BS Gould (Ed): Treatise on Collagen. Vol 2. Biology of Collagen. New York, Academic Press, 1968, p 67.
11. Mathews MB: Collagen. *In* Connective Tissue: Macromolecular Structure and Evolution. New York, Springer-Verlag, 1975, p 15.
12. Amiel D, Billings E Jr, Akeson WH: Ligament structure, chemistry, and physiology. *In* D Daniel, WH Akeson, J O'Connor (Eds): Knee Ligaments: Structure, Function, Injury, and Repair. New York, Raven Press, 1990, p 77.
13. Eyre DR, Wu JJ, Woods P: Cartilage-specific collagens: Structural studies. *In* K Kuettner, et al (Eds): Articular Cartilage and Osteoarthritis. New York, Raven Press, 1992, p 119.
14. Mayne R, Burgeson RE: Structure and Function of Collagen Types. Orlando, Fla, Academic Press, 1987.
15. Piez KA: Characterization of a collagen from codfish skin containing three chromatographically different α{αλπηα} chains. Biochemistry *4*:2590, 1965.
16. Miller EG, Matukas VJ: Chick cartilage collagen. A new type of $\alpha_1$ chain not present in bone or skin of the species. Proc Natl Acad Sci U S A *64*:1264, 1969.
17. Pan T-C, Zhang RZ, Mattei MG, et al: Cloning and chromosomal location of human $\alpha_1$ (XVI) collagen. Proc Natl Acad Sci U S A *89*:6565, 1992.
18. Van der Rest M, Garrone R: Collagen family of proteins. FASEB J *5*:2814, 1991.
19. Piez KA: Cross-linking of collagen and elastin. Annu Rev Biochem *37*:547, 1968.
20. Franzblau C: Elastin. *In* M Florkin, EH Stotz (Eds): Comprehensive Biochemistry. Vol 13. Amsterdam, Elsevier, 1971, p 659.
21. Kang AH, Gross J: Relationship between the intra- and intermolecular cross-links of collagen. Proc Natl Acad Sci U S A *67*:1307, 1970.
22. Gallop PM, Blumenfeld OO, Seifter S: Structure and metabolism of connective tissue proteins. Annu Rev Biochem *41*:617, 1972.
23. Tanzer ML: Cross-linking of collagen (endogenous aldehydes in collagen react in several ways to form a variety of unique covalent cross-links). Science *180*:561, 1973.
24. Vuorio E, deCrombruggle B: The family of collagen genes. Annu Rev Biochem *59*:837, 1990.
25. Wu JJ, Eyre DR: Cartilage type IX collagen is cross-linked by hydroxypyridinium residues. Biochem Biophys Res Commun *123*:1033, 1984.
26. Mathews MB: Polyanionic proteoglycans. *In* Molecular Biology, Biochemistry, and Biophysics Series. Vol. 19. Connective Tissue: Macromolecular Structure and Evolution. New York, Springer-Verlag, 1975, p 93.
27. Anderson RS, Schwartz ER: Phosphorylation of proteoglycans. Identification of phosphorylation sites in chondroitin sulfate-rich region of core protein. Arthritis Rheum *28*:804, 1985.
28. Rosenberg LC, Choi HU, Tang LH, et al: Isolation of dermatan sulfate proteoglycans from mature bovine articular cartilages. J Biol Chem *260*:6304, 1985.
29. Hardingham TE, Muir H: The specific interaction of hyaluronic acid with cartilage proteoglycans. Biochim Biophys Acta 279:401, 1972.
30. Sajdera SW, Hascall VC: Protein-polysaccharide complex from bovine nasal cartilage. A comparison of low and high shear extraction procedures. J Biol Chem *244*:77, 1969.
31. Gregory JD: Multiple aggregation factors in cartilage proteoglycan. Biochem J *133*:383, 1973.
32. Heinegaard D, Hascall VC: Aggregation of cartilage proteoglycans. III. Characteristics of the proteins isolated from trypsin digests of aggregates. J Biol Chem *249*:4250, 1974.
33. Hascall VC, Sajdera SW: Protein polysaccharide complex from bovine nasal cartilage: The function of glycoprotein in the formation of aggregates. J Biol Chem *244*:2384, 1969.
34. Fife RS, Caterson B, Meyers SL: Identification of link proteins in canine synovial cell cultures and canine articular cartilage. J Cell Biol *100*:1050, 1985.
35. Freshchenko SP, Krasnopol'skaia KD, Shiskin SS: Components of proteoglycan aggregates in human hyaline cartilage. Biokhimiia *49*:1679, 1984.
36. Rosenberg L: Structure of cartilage proteoglycans. *In* WH Simon (Ed): The Human Joint in Health and Disease. Philadelphia, University of Pennsylvania Press, 1978.
37. Campo RD, Tourtellotte CD: The composition of bovine cartilage and bone. Biochim Biophys Acta *141*:614, 1967.
38. Eichelberger L, Akeson WH, Roma M: Biochemical studies of articular cartilage. I. Normal values. J Bone Joint Surg Am *40*:142, 1958.
39. Mankin HJ, Thrasher AZ: Water content and binding in normal and osteoarthritic human cartilage. J Bone Joint Surg Am *57*:76, 1975.
40. Jaffe FF, Mankin HJ, Weiss C, et al: Water binding in the articular cartilage of rabbits. J Bone Joint Surg Am *56*:1031, 1974.
41. Maroudas A: Physicochemical properties of articular cartilage. *In* MAR Freeman (Ed): Adult Articular Cartilage. London, Pitman, 1973.
42. Linn FC, Sokoloff LH: Movement and composition of interstitial fluid of cartilage. Arthritis Rheum *8*:481, 1965.
43. Linn FC: Lubrication of animal joints. I. The Arthrotripsometer. J Bone Joint Surg Am *49*:1079, 1967.
44. Mow VC, Mansour JM, Redler I: The movement of interstitial fluid through normal and pathological cartilage during articulation. *In* JA Brighton, S Goldman (Eds): Advances in Bioengineering: Transactions of the American Society of Mechanical Engineers, 1974, p 177.
45. Lotke PA: Diffusion in cartilage. *In* WH Simon (Ed): The Human Joint in Health and Disease. Philadelphia, University of Pennsylvania Press, 1978.
46. Akeson WH, Eichelberger L, Roma M: Biochemical studies of articular cartilage. II. Values following denervation of an extremity. J Bone Joint Surg Am *40*:153, 1958.
47. Lippiello L, Kaye C, Neumata T, et al: In vitro metabolic response of articular cartilage segments to low levels of hydrostatic pressure. Connect Tissue Res *13*:99, 1985.
48. van Kampen GP, Veldhuijzen JP, Kuijer R, et al: Cartilage response to mechanical force in high-density chondrocyte cultures. Arthritis Rheum *28*:419, 1985.
49. Bywaters ECL: The metabolism of joint tissues. J Pathol Bacteriol *44*:247, 1937.
50. Rosenthal O, Bowie MA, Wagoner G: Studies on the metabolism of articular cartilage. I. Respiration and glycolysis of cartilage in relation to its age. J Cell Comp Physiol *17*:221, 1941.
51. Mankin HJ: The metabolism of articular cartilage in health and disease. *In* PMC Burleigh, AR Poole (Eds): Dynamics of Connective Tissue Macromolecules. New York, American Elsevier, 1975, p 327.
52. Tushan FS, Rodnan GP, Altman M, et al: Aerobic glycolysis and lactate dehydrogenase (LDH) isoenzymes in articular cartilage. J Lab Clin Med *73*:649, 1969.
53. Roden L, Schwartz NB: Biosynthesis of connective tissue proteoglycans. *In* WJ Whelan (Ed): MTP International Review of Science: Biochemistry Section. Biochemistry of Carbohydrates. Baltimore, University Park Press, 1975.
54. Muir H: Structure and function of proteoglycan of cartilage and cell-matrix interactions. *In* JW Lash, MM Burger (Eds): Cell and Tissue Interactions. New York, Raven Press, 1977.
55. Prockop DJ, Kivirikko KI, Tuderman L, et al: Biosynthesis of collagen and its disorders. Part I. N Engl J Med *301*:13, 1979.
56. Prockop DJ, Kivirikko KI, Tuderman L, et al: Biosynthesis of collagen and its disorders. Part II. N Engl J Med *301*:77, 1979.
57. Lesjak MS, Ghosh P: Polypeptide proteinase inhibitor from human articular cartilage. Biochim Biophys Acta *789*:166, 1984.
58. Bunning RAD, Murphy G, Kumar S, et al: Metalloproteinase inhibitors from bovine cartilage and body fluids. Eur J Biochem *139*:75, 1984.
59. Dean DD, Woessner JF Jr: extracts of human articular cartilage contain an inhibitor of tissue metalloproteinases. Biochem J *218*:277, 1984.
60. Dingle JT: The role of lysosomal enzymes in skeletal tissues. J Bone Joint Surg Br *55*:87, 1973.
61. Fessel JM, Chrisman OD: Enzymatic degradation of chondromucoprotein by cell free extracts of human cartilage. Arthritis Rheum 7:398, 1964.
62. Ali SY, Evans L, Stainthorpe E, et al: Characterization of cathepsins in cartilage. Biochem J *105*:549, 1967.
63. Woessner JF: Cartilage cathepsin D and its action on matrix components. Fed Proc *32*:1485, 1973.
64. Sapolsky AI, Altman RD, Howell DS: Cathepsin D activity in normal and osteoarthritic human cartilage. Fed Proc *32*:1489, 1973.
65. Sapolsky AI, Howell DS, Woessner JF: Neutral proteases and cathepsin D in human articular cartilage. J Clin Invest *53*:1044, 1974.

66. Poole AR, Hembry RM, Dingle JT, et al: Secretion and localization of cathepsin D in synovial tissues removed from rheumatoid and traumatized joints. Arthritis Rheum *19*:1295, 1976.
67. Silberberg R, Lesker PA: Enzyme activity in aging articular cartilage. Experientia *27*:133, 1971.
68. Bayliss MT, Ali SY: Studies on cathepsin B in human articular cartilage. Biochem J *171*:149, 1978.
69. Burleigh MC, Barrett AJ, Lazarus GS: A lysosomal enzyme that degrades native collagen. Biochem J *137*:387, 1974.
70. Morrison RIG, Barrett AJ, Dingle JT, et al: Cathepsins B1 and D: Action on human cartilage proteoglycans. Biochim Biophys Acta *302*:411, 1973.
71. Barrett AJ: The enzymic degradation of cartilage matrix. *In* PMC Burleigh, AR Poole (Eds): Dynamics of Connective Tissue Macromolecules. New York, American Elsevier, 1975, p 189.
72. Blow AMJ: Detection and characterization of cathepsin F, a cartilage enzyme that degrades proteoglycan. Ital J Biochem *24*:13, 1975.
73. Sapolsky AI, Keiser H, Howell DS, et al: Metalloproteases of human articular cartilage that digest cartilage proteoglycan at neutral and acid pH. J Clin Invest *58*:1030, 1976.
74. Schwartz ER, Ogle RC, Thompson RC: Aryl sulfatase activities in normal and pathologic human articular cartilage. Arthritis Rheum *17*:455, 1974.
75. Thompson RC, Clark I: Acid hydrolases in slices of articular cartilage and synovium from normal and abnormal joints. Proc Soc Exp Biol Med *133*:1102, 1970.
76. Peltonen L, Puranen J, Korhonen LK: Lysosomal hydrolases in different compartments of rheumatoid and osteoarthritic joints. Scand J Rheum *10*:97, 1981.
77. Schwartz ER: Action of vitamin E on enzymes and sulfated proteoglycans in human articular cartilage. Transactions of the 25th Annual Meeting, Orthopaedic Research Society, San Francisco, California, Feb 20–22, 1979, p 43.
78. Ehrlich MG, Mankin HJ, Treadwell BV: Acid hydrolase activity in osteoarthritic and normal human cartilage. J Bone Joint Surg Am *55*:1068, 1973.
79. Ali SY, Bayliss MT: Enzymic changes in human osteoarthritic cartilage. *In* SY Ali, MW Elves, DH Leaback (Eds): Normal and Osteoarthrotic Articular Cartilage. London, Institute of Orthopaedics, 1974, p 189.
80. Zorzoli A: The histochemical localization of alkaline phosphatase in demineralized bones of mice of different ages. Anat Rec *102*:445, 1948.
81. Shaw NE, Martin BF: Histological and histochemical studies on mammalian knee joint tissues. J Anat *96*:359, 1962.
82. Silberberg R, Stamp WG, Lesker PA, et al: Aging changes in ultrastructure and enzymatic activity of articular cartilage of guinea pigs. J Gerontol *25*:184, 1970.
83. Gross J, Nagai Y: Specific degradation of the collagen molecule by tadpole collagenolytic enzyme. Proc Natl Acad Sci U S A *54*:1197, 1965.
84. Woolley DE, Glanville RW, Lindberg KA, et al: Action of human skin collagenase on cartilage collagen. FEBS Lett *34*:267, 1973.
85. Harris ED Jr, McCroskery PA: The influence of temperature and fibril stability on degradation of cartilage collagen by rheumatoid synovial collagenase. N Engl J Med *290*:1, 1974.
86. Woolley DE, Lindberg KA, Glanville RW, et al: Action of rheumatoid synovial collagenase on cartilage collagen. Eur J Biochem *50*:437, 1975.
87. Harris ED Jr, Farrell ME: Resistance to collagenase: A characteristic of collagen fibrils cross-linked with formaldehyde. Biochim Biophys Acta *278*:133, 1972.
88. Steven FS: Observations on the different substrate behaviour of tropocollagen molecules in solution and intermolecularly cross-linked tropocollagen within insoluble polymeric collagen fibrils. Biochem J *155*:391, 1976.
89. Gross J, Bruschi AB: The pattern of collagen degradation in cultured tadpole tissues. Dev Biol *26*:36, 1971.
90. Jolma VH, Hruza Z: Differences in properties of newly formed collagen during aging and parabiosis. J Gerontol *27*:178, 1972.
91. Lust G, Pronsky W: Glycosaminoglycan metabolism in normal and arthritic cartilage. Fed Proc *31*:883A, 1972.
92. Ehrlich MG, Mankin HJ, Jones H, et al: Collagenase and collagenase inhibitors in osteoarthritic and normal human cartilage. J Clin Invest *59*:226, 1977.
93. Malemud CJ, Norby DP, Sapolsky AI, et al: Neutral proteinases from articular chondrocytes in cultures. I. A latent collagenase that degrades human cartilage type II collagen. Biochim Biophys Acta *657*:517, 1981.
94. Lotke PA, Granda JL: Alterations in the permeability of articular cartilage by proteolytic enzymes. Arthritis Rheum *15*:302, 1972.
95. Fleming A, Allison VD: Observations on a bacteriolytic substance (lysozyme) found in secretions and tissues. Br J Exp Pathol *3*:252, 1922.
96. Kuettner KE, Eisenstein R, Soble LW, et al: Lysozyme in epiphyseal cartilage: IV. Embryonic chick cartilage lysozyme—its localization and partial characterization. J Cell Biol *49*:450, 1971.
97. Greenwald RA, Josephson AS, Diamond HS, et al: Human cartilage lysozyme. J Clin Invest *51*:2264, 1972.
98. Kuettner KE, Guenther HL, Ray RD, et al: Lysozyme in preosseous cartilage. Calcif Tissue Res *1*:298, 1968.
99. Gubisch W, Schlager F: Fermente im Knochen- und Knorpel-gewebe. III. Mitteilung: β-D-Glucuronidase. Acta Histochem *12*:69, 1961.
100. Pugh D, Walker PG: Localization of N-acetyl-β-glucosaminidase in tissues. J Histochem Cytochem *9*:242, 1961.
101. Bollett AJ, Bonner WM, Nance JL: The presence of hyaluronidase in various mammalian tissues. J Biol Chem *238*:3522, 1963.
102. Wasteson A, Amado R, Ingmar B, Heldin CH: Degradation of chondroitin sulfate by lysosomal enzymes from embryonic chick cartilage. *In* H Peeters (Ed): Protides of the Biological Fluids. New York, Pergamon Press, 1975, p 431.
103. Weissmann G, Spilberg I: Breakdown of cartilage proteinpolysaccharide by lysosomes. Arthritis Rheum *11*:162, 1968.
104. Lazarus GS, Daniels JR, Brown RS, et al: Degradation of collagen by a human granulocyte collagenolytic system. J Clin Invest *47*:2622, 1968.
105. Ziff M, Gribetz HJ, Lospalluto J: Effect of leukocyte and synovial membrane extracts on cartilage mucoprotein. J Clin Invest *39*:405, 1960.
106. Barrett AJ: The possible role of neutrophil proteinases in damage to articular cartilage. Agents Actions *8*:11, 1978.
107. Janoff A, Blondin J: Depletion of cartilage matrix by a neutral protease fraction of human leukocyte lysosomes. Proc Soc Exp Biol Med *135*:302, 1970.
108. Weissmann G: Lysosomal mechanisms of tissue injury in arthritis. Semin Med Beth Israel Hosp *286*:141, 1972.
109. Buermann CW, Horowitz MI, Oronsky AL: Degradation of chondroitin-4-sulfate by human polymorphonuclear leukocyte enzymes. Transactions of the 25th Annual Meeting. Orthopedic Research Society, San Francisco, California, Feb 20–22, 1979, p 44.
110. Horvath SM, Hollander JL: Intra-articular temperature as a measure of joint reaction. J Clin Invest *28*:469, 1949.
111. Lack CH, Rogers HJ: Action of plasmin on cartilage. Nature *182*:948, 1958.
112. Lack CH: Chondrolysis in arthritis. J Bone Joint Surg Br *41*:384, 1959.
113. Chrisman OD, Southwick WO, Fessel JM: Plasmin and articular cartilage. Yale J Biol Med *34*:524, 1962.
114. Mochan E, Keler T: Plasmin degradation of cartilage proteoglycan. Biochim Biophys Acta *800*:312, 1984.
115. Mort JS, Dodge GR, Roughley PJ, et al: Direct evidence for active metalloproteinases mediating matrix degradation in interleukin-1 stimulated human articular cartilage. Matrix *13*:95, 1993.
116. Harvey AK, Stack ST, Chandrasekhar S: Differential modulation of degradative and repair responses of interleukin-1 treated chondrocytes by platelet-derived growth factor. Biochem J *15*:129, 1993.
117. Roy S, Meachim G: Chondrocyte ultrastructure in adult human articular cartilage. Ann Rheum Dis *27*:544, 1968.
118. Zimny ML, Redler I: An ultrastructural study of patellar chondromalacia in humans. J Bone Joint Surg Am *51*:1179, 1969.
119. Fell HB: Role of biological membranes in some skeletal reactions. Ann Rheum Dis *28*:213, 1969.
120. Barrett AJ: Cathepsin D: Purification of isoenzymes from human and chicken liver. Biochem J *117*:601, 1970.
121. Hembry RM, Knight CG, Dingle JT, et al: Evidence that extracellular cathepsin D is not responsible for the resorption of cartilage matrix in culture. Biochim Biophys Acta *714*:307, 1982.
122. Ali SY, Evans L: Enzymic degradation of cartilage in osteoarthritis. Fed Proc *32*:1494, 1973.
123. Martel-Pelletier J, Cloutier JM, Pelletier JP: Cathepsin B and cysteine protease inhibitors in human osteoarthritis. J Orthop Res *8*:336, 1990.
124. Nagase H, Woessner JF Jr: Neutral protease from bovine nasal cartilage that digests proteoglycan. Arthritis Rheum *20*:77, 1977.
125. Martel-Pelletier J, Pelletier JP, Cloutier JM, et al: Neutral proteases capable of proteoglycan digesting activity in osteoarthritic and normal human articular cartilage. Arthritis Rheum *27*:305, 1984.
126. Gold EW, Anderson LB, Miller CW, et al: Effect of salicylate on the surgical inducement of joint degeneration in rabbit knees. J Bone Joint Surg Am *58*:1012, 1976.
127. Austin J, McAfee D, Armstrong D, et al: Abnormal sulfatase activities in two human diseases (metachromatic leucodystrophy and gargoylism). Biochem J *93*:15C, 1964.
128. Evanson JM, Jeffrey JJ, Krane SM: Human collagenase: Identification and characterization of an enzyme from rheumatoid synovium in culture. Science *158*:499, 1967.
129. Harris ED Jr, Cohen GL, Krane SM: Synovial collagenase: Its presence in culture from joint disease of diverse etiology. Arthritis Rheum *12*:92, 1969.
130. Schwartz ER, Adamy L: Effect of ascorbic acid on arylsulfatase activities and sulfated proteoglycan metabolism in chondrocyte cultures, J Clin Invest *60*:96, 1977.
131. Einhorn TA, Gordon SL, Siegel SA, et al: Matrix vesicle enzymes in human osteoarthritis. J Orthop Res *3*:160, 1985.
132. Bollett AJ, Nance JL: Biochemical findings in normal and osteoarthritic articular cartilage. II. Chondroitin sulfate concentration and chain length, water and ash content. J Clin Invest *45*:1170, 1966.
133. Lust G, Pronsky W, Sherman DM: Biochemical studies on developing canine hip joints. J Bone Joint Surg Am *54*:986, 1972.
134. Chrisman OD, Southwick WO: Sulfate metabolism in cartilage. III. The effects of various adjuvants of sulfate exchange in cartilage slices. J Bone Joint Surg Am *44*:464, 1962.
135. Curtiss PH Jr, Klein L: Destruction of articular cartilage in septic arthritis. J Bone Joint Surg Am *47*:1595, 1965.
136. Howell DS, Pita JC, Sorgente N, et al: Possible role of lysozyme in degradation of osteoarthritic cartilage. Trans Assoc Am Physicians *87*:169, 1974.
137. Hickery MS, Vilim V, Bayliss MT, et al: Effect of interleukin-1 and tumour

necrosis factor-alpha on the turnover of proteoglycans in human articular cartilage. Biochem Soc Trans *18*:953, 1990.
138. Lefebvre V, Peeters-Joris C, Vaes G: Modulation by interleukin 1 and tumor necrosis factor alpha of production of collagenase, tissue inhibitor of metalloproteinases and collagen types in differentiated and dedifferentiated articular chondrocytes. Biochim Biophys Acta *1052*:366, 1990.
139. Pratta MA, Di Meo TM, Ruhl DM, et al: Effect of interleukin-1-beta and tumor necrosis factor-alpha on cartilage proteoglycan metabolism in vitro. Agents Actions 27:250, 1989.
140. Shinmei M, Masuda K, Kikuchi T, et al: Production of cytokines by chondrocytes and its role in proteoglycan degradation. J Rheumatol *18*(Suppl 27):89, 1991.
141. Venn G, Nietfeld JJ, Duits AJ, et al: Elevated synovial fluid levels of interleukin-6 and tumor necrosis factor associated with early experimental canine osteoarthritis. Arthritis Rheum *36*:819, 1993.
142. Hasty KA, Reife RA, Kang AH, et al: The role of stromelysin in the cartilage destruction that accompanies inflammatory arthritis. Arthritis Rheum *33*:388, 1990.
143. Burton-Wurster N, Horn VJ, Lust G: Immunohistochemical localization of fibronectin and chondronectin in canine articular cartilage. J Histochem Cytochem *36*:581, 1988.
144. Deshmukh K, Nimni ME: Effects of lysosomal enzymes on the type of collagen synthesized by bovine articular cartilage. Biochem Biophys Res Commun *53*:424, 1973.
145. Krane SM: Joint erosion in rheumatoid arthritis. Arthritis Rheum *17*:306, 1974.
146. Kobayashi I, Ziff M: Electron microscopic studies on the cartilagepannus junction in rheumatoid arthritis. Arthritis Rheum *18*:475, 1975.
147. Woolley DE, Crossley MJ, Evanson JM: Collagenase at sites of cartilage erosion in the rheumatoid joint. Arthritis Rheum *20*:1231, 1977.
148. Luscombe M: Acid phosphatase and catheptic activity in rheumatoid synovial tissue. Nature *197*:1010, 1963.
149. Wegelius O, Klockars M, Vainio K: Acid phosphatase activity in rheumatoid synovia. Acta Med Scand *183*:549, 1968.
150. Harris ED Jr, Evanson JM, DiBona DR, et al: Collagenase and rheumatoid arthritis. Arthritis Rheum *13*:83, 1970.
151. Vainio U: Leucine aminopeptidase in rheumatoid arthritis. Ann Rheum Dis *29*:434, 1970.
152. Muirden KD, Deutschmann P, Phillips M: Articular cartilage in rheumatoid arthritis: Ultrastructure and enzymology. J Rheumatol *1*:24, 1974.
153. Collins AJ, Cosh JA: Temperature and biochemical studies of joint inflammation. Ann Rheum Dis *29*:386, 1970.
154. Granda JL, Ranawat CS, Posner AS: Levels of three hydrolases in rheumatoid and regenerated synovium. Arthritis Rheum *14*:223, 1971.
155. Wood GC, Pryce-Jones RH, White DD, et al: Chondromucoprotein degrading neutral protease activity in rheumatoid synovial fluid. Ann Rheum Dis *30*:73, 1971.
156. Josephson AS, Greenwald RA, Gerber DA: Serum lysozyme and histidine in rheumatoid arthritis [abstract]. Clin Res *19*:444, 1971.
157. Keller K, Shortkroff S, Sledge CB, et al: Effects of rheumatoid synovial cells on cartilage degradation in vitro. J Orthop Res *8*:345, 1990.
158. Lazarus GS, Daniels JR, Brown RS, et al: Degradation of collagen by a human granulocyte collagenolytic system. J Clin Invest *47*:2622, 1968.
159. Murphy G, Reynolds JJ, Bretz U, et al: Collagenase is a component of the specific granules of human neutrophil leucocytes. Biochem J *162*:195, 1977.
160. Lazarus GS, Daniels JR, Lian J, et al: Role of granulocyte collagenase in collagen degradation. Am J Pathol *68*:565, 1972.
161. Harris ED Jr, Faulkner CS II, Brown FE: Collagenolytic systems in rheumatoid arthritis. Clin Orthop *110*:303, 1975.
162. Curtiss PH Jr, Klein L: Destruction of articular cartilage in septic arthritis. J Bone Joint Surg Am *45*:797, 1963.
163. Trancart MM, Chalmeigne N, Girardot C, et al: Gelatinase is the main matrix metalloproteinase involved in granuloma-induced cartilage degradation. Int J Tissue React *14*:287, 1992.
164. Shinmei M, Masuda K, Kikuchi T, et al: Interleukin 1, tumor necrosis factor, and interleukin 6 as mediators of cartilage destruction. Semin Arthritis Rheum *18*(Suppl 1):27, 1989.
165. Seyer J, Kang A: Connective tissues of the subendothelium. *In* M Creager, V Dzag (Eds): Vascular Medicine. Boston, Little, Brown, 1996, p 39.
166. Eyre D, Wu J: Collagen structure and cartilage matrix integrity. J Rheumatol *22*:82, 1995.
167. Cremer AC, Rosloniec EF, Kang AH: The cartilage collagens: A review of their structure, organization and role in the pathogenesis of experimental arthritis in animals and in human rheumatic disease. J Mol Med *76*:275, 1998.
168. Sternlicht MD, Werb Z: ECM proteinases. *In* T Kreis, R Vale (Eds): Extracellular Matrix, Anchor and Adhesion Proteins. 2nd Ed. Oxford, Oxford Unversity Press, 1999, p 505.
169. Brandt KD, Doherty M, Lohmander LS: Osteoarthritis. Oxford, Oxford University Press, 1998.
170. Sandy JD, Plass AHK, Koob TJ: Pathways of aggrecan processing in joint tissues. Implications for disease mechanism and monitoring. Acta Orthop Scand *66*(Supp 266):26, 1995.
171. Larson T, Aspden R, Heinegard D: Effects of mechanical load on cartilage matrix biosynthesis in vitro. Matrix *11*:388, 1991.
172. Pisetsky DS: Tumor necrosis factor blockers in rheumatoid arthritis [editorial]. N Engl J Med *342*:810, 2000.
173. Brennan FM, Chantry D, Jackson A, et al: Inhibitory effects of TNF alpha antibodies on synovial cell interleukin-1 production in rheumatoid arthritis. Lancet *2*:244, 1989.
174. Arend WP, Dayer JM: Inhibition of the production and effects of interleukin-1 and tumor necrosis factor alpha in rheumatoid arthritis. Arthritis Rheum *38*:151, 1995.
175. Feldmann M, Brennan FM, Maini RN: Role of cytokines in rheumatoid arthritis. Annu Rev Immunol *14*:397, 1996.
176. Maini R, St Clair EW, Breedveld F, et al: Infliximab (chimeric anti-tumour necrosis factor alpha monoclonal antibody) versus placebo in rheumatoid arthritis patients receiving concomitant methotrexate: A randomized phase III trial. Lancet *354*:1932, 1999.
177. Weinblatt MF, Kremer JM, Bankhurst AD, et al: A trial of etanercept, a recombinant tumor necrosis factor receptor:Fc fusion protein, in patients with rheumatoid arthritis receiving methotrexate. N Engl J Med *340*:253, 1999.
178. Olsen BR, Ninomiya Y: Collagen. *In* T Kreis, R Vale (Eds): Guidebook to the Extracellular Matrix, Anchor and Adhesion Proteins. 2nd Ed. Oxford, Oxford University Press, 1999, p 380.

# 第19章

# 关节软骨：磁共振成像

Michael P. Recht
David G . Disler

关节软骨对可动关节的正常功能是极为重要的。尽管关节软骨非常持久耐用，但可发生退变和损伤，从而造成重大的社会和经济损失。关节炎是美国最常见的慢性疾病之一[1]，估计的患患者数为3800万人[2]。关节炎作为丧失劳动的致残病因仅居于心血管疾病之后[3]，关节炎在美国造成的经济损失估计每年在540亿美元以上[4]。关节软骨的自身修复和再生能力很有限。不过，最近针对推迟软骨退变和修复软骨损伤的外科学与药理学进展都出现了值得注意的前景[5-12]。这些治疗方法的新进展对采用准确无创性方法发现关节软骨损伤和退变以及评价这些关节软骨在手术和药物治疗后的病理疗效产生了迫切的需求。MR成像由于其能以高的对比度和空间分辨率直接观察关节软骨，而且具有多层面成像能力，因此是最佳的无创性评价。此外，MR成像对病变关节软骨的结构改变和生化变化具有敏感性，因此可以在出现明显的形态学异常之前发现这些病变。通过这种检测可以对关节软骨疾病自然病程进行研究并可在疾病早期开始治疗。

本章将概述关节软骨与MR成像相关的结构和生化特性、正常关节软骨在MR成像中的表现、评价关节软骨常用的MR成像方法、关节软骨退变和损伤在MR成像中的表现以及软骨损伤手术修复后的关节软骨MR表现。此外还将讨论几种新发展的颇有前途的MR成像方法，以便量化测定关节软骨的总数并绘制关节软骨的结构、功能和生化特性图。

## 第一节　关节软骨的结构和生化特性

关节软骨覆盖着可动关节的对合骨面。它具有三个必不可少的功能[13-15]。第一个功能是提供一个按比例向软骨下骨传递作用力的均匀负荷面。第二个功能是提供一个可以低摩擦滑动的表面。第三个功能是提供一个可使营养物质扩散到其下细胞成分（即软骨细胞）的软骨基质。

关节软骨虽然没有血管分布，但它是一种不断变化的组织[13,14]。尽管软骨细胞容积与整个软骨组织容积相比所占比例很小，但细胞外基质是在不断产生和分解的。即使其代谢活性较高，但关节软骨是不能再生的[13-16]，换句话说，当某种形式的紊乱影响到软骨组织时，不管是创伤性、炎症性还是退变性，软骨组织都不能恢复到在正常透明软骨中所见的软骨细胞组织构成和密度比例。

软骨细胞负责细胞外基质的产生和管理，细胞外基质主要由胶原、蛋白多糖和水构成[13-15]。水占组织成分的绝大多数，占软骨总重量的80%[13]。通过水与蛋白聚糖相互作用，水对透明软骨中所见的抗压缩刚度起重要作用[13-16]。它还可通过挤压过程中从关节面透过水为关节面提供润滑作用，因此有减小关节面摩擦的作用[13,14]。最后，因为关节软骨无血管分布，营养依赖于滑液的营养扩散和软骨下骨的少量供给，所以水有助于溶质和营养物质的输送[14]。

胶原是关节软骨基质第二个最多的成分，占关节软骨干重的60%～80%[13]。关节软骨里有几种类型的胶原，其中最多的是II型胶原[14,15]。II型胶原的特征是胺末端氨基酸（如赖氨酸和羟基衍生物）所占的比例高，它们参与了原纤维和胶原分子间的交链反应，因此使胶原纤维具有优良的抗张力强度[14-16]。其实，关节软骨中胶原的主要生物力学作用是提供抗张力强度，关节软骨中胶原的组织结构直接反映了它在关节运动时起着抗关节两端剪切力的作用[13-16]。

在组织学上，根据胶原纤维走行方向，可在关节软骨内划分出几个区域[17]（图19-1）。关节软骨表面是一层薄的细胶原纤维，称之为浅表层或切线层，在此层里胶原与关节面相平行。浅表层的深面是过渡层，在此层的胶原纤维外形呈弧形。最深和最厚的一层称之为放射层，胶原纤维较粗，其走向与关节面垂直。放射层分隔在表浅的非钙化成分和深部的钙化成分之间，组织学上由可辨认的叫做潮标的带分隔出。软骨下骨位于钙化的放射层深面。关节软骨被深埋于钙化层中的胶原纤维以及钙化的放射层和软骨下骨之间高度交错的界面进一步稳定。

蛋白多糖是关节软骨细胞外的第三种重要成分[13,14]。蛋白多糖形成超过1000万道尔顿的巨大聚集体[15]，几乎达到裸眼能看见的大小。每个聚集体都包含有一个有透明质酸的中心核，它是一种非硫酸盐化葡糖胺聚糖（GAG）。许多蛋白多糖与这些长链非共价结合，每个蛋白多糖都包含有核心蛋白链，核心蛋白又与羟化和硫酸盐化葡糖胺聚糖（GAG）的多链共价结合，其中主要是硫酸角质素和硫酸软骨素。蛋白多糖中高浓度的阴离子硫酸盐和羟基产生一个强负电荷[13]。此外，由于蛋白多糖聚集体十分巨大，所以被形成有机体的胶原网网住。因此，关节软骨的负电荷是一个固定不变的负电荷[13,14]。由这个固定的高浓度负电荷产生的阴离子力、渗透力和Donnan力，具有保持关节软骨高水含量的作用[14-16]。所以，关节软骨的水含量与蛋白多糖聚集体的完整体性密切相关，而且两种成分的相互作用使关节软骨具有非常大的抗压缩刚度[14-16]。

关节软骨受到损伤后，关节软骨是不能再生的[16,18]。不过，倘若软骨下骨板由于损伤而破裂，则可接触到软骨下的血供，并于缺损处形成局部血肿[18]。血肿将开始修复反应，主要表现为I型胶原的组织浓度升高，I型胶原可见于肌腱、韧带和疤痕组织。这种胶原排列紊乱，不能耐受经关节的较大力学负荷，因此最终导致组织断裂。在骨关节炎的病变部位，对关节软骨基质的修复不仅可以是外源性的，而且可以是内源性的[18]。关节软骨内源性修复的实例是软骨细胞丛或软骨细胞系的形成并导致软骨基质的产生。这种反应时高时低，可持续许多年，因此可说明骨关节炎患者所经历症状的反复性[18]。不

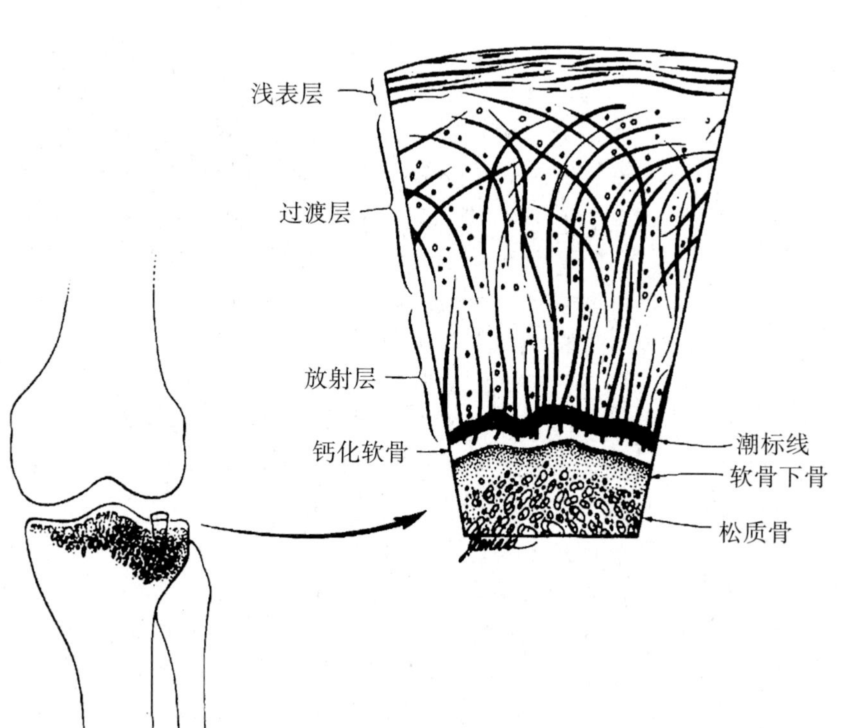


**图19-1** 线条图示出关节软骨中胶原纤维的走向。(From Recht MP, et al:Imaging of articular cartilage: Current status and future directions. AJR163:283, ©1994, American Roengen Ray Society.)

过由此产生的软骨基质与天然组织并不完全相同，因为其胶原密度减少而且胶原排列方向紊乱、蛋白多糖聚集体的大小减小和蛋白多糖浓度可变。

## 第二节　正常关节软骨的MR成像

正常关节软骨的MR表现，是关节软骨MR成像中所面对的最难以确定和有争议的问题之一。文献报道的正常关节软骨MR成像表现各不相同，有的表现为均一的同质结构，有的表现为五层结构[19–31]。这种不同表现主要由于MR磁场强度不同以及所用的特定成像方法和参数不同造成的。这些研究中技术上的不一致包括T1和T2加权的差异、空间分辨率的差异以及关节软骨相对于主磁场的走向不同。最近的研究试图说明其中的某些变量，以便有助于阐明正常关节软骨的MR表现[29–31]。

在高分辨率T2加权图像上，关节软骨表现为多层结构。已确认出不同信号强度的五层组织，分别对应于关节软骨的已知五个组织学分层[31]（图19–2）。浅表处可见一层薄的低信号强度表层，其与关节软骨的浅表层或切线层相对应。这层下面是厚度可变的高信号强度区，认定为其与过渡层相对应。该层深面是一个低信号强度区，可含有垂直走向的条纹。最后这层认定为与关节软骨的放射层相对应。在深部放射层可见不明原因的中等信号强度的窄带。低信号强度的最内层与钙化软骨层相对应。虽然还不能完全确定这些分层表现的准确原因，但其可能与穿越关节软骨厚度的T2弛豫率的不同有关[32]。短TE（回波时间）序列时可将T2弛豫率对影像对比度的影响减到最小，由于关节软骨的T1弛豫率是一致的，因此关节软骨表现为信号强度均一的同质结构[32]。

穿越关节软骨厚度T2值的变化可能受与关节软骨内胶原纤维的走向或（和）胶原的三维结构有关的魔角效应的强烈影响[31,33,34]。魔角指的是各向异性组织因T2增大而产生的角度依赖性信号强度增大，在胶原纤维相对于主磁场大约成55°角时其信号强度最大[35]。关节软骨的高分辨率成像验证了软骨中存在有不同的三层，发现它们分别对应于关节软骨组织学上的浅表层、过渡层和放射层[34]。每一层的T2值都与每一层内胶原走向的不同类型相关。这些T2值主要取决于关节软骨浅表层和放射层内的胶原走向。在这两层内，胶原纤维的走向分别与关节面平行和垂直。在过渡层里，胶原纤维的排列更无规则，因此其T2值几乎与胶原在磁场内的走向没有关系。通过对牛髌软骨在相对于主磁场成不同角度下进行高分辨率成像，为魔角对关节软骨的MR表现有重要作用的观点提供了进一步支持[29]。髌骨软骨的分层表现，随其在主磁场内的走向而不同（图19–3）。此外，各层的信号具有不同的角度依赖性，这一发现对下述理论提供了支持：每一层胶原纤维走向的不同强烈影响着T2的数值。例如，当把关节软骨从与主磁场成0°角旋转至55°时，关节软骨浅表层和放射层的信号强度都会增大。在这些层里，可能是胶原非常规则的排列限制了水分子的运动，因此信号强度可能在55°（魔角）时最大。最近在7T下对人的膝关节软骨进行了一项体外MR成像研究并补充以电子显微镜检查，研究结果使人们对各个胶原纤维的走向在关节软骨MR表现上的重要性产生了怀疑[33]。这项研究发现，使关节软骨出现多层MR表现的原因是：胶原网具有三维结构从而限制了水的流

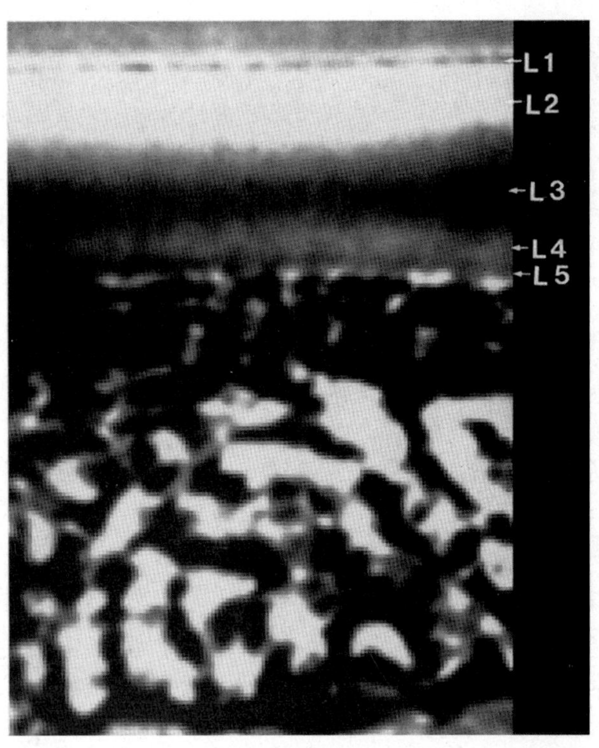


**图19–2**　盐水浸渍过的牛关节软骨的高分辨率MR图像。该图像是在39 μm分辨率和7T磁通量密度下获取的。在关节软骨内有五个不同信号强度的层面。从关节软骨的表面至软骨下骨依次是：薄的低信号强度层（L1），高信号强度层（L2），低信号强度层（L3），薄的中等信号强度层（L4），和低信号强度的最深层（L5）。（Courtesy of J. Rubenstein, M. D., Toronto, Ontario, Canada.）

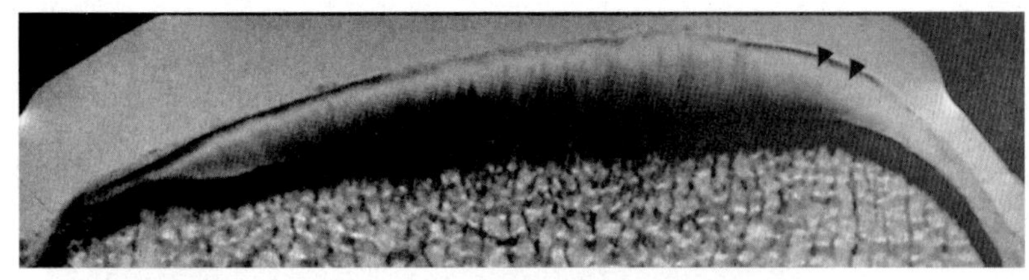

图 19-3 盐水浸渍过的人胫骨平台高分辨率MR图像。关节软骨放射层内的信号强度可有不同，取决于它在主磁场里的走向。在接近于55°(魔角)的角度上，信号强度会有增强（三角箭头）。（Courtesy of D. Goodwin, M.D., Hanover, New Hampshire.）

动性，以及由胶原网曲率所引起的魔角效应。

虽然高分辨率研究结果已清楚地证明了关节软骨在MR图像上表现为层状影，但并不是MR图像上所见的全部层面都与关节软骨的内在结构和生化特性有关。特别是，截断伪影可在MR图像上产生假性层状影[36,37]。截断伪影在用只有几个像素层厚对高对比度结构进行MR成像中最为明显。截断伪影是由于该组织存在有在MR图像上不能精确再现的锐缘引起的，因为信号只能在限定的期间内采样。与重建物体的信号相比，截断伪影表现为相反信号强度的中央带状影，中央带状影的数量随该物体厚度之间像素数量的增加而增加。关节软骨在这种情况下，该伪影常见于脂肪抑制、T1加权的3D损毁梯度回波MR图像（在本章的后面将进行更详细的讨论），因为在该成像序列关节软骨与邻近结构形成高对比（图 19-4）。

MR伪影，特别是局部体积伪影，除了产生假性层状表现外，还会遮盖软骨的层次。当一个成像体素内含有两种不同信号强度的组织时，便会发生局部体积伪影。所产生的体素信号往往并不能代表其中某个组织的特征。在关节软骨的临床MR成像中，各组织学层次的厚度与MR成像体素的大小相比都较小。因此，常在一个体素内有软骨的多个组织学层次，并对这些不同层次的不同信号强度进行了平均，从而消去了该层的预期表现[39]。

总之，关节软骨的高分辨率MR图像可显示出多层次的表现，其可能与关节软骨的各组织学层面有关。在关节软骨出现明显形态改变之前，如果能发现这种多层次表现的变化，可为关节软骨退变和损伤后的生化改变和结构改变提供诊断线索。

## MR成像方法

许多研究评价了MR成像在发现关节软骨异常方面的应用价值，并提出了多种脉冲成像序列可用于发现关节软骨损伤。这些序列包括常规T1加权和T2加权自旋回波及二维和三维梯度回波（GE）序列、磁化传递对照序列、磁共振关节造影序列以及快速自旋回波和脂肪抑制序列。

T1加权常规自旋回波序列，由于它能清晰地显示解剖细节而且在关节软骨和软骨下骨之间能达到高的对比度，所以最早被推荐用于检查关节软骨的损伤[22,38-40]。软骨损伤表现为低强度局灶局、软骨面不规则、软骨内明显缺损，或这些表现的组合[22]（图19-5）。T1加权图像的主要缺点是关节液和关节软骨之间的对比度差[41]，最近研究发现，T1加权序列除对晚期软骨损伤敏感外对其他所有损伤的检测都不敏感[28,42]。

由于T2加权常规自旋回波MR图像上高信号强度的关节液可产生关节X线片样的效果并能把各种关节软骨异常显示为关节软骨自身的内在信号改变，所以曾主张的T2加权常规自旋回波MR图像[19,40,43,44]。

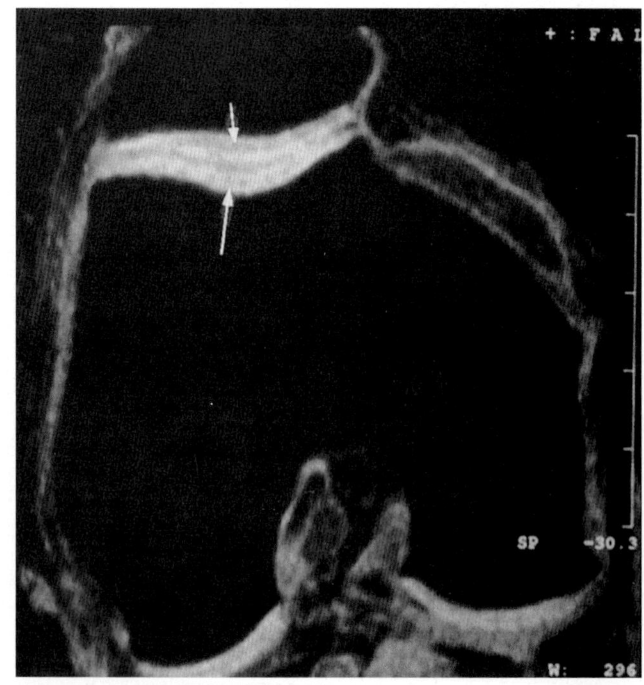


图 19-4 人类膝关节的横向脂肪抑制、T1加权的三维损毁梯度回波MR图像（TR/TE，50/11；翻转角，45°）。薄的低信号强度层集中位于髌软骨和股骨滑车软骨（箭头）内。这种表现为截断伪影。

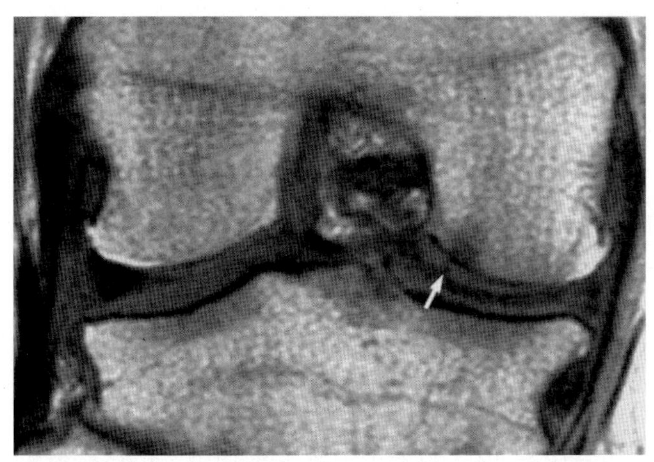

图 19-5　膝关节的冠状面 T1 加权（TR/TE, 690/15）自旋回波 MR 图像。在股骨内髁的关节软骨内可见局灶性缺损（箭头）。还可见其下邻骨髓内信号强度减小。

在一项应用 T2 加权常规自旋回波 MR 图像对 52 例膝关节进行的研究中，髌骨关节软骨的损伤主要是依据在中至低信号强度的背景关节软骨内出现了局灶性圆形或线性信号强度增高区而检出的（图 19-6）。局部外形异常对检查软骨损伤帮助不大，仅有一例软骨缺损是只依据软骨外形异常检出的。T2 加权自旋回波序列的缺点是信噪比差而且关节软骨和邻近软骨下骨及脂肪之间的对比度低。最近研究表明，T2 加权常规自旋回波序列检测关节软骨损伤的敏感性低[28,45]。

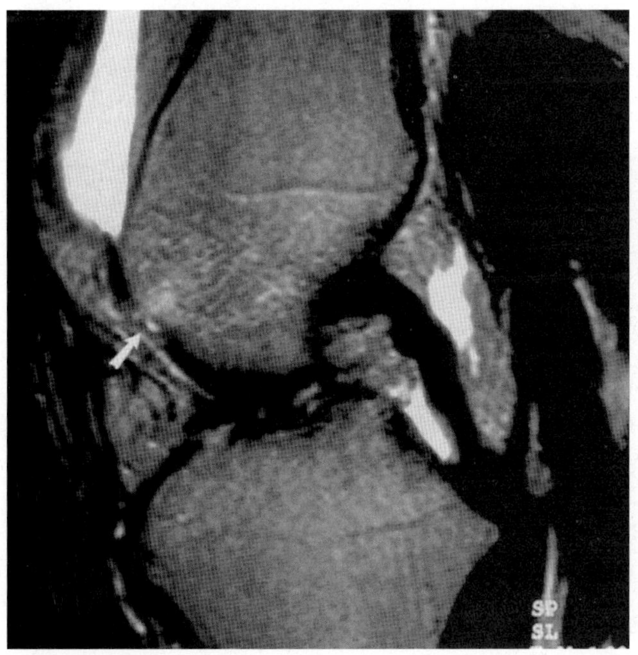

图 19-6　膝关节的矢状面 T2 加权（TR/TE，2200/80）常规自旋回波 MR 图像。局灶性信号强度增高区位于股骨滑车软骨内（箭头），表明是一处软骨缺损。在下邻骨髓内可见一处高信号强度区。

为了克服常规自旋回波 T2 加权序列信噪比差的缺点同时保持其关节 X 线片的效果，曾主张应用 T2 加权 GE（梯度回波）序列[20,21,46-48]。当进行 MRI 的 3D 序列检查时，这种序列还具有使薄的连续层面重组为几个平面的优点。在 T2 加权 GE 序列上，关节软骨表现为中等信号强度的结构，而关节液却增高了信号强度。采用这种方法时，主要依据软骨外形的不规整来诊断软骨损伤[20,48]，不过在一项研究中曾偶尔发现关节软骨重度损伤伴有信号强度的局部性缺失[20]。遗憾的是，尽管 T2 加权 GE 序列理论上有许多优点，但临床研究表明该序列对检测软骨损伤的敏感性低达 31%[21]。

MR 关节造影也曾建议作为关节软骨的一种评价方法[49-51]。进行 MR 关节造影时通常在关节内注射一种稀释的含钆二亚乙基三胺五乙酸（Gd-DTPA）溶液。这种方法可在 T1 加权像信号强度相对低的关节软骨和信号强度高的关节内造影剂之间产生明显的对比。MR 关节造影在尸体检查中已被证明，其在检测小至 1mm 的软骨人为损伤中是有用的，而且在临床膝关节检查中其对检测软骨损伤和骨软骨损伤的准确性非常高[50,51]（图 19-7）。应用该方法时，软骨缺损因软骨损伤内有 Gd-DTPA 造影剂蓄积而表现为高信号强度区。MR 关节造影与常规 MR 序列相比有一些明显的缺点，这些缺点限制了它的临床应用。首先，它把非侵入性检查变成一种侵入性操作，具有侵入性操作的所有伴发风险。其次，由于 MR 关节造影需要关节内注射造影剂，因此与常规 MRI 相比花费时间更多。使用 MR 关节造影时需要多次进行这种注射，因此不适于作为关节软骨退变或损伤进行手术或药物治疗时的一种连续监测方法。

检查关节软骨常用的另一种 MR 成像方法是磁化传递对比。磁化传递是发现大分子组织的一种对比形式。大分子中的氢原子与水中氢原子处于平衡状态，显示有与水的进动频率相重叠的宽广进动频率范围[52]。当在与水不同的共振频率上发出饱和前脉冲时，质子呈饱和状态，在图像上产生低信号[52,53]。关节软骨显示出巨大的磁化传递效应，因为关节软骨中含有大量大分子，如胶原和蛋白多糖[53]。一般认为胶原在关节软骨的磁化传递效应中起主要作用[53-56]，不过蛋白多糖也起一小部分作用[53]。关节液不显示

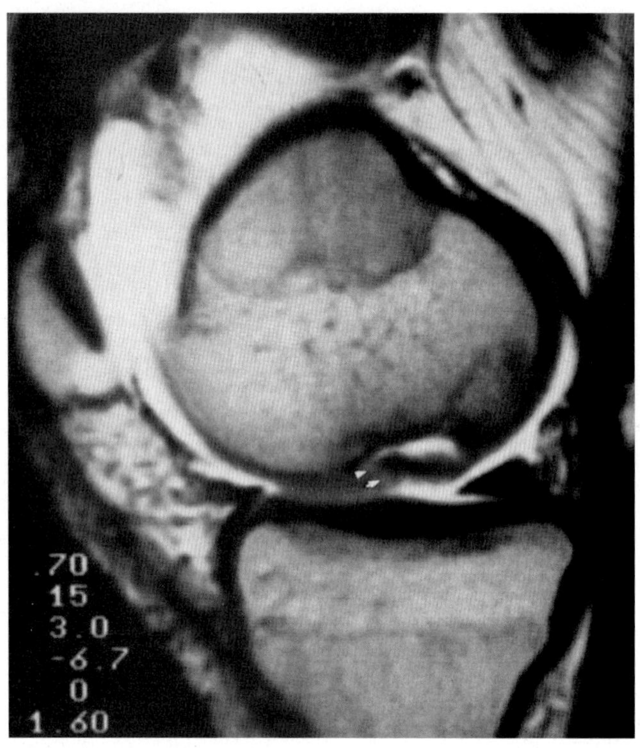


图 19–7 膝关节的矢状位 T1 加权（TR/TE，700/15）自旋回波 MR 关节成像图像。关节内的 Gd-DTPA 混合溶液含有造影剂，因此呈高信号强度，它清楚地标示出软骨缺损（箭头）并环绕在骨软骨碎片（三角箭头）周围。（Courtesy of J. Kramer, M.D., Vienna, Austria.）

任何磁化传递效应。因此，当应用磁化传递序列时，正常关节软骨的信号强度会降低，而对关节液的信号强度没有影响，因此增加了这两种组织之间的对比度[52]。当胶原含量减少时，例如在软骨退变时，磁化传递效应的降低会导致异常关节软骨的信号相对正常软骨而言有所增强。几项研究表明，磁化传递序列在检测关节软骨损伤方面具有很高的准确性（图 19–8），特别是当应用减影方法时[57,58]。遗憾的是，由于其数据采集时间长而且可能出现重合不良伪影，因而使该系列的临床应用受到限制。

临床上用于检测关节软骨损伤最多的两种MRI序列是快速自旋回波序列和脂肪抑制 T1 加权 3D 损毁梯度回波序列。快速自旋回波序列是自旋回波序列的派生序列。该序列应用多个重聚脉冲。多个重聚脉冲具有两个重要作用，可以增加快速自旋回波在评价关节软骨中的应用。首先，它们可导致邻近层面的磁化传递效应，如前所述，这样可提高关节软骨和邻近组织之间以及正常关节软骨和异常关节软骨之间的对比度[59]。此外，它们可在较短的时间内采集高分辨率的 MR 图像。研究表明，中等加权和 T2 加权快速自旋回波成像（加不加脂肪抑制均可）能准确检测出关节软骨异常[60–63]。采用这种方法时，关节软骨显示为一种中等信号强度的组织，而关节液则显示为高信号强度（图 19–9 和 19–10）。检测时关节软骨损伤，主要表现为信号强度增强区，

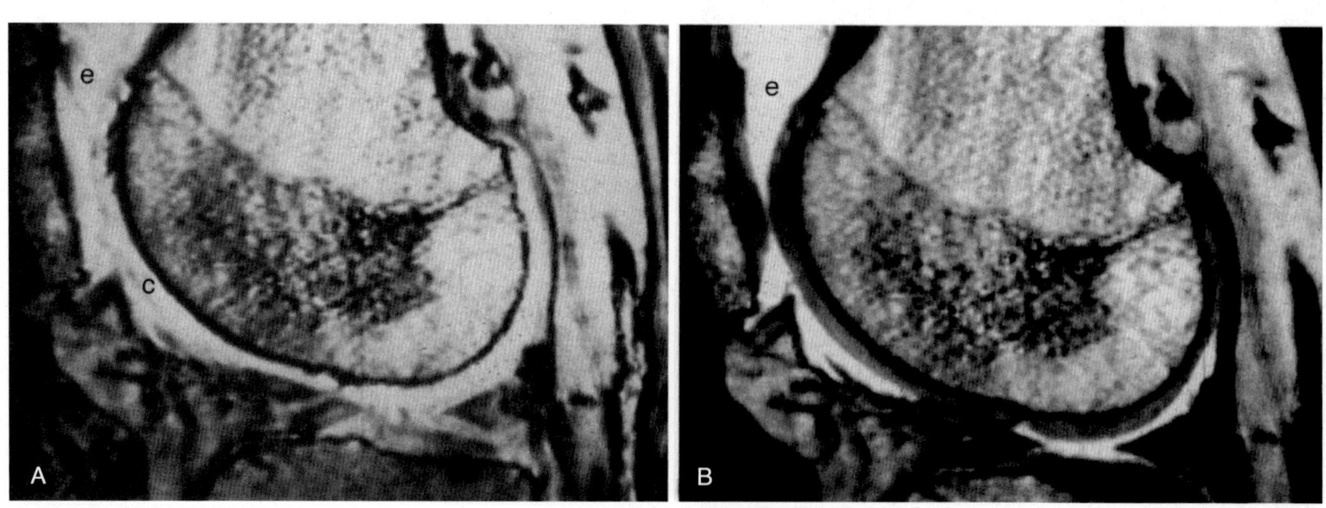


图 19–8 截肢膝关节的矢状位 MR 图像，事先在关节内注射了 55mL 盐水溶液以模拟关节积液。

A 常规 T2 加权三维梯度回波 MR 图像(TR/TE，60/7；翻转角，20° )显示，关节软骨（c）和关节液（e）之间的反差不大。

B 给成像序列加上脉冲饱和传递后，关节软骨（c）的信号强度明显减小，但对关节液（e）的影响很小。关节软骨与关节液界面处对比度的增加便能显示出关节软骨小的缺损灶。（From Peterfy CG,et al: Radiology 191:413,1994.）

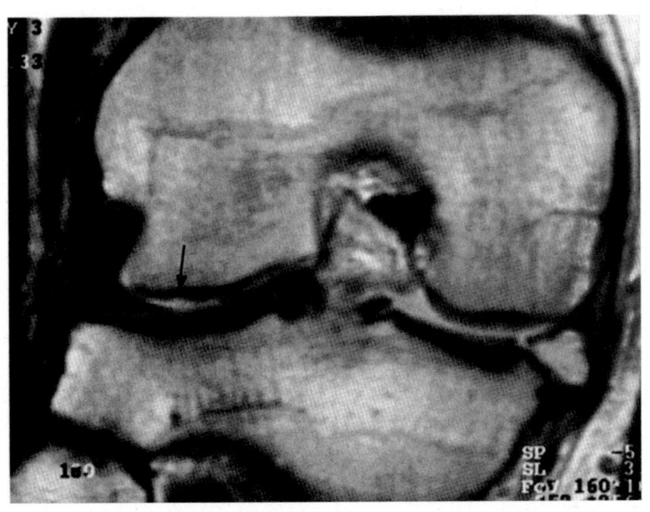

图 19-9 膝关节的冠状位中等加权（TR/TE，4000/15）快速自旋回波 MR 图像。关节液呈中等信号强度，大于关节软骨的信号强度。在股骨外侧髁有一处局灶性软骨缺损。（Courtesy of J. Kramer, M.D., Vienna, Austria.）

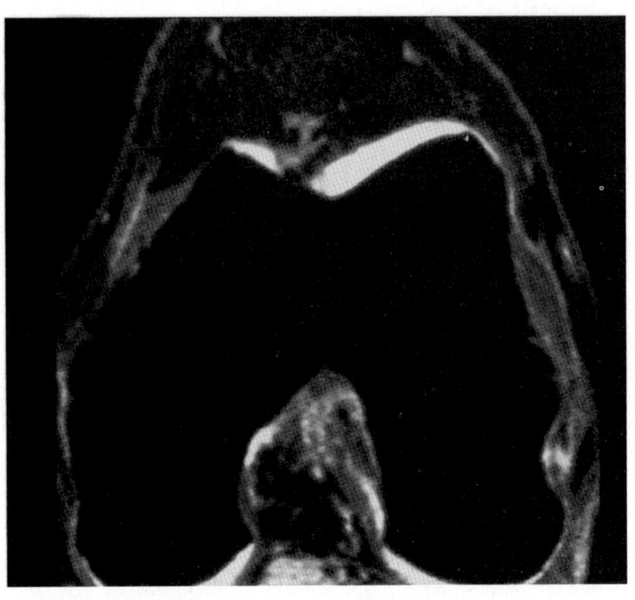

图 19-11 膝关节的横向脂肪抑制 T1 加权（TR/TE，47/10；翻转角,45° )3D 损毁梯度回波 MR 图像，显示出滑车外侧面有一处软骨全厚缺损。

而正常的关节周围软骨则表现为较低信号强度。一些研究表明，用快速自旋回波技术检测关节软骨异常的敏感性高达 94%[63]。

已证实能精确检测关节软骨异常的第二个序列是脂肪抑制 T1 加权 3D 损毁梯度回波序列[28,45,64,65]。由于用脂肪抑制技术能获得扩大的动态范围，所以有文献提倡用这种方法来检测关节软骨异常[66-68]。

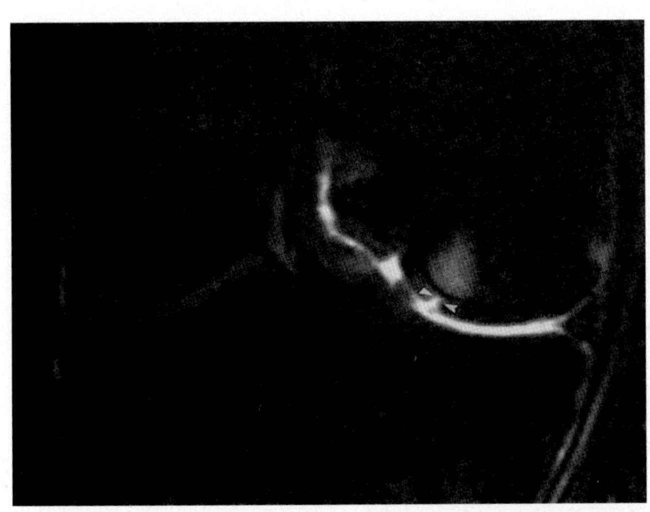

图 19-10 膝关节的冠状位脂肪抑制 T2 加权（TR/TE，3000/85）快速自旋回波 MR 图像，显示出在股骨内髁有一处局灶性缺损（三角箭头）。缺损内充盈有高信号强度的关节液。此外还可见下邻骨髓内的信号强度增强（与图 19-5 中是同一位患者）。

以前的一些研究发现，进行关节软骨损伤检测时用脂肪抑制序列比不用脂肪抑制的可比序列更好。脂肪抑制 T1 加权 3D 损毁梯度回波序列综合了脂肪抑制与 3D 技术的优点（共面分辨率优良，层厚小，而且可多平面重格式化没有图像失真）[28,45,64,65]。用这种 MR 成像方法，关节软骨与邻近组织相比显示为一种高信号强度的组织（见图 19-4）。检测时，关节软骨缺损主要表现为形态改变区而不是信号强度异常区[45,64,65]（图 19-11 和 19-12）。一些研究表明，用脂肪抑制 T1 加权 3D 损毁梯度回波序列检测关节软骨缺损的敏感度可高达 93%[65]。

应用脂肪抑制 T1 加权 3D 损毁梯度回波序列时，关节软骨的全层信号是均匀一致的。但是正如前面所述，截断伪影可在关节软骨中部产生低信号强度的假性层面。这种伪影不难辨认，而且不会影响关节软骨缺损的检测。其实，这种伪影有助于测定关节软骨缺损的深度，因为其总是位于中心处[45]。最初描述脂肪抑制 T1 加权 3D 损毁梯度回波序列的报道应用的参数使成像时间约为 10 分钟。近来对梯度强度的改进使成像时间更短。此外，应用选择性水激磁代替脂肪抑制可使成像时间进一步缩短，而且不损失对比度[69]（图 19-13）。

快速自旋回波序列和脂肪抑制 T1 加权 3D 损毁梯度回波序列，互相比较各有优点和缺点。快速自

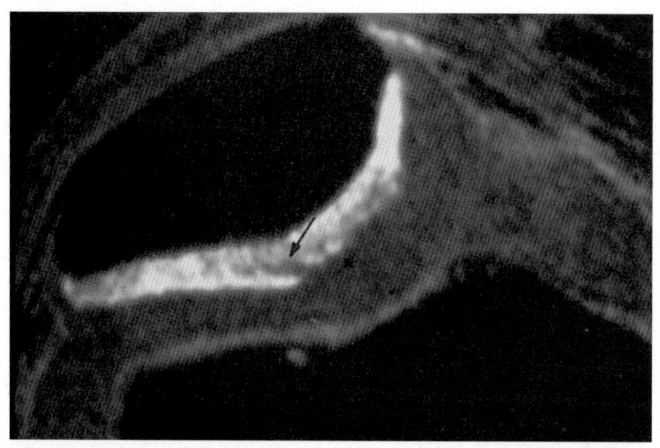

图19-12 膝关节的横向脂肪抑制T1加权（TR/TE，47/10；翻转角，45°）3D损毁梯度回波MR图像。在髌骨软骨的内侧面可见不规整和异常的信号强度，此外还有一块髌骨外侧软骨瓣（箭头）。（From Recht MP, et al:Radiology 198:209, 1996.）

旋回波序列可用于评价其他关节结构，如半月板和韧带，而脂肪抑制T1加权3D损毁梯度回波序列则仅限于关节软骨评价。因此，应用脂肪抑制T1加权3D损毁梯度回波序列可导致检查时间的延长和出片量的减少。这个缺点现在已不算什么问题了，因为该序列已可在大约5分钟内完成采集。快速自旋回波序列对磁化率伪影也不敏感，对于以前进行过关节镜检查或关节切开术的患者来说磁化率伪影可能是个不好处理的问题，因为手术器械会产生一些小的金属碎屑遗留在关节内。由于在具有不同磁化率（系指物体处于磁场中被磁化的程度）的两种物体的界面上磁场会发生扭曲，从而产生了磁化率伪影[70]。磁化率伪影会引起信号丢失，而且严重时还会使邻近组织的信号和结构完全消失。这个问题在检查曾进行手术来修补关节软骨损伤的患者时尤其要多加注意（见后面的讨论）。快速自旋回波序列的主要缺点是，它们是二维序列，因此与三维序列相比分辨率受限并有所降低。

正如前面所述，用快速自旋回波序列检测关节软骨缺损时，主要表现为局灶性信号异常区，而用脂肪抑制T1加权3D损毁梯度回波系列检测时则主要表现为局灶性形态改变。因此，某些损伤用其中一种序列可能比用另一种表现得更明显。例如一个关节软骨小裂隙，往往用快速自旋回波序列比用脂肪抑制T1加权3D损毁梯度回波序列更容易发现（图19-14）。相反，一个小的局灶性缺损，用脂肪抑制T1加权3D损毁梯度回波序列比用快速自旋回波序列更容易发现，特别是只有少量关节液时。因此，这两种序列在发现关节软损伤时常互为补充。

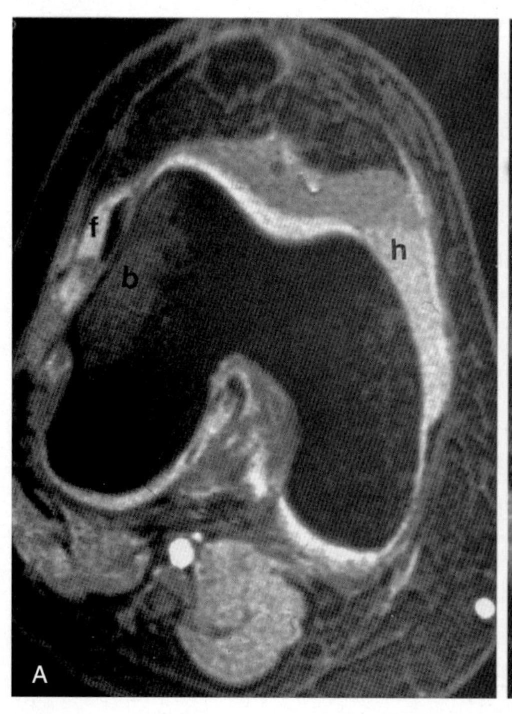


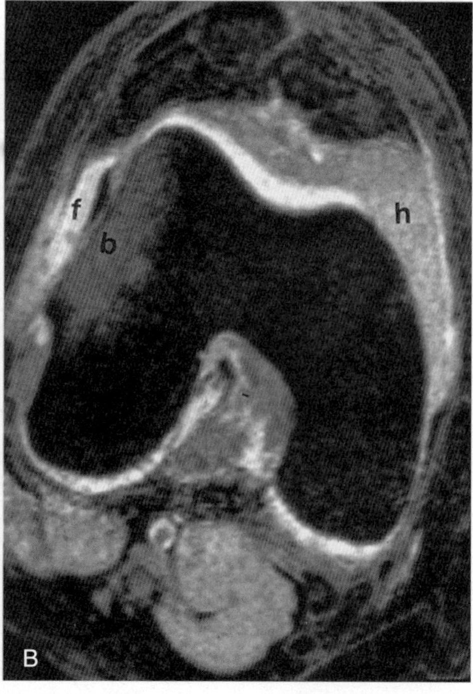


图19-13 髌骨脱位以及外侧沟有游离骨软骨碎片（f）、关节积血和股骨外侧髁骨挫伤（b）患者的膝关节横断位MR图像。水激磁T1加权（RT/TE，34/10；翻转角，30°）（A）和脂肪抑制T1加权（TR/TE，50/11；翻转角，45°）（B）3D损毁梯度回波图像。这两幅图像的对比度相似。B图像的采集时间约为10分钟，而A图像则不到6分钟。

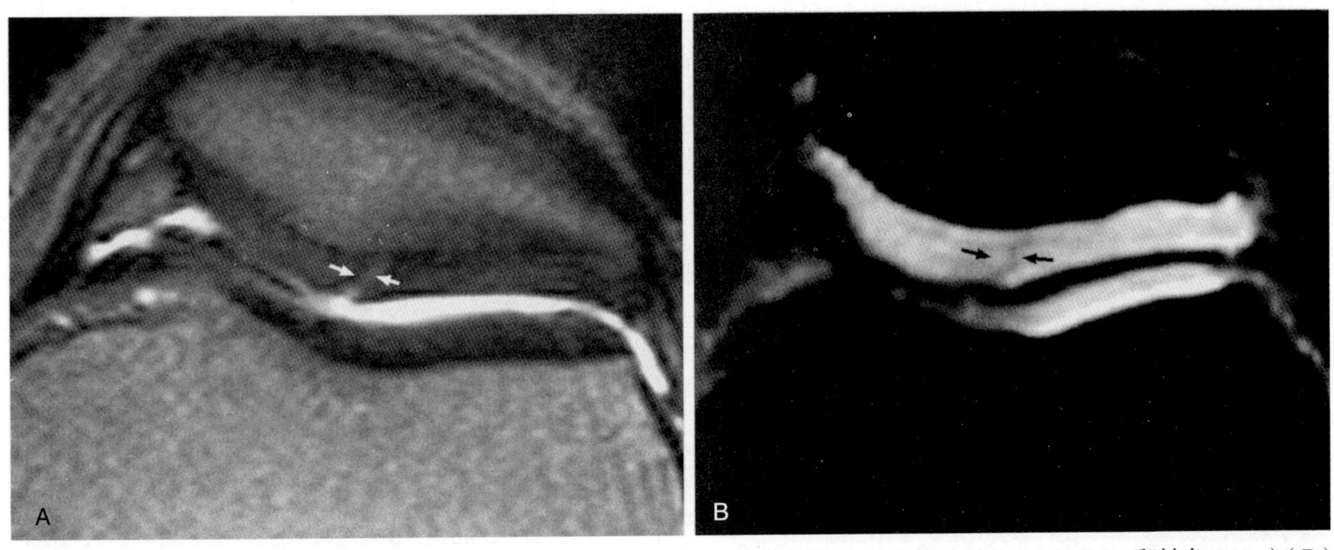


图 19–14　髌股关节的经轴位快速自旋回波（TR/TE，4000/96）（A）和水激磁 T1 加权（TR/TE，30/10；翻转角,30°　）（B）3D 损毁梯度回波图像。在髌骨软骨内有一裂隙（箭头）。两幅 MR 图像上都可看见此裂隙，但在快速 T2 加权图像上更明显，因为高信号强度的关节液已扩展到裂隙里。

## 第三节　异常关节软骨的 MR 成像

关节软骨异常是一种常见的临床病变。进行过骨MR成像和随后关节镜检查的患者中有2/3发现有关节软骨病理学改变，而且25%可见孤立性关节软骨损伤[45]。这些关节软骨损伤在临床上可能不易发现，常被误诊为半月板撕裂。因此在对膝关节进行的所有 MR 检查中都应包括一种软骨特异性序列，如快速自旋回波序列或脂肪抑制 T1 加权 3D 损毁梯度回波序列。关节软骨特异性序列在检查其他关节中也很有价值，而且曾在踝关节、盂肱关节、髋关节和肘关节的关节软骨异常中显示出重要作用。

### 一、关节软骨创伤性损伤

由创伤性损伤引起的关节软骨损伤，一般为单发性，边缘或锐角（图 19–15 和 19–16）。这种损伤通常由剪切力引起，可发生于关节软骨表面或发生在关节软骨的较深层。如果损伤累及关节软骨的深层，损伤一般表现为瓣状撕裂或局部软骨软化。创伤性损害往往是软骨全层厚撕裂或重度部分层厚撕裂。常见下邻骨髓的信号强度改变（见图 19–10），这种骨质信号改变是明确关节软骨损伤的有利征象。创伤性损伤可伴有关节内软骨或骨软骨游离体，这可引起膝关节交锁（locking）而且酷似半月板桶柄样撕裂。

MR成像也适用于骨软骨损伤的诊断和分级[50,71]。在这两种情况下，除了可检查关节软骨异常以外，MR 成像的主要作用是评价关节上方软骨的状况（见图 19–7）。不稳定性损伤指的是关节上方软骨撕裂或存在有原位或游离骨软骨碎片的损伤，往往需要手术处理，而稳定性损伤则可以保守治疗。据报道，带有关节软骨敏感序列的常规MR成像和MR关节造影均可用于关节软骨损伤的评价[50,71,72]。

### 二、骨关节炎

对骨关节炎的定义尚有争议。其实，骨关节炎可能不是一种单独的病种，而可能是许多种不同疾病的一个共有的病程阶段。最新的一项报道将骨关节炎定义为“一组相互重叠的不同疾病，它们的病因可不同，但都有相同的生物学、形态学和临床后果……最终发生关节软骨退变，伴关节表面出现纤维化、裂隙、溃疡和全层厚缺失”[73]。

骨关节炎的最早期改变，如软骨纤维化和小的局灶性软骨缺损，偶尔可在MR图像上看到（图 19–17），但由于大多数临床 MR 图像的分辨率比较低，所以常常不能辨认出来[74]。在骨关节炎的中期，MR 成像通常在关节对合面上可发现多个深度和大小不同的软骨变薄区（图 19–18 和 19–19）。与创伤性软骨损伤的锐角形边缘相比，关节软骨局灶性缺损往

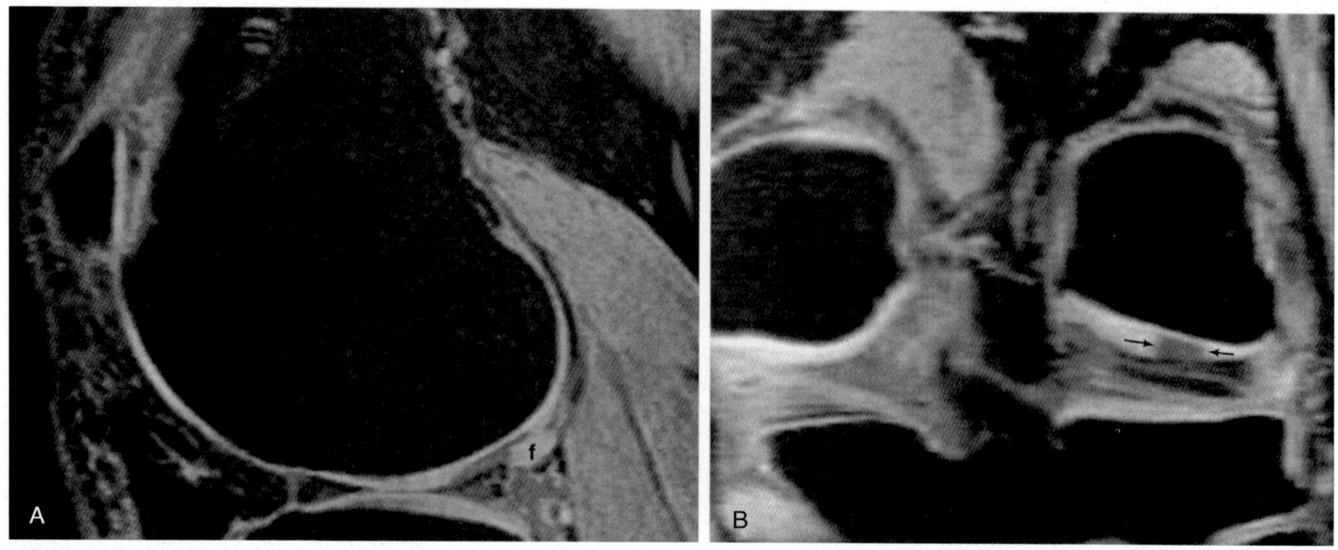


**图 19–15** 矢状位（A）和冠状位（B）重建水激磁 T1 加权（TR/TE，30/10；翻转角，30°）3D 损毁梯度回波图像，显示出股骨外侧髁内有一处急性关节软骨缺损（箭头）。在矢状位图像上可见移位的关节软骨碎片（f）。

往具有钝性边缘。此外还常发现骨关节炎的一些次要特征，如骨赘、软骨下骨囊肿和软骨下骨髓改变。

## 第四节 关节软骨的手术后 MR 成像

关节软骨的手术后 MR 成像的重要性随着这种手术更加广泛的应用而日益增大。手术后 MR 成像提出了一些特有的待解难题，这是因为关节内的金属件和碎屑可产生磁化率伪影。这种伪影在梯度回波序列（如脂肪抑制 T1 加权 3D 损毁梯度回波序列）比快速自旋回波序列更明显。膝关节软骨的两种最常用手术操作，是自体软骨细胞植入（ACI）和骨软骨自体移植（OAT，镶嵌体成形术）。

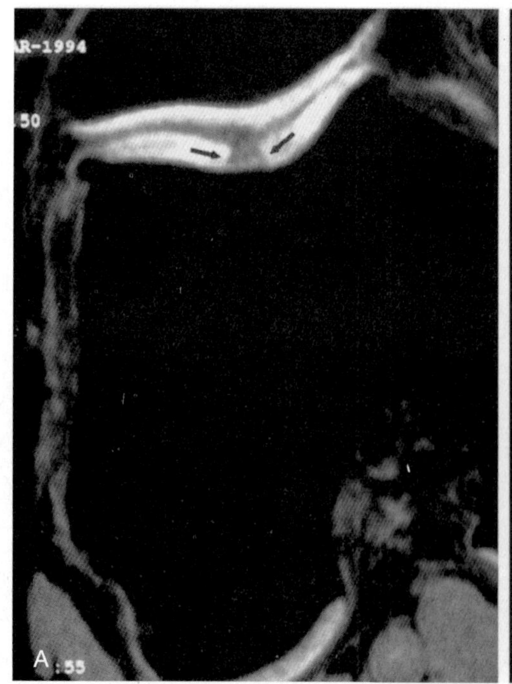


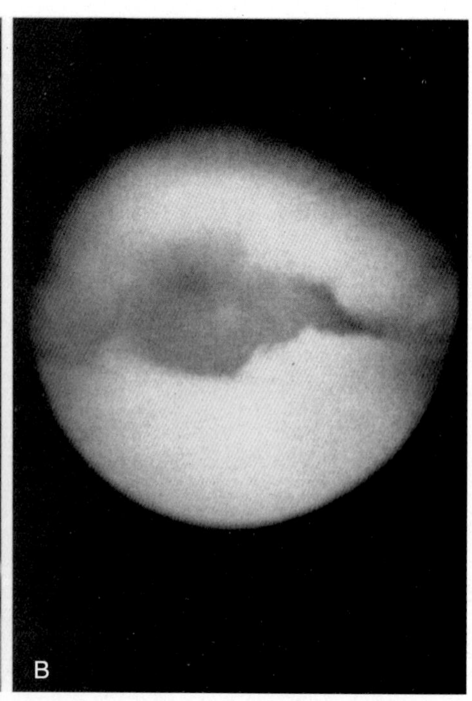


**图 19–16** 股骨外侧滑车软骨急性损伤（箭头）的经轴位脂肪抑制 T1 加权（TR/TE，47/10；翻转角，45°）3D 损毁梯度回波图像（A）和相应的关节镜影像（B）。可见关节软骨缺损的锐缘。（From Recht MP, et al: Radiology 198:209, 1996.）

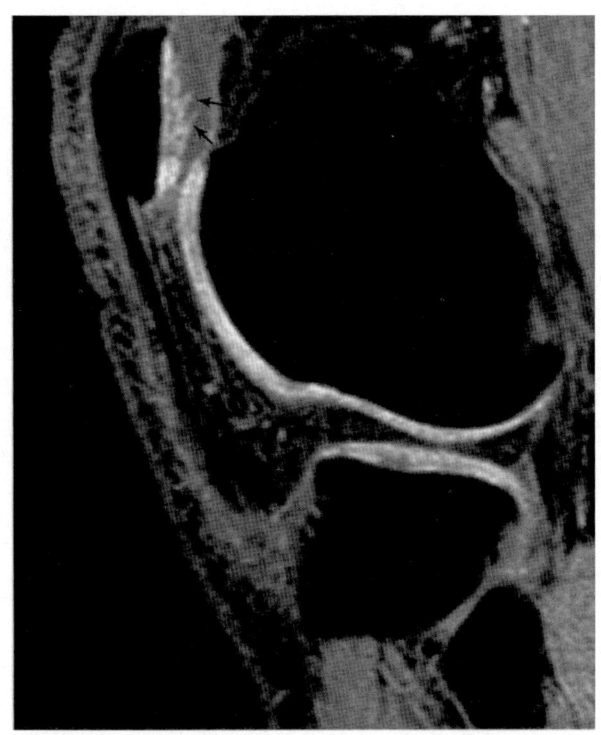

**图 19–17**　膝关节的矢状位水激磁 T1 加权（TR/TE，30/10；翻转角，30°）3D 损毁梯度回波图像。可见髌骨软骨的原纤维形成（箭头）。

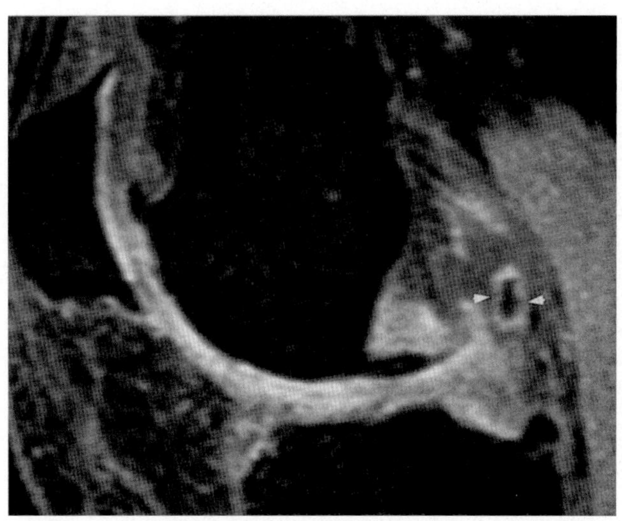

**图 19–18**　矢状位水激磁 T1 加权（TR/ TE，30/10；翻转角，30°）3D 损毁梯度回波 MR 图像显示关节软骨弥漫性变薄，并伴有骨赘形成和关节内游离体（三角箭头）。

自体软骨细胞植入（ACI）中用的软骨细胞取自膝关节相对不承重的部位，通常取自膝关节股骨内髁的较上部分[9]。然后让这些软骨细胞在体外生长几周。随后，进行关节切开术，在手术过程中对关节软骨损伤灶进行清创并覆盖以移植的骨膜瓣。这种方法的初期效果比较乐观[9]。

对自体软骨细胞植入（ACI）后的 MR 表现，已发表的研究报告尚未做全面论述。不过早期结果[75]表明，MR 可显示自体软骨细胞植入后修复组织的存在与否及其形态，以及这些修复组织内的病理学改变，如分层（图 19–20 和 19–21）。MR 成像表现

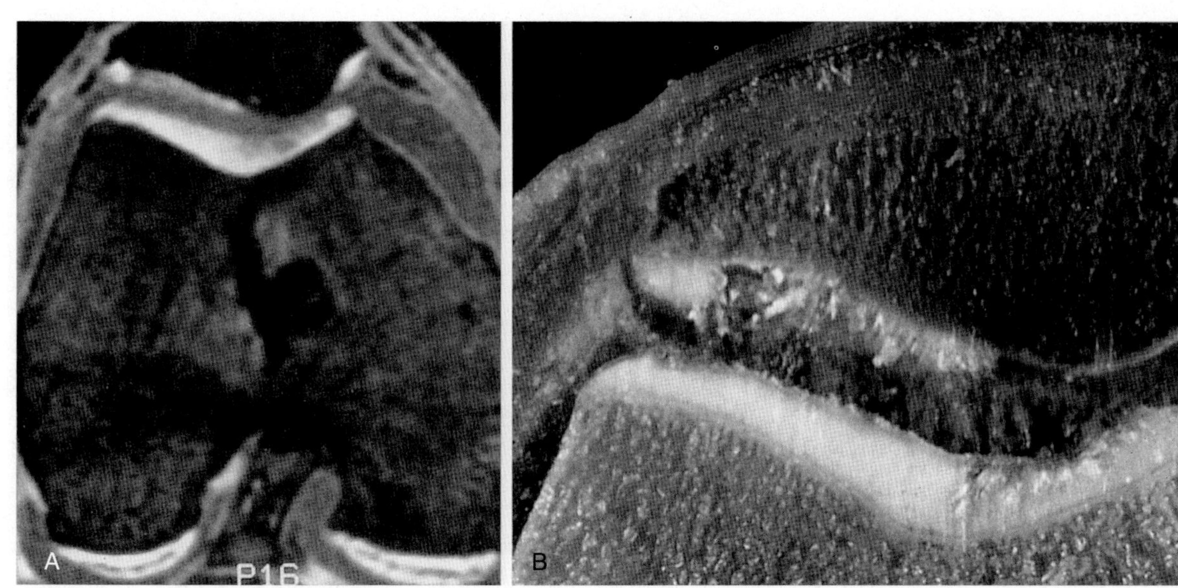


**图 19–19**　髌股关节的颈轴位脂肪抑制 T1 加权(TR/TE，52/10；翻转角，60°)3D 损毁梯度回波图像（A）和相应的大体标本照片（B）。在髌骨和股骨滑车软骨内都可见软骨变薄和缺损区。

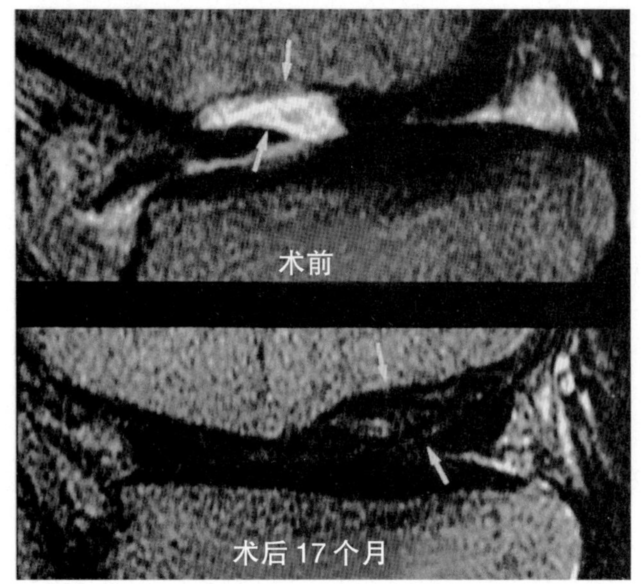


图 19-20 某患者膝关节的矢状位 T2 加权（TR/TE，2000/80）自旋回波 MR 图像，上图为术前图像，下图为自体软骨细胞植入后17个月的MR图像。术前图像显示出被关节液勾画出的全层厚软骨缺损区（箭头）。在术后图像上，缺损处已形成了修复组织（箭头）。（Courtesy of C.Winalski, M.D., Boston, Massachusetts.）

和组织学改变之间的相关性，以及 MR 成像表现和临床效果之间的相关性还有待明确。自体软骨细胞植入后的磁化率伪影是一个特别难以解决的问题，这可能与把骨膜瓣固定到位的缝合线有关。

在骨软骨自体移植（OAT）时[7,8,76]，骨软骨栓取自关节相对不承重的区域，通常为股骨外侧髁或髁间窝，然后移植到关节软骨缺损内（图 19-22）。填充关节软骨缺损所用的骨软骨栓数量，取决于缺损的大小和手术医生选定的留给骨软骨栓之间的间隙大小。骨软骨栓置入后要使其软骨面与周围软骨的软骨面在同一水平。可把骨软骨栓放置得与下面的骨髓齐平或者在骨软骨栓深部留出一定间隙。在这项操作后，行 MR 成像，以便验证移植的骨软骨栓及其与周围软骨和骨的关系，并可验证修复组织。MR 成像也能评价骨软骨栓的血管分布[77,78]（图 19-23 和 19-24）。与自体软骨细胞植入一样，MR 成像表现和临床及组织学效果之间的相关性也有待明确。骨软骨自体移植伴发的磁化率伪影，一般不明显。

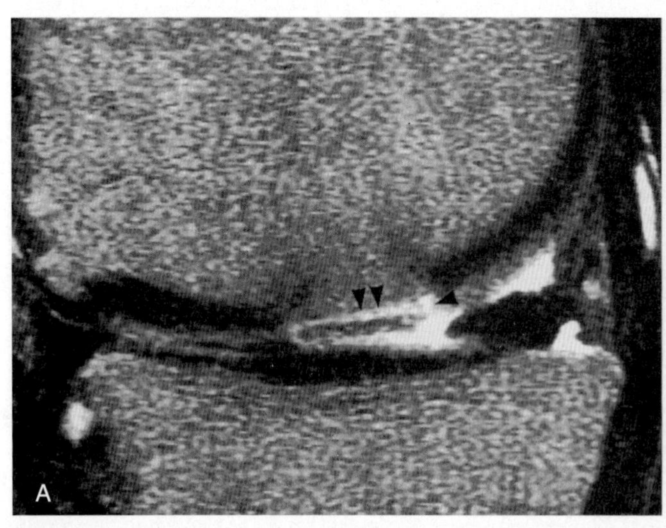


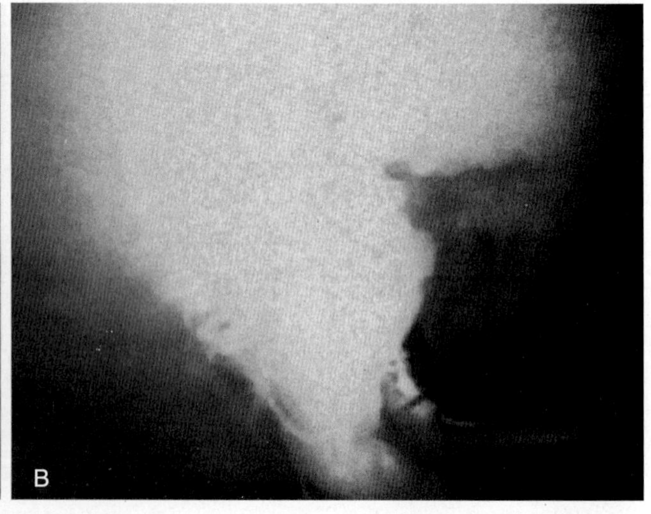


图 19-21 患者进行了自体软骨细胞植入术后的矢状位 T2 加权（TR/TE，2000/80）自旋回波 MR 图像（A）。在修复组织下可见高信号强度的关节液（三角箭头），其与位分层相一致。相应的关节镜检查影像（B）显示移植物的中部已分层，此时是一块不稳定的软骨瓣。（From Winalski CS, et al: Operative Techniques Sports Med 8:108,2000.）

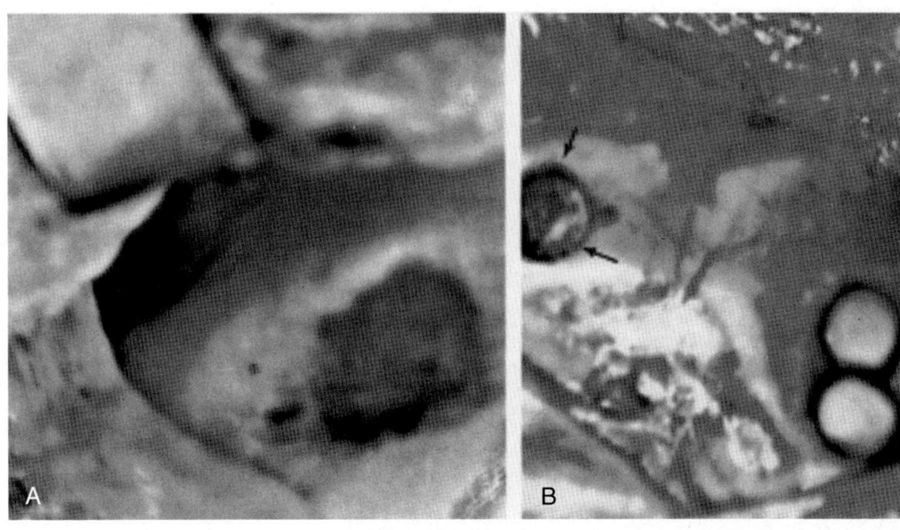

图19-22　显示骨软骨自体移植的术中图像。可见股骨内髁的关节软骨全层厚缺损(A)。在缺损内置入了3个骨软骨栓(B)。图中可见其中一个供体部位(箭头)。(参见卷后彩图)

## 第五节　定量MR成像

MR成像可用于评价关节软骨疾患的各种药物治疗和手术治疗效果。关节软骨厚度和体积的定量测定是这种评价的一个重要方面。

关节软骨体积可通过3D重建MR影像内包含有关节软骨的体素之和来测量[79]。体积分析相对来说不受分层平面的影响，而且其所需的空间分辨率要比厚度测量低[70]。几项研究表明，三维MR成像采集技术对大关节（如膝关节）和小关节（如掌指关节）的软骨体积都可以进行准确评估[80–83]。这种分析显示对正在治疗关节炎的患者连续测量关节软骨体积是有价值的。不过该方法通常很费时间。需要发明一些对关节软骨进行分段的更加自动化的方法，使这种仪器在临床上更有价值。

体积分析对局灶性关节软骨损伤可能不敏感，而且提供的关节软骨缺失的空间分布信息也很有限。绘制关节软骨厚度图可解决这些难题，但由于关节软骨厚度较小而且图像配准较困难，所以比体积分析更难以获取[80]。尽管如此，一些研究者仍根据MR图像测量了关节软骨厚度并制作了局部解剖图，并

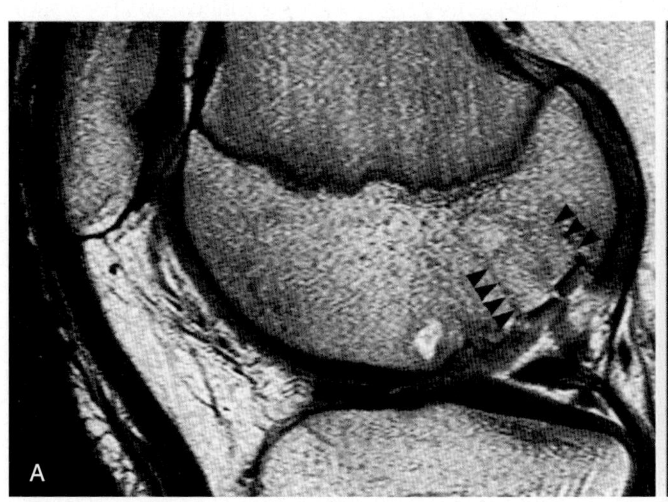

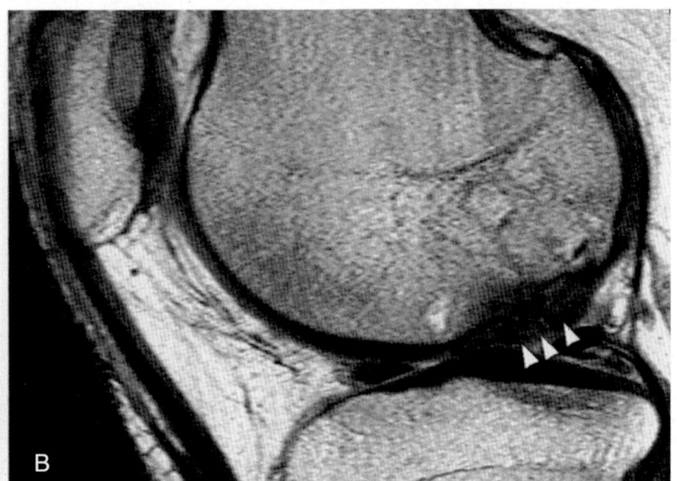

图19-23　膝关节骨软骨自体移植术后3个月（A）和40个月（B）的矢状位中度加权（TR/TE，4000/45）快速自旋回波MR图像。A图中缺损内的两个骨软骨栓已凹陷（三角箭头），导致骨和软骨面协调。B图中移植的骨软骨栓仍可辨认出来。已形成修复组织（三角箭头），与正常关节软骨相比，移植部位“高起”。

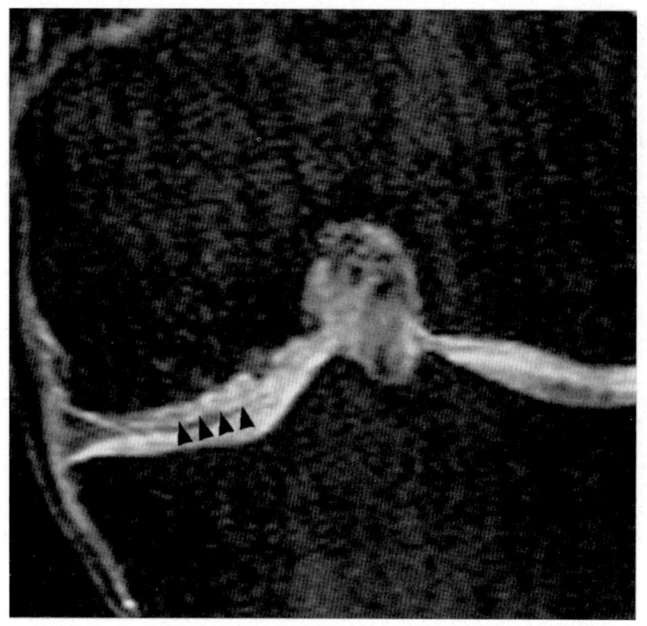

图 19-24 骨软骨自体移植术后 39 个月的冠状位脂肪抑制 T1 加权（TR/TE，50/11；翻转角,45°）3D 损毁梯度回波图像。修复组织已形成（三角箭头），而且与正常关节软骨的信号强度类似，不过仍可见修复组织面遗留的不平整。

进行了计算，结果显示数据是准确的[84,85]。和体积分析一样，要使关节软骨厚度图得到临床应用，还需要对这些方法做进一步的改进并使其自动化。

## 第六节 未来的研究方向

尽管某些 MR 序列对发现关节软骨损伤的敏感性很高，但是在信噪比和空间分辨率方面，目前应用的 MR 序列有明显的局限性。这些局限性妨碍了在关节软骨出现形态学改变之前早期发现其细微的结构变化和生化改变[74]。为克服这些局限性，正在研发一些其他技术来评价关节软骨的早期异常。其中的每一种技术都利用了 MR 图像对关节软骨结构和生化改变很敏感的优点。关节软骨退变早期的特征是蛋白多糖的浓度、大小和聚合有所减小而水含量却有所增加[18,86]。在关节软骨退变的早期胶原含量保持不变，但胶原纤维的高度有序结构已受到破坏[18]。新的 MR 成像技术试图检测到这些特异性改变。这些方法中最有发展前景的四种是弛豫率测量、对比剂成像、散射成像和短 TE（回波时间）成像。

弛豫率测量试图通过量化T1和T2弛豫率的改变来显示组织特征。为了评价关节软骨，已对T2数值的测量进行了很广泛的研究。正如前面所述，T2数值穿在关节软骨厚度两端会有不同[32]。T2 弛豫率的这种改变可能受关节软骨内水含量、胶原纤维走向和胶原三维结构的影响[33,87]。因此，预计是这些性质的改变引起了 T2 弛豫率的改变。此外，因为这些形态学改变发生在退变早期，所以 MR 成像能对病变的早期阶段进行监测。一项对自愿者髌骨软骨的 T2 空间变化进行的研究证实，其有分层表现，而且朝关节面方向 T2 数值逐渐增加[88]。在一位关节镜检查证实有关节软骨损伤的患者中，发现 T2 数值有明显的异质性，而且与正常志愿者相比其T2数值有所增加。T2数值的这种改变可能与以下因素有关：“关节软骨退变增加了软骨的渗透性，导致关节软骨水含量伴随增加，而且可能由于对胶原－蛋白多糖基质损伤使其丧失了双折射性”[88]。最近一项研究[89]用一个局部梯度线圈获得了高分辨率的临床 MR 图像，该报道也发现关节软骨损伤的 T2 数值与正常关节软骨相比有明显的改变（图19-25）。其他一些研究表明，关节软骨过渡层内T2数值的改变与老化有关，而且这些衰老性改变似乎与关节软骨损伤有关的异常不同[90]。这些研究有希望证明弛豫率测量可能是研究关节软骨早期退变的有效手段。

蛋白多糖含量的改变是关节软骨退变的一种早期表现，现已研发了几种 MR 方法来测量蛋白多糖的改变。最有希望的一种方法要使用一种阴离子对比剂（Gd-DTPA）。蛋白多糖含有多条由带负电荷的葡糖胺聚糖（GAG）构成的侧链，负电荷会阻止阳离子穿进关节软骨内。在关节软骨损伤部位，可继发于蛋白多糖（和葡糖胺聚糖）的减少产生负电荷数量的下降。因为这种对比剂（即 Gd-DTPA）带负电荷，所以有理由认为，在关节内或静脉内注射这种对比剂后的平衡状态下，关节软骨内的对比剂浓度与葡糖胺聚糖的浓度成反比。因此在关节软骨退变区（此处的 GAG 浓度较低），渗透到软骨内的对比剂量要比健康完好的关节软骨内的量大。在体外研究和小量临床研究中都发现有这种关系[91-94]。如果在大规模研究中得到证实，这次技术将是发现关节软骨早期退变的一种有效方法。

扩散是营养物质和废弃物进出关节软骨的主要输送手段[95,96]，而且治疗药物也必须通过这种方式进入关节软骨。扩散成像技术可检测关节软骨内水分扩散的改变，而且这种扩散取决于局部组织结构。由于MR成像对运动具有内在敏感性，所以能测绘出局部组织的扩散系数。有文献曾对关节软骨的扩散系数分

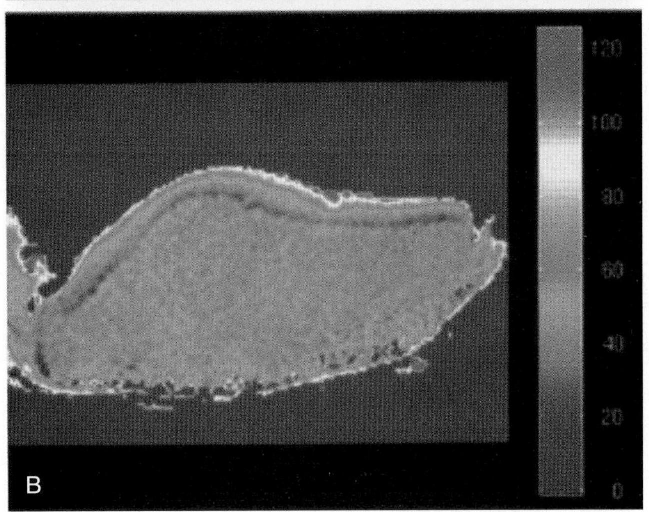


**图19-25**　用局部梯度线圈在髌骨标本上获得的MR弛豫图像。由正常关节软骨区获得的MR图像（A）和由异常关节软骨区获得的MR图像（B）。刻度单位是毫秒（ms）。关节软骨异常清晰可见。（From Frank LR, et al: Radiology, 210: 241,1999.）（参见卷后彩图）

布图进行过计算[97,98]，表明该图反映了关节软骨的空间异质性。一项研究测量了正常腓肠软骨和经胰蛋白酶消化的软骨（该软骨去除了蛋白多糖和非胶原蛋白）中的扩散，发现水的扩散量在经胰蛋白酶消化的软骨标本中有所增加[99]。一项应用局部梯度线圈和标准临床扫描仪的报道发现，在髌软骨的切除标本内出

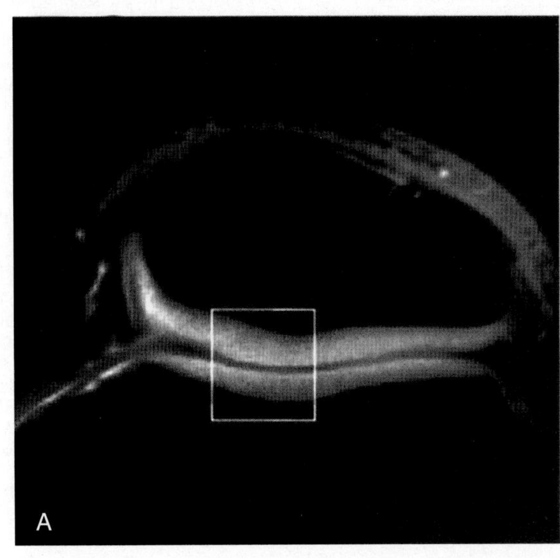


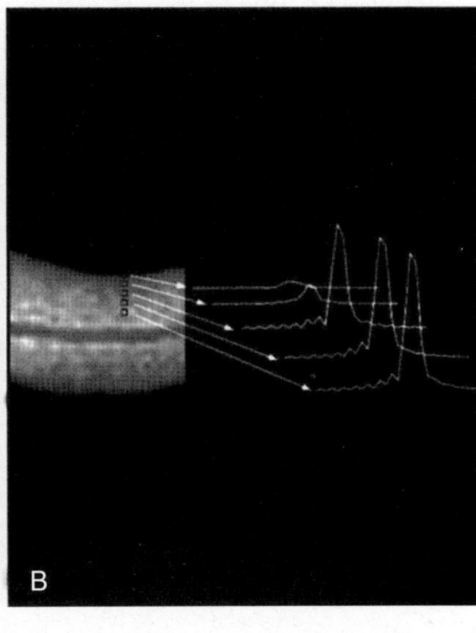


**图 19-26**　应用半脉冲激磁获得超短回波时间的分光镜投照重建技术。一名25岁健康志愿者的髌股关节的横断面MR图像：水频率上的图像（A），由A中方框内切取的关节软骨的放大图像及相应的光谱（B）。朝向软骨与骨界面的峰值面积减少表明水含量减少，谱线宽度的增加，提示T2弛豫时间更短。（From Gold G, et al:AJR 170: 1223, © 1998, American Roentgen Ray Sociery.）

现了空间变化，而且关节软骨局灶性损伤内的扩散系数与正常关节软骨的扩散系数不同[89]。

胶原纤维在关节软骨内的高度有序排列，导致某一种成分的MR信号具有很短的T2值[87]。为使关节软骨的这种成分成像显示，必须使用很短的回波时间，数量级为150μs。为使关节软骨的这种成分成像曾研发了一些专门的技术，如投照技术[100]，而且一项研究表明，它在发现关节软骨损伤方面优于标准的3D梯度回波成像[101]。这项成果的延伸是将分光镜检查与超短TE成像结合在一起。采用这种方法，可以对关节软骨的不同光谱成分有效地进行成像[102,103]（图19-26）。这种技术可发现关节软骨退变早期在形态学改变之前发生的化学变化。

## 小 结

由于关节软骨损伤和退变的流行多发以及关节软骨损伤新的手术和药物治疗方法的发明，因而增加了关节软骨MR成像的重要意义。快速自旋回波和脂肪抑制T1加权3D损毁梯度回波序列都已表明对发现关节软骨损害具有优良的敏感性。不过，关节软骨的早期退变不能用这些方法进行可能的成像。一些对关节软骨退变早期发生的细微结构改变和生化改变敏感的新MR成像方法正在研发中，这些技术大有希望能在宏观形态学改变出现之前早期发现这类改变。

（李世民 王学谦 刘林 译 李世民 校）

## 参考文献


1. Kelsey JL, Hochberg MC: Epidemiology of chronic musculoskeletal disorders. Annu Rev Public Health *9*:379, 1988.
2. Centers for Disease Control: Arthritis prevalence and activity limitations—United States, 1990. MMWR *43*:433, 1994.
3. Cooper C: Occupational activity and the risk of osteoarthritis. J Rheumatol *22*:10, 1995.
4. Praemer A, Furner S, Rice DP (Eds): Musculoskeletal conditions in the United States. Arthritis Rheum *33*:750, 1990.
5. Convery FR, Meyers MH, Akerson WH: Fresh osteochondral allografting of the femoral condyle. Clin Orthop *273*:139, 1991.
6. Bert JM: Role of abrasion arthroplasty and debridement in the management of osteoarthritis of the knee. Rheum Dis Clin North Am *19*:725, 1993.
7. Hangody L, Karpati Z, Sukosd L: Autogenous osteochondral mosaic technique. Rev Osteol *3*:70, 1996.
8. Laszlo H, Kish G, Karpati Z, Eberhardt R: Osteochondral plugs: Autogenous osteochondral mosaicplasty for the treatment of focal chondral and osteochondral articular defects. Op Tech Orthop 7:312, 1997.
9. Brittberg M, Lindahl A, Nilsson A, et al: Treatment of deep cartilage defects in the knee with autologous chondrocyte transplantation. N Engl J Med *331*:889, 1994.
10. Mankin HJ, Buckwalter JA: Restoration of the osteoarthritic joint. J Bone Joint Surg Am *78*:1, 1996.
11. Ghosh P, Wells C, Smith M, Hutadiolok N: Chondroprotection, myth or reality: An experimental approach. Semin Arthritis Rheum *19*:3, 1990.
12. Howell DS, Altman RD: Cartilage repair and conservation in osteoarthritis. Rheum Dis Clin North Am *19*:713, 1993.
13. Mankin HJ, Brandt KD: Biochemistry and metabolism of articular cartilage in osteoarthritis. *In* RW Moskowitz, DS Howell, VM Goldberg, HJ Mankin (Eds): Osteoarthritis. 2nd Ed. Philadelphia, WB Saunders, 1992, p 109.
14. Buckwalter JA, Mankin HJ: Articular cartilage. I. Tissue design and chondrocyte matrix interactions. J Bone Joint Surg Am *79*:600, 1997.
15. Akeson WH, Amiel DA, Gershuni DH: Articular cartilage physiology and metabolism. *In* D Resnick (Ed): Diagnosis of Bone and Joint Disorders. 3rd Ed. Philadelphia, WB Saunders, 1995, p 769.
16. Buckwalter JA, Mow VC: Cartilage repair in osteoarthritis. *In* RW Moskowitz, DS Howell, VM Goldberg, HJ Mankin (Eds): Osteoarthritis. 2nd Ed. Philadelphia, WB Saunders, 1992, p 71.
17. Benninghoff A: Form und Bau der Gelenkknorpel in ihren Beziehungen zur Funktion. Anat Entwicklungsgesh *76*:43, 1925.
18. Buckwalter JA, Mankin HJ: Articular cartilage. II. Degeneration and osteoarthrosis, repair, regeneration, and transplantation. J Bone Joint Surg Am *79*:612, 1997.
19. Wojtys E, Wilson M, Buckwalter K, et al: Magnetic resonance imaging of knee hyaline cartilage and intraarticular pathology. Am J Sports Med *15*:455, 1987.
20. Tyrrell RL, Gluckert K, Pathria M, Modic MT: Fast three-dimensional MR imaging of the knee: Comparison with arthroscopy. Radiology *166*:865, 1998.
21. Speer KP, Spritzer CE, Goldner JL, Garrett WE: Magnetic resonance imaging of traumatic knee articular cartilage injuries. Am J Sports Med *19*:396, 1991.
22. Hayes CW, Sawyer RW, Conway WF: Patellar cartilage lesions: In vitro detection and staging with MR imaging and pathologic correlation. Radiology *176*:479, 1990.
23. Leher KB, Recht HP, Gmeinwieser JK, et al: Structure, function and degeneration of bovine hyaline cartilage: Assessment with MR imaging in vitro. Radiology *188*:219, 1989.
24. Modl JM, Sether LA, Haughton VM, Kneeland JB: Articular cartilage: Correlation of histologic zones with signal intensity at MR imaging. Radiology *181*:853, 1991.
25. Paul PK, Jasani MK, Sebob D, et al: Variation in MR signal intensity across normal human knee cartilage. J Magn Reson Imaging *3*:569, 1993.
26. Monson NL, Haughton VM, Modl JM, et al: Normal and degenerating articular cartilage in vitro correlation of MR imaging and histologic findings. J Magn Reson Imaging *2*:41, 1992.
27. Fry ME, Jacoby RK, Hutton CW, et al: High-resolution magnetic resonance imaging of the interphalangeal joints of the hand. Skeletal Radiol *20*:273, 1991.
28. Recht MP, Kramer J, Marcelis S, et al: Abnormalities of articular cartilage in the knee: Analysis of available MR techniques. Radiology *187*:473, 1993.
29. Rubenstein JD, Kim JK, Morava-Protzner I, et al: Effects of collagen orientation of MR imaging characteristics of bovine articular cartilage. Radiology *188*:219, 1993.
30. Waldschmidt JG, Rilling RJ, Kajdacsy-Balla AA, et al: In vitro and in vivo MR imaging of hyaline cartilage: Zonal anatomy, imaging pitfalls, and pathologic conditions. Radiographics *17*:1387, 1997.
31. Rubenstein JD, Kim JK, Henkelman RM: Effects of compression and recovery on bovine articular cartilage: Appearance on MR images. Radiology *201*:843, 1996.
32. Goodwin DW, Dunn JF: High-resolution magnetic resonance imaging of articular cartilage: Correlation with histology and pathology. Top Magn Reson Imaging *6*:337, 1999.
33. Goodwin DW, Zhu H, Dunn JF: In vitro MR imaging of hyaline cartilage: Correlation with scanning electron microscopy. AJR *174*:405, 2000.
34. Xia Y: Relaxation anisotropy in cartilage by NMR microscopy (μMRI) at 14 μm resolution, Magn Reson Med *39*:941, 1998.
35. Erickson SJ, Prost RW, Timins ME: The "magic angle" effect: Background physics and clinical relevance. Radiology *188*:219, 1993.
36. Frank LR, Brossman J, Buxton RB, Resnick D: MR imaging truncation artifacts can create a false laminar appearance in cartilage. AJR *168*:547, 1997.
37. Erickson SJ, Waldschmidt JG, Czervionke LF, Prost RW: Hyaline cartilage: Truncation artifacts as a cause of trilaminar appearance with fat-suppressed three-dimensional spoiled gradient-recalled sequences. Radiology *201*:260, 1996.
38. Conway WF, Hayes CW, Laughran T, et al: Cross sectional imaging of the patellofemoral joint and surrounding structures. Radiographics *11*:195, 1991.
39. Karvonen RL, Negendank WG, Fraser SM, et al: Articular cartilage defects of the knee: Correlation between magnetic resonance imaging and gross pathology. Ann Rheum Dis *49*:672, 1990.
40. Yulish BS, Montanez J, Goodfellow DB, et al: Chondromalacia patellae: Assessment with MR imaging. Radiology *164*:763, 1987.
41. Hayes CW, Conway WF: Evluation of articular cartilage: Radiographic and cross-sectional imaging techniques. Radiographics *12*:409, 1992.
42. Hodler J, Berthiaume MJ, Schweitzer ME, Resnick D: Knee joint hyaline cartilage defects: A comparative study of MR and anatomic sections. J Comput Assist Tomogr *16*:597, 1992.
43. McCauley TR, Kier R, Lynch KJ, Joki P: Chrondromalacia patellae: Diagnosis with MR imaging. AJR *158*:101, 1992.
44. Spritzer CE, Vogler JB, Martinez S, et al: MR imaging of the knee:

Preliminary results with a 3DFT GRASS pulse. AJR *150*:597, 1988.
45. Disler DG, McCauley TR, Kelman CG, et al: Fat-suppressed three-dimensional spoiled gradient-echo MR imaging of hyaline cartilage defects in the knee: Comparison with standard MR imaging and arthroscopy. AJR *167*:127, 1996.
46. Reiser MF, Bongartz G, Eriemann R, et al: Magnetic resonance in cartilaginous lesions of the knee joint with three-dimensional gradient-echo imaging. Skeletal Radiol *17*:465, 1988.
47. Heron CW, Calvert PT: Three-dimensional gradient-echo MR imaging of the knee: Comparison with arthroscopy in 100 patients. Radiology *183*:839, 1992.
48. Deutsch AL: Osteochondral injuries of the talar dome. *In* AL Deutsch, JH Mink, R Kerr (Eds): MRI of the Foot and Ankle. New York, Raven Press, 1992, p 111.
49. Gylys-Morin VM, Hajek PC, Sartoris DJ, Resnick D: Articular cartilage defects: Detectability in cadaver knees with MR. AJR *148*:1153, 1987.
50. Kramer J, Stiglbauer R, Engel A, et al: MR contrast arthrography (MRA) in osteochondrosis dissecans. J Comput Assist Tomogr *16*:254, 1992.
51. Kramer J, Recht MP, Imhof H, Engel A: MR contrast arthrography (MRA) in assessment of cartilage lesions. J Comput Assist Tomogr *18*:218, 1994.
52. Wolff SD, Chesnick S, Frank JA, et al: Magnetization transfer contrast: MR imaging of the knee. Radiology *179*:623, 1991.
53. Gray ML, Burstein D, Lesperance LM, Gehrke L: Magnetization transfer in cartilage and its constituent macromolecules. Magn Reson Med *34*:319, 1995.
54. Kim DK, Ceckler TL, Hascall VC, et al: Analysis of water-macromolecule proton magnetization transfer in articular cartilage. Magn Reson Med *29*:211, 1993.
55. Seo GS, Aoki J, Moriya H, et al: Hyaline cartilage: In vivo and in vitro assessment with magnetization transfer imaging. Radiology *201*:525, 1996.
56. Lesperance LM, Gray ML, Burstein D: Effect of collagen concentration and structure on MT in hydrated collagen and cartilage [abstract]. *In* Proceedings of the Society of Magnetic Resonance in Medicine. Berkeley, Calif, Society of Magnetic Resonance in Medicine, 1993, p 1107.
57. Brown SM, Schneider E, Song S, et al: Saturation transfer: A new technique to detect articular cartilage defects in the knee [abstract]. *In* Proceedings of the Society of Magnetic Resonance in Medicine 1992. Berkeley, Calif, Society of Magnetic Resonance in Medicine, 1992, p 324.
58. Peterfy CG, Majumdar S, Lang P, et al: MR imaging of the arthritic knee: Improved discrimination of cartilage, synovium, and effusion with pulsed saturation transfer and fat-suppressed T1-weighted sequences. Radiology *191*:413, 1994.
59. Yao L, Gentili A, Thomas J: Incidental magnetization transfer contrast in fast spin-echo imaging of cartilage. J Magn Reson Imaging *1*:180, 1996.
60. Potter HG, Linlater JM, Allen AA, et al: MR imaging of articular cartilage in the knee: A prospective evaluation utilizing fast spin-echo imaging. J Bone Joint Surg Am *80*:1276, 1998.
61. Sonin AH, Roychowdhury S, Fonner BT, Fitzgerald SW: Grading the articular cartilage of the patellofemoral joint with a double-echo spin-echo sequence pair [abstract]. *In* Fifth Scientific Meeting. International Society of Magnetic Resonance in Medicine, 1997, p 341.
62. Broderick LS, Turner DA, Renfrew DL, et al: Severity of articular cartilage abnormality in patients with osteoarthritis: Evaluation with fast spin-echo MR vs arthroscopy. AJR *162*:99, 1994.
63. Bredella MA, Tirman PFJ, Peterfy CG, et al: Accuracy of T2-weighted fast spin-echo MR imaging with fat saturation in detecting cartilage defects in the knee: Comparison with arthroscopy in 130 patients. AJR *172*:1073, 1999.
64. Recht MP, Piraino DW, Paletta GA, et al: Accuracy of fat-suppressed three-dimensional spoiled gradient-echo FLASH MR imaging in the detection of patellofemoral articular cartilage abnormalities. Radiology *198*:209, 1996.
65. Disler DG, McCauley TR, Wirth CR, Fuchs MD: Detection of knee hyaline cartilage defects using fat-suppressed three-dimensional spoiled gradient-echo MR imaging: Comparison with standard MR imaging and correlation with arthroscopy. AJR *165*:377, 1995.
66. Konig H, Sauter R, Deimling M, Vogt M: Cartilage disorders: Comparison of spin-echo, CHESS, and FLASH sequence MR images. Radiology *164*:753, 1987.
67. Totterman S, Weiss SL, Szumowski J, et al: MR fat suppression technique in the valuation of normal structures of the knee. J Comput Assist Tomogr *13*:473, 1989.
68. Chandnani VP, Ho C, Chu P, et al: Knee hyaline cartilage evaluated with MR imaging: A cadaveric study involving multiple imaging sequences and intraarticular injection of gadolinium and saline solution. Radiology *178*:557, 1991.
69. Hardy PA, Recht MP, Piraino D: Fat suppressed MRI of articular cartilage with a spatial-spectral excitation pulse. J Magn Reson Imaging *8*:1279, 1998.
70. Jiang Y, Peterfy CG, Zhao JJ, et al: Magnetic resonance imaging in osteoarthritis. Osteoarthritis Clin Exp Aspects 268, 1999.
71. DeSmet AA, Fisher DR, Graf BK, Lange RH: Osteochondritis dissecans of the knee: Value of MR imaging in determining lesion stability and the presence of articular cartilage defects. AJR *155*:549, 1990.
72. Disler DG, McCauley TR: Clinical magnetic resonance imaging of articular cartilage. Top Magn Reson Imaging *9*:360, 1998.
73. K Kuttner, VM Goldberg (Eds): Osteoarthritic Disorders. Rosemont, Ill, American Academy of Orthopaedic Surgeons, 1995, p 21.
74. Rubenstein JD, Li JG, Majumdar S, Henkelman RM: Imaging resolution and signal-to-noise ratio requirements for MR imaging of degenerative cartilage. AJR *169*:1089, 1997.
75. Winalski CS, Minas T: Evaluation of chondral injuries by magnetic resonance imaging: Repair assessment. Operative Techniques Sports Med *8*:108, 2000.
76. Bobic V: Arthroscopic autologous transplantation in anterior cruciate ligament reconstruction: A preliminary study. Knee Surg Sports Traumatol Arthrosc *3*:262, 1996.
77. Sanders TG, Mentzer KD, Miller MD, et al: Autogenous osteochondral "Plug" transfer for the treatment of focal chondral defects of the knee: Postoperative MR appearance and clinical outcome (abstract). RSNA, 1999.
78. Koh J, Bergfeld J, Petty D, et al: Osteochondral Autografting of Articular Cartilage Defects (Abstract). Cleveland Clinic Foundation Department of Orthopedic Surgery Tenth Annual Research Day, 2000.
79. Peterfy CG, White DL, Zhao J, et al: Longitudinal measurement of knee articular cartilage volume in osteoarthritis. Arthritis Rheum *41*(Suppl): 361, 1998.
80. Peterfy CG, van Dijke CF, Janzen DL, et al: Quantification of articular cartilage in the knee with pulsed saturation transfer subtraction and fat-suppressed MR imaging: Optimization and validation. Radiology *192*:485, 1994.
81. Peterfy CG, van Dijke CF, Lu Y, et al: Quantification of the volume of articular cartilage in the metacarpophalangeal joints of the hand: Accuracy and precision of three-dimensional MR imaging. AJR *165*:371, 1995.
82. Pipliani MA, Disler DD, McCauley TR, et al: Articular cartilage volume in the knee: Semiautomated determination from three-dimensional reformations of MR images. Radiology *198*:855, 1996.
83. Pilch L, Stewart C, Gordon D, et al: Assessment of cartilage volume in the femorotibial joint with magnetic resonance imaging and 3D computer reconstruction. J Rheumatol *21*:2307, 1994.
84. Eckstein F, Sittek H, Gavazzeni A, et al: Magnetic resonance chondrocrassometry (MR CCM): A method for accurate determination of articular cartilage thickness. Magn Reson Med *35*:89, 1996.
85. Cohen ZA, McCarthy DM, Ateshian GA, et al: In vivo and in vitro knee joint cartilage topography, thickness, and contact areas from MRI. Orthop Res Soc *22*:625, 1997.
86. Hodgson RJ, Carpenter TA, Hall LD: Clinical aspects of osteoarthritis. *In* KDE Kuettner, R Schleyerbach, JG Peyron, VC Hascall (Eds): Articular Cartilage and Osteoarthritis. New York, Raven Press, 1992, p 629.
87. Frank LR, Wong EC, Buxton RB, Resnick D: Mapping the physiological parameters of articular cartilage with magnetic resonance imaging. Top Magn Reson Imaging *10*:153, 1999.
88. Dardzinski BJ, Mosher TJ, Li S, et al: Spatial variation of T2 in human articular cartilage. Radiology *205*:546, 1997.
89. Frank LR, Wong EC, Luh WM, et al: Mapping of physiological parameters of articular cartilage in the knee with MRI using a local gradient coil. Radiology *210*:241, 1999.
90. Mosher TJ, Dardzinski BJ, Smith MB: Human articular cartilage: Influence of aging and early symptomatic degeneration on the spatial variation of T2—preliminary findings at 3 T. Radiology *214*:259, 2000.
91. Bashir A, Gray ML, Boutin RD, Burstein D: Glycosaminoglycan in articular cartilage: In vivo assessment with delayed Gd(DTPA)$^{2-}$-enhanced MR imaging. Radiology *205*:551, 1997.
92. Bashir A, Gray ML, Burstein D: Gd-DTPA$^{2-}$ as a measure of cartilage degradation. Magn Reson Med *36*:665, 1996.
93. Bashir A, Paley D, Davidson SA, et al: Measurements of fixed charge density as a measure of cartilage proteoglycan content. *In* Transactions of the Orthopaedic Research Society, Proceedings of the 43rd Annual Meeting. San Francisco, Orthopaedic Research Society, 1997, p 217.
94. Allen RG, Burstein D, Gray ML: Monitoring glycosaminoglycan replenishment in cartilage explants with MR. *In* Proceedings of the International Society of Magnetic Resonance in Medicine. Sixth Scientific Meeting. Sydney, 1998, p 1070.
95. Maroudas A, Schneiderman R, Popper O: The role of water, proteoglycan and collagen in solute transport in cartilage. *In* KE Kuettner, R Schleyerbach, JG Peyron, VC Hascall (Eds): Articular Cartilage and Osteoarthritis. New York, Raven Press, 1992, p 355.
96. Maroudas A: Physicochemical properties of articular cartilage. *In* MAR Freeman (Ed): Adult Articular Cartilage. London, Pitman Medical, 1979, p 215.
97. Xia Y, Farquhar T, Burton-Wurster N, et al: Diffusion and relaxation mapping of cartilage-bone plugs and excised disks using microscopic magnetic resonance imaging. Magn Reson Med *31*:273, 1994.
98. Xia Y, Farquhar T, Burton-Wurster N, et al: Self-diffusion monitors degraded cartilage. Arch Biochem Biophys *323*:323, 1995.
99. Burstein D, Gray ML, Hartman AL, et al: Diffusion of small solutes in cartilage as measured by nuclear magnetic resonance (NMR) spectroscopy and imaging. J Orthop Res *11*:465, 1993.
100. Pauly JM, Conolly S, Nishimura D: Slice Selective Excitation for Very Short T2 Species. Presented at the Ninth Annual Scientific Meeting of the Society of Magnetic Resonance in Medicine, New York, 1989, p 28.

101. Brossmann J, Frank LR, Pauly JM, et al: Ultrashort echo time projection reconstruction MR imaging of cartilage with histopathologic correlation: Comparison with fat-suppressed spoiled GRASS and magnetization transfer contrast MR imaging. Radiology *203*:501, 1997.
102. Gold G, Pauly J, Macovski A, Herfkens R: MR spectroscopic imaging of collagen, tendons, and knee menisci. Magn Reson Med *34*:647, 1995.
103. Gold G, Thedens DR, Pauly J, et al: MR imaging of articular cartilage of the knee: New methods using ultrashort TE's. AJR *170*:1223, 1998.

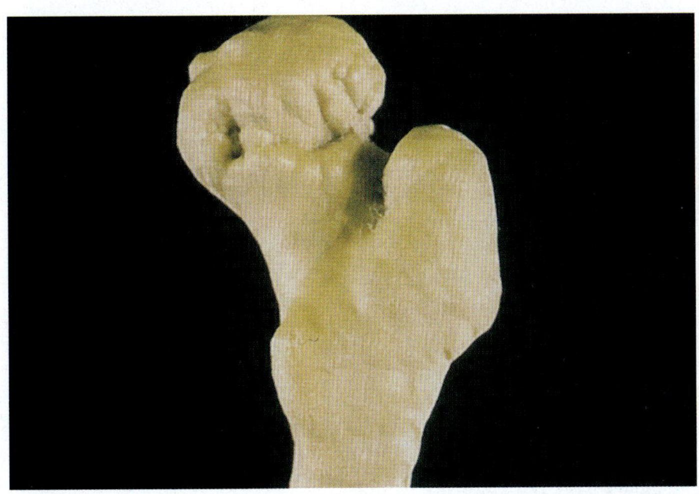

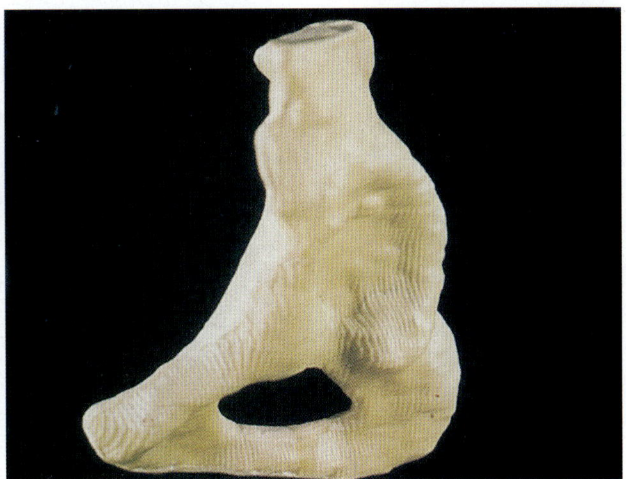

（图 3–29）

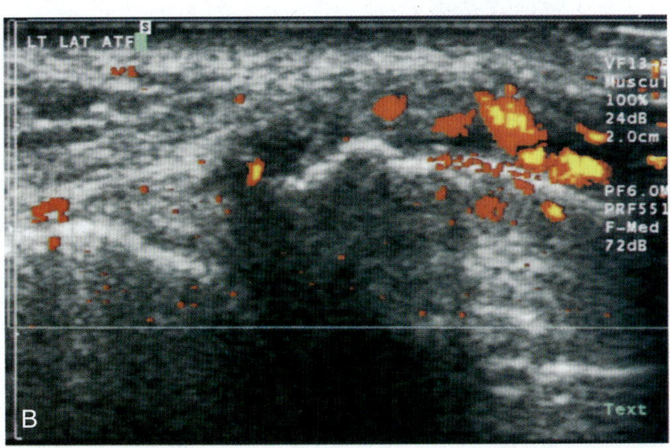


（图 6–21）

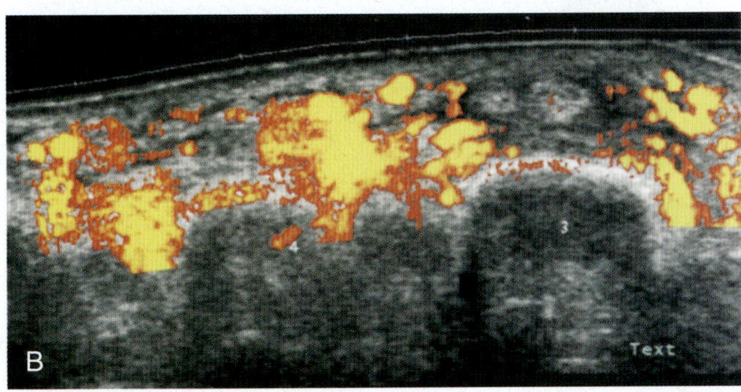


（图 6–22）

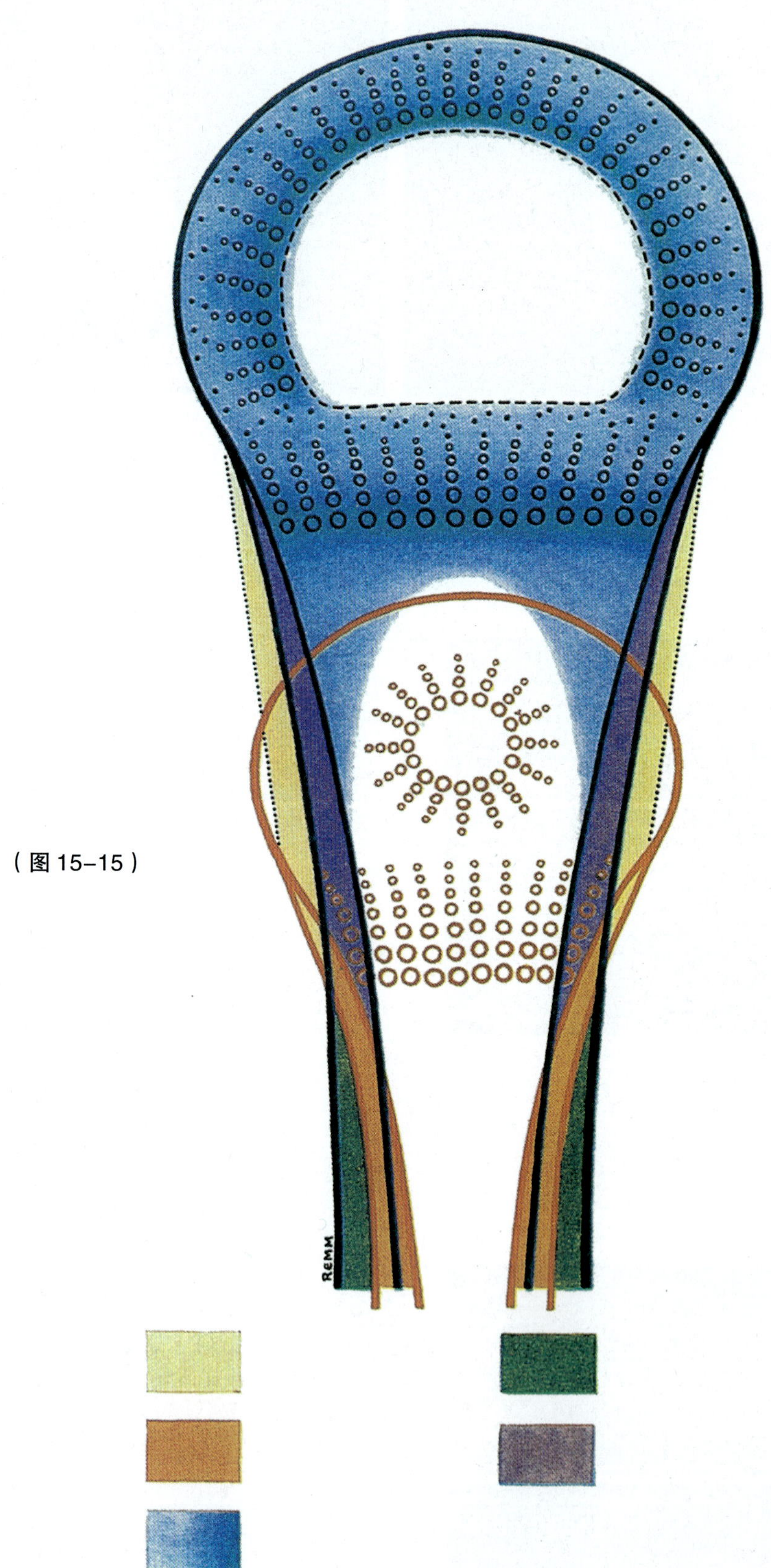


（图 15-15）

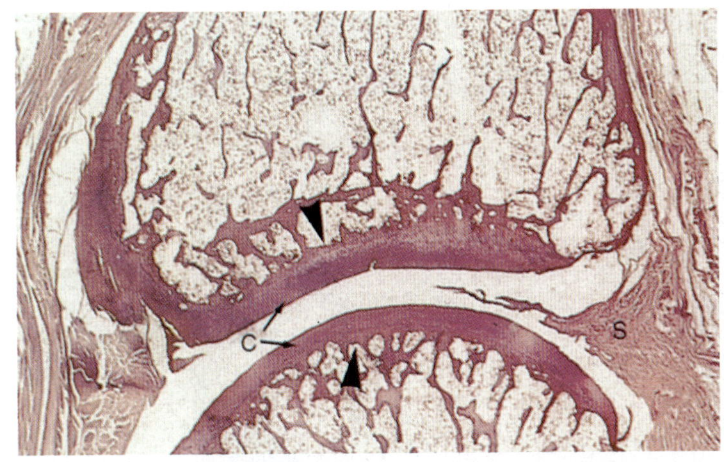


（图 16–7H）

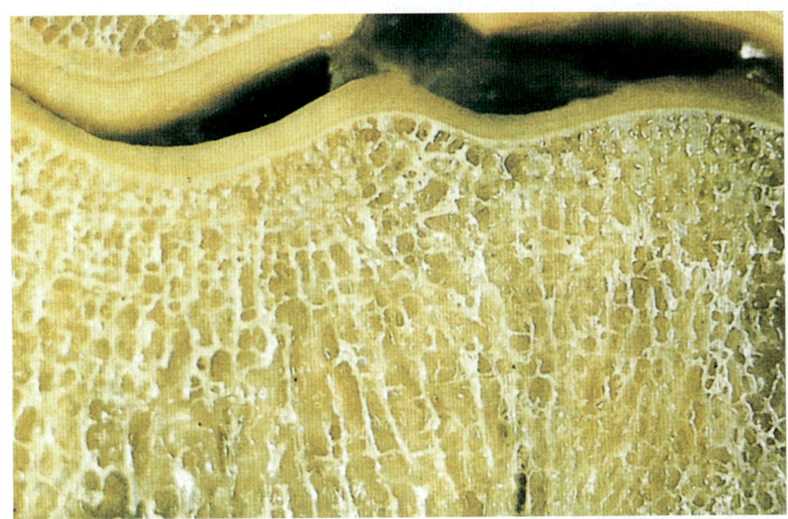

（图 16–8A）

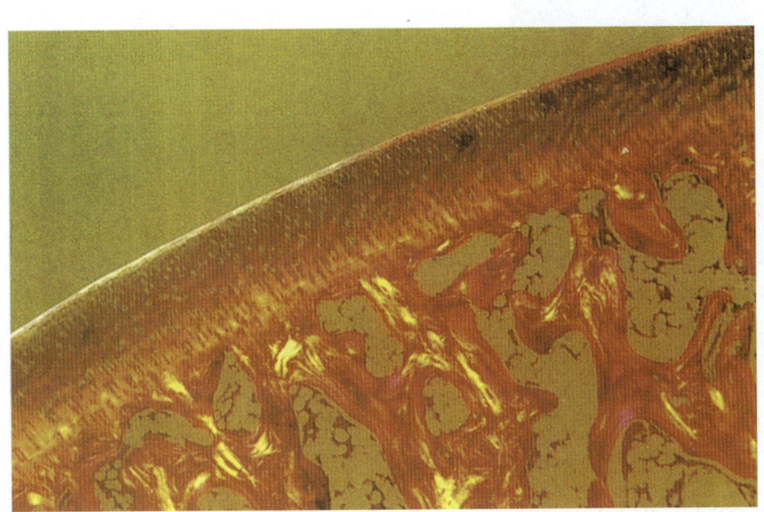

（图 18–6）

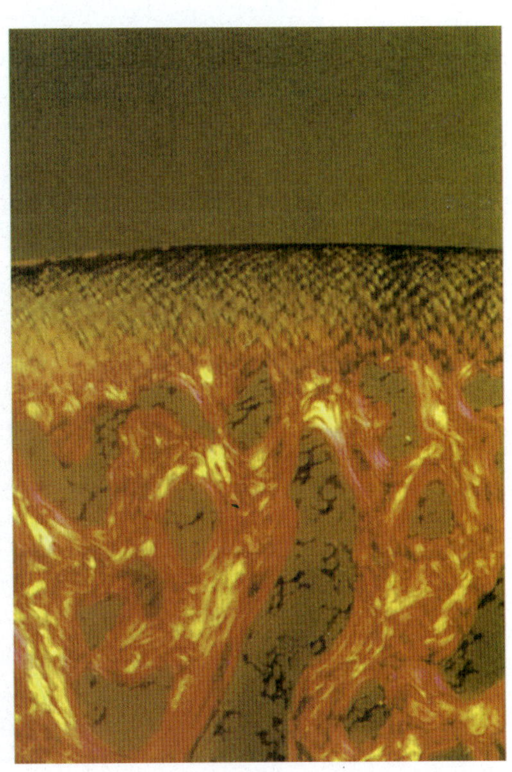

（图 18–7）

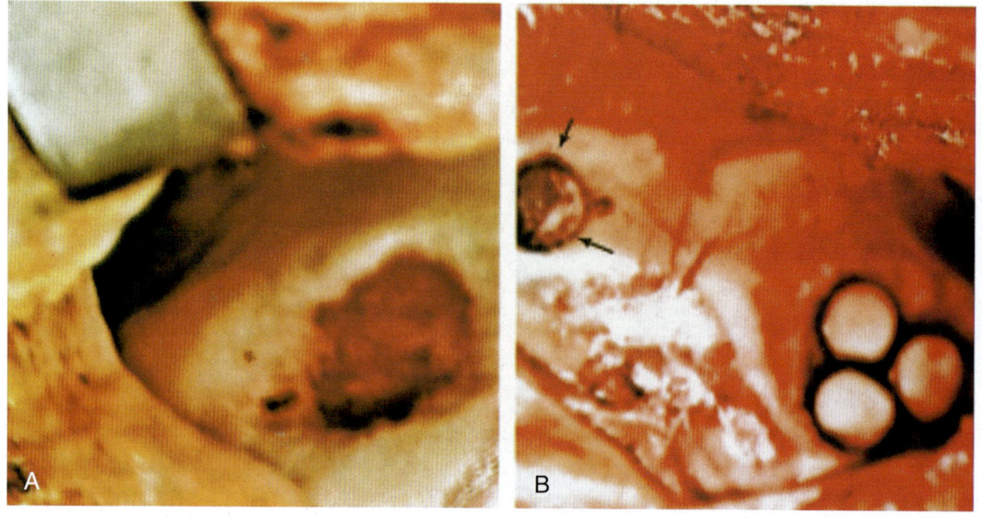


（图 19-22）

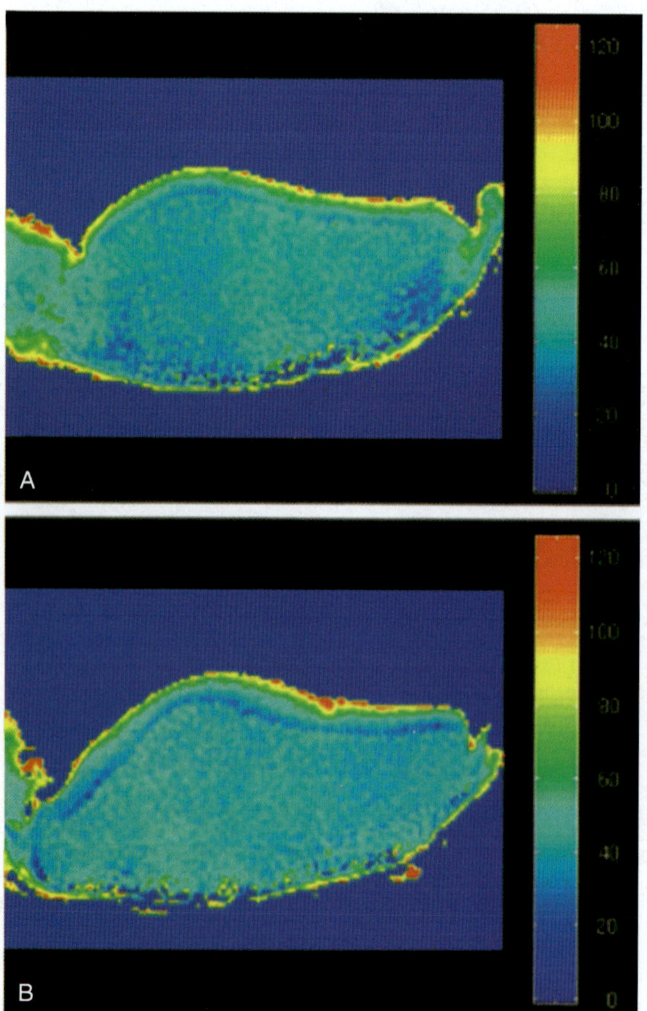


（图 19-25）